PEDIATRIA GERAL

Hospital Universitário da Universidade de São Paulo – Neonatologia, Pediatria Clínica, Terapia Intensiva

2ª edição

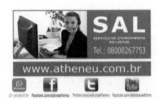

PEDIATRIA GERAL

Hospital Universitário da Universidade de São Paulo – Neonatologia, Pediatria Clínica, Terapia Intensiva

2ª edição

Editores

Alfredo Elias Gilio
Ana Maria de Ulhoa Escobar
Sandra Grisi

Editores Associados

Albert Bousso
Andréa Maria Cordeiro Ventura
Denise Ballester
Denise Swei Lo
Edna Maria de Albuquerque Diniz
Eloisa Correa de Souza
Rafael Yanes Rodrigues da Silva
Selma Lopes Betta Ragazzi
Silvia Maria Ibidi

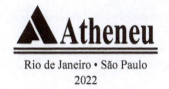

Rio de Janeiro • São Paulo
2022

EDITORA ATHENEU

São Paulo — Rua Maria Paula, 123 – 18º andar
Tel.: (11)2858-8750
E-mail: atheneu@atheneu.com.br

Rio de Janeiro — Rua Bambina, 74
Tel.: (21)3094-1295
E-mail: atheneu@atheneu.com.br

CAPA: Equipe Atheneu
PRODUÇÃO EDITORIAL/DIAGRAMAÇÃO: Villa d'Artes

CIP-BRASIL. CATALOGAÇÃO NA PUBLICAÇÃO
SINDICATO NACIONAL DOS EDITORES DE LIVROS, RJ

P394

2. ed.

Pediatria geral : neonatologia, pediatria clínica, terapia intensiva / editores Alfredo Elias Gilio, Sandra Grisi, Ana Maria de Ulhoa Escobar. - 2. ed. - Rio de Janeiro : Atheneu, 2022.

: il. ; 28 cm.

Inclui bibliografia e índice

ISBN 978-65-5586-500-4

1. Pediatria. I. Universidade de São Paulo. Hospital Universitário. II. Gilio, Alfredo Elias. III. Grisi, Sandra. IV. Escobar, Ana Maria de Ulhoa. V. Título.

22-76474

CDD: 618.92
CDU: 618.92

Gabriela Faray Ferreira Lopes - Bibliotecária - CRB-7/6643
09/03/2022   11/03/2022

GILIO, A. E.; ESCOBAR, A. M. U.; GRISI, S.
Pediatria Geral – Hospital Universitário da Universidade de São Paulo – Neonatologia, Pediatria Clínica, Terapia Intensiva, 2ª edição

© Direitos reservados à EDITORA ATHENEU – Rio de Janeiro, São Paulo, 2022.

Sobre os editores

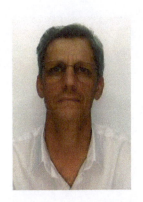

ALFREDO ELIAS GILIO
Professor Doutor do Departamento de Pediatria da Faculdade de Medicina da Universidade de São Paulo (FMUSP). Médico Assistente da Divisão de Clínica Pediátrica do Hospital Universitário da Universidade de São Paulo (HU/USP). Médico Coordenador da Clínica de Imunizações do Hospital Israelita Albert Einstein (HIAE).

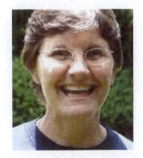

ANA MARIA DE ULHOA ESCOBAR
Professora Livre-Docente do Departamento de Pediatria da Faculdade de Medicina da Universidade de São Paulo (FMUSP).

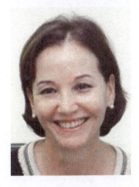

SANDRA GRISI
Professora Titular do Departamento de Pediatria da Faculdade de Medicina da Universidade de São Paulo (FMUSP).

Sobre os editores associados

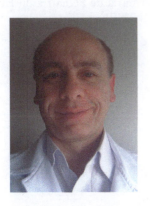

ALBERT BOUSSO
Doutor em Pediatria pela Faculdade de Medicina da Universidade de São Paulo (FMUSP). MBA em Gestão em Saúde pelo Instituto de Ensino e Pesquisa (INSPER). Gerente Médico do Hospital Municipal Vila Santa Catarina. Professor de Pediatria e Emergências Pediátricas na Faculdade Israelita de Ciências de Saúde Albert Einstein.

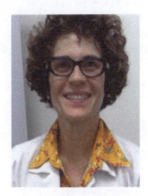

ANDRÉA MARIA CORDEIRO VENTURA
Médica Assistente da Unidade de Terapia Intensiva Pediátrica do Hospital Universitário da Universidade de São Paulo (HU/USP). Mestre em Medicina pela Faculdade de Medicina da Universidade de São Paulo (FMUSP).

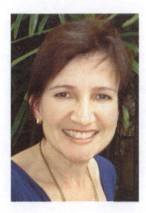

DENISE BALLESTER
Graduação em Medicina pela Universidade de São Paulo (USP). Mestrado em Pediatria pela USP. Doutorado na Área de Educação Médica pela USP. Especialização em Educação Médica. Atua na Área de Pediatria Geral e Educação Médica, com ênfase no estudo da comunicação médico, pais e crianças.

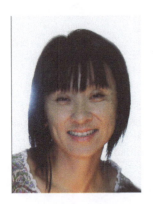

DENISE SWEI LO
Doutora em Pediatria pela Faculdade de Medicina da Universidade de São Paulo (FMUSP). Médica responsável pela Enfermaria de Pediatria do Hospital Universitário da Universidade de São Paulo (HU/USP).

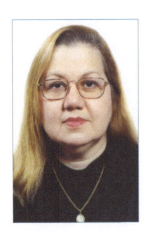

EDNA MARIA DE ALBUQUERQUE DINIZ
Professora Associada da Disciplina de Neonatologia e de Terapia Intensiva Pediátrica do Departamento de Pediatria da Faculdade de Medicina da Universidade de São Paulo (FMUSP). Coordenadora de Ensino e Pesquisa da Divisão de Clínica Pediátrica do Hospital Universitário da Universidade de São Paulo (HU/USP).

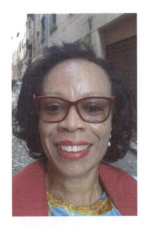

ELOISA CORREA DE SOUZA
Mestre em Pediatria pelo Departamento de Pediatria da Faculdade de Medicina da Universidade de São Paulo (FMUSP). Diretora da Divisão de Clínica Pediátrica do Hospital Universitário da Universidade de São Paulo (HU/USP).

SOBRE OS EDITORES ASSOCIADOS   IX

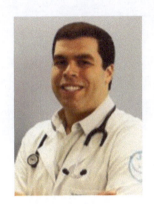

RAFAEL YANES RODRIGUES DA SILVA
Médico responsável pelo Ambulatório Geral de Pediatria do Hospital Universitário da Universidade de São Paulo (HU/USP).

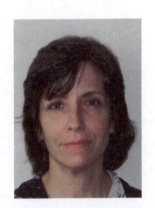

SELMA LOPES BETTA RAGAZZI
Mestre em Pediatria pelo Departamento de Pediatria da Faculdade de Medicina da Universidade de São Paulo (FMUSP).

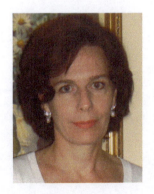

SILVIA MARIA IBIDI
Mestre em Pediatria pela Faculdade de Medicina da Universidade de São Paulo (FMUSP). Médica responsável pela Unidade de Neonatologia do Hospital Universitário da Universidade de São Paulo (HU/USP).

Sobre os colaboradores

Alexandre Valério Mussio
Graduado em Medicina pela Universidade Federal de Santa Maria (UFSM). Residência Médica em Pediatria no Hospital Universitário Regional do Norte do Paraná da Universidade Estadual de Londrina (HURNP-UEL). Residência em Medicina do Adolescente pelo Instituto da Criança do Hospital das Clínicas da Faculdade de Medicina da Universidade de São Paulo (ICr/HCFMUSP).

Álvaro Rodrigues Bueno
Ex-Médico Assistente da Divisão de Clínica Pediátrica do Hospital Universitário da Universidade de São Paulo (HU/USP).

Amanda Rubino Lotto
Especialização/Residência Médica pelo Hospital das Clínicas da Faculdade de Medicina da Universidade de São Paulo (HCFMUSP). Preceptora da Residência de Neonatologia do HCFMUSP.

Ana Cecília Silveira Lins Sucupira
Mestre em Medicina Preventiva pela Faculdade de Medicina da Universidade de São Paulo (FMUSP). Doutora em Pediatria pela FMUSP. Professora Colaboradora do Departamento de Pediatria da FMUSP. Médica Assistente do Ambulatório de Pediatria Geral do Departamento de Pediatria da FMUSP.

Ana Claudia Cunha Travassos
Ex-Médica Assistente do Ambulatório de Pediatria Geral do Departamento de Pediatria da Faculdade de Medicina da Universidade de São Paulo (FMUSP).

Ana Maria Andréllo Gonçalves Pereira de Melo
Pediatra-Neonatologista. Médica Neonatologista do Hospital Universitário da Universidade de São Paulo (HU/USP). Médica Neonatologista do Hospital Samaritano, São Paulo (United Health Group – UHG – Brasil). Coordenadora Neonatologista da UTI Neonatal do Hospital Metropolitano (UHG Brasil). Mestre em Pediatria pela Faculdade de Medicina da Universidade de São Paulo (FMUSP). Docente do Curso de Medicina da Universidade Cidade de São Paulo (UNICID).

Ana Paula Scoleze Ferrer
Doutora em Pediatria pela Faculdade de Medicina da Universidade de São Paulo (FMUSP). Coordenadora do Ambulatório Geral de Crianças com Condições Crônicas do Instituto da Criança do Hospital das Clínicas da Faculdade de Medicina da Universidade de São Paulo (ICr/HCFMUSP). Coordenadora do Ambulatório de Pediatria do Desenvolvimento e Comportamento do ICr/HCFMUSP.

Andreza Antão Rodrigues
Título de Especialista em Pediatria e em Área de Atuação de Medicina Intensiva Pediátrica pela Sociedade Brasileira de Pediatria (SBP). Médica Assistente do Ambulatório Geral de Pediatria do Hospital Universitário da Universidade de São Paulo (HU/USP).

Angela Esposito Ferronato
Médica pela Faculdade de Medicina da Universidade de São Paulo (FMUSP). Residência Médica em Pediatria e Terapia Intensiva Pediátrica. Médica Assistente da Enfermaria de Pediatria do Hospital Universitário da USP. Mestre e Doutoranda pela FMUSP.

Beatriz Marcondes Machado
Doutora em Pediatria pela Faculdade de Medicina da Universidade de São Paulo (FMUSP). Médica Chefe do Pronto-Socorro Infantil do Hospital Universitário da Universidade de São Paulo (HU/USP).

Benito Lourenço
Especialização em Complementação Especializada em Medicina do Adolescente pelo Instituto da Criança do Hospital das Clínicas da Faculdade de Medicina da Universidade de São Paulo (ICr/HCFMUSP). Coordenador de Cursos do Centro de Apoio, Ensino e Pesquisa em Pediatria (CAEPP).

Bruno Guedes Baldi
Doutorado em Pneumologia pela Universidade de São Paulo (USP). Médico Assistente da Divisão de Pneumologia do Instituto do Coração do Hospital das Clínicas da Faculdade de Medicina da Universidade de São Paulo (InCor-HCFMUSP).

Camila Lúcia Tiossi Wild Dedivittis
Médica Assistente do Serviço de Cardiopediatria do Instituto da Criança do Hospital das Clínicas da Faculdade de Medicina da Universidade de São Paulo (ICr/HCFMUSP). Médica Assistente do Serviço de Cardiopediatria do Hospital Infantil Darcy Vargas. Mestre em Pediatria pela Faculdade de Ciências Médicas da Santa Casa de São Paulo (FCMSCSP).

Carolina Fontes Montanari Fiorita
Médica Residente de Terapia Intensiva Pediátrica do Instituto da Criança do Hospital das Clínicas da Faculdade de Medicina da Universidade de São Paulo (ICr/HCFMUSP).

Cassiano Ricardo Martins Garcia
Especialização em Preceptoria Médica em Enfermaria de Especialidades pela Universidade de São Paulo (USP). Médico – Área de Apoio Técnico – IIRS do Instituto Israelita de Ensino e Pesquisa Albert Einstein (IIEP).

Cecília Nan Tsing Lin Yu
Mestre em Ciências da Saúde do Departamento de Pediatria da Faculdade de Medicina da Universidade de São Paulo (FMUSP). Médica Assistente do Centro de Terapia Intensiva Neonatal-2 (CTIN-2).

Cristina Ryoka Myao Yoshioka
Mestre em Pediatria pela Faculdade de Medicina da Universidade de São Paulo (FMUSP). Médica Assistente da Enfermaria da Divisão de Clínica Pediátrica do Hospital Universitário da Universidade de São Paulo (HU/USP).

Daleth Rodrigues Scaramuzzi
Mestre em Pediatria pela Faculdade de Medicina da Universidade de São Paulo (FMUSP). Médica Assistente do Ambulatório Geral do Departamento de Pediatria da FMUSP.

Daniela Carla de Souza
Doutora em Ciências pela Faculdade de Medicina da Universidade de São Paulo (FMUSP), com Área de Concentração em Pediatria. Mestre em Ciências pela FMUSP com Área de Concentração em Pediatria. Médica Assistente da Unidade de Terapia Intensiva Pediátrica do Hospital Universitário da Universidade de São Paulo (HU/USP). Médica da Unidade de Terapia Intensiva Pediátrica do Hospital Sírio-Libanês (HSL).

Débora Morais Cardoso
Doutora em Medicina pela Faculdade de Medicina da Universidade de São Paulo (FMUSP). Docente na Faculdade de Medicina de Jundiaí (FMJ). Médica Pediatra Assistente nos Setores do Pronto-Socorro Infantil e Enfermaria Pediátrica do Hospital Universitário da Universidade de São Paulo (HU/USP).

Deipara Monteiro Abellan
Doutora em Medicina pela Faculdade de Medicina da Universidade de São Paulo (FMUSP). Médica Assistente da Cardiologia Pediátrica do Instituto da Criança do Hospital das Clínicas da Faculdade de Medicina da Universidade de São Paulo (ICr/HCFMUSP). Membro do Departamento Científico de Cardiologia da Sociedade de Pediatria de São Paulo (SPSP).

Denise Maximo Lellis Garcia
Doutora em Pediatria pela Faculdade de Medicina da Universidade de São Paulo (FMUSP).

Eliana Machado
Enfermeira com Especialização em Neonatologia pela Universidade Federal de São Paulo (Unifesp). Enfermeira do Hospital Universitário da Universidade de São Paulo (HU/USP).

Eliane Roseli Barreira
Doutora em Pediatria pela Faculdade de Medicina da Universidade de São Paulo (FMUSP). Médica Assistente da Unidade de Terapia Intensiva Pediátrica do Hospital Universitário da Universidade de São Paulo (HU/USP). Médica da Unidade de Pronto Atendimento Pediátrico do Hospital Israelita Albert Einstein (HIAE).

Elyane Daltri Lazzarini Cury
Pós-Graduação em Pediatria Intensiva pela Universidade Estadual Paulista "Júlio de Mesquita Filho" (UNESP). Título de Especialista em Pediatria. Integrante do Corpo Clínico da UTI Pediátrica do Instituto da Criança do Hospital das Clínicas da Faculdade de Medicina da Universidade de São Paulo (ICr/HCFMUSP). Hospital Israelita Albert Einstein. Hospital Estadual M'Boi Mirim. Hospital Estadual Vila Alpina.

Euler João Kernbichler
Médico Assistente da Neonatologia da Divisão de Clínica Pediátrica do Hospital Universitário da Universidade de São Paulo (HU/USP).

Fabiana Pereira das Chagas Vieira
Mestre em Ciências pela Escola de Enfermagem da Universidade de São Paulo (EE/USP). Enfermeira Chefe da Unidade de Terapia Intensiva Pediátrica e Neonatal do Hospital Universitário da Universidade de São Paulo (HU/USP).

Filumena Maria da Silva Gomes
Doutora em Ciências pelo Departamento de Pediatria da Faculdade de Medicina da Universidade de São Paulo (FMUSP). Especialista em Pediatria pela Sociedade Brasileira de Pediatria (SBP). Médica Assistente do Departamento de Pediatria da FMUSP.

Frederico Leon Arrabal Fernandes
Doutor em Ciências Médicas pela Universidade de São Paulo (USP). Médico Assistente da Disciplina de Pneumologia do Instituto do Coração do Hospital das Clínicas da Faculdade de Medicina da Universidade de São Paulo (InCor-HCFMUSP). Médico Responsável pelo Grupo de Atenção ao Tabagista do Instituto do Câncer do Estado de São Paulo (ICESP).

Gabriel Alberto Brasil Ventura
Doutor em Medicina pela Universidade de Paris. Doutor em Saúde Pública pela Faculdade de Saúde Pública da Universidade de São Paulo (USP). Médico Assistente da Neonatologia da Divisão de Clínica Pediátrica do Hospital Universitário da Universidade de São Paulo (HU/USP).

Gabriela Ibrahim Martins de Castro
Médica Assistente do Centro de Terapia Intensiva Neonatal-2 (CTIN-2).

Gil Kruppa Vieira
Especialista em Pediatria e em Endocrinologia Pediátrica. Ex-Médico Assistente da Divisão de Clínica Pediátrica do Hospital Universitário da Universidade de São Paulo (HU/USP).

Giselle Garcia Origo Okada
Médica Assistente da Neonatologia da Divisão de Clínica Pediátrica do Hospital Universitário da Universidade São Paulo (HU/USP). Coordenadora do Comitê de Investigação de Sífilis Congênita da Unidade de Vigilância Epidemiológica da Vila Mariana e Jabaquara-SMS.

Giuliana Stravinskas Durigon
Médica Assistente da Unidade de Infectologia do Instituto da Criança do Hospital das Clínicas da Faculdade de Medicina da Universidade de São Paulo (ICr/HCFMUSP). Doutora pela Universidade de São Paulo (USP).

Graziela de Araujo Costa
Mestre e Doutora em Ciências pelo Departamento de Pediatria da Faculdade de Medicina da Universidade de São Paulo (FMUSP). Médica Plantonista da Unidade de Terapia Intensiva Pediátrica (UTIP) do Hospital Sírio-Libanês (HSL). Instrutora do *Pediatric Advanced Life Support* (PALS).

Gustavo Faria de Matos
Médico Pediatra Especialista em Emergências Pediátricas. Médico Assistente do Pronto-Socorro Infantil do Hospital Universitário da Universidade de São Paulo (HU/USP). Médico do Pronto Atendimento Infantil do Hospital Israelita Albert Einstein (HIAE).

Heloisa Helena de Souza Marques
Chefe da Unidade de Infectologia do Instituto da Criança do Hospital das Clínicas da Faculdade de Medicina da Universidade de São Paulo (ICr/HCFMUSP). Doutora em Pediatria pela Faculdade de Medicina da Universidade de São Paulo (FMUSP).

Iracema de Cássia Oliveira Fernandes
Mestre em Pediatria pela Faculdade de Medicina da Universidade de São Paulo (FMUSP). Ex-Médica Assistente da Unidade de Terapia Intensiva Pediátrica do Hospital Universitário da Universidade de São Paulo (HU/USP).

Jaqueline C. Lanaro Sgroi
Mestre em Pediatria pela Faculdade de Medicina da Universidade de São Paulo (FMUSP).

Jaqueline Wagenführ
Cardiologista Pediátrica do Instituto da Criança do Hospital das Clínicas da Faculdade de Medicina da Universidade de São Paulo (ICr/HCFMUSP).

João Domingos Montoni da Silva
Nefrologista Pediátrico do Instituto da Criança do Hospital das Clínicas da Faculdade de Medicina da Universidade de São Paulo (ICr/HCFMUSP).

José Carlos Fernandes
Médico Assistente da Unidade de Terapia Intensiva Pediátrica da Divisão de Clínica Pediátrica do Hospital Universitário da Universidade de São Paulo (HU/USP). Médico Supervisor da Unidade de Terapia Intensiva Cardiopediatria do Hospital do Coração (HCor).

José Pinhata Otoch
Professor Titular do Departamento de Cirurgia da Faculdade de Medicina da Universidade de São Paulo (FMUSP).

Juliana Bottino Navarro
Médica Assistente da Unidade de Neonatologia da Divisão de Clínica Pediátrica do Hospital Universitário da Universidade de São Paulo (HU/USP).

Karen Mayumi Koga Sakano
Médica Assistente da Neonatologia da Divisão de Clínica Pediátrica do Hospital Universitário da Universidade de São Paulo (HU/USP).

Kethellen Ernandes Biancolin
Médica Pediatra e Neonatologista. Médica Assistente do Centro Neonatal do Hospital das Clínicas da Faculdade de Medicina da Universidade de São Paulo (HCFMUSP).

Laura Maria de Figueiredo Ghilhoto
Doutora em Neurologia pela Universidade de São Paulo (USP). Médica Assistente da Divisão de Clínica Pediátrica do Hospital Universitário da Universidade de São Paulo (HU/USP).

Lígia Bruni Queiroz
Doutorado em Medicina (Pediatria) pela Universidade de São Paulo (USP). Pós-Doutorado da Faculdade de Medicina da Universidade de São Paulo (FMUSP).

Luciana Harumi Miranda Omori Rocha
Médica Assistente do Departamento de Pediatria no Centro de Saúde Escola Samuel B. Pessoa da Faculdade de Medicina da Universidade de São Paulo (FMUSP).

Luciana Maragno
Médica Dermatologista pela Faculdade de Medicina da Universidade de São Paulo (FMUSP). Título de Especialista em Dermatologia pela Sociedade Brasileira de Dermatologia (SBD) e Associação Médica Brasileira (AMB). Preceptora de Dermatologia no Hospital das Clínicas da Faculdade de Medicina da Universidade de São Paulo (HCFMUSP). Mestre em Dermatologia pela FMUSP. Médica Dermatologista no Hospital Universitário da USP.

Luis Marcelo Inacio Cirino
Professor Livre-Docente do Departamento de Cirurgia da Faculdade de Medicina da Universidade de São Paulo (FMUSP).

Maki Hirose
Mestre em Pediatria pela Faculdade de Medicina da Universidade de São Paulo (FMUSP). Médico Assistente da Divisão de Clínica Pediátrica do Hospital Universitário da Universidade de São Paulo (HU/USP).

Marcelo Santos Sá
Enfermeiro Assistente da UTI Pediátrica e Neonatal do Hospital Universitário de São Paulo. Enfermeiro Especialista em UTI Infantil e Neonatal pela Sociedade Brasileira de Enfermeiros de Terapia Intensiva. Especialização em Fisiologia da Desnutrição Infantil pela Escola Paulista de Medicina da Universidade Federal de São Paulo (EPM/Unifesp).

Marcio Barros
Pediatra pela Sociedade Brasileira de Pediatria (SBP). Alergista e Imunologista pela Associação Brasileira de Alergia e Imunologia (ASBAI). Professor Colaborador do Departamento de Pediatria da Faculdade de Medicina de Jundiaí (FMJ). Coordenador Médico do Pronto-Socorro Infantil do Hospital Paulo Sacramento (Jundiaí).

Marco Antonio Cianciarullo
Mestre em Pediatria pela Faculdade de Medicina da Universidade de São Paulo (FMUSP). Doutor em Pediatria pela FMUSP. Médico Assistente da Unidade de Neonatologia da Divisão de Clínica Pediátrica do Hospital Universitário da Universidade de São Paulo (HU/USP). Médico Coordenador da Unidade Neonatal do Hospital Municipal de Barueri.

Maria Esther Jurfest Rivero Ceccon
Doutorado em Medicina (Pediatria) pela Universidade de São Paulo (USP). Professor Convidado do Terzius Informação e Formação em Saúde, Brasil.

Maria Helena Valente
Mestre e Doutora em Ciências pelo Departamento de Pediatria da Faculdade de Medicina da Universidade de São Paulo (FMUSP). Especialista em Pediatria pela Sociedade Brasileira de Pediatria (SBP). Médica Assistente do Departamento de Pediatria da FMUSP.

Maria Lúcia de Moraes Bourroul
Médica Assistente do Ambulatório Geral do Departamento de Pediatria da Faculdade de Medicina da Universidade de São Paulo (FMUSP).

Mariana Facchini Granato
Graduação em Medicina e Residência Médica em Pediatria pela Universidade de São Paulo (USP). Mestre em Pediatria pela Faculdade de Medicina da Universidade de São Paulo (FMUSP). Médica Colaboradora do Ambulatório de Distúrbios do Aprendizado do Instituto da Criança do Hospital das Clínicas da Faculdade de Medicina da Universidade de São Paulo (ICr/HCFMUSP) e no Programa de Avaliação do Desenvolvimento, Comportamento e Aprendizagem da Clínica de Especialidades Pediátricas do Hospital Israelita Albert Einstein (HIAE).

Marina Buarque de Almeida
Pediatra pela Sociedade Brasileira de Pediatria (SBP). Pneumologista Pediátrica pela SBP e Sociedade Brasileira de Pneumologia e Tisiologia (SBPT). Mestre em Ciências pela Faculdade de Medicina da Universidade de São Paulo (FMUSP). Doutora em Ciências pela FMUSP.

Mateus Deckers Leme
Médico Pediatra e Pneumologista Infantil pelo Instituto da Criança do Hospital das Clínicas da Faculdade de Medicina da Universidade de São Paulo (ICr/HCFMUSP).

Maurício Scanavacca
Doutor em Medicina pela Faculdade de Medicina da Universidade de São Paulo (FMUSP). Especialista em Cardiologia pela Sociedade Brasileira de Cardiologia (SBC). Médico Supervisor do Laboratório de Eletrofisiologia da Unidade Clínica de Arritmia e Marcapasso do Instituto do Coração do Hospital das Clínicas da Faculdade de Medicina da Universidade de São Paulo (InCor).

Michele da Silva Jordan Faleiros
Médica Assistente da Seção de Neonatologia da Divisão de Pediatria do Hospital Universitário da Universidade de São Paulo (HU/USP). Responsável Técnica pelo Banco de Leite Humano do HU/USP. Médica Plantonista da Unidade Neonatal do Hospital Samaritano de São Paulo.

Milena De Paulis
Doutora em Pediatria pela Faculdade de Medicina da Universidade de São Paulo (FMUSP). Médica Assistente do Pronto-Socorro de Pediatria do Hospital Universitário da Universidade de São Paulo (HU/USP). Médica do Pronto Atendimento do Hospital Israelita Albert Einstein (HIAE). Membro do Departamento de Emergência da Sociedade Brasileira de Pediatria (SBP).

Murilo Lopes Lourenção
Médico Residente de Terapia Intensiva Pediátrica do Instituto da Criança do Hospital das Clínicas da Faculdade de Medicina da Universidade de São Paulo (ICr/HCFMUSP).

Nadia Sandra Orozco Vargas
Mestrado em Pediatria pela Faculdade de Medicina da Universidade de São Paulo (FMUSP).

Nair Yoko Sasaki
Enfermeira da UTI Pediátrica do Hospital Universitário da Universidade de São Paulo (HU/USP). Especialista em Terapia Intensiva Pediátrica e Neonatal. Especialista em Gerenciamento de Serviços de Saúde.

Noely Hein
Médica Pediatra Assistente da Enfermaria de Pediatria do Hospital Universitário da Universidade de São Paulo (HU/USP). Mestre em Pediatria pela Faculdade de Medicina da Universidade de São Paulo (FMUSP).

Patrícia Freitas Góes
Médica Assistente da UTI Pediátrica do Hospital Universitário da Universidade de São Paulo (HU/USP). Mestre em Pediatria pela Faculdade de Medicina da Universidade de São Paulo (FMUSP).

Patricia Prado Durante
Médica Pediatra, Neonatologista, Assistente do Centro de Terapia Intensiva Neonatal I do Instituto da Criança do Hospital das Clínicas da Faculdade de Medicina da Universidade de São Paulo (ICr/HCFMUSP).

Paulette Cherez Douek
Mestre em Pediatria pela Faculdade de Medicina da Universidade de São Paulo (FMUSP). Doutora em Ciências da Saúde pela Faculdade de Saúde Pública da Universidade de São Paulo (FSP/USP). Médica Assistente do Centro de Saúde Escola Samuel Barnsley Pessoa da FMUSP.

Priscila Cristina Joao
Fisioterapeuta. Especialista em Fisioterapia Pediátrica e Neonatal pela Escola Paulista de Medicina da Universidade Federal de São Paulo (EPM/Unifesp). Mestre em Ciências da Saúde pelo Departamento de Pediatra da EPM/Unifesp. Aluna de Pós-Graduação – Nível Doutorado pelo Departamento de Pediatra da Faculdade de Medicina da Universidade de São Paulo (FMUSP).

Rafael da Silva Giannasi Severino
Especialização. Residência Médica pelo Hospital das Clínicas da Faculdade de Medicina da Universidade de São Paulo (HCFMUSP).

Rafaela Oliveira Tavares
Pediatra com Especialização em Neonatologia.

Rayssa Zago de Gouveia Arcoverde
Especialista em Pediatria pela Faculdade de Medicina da Universidade de São Paulo (FMUSP). Especialista em UTI Pediátrica pela FMUSP. Professora de Pediatria Geral do Centro Universitário Lusíada. Médica Assistente da UTI Pediátrica do Instituto da Criança do Hospital das Clínicas da Faculdade de Medicina da Universidade de São Paulo (ICr/HCFMUSP).

Regina Helena Andrade Quinzani
Fisioterapeuta da UTI Pediátrica do Hospital Universitário da Universidade de São Paulo (HU/USP). Pós-Graduação em Insuficiência Respiratória e Cardiovascular em UTI.

Rodrigo Locatelli Pedro Paulo
Mestre em Pediatria pela Faculdade de Medicina da Universidade de São Paulo (FMUSP). Médico Assistente da Divisão de Clínica Pediátrica do Hospital Universitário da Universidade de São Paulo (HU/USP).

Samantha Brasil de Andrade
Médica Assistente da Unidade de Infectologia do Instituto da Criança do Hospital das Clínicas da Faculdade de Medicina da Universidade de São Paulo (ICr/HCFMUSP).

Sandra Elisabete Vieira
Professora Doutora. Livre-Docente do Departamento de Pediatria da Faculdade de Medicina da Universidade de São Paulo (FMUSP). Mestre e Doutora em Ciências pela FMUSP.

Sandra Maria Caliolli Zuccolotto
Mestre em Pediatria pela Faculdade de Medicina da Universidade de São Paulo (FMUSP). Médica Assistente do Ambulatório Geral de Pediatria do Departamento de Pediatria da FMUSP.

Sergio Massaru Horita
Especialista em Terapia Intensiva Pediátrica pela Sociedade Brasileira de Pediatria (SBP). Médico Assistente da Divisão de Clínica Pediátrica do Hospital Universitário da Universidade de São Paulo (HU/USP).

Shieh Huei Hsin
Médico Coordenador da Unidade de Terapia Intensiva Pediátrica da Divisão de Clínica Pediátrica do Hospital Universitário da Universidade de São Paulo (HU/USP).

Silmar de Souza Abu Gannam
Psicanalista. Mestre e Doutor pela Faculdade de Medicina da Universidade de São Paulo (FMUSP).

Sissy Lara
Médica Assistente do Instituto do Coração do Hospital das Clínicas da Faculdade de Medicina da Universidade de São Paulo (InCor-HCFMUSP). Doutora em Cardiologia pelo Hospital das Clínicas da Faculdade de Medicina da Universidade de São Paulo (HCFMUSP). Médica Responsável pelo Ambulatório de Arritmia em Pediatria e na População com Cardiopatia Congênita do Instituto do Coração (InCor) do HCFMUSP.

Stéfano Ivani de Paula
Residente de Terapia Intensiva Pediátrica no Hospital das Clínicas da Faculdade de Medicina da Universidade de São Paulo (HCFMUSP).

Tatiane Felix Teixeira
Enfermeira da UTI Pediátrica e Neonatal do Hospital Universitário da Universidade de São Paulo (HU/USP). Especialista em Terapia Floral Intervenção Vibracional em Saúde pela Escola de Enfermagem da Universidade de São Paulo (EE/USP). Especialista em Gestão da Humanização em Serviços de Saúde pela Escola de Educação Permanente da Faculdade de Medicina da Universidade de São Paulo (EEP/FMUSP).

Uenis Tannuri
Professor Titular do Departamento de Pediatria da Faculdade de Medicina da Universidade de São Paulo (FMUSP).

Vanessa Cristina Moraes Olivieri
Enfermeira pela Escola de Enfermagem da Universidade de São Paulo (EEUSP). Enfermeira da UTI Pediátrica e Neonatal do Hospital Universitário da Universidade de São Paulo (HU/USP). Especialista em Cuidados Intensivos e Emergenciais à Criança e ao Adolescente pelo Instituto da Criança do Hospital das Clínicas da Faculdade de Medicina da Universidade de São Paulo (ICr/HCFMUSP). Especialista em Administração Hospitalar e de Sistemas de Saúde pela Fundação Getulio Vargas (FGV).

Virginia Spinola Quintal
Mestre em Pediatria pela Faculdade de Medicina da Universidade de São Paulo (FMUSP). Doutora em Pediatria pela FMUSP. Membro do Departamento de Aleitamento Materno da Sociedade de Pediatria de São Paulo (SPSP).

Introdução

O Hospital Universitário da Universidade de São Paulo (HU/USP) é um hospital geral, de média complexidade, que atende uma população definida da região Oeste da cidade de São Paulo e que tem papel fundamental no ensino do curso de Graduação da Faculdade de Medicina da Universidade de São Paulo (FMUSP) e no treinamento dos médicos residentes do Departamento de Pediatria da FMUSP.

A Divisão de Clínica Pediátrica do HU/USP é composta de Pronto Atendimento, Enfermaria Geral, Ambulatório Geral, Unidade de Terapia Intensiva Pediátrica (UTIP) e Neonatologia com Alojamento Conjunto, Berçário e Terapia Intensiva Neonatal.

O hospital foi inaugurado em 1981 e, em 2011, ao completar 30 anos de existência, publicamos a 1ª edição deste livro. Na ocasião, a nossa intenção era compartilhar com outros pediatras gerais, alunos de graduação e médicos residentes de Pediatria, os nossos conhecimentos e experiências adquiridas ao longo daqueles 30 anos iniciais. Passados dez anos dessa 1ª edição, faz-se necessária uma atualização desses conhecimentos e, por essa razão, estamos publicando agora a 2ª edição.

Os capítulos estão divididos em quatro partes: a 1ª – Pediatria Clínica apresenta temas relativos ao Pronto Atendimento e à Enfermaria Geral; a 2ª – Pediatria Ambulatorial aborda temas do seguimento ambulatorial de pediatria geral; a terceira aborda temas da Terapia Intensiva Pediátrica; e a quarta parte, da Pediatria Neonatal.

Para esta 2ª edição, além de atualizarmos os temas abordados na edição anterior, optamos por ampliar de modo mais significativo os temas da Pediatria Ambulatorial e Pediatria Neonatal. Novamente, não se trata de um tratado de Pediatria, e sim de um livro de Pediatria Geral, pautado no atendimento cotidiano dos pediatras que atuam no HU/USP.

Esperamos que possa ser útil para os alunos de graduação, médicos residentes de Pediatria e para os pediatras gerais.

Alfredo Elias Gilio
Ana Maria de Ulhoa Escobar
Sandra Grisi

Prefácio à 2ª edição

O Hospital Universitário da Universidade de São Paulo (HU/USP) completou 30 anos em 2011 e, 40 em 2021. São justamente os anos em que os Editores Alfredo Elias Gilio, Ana Maria de Ulhoa Escobar e Sandra Grisi, como homenagem ao HU/USP, lançaram, respectivamente, a 1ª edição do livro *Pediatria Geral*, muito bem acolhido pelos leitores e, agora, lançarão a 2ª edição, totalmente revisada e ampliada, o que prenuncia, de antemão, bons augúrios. Isso porque ele não é um livro comum: é um livro necessário para orientar, com precisão, tantos quantos dele se servirem. Ele é fruto de longa experiência acadêmica, sistematizada e crítica, da Divisão de Clínica Pediátrica do HU/USP. Digo isso porque, por indicação do Departamento de Pediatria da FMUSP, coordenei-a por cerca de 16 anos, implantando um projeto acadêmico e de gestão participativa e humanização, pensado e elaborado com antecedência, com muito cuidado. Para me auxiliarem na execução dessa missão, convidei, também, alguns médicos do Instituto da Criança do HCFMUSP que me acompanharam e dispuseram-se a ceder parte do seu tempo para essa missão. Foram eles Flávio Adolfo Costa Vaz e Sergio Lebeis Nascimento (de saudosa memória), Bernardo Ejzenberg, Evandro Baldacci e Giuseppe Sperotto, aos quais agradeço sinceramente. Contei principalmente com o envolvimento competente de toda a equipe médica e multiprofissional da Divisão. Os alunos do Curso de Graduação Médica da FMUSP e os Residentes do Departamento de Pediatria, em seus estágios na Divisão, foram contemplados com um projeto pedagógico esmerado e proveitoso, calcado, a um só tempo, nos aspectos cognitivos, psicomotores (habilidades) e afetivos (empatia e compaixão) do ensinamento pediátrico. Os estágios foram sempre muito elogiados pelos alunos de graduação e pelos residentes, nos fóruns realizados no final dos estágios. Felizmente, Alfredo Elias Gilio e Sandra Grisi mantiveram a mesma filosofia, quando me afastei do HU/USP em razão de novos desafios. Tudo isso é importante relatar, pois toda a experiência auferida ao longo dos anos, na assistência, no ensino e na pesquisa, por meio de protocolos clínicos prospectivos, pôde ser canalizada para a elaboração do livro. Esta 2ª edição contém quatro importantes seções, a saber: 1 – Pediatria Clínica – coordenada por Selma Lopes Betta Ragazzi, Denise Swei Lo e Eloisa Correa de Souza; 2 – Pediatria Ambulatorial – coordenada por Denise Ballester e Rafael Yanes Rodrigues da Silva; 3 – Terapia Intensiva Pediátrica – coordenada por Albert Bousso e Andrea Maria Cordeiro Ventura; e 4 – Pediatria Neonatal – coordenada por Silvia Maria Ibidi e Edna Maria de Albuquerque Diniz. Pouco mais de 100 colaboradores, entre eles, médicos da Divisão de Clínica Pediátrica, alguns do Instituto da Criança do HCFMUSP, outros, de outras Divisões e Serviços do HU/USP, elaboraram, individualmente, ou em colaboração, os numerosos capítulos do livro. A temática é ampla e representa a nosologia presente em um hospital de média complexidade tecnológica (segunda linha) e que reflete as patologias mais prevalentes na região do Butantã-Jaguaré. Para finalizar, cumprimento e parabenizo, novamente, os editores, coordenadores e colaboradores deste importante compêndio. Caro leitor, seja você aluno, residente, pediatra ou médico de família, saiba que este livro foi feito para você. Você se surpreenderá, favoravelmente.

Professor Doutor Yassuhiko Okay
Professor Titular do Departamento de Pediatria da FMUSP (inativo)
Professor Emérito da FMUSP
Chefe de Gabinete da Diretoria da FMUSP

Sumário

PARTE 1 – PEDIATRIA CLÍNICA, 1
Coordenadoras: Selma Lopes Betta Ragazzi ■ Denise Swei Lo ■ Eloisa Correa de Souza

1 A Criança com Febre, 3

1.1 Febre – Fisiopatologia e Tratamento, 3
Beatriz Marcondes Machado ■ Gil Kruppa Vieira

1.2 Febre sem Sinais Localizatórios, 7
Beatriz Marcondes Machado ■ Alfredo Elias Gilio

1.3 Febre de Origem Indeterminada, 13
Alfredo Elias Gilio

1.4 Covid-19, 21
Alfredo Elias Gilio

2 Infecções Respiratórias Agudas, 25

2.1 Infecções de Vias Aéreas Superiores, 25
Débora Morais Cardoso ■ Álvaro Rodrigues Bueno

2.2 Laringotraqueíte Aguda, 38
Noely Hein ■ Mateus Deckers Leme

2.3 Bronquiolite Viral Aguda, 43
Sandra Elisabete Vieira ■ Denise Swei Lo

2.4 Pneumonia Aguda Comunitária, 49
Noely Hein ■ Mateus Deckers Leme ■ João Paulo Becker Lotufo

2.5 Pneumonia Complicada, 57
Cristina Ryoka Myao Yoshioka ■ Alfredo Elias Gilio ■ Albert Bousso ■ Luis Marcelo Inacio Cirino ■ João Paulo Becker Lotufo

3 Infecção do Trato Urinário, 67

Sandra Maria Callioli Zuccolotto ■ Denise Swei Lo ■ Rafael Yanes Rodrigues da Silva ■ João Domingos Montoni da Silva

4 Diarreia Aguda, 79

4.1 Fisiologia e Tratamento, 79
Eloísa Correia de Souza ■ Maki Hirose

4.2 Desidratação e Distúrbios Hidreletrolíticos, 86
Eloisa Correa de Souza ■ Rodrigo Locatelli Pedro Paulo

5 Infecções de Pele e Partes Moles, 93

Selma Lopes Betta Ragazzi ■ Cassiano Ricardo Martins Garcia ■ Denise Maximo Lellis Garcia

6 Doenças Exantemáticas, 107

Gil Kruppa Vieira ■ Rafael Yanes Rodrigues da Silva

7 Arboviroses: Febre Amarela, Chikungunya, Dengue e Zika 121

Rafael da Silva Giannasi Severino ■ Gustavo Faria de Matos ■ Alfredo Elias Gilio

8 Meningites Bacterianas, 141

Selma Lopes Betta Ragazzi ■ Alfredo Elias Gilio

9 Meningoencefalites, 151

Angela Esposito Ferronato ■ Alfredo Elias Gilio

10 Infecções Osteoarticulares, 157

10.1 Pioartrite, 157
Cristina Ryoka Miyao Yoshioka ■ Selma Lopes Betta Ragazzi

10.2 Osteomelite Aguda, 161
Cristina Ryoka Miyao Yoshioka ■ Selma Lopes Betta Ragazzi

11 Coqueluche, 169

Angela Esposito Ferronato

12 Tuberculose, 175

Angela Esposito Ferronato ■ Ana Paula Scoleze Ferrer

13 Infecção pelo HIV, 185

Heloisa Helena de Souza Marques ■ Giuliana Stravinskas Durigon ■ Samantha Brasil de Andrade

14 Crise Epiléptica, 193

Laura Maria de Figueiredo Ghilhoto

15 **Doença de Kawasaki, 205**
Angela Esposito Ferronato ■ Alfredo Elias Gilio

16 **Trauma Cranioencefálico e Outros Traumas Fechados, 211**
Rodrigo Locatelli Pedro Paulo ■ Milena De Paulis

17 **Parada Cardiorrespiratória, 219**
Rodrigo Locatelli Pedro Paulo

18 **Abdômen Agudo, 227**
Uenis Tannuri

19 **Intoxicações Agudas, 243**
Sergio Massaru Horita

20 **Queimaduras, 251**
Sergio Massaru Horita

21 **Maus-Tratos, 259**
Beatriz Marcondes Machado

22 **Insuficiência Cardíaca, 265**
Deipara Monteiro Abellan ■ Camila Lúcia Tiossi Wild Dedivittis

23 **Arritmias, 279**
Sissy Lara ■ Jaqueline Wagenführ ■ Mauricio Scanavacca
Camila Lúcia Tiossi Wild Dedivittis

24 **Cetoacidose Diabética, 297**
Débora Morais Cardoso ■ Marcio Barros

25 **Tabagismo – Situações em Que o Pediatra Pode Ajudar, 309**
João Paulo Becker Lotufo ■ Frederico Leon Arrabal Fernandes
Bruno Guedes Baldi

PARTE 2 – PEDIATRIA AMBULATORIAL, 317
Coordenadores: Denise Ballester ■ Rafael Yanes Rodrigues da Silva

26 **Seguimento Ambulatorial da Criança, 319**
26.1 Comunicação com Crianças e Famílias, 319
Denise Ballester

26.2 Crescimento e Desenvolvimento, 323
Ana Maria de Ulhoa Escobar ■ Ana Paula Scoleze Ferrer
Sandra Grisi

26.3 Avaliação do Crescimento, 331
Luciana Harumi Miranda Omori Rocha

26.4 Avaliação do Desenvolvimento, 337
Ana Paula Scoleze Ferrer ■ na Maria de Ulhôa Escobar
Sandra Grisi

27 **Nutrição, 345**
27.1 Aleitamento Materno, 345
Paulette Cherez Douek

27.2 Dieta Complementar, 349
Jaqueline C. Lanaro Sgroi ■ Luciana Harumi Miranda Omori Rocha

27.3 Anemia na Infância, 352
Maria Lúcia de Moraes Bourroul ■ Daleth Rodrigues Scaramuzzi

27.4 Obesidade, 363
Ana Claudia Cunha Travassos ■ Luciana Harumi Miranda Omori Rocha

28 **Marcha Atópica, 373**
28.1 Dermatite Atópica, 373
Luciana Maragno ■ Daleth Rodrigues Scaramuzzi

28.2 Asma, 381
Marina Buarque de Almeida ■ Rafael Yanes Rodrigues da Silva

28.3 Rinite Alérgica, 389
Ana Paula Scoleze Ferrer ■ Maria Lúcia de Moraes Bourroul

29 **Controle Esfincteriano, 395**
29.1 Desfralde, 395
Andreza Antão Rodrigues ■ Rafael Yanes Rodrigues da Silva

29.2 Constipação Intestinal Crônica e Encoprese, 401
Daleth Rodrigues Scaramuzzi ■ Maria Lúcia de Moraes Bourroul

29.3 Enurese Noturna, 411
Andreza Antão Rodrigues

30 **Problemas Frequentes no Cuidado do Lactente, 425**
30.1 O Lactente Sibilante, 425
Marina Buarque de Almeida ■ Rafael Yanes Rodrigues da Silva

30.2 Doença do Refluxo Gastroesofágico, 436
Denise Ballester ■ Sandra Maria Callioli Zuccolotto

31 **Infecções Recorrentes ou Crônicas, 445**
31.1 Infecções de Vias Aéreas Superiores Recorrentes, 445
Andreza Antão Rodrigues ■ Silmar de Souza Abu Gannam

31.2 Pneumonias Recorrentes, 461
Silmar de Souza Abu Gannam ■ Denise Ballester

31.3 Diarreia Persistente, 469
Denise Ballester

31.4 Parasitoses Intestinais, 475
Filumena Maria da Silva Gomes ■ Maria Helena Valente

32 Dores Recorrentes da Infância, 483

32.1 Dor Abdominal Recorrente, 483
Sandra Maria Callioli Zuccolotto

32.2 Dor Recorrente em Membros, 491
Ana Cecília Silveira Lins Sucupira

32.3 Cefaleia Recorrente, 498
Sandra Maria Callioli Zuccolotto ■ Ana Paula Scoleze Ferrer

33 Imunização na Infância e na Adolescência, 507
Alfredo Elias Gilio

34 Dificuldade Escolar, 515
Mariana Facchini Granato ■ Silmar de Souza Abu Gannam

35 A Consulta do Adolescente, 523

35.1 Desenvolvimento Psicossocial do Adolescente, 523
Lígia Bruni Queiroz ■ Benito Lourenço

35.2 Retardo Puberal, 526
Benito Lourenço

35.3 Acne Juvenil, 528
Benito Lourenço ■ Luciana Maragno

35.4 Alterações Menstruais e Contracepção para Adolescentes, 534
Benito Lourenço ■ Alexandre Valério Mussio

PARTE 3 – TERAPIA INTENSIVA PEDIÁTRICA, 541
Coordenadores: Albert Bousso ■ Andrea Maria Cordeiro Ventura

36 Avaliação da Criança Gravemente Enferma, 543
Daniela Carla de Souza

37 Escores Preditivos, 553
Graziela de Araujo Costa

38 Abordagem da Criança em Choque, 565
Andréa Maria Cordeiro Ventura

39 Insuficiência Respiratória Aguda, 585
Eliane Roseli Barreira ■ Regina Helena Andrade Quinzani

40 Insuficiência Renal Aguda (IRA), 593
Patrícia Freitas Góes ■ Rayssa Zago de Oliveira Arcoverde

41 Estado de Mal Epiléptico, 605
Milena De Paulis

42 Pós-Operatório de Cirurgia Abdominal, 611
Patrícia Freitas Góes ■ Carolina Fontes Montanari Fiorita
Murilo Lopes Lourenção

43 Nutrição em Terapia Intensiva, 619
Andréa Maria Cordeiro Ventura

44 Analgesia e Sedação, 637
Elyane Daltri Lazzarini Cury ■ José Carlos Fernandes

45 Sequência Rápida de Intubação, 647
Iracema de Cássia Oliveira Fernandes ■ Stéfano Ivani de Paula

46 Procedimentos, 651

46.1 Intubação Traqueal, 651
Iracema de Cássia Oliveira Fernandes ■ Stéfano Ivani de Paula

46.2 Acesso Venoso Periférico, 659
Nair Yoko Sasaki ■ Marcelo Santos Sá

46.3 Drenagem Torácica, 662
Shieh Huei Hsin ■ José Pinhata Otoch

46.4 Punção Lombar, 671
Eliane Roseli Barreira

46.5 Cateterização Arterial, 678
Daniela Carla de Souza

46.6 Sondagem Vesical, 683
Tatiane Felix Teixeira ■ Vanessa Cristina Moraes Olivieri

46.7 Sondagem Gástrica, 687
Fabiana Pereira das Chagas Vieira ■ Eliana Machado

46.8 Acesso Venoso Central, 689
José Carlos Fernandes

PARTE 4 – PEDIATRIA NEONATAL, 695
Coordenadoras: Silvia Maria Ibidi ■ Edna Maria de Albuquerque Diniz

47 O Atendimento no Pré-Parto, 697

47.1 História Materna, 697
Rafaela Oliveira Tavares

47.2 Doenças Maternas mais Frequentes e Repercussões para o Recém-Nascido, 700
Silvia Maria Ibidi

48 Rotina de Atendimento do Recém-Nascido em Sala de Parto, 711

48.1 Reanimação do Recém-Nascido, 711
Ana Maria Andréllo Gonçalves Pereira de Melo

48.2 Contato Pele a Pele e Aleitamento na Primeira Hora de Vida, 721
Virginia Spinola Quintal

49 Rotina de Atendimento ao Recém-Nascido nas Unidades Neonatais, 725

49.1 Exame Físico, Avaliação da Idade Gestacional e Classificação do Recém-Nascido, 725
Juliana Bottino Navarro

49.2 Aleitamento Materno, 735
Virginia Spinola Quintal

49.3 Prevenção da Doença Hemorrágica, 745
Silvia Maria Ibidi

49.4 Imunização e Triagens Fundamentais, 749
Michele da Silva Jordan Faleiros

50 O Recém-Nascido com Necessidades Especiais, 757

50.1 Crescimento Intrauterino Restrito, 757
Karen Mayumi Koga Sakano

50.2 Asfixia Perinatal e Síndrome Hipoxicoisquêmica, 764
Ana Maria Andréllo Gonçalves Pereira de Melo

50.3 Icterícia Neonatal, 780
Virginia Spinola Quintal ■ Patricia Prado Durante

50.4 Distúrbios Metabólicos, 789
Karen Mayumi Koga Sakano

50.5 Distúrbios do Equilíbrio Hidroeletrolítico e Acidobásico, 799
Gabriel Alberto Brasil Ventura ■ Michele da Silva Jordan Faleiros

50.6 Distúrbios Hematológicos, 805
Silvia Maria Ibidi

51 Distúrbios Respiratórios, 815

51.1 Diagnóstico Diferencial da Insuficiência Respiratória no Recém-Nascido, 815
Euler João Kernbichler

51.2 Taquipneia Transitória do Recém-Nascido, 820
Euler João Kernbichler

51.3 Síndrome de Desconforto Respiratório, 822
Marco Antônio Cianciarullo ■ Edna Maria de Albuquerque Diniz

51.4 Técnica de Administração do Surfactante Exógeno em Procedimentos no Período Neonatal, 830
Marco Antonio Cianciarullo ■ Edna Maria de Albuquerque Diniz

51.5 Síndrome de Aspiração Meconial, 838
Edna Maria de Albuquerque Diniz ■ Marco Antônio Cianciarullo
Maria Esther Jurfest Rivero Ceccon

51.6 Hipertensão Pulmonar Persistente Neonatal, 843
Edna Maria de Albuquerque Diniz ■ Euler João Kernbichler
Maria Esther Jurvest Rivero Ceccon

51.7 Displasia Broncopulmonar, 846
Marco Antonio Cianciarullo ■ Edna Maria de Albuquerque Diniz

51.8 Pneumonias no Recém-Nascido, 863
Euler João Kernbichler ■ Edna Maria de Albuquerque Diniz

52 Infecções Congênitas e Perinatais, 871
Edna Maria de Albuquerque Diniz

52.1 Toxoplasmose Congênita, 873
Edna Maria de Albuquerque Diniz

52.2 Rubéola Congênita, 880
Edna Maria de Albuquerque Diniz

52.3 Infecção Congênita pelo Citomegalovírus, 886
Edna Maria de Albuquerque Diniz

52.4 Infecção pelo Vírus Herpes Simples, 892
Edna Maria de Albuquerque Diniz

52.5 Sífilis Congênita, 898
Giselle Garcia Origo Okada ■ Edna Maria de Albuquerque Diniz

52.6 Doença de Chagas Congênita, 906
Edna Maria de Albuquerque Diniz ■ Nadia Sandra Orozco Vargas

52.7 Infecção pelo Vírus da Varicela-Zóster, 913
Edna Maria de Albuquerque Diniz

52.8 Viroses Emergentes, 916
Edna Maria de Albuquerque Diniz

Infecção por Covid-19 em Gestantes, Fetos e Recém-Nascidos, 916
Priscila Cristina Joao ■ Edna Maria de Albuquerque Diniz

Infecção Congênita pelo Zika Vírus, 921
Priscila Cristina Joao ■ Edna Maria de Albuquerque Diniz

Dengue, 925
Gabriela Ibrahim Martins de Castro

Doença da Chikungunya, 928
Cecília Nan Tsing Lin Yu

53 Infecções Bacterianas, 933

53.1 Sepse Neonatal Precoce e Tardia, 933
Marco Antonio Cianciarullo

53.2 Enterocolite Necrosante, 943
Ana Maria Andréllo Gonçalves Pereira de Melo

54 Infecções Fúngicas Neonatais, 951
Marco Antonio Cianciarullo ■ Juliana Bottino Navarro

55 Erros Inatos do Metabolismo, 959
Giselle Garcia Origo Okada ■ Edna Maria de Albuquerque Diniz

56 Afecções Cirúrgicas mais Frequentes, 967
Uenis Tanuri

57 Procedimentos no Período Neonatal, 993

57.1 Intubação Endotraqueal, 993
Amanda Rubino Lotto ■ Kethellen Ernandes Biancolin

57.2 Drenagem Torácica, 996
Ana Maria Andréllo Gonçalves Pereira de Melo

57.3 Cateterismo Umbilical, 1001
Michele da Silva Jordan Faleiros

57.4 Cateter Central de Inserção Periférica – PICC, 1005
Amanda Rubino Lotto ■ Kethellen Ernandes Biancolin

57.5 Administração de Surfactante Exógeno, 1009
Marco Antonio Cianciarullo ■ Karen Mayumi Koga Sakano

Índice Remissivo, 1021

PARTE 1

PEDIATRIA CLÍNICA

Coordenadoras

Selma Lopes Betta Ragazzi
Denise Swei Lo
Eloisa Correa de Souza

A Criança com Febre

1.1 Febre – Fisiopatologia e Tratamento

■ Beatriz Marcondes Machado   ■ Gil Kruppa Vieira

Introdução

A febre é muitas vezes o primeiro sinal clínico percebido pelos pais e um dos motivos mais frequentes que os fazem procurar o atendimento médico de emergência ou ambulatorial. Estima-se que febre seja a queixa primária em 30% dos atendimentos pediátricos e que pelo menos dois terços das crianças, antes de completarem 3 anos, são levadas, pelo menos uma vez, ao pediatra por uma doença febril aguda.

Apesar de ser uma das queixas mais comuns, a febre é responsável por grande ansiedade dos pais. Mitos e ideias errôneas sobre febre são relatados por pais e cuidadores. A fobia da febre é situação bem descrita na literatura médica.

A presença de febre é reconhecida como um sinal cardinal de doença desde os primórdios da História. Textos de Hipócrates (460-357 a.C.) explicavam a febre por meio da doutrina dos "quatro humores" – sangue, fleuma, bile negra e bile amarela – e, como esta última estava associada com o elemento fogo, achava-se que a febre fosse causada pelo seu excesso. A febre era considerada um sinal benéfico porque o aumento de calor ou "fogo" causado pelo excesso de bile amarela "cozinharia" a infecção do paciente. Galeno (130-201 d.C.) identificou a febre por intermédio da observação dos seus sinais e sintomas como cefaleia, sensação de frio, lassidão, pulso rápido, urina avermelhada e grossa, sede, perda de apetite, calor e insônia. Na Idade Média (467-1543 d.C.), a doença tinha como base ensinamentos bíblicos e a febre era vista como castigo divino. Ao redor de 1870, a monitorização da temperatura corporal já tinha seu valor diagnóstico reconhecido em vários países. Nesta época, Carl Reinhold August Wunderlich (1815-1877) mostrou o valor do termômetro na prática médica descrevendo, por meio de gráficos, o comportamento da variação da temperatura nas várias doenças. Suas observações apontaram os benefícios da medida da temperatura corpórea e estabeleceram a termometria como rotina em pacientes hospitalizados.

Definição

A febre caracteriza-se pela elevação da temperatura corpórea como parte de uma resposta inflamatória sistêmica a uma variedade de estímulos, mediada e controlada pelo sistema nervoso central (SNC). Embora decorra mais frequentemente de um processo infeccioso, qualquer evento inflamatório, neoplásico, imunológico ou traumático pode desencadear a febre.

A temperatura corporal é controlada pelo centro termorregulador ou termostato hipotalâmico. O centro termorregulador localiza-se na região pré-óptica do hipotálamo anterior e tem um ponto de ajuste (*set-point*).

Medida da temperatura

A temperatura corporal depende de vários fatores incluindo a hora do dia, local anatômico em que é medida, idade, sexo, dieta, temperatura ambiental, vestuário, entre outros. A temperatura do corpo varia no decorrer do dia, sendo mais baixa durante a madrugada e pela manhã e mais elevada no final da tarde. A amplitude média de variação é de 0,5 ºC. As crianças tendem a ter uma temperatura corpórea mais alta do que os adultos, em vista da sua maior área de superfície corpórea em relação ao peso corporal e da maior taxa metabólica.

A medição da temperatura é mais difícil do que parece, uma vez que existe uma grande variedade de dispositivos e locais. Tradicionalmente, a temperatura retal é considerada padrão-ouro para a medida da temperatura, pois é a medida que mais se aproxima da temperatura central. Entretanto, essa técnica é extremamente desconfortável e assustadora, além de não ser capaz de detectar rápidas variações de temperatura, pois o reto não tem termorreceptores. A medida da temperatura em outros locais como boca, axila, tímpano ou pele tem maiores variações e é menos confiável.

No Brasil, a medida da temperatura axilar é a mais difundida e está culturalmente incorporada. Embora não tão precisa quanto a temperatura retal, a medida da temperatura axilar é adequada para triagem clínica. A precisão conseguida com a temperatura retal reserva-se para estudos.

Em decorrência das inúmeras variáveis que afetam a temperatura, não há um valor específico para definição da febre. Entretanto, os valores geralmente utilizados são: temperatura retal acima de 38,3 °C; temperatura oral maior que 38 °C; e temperatura axilar acima de 37,8 °C.

Regulação normal da temperatura

O ser humano é homeotérmico e, portanto, capaz de manter a temperatura corpórea dentro de valores relativamente estreitos (35 a 42 °C), dentro de certos limites das variações da temperatura ambiente.

A temperatura corpórea é controlada por um elaborado sistema termorregulador, que modula a produção e a perda de calor para que a temperatura central se mantenha dentro dos níveis normais. O calor é produzido internamente como produto de todos os processos metabólicos e dissipado através da superfície corpórea e da respiração. Os mecanismos termorreguladores responsáveis por este equilíbrio são o aumento ou a diminuição do ritmo metabólico, a variação do fluxo sanguíneo na pele (vasodilatação ou vasoconstrição), a variação da evaporação de água (suor ou taquipneia) e as mudanças comportamentais.

Neurônios da região pré-óptica, localizados no hipotálamo anterior e hipotálamo posterior, recebem sinais tanto de nervos periféricos, por estímulos de termorreceptores localizados na derme, como da temperatura do sangue, que banha a região hipotalâmica.

Fisiopatologia da febre

A febre é uma das manifestações de uma reação fisiológica altamente coordenada e complexa que envolve o aumento da temperatura corporal mediada por citocinas, produção de proteínas de fase aguda e ativação do sistema endócrino e imunológico.

Os agentes que desencadeiam febre são denominados "pirógenos exógenos" (agentes infecciosos, toxinas, entre outros). Estes estimulam a síntese e a liberação de citocinas pirogênicas por leucócitos polimorfonucleares ou células reticuloendoteliais no sangue ou tecidos. As citocinas envolvidas na gênese da febre, e resposta inflamatória em geral, são: interleucina-1(IL-1); interleucina-6 (IL-6); fator de necrose tumoral (TNF); e interferon (IFN).

Essas citocinas entram na corrente sanguínea e estimulam a produção hipotalâmica de prostaglandinas, principalmente a prostaglandina E_2 (PGE_2), acarretando a elevação do ponto de ajuste do termostato hipotalâmico. As citocinas têm seu maior efeito na rica rede vascular próxima a grupos de neurônios na área pré-óptica do hipotálamo anterior, conhecidos como "órgãos periventriculares", nos quais não há a barreira hematoencefálica. Esses órgãos se constituem de pequenos grupos de células neuronais ao redor da borda do sistema ventricular, que contêm capilares fenestrados e permitem que os neurônios entrem diretamente em contato com substâncias da corrente sanguínea.

Uma vez reajustado o termostato hipotalâmico, vários mecanismos termorreguladores são desencadeados para aumentar a temperatura corpórea até a nova temperatura de referência. A resposta fisiológica consiste em gerar calor (aumento da atividade muscular e da taxa metabólica) e minimizar as perdas (vasoconstrição cutânea e diminuição da sudorese), associadas às alterações comportamentais que ajudam a modular a temperatura. Este processo continua até que a temperatura corpórea se equilibre com o novo ponto de ajuste. Neste momento, de elevação da temperatura corpórea, a criança pode apresentar sintomas como tremores, calafrio, extremidades frias e sensação de frio (Figura 1.1).

Quando a estimulação no termostato termina, a temperatura hipotalâmica é ajustada para valores mais baixos e, então, inicia-se o processo de perda de calor, através da vasodilatação e sudorese (evaporação), somadas às mudanças comportamentais. A criança se encontra com bochechas avermelhadas, sudorese, sensação de calor e sede.

Além de causar febre, as citocinas pirogênicas aumentam a síntese das proteínas de fase aguda pelo fígado, diminuem os níveis séricos de ferro e zinco, provocam leucocitose e aceleram a proteólise do músculo esquelético. A IL-1 também induz as ondas lentas do sono, talvez explicando a sonolência frequentemente associada à febre. O aumento da prostaglandina E_2 (PGE_2) periférica pode explicar as mialgias e artralgias que geralmente acompanham a febre. O aumento da frequência cardíaca é uma resposta fisiológica normal à febre.

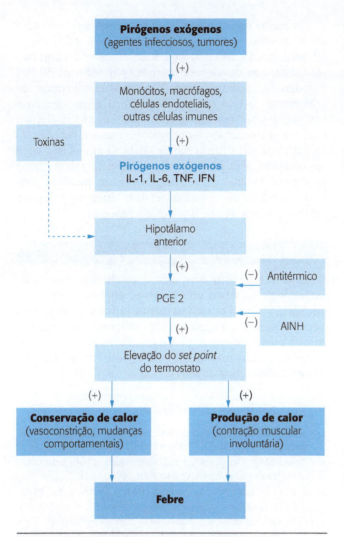

Figura 1.1 Mecanismo fisiopatológico da febre.

IL-1: interleucina-1; IL-6: interleucina-6; TNF: fator de necrose tumoral; IFN: interferon; PGE 2: prostaglandina E_2; AINH: anti-inflamatório não hormonal.

Fonte: Adaptada de Dalal et al., 2006.

Febre e hipertermia

A hipertermia difere da febre tanto nas bases fisiopatológicas como no tratamento. Enquanto a febre resulta de uma resposta termorreguladora do hipotálamo pela ação de citocinas circulantes, a hipertermia decorre da sobrecarga dos mecanismos termorreguladores do corpo sem alteração do ponto de ajuste do centro termorregulador. A hipertermia pode ser causada pela produção excessiva de calor, diminuição na dissipação de calor ou disfunção do termostato hipotalâmico, ou seja, o corpo produz ou absorve mais calor do que pode dissipar. A hipertermia ocorre, por exemplo, quando há exposição a ambiente muito quente por muito tempo, como é o caso de uma criança pequena presa num carro fechado num dia de calor intenso. O tratamento da febre pode ser opcional, enquanto o da hipertermia é mandatório mediante resfriamento externo e hidratação.

Vantagens e desvantagens da febre

A febre é parte integrante da resposta inflamatória e como tal tem importante papel no combate à infecção. A longa história evolutiva da febre sustenta a hipótese de que ela seja uma resposta adaptativa à infecção. Seria improvável que um processo tão energeticamente dispendioso, que acompanha as espécies durante milhares de anos, não tenha tido efeito seletivo.

Muitos estudos realizados em modelos animais e estudos *in vitro* demonstraram que várias funções imunológicas, como aumento da migração de neutrófilos, aumento da atividade bactericida dos neutrófilos, aumento da produção e atividade do interferon, aumento da proliferação de células T, são aceleradas por elevações modestas da temperatura.

Por outro lado, a febre está associada com o aumento da taxa metabólica, aumento do consumo de oxigênio e produção de CO_2, além do aumento da demanda do sistema cardiovascular e pulmonar. Para uma criança normal estas alterações não acarretam grandes prejuízos, porém, em crianças em choque ou com anormalidades cardiopulmonares, podem ensejar sua piora clínica. Além disso, a febre pode precipitar crises convulsivas febris em crianças susceptíveis e associar-se a outras manifestações neurológicas como irritabilidade, delírio, desorientação e alucinações. Finalmente, a febre pode propiciar efeitos indesejáveis como prostração, irritabilidade, desorientação, taquicardia ou taquipneia.

Quando tratar a febre

O tratamento da febre representa uma obsessão para a maioria dos médicos e para o público em geral. Essa atitude advém da falta de informação, de receios infundados e de expectativas irreais sobre o controle da febre. A grande maioria dos pais vê a febre como perigo; consideram-na a doença em si; entendem que a temperatura subirá indefinidamente e poderá causar dano cerebral ou até resultar em morte.

A maioria dos processos febris agudos é autolimitada e a febre é somente uma das manifestações da resposta inflamatória. Os efeitos da febre mais comuns são geralmente inofensivos, sendo transitórios e tratáveis, cabendo ao pediatra lembrar que o mais importante é o quão doente a criança se apresenta, e não o valor de sua temperatura.

As decisões relativas ao tratamento da febre em crianças devem ser feitas caso a caso, dependendo das circunstâncias clínicas (p. ex., presença de doença de base, nível de desconforto etc.). Não há evidências de que a redução da febre diminui a morbidade ou mortalidade de uma doença infecciosa febril.

A utilização de medicamentos antitérmicos não muda o curso da doença. A principal indicação do uso de antitérmicos é o alívio do desconforto da criança. A escolha do antitérmico deve ser cuidadosa, evitando-se o uso de medicamentos que apresentam outras ações além da antitérmica. É de extrema importância não esquecer que o uso de qualquer medicamento traz sempre o risco de efeitos colaterais. Os antitérmicos habitualmente recomendados para tratar crianças com febre são paracetamol, dipirona e ibuprofeno. A terapia combinada de antitérmicos pode aumentar os erros de medicação e os eventos adversos sendo, portanto, desencorajada. A aspirina, ou qualquer medicamento que contenha aspirina, não deve ser dado para criança menor que 15 anos de idade para tratamento da febre por causa de suas frequentes reações alérgicas e gastrointestinais, assim como interações indesejadas com algumas doenças virais. Na Tabela 1.1 estão listados os antitérmicos habitualmente usados com suas respectivas doses, apresentações e efeitos adversos.

Tabela 1.1 Principais antitérmicos utilizados para a faixa etária pediátrica.

	Paracetamol	Dipirona	Ibuprofeno
Faixa etária	Desde RN	Após 3 meses	Após 6 meses
Administração	VO / VR	VO / VR / IM / IV	VO
Dose (até 6/6 horas)	10-15 mg/kg/dose	10-20 mg/kg/dose	5-10 mg/kg/dose
Efeitos Adversos	Sintoma GI, insuficiência hepática, erupções cutâneas	Sintoma GI, insuficiências renal e hepática, discrasia sanguínea, erupções cutâneas	Sintoma GI, prolongamento tempo sangramento, cefaleia, tonturas, retenção de líquidos, erupções cutâneas, discrasia sanguínea
Apresentações	Solução oral de 100 e 200 mg/mL; Comprimido de 500 e 750 mg; Supositório de 200 mg	Solução oral de 500 mg/mL; Comprimido de 500 mg; Ampolas de 500 mg/mL; Supositório de 300 mg	Solução oral de 50 e 100 mg/mL; Comprimido de 400 e 600 mg

RN: recém-nascido; VO: via oral; VR: via retal; IM: intramuscular; IV: intravenoso; GI: gastrointestinal.

Fonte: Adaptada de Bricks et al., 2006.

Os meios físicos como banho e compressas não têm valor quando usados isoladamente, pois não atuam no mecanismo fisiopatológico da febre. As compressas ou banhos devem ser mornos (por volta de 30 ºC) e podem ser utilizados como mediada coadjuvante, de preferência após o uso de antitérmico e no momento em que a febre começa a ceder. Devem ser realizados somente se trouxer evidente conforto para a criança e não causar mais transtornos para os pais. O álcool não deve ser utilizado, pois pode ser absorvido pela pele e causar toxicidade sistêmica. A criança deve ser mantida com roupas adequadas para a temperatura ambiente e deve-se estimular a ingestão de líquidos e o repouso.

Considerações finais

O conhecimento adequado e atualizado sobre a fisiopatologia da febre, seus riscos e benefícios e sobre as opções e indicações de tratamento é fundamental para que os pediatras exerçam seu papel educativo e, portanto, contribuam para que os pais e familiares possam ter um comportamento mais seguro e tranquilo na abordagem dos episódios febris de seus filhos.

■ BIBLIOGRAFIA CONSULTADA

1. Barbi E, Marzuillo P, Neri E, Naviglio S, Krauss BS. Fever in children: pearls and pitfalls. Children (Basel). 2017;4(9):81.
2. Bonadio WA. Defining fever and other aspects of body temperature in infants and children. Pediatr Ann. 1993;22:628.
3. Bricks LF. Tratamento da febre em crianças. Pediatria. São Paulo. 2006;28(3):155.
4. Chiappini E, Venturini E, Remaschi G, Principi N, Longhi R, Tovo PA, et al. Italian Pediatric Society Panel for the management of fever in children 2016 update of the Italian Pediatric Society guidelines for management of fever in children. J Pediatr. 2017;80:177-183.
5. Dalal S, Zhukovsky DS. Pathophysiology and management of fever. The Journal of Supportive Oncology. 2006;4(1):9.
6. Dinarello CA. Thermoregulation and the pathogenesis of fever. Infect Dis Clin North Am. 1996;10(2):433.
7. Gensini GF, Conti AA. The evolution of the concept of 'fever' in the history of the medicine: from pathological picture per se to clinical epiphenomenon (and vice versa), J Infect. 2004;49:85.
8. Kluger MJ. Fever Revisited. Pediatrics. 1992;90(6):846.
9. Mackowiak PA. A Symposium Marking 4 Millenia of Antipyretic Pharmacotherapy. Clin Infect Dis. October 2000;31(Suppl 5):S153.
10. Mackowiak PA. Concepts of fever: recent advances and lingering dogma. Clin Infect Dis. 1997;25:119.
11. Saper CB, Breder CD. The neurologic basis of fever. N Engl J Med. 1994;330(26):1880.
12. Wong A, Sibbald A, Ferrero F, et al. Antipyretic effects of dipyrone versus ibuprofen versus acetaminophen in children: results of a multinational, randomized, modified double blind study. Clin Pediatr. 2001;40:313-324.
13. Zomorrodi A, Attia MW. Fever: parental concerns. Clin Ped Emerg Med 2008;9:238.

1.2 Febre sem Sinais Localizatórios

■ Beatriz Marcondes Machado   ■ Alfredo Elias Gilio

Introdução

A febre é uma queixa comum, que geralmente faz os pais procurarem atendimento médico para a criança. Aproximadamente 25% de todas as consultas, na emergência, são motivadas por febre e pelo menos dois terços das crianças visitam um pediatra em razão de uma doença febril aguda antes de completarem 3 anos. O médico precisa decidir as implicações da febre com base nas observações dos pais e no exame físico.

Em geral, a origem da febre pode ser esclarecida após uma anamnese detalhada e um exame físico completo. Entretanto, em aproximadamente 20% dos casos, o pediatra pode estar diante de uma criança febril cujo foco de infecção não é identificado após a avaliação inicial.

A maioria dessas crianças apresenta doença infecciosa aguda autolimitada ou está em fase prodrômica de uma doença infecciosa benigna. Poucas têm infecção bacteriana grave que, muitas vezes, é difícil de ser excluída clinicamente. Dessa forma, o grande desafio dos pediatras nesta situação reside na diferenciação entre os processos febris de uma doença benigna autolimitada e aqueles poucos que podem ter uma doença bacteriana grave.

Definições

Febre é definida como a elevação da temperatura mediada e controlada pelo sistema nervoso central (SNC). É parte integrante da resposta inflamatória e, como tal, tem importante papel no combate à infecção. Em decorrência das inúmeras variáveis que afetam a temperatura corpórea, não há consenso entre os vários autores a respeito do valor específico para definição da febre em crianças. A medida mais confiável da temperatura corpórea é aquela tomada por via oral ou retal. Em geral, os parâmetros utilizados para crianças são os seguintes valores: temperatura retal acima de 38,3 °C; temperatura oral maior que 38 °C; e temperatura axilar acima de 37,8 °C.

No Brasil, a medida da temperatura axilar é a mais difundida e está culturalmente incorporada. Embora não tão precisa quanto a temperatura retal, a medida da temperatura axilar é adequada para triagem clínica. A precisão obtida com a temperatura retal reserva-se para estudos.

Febre sem sinais localizatórios (FSSL) é a ocorrência de febre com menos de 7 dias de duração, em uma criança cuja história clínica e cujo exame físico cuidadosos não revelam a causa da febre. Importante observar que FSSL não é sinônimo de criança com febre e exame físico normal, pois a causa da febre pode estar na história, como em uma criança com disenteria e febre. Neste caso, o exame físico pode ser normal, mas há uma razão óbvia para a febre e o quadro não deve ser considerado de FSSL.

Infecções bacterianas graves (IBG) são todas as infecções nas quais o atraso no respectivo diagnóstico pode acarretar risco de morbidade ou até mortalidade. O conceito de IBG inclui infecção urinária, pneumonia, bacteremia oculta, meningite bacteriana, artrite séptica, osteomielite e celulite.

Bacteremia oculta (BO) refere-se à presença de bactéria em hemocultura numa criança febril sem aparência toxêmica, evidência de sepse ou infecção localizada e com pouco ou nenhum achado clínico ao exame físico e que, portanto, se encaixa no conceito de FSSL. A maioria dos episódios de BO apresenta resolução espontânea. Entretanto, ocasionalmente, algumas crianças podem evoluir com bacteremia persistente, com risco de ocorrer complicações sérias como pneumonia, meningite, artrite séptica, osteomielite, sepse e morte. A prevalência de BO depende muito da cobertura vacinal. A introdução de vacinas conjugadas para *Haemophilus influenzae*, *Streptococcus pneumoniae* e *Neisseria meningitidis* ocasionou uma redução significativa na taxa de BO e de doença invasiva por esses agentes. A incidência de BO nas crianças com FSSL caiu de 5% (pré-vacinação) para menos de 1% (pós-vacinação).

Avaliação da criança com febre sem sinais localizatórios

Avaliação clínica

Na avaliação clínica, leva-se em consideração o estado geral, a idade, a situação vacinal e o valor da temperatura da criança.

A relação entre **toxemia** e presença de IBG está bem estabelecida, principalmente nas crianças sem vacinação completa para hemófilos, pneumococo e meningococo. Dessa forma, toda criança com FSSL e comprometimento do estado geral, independente da idade e do valor da temperatura, deve ser avaliada criteriosamente com admissão hospitalar, triagem laboratorial para sepse e introdução de antibiótico.

A idade é um grande marcador. Nos menores de 3 meses de idade, vários aspectos fisiopatológicos, epidemiológicos e etiológicos são diferentes das outras crianças. O exame físico nesta faixa etária é mais complexo, as mudanças comportamentais são de difícil avaliação e as manifestações clínicas das infecções bacterianas são frequentemente pouco específicas, dificultando seu reconhecimento. Portanto, as IBG são mais comuns nos menores de 3 meses de idade, principalmente nos recém-nascidos (RN). As taxas de IBG decrescem progressivamente com a idade, sendo o risco bem menor nos maiores de 3 anos de idade.

O risco de IBG aumenta proporcionalmente com o valor da **temperatura**, especialmente nas crianças sem vacinação.

A avaliação clínica, embora seja um bom instrumento, não consegue identificar todas as crianças com IBG, mesmo quando feita por pediatras experientes. Portanto, com intuito de identificar precocemente a criança com risco de IBG, são associados, aos parâmetros clínicos, exames laboratoriais.

Avaliação laboratorial

Na avaliação laboratorial, os exames geralmente utilizados são o de urina, o leucograma e a radiografia de tórax. Atualmente discute-se a inclusão das provas de fase aguda e da pesquisa de vírus respiratórios em secreção de nasofaringe.

O **exame de urina** é bastante importante na avaliação das crianças com FSSL, pois a infecção urinária (IU) é a causa mais comum de IBG nas crianças com FSSL na grande maioria dos estudos. A prevalência geral de IU em crianças febris menores de 2 anos de idade é de 5%. Nos meninos menores de 12 meses, a prevalência de IU é de 3% e, nas meninas abaixo de 24 meses, de 8%. No lactente menor de 3 meses de idade, a prevalência é de 7,5% nas meninas, de 20% nos meninos não circuncidados e de 2,5% nos meninos circuncidados. Além disso, nos menores de 3 meses, a IU é a infecção bacteriana mais comum como causa da febre, respondendo por aproximadamente 30% de todas as infecções bacterianas.

Sinais e sintomas clássicos de IU podem estar presentes, porém são de difícil reconhecimento, principalmente nas crianças sem controle esfincteriano. Em geral, os sintomas são inespecíficos incluindo vômito, diarreia, irritabilidade e inapetência. Muitos estudos têm mostrado que as crianças menores de 2 anos podem apresentar, como única manifestação de IU, a febre.

O exame de urina é útil como indicativo de IU: a presença de leucocitúria tem sensibilidade de 77% e especificidade de 89%; a pesquisa de leucócito-esterase, sensibilidade de 84% e especificidade de 78%; e a presença de nitrito, sensibilidade de 50% e especificidade de 98%. A bacterioscopia de urina apresenta sensibilidade de 93% e especificidade de 95%, entretanto não é um exame disponível na maioria dos serviços.

Os exames iniciais de triagem são úteis, embora a confirmação de IU seja somente possível com a urocultura. Vale ressaltar que o método e a técnica de coleta de urina são muito importantes. Nas crianças sem controle esfincteriano, a coleta da urocultura deve ser feita por cateterização vesical, pois a coleta por saco coletor apresenta altas taxas de falso positivo. Nas crianças com controle esfincteriano, a coleta pode ser feita por jato médio.

Alguns autores encontraram, no **leucograma**, uma forte correlação entre a elevação do número total de leucócitos e a prevalência de IBG, principalmente nas crianças não vacinadas. As taxas de bacteremia com número total de leucócitos acima de 20.000/mm^3 chegam a 8,2%. A contagem total de neutrófilos acima de 10.000/mm^3 ou o total de formas jovens acima de 1.500/mm^3 também são considerados fatores de risco para IBG.

Para os lactentes abaixo de 3 meses de idade, os lactentes jovens, o número total de leucócitos de 15.000/mm^3 é considerado útil para separar os casos com FSSL em dois grupos: alto; e baixo risco. O número total de leucócitos abaixo de 5.000/mm^3 também é considerado fator de risco para IBG, no RN e lactente jovem.

A **radiografia de tórax** não é necessária na avaliação de todas as crianças com FSSL porque muitos estudos encontraram baixa incidência de pneumonia em crianças com febre sem sinais e/ou sintomas de doença respiratória. Contudo, encontra-se prevalência relativamente elevada de pneumonia oculta em crianças com FSSL com temperatura > 39 °C e número total de leucócitos > 20.000/mm^3 mesmo nas crianças vacinadas para pneumococo e hemófilos.

Diversos estudos têm sido feitos avaliando-se o uso de **marcadores inflamatórios**, tais como proteína C-reativa (PCR) e procalcitonina (PCT) para estimar o risco de IBG nas crianças com FSSL. A presença de PCR e PCT elevadas estão associadas com IBG. A PCR aumenta mais lentamente que a PCT, portanto esta última é mais sensível para identificação de IBG em crianças com febre com menos de 12 horas. A acurácia diagnóstica da PCR e da PCT para diagnóstico de IBG nas crianças com FSSL é semelhante. Entretanto, a PCT é muito menos disponível do que a PCR.

As escolhas dos valores de PCR e PCT dependerão se estes marcadores serão utilizados para excluir ou incluir os casos de IBG. Tendo por objetivo a identificação de IBG nas crianças com FSSL, os níveis de corte de 80 mg/L para a PCR ou 2 ng/mL para PCT apresentam especificidade de 90% e sensibilidade de 40% a 50%. Para descartar IBG, os níveis de corte de 20 mg/L para PCR ou

0,5 ng/mL para PCT apresentam sensibilidade de 80% e especificidade de 70%.

A disponibilidade de recursos laboratoriais para se diagnosticar infecção viral melhorou nos últimos anos e os testes rápidos para **pesquisa de vírus** (teste por imunofluorescência, imunocromatografia, anticorpo fluorescente) são considerados uma opção a ser realizada nos serviços de emergência, estando cada vez mais disponíveis no nosso meio. A pesquisa de vírus por reação em cadeia de polimerase é considerada o padrão-ouro. Entretanto, não é um exame disponível na maioria dos serviços. Estudos recentes revelam uma menor taxa de IBG nas crianças com FSSL e infecção viral documentada, o que acarreta diminuição na solicitação de exames laboratoriais, no número de retornos hospitalares e, inclusive, na utilização de antibioticoterapia empírica.

Inúmeros vírus são responsáveis por doenças febris em crianças, que podem se apresentar inicialmente como FSSL, tais como herpesvírus humano 6, enterovírus, adenovírus e influenza. No Hospital Universitário da Universidade de São Paulo (HU-USP), a pesquisa de vírus respiratórios em secreção de nasofaringe por imunofluorescência indireta é realizada com frequência e inclui a pesquisa de adenovírus, vírus influenza A e B, vírus sincicial respiratório e vírus parainflueza 1, 2 e 3. Num estudo, conduzido em crianças com FSSL atendidas no serviço de emergência pediátrica deste hospital, foi identificado vírus respiratório em cerca de 24% destas crianças, sendo o adenovírus o agente mais detectado, seguido do parainfluenza 3 e da influenza A.

Além desses vírus, a dengue também pode se apresentar como febre sem sinais localizatórios na criança menor de 24 meses. Embora a investigação para dengue não esteja incluída nos protocolos de atendimento das crianças com FSSL, a epidemiologia da doença deverá ser levada em conta na abordagem dessas crianças.

Abordagem da criança com FSSL

Com o intuito de padronizar a abordagem e diagnosticar, precocemente, as infecções bacterianas graves, várias estratégias foram elaboradas para a avaliação de uma criança menor de 3 anos de idade com FSSL, utilizando-se a associação de critérios clínicos e laboratoriais. Os critérios mais difundidos são o de Rochester e o protocolo de Baraff e colaboradores.

O critério de Rochester procura separar os lactentes jovens em dois grupos: alto; e baixo risco para presença de IBG na vigência de FSSL. O protocolo de Baraff estratifica as crianças com FSSL em três grupos etários distintos para efeitos de avaliação e, ainda, dentro de cada faixa etária, em baixo e alto risco para IBG.

No HU-USP, utiliza-se protocolo de atendimento para as crianças com FSSL de 0 a 36 meses de idade (Figura 1.2). Atualmente com a maior disponibilidade da pesquisa de vírus respiratório e introdução das vacinas para pneumococo e meningococo no calendário nacional, a avaliação da criança com FSSL pode ser mais observacional, depois de afastada infecção urinária.

Inicialmente, as crianças com FSSL até 36 meses são avaliadas em relação à presença ou não de comprometimento do estado geral (toxemia). Essa avaliação deve ser feita com a criança afebril, pois a própria febre pode deixar o paciente com variados graus de prostração. O aspecto toxêmico é definido como a presença de algum grau de inabilidade de interagir com os pais ou responsáveis, irritabilidade, alteração do nível de consciência, hipoatividade, hipotonia, letargia, hiper ou hipoventilação, hipotensão, taquicardia, sinais de má perfusão periférica ou cianose.

Toda criança com comprometimento do estado geral, independentemente da idade, deve ser hospitalizada, investigada para sepse e tratada com antibióticos. A investigação para sepse compreende coleta de hemograma completo, hemocultura, sedimento urinário, urocultura, LCR (análise bioquímica, coloração de Gram e cultura), radiografia torácica e, quando indicada, coprocultura.

A avaliação das crianças sem comprometimento do estado geral é estratificada de acordo com a faixa etária e risco de infecção bacteriana grave (IBG).

- Recém-nascidos (< 30 dias de vida): devem ser hospitalizados, submetidos à investigação para sepse e receber antibioticoterapia até o resultado das culturas, pois o risco de IBG nesta faixa etária é maior. Como terapêutica empírica inicial, podem-se utilizar ampicilina e cefalosporina de 3ª geração (cefotaxime).

- Lactentes jovens (30 a 90 dias de vida): **são avaliados quanto ao risco de IBG por meio dos critérios de Rochester** (Quadro 1.1). O lactente jovem deverá preencher todos os critérios para ser considerado de baixo risco. De acordo com o resultado da avaliação de risco, a seguinte conduta é sugerida:

- Baixo risco: prescrição de antitérmicos e reavaliação obrigatória em 24 horas, ou antes, caso haja qualquer piora.

- Alto risco: internação, coleta de exames laboratoriais (hemocultura, urocultura, liquor), radiografia de tórax e introdução de antibioticoterapia empírica (se liquor alterado, ampicilina e cefalosporina de terceira geração e se liquor normal cefalosporina de terceira geração apenas).

PEDIATRIA GERAL

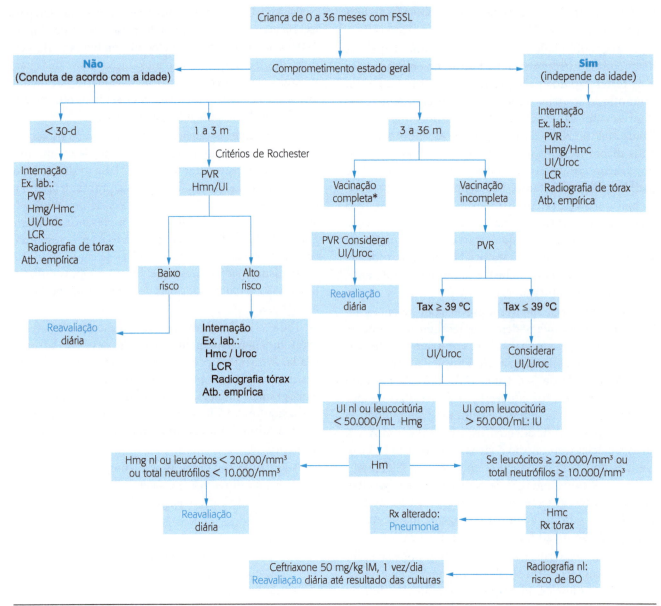

Figura 1.2 Estratégia para o atendimento e seguimento das crianças até 36 meses com febre sem sinais localizatórios.

Atb: antibioticoterapia; BO: bacteremia oculta; d: dias; Hmc: hemocultura; Hmg: hemograma; IM: intramuscular; IU: infecção urinária; LCR: líquido cefalorraquidiano; m: meses; nl: normal; PVR: pesquisa de vírus respiratório; UI: sedimento urinário; Uroc: urocultura; Tax: temperatura axilar.

Fonte: Desenvolvida pela autora.

*Vacinação completa: pelo menos duas doses da vacina conjugada para *Haemophilus influenzae*, *Streptococcus pneumoniae* e *Neisseria meningitidis*.

Quadro 1.1 Critério de Rochester para avaliação de risco em lactentes jovens febris.

Critérios de baixo risco para infecção bacteriana grave	
Critérios clínicos • Previamente saudável. • Nascido a termo e sem complicações durante hospitalização no berçário. • Sem aparência tóxica e sem evidência de infecção bacteriana ao exame físico. • Sem doença crônica.	**Critérios laboratoriais** • Contagem de leucócitos entre 5 e 15.000/mm³ • Contagem absoluta de bastonetes < 1.500/mm³ • Microscopia de sedimento urinário com contagem ≤ 10 leucócitos/campo. • Microscopia de fezes com contagem ≤ 5 leucócitos/campo nas crianças com diarreia.

Fonte: Desenvolvido pela autora.

- Entre 3 e 36 meses: as crianças são subdivididas em dois grupos de acordo com a situação vacinal.
- Vacinação completa (crianças que receberam pelo menos duas doses das vacinas para hemófilos, pneumococo e meningococo): considerar a coleta de exame de urina e urocultura e, caso esteja disponível, a coleta de pesquisa de vírus respiratório. O risco de IU como infecção bacteriana oculta persiste, mesmo nas crianças vacinadas.
- Vacinação incompleta (por causa da própria idade ou porque não receberam as vacinas): realizar a pesquisa de vírus respiratórios (quando disponível) e, a seguir, a conduta depende da temperatura axilar:

a. Temperatura ≤ 39 ºC: considerar a coleta de exame de urina e urocultura (cateterização vesical nas crianças sem controle esfincteriano e jato médio nas com controle esfincteriano) uma vez que a infecção urinária é a infecção bacteriana mais prevalente. Esta coleta está especialmente indicada nos meninos menores de 12 meses de idade e nas meninas menores de 24 meses de idade. Com resultado do exame normal, a conduta é observação clínica, com reavaliação diária e utilização de antitérmicos usuais até a resolução da febre ou a identificação do foco infeccioso.

b. Temperatura > 39 ºC: inicia-se a avaliação com coleta de exame de urina e urocultura (cateterização vesical nas crianças sem controle esfincteriano e jato médio nas com controle esfincteriano). Na presença de leucocitúria ≥ 50.000/mL, há uma nítida correlação com urocultura positiva; sendo assim, opta-se pelo início do tratamento para IU enquanto se aguarda o resultado da urocultura. Considera-se urocultura positiva o crescimento ≥ 50.000 UFC/mL quando colhida por cateterização vesical ou crescimento ≥ 100.000UFC/mL quando colhida por jato médio. Na presença de sedimento urinário normal ou leucocitúria < 50.000/mL, dá-se seguimento à investigação laboratorial com a coleta de hemograma completo (com a opção de coletar também a hemocultura por uma questão de praticidade). Caso o número de leucócitos seja > 20.000/mm^3 ou o total de neutrófilos seja > 10.000/mm^3, indica-se a realização de radiografia de tórax (mesmo sem sinal ou sintoma respiratório) para afastar pneumonia oculta. Afastada pneumonia, há risco aumentado de bacteremia oculta (colher hemocultura se não colhida ainda). Neste caso, muitos autores recomendam antibioticoterapia empírica com ceftriaxone intramuscular (50 mg/kg), com retorno diário para reavaliação clínica e verificação do andamento da hemocultura. A escolha do ceftriaxone baseia-se no seu espectro antimicrobiano além da duração prolongada da ação. O tratamento da BO com ceftriaxone IM reduz a chance da progressão da bacteremia para infecções bacterianas graves, principalmente meningite, em aproximadamente 75%.

O tempo médio para o crescimento de agentes patogênicos na hemocultura é de aproximadamente 15 horas. Na reavaliação em 24 horas, caso haja crescimento de *S. pneumoniae* na hemocultura e a criança esteja bem e afebril, está indicada uma segunda dose de ceftriaxone IM e o restante do tratamento com penicilina ou amoxicilina por via oral. Se a criança ainda se apresentar febril e não estiver clinicamente bem, ou houver crescimento de *N. meningitidis*, *H. influenzae*, ou qualquer outro agente que não *S. pneumoniae*, estão indicadas hospitalização, nova coleta de culturas e antibioticoterapia ditada pelas culturas. Nesta faixa etária, a decisão de realizar punção lombar baseia-se exclusivamente na suspeita clínica.

A reavaliação clínica diária das crianças com FSSL é fundamental e deve ser realizada até resolução do quadro, resultados finais das culturas, quando colhidas, e/ou identificação do foco da febre.

Considerações finais

As crianças com FSSL, frequentemente, se apresentam no pronto-socorro, e ainda existe pouca uniformidade para a sua avaliação e seguimento. Isso provavelmente ocorre porque, em diferentes regiões, tem-se população com incidências de FSSL e de IBG distintas, cobertura vacinal e possibilidade de triagem laboratorial, extremamente variáveis.

O diagnóstico e o seguimento, destas crianças, continuam sendo objetos de intensa discussão e evoluem constantemente com o resultado de inúmeras pesquisas, otimização das técnicas de laboratório, utilização de novos marcadores de IBG, estudos para identificação rápida de vírus e controle de doenças virais, assim como o advento de novas vacinas.

Independentemente da opção de manejo das crianças com FSSL, nenhuma estratégia eliminará todos os riscos ou restringirá a antibioticoterapia apenas aos pacientes realmente bacterêmicos. Portanto, a avaliação clínica cuidadosa e a reavaliação diária são insubstituíveis e devem sempre ser realizadas. A conduta do pediatra também dependerá dos recursos do serviço onde trabalha, da condição sociocultural da família do paciente, da disponibilidade desta para trazer a criança para reavaliação e da compreensão dos riscos. Cada profissional ou serviço de saúde deve procurar adaptar a conduta ao perfil de seus profissionais e de sua clientela.

■ BIBLIOGRAFIA CONSULTADA

American Academy of Pediatrics. Urinary tract infection: clinical practice guideline for the diagnosis and management of the initial ICU in febrile infants and children 2 to 24 months. Pediatrics. 2011;128(3):595-610.

Arora R, Mahajan P. Evaluation of child with fever without source: review of literature and update. Pediatr Clin North Am. 2013;60(5):1049-62.

Baraff LJ, Bass JW, Fleisher GR, Klein JO, McCracken GH, Powell KR, et al. Practice guideline for the management of infants and children with fever without source 0-36 months of age. Pediatrics.1993;92:1-12.

Baraff LJ. Management of infants and young children with fever without source. Pediatr Ann. 2008;37:673-9.

Bressan S, Berlese P, Mion T, Masiero S, Cavallaro A, Da Dalt L. Bacteremia in feverish children presenting to the emergency department: a retrospective study and literature review. Acta Paediatr. 2012;101:271–277.

Byington CL, Enriquez FR, Hoff C, Tuohy R, Taggart EW, Hillyard DR, et al. Serious bacterial infections in febrile infants 1 to 90 days old with and without viral infections. Pediatrics. 2004;113(6):1662-6.

Greenhow TL, Hung YY, Herz A. Bacteremia in children 3 to 36 months old after introduction of conjugated pneumococcal vaccines. Pediatrics. 2017;139(4).

Irwin AD, Drew RJ, Marshall P, et al. Etiology of childhood bacteremia and timely antibiotics administration in the emergency department. Pediatrics. 2015;135:635.

Jaskiewicz JA, McCarthy CA, Richardson AC, White KC, Fisher DJ, Dagan R, et al. Febrile infants at low risk for serious bacterial infection- an appraisal of the Rochester criteria and implications for management. Febrile Infant Collaborative Study Group. Pediatrics.1994;94(3):390-6.

Machado BM, Cardoso DM, De Paulis M, Escobar AMU, Gilio AE. Febre sem sinais localizatórios: avaliação de um protocolo de atendimento. J Pediatr. Rio de Janeiro. 2009;85(5):426-32.

Machado BM, Gilio AE. Febre sem sinais localizatórios. In: Tratado de Pediatria: Sociedade Brasileira de Pediatria. 4. ed. São Paulo: Manole, 2017,p: 899-903.

Manzano S, Bailey B, Gervaix A, Cousineau J, Delvin E, Girodias JB. Markers for bacterial infection in children with fever without source. Arch Dis Child. 2011;96(5):440-6.

Murphy CG, van de Pol AC, Harper MB, et al. Clinical predictors of occult pneumonia in the febrile child. Acad Emerg Med. 2007;14:243-9.

Smitherman HF, Caviness AC, Macias CG. Retrospective review of serious bacterial infections in infants who are 0 to 36 months of age and have influenza A infection. Pediatrics. 2005;115:710-8.

Trippella G, Galli L, De Martino M, Lisi C, Chiappini E. Procalcitonin performance in detecting serious and invasive bacterial infections in children with fever without apparent source: a systematic review and meta-analysis. Expert Rev Anti Infect Ther. 2017;15:1-17.

Van den Bruel A, Thompson MJ, Haj-Hassan T, Stevens R, Moll H, Lakhanpaul M, et al. Diagnostic value of laboratory tests in identifying serious infections in febrile children: systematic review. BMJ. 2011;342:d3082.

Yarden-Bilavsky H, Ashkenazi-Hoffnung L, Livni G, Amir J, Bilavsky E. Month-by-month age analysis of the risk for serious bacterial infections in febrile infants with bronchiolitis. Clin Pediatr (Phila). 2011;50(11):1052-6.

1.3 Febre de Origem Indeterminada

■ Alfredo Elias Gilio

Introdução

Febre de origem indeterminada (FOI) é definida como a presença de febre, com temperatura axilar maior que 37,8 °C, por pelo menos 8 dias, que esteja sem diagnóstico após uma história clínica cuidadosa, exame físico detalhado e avaliação laboratorial inicial. Não há consenso sobre quais seriam esses exames laboratoriais, mas geralmente se considera que esta avaliação deva incluir hemograma completo, exame de urina tipo I, urocultura e radiografia de tórax.

É fundamental que não se confunda FOI com febre sem sinais localizatórios (FSSL), que é a situação de febre com menos de 1 semana de duração, na qual a história clínica e o exame físico cuidadosos não estabeleceram a causa. O diagnóstico diferencial e a abordagem da FSSL são muito diferentes da FOI (ver Capítulo 1.2 – Febre sem sinais localizatórios).

Outro aspecto muito importante é a definição exata de febre. Em nosso meio, o hábito é a medida da temperatura axilar. Com este tipo de medida, considera-se febre a temperatura axilar maior do que 37,8 °C. Dessa forma, algumas crianças, especialmente os lactentes, pela própria variação circadiana da temperatura, podem ter ao final do dia temperatura axilar acima de 37 °C. Desde que não ultrapasse 37,8 °C, na verdade não se caracteriza febre e, portanto, não se pode falar em FOI nesses casos.

Etiologia

As doenças responsáveis por FOI em crianças são diferentes daquelas dos adultos. Os três grandes grupos de doença causadores de FOI nas crianças e adolescentes são, nesta ordem: doenças infecciosas; doenças reumatológicas; e neoplasias. Existe um quarto grupo que não se encaixa nos três anteriores, denominado "miscelânea". Como regra geral, é mais provável que a FOI seja causada por uma manifestação não usual de uma doença comum do que por uma doença rara. Muitas vezes, o diagnóstico etiológico da FOI não é estabelecido.

As principais etiologias da FOI em crianças e adolescentes podem ser observadas no Quadro 1.2.

Quadro 1.2 Principais etiologias da FOI em crianças e adolescentes.

Doenças Infecciosas Generalizadas
- Mononucleose infecciosa
- Toxoplasmose
- Infecção por citomegalovírus
- Doença da arranhadura do gato (forma sistêmica)
- Salmoneloses
- Tuberculose pulmonar ou extrapulmonar
- Leptospirose
- Malária
- Riquetsioses
- Histoplasmose
- Brucelose
- Tularemia
- HIV

Doenças Infecciosas Localizadas
- Mastoidite
- Sinusite
- Endocardite bacteriana
- Infecção urinária
- Osteomielite
- Pioartrite
- Hepatite
- Abscesso intra-abdominal

Doenças Reumatológicas
- Artrite idiopática juvenil
- Lúpus eritematoso sistêmico juvenil
- Poliarterite nodosa

Doenças Neoplásicas
- Leucemia linfocítica aguda
- Linfomas
- Neuroblastoma

Miscelânea
- Febre por droga
- Alteração do sistema nervoso central
- Diabetes *insipidus*
- Doença de Kawasaki
- Doença inflamatória intestinal
- Disautonomia familiar
- Febre fictícia
- Linfo-histiocitose hemofagocítica
- Febres periódicas

Fonte: Desenvolvido pela autoria.

Será apresentado a seguir um pequeno resumo de cada uma dessas etiologias, com ênfase na suspeita clínica e no diagnóstico. Foge ao objetivo deste texto uma descrição detalhada de cada uma delas, inclusive do seu tratamento.

Doenças infecciosas generalizadas

Mononucleose infecciosa

Manifesta-se clinicamente por febre, faringite exsudativa, linfadenopatia e hepatoesplenomegalia. Entretanto, alguns casos atípicos podem se manifestar por febre e sintomas gerais inespecíficos, ensejando um quadro de FOI. A presença de atipia linfocitária no hemograma pode sugerir o diagnóstico, assim como a presença de *rash* cutâneo, que é frequentemente desencadeado pelo uso de penicilina ou ampicilina. O diagnóstico é confirmado por sorologia.

Toxoplasmose

Na criança imunocompetente, a infecção adquirida pelo *Toxoplasma gondii* geralmente é assintomática. Nos casos sintomáticos, os principais achados são: mal-estar; febre; dor de garganta; mialgia; e linfadenopatia, geralmente cervical. Ocasionalmente pode surgir hepatoesplenomegalia e raramente coriorretinite.

Geralmente o curso clínico é limitado, mas alguns casos podem apresentar febre com duração superior a 8 dias. A epidemiologia de contato com gatos pode levantar a suspeita diagnóstica. A confirmação deve ser realizada mediante sorologia.

Infecção por citomegalovírus

Na criança, geralmente a infecção é assintomática. Nos adolescentes, é comum o desenvolvimento de um quadro semelhante à mononucleose, com febre prolongada e hepatite leve. Para o diagnóstico, o vírus pode ser isolado a partir de urina, faringe ou leucócitos do sangue periférico. Outro método diagnóstico é a sorologia.

Doença da Arranhadura do Gato (forma sistêmica)

A doença da arranhadura do gato é causada por um bacilo Gram-negativo, *Bartonella hanselae*. A manifestação mais comum é a linfadenopatia regional com febre e sintomas gerais em 30% dos casos. Geralmente uma pápula é visível no local da inoculação. Nos casos sistêmicos, surgem febre prolongada e hepatoesplenomegalia. A ultrassonografia abdominal pode revelar múltiplos nódulos hepáticos e esplênicos.

Em algumas séries, é uma das causas mais comuns de FOI em crianças. O contato íntimo com gatos pode sugerir o diagnóstico, que deve ser confirmado por meio de sorologia.

Salmoneloses

As salmonelas não tifoides geralmente causam diarreia aguda, acompanhada de dor abdominal e febre. A *Salmonella typhi* e alguns outros sorotipos podem causar um quadro sistêmico caracterizado por febre, mal-estar, dor abdominal, hepatomegalia, esplenomegalia e confusão mental. No quadro clássico, ocorre dissociação entre pulso e temperatura, podendo-se observar frequência cardíaca normal ou mesmo bradicardia em presença de febre alta.

O diagnóstico é confirmado pelo isolamento da Salmonella sp em sangue, urina ou fezes.

Tuberculose pulmonar ou extrapulmonar

É uma causa importante de FOI em crianças, especialmente os casos com manifestações extrapulmonares. Na suspeita de tuberculose, a radiografia de tórax e o teste tuberculínico devem ser solicitados, assim como uma avaliação muito criteriosa de todos os contatos domiciliares. A interpretação do teste tuberculínico, nas crianças previamente vacinadas com a vacina BCG, sempre é um pouco mais difícil. De qualquer forma, considera-se que teste tuberculínico com induração maior do que 5 mm deve ser valorizado em crianças que receberam o BCG há mais de 2 anos e acima de 10 mm naquelas que receberam BCG há menos de 2 anos ou não vacinados.

Leptospirose

É uma doença febril aguda causada por espiroquetas do gênero Leptospira. Caracteriza-se por febre, calafrios, cefaleia, náuseas, vômitos e *rash* cutâneo. Podem ocorrer também icterícia e sinais e sintomas de insuficiência renal. Frequentemente ocorrem sufusão conjuntival e mialgias intensas de panturrilha e região lombar. A Leptospira é excretada pela urina de vários animais, especialmente o rato. O contato com urina desses animais geralmente ocorre quando há contato com água contaminada, por exemplo, nas enchentes.

O diagnóstico pode ser feito pelo isolamento da Leptospira em sangue, urina ou por sorologia.

Malária

Caracteriza-se por febre alta, calafrios, tremores e esplenomegalia. No hemograma, anemia e trombocitopenia são comuns. Na história, é muito importante que se investiguem viagens para regiões endêmicas. Muitas vezes, o intervalo entre as viagens e as manifestações clínicas pode ser longo.

O diagnóstico é feito pelo exame do esfregaço sanguíneo ou pela técnica da gota espessa, que é mais sensível.

Riquetsioses (Febre Maculosa Brasileira)

É causada pela bactéria *Rickettsia rickettsi*, transmitida pelo carrapato *Amblyomma cajennense*. No Brasil, a doença ocorre nos estados de São Paulo, Rio de Janeiro, Minas Gerais, Espírito Santo e Bahia.

A doença caracteriza-se por febre, mialgia e cefaleia. A febre geralmente dura de 2 a 3 semanas. O exantema surge entre o 3º e o 5º dia da doença e começa com máculas eritematosas nos tornozelos e punhos que se propagam para tronco, face, pescoço, palma das mãos e planta dos pés. Sem tratamento, a doença pode evoluir para formas graves com acometimento do sistema nervoso central (SNC), dos pulmões e dos rins. O diagnóstico pode ser feito pela cultura da riquetsia no sangue, por sua identificação por técnica de reação em cadeia pela *polimerase* (PCR) no sangue ou por sorologia.

Histoplasmose

Geralmente a infecção pelo *Histoplasma capsulatum* é assintomática. A doença clássica, nos pacientes com sintomas, é uma forma pulmonar aguda com dor torácica, adenopatia hilar e infiltrado pulmonar leve. Existe uma forma progressiva disseminada, que se caracteriza por febre prolongada, hepatoesplenomegalia, adenopatia, pancitopenia e sangramento gastrointestinal. O envolvimento do SNC é comum.

O agente etiológico é um fungo que cresce em solo úmido. Seu crescimento é facilitado pelas excreções de morcegos e aves. A infecção é adquirida pela inalação dos esporos. A epidemiologia de visita a locais com fezes de morcegos, como cavernas, pode auxiliar na suspeita clínica. O diagnóstico pode ser feito pelo isolamento do agente ou por sorologia.

Brucelose

É causada por várias espécies de Brucella sp. Geralmente em crianças, a doença é leve e autolimitada. Em alguns casos, a doença pode ser grave e caracteriza-se por febre, sudorese noturna, fraqueza, mal-estar, artralgia, mialgia, dor abdominal e cefaleia. Pode cursar com hepatoesplenomegalia, elevação discreta das enzimas hepáticas e linfocitopenia.

O contato com produtos animais, especialmente leite ou queijo não pasteurizado, é um importante achado epidemiológico. O diagnóstico pode ser confirmado por sorologia.

Tularemia

É causada por um cocobacilo Gram-negativo – *Francisella tullarensis*. As principais fontes de infecção humana são coelhos e carrapatos, mas o microrganismo pode estar presente em vários outros animais.

O quadro clínico é de início abrupto com febre, calafrios, mialgia e cefaleia. Pode ocorrer uma lesão maculopapular na porta de entrada, com ulceração subsequente. A linfadenopatia regional também é comum. Os quadros sistêmicos podem cursar com febre alta, hepatomegalia e esplenomegalia. O diagnóstico é estabelecido por sorologia.

HIV

A infecção aguda pelo vírus da imunodeficiência humana (HIV) geralmente causa febre de curta duração, mas eventualmente pode cursar com febre prolongada. Com a doença instalada, várias infecções podem cursar como FOI (ver Capítulo 13 – Infecção pelo HIV).

Doenças infecciosas localizadas

Mastoidite

No 1º ano de vida, as infecções respiratórias e suas complicações são causas mais frequentes de FOI do que nas crianças mais velhas. Mastoidite, geralmente, é uma complicação de uma otite média aguda não diagnosticada e não tratada. Nos lactentes, muitas vezes, o diagnóstico pode ser retardado por causa de sintomas inespecíficos e pela ausência dos clássicos sinais de hiperemia e abaulamento da mastoide, que podem ser tardios.

A confirmação diagnóstica é realizada com tomografia da mastoide.

Sinusite

A maioria das sinusites evolui sem febre ou com período curto de febre. Geralmente, são complicações de episódios de infecções de vias aéreas superiores ou consequência de obstrução nasal crônica nas crianças com rinite (ver Capítulo 2.1 – Infecções de Vias Aéreas Superiores). Entretanto, alguns casos podem evoluir com febre prolongada e poucos sintomas respiratórios ou a família e o médico não valorizam os sintomas respiratórios que já existiam.

A confirmação diagnóstica pode ser feita com radiografia simples de seios da face ou tomografia.

Endocardite bacteriana

É uma causa importante de FOI e que sempre deve ser lembrada. É mais comum nas crianças com alteração anatômica cardíaca prévia e nem sempre o seu diagnóstico é fácil, especialmente nas crianças que já receberam antibioticoterapia ou apresentam acometimento do lado direito do coração.

A presença de sopro cardíaco, anemia e leucocitose no hemograma, associada a alterações de provas de fase aguda, pode ser sugestiva.

A realização de várias hemoculturas, na ausência de antibioticoterapia, é fundamental para o diagnóstico. O ecocardiograma é essencial e deve ser realizado por profissional experiente neste tipo de exame em crianças.

Infecção urinária

É uma das causas mais comuns de FOI em crianças. Geralmente a dificuldade do diagnóstico está na coleta adequada do exame de urina, ensejando interpretações errôneas dos resultados. Outra causa de erro é a coleta da cultura de urina em vigência de antibioticoterapia.

No que diz respeito à coleta dos exames de urina, vale lembrar que a urocultura em lactentes, sem controle esfincteriano, deve ser colhida por sondagem vesical ou por punção suprapúbica porque, nesta faixa etária, a coleta por saco coletor tem altas taxas de falso-positivo (ver Capítulo 3 – Infecção do trato urinário).

Osteomielite

Geralmente as crianças com osteomielite apresentam febre alta e dor localizada. Entretanto, em crianças pequenas que não verbalizam, pode ser difícil identificar o quadro doloroso. Além disso, algumas localizações são de identificação mais difícil, como os ossos da pelve. Porém, muitas vezes as crianças protegem o membro acometido, evitando usá-lo, ou mantendo posição antálgica e isso pode chamar a atenção para o diagnóstico.

A confirmação diagnóstica da osteomielite pode ser feita com exames de imagem: tomografia ou ressonância magnética. O mapeamento ósseo com radioisótopos também é útil. Vale a pena lembrar que as alterações visíveis à radiografia simples são tardias (ver Capítulo 10.2 – Osteomielite Aguda).

Pioartrite

Em geral, a pioartrite manifesta-se claramente com edema, calor, dor e limitação do movimento da articulação acometida, além de febre. Entretanto, nas crianças pequenas, especialmente em articulações que não apresentam manifestações tão evidentes, como no quadril, o diagnóstico pode ser retardado e a criança apresentar-se com um quadro de FOI.

Da mesma forma como mencionado para a osteomielite, os exames de imagem – tomografia ou ressonância – são úteis para o diagnóstico. A ultrassonografia pode detectar precocemente a presença de líquido na articulação.

Hepatite viral

Os quadros de hepatite aguda podem ser assintomáticos, cursar com sintomas inespecíficos ou com o quadro mais habitual de febre de curta duração, icterícia, vômitos e mal-estar. Ocasionalmente, esses sintomas não são tão evidentes e a febre se prolonga. O diagnóstico pode ser suspeitado pela dosagem das transaminases e a confirmação deve ser feita pela sorologia.

Abscesso intra-abdominal

Qualquer tipo de abscesso intra-abdominal pode causar FOI. Muitas vezes, esses pacientes não têm sintomas abdominais ou gastrointestinais que possam levantar a suspeita diagnóstica. Entretanto, qualquer cirurgia abdominal prévia e/ou doença gastrointestinal deve levantar a suspeita. Esses abscessos podem ser hepáticos, perinefréticos ou pélvicos.

Nas crianças com abscesso hepático, geralmente há hepatomegalia e dor importante à percussão do fígado.

Os exames de imagem, ultrassonografia e tomografia, geralmente identificam esses abscessos.

Doenças reumatológicas

Em crianças, são o segundo grupo de causas de FOI. As mais comuns são artrite reumatoide juvenil, lúpus eritematoso sistêmico juvenil e poliarterite nodosa.

Artrite idiopática juvenil

É uma doença de etiologia desconhecida que se caracteriza pela presença de sinovite crônica e que pode se apresentar sob três formas:

- Poliarticular: acomete cinco ou mais articulações;
- Pauciarticular: acomete quatro ou menos articulações;
- Sistêmica: caracteriza-se por febre intermitente, artrite, *rash* cutâneo, linfadenopatia e hepatoesplenomegalia.

A forma sistêmica é a que geralmente se apresenta como FOI. A febre pode preceder os outros sinais e sintomas por semanas ou meses. O hemograma geralmente apresenta anemia, leucocitose e plaquetose. As provas de fase aguda costumam estar alteradas.

A presença de iridociclite, identificada pelo exame de lâmpada de fenda, está associada à forma pauciarticular.

O fator reumatoide e os anticorpos antinucleares devem ser solicitados, mas podem ser negativos e, muitas vezes, o diagnóstico só poderá ser confirmado após um tempo de observação e seguimento.

Lúpus eritematoso sistêmico juvenil

É uma doença autoimune caracterizada por disfunção dos linfócitos T, hiper-reatividade dos linfócitos B e produção de autoanticorpos para múltiplos antígenos. Acomete múltiplos órgãos e sistemas e tem várias formas de apresentação clínica.

A febre é muito comum e, geralmente, aparece nas reativações da doença. A suspeita clínica deve ser feita se houver outros achados sugestivos: eritema malar; fotossensibilidade; úlcera de mucosa oral ou nasal; artrite; serosites; alterações renais (especialmente proteinúria); alterações hematológicas (anemia, leucopenia, linfopenia e plaquetopenia).

Os fatores antinúcleo são fundamentais para o diagnóstico e têm altas taxas de positividade.

Poliarterite nodosa

É uma doença rara em crianças. Caracteriza-se por um processo inflamatório das artérias de pequeno e médio calibres.

As manifestações clínicas principais são febre, anorexia, fraqueza e manifestações cutâneas, que incluem *rash* eritematoso, lesões nodulares, petéquias, púrpura, úlceras e edema. Algumas crianças têm lesões cutâneas nodulares, artrite ou artralgia. Pode haver envolvimento renal, pulmonar ou do SNC.

O diagnóstico pode se confirmado por biópsia das lesões.

Neoplasias

São o terceiro grupo de causas de FOI em crianças. Geralmente, esses pacientes apresentam também outros sinais e sintomas, além da febre, que podem orientar para o diagnóstico. As principais neoplasias como causa de FOI são leucemia linfocítica aguda, linfomas e neuroblastoma.

Leucemia linfocítica aguda

É a neoplasia mais comum da infância. Decorre da proliferação desordenada de uma célula progenitora, com infiltração neoplásica da medula óssea e dos demais órgãos.

Os achados clínicos mais comuns são febre, hepatomegalia, esplenomegalia, palidez e dores ósseas. Muitas vezes, a febre é o sintoma proeminente e esses pacientes podem se apresentar como FOI.

O hemograma revela anemia e trombocitopenia em mais de 75% dos casos. O diagnóstico é confirmado pela presença de blastos no mielograma.

Linfoma

Podem ser classificados em duas categorias: doença de Hodgkin e linfoma não Hodgkin. Ambos podem cursar com febre prolongada. Cursam com adenomegalia cervical ou de outras localizações que levantam a suspeita diagnóstica. A confirmação deve ser confirmada com biópsia.

Neuroblastoma

Geralmente, caracterizam-se por massa na região cervical, intratorácica ou no abdome. As dores ósseas são frequentes. Metástases para a órbita podem causar proptose e equimose. O diagnóstico é confirmado por biópsia.

Miscelânea

Sob esta denominação, encontram-se várias doenças que não se encaixam nos três grupos anteriores.

Febre por droga

Os medicamentos podem causar febre por dois mecanismos: interferência na termorregulação ou reação alérgica. As drogas que interferem na termorregulação são fenotizíanicos, anticolinérgicos e epinefrina, mesmo com uso tópico. Por reação alérgica, praticamente todas as drogas podem causar febre, sobretudo os antimicrobianos e os anticonvulsivantes. Entre os antimicrobianos, o grupo mais comum é o dos betalactâmicos.

Não há uma relação evidente entre o tempo de uso da droga e o surgimento da febre. Também não há padrão específico da febre, que pode ser baixa ou alta, contínua ou intermitente. O diagnóstico de febre por droga depende de um alto grau de suspeita e deve ser feito por exclusão. Vale a pena lembrar que geralmente a febre desaparece em 48 a 72 horas após a suspensão da droga, mas pode perdurar por 1 semana ou mais.

Alteração do sistema nervoso central

Crianças com alterações graves do SNC podem ter alterações na termorregulação e apresentarem-se com febre prolongada. Nesses casos, chama a atenção que não há sinais clínicos das febres inflamatórias, ou seja, não há palidez cutânea e tremores quando a temperatura está subindo, assim como não há vasodilatação periférica e sudorese quando a temperatura está cedendo. Outro achado nestes casos é que geralmente não há alteração das provas de fase aguda.

Diabetes insipidus

Nos lactentes e crianças pequenas, a identificação da poliúria e polidipsia às vezes é difícil. Esses pacientes podem ter graus variáveis de desidratação e hipernatremia, que podem passar despercebidos e manifestarem-se com febre. O diagnóstico pode ser estabelecido pela dosagem sérica e urinária de sódio e osmolaridade.

Doença de Kawasaki

Geralmente as crianças com doença de Kawasaki apresentam o quadro clássico de febre, conjuntivite seca, exantema, lesões de mucosa oral, adenomegalia cervical e alterações de extremidade (ver Capítulo 15 – Doença de Kawasaki). Entretanto, existem casos com quadro clínico incompleto e outras vezes esses sinais já desaparecerem ou não foram adequadamente valorizados e a febre ainda permanece. Uma história detalhada e um exame físico cuidadoso, visando especialmente manifestações mais tardias, como descamação de mãos e pés, e o hemograma com plaquetose, que surge na 2ª semana de doença, podem sugerir o diagnóstico.

Doença inflamatória intestinal

Febre é um achado frequente nas crianças com doença inflamatória intestinal, tanto na doença de Crohn como na retocolite ulcerativa. Muitas vezes, a febre precede os sintomas gastrointestinais, principalmente na doença de Crohn. A tomografia abdominal é útil para o diagnóstico, que deve ser confirmado com trânsito intestinal.

Disautonomia familiar

É uma doença autossômica recessiva que afeta crianças de origem dos judeus asquenazes. Caracteriza-se por alteração na sensibilidade nervosa periférica e no controle autonômico. Há incoordenação à deglutição, labilidade de pressão arterial, ausência de sensibilidade à dor e controle inadequado da temperatura, podendo evoluir com períodos prolongados de febre.

Febre fictícia

Refere-se à situação em que há manipulação da medida da temperatura por um familiar ou pela própria criança ou adolescente. Deve-se suspeitar de febre fictícia quando há desproporção entre os valores de temperatura e os outros achados, como frequência cardíaca e mal-estar; quando há queda rápida da temperatura sem sudorese ou outras manifestações, e quando as provas de fase aguda são absolutamente normais.

Para estes casos, uma breve internação, com medida da temperatura pela equipe de enfermagem, identifica o problema.

Linfo-histiocitose hemofagocítica

É uma doença em que ocorre proliferação descontrolada de linfócitos e histiócitos ativados, acarretando uma hemofagocitose e desregulação da liberação de citocinas. Pode ser desencadeada por infecção, doença imunológica, doença maligna ou drogas. O quadro se caracteriza por febre prolongada, hepatoesplenomegalia, citopenias e elevação da ferritina. Podem ocorrer também outras disfunções orgânicas, como coagulopatia e insuficiência respiratória. A doença é grave e a taxa de mortalidade é elevada.

Febres periódicas

Nestes casos, em geral, os episódios de febre repetem-se periodicamente e têm curta duração. Entretanto, excepcionalmente podem se apresentar como FOI. Várias doenças já foram descritas e algumas são classificadas como autoinflamatórias. As mais comuns são febre do Mediterrâneo, síndrome de hiper IgD e neutropenia cíclica.

A febre do Mediterrâneo é uma doença de herança autossômica recessiva que se caracteriza por episódios de febre e inflamação das serosas. A síndrome de hiper IgD também tem herança autossômica recessiva e caracteriza-se por febre, lesões cutâneas, sintomas abdominais e envolvimento articular. A neutropenia cíclica se caracteriza por períodos de neutropenia com intervalos regulares entre 15 e 35 dias. Nos períodos de neutropenia, frequentemente os pacientes apresentam febre.

Abordagem diagnóstica

Na criança que está clinicamente bem e estável, é possível iniciar a investigação em âmbito ambulatorial. Entretanto, a internação muitas vezes é necessária por várias razões: facilitar a realização de alguns exames; confirmar a presença de febre; observar a criança com e sem febre; realizar o exame físico repetidamente. Na abordagem da criança com FOI, as principais medidas são uma história clínica muito detalhada e um exame físico minucioso. Frequentemente, é necessário retomar a anamnese e o exame físico várias vezes até que se identifique algum detalhe que possa auxiliar no diagnóstico. Aproximadamente um quarto das crianças com FOI desenvolvem alguma alteração no exame clínico no decorrer da evolução que não estava presente no início.

Anamnese

Na anamnese, é fundamental que se caracterize muito claramente a febre. É necessário que se saiba quem mede a temperatura, que tipo de termômetro está sendo utilizado e se a própria pessoa que está verificando a temperatura está apta a fazer a leitura correta, especialmente nos termômetros de mercúrio. Outra questão importante é se mais alguém confirma a temperatura. A descrição do estado da criança com e sem febre é fundamental. Criança que fique prostrada, mesmo na ausência de febre, sempre é motivo de preocupação. O padrão clássico de febre mediada pela liberação de citocinas com vasoconstrição periférica (mãos e pés frios) e tremores quando a temperatura está subindo, e calor e sudorese quando a febre está cedendo, ocorre nas doenças infecciosas, reumatológicas e nas neoplasias. A ausência deste padrão sugere ausência de resposta inflamatória como ocorre na febre de origem central, no diabetes *insipidus* ou na febre fictícia.

O padrão de febre – intermitente, sustentada, remitente ou recorrente – tem sido muito estudado. Entretanto, exceto para malária, que tem a febre com periodicidade bem estabelecida, para as outras etiologias o padrão de febre tem baixas sensibilidade e especificidade para auxiliar no diagnóstico.

Exposição a animais ou a pessoas doentes sempre deve ser investigada e, muitas vezes, é relegada a um segundo plano pelo médico ou pela família. É fundamental que se levantem todos os contatos recentes da criança, tanto com pessoas doentes como com animais, incluindo os animais domésticos e as viagens. Por exemplo, ingestão de leite não pasteurizado deve lembrar a possibilidade de brucelose, contato com água de enchente levanta a suspeita de leptospirose.

A história das intervenções cirúrgicas é fundamental, especialmente as cirurgias que podem evoluir com complicações infecciosas que tenham manifestações inespecíficas, como as cirurgias abdominais que podem desenvolver abscessos intra-abdominais.

O uso de qualquer medicação deve ser relatado e investigado, particularmente as medicações de uso prolongado e que possam ser causa de FOI, como os anticonvulsivantes.

Uma recomendação útil na fase de investigação ambulatorial é pedir para a família fazer um relatório diário da febre anotando o horário, o valor da temperatura, o local da medida, o tipo de termômetro utilizado, a presença de sinais e sintomas associados e a resposta aos antipiréticos.

Exame físico

O exame físico deve ser completo, minucioso e, muitas vezes, é necessário que seja repetido para que se identifique uma alteração sugestiva. De preferência, o exame deve ser realizado na presença de febre para avaliar adequadamente o comprometimento do estado geral, a presença de sinais e de sintomas das febres por reação inflamatória se explica pelo fato de alguns sinais aparecem apenas na presença de febre, como o *rash* cutâneo da artrite idiopática juvenil.

No exame da orofaringe, podem-se encontrar hiperemia e lesões nos lábios que são sugestivas da doença de Kawasaki; a presença de exsudato em amígdalas sugere mononucleose infecciosa e a hipertrofia gengival levanta a suspeita de leucemia.

No exame da pele, a presença de qualquer tipo de exantema ou *rash* deve ser bem observada, inclusive com avaliações repetidas, pois pode ser o indicativo para riquetsioses ou artrite idiopática juvenil. O eritema malar é sugestivo de lúpus eritematoso.

No exame dos olhos, a conjuntivite bulbar seca pode ser sugestiva de doença de Kawasaki ou de leptospirose. O exame do fundo de olho é útil e pode revelar retinopatia sugestiva de poliarterite nodosa. O exame com lâmpada de fenda identifica uveíte, que é uma manifestação de artrite idiopática juvenil.

A avaliação das cadeias ganglionares em busca de adenomegalias, tanto localizadas como generalizadas, é fundamental. Muitas vezes, na investigação, indica-se biópsia ganglionar.

No exame do aparelho cardiocirculatório, deve-se prestar especial atenção à presença de sopros, que pode ser um indicativo de endocardite bacteriana.

No exame do abdome a presença de hepatoesplenomegalia geralmente está associada a doenças infecciosas, como a salmonelose ou a endocardite bacteriana, mas pode estar associada a neoplasias.

No exame músculo esquelético, deve-se prestar especial atenção aos pontos dolorosos que podem indicar a presença de osteomielite.

O exame da região genital e anal é importante porque pode identificar sinais de inflamação pélvica ou abscesso perirretal.

Avaliação laboratorial

Um dos erros mais frequentes na abordagem das crianças com FOI é a realização desordenada e agressiva de muitos exames laboratoriais ao mesmo tempo. Especialmente nas crianças e adolescentes em bom estado, é possível programar uma investigação laboratorial ordenada, ao mesmo tempo em que se realizam reavaliações periódicas da anamnese e do exame físico.

De maneira geral, iniciamos a nossa investigação com os seguintes exames: hemograma completo; provas de fase aguda – proteína C-reativa quantitativa ou velocidade de hemossedimentação; hemocultura aeróbia e anaeróbia (três pares); urina tipo I e urocultura; radiografia de tórax; teste tuberculínico e sorologia para vírus da imunodeficiência humana (HIV).

No hemograma, a contagem total de leucócitos e a contagem total de neutrófilos não têm o mesmo significado que na febre sem sinais localizatórios (ver Capítulo 1.2 – Febre sem sinais localizatórios). Entretanto, leucocitoses mais elevadas podem aparecer em doenças infecciosas como endocardite ou doenças do tecido conjuntivo, como artrite reumatoide juvenil. A presença de atipia linfocitária sugere uma infecção viral, especialmente mononucleose infecciosa.

As provas de fase aguda são bastante inespecíficas, mas têm o seu valor. Quando estão completamente normais, sugerem uma causa não inflamatória ou febre fictícia. Quando estão alteradas, podem ser úteis para o seguimento.

As hemoculturas podem identificar bacteremia, especialmente nos casos de endocardite bacteriana ou febre tifoide.

A coleta adequada dos exames de urina é fundamental na avaliação das crianças com FOI. Uma das causas mais comuns de erro na avaliação dessas crianças é a coleta inadequada dos exames de urina. Neste sentido, vale lembrar que a urocultura, em lactentes sem controle esfincteriano, deve ser colhida por sondagem vesical ou punção suprapúbica. A coleta por saco coletor, nesta faixa etária, tem altas taxas de falso positivo.

A radiografia de tórax sempre deve ser realizada na investigação de FOI, mesmo que não haja sinais e sintomas respiratórios. É útil não só para avaliação dos campos pulmonares e da imagem cardíaca, como também para a presença de adenomegalias, principalmente em região de mediastino.

Geralmente após a primeira fase da investigação e, caso a criança ainda mantenha febre e não tenham surgido novas evidências na história e no exame físico, devemos ampliar a investigação. Os exames que solicitamos nesta fase são os seguintes:

- sorologia para mononucleose, citomegalovírus, toxoplasmose e hepatites virais;
- ecocardiograma para avaliação de endocardite bacteriana;
- avaliação reumatológica com pesquisa de anticorpo antinuclear e pesquisa de fator reumatoide;
- exames de imagem: ultrassonografia ou tomografia abdominal.

Numa terceira fase e, dependendo da apresentação clínica e da epidemiologia, podemos solicitar exames adicionais:

- sorologia para brucelose se houver exposição a leite ou queijo não pasteurizado;
- sorologia para leptospirose e hepatites;
- tomografia de seios da face e mastoide nos casos em que há suspeita de sinusite ou mastoidite, geralmente após quadro de infecção de vias aéreas superiores;
- trânsito intestinal quando há suspeita de doença inflamatória crônica intestinal;

- mielograma quando há suspeita de leucemia;
- mapeamento ósseo quando há suspeita de osteomieleite;
- biópsia ganglionar quando há adenomegalia e suspeita de linfoma ou tuberculose.

Princípios do tratamento

Alguns pontos são importantes e devem nortear o tratamento das crianças com FOI. Um dos grandes dilemas é a utilização ou não de tratamentos empíricos. Embora haja geralmente grande ansiedade da família e do próprio médico, não se devem utilizar antimicrobianos empiricamente sem um diagnóstico claro, a menos que o estado geral da criança não permita. Os antimicrobianos frequentemente servem apenas para postergar o diagnóstico correto, trazem risco de superinfecção, muitas vezes acarretam efeitos colaterais e podem ser responsáveis pela manutenção da febre, especialmente os antibióticos betalactâmicos. Os anti-inflamatórios também não devem ser utilizados empiricamente porque podem mascarar a evolução de muitas doenças, sobretudo das doenças do tecido conjuntivo. Os antitérmicos que utilizamos regularmente são o acetaminofeno ou a dipirona. Os corticosteroides são proibidos na abordagem empírica das crianças com FOI porque não só podem mascarar o diagnóstico, como também retardá-lo e piorar o prognóstico da doença, como ocorre na leucemia linfocítica aguda

Prognóstico

Ao contrário dos adultos, as crianças com FOI geralmente têm uma doença tratável ou de bom prognóstico. Mesmo os casos em que não se chega a um diagnóstico, o prognóstico, de maneira geral, é bom. Em muitos casos, o diagnóstico se estabelece mais tardiamente, como nas doenças reumatológicas.

BIBLIOGRAFIA CONSULTADA

Akpede GO, Akenzua GI. Mangemeng of children with prolonged fever of unknown origin and difficulties in the management of fever of unknown origin in children in developing countries. Paediatr Drugs. 2001;3:247.

Chantada G, Casak S, Daza Plata J, et al. Children with fever of unknown origin in Argentina: an analyses of 113 cases. Pediatr Infect Dis J. 1994;13: 260-263.

Cho CY, Lai CC, Lee ML, et al. Clinical analysis of fever of unknown origin in children: a 10-year experience in a northern Taiwan medical center. J Microbiol Immunol Infect. 2017; 50:40.

Chusid MJ. Fever of unknown origin in childhood. Pediatr Clin North Am. 2017;64:205.

Cogulu O, Koturoglu G, Kurugol Z, et al. Evaluation of 80 children with prolonged fever. Pediatr Int. 2003; 45:564.

Comissão de Tuberculose da SBPT, Grupo de Trabalho das Diretrizes para Tuberculose da SBPT. III Diretrizes para Tuberculose da Sociedade Brasileira de Pneumologia e Tisiologia. J Bras Pneumol. 2009; 35(10);1018-1048.

Finkelstein JA, Christiansen CL, Platt R. Fever in pediatric primary care: occurrence, management and outcomes. Pediatrics. 2000; 105:260.

Mackowiak PA, Durack DT. In: Mandell, Bennet, Dolin, Fever of unknown origin ed. Principles and practice of infectious diseases. 7. ed. Philadelphia: Elsevier; 2010:779–789.

Palazzi D. Fever of unknown origin in children: Etiology. Disponível em: www.uptodate.com.

Palazzi D. Fever of unknown origin in children: Evaluation. Disponível em: www.uptodate.com.

Pasic S, Minic A, Djuric P, et al. Fever of unknown origin in 185 pediatric patients: a single-centre experience. Acta Paediatr. 2006; 95:463.

1.4 Covid-19

■ Alfredo Elias Gilio

Introdução

Os coronavírus são RNA vírus com ampla distribuição entre humanos, outros mamíferos e aves. São classificados em alfa, beta, delta e gamacoronavírus. Os alfacoronavírus 229E e NL63 e os betacoronavírus HKU1 e OC43 são conhecidos há bastante tempo e geralmente causam doença do trato respiratório superior ou pneumonias leves.

Mais recentemente, surgiram novos betacoronavírus: em 2002 surgiu o SARS-Cov1; em 2012, o MERS-Cov; e, em 2019, o SARS-Cov2. O SARS-Cov1 surgiu na China e disseminou-se por outros 28 países. Causava uma síndrome respiratória aguda grave. Foram descritos aproximadamente 8 mil casos com letalidade de 9,6%. O MERS-Cov se disseminou no Oriente Médio, causou aproximadamente 2.500 casos, com letalidade de 34%.

No final de 2019, surgiu o SARS-Cov2 (*severe acute respiratory syndorme coronavírus 2*) como agente etiológico de casos graves de pneumonia em Wuhan, na China. Este agente rapidamente se espalhou pelo mundo todo. Em fevereiro de 2020, a Organização Mundial da Saúde (OMS) denominou a doença causada pelo SARS-Cov2 como Covid-19 e, em março de 2020, foi decretada uma pandemia.

As crianças e adolescentes são menos afetadas do que os adultos. Além disso, apresentam risco muito menor de desenvolver quadros graves quando comparadas com os adultos.

Transmissão

O principal meio de transmissão é pessoa a pessoa por via respiratória. A transmissão ocorre por gotículas liberadas na fala, tosse ou espirro. As gotículas contendo o vírus geralmente não vão além de 2 metros de distância.

O vírus SARS-Cov2 já foi detectado no sangue e nas fezes, mas não se considera a transmissão fecal-oral importante do ponto de vista epidemiológico.

Nos casos leves, a excreção viral dura geralmente 10 dias. Nos casos graves, a excreção viral pode durar 20 dias ou mais. A transmissão pode ocorrer por pacientes assintomáticos e também durante o período de incubação da doença.

Manifestações clínicas

O período de incubação pode ser de até 14 dias, mas geralmente é de 4 a 5 dias.

Os sintomas mais comuns em crianças são: febre; tosse seca ou produtiva; mialgia; astenia; dor de garganta; coriza; e, muitas vezes, vômitos e diarreia.

Deve-se ressaltar que as crianças podem apresentar sintomas gastrointestinais sem sintomas respiratórios.

Algumas crianças apresentam manifestações cutâneas incaracterísticas, tais como *rash* maculopapular, *rash* urticariforme ou nódulos avermelhados na porção distal dos dedos.

Em crianças abaixo de 12 meses de idade, tem sido frequente a apresentação como febre sem sinais de localização.

Embora tenham sido descritos casos graves e até fatais em crianças, a maioria dos casos é leve ou assintomática. Numa revisão sistemática com mais de 7 mil casos, verificou-se que 15% eram assintomáticos; 42%, leves; 39%, moderados (com evidência radiológica de pneumonia sem hipoxemia); 2%, graves (com dispneia e hipoxemia); e apenas 0,7%, críticos (com insuficiência respiratória ou choque). Neste estudo, a mortalidade foi de 0,08%. Não se sabe exatamente a razão de os casos serem mais leves em crianças. As principais hipóteses são: resposta imune menos intensa nas crianças; interferência viral com outras infecções de trato respiratório comuns nas crianças; e expressão reduzida do principal receptor para o SARS-Cov2 em crianças, que é a enzima conversora de angiotensina (ECA).

Os principais fatores de risco para evolução mais grave em crianças e adolescentes são: doença pulmonar crônica (incluindo asma); doença cardíaca congênita; supressão imune; doenças oncológicas e hematológicas e obesidade.

Exames laboratoriais

A maioria das crianças apresenta hemograma normal. Aproximadamente 15% evoluem com leucopenia, neutropenia ou linfopenia.

Os marcadores inflamatórios como proteína C-reativa (PCR) e procalcitonina estão elevados em aproximadamente um terço dos casos. A elevação de desidrogenase lática (DHL) também é comum.

Os casos graves costumam apresentar elevações importantes das provas de fase aguda (PCR, procalcitonina, ferritina, interleucina 6 e D-dímero). Nestes casos, também é comum a alteração da função renal com aumento de ureia e creatinina.

Exames de imagem

Os achados nos exames de imagem são muito variáveis. Nos casos leves ou na fase inicial da doença, geralmente a radiografia de tórax é normal. Nos casos mais graves, as alterações são frequentes e a radiografia de tórax pode mostrar sinais de pneumonia, geralmente nas regiões periféricas pulmonares. Opacificações em aspecto de "vidro fosco" e imagens de consolidação aparecem nos casos mais graves.

A tomografia de tórax mostra lesões mais precocemente. As lesões típicas são opacificações com aspecto de "vidro fosco" unilaterais ou bilaterais.

A ultrassonografia pulmonar pode ser útil identificando consolidações e espessamentos dos septos interlobulares.

Confirmação diagnóstica

O padrão-ouro para a confirmação diagnóstica da covid-19 é a reação em cadeia de polimerase em tempo real (RT-PCR) do material obtido de *swab* de nasofaringe. A sensibilidade da reação depende da fase da doença. O ideal é a coleta no 3º dia, a partir do início dos sintomas.

O *swab* faríngeo apresenta positividade mais baixa. Nos pacientes graves, que estão intubados, pode-se realizar o exame a partir do lavado broncoalveolar.

Os testes sorológicos podem ser úteis para identificar pacientes na fase mais tardia da doença (entre 9 e 14 dias após o início dos sintomas). Podem ser negativos na fase inicial da doença. Os testes podem ser de dois tipos: os testes rápidos; e os testes laboratoriais. Os testes rápidos podem detectar IgM, IgG ou anticorpos totais no plasma, sangue total ou saliva. Os testes laboratoriais utilizam técnica de enzimaimunoensaio ou quimiluminescência. De maneira geral, os testes laboratoriais são mais sensíveis e específicos do que os testes rápidos.

A maioria dos pacientes apresenta soroconversão 2 semanas após o início dos sintomas. O pico de IgM ocorre 7 a 14 dias após o início dos sintomas e o pico de IgG ocorre em alguns casos simultaneamente e em outros pacientes após 2 a 3 semanas.

Síndrome inflamatória multissistêmica

É uma condição rara e grave descrita inicialmente na Europa e nos Estados Unidos. Os achados clínicos são muito similares à doença de Kawasaki e à síndrome do choque tóxico.

Na maioria dos relatos, nota-se um intervalo de 3 a 4 semanas entre o pico da covid-19 numa região e o aumento dos casos da síndrome.

A sua fisiopatologia ainda é desconhecida, mas sugere-se que resulte de uma resposta imune anormal ao vírus.

Os principais achados clínicos da síndrome são: febre persistente (com mediana de duração de 4 a 6 dias); sintomas gastrointestinais como dor abdominal, vômitos e diarreia; *rash* cutâneo; conjuntivite; envolvimento de mucosas; cefaleia ou letargia; sintomas respiratórios; dor de garganta; mialgia; edema de mãos e pés; e linfadenopatia.

A febre é uma marca da doença: na maioria dos casos, é elevada e, muitas vezes, dura mais de 5 dias. Os sintomas gastrointestinais são muito comuns. A dor abdominal é intensa e suscita, muitas vezes, suspeita de apendicite. Alguns casos evoluem para choque com necessidade de uso de drogas vasoativas. Nestes casos, a disfunção miocárdica é frequente.

Existem dois padrões com critérios diagnósticos para a síndrome inflamatória multissistêmica em crianças. O critério do Centro de Controle de Doenças do Estados Unidos (Quadro 1.3) e o critério da OMS (Quadro 1.4).

Quadro 1.3 Critérios diagnósticos da síndrome inflamatória multissistêmica em crianças do Centro de Controle de Doenças do Estados Unidos (CDC).

Todos os quadros de critérios devem ser preenchidos
1) Idade < 21 anos
2) Apresentação clínica: a) Febre > 38 °C documentada ou referida b) Achados laboratoriais de inflamação (incluindo qualquer um dos seguintes): • Aumento de PCR • Aumento de VHS • Aumento de fibrinogênio • Aumento de procalcitonina • Aumento do D-dímero • Aumento da ferritina • Aumento do DHL • Aumento da interleucina 6 • Neutrofilia • Linfocitopenia • Hipoalbuminemia c) Envolvimento multissistêmico (2 ou mais sistemas envolvidos) • Cardiovascular (choque, troponina elevada, ecocardiograma alterado, arritmia) • Respiratório (pneumonia, desconforto respiratório, embolismo) • Renal (insuficiência renal) • Neurológico (convulsão, meningite asséptica) • Hematológico (coagulopatia) • Gastrointestinal (dor abdominal, vômitos, diarreia, elevação de enzimas hepáticas, íleo, sangramento gastrointestinal) • Dermatológico (eritrodermia, mucosite, *rash*) • Doença grave que requer hospitalização
3) Sem outro diagnóstico plausível
4) Infecção recente ou atual com SARS-Cov2 ou exposição Qualquer um dos seguintes: • RT-PCR positiva para SARS-Cov2 • Sorologia positiva para SARS-Cov2 • Teste de antígeno positivo • Exposição para Covid19 nas últimas 4 semanas

VHS: velocidade de hemossedimentação; PCR: proteína C-reativa; RT-PCR: reação em cadeia de polimerase em tempo real.

Fonte: Adaptado de Centers fo Disease Control and Prevention Health Alert NetworK (HAN). Multisystem Inflammatory Syndrome in Children (MIS-C) Associated with Coronavirus Disease 2019 (COVID-19): https://emergency.cdc.gov/han/2020/han00432.asp (18 maio 2020).

Quadro 1.4 Critérios diagnósticos da síndrome inflamatória multissistêmica da Organização Mundial da Saúde.

Todos os 6 critérios devem ser preenchidos
1) Idade 0 a 19 anos
2) Febre por 3 ou mais dias

3) Sinais clínicos de envolvimento multissistêmico (pelo menos 2 dos seguintes)
   a) *Rash*; conjuntivite bilateral não purulenta ou sinais de inflamação mucocutânea (oral, mãos ou pés)
   b) Hipotensão ou choque
   c) Disfunção cardíaca, pericardite, valvulite ou anormalidades coronárias
   d) Evidência de coagulopatia
   e) Sintomas gastrointestinais (diarreia, vômitos ou dor abdominal)

4) Marcadores elevados de inflamação (VHS, PCR ou procalcitonina)
5) Nenhuma outra causa óbvia

6) Evidência de infecção por SARS-Cov2 (qualquer uma das seguintes)
   a) Teste RT-PCR positivo para SARS-Cov2
   b) Sorologia positiva
   c) Teste de antígeno positivo
   d) Contato com indivíduo com covid-19

VHS: velocidade de hemossedimentação; PCR: proteína C-reativa; RT-PCR: reação em cadeia de polimerase em tempo real.

Fonte: Adaptado de World Health Organization. Multisysstem Inflammatory Syndrome in children and adolescentes with COVI-19. Scientific Brief.2020. Disponível em https://www.who.int/publications-detail/multisystem-inflamatory-syndrome-in-children-and-adolescents-with-covid-19 (18 maio 2020).

Os achados laboratoriais dos marcadores de inflamação se correlacionam com a gravidade da doença. Crianças que evoluem com choque geralmente apresentam valores mais elevados de PCR; maiores contagens de neutrófilos, menores contagens de linfócitos e níveis mais baixos de albumina.

Exames de imagem

Ecocardiograma: os achados mais frequentes são depressão da função miocárdica, anormalidades das coronárias, regurgitação mitral e derrame pericárdico.

Radiografia de tórax: a maioria dos pacientes com a síndrome inflamatória multissistência tem radiografia de tórax normal.

Ultrassonografia de abdome: pode revelar líquido livre na cavidade ou sinais de processo inflamatório com ileíte terminal ou adenite mesentérica.

Muitos casos preenchem os critérios para doença de Kawasaki completa ou incompleta. Entretanto, existem diferenças entre essas doenças: a síndrome inflamatória multissistêmica geralmente afeta crianças mais velhas e adolescentes enquanto a doença de Kawasaki afeta geralmente crianças menores de 5 anos; as alterações hemodinâmicas são mais comuns na síndrome inflamatória, enquanto os aneurismas de coronária são mais comuns na doença de Kawaski; os sintomas gastrointestinais são mais comuns na síndrome inflamatória do que na doença de Kawasaki.

O conhecimento atual sobre a síndrome inflamatória multissistêmica ainda é bastante incompleto. De qualquer forma, o que se recomenda é a utilização dos critérios para diagnóstico, com ênfase na evidência de infecção por SARS-Cov2 para que se possa fechar esse diagnóstico.

Tratamento

Nas crianças, a maioria dos casos é leve e pode ser tratada apenas com medicação sintomática para febre, dor ou vômitos. Garantir a hidratação nas crianças com vômitos e diarreia é fundamental. Nos casos moderados e graves, as medidas de suporte são fundamentais. Entre essas medidas, as mais importantes são o suporte respiratório, equilíbrio hidroeletrolítico e suporte hemodinâmico.

Suporte respiratório

As crianças que apresentam comprometimento respiratório podem necessitar de oxigênio. O uso de cateter nasal de alto fluxo pode acarretar maior dispersão no ambiente das partículas contendo o vírus e, por essa razão, deve ser adotado apenas em ambientes com todas as condições de prevenção de transmissão.

A ventilação não invasiva pode ser tentada com o objetivo de evitar intubação nos pacientes com insuficiência respiratória hipoxêmica. Geralmente utiliza-se sistema tipo Bipap com o objetivo de manter $SatO_2 \geq 92\%$. Nos casos mais graves, são necessárias a intubação e a ventilação mecânica.

Suporte hemodinâmico

Nas crianças com choque, devem ser utilizadas as medidas rotineiras com reposição de volume e, caso necessário, utilizar drogas vasoativas, particularmente epinefrina e norepinefrina.

Tratamento farmacológico

Não há até o momento um tratamento farmacológico comprovadamente eficaz para a covid-19. Além disso, a grande maioria dos estudos foi realizada em adultos e os resultados não necessariamente podem ser extrapolados para crianças. Por todas essas razões, de rotina não utilizamos tratamento farmacológico para a covid-19 em crianças e adolescentes. A seguir, descreveremos a situação atual do conhecimento dos principais tratamentos farmacológicos descritos.

Remdesivir é um antiviral que age inibindo a RNA-polimerase viral. Estudos em adultos com quadros graves, mas não críticos, sugerem um benefício moderado. Em crianças, os estudos estão ainda em andamento.

A dose preconizada para crianças com doença grave e com peso abaixo de 40 kg é de 5 mg/kg por via endovenosa (EV) no 1º dia, seguida por 2,5 mg/kg EV nos dias 2 a 5. Não deve ser utilizada se houver insuficiência renal ou alteração de transaminases.

Lopinavir/ritonavir são antivirais aprovados para uso em HIV. Apresentam atividade *in vitro* para SARS-Cov2, mas estudos controlados não mostraram eficácia. Dessa forma, não são recomendados.

Hidroxicloroquina e cloroquina são drogas utilizadas para tratamento de malária e algumas doenças autoimunes. Apresentam atividade *in vitro* contra o SARS-Cov2, mas os estudos clínicos não comprovaram a sua eficácia. Dessa forma, não devem ser utilizados de rotina.

Azitromicina é um antimicrobiano do grupo dos macrolídeos que foi utilizado com cloroquina e hidroxicloroquina para tratamento, mas os resultados não mostraram eficácia.

Dexametasona tem sido utilizada em adultos com quadros graves que requerem oxigênio ou necessidade de ventilação mecânica com bons resultados. Pode ser benéfica em crianças com quadros graves que estejam em ventilação mecânica ou que necessitem de oxigênio e sejam de risco para evolução desfavorável. A dose preconizada é de 1,5 mg/kg por via oral (VO) ou EV (máximo de 6 mg) uma vez ao dia por até 10 dias.

Tratamento da síndrome inflamatória multissistêmica

A maioria das crianças com síndrome inflamatória multissistêmica deverá ser tratada em ambiente hospitalar. Os casos com alterações hemodinâmicas ou respiratórias graves deverão ser tratados em terapia intensiva.

A abordagem dependerá da forma de apresentação. Para as crianças com choque, as medidas iniciais de ressuscitação volêmica devem ser realizadas o mais precocemente possível. Com frequência, esses casos apresentam choque refratário apenas a volume e, por esta razão, muitas vezes é necessário o uso de drogas vasoativas. Epinefrina e norepinefrina são as drogas de escolha após a ressuscitação volêmica.

Para os casos graves com alterações hemodinâmicas ou para aqueles que preenchem os critérios de doença de Kawasaki completa ou incompleta (ver Capítulo 15 – Doença de Kawasaki) recomenda-se tratamento com gamaglobulina endovenosa e aspirina. A dose geralmente utilizada de gamaglobulina é de 2 g/kg por EV em 8 a 12 horas. A dose de aspirina é de 30 a 50 mg/kg/dia (máximo de 4 g/dia) por via oral em quatro doses diárias até melhora da febre. Depois disso, a dose pode ser reduzida para 3 a 5 mg/kg/dia em dose única diária. Para os casos que não respondem com melhora clínica e desaparecimento da febre nas primeiras 36 a 48 horas, recomenda-se nova dose de gamaglobulina e, se após a segunda dose de gamaglobulina, a febre não ceder, recomenda-se prednisolona na dose de 2 mg/kg/dia por via endovenosa em três doses diárias por 10 dias.

No momento, outros tratamentos como inibidores da interleucina-1 (anakinra), inibidores da interleucina-6 (tocilizumab) e soro de convalescentes ainda não estão estabelecidos e não devem ser utilizados de rotina.

As crianças e adolescentes com síndrome inflamatória multissistêmica estão sob risco aumentado de complicações trombóticas. Os casos devem ser cuidadosamente avaliados a esse respeito, em especial os pacientes que evoluem com instabilidade hemodinâmica ou insuficiência renal. Nestes casos, pode-se considerar a infusão contínua de heparina.

BIBLIOGRAFIA CONSULTADA

Borghesi A, Zigliani A, Masciullo R, et al. Radiographic severity index in COVID-19 pneumonia: relationship to age and sex in 783 italian patients. Radiol Med. 2020;125(5):461-4. doi:10.1007/s11547-020-01202-1.

Carlotti APCP, Carvalho WB, Johnston C, Rodrigues IS, Delgado AF. COVID-19 Diagnostic and management protocol for pediatric patients. Clinics. 2020;75e1894.

Cheng MP, Yansouni CP, Basta NE, et al. Serodianostics for severe acute respiratory syndrome-related coronavirus-2: a narrative review. Ann Intern Med. 2020; M20-2854. Doi: 10.7326/M20-2854.

Deeks JJ, Dinnes J, Takwoingi Y, et al. Antibody tests for identification of current and past infection with SARS-Cov-2. Cochrane Database Sys Rev. 202;(6):CD013652. doi: 10.1002/14651858.CDO 13652.

Dong Y, Mo X, Hu Y, et al. Epidemiology of COVID-19 among children in China. Pediatrics. 2020;145(6). Epub 2020 Mar 16.

Feldstein LR, Rose EB, Horwitz SM, et al. Multisystem infammatory syndrome in US children and adolescents. N Engl J Med. 2020; July2 doi: 10.1056/NEJMoa2021680.

Ferranti JF, Rodriguez SI, Motta E, Johnston C, de Carvalho WB, Delgado AF. Beyond ventilatory support: challenges in general practice and in the treatment of critically ill children and adolescents with SARS-Cov2 infection. Rev Assoc Med Bras (1992). 2020;66(4):521-7 doi: 10.1590/1806-9282.66.4.52.1.

Liguoro I, Pilotto C, Bonanni M, et al. SARS-COV-2 infection in children and newborns: a systematic review Eur J Pediatr. 2020;179 (7):1029.

Lu X, Zhang L, Du H, et al. SARS-Cov2 infection in children. N Engl J Med. 2020;382(17):1663. Epub 2020 Mar 18.

Mehta NS, Mytton OT, Mullins EWS, et al. SARS-Cov2 (COVID-19) What do we Know about children? A systematic review. Clin Infect Dis 2020.

Raoof S, Nava S, Carpati C, et al. How i do it: High flow non-invasive ventilation and awade (nontintubation) proning in covid-19 patients with respiratory failure. Chest 2020; S001203692 (20)31910-3 doi: 10.1016/j.chest.2020.07.013.

Sanders JM, Monogue ML, Jodlowski TZ, et al. Pharmacologic treatments for coronavirus disease 2019 (covid-19). A review. JAMA. 2020;323(18);1824-36 doi: 10.1001/mama.2020.6019.

Wiersing WJ, Rhodes A, Cheng AC, et al. Pathophysiology, transmissionn, diagnosis and treatment of coronavirus disease 2019 (COVID-19): a review. JAMA 2020 doi:10.1001/jama.2020.12839.

Xia W, Shao J, Guo Y. Clinical and CT features in pediatric patients with COVID-19 infection: diferente points from adults. Pediatr Pulmonol. 2020;55(5):1169-74 doi: 10.1002/ppul.24718.

Zimmermann P, Curtis N. Coronavirus infections in children including COVID-19: an overview of the epidemiology, clinical features, diagnosis, treatment and prevention optons in children. Pediatr Infect Dis J. 2020;39(5):355-368.

Infecções Respiratórias Agudas

2.1 Infecções de Vias Aéreas Superiores

■ Débora Morais Cardoso   ■ Álvaro Rodrigues Bueno

As infecções de vias aéreas superiores (IVAS) correspondem às infecções que acometem o trato respiratório superior (nariz, seios paranasais, ouvido e tonsilas). Em virtude da alta incidência, são responsáveis pela alta demanda por consultas nos serviços de emergência e ambulatorial, tanto nos países desenvolvidos como nos em desenvolvimento.

Causadas por vírus ou bactérias, na grande maioria das vezes, são de evolução benigna e curso autolimitado. Entretanto, em função da alta prevalência na faixa etária pediátrica, as IVAS são doenças consideradas com alta morbidade. Essa morbidade reside no absenteísmo de pais no trabalho e crianças na escola, no custo dos tratamentos propostos e em consultas em prontos-socorros infantis.

Nesse capítulo, serão abordados o resfriado comum, a síndrome gripal, a tonsilite aguda, a otite média aguda e a rinossinusite aguda.

Resfriado comum

Definição

O resfriado comum é uma das doenças mais comuns que acometem os seres humanos e pode ser definido como a inflamação da cavidade nasal secundária a um vírus. Dados norte-americanos estimam que cerca de 62 milhões de episódios de resfriado comum ocorrem ao ano nos Estados Unidos e que 22 milhões de dias de aula são perdidos em função dessa doença "benigna".

A incidência varia de acordo com a faixa etária, sendo as crianças as que estão submetidas a risco maior. Lactentes e pré-escolares apresentam, em média, 7 a 12 episódios/ano; escolares, 6 a 10 episódios/ano; e os adolescentes, de 2 a 4 episódios/ano. Crianças que frequentam creches ou berçários apresentam risco maior de apresentar resfriados de repetição.

Embora possam ocorrer em qualquer época do ano, os resfriados são mais prevalentes no outono e inverno.

Etiologia

Rinovírus é o agente etiológico mais comumente responsável pelos casos de resfriados, tanto em adultos como em crianças, existindo mais de 100 sorotipos identificados. Outros vírus que podem causar o resfriado comum estão listados no Quadro 2.1.

Quadro 2.1 Vírus causadores de resfriado comum.

Vírus	Porcentagem de casos
Rinovírus	30% – 50%
Coronavírus	10% – 15%
Influenza	5% – 15%
Vírus sincicial respiratório	5%
Parainfuenza	5%
Adenovírus	< 5%
Enterovírus	< 5%
Desconhecido	20% – 30%

Fonte: Desenvolvido pela autoria.

A principal via de transmissão é a respiratória, sendo a nasofaringe o local inicial de infecção. A contaminação interpessoal ocorre, em especial, por meio de espirros e tosse, mas as mãos e os objetos também podem ser responsáveis pela transmissão. É descrita a sobrevida dos vírus por 2 horas, nas mãos e em objetos tocados por uma pessoa infectada ou doente. Em ambientes com temperaturas mais baixas, esse período pode ser mais prolongado.

Quadro clínico

O tempo de surgimento e duração dos sinais e sintomas é variável de acordo com o vírus responsável pela infecção. Em média, o aparecimento dos sintomas ocorre de 12 horas a 7 dias após a exposição, e a sua duração pode variar de 2 a 14 dias.

Em crianças, o quadro clínico é mais exuberante do que em adultos. A duração média dos sintomas é de 7 a 10 dias, podendo ocorrer febre (que pode ser maior que 38 °C), tosse, coriza e obstrução nasal, além de cefaleia e mialgia. Outros sintomas comuns são inapetência, irritabilidade, dificuldade para dormir, odinofagia e sensação de plenitude nos ouvidos.

Diagnóstico

O diagnóstico do resfriado comum é clínico, sendo feito, essencialmente, pela história e pelo exame físico.

O uso de exames laboratoriais deve estar restrito às situações em que seja necessário diferenciar patologias de maior morbidade e/ou complicações bacterianas secundárias.

Complicações

Embora seja uma infecção autolimitada e de curta duração, o resfriado comum pode ser acompanhado de uma complicação bacteriana. Em crianças, a otite média aguda (OMA) é a complicação bacteriana mais comum, podendo ocorrer em 20% a 30% dos casos. Outras complicações do resfriado comum são a sinusite aguda, a pneumonia e a exacerbação da asma.

Pela ação direta do vírus ou como consequência da presença de secreção em vias aéreas inferiores, quadros obstrutivos em via aérea inferior podem ocorrer mesmo em crianças sem antecedentes de crises asmáticas. Em contrapartida, as exacerbações de quadros asmáticos geralmente estão associadas às infecções causadas por vírus.

Há descrições que associam o aumento do número de consultas e internações por asma no período de maior incidência de rinovírus, no começo do outono.

Tratamento

O tratamento do resfriado comum em crianças é sintomático e visa melhorar o desconforto causado pela infecção. Os antitérmicos, em especial paracetamol e dipirona, são opções seguras e efetivas no tratamento da febre e da dor.

Deve-se orientar o aumento da ingestão hídrica a fim de promover fluidificação das secreções e consequente melhora da expectoração. Essa fluidificação pode ser intensificada com o uso de inalação e da higiene nasal realizadas com solução de soro fisiológico. Faz parte da limpeza nasal a sucção das secreções liquefeitas através de aspiração com bomba de sucção nasal naquelas crianças que não são capazes de higienizar o nariz de forma efetiva.

Antibióticos são contraindicados no resfriado viral comum. Entretanto, estão indicados para o tratamento das complicações bacterianas secundárias, quando presentes.

O uso de sedativos de tosse, descongestionantes, anti-histamínicos e expectorantes, apesar de muito difundido, é contraindicado, por ser pouco efetivo nesta faixa etária e pelo risco de eventos adversos.

Prevenção

A principal orientação é ensinar aos pais e às crianças os modos de contaminação e prevenção, incentivando-os a lavar de mãos e a evitar o contato com outros indivíduos doentes, embora não seja necessário afastar as crianças da escola ou os adultos do trabalho. Deve-se sempre informar a respeito da evolução habitual dos sintomas do resfriado comum, atentando para as possíveis complicações e seus sinais de alerta.

Síndrome gripal

A influenza sazonal é uma doença infecciosa febril (temperatura ≥ 37,8 °C) aguda das vias aéreas. Em grupos vulneráveis e com maior risco para complicações, a doença pode evoluir para formas mais graves como a síndrome respiratória aguda grave (SRAG) que pode ter como desfecho o óbito.

Para o correto manejo clínico da influenza, é preciso considerar e diferenciar os casos de síndrome gripal (SG) e síndrome respiratória aguda grave (SRAG).

Definição

Síndrome gripal: indivíduo que apresente febre de início súbito, mesmo que referida, acompanhada de tosse ou dor de garganta e pelo menos um dos seguintes sintomas: cefaleia; mialgia ou artralgia; na ausência de outro diagnóstico específico. Em crianças com menos de 2 anos de idade, consideram-se também casos de síndrome gripal: febre de início súbito (mesmo que referida); e sintomas respiratórios (tosse, coriza e obstrução nasal), na ausência de outro diagnóstico específico.

Síndrome respiratória aguda grave (SRAG): indivíduo de qualquer idade, com síndrome gripal, conforme definido anteriormente e que apresente dispneia ou os seguintes sinais de gravidade:

- Saturação de oxigênio reduzida: SpO_2 < 95% em ar ambiente.
- Sinais de esforço respiratório ou aumento da frequência respiratória avaliada de acordo com a idade.

- Piora nas condições clínicas de doença de base.
- Hipotensão em relação à pressão arterial habitual do paciente.

Ou indivíduo de qualquer idade com quadro de insuficiência respiratória aguda, durante período sazonal.

Etiologia

Influenza A e B são os vírus responsáveis por essa infecção. Apresentam circulação intensa durante todo o ano, mas são mais frequentes no outono e no inverno, quando as temperaturas caem, principalmente no Sul e Sudeste do Brasil. Coleta de dados e monitoramento epidemiológicos são feitos de forma contínua a fim de auxiliar no controle dessa doença altamente contagiosa e que pode ser causa de grande morbimortalidade.

A Coordenação-Geral de Doenças Transmissíveis, do Ministério da Saúde, por meio da área técnica de influenza, monitora os dados epidemiológicos, semanalmente, por meio da elaboração de boletins epidemiológicos. As publicações podem ser acessadas por meio do endereço eletrônico <http://portalsaude.saude.gov.br/index.php/situacaoepidemiologica-dados-influenza>.

Quadro clínico

O período de incubação da influenza dura de 1 a 4 dias. A transmissibilidade, em adultos, ocorre 24 horas antes do início dos sintomas e dura até 3 dias após o final da febre. Nas crianças pode durar em média 10 dias, podendo se prolongar por mais tempo em pacientes imunodeprimidos.

Sinais e sintomas de infecção aguda das vias aéreas que cursa com quadro febril (temperatura ≥ 37,8 °C), com a curva térmica usualmente declinando após 2 ou 3 dias e normalizando-se em torno do sexto dia de evolução. A febre é acentuada em crianças.

Os demais sinais e sintomas são habitualmente de aparecimento súbito, como:

- Calafrios
- Mal-estar
- Cefaleia
- Mialgia
- Dor de garganta
- Artralgia
- Prostração
- Rinorreia
- Tosse seca

Podem ainda estar presentes:

- Diarreia
- Vômito
- Fadiga
- Rouquidão
- Hiperemia conjuntival

Complicações

A evolução da gripe (influenza) geralmente tem resolução espontânea em 7 dias, embora a tosse, o mal-estar e a fadiga possam permanecer por algumas semanas. Alguns casos podem evoluir com complicações.

As complicações mais comuns são:

- Pneumonia bacteriana
- Sinusite
- Otite

São sinais de alerta para piora do estado clínico

- Aparecimento de dispneia ou taquipneia ou hipoxemia – SpO_2 < 95%.
- Persistência ou aumento da febre por mais de 3 dias (pode indicar pneumonite primária pelo vírus influenza ou secundária a uma infecção bacteriana).
- Exacerbação de doença preexistente (asma, cardiopatia, diabetes ou outras doenças com repercussão sistêmica).
- Disfunções orgânicas graves (p. ex., insuficiência renal aguda).
- Miosite comprovada por creatinofosfoquinase – CPK (≥ 2 a 3 vezes o valor da normalidade).
- Alteração do nível de consciência
- Exacerbação dos sintomas gastrointestinais em crianças.
- Desidratação.

Condições e fatores de risco para complicações

- Grávidas em qualquer idade gestacional, puérperas até 2 semanas após o parto (incluindo as que tiveram aborto ou perda fetal).
- Adultos ≥ 60 anos.
- Crianças < 5 anos (sendo que o maior risco de hospitalização é em menores de 2 anos, especialmente as menores de 6 meses com maior taxa de mortalidade).
- População indígena aldeada.
- Indivíduos menores de 19 anos de idade em uso prolongado de ácido acetilsalicílico (risco de síndrome de Reye).
- Presença de comorbidades: pneumopatias (incluindo asma); tuberculose de todas as formas (maior possibilidade de complicações e reativação); cardiovasculopatias (excluindo hipertensão arterial sistêmica); nefropatias; hepatopatias; doenças hematológicas; distúrbios metabólicos (inclusive, diabetes *mellitus* tipo 1 ou 2); transtornos neurológicos e do desenvolvimento que

podem comprometer a função respiratória ou aumentar o risco de aspiração; imunossupressão (medicamentos, neoplasias, HIV/aids ou outros), obesidade.

Tratamento

Síndrome gripal em pacientes sem fatores de risco para complicações

- Terapia de suporte com analgésicos/antitérmicos semelhante à proposta para o resfriado comum.
- Hidratação.
- Reavaliação contínua para se identificarem, precocemente, sinais de agravamento clínico.

Síndrome gripal em pacientes com fatores de risco para complicações

Além dos medicamentos sintomáticos e da hidratação, está indicado o uso de fosfato de oseltamivir (Tamiflu®) para todos os casos de SG que tenham condições e fatores de risco para complicações, **independentemente da situação vacinal**, mesmo em atendimento ambulatorial. Esta indicação fundamenta-se no benefício que a terapêutica precoce proporciona, tanto na redução da duração dos sintomas como na ocorrência de complicações da infecção pelos vírus da influenza.

Em pacientes com condições e fatores de risco para complicações e com SRAG, o antiviral ainda apresenta benefícios, mesmo se iniciado após 48 horas do início dos sintomas (Quadro 2.2).

Quadro 2.2 Posologia de drogas para tratamento de influenza.

Droga	Faixa etária	Posologia
Fosfato de Oseltamivir (Tamiflu®)	Adulto	75 mg VO 12/12 horas por 5 dias
	Criança > 1 ano ≤15 kg	30 mg VO 12/12 horas por 5 dias
	> 15 kg – 23 kg	45 mg VO 12/12 horas por 5 dias
	> 23 kg – 40 kg	60 mg VO 12/12 horas por 5 dias
	> 40 kg	75 mg VO 12/12 horas por 5 dias
	Criança < 1 ano 0 – 8 meses 9 – 11 meses	3 mg/kg VO 12/12 horas por 5 dias 3,5 mg/kg VO 12/12 horas por 5 dias
Zanamivir (Relenza®)	Criança ≥ 7 anos	10 mg: 2 inalações de 5 mg, 12/12 horas 5 dias
	Adulto	10 mg: 2 inalações de 5 mg, 12/12 horas 5 dias

VO: via oral.

Fonte: Desenvolvido pela autoria.

Dose para tratamento no período neonatal

Tratamento para recém-nascido pré-termo

- RN com IG < 37 semanas – 1 mg/kg/dose via oral (VO), a cada 12 horas, por 5 dias.

Período neonatal

- RN com IG < 38 semanas – 1 mg/kg/dose VO, a cada 12 horas, por 5 dias.
- RN com IG 38 a 40 semanas – 1,5 mg/kg/dose VO, a cada 12 horas, por 5 dias.
- RN com IG > 40 semanas – 3 mg/kg/dose VO, a cada 12 horas, por 5 dias.

Síndrome respiratória aguda grave

- Realizar avaliação clínica minuciosa e, de acordo com a indicação, iniciar terapêutica imediata de suporte, incluindo hidratação venosa e oxigenoterapia e manter monitoramento clínico.
- Indicar internação hospitalar.
- Iniciar imediatamente o tratamento com o fosfato de oseltamivir (Tamiflu®) após a suspeita clínica, independentemente da coleta de material para exame laboratorial.
- Coletar amostras de secreções respiratórias para exame laboratorial, preferencialmente antes do início do tratamento.

Indicações para internação em unidade de terapia intensiva (UTI)

- Instabilidade hemodinâmica persistente após reposição volêmica.
- Sinais e sintomas de insuficiência respiratória, incluindo hipoxemia com necessidade de suplementação de oxigênio para manter saturação arterial de oxigênio acima de 90%.
- Evolução para outras disfunções orgânicas, como insuficiência renal aguda, insuficiência hepática, disfunção neurológica.

Otite média

Definição

"Otite média" é um termo amplo que abrange a otite média aguda (OMA), otite média com efusão (OME) e otite média crônica com efusão.

A otite média aguda é a inflamação da mucosa que reveste a cavidade timpânica. É definida como uma doença de início súbito, caracterizada pela presença de sinais e sintomas sugestivos de inflamação aguda no ouvido e pela presença de efusão em ouvido médio. Esse fluido pode ser seroso, mucoide ou purulento, dependendo do agente etiológico da infecção.

É uma infecção que acomete, principalmente, os lactentes e crianças em idade pré-escolar, sendo rara em adolescentes e adultos. Estudos estimam que 60% a 80% das crianças apresentam ao menos um episódio de OMA no primeiro ano de vida, e 90% das crianças apresentam o primeiro episódio de OMA antes de completar 5 anos de idade. Vários fatores de risco estão associados ao aumento da incidência de OMA em crianças, não diretamente envolvidos na fisiopatologia, mas, quando presentes, resultam em risco aumentado de doença, provavelmente por influenciarem um ou mais mecanismos causais. São eles:

- Infecções de vias aéreas superiores (IVAS) de repetição: 25% a 30% das crianças menores de 3 anos de idade apresentam OMA como complicação de uma IVAS, de origem viral ou bacteriana.
- Idade: a incidência de OMA é maior entre 6 e 24 meses de idade, com novo pico de incidência entre 5 e 6 anos, período habitualmente associado à entrada das crianças na escola.
- Berçários e creches: crianças que frequentam creches ou berçários, especialmente, com 4 ou mais crianças, apresentam uma incidência maior de OMA.
- Aleitamento materno: o aleitamento materno por pelo menos 3 meses, diminui a colonização da nasofaringe por bactérias patogênicas associadas à OMA, diminuindo o risco da infecção em até 13%.
- Uso de chupetas: o uso continuado de chupetas pode aumentar em até 25% o risco de OMA, principalmente no período de 6 a 12 meses de idade.
- Exposição ao tabaco e a ambientes poluídos aumenta o risco de OMA recorrente na infância.
- Outros fatores: história familiar; fatores genéticos; baixas condições socioeconômicas; alterações imunológicas; comorbidades (síndrome de Down, lábio leporino, fenda palatina, rinite alérgica, refluxo gastroesofágico, hipertrofia de adenoides).

Etiologia

A OMA pode ser causada por agentes bacterianos e/ou virais. Alguns estudos demonstraram que a presença de coinfecção vírus/bactéria pode estar presente em até 30% dos casos de OMA e, hipoteticamente, essas infecções podem ter uma resposta à antibioticoterapia diferente daquelas causadas apenas por bactérias, pois os vírus aumentam a inflamação no ouvido, diminuem a função neutrofílica do indivíduo e reduzem a penetração do antibiótico em ouvido médio.

A etiologia microbiológica da OMA não varia nas diferentes faixas etárias. Entretanto, o uso de vacinas e o perfil de sensibilidade das bactérias aos antimicrobianos, nos diferentes países, fazem a etiologia bacteriana variar de país a país.

Bactérias: entre as bactérias, três espécies são responsáveis pela imensa maioria dos casos: *Streptococcus pneumoniae*; *Haemophilus influenzae*; e *Moraxella catarrhalis*. Outras bactérias podem ser descritas como causadoras de OMA, porém em situações raras. São elas: estreptococos-beta hemolítico do grupo A; *Staphylococcus aureus*; bactérias anaeróbias; *Mycoplasma pneumoniae*. Em um estudo brasileiro, realizado com crianças de até 10 anos de idade e com diagnóstico de OMA, encontrou-se *S.pneumoniae* em 46% dos casos e *H.influenzae* em 28%.

Vírus: os agentes virais mais comumente associados à OMA são vírus sincicial respiratório, rinovírus, influenza e adenovírus.

Patogenia

A patogênese da OMA geralmente segue uma sequência de eventos na maioria das crianças. Aproximadamente 90% a 95% dos casos de OMA e OME são precedidos por uma infecção prévia em via aérea superior, geralmente viral, ou por alergia → congestão da mucosa respiratória do nariz, nasofaringe e da porção óssea da tuba de Eustáquio (istmo) → obstrução do istmo que causa pressão negativa e consequente acúmulo da secreção produzida pela mucosa do ouvido médio → OME → vírus e bactérias que colonizam o trato respiratório podem atingir o ouvido médio através de aspiração ou refluxo → proliferação de bactérias e vírus na secreção estagnada → ativação do sistema imunológico com afluxo de neutrófilos que resulta em supuração → edema, hiperemia e opacidade na membrana timpânica → OMA.

A OME precede e segue a OMA, pois cerca de metade das crianças com OMA apresentará OME até 1 mês após a resolução do quadro agudo; um terço terá OME até 2 meses; e 10% apresentarão OME até 3 meses após a OMA.

Quadro clínico

Os sintomas de OMA incluem otalgia, perda auditiva e, eventualmente, vertigem. A febre ocorre em dois terços dos casos.

A otalgia é o sintoma mais comum, porém pode ser difícil de ser percebida pelos cuidadores de crianças menores de 2 anos. Nessas crianças, os sintomas inespecíficos, tais como febre, irritabilidade, apatia, anorexia, cefaleia e vômitos, são mais frequentes. Quando presente, a otorreia é um achado clínico bastante sugestivo de OMA.

Diagnóstico

O diagnóstico de otite média aguda depende da evidência de história de início súbito, com sinais e sintomas sugestivos de inflamação de ouvido médio, com hiperemia de membrana timpânica e/ou otalgia, e a presença de efusão em ouvido médio, caracterizada por alterações em membrana timpânica à otoscopia tais como abaulamento e/ou diminuição ou ausência de mobilidade e/ou presença de nível hidroaéreo e/ou otorreia. Outras alterações também encontradas em OMA são sinais de processo inflamatório em conduto auditivo com aumento de secreção e edema de parede. O abaulamento de membrana timpânica é a alteração de otoscopia com maior sensibilidade para o diagnóstico de OMA. A diminuição de brilho ou opacidade de membrana timpânica apresenta baixa sensibilidade para esse diagnóstico, pois pode haver persistência de efusão em ouvido médio por semanas ou meses após um episódio agudo de otite média (Figuras 2.1 a 2.3).

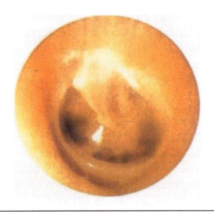

Figura 2.1 Membrana timpânica normal.
Fonte: Acervo da autoria.

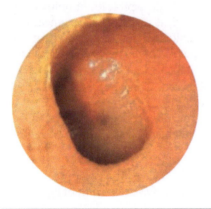

Figura 2.2 Otite média aguda.
Fonte: Acervo da autoria.

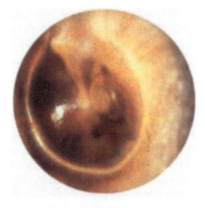

Figura 2.3 Otite média com efusão.
Fonte: Acervo da autoria.

Tratamento

O tratamento da OMA baseia-se em terapia sintomática e antibioticoterapia.

Terapia sintomática ou controle da dor: a dor é muito comum nos quadros de OMA, especialmente nas primeiras 24 horas. Dessa forma, recomenda-se que analgésicos sejam utilizados para controle adequado da dor. Os analgésicos/ antitérmicos comumente indicados são paracetamol, dipirona ou ibuprofeno, muito eficazes em quadros de dor leve a moderada. Em situações de dor severa, podem ser necessários analgésicos mais potentes como a codeína (1 mg/kg/dose).

Antibioticoterapia: a recomendação atual é a de tratar toda criança com idade menor ou igual a 6 meses. Na criança com idade entre 6 meses e 2 anos, se não há manifestações de doença grave (febre alta, toxemia, otalgia intensa), com possibilidade garantida de reavaliação, a opção de não iniciar o antibiótico deve ser fortemente ponderada. Para a criança com idade superior a 2 anos, a antibioticoterapia estaria indicada apenas em situações de doença grave.

Na criança em que se decide pela observação clínica com controle da dor, a reavaliação deve ocorrer em 48 a 72 horas. Naquela com melhora clínica, mantém-se a conduta, se houver persistência da sintomatologia ou piora clínica, deve-se iniciar a antibioticoterapia. Para se indicar a observação clínica, é fundamental que se tenha anuência dos familiares e que a reavaliação seja garantida.

Na criança em que se decide pela antibioticoterapia no primeiro momento, a reavaliação clínica também está indicada. Naquela em que ocorre melhora clínica, a conduta é mantida. Se houver persistência da sintomatologia ou piora clínica, deve-se indicar a mudança do esquema antibiótico com aumento do espectro (Figura 2.4).

No nosso meio, a amoxicilina é o antimicrobiano de escolha para o tratamento inicial da OMA na infância. Entretanto, tem como principal desvantagem a ineficiência diante das betalactamases produzidas por algumas cepas de *H. influenzae* e *M. catarrhalis*. A adição de ácido clavulânico à amoxicilina aumenta o espectro do antimicrobiano para essas cepas, para o *S. aureus* e alguns anaeróbios. As cefalosporinas de 2ª geração (axetilcefuroxima e cefprozil) são eficazes contra o *S. pneumoniae*, *H. influenzae* e *M. catarrhalis*, inclusive os produtores de betalactamase. As cefalosporinas de 3ª geração estão indicadas quando há falha terapêutica com os antimicrobianos habituais ou quando há complicação de OMA. Estudos demonstram que o ceftriaxone pode ser utilizado desde uma única dose injetável até três doses em dias consecutivos.

Os macrolídeos estão indicados como 1ª escolha, quando há alergia à penicilina e às cefalosporinas.

O tempo de antibioticoterapia nos menores de 2 anos de idade não deve ser inferior a 10 dias, nos maiores de 2 anos o tempo de tratamento pode ser de 7 a 10 dias, de acordo com o que se observa na reavaliação clínica. Com a medicação adequada, deve haver melhora clínica em 48 a 72 horas (Quadro 2.3).

Otites de repetição: ocorrência de três episódios de OMA em 6 meses ou 4 episódios em 1 ano. Acredita-se que as crianças que sofram OMA de repetição apresentem a resposta imunológica à infecção tanto celular como humoral alterada. Instala-se incapacidade de formação da memória imunológica, o que mantém a criança susceptível a uma nova infecção a despeito do tratamento com antibiótico.

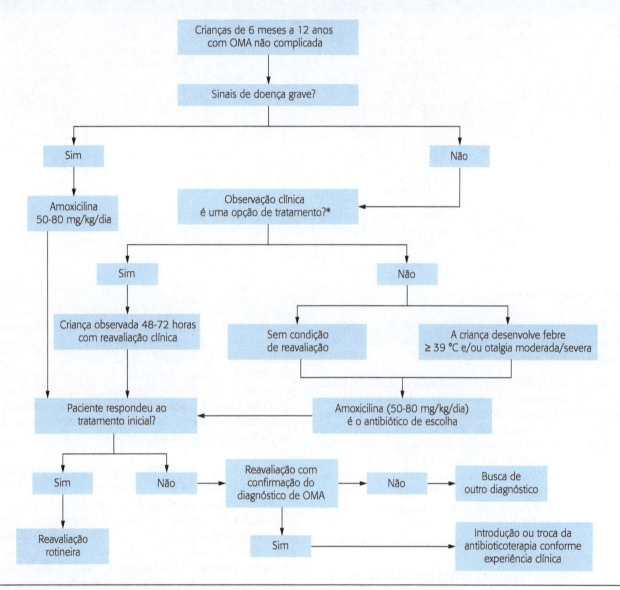

Figura 2.4 Esquema de atendimento para crianças com OMA.

*Critério para antibioticoterapia ou observação em crianças sem sintomas graves

1) 6 meses a 2 anos: antibioticoterapia se houver certeza do diagnóstico de OMA ou sinais de doença grave, observação clínica se não há certeza do diagnóstico e sem sinais de doença grave.

2) > 2 anos: antibioticoterapia somente se sinais de doença grave.

Para se indicar a observação clínica, é necessário que os cuidadores concordem com essa opção, que sejam capazes de monitorar a criança e identificar sinais de alerta e que fique assegurado o retorno para reavaliação.

Fonte: Desenvolvida pela autora.

Quadro 2.3 Esquema de antibióticos recomendado para o manejo e tratamento da OMA.

Temperatura > 39 °C e/ou otalgia intensa (sinais de doença grave)	Antibioticoterapia inicial		Falência do tratamento após 48-72 horas de observação clínica		Falência do tratamento após 48-72 horas de antibioticoterapia	
	Recomendado	Alternativa para alergia à penicilina	Recomendado	Alternativa para alergia à penicilina	Recomendado	Alternativa para alergia à penicilina
Não	Amoxicilina, 50-80 mg/kg/dia	Reação de hipersensibilidade não tipo I: axetilcefuroxima 30 mg/kg 12/12 horas cefpodoxime 5 mg/kg 12/12 horas tipo I: azitromicina 12 mg/kg 1x/dia claritromicina 15 mg/kg 12/12 horas	Amoxicilina, 50-80 mg/kg/dia	Não tipo I: , axetilcefuroxima, cefpodoxime; tipo I: azitromicina, claritromicina	Amoxicilina-clavulanato, 50-80 mg/kg/dia de amoxicilina	Reação de hipersensibilidade não tipo I: ceftriaxone 50 mg/kg/d por 3 dias; tipo I: clindamicina 5 mg/kg 8/8 horas
Sim	Amoxicilina-clavulanato, 50-80 mg/kg/dia de amoxicilina	Ceftriaxone 50 mg/kg/dia 1-3 dias	Amoxicilina-clavulanato 50-90 mg/kg/dia de amoxicilina	Ceftriaxone 50 mg/kg/dia por 1-3 dias	Ceftriaxone 50 mg/kg/dia por 3 dias	Clindamicina

Fonte: Desenvolvido pela autoria.

Rinossinusite aguda

Definição

Sinusite é a inflamação da mucosa que reveste um ou mais seios paranasais. Pode fazer parte de uma síndrome respiratória aguda (rinossinusite viral) e, em geral, resolve-se espontaneamente. Porém pode ser uma complicação, com infecção bacteriana secundária, de um processo infeccioso viral prévio de via aérea superior (rinossinusite bacteriana). A rinossinusite bacteriana tem sido classificada de acordo com a duração e recorrência da seguinte forma:

- Aguda: sintomas resolvem-se completamente em menos de 30 dias.
- Subaguda: sintomas resolvem-se completamente em ≥ 30 e < 90 dias.
- Recorrente: pelo menos três episódios de duração < 30 dias, separados por intervalos de ≥ 10 dias sem sintomas, em um período de 6 meses, ou pelo menos quatro episódios deste tipo, num período de 12 meses; episódios individuais respondem rapidamente à terapia com antibióticos.

A sinusite crônica é definida por episódios de inflamação dos seios paranasais que duram mais de 90 dias, durante o qual os doentes têm sintomas persistentes (tosse, coriza, obstrução nasal).

Assim como na OMA, existem fatores de risco que podem interferir diretamente na patogenia da doença, aumentando a incidência de rinossinusites na infância. São eles: IVAS de repetição; crianças que frequentam creche; rinite alérgica; obstruções anatômica (deformidades de septo nasal, anomalias craniofaciais, hipertrofia de adenóide, massas, ou pólipos); exposição a irritantes da mucosa (ar seco, fumaça de cigarro, água clorada); alterações bruscas na pressão atmosférica (p. ex., a aterrissagem de um avião) e outras comorbidades (refluxo gastroesofágico, fibrose cística).

Patogenia

As cavidades paranasais são normalmente estéreis. Quando há inflamação nas vias aéreas superiores (resfriado viral comum, rinite), ocorre diminuição da motilidade mucociliar dos seios paranasais, com menor drenagem da secreção e obstrução do óstio de drenagem. As bactérias da microbiota ou que foram aspiradas pela mucosa nasal, que normalmente são retiradas destas cavidades, permanecem estagnadas na secreção, infectando-a.

Etiologia

A rinossinusite aguda pode ser causada por vírus ou bactérias. Os vírus são os agentes etiológicos mais comumente encontrados. Entre os agentes virais, merecem destaque, principalmente, os vírus respiratórios (rinovírus, parainfluenza, influenza, vírus respiratório sincicial). Os agentes bacterianos são os mesmos encontrados nas demais infecções de vias aéreas superiores, tais como:

S.pneumoniae; Haemophilus influenzae; Moraxella catarrhalis; e *Staphylococcus aureus.*

Quadro clínico

O quadro clínico de rinossinusite é muito semelhante ao encontrado no resfriado viral comum. Podem ocorrer febre, tosse (habitualmente produtiva e predominantemente noturna), coriza (que pode variar de hialina, mucoide a purulenta), obstrução nasal, cefaleia frontal e vômitos. Diferenciar os quadros bacterianos dos virais pode ser difícil.

A rinossinusite viral, geralmente, tem duração de no máximo 5 dias, com melhora gradual e progressiva dos sintomas. Já a bacteriana tem uma evolução mais prolongada com manutenção ou piora dos sintomas que podem durar 10 dias ou mais. A rinossinusite deve ser considerada de causa bacteriana quando houver pelo menos três dos seguintes sintomas, rinorreia purulenta, dor importante à palpação de seios da face, febre alta, elevação de provas de fase aguda (proteína C-reativa (PCR) e velocidade de hemossedimentação (VHS), piora ou manutenção dos sintomas após quadro sugestivo de infecção viral (resfriado comum).

Diagnóstico

O diagnóstico tem como base a história e os achados clínicos. O exame radiológico dos seios da face, embora muito comumente solicitado, não está indicado em função da sua baixa especificidade para a doença aguda. As alterações encontradas são também comuns a quadros gripais, ao resfriado viral comum e à rinite.

A tomografia computadorizada (TC) de seios da face está indicada quando há suspeita de complicações intracranianas, nas órbitas ou abscessos em tecidos adjacentes, se há suspeita de malignidade ou ainda na avaliação do paciente quando um tratamento cirúrgico está sendo considerado (Figuras 2.5 e 2.6).

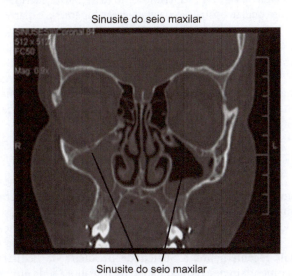

Figura 2.5 TC com sinusite maxilar.
Fonte: Acervo da autoria.

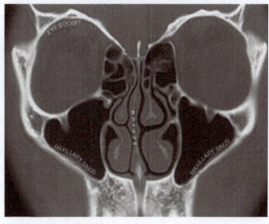

Figura 2.6 TC de seios da face normal.
Fonte: Acervo da autoria.

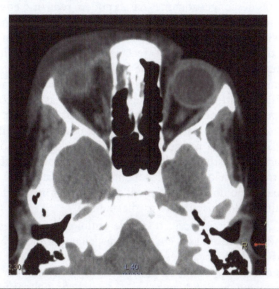

Figura 2.7 Celulite orbitária com proptose secundária à celulite etmoidal.
Fonte: Acervo da autoria.

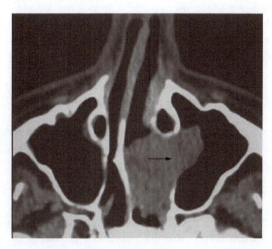

Figura 2.8 TC com tumor de seio maxilar.
Fonte: Acervo da autoria.

A nasofibroscopia, quando realizada, pode evidenciar pólipos, mostrar a drenagem purulenta ou edema do meato médio. Mas para a realização deste exame, há necessidade de profissional especializado, nem sempre disponível em todos os serviços.

Tratamento

O tratamento das rinossinusites deve ser dividido em terapia sintomática e antibioticoterapia.

Terapia sintomática: o uso de soluções salinas para promover uma higiene nasal adequada deve ser estabelecido em todas as crianças com suspeita diagnóstica de rinussinusopatia aguda. É útil, pois promove a fluidificação da secreção e a prevenção de formação de crostas de secreção. O uso de analgésicos e antitérmicos está indicado para aquelas crianças que apresentem febre e/ou cefaleia, e pode ser necessário nos primeiros dias de tratamento.

Os descongestionantes nasais podem reduzir o edema do tecido, melhorar a drenagem do óstio e proporcionar alívio dos sintomas. No entanto, podem causar aumento da viscosidade das secreções e diminuição do fluxo sanguíneo para a mucosa nasal, o que pode prejudicar a penetração de antibióticos na mucosa dos seios paranasais. Os anti-histamínicos agem "secando as secreções" e, portanto, podem prejudicar a drenagem dos seios. Os corticosteroides nasais, teoricamente, podem diminuir a inflamação das membranas mucosas, reduzindo a obstrução dos óstios e melhorando a motilidade mucociliar; entretanto, não há estudos na literatura que comprovem o benefício do uso dessa medicação. Dessa forma, é contraindicado o uso desses medicamentos.

Antibioticoterapia: o uso de antibióticos deve estar restrito àqueles casos em que se suspeita de etiologia bacteriana da doença. Nessa situação, deve-se optar por antibióticos que forneçam cobertura antibacteriana para *S. pneumoniae, H. influenzae* e *M. catarrhalis*. Outros fatores a serem considerados incluem a severidade da doença clínica, a exposição recente a antibióticos, fatores que aumentem a probabilidade de infecção com uma espécie resistente a antibióticos e risco de reações alérgicas aos antibióticos. O esquema de antibioticoterapia para o tratamento das rinossinusites agudas é o mesmo já discutido previamente nesse capítulo para o tratamento da OMA, pois os agentes etiológicos são os mesmos. Entretanto, a duração do tratamento é de 10 a 14 dias, que deve ser definida de acordo com a resolução da sintomatologia.

Tonsilite aguda

Definição

Tonsilite é a inflamação da tonsila ou amígdala. As tonsilas são aglomerados de nódulos linfáticos revestidos apenas de epitélio. Estão localizadas na cavidade bucal, sendo conhecidas como "tonsilas palatinas"; próximas ao arco palatofaríngeo, na parte posterior da língua, constituindo as tonsilas linguais e, na parte posterior da nasofaringe, encontramos as tonsilas faríngeas (adenoides). A função mais importante das tonsilas é a produção de plasmócitos que secretam imunoglobulina da classe A (IgA) para a mucosa, protegendo-a da agressão de antígenos que fazem parte da microbiota endógena ou de agentes patogênicos que possam vir junto com os alimentos ou aspirados do ar.

Etiologia

A tonsilite é causada por vários agentes etiológicos cuja frequência varia de acordo com a idade da criança, a estação do ano e a área geográfica. Os vírus são os agentes etiológicos mais comumente encontrados. Alguns agem diretamente na faringe, causando o processo inflamatório, como o vírus Epstein Baar (EBV), citomegalovírus (CMV), adenovírus, herpes simples, influenza e enterovírus. Outros vírus causam a tonsilite como parte de uma síndrome respiratória de via aérea superior, como rinovírus, coronavírus, vírus sincicial respiratório (VSR) e parainfluenza.

Entre os agentes bacterianos das tonsilites, o estreptococo beta-hemolítico do grupo A de Lancefield (EBHGA), *Streptococcus pyogenes*, é responsável por cerca de 15% a 30% dos casos de tonsilites na infância. Raramente, outras bactérias podem ser causadoras de tonsilites aguda: *Mycoplasma pneumoniae*, estreptococos beta-hemolíticos de outros grupos (C, G, B e F), *Arcanobacterium haemolyticum, Corynebacterium diphteriae*.

Quadro clínico

Apenas pelos sinais e sintomas clínicos, é difícil diferenciar os quadros virais dos bacterianos. A tonsilite causada pelo EBHGA, classicamente, é descrita como mais frequente em crianças acima de 5 anos e que apresentem achados clínicos sugestivos de doença bacteriana como: 1) febre, odinofagia de início súbito, cefaleia, vômitos e dor abdominal; 2) hiperemia, hipertrofia e exsudato purulento em tonsilas; 3) adenopatia cervical anterior dolorosa; 4) petéquias em palato; 5) ausência de sinais e sintomas sugestivos de infecção viral de via aérea superior, como tosse, coriza, lacrimejamento ocular, obstrução de vias aéreas superiores e diarreia.

Entretanto, os dados clinicoepidemiológicos não são específicos ou sensíveis para o diagnóstico de tonsilite causada pelo EBHGA. Dessa forma, desde a década de 1970, inúmeros autores em diversos países têm tentado estabelecer um escore clínico com especificidade e sensibilidade altas para a detecção de tonsilite estreptocócica, porém sem sucesso.

Diagnóstico

Em função da dificuldade em se realizar um diagnóstico clínico preciso, autoridades como o Comitê de Febre Reumática, Endocardite e Doença de Kawasaki da Associação Americana de Cardiologia, a Academia Americana de Pediatria, a Sociedade Americana de Pediatria e, mais recentemente, a Sociedade Brasileira de Pediatria recomendam que o diagnóstico de tonsilite aguda em pacientes com suspeita clinicoepidemiológica de infecção pelo EBGA seja estabelecido por meio do uso de técnicas microbiológicas.

INFECÇÕES RESPIRATÓRIAS AGUDAS 35

Entre os métodos microbiológicos disponíveis, a cultura de orofaringe semeada em ágar sangue é o padrão-ouro para o diagnóstico da tonsilite estreptocócica do grupo A. Apresenta sensibilidade de 90% a 95% para a detecção do EBHGA, mas tem como principal desvantagem o tempo de semeadura da secreção que deve ser superior a 24 horas, com leitura do resultado em 24 a 48 horas.

A prova rápida para EBHGA (PRE ou *Rapid Antigen Detection- Test RADT*) é um imunoensaio rápido para a detecção de antígenos do carboidrato do grupo A do agente etiológico na orofaringe. Apresenta especificidade em torno de 95% e, por essa razão, preconiza-se, na literatura, que nos casos em que a PRE é positiva, não se realize cultura de orofaringe concomitante. Entretanto, a sensibilidade da PRE varia de 65% a 90%. Dessa forma, frente a uma prova rápida negativa, deve-se proceder à coleta de cultura de secreção de orofaringe (Figura 2.9).

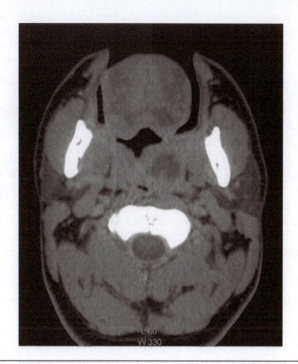

Figura 2.10 TC com abcesso retrofaríngeo.
Fonte: Acervo da autoria.

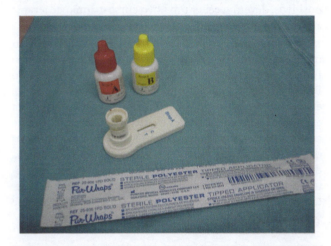

Figura 2.9 Foto ilustrativa do *kit* diagnóstico da prova rápida para EBHGA (PRE ou RADT).
Fonte: Acervo da autoria.

Tratamento

O EBHGA merece destaque entre as causas bacterianas de tonsilites por se tratar do único agente etiológico com indicação de tratamento com antimicrobianos.

O curso natural da tonsilite causada pelo EBHGA é de uma infecção autolimitada, com resolução espontânea dos sinais e sintomas em 2 a 5 dias. Porém, o quadro pode durar por 8 a 10 dias, e o indivíduo permanece infectado transmitindo o EBHGA por até 1 semana após a resolução dos sintomas. Assim, a antibioticoterapia precoce está indicada visando diminuição do tempo de doença, diminuindo sua morbidade, com retorno às atividades mais precocemente; prevenção de complicações supurativas (abcesso peritonsilar, mastoidite, abcesso retrofaríngeo (Figura 2.10), linfadenite supurativa cervical, otite média e sinusite); prevenção de transmissão e erradicação do EBHGA (após 24 horas de antibioticoterapia, não há transmissão do agente bacteriano); prevenção de complicações não supurativas (especialmente, febre reumática) (Figura 2.11).

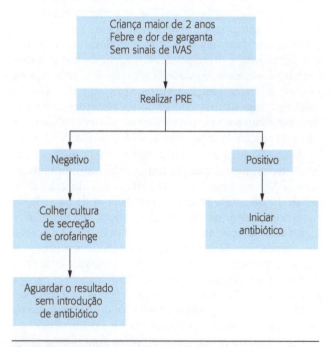

Figura 2.11 Algoritmo para diagnóstico e tratamento da tonsilite em crianças.
IVAS: vias aéreas superiores; PRE: prova rápida para EBHGA.
Fonte: Desenvolvida pela autoria.

Escolha do antibiótico: os antimicrobianos de escolha para o tratamento inicial da tonsilite causada pelo EBHGA são a penicilina e seus derivados, amoxicilina e ampicilina. As cefalosporinas, os macrolídeos e a clindamicina também são opções de tratamento, mas como 2ª linha. Sulfonamidas e tetraciclinas não devem ser usadas para o tratamento da tonsilite pelo EBGA em virtude do risco de resistência do agente etiológico a esses medicamentos e por não erradicarem o EBHGA da orofaringe. Nos últimos 50 anos, não há descrição de aumento na concentração inibitória mínima ou resistência do EBHGA às penicilinas ou cefalosporinas.

Estudos mostraram que a penicilina G intramuscular é a droga de escolha para prevenção inicial de febre reumática. A dose recomendada é 25-50.000 UI/kg/dia.

A penicilina G por via oral, muitas vezes, é substituída por suspensão oral de amoxicilina, em crianças, pois o sabor da suspensão é mais agradável. Além disso, alguns estudos sugerem que a amoxicilina oral pode ser ligeiramente melhor do que penicilina G oral, provavelmente devido a uma melhor absorção gastrintestinal. A amoxicilina pode ser administrada de 12 em 12 horas ou uma vez ao dia, na dose de 50-100 mg/kg/dia.

A penicilina G benzatinaintramuscular (dose única) pode ser administrada a pacientes que não conseguem concluir um curso de 10 dias da terapia oral ou para pacientes com maior risco para a febre reumática (por exemplo, aqueles com história de doença cardíaca prévia reumática e/ou que vivem em condições de superlotação). A administração de penicilina G benzatina fornece níveis bactericidas contra EBHGA por 21 a 28 dias.

Os macrolídeos (azitromicina, claritromicina ou eritromicina) são uma alternativa para os pacientes alérgicos à penicilina, dependendo dos padrões locais de resistência. Entretanto a principal desvantagem do uso dos macrolídeos, em especial da eritromicina, é a presença de eventos adversos gastrintestinais, vômitos e diarréia. As cefalosporinas de primeira geração, também, são opções de tratamento para pacientes com alergia à penicilina que não têm reação de hipersensibilidade imediata do tipo I.

Duração do tratamento: embora ocorra melhora clínica nos primeiros dias de tratamento com antibioticoterapia VO na tonsilite por EBHGA, sua duração deve ser de 10 dias para promover erradicação da bactéria da orofaringe. Entre os agentes alternativos, azitromicina e algumas cefalosporinas podem ser eficazes na erradicação de estreptococos da faringe. Alguns antibióticos alternativos podem ser usados por um tempo mais curto para promover o tratamento adequado, como a azitromicina (12 mg/kg), dose única por 3 a 5 dias. Entretanto, o tempo de tratamento necessário para promover a erradicação do estreptococo na orofaringe com esses agentes alternativos é controverso.

Seguimento: os pacientes com tonsilite devem apresentar melhora nos sintomas clínicos em 3 a 4 dias do início da terapêutica antibiótica. A falha desta resposta clínica ao antibiótico deve ensejar a reconsideração de diagnóstico ou a possibilidade de uma complicação supurativa.

Em geral, o uso da PRE ou cultura de orofaringe como teste de cura não é necessário em pacientes assintomáticos ou de seus contatos próximos após a conclusão de um curso de terapia antimicrobiana. A maioria dos pacientes com EBHGA remanescente no trato respiratório superior após a conclusão de um curso de terapia antimicrobiana é considerada portador colonizado. A colonização de indivíduos saudáveis por EBHGA varia de 20% a 50%. Quando colonizado por EBHGA (definido por cultura positiva para o EBHGA sem sinais ou sintomas sugestivos de faringotonsilite aguda ou sem resposta imunológica ao EBHGA), o indivíduo não apresenta risco de complicações supurativas ou não supurativas e tampouco é transmissor de cepas de EBHGA. Dessa forma, não há indicação de antibioticoterapia para os colonizados.

O teste de acompanhamento de cura é recomendado para paciente índice e seus contatos domiciliares assintomáticos nas seguintes situações: história prévia de febre reumática; indivíduos que tenham desenvolvido a tonsilite aguda durante um surto de febre reumática ou glomerulonefrite pós-estreptocócica; detecção de EBHGA em vários membros da família.

Os pacientes assintomáticos e contatos domiciliares assintomáticos nas circunstâncias descritas, com resultados positivos, devem receber um novo curso-padrão de terapia antimicrobiana com um dos agentes acima descritos.

As infecções causadas pelo EBHGA apresentam uma sazonalidade, nem sempre muito evidente em função da falta de estações climáticas bem definidas no Brasil. Essa sazonalidade manifesta-se, frequentemente, em forma de surtos. A ocorrência de surtos de doença estreptocócica em escolas é relativamente comum. Frente a essa situação, a principal orientação é que os familiares das crianças da classe fiquem atentos aos sinais/sintomas da doença, que se inicie antibioticoterapia oportunamente, após consulta médica, além de, quando iniciada, afastamento da escola por 24 horas. Orienta-se também que seja realizada a notificação desses surtos.

■ BIBLIOGRAFIA CONSULTADA

Brasil. Ministério da Saúde. Secretaria de Vigilância em Saúde. Departamento de Vigilância das Doenças Transmissíveis. Protocolo de tratamento de Influenza. Brasília. 2014/2015;41. Disponível em: www.saude.gov.br/bvs.

Cardoso DM, Bueno AR. Infecções de vias aéreas superiores. In: Gilio, AE, Escobar AMU, Grisi Sandra. Pediatria Geral – Neonatologia, Pediatria Clínica, Terapia Intensiva – Hospital Universitário da Universidade de São Paulo. São Paulo: Atheneu: 2012, p. 125-132.

Cardoso DM, Gilio AE, Hsin SH, Machado BM, De Paulis M, Lotufo JP, et al. Impacto do uso da prova rápida para estreptococo beta hemolítico do grupo A no diagnóstico e tratamento da faringotonsilite aguda em pronto-socorro de pediatria. Rev Paul Pediatr. 2013;31:4-9.

Cardoso DM, Sabino HM, Gilio AE, Machado BM, Lotufo JP, Passadore LF, et al. Streptococcal pharyngitis: comparison between the clinical and microbiological diagnosis. Pediatria. São Paulo; 2009;31:94-9.

Coker TR, Chan LS, Newberry SJ, et al. Diagnosis, microbial epidemiology, and antibiotic treatment of acute otitis media in children: a systematic review. JAMA. 2010;304(19):2161–2169 19.

Evolution of guidelines for pediatric rhinosinusitis. Journal of Pediatric Otorhinolaryngology. 2013;77:1383-1384.

Giraldez-Garcia C, Rubio B, Gallegos-Braun JF, Imaz I, Gonzalez-Enriquez J, Sarria-Santamera A. Diagnosis and management of acute pharyngitis in a paediatric population: a cost-effectiveness analysis. Eur J Pediatr. 2011;170:1059-67.

Grief SN. Upper respiratory infections. Prim Care Clin Office Pract. 2013;40:757-770.

Hersh AL, Jackson MA, Hicks LA: American Academy of Pediatrics. Committee on Infectious Diseases. Principles of Judicious Antibiotic Prescribing for Upper Respiratory Tract Infections in Pediatrics. Pediatrics. 2013;132(6):1146-54.

Hoberman A, Paradise JL, Rockette HE, et al. Treatment of acute otitis media in children under 2 years of age. N Engl J Med. 2011;364(2):105–115/20.

Influenza Antiviral Medications: Summary for Clinicians. 2015-2016. Disponível em : http://www.cdc.gov/flu/professionals/antivirals/summary-clinicians.htm.

O'Callaghan-Gordo C, Bassat Q, Diez-Padrisa N, Morais L, Machevo S, Nhampossa T, et al. Lower respiratory tract infections associated with rhinovirus during infancy and increased risk of wheezing during childhood. A cohort study. PLOS ONE. 2013;8: e69370 1-6.

Pichichero M. Otitis Media. Pediatr Clin Am. 2013;60:391-407.

Regoli M, Chiappini E, Bonsignori F, Galli L, de Martino M. Update on the management of acute pharyngitis in children. Ital J Pediatr. 2011;37(10): 1-7.

Robohm C, Ruff C. Diagnosis and treatment of the common cold in pediatric patients. JAAPA. 2012;25(12):43-47.

Salah M, Abdel-Aziz M, Al-Farok A, Jebrini A. Recurrent acute otitis media in infants: Analysis of risk factors. Int J Pediatr Otorhinolaryngol. 2013. http://dx.doi.org/10.1016/j.ijporl.2013.07.022.

Shulman ST, Bisno AL, Clegg HW, Gerber MA, Kaplan EL, Lee G, et al. Clinical practice guideline for the diagnosis and management of group a streptococcal pharyngitis: 2012 update by the Infectious Diseases Society of America. Clin Infect Dis. 2012;55:e86-e102.

Tähtinen PA, Laine MK, Huovinen P, Jalava J, Ruuskanen O, Ruohola A. A placebo controlled trial of antimicrobial treatment for acute otitis media. N Engl J Med. 2011;364(2):116–126.

Teeters J, Boles M, Ethier J, Jenkins A, Curtis LG. Acute rhinosinusitis: New guidelines for diagnosis and treatment. JAAPA. 2013;26:57-59.

2.2 Laringotraqueíte Aguda

■ Noely Hein   ■ Mateus Deckers Leme

Introdução

laringotraqueíte (crupe) é a inflamação da laringe e traqueia. Caracteriza-se pela presença de tosse de um timbre típico, descrito como "ladrante" ou de "foca", com ausência de sinais de acometimento respiratório inferior, sendo, frequentemente, causada por vírus.

"Laringite" é o termo geral que descreve a inflamação da laringe, manifestada principalmente por rouquidão e sinais de obstrução de vias aéreas superiores. Em geral, ocorre em crianças maiores e adultos.

Laringotraqueobronquite (LTB) ocorre quando a inflamação se estende aos brônquios, resultando em sinais de acometimento das vias aéreas inferiores (sibilância, crepitações, taquipneia e expiração prolongada).

Na prática clínica, os termos "crupe" e "laringotraqueobronquite" são frequentemente intercambiáveis e, em geral, não diferenciados.

Etiologia

A laringotraqueíte aguda é, em geral, causada por vírus. Infecção bacteriana pode ocorrer secundariamente.

Dos vírus respiratórios causadores de crupe, o parainfluenza tipo 1 é o mais frequente. O parainfluenza tipo 3 costuma causar quadros mais graves. Vários outros vírus podem ser implicados, como vírus sincicial respiratório (VSR), adenovírus, vírus influenza, metapneumovírus, rhinovírus, coronavírus.

A infecção bacteriana secundária geralmente é causada por *Streptococcus pneumoniae*, *Streptococcus pyogenes* ou *Staphylococcus aureus*.

Patogenia

O vírus infecta o epitélio da mucosa nasal e faríngea e progride pelo epitélio respiratório da laringe e traqueia, provocando inflamação e edema, o que resulta no estreitamento da traqueia na região subglótica. Esta é circundada por anel cartilaginoso rígido, de forma que a inflamação resulta em obstrução mecânica da via aérea. Além disso, pode ocorrer obstrução dinâmica da traqueia extratorácica abaixo do anel cartilaginoso quando a criança chora ou se agita. Essa obstrução dinâmica é o resultado da combinação de alta pressão negativa na traqueia extratorácica distal com a maleabilidade da parede traqueal em crianças.

Quadro clínico

Quase sempre, a laringotraqueíte é uma doença leve e autolimitada, porém devem-se identificar as crianças que apresentam quadro grave ou risco para rápida progressão da doença. É causa frequente de visita ao serviço de emergência, com uma incidência anual de 1,5 a 6 por 100 crianças menores de 6 anos, em países desenvolvidos.

A faixa etária típica é de crianças entre 3 meses e 3 anos de idade, embora haja relatos em adolescentes de até 15 anos. Há uma maior incidência no sexo masculino e nos meses de outono e inverno. O início dos sintomas é gradual, com coriza e congestão nasal. Em cerca de 12 a 48 horas, aparecem febre, rouquidão, tosse ladrante e estridor, caracteristicamente mais intensos à noite, piorando quando a criança fica agitada. O desconforto respiratório é proporcional à gravidade da doença. Evolução rápida ou sinais de acometimento da via aérea inferior sugerem uma doença mais grave. Os sintomas persistem por 3 a 7 dias, com gradual recuperação. Desvios nesta evolução devem suscitar pesquisa de diagnóstico diferencial.

Durante a avaliação clínica, todos os esforços devem ser feitos no sentido de deixar a criança o mais calma e confortável possível, uma vez que o medo e a ansiedade tendem a piorar o estreitamento subglótico.

A avaliação inicial inclui a aparência geral da criança (incluindo a presença de estridor em repouso), alteração de sensório, sinais vitais e oximetria de pulso, para identificar os pacientes com doença grave ou insuficiência respiratória iminente.

Diagnóstico

O diagnóstico é clínico, com base nos sintomas típicos de tosse ladrante, rouquidão e estridor inspiratório, e alguns dados associados com maior gravidade da laringotraqueíte devem ser pesquisados, como:

- Início súbito dos sintomas;
- Sintomas de obstrução de vias aéreas superiores com menos de 12 horas de evolução da doença;
- Episódios anteriores de crupe;
- Anormalidade conhecida da via aérea superior;
- Doenças de base que predisponham à insuficiência respiratória (doenças neuromusculares).

O exame físico deve focar:

- **Aspecto geral:** se ocorrem obnubilação, ansiedade, agitação, estridor em repouso ou criança na posição de "cheirar", que indicam uma obstrução significativa da via aérea superior;
- **Qualidade da voz:** se há rouquidão ou choro diminuído. Voz abafada ("batata quente") deve alertar para diagnóstico diferencial;
- **Grau de desconforto respiratório:** sinais de desconforto respiratório incluem taquipneia, hipoxemia, esforço com retrações intercostais, subdiafragmática

ou de fúrcula, batimento de asa de nariz, gemido expiratório, uso exagerado de musculatura acessória;
- Volume corrente: avaliar se o murmúrio vesicular é adequado:
  - Ausculta pulmonar: presença de estridor (obstrução alta) audível com ou sem estetoscópio, sibilos (obstrução baixa), crepitações;
  - Avaliação do grau de hidratação.

A gravidade pode ser avaliada por escores clínicos e, embora vários estejam validados, o escore de crupe de Westley é o mais utilizado (Quadro 2.4). Se escore ≤ 2 o quadro é leve; moderado entre 3 e 7 e grave ≥ 8.

Quadro 2.4 Escore clínico de crupe de Westley.

Estridor	
Nenhum	0
Audível com estetoscópio (em repouso)	1
Audível sem estetoscópio (em repouso)	2
Retrações	
Nenhuma	0
Leves	1
Moderadas	2
Graves	3
Volume inspirado	
Normal	0
Diminuído	1
Gravemente diminuído	2
Cianose	
Nenhuma	0
Com agitação	4
Em repouso	5
Nível de consciência	
Normal	0
Alterado	5

Fonte: Adaptado de Li SF. The Westley Croup Score. Acad Emerg Med. 2003;10(3):289.

Exames de imagem como radiografia simples de tórax não são necessários na maioria das situações, exceto na dúvida diagnóstica, evolução atípica, suspeita de aspiração de corpo estranho para via aérea ou esôfago, ou falha na resposta ao tratamento.

A radiografia posteroanterior de tórax mostrará um estreitamento subglótico (sinal da torre de igreja) e a imagem lateral mostrará epiglote normal (Figuras 2.12 e Figura 2.13).

Exames laboratoriais não são indicados, e a confirmação do diagnóstico etiológico não é necessária para o tratamento, porém é útil para indicação de medidas de precaução e isolamento dos pacientes que necessitam de internação.

Diagnóstico diferencial

Inclui outras causas de estridor e desconforto respiratório:
- Epiglotite;
- Abscesso periamigdaliano e retrofaríngeo;
- Aspiração ou ingestão de corpo estranho;
- Reação alérgica;
- Edema angioneurótico;
- Trauma de via aérea;
- Anomalias congênitas;
- Difteria laríngea.

Atualmente, a epiglotite aguda é rara, após a introdução da vacina contra *Haemophilus influenzae* tipo B. Sintomas de ansiedade desproporcionais ao desconforto respiratório, ausência de tosse ladrante, febre alta, toxemia e sialorreia podem alertar para o diagnóstico.

Abscesso retrofaringeo ou periamigdaliano podem se apresentar com dor no pescoço, sialorreia e dificuldade na abertura da boca.

Aspiração de corpo estranho, geralmente, tem história de desconforto respiratório e estridor com início súbito, sem perídromo.

Reação alérgica pode ter início rápido, na ausência de sintomas de resfriado ou febre. Pode haver edema de lábios e de língua, *rash* urticariforme, disfagia sem rouquidão. Pode haver história de episódios prévios.

Um trauma pode ser causado por queimadura durante inalação de fumaça, trauma térmico ou químico e a história, geralmente, é clara.

Anomalias congênitas (anel laríngeo, laringomalácia, paralisia de cordas vocais, estenose subglótica, hemangioma subglótico e papilomas) têm um curso mais crônico, com ausência de febre e sintomas de resfriado, a não ser na piora da obstrução quando ocorre a concomitância da anomalia com uma infecção viral.

Tratamento

Casos leves

Podem ser manejados ambulatorialmente, com ar umidificado. Estudos randomizados controlados mostram que uma dose única de dexametasona oral de 0,15 a 0,6 mg/kg (dose máxima de 10 mg) pode diminuir a necessidade de reavaliações, encurtar a evolução da doença e melhorar a qualidade de sono da criança.

Crianças aceitando bem líquidos orais e que não receberam inalação com adrenalina podem ser liberadas após as orientações.

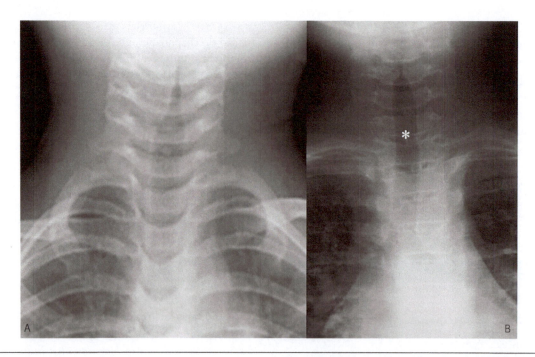

Figura 2.12 (A) Radiografia compatível, com laringite: imagem em torre de igreja ou ponta de lápis. (B) Radiografia normal, estreitamento subglótico fisiológico. Observe-se um afunilamento menos intenso.

Fonte: Acervo da autoria.

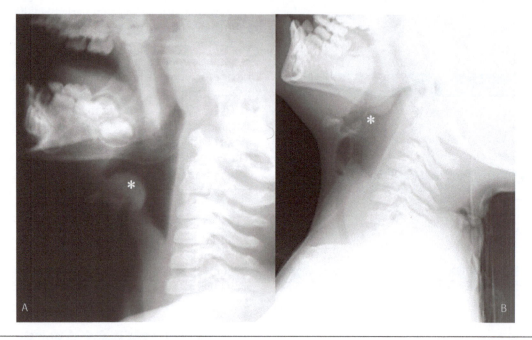

Figura 2.13 (A) Radiografia compatível com epiglotite (diagnóstico diferencial). Observe-se o sinal em dedo de luva. (B) Radiografia compatível, com epiglote normal.

Fonte: Caso cedido por João Paulo B. Lotufo e Henrique Lederman.

Casos moderados e graves

Proceder à administração de ar ou de oxigênio umidificado, conforme indicado pela saturometria (administrar oxigênio se a saturação de O_2 for menor que 92% em ar ambiente) ou se houver desconforto respiratório importante.

Manter a criança o mais tranquila possível, mesmo que isso signifique ficar no colo dos pais.

Dexametasona 0,6 mg/kg (dose máxima de 10 mg) pela via menos invasiva possível. Há apresentações disponíveis por via oral, intramuscular ou endovenosa.

Para casos graves, com insuficiência respiratória grave e/ou risco de intubação, indica-se o uso da adrenalina inalatória 0,5 mL/kg por dose (dose máxima de 5 mL) da solução 1:1.000. Na prática, colocam-se cinco ampolas de adrenalina via nebulizador, sem diluição. Pode ser repetida a cada 15 a 20 minutos. A administração de três ou mais doses de adrenalina implica monitorização cardíaca do paciente. Havendo boa resposta à administração da adrenalina, o paciente deverá ser observado por pelo menos 3 a 4 horas. O efeito benéfico já é observado 30 minutos após a inalação e desaparece após 2 horas, podendo o paciente voltar ao nível de desconforto inicial.

As crianças que receberem dexametasona e permanecerem sintomáticas devem ser observadas por pelo menos 4 horas antes da decisão de admissão hospitalar, pois o efeito benéfico da dexametasona pode não ser visível por várias horas.

Uma alternativa ao uso da dexametasona é a budesonida inalatória, cuja eficácia é comparável à da dexametasona.

Heliox, uma mistura de gás hélio e oxigênio, melhora o fluxo de ar na via aérea quando há turbulência. Entretanto, nos estudos realizados não se mostrou superior ao uso de dexametasona e de adrenalina inalatória e não deve ser utilizado em situações de hipoxemia, pois a concentração de oxigênio é baixa na mistura.

Critérios de liberação do serviço de emergência

Muitas crianças com crupe moderado/grave têm melhora significativa após o uso de corticosteroides e/ou adrenalina.

Após 3 a 4 horas de observação, as crianças podem ser liberadas para casa quando preencherem os seguintes critérios:
- Não apresentar estridor em repouso;
- Oximetria de pulso com saturação de $O_2 \geq 93\%$ em ar ambiente;
- Boa respiração/ventilação;
- Sem alteração de coloração de mucosas;
- Nível de consciência normal;
- Boa aceitação de líquidos orais;
- Capacidade dos cuidadores de entender os sinais de necessidade de retorno.

Estima-se que cerca de 5% das crianças em condições de liberação terão de retornar para reavaliação.

Critérios para indicação de internação

Todas as crianças com crupe moderado/grave cuja condição piore ou não melhore após o tratamento com adrenalina inalatória e corticosteroide deverão ser internadas. Deverão, então, receber doses adicionais de adrenalina, ficar sob observação e ter tratamento de suporte.

A falta de resposta ao tratamento, associada à febre alta e toxemia, deve alertar para o diagnóstico de traqueíte bacteriana.

Outros fatores a serem considerados na decisão de admissão são:
- Necessidade de oxigenoterapia;
- Sinais de desconforto como retrações e taquipneia;
- Falha de reposta à terapêutica inicial ou resposta insuficiente;
- Sinais de toxemia;
- Baixa ingesta oral e sinais de desidratação;
- Crianças jovens, particularmente menores de 6 meses;
- Incapacidade da família de compreender as orientações ou dificuldade em retornar ao serviço de saúde com o paciente quando necessário;
- Visitas recorrentes ao serviço de emergência.

Durante a internação, deve-se monitorar a frequência cardíaca e saturometria das crianças e oferecer oxigênio umidificado, quando necessário.

Poderão receber adrenalina inalatória a cada 15 a 20 minutos quando houver desconforto importante. Contudo, convém que crianças que recebem três ou mais inalações em um intervalo de tempo de 2 horas sejam observadas em unidade de terapia intensiva (UTI).

Não se recomendam doses adicionais de dexametasona, uma vez que a eficácia entre os cursos de dose única e 5 dias de corticosteroide é similar.

Critérios de alta

São similares aos de liberação do serviço de emergência.

Prognóstico

Os sintomas resolvem-se geralmente em 3 dias, mas podem durar até 1 semana. Menos de 5% das crianças com laringotraqueíte necessitarão de internação e, destas, 1% a 6% necessitarão de intubação e ventilação. A mortalidade é rara, ocorrendo em menos de 0,5% dos pacientes que foram intubados.

Complicações

Complicações são raras. Crianças com laringotraqueíte moderada/grave estão em risco de hipoxemia e insuficiência respiratória. Outras complicações incluem:
- Edema pulmonar;
- Pneumotórax;
- Pneumomediastino;
- Infecções bacterianas secundárias como traqueíte bacteriana, pneumonia e broncopneumonia.

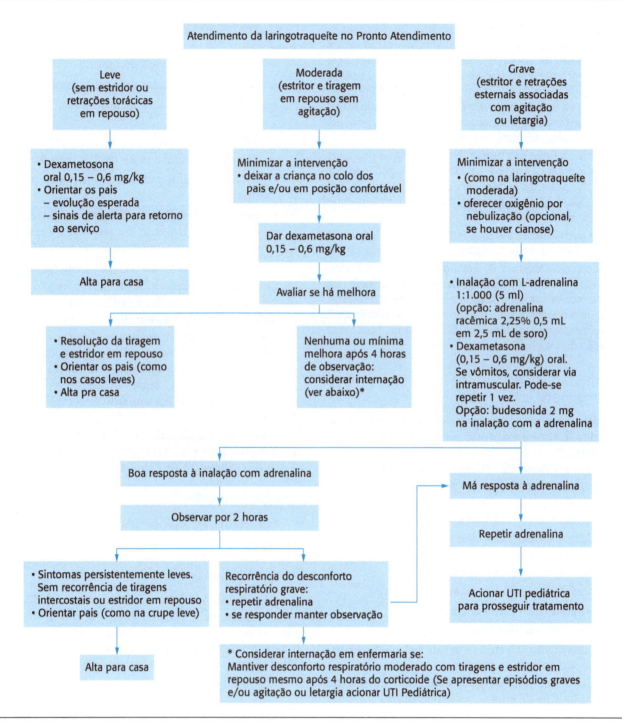

Figura 2.14 Fluxograma para atendimento da laringotraqueíte no pronto-antendimento.

Fonte: Caso cedido por João Paulo B. Lotufo e Henrique Lederman.

■ BIBLIOGRAFIA CONSULTADA

Bjornson CL, Johnson DW. Croup in the paediatric emergency department. Pediatric Child Health. 2007;12(6):473-477.

Bjornson CL, Johnson DW. Croup Lancet. 2008;371:329-39.

Bjornson CL, Klassen TP, Williamson J, et al. A randomized trial of a single dose of oral dexamethasone for mild croup N. Engl. J. Med. 2004;351:1306-13.

Johnson DW, Jacobson MB, Edney PC. A comparison of nebulized budesonide, intramuscular dexamethasone, and placebo for moderately severe croup. N. Engl J. Med. 1998;339:498-503.

Li SF. The Westley Croup Score. Acad Emerg Med. 2003;10(3):289.

Petrocheilou A, Tanou K, Kalampouka E, et al. Viral croup: diagnosis and a treatment algorithm. Pediatric Pulmonology. 2014;49:421-429.

Woods CR. Approach to the management of croup. Last literature review july 2017. www.uptodate.com.

Woods Cr. Clinical features, evaluation and diagnosis of croup. Last literature review july 2017. www.uptodate.com.

2.3 Bronquiolite Viral Aguda

■ Sandra Elisabete Vieira ■ Denise Swei Lo

Introdução

A bronquiolite viral aguda (BVA) é uma infecção de vias aéreas inferiores que se distribui mundialmente e responde pelos mais elevados índices de hospitalizações de lactentes. Além dos impactos, clínico e social, a BVA implica custos elevados para os serviços de saúde. A morbidade por vírus sincicial respiratório (VSR) é relevante para a saúde pública e seu tratamento tem como base, até os dias atuais, medidas preventivas e de suporte. Não há vacinas para os principais agentes etiológicos da BVA disponíveis atualmente. Essas características conferem à BVA papel de destaque entre as doenças que acometem a criança, especialmente no primeiro ano de vida.

Definições e etiologia da bronquiolite viral aguda

A BVA é uma síndrome clínica que, caracteristicamente, tem início com sinais e sintomas de afecção de vias aéreas superiores, como coriza, tosse e febre, durante cerca de 3 a 5 dias e evolui para quadro obstrutivo agudo de vias aéreas inferiores, com taquipneia, tiragem e sibilos. As definições de BVA variam em diferentes regiões; em geral, reserva-se o diagnóstico de BVA para o primeiro episódio de sibilância, que ocorre habitualmente durante o primeiro ano de vida.

O VSR é o principal agente etiológico da BVA e responsável por cerca de 64 milhões de infecções anualmente no mundo e cerca de 160 mil mortes anuais, segundo a Organização Mundial da Saúde (OMS).

Outros agentes etiológicos podem causar BVA em menor frequência que o VSR, como metapneumovírus humano (MPV-h), parainfluenza, adenovírus, influenza, rinovírus, coronavírus, bocavírus e *Mycoplasma pneumoniae*. O MPV-h é responsável por cerca de 10% a 15% dos casos de BVA. Estudos sorológicos mostram que o MPV-h já circula há mais de 50 anos; no entanto, só foi identificado em 2001. Suas características clínicas são semelhantes às do VSR, ocorrendo também em estações anuais. O rinovírus é o principal agente causal do resfriado comum e pode, também, ser causa de infecção de via aérea inferior (IARI). O rinovírus é o principal agente desencadeante de crises asmáticas. O adenovírus, principal causa de bronquiolite obliterante em crianças, merece destaque como agente etiológico de BVA, principalmente os subtipos 3, 7 e 21 que podem causar infecções graves com alta morbidade e mortalidade. Ressalta-se, no entanto, que o adenovírus também pode causar casos de BVA aguda com boa evolução e sem sequelas. Outros agentes como coronavírus e bocavírus também foram associados à etiologia da IARI.

Como as infecções por vírus respiratórios podem ocorrer durante os mesmos períodos do ano, é comum a detecção de mais de um vírus simultaneamente em um paciente. O significado da codetecção viral não está bem esclarecido na literatura, principalmente em relação ao papel patogênico de alguns agentes virais e ao impacto sobre a gravidade clínica da doença. A prevalência da codetecção viral, nas bronquiolites, encontra-se, em geral, entre 15% e 30% em crianças internadas. O VSR, geralmente, está presente na maioria desses casos. Em estudo de coorte retrospectivo, realizado no Hospital Universitário da Universidade de São Paulo (HU-USP), foram analisadas 304 crianças hospitalizadas com IARI no período de fevereiro a novembro de 2005. Foram identificados, por meio da utilização da técnica de reação em cadeia da polimerase (PCR) e reação em cadeia da polimerase em tempo real (RT-PCR), agentes virais em 219 (72%) crianças sendo que 158 (72%) crianças apresentaram infecção por um único agente viral e 61 (28%) apresentaram associação de dois ou três vírus. O VSR foi o vírus mais frequente em ambos os grupos (76,6% × 12,6%). O agente mais identificado em associação com o VSR foi o adenovírus (39%), seguido do MPV-h (26%). Não houve diferenças, entre os dois grupos, quanto à necessidade de unidade de terapia intensiva (UTI) (p = 0,12), necessidade de oxigênio (p = 0,71), necessidade de ventilação mecânica (p = 0,35), tempo de internação (p = 0,18), tempo de UTI (p = 0,8), tempo de ventilação mecânica (p = 0,8), tempo de oxigênio (p = 0,81). Neste estudo, concluiu-se que a gravidade da codetecção viral do aparelho respiratório inferior em lactentes hospitalizados foi semelhante à das infecções por VSR como agente único.

Com exceção da otite média, as infecções bacterianas secundárias ou concomitantes são incomuns nas crianças com bronquiolite com ou sem VSR identificado. Nos quadros leves e moderados de bronquiolite por VSR, o risco de desenvolver pneumonia bacteriana é menor que 1%. Já na bronquiolite grave, a incidência de coinfecção bacteriana pulmonar pode variar de 17,5% a 44%, principalmente em crianças internadas em UTI e submetidas à ventilação mecânica. A incidência de outras doenças bacterianas graves (meningite, infecção urinária, bacteremia e enterite) em crianças com bronquiolite aguda também não é frequente. No período neonatal, a incidência é semelhante à do no recém-nascido febril (ao redor de 13%) independentemente da identificação do VSR. Em crianças, com idade entre 29 e 60 dias de vida, com febre sem sinais localizatórios (FSSL), a ocorrência de doença bacteriana grave parece ser menor naquelas com VSR identificado em relação àquelas com pesquisa negativa para VSR (5% e 12%, respectivamente).

Morbimortalidade da BVA na infância

Assim como em países desenvolvidos, no Brasil a BVA está entre as principais causas de morbidade do lactente, sobretudo pela necessidade de hospitalização de crianças menores de 1 ano de vida. Dados informatizados do Sistema Único de Saúde (SUS), do Brasil, mostram 40.526 casos de hospitalizações por bronquiolite e bronquite em menores de 1 ano, em 2017. Estudos realizados no HU-USP apontam o VSR em cerca de 60% a 70% das hospitalizações de menores de 1 ano por problemas respiratórios.

São estimadas entre 66 mil e 190 mil mortes anuais em crianças menores de 5 anos, no mundo, 99% em países em desenvolvimento por bronquiolite viral aguda. Entre as crianças hospitalizadas, os índices de mortalidade variam entre 3% e 9%. Esse impacto coloca o VSR como um dos três principais agentes etiológicos que, até os dias atuais, culminam na morte nos primeiros anos de vida, ao lado de *Streptococcus pneumoniae* e *Haemophilus influenzae*. O VSR é o único, entre eles, para o qual não há vacinas disponíveis atualmente. As taxas de mortalidade por VSR são mais elevadas durante o primeiro ano de vida, sendo mais significante que daquela por influenza. O risco de morte é maior em lactentes portadores de comorbidades e menor que 1% em crianças sem fatores de risco previamente identificados. Revisão sistemática de estudos publicados em países desenvolvidos e em desenvolvimento relata taxas entre 3,5% e 23% em portadores de doença pulmonar crônica; 2% a 37% em portadores de cardiopatias congênitas; 0% a 6,1% em prematuros; e 0% a 12% em casos de aquisição nosocomial.

Sazonalidade

As infecções por VSR ocorrem, em geral, em estações anuais que duram cerca de 5 meses, quando ocorrem os maiores índices de hospitalização por bronquiolite e pneumonia em lactentes. Essas estações são mais bem definidas em regiões de clima temperado e subtropical e menos marcadas nas regiões próximas à linha do equador. O comportamento do vírus e sua morbidade seguem padrões semelhantes nas diferentes regiões do Brasil, salientando variabilidades sazonais.

Estudo multicêntrico internacional mostrou que a atividade do VSR pode estar associada à temperatura em um padrão bimodal, com picos de ocorrência de infecções nas faixas de 24 a 30 °C e de 2 a 6 °C. A maior frequência de infecções também se associa às altas taxas de umidade relativa do ar (45% a 60%). Em regiões com clima quente e úmido, como as mais próximas à linha do equador, as infecções distribuem-se durante todo o ano. Nas regiões de clima tropical, a maior prevalência ocorre nos períodos de chuva. Em países de clima temperado, as infecções ocorrem no inverno e início da primavera. No Brasil, existem relatos referentes à sazonalidade das infecções por VSR em vários estados. Na cidade de São Paulo, uma série histórica de 12 anos – 1995 a 2006 –, incluindo lactentes hospitalizados, mostra que a estação tem início, em geral, no mês de março, com pico em abril/maio e término em julho/agosto. Podem ocorrer variações anuais que adiantam ou atrasam a estação, como demonstrado na Figura 2.15. Nos estados das regiões Sul e Sudeste, as estações são bem definidas e ocorrem nos meses de outono e inverno.

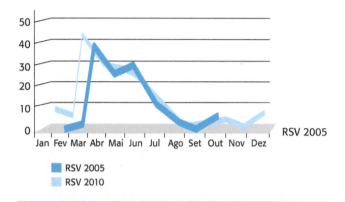

Figura 2.15 Sazonalidade das infecções por VSR em lactentes hospitalizados no Hospital Universitário da USP, nos anos de 2005 e 2010.

Fonte: Desenvolvida pela autoria.

Durante uma estação de VSR, os dois tipos A e B e diferentes genótipos cocirculam, habitualmente com predomínio de dois ou três genótipos que são substituídos por outros nas posteriores estações anuais. Esta classificação, em tipos e genótipos, tem como base a proteína G do vírus. O VSR é um paramixovírus, constituído por uma fita simples de RNA que codifica 11 proteínas, tendo as proteínas de superfície F e G importante papel imunogênico. O vírus é classificado em diferentes genótipos em acordo com o sequenciamento do segmento de gene responsável pela codificação das regiões variáveis da proteína G. Acredita-se que a alternância de genótipos, em anos sucessivos, ocorra em função da pressão seletiva exercida pela imunidade comunitária adquirida pela população. Este conhecimento é importante para formulação de estratégias profiláticas e terapêuticas que devem englobar os tipos e genótipos circulantes do vírus. A alternância de genótipos virais tem sido apontada como um possível mecanismo viral de escape da resposta imunológica do hospedeiro. Estudos anteriores apresentam resultados controversos quanto ao papel dos genótipos virais, e de sua alternância, como determinantes de gravidade da infecção por VSR. Até o momento, este aspecto não está totalmente esclarecido.

As infecções por VSR são altamente prevalentes na população. Estudos sorológicos mostram que até os 2 ou 3 anos de idade, 90% das crianças já tiveram contato com o vírus, taxa que aumenta para 100% aos 5 anos. O primeiro contato com o VSR ocorre predominantemente em crianças até 1 ano de idade, com pico de incidência nos primeiros 6 meses de vida. A primeira infecção tende a ser a mais grave. Os anticorpos séricos assumem um papel protetor contra a infecção por VSR, porém nem sempre a proteção é completa. Os títulos de anticorpos séricos adquiridos por transmissão transplacentária são mais altos nos primeiros meses de vida, porém, frequentemente não são suficientes para proteger o lactente jovem contra a infecção grave. Como a infecção por VSR não confere imunidade duradoura ou cruzada entre tipos e genótipos que seja protetora, com o passar dos anos, novas infecções por VSR são adquiridas durante a vida. Essas infecções subsequentes manifestam-se, em geral, como um quadro leve de vias aéreas superiores. Em situações de imunodepressão e nos idosos, as reinfecções podem ser graves.

Patogênese

A aquisição do VSR ocorre pelo contato direto de secreções respiratórias contaminadas com conjuntiva e a mucosa nasal. A disseminação viral na comunidade é rápida. Os vetores para a transmissão são as mãos e objetos contaminados. O VSR permanece viável tanto em superfícies porosas como nas não porosas, como brinquedos, berço, bancadas e estetoscópio, onde pode permanecer por até 24 horas, o que aumenta o risco de transmissão por fômites. A transmissão por gotículas não é relevante para VSR, MPV-h e parainfluenza. Uma vez no organismo, o período de incubação do VSR é de 4 a 5 dias. A replicação viral se inicia na nasofaringe e a disseminação viral para vias aéreas inferiores ocorre em cerca de 1 a 3 dias, quando habitualmente ocorrem os sinais de piora clínica.

O processo inflamatório em âmbito bronquiolar é intenso na BVA e cursa com necrose celular e aumento de secreção brônquica. A obstrução de vias aéreas inferiores é causada, especialmente, por fatores mecânicos (debris celulares, edema e secreção). Podem ocorrer graus variados de espasmo de musculatura lisa peribrônquica, que não é o componente obstrutivo mais importante. O infiltrado peribronquiolar de células inflamatórias é rico em linfócitos, plasmócitos e macrófagos, com migração de linfócitos entre as células epiteliais da mucosa. A obstrução bronquiolar resultante ocasiona hiperinsuflação e atelectasias. O pequeno diâmetro dos bronquíolos do lactente jovem contribui para que sejam facilmente obstruídos frente à necrose e ao edema instalados. Nos casos de pneumonia, as paredes interalveolares infiltradas por células mononucleares são espessadas e os espaços alveolares, preenchidos com líquido. O efeito citopático viral também gera considerável dano epitelial ciliar do bronquíolo, o que dificulta a remoção de muco e de debris celulares.

Vários estudos sugerem que possa haver um desequilíbrio entre os componentes de proteção e de agressão do organismo pela imunidade celular frente à infecção por VSR. É possível que a resposta imunológica também contribua para a patogênese da infecção por VSR; no entanto, a doença grave por VSR ocorre mesmo na ausência de resposta imune adaptativa, como mostram estudos com animais imunossuprimidos e, também, as elevadas taxas de mortalidade decorrentes de infecção grave em pacientes portadores de imunodepressão grave, como nos transplantados de medula óssea.

Diagnóstico clínico e laboratorial

O diagnóstico clínico da bronquiolite deve ter como base dados clínicos e história sugestiva de infecção viral. A faixa etária predominantemente acometida é de crianças até 1 ano de idade, com pico de incidência nos primeiros 6 meses de vida, podendo ser mais grave em meninos. O contato com crianças em idade escolar e com indivíduos com sinais de infecção de vias aéreas superiores (IVAS) aumenta o risco de aquisição de VSR. A apresentação clássica é de quadro agudo de IVAS, seguido por obstrução de vias aéreas inferiores, que ocorre caracteristicamente durante os meses de estação do VSR. Esse quadro, em geral, se apresenta como a primeira crise de chiado da criança, uma vez que a primeira infecção por VSR tende a ser a mais grave; entretanto, novas infecções podem ocorrer. Após 48 a 72 horas do início dos sinais de resfriado comum, ou seja, espirros, coriza clara, tosse e febre, podem surgir taquidispneia, sibilância, assim como dificuldade para alimentação e vômitos, especialmente após tosse. O exame físico apresenta frequentemente tempo expiratório prolongado, tiragens, taquipneia, sibilância e crepitações. As atelectasias podem ocorrer e causar assimetria na ausculta. Taquidispneia e febre associadas à baixa ingesta oral podem ocasionar desidratação. A cianose está associada à gravidade da insuficiência respiratória. Em recém-nascidos (RN) e, especialmente, nos prematuros, podem ocorrer crises de apneia, como apresentação inicial, assim como quadros de pneumonia grave.

A maioria dos casos de infecção por VSR é de quadros leves e os sintomas melhoram depois de 1 a 3 dias. A duração média dos sintomas é de 2 semanas. Os casos mais graves podem evoluir com insuficiência ventilatória e hipoxemia. Em torno de 0,5% a 2% necessitam de hospitalização e 0,5% a 1% necessitam de internação em UTI e ventilação mecânica.

Alguns fatores prognósticos são reconhecidos por elevarem o risco para desenvolver infecção grave, como a prematuridade, a presença de doença pulmonar e cardíaca crônicas e a baixa idade (especialmente, as primeiras 6 semanas de vida). A exposição a irritantes das vias aéreas como o tabagismo passivo e a poluição atmosférica também são fatores agravantes do quadro respiratório.

Os exames subsidiários não são, rotineiramente, necessários para o diagnóstico de BVA. Hemograma e dosagem de eletrólitos séricos são recomendados apenas quando houver suspeita clínica de complicações, pois habitualmente o hemograma no paciente com BVA apresenta padrão inespecífico ou de infecção viral. Quando estiverem presentes sinais clínicos de maior gravidade e de dificuldade ventilatória, a oximetria de pulso pode contribuir, como um método não invasivo, para a avaliação e monitoração da criança hospitalizada com BVA. A gasometria deve ser reservada para os casos de insuficiência respiratória moderada a grave.

Não é necessária a realização rotineira de radiografia de tórax. Porém, em pacientes mais graves e hospitalizados, pode ser útil para o diagnóstico de complicações, como atelectasias extensas, pneumotórax e para descartar diagnósticos diferenciais como malformações do aparelho respiratório. Na radiografia de tórax, é frequente encontrar sinais de hiperinsuflação (retificação dos arcos costais, retificação do diafragma, aumento do espaço retroesternal e alargamento dos espaços intercostais) e atelectasias. Para a diferenciação radiológica entre atelectasia e pneumonia, deve-se sempre considerar a apresentação clínica. As consolidações podem ser observadas em até 25% a 30% dos pacientes.

As alterações radiológicas na BVA podem persistir mesmo após a alta hospitalar do paciente. Controles radiológicos estão indicados para os casos que apresentarem atelectasias até a normalização da imagem radiológica.

Diagnóstico etiológico

A pesquisa viral não é considerada imprescindível para o diagnóstico rotineiramente, segundo as diretrizes nacionais e internacionais sobre BVA, pois pode ser feito clinicamente. O conhecimento do agente etiológico, no entanto, pode ser utilizado para direcionar a conduta terapêutica, limitando-se o uso inadequado de antibióticos e facilitar a tomada de decisões quanto às medidas preventivas de controle de infecção hospitalar de acordo com o vírus identificado. Em estudo realizado no HU-USP, o resultado positivo da pesquisa de VSR em menores de 1 ano foi associado à suspensão de antibióticos prescritos à admissão em 89% dos casos, enquanto nos casos com resultado negativo para VSR a suspensão ocorreu em apenas 11% (p < 0,001).

A pesquisa viral, em crianças, deve ser realizada em aspirado de secreção de nasofaringe. Por meio de imunofluorescência, é possível identificar o agente etiológico em cerca de 80% dos casos. Os métodos de biologia molecular conferem maior sensibilidade, especialmente para a identificação de adenovírus e influenza, porém são de custo mais elevado. A cultura do vírus em secreção de nasofaringe é um método demorado. A sorologia não é usada na prática clínica, pois os resultados não são rápidos, sendo este um método reservado para estudos e pesquisas.

Recentemente, estudos genômicos têm mostrado padrões de expressão gênica e transcriptoma que são específicos para cada agente etiológico. A expressão gênica observada em crianças com infecção por VSR mostrou-se característica e diferenciada do perfil de expressão em crianças infectadas por rinovírus ou por influenza. Esses estudos, além de trazerem uma nova possibilidade diagnóstica que substitui a pesquisa do agente pela análise da resposta do hospedeiro, trazem também novas possibilidades para esclarecer as diferentes vias patogênicas vigentes segundo a etiologia da BVA.

Diagnósticos diferenciais de bronquiolite viral aguda

As causas de sibilância recorrente e bebê chiador e os principais aspectos da primeira crise de asma, que estão entre os principais diagnósticos diferenciais da BVA, serão abordados no Capítulo 5 – Infecções de Pele e Partes Moles. No Quadro 2.5, estão listados outros importantes diagnósticos diferenciais de sibilância aguda, seus aspectos clínicos, diagnósticos e terapêuticos.

Tratamento

A maioria dos casos de BVA é leve e pode ser tratada no domicílio, enquanto os pacientes com dificuldade ventilatória moderada ou grave ou outros sinais de complicação devem ser hospitalizados. Especial atenção deve ser dispensada ao lactente com menos de 3 meses de idade e aqueles com condições basais associadas como prematuridade, displasia broncopulmonar, doença cardíaca e imunodeficiências, além de doenças neuromusculares e malformações de vias aéreas que comprometam a mobilização de secreções respiratórias.

Quadro 2.5 Diagnósticos diferenciais da BVA.

Diagnóstico	Características clínicas	Exames subsidiários	Tratamento
Síndrome aspirativa (aspiração de corpo estranho e doença do refluxo gastroesofágico)	Manifestação clínica depende do tamanho, localização, composição, grau e duração da obstrução. Geralmente de início súbito, pós-engasgo, afebril. Local preferencial em brônquio principal direito.	Na criança estável, radiografia de tórax pode revelar o corpo estranho radiopaco, além de sinais indiretos, como hiperinsuflação pulmonar do lado comprometido (obstrução brônquica parcial) ou atelectasia (obstrução brônquica total).	Diagnóstico definitivo e o tratamento é a remoção endoscópica. Manobras de reanimação cardiopulmonar na insuficiência respiratória grave.
Coqueluche	Tosse paroxística sem pausa inspiratória, seguida por cianose durante os ataques mais graves. Crises de apneia ou vômitos frequentes.	radiografia de tórax com infiltrado que lembra "coração felpudo". Hemograma com intensa leucocitose e linfocitose. Diagnóstico preciso por meio de swab de material de nasofaringe para pesquisa de Bordetella pertussis, por reação em cadeia de polimerase ou em meio de cultura adequada.	Uso de oxigênio se crises de cianose e/ou apneia. Tratamento de escolha: azitromicina. Outras opções terapêuticas: claritromicina, estolato de eritromicina e sulfametoxazol-trimetropim.

(Contnua)

Quadro 2.5 Diagnósticos diferenciais da BVA. (*Continuação*)

Diagnóstico	Características clínicas	Exames subsidiários	Tratamento
Insuficiência cardíaca (descompensação de cardiopatia congênita, arritmias, miocardites virais, distúrbios metabólicos e outros)	Variável de acordo com a etiologia. Sinais de congestão venosa sistêmica e pulmonar (sudorese, palidez cutânea, cianose taquicardia, presença de terceira bulha, sopro cardíaco, alteração de pulsos periféricos, hepatomegalia etc.).	RX de tórax com cardiomegalia e sinais de congestão pulmonar. Eletrocardiograma para avaliação de arritmias. Ecocardiograma para avaliação de função ventricular, dimensões das cavidades cardíacas, shunts intracardíacos e anomalias estruturais. Eventualmente, exames metabólicos, bioquímicos e enzimas cardíacas.	Restrição hidrossalina. Diuréticos e drogas vasoativas para reduzir os sintomas congestivos e melhorar a função ventricular. Na arritmia: drogas antiarrítmicas ou cardioversão elétrica sincronizada sob sedação. Correção de distúrbios metabólicos se presentes.

Fonte: Desenvolvido pela autoria.

O uso de oxigênio deve ser indicado, quando necessário, para manter saturação de oxigênio acima de 90% no sangue arterial. Atenção deve ser direcionada para manter a hidratação do paciente e prevenir a ocorrência de aspirações. Além dessas medidas, as demais são controversas no tratamento rotineiro da BVA.

Atualmente, as evidências científicas sugerem que os broncodilatadores não sejam utilizados rotineiramente na terapêutica da BVA. Os casos leves devem ser mantidos com orientações gerais quanto à hidratação do paciente, fluidificação de secreções respiratórias e permeabilidade de vias aéreas. O uso de solução salina hipertônica (3% a 5%) tem sido estudado para a terapêutica da BVA. A inalação com solução salina hipertônica pode reduzir o edema das vias aéreas, melhorar o *clearance* mucociliar, reduzir as obstruções por muco e reidratar a superfície das vias aéreas. Apesar dos efeitos benéficos em pacientes portadores de fibrose cística, é importante considerar que a fisiopatologia envolvida na BVA é diferente. Embora estudos iniciais tenham demonstrado redução no tempo de internação e melhora no escore de gravidade da bronquiolite em lactentes que utilizaram a solução salina, novos estudos apresentaram resultados controversos. As atuais diretrizes para o tratamento da BVA não indicam seu uso rotineiramente. A diretriz americana (AAP 2014) orienta que a SSH pode ser utilizada em casos graves e moderados. A diretriz do Reino Unido (NICE 2015) não a recomenda. O uso isolado de corticosteroides não é indicado rotineiramente no tratamento. O uso de antibióticos é proscrito em pacientes com bronquiolite, exceto no caso de infecção bacteriana concomitante (suspeita ou comprovada) ou em pacientes sob intubação e ventilação mecânica por falência respiratória. Revisão sistemática não mostrou benefícios no uso da fisioterapia respiratória, utilizando as técnicas de vibração e percussão (cinco estudos) ou técnicas de expiração passiva (quatro estudos). Estudo posterior mostrou uma pequena, mas significativa, redução no tempo de utilização de oxigênio suplementar com a técnica de expiração passiva, porém sem outros benefícios.

Evolução e complicações

A BVA leve habitualmente evolui com melhora dos sintomas após 3 a 4 dias. Porém, a tosse costuma persistir por 2 a 3 semanas. Lactentes hospitalizados apresentam um tempo médio de internação de 3 dias. Os portadores de comorbidades como displasia broncopulmonar, cardiopatias, imunodeficiências, fibrose cística e prematuridade podem apresentar evolução mais demorada e associação de outras complicações.

A bronquiolite obliterante é uma complicação menos frequente que ocorre principalmente na infecção por adenovírus subtipo 1, 3, 7 e 21. No entanto, pode ser também uma complicação da infecção por VSR.

A BVA por VRS é um fator de risco significante para sibilância frequente, na primeira década de vida. Esse aspecto da evolução da BVA é apresentado no Capítulo 30.1 – O lactente sibilante.

Prevenção

A profilaxia primária deve incluir medidas que diminuam o risco de aquisição da infecção, como evitar a exposição de lactentes jovens aos vírus respiratórios. Os cuidados consistem em evitar o contato desses lactentes com portadores dos vírus, ou seja, indivíduos com sinais de IVAS e sua presença em locais com grande número de pessoas nos quais a transmissão de patógenos respiratórios torna-se mais provável, especialmente durante os meses de estação de vírus respiratórios. Como a principal forma de transmissão do VSR é o contato direto com secreções contaminadas, a lavagem das mãos é um cuidado imprescindível.

No ambiente hospitalar, os profissionais de saúde devem ser continuamente orientados e lembrados sobre os cuidados necessários para evitar a transmissão nosocomial de infecções por vírus respiratórios. Para VSR, metapneumovírus e parainfluenza são indicadas as precauções de contato; para adenovírus e influenza são indicadas medidas de precaução para gotículas. Na precaução de contato, a lavagem das mãos deve ser constantemente estimulada, antes e após a manipulação do paciente e dos objetos em contato. É adequado o uso de aventais e luvas. Sempre que houver possibilidade de respingo de secreção respiratória, devem também ser utilizados protetores oculares e máscara. A limpeza das mãos pode ser feita com solução alcoólica, quando não estiverem visivelmente sujas com secreção respiratória. Não devem ser permitidas visitas de pessoas que apresentem sinais de IVAS. As crianças portadoras de infecção por VSR não devem dividir com outras crianças espaços comuns como brinquedotecas. Especial cuidado deve ser tomado com crianças portadoras de fatores de risco para infecção grave, como prematuros, imunodeficientes, cardiopatas e pneumopatas ao serem internados por quaisquer motivos, durante o período de sazonalidade do vírus, pois a aquisição de infecção nosocomial pode acarretar em agravo na evolução destes quadros.

Atualmente, não há vacinas disponíveis contra VSR. A profilaxia medicamentosa pode ser feita por intermédio do uso de anticorpo monoclonal humanizado para VSR (palivizumabe), que é de uso intramuscular e deve ser aplicado mensalmente durante a estação do vírus. Hoje, esta profilaxia passiva é indicada apenas para pacientes com risco bem determinado para infecção grave e implica altos custos. O uso de anticorpo monoclonal para pacientes que preencham os critérios especificados é aprovado pelo Ministério da Saúde do Brasil desde 2013.

- A posologia recomendada de palivizumabe é de 15 mg/kg de peso corporal, administrados uma vez por mês, no total de no máximo cinco doses. A primeira dose deve ser iniciada 1 mês antes do período de maior prevalência do VSR na respectiva comunidade. Recém-nascidos ou crianças internadas que preencham os critérios aqui descritos devem receber o palivizumabe durante o período de hospitalização. O número total de doses por criança dependerá do mês de início das aplicações, não se aplicando após o período de sazonalidade do VSR.

Perspectivas

Embora vários estudos estejam em andamento, o desenvolvimento de uma vacina eficaz e segura contra VSR não se mostra iminente. Novos agentes antivirais e o uso de imunomoduladores são foco de pesquisas atuais. A utilização de técnica de silenciamento genético, por meio de RNA interferência, tem se mostrado interessante e é uma das linhas que trazem perspectivas para o tratamento específico da infecção por VSR.

BIBLIOGRAFIA CONSULTADA

American Academy of Pediatrics. Committee on Infectious Diseases and Bronchiolitis. Guidelines Committee. Updated guidance for palivizumab prophylaxis among infants and young children at increased risk of hospitalization for respiratory syncytial virus infection. Pediatrics. 2014;134:415-20.

Botosso VF, Zanotto PM, Ueda M, Arruda E, Gilio AE, Vieira SE, et al. Positive selection results in frequent reversible amino acid replacements in the G protein gene of human respiratory Syncytial virus. PLoS Pathog. 2009;5(1):e1000254. Epub 2009 Jan 2.

Collins PL, Chanock RM, Murphy BR. Respiratory syncytial virus. In: Fields BN, Knipe DM, Howley PM. Fields virology. 4. ed. Philadelphia: Lippincott-Raveen Publishers, 2001.

De Paulis M, Gilio AE, Ferraro AA, Ferronato AE, do Sacramento PR, Botosso VF, et al. Severity of viral coinfection in hospitalized infants with respiratory syncytial virus infection. J Pediatr. Rio de Janeiro. 2011;87(4):307-13.

Ferronato ÂE, Gilio AE, Ferraro AA, Paulis Md, Vieira SE. Etiological diagnosis reduces the use of antibiotics in infants with bronchiolitis. Clinics. Sao Paulo. 2012;67(9):1001-6.

Florin TA, Plint AC, Zorc JJ. Viral bronchiolitis. Lancet. 2017;389(10065):211–24.

Hall CB, Weinberg GA, Iwane MK, Blumkin AK, Edwards KM, Staat MA, et al. The burden of respiratory syncytial virus infection in young children. N Engl J Med. 2009;360:588-598.

Mesquita FDS, Oliveira DBL, Crema D, Pinez CMN, Colmanetti TC, Thomazelli LM, et al. Rapid antigen detection test for respiratory syncytial virus diagnosis as a diagnostic tool. J Pediatr. Rio de Janeiro. 2017;93(3):246-252.

Ministério da Saúde (BR). Secretaria de Atenção à Saúde. Portaria 522 de 13 de maio de 2013. Protocolo do uso do palivizumabe. Diário Oficial da República Federativa do Brasil, 15 de maio de 2015, seção 1. p. 43.

Ministério da Saúde (BR). Secretaria de Atenção à Saúde. Secretaria de Ciência e Tecnologia e insumos estratégicos. Nota técnica conjunta nº 05/2015. Estabelecer a sazonalidade do vírus respiratório sincicial no Brasil e oferecer esclarecimentos referentes ao protocolo de uso do palivizumabe, fevereiro de 2015. p. 5.

Nair H, Nokes DJ, Gessner BD, Dherani M, Madhi SA, Singleton RJ, et al. Global burden of acute lower respiratory infections due to respiratory syncytial virus in young children: a systematic review and meta-analysis. Lancet. 2010;375(9725):1545-55.

Shay DK, Holman RC, Newman RD, Liu LL, Stout JW, Anderson LJ. Bronchiolitis-associated hospitalizations among US children, 1980-1996. JAMA. 1999;282(15):1440-6.

Silvestri M, Sabatini F, Defilippi A, Rossi GAR. The wheezy infant – immunological and molecular considerations. Paediatr Respir Rev. 2004;5(Suppl A):81-7.

Stein RT, Martinez FD. Asthma phenotypes in childhood: lessons from an epidemiological approach. Paediatr Respir Rev. 2004;5(2):155-61.

Stensballe LG, Devasundaram JK, Simoes EAF. Respiratory syncytial virus epidemics: ups and downs of a seasonal virus. Pediatr Infect Dis J. 2003;22:S21-32.

Thomazelli LM, Vieria S, Leal AL, Sousa TS, Oliveira DB, Golono MA, et al. Surveillance of eight respiratory viruses in clinical samples of pediatric patients in southeast Brazil. J Pediatr. Rio Janeiro. 2007;83(5):422-8.

Vieira SE, Gilio AE, Durigon EL, Ejzenberg B. Lower respiratory tract infection caused by respiratory syncytial virus in infants: the role played by specific antibodies. Clinics São Paulo. 2007;62(6):709-16.

Vieira SE, Stewien KE, Queiroz DA, Durigon EL, Torok TJ, Anderson LJ, et al. Clinical patterns and seasonal trends in respiratory syncytial virus hospitalization in São Paulo, Brazil. Rev Inst Med Trop São Paulo. 2001;43:125-31.

Vieira SE, Thomazelli LM, de Paulis M, Ferronato AE, Oliveira DB, Martinez MB, et al. Infections caused by HRSV A ON1 are predominant among hospitalized infants with bronchiolitis in São Paulo City. Biomed Res Int. 2017;2017:3459785.

Welliver RC, Cecchia PA, Bauman JH, Fernandes AW, Mahadevia PJ, Hall CB. Fatality rates in published reports of RSV hospitalizations among high-risk and otherwise healthy children. Current Medical Research & Opinion. 2010;26,(9):2175-81.

Welliver RC. Temperature, humidity, and ultraviolet B radiation predict community respiratory syncytial virus activity. Pediatr Infect Dis J. 2007;26(11 Suppl):S29-35.

2.4 Pneumonia Aguda Comunitária

- Noely Hein - Mateus Deckers Leme - João Paulo Becker Lotufo

Introdução

Pneumonia aguda comunitária é uma infecção aguda do parênquima pulmonar, em que a criança adquiriu a infecção na comunidade, diferenciando-se, portanto, da infecção adquirida durante internação hospitalar.

Epidemiologia

A Organização Mundial de Saúde (OMS) estima cerca de 150,7 milhões de casos de pneumonia, por ano, em crianças menores de 5 anos, com aproximadamente 20 milhões de casos que necessitam de tratamento hospitalar.

A mortalidade nos países desenvolvidos é baixa; porém, em países em desenvolvimento, a pneumonia responde por cerca de 1,6 milhão de óbitos por ano, considerando-se dados da OMS em 2014. No Brasil, um estudo realizado na cidade de Goiânia mostrou uma incidência de 566/100.000 crianças/ano. Em São Paulo, ocorrem 0,35 casos de hospitalização por pneumonia para cada 1.000 crianças/ano. Dados do Sistema Único de Saúde (SUS) mostram uma queda no número de internações por pneumonia, de 571.301, em 1998, para 403.219, em 2005, 23.529 em 2016, em crianças até 14 anos de idade. A maioria das internações ocorre em menores de 5 anos de idade. No Brasil, as pneumopatias agudas são responsáveis por 11% das mortes em crianças com idade inferior a 1 ano, e por 13% na faixa etária entre 1 e 4 anos.

Fatores de risco

Podem estar relacionados ao paciente, meio ambiente ou a virulência do patógeno e incluem:

- Faixa etária: lactentes têm maior chance de desenvolver pneumonia;
- Estado nutricional: desnutrição favorecendo infecções;
- Estado imunológico;
- Baixo peso no nascimento;
- Desmame precoce;
- Infecções virais de vias aéreas superiores (IVAS): determinando processo inflamatório que favorece a infecção pulmonar;
- Sazonalidade (outono e inverno): por ser a época de maior circulação dos vírus respiratórios;
- Doenças de base: especialmente cardiopatias com hiperfluxo pulmonar e neuropatias;
- Fumo passivo;
- Poluição ambiental;
- Baixas condições habitacionais e sanitárias;
- Baixa cobertura vacinal: especialmente as vacinas contra sarampo e pertússis. O impacto da vacinação antipneumocócica, em nosso meio, ainda está por ser avaliado. Em países desenvolvidos como o Reino Unido, a taxa de internação por pneumonia, sem considerar agente etiológico caiu de 19% entre 2006 e 2008 para 10.79/10.000 depois da introdução da vacina pneumocócica 7-valente. Nos Estados Unidos, a incidência de pneumonia em crianças abaixo de 2 anos de idade também caiu. Estima-se que, nesses locais, após a introdução da vacina 13-valente, haja uma queda ainda maior da incidência de pneumonia.

Via de aquisição

A forma habitual de aquisição é por intermédio da colonização da nasofaringe pela bactéria. A partir daí, há progressão para vias aéreas inferiores por microaspiração. Se o inóculo é maior do que a capacidade de clareamento da via aérea, ou se a cepa da bactéria colonizadora for particularmente virulenta, desenvolve-se a infecção, com formação de intenso processo inflamatório local. Pode também ocorrer infecção pulmonar por meio da corrente sanguínea, caracterizando-se a pneumonia bacterêmica. As vias linfáticas, por continuidade ou contiguidade de infecções bacterianas de pele ou mediastino são mais raras.

Apresentação clínica

As manifestações clínicas dependem da faixa etária e do mecanismo de aquisição da pneumonia. Em geral, existe história prévia de IVAS, ocorrendo, então, um prolongamento deste quadro, com manutenção da febre e da tosse e a presença de sinais de desconforto respiratório, dependendo da extensão da pneumonia. Nos casos de pneumonia bacterêmica, o quadro é mais agudo, com rápida instalação de toxemia e prostração. No entanto, a simples presença de toxemia não permite inferir sobre a ocorrência de pneumonia bacterêmica, pois pode ocorrer mesmo em pneumonias não bacterêmicas extensas.

Tosse e febre são frequentes na apresentação clínica das pneumonias, mas em crianças pequenas e neonatos podem ocorrer manifestações sutis como dificuldade de aceitação alimentar ou irritabilidade. A taquipneia é isoladamente o sinal mais sensível e específico para diagnóstico de pneumonia. A OMS define taquipneia de acordo com a faixa etária:

- Até 2 meses de idade > 60 movimentos respiratórios/minuto;

- De 2 a 12 meses > 50 movimentos respiratórios/minuto;
- De 1 a 5 anos > 40 movimentos respiratórios/minuto;
- Acima de 5 anos > 20 movimentos respiratórios/minuto.

Em crianças febris, a frequência respiratória pode se elevar em até 10 movimentos por minuto para cada grau Celsius de febre, devendo-se, portanto, se possível, reavaliar a criança após a normalização da temperatura antes da determinação da frequência respiratória.

Sinais como cianose, gemido expiratório, prostração, palidez, dificuldade de ingestão de líquidos ou alimentos denotam maior gravidade da pneumonia, e estes pacientes devem ser cuidadosamente avaliados.

Outros sintomas como meningismo (falso sinal de irritação de nuca) e dor abdominal podem estar presentes especialmente nas pneumonias que acometem segmentos posterossuperiores e de lobos inferiores próximos ao diafragma, respectivamente.

A propedêutica pulmonar varia de acordo com o padrão anatômico e a extensão do processo pneumônico. Além da frequência respiratória, devem ser verificados sinais de desconforto respiratório como tiragem intercostal, subdiafragmática, batimento de asa de nariz, tiragem de fúrcula. O choro pode prejudicar a ausculta do paciente e, em crianças pequenas, a dificuldade de eliminar secreções respiratórias ocasiona ausculta predominante de estertores finos, médios e grossos.

O Quadro 2.6 descreve a propedêutica encontrada nos casos de pneumonia.

Quadro 2.6 Propedêutica pulmonar nas pneumonias agudas sem complicação.

Critério avaliado	
Expansibilidade	Normal ou diminuída
Percussão	Normal ou submaciça
Ausculta	MV diminuídos, crepitação Respiração soprosa
Ausculta da voz	Pode estar aumentada

MV: murmúrio vesicular.

Fonte: Desenvolvido pela autoria.

Etiologia

São muitos os agentes causadores de pneumonias na infância (Quadro 2.7).

Quadro 2.7 Principais agentes etiológicos de pneumonias comunitárias em crianças segundo a faixa etária.

Faixa etária	Principais agentes
Período neonatal	Streptococcus agalactiae Bacilos entéricos gram-negativos (Escherichia coli, Klebsiella sp) Staphylococcus aureus

(Continua)

Quadro 2.7 Principais agentes etiológicos de pneumonias comunitárias em crianças segundo a faixa etária. (Continuação)

Faixa etária	Principais agentes
1 mês a 5 anos	Vírus (sincicial respiratório, influenza, parainfluenza, adenovírus, rinovírus) Streptococcus pneumoniae Haemophilus influenzae Staphylococcus aureus
> 5 anos	Vírus Streptococcus pneumoniae Mycoplasma pneumoniae Clamydia pneumoniae

Fonte: Desenvolvido pela autoria.

Pneumonia afebril do lactente

Na faixa etária de 1 a 3 meses de idade, pode ainda haver a pneumonia afebril do lactente, uma pneumonite intersticial, com evolução afebril e curso insidioso, geralmente causado pela *Chlamydia trachomatis*, *Ureaplasma urealyticum*, *Pneumocistis carinii* ou citomegalovírus. A avaliação radiológica mostra um infiltrado intersticial bilateral e o hemograma apresenta leucocitose e presença de eosinofilia.

Em lactentes com vacinação incompleta, deve-se também considerar a possibilidade de infecção pela *Bordetella pertussis*, caracterizada por paroxismos prolongados de tosse seca (tosse coqueluchoide), podendo ocasionar episódios de cianose, pneumotórax, hemorragia intracraniana e mesmo parada respiratória.

Avaliação radiológica

Deve ser realizada sempre que possível, pois a radiografia simples de tórax confirma o diagnóstico, avalia a extensão do processo e identifica complicações. De maneira geral, apenas a incidência posteroanterior (PA) (ou anteroposterior em crianças pequenas que necessitam ser imobilizadas deitadas) é suficiente para o diagnóstico. Com isso, diminuímos custos e dose de irradiação para o paciente. Em casos de dúvida diagnóstica, para melhor avaliação do parênquima pulmonar retrocardíaco ou confirmar complicações, outras incidências poderão ser solicitadas como perfil ou decúbito lateral do lado acometido. A ultrassonografia de tórax é uma ferramenta adicional, utilizada principalmente para avaliar a presença de derrame pleural em casos duvidosos, em que a propedêutica pulmonar e imagem radiológica não permitiram certeza desta complicação, como quando há focos extensos ou sobreposição de imagens na radiografia. Permite constatar a presença do derrame, estimar a quantidade de líquido e verificar se há traves de fibrina, além de indicar o melhor ponto para pleurocentese. Embora pouco utilizada com esse intuito, pode ainda detectar fases iniciais da evolução para pneumonia necrosante (ver Capítulo 2.5 – Pneumonia Complicada).

A tomografia computadorizada de tórax fica reservada para os casos que necessitam de uma avaliação mais detalhada ou da elucidação de dúvidas da radiografia simples, não sendo indicada rotineiramente.

A avaliação radiológica não permite identificar etiologia, não sendo possível diferenciar os quadros virais dos bacterianos; deve-se fazer essa diferenciação pelo contexto clinicoepidemiológico do paciente (Figuras 2.16 a 2.23).

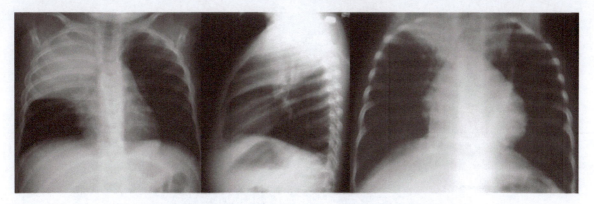

Figura 2.16 Pneumonia lobar (lobo superior do pulmão direito). Atenção à anatomia do lobo superior direito no raio de perfil. Na terceira imagem, há atelectasia do lobo superior D com movimentação da cisura e a clínica indicará se há infecção ou não.

Fonte: Acervo da autoria.

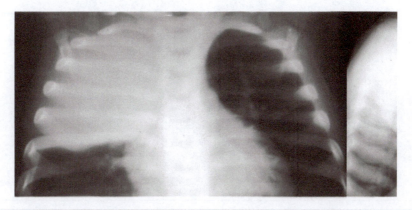

Figura 2.17 Pneumonia por Klebsiela demonstrando o aspecto de aumento de volume do lobo afetado (abaulamento da cisura no PA e perfil). É mais comum nos lobos superiores. Pode-se observar a presença de cavitação, sempre presente.

Fonte: Acervo da autoria.

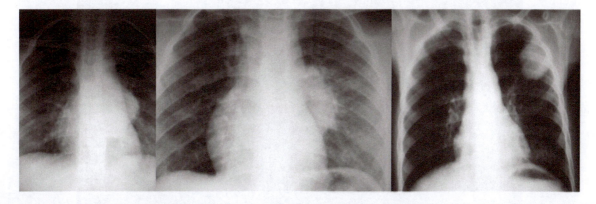

Figura 2.18 Aspectos diversos da apresentação clássica da "pneumonia redonda," causada pelo estreptococo. (*Continua*)

Fonte: Acervo da autoria.

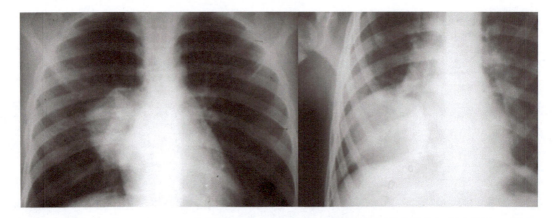

Figura 2.18 Aspectos diversos da apresentação clássica da "pneumonia redonda," causada pelo estreptococo. (*Continuação*)
Fonte: Acervo da autoria.

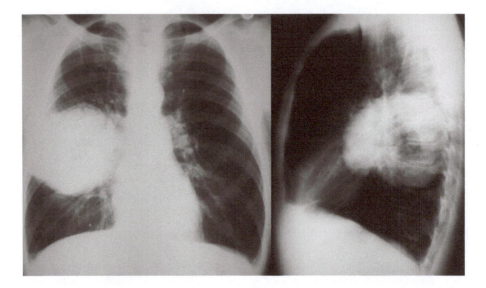

Figura 2.19 Pneumonia segmentar abscedada, com necrose, no segmento apical do lobo inferior do pulmão direito.
Fonte: Acervo da autoria.

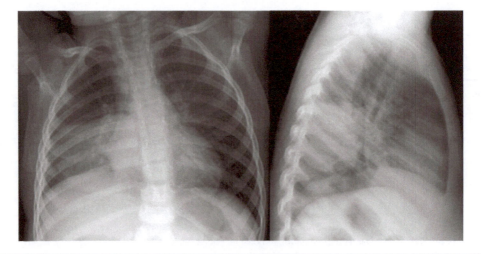

Figura 2.20 Pneumonia lobar, no lobo inferior direito (LID). As radiografias foram feitas com o paciente sentado e observamos a escoliose antálgica por discreto comprometimento pleural. Notar que a radiografia em perfil não muda a nossa conduta avaliando a radiografia em PA.
Fonte: Acervo da autoria.

INFECÇÕES RESPIRATÓRIAS AGUDAS 53

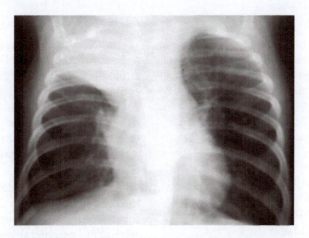

Figura 2.21 Pneumonia aspirativa. Diagnóstico somente pela história – quadro clínico. Radiologicamente, é um quadro de atelectasia do lobo superior do pulmão direito e hiperinsuflação pulmonar bilateral. Ocorre mais frequentemente na criança que mama deitada.

Fonte: Acervo da autoria.

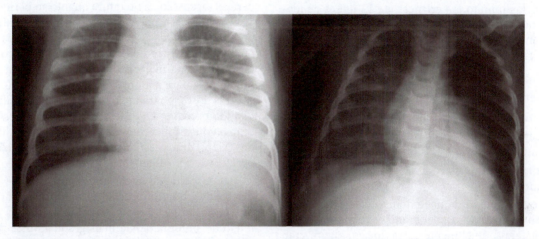

Figura 2.22 Pneumonia de lobo inferior esquerdo (LIE) com apagamento da cúpula esquerda. Imagem de atelectasia crônica em tenda em LIE, também com o apagamento da cúpula esquerda.

Fonte: Acervo da autoria.

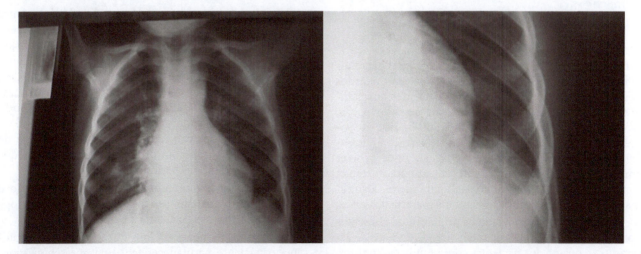

Figura 2.23 Atenção para a linha de pleura na radiografia em PA e nova imagem em LIE com apagamento da cúpula diafragmática esquerda.

Fonte: Acervo da autoria.

Avaliação laboratorial

Não costuma ser realizada nos casos que serão submetidos a tratamento ambulatorial; porém, nos pacientes hospitalizados, é útil a avaliação do hemograma, hemocultura e pesquisa de vírus respiratórios em secreção de nasofaringe.

Avaliação de gravidade e critérios de internação

A detecção precoce de quadros graves ajuda na diminuição da mortalidade e deve ser considerada a internação hospitalar nas seguintes situações:

- Menores de 2 meses de idade;
- Dificuldade respiratória, apneia intermitente, gemido expiratório;
- Frequência respiratória ≥ 70 movimentos respiratórios/minuto em crianças até 12 meses de idade ou ≥ 50 movimentos respiratórios/minuto em crianças maiores;
- Impossibilidade de se alimentar;
- Falha da terapêutica ambulatorial;
- Doença grave concomitante;
- Complicações da pneumonia;
- Incapacidade da família de tratar o paciente no domicílio;
- Oximetria de pulso com saturação de O_2 < 92% ou cianose.

Embora a extensão da pneumonia não seja por si só um critério de internação, pneumonias extensas ou pneumonias bilaterais, dificilmente cursarão sem algum grau de dificuldade ou insuficiência respiratória ou algum outro critério formal de internação.

Tratamento

Conduta geral

O incentivo à ingesta hídrica, o uso de analgésicos e de antitérmicos, bem como o emprego de medidas para fluidificação e eliminação de secreções devem ser realizados nos pacientes com pneumonia. Em pacientes hospitalizados, se houver necessidade de hidratação endovenosa, esta deve ser realizada com cuidado, pois há risco de sobrecarga hídrica, pela possibilidade de secreção inapropriada do hormônio antidiurético, o que pode ocorrer em cerca de 40% desses pacientes, cursando, portanto, com uma hiponatremia dilucional, geralmente assintomática e que não requer tratamento na maioria dos casos.

A avaliação da capacidade de aceitação de alimentos por via oral deve ser criteriosa em virtude do risco de aspiração associado aos pacientes com grande desconforto respiratório. Quando for necessário, oferecer dieta por sonda gástrica ou enteral de calibre correto e com velocidade de infusão adequada.

Antibioticoterapia

Indicada para as pneumonias bacterianas, geralmente é empírica, pela dificuldade de identificação do agente etiológico. Na escolha do antibiótico, deve-se levar em conta a faixa etária e os agentes mais frequentes na região. Estudo recente, em nosso meio, confirmou a predominância do *Streptococcus pneumoniae*, em todas as faixas etárias. Em crianças acima de 5 anos de idade, considerar a possibilidade de agentes atípicos como micoplasma e clamídia.

O antimicrobiano de escolha para o tratamento da infecção pneumocócica é a penicilina, seja oral, seja parenteral. Ambas são muito efetivas e, mesmo iniciando o tratamento parenteral, passamos para a via oral o mais rápido possível, assim que o paciente ficar afebril. O tempo de tratamento deve levar em conta a gravidade do caso e a presença de comorbidades; por via oral, há uma considerável discussão na literatura quanto ao período ideal de tratamento para pneumonias não complicadas, variando de 3 até 10 dias. Em nossa prática, o mais habitual é prescrever-se entre 7 e 10 dias, sendo 7 dias provavelmente suficiente na maioria dos casos. Para a via oral, dá-se preferência para a amoxicilina, na dose de 50 mg/kg/dia em três doses; por via parenteral, pode ser utilizada a penicilina procaína na dose de 50 mil unidades/kg/dia em uma ou duas aplicações ou a penicilina cristalina na dose de 200 mil unidades/kg/dia em quatro aplicações por um período de 5 a 7 dias (Quadro 2.8).

Na suspeita de agentes atípicos, deve-se introduzir macrolídeo por um período de 10 a 14 dias. A pneumonia por atípicos deve ser considerada nos casos com início de sintomatologia mais gradual, tosse persistente, porém com pouco desconforto respiratório. Além disso, nas crianças em que não houver resposta ao tratamento com penicilina e idade acima de 5 anos, essa possibilidade deverá ser considerada.

No período neonatal pela possibilidade de agentes etiológicos como *Streptococcus* grupo B, *Staphylococcus* sp e bactérias gram-negativas, a antibioticoterapia será ampla, devendo-se considerar a divisão do período neonatal em precoce (até 3 dias de vida) e tardio (acima de 3 dias de vida). É indicado o uso de ampicilina mais aminoglicosídeo (ou cefalosporina de 3ª geração) no período precoce e oxacilina mais aminoglicosídeo (que podem ser substituídos por vancomicina mais cefalosporina de 3ª geração de acordo com o perfil de sensibilidade dos germes do hospital) no período neonatal tardio.

Na suspeita de pneumonia aspirativa, a 1ª opção é amoxicilina-clavulanato, sendo a clindamicina uma opção para as situações de alergia a penicilina.

Se após 48-72 horas da introdução da antibioticoterapia o paciente permanecer febril ou apresentar piora clínica, deverá ser reavaliado clínica e radiologicamente para a possibilidade de falha terapêutica ou surgimento de complicações (Figura 2.24).

Quadro 2.8 Principais antibióticos e doses utilizadas em pneumonia comunitária em pediatria.

Nome	Via	Dose	Intervalo	Tempo
Amoxicilina	VO	50-100 mg/kg/dia	8/8 horas a 12/12 horas	7-10 dias
Amoxicilina + Clavulonato	VO/EV	50-100 mg/kg/dia	8/8 horas	7-10 dias
Penicilina Procaína	IM	50 mil UI/kg/dia	1-2 vezes/d	5-7 dias
Penicilina Cristalina	EV	200 mil UI/kg/dia	6/6 horas	5-7 dias
Ampicilina	EV	300 mg/kg/dia	6/6 horas	5-7 dias
Ampicilina + Sulbactan	EV	300 mg/kg/dia	6/6 horas	5-7 dias
Cefuroxima-Axetil	VO	30 mg/kg/dia	12/12 horas	7-10 dias
Cefuroxima	EV	150 mg/kg/dia	8/8 horas	5-7 dias
Ceftriaxona	EV/IM	50 mg/kg/dia	12/12 horas	5-7 dias
Eritromicina	VO	40-50 mg/kg/dia	6/6 horas	10-14 dias
Claritromicina	VO	15 mg/kg/dia	12/12 horas	10-14 dias

VO: via oral; EV: (via) endovenosa; IM (via) intramuscular.

Fonte: Adaptado de Taketomo, CK. Pediatric Dosage Handbook International, Lexi-Comp, 13th edition, 2006.

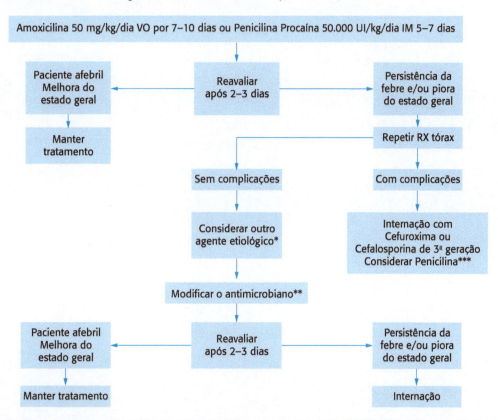

Figura 2.24 Manejo ambulatorial do paciente com pneumonia aguda comunitária.

* Crianças < 1 ano: considerar *Haemophilus influenzae* e *Staphylococcus aureus*; em menores de 6 meses, considerar *Haemophilus influenzae* tipo B;
Crianças > 5 anos: considerar *Mycoplasma pneumoniae*;
Em qualquer faixa etária, considerar pneumococo com algum grau de resistência à penicilina, particularmente em crianças < 2 anos, que frequentam creche ou fazem uso de antimicrobianos com frequência.

** Amoxicilina associada à clavulanato ou cefuroxima quando a suspeita for: pneumococo com algum grau de resistência à penicilina, *Staphylococcus aureus* ou *Haemophilus influenzae*; macrolídeo na suspeita de *Mycoplasma pneumoniae*.

*** Quando há indicação de tratamento parenteral desde o início, ou em casos em que há dúvida de adesão ao tratamento.

Fonte: Desenvolvida pela autoria.

BIBLIOGRAFIA CONSULTADA

Andrade AL, Silva SA, Martelli CM, et al. Population-based surveillance of pediatric pneumonia: use of spatial analysis in an urban area of Central Brazil. Cad Saúde Pública. 2004;20:411-21.

British Thoracic Society Community Acquired Pneumonia in Children Guideline Group. Guidelines for the management of community acquired pneumonia in children: update 2011. Thorax 2011;66:ii1-ii23.

Diretrizes Brasileiras em pneumonia Adquirida na Comu nidade em Pediatria – J. Bras. Pneumol. 2007;33(supl 1)31-50.

Ferreira S, Sant'Anna CC, March MFBP, et al. Letalidade por pneumonia e fatores associados ao óbito. J. Pediatr (Rio J). 2014;90(1):92-97bn.

Giachetto G, Pirez MC, Nanni L, et al. Ampicillin and penicillin concentration in serum and pleural fluid of hospitalized children with community acquired pneumonia. Pediatr. Infect. Dis. Journal. 2004;23(7) jul, 625-9.

http://www.uptodate.com/contents/clinical-features-and-diagnosis-ofcommunity-acquired-pneumonia-in-children.

http://www.uptodate.com/contents/epidemiology-pathogenesis-and-etiology-of-pneumonia-in-children.

http://www.uptodate.com/contents/inpatient-treatment-of-pneumonia-in-children.

http://www.uptodate.com/contents/outpatient-treatment-of-community-acquired-pneumonia-in-children.

Nascimento-Carvalho CM, Ribeiro CT, Cardoso MRA, et al. The role of respiratory viral infections among children hospitalized for community-acquired pneumonia in a developing country. Pediatr. Infect. Dis. Journal. 2008;27(10) out, 939-41.

O'Brian KL, Wolfson LJ, Watt JP, et al. Burden of disease caused by Streptococcus pneumoniae in children younger than 5 years: global estimates. Lancet. 2009;374:893-902.

Simbalista R, Araujo M, Nascimento-Carvalho CM. Outcome of children hospitalized with community-acquired pneumonia treated with aqueous penicillin G. Clinics. 2011;66(1):95-100.

Tuomaneu, EI; Kaplan, SL. Pneumococcal pneumonia in children last liberated review version 21.0: outubro 2017. Disponível em: www.uptodate.com.

Weinstein P, Klugman KP, Jones RN. Rationale for revised penicillin susceptibility breakpoints versus Streptococcus pneumoniae: coping with antimicrobial susceptibility in an era of resistance. Clinical Infectious diseases. 2009;48:596-1600.

2.5 Pneumonia Complicada

- Cristina Ryoka Myao Yoshioka ■ Alfredo Elias Gilio ■ Albert Bousso
- Luis Marcelo Inacio Cirino ■ João Paulo Becker Lotufo

Introdução

A complicação pulmonar mais frequente na criança é o derrame pleural. Outras complicações potenciais incluem abscesso pulmonar, pneumonia necrosante, atelectasia, pneumatocele, pneumotórax, fístula broncopleural e bronquiectasia. A presença de complicações é uma das causas de falha terapêutica da pneumonia adquirida na comunidade.

A gravidade da pneumonia e suas complicações podem estar relacionadas com a virulência do agente etiológico, o número de micro-organismos que causam a infecção ou a integridade do sistema imunológico do hospedeiro.

Na última década, em vários países tem-se verificado aumento na incidência de complicações, principalmente o derrame pleural. Os fatores que contribuem para este aumento de incidência ainda não estão claros. Embora vários estudos realizados nos Estados Unidos tenham chamado a atenção para o aumento da presença de *Staphylococcus aureus*, o *Streptococcus pneumoniae* continua sendo o principal agente etiológico dos derrames pleurais na população pediátrica. Em alguns países, após a introdução da vacina conjugada pneumocócica heptavalente, prevalecem os empiemas causados por sorotipos não vacinais, principalmente os sorotipos 1, 3, 5, 7F e 19 A.

Derrames pleurais

Derrame pleural é o acúmulo anormal de líquido entre os folhetos pleurais: parietal e visceral. Nas crianças, a maioria dos derrames pleurais é de origem infecciosa e estão associados à pneumonia bacteriana. Por esta razão, são denominados "derrames pleurais parapneumônicos". Ocorrem com mais frequência em crianças menores de 2 anos de idade e há um discreto predomínio no sexo masculino. Estima-se que o derrame pleural ocorra entre 0,6% e 2% das pneumonias.

Empiema corresponde à presença de pus no espaço pleural e traduz o espectro evolutivo final de um derrame parapneumônico complicado.

Agentes etiológicos

O agente etiológico mais comum, em todas as faixas etárias, exceto o período neonatal, é o *Streptococcus pneumoniae*. No Brasil, assim como em vários outros países, que utilizam rotineiramente a vacina conjugada para *Haemophilus influenzae* tipo B, este agente etiológico teve a sua importância muito reduzida nos últimos anos. O *Staphylococcus aureus* é um agente etiológico que deve ser lembrado, especialmente nas crianças menores de 1 ano de idade. Nas crianças maiores de 5 anos, o *Mycoplasma pneumoniae* é um agente que pode ser responsável pela pneumonia com derrame pleural. Alguns estudos relatam o *Mycoplasma pneumoniae* como o segundo agente mais frequente nessa faixa etária.

Fisiopatologia

Nos processos parapneumônicos, o exsudato pleural pode apresentar três fases distintas de evolução:

- **1º Estágio (exsudativo):** as células mesoteliais iniciam resposta inflamatória com recrutamento celular e produção de moduladores. Há injúria vascular e aumento da permeabilidade capilar. O líquido extravascular se acumula quando a capacidade absortiva da pleura, pelo seu débito linfático, for superada. Nesta fase, o líquido acumulado tende a ser fluido e estéril. É caracterizado pela baixa contagem de leucócitos, lactato desidrogenase (DHL) ≤ 1.000 UI, glicose e pH normais. Este estágio dura de 24 a 72 horas.

- **2º Estágio (fibrinopurulento):** a presença de bactérias no espaço pleural desencadeia a ativação da cascata de complemento. Há migração de neutrófilos, aumento da produção de citoquinas, acúmulo de bactérias e restos celulares. Há distúrbio no balanço entre a coagulação e a fibrinólise, resultando na formação de uma membrana de fibrina na superfície pleural, que predispõe a aderências e loculações, impedindo a drenagem do líquido infectado. Durante este estágio, o pH (acúmulo de CO_2 e ácido lático) e a glicose diminuem (aumento do glicólise dos polimorfonucleares fagocitários e metabolismo bacteriano) e a DHL aumenta (lise celular). Este estágio dura de 7 a 10 dias.

- **3º Estágio (organização):** caracterizado pelo crescimento e pela proliferação de fibroblastos e capilares no exsudato pleural, produzindo uma membrana espessada e inelástica (2 a 4 semanas após a infecção primária). Esta membrana compromete a expansibilidade pulmonar.

Com a introdução de terapêutica precoce e adequada, esses estágios podem ser abortados.

Quadro clínico

As manifestações clínicas dependem da extensão do processo infeccioso. Geralmente a criança se apresenta com febre, mal-estar, anorexia, tosse, dor torácica, posição antálgica e dispneia. Pode haver perda de peso em casos de curso insidioso e prolongado.

No exame físico, pode-se observar taquipneia com respiração superficial, tiragem intercostal e diminuição do murmúrio vesicular, que também podem estar presentes em pacientes sem complicações. Nas crianças com derrame pleural à inspeção, pode-se encontrar uma escoliose discreta (posição antálgica sobre o lado acometido causada pela dor proveniente do envolvimento da pleura parietal), redução da expansibilidade do hemitórax comprometido, frêmito toracovocal diminuído ou abolido, macicez à percussão, ausculta da voz diminuída ou abolida, egofonia ou voz caprina, que é uma voz anasalada percebida no limite superior do derrame em pequenos derrames, e submacicez ou macicez na percussão sobre a coluna vertebral adjacente ao derrame (sinal do Signorelli).

Nos derrames pleurais volumosos, geralmente com volumes maiores do que 1.000 mL pode ser evidenciado um desvio do mediastino causando compressão pulmonar. Hipoalbuminemia é comum em crianças com grandes derrames.

Avaliação radiológica

Radiografia de tórax

Os sinais radiológicos de efusão pleural incluem desde discreto velamento do ângulo do seio costofrênico, que desenha uma curva de convexidade para baixo, denominada "curva de Damoiseau" (sinal do menisco) associado a uma escoliose, até velamento total do hemitórax acometido, com alargamento dos espaços intercostais e desvio contralateral do mediastino. Na radiografia em perfil, pode-se observar o desaparecimento parcial ou total da imagem do diafragma do lado afetado (Figuras 2.25 a 2.27). Em derrames subpulmonares, a imagem radiológica é de uma "falsa" elevação da cúpula frênica, lembrando que a porção mais alta da cúpula é mais lateralizada que a da cúpula normal (Figura 2.28).

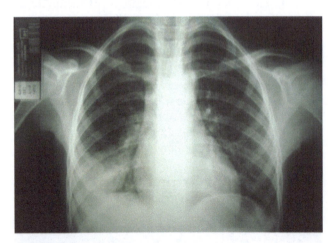

Figura 2.25 Radiografaia em PA mostrando velamento de seio costofrênico direito.

Fonte: Acervo da autoria.

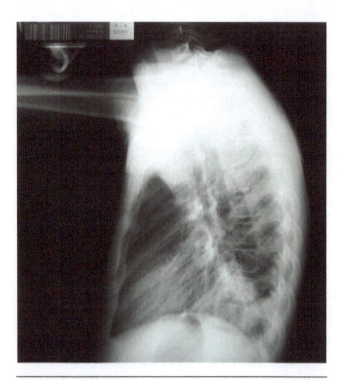

Figura 2.26 Radiografia de perfil mostrando desaparecimento da cúpula frênica direita.

Fonte: Acervo da autoria.

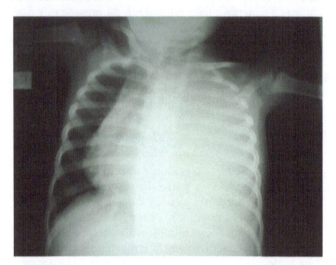

Figura 2.27 Radiografia em PA mostrando velamento extenso de hemitórax esquerdo com desvio de mediastino causado por derrame pleural extenso.

Fonte: Imagem cedida pelo Dr. Henrique Lederman e Dr. João Paulo Becker Lotufo.

A radiografia em decúbito lateral com raios horizontais permite diferenciar derrame pleural do espessamento pleural e quantificar o fluido pleural nos casos duvidosos. Derrames pleurais maiores que 1 cm em crianças são considerados suficientes para que se possa realizar a toracocentese.

A presença de nível líquido no espaço pleural sugere a presença de gás liberado pelo microrganismo, pneumotórax, perfuração visceral ou fístula broncopleural (Figuras 2.29 a 2.31).

INFECÇÕES RESPIRATÓRIAS AGUDAS **59**

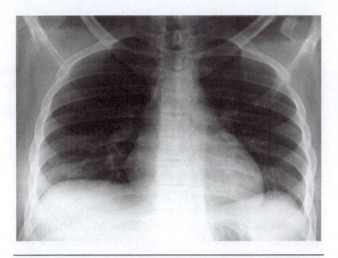

Figura 2.28 Derrame subpulmonar em pneumonia de lobo inferior de pulmão direito. Para fazer o diagnóstico de derrame subpulmonar, observa-se a diferença de altura entre a cúpula frênica direita e esquerda, que normalmente não pode ser maior do que um corpo vertebral.

Fonte: Imagem cedida pelo Dr. Henrique Lederman e Dr. João Paulo Becker Lotufo.

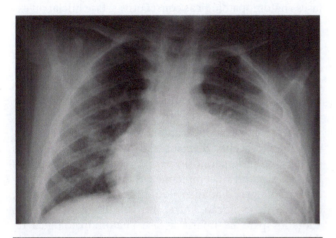

Figura 2.29 Radiografia de tórax em decúbito dorsal. Pneumonia de lobo inferior esquerdo com necrose e derrame pleural.

Fonte: Imagem cedida pelo Dr. Henrique Lederman e Dr. João Paulo Becker Lotufo.

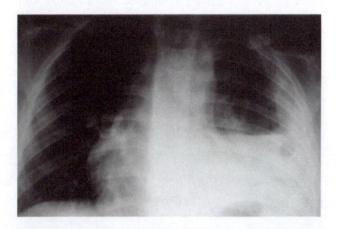

Figura 2.30 Radiografia de tórax em ortostática mostrando nível aéreo.

Fonte: Imagem cedida pelo Dr. Henrique Lederman e Dr. João Paulo Becker Lotufo.

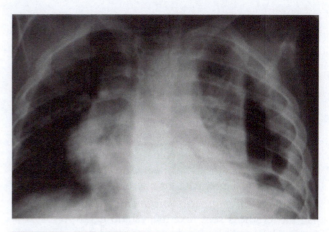

Figura 2.31 Radiografia de tórax em decúbito lateral direito mostrando a mudança de posição do nível aéreo.

Fonte: Imagem cedida pelo Dr. Henrique Lederman e Dr. João Paulo Becker Lotufo.

Ultrassonografia

É útil na confirmação de derrame pleural, principalmente em casos com velamento em hemitórax à radiografia de tórax. É útil também na detecção de loculações e septações, na quantificação das efusões, na avaliação da natureza da efusão e na determinação do local de toracocentese ou inserção do dreno. As vantagens em relação à tomografia incluem a rápida avaliação, sem exposição à radiação e sedação. Entretanto, é um exame que depende basicamente da experiência do radiologista, sobretudo em crianças pequenas.

Tomografia computadorizada

Não é de rotina o seu uso em casos de efusão pleural, mas pode ser útil em casos complicados de falha terapêutica, antes de procedimentos cirúrgicos como toracotomia ou toracoscopia, para delineamento anatômico e exclusão de abscessos.

Análise do líquido pleural

A análise bioquímica do líquido pleural sugere efusão pleural complicada, com necessidade de drenagem, quando pH < 7, glicose < 40 mg/dL ou DHL > 1.000 UI. A contagem de células em derrames complicados é geralmente > 50.000 células/microL.

Análise microbiológica com método de Raur e cultura

Análise de antígenos: método de aglutinação em látex, contraimunoeletroforese e reação em cadeia de polimerase (PCR). Estes métodos são importantes, principalmente nos casos em que houve uso prévio de antibiótico.

Hemocultura

A hemocultura deve ser realizada em todas as crianças com derrame pleural parapneumônico. É positiva em 10% a 22% das crianças com derrame parapneumônico complicado.

Tratamento

Tratamento clínico

Na presença de derrame pleural, é indicada a internação. A determinação dos estágios de evolução do processo parapneumônico pleural é essencial na determinação do tratamento. Durante a fase exsudativa, o tratamento fundamenta-se no uso de antibioticoterapia adequada por via endovenosa. A escolha do antibiótico deve ser baseada na faixa etária, nos fatores de risco envolvidos e, quando possível, nos achados microbiológicos.

Sendo o *Streptococcus pneumoniae* o agente principal, nas crianças sem toxemia, estado geral preservado, com padrão radiológico de pneumonia lobar, segmentar ou broncopneumonia associado a pequenos derrames, o antibiótico de escolha é a penicilina cristalina na dose de 200.000 UI/kg/dia ou ampicilina. Vale ressaltar que o tempo de febre pode prolongar-se na presença de complicações, sem necessariamente significar falha terapêutica. Na ausência de resposta clínica em 72 horas, após o início do tratamento, considerar a cobertura para *Haemophilus influenzae* com amoxicilina-clavulanato, cefalosporina de 2ª ou 3ª geração.

Nas crianças que são admitidas com toxemia, comprometimento do estado geral e/ou com outras complicações radiológicas associadas como abscessos, pneumatoceles e pneumonia necrosante, considerar a cobertura além do pneumococo para *Staphylococcus aureus* e *Haemophilus influenzae*. Assim, a antibioticoterapia inicial poderá ser oxacilina associada à cefalosporina de 3ª geração ou cefalosporina de 2ª geração isoladamente (cefuroxima). Nos casos com suspeita de *Staphylococcus aureus* meticilino resistente, introduzir vancomicina.

Não existe uma padronização do tempo de antibioticoterapia endovenosa, mas para muitos autores é ideal que se utilize o esquema parenteral até 5 dias após resolução do quadro febril.

A toraconcentese deve ser esvaziadora quando há presença de um derrame volumoso.

Tratamento cirúrgico

As principais complicações da pneumonia, que demanda ação de equipe cirúrgica para seu tratamento, são o derrame pleural parapneumônico e o empiema pleural. A maior parte dos pacientes com derrame pleural parapneumônico tem evolução clínica satisfatória quando tratada com antibióticos e toracenteses. Alguns pacientes, apesar destas medidas, evoluem de forma insatisfatória, necessitando de intervenção cirúrgica para a resolução da doença pleural. As alternativas cirúrgicas são a drenagem fechada sob selo de água, toracoscopia e decorticação.

Em condições normais, todo o fluido secretado no espaço pleural é reabsorvido. Há um fluxo de líquido capilar sistêmico para o espaço pleural e da cavidade pleural para o capilar pulmonar, conforme as leis de Starling. Noventa por cento dessa reabsorção é feita pela pleura visceral e os 10% restantes, pela via linfática. Ao contrário dos transudatos, em que o acúmulo do líquido no espaço pleural se dá por aumento da pressão hidrostática do capilar pulmonar ou da diminuição da pressão oncótica do plasma, o derrame parapneumônico é um exsudato que se forma por aumento da permeabilidade capilar pulmonar com perda proteica para o espaço pleural.

A análise bioquímica de amostra do líquido pleural é utilizada e muito difundida a partir dos clássicos trabalhos de *Light* que procurou estudar a incidência de derrames parapneumônicos e identificar, por meio desses parâmetros bioquímicos, os pacientes que necessitariam de tratamento cirúrgico, o mais cedo quanto possível.

Devemos lembrar, também, que, ao lado de alterações bioquímicas, a cavidade pleural sofre, nos derrames e empiemas parapneumônicos, alterações anatomopatológicas que modificam sua estrutura física.

O tratamento cirúrgico do empiema pleural apresenta algumas controvérsias quanto ao momento de intervenção e o tipo de proposição adotada. Visando tornar mais uniforme as condutas, a American Thoracic Society classificou a reação pleural a um processo infeccioso em três fases anatomopatológicas consecutivas: fase inicial ou exsudativa, caracterizada pela presença de derrame seroso; fase fibrinopurulenta, caracterizada pelo acúmulo de polimorfonucleares, fibrina e pus com tendência à formação de lojas, aderências e septações pleurais; e fase crônica ou de organização, caracterizada pela proliferação de fibroblastos e formação de membrana encarcerante impedindo a expansão pulmonar.

Apesar de a classificação anatomopatológica ser universalmente aceita, diversos são os critérios utilizados no período pré-operatório para caracterizar em qual das fases se encontra o empiema parapneumônico. O quadro radiológico, a análise bioquímica do líquido pleural, o tempo de evolução, entre outros, são alguns critérios adotados para se inferir a fase anatomopatológica da doença. No Hospital Universitário da Universidade de São Paulo (HU-USP), utilizamos a ultrassonografia como método diagnóstico para apontar a situação anatomopatológica da doença e propusemos uma classificação dos derrames parapneumônicos segundo esse método e, com isso, orientar a escolha da alternativa de tratamento. O Quadro 2.9 mostra a classificação ultrassonográfica e os respectivos achados.

Quadro 2.9 Classificação ultrassonográfica dos derrames pleurais.

Classificação	Achado ultrassonográfico
1	Derrame livre
2	Derrame com pouca septação
3	Derrame espesso, septado e com grumos
4	Derrame loculado, com múltiplos septos, debris
5	Derrame loculado, espessamento pleural, saco empiemático, encarceramento pulmonar

Fonte: Desenvolvido pela autoria.

A correlação entre os achados ultrassonográficos e a fase anatomopatológica da doença está apontada no Quadro 2.10.

Quadro 2.10 Correlação anatomopatológica com os achados ultrassonográficos nos derrames pleurais.

Fase anatomopatológica	Achado ultrassonográfico
Exsudativa	1 ou 2
Fibrinopurulenta	3 ou 4
Crônica	5

Fonte: Desenvolvido pela autoria.

Na fase aguda do empiema, indicamos toracocentese ou drenagem com dreno tubular multiperfurado sob selo d'água. Os pacientes com empiemas pleurais crônicos requerem toracotomia para decorticação cirúrgica. Nos pacientes cuja doença pleural assume posição intermediária, entre as fases exsudativa e crônica organizada, a loculação, septação e aderência podem ser desfeitas pela videolaparoscopia (Quadro 2.11).

O tratamento cirúrgico do empiema pleural em crianças quase sempre tem de ser feito assim que se faz o diagnóstico, não havendo muito tempo para um meticuloso preparo pré-operatório. Para melhorar as condições gerais da criança, procede-se à hidratação pré-operatória e à correção dos níveis de hemoglobina, quando necessárias.

Os cuidados com a criança durante o ato anestésico incluem monitorização cardíaca contínua, oximetria de pulso para medida da saturação arterial de oxigênio, capnografia para medida da pressão parcial de gás carbônico expirado e pressão arterial média não invasiva, medidas por método oscilométrico. As sondas de intubação utilizadas são as convencionais, sem balonete. As sondas providas de balonete são desnecessárias para crianças até a idade de 8 a 10 anos, pois a mucosa traqueal, relativamente mais espessa nessa faixa etária, ajusta-se perfeitamente a uma sonda simples corretamente selecionada. Além disso, o uso do balonete pode ocasionar lesão isquêmica da traqueia.

Quadro 2.11 Alternativa de tratamento cirúrgico proposta de acordo com a fase anatomopatológica dos derrames pleurais.

Fase anatomopatológica	Alternativa proposta
Aguda exsudativa	Drenagem ou toracocentese
Fibrinopurulenta	Videotoracoscopia
Crônica	Decorticação pulmonar

Fonte: Desenvolvido pela autoria.

Adotamos como **regra** o posicionamento do paciente em decúbito semilateral, salvo em decorticações, para evitar inundação, por secreções ou sangue, do pulmão oposto durante a manipulação cirúrgica do parênquima pulmonar. Para obtermos o decúbito semilateral, posicionamos coxim, colocado longitudinalmente, na face posterior do hemitórax a ser operado.

Apesar de utilizarmos rotineiramente a anestesia geral para drenagem torácica e demais procedimentos em crianças, temos tido poucas complicações anestésicas. Alguns serviços costumam drenar, com bons resultados, o empiema pleural em crianças usando anestesia local. Acreditamos que a anestesia local não permite que se realize o procedimento com conforto, tanto para o paciente como para o médico. A criança chorando, tensa, contraindo a musculatura torácica e intercostal, não permite boa drenagem e posicionamento adequado do dreno. Também acreditamos que esses procedimentos invasivos, realizados principalmente em pré-escolares, com a criança consciente e possuidora de um aparelho psíquico rudimentar, em formação e aperfeiçoamento, podem trazer dificuldades adaptativas futuras.

As principais complicações da anestesia geral nas crianças com derrame pleural parapneumônico são o broncospasmo por causa da manipulação da via aérea, regurgitação de conteúdo gástrico, depressão respiratória, após o uso de quetamina e arritmias cardíacas em crianças nas quais se usou halotano.

Após a drenagem torácica, pós-operatória ou para o tratamento dos derrames na fase aguda, o dreno deve permanecer até que seu débito seja baixo, geralmente menor que 50 mL em 24 horas, e o aspecto do líquido drenado não apresente grumos ou fibrina em grande quantidade. Para a retirada do dreno, não é necessário sedar a criança, mas deve-se tracionar o dreno de modo a evitar sofrimento excessivo para o paciente ou que ar atmosférico penetre na cavidade pleural. O curativo oclusivo deve permanecer por 24 horas antes de ser trocado para possibilitar reacomodação das fibras dos músculos intercostais e serrátil e, assim, fechamento do orifício de entrada do dreno.

Pneumonia necrosante

A pneumonia necrosante é uma complicação pulmonar rara, embora apresente incidência crescente, e que está associada à desvitalização do tecido pulmonar durante a infecção, com aparecimento subsequente de focos de necrose e liquefação em áreas de consolidação pulmonar.

O padrão epidemiológico da pneumonia parece estar mudando, especialmente na Europa e na América do Norte, onde a incidência de formas necrosantes está em ascensão. Em adultos, a necrose pulmonar costuma estar ligada ao abuso de álcool, diabetes *mellitus* e deficiências nutricionais. Em crianças, todavia, essa doença vem sendo descrita em crianças pequenas previamente saudáveis, sem fatores predisponentes expressivos.

Estudos pediátricos, apesar de apresentarem casuísticas pequenas, descrevem prevalências que variam de 5,1% a 46% conforme a população estudada. No nosso serviço do HU-USP, encontramos 31 casos de pneumonia necrosante de um total de 131 crianças (24%) com diagnóstico de pneumonia complicada. Especula-se que a incidência crescente se deva à maior vigilância para esta complicação aliada a um maior uso de tomografia computadorizada de tórax nestes casos. A crescente incidência de pneumonia necrosante ocorre em paralelo ao aumento na incidência de derrames parapneumônicos complicados que, por sua vez, parece estar relacionado a uma mudança no perfil de virulência e sensibilidade dos microrganismos causadores de infecção pulmonar, além da possível associação com a introdução da vacina antipneumocóccica que poderia ter favorecido a seleção de cepas mais agressivas.

Classicamente, a pneumonia necrosante é considerada complicação secundária às infecções pulmonares por *Streptococus pneumoniae*, especialmente aquelas causadas pelos sorogrupos 3, 14 e 19. Entretanto, também pode estar associada às pneumonias causadas por outros agentes etiológicos como *Streptococus viridans, Staphylococcus aureus, Haemophilus influenza, S. Pyogenes, Mycoplasma pneumoniae, Legionella pneumophila,* Aspergillus sp, *Klebisiella pneumoniae, Pseudomonas aeruginosa,* Fusobacterium, entre outros.

Quando a pneumonia necrosante é causada por um agente anaeróbico, a necrose geralmente fica confinada a um segmento ou lobo pulmonar, podendo, entretanto, acometer os pulmões como um todo.

As infecções causadas pelo *S. aureus* merecem uma análise especial. A pneumonia estafilocóccica ocorre mais frequentemente em crianças menores de 1 ano e em pacientes com fatores de risco. O *Staphylococcus aureus* apresenta grande potencial para promover necrose, supuração e formação de abscessos. A pneumonia necrosante causada por *Staphylococcus aureus*, em alguns casos, está associada com a presença dos genes da Panton-Valentine Leukocidin, que codificam a produção de citotoxinas, que causam necrose tecidual intensa e destruição de leucócitos pela formação de poros na membrana celular.

A fisiopatologia da pneumonia necrosante não está completamente estabelecida. Pode desenvolver-se pela agressividade do agente etiológico, que destrói o tecido pulmonar pelas suas enzimas proteolíticas; por uma resposta inflamatória exacerbada do hospedeiro, mediada por citocinas ou por infarto pulmonar de um segmento ou lobo pulmonar causado por uma trombose simultânea do suprimento arterial pulmonar e da circulação brônquica, resultando em necrose tecidual maciço. Tais infartos extensos são diferentes da doença tromboembólica na qual somente a artéria pulmonar é ocluída e o infarto é localizado perifericamente.

As manifestações clínicas são semelhantes às de uma pneumonia grave. A suspeita de pneumonia necrosante, entretanto, deve ser considerada nos casos que apresentem quadros prolongados com febre e toxemia, associados à empiema pleural, pneumotórax e piopneumotórax. Em algumas casuísticas, essa associação ocorre em até 94% dos casos. A ocorrência de fístula broncopleural, provavelmente resultante da extensão da pneumonia necrosante até a periferia do pulmão necrosado, também é frequente, chegando a 63%.

O diagnóstico depende essencialmente dos estudos radiológicos. A radiografia de tórax, habitualmente evidencia lesões radioluscentes em áreas de consolidação pulmonar. A tomografia computadorizada de tórax, por sua vez, é mais sensível e é a avaliação radiológica que define melhor a presença de necrose, mostrando áreas de acometimento alveolar entremeadas com várias cavidades com liquefação. A tomografia de tórax é mais sensível do que a radiografia para a identificação da pneumonia necrosante (Figuras 2.32 a 2.34).

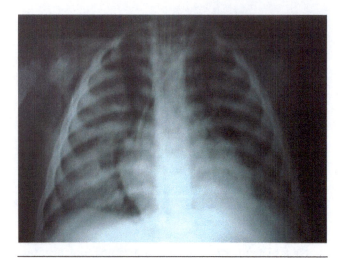

Figura 2.32 Radiografia de tórax demonstrando extenso acometimento parenquiatoso com imagem compatível com pneumomediastino.

Fonte: Acervo da autoria.

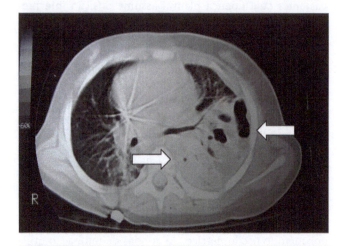

Figura 2.33 Tomografia computadorizada de tórax demonstrando consolidações com áreas de necrose e escavação.

Fonte: Acervo da autoria.

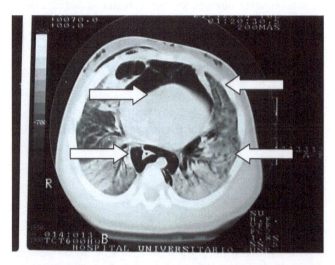

Figura 2.34 Tomografia computadorizada de tórax demonstrando consolidações com áreas de necrose e escavação.

Fonte: Acervo da autoria.

O tratamento da pneumonia necrosante depende fundamentalmente de condutas conservadoras associadas ou não a intervenções invasivas mais radicais.

O manejo conservador com antibioticoterapia em altas doses e drenagem pleural pode resultar em preservação parenquimatosa e reexpansão, sobretudo em crianças. Entretanto, nos pacientes submetidos ao tratamento exclusivamente conservador, com frequência são necessárias múltiplas drenagens e, ocasionalmente, drenagem torácica aberta. Muitos autores afirmam que o tratamento conservador pode prolongar o curso da doença, resultando na internação prolongada e, consequentemente, favorecendo o surgimento de bactérias multirresistentes.

A antibioticoterapia parenteral inicial empírica deve ter atividade contra o *Streptococcus pneumoniae* e o *Staphylococcus aureus*. Pode-se iniciar a terapia com cefalosporina de segunda geração (cefuroxima) ou oxacilina associada à ceftriaxone. A duração é determinada pela resposta clínica, mas geralmente o tempo de tratamento é de pelo menos 4 semanas ou de pelo menos 2 semanas após a melhora clínica e desaparecimento da febre. Quando houver suspeita de *Staphylococcus aureus* resistente à oxacilina, são opções a vancomicina, a teicoplanina e a linezolida.

As principais controvérsias sobre o tratamento da pneumonia necrosante dizem respeito à conduta mais radical. Nesse sentido, os questionamentos habituais recaem sobre qual intervenção aplicar e em que momento realizá-la. Além disso, ainda existe considerável debate se a estratégia mais intervencionista abrevia o tempo de resolução desta afecção.

A ideia de que uma intervenção cirúrgica precoce, caracterizada pela ressecção cirúrgica do parênquima necrosado, foi proposta pela primeira vez na década de 1970 e já foi considerada a melhor abordagem para a pneumonia necrosante em adultos. Em crianças, essa conduta é sempre duvidosa porque a ressecção pulmonar pode comprometer a função respiratória no futuro. Diversos pesquisadores têm defendido a realização de conduta intermediária, menos invasiva que uma toracotomia, recomendando a toracoscopia videoassistida para a limpeza da cavidade pleural e remoção de tecidos necróticos. Essa abordagem aparentemente reduz o tempo de internação e pode preservar um parênquima pulmonar ainda potencialmente funcional. No nosso serviço, em função dos recursos disponíveis e da experiência da equipe cirúrgica, temos realizado, em casos selecionados, segmentectomia, lobectomia ou pneumectomia desregrada naqueles casos com evolução clínica prolongada e desfavorável (Figura 2.35).

Uma das complicações imediatas mais frequentes é o aparecimento de fístula broncopleural. Essa intercorrência surge, conforme o autor estudado, em até 70% dos pacientes. O manejo clínico da fístula pode ser difícil, pois compromete intensamente a ventilação e, muitas vezes, requer a introdução de sistema de aspiração torácica contínua.

O prognóstico geral é razoável, sendo descritas taxas de morbimortalidade da ordem de 1% em serviços bem estruturados.

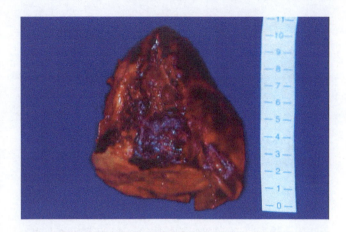

Figura 2.35 Fragmento de parênquima pulmonar necrótico removido por toracotomia.

Fonte: Acervo da autoria.

Abscesso pulmonar

O abscesso pulmonar é definido como uma cavidade circunscrita de parede espessa, com conteúdo purulento e diâmetro, geralmente maior que 2 cm, resultante de uma infecção pulmonar. Podem ser classificados em primários ou secundários. São considerados primários quando ocorrem em pacientes hígidos e secundários quando ocorrem em crianças com alguma doença de base (congênita ou adquirida) predispondo à infecção, obstrução de vias aéreas, embolização ou aspiração.

Em crianças com abscessos a partir de pneumonias comunitárias, o *Streptococcus pneumoniae* é o agente mais frequente seguido do *Staphylococcus aureus*. Em crianças com neuropatias acompanhadas de disfagia, presença de refluxo gastroesofágico, após convulsões, anestesias ou procedimentos odontológicos, o papel dos anaeróbicos é importante. Os anaeróbicos mais frequentes são: *Peptostreptococcus sp*; *Bacteroides sp*; *Prevotella sp*; e *Veillonella sp.*, que são isolados em 30% a 60% desses casos. Vale ressaltar que mais de 50% desses anaeróbicos são produtores de β-lactamase. Quando adquiridos em ambiente hospitalar, há envolvimento de enterobactérias e de *Pseudomonas aeruginosa*, às vezes multirresistentes.

As manifestações clínicas são semelhantes à pneumonia com febre, tosse, dispneia, dor torácica, anorexia, hemoptise e hálito pútrido. O curso pode ser insidioso.

O abscesso pulmonar deve ser suspeitado quando a imagem de consolidação é persistente por tempo não usual, a pneumonia persiste de forma arredondada ou quando há aumento do volume do lobo acometido (sugerido por abaulamento da cisura).

O diagnóstico pode ser sugerido por radiografia de tórax demonstrando uma cavidade no mínimo com 2 cm de diâmetro, com parede espessada e nível líquido (Figura 2.36). Em aproximadamente 20% dos casos, não se evidencia imagem compatível à radiografia torácica. É frequente a associação com derrame parapneumônico. A tomografia computadorizada é útil para evidenciar a extensão da doença, anomalias de base e a presença ou ausência de corpo estranho.

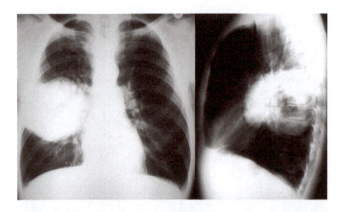

Figura 2.36 Pneumonia segmentar abscedada, com necrose, no segmento apical do lobo inferior do pulmão direito.

Fonte: Imagem cedida pelo Dr. Henrique Lederman e Dr. João Paulo Becker Lotufo.

Em muitos casos, a broncoscopia é diagnóstica e terapêutica por facilitar a remoção do corpo estranho ou promover a drenagem de fluido purulento se este não ocorrer espontaneamente.

No diagnóstico diferencial, estão incluídos tuberculose, nocardiose, infecção fúngica, abscesso amebiano, tumores, sarcoidose e infarto pulmonar.

O tratamento é semelhante à pneumonia necrosante e 80% a 90% dos casos resolvem-se apenas com antibioticoterapia prolongada, uma vez que o fator obstrutivo seja removido.

A terapêutica antimicrobiana inicial é geralmente empírica, parenteral com cobertura para *Streptococcus pneumoniae*, *Staphylococcus aureus* e anaeróbicos. A penicilina cristalina pode não ser eficaz em mais de 50% dos anaeróbicos pela produção destes da enzima β-lactamase. Pode-se introduzir a clindamicina, cloranfenicol, metronidazol ou carbapenem. Assim, os esquemas antimicrobianos iniciais podem ser clindamicina e ceftriaxone ou cefuroxima em associação ao metronidazol.

Em casos de falha terapêutica, é necessária a aspiração ou drenagem percutânea. Na cultura realizada por aspiração percutânea, a identificação do agente etiológico ocorre em mais de 90% dos casos. A drenagem pode ser necessária se o diâmetro do abscesso for maior que 4 cm, causar desvio de mediastino, compressão de via aérea ou resultar em dependência ventilatória. A ressecção ou lobectomia é raramente necessária e, na maioria dos casos, deve ser considerada apenas após 3 semanas de antibioticoterapia endovenosa.

A complicação mais frequente é a hemorragia intracavitária, causando hemoptise, ou vômica, e disseminação da infecção para outras partes do pulmão. Outras complicações incluem empiema, fístula broncopleural, sepse, abscesso cerebral e secreção inapropriada de hormônio antidiurético.

Pneumatocele

São lesões resultantes de lesão bronquiolar e alveolar com passagem de ar para o interstício pulmonar com formação de cistos de paredes finas contendo ar. Pode também ser decorrente de trauma torácico, ventilação pulmonar mecânica ou aspiração (Figura 2.37).

Na maioria dos casos, resolve-se espontaneamente. Porém, em alguns casos, as pneumatoceles podem persistir por 3 a 15 meses ou cursar com complicações. São associadas frequentemente com *Staphylococcus aureus*, mas podem ser causadas por *S.pneumoniae*, *H.influenzae*, *E.coli* e *Klebsiella*.

Define-se como pneumatocele simples, não complicada, quando são menores do que 50% do hemitórax e não causam sintomas clínicos de desconforto respiratório. A pneumatocele complicada apresenta pelo menos um dos seguintes achados: persistência de sinais e sintomas de infecção recorrente; tamanho maior que 50% do hemitórax; persistência de atelectasia; abscessos recidivantes; ou presença de fístula broncopleural. Nesses casos, a drenagem com cateter deve ser o procedimento indicado.

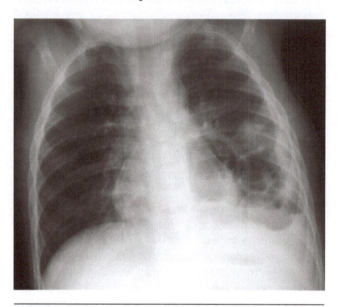

Figura 2.37 Pneumatoceles múltiplas em base de pulmão esquerdo.

Fonte: Imagem cedida pelo Prof. Dr. Henrique Lederman.

Notar a multiplicidade de imagens.

Pneumotórax

O pneumotórax caracteriza-se pelo acúmulo de ar entre os folhetos parietais e viscerais da pleura. Como complicação das pneumonias, pode ocorrer após punção torácica, uso de ventilação mecânica, por meio da fístula broncopleural ou de forma espontânea (Figura 2.38).

Os sintomas de pneumotórax variam de acordo com a extensão do colapso pulmonar, grau de pressão intrapleural, velocidade de instalação do processo, idade da criança e a sua reserva respiratória. Geralmente apresenta-se com taquipneia súbita, com dor pleurítica e variado grau de insuficiência respiratória e até cardiovascular. Ao exame físico, com diminuição da expansibilidade pulmonar, timpanismo à percussão e diminuição ou ausência de murmúrio vesicular.

No pneumotórax, são fatores a serem considerados na abordagem terapêutica: o tamanho, intensidade dos sinais e sintomas; primeiro episódio ou recorrência, simples ou complicado (p. ex., com hemotórax ou infecção); doenças de base associadas; e uso de ventilação mecânica. Assim, o tratamento pode ser desde conservador até o uso de toracotomia com ressecção pulmonar e pleurectomia. Os casos de pneumotórax pequeno podem resolver-se espontaneamente em cerca de 1 semana.

O clareamento natural do espaço pleural ocorre a uma taxa de 1,25% do volume do hemitórax a cada 24 horas. Com a administração de oxigênio a 100%, a absorção do gás intrapleural do pneumotórax pode aumentar aproximadamente sete vezes (quase 10% do volume do hemitórax/dia). Esse tratamento conservador funciona pela diminuição da pressão alveolar de nitrogênio, forçando passivamente à absorção de ar da cavidade pleural para os alvéolos.

Os casos de pneumotórax com colapso pulmonar maior que 5%, recorrente, sintomático ou em uso de ventilação mecânica, geralmente necessitam de drenagem cirúrgica.

Em casos graves, o pneumotórax pode evoluir para pneumotórax hipertensivo associado a colapso pulmonar, restrição do retorno venoso pelo aumento da pressão intratorácica e evolução com instabilidade hemodinâmica, necessitando de drenagem cirúrgica de urgência.

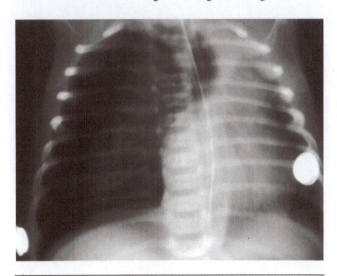

Figura 2.38 Pneumotórax espontâneo.
Fonte: Imagem cedida pelo Prof. Dr. Henrique Lederman.

> Notar desvio de mediastino importante.

Atelectasia

A atelectasia se traduz por uma expansão pulmonar imperfeita, mas com parênquima normal (Figura 2.39). Quando causada por pneumonia, normalmente desaparece em até 8 semanas. A complicação evolutiva das atelectasias crônicas é a fibrose pulmonar com colapso não funcional do segmento ou lobo pulmonar comprometido. Decorridas 8 semanas sem resolução espontânea após fisioterapia, indica-se broncoscopia.

Bronquiectasias

São dilatações e distorções da árvore brônquica, de caráter funcional ou anatômico, em consequência de alterações estruturais das paredes brônquicas resultando em doença obstrutiva pulmonar crônica. Essa condição é um resultado final de uma variedade de processos fisiopatológicos, geralmente incluindo a combinação de infecção e prejuízo na drenagem de secreção ou obstrução. Aproximadamente 30% das bronquiectasias são consequências das pneumonias (tanto de etiologia bacteriana como viral ou fúngicas).

O objetivo da terapêutica é o tratamento das agudizações e diminuir a progressão da doença e da função pulmonar.

O tratamento clínico é direcionado para a remoção de secreções, manutenção do estado nutricional, tratamento e prevenção de processos infecciosos, apoio psicossocial e as medidas profiláticas como vacinas e remoção de fatores agravantes. Além disso, existem algumas indicações de tratamentos cirúrgicos precisos na evolução desta complicação.

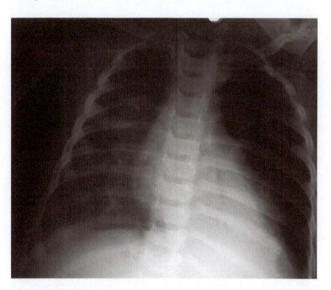

Figura 2.39 Aspecto em "tenda", atrás do coração característica da perda de volume do lobo inferior do pulmão esquerdo sendo o limite bem preciso em razão da rotação da grande cissura.

Fonte: Imagem cedida pelo Dr. Henrique Lederman e Dr. João Paulo Becker Lotufo.

■ BIBLIOGRAFIA CONSULTADA

Barson WJ. Clinical features and diagnosis of community-acquired pneumonia in children. Up To Date 2011. Last literature review version 18.3: set. 2010.

Hernàndez-Bou S, Garcia JJG, Esteva C, et al. Pediatric parapneumonic pleural effusion. epidemiology, clinical characteristics, and microbiological diagnosis. Pediatr Pulmonol. 2009;44:1192-1200.

Janahi IA, Fakhoury K. Epidemiology, clinical presentation, and evaluation of parapneumonic effusion and empyema in children. Up To Date 2011. Last literature review version 19.1: jan. 2011.

Janahi IA, Fakhoury K. Management and prognosis of parapneumonic effusion and empyema in children. Up To Date 2011. Last literature review version 19.1: jan. 2011.

Ko DW. Review on paediatric necrotizing pneumonia and its pulmonary co-morbidities. J Paed Respir and Critical Care.2014;10(4):20-31.

Kurt BA, Winterhalter KM, Connors RH, et al. Therapy of parapneumonic effusions in children: video-assisted thoracoscopic surgery versus conventional thoracostomy drainage. Pediatrics. 2006;118:e547.

Tan TQ, Mason Jr EO, Wald ER, et al. Clinical characteristics of children with complicated pneumonia caused by Streptococcus pneumoniae. Pediatrics. 2002;110(11).

Wheeler JG, Jacobs RF. Pleural effusions and empyema. In: Feigin RD and Cherry JD. Textbook of Pediatric Infectious Diseases. 4. ed. Philadelphia: Elsevier, 1998;292-307.

Yoshioka CRM, Gilio AE, Martinez MB, Brandileone MCC, Ragazzi SB, et al. Análise das cepas de Streptococcus pneumoniae causadores de pneumonia invasive: sorotipos e sensibilidade aos antimicrobianos. J Peditr. 2011;87(1):70-75.

Yu-Chia H, Cheng-Hsiang H, Po-Nien T, et al. Necrotizing pneumococcal pneumonia in children: the role of pulmonary gangrene. Pediatr Pulmonol. 2006;41:623-9.

Infecção do Trato Urinário

- Sandra Maria Callioli Zuccolotto
- Rafael Yanes Rodrigues da Silva
- Denise Swei Lo
- João Domingos Montoni da Silva

Introdução

A infecção do trato urinário (ITU) é doença pediátrica comum, responsável por 0,7% das consultas ambulatoriais e 5% a 14% das consultas em serviços de atendimento pediátrico. A ITU é, também, a infecção bacteriana grave mais frequente da infância, responsável por cerca de 5% a 15% dos casos de febre sem sinais localizatórios em lactentes. O diagnóstico preciso da ITU tem importantes implicações clínicas, pois a maior parte dos lactentes febris com ITU tem evidência de comprometimento de parênquima renal (pielonefrite). O retardo no diagnóstico e tratamento da pielonefrite aumenta o risco de lesão renal, a qual pode produzir sequelas graves como hipertensão arterial sistêmica e insuficiência renal crônica. Uma vez realizado o diagnóstico de ITU, além do tratamento precoce, é importante detectar os grupos de risco para presença de uropatias e segui-los ambulatorialmente, visando evitar as reinfecções urinárias e progressão para insuficiência renal.

Epidemiologia e fatores de risco para ITU

Vários são os fatores relacionados ao hospedeiro que predispõem crianças/adolescentes à ITU, tais como:

- Idade, raça e sexo: a prevalência de ITU é maior no sexo feminino, com exceção dos primeiros 3 meses de vida. Em lactentes entre 2 meses e 2 anos, os fatores de risco, no sexo feminino são: raça branca; idade < 12 meses; temperatura ≥ 39 °C; febre ≥ 2 dias; e ausência de outro foco infeccioso. No sexo masculino, os fatores de risco são: não ser da raça negra; temperatura ≥ 39 °C; febre > 24 horas; e ausência de outro foco infeccioso.
- Presença do prepúcio: a prevalência de ITU em lactentes febris não postectomizados é de quatro a oito vezes maior do que naqueles circuncidados. A circuncisão neonatal resulta na redução da incidência de ITU no primeiro ano de idade de 9,1 vezes, especialmente nos 3 primeiros meses.
- Genética: crianças com parentes de 1º grau com história de ITU têm maior probabilidade de ter ITU do que aquelas sem essa história familiar.
- Obstrução das vias urinárias: crianças com anormalidades obstrutivas estruturais e/ou funcionais apresentam um risco maior de ITU, pois a urina estagnada é um ótimo meio de cultura para crescimento de bactérias. Anomalia anatômica do trato urinário como causa da primeira ITU é infrequente, variando de 1% a 4 % nos diversos estudos.
- Síndrome da disfunção de eliminação: refere-se a um padrão anormal de eliminação de etiologia desconhecida que se caracteriza por incontinência e retenção fecal e urinária. É frequentemente subdiagnosticada, pois se estima, a partir de alguns estudos, que cerca de 40% das crianças com controle esfincteriano e com a primeira ITU e de 80% das crianças com ITU recorrente apresentavam sintomas compatíveis com síndrome da disfunção de eliminação. Essa síndrome também é um fator de risco para a persistência do refluxo vesicoureteral e para formação de cicatriz renal.
- Atividade sexual: a associação entre relação sexual e ITU no sexo feminino, especialmente cistite, encontra-se bem documentada.

Agentes etiológicos

Escherichia coli é o agente mais frequente da ITU, responsável por 70% a 90% dos casos, seguido por *Proteus mirabilis*, mais prevalente em meninos do que em meninas. Bactérias menos comuns são: *Klebsiella pneumoniae*; Enterobacter sp; *Citrobacter freundii*; entre outras. Bactérias gram-positivas como *Staphylococcus saprophyticus* são importantes etiologias de ITU em meninas maiores de 12 anos de idade. Nas recorrências, *E.coli* continua sendo o agente mais frequente, mas, em cerca de 85%, de sorotipo diferente da anterior. Fungos, especialmente Candida, podem ser encontrados em pacientes com cateterização vesical prolongada, diabéticos, imunodeprimidos e em crianças com alterações anatômicas congênitas. Vírus (adenovírus tipos 11 e 12) podem causar cistite hemorrágica em crianças na faixa etária escolar. A Tabela 3.1 ilustra os principais uropatógenos identificados no Hospital Universitário da Universidade de São Paulo (HU-USP), entre 2010 e 2012.

Quadro clínico

O quadro clínico é variável e depende do local da ITU (inferior-cistite ou superior-pielonefrite), da intensidade do processo inflamatório e da idade. Quanto menor a criança, mais inespecíficos são os sinais e sintomas, como citados no Quadro 3.1.

As definições clínicas das formas de apresentação de ITU, adotadas no nosso serviço e segundo as diretrizes para abordagem da criança com ITU do NICE (National Institute for Health and Clinical Excellence), de 2017, para o Reino Unido, encontram-se no Quadro 3.2.

Quadro 3.1 Sinais e sintomas em crianças com ITU.

Idade	Sinais e sintomas – Mais comum		Menos comum
Lactentes menores de 3 meses	Febre Vômito Letargia Irritabilidade	Anorexia Baixo ganho ponderal	Icterícia (hiperbilirrubinemia direta) Hematúria Alteração urinária
Crianças com idade igual ou superior a três meses	Pré-verbal: Febre	Vômito Anorexia	Letargia Irritabilidade Hematúria Baixo ganho ponderal Alteração urinária
	Verbal: Urgência miccional Disúria	Disfunção miccional (incontinência, retenção urinária) Dor abdominal Dor lombar	Febre Mal-estar Vômito Hematúria Alteração urinária

Fonte: Adaptado de National Institute for Health and Clinical Excellence (NICE). Urinary tract infection in children: diagnosis, treatment, and long-term management. 2017. (modificado)

Tabela 3.1 Principais uropatógenos das ITU em menores de 15 anos no HU-USP, distribuídos de acordo com faixa etária e sexo, entre 2010 a 2012.

Bactéria	Lactentes 0 – 3 meses Total n (%)	F N = 15 %	M N = 50 %	Crianças 3 meses – 12 anos Total n (%)	F N = 659 %	M N = 230 %	Adolescentes 12 – 15 anos Total n (%)	F N = 108 %	M N = 9 %
Escherichia coli	37 (56,9)	60	56	684 (76,9)	84,2	56,1	63 (53,8)	51,9	77,8
Proteus mirabilis	2 (3,1)	6,6	2	117 (13,2)	7	30,8	14 (12)	11,1	22,2
Klebsiella pneumoniae	12 (18,5)	26,7	16	22 (2,5)	2,6	2,2	0 (0)	0	0
Staphylococcus saprophyticus	0 (0)	0	0	6 (0,7)	0,6	0,9	27 (23,1)	25,0	0
Enterococcus faecalis	5 (7,7)	6,6	8	11 (1,2)	0,9	2,2	2 (1,7)	1,8	0
Pseudomonas aeruginosa	0 (0)	0	0	13 (1,5)	1,8	0,4	1 (0,8)	0,9	0
Outros uropatógenos	9 (13,8)	0	18,0	36 (4)	2,9	7,4	10 (8,5)	9,2	0
Total N=1.071 (%)	65 (6,1)	(1,4)	(4,7)	889 (83,0)	(61,5)	(21,5)	117 (10,9)	(10,1)	(0,8)

F: feminino; M: masculino; N: número total de episódios de ITU por grupo etário e sexo; n: número total de bactérias para cada grupo etário.

Outros uropatógenos: Enterobacteriaceae (Citrobacter spp, Enterobacter spp, *Klebsiella oxytoca, Morganella morganii,* Pantoea spp, *Proteus vulgaris,* Raoutella spp, *Serratia marscescens), Staphylococcus aureus,* outros estafilococos coagulase-negativos diferentes de *S. saprophyticus,* Streptococcus spp e Candida spp.

Fonte: Desenvolvida pela autoria.

Quadro 3.2 Definições clínicas, segundo diretrizes do NICE (2017).

Infecção do trato urinário: definida como a associação de manifestações clínicas com bacteriúria significativa no trato urinário.

Bacteriúria assintomática: definida pela presença de bacteriúria significativa.

Bacteriúria significativa: número de unidades formadoras de colônias/mL (UFC/mL) definido como significativo para cada método de coleta da urina – (ver Quadro 3.4).

Pielonefrite aguda/infecção do trato urinário superior: lactentes e crianças que apresentam febre (temperatura corporal ≥ 38 °C) e bacteriúria significativa e crianças com febre (temperatura corporal < 38 °C) com dor lombar e bacteriúria significativa.

Cistite/infecção do trato urinário inferior: crianças com sintomas associados à micção (alteração da frequência, retenção de urina, dor à micção, urgência miccional) e dor suprapúbica na presença de bacteriúria significativa e na ausência de febre e outras manifestações sistêmicas.

ITU recorrente
- Dois ou mais episódios de pielonefrite aguda; ou
- Um episódio de pielonefrite aguda e um ou mais episódios de cistite; ou
- Três ou mais episódios de cistite.

ITU atípica
- Sepse ou criança gravemente doente;
- Diminuição do fluxo urinário;
- Palpação de massa abdominal ou da bexiga urinária;
- Aumento da creatinina;
- Falha em responder ao tratamento com antibiótico apropriado em 48 horas;
- Infecção por microrganismo diferente da *E.coli*.

Fonte: Desenvolvida pelo autoria.

Abordagem diagnóstica

Anamnese e exame físico

Duas situações podem se apresentar para o pediatra: a criança com sinais e sintomas que podem sugerir o diagnóstico de ITU referidos na Tabela 3.1; ou a criança que vem à consulta com diagnóstico de ITU anterior. Os dados relevantes à anamnese e ao exame físico encontram-se listados no Quadro 3.3.

Quadro 3.3 Dados relevantes de história e exame físico na criança com ITU.

Situação 1: criança com quadro agudo, sinais e sintomas que podem sugerir o diagnóstico de ITU. À anamnese, é importante pesquisar outras possibilidades para o quadro febril ou de perda de peso e afastar condições que produzem sinais e sintomas urinários na ausência de ITU.

(Continua)

Quadro 3.3 Dados relevantes de história e exame físico na criança com ITU. *(Continuação)*

Situação 2: criança que vem à consulta com diagnóstico de ITU anterior para acompanhamento. À anamnese, devem-se obter dados sobre:
- Sinais e sintomas apresentados em cada episódio de ITU, caracterizando-os como cistite ou pielonefrite aguda e se as ITU foram atípicas ou não;
- Coleta de urina em cada episódio de ITU (métodos e técnicas de assepsia), visando verificar se o diagnóstico de ITU foi feito de modo acurado;
- Hábito intestinal para caracterizar a presença ou não de constipação intestinal e/ou encoprese;
- Padrão miccional da criança, cujas alterações podem levantar a suspeita de distúrbios da micção funcionais ou neurogênicos que favorecem a recorrência de ITU, como:
  - frequência das micções, buscando-se identificar a presença de polaciúria ou retenção urinária ou variações no padrão urinário anterior da criança;
  - intensidade, continuidade e duração do jato urinário, para verificar se existe jato urinário entrecortado, em gotejamento ou de intensidade fraca;
  - presença de perda urinária crônica na calcinha ou cueca;
  - esforço para iniciar a micção;
  - dor à micção;
  - urgência miccional;
  - realização de manobras especiais para a efetivação ou inibição da micção.
- Presença de constipação intestinal crônica e/ou encoprese;
- Quais são as ideias e hipóteses para o surgimento da ITU feitas pela família e quais são as preocupações a respeito desse diagnóstico;
- Atividade sexual em adolescentes;
- Antecedentes mórbidos familiares de primeiro grau: ITU, refluxo vesicoureteral e doenças renais como litíase urinária e insuficiência renal crônica.

- Exame físico
- Pressão arterial;
- Temperatura;
- Peso e estatura (baixo ganho pondoestatural pode ser indicativo de ITU recorrente);
- Dor à palpação abdominal ou massa abdominal (retenção urinária, fecal ou hidronefrose);
- Punhopercussão dolorosa do ângulo costofrênico (sinal de Giordano);
- Exame genital externo (ectopia do meato urinário, fístulas vesicais, fimose, sinéquia labial, vulvovaginite, balanopostite, corpo estranho vulvovaginal, sinais de doenças sexualmente transmissíveis, perda urinária na calcinha ou cueca);
- Região glútea e lombossacra (pesquisa de sinais de mielodisplasia oculta que podem estar associados com bexiga neurogênica: *sinus*, pigmentação, tufo de pêlos, lipoma, lesão vascular);
- Descartar outros focos de infecção.

Fonte: Desenvolvido pelo autoria.

Diagnóstico laboratorial

Cultura de urina

O diagnóstico definitivo de ITU na criança depende da demonstração de bacteriúria significativa na urocultura quantitativa obtida de maneira asséptica e imediatamente resfriada (0 °C a 4 °C) até semeadura em meio de cultura. Portanto, mesmo quando a clínica for sugestiva, o diagnóstico de ITU só pode ser firmado a partir da comprovação laboratorial com urocultura. O trato urinário é estéril, com exceção da uretra anterior. Dessa forma, o número de bactérias considerado significativo para infecção é variável conforme o método de coleta de urina. A coleta por saco coletor tem risco de até 85% de falso-positivos; portanto, em lactentes sem controle esfincteriano, preconiza-se a cateterização vesical transuretral (CVTU) e, na sua impossibilidade, a punção suprapúbica (PSP). A urocultura colhida por saco coletor tem seu valor ao excluir o diagnóstico de ITU quando o resultado for negativo. O saco coletor deve ser colocado após antissepsia rigorosa com água e sabão, com cuidado de não deixar resíduo, e trocado a cada 30 minutos. Em crianças com controle esfincteriano, a coleta por jato médio é um método confiável. No Quadro 3.4 encontram-se os critérios para diagnóstico de ITU conforme o método de coleta.

Enquanto se aguarda o resultado da urocultura, outros exames de urina são úteis para sugerir o diagnóstico de ITU, principalmente na positividade de dois ou mais exames, conforme especificado no Quadro 3.5. O diagnóstico presuntivo de ITU auxilia na decisão da introdução da terapia antimicrobiana empírica.

Bacterioscópio de urina

É um rápido e excelente método de triagem para decidir a introdução de antimicrobianos empiricamente. Deve ser realizada em gota de urina não centrifugada, colhida de maneira asséptica e corada pelo método de Gram.

Quadro 3.4 Critérios para o diagnóstico de ITU.

Método de coleta	Unidades formadoras de colônias/ml (UFC/mL)
Punção suprapúbica (PSP)	Qualquer número de colônias de bactérias gram-negativas
Cateterização vesical transuretral (CVTU)	≥ 50 mil
Jato médio	≥ 100 mil
Saco coletor	≥ 100 mil (repetir cultura por CVTU ou PSP)

CVTU: cateterização vesical transuretral.
Fonte: Desenvolvido pelo autoria.

Quadro 3.5 Sensibilidade e especificidade dos componentes dos exames de urina.

Teste	Sensibilidade (variação) (%)	Especificidade (variação) (%)
Nitrito	53 (15-82)	98 (90-100)
Leucocitúria	73 (32-100)	81 (45-98)
Bacteriúria (Gram)	81 (16-99)	83 (11-100)
Esterase leucocitária	83 (67-94)	78 (64-92)
Esterase leucocitária ou nitrito ou bacteriúria ou leucocitúria	99,8 (99-100)	70 (60-92)

Fonte: Adaptado de American Academy of Pediatrics, 2011.

Análise da urina

Leucocitúria

Piúria está presente frequentemente em ITU sintomática; todavia, a ausência de leucocitúria não afasta o diagnóstico de ITU. Hoberman, 1997, define piúria na presença de pelo menos cinco leucócitos por campo em amostra de urina centrifugada, enquanto na urina não centrifugada e analisada em hemocitômetro, piúria é considerada na presença de pelo menos 10 leucócitos por mm^3. Leucocitúrias estéreis podem ocorrer em processos inflamatórios e infecciosos não associados à ITU, como leucorreia, vulvovaginite, balanopostite, litíase renal, glomerulonefrite, viroses etc.

Teste do nitrito positivo

Teste realizado em fitas reativas, com baseado na capacidade de muitos uropatógenos reduzirem nitrato (proveniente da dieta) para nitrito, não habitualmente encontrado na urina. Tem alta especificidade, porém baixa sensibilidade, portanto, quando positivo, indica alta probabilidade de ser ITU e, quando negativo, não afasta o diagnóstico.

Esterase leucocitária

Teste pouco realizado em nosso meio. É feito com tiras reativas para pesquisa de enzima produzida por leucócitos (esterase leucocitária) que, na ITU, pode estar aumentada. É menos específico que o teste do nitrito positivo.

Cristais de fosfato-amoníaco-magnesiano (estruvita)

O encontro desses cristais alerta para a presença de cálculos infecciosos nas vias urinárias. Em geral, as bactérias implicadas nesses casos são Proteus sp. e, mais raramente, as bactérias do gênero Klebsiella, Citrobacter e Pseudomonas. São casos graves, nos quais está indicada a hospitalização para a investigação imediata de cálculos urinários por meio de radiografia simples de abdome e ultrassonografia das vias urinárias e instituição imediata

INFECÇÃO DO TRATO URINÁRIO

de antibioticoterapia intravenosa. Esses cálculos devem ser removidos cirurgicamente, pois o risco de desenvolver pionefrose é alto e a cirurgia deve ser realizada na vigência de antibioticoterapia para evitar sepse.

Outros exames subsidiários

Para o diagnóstico de ITU, não é preconizada a solicitação rotineira de exames marcadores de inflamação (hemograma, proteína C-reativa, velocidade de hemossedimentação) ou função renal (sódio, potássio, ureia, creatinina, gasometria). Esses exames devem ser individualizados na suspeita de insuficiência renal com comprometimento sistêmico.

Conduta na suspeita de ITU

Diante de uma criança com suspeita de ITU, deve-se sempre colher uma amostra de urina para urocultura, bacterioscópico (quando disponível) e análise de urina, antes da instituição da antibioticoterapia. Na Figura 3.1, encontra-se resumo da proposta da Academia Americana de Pediatria (AAP) para a abordagem diagnóstica e terapêutica de crianças com ITU febril na faixa etária de 2 meses a 2 anos.

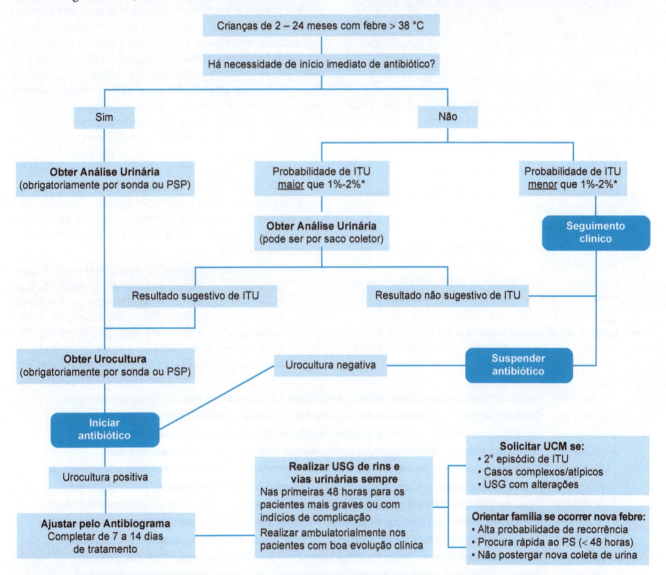

Figura 3.1 Fluxograma com resumo da abordagem diagnóstica e terapêutica de crianças com ITU febril entre 2 meses e 2 anos de idade proposta pela AAP, 2011 e 2016.

*corte de 1% ou 2% de risco para iniciar a investigação terá como base a decisão clínica individual. Essa porcentagem é estimada pelas seguintes características clínicas:

- **Meninas:** raça branca, idade menor que 12 meses, febre > 39 °C, febre por mais de 48 horas e ausência de outro foco infeccioso aparente. A presença de dois ou mais dos fatores de risco torna a probabilidade de ITU maior que 1%, e a presença de três ou mais dos fatores de risco torna a probabilidade de ITU maior que 2%;
- **Meninos circuncidados:** raça não negra, febre > 39 °C, febre por mais de 24 horas e ausência de outro foco infeccioso aparente. A presença de três ou mais dos fatores de risco torna a probabilidade de ITU maior que 1%, e a presença de quatro (todos) fatores de risco torna a probabilidade de ITU maior que 2%;
- **Meninos não circuncidados:** a probabilidade de ITU ultrapassa 2% neste grupo, independente de fatores de risco.

ITU: infecção de trato urinário; PSP: punção suprapúbica; UCM: uretrocistografia miccional; USG: ultrassonografia.

Fonte: Desenvolvida pelo autoria.

Tratamento

Os objetivos do tratamento da ITU sintomática, na cistite e especialmente na pielonefrite aguda, são eliminar a infecção, prevenindo a sua disseminação (sepse); aliviar os sintomas agudos e evitar o aparecimento de lesões renais que possam, posteriormente, comprometer a função renal do paciente e/ou levarem ao aparecimento de hipertensão arterial. Em seguida, após o tratamento da ITU, o seguimento clínico visa prevenir as recorrências e as complicações. Isso implica, em termos práticos, a identificação e o tratamento precoces de novos episódios de ITU, além da detecção de anomalias das vias urinárias que predisponham à recorrência da infecção e/ou ao acometimento do parênquima renal.

Indicações de hospitalização

A maioria das ITU, seja cistite ou pielonefrite, pode ser tratada ambulatorialmente. As indicações de hospitalização são:
- idade menor que 3 meses;
- pacientes imunodeprimidos;
- desidratação, vômitos ou inabilidade de tolerância de medicação oral;
- falha na terapêutica oral;
- suspeita de sepse ou estado geral gravemente comprometido;
- pacientes portadores de doenças obstrutivas ou malformações complexas de trato urinário ou insuficiência renal;
- grave motivo social (ausência ou impossibilidade de cuidador que administre corretamente a terapêutica oral).

Antimicrobiano de escolha

Em termos gerais, o antimicrobiano de escolha, além de atividade bactericida ou bacteriostática, deve ter as seguintes qualidades: pequeno ou nenhum efeito tóxico; alto grau de atividade do antimicrobiano na urina; administração fácil; custos reduzidos; e baixa capacidade de induzir resistência bacteriana na flora intestinal. A escolha empírica do antimicrobiano dependerá do padrão de resistência da E.coli na comunidade e dos recentes tratamentos com antimicrobianos recebidos pelo paciente.

Na prática clínica, mesmo diante de uma infecção por bactéria resistente *in vitro* a um antimicrobiano, pode haver eficácia terapêutica *in vivo*, visto que a concentração urinária dos diversos antimicrobianos de metabolismo renal pode ser maior *in vivo*, ocasionando a erradicação da bactéria do trato geniturinário. Em estudos conduzidos em Porto Alegre e Brasília, os autores relataram baixa sensibilidade da *E.coli* à ampicilina e ao sulfametoxazol-trimetoprima *in vitro*. Na Figura 3.2, está ilustrado o perfil de sensibilidade de 847 cepas de *E.coli*, identificadas em ITU em crianças e adolescentes menores de 15 anos, atendidos no serviço de emergência do HU-USP, entre 2013 e 2017.

Considerando-se o perfil etiológico e a sensibilidade antimicrobiana que encontramos na nossa população, semelhante a outros estudos nacionais, sugerimos como terapia empírica inicial:
- 0 a 3 meses: tratamento parenteral com aminoglicosídeo ou cefalosporina de 3ª geração para cobertura ampla de enterobactérias. Considerar associação com ampicilina para cobertura de *Enterococcus faecalis* responsável por 7,7% das ITU deste grupo; especialmente em recém-nascido, ou lactente gravemente doente, ou se a evolução não

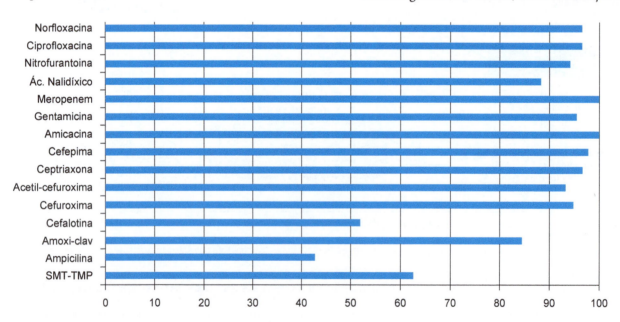

Figura 3.2 Perfil de sensibilidade de 847 cepas de *E. coli* isoladas de uroculturas de crianças e adolescentes menores de 15 anos com ITU (%) no serviço de emergência do HU-USP, São Paulo, 2013 a 2017.

Fonte: Desenvolvida pelo autoria.

for satisfatória, ou se a bacterioscopia de urina for realizada e resultado der coco gram-positivo. Vale ressaltar que os aminoglicosídeos estão associados à nefrotoxicidade e ototoxicidade, devendo ter sua escolha individualizada e a função renal monitorada.

- **3 meses a 15 anos:** amoxicilina/ácido clavulânico ou cefuroxima ou ceftriaxona ou aminoglicosídeos. A decisão de tratamento parenteral ou oral obedece a critérios clínicos.
- **Cistites:** neste caso, além de amoxicilina/ácido clavulânico ou cefuroxima, outros antimicrobianos como nitrofurantoína e ácido nalidíxico poderiam ser considerados no tratamento de ITU por *E. coli*. Entretanto, no sexo feminino, especialmente em adolescentes, considerar a importância de *S. saprophyticus*, que costuma ser sensível à nitrofurantoína e resistente ao ácido nalidíxico. Por outro lado, no sexo masculino, deve-se considerar a importância de *P. mirabilis*, que costuma ser sensível ao ácido nalidíxico e resistente à nitrofurantoína.

Duração e controle do tratamento

A duração do tratamento depende da idade e do quadro clínico. Crianças menores de 2 anos de idade e aquelas com ITU febril ou recorrente devem ser tratadas por 7 a 14 dias, habitualmente 10 dias. Crianças com idade superior a 2 anos, com o primeiro episódio de ITU afebril, provável cistite, podem ser tratadas por 5 dias. Na terapia antimicrobiana eficaz, esperam-se melhora do estado geral e resolução da febre em 24 a 48 horas do tratamento. Na criança em que se iniciou o tratamento parenteral, após 24 horas de resposta clínica positiva, é possível a substituição por antibioticoterapia oral.

Assim, o controle do tratamento deve ser clínico. Considera-se desnecessária a realização de rotina da urocultura após 48 horas do início da terapêutica antimicrobiana, com a finalidade de avaliar a sensibilidade do germe ao antimicrobiano usado. Tampouco há necessidade de realizar urocultura 48 a 72 horas após a suspensão do tratamento, como era proposto anteriormente, uma vez que urocultura positiva, após o tratamento em paciente assintomático, constitui bacteriúria assintomática, a qual não requer nenhuma conduta específica.

Acompanhamento da criança após tratamento de ITU

Critérios para investigação do trato urinário com exames de imagem

A prioridade dos exames de imagem deve ser a identificação de situações clínicas, nas quais as intervenções disponíveis diminuam o risco de recorrência de ITU e, consequentemente, a possibilidade de instalação de cicatriz renal.

Os principais exames indicados para investigação do trato urinário são:

Ultrassonografia renal e de vias urinárias (USG)

Exame não invasivo, não requer preparo prévio, com possibilidade de repetições confirmatórias, sem prejuízo para o paciente. Trata-se de exame examinador dependente. Visualiza a topografia e a dimensão renal, fornecendo uma noção estrutural e anatômica do trato urinário. Localiza malformações calculosas renais e tem boa resolução para coleções líquidas (cistos renais, abscessos, hidronefrose etc.). É método útil na detecção da maioria das malformações do trato urinário. Quando realizada pré e pós-miccional, possibilita analisar as características da parede vesical e quantificar o volume residual de urina. Bom exame de triagem inicial das malformações do trato urinário, em qualquer faixa etária.

Uretrocistografia miccional (UCM)

Realizada com cateterização uretral, é indicada para analisar alterações orgânicas e funcionais, em bexiga e uretra. Evidencia alterações da capacidade e estrutura vesical, assim como obstruções infravesicais, como a que ocorre na válvula de uretra posterior ou em estenoses uretrais. Exame de escolha para o diagnóstico de refluxo vesicoureteral (RVU). Trata-se de exame invasivo e que envolve radiação. Não deve ser realizado em presença de ITU, pelo risco de promover ascensão de bactérias no trato urinário. Deve ser instituída antibioticoterapia profilática no período de realização, com a dose de tratamento de sulfametoxazol-trimetroprima (30-40 mg/kg/dia de SMZ a cada 12 horas) ou de nitrofurantoína (5-7 mg/kg/dia a cada 6 horas) por 3 dias, com início na véspera do exame.

Urografia excretora (UE)

Necessita de infusão de contraste endovenoso, é capaz de revelar, com detalhes, a função e a morfologia renais. As radiografias mais precoces revelam a dimensão renal e a espessura cortical, além da avaliação da função de cada um dos rins por intermédio do tempo de início da eliminação do contraste (normal entre 3 e 5 minutos). As radiografias posteriores delinearão as estruturas anatômicas renais, localizando e dimensionando a gravidade do dano renal (malformações, cistos, litíase etc.) e sua repercussão no trato urinário (dilatação ureteral e/ou pielocalicial, hidronefrose, rim atrófico etc.). A visualização radiológica da cicatriz renal nem sempre é precoce, devendo ser realizada 4 a 6 meses após a pielonefrite. Para a detecção de cicatrizes renais, a UE apresenta sensibilidade maior que a ultrassonografia (USG), mas menor que os métodos cintilográficos, isso, associado ao fato de que o exame envolve uso de contraste e radiação, torna o exame seja cada vez menos utilizado.

Cintilografia renal estática com ácido dimercaptossuccínico marcado com tecnécio-99m (DMSA)

Esse radiofármaco liga-se às proteínas plasmáticas, fixando-se nas células tubulares dos túbulos contornados proximais e alças de Henle, onde forma uma imagem representativa da morfologia renal, tornando possível dimensionar o rim (detecção de rim atrófico e vicariância), observação precoce de cicatriz pielonefrítica (preferencialmente nos polos renais) e áreas hipocaptantes (função relativa de cada rim). Apresenta maior sensibilidade que a UE para detectar cicatrizes renais, pois áreas inflamatórias diminuem a captação do DMSA antes que a atrofia do parênquima e as cicatrizes propriamente ditas apareçam. Também pode ser usado para o diagnóstico de pielonefrite aguda. Por esse motivo, quando indicado para investigação de cicatrizes renais, deve ser realizado 4 a 6 meses após a infecção aguda, para que os achados não sejam confundidos com alterações da infecção aguda. Uso limitado em virtude do custo e da baixa disponibilidade do método na maioria dos serviços.

Cintilografia renal dinâmica com ácido dietileno triamino penta-acético marcado com tecnécio-99m (DTPA)

Marcador filtrado e excretado pelo néfron. Fornece dados sobre a função renal e possibilita a avaliação da perfusão renal e da capacidade de concentração e excreção de cada rim. O normal é que cada rim seja responsável por 45% a 55% da função renal. Na fase de excreção do radioisótopo, permite o diagnóstico de obstrução em qualquer nível do trato urinário (p. ex., estenose de junção ureteropélvica ou de junção ureterovesical).

O foco da investigação por imagem nos lactentes menores de 6 meses com ITU atípica ou recorrente deriva da análise da evolução dos casos nessa faixa etária, nos quais se constatou que: (1) lactentes com ITU nos primeiros meses de vida têm maior risco de apresentar obstrução e outras anormalidades estruturais do trato urinário do que crianças maiores; e (2) lesões do parênquima renal estão associadas com infecção recorrente do trato urinário superior. Da mesma forma, crianças com ITU atípica têm risco maior de alterações estruturais e lesões renais.

Há diversas diretrizes versando sobre o diagnóstico e tratamento de crianças com infecção urinária. Os mais recentes *guidelines* da AAP para o diagnóstico e seguimento de crianças com ITU foram publicados em 2011 e reafirmados em 2016. Contudo, suas recomendações são voltadas unicamente para crianças entre 2 meses e 2 anos de vida, e que apresentem quadros de ITU febril, pois trata-se de um grupo de pacientes no qual há maiores evidências na literatura sobre o manejo

Outras sociedades internacionais surgiram com propostas menos intervencionistas em relação às recomendações da AAP. Entre elas, destaca-se a diretriz inglesa do National Institute for Health and Care Excellence (NICE), publicada em 2007 e revista em 2017, que propõe critérios mais rigorosos sobre a indicação de investigação complementar em pacientes com antecedente de ITU. Esses critérios levam em consideração a idade do paciente e se a infecção foi recorrente ou atípica (Quadro 3.6).

Recomendações da AAP para investigação do trato urinário em crianças de 2 meses a 2 anos de idade com ITU febril:

- USG de rins e vias urinárias:
    1. nas primeiras 24 horas para aquelas com indícios de complicação
    2. ambulatorialmente em todos pacientes
- UCM:
    1. quando presença de alterações na USG como hidronefrose, cicatriz renal, sinais que sugiram RVU de alto grau ou uropatia obstrutiva
    2. após o segundo episódio de ITU febril
    3. casos complexos e atípicos

A presença de diversos *guidelines* sobre o mesmo tema deixa evidente dois importantes pontos: grande parte das diretrizes recomendadas tem como base consensos, e não evidências clínicas bem estabelecidas, e ainda é necessário avançar muito nesse tema; e, a ITU deve gerar preocupação no pediatra para seguimento a longo prazo, pois é uma doença que pode gerar cicatrizes e sequelas.

Assim, no HU-USP adotamos:

Indicação de USG de vias urinárias em:

- ITU febril em menores de 2 anos
- ITU atípica: definição no Quadro 3.2
- ITU recorrente: definição no Quadro 3.2
- Criança de qualquer idade com ITU e antecedente familiar de doença renal ou urológica, baixo ganho ponderal ou hipertensão

Indicação de UCM em:

1. Crianças de qualquer idade com duas ou mais ITU febris
2. Criança de qualquer idade após primeira ITU febril e:
    - Qualquer anormalidade no USG vias urinárias ou
    - Combinação de ITU atípica e antecedente familiar de doença renal ou urológica, baixo ganho ponderal ou hipertensão

Indicação de DMSA (4 a 6 meses após a última ITU) em:

1. Crianças menores de 3 anos com ITU atípica ou recorrente
2. Crianças maiores de 3 anos com ITU recorrente

Quadro 3.6 Critérios para investigação do trato urinário em crianças com ITU, de acordo com a apresentação clínica e a faixa etária. NICE 2017.

	ITU com boa resposta ao tratamento em 48 horas			ITU atípica			ITU recorrente		
	Faixa etária			Faixa etária			Faixa etária		
	< 6 meses	6 meses a 3 anos	> 3 anos	< 6 meses	6 meses a 3 anos	> 3 anos	< 6 meses	6 meses a 3 anos	> 3 anos
USG de vias urinárias	Realizar ambulatorialmente (em até 6 semanas)[a]	Não Recomendado	Não Recomendado	Realizar precocemente[b]	Realizar precocemente[b]	Realizar precocemente[b,d]	Realizar precocemente	Realizar ambulatorialmente (em até 6 semanas)	Realizar ambulatorialmente (em até 6 semanas)
DMSA (4 a 6 meses após a infecção aguda)	Não Recomendado	Não Recomendado	Não Recomendado	Recomendado	Recomendado	Não Recomendado	Recomendado	Recomendado	Recomendado
UCM	Não Recomendado	Não Recomendado	Não Recomendado	Recomendado	Não Recomendado[c]	Não Recomendado	Recomendado	Não Recomendado[c]	Não Recomendado

a. se alterado, considerar UCM;
b. se o único critério de ITU atípica for microrganismo diferente de *E.coli*, essa USG poderá ser realizado ambulatorialmente (em até 6 semanas);
c. nestes casos, considerar realizar UCM se presença de dilatação na USG, jato urinário fraco, infecção por microrganismo diferente de *E.coli* ou história familiar de refluxo vesicoureteral;
d. em crianças com controle esfincteriano, realizar USG de vias urinárias pré e pós-miccional, visando estimar volume urinário.

Fonte: Desenvolvido pelo autoria.

Seguimento ambulatorial

O objetivo principal do acompanhamento, a longo prazo, é reduzir o risco de nova ITU e o aparecimento de lesões renais. Isso requer o envolvimento da família e da criança para que as medidas necessárias à prevenção de novas recorrências possam ser incorporadas. As condutas a serem adotadas devem ser amplamente discutidas com a família, pois a maioria das crianças mantém-se assintomática.

Lactentes e crianças que não necessitam de investigação por imagem não precisam de acompanhamento específico para a ITU. As consultas de puericultura serão suficientes para as orientações de prevenção e de detecção e tratamento precoces de recorrências. Essa conduta também se aplica às crianças cujos exames de imagem não mostraram alterações do trato urinário.

Prevenção da recorrência de ITU

Na evolução do paciente que teve a primeira infecção urinária sintomática, é comum o aparecimento de recorrências, cujo risco é maior nos primeiros 6 meses após a infecção, diminuindo gradativamente e sendo mínimo após 2 anos de ausência de ITU.

Na criança sem anomalias estruturais do trato urinário e sem disfunção da micção, deve-se reafirmar a necessidade do hábito de micções frequentes e completas e a importância de se prevenir e/ou intervir na constipação intestinal.

Tratamento de constipação intestinal crônica e/ou encoprese é uma medida fundamental de prevenção de recorrência de ITU.

Para crianças com controle esfincteriano e suspeita de disfunção miccional pela história ou pela USG pré e pós-miccional, deve-se instituir medidas de tratamento como: (1) micção a cada 2 ou 3 horas; (2) micção dupla, ou seja, solicitar à criança para se sentar e urinar novamente após cada micção; e (3) laxantes para crianças com constipação intestinal. Se com esses procedimentos, não houver melhora do padrão miccional, encaminhar a criança para o urologista.

No caso de ITU recorrente em meninos, especialmente no primeiro ano de vida, deve-se considerar a indicação da realização da postectomia, uma vez que o risco relativo de os meninos não circuncidados terem ITU é de 4 a 10 vezes maior do que os circuncidados.

Indicações de profilaxia de ITU com antimicrobiano contínuo (PAC)

Não está indicada a profilaxia após a primeira ITU em lactentes e crianças.

Quando estiver indicada a realização de UCM, é necessário prescrever profilaxia com a dose de tratamento de sulfametoxazol-trimetroprima (30-40 mg/kg/dia de SMZ a cada 12 horas) ou de nitrofurantoína (5-7 mg/kg/dia a cada 6 horas), por 3 dias, com início na véspera do exame, como já citado.

Quando o exame físico e/ou exames de imagem levantam a suspeita de quadro obstrutivo estrutural ou funcional do trato urinário, recomenda-se a instituição de PAC durante a investigação do trato urinário. Assim, crianças com suspeita de anomalias estruturais e funcionais obstrutivas como válvula de uretra posterior, estenose da junção ureteropélvica (JUP) ou ureterovesical (JUV), litíase obstrutiva, bexiga neurogênica, entre outras, devem ser colocadas em esquema de PAC e encaminhadas para avaliação com nefrologista e urologista com experiência em crianças.

Pode-se considerar a PAC na criança com ITU recorrente, apesar de algumas evidências de que o uso de antibióticos, a longo prazo, não diminui o risco de ITU. Recomendamos, então, que a instituição de profilaxia seja decidida com base na análise de cada caso, considerando-se o quadro clínico, o intervalo entre as infecções e o número de episódios de ITU. Acreditamos ser desnecessária a terapêutica a longo prazo antes de o terceiro episódio ter ocorrido em um período de 6 meses, pois é comum haver recorrência, especialmente em meninas, sem outras manifestações posteriores. Nesses casos, recomenda-se que a PAC seja mantida por 3 a 6 meses.

Antimicrobianos para profilaxia contínua

Os antimicrobianos e as doses recomendadas para a PAC devem interferir minimamente na flora intestinal, ter poucos efeitos colaterais e de intolerância. Recomenda-se em dose única à noite:

- Nitrofurantoína: 1 a 2 mg/kg/dia ou
- Sulfametoxazol (SMZ) – trimetoprim (TMP): SMZ: 10 a 20mg/kg/dia

Quando esse esquema apresenta falhas, sugere-se que a dose total seja dividida em duas vezes por dia. No período neonatal, como o uso desses antimicrobianos é contraindicado, mantém-se a profilaxia com o antibiótico por via oral utilizado para o tratamento da ITU, reduzindo-se a dose para a metade, uma vez ao dia, até a criança completar 2 meses de idade, quando será substituído por um dos dois antimicrobianos citados.

Detecção e tratamento precoces da recorrência de ITU

Não é mais recomendada a vigilância da recorrência por meio de realização periódica de culturas de urina em crianças assintomáticas.

Na época em que essa conduta era rotina, observou-se que um terço das crianças com urocultura positiva não apresentava manifestações clínicas, caracterizando-se como bacteriúria assintomática (BA). Portanto, crianças que haviam tido ITU continuavam apresentando BA durante algum tempo após a infecção. Sabe-se que a BA está associada à colonização vesical por *E.coli* de baixa virulência e que, quando antibioticoterapia é instituída, costuma haver recorrência de ITU sintomática por seleção de bactéria mais agressiva. Assim, diante de crianças e adolescentes com BA, não se recomenda o uso de antimicrobianos para tratamento ou para profilaxia. As situações em que a BA deve ser tratada são em gestantes e no preparo para procedimentos urológicos. Há uma tendência à resolução espontânea da BA, evolutivamente e não há necessidade de seguimento de indivíduos com BA.

Crianças que apresentaram ITU requerem, no seguimento de puericultura, um cuidado especial do médico em relação a certificar-se, em cada consulta, de que os pais e a criança continuam cientes de que, toda vez que identificarem sinais e sintomas compatíveis com ITU, devem procurar o serviço médico para colher análise de urina e urocultura e introduzir o tratamento antimicrobiano adequado, se houver indicação de ITU por esses exames. Especial ênfase deve ser dada ao aparecimento de febre sem sinais localizatórios ou associada a sintomas específicos de ITU. É fundamental que os pais e a criança compreendam a importância dessa medida, esclarecendo-os que quanto antes for introduzido o tratamento de uma pielonefrite aguda, menor será a possibilidade do estabelecimento de cicatriz renal.

Acompanhamento de crianças com refluxo vesicoureteral

O RVU primário é a alteração mais comumente encontrada nas crianças com ITU e constitui anomalia congênita da junção vesicoureteral, a qual decorre mais frequentemente do segmento intramural do ureter muito curto. Sabe-se que o RVU primário é transmitido geneticamente, pois se verificou ocorrência familiar elevada. Entretanto, RVU pode ser secundário a: (1) obstruções do trato urinário inferior como obstrução uretral (válvula de uretra posterior em meninos), bexiga neurogênica e disfunção vesical não neurogênica, sem anormalidade intrínseca da junção ureterovesical; (2) malformações congênitas ou adquiridas da junção ureterovesical, como presença de divertículo paraureteral e complicações de traumatismos ou de cirurgias, entre outras; e (3) implantação anormal do ureter na bexiga como pode acontecer nas duplicações ureterais.

É comum a associação de anomalias congênitas do trato urinário superior com RVU, tais como agenesia renal, displasia renal, rim multicístico, estenose da junção ureteropélvica. Estima-se a ocorrência de 30% a 50% de RVU primário em crianças até 2 a 3 anos de idade com ITU, em ambos os sexos, sendo a maioria de graus I e II. Alguns pacientes, entretanto, principalmente do sexo masculino, podem ter lesão renal congênita ou adquirida associada com os graus IV e V de RVU.

Aceita-se que RVU sem infecção urinária habitualmente não induz ao aparecimento de lesão renal e que a possibilidade de regressão espontânea do RVU primário guarda relação direta com a gravidade do refluxo inicial. A presença da síndrome da disfunção de eliminação retarda o desaparecimento do RVU. Existem várias propostas de classificação do RVU quanto à gravidade. A classificação internacional de RVU, definida pelo Comitê Internacional para o Estudo de Refluxo Vesicoureteral, encontra-se na Figura 3.3.

Os objetivos da abordagem terapêutica do RVU primário são evitar recorrência de ITU, aguardar a resolução do refluxo e prevenir (novas) cicatrizes renais. Os tratamentos propostos são de três naturezas: conservador, endoscópico ou cirúrgico (reimplantação de ureter).

A decisão terapêutica em crianças com RVU deve ser individualizada, levando-se em consideração não só os fatores de risco clínicos da criança, como a experiência e a capacidade do serviço de saúde, as condições socioeconômicas da família e seu acesso aos serviços de saúde. A família deve estar bem instruída para identificar sinais/sintomas sugestivos de ITU e ter acesso rápido para diagnóstico e tratamento apropriado.

Tratamento conservador: baseia-se no fato de que a maioria dos RVU tem resolução espontânea, sendo 80% dos graus I-II e 30% a 50% dos graus III e V em 4 a 5 anos de seguimento. A taxa de resolução espontânea é mais baixa nos refluxos de alto grau bilateral. A abordagem conservadora inclui conduta observacional ou PAC e, quando presente, reabilitação da disfunção de eliminação. Circuncisão durante o início da infância pode ser parte

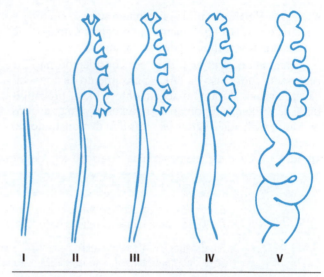

Figura 3.3 Classificação Internacional de Refluxo Vesicoureteral.

Grau I – refluxo atinge apenas o ureter.

Grau II – refluxo atinge a pelve e os cálices, sem dilatação.

Grau III – refluxo atinge a pelve e os cálices renais, com dilatação e tortuosidade leve e/ou moderada de ureter, mas com distensão dos cálices ausente ou discreta.

Grau IV – refluxo com dilatação e/ou tortuosidade moderada do ureter, pelve e cálices; deformidade calicinal, com manutenção das impressões papilares na maioria dos cálices.

Grau V – refluxo com grande dilatação e tortuosidade de ureter, pelve e cálices; perda das impressões papilares na maioria dos cálices.

Fonte: Desenvolvida pelo autoria.

dessa abordagem de controle de ITU, principalmente diante de RVU alto grau (IV e V). Seguimento periódico com exames de imagem (USG, UCM e DMSA) está indicado para monitorar a resolução espontânea do refluxo e a condição renal. A abordagem conservadora deve ser substituída por outra em casos de ITU febril recorrente.

O *guideline* mais recente sobre condutas em RVU na infância é o da Associação Europeia de Urologia (European Association of Urology – EUA), publicado em 2012, no qual baseamos as condutas:

Independente do grau do RVU ou presença de cicatrizes renais, todos pacientes diagnosticados no primeiro ano de vida devem iniciar a PAC.

Para as outras situações, condutas no Quadro 3.7.

Seguimento periódico com exames de imagem (USG, UCM e DMSA) está indicado para monitorar a resolução espontânea do refluxo e a condição renal. A abordagem conservadora deve ser substituída por outra em casos de ITU febril recorrente.

Tratamento endoscópico: consiste na injeção de um polímero sintético na camada submucosa, imediatamente abaixo do orifício ureteral, através de um cistoscópio, o que eleva e estreita o ureter submucoso 16, de modo a criar um mecanismo valvular e evitar o RVU. É um procedimento simples, que permite cura imediata. Tem uma taxa de sucesso entre 70% e 80%, sendo superior para graus mais baixos. Para os graus I e II, foi 78,5%; grau III, 72%; grau IV,

63%; grau V 51%. Segunda injeção tem sucesso em 68%, e terceira, em 35%. O tratamento endoscópico é uma opção para as crianças com RVU de baixo grau.

Tratamento cirúrgico: deve ser considerado na ITU recorrente com o uso da PAC, aparecimento de novas cicatrizes renais durante o seguimento e baixa probabilidade de resolução espontânea (refluxos de alto grau após os 3 anos de idade). Várias técnicas têm demonstrado segurança, baixa taxa de complicações e excelente taxa de sucesso, desde que realizadas com cirurgião com experiência. A escolha do procedimento é individualizada de acordo com a experiência do cirurgião e com a condição da criança.

Para o seguimento de crianças com ITU e RVU, o pediatra geral deve considerar seguimento em conjunto com nefrologista ou urologista com experiência em crianças.

Quadro 3.7 Conduta/tratamento inicial de acordo com classificação de risco para infecção urinária.

Risco	Apresentação clínica da criança	Tratamento inicial
Alto	Sintomática, com controle esfincteriano, alto grau refluxo (IV-V), comprometimento renal e disfunção de eliminação	Terapia da disfunção de eliminação. Se ITU recorrente, considerar intervenção cirúrgica
Alto	Sintomática, com controle esfincteriano, alto grau refluxo (IV-V), comprometimento renal e SEM disfunção de eliminação	Considerar intervenção cirúrgica
Moderado	Sintomática, antes de adquirir controle esfincteriano, alto grau refluxo (IV-V) e comprometimento renal	PAC é o tratamento inicial. Regressão espontânea do refluxo é maior no sexo masculino
Moderado	Sintomática, com controle esfincteriano, rins normais, baixo grau de refluxo (I-III) e disfunção de eliminação	Terapia da disfunção de eliminação
Baixo	Criança sintomática, com controle esfincteriano, baixo grau de refluxo (I-III), sem lesão renal e sem disfunção de eliminação	Observacional (explicar para a família risco de ITU) ou PAC
Baixo	Sintomática, com grau baixo de refluxo (I-III) e sem lesão renal.	Observacional (explicar para a família risco de ITU) ou PAC

ITU: infecção de trato urinário; PAC: profilaxia de ITU com antimicrobiano contínuo.
Fonte: Adaptado de EAU Guidelines on vesicoureteral reflux in children, 2012, modificado.

■ BIBLIOGRAFIA CONSULTADA

American Academy of Pediatrics. Subcommittee on urinary tract infection: clinical practice guideline for the diagnosis and management of the initial UTI in febrile infants and children 2 to 24 months. Pediatrics. 2011;128(3):595–610.

American Academy of Pediatrics. Subcommittee on urinary tract infection. Reaffirmation of AAP clinical practice guideline: the diagnosis and management of the initial urinary tract infection in febrile infants and young children 2-24 months of age. Pediatrics. 2016;138(6) e20163026-e20163026. doi:10.1542/peds.2016-3026.

Goldraich NP, Manfroi A. Febrile urinary tract infection: Escherichia coli susceptibility to oral antimicrobials. Pediatr Nephrol. 2002;17:173-6.

Hoberman A, Wald ER. Urinary tract infections in young febrile children. Pediatr Infect Dis J. 1997;16(1):11.

Koch VH, Zuccolotto SMC. Infecção do trato urinário. Em busca das evidências. J Pediatr. 2003; 79(Supl.1):S97.

Lo DS, Shieh HH, Barreira ER, Ragazzi SLB, Gilio AE. High frequency of Staphylococcus saprophyticus urinary tract infections among female adolescents. Pediatr Infect Dis J. 2015;34(9):1023–5. Disponível em: http://www.ncbi.nlm.nih.gov/pubmed/26075812.

Lo DS, Shieh HH, Ragazzi SLB, Koch VHK, Martinez MB, Gilio AE. Community-acquired urinary tract infection: age and gender-dependent etiology. J Bras Nefrol. 2013;35(2):93–8.

National Institute for Health and Clinical Excellence (NICE). Urinary tract infection in children: diagnosis, treatment, and long-term management. 2017. Disponível em: http://www. nice.org.uk/guidance/cg54.

Pires MC, Frota KS, Martins Jr PO, Correia AF, Cortez-Escalante JJ, Silveira CA. Prevalence and bacterial susceptibility of community acquired urinary tract infection in University Hospital of Brasília, 2001 to 2005. Rev Soc Bras Med Trop. 2007;40:643-7.

Shaikh N, Morone NE, Bost JE, Farrell MH. Prevalence of urinary tract infection in childhood: a meta-analysis. The Pediatric infectious disease journal. 2008;27(4):302-8. Disponível em: http://www.ncbi.nlm.nih.gov/pubmed/18316994.

Tekgül S, Riedmiller H, Hoebeke P, Kočvara R, Nijman RJ, Radmayr C, et al. European Association of Urology. EAU guidelines on vesicoureteral reflux in children. Eur Urol. 2012;62(3):534-42.

Zuccolotto SMC, Sucupira ACS. Infecção do trato urinário. In: Sucupira, ACSL, Kobinger. Meba, Saito, MI, Bourroul MLM, Zuccolotto, SMC. Pediatria em Consultório. 5. ed. São Paulo: Sarvier: 2010, p. 651-69.

4

Diarreia Aguda

4.1 Fisiologia e Tratamento

■ Eloísa Correia de Souza   ■ Maki Hirose

Introdução

A doença diarreica aguda (DDA) ainda é um desafio para a saúde pública. Dados da Organização Mundial da Saúde (OMS) apontam a doença como a segunda causa de mortalidade em crianças menores de 5 anos no mundo. É responsável por 1 de cada 6 óbitos desta faixa etária, ao redor de 1,7 milhão de mortes/ano. A mortalidade e a morbidade estão relacionadas à evolução desfavorável do evento agudo e às complicações causadas pela reincidência do quadro que podem ocasionar a instalação de quadros crônicos (diarreia crônica, desnutrição, imunodeficiências), piorando o panorama da saúde infantil. Estima-se que atualmente ocorram cerca 1,5 bilhão de episódios diarreicos em todo o mundo a cada ano, sobretudo nos países em desenvolvimento.

Mesmo nos países desenvolvidos, a DDA causa impacto à saúde pública. Nos Estados Unidos, estima-se que mais de 1,5 milhão de consultas ambulatoriais sejam motivadas por DDA e causem a morte de 6 mil crianças menores de 5 anos, a cada ano (Tabela 4.1).

Apesar desses dados, o panorama da DDA, no Brasil e no mundo, apresentou melhora parcial. Em nosso país, o índice de número de internações por DDA permaneceu estável (ao redor dos 7%) e a mortalidade em menores de 5 anos diminuiu de 10,1%, em 1990 para 3,1%, em 2007 (Ministério da Saúde – DATASUS-2011). Esses dados variam de acordo com as regiões brasileiras estudadas e podem estar subestimados por não ser a DDA de notificação compulsória (Tabela 4.2).

Medidas como protocolos de hidratação, terapia de reidratação oral, suplementação de zinco, incentivo ao aleitamento materno, melhorias do saneamento básico, a introdução da vacina contra o rotavírus e cólera, difundidos pela OMS, contribuem para essa melhoria em todo o mundo.

Tabela 4.1 Impacto da DDA no mundo e nos Estados Unidos.

Anual	Episódios estimados de DDA	Hospitalização < 5 anos	Número de morte em < 5 anos
EUA	375 milhões episódios 1,4 episódios ano/pessoa > 1,5 milhão de consultas ambulatoriais	900.000	6.000
Mundial	1,5 bilhão de episódios 10 episódios ano/pessoa	200.000	1,5 a 2 milhões

Fonte: Adaptada de WGO Practice Guidelines Acute Diarrhea.

Tabela 4.2 Evolução da mortalidade e internação das DDA nas últimas décadas.

Região	Norte	Nordeste	Sudeste	Sul	Centro-Oeste	Total
% mortes < 5 anos 1998 → 2016	7,5 → 2,9	11,8 → 1,9	3,3 → 0,9	4,2 → 0,6	4,9 → 0,2	6,8 → 1,6
% internações 1998 → 2017	30,3 → 14,2	24,3 → 11,6	10,3 → 3,2	10,2 → 3,8	15,5 → 5,4	18,3 → 7,2

Fonte: Adaptada de DATASUS 2018.

Entretanto, novos desafios ainda se fazem presentes e atuais, pois, diante das catástrofes climáticas (terremotos, tsunamis etc.), uso abusivo de antibióticos, locomoção e migração de populações; surtos e epidemias voltam a ocorrer, suscitando novas condutas preventivas e terapêuticas. Denomina-se disenteria a presença de fezes líquidas ou semilíquidas com sangue ou muco e sangue.

Fisiologia intestinal

A superfície de absorção da mucosa intestinal é extensa e tem capacidade de absorver 95% a 98% de todo líquido que nela chega. Isso significa que, num adulto, dos 9 L de fluido que chegam ao intestino delgado, somente 600 mL atravessam a válvula ileocecal e apenas 100 mL a 200 mL são eliminados nas fezes a cada dia, graças à anatomia intestinal e estrutura do enterócito (Figura 4.1).

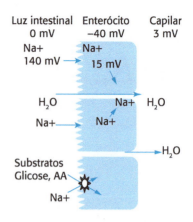

Figura 4.2 Transporte de água, substratos e eletrólitos através da mucosa.
Fonte: Desenvolvida pela autoria.

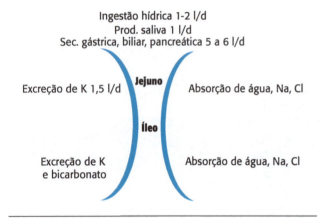

Figura 4.1 Esquema de absorção intestinal adaptado de Gilio e Escobar. (usar figura da edição anterior).
Fonte: Desenvolvida pela autoria.

A absorção de água é passiva e segue o fluxo do soluto (principalmente do sódio) por três mecanismos: transporte eletroquímico neutro de sódio (Na/H^+ e Cl^-/HCO_3^-: responsável pelo equilíbrio ácido-básico), absorção de sódio e potássio eletrogênica (transporte ativo através de ATPase), e o transporte acoplado de sódio e outros substratos, como glicose e aminoácidos. Este mecanismo de transporte de água e soluto é relativamente preservado mesmo na vigência de processos inflamatórios ou infecciosos e serão fundamentais para o sucesso da terapia de reidratação oral (Figura 4.2).

Mecanismos de defesa do TGI

O trato gastrointestinal tem um sistema de defesa eficaz. É composto por fatores químicos, físicos e imunológicos. Entre os fatores químicos, encontramos o pH gástrico, a produção de glicoproteínas e peptídeos presentes na secreção da mucosa que dificultam a adesividade bacteriana, a presença da lactoferrina e da lisozima. Os movimentos peristálticos impedindo a fixação do enteropatógeno ao epitélio e os fatores imunológicos como a presença de imunoglobulina A, tecido linfoide do intestino, a própria flora intestinal normal é fundamental. Na criança desnutrida, desmamada precocemente, esses mecanismos não estão completos.

Fisiopatologia

A diarreia se deve a uma diminuição da capacidade de absorção e/ou aumento da secreção de água e eletrólitos pela mucosa intestinal.

O enteropatógeno ingerido poderá instalar-se, de acordo com seu tropismo, em qualquer porção do sistema digestório e causar alterações por: aderência à mucosa e destruição da borda em escova do enterócito (p. ex., *Escherichia coli* enteropatogênica clássica (EPEC)); aderência e produção de enterotoxinas (p. ex., *Escherichia coli* enterotoxigênica (ETEC) e *V. cholerae*), invasão da mucosa intestinal com ou sem invasão da lâmina própria (p. ex., *Salmonella sp*, *Shigella sp*), invasão e destruição do enterócito (p. ex., rotavírus). Dependendo do segmento intestinal afetado, haverá uma manifestação clínica diferente. Enteropatógenos que acometem intestino delgado tendem a causar diarreias aquosas e volumosas, enquanto os que acometem o cólon, geralmente, cursam com diarreias de volume menor e com presença de sangue e muco.

As DDA podem ser classificadas de acordo com os mecanismos fisiopatológicos em quatro grupos: osmóticas; secretora; inflamatória; ou por alteração de motilidade. Essa divisão tem caráter didático, pois um mesmo agente pode deflagrar mais de um mecanismo.

Diarreia osmótica

A diarreia osmótica ocorre quando há acúmulo de substâncias osmoticamente ativas na luz intestinal, levando o fluxo de água para o interior deste. Estes solutos podem ser provenientes da ingestão de substâncias hiperosmolares ou decorrente de processo de má absorção intestinal. Algumas infecções lesam os enterócitos apicais, o que ocasiona a perda da capacidade de absorção e consequente acúmulo de substâncias com poder oncótico na luz intestinal. Exemplos: infecções por rotavírus; EPEC.

Diarreia secretora

A presença de algumas toxinas bacterianas (p. ex., cólera, toxina estafilocócica, shiga-toxina entre outras), peptídeos e hormônios do trato digestório têm a capacidade de aumentar a secreção de cloro pelos enterócitos da cripta.

Existem pelo menos três tipos de mediadores no controle intracelular da secreção: os nucleotídeos cíclicos AMP e GMP-cíclico; o sistema de produção de prostaglandinas; e o cálcio intracelular. O aumento de secreção de cloro enseja o afluxo de água e sódio para a luz intestinal, culminando com um quadro de diarreia profusa.

Diarreia inflamatória

Este mecanismo pode ocorrer tanto nas diarreias agudas infecciosas como nas diarreias crônicas e tem características multifatoriais. O processo inflamatório origina uma lesão da mucosa com exsudação de proteínas, sangue e muco para a luz intestinal, que gera uma perda de água e eletrólitos. Por sua vez, a lesão da mucosa provocará um quadro de má absorção que aumentará a quantidade de solutos no conteúdo das alças, potencializando o efeito catártico-osmótico.

Alteração da motilidade

Resulta de uma aceleração dos movimentos peristálticos (p. ex., cólon irritável) ou diminuição deste produzindo estase e proliferação bacteriana na luz intestinal, causando a diarreia. As diarreias por alteração de peristaltismo são mais raras e sem implicação na saúde pública.

Etiologia da DDA

A diarreia é um sintoma e como tal pode ser manifestação de doenças sistêmicas ou do trato gastrointestinal. Uma anamnese completa incluindo o tempo de duração da doença, características das fezes, sinais e sintomas associados, será um aliado na elaboração do diagnóstico etiológico.

A DDA pode ser classificada em dois grupos, infecciosa e não infecciosa. São manifestações não infecciosas as alergias alimentares, uso de medicações, envenenamentos (p. ex., organofosforados e carbamatos), a primeira manifestação de diarreia crônica, erros alimentares, manifestações de outras doenças sistêmicas, entre outros.

A etiologia infecciosa é a mais frequente e de maior impacto na saúde infantil. É ela o gatilho do ciclo vicioso da diarreia-desnutrição-mortalidade infantil.

Diarreia aguda infecciosa

São agentes infecciosos causadores de DA as bactérias, os vírus, os protozoários e os parasitas (Quadros 4.1 e 4.2). A importância e a característica dos enteropatógenos variam de acordo com a população estudada, região, estação climática, condições socioeconômicas. Podem ser endêmicos em determinadas regiões, mas também podem eclodir como surtos em locais e populações diversas em virtude da contaminação de alimentos, de água ou solo, plantações e pelo contato interpessoal.

Nos países desenvolvidos, 70% a 80% das DDA têm etiologia viral; 10% a 20%, bacteriana; e menos de 10%, causadas por protozoários. As bactérias são relativamente mais importantes nos países em desenvolvimento. Mesmo assim, diarreias virais seguem vitimizando crianças anualmente em todo o mundo e em todas as classes socioeconômicas.

Quadro 4.1 Agentes etiológicos virais, protozoários e parasitas.

Vírus	Astrovírus, calicivírus, coronavírus, adenovírus entérico, norwalk, rotavírus, sapovírus.			
Protozoários e parasitas	Cryptosporidium Strongyloides stercoralis	Ciclospora sp Isopora belli	Entamoeba histolytica	Giardia intestinalis

Fonte: Desenvolvido pela autoria.

Quadro 4.2 Etiologia das DDA bacterianas conforme mecanismo fisiopatológico.

Invasão	Enterotoxinas	Produção de citotoxina
Campylobacter jejuni *Escherichia coli* (enteroinvasiva) *Salmonella enteritidis* *Shigella sp* *Yersinia enterocolitica* *Vibrio parahemolyticus*	*Vibrio cholerae non-01* *E. coli* (enterotoxigênica) *Aeromonas sp* *Plesiomonas shigelloides* *Clostridium difficile* *Yersinia enterocolitica* *Shigella sp*	*Shigella sp* *E. coli* (êntero-hemorrágica) *C. difficile* Aderência *E. coli* (enteropatogênica clássica, êntero-hemorrágica) Intoxicação alimentar *S. aureus, Bacillus cereus, Clostridium perfringens*

Fonte: Desenvolvido pela autoria.

Avaliação clínica do paciente com DDA

As DA são autolimitadas, com duração média de 5 a 7 dias, sem necessidade de tratamento específico. Aproximadamente 2% das crianças infectadas desenvolvem forma grave da doença com desidratação, e necessidade de atendimento médico. A evolução para o óbito ocorre em 0,6% dos casos e a mortalidade resulta, principalmente, das complicações decorrentes da desidratação e infecção.

Vários estudos evidenciaram que a gravidade da doença está relacionada a fatores ligados ao hospedeiro, tais como idade inferior a 6 meses ou peso inferior a 8 kg, prematuridade, filhos de mães adolescentes, desmame precoce, baixa escolaridade dos pais, condição socioeconômica desfavorável, criança institucionalizada e desnutrição.

Na anamnese do paciente com DDA, dever-se-á investigar história da moléstia atual com ênfase nos sintomas iniciais, presença ou ausência de período prodrômico, frequência e duração dos episódios de vômitos, febre e episódios diarreicos e característica das fezes. Pesquisar antecedente epidemiológico indagando a respeito de viagens, contato com outros doentes, ingestão de água ou alimentos suspeitos, ingestão ou a permanência em instituições (creche, escolas, orfanatos).

A intensidade e a característica do quadro diarreico variam de acordo com o agente etiológico envolvido, região do intestino acometida (intestino delgado ou grosso), idade e competência imunológica do paciente.

A avaliação clínica do paciente com DA deve se basear nos sinais de disseminação infecciosa e, principalmente, nos sinais e sintomas de desidratação. O Quadro 4.3 resume os principais agentes e suas manifestações clínicas.

A presença de sangue e muco nas fezes, acompanhada de febre alta e toxemia, pode sugerir infecção por patógeno invasivo. Algumas bactérias como a Salmonella sp, *E. coli enteroinvasiva*, Shiguella sp podem causar doença invasiva, com disseminação bacteriana hematogênica.

Desidratação

Os lactentes e crianças menores com DA são mais propensas à desidratação do que as crianças mais velhas porque têm maior superfície corpórea em relação ao peso, uma taxa metabólica mais elevada, reservas de fluido relativamente menores, e por serem dependentes dos outros para a ingestão de líquidos.

A perda de água e eletrólitos pode produzir a depleção de volume, choque, a distúrbios metabólicos e até a morte. Portanto, é fundamental o reconhecimento dos sinais e sintomas da desidratação nestas crianças, pois disso dependerá a instituição da terapia adequada de forma precoce. O primeiro sinal de depleção de volume é a sede, depois a alteração do débito urinário (diminuição do volume e ou aumento da concentração urinária). As manifestações clínicas iniciam-se a partir de perdas de 2% do peso. No entanto, é importante considerar a queixa dos pais e cuidadores quando informam que a criança está com olhos fundos ou pálida, já que eles reconhecem precocemente alterações clínicas e comportamentais de seus filhos.

A desidratação na DDA é desencadeada principalmente pelas perdas fecais e vômitos, mas a febre também pode contribuir aumentando as perdas insensíveis.

Alguns escores tentam avaliar a gravidade do quadro diarreico e o risco de desidratação (Tabela 4.3). Um escore de gravidade da DA foi apresentado por Vesikari para identificar crianças de maior risco. Esse escore relaciona a duração da diarreia, número máximo de episódios diarreicos em 24 horas, duração dos episódios de vômito, número máximo de episódios de vômito em 24 horas, febre, desidratação e tipo de hidratação utilizada. Para cada item, são atribuídos pontos de 1 a 3. Escores superiores a 11 são considerados indicadores de diarreia grave, portanto com maior risco de desidratação.

Quadro 4.3 Quadro clínico dos principais enteropatógenos.

Enteropatógenos	Características da diarreia	Tempo de incubação	Febre	Vômito	Sangue e muco	Outras manifestações
Staphylococus aureus *Bacillus cereus*	Náusea, cólica, fezes aquosas, explosivas, mal cheirosas	1 a 6 horas	+	+	–	Associada intoxicação alimentar
Shigella sp, *Salmonella*, *E. coli* invasiva Yersinia sp	Cólicas, puxo, tenesmo, fezes em pequena ou média quantidade	16 a 36 horas	+	Raro	++	Disseminação processo infeccioso
E. coli toxigênica *V. cholerae*	Diarreia aquosa, clara (água de arroz), muito volumosa	16 a 72 horas	Ocasional	++	–	Instalação rápida de desidratação grave
E. coli êntero-hemorrágica	Inicialmente diarreia clara que evolui para sanguinolenta	3 a 4 dias	Raro	Raro	++	Síndrome hemolítica urêmica
Campylobacter jejuni	Dor abdominal intensa em fossa ilíaca direita, diarreia mucosa em pequena quantidade	1 a 7 dias	Período prodrômico	Raro	++	Mialgia, convulsões
Giardia lamblia	Diarreia súbita, esteatorreica, flatulência, cólicas	7 a 14 dias	–	Raro	–	Recorrência
Rotavírus	Diarreia volumosa, aquosa, anorexia, cólicas	12 horas a 4 dias	Frequente	Frequentes, grande quantidade	–	Risco de desidratação e dissacarídases
Adenovírus entérico	Diarreia moderada, aquosa	8 a 10 dias	Baixa	Raro	–	Sintomas respiratórios
Calicivírus (norovírus, astrovírus, sapovírus)	Diarreia aquosa, volumosa, frequente	24 a 48 horas	+	Frequente	–	Surtos

+ presente; ++ frequente; _ ausente

Fonte: Desenvolvido pela autoria.

Tabela 4.3 Escores de gravidade de diarreia segundo Vesikari e Clark.

Valores dos Pontos de Vesikari	1	2	3
Duração diarreia (dias)	1-4	5	> 6
DDA n. máximo de episódios/24 horas	1-3	4-5	. 6
Duração dos vômitos (dias)	1	2	≥ 3
Vômito n. máximo de episódios/24 horas	1	2-4	≥ 5
Temperatura (°C)	37,1 a 38,4	38,5 a 38,8	≥ 39
Desidratação	Ausente	Leve	Moderada grave
Tratamento	Reidratação	Hospitalização	-

Fonte: Desenvolvida pela autoria.

Os sinais clínicos de desidratação têm como base o aspecto da criança e a repercussão hemodinâmica. Quanto mais grave, maior a repercussão hemodinâmica. É importante ressaltar que além do déficit de água, alterações do equilíbrio do sódio, potássio e ácido básico fazem parte da caracterização do tipo de desidratação e serão abordados no Capítulo 13 – Infecção pelo HIV.

A avaliação da desidratação é sistemática e deve contemplar os seguintes dados: aspecto clínico (alerta, irritada, comatosa); estimativa de perda de peso; mucosas (hidratada, saliva espessa ou mucosa seca); fontanela (nos lactentes abaixo de 6 meses se deprimida ou não); turgor da pele (normal ou pastoso); diurese (presente, diminuída ou ausente); e sinais vitais (pulso, temperatura, frequência cardíaca (FC), pressão arterial, perfusão periférica). A partir desses parâmetros, poderemos classificar o grau de desidratação e estimar a perda hídrica (Tabela 4.3).

A OMS classifica os estados de hidratação em: hidratado, desidratado de algum grau e desidratado grave (Quadro 4.4). Essa classificação permite a instituição de terapêutica específica para o tratamento da desidratação por DDA.

Quadro 4.4 Sinais clínicos e classificação do grau de desidratação.

Dados	Hidratado	Desidratado de algum grau	Desidratado grave
Aspecto	Alerta	Irritado/sedento	Alteração nível consciência, comatoso

(Continua)

Quadro 4.4 Sinais clínicos e classificação do grau de desidratação. (*Continuação*)

Dados	Hidratado	Desidratado de algum grau	Desidratado grave
Tempo de enchimento capilar	< 2 segundos	3-5 segundos	> 5 segundos
Pulso	Cheio, normal	Fino	Impalpável
Elasticidade da pele	Normal	Diminuído	Muito diminuído
Olhos	Normais	Fundos	Muito fundos
Fontanela	Normal	Deprimida	Muito deprimida
Mucosa	Úmida, normal	Seca, saliva espessa	Muito seca

Fonte: Desenvolvida pelo autoria.

Diagnóstico e terapêutica

O diagnóstico da DDA é clínico. Exames complementares são desnecessários na grande maioria dos casos, pois não contribuem para terapêutica ou mudança da evolução clínica, e mais de 90% dos quadros são autolimitados. A pesquisa etiológica fica reservada para casos graves, surtos, quadros disentéricos com suspeita de infecção sistêmica ou de crianças institucionalizadas (p. ex., Salmonella sp, Shigella sp) e pesquisas acadêmicas.

A cultura de fezes é o exame realizado para identificar as infecções bacterianas. A obtenção do resultado pode demorar mais que 4 dias, quando muitas vezes já houve a resolução do quadro. A recuperação do agente etiológico é possível nos primeiros dias da doença, após períodos superiores a 72 horas, o quadro diarreico se perpetua em consequência das alterações deflagradas pela infecção da mucosa intestinal independentemente da presença do patógeno.

A pesquisa de leucócitos nas fezes permite avaliar rapidamente a presença de processo inflamatório intestinal. Outros exames, como testes imunoenzimáticos para vírus e bactérias e o de reação em cadeia da polimerase (PCR) podem fornecer resultados rápidos, definindo o agente etiológico, principalmente os virais em poucas horas.

A coleta de hemograma e hemocultura é útil para avaliar suspeita de processo infeccioso grave.

A coleta de eletrólitos e gasometria visa a avaliação do quadro de desidratação e a pesquisa de distúrbios metabólicos e será abordada no Capítulo 13 – Infecção pelo HIV.

Hidratação

No caso da criança hidratada, recomenda-se o soro oral para prevenção da desidratação, juntamente com águas, chás, sucos ou outros líquidos de baixa osmolaridade. Na criança com algum grau de desidratação, recomenda-se a terapia de reidratação oral (TRO) e, no caso da criança com desidratação grave, a hidratação endovenosa (ver Capítulo 13 – Infecção pelo HIV).

Antimicrobianos

O uso de antimicrobianos não tem indicação na maioria dos quadros diarreicos, pois raramente trazem benefício, podem aumentar o risco de portador assintomático, aumentar o tempo de excreção da bactéria, alterar a flora intestinal e propiciar a resistência bacteriana.

Tem indicação de uso de antimicrobianos pacientes imunodeprimidos, recém-nascidos (RN), casos suspeitos de cólera e na suspeita de disseminação sistêmica do foco intestinal.

Nos casos suspeitos de sepse, temos por objetivo a cobertura ampla de bactérias gram-negativas. As cefalosporina de 2ª e 3ª gerações e os aminoglicosídeos são os antibióticos de escolha na suspeita de quadro disseminado.

Nos casos graves de DA por Shigella sp., a antibioticoterapia está indicada por período de 3 a 5 dias. Os antimicrobianos de escolha são ceftriaxone ou azitromicina.

O tratamento com metronidazol é indicado na giardíase, em casos graves em que se suspeita de diarreia por *Clostridium difficile*.

Nos casos de cólera, após o tratamento efetivo da desidratação, o uso de antimicrobianos traz benefício ao paciente por reduzir o tempo de duração da doença em 50% e por diminuir o tempo de excreção do vibrião. Os antibióticos indicados são tetraciclina, doxicilina, quinolonas e macrolídeos.

Zinco

O zinco vem sendo indicado no tratamento da DA logo após o restabelecimento da hidratação seja por TRO, seja endovenosa. Vários estudos mostram que a suplementação vem diminuindo o tempo de duração da doença diarreica e prevenindo novos episódios de diarreia e outras infecções. A dose preconizada e de 10 mg/dia para lactentes menores de 6 meses e 20 mg/dia para os demais por um período de 10 dias.

Nutrição

A OMS recomenda que a alimentação seja encorajada durante e após o período da doença diarreica para prevenir o desenvolvimento da desnutrição e da enteropatia crônica. A indicação de jejum ou dietas restritivas causa a diminuição de ingesta de vários nutrientes, que acarretará na alimentação do ciclo vicioso: diarreia-desnutrição

O jejum é aceito exclusivamente durante o período de reparação da desidratação; mesmo assim, ainda é aceita a manutenção do aleitamento materno neste período, em razão de sua alta absortibilidade e características nutricionais.

A instalação de quadros de intolerância a dissacarídeos pós-DDA estimulou alguns autores a utilizar outros tipos de leite (leite sem lactose, leite de soja, ou outros); no entanto, esses quadros são transitórios e esses leites não são indicados.

A presença de dieta adequada para a idade da criança na luz intestinal estimula o amadurecimento dos enterócitos e evita a desnutrição.

Probióticos

Probióticos são microrganismos que apresentam propriedades benéficas para o hospedeiro. Essas propriedades seriam: diminuição do crescimento das bactérias enteropatogênica ou inibição da capacidade de aderência e invasão do enterócito; melhora da barreira da mucosa; modulação do sistema imune e da diminuição da percepção da dor. A maioria deles seria derivada de bacilos de ácido láctico (lactobacilos e Bifidobacterium), cepas não patogênicas de *Escherichia coli* (*E. coli Nissle* 1917), *Clostridium butyricum*, *Streptococcus salivarius* e *Saccaromyces boulardii* (cepa não patogênica) e de cepas de outras bactérias geneticamente modificadas com capacidade de secretar imunomoduladores (como interleucina-10, defensinas). O uso dos probióticos está bem descrito nas diarreias secundárias a doenças inflamatórias crônicas e em diarreias provocadas pelo uso prolongado de antibióticos. Na diarreia aguda infecciosa, mostrou eficácia modesta na diminuição do tempo de doença em menos de 1 dia de sintomas.

Tratamentos inespecíficos

O uso de substâncias adsorventes (p. ex., caolim-pectina), antimotilidade (p. ex., loperamida) e de antiespasmódicos deve ser evitado porque essas substâncias dificultam a excreção do patógeno e não alteraram as perdas de eletrólitos.

Os antieméticos podem ser usados com cautela se não houver desidratação em crianças maiores de 2 anos. Por causa do risco de liberação extrapiramidal (p. ex., metoclopramida) e sonolência excessiva no dimenidrinato, essas medicações têm sido contraindicadas. Alguns estudos realizados com ondansentrona mostraram uma melhora dos vômitos, facilitação do uso da TRO e diminuição do risco de hidratação endovenosa com a utilização de dose única do medicamento, no entanto houve aumento dos episódios diarreicos.

Drogas antissecretoras podem diminuir a duração dos sintomas diarreicos, dor abdominal e vômito, como é o caso do salicilato de bismuto e do racecadotril, sendo que este último tem efeito satisfatório nos casos de diarreia, por diminuir o tempo de doença e as perdas fecais e otimizar a hidratação quando associado ao uso de soro oral. Seu uso não está liberado nos Estados Unidos.

Conclusões e perspectivas

Em 2006, duas novas vacinas contra rotavírus foram licenciadas pela agência norte-americana Food and Drug Administration (FDA), uma monovalente RV1 e uma pentavalente RV5. Ambas se mostraram eficazes na prevenção de quadros graves de diarreia. As vacinas são administradas por via oral, em duas doses na RV1(Rotarix) e três doses na RV5 (Rota teq). Nos Estados Unidos e em diversos países onde a vacinação contra rotavírus foi incluída no calendário vacinal, o impacto já foi observado no ano seguinte; com a diminuição das internações por DDA de 101,1/10.000 em 2006, para 85,5/10.000 crianças em 2007. A proteção da vacina para gastroenterites graves é de 88% e contra qualquer intensidade de gastroenterite é de 66%. No Brasil, desde março de 2006 a vacina foi introduzida no calendário oficial com resultado semelhante.

A vacina contra cólera tem sido recomendada para uso em epidemias, surtos e para viajantes que visitam áreas endêmicas. Existem duas vacinas contra a cólera, sendo que uma também protege contra a *E. coli* enterotoxigênica. A proteção varia de 50% a 60%. Vacinas contra disenterias bacilares, Shigella, ainda estão em fase de ensaios clínicos.

Nas últimas três décadas, o panorama de DDA mudou muito. Várias políticas de estímulo ao aleitamento materno, padronização da TRO e melhoria de saneamento básico reduziram muito a mortalidade na fase aguda da doença. No entanto, o número de episódios continua elevado, resultando na recorrência da doença e na instalação de quadros de diarreia persistente. Apesar das pesquisas e avanços na área de vacinas, outras medidas básicas e simples deveriam ser instituídas, principalmente nos países em desenvolvimento, tais como o incentivo ao aleitamento materno exclusivo até o sexto mês, acessibilidade em tempo integral ao soro de reidratação oral, sistema adequado de captação de água e potável, tratamento de água e esgotos, geladeiras para conservação de alimentos e até mesmo estímulo ao hábito de lavar as mãos com sabão seriam métodos simples e eficazes na prevenção.

Apesar de o conhecimento a respeito da DDA estar sedimentado e continuamente difundido, há necessidade de contínua observância de ressurgimento de novos surtos e novos enteropatógenos relacionados às catástrofes e mudanças climáticas para que medidas profiláticas e terapêuticas sejam ajustadas de forma eficaz.

■ BIBLIOGRAFIA CONSULTADA

Black R, Cousens S, Johnson HL, Lawn JE, Rudan I, Bassani DG, et al. Global, regional, and national causes of child mortality in 2008: a systematic analysis. The Lancet. 2010;375:1969-87.

Diarrhoea Treatment guidelines for clinic-based healthcare workers: WHO/UNICEF jan. 2005.

Doença diarréica por rotavírus: Vigilância epidemiológica e prevenção pela vacina oral de rotavírus (VORH) e crianças atendidas em São Paulo: Jornal de Pediatria, vol. 77, n. 1, 2002. Disponível em> http://portal.saude.gov.br/portal/arquivos/pdf/informe_rotavirus2.pdf.

Fedorak RN, Deleman LA. Probiotics in the treatment of human inflammatory bowel diseases: update 2008. J Clin Gastroenterol. 2008;42 Suppl 2:S97.

Givon-Lavi N, Greeberg D, Dagan R. Comparison between two severity scoring scales commonly used in evaluation of rotavirus gastroenteritis in children. Vaccine 26. 2008;5798-5601.

Gordon M, Akobeng A. Racecadotril for acute diarrhoea in children: systematic review and meta-analyses. Arch Dis Child. 2016 mar; 101(3): 234-240. Epub 2015 dec 29.

Lochery P. The impact of water and sanitation on the health of children under five: Global Health Council; 2005.

Parker E A, Roy T, D'Adamo CR, Wieland LS. Probiotics and gastrointestinal conditions: an overview of evidence from the Cochrane Collaboration Nutrition 2018; 45:125.

Rudan I, El Arifeen S, Black RE, Campbell H. Childhood pneumonia and diarrhoea: setting our priorities right. Lancet Infec Dis. 2007;7:56-61.

Souza EC, Martinez MB, Gilio AE, Perfil etiológico das diarréias agudas e crianças atendidas em São Paulo. Jornal de Pediatria, v. 77, n. 1, 2002.

4.2 Desidratação e Distúrbios Hidreletrolíticos

■ Eloisa Correa de Souza   ■ Rodrigo Locatelli Pedro Paulo

Introdução

A manutenção da composição de água e eletrólitos do organismo é uma questão vital e o corpo humano tem mecanismos de defesa para assegurar a manutenção desse equilíbrio, destacando-se o estímulo da sede, retenção de volume pelos rins e compensação cardiovascular. Uma criança com vômitos e diarreia apresenta perda aumentada de água e eletrólitos e facilmente esgota os recursos compensatórios, chegando a um estado de desidratação. O termo "desidratação" rigorosamente significaria perda de água livre, sem eletrólitos, e também não discrimina se a perda é intracelular ou extracelular. Sabemos que o desidratado por diarreia teve perda de água e também de eletrólitos e que, embora o acometimento principal seja do compartimento extracelular com variado grau de hipovolemia, incluindo choque hipovolêmico, há também uma depleção do espaço intracelular. A desidratação, portanto, constitui uma urgência ou emergência e deve ser detectada e tratada adequadamente.

Abordaremos também neste capítulo, de modo sucinto, os distúrbios hidreletrolíticos e acidobásicos mais relacionados à desidratação por diarreia na criança, ou seja, as alterações do sódio, potássio e a acidose metabólica.

Avaliação clínica

Na história relatada pela família da criança, as informações como o tempo decorrido após o início das perdas, a frequência de evacuações e de vômitos e o volume de líquidos que tem conseguido ingerir ajudam a estimar o risco de alteração do estado de hidratação desta criança. Entretanto, os dois dados mais objetivos que apontam para desidratação – antes mesmo de se realizar o exame físico – são a ausência de diurese nas últimas horas e o relato de sede intensa.

No exame físico, a fontanela baixa, a ausência de lágrimas, a boca sem saliva, o turgor da pele diminuído são sinais clássicos de desidratação. Porém, os sinais mais importantes encontrados na desidratação são: comprometimento do estado geral; frequência cardíaca aumentada em uma criança calma e sem febre; e o tempo de enchimento capilar (TEC) aumentado em ambiente térmico adequado e com o paciente afebril. Outro parâmetro bastante objetivo para indicar presença de desidratação é a constatação de perda de peso corpóreo. A frequência respiratória aumentada na criança normotérmica e sem doença respiratória indica presença de acidose metabólica. A pressão arterial (PA) deve ser aferida, pois faz parte da avaliação hemodinâmica, porém lembramos que a queda da PA é um dos últimos eventos do choque, antes do colapso circulatório e da parada cardiorrespiratória; portanto, a atuação da equipe de saúde deverá ocorrer bem antes dessa alteração. Ao final da anamnese e do exame físico, deve ficar claro qual é o estado de hidratação da criança, pois isso definirá com que grau de urgência/emergência faremos a abordagem terapêutica do caso.

Classificação da desidratação

Diferentes terminologias foram utilizadas ao longo do tempo para a classificação da desidratação: hidratado, desidratado de 1º grau, desidratado de 2º grau e desidratado de 3º grau ou desidratação leve, moderada e grave. A classificação que adotamos atualmente utiliza apenas três categorias: sem desidratação; desidratação de algum grau; e desidratação grave (Quadro 4.5).

Quadro 4.5 Classificação de desidratação.

	Sem desidratação	Desidratado de algum grau	Desidratação grave
Peso perdido estimado	< 5%	Entre 5% e 10%	> 10%
Estado/aspecto geral	Alerta	Irritado e com sede	Deprimido/comatoso
Intensidade do pulso periférico	Cheio	Fino	Muito fino/não palpável
Turgor de pele	Normal	Diminuído	Diminuído
Olhos e fontanela	Normais	Fundos/deprimidos	Fundos/deprimidos
Mucosas	Úmidas	Secas	Secas
Enchimento capilar	< 2 segundos	2 a 5 segundos	> 5 segundos
Diurese	Presente	Diminuída	Ausente

Fonte: Desenvolvido pela autoria.

Conduta na criança sem desidratação (Fase A)

A grande maioria das crianças que são atendidas por diarreia e vômitos em serviços de pediatria se encontra nesta condição. Apesar de o paciente ainda estar hidratado, está tendo perda de água e eletrólitos e, para se evitar que chegue a uma situação de desidratação, deverá receber uma oferta de líquidos em volume acima do habitual. O soro de reidratação oral, que será descrito a seguir, poderá ser utilizado – apesar de a criança não estar desidratada, além de outros líquidos (água, água de coco e chás). Em algumas situações, é conveniente manter o paciente em observação ofertando-lhe líquidos para verificar sua capacidade de aceitação oral, antes de dispensá-lo com as orientações quanto aos sinais de alerta para desidratação.

Conduta na criança com desidratação de algum grau (Fase B)

A terapia de reidratação oral (TRO) é o tratamento indicado para as situações em que o paciente se encontra com desidratação de algum grau, sem distúrbio metabólico associado. Consiste em promover a reidratação utilizando-se a própria via enteral, mediante ingestão do soro de reidratação oral (SRO), uma solução hidropolietrolítica à base de água, glicose, sódio e potássio. Inicialmente formulada para tratamento da cólera, mostrou-se segura e eficaz no tratamento das desidratações de grau leve a moderada, independentemente da faixa etária, agente etiológico e nível sérico de sódio. A formulação original foi alterada em 2002, tendo sua osmolaridade diminuída de 311 para 245 mOsm, glicose de 20 g para 13,5 g e o sódio de 90 para 75 mEq/L, com o objetivo de melhorar a aceitação, diminuir as perdas fecais (Tabela 4.4). As vantagens do uso de TRO são melhor eficácia, menor custo, menor tempo de internação, possibilidade de continuar tratamento no domicílio, menor risco de complicações (p. ex., flebites). Metanálises realizadas em 2010 mostram menor mortalidade por DA nos grupos que promoviam o uso de TRO.

Tabela 4.4 Composição da solução de reidratação oral (SRO).

	Carboidrato (g/L)	Na⁺ mEq/L	K⁺ mEq/L	HCO₂⁻	mOsm/kg
SRO-OMS 1975	20	90	30	30	310
SRO-OMS 2002	13,5	75	20	30	245

Fonte: Desenvolvida pela autoria.

Protocolo de TRO

O paciente será pesado inicialmente e passará a receber o SRO em pequenas quantidades para evitar o vômito, tentando chegar a um volume total entre 50 a 100 mL/kg a ser oferecido ao longo de 4 a 6 horas. Durante este período, o único alimento permitido é o leite materno, além do SRO, por ser ótimo reidratante. O peso será o parâmetro objetivo de monitoramento da eficácia e aceitação da TRO, e esta será repetida a cada hora ao longo do período de reidratação. O índice de retenção é a relação entre o volume ingerido e o peso adquirido durante a oferta do SRO; quando menor que 20%, sugere risco de falha de TRO e, maior que 20%, aumenta chance de sucesso dentro do período preconizado.

$$\text{Índice de retenção (\%)} = \frac{(\text{ganho de peso em gramas}) \times 100}{\text{Volume ingerido em mL}}$$

Ao final da 1ª hora, se a retenção for maior que 20%, continuamos a TRO; caso contrário, aguardaremos mais 1 hora, otimizando a oferta e, se mesmo assim, persistir baixa retenção, optamos pela TRO por sonda gástrica. A administração do SRO por sonda nasogástrica (SNG) deverá ser iniciada na velocidade de 20 mL/kg/hora por 10 minutos e, havendo boa tolerância, a velocidade poderá chegar a 50 mL/kg/hora até a reversão dos sinais de desidratação, em geral não mais do que 2 horas.

Durante a TRO, fica proibido o uso de antieméticos como dimenidrato e metoclopramida em virtude de seus efeitos colaterais sedativos e da liberação extrapiramidal concomitante. No entanto, o uso de ondansetrona oral aumenta a chance de sucesso da TRO, na medida em que diminuem os vômitos, aumenta o volume ingerido e, por consequência, diminui a necessidade de hidratação parenteral.

Ondansetrona dose: 0,15 a 0,3 mg/kg dose para crianças maiores de 6 meses, dose máxima de 16 mg a cada 8 horas.

Consideramos sucesso no tratamento por TRO quando há melhora e reversão dos sinais clínicos da desidratação, presença de diurese ou densidade urinária menor que 1020.

No paciente clinicamente hidratado, iniciar dieta apropriada segundo a idade e orientar oferta de água e SRO para as perdas, bem como orientá-lo quanto aos sinais de alerta de desidratação e complicações da doença diarreica.

O índice de sucesso da TRO costuma ser superior a 90% quando bem indicada.

A TRO deverá ser interrompida se houver piora clínica da desidratação (desidratação grave), alteração neurológica (convulsão, rebaixamento do nível de consciência), vômitos persistentes mesmo após passagem de SNG (mais de três episódios consecutivos), ausência de ganho de peso ou índice de retenção menor do que 20% após passagem de SNG, distensão abdominal (íleo), sinais de processo infeccioso grave. Nessas situações, suspender TRO e iniciar hidratação endovenosa (Figura 4.3).

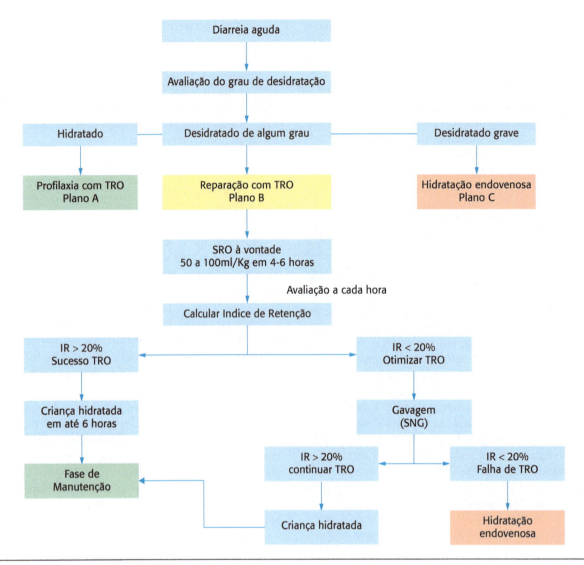

Figura 4.3 Fluxograma da conduta para hidratação da criança com diarreia aguda.

Fonte: Desenvolvida pela autoria.

Conduta na criança com desidratação grave

As indicações de tratamento com hidratação por via endovenosa são: desidratação grave; detecção de distúrbio hidroeletrolítico; e as situações descritas de falha de TRO. A soroterapia endovenosa implicará a utilização de três classes de soros apresentados a seguir:

Soro de expansão

Tem como objetivo resgatar a criança do risco decorrente da hipovolemia e da desidratação; consiste em corrigir o mais rápido possível o déficit de volume por via endovenosa. Para isso, é fundamental que a criança tenha um bom acesso venoso periférico (dois, se houver necessidade); caso contrário, deve ser indicado o acesso intraósseo ou uma via central para possibilitar uma adequada hidratação parenteral. Utiliza-se mais comumente o soro cristaloide (soro fisiológico (SF) ou Ringerlactato)

em um volume de 20 mL/kg rápido – em 5 a 20 minutos. Considerando-se que o desidratado grave apresenta um déficit de peso de pelo menos 10%, espera-se haver necessidade de várias expansões até se atingir o estado de hidratação adequada. Indica-se coleta de amostra de sangue para dosagem de eletrólitos, bicarbonato e glicemia capilar antes de se iniciar a expansão e, havendo hipoglicemia, deve-se ofertar 2 a 4 mL/kg de solução de glicose a 25% (SG25%) simultaneamente à primeira expansão.

A presença de diurese clara pode ser considerada indicador de boa reposta à expansão; além disso, devemos pesquisar a melhora dos sintomas e sinais de desidratação: recuperação do estado geral; redução da frequência cardíaca; redução do tempo de enchimento capilar (≤ 2 segundos); pulso cheio; mucosas mais úmidas; e turgor de pele e fontanela normalizados. É fundamental alcançar o estado de hidratação adequado para se definir s o encerramento da fase de expansão e só então prosseguir para as etapas seguintes.

Soro de manutenção

Destinado a suprir o mínimo de quantidade de água, sódio, potássio e glicose necessário para o metabolismo basal de 24 horas, impedindo um catabolismo patológico num organismo sem o aporte enteral adequado. Calcula-se o soro para 24 horas com base no gasto energético diário segundo a regra de Holliday & Segar:

a. até 10 kg: para cada kg – preconizam-se 100 kcal.
   - Exemplo para 7 kg:

$$7 \times 100 \text{ kcal} = 700 \text{ kcal}/24 \text{ horas}$$

b. 10 kg a 20 kg: além de 1.000 kcal (para os primeiros 10 kg), 50 kcal para cada 1 kg que passar dos 10 kg.
   - Exemplo para 16 kg:

$$1.000 \text{ kcal} + (50 \text{ kcal} \times 6) = 1.300 \text{ kcal}$$

c. > 20 kg: além de 1.500 kcal (1.000 kcal para os primeiros 10 kg e 500 kcal para o 11º ao 20º kg), 20 kcal para cada 1 kg que passar de 20 kg.
   - Exemplo para 28 kg:

$$1.500 \text{ kcal} + (20 \text{ kcal} \times 8) = 1.660 \text{ kcal}$$

Para cada 100 kcal de gasto previsto para 24 horas, deve-se ofertar:

- 100 mL de água
- 8 g de glicose
- 3 mEq de sódio (Na^+)
- 2,5 mEq de potássio (K^+)

Calculamos para o gasto energético do paciente, em questão, a necessidade de água, glicose, sódio e potássio que serão ofertados nas 24 horas seguintes, o que geralmente se faz utilizando-se soro fisiológico (SF, 1 mL = 0,15 mEq de Na), soro glicosado a 10% (SG10%, 1 mL = 0,10 g de glicose) e cloreto de potássio a 19,1% (KCl 19,1%, 1 mL = 2,5 mEq de K).

- Exemplo para 7 kg = 700 kcal (H_2O = 700 mL, glicose = 56g, Na = 21 mEq e K = 17,5 mEq)

SG 10%	560 mL	
SF	140 mL	EV 24 horas
KCl 19,1%	7 mL	

No momento em que se inicia a fase de manutenção, fica também liberada a oferta oral de SRO, de outros líquidos e da dieta adequada para a idade.

Soro Isonatrêmico: considerações

O soro isotônico tem como objetivo prevenir a hiponatremia secundária à secreção inapropriada do hormônio antidiurético (SSIHAD) nos casos graves como choque, sepse, estresse cirúrgico, insuficiência respiratória, afecções do sistema nervoso central, com jejum prolongado. Essa situação não é frequente nas diarreias agudas, quando 80% das desidratações são isonatrêmicas e a realimentação precoce e hidratação oral são preconizadas.

Em estudo realizado com dois grupos de crianças desidratadas por diarreia aguda (DA) que receberam aleatoriamente fluidos intravenosos hipotônicos ou isotônicos, a administração de solução hipotônica (0,45% solução salina) não alterou o nível médio de sódio das crianças hiponatrêmicas (de 132 para 133 mEq/L), mas diminuiu o nível médio de sódio das crianças que estavam inicialmente normonatrêmicas (de 137 a 135 mEq). O uso de solução isotônica aumentou os níveis séricos médios de sódio dos pacientes inicialmente hiponatrêmicos (de 132 para 134 mEq/L), mas não houve alteração nos níveis médios de sódio nos pacientes normonatrêmicos iniciais (de 137 para 138 mEq/L). O significado dessas variações não estão bem esclarecidos e novos estudos deverão ser realizados.

Soro de reposição

O paciente que chegou a um estado de desidratação que demandou expansão endovenosa estava com um saldo negativo em relação aos ganhos e perdas. Desse modo, além do soro de manutenção calculado anteriormente – que ofertará somente o que precisa seu metabolismo basal –, necessitará de um soro complementar denominado "soro de reposição", que fará a compensação das perdas, impedindo que este paciente volte ao estado de desidratação. O volume reposto deverá ser uma estimativa de perdas para as futuras 24 horas, devendo ser ajustado ao longo do período, conforme o volume que estiver sendo efetivamente perdido (e que deverá ser monitorado).

A quantificação da perda é uma estimativa feita de modo bastante empírico no momento em que o paciente chega e acaba de terminar a fase de expansão, pois tem como base a informação prestada pela família da criança. Mesmo assim, classificamos a perda em leve, modera e grave[1] para indicar a reposição:

- Reposição para perda leve ou moderada:
  Volume: 50 mL/kg/24 horas, utilizando ½ em SG 5% e ½ em SF**
  Acrescentar 1 mL/kg#/24 horas de KCl 19,1%**

- Reposição para perda grave:
  Volume: 100 mL/kg/24 horas, 2/3 SF e 1/3 SG5%
  Acrescentar 1 mL/kg#/24 horas de KCl 19,1%**

\# Para pacientes acima de 20 kg, aconselhamos 1 mL/100 kcal/24 horas

** A quantidade de K^+ a ser acrescentada e a proporção SF/SG deverão ser modificadas conforme a dosagem desses eletrólitos.

1 É importante que não se confunda o que é quantidade de perda (leve/moderada/grave) com o que é intensidade de desidratação. Uma criança com desidratação grave pode apresentar uma perda leve nas últimas horas e uma criança com perda grave pode estar ainda hidratada por conseguir ter uma boa ingestão hídrica. O grau de desidratação é uma avaliação em corte – como está a criança no momento da avaliação – e a intensidade da perda é uma estimativa do que vem ocorrendo ao longo de um período.

É fundamental que o paciente que recebe soro de manutenção somado ao de reposição tenha a sua evolução monitorada a cada 6 horas. Caso piorem as perdas, poderá ficar novamente desidratado, voltando a uma situação de urgência/emergência, o que exigirá uma nova reparação com soro de expansão até a normalização do estado de hidratação. Em seguida, esta criança deverá receber o soro de manutenção com uma reposição para uma perda maior. Caso as perdas diminuam ao longo do tempo – o que poderá ser percebido também com uma abundância de diurese –, deve-se reduzir gradativamente o volume de reposição até sua suspensão.

Distúrbios hidreletrolíticos e acidobásicos na diarreia aguda

Distúrbio do sódio

A grande maioria das diarreias agudas é isonatrêmica. Entretanto, abordaremos a seguir as situações em que ocorre hiponatremia ou hipernatemia.

Hiponatremia

É o distúrbio de sódio mais comum na desidratação por diarreia, sendo definida como sódio(Na^+) sérico menor que 135 mEq/L. Considera-se hiponatremia grave quando a dosagem de sódio sérico está abaixo de 120 mEq/L, o que pode acarretar sintomas neurológicos inespecíficos que podem ser desde uma cefaleia, irritabilidade e náuseas até alteração do nível de consciência, confusão mental, convulsão e coma. Essas manifestações clínicas podem se confundir com os sintomas e sinais da própria desidratação, que nesse caso costumam ser mais intensos. Além disso, suspeitamos de desidratação com hiponatremia grave quando o paciente apresenta diurese clara após a expansão, mas continua mantendo os sinais clínicos de desidratação.

O diagnóstico dessa condição se faz pela manifestação clínica associada à dosagem de sódio sérico baixo.

Tratamento: a expansão com soro fisiológico pode ser fundamental na correção rápida da hipovolemia, mas costuma elevar pouco o nível de sódio; portanto, quando a natremia for menor que 120mEq/L, devemos também fazer a correção com solução hipertônica – NaCl 3% – de acordo com a seguinte fórmula:

$$(Na^+ desejado - Na^+ encontrado) \times 0,6 \times Peso(kg) =$$
$$= mEq\ de\ Na^+\ a\ ser\ infundido$$

Importante

- Na desejado é de 130 mEq/L, pois se trata de hiponatremia aguda.
- A solução NaCl 3% tem 0,5 mEq de Na^+/mL. A solução de NaCl hipertônica mais encontrada é a NaCl 20% (3,4 mEq de Na/mL) que pode ser diluída com seis partes iguais de água destilada para se chegar próximo de 3%.
- A velocidade de infusão deverá ser 5 mEq/kg/h (ou 10 mL/kg/h – NaCl 3%) para hiponatremia aguda.

Hipernatremia

Definida por sódio sérico acima de 145 mEq/L, é muito menos frequente do que a desidratação hiponatrêmica e, na maior parte das vezes, ocorre de modo iatrogênico, quando se oferece soro caseiro ou SRO preparados inadequadamente ou sem oferta concomitante de água livre. Pode também ser provocada em alguns raros casos de diarreia em que a proporção de água livre perdida é maior do que a perda de sódio.

O quadro clínico encontrado é de febre, taquipnéia, choro estridente, com alteração neurológica variada: letargia; confusão; espasticidade; convulsão; e coma. Na investigação, deve-se questionar sobre oferta inadequada do soro caseiro e, no exame físico, os sinais de desidratação costumam ser menos evidentes. O sódio sérico elevado, nesse contexto, confirma o diagnóstico de desidratação hipernatrêmica.

Tratamento: a prioridade inicial deverá ser dada ao atendimento do choque e somente depois se tenta reduzir gradativamente o sódio sérico. Isso deverá ocorrer em uma velocidade máxima de queda de sódio sérico de 10 mEq/L em 24 horas (aproximadamente 0,5 mEq/L/hora), mantendo-se monitoramento clínico e laboratorial cuidadoso. Deve-se tomar cuidado com a correção rápida dessa condição, pois se espera que os neurônios tenham desenvolvido osmóis idiogênicos como fator de proteção e uma oferta de água livre súbita poderá provocar edema cerebral.

Para correção da desidratação hipernatrêmica, fazemos expansões com cristaloide (soro fisiológico ou Ringer-lactato), na velocidade de 20 ml/kg/hora. Só realizamos velocidades maiores de infusão (20 mL/kg em 5 a 20 minutos) se houver choque hipotensivo. A correção da hipernatremia após a fase de expansão pode ser feita mediante correção do déficit de água livre em 48 a 72 horas, que pode ser calculado pela seguinte fórmula.

$$\text{Déficit de água (em litros)} = 0,6 \times peso(kg) \times \frac{(Na^+ plasmático - 140)}{140}$$

Distúrbio do potássio (hipocalemia)

O potássio(K^+) é um cátion essencialmente intracelular (98%), do qual uma pequena parte é dosada no sangue (0,4%), com variação normal entre 3,5 e 5 mEq/L. Na desidratação por diarreia, há um fluxo de potássio de dentro das células do organismo (local de reserva) para o meio externo, gerando invariavelmente redução do potássio corpóreo total e frequentemente hipocalemia (dosagem de K^+ abaixo de 3,5 mEq/L).

O quadro clínico encontrado é de náusea/vômito, distensão abdominal, hipotensão postural, distúrbios de condução, fraqueza muscular e até paralisia muscular, além de irritabilidade e confusão mental. A dosagem baixa do K⁺ e o eletrocardiograma (ECG) com achatamento de onda T evidencia o diagnóstico.

Tratamento: adicionar ao soro de manutenção e reposição (que já contém K⁺ da manutenção e K⁺ da reposição) uma oferta adicional de potássio de 2,5 mEq/100 kcal/dia. Em hipocalemia grave (K⁺ < 2,5 mEq/L) podemos fazer correção por via endovenosa da seguinte maneira:

- 0,5 mEq/kg/hora de K⁺
- Concentração máxima de 40 mEq/litro de K⁺

Observações

1. O KCl 19,1% com 2,5 mEq/mL deverá ser diluída em SF até atingir a concentração adequada.
2. Utilizar monitorização cardíaca durante a infusão.

Acidose metabólica

A diarreia ocasiona perda de bicarbonato pelas fezes e geração de radicais ácidos pela anaerobiose celular por causa da disfunção circulatória decorrente da desidratação/hipovolemia. Clinicamente, a manifestação principal é a taquipneia (respiração de Kussmaul), além de sinais de má perfusão.

Tratamento: a reposição volêmica é a principal forma de correção da acidose; entretanto, em casos mais graves, podemos realizar correção com utilização de bicarbonato:

- Quando a suspeita de acidose metabólica é forte e ainda não dispomos de gasometria (valor do pH e bicarbonato), podemos utilizar empiricamente infusão venosa de 1 mEq/kg de bicarbonato de sódio.
- Dispondo do resultado da gasometria, poderemos indicar com maior objetividade a correção da acidose: se pH < 7,10 ou bicarbonato < 8mEq/L. A fórmula utilizada é a seguinte:

$$\text{mEq de Bic ofertado} = (15 - \text{Bic encontrado}) \times 0,3 \times \text{peso (kg)}$$

A solução de bicarbonato a ser utilizada poderá ser a 8,4% (1 mEq/mL) e deverá obrigatoriamente ser para chegar a 1,4% (0,17 mEq/mL), o que daria uma (1) parte de BicNa 8,4% para cinco (5) partes iguais de água destilada. A correção deverá ser realizada em 1 hora e, após a correção, deve-se colher nova gasometria para controle.

■ BIBLIOGRAFIA CONSULTADA

Carrazza FR, Nichols BN. Fundamentos da terapêutica de reidratação em crianças com diarréia. Rev Paul Pediatr 1984;2(8):5-12.

Escobar AMU, Grisi SJE. Desidratação. In: Manual de Pronto-Socorro em Pediatria Clínica. São Paulo: Atheneu, 1997; p. 15-20.

Fernandes JC, Góes PF, Stape A. Distúrbios hidroeletrolíticos. In: Terapia Intensiva Pediatria. 2. ed. São Paulo: Sarvier, 20009; p. 421-437.

Guarino A, Ashkenazi S,Gendrel D, et al. European Society for Pediatric Gastroenterology, Hepatology,and Nutrition/European Society for Pediatric Infectious Diseases evidence-based guidelines for the management of acute gastroenteritis in children in Europe: update 2014 J Pediatr Gastroenterol Nutr 2014;59:132.

Holliday MA, Friedman AL, Segar WE, Chesney R, Finberg L. Acute hospital-induced hyponatemia in chidren: a physiologic approach. J Pediatr 2004;145:584-7.

Holliday MA, Ray PE, Friedman AL. Fluid therapy for children: facts, fashions and questions. Arch Dis Child 2007;92:546-550.

Holliday MA, Segar ME. The manteinance need for water in parenteral fluid therapy. Pediatrics 1957;19:823-32.

Hoorn EJ, Geary D, Robb M, Halperin ML, Bohn D. Acute hyponatremia related to intravenous fluid administration in hospitalized children: an observational study. Pediatrics 2004;113:1279-1284.

Kliegman RM, Behrman RE, Jenson HB, Stanton BMD. Deficit therapy. In: Nelson Textbook of Pediatrics. 18. ed. Philadelphia: Elsevier, 2007; p. 313-315.

Moritz ML, Ayus C. Hospital-acquired Hyponatremia is associated with excessive administration of intravenous manteinance fluid: in reply. Pediatrics 2004;114:1368-1369.

Moritz ML, Ayus C. Prevention of hospital-acquired hyponatremia: a case of using isotonic saline. Pediatrics 2003;111(2):227-230.

Neville KA, Verge CF, Rosenberg AR, et al. Isotonic is better than hypotonic saline for intravenous rehydration of children with gastroenteritis: a prospective randomised study. Arch Dis Child 2006; 91:226.

Oral rehydratation Salts. Production of the new ORS. World Health Organization 2006. Website: http://www.who.int/chil_adolescent_health/documents/fch_cah_06_1/en/index.html.

Orione MAM. Distúrbios ácido-básicos. In: Manual de Pronto-Socorro em Pediatria Clínica. São Paulo: Atheneu, 1997; p. 15-20.

Simon Jr H, Mattar APL, Castelo GB. Distúrbios de água e eletrólitos. In: Pediatria – pronto-socorro. São Paulo: Manole, 2009.

Simon Jr H. Distúrbios do equilíbrio ácido-básico. In: Pediatria – pronto–socorro. São Paulo: Manole, 2009; p. 511-524.

Infecções de Pele e Partes Moles

■ Selma Lopes Betta Ragazzi   ■ Cassiano Ricardo Martins Garcia   ■ Denise Maximo Lellis Garcia

Introdução

As afecções cutâneas representam uma grande parcela dos atendimentos pediátricos em serviço de emergência, tanto como queixa principal ou secundária como por achado no exame clínico. Entre elas, as infecções bacterianas representam o diagnóstico mais comum, sendo o impetigo o diagnóstico mais frequente. As infecções de pele e partes moles (ou de estruturas cutâneas) representam um grupo de infecções com apresentação clínica e graus variados de gravidade.

De acordo com levantamento realizado no Hospital Universitário da Universidade de São Paulo (HU-USP) entre janeiro de 2010 e fevereiro de 2011, dos 72.157 casos atendidos no Pronto Atendimento Pediátrico, 1.568 (2,17%) tiveram como diagnóstico infecções bacterianas de pele e partes moles, dos quais 206 (13,1%) necessitaram de internação (Tabela 5.1). Esses números são semelhantes aos encontrados em outros estudos.

Quando diagnosticadas precocemente e tratadas de forma adequada, são infecções, em sua maioria, que evoluem

Tabela 5.1 Frequência de atendimento e internações por infecções bacterianas de pele e partes moles (HU–USP jan/2010 a fev/ 2011).

Diagnósticos	Atendimentos	% em relação ao total dos atendimentos	Internações	% internações em relação aos casos diagnosticados
Impetigo	785	50	8	1
Erisipela	28	1,79	10	35,7
Celulite NE	410	30	141	29,2
Celulite de extremidades	36			
Celulite de face	33			
Furúnculo, carbúnculo, abscesso	267	0,17	40	15
Granuloma de corpo estranho	6	0,38	6	100
Foliculite	2	0,12	0	0
Síndrome da pele escaldada	1	0,7	1	100
Total	1568		206	

NE: não especificada.

Fonte: Desenvolvida pela autoria.

para cura completa. Mas algumas apresentam risco de complicações locais ou sistêmicas, com potencial gravidade. O diagnóstico precoce, assim como a definição de sua extensão e profundidade, é imprescindível para o planejamento terapêutico. A presença de febre maior que 38 °C, prostração, hipotensão, frequência cardíaca elevada, frequência respiratória elevada e de leucocitose indica doença potencialmente grave. Pacientes com doenças imunossupressoras de base, sinais de infecção profunda, ou falha de tratamento com drenagem local e antibioticoterapia são também classificados como doentes graves. História e exame clínico cuidadosos e monitorização frequente da evolução são necessários para identificação dos casos graves.

Existem três principais mecanismos patogênicos que envolvem a pele em processos infecciosos:

- A infecção não envolve a pele diretamente, mas ocorrem lesões de pele como resultado de mecanismos tóxicos ou imunológicos. Por exemplo, a síndrome da pele escaldada estafilocócica e a meningococcemia.
- A pele é acometida como consequência de uma doença generalizada. São exemplos, as diversas doenças virais que se manifestam com lesões de pele como sarampo, rubéola e varicela.
- A pele é primariamente infectada, podendo o acometimento ser limitado a um local, atingir outros locais por contiguidade ou contaminação por secreção infectada, ou se iniciar uma doença disseminada. Os principais exemplos, deste grupo, serão abordados no decorrer deste capítulo.

Flora normal da pele

A pele em condições normais é colonizada por uma flora bacteriana que pode ser dividida em residente e transitória.

A flora residente é composta por *Propionibacterium acnes*, difteroides aeróbicos, *Staphylococcus epidermidis*, micrococos, estafilococos anaeróbicos e, em dobras cutâneas, por alguns bacilos gram-negativos (*Escherichia coli*, Proteus sp, Enterobacter sp, Pseudomonas sp e Acinetobacter). A flora residente varia de acordo com o indivíduo, idade e localização. Nas áreas expostas, como a face, o pescoço e as mãos, há maior densidade bacteriana, com predominância de *Staphylococcus aureus*. Nas partes úmidas do corpo, em especial axilas e virilhas, há mais bacilos gram-negativos do que em outras regiões. Os locais secos da pele tendem a um baixo nível de colonização bacteriana, enquanto as áreas úmidas e bem supridas por glândulas sebáceas podem, com maior facilidade, ser colonizadas maciçamente.

A flora bacteriana transitória é composta por uma grande variedade de microrganismos que podem ou não ser patogênicos, como Streptococcus sp, Neisseria sp, Flavobacterium sp e Achromobacterium sp. As bactérias gram-negativas da flora permanente podem se tornar transitórias em áreas não intertriginosas.

A pele com dermatite de qualquer natureza é mais susceptível à colonização e infecção secundária por *Staphylococcus aureus*.

Os principais mecanismos de defesa da pele contra infecções são sua espessura, manto ácido formado pela secreção sebácea e suas substâncias antissépticas, defesa imunológica e competição microbiana da flora normal.

Para a instalação da infecção bacteriana, é preciso haver perda do equilíbrio entre o hospedeiro e o agente bacteriano por patogenicidade do agente, por presença de porta de entrada, por alteração da camada córnea ou por diminuição da capacidade de defesa do hospedeiro. A interferência bacteriana também está intimamente relacionada com a defesa cutânea, já que a colonização de alguns sítios por cepas de estafilocos interfere na colonização subsequente por outras bactérias.

Nos últimos anos, a infecção cutânea por cepas de *Staphylococcus aureus* meticilinorresistentes (*Methicillin-resistant S. aureus* – MRSA) vem adquirindo caráter emergente.

Piodermites

São infecções bacterianas da pele e/ou seus anexos. Podem ser primárias quando o processo patogênico inicial for cutâneo ou secundárias quando representam manifestação cutânea de infecção originada em outro tecido. As piodermites são classificadas pela profundidade de acometimento na pele (Figura 5.1).

Impetigo

Infecção superficial da epiderme, de localização nas camadas superficiais da epiderme (Figura 5.2). O impetigo é a forma clínica de infecção bacteriana da pele mais comum da faixa etária pediátrica, principalmente entre os pré-escolares e escolares. De fácil transmissão, sua ocorrência é facilitada por condições de vida em aglomeração, higiene precária e pequenos traumatismos mal cuidados. Pode ocorrer, também, como complicação local de outras dermatoses como eczema e escabiose (impetiginação).

São conhecidas duas formas clínicas: impetigo não bolhoso; e impetigo bolhoso.

Impetigo não bolhoso

O impetigo não bolhoso corresponde a 70% dos casos. Desde a década de 1990, o *Staphylococcus aureus* é o agente etiológico predominante, isolado em 60% dos casos, estando associado ao *Streptococcus pyogenes* beta-hemolítico do grupo A (GABHS) em 35% das infecções. Os 5% restantes originam-se do *S. pyogenes* de forma isolada. O *S. aureus* resistente à meticilina (MRSA) pode ser adquirido no ambiente hospitalar ou na comunidade e ocorre mais comumente na forma de impetigo não bolhoso. As lesões do impetigo não bolhoso, geralmente, começam na face ou nas extremidades. São pequenas vesículas ou pústulas sobre base eritematosa, de paredes tão finas que logo se rompem e, por isso, quase sempre não são vistas. O exsudato seca e formam-se crostas espessas, cor de mel ou acastanhadas (Figura 5.2). O quadro geralmente não é acompanhado de manifestações sistêmicas, mas podem ocorrer febre, leucocitose e adenopatia regional. Normalmente, as lesões involuem sem deixar cicatrizes.

A antidesoxirribonuclease (anti-DNAse) B é o indicador mais sensível do impetigo estreptocócico. Os títulos de antiestreptolisina O (ASLO), após impetigo estreptocócico, estão baixos ou ausentes.

INFECÇÕES DE PELE E PARTES MOLES **95**

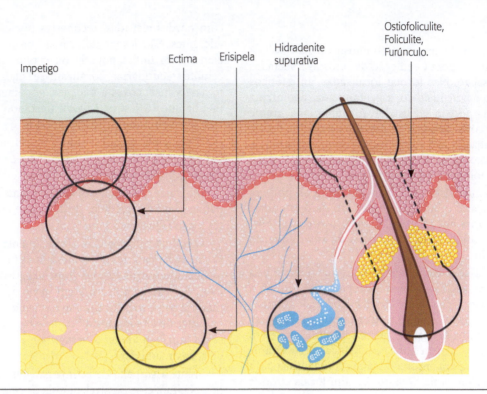

Figura 5.1 Diagnóstico topográfico das lesões de pele.
Fonte: Adaptada de Novo Atlas Prático de Dermatologia e Venereologia. Ruggero Tagliavini. Ed. Santos, 1995.

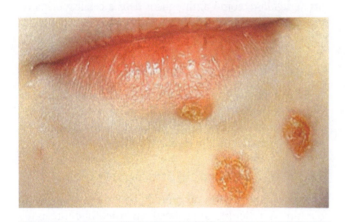

Figura 5.2 Impetigo não bolhoso.
Fonte: Adaptada de Novo Atlas Prático de Dermatologia e Venereologia. Ruggero Tagliavini. Ed. Santos, 1995.

A incidência de nefrite aguda com impetigo varia entre 2% e 5%, mas na presença de cepas nefritogênicas do *Streptococcus pyogenes* beta-hemolítico do grupo A varia entre 10% e 25%. Não há evidência de que o tratamento específico do impetigo evite o aparecimento de glomerulonefrite. De qualquer forma, além do tratamento daquele paciente, o controle individual do impetigo impede a disseminação da bactéria na comunidade. A febre reumática não é sequela pós-impetigo.

Impetigo bolhoso

É causado pelo *Staphylococcus aureus*. Suas toxinas esfoliativas induzem a formação de bolhas superficiais na camada granulosa da epiderme. Em contraste com o impetigo não bolhoso, as lesões ocorrem na pele íntegra. A maioria (90%) dos casos de impetigo bolhoso ocorre em crianças menores de 2 anos de idade e acomete, principalmente, a pele da face, regiões glúteas, tronco, períneo ou membros. Caracteriza-se por vesículas que evoluem rapidamente para bolhas de até 1 a 5 cm, de conteúdo inicialmente claro que logo se torna turvo. O rompimento das bolhas provoca a formação de crostas finas, acastanhadas, que podem se localizar na periferia, tomando aspecto circinado (Figura 5.3). A adenite regional é rara.

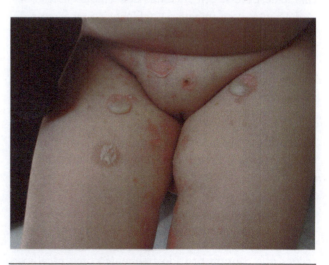

Figura 5.3 Impetigo bolhoso.
Fonte: Adaptada de Novo Atlas Prático de Dermatologia e Venereologia. Ruggero Tagliavini. Ed. Santos, 1995.

Tratamento

O tratamento do impetigo (bolhoso ou não bolhoso) é feito com limpeza e remoção das crostas infectadas com água e sabão. Nas formas localizadas, antibióticos tópicos como ácido fusídico, a gentamicina, neomicina ou mupirocina podem ser usados. A mupirocina, creme bactericida, é considerada o tratamento de escolha para o impetigo localizado não complicado, porém, em razão de seu maior custo, pode-se dar preferência ao tratamento tópico com neomicina ou gentamicina.

O tratamento sistêmico com antibióticos por via oral está indicado quando as lesões são disseminadas, estão próximas à boca, dificultando o uso de antibióticos tópicos, ou quando há suspeita de envolvimento mais profundo.

Recomenda-se o uso de antibióticos que tenham boa eficácia contra estafilococos e estreptococos, como a amoxicilina associada a ácido clavulânico, cefalosporinas de 1ª geração como a cefalexina ou eritromicina. Pode ser utilizada penicilina benzatina, por via intramuscular, em dose única. Caso ocorra falha terapêutica, deve-se ampliar a cobertura para antimicrobianos com eficácia para estafilococos, citados no Quadro 5.1. Em locais em que a prevalência de cepas de estafilococos meticilino-resistentes é elevada, as penicilinas e a eritromicina deixaram de ser os antibióticos de primeira escolha e sulfametoxazol-trimetoprim, clindamicina e doxiciclina (acima de 8 anos de idade) são opções terapêuticas.

Quando o tratamento sistêmico efetivo é instituído, a terapia antimicrobiana tópica é desnecessária, devendo-se manter os cuidados locais de limpeza e remoção de crostas quando presentes. No entanto, como a concentração da medicação tópica é sempre muito alta, temos utilizado as duas vias, com melhora rápida observada na prática clínica. Na maioria dos casos, as lesões melhoram rapidamente. Se dentro de cinco a sete dias não houver melhora significativa das lesões, o tratamento deve ser revisto e preferencialmente, deve-se colher cultura de secreção da lesão.

Pacientes com impetigo estafilocócico recorrente devem ser avaliados quanto à colonização da cavidade nasal por *S. aureus*.

Em casos de situações epidêmicas, medidas de prevenção devem ser ensinadas à população como cuidados de higiene e cuidados com picadas e outras lesões potenciais para infecção secundária. A profilaxia antibiótica com penicilina benzatina intramuscular tem indicação controversa, mas deve ser considerada em situações cujas medidas preventivas são de difícil aderência.

Ectima

Apesar de semelhante ao impetigo não bolhoso o ectima gradualmente evolui para uma lesão mais profunda (Figura 5.1) e mais crônica e está associado a manifestações que causam prurido frequente como escabiose, picada de insetos e pediculose.

O quadro se inicia por pequena bolha ou pústula, evoluindo para múltiplas úlceras de até 3 a 4 cm de diâmetro, com bordas elevadas, recobertas por crostas espessas e aderentes. São lesões dolorosas que podem estar associadas com linfadenopatia ou evoluir para linfangite e celulite secundária. Localizam-se mais frequentemente nas pernas, coxas e nádegas, geralmente, em número menor que 10 lesões. Involui deixando cicatriz. É mais frequente em imunocomprometidos.

O principal agente causador do ectima é o *Streptococcus pyogenes,* mas o *S. aureus* também é encontrado como agente secundário.

Indica-se tratamento sistêmico semelhante ao do impetigo, além das medidas de limpeza e remoção das crostas locais (Quadro 5.1).

O ectima gangrenoso é classicamente associado à sepse por *Pseudomonas aeruginosa*, mas também pode estar associado a outros germes gram-negativos. As lesões evoluem de eritema a necrose em torno de 12 a 18 horas. A maioria das lesões localiza-se na região glútea e perineal. O índice de letalidade do ectima gangrenoso associado à sepse por *Pseudomonas aeruginosa* e imunossupressão é de aproximadamente 30% a 70%.

Frente à suspeita de ectima gangrenoso, deve-se obter hemocultura e, se possível, biópsia de pele, e iniciar o tratamento o mais cedo possível com antibioticoterapia sistêmica empírica de amplo espectro, com cobertura para *Pseudomonas aeruginosa*, como aminoglicosídeos e cefalosporina de 4ª geração (considerar a flora microbiana local). O desbridamento da lesão, sob anestesia local, é recomendado.

Foliculite, furúnculo e carbúnculo

São processos inflamatórios da unidade pilossebácea (Figura 5.1). Podem ser superficiais ou profundos, dependendo da localização da inflamação no folículo. As lesões profundas podem deixar cicatrizes.

Foliculite superficial ou osteofoliculite

Processo subagudo ou crônico confinado ao óstio do folículo. A foliculite superficial ou osteofoliculite pode ser resultado de injúria física ou química como coçadura, picada de inseto, irritação com erosão local ou outros estímulos equivalentes. O *S. aureus* é o principal agente causal, mas estafilococos coagulase negativos podem ser eventualmente encontrados.

Clinicamente, surge pequena pústula folicular que sofre ruptura para, então, formar crosta. As lesões costumam ser numerosas e localizar-se, de preferência, na face (especialmente região perioral), no couro cabeludo e nas extremidades. As lesões pustulosas têm paredes finas e frágeis e centro branco-amarelado. Aparecem agrupadas e curam-se em poucos dias.

Hordéolo ou terçol

É uma infecção causada pelo *S. aureus* das glândulas de Meibomius (hordéolo interno ou calázio) ou glândulas ciliares de Zeis e Moll (hordéolo externo). Nota-se pápula ou nódulo folicular sob pele eritematoedematosa que pode drenar secreção purulenta.

Furúnculo

Infecção estafilocócica aguda, do folículo piloso e da glândula sebácea anexa. Pode evoluir a partir de uma foliculite superficial. Surge um nódulo eritematoso, doloroso que aumenta de tamanho e, depois de algum tempo, torna-se flutuante. No final, o material necrótico central (carnegão) é eliminado. O aparecimento contínuo de vários furúnculos é conhecido como furunculose. A principal complicação é a formação de abscesso local.

Antraz ou carcúnculo

É o agrupamento de vários furúnculos. A secreção pode drenar por vários orifícios cutâneos. É muito doloroso. Localiza-se, de preferência, onde a derme é espessa, como na nuca, dorso e coxas, principalmente em locais de maior atrito. São mais frequentes em adolescentes, crianças atópicas e em indivíduos com colonização nasal ou perineal por estafilococo. Ocorrem com maior frequência em pessoas com imunodeficiência relacionada à alteração de função dos neutrófilos.

Tratamento

Geralmente com higienização adequada, a foliculite tem resolução espontânea; do contrário, o tratamento tópico pode ser instituído com mupirocina ou ácido fusídico. A antibioticoterapia sistêmica está indicada nos casos extensos ou com resposta insatisfatória ao tratamento tópico e, nestes casos, o esquema terapêutico é semelhante ao do impetigo (Quadro 5.1).

O tratamento do hordéolo é a aplicação frequente de compressas mornas e, se necessário, incisão cirúrgica.

Nos casos de furúnculo pequeno, a higienização e o calor local podem promover drenagem e resolução do quadro.

Nos furúnculos maiores ou carbúnculos, indica-se a drenagem cirúrgica. A antibioticoterapia sistêmica só é indicada quando há celulite ao redor da lesão ou febre.

A furunculose recorrente pode estar relacionada com a colonização por estafilococos das narinas, períneo ou dobras cutâneas bem como à presença de comorbidades que ensejem a imunossupressão. O controle pode ser obtido com aplicação de pomadas de mupirocina diretamente no interior das narinas, nas regiões flexurais e sob as unhas, com redução de 50% das recorrências. Se não houver melhora, o uso da clindamicina pode reduzir as recorrências em até 80% (Quadro 5.1).

Quadro 5.1 Antibioticoterapia parenteral na facíite necrosante.

Infecção estreptocócica: Penicilina cristalina 100.000 a 200.000 UI/kg/dia + clindamicina 25 a 40 mg/kg/dia
Infecção estafilocócica: Oxacilina 200 mg/kg/dia

(Continua)

Quadro 5.1 Antibioticoterapia parenteral na facíite necrosante. (Continuação)

Infecção por clostridium: Clindamicina 25 a 40 mg/kg/dia ou penicilina cristalina 100.000 a 200.000 UI/kg/dia
Infecção polimicrobiana – há três opções de esquema terapêutico: Cefalosporina de 3ª geração (ceftriaxone 50 mg/kg/dia) + metronidazol 30 mg/kg/dia ou clindamicina 25 a 40 mg/kg/dia ou Imipenem 60 a 100 mg/kg/dia ou meropenem 30 a 60 mg/kg/dia ou Ampicilina/sulbactam 200 mg/kg/dia de ampicilina ou piperacilina + tazobactam 250 mg/kg/dia + clindamicina 25 a 40 mg/kg/dia

Fonte: Desenvolvido pela autoria.

Erisipela

A erisipela é uma infecção da epiderme, derme e superficialmente no tecido celular subcutâneo, com predomínio de acometimento da derme e intenso comprometimento do plexo linfático subjacente (Figura 5.4). Caracteriza-se por placas eritematosas de bordas bem definidas, acompanhadas de dor e edema. Apresenta bordos elevados e enduração que podem conferir à pele aspecto de casca de laranja. Vesículas ou bolhas podem aparecer no local. Essas lesões expandem-se perifericamente, tornam-se quentes e com limite demarcado 2 ou 3 dias depois do aparecimento dos sintomas gerais, que podem incluir febre, calafrios, náuseas e mal-estar. O agente etiológico mais comum é o estreptococos beta-hemolíticos do grupo A (raramente dos grupos C ou G e em recém-nascidos (RN) do grupo B), podendo ocorrer infecção pelo *S. aureus*.

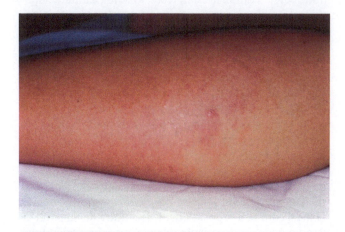

Figura 5.4 Erisipela.

Fonte: Acervo da autoria.

Os locais mais acometidos são os membros inferiores, seguidos da face e dos membros superiores. Na maioria dos casos, observa-se uma porta de entrada bem definida, como úlceras, traumas, micoses superficiais, picadas de inseto e feridas mal tratadas. Dor intensa, desproporcional aos achados clínicos e/ou manifestações sistêmicas podem sugerir infecção mais profunda ou síndrome do choque tóxico.

O diagnóstico é essencialmente clínico, uma vez que as provas de atividade inflamatória e o hemograma são inespecíficos e o isolamento do agente etiológico raramente é obtido. Leucocitose com predomínio de polimorfonucleares é o achado mais frequente no hemograma.

Tratamento

Os casos leves podem ser tratados ambulatorialmente com antibióticos por via oral (VO). Derivados sintéticos ou semissintéticos de penicilina (amoxicilina), cefalosporinas de 1ª geração (cefalexina/cefadroxila) ou eritromicina são os antibióticos de escolha. Nos casos mais graves, deve-se iniciar tratamento endovenoso (EV) com penicilina, oxacilina ou cefalotina, e o tempo de tratamento pode variar de 10 a 14 dias de acordo com a gravidade do caso. Nos casos em que se suspeita de etiologia estafilocócica, deve-se iniciar antibioticoterapia com cobertura para esse agente.

Nos casos de início de tratamento parenteral, a melhora do estado geral, bem como a remissão da febre de 24 a 48 horas, permite a continuidade do tratamento de forma ambulatorial (Quadro 5.1).

Celulite

A celulite é uma infecção que acomete a epiderme, derme e o tecido celular subcutâneo. Sua localização, no tecido celular subcutâneo, é mais profunda que a erisipela (Figura 5.4) e caracteriza-se por dor, calor, edema e hiperemia sem margens definidas.

Nas crianças, a celulite acomete, principalmente, a face e as extremidades. Além das manifestações locais, pode cursar com mal-estar, febre, toxemia e linfadenopatia satélite. Em alguns casos, sobre a pele acometida podem surgir vesículas, bolhas ou pústulas.

Apesar de poder ocorrer na pele íntegra, lesões prévias aumentam o risco de celulite, como as piodermites superficiais, picadas de inseto, traumas, feridas cirúrgicas, micoses superficiais e lesões que causam prurido frequente como escabiose.

Em crianças, os agentes etiológicos mais comuns são o *S. aureus* e o *S. pyogenes*.

O diagnóstico é clínico, mas recomenda-se a coleta de hemocultura, cultura de secreção e/ou cultura por biópsia da lesão, especialmente nos casos mais graves, com positividade de 5%, 5% a 40% e 20% a 30% respectivamente. O local com maior positividade de cultura de material da lesão é aquele proveniente de coleta de sua região mais central. As provas inflamatórias de fase aguda podem ser elevadas e o hemograma pode apresentar leucocitose com predomínio de polimorfonucleares.

As complicações mais comuns da celulite são abscesso, necrose local, osteomielite, pioatrite, trombose venosa profunda, fasciíte necrotizante e sepse.

O tratamento deve ser sempre sistêmico, podendo ser ambulatorial. Deve ser hospitalar nos casos de celulite em RN e lactentes jovens, quando houver sinais de toxemia e quando a lesão for muito extensa ou de difícil delimitação.

Para tratamento ambulatorial, pode-se optar por eritromicina, cefalexina ou amoxicilina com clavulanato. Para o tratamento hospitalar, opta-se por oxacilina ou cefalotina. Em casos graves, as opções terapêuticas são vancomicina e clindamicina. Nos casos de início de tratamento parenteral, a melhora do estado geral bem como a remissão da febre em 24 a 48 horas permite a continuidade do tratamento de forma ambulatorial (Quadro 5.1).

Celulite orbitária e pré-septal

A celulite orbitária e a pré-septal são entidades de particular interesse na pediatria, não apenas pela maior frequência na faixa etária pediátrica, mas por sua potencial gravidade e risco de complicações. A celulite orbitária, apesar de menos frequente, é mais grave do que a celulite pré-septal. As duas condições podem ser de difícil distinção clínica inicial.

Definições

A celulite orbitária (celulite pós-septal) acomete a região localizada posteriormente ao septo orbital, acometendo também os tecidos adiposo e muscular contidos no interior da órbita óssea.

A celulite periorbitária (celulite pré-septal) é a infecção dos tecidos moles próximos à órbita e está localizada anterior ao septo orbital (fora da órbita óssea) (Figura 5.5).

Celulite pré-septal

De acordo com a literatura, 94% dos casos são de celulite pré-septal e apenas 6% são de celulite orbitária.

A distinção entre as duas condições pode ser difícil, mas de extrema importância, pois, apesar dos avanços na terapia com antibióticos, estudos sugerem que a mortalidade na celulite orbitária está em torno de 1% a 2% e complicações como perda da visão em cerca de 3% a 11%. Todavia, a mortalidade e perda da visão são extremamente raras na celulite pré-septal.

Ambas as entidades podem apresentar edema e eritema dos tecidos que envolvem a órbita, com ou sem o acompanhamento de febre. Embora seja rara, a celulite orbitária pode ser causada por extensão local de uma celulite periorbitária não tratada adequadamente.

Os agentes mais comuns na celulite pré-septal incluem *Streptococcus pneumoniae* (via hematogênica ou por contiguidade com os seios paranasais), *S. aureus* e *S. pyogenes* pós-trauma. Antes da vacinação contra *Haemophilus influenzae* tipo B (Hib), este agente etiológico era o mais comum em crianças menores de 4 anos de idade.

Existem controvérsias na indicação de tomografia computadorizada (TC) de crânio para pacientes com celulite pré-septal sem evidência clínica de acometimento orbitário (ver adiante, em celulite orbitária). A maioria dos estudos considera o exame necessário quando:

- não houver melhora após 24 horas de antibiótico endovenoso;

INFECÇÕES DE PELE E PARTES MOLES **99**

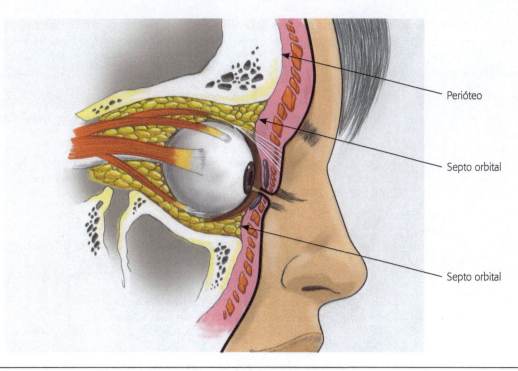

Figura 5.5 Identificação das regiões pré e pós-septal.
Fonte: Adaptada de http://www.uptodate.com/contents/images/ID/12571/The_orbital_septum.jpg?title=The+orbital+septum.

- houver sinais ou sintomas de envolvimento do SNC;
- houver consideração de drenagem cirúrgica;
- houver suspeita de celulite orbitária;
- não houver condições de boa avaliação da visão (menores de 1 ano).

Tratamento

Os casos leves de celulite pré-septal em crianças com mais de 1 ano, com evidência de trauma como porta de entrada, podem ser tratados ambulatorialmente, desde que o paciente não apresente sinais de toxicidade sistêmica e tenha sido adequadamente imunizado para Hib e *S. pneumoniae*. No caso do tratamento ambulatorial, se não houver melhora do quadro em 24 horas, deve-se optar por antibioticoterapia endovenosa. Nestes casos, a 1ª escolha é a oxacilina 200 mg/kg/dia. Para o esquema ambulatorial, os antibióticos de escolha podem ser cefalexina 100 mg/kg/dia, amoxicilina com clavulanato 50 a 90 mg/kg/dia de amoxicilina/kg/dia, por 10 dias (Quadro 5.2).

Crianças menores de 1 ano, sem evidência de trauma ou com quadro clínico de doença sistêmica, devem ser internadas e receber tratamento endovenoso. Neste caso, o antimicrobiano de escolha deve ser uma cefalosporina de 3ª geração como o ceftrianoxe 50 mg/kg/dia associado à oxacilina 200 mg/kg/dia (Quadro 5.3)

Não existem estudos consistentes com uso da cefalosporina de 2ª geração (cefuroxima/cefaclor) no tratamento da celulite periorbitária, no entanto trata-se de um antibiótico com bom espectro de ação para as principais bactérias envolvidas.

Nos casos de início de tratamento parenteral, a melhora do estado geral, a remissão da febre em 24 a 48 horas, bem como a melhora dos sinais flogísticos locais, permitem a continuidade do tratamento de forma ambulatorial.

Quadro 5.2 Tratamento recomendado nas principais afecções bacterianas de pele e partes moles.

Diagnóstico	Agentes etiológicos mais frequentes	Tratamento

Impetigo (epiderme)	*S. pyogenes* (não bolhoso) *S. aureus* (bolhoso e não bolhoso)	• Tratamento tópico: Mupirocina creme 3 vezes/dia por 7 dias (outras opções: neomicina e gentamicina creme)
		• Tratamento sistêmico: (quando por via oral, 7 a 10 dias)
		  • Cefalexina: 50-100 mg/kg/dia a cada 12 horas
		  • Amoxicilina + Clavulanato: 50 mg/kg/dia a cada 8 horas
		  • Eritromicina: 40 mg/kg/dia a cada 6 horas
		  • Penicilina Benzatina 50.000 UI/kg/dia dose única

(*Continua*)

Quadro 5.2 Tratamento recomendado nas principais afecções bacterianas de pele e partes moles. (*Continuação*)

Diagnóstico	Agentes etiológicos mais frequentes	Tratamento

Foliculite, furúnculo, carbúnculo (epiderme, derme e anexos)	S. aureus
	S. pyogenes
		• Cuidados locais: higienização e calor local
		• Tratamento tópico: ácido fusídico ou mupirocina 3 vez/dia por 7 dias
		• Tratamento sistêmico: 7 a 10 dias: foliculite = impetigo; furunculose = celulite
		• Em furunculose recorrente:
		  • Descolonização de narinas:
		  • Mupirocina creme: 2 vezes/dia, nos primeiros 5 dias do mês por 6 meses
		  • Clindamicina (se mantiver recorrência com tratamento tópico): 10 mg/kg/dia 1 vez/dia por 3 meses

Erisipela (derme, epiderme e tecido celular subcutâneo superficialmente)	S. pyogenes e S. aureus	• Tratamento oral (casos leves) – 10 dias:
		  • Cefalexina: 50-100 mg/kg/dia a cada 12 horas
		  • Amoxicilina/Amoxicilina + Clavulanato: 50 mg/kg/dia a cada 8 horas
		  • Eritromicina: 40 mg/kg/dia a cada 6 horas
		• Tratamento endovenoso (lesões potencialmente graves) até a melhora do processo, com término por VO, completando 10 a 14 dias:
		  • Oxacilina: 200 mg/kg/dia a cada 6 horas
		  • Cefalotina: 100 mg/kg/dia a cada 6 horas
		  • Penicilina Cristalina: 100.000 a 200.000 UI/kg/dia a cada 6 horas ou a cada 4 horas

Celulite (epiderme, derme e tecido celular subcutâneo)	S. aureus
	S. pyogenes
		• Tratamento oral (casos leves) – 10 dias:
		  • Cefalexina: 50-100 mg/kg/dia a cada 12 horas
		  • Amoxicilina + Clavulanato: 50 mg/kg/dia a cada 8 horas
		  • Eritromicina: 40 mg/kg/dia a cada 6 horas
		• Tratamento endovenoso até a melhora do processo, com término por VO, completando 10 a 14 dias:
		  • Oxacilina: 200 mg/kg/dia a cada 6 horas
		  • Cefalotina: 100 mg/kg/dia a cada 6 horas

Celulite periorbitária (pré-septal)	S. aureus
	S. pneumoniae
	S. pyogenes
		• Tratamento oral (considerar) – 10 a 14 dias:
		  • Amoxicilina + Clavulanato: 50 mg/kg/d a cada 8 horas
		  • Cefalexina: 100 mg/kg/dia a cada 6 horas
		  • Clindamicina: 10-20 mg/kg/dia a cada 8 horas
		• Tratamento endovenoso (preferência) até melhora do processo, com término por VO, completando 10 a 14 dias
		  • Oxacilina: 200 mg/kg/dia a cada 6 horas
		  • Clindamicina: 25-40 mg/kg/dia a cada 8 horas
		  • Ceftriaxone: 50 mg/kg/dia a cada 12 horas
		  • Oxacilina e ceftriaxone quando não se identificar a via de aquisição

Celulite orbitária (pós-septal)	S. aureus S. pneumoniae H. influenzae não tipável S. pyogenes M. catarralis	• Tratamento endovenoso até a melhora do processo, com término por VO, completando 14-21 dias: • Oxacilina 200 mg/kg/dia a cada 6 horas + Ceftriaxone 50 mg/kg/dia a cada 12 horas • Considerar drenagem cirúrgica

Abscesso cutâneo	S. aureus	• Abscesso pequenos: drenagem cirúrgica.
		• Abscessos maiores que 5 cm de diâmetro:
		  • Tratamento oral (casos leves) – 10 dias:
		    Cefalexina: 50-100 mg/kg/dia a cada 12 horas
		    Amoxicilina + Clavulanato: 50 mg/kg/dia a cada 8 horas
		    Eritromicina: 40 mg/kg/dia a cada 6 horas
		  • Tratamento endovenoso até a melhora do processo, com término por VO, completando 10 a 14 dias:
		    Oxacilina: 200 mg/kg/dia a cada 6 horas
		    Cefalotina: 100 mg/kg/dia a cada 6 horas
		    Drenagem cirúrgica

Fonte: Desenvolvido pela autoria.

Celulite orbitária

Uma série de fatores pode predispor ao aparecimento de celulite orbitária. A sinusite aguda é a causa mais comum, principalmente a sinusite etmoidal, já que esse seio paranasal é separado da órbita apenas pela lâmina papirácea. Por esse motivo, acomete crianças maiores. Traumas e cirurgias oculares também podem preceder a celulite orbitária.

O *S. aureus, S pneumoniae* e *H. influenzae* não tipável são os agentes mais comumente identificados na celulite orbitária. Agentes menos comuns são *Moraxella catarrhalis, S. pyogenes* e anaeróbicos. A celulite orbitária pode ser de origem polimicrobiana.

Tanto a celulite pré-septal como a orbitária podem apresentar edema e eritema. Dor com o movimento dos olhos é mais comum em celulite orbitária, mas também pode ocorrer em celulite pré-septal. Os sinais mais sugestivos de celulite orbitária são:

- proptose;
- deslocamento lateral do globo ocular;
- limitação dos movimentos oculares;
- visão dupla (diplopia);
- perda de visão (indica o envolvimento do ápice orbital) (Figura 5.6).

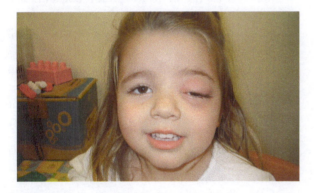

Figura 5.6 Celulite orbitária.

Fonte: Acervo da autoria.

Pacientes com suspeita de celulite orbitária devem ter hemocultura colhida antes do início do tratamento. Se for realizada cirurgia, uma amostra de material deve ser enviada para culturas de bactérias aeróbias, anaeróbias e fungos.

As complicações da celulite orbitária podem desenvolver-se rapidamente, sendo prudente monitorização clínica cuidadosa. Função visual (incluindo acuidade visual e reflexo pupilar) deve ser monitorada diariamente. A celulite orbitária pode resultar em abscessos localizados. Outra possível complicação é a oclusão da artéria central da retina.

Deve-se suspeitar de envolvimento intracraniano quando houver oftalmoplegia, alterações do estado mental, paralisia de nervo intracraniano contralateral ou celulite orbitária bilateral.

A TC de crânio e órbita pode confirmar a extensão da inflamação para a órbita, detectar coexistência de doença sinusal e identificar abscesso subperiosteal orbital (Figura 5.7).

Podem também ocorrer osteomielite, meningite e trombose de seio cavernoso.

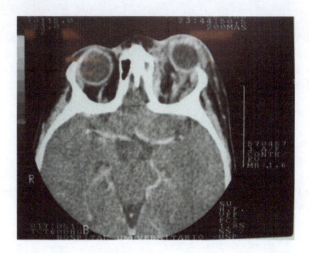

Figura 5.7 TC de crânio de celulite orbitária com abcesso em espaço retroocular e sinusopatia etmoidal.

Fonte: Acervo da autoria.

Tratamento

Todo paciente com celulite orbitária deve ser internado e receber antibiótico parenteral por no mínimo 1 semana. Recomenda-se ceftriaxone 50 mg/kg/dia a cada 12 horas associado à oxacilina 200 mg/kg/dia a cada 6 horas (Quadro 5.3). Se houver melhora clínica com remissão da febre por pelo menos 48 horas, além de melhora da hiperemia e do edema, pode-se continuar a antibioticoterapia por via oral até completar 14 a 21 dias de tratamento total. A escolha do antibiótico para o seguimento ambulatorial deve ser individualizada, levando-se em conta resultados de culturas e a resposta ao tratamento inicial.

Se não houver melhora clínica após 24 a 36 horas de antibioticoterapia parenteral, ocorrer deterioração clínica com piora da acuidade visual ou sinais clínicos e/ou tomográfico de abscesso, deve-se considerar intervenção cirúrgica.

Abscesso cutâneo

É uma coleção de pus envolvida por parede fibrinoide, localizada na derme e tecido celular subcutâneo. Os agentes etiológicos mais comuns são o *Staphylococcus aureus* e o *Streptococcus pyogenes*. Na região perianal, embora o *Staphylococcus aureus* seja agente etiológico frequente, bactérias gram-negativas ou anaeróbios podem ser mais relacionados a esses casos.

O abscesso cutâneo caracteriza-se por área da pele acometida com aumento de volume, dor, calor e pode haver flutuação central. A flutuação é o marco principal do abscesso clássico, mas pode estar ausente em estágios iniciais de sua formação ou em infecções profundas do tecido celular subcutâneo. Em locais onde o tecido celular subcutâneo é mais espesso, como região glútea e coxas, pode haver poucos sinais externos. Nessa situação, avaliação ultrassonográfica pode ser útil para o diagnóstico e localização da lesão.

Em abscessos pequenos, sem eritema ao redor da lesão, e em pacientes sem alterações sistêmicas, o tratamento pode-se restringir à drenagem local. Dessa forma, evitam-se eventos adversos da antibioticoterapia. Em outras situações, há necessidade de drenagem e antibioticoterapia sistêmica (Quadro 5.3).

Infecções necrosantes de pele e tecidos moles

Na fase inicial dessas infecções, a diferenciação clínica entre celulite e infecção necrosante da pele e tecidos moles pode ser difícil. Algumas características clínicas podem sugerir infecção necrosante como:

- disseminação rápida da infecção;
- sinais de toxemia;
- anestesia cutânea;
- edema que se estende, além da área de eritema;
- presença de gás nos tecidos moles;
- equimose ou necrose da pele;
- presença de bolhas;
- dor intensa e constante;
- sensação de lesão com consistência endurecida.

Fasciíte necrosante

A fasciíte necrosante é uma doença bacteriana, rapidamente progressiva, caracterizada por extensa necrose de pele, tecido subcutâneo, fáscias e músculo.

Ela ocorre como extensão de uma lesão de pele em 80% dos casos. Os locais mais comumente acometidos são a parede abdominal, as extremidades, a pelve e a parede torácica.

No estágio inicial, a infecção está restrita à fáscia superficial. Em razão da perfusão inadequada, a pele posteriormente torna-se isquêmica e necrótica.

Os microrganismos mais frequentemente isolados são *S. pyogenes* (grupo A) e *S. aureus*, os quais produzem toxinas e enzimas que ativam colagenases e hialuronidases, culminando em necrose dos tecidos subcutâneos. As bactérias anaeróbias como Clostridium sp, Bacterioides sp e Fusobacterium sp são responsáveis pela produção de gás e fermentação dos tecidos.

Existe uma forma de fasciíte necrosante polimicrobiana em que os agentes originam-se em sua maioria da flora intestinal. Essa forma está associada a situações clínicas especiais, como procedimentos cirúrgicos gastrointestinais, trauma abdominal penetrante, úlcera de decúbito, abscesso perianal, uso de drogas de abuso injetáveis, disseminação de bartolinite ou infecção vulvovaginal.

O exame anatomopatológico é o método diagnóstico mais preciso para identificação da doença. Exames de imagem são importantes para verificar a extensão da lesão, a relação com estruturas anatômicas e a localização do sítio primário da infecção.

O desbridamento cirúrgico, agressivo e precoce, além de antibioticoterapia de amplo espectro e suporte hemodinâmico, é essencial para o tratamento. Quando o procedimento cirúrgico é realizado até 48 horas após o diagnóstico, a taxa de sobrevivência é superior a 75%.

A antibioticoterapia precisa ser mantida até que o paciente não necessite mais de desbridamento, esteja há mais de 48 horas sem febre e apresente melhora clínica significativa. O tempo médio de tratamento total é de 14 dias (Quadro 5.1).

Mordeduras humanas e animais

As mordeduras podem provocar infecções como celulite, abscesso e osteoartrite. Em geral, são polimicrobianas, por bactérias anaeróbias, aeróbias e facultativas.

Alguns fatores de risco aumentam a chance de uma infecção de pele pós-mordedura:

- intervalo de tempo entre o acidente e o atendimento maior que 8 horas;
- região acometida muito vascularizada (mãos e pés);
- tipo de lesão (puntiformes, profundas, com esmagamento);
- presença de contaminantes grosseiros (fezes, saliva, sujidades);
- doença preexistente (desnutrição, imunodeficiência, diabetes etc.);
- natureza do agressor: risco pós-mordida por cão, 4% a 10%; gato, 50% a 80%; humana, 15% a 30%.

Agentes bacterianos mais comuns nas lesões infectadas

- Cães: *Pasteurella multocida*, *S. aureus*, estreptococos e anaeróbios: Peptostreptococcus spp, Peptococcus spp, Bacteroides spp *(não fragilis)* e Fusobacterium spp.
- Gatos: *Pasteurella multocida*, Bacteroides spp *(não fragilis)*, Prevotella spp, Fusobacterium spp e ocasionalmente estreptococos e estafilococos.
- Humanas: Bacteroides spp *(não fragilis)*, Prevotella spp, *Fusobacterium nucleatum*, *Porphyromonas melaninogenica*, Peptostreptococcus spp, *Veillonella parvula*, estreptococos A e G hemolíticos, *S. aureus*, *Eikenella corrodens* e Haemophilus spp.

Toda mordida humana ou animal é, a princípio, contaminada. Inicialmente, devem-se retirar sujidades e irrigar a lesão com grande quantidade de água ou solução cristaloide em alta pressão, realizar cultura das secreções de lesões com mais de 24 horas de existência ou de qualquer lesão com sinais de infecção, realizar desbridamento da lesão se houver tecido necrótico e considerar a necessidade de sutura (que é uma conduta controversa), principalmente de lesões extensas em cabeça e face. A sutura não está indicada para lesões puntiformes, nas mãos ou infectadas.

Além de avaliar o risco de tétano e raiva, nos casos de mordeduras humanas os riscos de transmissão dos vírus da hepatite B e HIV também devem ser considerados.

A indicação de profilaxia antibiótica é controversa, mas deve ser considerada nas seguintes situações:

- mordida humana ou de gato, suturada ou não;
- mordida de cão sem cuidados após 8 horas do acidente;
- mordida nas mãos por qualquer agressor;
- ferimento profundo com difícil acesso para irrigação ou desbridamento;
- vítima com doenças preexistentes.

Quimioprofilaxia e tratamento

1ª escolha: associação de antibiótico betalactâmico com inibidor da betalactamase:

- amoxicilina/clavulanato: na dose de 50 mg/kg/dia de amoxicilina, por 5 a 10 dias;
- ampicilina com sulbactam: 200 mg/kg/dia de ampicilina, 5 a 10 dias;
- piperacilina com tazobactam: 250 mg/kg/dia (de piperacilina), por 5 a 10 dias.

O seguimento clínico deve ser próximo para a detecção precoce de complicações. No caso da profilaxia, sinais iniciais de infecções secundárias geralmente são detectados em 24 a 48 horas. Após esse intervalo, pode-se considerar a suspensão da profilaxia.

Quando o tratamento parenteral estiver indicado, deve-se usar esquema de antibioticoterapia para a cobertura dos principais agentes aeróbicos e anaeróbicos envolvidos.

Infecções por cepas de *S. aureus* meticilinorresistente (MRSA)

Há alguns anos, as infecções causadas pelo MRSA ocorriam exclusivamente em ambiente hospitalar. Porém, nos últimos anos, as infecções causadas por cepas de *S. aureus* meticilinorresistentes da comunidade (CA-MRSA) vêm aumentando significativamente. Essas infecções vêm ocorrendo em indivíduos saudáveis e sem nenhum fator de risco identificável. As infecções por *S. aureus* sensível ou resistente à meticilina não podem ser diferenciadas tanto clínica como epidemiologicamente. A sua frequência é muito variável, de acordo com a região estudada, chegando a mais de 70% em alguns locais. Na América Latina, a frequência varia entre 25% e 62% e, no Brasil, de 7,1% a 18%. No HU-USP, foi realizado estudo retrospectivo de corte, no período de 2010 a 2015, de pacientes com 20 anos de idade ou menos, com infecções em diferentes localizações, com resultado de culturas positivo para *S.aureus*. Esse estudo encontrou 17,2% das infecções por CA-MRSA. Nesse estudo, foram analisadas 74 culturas positivas para *S.aureus*, sendo que o local com maior identificação foi secreção de abscesso (34 culturas; 45,3%) e o diagnóstico mis frequente foi abscesso cutâneo (36 pacientes; 40% dos casos).

As infecções de pele e partes moles correspondem à grande maioria das infecções por MRSA adquiridas na comunidade (acima de 96% na maioria dos grandes estudos).

É importante pensar em infecção pelo *S. aureus* meticilinorresistente no paciente que não apresenta melhora local ou evolui com piora sistêmica após 48 horas de tratamento. Apesar da baixa positividade, é de fundamental importância a coleta de hemocultura e cultura de secreção do local acometido.

A incisão e a drenagem, isoladamente, podem ser uma terapia adequada para infecções da pele e tecidos moles com menos de 5 cm de diâmetro em crianças previamente saudáveis, sem sinais sistêmicos. No entanto, quando houver suspeita de MRSA, a terapia oral adjuvante antimicrobiana deve ser iniciada (Quadro 5.3). O tempo de tratamento varia com a extensão e profundidade da lesão.

Quadro 5.3 Roteiro de antibioticoterapia sugerido na suspeita de infecção por MRSA em crianças.

Sem resposta ao tratamento inicial com antibiótico betalactâmico (oral):
Sulfametoxazol + trimetoprim (SMZ-TMP): 40-60 mg/kg/dia de SMZ de 12/12 horas ou
Clindamicina: 20 mg/kg/dia de 8/8 horas ou
Doxiciclina (acima dos oito anos): 100mg de 12/12 horas
Sem resposta ao tratamento anterior:
Vancomicina (EV): 40 mg/kg/dia de 6/6 horas ou
Clindamicina (EV): 25-40 mg/kg/dia de 8/8 horas ou
Linezolida (EV ou VO): 20-30 mg/kg/dia de 12/12 horas ou de 8/8 horas
Sem resposta com Vancomicina EV, Clindamicina EV, ou Linezolida VO:
Linezolida (EV): 20-30 mg/kg/dia de 12/12 horas ou de 8/8 horas

Fonte: Desenvolvido pela autoria.

Considerações finais

As infecções bacterianas de pele e partes moles representam boa parcela dos atendimentos de crianças e adolescentes em serviços de emergência, sendo muitas vezes motivo de internação. Quando reconhecidas e tratadas precocemente, em geral, são infecções que evoluem para cura completa.

Nos últimos anos, a infecção cutânea por cepas de *S.aureus* meticilino-resistentes vêm adquirindo caráter emergente tanto nas infecções intra-hospitalares quanto nas adquiridas na comunidade.

As Figuras 5.8 e 5.9 esquematizam o diagnóstico e tratamento para pacientes com infecções agudas de pele e anexos.

O Quadro 5.2 apresenta os principais agentes e esquemas terapêuticos das infecções de pele e partes moles mais prevalentes em pediatria.

A coleta de bacterioscopia e cultura de secreção purulenta é de especial importância em indivíduos imunossuprimidos, pacientes com sinais de gravidade, e em falha terapêutica.

A coleta de hemocultura está indicada em infecções graves, pacientes com neutropenia, imunodeficiência celular e mordidas de animais.

Deve-se considerar drenagem cirúrgica de lesões com flutuação ou pus.

A hospitalização deve ser indicada em pacientes com infecção grave ou progressiva, apesar de antibioticoterapia.

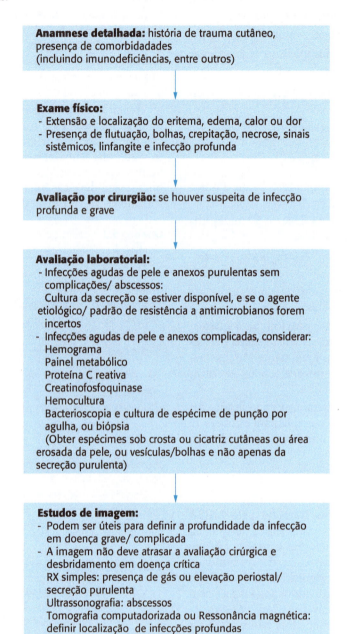

Figura 5.8 Recomendação para diagnóstico de pacientes com infecções agudas de pele e anexos.

Fonte: Adaptada de Larru B, Gerber JS. Cutaneous bacterial infections caused by *Staphylococcus aureus* and *Streptococcus pyogenes* in infant and children. Pediatr Clin N Am 2014; 61: 457-478.

INFECÇÕES DE PELE E PARTES MOLES

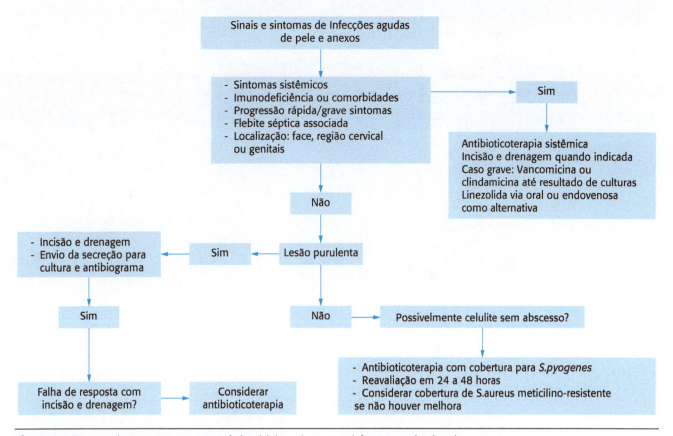

Figura 5.9 Recomendação para tratamento ambulatorial de pacientes com infecções agudas de pele e anexos.

Fonte: Adaptada de Larru B, Gerber JS. Cutaneous bacterial infections caused by *Staphylococcus aureus* and *Streptococcus pyogenes* in infant and children. Pediatr Clin N Am 2014; 61: 457-478.

■ BIBLIOGRAFIA CONSULTADA

American Academy of Pediatrics. Antibacterial drugs for pediatric patients beyond the newborn period. In: Red Book: 2009 Report of the Committee on Infectious Diseases, 28. ed. Pickering, LK (Ed). American Academy of Pediatrics, Elk Grove.

Bernard P. Management of commom bacterial infection of the skin. Curr Opin Infct Dis. 2008;21(2):118-23.

Breyre A, Frazee BW. Skin and soft tissue infection in the emergency department. Emerg Med Clin N Am 2018;723-750.

Gabillot-Carré M, Roujeau JC. Acute bacterial skin infections and cellulites. Curr Opin Infct Dis. 2007;20(2):118-23.

Hirschmamm JV. Antimicrobial therapy for skin infection. Cutis. 2007;79(6 supll):26-36.

Kaplan SL, Edwards MS, Torchia MM. Suspected Staphylococcus aureus and streptococcal skin and soft tissue infections in children > 28 days: evaluation and management. Disponível em: https://www.uptodate.com/contents/suspected-staphylococcus-aureus-and-streptococcal-skin-and-soft-tissue-infections-in-children- > 28 days: evaluation and management.

Larru B, Gerber JS. Cutaneous bacterial infections caused by Staphylococcus aureus and Streptococcus pyogenes in infant and children. Pediatr Clin N Am. 2014;457-478.

Melish EM, Bertuch AA. Bacterial skin infections. In: Feigin RD, Cherry JD. Textbook of Pediatric infectious diseases. 4. ed. Londres: Ed Saunders, 1998. p. 741-752.

Paintsil E. Pediatric community-acquired methicillin-resistant Staphylococcus aureus infection and colonization: trends and management. Curr Opin Pediatr. 2007;19(1):75-82.

Penteado FD, Tubero TZ, Hein N, Gilio AE. Frequency of Community-acquired methicillin-resistant Staphylococcus aureus in pediatric population in a general hospital in São Paulo, Brazil, over 5 years. Ped Infectious Dis. J 2019;(5);e87-e89.

Ramsay ID, Török ME. Skin and soft tissue infection. Medicine. 2017;45(11): 699-750.

Ryan JT, Preciado DA, Bauman N, Pena M, Bose S, Zalzal GH, et al. Management of pediatric orbital cellulitis in patients with radiographic findings of subperiosteal abscess. Otolaryngol Head Neck Surg. 2009;140(6):907-11.

Sampaio APS, Rivitti EA. Dermatologia piodermites e outras dermatoses por bactérias. 3. ed. São Paulo: Artes Médicas, 2007; p. 435-32.

Stevens DL, Bisno AL, Chambers HF, Everett ED, Dellinger P, Goldstein EJ, et al. Practice guidelines for the diagnosis and management of skin and soft tissue infections. Clin Infct Dis. 2005;41(10):1.373-406.

Swartz MN. Clinical practice: Cellulitis. N Engl J Med. 2004;350(9):904-12.

Doenças Exantemáticas

6

- Gil Kruppa Vieira
- Rafael Yanes Rodrigues da Silva

Introdução

As doenças exantemáticas fazem parte de um grande grupo heterogêneo de doenças muito comuns na faixa etária pediátrica, caracterizadas pela presença de erupção cutânea generalizada de início abrupto, associada ou não a outras manifestações clínicas inespecíficas.

As doenças exantemáticas são conhecidas desde pelo menos o século IV d.C. A palavra "exantema" deriva da palavra grega *exanthemata*, cuja raiz etimológica *exantho*, significa "florescer".

A presença de *rash* e febre é uma ocorrência muito comum a um grande número de doenças, principalmente na faixa etária pediátrica e, por isso, são responsáveis por um grande número de atendimentos médicos, tanto no serviço de emergência como no ambulatorial. Felizmente, a grande maioria dos casos é benigna e autolimitada.

Mais de 50 agentes etiológicos já foram identificados como causadores de exantema (Quadro 6.1). Nesse grupo, estão incluídas as chamadas "doenças exantemáticas clássicas", descritas no final do século XIX e início do século XX, de causa infecciosa.

O exantema identificado como doença de Dukes (4ª moléstia), no final do século XIX, não foi identificado novamente. Alguns autores sugerem que tal exantema pode ser daqueles causados por enterovírus.

O exantema pode ser causado por vários mecanismos fisiopatológicos, como liberação de toxinas produzidas à distância, ação direta sobre a epiderme, derme e vasos ou ainda pelo desencadeamento de resposta imunológica ou inflamatória, produzindo, dessa forma, necrose, edema, vasculites ou extravasamento de sangue que definem, então, o tipo dermatológico.

Quadro 6.1 Classificação dos exantemas.

Maculopapular	Papulovesicular	Petequial
Sarampo (1ª moléstia)	Varicela	Meningococcemia
Escarlatina (2ª moléstia)	Síndrome "mão-pé-boca"	Mononucleose infecciosa
Rubéola (3ª moléstia)	Síndrome de Gianotti-Crosti	Arboviroses
Eritema infeccioso (5ª moléstia)	Impetigo	
Exantema infeccioso (6ª moléstia)	Eritema tóxico	
Miliária		
Enterovírus		
Toxoplasmose		

Fonte: Desenvolvido pela autoria.

Os exantemas podem ser classificados de acordo com o aspecto dermatológico em:

- Maculopapular: o tipo mais comum dentro das doenças exantemáticas. Predominam as lesões elementares do tipo mácula e pápula, de tamanho variável, circundadas por pele sã com extensão variável, com ou sem tendência a confluir dependendo do agente etiológico. Pode ser subdividido morfologicamente em:
  - Morbiliforme: do latim *morbillis*, que significa "semelhante ao sarampo". É caracterizado por máculas e pápulas pequenas e eritematosas. Dependendo do agente etiológico, podem

apresentar coloração avermelhada ou rósea com tendência a confluir ou não.

- **Escarlatiniforme:** caracterizado por micropápulas avermelhadas (eritema puntiforme), que formam placas eritematosas de extensão variável.

- **Urticariforme:** caracterizado por pápulas edemaciadas, avermelhadas, com contornos irregulares. Tendem a ser maiores, típico das reações alérgicas.

- **Vesiculobolhoso:** predominam as vesículas e bolhas.
- **Purpúrico:** quando há extravasamento de sangue, como podemos observar na meningococcemia.

A apresentação dermatológica superponível e a escassez de testes laboratoriais rápidos de definição etiológica dificultam um diagnóstico preciso. Logo, cabe ao pediatra definir o diagnóstico a partir de uma história clínica completa, incluindo contato com pessoas doentes, situação vacinal, manifestações clínicas prodrômicas e morfologia e distribuição do exantema, além de um exame físico cuidadoso (Quadro 6.2).

Quadro 6.2 Abordagem diagnóstica.

História clínica	Características do exantema
Idade do paciente Viagens recentes Contato com pessoas doentes Situação vacinal	• Morfologia • Macular/paculopapular/papulovesicular • Purpúrico • Morbiliforme/escarlatiniforme/rubeoliforme
Uso de medicamentos	• Distribuição das lesões • Progressão das lesões • Presença de outras manifestações clínicas

Fonte: Desenvolvido pela autoria.

Sarampo

O sarampo é uma doença viral causada por um vírus pertencente ao gênero Morbilivirus, membro da família dos Paramyxovirus.

Epidemiologia

É uma doença altamente contagiosa. Afeta ambos os sexos igualmente e sua incidência e evolução clínica estão diretamente ligadas ao estado nutricional e condições socioeconômicas da população acometida.

Até o final da década de 1970, era uma das principais causas de óbito nos menores de 5 anos de idade, resultado de complicações respiratórias e neurológicas decorrentes da doença afetando, principalmente, pacientes desnutridos.

Em 1992, o Brasil adotou a meta de eliminação do sarampo até o ano 2000, iniciando pela primeira campanha nacional de vacinação contra a doença, que ocasionou redução de mais de 80% nas notificações de sarampo. Após essa data, a maior epidemia ocorreu em 1997, quando foram confirmados mais de 53 mil casos notificados, sendo 23 mil somente no Estado de São Paulo. Após essa data, houve surtos pontuais de sarampo no Brasil, sendo um dos mais recentes em 2015, com 211 casos da doença no Ceará, dois no estado de São Paulo e 1 em Roraima, relacionado ao surto do Ceará.

As ações de vigilância, de laboratório e em imunizações conquistaram para o Brasil o certificado de eliminação da circulação do vírus do sarampo pela Organização Mundial da Saúde (OMS), declarando a região das Américas livre do sarampo. Nos anos de 2016 e 2017, não foi registrado nenhum caso da doença no país. Contudo, em 2018, em decorrência de um surto de sarampo na Venezuela, o Brasil voltou a registrar novos surtos, iniciado nos estados do Amazonas e Roraima, motivando o Ministério da Saúde (MS) a intensificar as medidas de proteção, instituindo nova campanha de vacinação em massa em crianças menores de 5 anos, incluindo aquelas que já tinham imunização completa (duas doses da vacina).

Período de transmissão

O sarampo apresenta variação sazonal, com picos de incidência entre os meses de julho e outubro (fim do inverno e início da primavera).

É transmitida por meio da inalação de gotículas de secreção de vias aéreas de indivíduos contaminados expelidos ao respirar, espirrar ou tossir. O período de transmissibilidade ocorre desde 5 a 7 dias antes do aparecimento do exantema até 4 a 5 dias após o aparecimento do exantema. A maior transmissibilidade ocorre de 48 horas antes até 48 horas após o início do exantema.

Estima-se que 9 a cada 10 pessoas susceptíveis adquirirão a doença ao entrar em contato com uma pessoa acometida pelo sarampo no período de transmissibilidade.

Em crianças internadas com diagnóstico de sarampo, recomenda-se o isolamento por aerossol (uso de máscara N95).

Manifestações clínicas

Após a exposição ao vírus, o paciente apresenta um período de incubação assintomático de aproximadamente 10 dias, podendo variar entre 7 e 18 dias. Após este período, a doença apresenta três fases bem definidas.

A primeira fase, conhecida como período catarral, geralmente dura de 2 a 3 dias, podendo se estender até 6 dias, quando o paciente apresenta mal-estar, febre alta, anorexia, conjuntivite não purulenta, fotofobia, coriza e tosse. Ao final desse período, podem surgir as manchas de Koplik, pequenos pontos esbranquiçados com cerca de 1 mm a 3 mm, presentes na mucosa, na altura dos pré-molares. As machas de Koplik podem aparecer 48 horas antes do exantema e podem persistir até 72 horas após o aparecimento deste. É um achado patognomônico da doença, mas sua ausência não exclui o diagnóstico.

No período exantemático, surge um exantema maculopapular de coloração avermelhada, iniciando na região retroauricular e nas margens do couro cabeludo, progredindo em sentido craniocaudal e centrifugamente, alcançando os pés em 3 dias. À medida que o exantema progride, as lesões se confluem (principalmente na cabeça, tronco e membros superiores).

A fase final da doença é o período de convalescença ou de descamação furfurácea, quando as manchas escurecem para uma coloração acastanhada, podendo apresentar descamação fina que poupa mãos e pés (Figura 6.1).

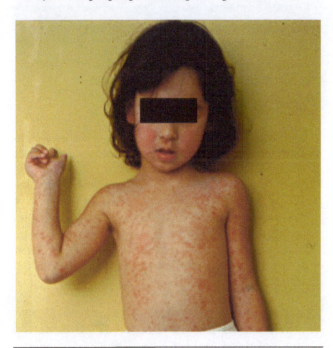

Figura 6.1 Exantema do sarampo.
Fonte: Acervo da autoria.

Diagnóstico

A suspeita do sarampo é baseada no quadro clínico característico, sendo necessária a confirmação laboratorial para o diagnóstico.

Geralmente, são utilizados testes sorológicos, encontrando-se anticorpos IgM específicos para o sarampo. A IgM costuma estar positiva desde o início do exantema, até após 1 mês do início dos sintomas, sendo possível encontrar falso-negativos nos primeiros dias de doença em crianças previamente vacinadas que adquiriram sarampo. Também é possível verificar ascensão dos títulos de IgG pareados colhidos na fase aguda e de convalescença (com intervalo mínimo de 10 dias entre as coletas).

Outra forma de confirmação diagnóstica é o isolamento viral ou a detecção de RNA viral pela reação em cadeia de polimerase em tempo real (RT-PCR) em amostras de urina, sangue, secreção de oro/nasofaringe.

A genotipagem do vírus é usada principalmente para fins epidemiológicos, visando detectar vínculos entre os casos e estabelecer mapas de transmissão da doença. Também serve para diferenciar o vírus selvagem do vírus vacinal.

Tratamento

Não existe um tratamento específico para o sarampo. As complicações decorrentes de infecções bacterianas secundária devem ser receber antibioticoterapia de acordo com o perfil etiológico do meio.

A OMS recomenda a administração de vitamina A, pois estudos demonstraram redução na ocorrência de casos graves e fatais em países em desenvolvimento. Apesar de recomendado, o uso rotineiro é controverso.

A vitamina A deve ser administrada via oral (VO), uma vez por dia, por 2 dias, e sua dose depende da faixa etária:

- Crianças menores de 6 meses de idade – 50.000 UI.
- Crianças entre 6 e 12 meses de idade – 100.000 UI.
- Crianças maiores de 12 meses de idade – 200.000 UI.
- O tratamento também inclui oferta abundante de líquidos, com hidratação venosa, se necessário; antitérmicos para o controle da febre; soro fisiológico para limpeza ocular; e tratamento das possíveis complicações, se ocorrerem.

Complicações

Apesar de o sarampo ser uma doença autolimitada e evoluir sem complicações na maioria dos casos, crianças menores de 2 anos de idade ou desnutridas podem evoluir com complicações respiratórias, gastrointestinais ou neurológicas (Quadro 6.3).

Em virtude da fase catarral, as complicações respiratórias são as mais frequentes, como pneumonias e otites (que podem ocorrer em até 10% dos casos).

A encefalite aguda pode ocorrer em até 0,1% dos casos, poucos dias após o *rash* e pode manifestar-se com letargia, rebaixamento do nível de consciência e sonolência. Na avaliação quimiocitológica do líquido cefalorraquidiano (LCR), evidencia-se elevação da proteinorraquia com glicorraquia normal e pleocitose com predomínio de células linfomononucleares.

A panencefalite esclerosante subaguda (PESA) é uma complicação rara do sarampo causada pela infecção persistente no sistema nervoso central (SNC), resultando em deterioração neurológica progressiva fatal cujas primeiras manifestações clínicas iniciam-se entre 7 e 10 anos após a infecção. O paciente apresenta quadro de deterioração comportamental, cognitiva e intelectual, podendo estar associado a crises convulsivas. O diagnóstico baseia-se no quadro clínico, presença de anticorpos IgG contra o vírus do sarampo no LCR e alteração eletroencefalográfica. Estima-se que o risco do desenvolvimento da PESA é de 4 a 11 por cada 100 mil casos de sarampo, com maior risco nos casos em que o sarampo ocorreu antes dos 2 anos de vida.

Não existe cura para a PESA. A taxa de mortalidade pode chegar a 95% dos casos e a sobrevida média varia entre 1 ano e 9 meses a 3 anos. A remissão espontânea ocorre em somente 5% dos pacientes.

Quadro 6.3 Complicações do sarampo.

Respiratórias	Gastrointestinais	Outros
Otite média aguda (até 10% casos) Pneumonia Laringotraqueobronquite Bronquiolite Mastoidite	Ileocolite Apendicite Vômitos Diarreia Gengivoestomatite Hepatite	Trombocitopenia Glomerulonfrite Ceratite Ulceração de córnea

Neurológicas	Cardíacas	
Encefalite aguda Encefalomielite disseminada aguda Panencefalite esclerosante subaguda	Miocardite Pericardite	

Fonte: Desenvolvido pela autoria.

Notificação

Sarampo é uma doença de notificação compulsória no Brasil, devendo ser notificada imediatamente frente à suspeita e com coleta de exames confirmatórios conforme o tempo de doença e o protocolo estabelecido pelo centro de vigilância. Serão considerados casos suspeitos:

- Todo paciente que, independentemente da idade e da situação vacinal, apresentar **febre e exantema maculopapular**, acompanhados de um ou mais dos seguintes sinais e sintomas: **tosse e/ou coriza e/ou conjuntivite**;

ou

- todo indivíduo suspeito com história de viagem ao exterior nos últimos 30 dias ou de contato, no mesmo período, com alguém que viajou ao exterior.

Prevenção

Atualmente, o MS recomenda vacinação universal com a vacina Tríplice Viral (SCR – sarampo, caxumba e rubéola) aos 12 meses de vida, com reforço com a Tetraviral (SCRV – sarampo, caxumba, rubéola e varicela) aos 15 meses. A meta vacinal é de atingir cobertura mínima de 95%; contudo, dados recentes demonstram taxas de cobertura ao redor de 85% na primeira dose e 70% na segunda dose, tornando a disseminação da doença na população um risco iminente.

Por se tratar de vacina de vírus vivo atenuado, é contraindicada em indivíduos imunossuprimidos. Também é contraindicada em gestantes, lactentes com idade inferior a 6 meses, pacientes com suspeita de sarampo e pessoas com reações alérgicas graves em doses anteriores.

Indivíduos imunocompetentes expostos a um caso de sarampo, e que ainda não tenham sido vacinados, podem receber uma dose da vacina nas primeiras 72 horas após a exposição, contanto que não tenham nenhuma contraindicação a vacina. Essa estratégia, também denominada "vacinação de bloqueio", é capaz de abortar a evolução da doença, ou, pelo menos, minimizar as manifestações clínicas.

Indivíduos imunocomprometidos, grávidas e lactentes com idade inferior a 6 meses expostos a um caso de sarampo, se forem susceptíveis à doença, têm indicação de receber imunoglobulina específica contra o sarampo em até 6 dias após o contato.

Deve-se também orientar o isolamento social do paciente portador de sarampo durante o período de transmissão da doença (fornecimento de atestados escolares, evitar visitas, contato com outras crianças da mesma habitação etc.).

Escarlatina

A escarlatina é uma infecção de vias aéreas superiores associada a exantema eritematoso difuso causado por uma exotoxina pirogênica (toxina eritrogênica) produzida pelo *Streptococcus pyogenes* (estreptococos β hemolítico do grupo A – Strepto A). Raramente, outros grupos de estreptococos, como o grupo C e G, também podem causar escarlatina.

Transmissão

A transmissão ocorre preferencialmente no inverno e na primavera, sobretudo nos países de clima temperado. A transmissão é respiratória por gotículas. A transmissão encerra-se após 24 horas de antibioticoterapia adequada.

Manifestações clínicas

O quadro clínico inicia-se de maneira abrupta, sendo caracterizado pela presença de febre, dor de garganta, odinofagia e adenomegalia cervical. Raramente, o exantema pode acompanhar quadro de lesões de pele infectadas (pós-impetigo).

Na maioria dos casos, o *rash* inicia-se na região do pescoço, 24 a 48 horas após o início dos sintomas de faringite. Apresenta aspecto eritematoso puntiforme fino e áspero (textura em lixa) que branqueia com a compressão, sendo acompanhado de palidez perioral (sinal de Filatow) e língua em framboesa (Figura 6.2).

O *rash* dissemina-se com rapidez craniocaudal e centrifugamente para axilas, região retroauricular, tronco, abdome e membros, poupando palmas das mãos e plantas dos pés, seguido de descamação (Figura 6.3).

Na região de dobras cutâneas antecubitais, axilares e região abdominal, o *rash* é mais acentuado, podendo apresentar uma linha petequial (linhas de Pastia).

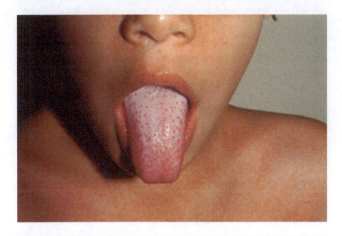

Figura 6.2 Língua em framboesa da escarlatina.
Fonte: Acervo da autoria.

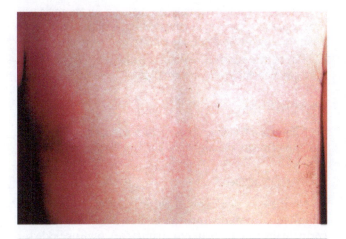

Figura 6.3 Exantema da escarlatina.
Fonte: Acervo da autoria.

Diagnóstico

O diagnóstico de escarlatina é feito pela apresentação clínica, com quadro de amigdalite associada ao exantema de característica e distribuição típicas. A confirmação diagnóstica poderá ser feita com prova rápida para pesquisa de Strepto A e/ou cultura de orofaringe.

Complicações

Como qualquer infecção estreptocócica, a escarlatina com faringite pode predispor à febre reumática (FR) e à glomerulonefrite pós-estreptocócica (GNPE). Esta última pode ocorrer após quadro de impetigo ou de escarlatina.

Tratamento

O tratamento da escarlatina associada ao Strepto A visa reduzir a duração do quadro clínico e a incidência de complicações.

Como opções para o tratamento da infecção por Strepto A estão incluídas antibióticos betalactâmicos como penicilinas e cefalosporinas, clindamicina e macrolídeos, nos pacientes alérgicos aos betalactâmicos.

A penicilina benzatina administrada em dose única via intramuscular está indicada em pacientes que não toleram o tratamento VO por 10 dias ou naqueles que apresentam risco aumentado para FR. Para menores de 25 kg, administrar 600.000 U e, nos maiores de 25 kg, 1.200.000 U. O tratamento com amoxicilina é de 50 mg/kg/dia por 10 dias, sendo que há evidências de que o tratamento com dose única diária é tão eficaz quanto se fracioná-la a cada 8 ou 12 horas.

O tratamento via oral com outras aminopenicilinas, como a ampicilina, ou com cefalosporinas de 1ª geração (cefalexina, cefadroxila), 2ª geração (axetil-cefuroxima), clindamicina ou macrolídeos (no caso de alergia a penicilina ou betalactâmicos), deve ser prolongado por 10 dias. Exceção feita à azitromicina, que deve ser usada por 5 dias.

Destaca-se que não há descrição de Strepto A resistente a betalactâmicos no mundo. Contudo, cepas de Strepto A resistentes a macrolídeos têm se tornado frequentes em diversas regiões do mundo, principalmente Ásia e Europa.

Prevenção

Não existe, até o momento, nenhuma vacina para prevenção de infecção estreptocóccica. O paciente não é mais capaz de transmitir a bactéria após 24 horas de antibioticoterapia adequada. Visando prevenção de febre reumática, é eficaz a antibioticoterapia em até 9 dias após início dos sintomas.

Rubéola

Também conhecida como "terceira moléstia" ou "sarampo alemão", a rubéola é uma doença exantemática viral benigna e autolimitada causada pelo togavírus, do gênero Rubivírus que, na maioria dos casos, pode ser assintomática ou oligossintomática. Entretanto, durante a gestação, em especial no primeiro trimestre, pode causar graves anomalias congênitas e, até mesmo, aborto ou óbito fetal.

Epidemiologia

É uma doença de contagio por secreções respiratórias, atingindo igualmente ambos os sexos.

Desde a segunda metade da década de 1990, visando o controle da doença e a prevenção da síndrome da rubéola congênita, foi instituída a notificação compulsória da doença. Desde então, o maior surto ocorreu em 1997, com 30 mil casos notificados, mesmo ano em que ocorreu um grande surto de sarampo.

Como sarampo e rubéola são prevenidas pela mesma vacina, o Plano de Erradicação do Sarampo ensejou um grande impulso da vigilância e controle da rubéola. Também se destacam as campanhas de vacinação em massa, como as realizadas nos anos de 2001 e 2002 direcionadas para as mulheres em idade fértil, e a campanha de 2008, voltada para pessoas entre 20 e 39 anos (incluía pessoas de 12 a 19 anos em alguns estados), tendo vacinado aproximadamente 68 milhões de pessoas.

Assim, o último caso confirmado de rubéola no Brasil ocorreu em dezembro de 2008, no estado de São Paulo. Em 2014, no Rio de Janeiro, foi confirmado apenas um caso de rubéola importada das Filipinas, com realização de vacinação de bloqueio e sem a identificação de nenhum caso secundário.

Em abril de 2015, o Brasil recebeu a certificação da eliminação da circulação do vírus da rubéola pela OMS. Desde então, o continente americano foi declarado o primeiro continente livre de rubéola e da síndrome da rubéola congênita. Contudo, há o temor do retorno da doença em território nacional decorrente de fatores como o surto de sarampo na Venezuela em 2018, que atingiu alguns estados brasileiros, associado à tendência de queda da cobertura vacinal, como já discutido na secção sobre o sarampo.

Período de transmissão

Apresenta variação sazonal, com picos de incidência entre o inverno e a primavera.

É transmitida por meio da inalação de gotículas de secreção de vias aéreas de indivíduos contaminados e o período de transmissibilidade ocorre entre 5 e 7 dias antes do aparecimento do exantema e de 5 a 7 dias após sua resolução.

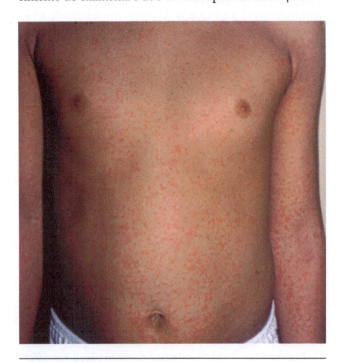

Figura 6.4 Exantema da rubéola.

Fonte: Acervo da autoria.

Manifestações clínicas

Após um período de incubação assintomático de aproximadamente 2 a 3 semanas, apenas 50% dos pacientes apresentam manifestações clínicas, ou seja, metade dos casos é assintomático.

Os sintomas são caracterizados por febre baixa (inferior a 38,5 ºC); cefaleia; linfoadenopatia cervical posterior, occipital e retroauricular simétrica (característica da doença, mas não patognomônica). Após 5 a 10 dias dessa linfoadenopatia, surge exantema macular ou maculopapular morbiliforme, de coloração rosa, que se inicia em couro cabeludo e que progride craniocaudalmente, desaparecendo em 1 a 3 dias (Figura 6.4). Assemelha-se ao exantema do sarampo, as principais diferenças são a cor mais rosada e a evolução clínica mais rápida e fugaz, sem a evolução para a cor acastanhada no recrudescer da doença.

A presença de enatema e petéquias em palato é um sinal possível de ser encontrado, conhecido como "manchas de Forchheimer".

Diagnóstico

O diagnóstico é realizado com base nas características clínicas, no perfil epidemiológico e na confirmação laboratorial.

A coleta de anticorpos IgM e IgG é a forma mais utilizada para confirmação diagnóstica, estando com IgM positivo a partir do 3º dia de exantema.

Também é possível realizar o isolamento do vírus em secreção nasofaríngea ou urina até o 7º dia de exantema.

Tratamento

Não existe tratamento específico para a rubéola. Apenas antitérmicos e analgésicos para melhora dos sintomas.

Complicações

Na maioria dos casos, a rubéola é uma infecção autolimitada. Contudo, quando ocorre durante a gravidez (principalmente no primeiro trimestre), o vírus pode ser transmitido para o feto via transplacentária resultando na síndrome da rubéola congênita (SRC). Mais da metade dos fetos contaminados neste período apresenta anormalidades congênitas como surdez, catarata, atraso de desenvolvimento neuropsicomotor, cardiopatias, microcefalia ou hidrocefalia.

Prevenção

A única forma de prevenção da rubéola é a vacinação. Atualmente, o MS recomenda vacinação universal com a vacina Tríplice Viral (SCR) aos 12 meses de vida, com reforço com a Tetraviral (SCRV) aos 15 meses.

Por se tratar de vacina de vírus vivo atenuado, é contraindicada em indivíduos imunossuprimidos. Também é contraindicada em gestantes, lactentes com idade inferior a 6 meses e pessoas com reações alérgicas graves em doses anteriores. A mulheres em idade fértil que recebam a vacina, recomenda-se evitar a gravidez em até 1 mês após a vacinação.

Indivíduos imunocompetentes expostos a um caso de rubéola, e que ainda não tenham sido vacinados, podem receber uma dose da vacina nas primeiras 72 horas após a exposição, contanto que não tenham nenhuma contraindicação à vacina. Indivíduos imunocomprometidos, grávidas e lactentes com idade inferior a 6 meses expostos a um caso de rubéola, se forem susceptíveis à doença, não poderão receber a vacina e o uso de imunoglobulina não é eficaz nestes casos.

Outra medida fundamental é o isolamento social do paciente portador de rubéola, durante o período de transmissão da doença, evitando principalmente o contato com mulheres de idade fértil.

Notificação

Rubéola é uma doença de notificação compulsória e investigação obrigatória, principalmente em virtude da preocupação com a síndrome da rubéola congênita. Deve ocorrer notificação imediata frente a caso suspeito. Define-se caso suspeito de rubéola:

- Todo paciente que apresente **febre e exantema maculopapular**, acompanhados de **linfoadenopatia retroauricular, occipital e cervical**, independentemente da idade e da situação vacinal; ou
- ou todo indivíduo suspeito com história de viagem ao exterior nos últimos 30 dias ou de contato, no mesmo período, com alguém que viajou ao exterior.

A síndrome da rubéola congênita também é uma doença de notificação compulsória.

Eritema infeccioso

Também conhecida como "quinta moléstia" ou "doença da face esbofeteada", é uma doença viral causada pelo parvovírus B19, pertencente ao gênero Erythrovirus (família Parvoviridae).

Apesar de benigna e autolimitada na maioria dos casos, a infecção durante a gestação pode ocasionar hidropsia fetal.

Epidemiologia

O eritema infeccioso acomete, principalmente, crianças com idade entre 3 e 12 anos, geralmente sendo transmitida em pequenos surtos escolares. Pode afetar também adultos suscetíveis.

Período de transmissão

O período de incubação geralmente é de 4 a 14 dias, podendo chegar a até 3 semanas. O período de transmissibilidade ocorre durante o pródromo da doença, com duração de 5 dias. Quando surge o exantema, já não há mais transmissão viral.

Pode ser transmitida por meio da inalação de gotículas de secreção de vias aéreas de indivíduos contaminados (mais comum), transmissão vertical ou por transmissão hematogênica.

Manifestações clínicas

Após um período de incubação assintomático, cerca de 20% a 60% dos pacientes apresentam período prodrômico caracterizado por febre baixa, mal-estar, cefaleia e coriza até 2 dias antes do aparecimento do *rash*. Esse período costuma coincidir com a viremia e, consequentemente, com o momento de transmissão da doença.

O *rash* aparece como um intenso eritema em região malar, dando aspecto de "face esbofeteada", com duração de até 4 dias, seguido de palidez perioral, exantema maculopapular pruriginoso que se espalha centripetamente das superfícies extensoras de membros superiores (MMSS) e inferiores (MMII) para tronco e pescoço, poupando palmas das mãos e plantas dos pés (Figura 6.5).

Geralmente, o *rash* dura até 10 dias, mas pode recorrer por semanas, sendo desencadeado por exposição ao sol, exercícios, estresse emocional.

Outras manifestações como diarreia, mialgia, prurido, conjuntivite e dor de garganta podem aparecer antes *rash* ou concomitante a ele. Artrite e/ou artralgia, mais comum em grandes articulações, podem ocorrer em cerca de 10% dos casos.

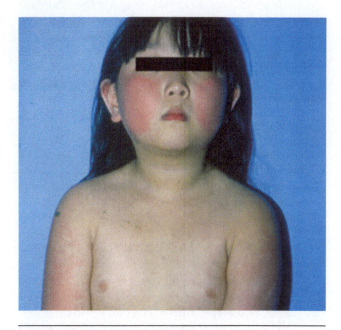

Figura 6.5 Exantema do eritema Infeccioso.

Fonte: Acervo da autoria.

Diagnóstico

A evolução clínica característica e o padrão dermatológico são suficientes para o diagnóstico na maioria das crianças.

Em casos graves, ou naqueles que têm mais chance de complicações, como pacientes com hemoglobinopatias, é possível a confirmação laboratorial com testes sorológicos.

A dosagem de IgM específica já é detectável a partir de 7 a 10 dias após o contato com o vírus, ainda na fase prodrômica.

Também é possível realizar a detecção do DNA do vírus por PCR. Contudo, como a viremia ocorre durante o período prodrômico, é possível que a detecção esteja negativa durante o exantema. Já a detecção em outros líquidos corporais pode permanecer positiva por meses, não sendo possível diferenciar se o achado se refere à infecção atual ou pregressa.

Tratamento

Não existe tratamento específico para o eritema infeccioso. Em alguns casos, o uso de analgésicos e anti-histamínicos pode estar indicado.

Complicações

Como mencionado anteriormente, na maioria dos casos, o eritema infeccioso evolui de forma benigna. Entretanto, complicações hematológicas podem ocorrer.

O vírus tem tropismo pela medula, sendo capaz de destruir os precursores eritrocitários, provocando queda significativa do número de reticulócitos. Como a meia-vida dos eritrócitos é longa e o quadro, transitório, a maior dos pacientes não tem repercussões hematológicas. Contudo, nos portadores de hemoglobinopatias, a meia-vida dos eritrócitos pode ser bem mais curta, ensejando o desenvolvimento de anemia aplásica. Essa complicação é abordada com estabilização hemodinâmica e hemotransfusão, caso necessário. Trombocitopenia também pode ocorrer.

Gestantes suscetíveis ao parvovírus B19 podem transmitir, via placentária, a doença para o feto, que é especialmente susceptível aos efeitos do vírus na redução da eritropoiese, podendo evoluir com hidropsia e óbito fetal.

Prevenção

Até o momento, não existe vacina para prevenção da infecção pelo parvovírus. Como a transmissão ocorre apenas no período prodrômico, quando o paciente ainda não sabe que está infectado, não há necessidade de nenhum isolamento.

Exantema súbito

Também conhecido como "sexta moléstia" ou *roseola infantum*. É uma doença exantemática viral causada, principalmente, pelo herpes vírus 6 (HHV-6) e pelo herpes vírus 7 (HHV-7). Mais raramente, também pode ser causada por enterovírus, adenovírus e parainfluenza tipo 1.

Período de transmissão

Também apresenta variação sazonal, com picos de incidência entre fim do inverno e início da primavera.

Acomete crianças com idade entre 6 meses e 3 anos, sendo pouco comum em crianças menores, sem preferências entre os sexos. É transmitida por meio da inalação de gotículas de secreção de vias aéreas de indivíduos contaminados.

Manifestações clínicas

O paciente apresenta irritabilidade e a doença tem um período de incubação assintomático de 5 a 15 dias, com média de 10 dias, seguido de febre alta (39 °C a 40 °C) por 3 a 5 dias, iniciada abruptamente. Sintomas respiratórios e gastrointestinais podem estar associados ou não.

Tipicamente, após a defervescência, surge um exantema maculopapular, de coloração rosa ou avermelhada (com aspecto de rosetas) em tronco que se dissemina rapidamente, de forma centrífuga, para pescoço, face e extremidades, desaparecendo em 1 ou 2 dias, sem descamação (Figura 6.6).

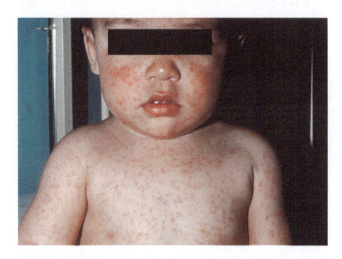

Figura 6.6 Manifestações do exantema súbito.

Fonte: Acervo da autoria.

Diagnóstico

O diagnóstico é clínico, baseado na evolução natural da doença, sem necessidade da coleta de exames complementares. Alguns desses pacientes procuram atendimento durante a fase febril, sendo colhidos exames baseados nos protocolos de febre sem sinais localizatórios. Nessas situações, podemos encontrar leucopenia e/ou neutropenia.

Tratamento

O tratamento é apenas sintomático, com administração de sintomáticos e medidas de suporte.

Complicações

Na maioria dos casos, a doença evolui de forma benigna. A complicação mais frequente é a ocorrência de crises epilépticas febris (em até 15% dos casos), resultantes do período febril da doença.

Prevenção

Não há vacinas para nenhum dos vírus implicados no desenvolvimento de exantema súbito até o momento. Como a transmissão ocorre apenas durante o período febril, quando não se tem certeza do diagnóstico, não é eficaz indicar isolamento do paciente.

Varicela

É uma infecção viral aguda, altamente contagiosa, popularmente conhecida como "catapora", causada pelo vírus da varicela-zóster (VZV), da família Herpetoviridae. Esse vírus pode causar duas formas bem distintas da doença: a varicela; e o zóster. Esta última resulta da reativação do VZV latente.

Epidemiologia

No Brasil, a varicela não faz parte das doenças de notificação compulsória, sendo obrigatória apenas a notificação de surtos. Dessa forma, é difícil ter controle sobre o número total de casos. O impacto da doença é estimado pelo número de surtos notificados, o número de internações por complicações da varicela e o número de óbitos pela doença.

Estima-se que, desde 2013, houve uma grande mudança no perfil epidemiológico da doença com a implementação da vacina Tetraviral na rede pública de saúde em nível nacional. Antes disso, a vacinação da varicela não era rotineira, sendo realizada pelos Centros de Referência em Imunobiológicos Especiais (CRIE) para os pacientes de maior risco ou para aqueles cujas famílias se dispunham a arcar com os custos da vacina na rede particular.

No período anterior à introdução da vacina Tetraviral, a varicela acometia qualquer faixa etária, principalmente menores de 15 anos. A maioria da população se tornava imunizada ao longo da vida após ter adquirido a doença. Estudos de soroprevalência demonstravam que apenas 50% das crianças com menos de 5 anos ainda não haviam tido essa doença. Após a vacina, espera-se que os casos se concentrem nas crianças abaixo de 15 meses de vida, pois ainda não teriam sido vacinadas.

Apesar de não ser comum, um segundo episódio de varicela pode ocorrer em pacientes imunocompetentes.

Período de transmissão

A doença é transmitida o ano todo, mas a transmissão é mais frequente no final do inverno e primavera, geralmente entre os meses de agosto e novembro. Antes da vacinação universal, eram muito comuns surtos em creches e escolas nesses meses de maior incidência.

A transmissão ocorre por meio da inalação de gotículas aerossolizadas de secreção de vias aéreas, pelo contato direto com as lesões de pele, ou indiretamente, por meio de objetos contaminados com secreções de vesículas de indivíduos contaminados.

O período de transmissibilidade ocorre entre 2 dias antes do aparecimento do exantema e encerra-se quando não há mais vesículas ativas e todas as lesões já evoluíram para crostas (5 dias, em média).

Trata-se de uma doença altamente contagiosa. Estima-se que um indivíduo susceptível tem chance superior a 90% de adquirir a doença de um contactante domiciliar (caso índice). Uma característica peculiar da doença é que o quadro clínico costuma ser mais intenso nos casos secundários do que no caso índice, demonstrando que a manifestação clínica pode estar associada à carga viral a que o indivíduo é exposto.

Manifestações clínicas

Após a exposição ao vírus, o paciente apresenta um período de incubação assintomático médio de 15 dias, que pode variar entre 10 e 21 dias, seguido de pródromo ou não. O pródromo, quando ocorre, é caracterizado por febre baixa, vômitos e cefaleia.

O exantema, de característica maculopápulo-vesicular, aparece abruptamente em face e tronco e distribui-se centripetamente, por todo o corpo, incluindo mucosa oral, de vias aéreas superiores e conjuntiva.

As duas principais características do exantema da varicela são o polimorfismo regional e o prurido intenso. O polimorfismo regional refere-se ao fato de que, na mesma área, podemos observar lesões em várias fases de evolução: mácula; pápula; vesícula; e crosta. Progressivamente, todas as lesões evoluem para crosta (Figura 6.7A e B).

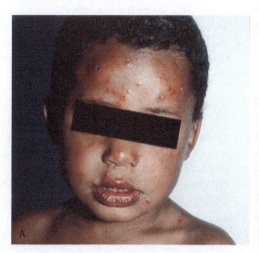
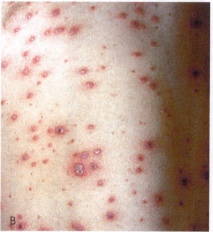

Figura 6.7 (A e B) Exantema da varicela.

Fonte: Acervo da autoria.

Diagnóstico

O diagnóstico é clínico, com base na evolução natural da doença, sem necessidade de coleta de exames complementares. Em casos de dúvida diagnóstica, é possível o isolamento do vírus nas vesículas da varicela nos 3 a 4 primeiros dias de doença.

Complicações

Na maioria dos casos, a varicela é uma infecção que evolui de forma benigna e autolimitada. No entanto, o paciente pode apresentar infecção bacteriana secundária de pele, causada por *Streptococcus pyogenes* ou *Staphylococcus aureus*. Essas bactérias também podem aproveitar a porta de entrada da varicela para serem causadoras de pneumonias, meningite e sepse. Outra complicação é o comprometimento visceral causado pelo próprio vírus, manifestando-se com pneumonite, hepatite e meningoencefalite. A frequência estimada de encefalite pelo VVZ é de 0,1% a 0,2% dos doentes, com sequelas neurológicas permanentes em até 15% dos sobreviventes.

Crianças menores de um 1 ano de idade, adultos e indivíduos imunocomprometidos têm maior risco de desenvolver complicações, no entanto, em virtude da alta incidência da infecção em menores de 5 anos, maior proporção de complicações, hospitalizações e óbitos ocorrem em crianças saudáveis desta faixa etária.

A síndrome da varicela congênita ocorre em 0,2 a 4% das gestantes que adquirem varicela durante a gestação, podendo ocasionar cicatrizes cutâneas, hipoplasia de membros, corioretinite, catarata e alterações neurológicas.

Tratamento

O tratamento com antivirais como o aciclovir é mandatório para pacientes imunocomprometidos, naqueles com alto risco de complicações (p. ex., prematuros, recém-nascidos cujas mães desenvolveram varicela no período periparto) ou naqueles que apresentam complicações pelo próprio vírus (pneumonite, hepatite, encefalite), sendo mais efetivo quando introduzido nas primeiras 72 horas da doença. O tratamento também é indicado em pessoas acima de 12 anos de idade, pois sabe-se que o risco de complicações aumenta com a idade. Alguns protocolos recomendam também o uso de aciclovir em casos secundários de contactante domiciliar, já que a doença é mais intensa nos casos secundários do que no caso índice.

Em crianças com idade igual ou inferior a 12 anos e sem comorbidades, o uso de antivirais não é indicado, pois a doença é benigna e autolimitada na maioria dos pacientes nesta condição.

Em todos os pacientes, está indicado o tratamento de suporte, que inclui o uso de medicamentos sintomáticos como analgésicos e anti-histamínicos. Salicilatos devem ser evitados, já que seu uso está associado ao aparecimento de síndrome de Reye.

Em decorrência do prurido intenso causado pela doença, deve-se orientar o paciente a manter as unhas bem curtas, visando evitar escoriações que sirvam de porta de entrada para infecções secundárias de pele.

O banho de permanganato de potássio não deve ser utilizado rotineiramente, já que causa o ressecamento da pele (favorecendo o prurido) e queimaduras quando não diluído corretamente. Quando feito, é importante orientar a utilização do permanganato de potássio diluído a 1:40000 (1 comprimido ou 1 envelope em 4 L de água) e evitar contato com os olhos.

O uso de antibióticos sistêmicos está indicado na infecção bacteriana secundária.

Prevenção

Como já dito, a vacina contra o VZV foi introduzida no Programa Nacional de Imunizações desde 2013, como parte da vacina Tetraviral, sendo recomendada aos 15 meses de vida para todas as crianças. Estima-se que a soroconversão ocorra em 95% das crianças saudáveis após dose única. A eficácia da vacina é de 70% a 90% na prevenção contra a varicela e de 95% a 100% na prevenção contra doença grave.

Indivíduos vacinados podem ter falha vacinal secundária (soroconversão inicial, seguida de redução progressiva dos títulos de anticorpos e da proteção) e desenvolver varicela, após exposição ao vírus, meses ou anos após a vacinação. Em geral, os vacinados desenvolvem doença leve, com menor número de lesões, com duração mais curta e sem complicações.

Desde janeiro de 2018, o esquema de vacinação foi ampliado, sendo preconizada uma segunda dose entre 4 e 6 anos de vida, visando redução da chance de surtos em creches ou escolas. Uma segunda dose eleva a eficácia da vacina acima de 90%.

Como se trata de vacina de vírus vivo atenuado, não deve ser administrada em casos de imunodeficiência congênita ou adquirida ou em vigência de tratamento com drogas imunossupressoras.

Indivíduos imunocompetentes que ainda sejam susceptíveis à varicela e tenham contato com o vírus podem ser vacinados em até 120 horas após o contato, visando a vacinação de bloqueio. Essa vacina pós-exposição pode impedir o desenvolvimento da doença ou, se a doença se instalar, pode atenuar o quadro clínico.

Em caso de pacientes suscetíveis à varicela que tenham contraindicações à vacina e tenham sido expostos ao vírus, é possível realizar a imunoglobulina humana específica antivaricela-zóster (VZIg). Deve ser administrada em até 96 horas após o contato para imunodeprimidos, gestantes, recém-nascidos de mães que tiverem varicela entre os últimos 5 dias da gestação até 48 horas após o parto, e em recém-nascidos prematuros.

Síndrome mão-pé-boca

A síndrome mão-pé-boca (SMPB) é uma infecção viral aguda, altamente contagiosa, causada pelo coxsakie A e B.

Período de transmissão

É mais frequente nos meses de verão e outono, sendo transmitida tanto por via oral-fecal como por meio da inalação de gotículas de secreção de vias aéreas.

Manifestações clínicas

O paciente apresenta um período de incubação assintomático de 1 a 4 dias, seguido de estado subfebril ou febre baixa, mal-estar, perda do apetite, dor de garganta, linfadenopatia, lesões vesiculares em mucosa, palato e língua e exantema papulovesicular acometendo mãos, pés, nádegas e, menos frequentemente, a região genital que podem evoluir com ulceração e formação de crostas. As lesões desaparecem, geralmente, entre 5 e 10 dias (Figura 6.8).

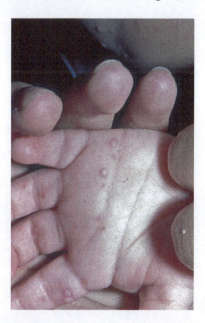

Figura 6.8 Manifestações da síndrome mão-pé-boca.
Fonte: Acervo da autoria.

Complicações

A grande maioria dos casos é autolimitada, com resolução espontânea entre 7 e 10 dias. Contudo, SMPB causada por enterovírus-71 pode progredir com complicações pulmonares e neurológicas.

Tratamento

Não existe tratamento específico para SMPB e necessita apenas de sintomáticos e cuidados paliativos.

Considerações finais

As doenças exantemáticas fazem parte de um grande grupo de doenças muito comuns na faixa etária pediátrica, podendo ser causadas por vários agentes etiológicos.

Apesar da identificação de a etiologia do exantema ser um desafio para o pediatra, uma abordagem sistematizada é fundamental, com base na história clínica, morfologia e distribuição do exantema, bem como no exame físico cuidadoso.

As Tabelas 6.1 e 6.2 sintetiza as características das principais doenças exantemáticas de origem infecciosa.

Tabela 6.1 Características das principais etiologias das doenças exantemáticas infecciosas.

Doença	Agente	Período de transmissão	Período de incubação
Sarampo	*Paramyxovírus*	5 dias antes a 4 dias após exantema	10 dias
Escarlatina	*S. pyogenes*	Encerra-se após 24 horas de antibioticoterapia adequada	?
Rubéola	Togavírus	7 dias antes e 7 dias após exantema	2 a 3 semanas
Eritema infeccioso	Parvovírus B19	5 a 10 dias após exposição	5 a 10 dias
Exantema súbito	HHV-6 ou 7	–	5 a 15 dias
Varicela	VZV	Desde 48 horas antes do surgimento das primeiras vesículas até todas as lesões se tornarem crostas	10 a 21 dias
SMPB	Coxsakie A		1 a 4 dias

SMPB: síndrome mão-pé-boca; HHV: herpesvírus humano; VZV: vírus varicela-zóster.

Fonte: Desenvolvido pela autoria.

Tabela 6.2 Principais características clínicas.

Doença	Pródromo	Exantema	Complicações
Sarampo Paramyxovírus	Início 2 a 3 dias antes do *rash* Mal-estar Febre alta Tosse Coriza Conjuntivite Manchas de Koplik	Maculopapular confluentes Disseminação centrífuga e craniocaudal em 3 dias Pode ocorrer descamação fina Duração: até 6 dias	OMA / BQL / BCP Mastoidite Diarreia Gengivoestomatite Encefalite aguda EMDA PESA
Escarlatina *S. pyogenes*	Início 1 a 2 dias antes do *rash* Febre Dor de garganta Odinofagia Adenomegalia cervical	Eritematoso puntiforme fino e áspero (aspecto de lixa) Disseminação craniocaudal e centrífuga Linhas de Pastia Sinal de Filatow Língua em framboesa Poupa palmas das mãos e plantas dos pés	Febre reumática Glomerulonefrite pós-estreptocócica
Rubéola Togavírus	Ocorre em até 50% dos casos Febre baixa Cefaleia Linfadenopatia occipital e retroauricular	Maculopapular morbiliforme Coloração rosa Disseminação craniocaudal Desaparece em 1 a 3 dias	Síndrome da rubéola congênita
Eritema Infeccioso Parvovírus B19	Ocorre em 20%-60% dos casos Início até 2 dias antes do *rash* Febre baixa Cefaleia Coriza Mialgia Artralgia	Face esbofeteada – duração até 4 dias Palidez perioral Exantema maculopapular pruriginoso Disseminação centrípeta Poupa mãos e pés	Trombocitopenia Crise aplástica Malformações fetais e hidropsia fetal em gestantes
Exantema Súbito HHV-6 / HHV-7	3 a 5 dias antes do *rash* Febre alta (até 40 °C) Irritabilidade	Exantema maculopapular de coloração rosa ou avermelhada em tronco Disseminação centrífuga Desaparece em 1 a 2 dias	Convulsões febris Encefalite Meningite
Varicela VZV	Geralmente não ocorre Febre baixa Vômitos Cefaleia	Exantema maculopapulo-vesicular em face e tronco Disseminação centrípeta por todo corpo	Celulite Pneumonia Meningite Encefalite Miocardite Glomerulonefrite
SMPB Coxsakie A	Início 1 a 3 dias antes do *rash* Febre baixa Mal-estar Perda do apetite Linfadenopatia	Exantema vesicular em mucosa oral, palato e língua Exantema papulovesicular em mãos e pés Duração de 5 a 10 dias	Neurológicas

HHV-6: herpesvírus humano-6; HHV-7: herpesvírus humano-7; VZV: vírus varicela-zóster; SMPB: síndrome mão-pé-boca; OMA: otite média aguda; BQL: bronquiolite; BCP: broncopneumonia; EMDA: encefalomielite disseminada aguda; PESA: panencefalite esclerosante subaguda.

Fonte: Desenvolvido pela autoria.

BIBLIOGRAFIA CONSULTADA

Fölster-Holst R, Kreth HW. Viral exanthems in childhood – infectious exanthems. Part 2: Other viral exanthems. J Dtsch Dermatol Ges. 2009;7(5):414-9.

Fölster-Holst R, Kreth HW. Viral exanthems in childhood-infectious (direct) exanthems. Part 1: Classic exanthems. J Dtsch Dermatol Ges. 2009;7(4):309-16.

Heininger U, Seward JF. Varicella. Lancet 2006;368(9544):1365-76.

Jarvi JF. Pediatric exanthems: recognize the rash. JAAPA. 2001;14(4):29-32,35-6.

Ministério da Saúde (BR). Doenças infecciosas e parasitárias: guia de bolso. 8 ed., Penna GO, Teixeira MG, Pereira SM, Carmo EH, Nascimento EMR (eds), Brasília: Ministério da Saúde; 2010: p. 365-69. Disponível em: http://bvsms.saude.gov.br/bvs/publicacoes/doencas_infecciosas_parasitaria_guia_bolso.pdf. (ago 2018).

Ministério da Saúde (BR). Situação dos Casos de Sarampo nos Estados de Roraima e Amazonas. Brasília; 2018. Disponível em: http://portalarquivos2.saude.gov.br/images/pdf/2018/julho/04/Informe--n13-Sarampo-CGDT-04-07-2018.pdf (ago 2018).

Moss WJ. Measles. Lancet. 2017;390(10111):2490. Epub 2017 Jun 30.

Ooi MH, Wong SC, Lewthwaite P, Cardosa MJ, Solomon T. Clinical features, diagnosis, and management of enterovirus 71. Lancet Neurol. 2010;9(11):1097-105.

Safadi MAP, Kfouri RA, et al. Atualização sobre Sarampo. Departamentos Científicos de Infectologia e Imunizações. Sociedade Brasileira de Pediatria. Disponível em: http://www.sbp.com.br/fileadmin/user_upload/21170c-GPA_-_Atualizacao_sobre_Sarampo.pdf (ago 2018).

Shulman ST, Bisno AL, Clegg HW, et al. Clinical practice guideline for the diagnosis and management of group A streptococcal pharyngitis: 2012 update by the Infectious Diseases Society of America. Clin Infect Dis. 2012;55:e86.

Young NS, Brown KE. Parvovirus B19. N Engl J Med. 2004;350(6): 586-97.

Arboviroses: Febre Amarela, Chikungunya, Dengue e Zika

7

■ Rafael da Silva Giannasi Severino   ■ Gustavo Faria de Matos   ■ Alfredo Elias Gilio

Introdução

As arboviroses são doenças causadas por vírus e transmitidas ao homem por vetores artrópodes, predominantemente mosquitos. Nos últimos 50 anos, houve aumento da incidência das arboviroses, assim como mudanças epidemiológicas em relação às suas distribuições e contribuições para a morbimortalidade.

No Brasil, destacam-se quatro arbovírus humanos: vírus da febre amarela; vírus da Chikungunya; vírus da dengue e zikavírus, sendo este último um exemplo importante do crescimento epidemiológico das arboviroses. Na última década, o zikavírus, até então inexistente no país, tornou-se rapidamente um problema de saúde pública.

Febre amarela

A febre amarela faz parte do amplo espectro de diagnósticos envolvendo as síndromes febris hemorrágicas. É causada pelo vírus do gênero Flavivirus, da família Flaviviridae.

A transmissão ocorre por vetores artrópodes e de acordo com seu ciclo de vida, pode ser classificada em forma urbana ou silvestre (Figura 7.1). O período de incubação é em média de 3 a 6 dias, desde a picada do mosquito até o aparecimento do quadro clínico, porém pode chegar até a 2 semanas. Já o período de transmissibilidade intrínseco (homem) vai de 24 a 48 horas antes do surgimento dos sintomas até 5 dias após; e o período de transmissibilidade extrínseco (mosquito) de 8 a 12 dias depois do repasto sanguíneo.

A forma silvestre da doença é responsável pela manutenção do vírus na natureza e ocorre por transmissão entre primatas não humanos (PNH) e mosquitos silvestres arbóreos (principalmente dos gêneros Haemagogus e Sabethes, no Brasil, e Aedes, na África). Acredita-se que o número de animais infectados aumente em intervalos cíclicos, em momentos de condições ideais para transmissão e aumento da população susceptível de PNH.

O homem pode ser infectado acidentalmente, quando adentra áreas de circulação de PNH e é picado por mosquitos silvestres infectados.

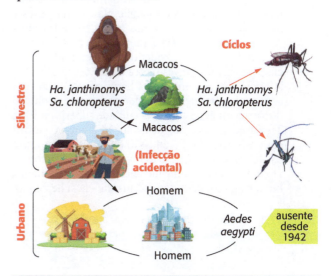

Figura 7.1 Ciclo silvestre e urbano da febre amarela.

Fonte: Adaptada de Secretaria de Estado da Saúde (MG). Febre Amarela, Manejo Clínico, 2017.

Um indivíduo com febre amarela silvestre pode ser fonte para um surto de febre amarela urbana, que é transmitida pela picada de mosquitos urbanos, em especial o *Aedes aegypti*, e o homem é o único reservatório e hospedeiro. O grande desafio durante surtos de febre amarela silvestre é adotar medidas preventivas que consigam controlar a doença e evitar sua expansão em áreas urbanas.

A doença é descrita em todas as regiões tropicais, sendo endêmica na África subsaariana e na América do Sul. A doença foi responsável por grande número de mortes entre o século XVIII e o início do século XX, com diminuição importante do número de casos a partir do intenso combate ao vetor e da imunização em massa.

No Brasil, os últimos casos de febre amarela urbana ocorreram em 1942; desde então, foram registrados apenas casos de transmissão silvestre. Nos últimos anos, observou-se aumento significativo nos casos de febre amarela silvestre configurando um alerta nacional, principalmente em decorrência do potencial elevado de disseminação, do risco de reurbanização da transmissão da doença e de sua gravidade clínica.

De janeiro a dezembro de 2017, no estado de São Paulo, foram confirmados 74 casos autóctones com 38 óbitos. Em 2018, de janeiro a agosto, no mesmo estado, foram confirmados 498 casos autóctones com 176 óbitos. A maioria dos casos é do sexo masculino e a mediana da idade foi de 43 anos (5 a 90 anos).

Quadro clínico

- O quadro clínico varia de formas assintomáticas até quadros graves e fatais. Estima-se que metade dos quadros seja assintomática (Quadro 7.1). A doença apresenta duas características marcantes, que são o comprometimento visceral e o neurológico. Os sintomas iniciais clássicos são a febre alta de início súbito, em geral contínua e acompanhada de cefaleia, inapetência, náuseas e mialgia. Nas formas leves e moderadas (cerca de 30% dos casos), o quadro clínico é de uma doença febril inespecífica e os sintomas duram de 2 a 4 dias. Podendo ocorrer ainda icterícia. Nas formas graves (cerca de 20% dos casos), a icterícia e as manifestações hemorrágicas ocorrem com maior frequência, podendo ocorrer evolução de forma maligna com mortalidade superior a 50%. Tipicamente, os casos de evolução maligna cursam com um período de remissão de 6 a 48 horas entre os sintomas iniciais e o agravamento dos sintomas viscerais (icterícia, insuficiência renal e fenômenos hemorrágicos secundários à insuficiência hepática).

Quadro 7.1 Formas clínicas clássicas da febre amarela.

Forma clínica	Sinais e sintomas	Alterações laboratoriais
Leve/Moderada	Febre, cefaleia, mialgia, náuseas, icterícia ausente ou leve	Plaquetopenia Elevação de transaminases Bilirrubinas normais ou discretamente elevadas
Grave	Todos os anteriores, icterícia intensa, manifestações hemorrágicas, oligúria, alteração do nível de consciência	Plaquetopenia intensa Aumento de creatinina Elevação importante de transaminases e de bilirrubinas
Maligna	Todos os sintomas clássicos da forma grave intensificados	Plaquetopenia intensa Aumento de creatinina Elevação importante de transaminases e de bilirrubinas Coagulação intravascular disseminada

Fonte: Adaptado de André Siqueira. Ministério da Saúde (BR). Febre Amarela: guia para profissionais de saúde. Brasília: Ministério da Saúde, 2018. 70 p.

As formas leves e moderadas podem se confundir com a maioria dos quadros infecciosos febris, principalmente na infância, quando o quadro tende a ser mais inespecífico. As formas graves devem ser diferenciadas das síndromes febris hemorrágicas como malária, leptospirose, outras arboviroses, incluindo ainda os quadros de sepse e as formas de hepatite fulminante.

Avaliação diagnóstica

No diagnóstico clínico, deve ser considerado caso suspeito todo indivíduo com quadro febril agudo (até 7 dias), de início súbito, acompanhado de icterícia e/ou manifestações hemorrágicas, residente em (ou procedente de) área de risco para febre amarela ou de locais com ocorrência de epizootia confirmada em primatas não humanos ou isolamento de vírus em mosquitos vetores, nos últimos 15 dias, não vacinado contra febre amarela ou com estado vacinal ignorado ou que tenha recebido a primeira dose há menos de 30 dias.

O diagnóstico específico pode ser feito pelo isolamento direto do vírus ou pela detecção de genoma viral por meio da reação em cadeia da polimerase (PCR) em amostras clínicas (sangue ou tecidos) ou pela detecção de anticorpos (Quadro 7.2).

Quadro 7.2 Métodos diagnósticos de febre amarela.

Exame	Amostra	Período de coleta
Sorologia	Sangue total	Dupla coleta: 1ª Amostra: após 5 dia de início dos sintomas 2ª Amostra: 14-21 dias após a coleta da primeira amostra Amostra única: após 5 dias do início dos sintomas
Biologia Molecular (PCR)	Sangue total	Até 5 dias após o início dos sintomas
	Tecidos (obtidos por amostra por necropsia ou viscerotomia ou agulha de biópsia)	Deverá ser realizada o mais rapidamente possível (no máximo até 24 horas após o óbito)
Isolamento Viral	Sangue total	Até 5 dias após o início dos sintomas
	Tecidos (obtidos por amostra por necropsia ou viscerotomia ou agulha de biópisia)	Deverá ser realizada o mais rapidamente possível (no máximo até 24 horas após o óbito)

(Continua)

Quadro 7.2 Métodos diagnósticos de febre amarela. (*Continuação*)

Exame	Amostra	Período de coleta
Histopatologia/ Imuno-histoquímica	Tecidos (obtidos por amostra por necropsia ou viscerotomia ou agulha de biópsia)	Deverá ser realizada o mais rapidamente possível (no máximo até 24 horas após o óbito)

Fonte: Adaptado de André Siqueira. Ministério da Saúde (BR). Febre Amarela: guia para profissionais de saúde. Brasília: Ministério da Saúde, 2018. 70 p.

A presença de anticorpos IgM pela técnica ELISA em indivíduos não vacinados ou o aumento dos títulos de IgG pela técnica de inibição da hemaglutinação ou ELISA em mais de quatro vezes fornece o diagnóstico presuntivo. A doença é confirmada pela detecção do aumento de títulos de anticorpos entre amostras de fase aguda e de convalescência.

Exames como bilirrubina total, enzimas hepáticas e ureia e creatinina, apesar de inespecíficos, podem estar alterados e ajudar na suspeita de febre amarela.

A hiperbilirrubinemia ocorre por acometimento hepático e, em geral, à custa de bilirrubina direta. As enzimas hepáticas se elevam de forma importante, a níveis encontrados apenas em hepatite fulminante e geralmente com predomínio da TGO. A ureia e a creatinina aumentadas denotam insuficiência renal.

A doença é de notificação compulsória e imediata, devendo esta ser feita à simples suspeita clínica.

Manejo clínico

Até o momento, não existe tratamento específico para febre amarela, e os poucos casos confirmados da doença em crianças dificultam a padronização das condutas nessa faixa etária.

Durante o surto de febre amarela atual, a Secretaria de Saúde do Estado de São Paulo organizou o fluxo de atendimento para pacientes com suspeita de febre amarela orientando realizar avaliação clínica e laboratorial com coleta de hemograma, transaminase, bilirrubina, ureia, creatinina e coagulograma, além de notificar e coletar testes específicos para os pacientes com suspeita de febre amarela (Figura 7.2). Caso os exames estejam normais e o paciente não apresente sinais de alarme (náuseas, vômitos, dor abdominal, sonolência e sangramentos), o paciente deve receber alta com orientações de hidratação e seguimento ambulatorial. Caso os exames estejam discretamente alterados, deve-se realizar avaliação clínica e laboratorial em 12 horas. Na presença de sinais de alarme, deve-se indicar internação em enfermaria e acompanhar clínica e laboratorialmente a evolução com sinais de gravidade (alteração do nível de consciência, sonolência, convulsão, oligúria e sinais hemorrágicos). Deve-se atentar para os valores de creatinina e monitorizar a diurese. Recomenda-se manter a criança hospitalizada pela possibilidade de observação clínica e laboratorial até a exclusão da evolução para o período toxêmico.

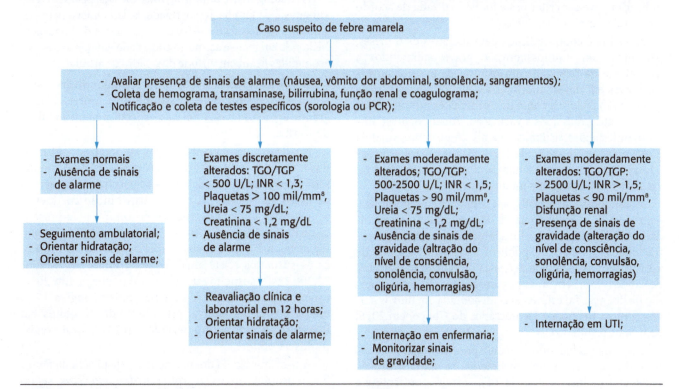

Figura 7.2 Fluxograma de atendimento do paciente com suspeita de febre amarela.

Fonte: Adaptada de Secretaria de Estado da Saúde (SP). Fluxo para atendimento de pacientes com suspeita de febre amarela. São Paulo: Secretaria de Estado da Saúde, 2018.

Pacientes com exames fortemente alterados ou com sinais de gravidade devem ser acompanhados em unidade de tratamento intensivo (UTI), se possível em centros de referência para febre amarela, pelo alto risco de evolução desfavorável. Apesar dos poucos casos relatados em criança, considerando-se os dados de pacientes adultos, acredita-se que a resposta inflamatória associada à insuficiência hepática e renal seja o fator determinante para a evolução desfavorável.

Ao contrário da dengue, em que o extravasamento capilar demanda reposição volêmica vigorosa, na febre amarela, o início de drogas vasoativas deve ser considerado de forma mais precoce.

Prevenção

Em 1937, o Brasil introduziu a vacina contra a febre amarela no país. A vacinação é a medida mais importante e eficaz para prevenção e controle da doença (confere imunidade de 90% a 98% dos vacinados). A vacina consiste de vírus vivos atenuados. É altamente imunogênica, segura e altamente eficaz na proteção contra a doença. O esquema vacinal recomendado é uma dose única a partir dos 9 meses de vida. Em certas situações, como idade maior que 60 anos e a presença de comorbidades (doenças agudas febris, doadores de sague ou órgãos, pessoas infectadas pelo HIV e/ou com doenças autoimune, doenças hematológicas, doenças neurológicas desmielinizantes ou em gestantes e mulheres amamentando), pelo maior risco de eventos adversos, a indicação deve ser criteriosa e individualizada de acordo com a relação risco-benefício.

A vacina é contraindicada para menores de 6 meses, pacientes com imunossupressão grave, submetidos a transplante de órgãos e com história de eventos adversos graves em doses anteriores. Os efeitos adversos mais comuns são os locais como dor, eritema e enduração que ocorrem até 2 dias após a vacinação. Podem ocorrer ainda manifestações sistêmicas gerais como febre, mialgia e cefaleia, com duração de 1 a 3 dias. As manifestações adversas graves, como anafilaxia, doença neurológica ou viscerotrópica aguda são muito raras.

Atualmente, no Brasil, pela situação epidemiologia, pelo risco de reemergência da doença urbana e necessidade de bloqueio vacinal, foi adotado o esquema de doses fracionadas para alguns públicos. Essa estratégia está de acordo com as recomendações da Organização Mundial de Saúde (OMS) em áreas populosas com risco de expansão da doença. Tal estratégia já foi adotada em outros países, como a República Democrática do Congo, em 2016, com bons resultados.

Além da vacina, outra medida para proteção é o controle dos vetores. Assim, recomenda-se ainda o uso de repelentes de insetos (Tabela 7.1), barreiras mecânicas e medidas de controle ambiental.

Tabela 7.1 Repelentes disponíveis comercialmente no Brasil.

Princípio ativo	Concentração	Idade permitida	Tempo de ação
Icaridina	25% (spray)	> 2 anos	10 horas
	20% (spray e gel)	> 6 meses	10 horas
	10% (spray e gel)	> 6 meses	5 horas
	20,6% (loção)	> 2 anos	13 horas
DEET (N,N-Dietil-Meta-Toluamida)	6,79-7,34% (loção, spray e gel)	> 2 anos	4 horas
	11% (aerossol)	> 12 anos	4 horas
	15% (aerossol)	> 12 anos	6 horas
	25% (aerossol)	> 12 anos	8 horas
	7,5% (loção)	> 2 anos	4 anos
IR3535	7,5% (loção)	> 6 meses	2,5 horas
	12,5% (loção)	> 6 meses	4 horas

Fonte: Adaptado de André Siqueira. Ministério da Saúde (BR). Febre Amarela: guia para profissionais de saúde. Brasília: Ministério da Saúde, 2018. 70 p.

Chikungunya

A chikungunya é uma arbovirose causada pelo vírus chikungunya, da família Togaviridade, isolado inicialmente na Tanzânia na década de 1950. O nome deriva da linguagem Makonde e refere-se ao modo encurvado em que as pessoas acometidas ficam em virtude do quadro de artralgia.

Desde a década de 1950, foram relatados diversos surtos ao redor do mundo e, a partir de 2013, teve início uma grande epidemia nas Américas, especificamente em ilhas do Caribe.

No Brasil, os primeiros casos autóctones confirmados foram em 2014, no Amapá e na Bahia. Atualmente, todos os estados brasileiros já registraram ocorrência de casos autóctones. A rápida distribuição da doença se justifica pela alta densidade do vetor e pela presença de indivíduos susceptíveis. No Brasil, em 2016, foram registrados 277.882 casos suspeitos; em 2017, 185.854 casos suspeitos e, até abril de 2018, foram registrados 32.200 casos suspeitos de febre chikungunya. Em 2018, foram registrados, até a semana epidemiológica 17, 4 óbitos por chikungunya, estando ainda 27 óbitos em investigação. No mesmo período, em 2017, foram registrados 91 óbitos.

A transmissão da doença ocorre pela picada da fêmea dos mosquitos *Aedes aegypti* e *Aedes albopictus*, sendo relatados ainda casos de transmissão intraparto e transfusional. O período de incubação no ser humano é em média de 3 a 7 dias, podendo chegar até a 12 dias.

Quadro clínico

A maior parte dos indivíduos infectados desenvolve a doença e raramente o quadro é assintomático (apenas 30% dos casos). A doença inicia-se com quadro febril que pode durar até o 14º dia (fase aguda). Nesse período, surgem artralgia intensa, cefaleia e exantema. Podem ocorrer ainda faringite, linfonodomegalias, náuseas, vômitos, dor abdominal e diarreia. A artralgia ocorre em mais de 90% dos pacientes e geralmente é poliarticular, bilateral e simétrica, podendo estar associada a edema e tenossinovite.

Em crianças, a avaliação da dor é difícil, em especial nos menores de 3 anos, que, muitas vezes, são incapazes de indicar a presença de dor verbalmente (Quadros 7.3 e 7.4).

Quadro 7.3 Principais indicadores comportamentais de dor.

Dor aguda	Expressão facial Movimento do corpo e postura corporal Incapacidade de ser consolado Choro Gemido
Dor crônica	Postura anormal Medo de ser movimentado Falta de expressão facial Falta de interesse ao ambiente Tranquilidade indevida Aumento da irritabilidade Mau humor Perturbações do sono Raiva Alterações do apetite Baixo desempenho escolar

Fonte: Adaptado de Ministério da Saúde (BR). Chikungunya: Manejo clínico. Brasília: Ministério da Saúde, 2017. 63 p.

O exantema mais frequentemente é macular ou maculopapular. Acomete cerca de 50% dos pacientes e atinge principalmente tronco e extremidades, sem poupar palmas e plantas. O prurido pode estar presente em até 25% dos casos.

As manifestações gastrointestinais são mais comuns em crianças e as formas graves são mais frequentes nesta faixa etária, com complicações neurológicas (meningoencefalites, edema cerebral, hemorragia intracraniana, convulsões e encefalopatias), hemorrágicas e acometimento miocárdico (miocardiopatia hipertrófica, disfunção ventricular e pericardite).

A fase subaguda caracteriza-se pela persistência da artralgia por mais de 14 dias. Nessa fase, a febre normalmente desaparece, podendo ocorrer períodos de recorrência. A artralgia é predominantemente distal e pode ser associada com tenossinovite hipertrófica e edema. Existe relato de exantema maculopapular, purpúrico e vesiculares em alguns pacientes.

A fase crônica é caracterizada pela persistência dos sintomas além dos 3 meses, podendo durar até 3 a 6 anos. Nessa fase, o sintoma mais comum é o acometimento articular persistente, recidivante, com limitação de movimento e deformidade. Ocorre em mais da metade dos pacientes e os principais fatores de risco para cronificação são a idade acima de 45 anos, sexo feminino, doença articular preexistente e maior intensidade das lesões articulares na fase aguda.

Além de artralgia, a fase crônica da doença pode se manifestar ainda com quadro de fadiga, cefaleia, prurido, alopecia, exantema, bursite, tenossinovite, disestesias, parestesias, dor neuropática, fenômeno de Raynaud, alterações cerebelares, distúrbios do sono e depressão.

Quadro 7.4 Manifestações clínicas de dor por faixa etária.

Faixa etária	Manifestação clínica de dor
Recém-nascidos	Sinais típicos faciais de dor e de sofrimento físico: sobrancelhas cerradas, protuberância entre as sobrancelhas e os sulcos verticais na testa, olhos ligeiramente fechados, bochechas levantadas, nariz alargado e abaulado, aprofundamento da dobra nasolabial, boca aberta e quadrada. Sinais autonômicos vitais inespecíficos, que também podem refletir outros processos, como febre, hipoxemia e disfunção cardíaca ou renal
Crianças de 1-3 anos	Podem ser verbalmente agressivas, chorar intensamente, apresentar comportamento regressivo, apresentar resistência física, empurrando para longe após estímulo doloroso ser aplicado, proteger a área dolorosa do corpo, ter dificuldade para dormir
Pré-escolares	Podem verbalizar intensidade da dor, ver a dor como punição, agitam braços e pernas, tentativa de empurrar um estímulo para longe antes que ele seja aplicado, não cooperam, precisam de contenção física, agarram-se a um dos pais, solicitam apoio emocional, compreendem que não pode haver ganhos secundários associados à dor, dificuldade para dormir
Escolares	Podem verbalizar a dor, usa uma medida objetiva de dor, podem ser influenciados por crenças culturais, pesadelos como experiência relacionadas à dor, exibem comportamentos protelando atividades, têm rigidez muscular (punhos cerrados, dentes cerrados, contração de membros; rigidez, olhos fechados, testa enrugada), apresentam comportamentos idênticos ao do pré-escolar ou dificuldade para dormir
Adolescentes	Podem localizar e verbalizar a dor, negar dor na presença de seus pares, têm mudanças nos padrões de sono ou apetite, podem ser influenciados por crenças culturais, tensão muscular, exposição e controle do corpo, exibem comportamento regressivo na presença da família, dificuldade para dormir

Fonte: Adaptado de Ministério da Saúde (BR). Chikungunya: Manejo clínico. Brasília: Ministério da Saúde, 2017. 63 p.

As formas graves e a maior mortalidade ocorrem principalmente em pacientes com comorbidades e em extremos de idade.

Alguns indivíduos podem desenvolver manifestações atípicas na ausência de febre e artralgia (Quadro 7.5). Essas manifestações ocorrem por ação direta do vírus e pela resposta imunológica.

Quadro 7.5 Formas atípicas de chikungunya.

Sistema/Órgão	Manifestações
Nervoso	Meningoencefalite, encefalopatia, convulsão, síndrome de Guillain-Barré, síndrome cerebelar, paresias, paralisias e neuropatias
Olho	Neurite óptica, iridociclite, episclerite, retinite e uveíte
Cardiovascular	Miocardite, pericardite, insuficiência cardíaca, arritmia, instabilidade hemodinâmica
Pele	Hiperpigmentação por fotossensibilidade, dermatoses vesiculobolhosas, ulcerações aftosa-like
Rins	Nefrite e insuficiência renal aguda
Outros	Discrasia sanguínea, pneumonia, insuficiência respiratória, hepatite, pancreatite, síndrome da secreção inapropriada do hormônio antidiurético, insuficiência adrenal

Fonte: Adaptado de Ministério da Saúde (BR). Chikungunya: Manejo clínico. Brasília: Ministério da Saúde, 2017. 63 p.

Avaliação diagnóstica

É considerado caso suspeito todo indivíduo com febre por até 7 dias acompanhada de artralgia intensa de início súbito. As alterações laboratoriais são inespecíficas, sendo a leucopenia com linfopenia a alteração mais frequente. É comum ainda trombocitopenia e elevação de provas inflamatórias. Outras alterações que podem ocorrer são elevação de enzimas hepáticas, creatinina e creatinofosfoquinase (CPK).

Para diagnostico diferencial, devem-se considerar as outras arboviroses que apresentam manifestações clínicas e áreas endêmicas semelhantes às de chikungunya. Assim, o diagnóstico específico é importante na definição da conduta terapêutica.

O diagnóstico laboratorial pode ocorrer de forma direta por meio do isolamento viral ou da pesquisa de material genético viral em amostras clínicas ou, de forma indireta, por meio da dosagem de anticorpos específicos (Quadro 7.6).

Quadro 7.6 Métodos diagnósticos para chikungunya.

Técnica	Características
Transcrição **reversa** seguida de reação em cadeia da polimerase (RT-PCR) e PCR em tempo real RT-PCR (qRT-PCR)	Detecta o ácido nucléico viral e deve ser realizado até o 8º dia após o aparecimento dos sintomas, sendo mais sensível no período de maior viremia (1º ao 5º dia)

(Continua)

Quadro 7.6 Métodos diagnósticos para chikungunya.

Técnica	Características
Imunoensaio enzimático (ELISA)	Detecta anticorpos específicos do tipo IgM e IgG. A IgM pode ser detectada a partir do 2º dia de doença, porém, para melhor detecção, deve ser coletada a partir do 5º dia. A IgG é indicada para investigação a partir do 6º dia do início dos sintomas e recoletado após 15 dias quando um aumento de títulos maior que 4 vezes confirma a doença
Teste imunocromatográfico do tipo Point-of-Care (POC)	É considerado exame de triagem e, quando positivo, deve ser confirmado por outras técnicas sorológicas

Fonte: Adaptado de Ministério da Saúde (BR). Chikungunya: manejo clínico. Brasília: Ministério da Saúde, 2017. 63 p.

Manejo clínico

As condutas terapêuticas são específicas de acordo com a fase da doença.

Diante um caso suspeito, é importante identificar sinais de gravidade e os grupos de risco (Quadro 7.7), e, de acordo com esses sinais, classificar os pacientes em três grupos:

- Pacientes sem sinais de gravidade e sem condições de risco;
- Pacientes sem sinais de gravidade, porém com condições de risco;
- Pacientes com sinais de gravidade.

Quadro 7.7 Grupos de risco e sinais de gravidade.

Grupos de risco	Gestante Maiores de 65 anos Menores de 2 anos Pacientes com comorbidades
Sinais de gravidade	Acometimento neurológico Sinais de choque (extremidades frias, cianose, tontura, hipotensão, enchimento capilar lento ou instabilidade hemodinâmica) Dispneia Dor torácica Vômitos persistentes Neonatos Descompensação de doença de base Sangramentos de mucosas

Fonte: Adaptado de Ministério da Saúde (BR). Chikungunya: Manejo clínico. Brasília: Ministério da Saúde, 2017. 63 p.

A maioria dos casos pode ser acompanhada ambulatorialmente, com medidas sintomáticas e controle hídrico. Nos grupos de risco, o seguimento ambulatorial deve ser diferenciado com avaliação diária até o desaparecimento da febre pelo maior risco de evolução grave da doença. Na presença de sinais de gravidade, os pacientes devem ser internados até melhora clínica e laboratorial.

A dor impacta de forma significativa a qualidade de vida dos pacientes com chikungunya e, quando não tratada adequadamente, é uma das principais causas de cronificação. Assim, o controle da dor deve ser feito de forma efetiva em todas as fases da doença. Na fase aguda, deve-se evitar o uso de anti-inflamatórios não hormonais e corticosteroide pelo risco aumentado de complicações. Os quadros de dor leve e moderada podem ser controlados com analgésicos comuns (dipirona e paracetamol), em doses fixas e não somente "se necessário". Nos casos de dor intensa, persistente ou incapacitante devem ser consideradas medicações intravenosas e o uso de opioides. Até 30% dos pacientes podem apresentar dor neuropática associada à dor articular dificultando a resposta aos analgésicos habituais. Nesses casos, o uso de drogas moduladoras da atividade excitatória do sistema nervoso, como amitriptilina e gabapentina, deve ser considerado. Nas fases subaguda e crônica, o uso de corticosteroide é indicado nos pacientes com dor moderada a intensa. A medicação-padrão é a prednisona em dose de 0,5-1 mg/Kg/dia por até 21 dias.

Há poucos estudos referentes ao uso de medicações na fase crônica, assim, esses casos devem ser seguidos em serviços especializados. Extrapolando-se a experiência em doenças reumatológicas crônicas, têm-se utilizado hidroxicloroquina e metotrexato. Nesses casos, é importante seguimento laboratorial com hemograma, ureia, creatinina, AST, ALT em razão de efeitos adversos.

Além do tratamento farmacológico, é importante ressaltar a importância de outras medidas como a utilização de compressas frias nas articulações e o repouso que é fator protetor para cronificação. A fisioterapia é importante em todas as fases da doença, com papel fundamental na fase crônica. Adicionam-se ainda orientações sobre o posicionamento adequado e, quando necessário, o uso de órteses como terapias adjuvantes.

Dengue

A dengue é a arbovirose de maior impacto em saúde pública no mundo. O vírus da dengue pertence ao gênero Flavivírus, da família Flaviridae. Há quatro sorotipos (DENV-1, DENV-2, DENV- 3, DENV-4). Estimativas da OMS indicam que 3 bilhões de pessoas vivem em áreas de risco para dengue no mundo.

A dengue é uma doença de manifestação clínica variável, sendo muitas vezes difícil de distinguir de outras arboviroses. Varia desde infecções assintomáticas e quadros febris inespecíficos até quadros hemorrágicos graves, podendo culminar no óbito.[20]

Epidemiologia

Estima-se que por volta de 390 milhões de infecções por dengue ocorram anualmente no mundo. Destes, 96 milhões são sintomáticos e ocasionam 20 mil mortes por ano. A incidência de dengue no Brasil tem sido frequentemente alta, e o número de casos no país representou até 60% dos casos notificados de dengue em todo o mundo entre 2000 e 2007. Nos últimos anos, a incidência tem variado de ano a ano. Com o aumento no número de casos ocorre também aumenta o número de óbitos. Na epidemia de 2015, no Estado de São Paulo, ocorreram 510 óbitos por dengue, sendo a maior taxa de toda a história no Estado. Nos anos de 2015 e 2016, ocorreram as duas últimas epidemias, com redução significativa dos casos a partir de 2017 (Figura 7.3).

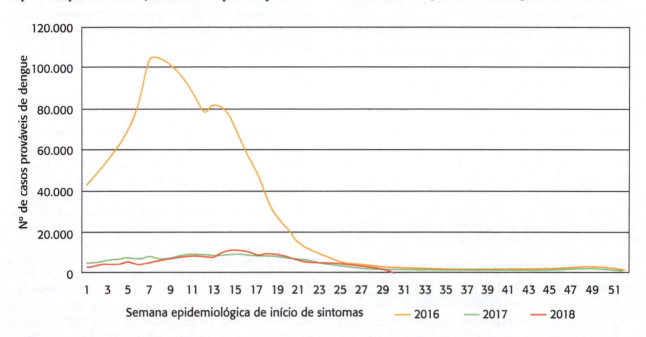

Figura 7.3 Casos prováveis de dengue por semana epidemiológica de início dos sintomas, Brasil, 2016, 2017 e 2018 (até semana epidemiológica 30).

Fonte: Desenvolvida pela autoria.

Na última década, tem ocorrido aumento dos casos graves da doença nas faixas etárias mais jovens, a exemplo do que já é observado em países asiáticos. Alguns estudos indicam que ao menos 25% dos casos notificados e hospitalizados foram em menores de 15 anos. Um dos motivos de tal aumento é a cocirculação de vários sorotipos de DENV no Brasil, tornando os adultos menos propensos a permanecer suscetíveis à infecção.

O *Aedes aegypti* é o principal vetor para a transmissão do vírus da dengue. Os vírus são transmitidos aos seres humanos através das picadas de um mosquito Aedes fêmea, que adquire o vírus enquanto se alimenta do sangue de uma pessoa infectada. O Aedes apresenta muitas características que o tornam ideal para a disseminação do vírus:

- Reproduzem-se em áreas urbanas (em torno ou nas próprias residências);
- Alojam ovos em qualquer local de água parada, tanto em recipientes naturais como artificiais;
- A distância de voo típica relativamente curta (indicando que o fluxo de pessoas infectadas acaba sendo o maior fator para disseminação da doença);
- Tem hábitos preferencialmente diurnos;
- As picadas geralmente passam despercebidas;
- Realizam "refeições" curtas passando para outro hospedeiro com frequência, podendo transmitir o vírus a vários indivíduos do mesmo domicilio;
- Após picar um humano com dengue, mantém-se infectante após cerca de 8 a 12 dias;
- Os ovos são resistentes às diversas condições climáticas, podem ser facilmente transportados e, também, albergar embriões portadores do vírus da dengue durante vários meses, até que haja eclosão em um período chuvoso.

O *Aedes aegypti* é amplamente distribuído em áreas tropicais e subtropicais. Os esforços para controlar a febre amarela urbana, também transmitida pelo *Aedes aegypti*, na década de 1940, restringiram muito a distribuição dos mosquitos no ocidente. Porém, mais recentemente, os mosquitos reinfestaram quase todos os seus antigos habitats.

O *Aedes albopictus* também é um vetor competente para a transmissão do vírus da dengue, tanto sob condições experimentais como naturais. É mais tolerante ao frio e tem uma distribuição geográfica mais ampla do que *Aedes aegypti*. No entanto, são menos propensos a transmitir uma vez que não se alimentam do sangue de seres humanos com a mesma frequência que *Aedes aegypti* e parecem ser vetores naturais menos eficientes para o vírus da dengue.

Fisiopatologia

Apesar da dificuldade em obter modelos animais para estudos aprofundados, estudos em macacos Rhesus demonstram que, durante as primeiras 24 horas, o vírus só pôde ser isolado do local da injeção, sendo localizado predominantemente em células cutâneas. Após 24 horas, passa a ser detectado em linfonodos periféricos. A viremia começa entre 3 e 7 dias após a injeção subcutânea e dura de 3 a 6 dias. A viremia é detectável em humanos 6 a 18 horas antes do início dos sintomas e termina quando a febre é resolvida. Durante o período de viremia, o vírus foi frequentemente detectado em linfonodos distantes do local de inoculação e menos comumente no baço, timo, pulmão e medula óssea. O vírus também foi isolado em leucócitos do sangue periférico, principalmente em monócitos circulantes e nos linfócitos CD20+.

As respostas imunes inatas e adaptativas induzidas pela infecção do vírus da Dengue provavelmente desempenham um papel na depuração da infecção. A infecção de células humanas induz respostas antivirais, incluindo a produção de interferons. Consistentes com essas observações, níveis séricos elevados de IFN-alfa foram demonstrados em crianças com dengue. A resposta do anticorpo à infecção pelo vírus da dengue é direcionada principalmente aos determinantes específicos do sorotipo, mas há um nível substancial de anticorpos sorotipo-reativos cruzados. A resposta dos linfócitos T à infecção pelo vírus da dengue também inclui respostas sorotipo-específicas e sorotipo-cruzadas. As células T CD4+ e TCD8+ específicas do vírus da dengue podem lisar as células infectadas pelo vírus da dengue *in vitro* e produzir citocinas, como IFN-γ, fator de necrose tumoral (TNF).

Extravasamento capilar

A permeabilidade capilar aumentada resulta da disfunção das células endoteliais. A microscopia eletrônica demonstrou um alargamento das junções estreitas endoteliais. Fatores circulantes induzem o aumento transitório da permeabilidade capilar, sendo os mediadores mais importantes o TNF-alfa, interferon-gama, interleucina-2, IL-8, fator de crescimento endotelial vascular (VEGF) e o complemento.

Medula óssea

Leucopenia, trombocitopenia e diátese hemorrágica são os achados hematológicos típicos nas infecções pelo vírus da dengue. Acredita-se que represente um efeito direto do vírus da dengue na medula óssea. Alguns estudos demonstraram supressão da hematopoiese no início da doença, com recuperação da medula e hipercelularidade no estágio tardio e durante a recuperação clínica precoce. Estudos *in vitro* mostraram que o vírus da dengue infecta células do estroma da medula óssea humana e células progenitoras hematopoéticas e inibe o crescimento de células progenitoras. Quanto à plaquetopenia, acredita-se que múltiplos fatores contribuam para a queda na contagem de plaquetas, que é mais grave no final da doença. A supressão da medula óssea pode desempenhar um papel, mas a destruição das plaquetas é provavelmente mais importante. Acredita-se que a adsorção de viriões da dengue ou complexos imunes vírus-anticorpo à superfície das plaquetas, com subsequente ativação do complemento, seja responsável pela destruição das plaquetas. Ativação e lesão de células endoteliais e ativação de coagulação e fibrinólise foram relatadas na dengue, particularmente em infecções graves.

Fígado

Elevações de aminotransferases séricas são comuns em infecções por vírus da dengue. Os achados patológicos típicos nos fígados de casos fatais de dengue incluem necrose hepatocelular e corpos apoptóticos com pouca infiltração de células inflamatórias, semelhante aos achados na infecção precoce pelo vírus da febre amarela. As semelhanças patológicas entre essas duas doenças e o isolamento relativamente frequente do vírus da dengue, a partir de tecidos hepáticos de casos fatais, sugerem que a lesão hepática é diretamente mediada pela infecção pelo vírus dengue em hepatócitos e células de Kupffer.

Fatores que influenciam a gravidade da doença

A maior parte das infecções pelos vírus da dengue é leve, com sintomas inespecíficos ou sem sinais de alarme. As manifestações mais graves associadas à dengue hemorrágica correspondem a menos de 1% das infecções. Abordaremos alguns fatores de risco para evoluírem para os casos graves.

Infecção primária versus Infecção secundária

A infecção por um dos quatro sorotipos da dengue geralmente propicia uma imunidade duradoura apenas para o mesmo sorotipo. A imunidade para os outros sorotipos é transitória. Diversos estudos epidemiológicos demonstram que o risco para quadros hemorrágicos é significativamente maior durante uma infecção secundária. O risco aumentado nas infecções secundárias por vírus da dengue é reflexo das diferenças nas respostas imunes entre as infecções primárias e secundárias: aumento do anticorpo dependente da infecção; formação aumentada do complexo imune; e respostas aceleradas dos linfócitos T.

Entretanto, há numerosos casos documentados de dengue hemorrágica ocorrendo durante a infecção primária, sugerindo que as diferenças na virulência do agente etiológico também são importantes.

Virulência dos diferentes sorotipos

Casos de dengue hemorrágica podem ocorrer com qualquer dos quatro sorotipos. Entretanto, diversos estudos mostram que o sorotipo DEN-2 é o que apresenta maior risco de casos graves. Vários estudos sugeriram que os genótipos "virulento" e "avirulento" diferem em sua capacidade de se replicar em células monocíticas, mas não está claro que essa diferença na replicação in vitro seja o fator responsável pela virulência.

Idade

O risco de dengue hemorrágica diminui com a idade, especialmente após os 11 anos. Crianças de áreas endêmicas, sobretudo entre 6 e 12 meses, têm um risco aumentado de quadros graves. Essas crianças recebem anticorpos transplacentários e tornam-se susceptíveis a uma infecção primária quando o nível de tais anticorpos cai.

Quadro clínico

O período de incubação da dengue varia entre 3 e 14 dias. Os sintomas desenvolvem-se tipicamente entre 4 e 7 dias após a picada do mosquito. A dengue se manifesta classicamente em três fases: fase febril; fase crítica; e fase de recuperação. Na classificação de 2009 da OMS, todas as três fases ocorrem na dengue grave e com sinais de alarme, entretanto a fase crítica não ocorre na dengue sem sinais de alarme. Este capítulo apresentará as diretrizes de 2016, para diagnóstico e tratamento, elaboradas pelo Ministério da Saúde.

Fase febril

A fase febril da dengue é caracterizada pelo aumento súbito da temperatura (≥ 38,5 °C), acompanhada de cefaleia, dor retro-orbitária, vômitos, mialgia e artralgia, sendo esses sintomas os mais comuns e presentes em até 70% dos casos. O exantema maculopapular ocorre em aproximadamente metade dos casos, sendo mais comum na infecção primária que na secundária e, quando presente, ocorre normalmente 2 a 5 dias após o início da febre (Figura 7.4). Acomete principalmente face, tórax, abdome e extremidades, podendo estar associado a prurido. Também podem ocorrer manifestações gastrointestinais (incluindo anorexia, náuseas, vômitos, diarreia e dor abdominal) e respiratórias (mais raro). Crianças apresentam febre alta, porém, geralmente, são menos sintomáticas que os adultos na fase febril, que dura geralmente entre 3 e 7 dias, evoluindo em sua maioria sem complicações. As manifestações hemorrágicas podem ser observadas tanto na fase febril como na crítica.

Fase crítica/choque

Quando se inicia a defervescência do quadro clínico (entre 3 e 7 dias da infecção), uma parte dos pacientes pode apresentar uma síndrome de extravasamento plasmático por aumento da fragilidade capilar, podendo evoluir para grandes sangramentos, choque ou disfunções orgânicas. A fase crítica pode durar entre 24 e 48 horas.

Fase de recuperação

Durante a fase de convalescença, o extravasamento capilar e as manifestações hemorrágicas desaparecem, os sinais vitais se estabilizam e os líquidos acumulados são reabsorvidos. Uma erupção cutânea adicional pode aparecer durante a fase de convalescença (dentro de 1 a 2 dias de defervescência e com duração de um a 5 dias).

A fase de recuperação normalmente dura de 2 a 4 dias, podendo o paciente apresentar fadiga por dias a semanas após a recuperação.

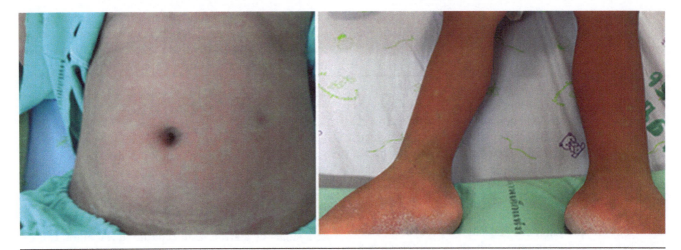

Figura 7.4 exantema da dengue.

Fonte: Adaptada de https://www.uptodate.com/contents/image?imageKey=ID%2F97534&topicKey=ID%2F3025&search=dengue&source=outline_link&selectedTitle=1~91.

Aspectos clínicos na criança

A dengue na criança pode ser assintomática ou apresentar-se como uma febre sem sinais localizatórios, ou mesmo associada a sintomas inespecíficos como inapetência, sonolência, vômitos, adinamia, sintomas gastrointestinais. Dessa forma, os critérios epidemiológicos ajudam o diagnóstico clínico. O quadro grave pode ser o primeiro sinal clínico em decorrência da dificuldade em notarmos sinais de alarme, principalmente nos menores de 2 anos.

Classificação

Desde 2009 a OMS/PAHO classifica a dengue em 3 níveis de gravidade (Quadro 7.8).

Diagnóstico

A suspeita diagnóstica tem início por meio dos dados clínicos anteriormente descritos e o diagnóstico confirmatório se faz por métodos laboratoriais específicos, que devem ser colhidos a depender da fase da doença:

Métodos indicados:

a. Sorologia: imunoensaio enzimático (ELISA). Deve ser solicitada a partir do sexto dia do início dos sintomas.

b. Detecção de antígenos virais: NS1, isolamento viral, RT-PCR e imuno-histoquímica. Devem ser solicitados até o quinto dia do início dos sintomas. Se positivos, confirmam o caso; se negativos, uma nova amostra para sorologia IgM deve ser realizada para confirmação ou descarte.

Quadro 7.8 Classificação da dengue.

Dengue sem sinais de alarme (caso suspeito)	Dengue com sinais de alarme	Dengue grave
Pessoa que mora ou viajou para áreas com transmissão de dengue nos últimos 14 dias e apresenta febre, geralmente de 2 a 7 dias de duração, e pelo menos 2 dos seguintes critérios: 3. Náusea / vômito 4. Exantema 5. Dor de cabeça / dor retro-orbital 6. Mialgia e artralgia 7. Petéquia ou prova do laço positiva 8. Leucopenia Os casos também incluem qualquer criança que venha ou viva em uma área com transmissão de dengue, com doença febril aguda, geralmente de 2 a 7 dias e sem foco aparente	Todo caso de dengue que apresenta um ou mais dos seguintes sinais: 1. Dor abdominal intensa ou sensibilidade 2. Vômito persistente 3. Acúmulo de líquido (ascite, derrame pleural, derrame pericárdico) 4. Sangramento da mucosa 5. Letargia/inquietação 6. Hipotensão postural (lipotimia) 7. Aumento do fígado > 2 cm 8. Aumento progressivo do hematócrito	Todo caso de dengue que tenha uma ou mais das seguintes manifestações: 1. Choque ou dificuldade respiratória devido a vazamento de plasma grave. Choque evidenciado por: pulso fraco ou indetectável, taquicardia, extremidades frias e perfusão capilar > 2 segundos, pressão de pulso ≤ 20 mmHg: hipotensão na fase tardia 2. Hemorragia grave: com base na avaliação do médico assistente (p. ex., hematêmese, melena, ampla metrorragia, sangramento do sistema nervoso central [SNC]) 3. Comprometimento de órgãos graves, como comprometimento hepático (AST ou ALT ≥ 1.000 UI), SNC (estado mental comprometido), coração (miocardite) ou outros órgãos

Fonte: Desenvolvido pela autoria.

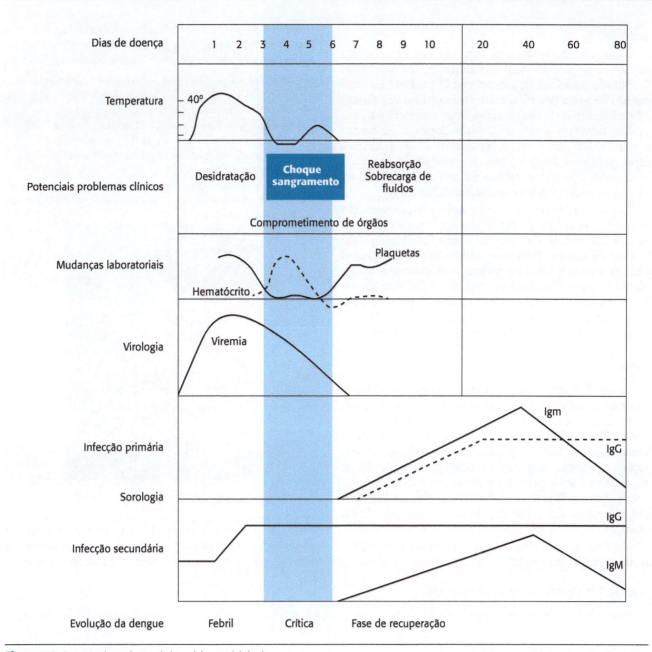

Figura 7.5 Resumo da evolução clínica e laboratorial da dengue.

Fonte: Adaptada de World Health Organization – WHO (2009), com adaptações.

Exames laboratoriais inespecíficos podem ser muito úteis no auxílio diagnóstico, no hemograma podemos observar leucopenia, muito comum na dengue, tanto na criança como no adulto. Plaquetopenia (< 100.000/mm^3) é observada em 16% a 55% dos casos. Aumento de TGO/TGP em duas a três vezes o normal costuma ser frequente. Em raras ocasiões, esse aumento pode chegar a 15 vezes o valor de referência. Um resumo da evolução clínica e laboratorial da dengue está na Figura 7.5.

Abordagem terapêutica

A abordagem terapêutica sugerida pelo Ministério da Saúde separa os pacientes em quatro grupos de acordo com os sinais e sintomas (Figura 7.6).

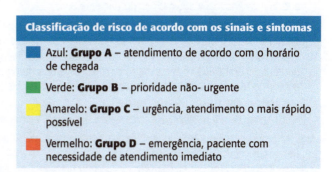

Figura 7.6 Classificação de risco dos casos de dengue de acordo com os sinais e sintomas.

Fonte: Adaptada de Ministério da Saúde. Diretrizes nacionais para prevenção e controle de epidemias de dengue. Brasília-DF, 2009.

Grupo A

Caso suspeito de dengue, sem sinais de complicação ou sinais de alarme, sem manifestações hemorrágicas (incluindo prova do laço negativa). O paciente é considerado de baixa prioridade, devendo realizar seguimento ambulatorial. É recomendado um hemograma para avaliar possíveis leucopenia, plaquetopenia ou hemoconcentração, porém não é mandatória a coleta. Exames específicos para dengue devem ser coletados no período intersazonal. Já iniciar hidratação oral ainda em sala de espera antes do atendimento médico (Quadro 7.9).

Orientar retorno para reavaliação no primeiro dia sem febre ou no quinto dia da doença, retorno imediato se sinais de alarme. Orientar paciente e familiares quanto a sinais de alarme. Prescrever antitérmicos e analgésicos simples como dipirona ou paracetamol, prescrever antieméticos e anti-histamínicos se necessário. Orientar quanto à eliminação de focos do Aedes. O caso deve ser notificado e o paciente, receber um cartão fornecido pela unidade de saúde com orientações e anotações sobre o seguimento.

Grupo B

Dengue não grave que pode evoluir com complicações. Neste grupo estão inclusos pacientes com caso suspeito, sem sinais de alarme ou choque, porém com prova do laço positiva (Quadro 7.10) ou manifestação hemorrágica espontânea. Também incluem pacientes com condições clínicas especiais, mesmo que sem manifestações hemorrágicas: menores de 2 anos, gestantes, maiores de 65 anos, portadores de hipertensão arterial ou doenças cardiovasculares graves, diabetes *mellitus*, doença pulmonar obstrutiva crônica, doença renal crônica, hepatopatias e doenças autoimunes.

Para tal grupo, temos uma prioridade não urgente de atendimento médico. A conduta dependerá da avaliação clinicolaboratorial, o paciente deve ficar em observação até resultado do hemograma, que deve ser coletado para todos pacientes inclusos no grupo B.

Quadro 7.10 Técnica de realização da prova do laço.

Prova do laço

- Desenhar um quadrado de 2,5 cm de lado no antebraço da pessoa e verificar a PA (deitada ou sentada)
- Calcular o valor médio: (PAS+PAD)/2
- Insuflar novamente o manguito até o valor médio e manter por 5 minutos em adulto (em crianças, 3 minutos) ou até o aparecimento de petéquias ou equimoses
- Contar o número de petéquias no quadrado. A prova será positiva se houver 20 ou mais petéquias em adultos e 10 ou mais em crianças

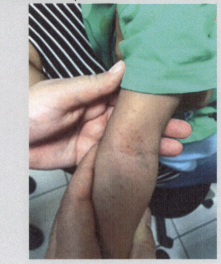

Fonte: Acervo da autoria.

Quadro 7.9 Orientações para hidratação oral.

A hidratação oral dos pacientes com suspeita de dengue deve ser iniciada ainda na sala de espera enquanto aguardam consulta médica.
Volume diário da hidratação oral:
● **Adultos:** 60 mL/kg/dia, sendo 1/3 com solução salina e, no início, com volume maior. Para os 2/3 restantes, orientar a ingestão de líquidos caseiros (água, suco de frutas, soro caseiro, chás, água de coco etc.), utilizando-se os meios mais adequados à idade e aos hábitos do paciente.
Especificar o volume a ser ingerido por dia. Por exemplo, para um adulto de 70 kg, orientar: 60 mL/kg/dia 4,2 L. Ingerir nas primeiras 4 a 6 horas do atendimento: 1,4 L de líquidos e distribuir o restante nos outros períodos (2,8 L).
● **Crianças** (< 13 anos de idade): orientar paciente e o cuidador para hidratação por via oral. Oferecer 1/3 na forma de soro de reidratação oral (SRO) e o restante por meio da oferta de água, sucos e chás. Considerar o volume de líquidos a ser ingerido conforme recomendação a seguir (com base na regra de Holliday Segar acrescido de reposição de possíveis perdas de 3%): • Crianças até 10 kg: 130 mL/kg/dia • Crianças de 10 a 20 kg: 100 mL/kg/dia – crianças acima de 20 kg: 80 mL/kg/dia
Nas primeiras 4 a 6 horas do atendimento, considerar a oferta de 1/3 deste volume. Especificar em receita médica ou no cartão da dengue o volume a ser ingerido.
● Manter a hidratação durante todo o período febril e por até 24 a 48 horas após a defervescência da febre.
● A alimentação não deve ser interrompida durante a hidratação, e sim administrada de acordo com a aceitação do paciente. O aleitamento materno dever ser mantido e estimulado.

Fonte: Adaptado de Protocolo para atendimento aos pacientes com suspeita de dengue, 2014. Belo Horizonte, 2013.

O caso deve ser notificado. Os exames específicos para confirmação não são necessários para condução clínica. Sua realização deve ser orientada de acordo com a situação epidemiológica.

Deve ser prescrita hidratação conforme grupo A, até resultado do hemograma. Em caso de vômitos ou recusa do soro oral, a administração de solução cristaloide 40 mL/kg em 4 horas. A partir do resultado do hemograma, a conduta será estabelecida:

Hemograma normal: ausência de hemoconcentração e plaquetas com valor maior ou igual a 100.000/mm^3.

O paciente deve seguir tratamento em regime ambulatorial, receber cartão de dengue, manter hidratação oral conforme grupo A. Retorno em 24 horas com reavaliação diária até o primeiro dia sem febre. Retorno imediato se sinais de alarme. O médico deve prescrever antitérmicos e analgésicos simples como dipirona ou paracetamol, prescrever antieméticos e anti-histamínicos se necessário. Anti-inflamatórios não esteroidais e salicilatos são contraindicados.

Hemograma alterado: presença de hemoconcentração ou plaquetas com valor maior ou igual a 100.000/mm^3 (Figura 7.7).

Encaminhar para leito de observação, iniciar hidratação endovenosa (10 mL/kg em 1 hora ou 40 mL/kg em 4 horas) com solução cristaloide. Reavaliar classificação de risco pós hidratação. Novo hemograma pós-hidratação:

- Hematócrito normal: regime ambulatorial, com retornos diários

- Hemoconcentração ou surgimento de sinais de alarme: seguir grupo C
- Plaquetas < ou igual a 20.000/mm^3, mesmo sem repercussão clínica: internar e reavaliar clínica e laboratorialmente a cada 12 horas. Os valores normais de hematócrito na criança estão na Figura 7.7.

Grupo C

Dengue com sinais de alarme, sem sinais de choque. Neste grupo, estão incluídos pacientes com caso suspeito e algum sinal de alarme:

- Dor abdominal intensa (referida ou à palpação) e contínua.
- Vômitos persistentes.
- Acúmulo de líquidos (ascite, derrame pleural, derrame pericárdico).
- Hipotensão postural e/ou lipotímia.
- Hepatomegalia maior do que 2 cm abaixo do rebordo costal.
- Sangramento de mucosa.
- Letargia e/ou irritabilidade.
- Aumento progressivo do hematócrito.

Paciente com prioridade de atendimento médico de urgência, devendo ser iniciada a expansão volêmica imediata. Iniciar hidratação com cristaloide 10 mL/kg

Eritrograma: valores de referência (média ± 2 desvios padrões); eritrócitos: M/μL; hemoglobina: g/dL; hematócrito: % VCM* fL.				
Idade	Sangue do cordão	1º dia	3º dia	15 dias
Eritrócitos	5,1 ± 1,0	5,6 ± 1,0	5,5 ± 1,0	5,2 ± 0,8
Hemoglobina	16,8 ± 3,5	18,8 ± 3,5	17,5 ± 3,5	17,0 ± 3,0
Hematócrito	54 ± 10	58 ± 10	56 ± 10	52 ± 8
VCM	106 ± 5	103 ± 6	102 ± 6	98 ± 6
Idade	≈3 meses	≈6 meses	≈1-2 anos	≈5 anos
Eritrócitos	4,5 ± 0,5	4,6 ± 0,5	4,6 ± 0,5	4,6 ± 0,5
Hemoglobina	11,5 ± 1,5	11,3 ± 1,5	11,8 ± 1,2	12,3 ± 1,2
Hematócrito	37 ± 4	35 ± 4	36 ± 4	37 ± 4
VCM	82 ± 6	76 ± 6	78 ± 6	80 ± 6
Idade	≈10 anos	adultos**M	adultos**F	>70 anos**M e F
Eritrócitos	4,6 ± 0,5	5,3 ± 0,8	4,7 ± 0,7	4,6 ± 0,7
Hemoglobina	13,2 ± 1,5	15,3 ± 2,5	13,6 ± 2,0	13,5 ± 2,5
Hematócrito	40 ± 4	47 ± 7	42 ± 6	41 ± 6
VCM	87 ± 7	89 ± 9	89 ± 9	89 ± 9

Figura 7.7 Valores normais de hemoglobina e hematócrito na criança.

Fonte: Fallace, Renato. Hemograma: manual de interpretação. 4. ed. Porto Alegre, 2003. *VCM: entre um e 15 anos, pode ser estimado pela fórmula 76 + (0,8 × idade). ** Adultos caucasoides: 5% abaixo em negros.

em 1 hora. Sempre oferecer oxigênio suplementar, sendo a forma da oferta definida em função da tolerância e gravidade. Realizar hemograma, dosagem de albumina e transaminases para todos pacientes. Recomenda-se radiografia de tórax (posteroanterior (PA), perfil e Laurell) e ultrassonografia (USG) de abdome para identificar derrames cavitários. Outros exames podem ser solicitados a depender da necessidade (glicemia, ureia, creatinina, eletrólitos, gasometria, *tempo* de tromboplastina parcial ativada (TTPA) e ecocardiograma). Exames específicos devem ser coletados, porém não interferem na conduta. A avaliação deve ser contínua e, na presença de qualquer sinal de agravamento ou choque, a reavaliação deve ser imediata. Monitorizar sinais vitais e diurese e repetir hematócrito após fase de expansão (1ª hora). Manter solução cristaloide 10 mL/kg/h até resultado de hemograma, sendo o total máximo de cada fase de expansão 20 mL/kg em 2 horas, para garantir administração gradativa e monitorada. Se não houver melhora do hematócrito ou dos sinais hemodinâmicos, repetir a fase de expansão até três vezes. Seguir a orientação de reavaliação clínica (sinais vitais, PA, avaliar diurese) após 1 hora, e de hematócrito em 2 horas (após conclusão de cada etapa). Se não houver melhora, conduzir como grupo D.

Se houver melhora clínica e laboratorial após, a(s) fase(s) de expansão, iniciar a fase de manutenção:

- **Primeira fase:** 25 mL/kg em 6 horas. Se houver melhora, iniciar segunda fase.
- **Segunda fase:** 25 mL/kg em 8 horas, sendo um terço com soro fisiológico e dois terços com soro glicosado.
- O paciente deve permanecer internado por no mínimo 48 horas e, quando satisfizer critérios de alta, as condutas do grupo B devem ser seguidas.

Grupo D

Dengue grave/com sinais de alarme e sinais de choque, sangramento grave ou disfunção de órgãos (Quadro 7.11). Corresponde a uma emergência. O tratamento deve ser imediato. A expansão volêmica com cristaloide 20 mL/kg deve ser realizada em até 30 minutos, podendo-se repetir até três vezes caso não apresente melhora. Deve-se solicitar avaliação laboratorial como grupo C e, caso o paciente apresente melhora após expansões iniciais, seguir condutas do Grupo C. Se não melhorar e o hematócrito estiver em ascensão, considerar iniciar albumina 0,5 a 1 g/kg. Caso esteja com hematócrito em queda, investigar sangramento, coagulopatia, sinais de congestão e considerar:

- **Se hemorragia:** concentrado de hemácias 10 a 15 mL/kg.
- **Se coagulopatia:** plasma fresco (10 mL/kg), vitamina K endovenosa e crioprecipitados. Considerar plaquetas se sangramento persistente não controlado após correção volêmica e de fatores de coagulação, associado com plaquetopenia e razão normalizada internacional (INR, do inglês *international normalized ratio*) 1,5 vez maior que o valor normal.

Se hiper-hidratação: reduzir a infusão de líquidos, utilizar diuréticos e drogas inotrópicas se necessário. Assim que paciente estiver compensado, seguir condutas dos grupos B e C.

Quadro 7.11 Sequência de alterações hemodinâmicas na dengue.

Parâmetros	Choque ausente	Choque compensado (fase inicial)	Choque com hipotensão (fase tardia)
Frequência cardíaca	Normal	Taquicardia	Taquicardia intensa, com bradicardia no choque tardio
Extremidades	Temperatura normal e rosada	Distais frias	Frias, úmidas, pálidas ou cianóticas
Intensidade do pulso periférico	Pulso forte	Pulso fraco e filiforme	Tênue ou ausente
Enchimento capilar	Normal (< 2 segundos)	Prolongado (> 2 segundos)	Muito prolongado, pele mosqueada
Pressão arterial	Normal para a idade e pressão de pulso normal para a idade	Redução de pressão do pulso (<= 20 mm Hg)	Hipotensão (ver a seguir). Pressão de pulso < 10 mm Hg. Pressão arterial não detectável
Ritmo respiratório	Normal para a idade	Taquipneia	Acidose metabólica, hiperpneia ou respiração de Kussmaul
Diurese	Normal 1,5 a 4 mL/kg/h	Oligúria < 1,5 mL/kg/h	Oligúria persistente < 1,5 mL/kg/h

Fonte: Adaptado de Opas. Dengue – Guías de Atención para Enfermos em la Región de las Américas. La Paz, Bolívia, 2010.

Critérios de alta

Estabilização hemodinâmica por 48 horas; afebril por 48 horas; com melhora clínica; hematócrito normal e estável por 24 horas; plaquetas em elevação e acima de 50 mil/mm³. Além disso, os derrames cavitários, quando presentes, em regressão e sem repercussão clínica.

Vacinação

Uma vacina para os quatro sorotipos, CYD-TDV (Dengvaxia®), foi licenciada em vários países da América Latina e Sudeste da Ásia a partir de 2015. Em novembro de 2017, o fabricante da vacina anunciou que, com base em 6 anos de dados clínicos, a vacina teve um efeito benéfico persistente em indivíduos que haviam sido previamente infectados com DENV antes da vacinação. Em indivíduos sem episódio anterior de infecção por

DENV, no entanto, a vacinação foi associada a um risco aumentado de doença grave e hospitalização. As razões para este efeito são incertas. Em 2018, a OMS alertou que a vacina não deve ser usada até que a infecção prévia por dengue possa ser confirmada no momento da administração.

Zika

O zikavírus é um Flavivírus transmitido principalmente por mosquitos. As manifestações clínicas da infecção pelo zikavírus ocorrem em aproximadamente 20% dos pacientes e incluem início agudo de febre baixa com erupção pruriginosa maculopapular, artralgia (principalmente pequenas articulações das mãos e pés) e conjuntivite (não purulenta).

O neurotropismo do zikavírus foi descrito *in vivo* e *in vitro* e clinicamente tem sido associado a alterações neurológicas, que incluem microcefalia e atraso de desenvolvimento neuropsicomotor nos casos de síndrome congênita do zikavírus, além de síndrome de Guillain-Barré, mielite e meningoencefalite nos casos adquiridos.

No ano de 2015, iniciou-se um surto de zikavírus nas Américas, no Caribe e no Pacífico. Até então, os casos eram majoritariamente descritos apenas na África e Ásia, mas, desde 2014, foram relatados os primeiros casos na região das Américas, na Ilha de Páscoa, no Chile. Desde então, observou-se aumento na incidência de infecção no Brasil, com rápida disseminação pelo país e região das Américas. No Brasil, entre 2017 e 2018, a maior parte dos casos se concentrou nas regiões Norte e Nordeste além do estado do Rio de Janeiro.

Transmissão

O principal modo de transmissão para o ser humano é a picada do mosquito *Aedes aegypti* infectado. Primatas humanos e não humanos são os principais reservatórios do vírus. Entretanto, já foram descritas outras formas de transmissão, como vertical, sexual, transfusão de hemoderivados, transplante de órgãos sólidos e exposição laboratorial.

O RNA do zikavírus foi detectado no sangue, urina, sêmen, saliva, secreções do trato genital feminino, líquido cefalorraquidiano (LCR), líquido amniótico e leite materno. Apesar de relatos de identificação do RNA do zikavírus em leite materno, não há evidências de transmissão que contraindiquem a amamentação em mães com casos confirmados de zika.

Manifestações clínicas

O período de incubação é tipicamente de 2 a 14 dias. A doença é geralmente leve; os sintomas desaparecem dentro de 2 a 7 dias. A imunidade à reinfecção ocorre após infecção primária. Doença grave que requer hospitalização é incomum e as taxas de letalidade são baixas.

As manifestações clínicas da infecção ocorrem em 20% a 25% dos indivíduos infectados. As manifestações clínicas mais comuns são exantema maculopapular pruriginoso, febre baixa, artralgia e conjuntivite sem secreção. O exantema pode afetar face, tronco e extremidades. As articulações mais acometidas geralmente são as pequenas articulações.

A definição de caso suspeito é a presença de exantema maculopapular pruriginoso e mais dois dos seguintes sinais e sintomas: febre; hiperemia conjuntival seca; poliartralgia; e edema periarticular.

As manifestações clínicas em lactentes e crianças com infecção adquirida são semelhantes aos observados em adultos. A artralgia pode ser difícil de detectar nesta faixa etária, podendo se manifestar como irritabilidade, dificuldade na movimentação ativa ou passiva da articulação, ou mesmo dor a palpação. Até o momento, não foram observadas complicações do desenvolvimento em crianças saudáveis com infecção pós-natal pelo zikavírus.

Síndrome congênita do zikavírus

O zikavírus é um vírus neurotrópico que atinge particularmente as células progenitoras neurais. A infecção da gestante traz risco de possível infecção e lesão placentária, seguida pela transmissão do vírus ao sistema nervoso central (SNC) do feto, onde destrói as células progenitoras neuronais, interrompendo a proliferação, migração e diferenciação neuronal, o que retarda o crescimento do cérebro e reduz a viabilidade de células neurais.

A infecção da gestante também está associada a taxas mais altas de aborto e natimortos, provavelmente associado à insuficiência placentária.

O risco de transmissão vertical existe ao longo de toda a gestação, independentemente se manifestação sintomática ou assintomática da infecção. Porém, a transmissão durante o primeiro e segundo trimestres confere risco maior se sequelas fetais graves.

No Brasil, a incidência de microcefalia congênita aumentou exponencialmente após a identificação de surto de zikavírus entre 2015 e 2017. A maior parte das gestantes com suspeita de infecção pelo zikavírus relataram *rash* cutâneo durante o primeiro e segundo trimestre.

As principais características clínicas da síndrome congênita do zika incluem microcefalia, desproporção facial, hipertonia/espasticidade, hiper-reflexia, convulsões, irritabilidade, artrogripose, anormalidades oculares e perda auditiva neurossensorial. No entanto, o espectro completo da síndrome ainda não está totalmente estabelecido e manifestações mais sutis da infecção congênita podem se tornar mais evidentes ao longo do desenvolvimento da criança (Quadro 7.12).

Quadro 7.12 Anormalidades da infecção congênita pelo zikavírus.

Alterações na síndrome congênita do zikavírus	
Microcefalia	• Definida como perímetro cefálico menor que o percentil 3 • Pode ser proporcionada ou desproporcionada
Outros dismorfismo cranianos	• Substituição de suturas cranianas • Craniossinostose • *Cutis gyrata* (couro cabeludo redundante)
Anormalidades Oculares	• Atrofia coriorretiniana • Anormalidades do nervo óptico • Microftalmia • Catarata • Manchas retinianas
Perda Auditiva	• Perda auditiva neurossensorial
Artrogripose	• Contraturas congênitas (artrogripose) • Pé torto unilateral ou bilateral
Anormalidades neuromotoras	• Hipertonia/espasticidade • Hiperreflexia • Irritabilidade • Disfagia e dificuldades de alimentação
Convulsões	• Focais ou generalizadas
Pequeno para idade gestacional	• Peso de nascimento menor que o percentil 10 para idade gestacional
Alterações em neuroimagem	• Calcificações intracranianas (mais comumente na junção entre a substância branca cortical e subcortical) • Ventriculomegalia • Redução do volume cerebral • Mielinização tardia • Padrões gyrais simplificados (p. ex., polimicrogiria, paquigiria) • Hipogênese do corpo caloso • Hipoplasia do tronco cerebral e cerebelo • Ampliação da cisterna magna • Aumento de fluido extra-axial

Fonte: Adaptado Uptodate, Clinical features of congenital zika syndrome.

Complicações do Sistema Nervoso Central nos casos adquiridos

Além das complicações associadas à transmissão vertical, alguns pacientes com infecção adquirida evoluíram com outras complicações neurológicas, com destaque para os casos de Guillaing-Barré. A síndrome de Guillain-Barré (SGB) é caracterizada por paralisia flácida aguda, secundária a uma polirradiculoneuropatia desmielinizante inflamatória. A função motora é afetada, com início distal e progressão proximal pelo período de 4 semanas. Os pacientes apresentam perda generalizada de força, arreflexia, distúrbios sensoriais, podendo apresentar também envolvimento de nervos cranianos. Pode se apresentar nas formas com acometimento motor e sensitivo ou exclusivamente sensitiva. Com o aumento da incidência da infecção pelo zikavírus, observou-se um aumento nos casos de Guillain-Barré em diversos países como, na Polinésia Francesa, Brasil, El Salvador, Colômbia, Suriname e Venezuela. Estudos realizados nesses países mostraram que a maioria dos pacientes reportaram um quadro clínico compatível com zikavírus em média 6 dias antes do início dos sintomas neurológicos.

Diagnóstico

O diagnóstico laboratorial específico baseia-se na detecção do RNA viral. O RT-PCR deve ser solicitado no sangue no período de 1 a 5 dias após o início dos sintomas. Resultados negativos não excluem o diagnóstico, pois a sensibilidade do RT-PCR é estimada em 40%. Até o 15º dia, pode-se fazer RT-PCR na urina. A sorologia pode detectar o IgM positivo a partir do 4º dia e o IgG positivo a partir do 12º dia. A sorologia para zikavírus em locais com circulação simultânea ou prévia de outros flavivírus são passíveis de apresentar reação cruzada, ensejando resultados falso-positivos. Por esse motivo, resultados positivos devem ser analisados com cautela (Quadro 7.13). Resultados sorológicos negativos (IgM e IgG não reagentes) se o teste foi obtido entre 2 e 12 semanas após a exposição sugere que a infecção não ocorreu.

Quadro 7.13 Recomendações para investigação da infecção por zikavírus.

Público-alvo	Critérios
Gestante	Suspeita clínica de febre pelo zikavírus. Contato com fluídos corporais (sêmen, fluídos vaginais, orais, urina ou sangue) de pessoas suspeitas de infecção pelo zikavírus. Receptora de sangue ou hemoderivados durante a gestação. USG do feto indicando presença de calcificações cerebrais e/ou presença de alterações ventriculares e/ou com pelo menos dois dos sinais mais frequentes segundo documento "Orientações integradas de vigilância e atenção à saúde no âmbito da Emergência de Saúde Pública de Importância Nacional".
Recém-nascido	Deve-se fazer o teste rápido nas crianças que atendem aos critérios de notificação ou cuja mãe se enquadre em uma das situações acima. Obs: para os RN notificados, a coleta de material para o teste laboratorial deverá ser feita preferencialmente dentro das primeiras 48 horas de vida.

(Continua)

Quadro 7.13 Recomendações para investigação da infecção por zikavírus. (*Continuação*)

Público-alvo	Critérios
Criança após o 28º dia de vida	Deve-se fazer o teste rápido nas crianças que atendem aos critérios de notificação ou cuja mãe se enquadre em uma das situações já descritas. Além do teste rápido, devem ser coletadas amostras de sangue para realização da sorologia IgM/IgG (ELISA). RT-qPCR só deverá ser realizado quando a criança apresentar sintomas compatíveis com a infecção pelo vírus na fase aguda, segundo instruções da vigilância de zika.

Fonte: Adaptado do documento Orientações integradas de vigilância e atenção à saúde no âmbito da Emergência de Saúde de Importância Nacional/MS, 1ª versão, 2016.

Em caso de confirmação da infecção em gestantes, ultrassonografias morfológicas periódicas a cada 2 semanas a partir da 18ª até a 20ª semana são fortemente recomendadas. Para confirmação diagnóstica, recomenda-se a coleta de sangue do cordão umbilical, fragmentos da placenta, urina e/ou LCR do recém-nascido nas seguintes situações: gestantes positivas para zikavírus no momento do parto ou aborto; recém-nascidos com malformações de SNC detectadas intraútero ou pós-parto; recém-nascidos com microcefalia e filhos de gestantes com exantema sem diagnóstico prévio de infecção pelo zikavírus, independentemente das condições de nascimento do RN.

Deve-se coletar material para diagnóstico de zika no momento do parto ou aborto de gestantes positivas para zika, recém-nascido com alterações morfológicas especialmente de SNC detectadas durante a gestação ou ao nascimento, RN com microcefalia e filhos de gestantes com exantema sem exame diagnóstico para zika, independentemente das condições de nascimento do RN. A coleta deve ser do sangue umbilical, fragmentos da placenta, urina e LCR.

Manejo

Não há tratamento antiviral específico. O manejo consiste em medidas de suporte, como repouso, hidratação oral e uso de medicamentos sintomáticos. Podem ser usados analgésicos comuns e antitérmicos como dipirona e paracetamol e anti-histamínicos orais para o controle do prurido. O uso de anti-inflamatórios não esteroides deve ser evitado até que seja descartado o diagnóstico de dengue. Evitar o uso também em gestantes com > 32 semanas de gestação pelo risco de fechamento precoce do ducto arterial.

Nos casos que se apresentarem com síndrome Guillain-Barré, o tratamento na fase aguda consiste em imunoterapia, como plasmaférese ou aplicação de imunoglobulina humana.

Pacientes com a síndrome congênita do zikavírus devem ser seguidos em serviços especializados e avaliações periódicas do desenvolvimento e complicações. O prognóstico de recém-nascidos com infecção congênita pelo zika não foi bem definido até o momento, porém sabe-se que combinação de microcefalia relacionada ao zikavírus e malformalções graves de SNC podem estar associados a evoluções mais graves. Pouco se sabe sobre o prognóstico de crianças infectadas congenitamente com anormalidades menos graves ou sem alterações aparentes no nascimento.

Prevenção

Até o momento, não há vacina disponível para o zikavírus. A prevenção principal deve ser como em outras arboviroses com medidas contra a picada do mosquito *Aedes aegypti* em áreas de risco como proteção pessoal com repelentes, roupas, telas de proteção, entre outros, bem como medidas de controle ambiental. Os mosquitos Aedes picam durante o dia e, no crepúsculo, e reproduzem-se em água parada (particularmente recipientes feitos pelo homem).

Para prevenção da transmissão sexual, recomenda-se o uso de preservativo, sobretudo em caso de parceiras gestantes homens ou mulheres com infecção ou exposição ao zikavírus que tenham uma parceira grávida devem se abster de sexo desprotegido durante a gravidez. Não há contraindicação para a amamentação.

Dentro das áreas de transmissão do zikavírus, é prudente que os indivíduos usem proteção de barreira enquanto a transmissão ativa persiste. O Centro para Controle e Prevenção de Doenças (CDC), dos Estados Unidos, faz recomendações para casais em que um ou ambos os parceiros têm infecção ou exposição ao zikavírus, que incluem as seguintes:

- Os homens (sintomáticos ou não) devem esperar pelo menos 3 meses após o início dos sintomas (se sintomático) ou a última possível exposição ao zikavírus (se assintomática) antes de relações sexuais desprotegidas.
- As mulheres (sintomáticas ou não) devem esperar pelo menos 8 semanas após o início dos sintomas (se sintomático) ou a última possível exposição ao zikavírus (se assintomática) antes de relações sexuais desprotegidas.

Diagnóstico diferencial das arboviroses

Diante da semelhança das características epidemiológicas, das manifestações clínicas e do potencial de evolução grave, o reconhecimento precoce das arboviroses e o seu diagnóstico diferencial é um grande desafio. Esse quadro se torna mais desafiador nos períodos de maior incidência dessas doenças, quando são fundamentais a detecção precoce de casos e uma rede de assistência eficaz.

Outro fator que dificulta o diagnóstico específico é a maior incidência na infância de outras doenças cujo quadro clínico pode se manifestar de forma semelhante ao das arboviroses, por exemplo, as doenças exantemáticas clássicas.

Apesar disso, certos sinais e sintomas são mais específicos de algumas arboviroses, de forma que, em sua presença, a investigação diagnóstica pode ser feita de forma direcionada. Assim, por exemplo, uma criança com exantema pruriginoso, artralgia, mialgia, edema periarticular e febre, o diagnóstico de infecção por zikavírus é mais provável que das outras arboviroses. É claro que as características epidemiológicas devem ser sempre consideradas.

O Quadro 7.14 lista os sinais e sintomas mais comuns nas arboviroses e pode ser utilizado para ajudar no direcionamento da investigação diagnóstica.

Quadro 7.14 Diagnóstico diferencial das arboviroses.

Sinais e sintomas	Dengue	Chikungunya	Zika
Motivo da procura ao serviço de saúde	Febre, mialgia	Dor articular, febre	Exantema, prurido
Febre	Moderada e muito frequente. Em geral com duração de 5-7 dias	Intensa e muito frequente. Em geral com duração de 3-5 dias	Leve e pouco frequente. Em geral com duração 1-3 dias
Exantema	Aparece entre o 5º e o 7º dias e em geral é inespecífico	Aparece entre o 2º e o 3º dias e em geral é inespecífico	Tipicamente está presente desde o 1º dia, em geral é maculopapular e com surgimento craniocaudal
Prurido	Leve a intenso	Leve a moderado	Moderado a intenso
Conjuntivite	Pouco frequente	Raramente está presente	Muito frequente
Manifestações neurológicas	Pouco frequente	Pouco frequente, sendo mais comum e mais grave nos neonatos	Muito frequente
Cefaleia	Intensa e frequente	Leve a moderada	Leve a moderada
Dor retro-ocular	Intensa e frequente	Pouco frequente	Pouco frequente
Poliartralgia	Ausente	Muito frequente	Frequente
Poliartrite	Ausente	Frequente	Frequente
Edema de mãos e pés	Pouco frequente	Frequente	Pouco frequente
Evolução para cronicidade	Não ocorre	Frequente	Não é descrito
Mialgia	Muito frequente e intensa	Frequente	Pouco frequente
Hepatomegalia	Sinal de alarme	Pouco frequente	Pouco frequente
Vômitos frequentes	Sinal de alarme	Pouco frequente	Pouco frequente
Diarreia	Frequente	Pouco frequente	Pouco frequente
Dor abdominal	Sinal de alarme	Ausente;	Ausente
Sangramento cutâneo	Frequente	Pouco frequente	Pouco frequente
Sangramento de mucosas	Sinal de alarme	Pouco frequente, mas quando ocorre é grave	Pouco frequente
Choque	É a forma grave mais frequente	Pouco frequente	Não ocorre
Leucopenia	Moderada a intensa;	Leve a moderada	Leve a moderada
Proteína C-reativa	Normal	Elevada	Elevada
Hematócrito elevado	Sinal de alarme	Pouco frequente	Pouco frequente
Plaquetas	Normais a muito baixo	Normal a baixo	Normal a baixo
Considerações particulares	Risco de morte	Pode evoluir com artropatia crônica	Risco de infecção congênita

Fonte: Desenvolvido pela autoria.

A grande semelhança entre os sintomas das arboviroses e outras doenças febris agudas na faixa etária pediátrica, tornam o diagnóstico um grande desafio ao profissional de saúde. A caracterização clínica e as ferramentas laboratoriais tornam-se importantes para o diagnóstico, principalmente quando fora de períodos endêmicos. Dados epidemiológicos atualizados devem sempre ser considerados na formulação diagnóstica das arboviroses, em especial frente a quadros febris agudos indefinidos.

■ BIBLIOGRAFIA CONSULTADA

Aalst MV, Nelen CM, Goorhuis A, Stijnis C, Grobusch MP. Long-term sequelae of chikungunya virus disease: a systematic review. Travel Medicine and Infectious Disease. 2017;15:8-22.

Abdelnabi R, Neyts J, Delang L. Chikungunya virus infections: time to act, time to treat. Current Opinion in Virology. 2017;24:25-30.

Abe AHM, Marques SM, Costa PSS. Dengue in children: from notification to health. Rev Paul Ped. 2012; 30: 263-71.

Bhatt S, Gething PW, Brady OJ, Messina JP, Farlow AW, Moyes CL, et al.The global distribution and burden of dengue. Nature. 2013;496(7446):504-7.

Burt FJ, Chen W, Miner JJ, Lenschow DJ, Merits A, Schnettler E, et al. Chikungunya virus: an update on the biology and pathogenesis of this emerging pathogen. The Lancet Infectious Diseases. 2017;17(4).

Center for Infectious Disease Research and Policy. WHO advisers halt Dengvaxia, for now. Disponível em: http://www.cidrap.umn.edu/news-perspective/2018/04/who-advisers-halt-dengvaxia-now.

Dengue: guidelines for patient care in the region of the Americas. Washington, D.C. PAHO, 2016.

Domingo C, Charrel RN, Schmidt-Chanasit J, Zeller H, Reusken C. Yellow fever in the diagnostics laboratory. Emerging Microbes & Infections. 2018Dec;7(1).

Douam F, Ploss A. Yellow fever virus: knowledge gaps impeding the fight against an old foe. Trends in Microbiology. 2018.

Fares RCG, Souza KPR, Añez G, Rios M. Epidemiological Scenario of Dengue in Brazil. BioMed Research International. 2015;2015:321873. doi:10.1155/2015/321873.

Goldani LZ. Yellow fever outbreak in Brazil, 2017. The Brazilian Journal of Infectious Diseases. 2017;21(2):123–4.

Gratz NG. Critical review of the vector status of Aedes albopictus. Med Vet Entomol. 2004; 18:215.

Gubler DJ. Epidemic dengue and dengue hemorrhagic fever: a global public health problem in the 21st century. In: Emerging Infections I, Scheld WM, Armstrong D, Hughes JM (Eds), ASM Press, Washington, DC 1998.

Halstead SB. Selective primary health care: strategies for control of disease in the developing world. XI. Dengue. Rev Infect Dis. 1984; 6:251.

Harrington LC, Scott TW, Lerdthusnee K, et al. Dispersal of the dengue vector Aedes aegypti within and between rural communities. Am J Trop Med Hyg. 2005; 72:209.

Kalayanarooj S, Vaughn DW, Nimmannitya S, et al. Early clinical and laboratory indicators of acute dengue illness. J Infect Dis 1997; 176:313.

Kroeger A, Nathan M, Hombach J. World Health Organization TDR Reference Group on Dengue. Dengue. Nat Rev Microbiol. 2004.

L'Azou M, Moureau A, Sarti E, et al. Symptomatic dengue in children in 10 Asian and Latin American countries. N Engl J Med. 2016; 374:1155.

Ministério da Saúde (BR), Monitoramento dos casos de dengue, febre de chikungunya e febre pelo vírus zika até a semana epidemiológica 52, 2017.

Ministério da Saúde (BR). Dengue: diagnóstico e manejo clínico: adulto e criança. Secretaria de Vigilância em Saúde, Departamento de Vigilância das Doenças Transmissíveis. 5. ed. Brasília, 2016.

Ministério da Saúde (BR). Boletim epidemiológico febre amarela. Brasília: Ministério da Saúde, 2017. 22 p. 48 v. (28).

Ministério da Saúde (BR). Boletim epidemiológico: monitoramento dos casos de dengue, febre chikungunya e doença aguda pelo vírus zika até a semana epidemiológica 17 de 2018. Brasília: Ministério da Saúde, 2018. 49 v.

Ministério da Saúde (BR). Chikungunya: Manejo clínico. Brasília: Ministério da Saúde, 2017. 63 p.

Ministério da Saúde (BR). Febre amarela: guia para profissionais de saúde. Brasília: Ministério da Saúde, 2018. 70 p.

Nunes PCG, Filippis AMBD, Lima MQDR, Faria NRDC, Bruycker-Nogueira FD, Santos JB, et al. 30 years of dengue fatal cases in Brazil: a laboratorial-based investigation of 1047 cases. BMC Infectious Diseases. 2018;18. doi:10.1186/s12879-018-3255-x.

Paixão ES, Teixeira MG, Rodrigues LC. Zika, chikungunya and dengue: the causes and threats of new and re-emerging arboviral diseases. BMJ Global Health. 2017;3(1).

Presti AL, Lai A, Cella E, Zehender G, Ciccozzi M. Chikungunya virus, epidemiology, clinics and phylogenesis: A review. Asian Pacific Journal of Tropical Medicine. 2014;7(12):925-32.

Rico-Hesse R, Harrison LM, Salas RA, et al. Origins of dengue type 2 viruses associated with increased pathogenicity in the Americas. Virology 1997; 230:244.

Scott TW, Amerasinghe PH, Morrison AC, et al. Longitudinal studies of Aedes aegypti (Diptera: Culicidae) in Thailand and Puerto Rico: blood feeding frequency. J Med Entomol. 2000; 37:89.

Secretaria de Estado da Saúde (SP). Plano de contigência estadual contra arboviroses humanas, 2018. Disponível em: http://www.saude.sp.gov.br/resources/cve-centro-de-vigilancia-epidemiologica/areas-de-vigilancia/doencas-de-transmissao-por-vetores-e-zoonoses/doc/arboviroses/arboviroses18_plano_contingencia_atualizado.pdf.

Secretaria de Estado da Saúde (SP). Boletim epidemiológico febre amarela: 18/09/2018. São Paulo: Secretaria de Estado da Saúde, 2018. 10 p.

Secretaria de Estado da Saúde (SP). Fluxo para atendimento de pacientes com suspeita de febre amarela. São Paulo: Secretaria de Estado da Saúde, 2018.

Secretaria de Estado de Saúde (MG). Manejo clínico: febre amarela. Belo Horizonte: Secretaria de Estado de Saúde, 2017.

Seligman SJ. Risk groups for yellow fever vaccine-associated viscerotropic disease (YEL-AVD). Vaccine. 2014;32(44):5769-75.

Simmons CP, Chau TN, Thuy TT, et al. Maternal antibody and viral factors in the pathogenesis of dengue virus in infants. J Infect Dis. 2007; 196:416.

Srikiatkhachorn A, Ajariyakhajorn C, Endy TP, et al. Virus-induced decline in soluble vascular endothelial growth receptor 2 is associated with plasma leakage in dengue hemorrhagic fever. J Virol 2007; 81:1592.

Tavares M, Silva MRMD, Siqueira LB de O, Rodrigues RAS, Bodjolle-Dalmeida L, Santos EPD, et al. Trends in insect repellent formulations: a review. International Journal of Pharmaceutics. 2018;539(1-2):190-209.

Thein S, Aung MM, Shwe TN, et al. Risk factors in dengue shock syndrome. Am J Trop Med Hyg.1997; 56:566.

Thiberville S-D, Moyen N, Dupuis-Maguiraga L, Nougairede A, Gould EA, Roques P, et al. Chikungunya fever: epidemiology, clinical syndrome, pathogenesis and therapy. Antiviral Research. 2013;99(3):345–70.

Trofa AF, De Fraites RF, Smoak BL, et al. Dengue fever in US military personnel in Haiti. JAMA. 1997; 277:1546.

Vaughn DW, Green S, Kalayanarooj S, et al. Dengue in the early febrile phase: viremia and antibody responses. J Infect Dis. 1997;176:322.

Vu DM, Jungkind D, Labeaud AD. Chikungunya virus. Clinics in Laboratory Medicine. 2017;37(2):371-82.

World Health Organization. Questions and Answers on Dengue Vaccines. Disponível em: http://www.who.int/immunization/research/development/dengue_q_and_a/en.

World Health Organization. Weekly epidemiological record. Dengue vaccine: WHO position paper – Disponível em: http://apps.who.int/iris/bitstream/handle/10665/274315/WER9336.pdf (set 2018).

Meningites Bacterianas

■ Selma Lopes Betta Ragazzi   ■ Alfredo Elias Gilio

Introdução

As meningites bacterianas são um grave problema de saúde no mundo, com elevada morbimortalidade, tanto em países em desenvolvimento como em países desenvolvidos. As taxas de letalidade são variáveis, dependendo do agente infeccioso, da faixa etária, da vacinação prévia, das características da população e de fatores de risco do paciente.

Em mais de 90% dos casos, as bactérias responsáveis são a *Neisseria meningitidis* (meningococo), o *Streptococcus pneumoniae* (pneumococo) e o *Haemophilus influenzae* tipo b (Hib).

As crianças são particularmente susceptíveis por causa da sua relativa imaturidade imunológica, especialmente na resposta aos polissacárides capsulares das bactérias. Estima-se que acima de 75% dos casos de meningites bacterianas ocorram em crianças com menos de 5 anos de idade.

O diagnóstico e tratamento precoces de meningites bacterianas são fundamentais para a redução da sua morbimortalidade.

Definição

Meningite é a inflamação das meninges. Pode ser causada por diversos micro-organismos (vírus, bactérias, fungos, protozoários), helmintos e pode ter outras causas não infecciosas, como doenças neoplásicas ou imunológicas. Este capítulo abordará as meningites bacterianas.

Patogênese

O acesso dos micro-organismos ao sistema nervoso central (SNC) habitualmente ocorre por via hematogênica, a partir da colonização da mucosa da nasofaringe. Um pequeno número de micro-organismos é responsável pela maioria dos casos de meningite. O mecanismo exato pelo qual estes patógenos atravessam a barreira hematoliquórica não está completamente esclarecido. Essa barreira estrutural e funcional é formada pelas células endoteliais da microvasculatura. A passagem dos micro-organismos por essa estrutura depende de sua interação com receptores do hospedeiro. São descritos mediadores bacterianos que se ligam a determinados receptores celulares. Os micro-organismos também podem atingir o SNC por contiguidade ou por inoculação direta.

Os fatores de risco associados à meningite são: contato recente com pessoa com meningite por meningococo ou *Haemophilus influenzae* tipo b (Hib); infecção recente, especialmente respiratória ou ocular; viagem recente a áreas com doença meningocócica endêmica; trauma de crânio com solução de continuidade; otorreia ou rinorreia contendo líquido cefalorraquidiano (LCR), implantes cocleares, procedimento neurocirúrgico recente e defeitos anatômicos.

Fisiopatologia

Uma vez que a bactéria penetrou no SNC, ocorrem sua rápida multiplicação e liberação de componentes da sua parede ou membrana celular (ácido lipoteicoico, peptidoglicans de bactérias gram-positivas ou lipopolissacárides de bactérias gram-negativas). As bactérias ou esses produtos desencadeiam uma intensa reação inflamatória no espaço subaracanóideo, pela ativação de vias inflamatórias do hospedeiro. A Figura 8.1 sintetiza a cascata inflamatória que ocorre no SNC em meningites bacterianas.

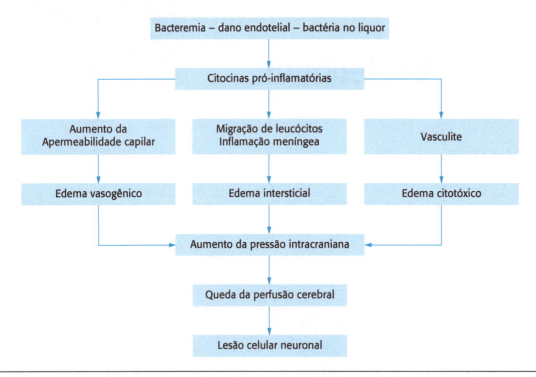

Figura 8.1 Cascata inflamatória na meningite bacteriana.

Fonte: Adaptada de Xavier Sáez-Llorens, George H McCraken Jr. Bacterial meningitis in children. Lancet 2003, 361:2139-2148).

Etiologia

No mundo todo, as três bactérias mais comuns em meningites bacterianas são: *Neisseria meningitidis* (meningococo); *Streptococcus pneumoniae* (pneumococo); e Hib. Correspondem a mais de 90% dos casos de meningite bacteriana após o período neonatal, com incidência variável de acordo com o local geográfico, faixa etária e época do ano. O pneumococo causa doença mais grave, com os maiores índices de morbimortalidade.

A introdução de vacinas conjugadas contra esses três patógenos mudou sua epidemiologia nas últimas duas décadas. A primeira vacina introduzida em larga escala foi contra o Hib. Seu emprego causou a eliminação virtual do Hib nos países que a introduziram na sua vacinação de rotina. Até o final de 2016, esta vacina havia sido introduzida em 191 países, com cobertura de 70% em três doses. Não houve aumento significativo de doença invasiva por outros sorotipos de *Haemophilus influenzae*.

Com relação à vacinação contra o pneumococo, há quase 100 sorotipos que determinam doença no ser humano. A utilização de vacinas conjugadas contra alguns sorotipos resulta no fenômeno de substituição por novos sorotipos no decorrer do tempo, o que enfatiza a necessidade de pesquisas constantes nesta área e o desenvolvimento de novas vacinas mais abrangentes. A vacina pneumocócica conjugada havia sido introduzida em 134 países até o final de 2016, com cobertura global estimada de 42%.

A doença meningocócica pode afetar qualquer idade, mas predomina em lactentes, crianças pré-escolares e pacientes jovens. Em estação seca, em virtude das alterações da mucosa de nasofaringe, associada às infecções de vias respiratórias há um risco aumentado da doença. Com base no polissacáride capsular, há pelo menos 13 sorogrupos da *Neisseria meningitidis* e seis deles podem causar epidemias (A, B, C, W, Y e X). A implementação de vacinas conjugadas contra o meningococo em alguns países europeus provocou a queda de 90% da incidência do meningococo C. O desenvolvimento de vacina contra o meningococo B foi mais lento em virtude de sua cápsula ter semelhança antigênica com estruturas celulares neurológicas. Recentemente, uma vacina nova, multicomponente, contra o meningococo B, tem demonstrado apresentar imunogenicidade em crianças e adolescentes. Em países desenvolvidos, a incidência de infecções meningocócicas está diminuindo, mas a sua letalidade é alta (7% a 11%), com ocorrência de aumento do risco de óbito em pacientes com 50 anos ou mais, ou nos pacientes com manifestação clínica de púrpura fulminans. A doença meningocócica sem localização focal tem os maiores índices de letalidade, comparada com meningite, mesmo quando esta última está associada à bacteremia. Atualmente, há várias vacinas polissacarídicas e conjugadas disponíveis para a proteção contra os sorogrupos mais comuns da doença meningocócica. As vacinas conjugadas são as mais imunogênicas e podem conferir imunidade de rebanho.

No Brasil, os agentes bacterianos mais frequentes em meningites na faixa etária pediátrica, após o período neonatal, também são o meningococo (com predomínio do sorogrupo C), pneumococo e HIb.

No estado de São Paulo, em 2017, os dados do Centro de Vigilância Epidemiológica demonstram coeficiente de incidência por 100 mil habitantes de 0,94 para a doença meningocócica (sendo de 7,7/100.000 para os menores de 2 anos de idade, correspondendo a 20,9% dos casos), e de 0,89 por 100 mil para o pneumococo. Há predomínio do meningococo do sorogrupo C, que, em 2017, foi responsável por aproximadamente 60,4% das doenças meningocócicas no estado, seguido pelo meningococo B (31,5% dos casos de doença meningocócica). A letalidade encontrada foi de 23,9% para o meningococo e de 33,4% para o pneumococo.

O período neonatal tem suas particularidades: no período neonatal precoce (do nascimento até 3 dias de vida), predominam bactérias do canal de parto materno; enterobactérias, *Streptococcus agalactiae* (estreptococo B), e a *Listeria monocytogenes*. Este último agente pode determinar meningite nos 3 primeiros meses de vida. No período neonatal tardio (de 4 a 28 dias de vida), além das bactérias já mencionadas, o *Staphylococcus aureus*, *Staphylococcus epidermidis*, outras bactérias gram-negativas e a *Pseudomonas aeruginosa* também são agentes frequentes, principalmente em recém-nascidos que estão em ambiente hospitalar (ver Meningites neonatais bacterianas).

Em meningites pós-trauma, predomina o pneumococo e, no pós-cirurgia do SNC, predominam *Staphylococcus aureus* e estafilococos coagulase-negativos.

Em imunodeprimidos, os agentes etiológicos encontrados são meningococo, pneumococo e Hib, bacilos entéricos gram-negativos, *Pseudomonas aeruginosa*, Sthaphylococcus sp, Enterococcus sp e *Listeria monocytogenes*.

O Quadro 8.1 ilustra os agentes bacterianos causadores de meningite, conforme a faixa etária, e o Quadro 8.2 descreve os agentes que causam meningite em situações especiais.

Em diversas situações clínicas, pode-se inferir o agente infeccioso e, disso, decorrerem medidas clínicas e epidemiológicas. Se houver quadro de toxemia grave, com petéquias, sufusões hemorrágicas e choque, a hipótese diagnóstica inicial será de meningococcemia. Crianças que frequentam creches, com otite média aguda (OMA) de repetição e quadro de meningite, levantam a hipótese diagnóstica de meningite pneumocócica, assim como em meningites após trauma cranioencefálico (TCE).

Quadro 8.1 Agentes etiológicos em meningites bacterianas, conforme a faixa etária.

Faixa etária	Bactérias mais frequentes em meningite
0 a 3 meses	*Streptococcus agalactiae*, *Escherichia coli*, bacilos gram-negativos, *Listeria monocytogenes*
3 meses a 5 anos	Meningococo, pneumococo, Hib
Acima de 5 anos	Meningococo, pneumococo

Fonte: Desenvolvido pela autoria.

Quadro 8.2 Agentes etiológicos em meningites bacterianas, em situações especiais.

Situação clínica	Agente etiológico
Após trauma cranioencefálico	*Streptococcus pneumoniae*
Derivação ventriculoperitoneal	*Staphylococcus epidermidis* / *Staphylococcus aureus* / Enterococcus sp
Após neurocirurgia	*Staphylococcus aureus* / Estafilococos coagulase-negativos / Bacilos gram-negativos
Meningite tardia em RN internados após procedimentos	*Staphylococcus epidermidis* / *Staphylococcus aureus* / Pseudomonas aeruginosa / Bacilos entéricos gram-negativos
Pacientes imunodeprimidos	Meningococo, pneumococo e Hib, Bacilos entéricos gram-negativos, Enterococcus sp e *Listeria monocytogenes*

Fonte: Desenvolvido pela autoria.

Quadro clínico

As manifestações clínicas de meningite são variáveis e não específicas. Os lactentes apresentam um quadro inespecífico. É comum a presença de: febre alta; prostração; irritabilidade; alteração do estado de consciência; sonolência; má aceitação alimentar; e presença de vômitos. A criança pode apresentar crises convulsivas. Abaixo de 1 ano, o achado de sinais meníngeos ao exame físico (rigidez de nuca, sinais de Kernig e Brudzinski positivos) é infrequente. Geralmente é uma criança que apresenta toxemia, letargia, má perfusão periférica, mesmo após controle de quadro febril. Pode-se encontrar abaulamento de fontanela bregmática em lactentes mais jovens. A ausência destes achados não descarta o diagnóstico de meningite bacteriana nesta faixa etária, incluindo a ausência de febre. Na meningite meningocócica, geralmente ocorrem dois padrões de apresentação clínica; no primeiro há evolução progressiva em 1 ou mais dias e pode ser precedido por doença febril; no segundo, o curso da doença é agudo e fulminante em algumas horas. Em todas as ocasiões em que o médico suspeitar de meningite, deve ser realizada a punção do LCR.

A partir de 2 anos de idade, além do já descrito, os sintomas e sinais são mais específicos para o diagnóstico de meningite, com predomínio de febre alta, toxemia, cefaleia, alteração de consciência e vômitos em jato. Podem também estar presentes dor em região da nuca, fotofobia, crises convulsivas, irritabilidade. Ao exame físico, são mais exuberantes os sinais meníngeos, embora estes possam estar ausentes, mesmo em escolares e adolescentes.

Na doença meningocócica, pode estar presente exantema macular e/ou petequial. No caso de etiologia por pneumococo, podem estar presentes infecções em outros sítios (como OMA ou pneumonia).

Diagnóstico

Para o diagnóstico de meningite ser firmado, deve haver alteração no LCR. São contraindicações para a coleta de LCR (ver Capítulo 46.4 – Punção Lombar): sinais de hipertensão intracraniana (assimetria de pupilas, opistótono, sinais de paralisia focal e respiração irregular), comprometimento cardiovascular, papiledema e infecção no local de punção. A Tabela 8.1 descreve os achados do quimiocitológico do LCR em situação normal e resultados habitualmente encontrados nas meningites virais e bacterianas.

Observações:

- quando ocorre acidente de punção do LCR, há limitações na interpretação do quimiocitológico do material colhido. Utiliza-se a relação 1 leucócito/500 hemácias, que é a habitual do hemograma para estas células, para correção do acidente de punção, e 1 mg/dL de proteína para mil hemácias. Embora estas correções tenham valor limitado, em acidentes de punção leves, podem auxiliar na interpretação do LCR;
- o uso de antimicrobianos por via oral ou parenteral previamente à punção do LCR também pode modificar o respectivo quimiocitológico, o que também traz limitações à sua interpretação. Ocorre também alteração da positividade da cultura do LCR, particularmente se o antibiótico for administrado por via parenteral e em meningite meningocócica.

Na avaliação inicial do paciente devem ser coletados hemograma, hemocultura, glicemia, eletrólitos séricos e coagulograma. O último exame deve ser coletado especialmente se houver quadro de petéquias/sufusões hemorrágicas. A positividade da hemocultura ocorre em pelo menos 50% dos casos.

A literatura médica tem estabelecido escores para a definição do diagnóstico de meningite bacteriana, que associam dados clínicos e laboratoriais: quimiocitológico do LCR e exames bacteriológicos de LCR e sangue (bacterioscopia, cultura, determinação de antígenos e reação em cadeia de polimerase), hemograma e resultados de provas de inflamação. Do ponto de vista epidemiológico, utilizam-se os termos "meningite confirmada", "meningite provável" e "meningite possível", de acordo com esses achados. Tais termos não são utilizados rotineiramente na prática clínica, assim como nem sempre é fácil a inserção do paciente nesses protocolos uma vez que há uma ampla variação de apresentações clínicas e achados laboratoriais e suas combinações, e todos os protocolos podem ter falhas.

Para efeito de conduta, resumidamente podemos estabelecer os seguintes critérios, para o diagnóstico de meningite bacteriana em crianças com mais de 28 dias de vida e adolescentes: a) cultura de LCR positiva, independentemente do resultado do quimiocitológico; b) outro exame bacteriológico positivo no LCR (bacterioscopia, detecção de antígenos e/ou reação em cadeia de polimerase), independentemente do quimiocitológico; c) hemocultura positiva para bactéria, com quimiocitológico do LCR alterado; d) quadro clínico com presença de petéquias e/ou sufusões hemorrágicas disseminadas e quimiocitológico alterado; e) exames bacteriológicos negativos e LCR com número maior que 500 leucócitos/mm^3, com predomínio de polimorfonucleares, ou proteinorraquia maior que 100 mg/dL ou glicorraquia menor do que dois terços da glicemia (ver Tabela 8.1); e) exames bacteriológicos negativos, e LCR com aumento de celularidade menor que 500 leucócitos/mm^3, com predomínio de polimorfonucleares, proteinorraquia maior que 100 mg/dL e glicorraquia menor do que dois terços da glicemia; f) exames bacteriológicos negativos, e LCR com aumento de celularidade menor que 500 leucócitos/mm^3, com predomínio de polimorfonucleares, independentemente da

Tabela 8.1 Resultados do quimiocitológico do LCR e sua possível interpretação em situação de normalidade e em meningites virais e bacterianas.

Resultado	LCR normal RN	> 28 dias	Meningite viral	Meningite bacteriana
Celularidade (leucócitos/mm^3)	Até 20	Até 4	Até 500 Predomínio de linfócitos/monócitos	> 500 Predomínio de neutrófilos
Proteinorraquia (mg/dL)	< ou igual 100	< ou igual 40	Normal ou pouco aumentada	> 100
Glicorraquia (mg/dL)	2/3 glicemia	2/3 glicemia	Normal ou pouco diminuída	Muito diminuída

Fonte: Desenvolvida pela autoria.

proteinorraquia e glicorraquia, quando o paciente apresenta toxemia e má perfusão periférica. Em casos duvidosos, valoriza-se hemograma com leucocitose acima de 15 mil leucócitos/mm³, neutrofilia no hemograma acima de 10 mil neutrófilos/mm³, e desvio à esquerda, além de proteína C-reativa superior a 60 mg/L, em associação ao quadro clínico.

Tratamento

Uma vez que feita a hipótese diagnóstica de meningite bacteriana, deve ser iniciada a antibioticoterapia imediatamente. A antibioticoterapia precoce é a medida mais importante para reduzir a mortalidade e complicações da doença. A coleta de LCR não pode atrasar o tratamento além de 30 minutos da suspeita clínica. Se houver alguma dificuldade nesta coleta, deve-se colher hemocultura e iniciar a antibioticoterapia. O antimicrobiano empírico de escolha deve levar em conta os dados clinicoepidemiológicos daquele caso. O Quadro 8.3 resume uma proposta da antibioticoterapia empírica inicial para meningites bacterianas, segundo a idade do paciente.

Quadro 8.3 Proposta de terapêutica antimicrobiana empírica inicial para meningites bacterianas, segundo a faixa etária.

Faixa etária	Antimicrobiano(s) empírico(s)
Período neonatal	Ampicilina + Cefalosporina de 3ª geração
29 dias a 3 meses de idade	Ampicilina + Ceftriaxone
3 meses a 18 anos de idade	Ceftriaxone*

* Nos locais onde a porcentagem de pneumococos com concentração inibitória mínima (CIM) > 0,5 µg/mL ultrapasse 5%, recomenda-se associar vancomicina ao esquema inicial.

Fonte: Desenvolvido pela autoria.

A duração da antibioticoterapia de meningites sem complicação, depende do agente etiológico. Sugere-se o seguinte tempo de tratamento:

- Meningococo: 5 a 7 dias;
- Pneumococo: 10 a 14 dias;
- Hib: 7 a 10 dias;
- *Listeria monocytogenes:* 14 a 21 dias;
- Bacilos gram-negativos: 21 dias;
- Agente desconhecido, criança com mais de 28 dias de vida: 10 a 14 dias.

Quando o agente etiológico for identificado, assim como sua sensibilidade a antimicrobianos, o tratamento pode ser modificado. O Quadro 8.4 descreve a antibioticoterapia nesta situação, e a Tabela 8.2 resume as doses dos antimicrobianos utilizadas em meningites acima de 28 dias de vida. Para as doses no período neonatal (ver 8 – Meningites neonatais bacterianas).

Quadro 8.4 Proposta de antibioticoterapia para crianças/adolescentes com meningite bacteriana de acordo com a etiologia.

Bactéria	Antibiótico de escolha	Outras opções
Meningococo	Penicilina G cristalina ou Ampicilina	Cefotaxime ou Ceftriaxone
Hib	Cefotaxime ou Ceftriaxone	Ampicilina + Cloranfenicol
Pneumococo com CIM penicilina < 0,1 µg/mL	Penicilina G cristalina	Ceftriaxone, ceftaxime
Pneumococo com MIC penicilina ≥ 0,1 µg/mL e CIM para ceftriaxone < 0,5 µ/mL	Ceftriaxone, ceftaxime	Cefepime ou Meropenem
Pneumococo com CIM ceftriaxone ≥ 0,5 µg/mL	Ceftriaxone + Vancomicina	Vancomicina + Rifampicina
Staphylococcus aureus	Oxacilina	Vancomicina
Listeria monocytogenes	Ampicilina + Gentamicina	Sulfametoxazol-trimetoprim (SMT-TMP)
Streptococcus agalactiae	Penicilina G cristalina	
Enterococo	Ampicilina + aminoglicosídeo	Vancomicina + aminoglicosídeo
Enterobactérias	Cefotaxime ou Ceftriaxone	Cefepime ou Meropenem
Pseudomonas aeruginosa	Ceftazidime + aminoglicosídeo	Cefepime ou Meropenem

CIM: concentração inibitória mínima em µg/mL.

Fonte: Desenvolvido pela autoria.

Tabela 8.2 Doses de antimicrobianos para tratamento de meningites bacterianas em pacientes com mais de 28 dias de vida.

Antimicrobiano	Dose (via endovenosa)
Amicacina	15-25 mg/kg/dia a cada 8 horas ou dose única diária
Ampicilina	200-400 mg/kg/dia a cada 4 ou 6 horas Máximo 12 g/dia
Cefepime	150 mg/kg/dia a cada 8 horas Máximo 6 g/dia
Cefotaxima	200 mg/kg/dia 6/6 horas Máximo 12 g/dia
Ceftriaxone	100 mg/kg/dia a cada 12 horas Máximo 4 g/dia

(Continua)

Tabela 8.2 Doses de antimicrobianos para tratamento de meningites bacterianas em pacientes com mais de 28 dias de vida. (*Continuação*)

Antimicrobiano	Dose (via endovenosa)
Cloranfenicol	100 mg/kg/dia a cada 6 horas
Gentamicina	7,5 mg/kg/dia a cada 8 horas
Meropenem	120 mg/kg/dia Máximo 3 g/dia
Oxacilina	200 mg/kg/dia a cada 4 a 6 horas
Penicilina G cristalina	300.000-400.000 UI/kg/dia a cada 4 horas Máximo 24 milhões/dia
Sulfametoxazol-trimetoprim	10-20 mg/kg/dia (sulfa) a cada 6 ou 12 horas
Vancomicina	60 mg/kg/dia a cada 6 horas Máximo 1 g/dose

Fonte: Desenvolvida pela autoria.

Tratamento de suporte

Tanto quanto possível, uma vez que o paciente procurou serviço médico e encontra-se em quadro de instabilidade hemodinâmica, devem ser iniciadas medidas gerais de suporte.

O paciente deve ter monitorização rigorosa de parâmetros vitais (frequência cardíaca, frequência respiratória, pressão arterial e medida de pressão venosa central, quando possível). Preconiza-se a coleta de exames laboratoriais gerais: hemograma; gasometria; sódio e potássio séricos; ureia e creatinina; além de hemocultura.

A correção da volemia deve ser instituída imediatamente, em concomitância à administração de antibióticos, sobretudo na suspeita de meningococcemia. Inicialmente, utilizam-se infusões de soro fisiológico, em alíquotas de 20 mL/kg por via endovenosa, em infusão rápida. Pode ser necessária a administração de albumina endovenosa para pacientes que não respondem à administração de soro fisiológico. Alguns casos necessitarão de infusão de drogas vasoativas.

Deve-se garantir oxigenação adequada, com oferta de oxigênio e, em casos mais graves, realizar intubação traqueal precocemente (ver Capítulo 36 – Avaliação da Criança Gravemente Enferma).

Paralelamente a essas condutas iniciais, devem ser instituídas medidas para controle de hipertensão intracraniana, como decúbito elevado a 30°, com a cabeça em posição neutra. Mesmo em pacientes que estejam estáveis hemodinamicamente, não se preconiza restrição hídrica. Deve-se manter o paciente em situação de euvolemia; a pressão arterial deve ser mantida em níveis suficientes para prevenção de hipoperfusão cerebral.

Em pacientes com crises epilépticas, administrar anticonvulsivantes imediatamente. Assim evitam-se hipóxia e hipermetabolismo. Habitualmente, utilizam-se benzodiazepínicos como o diazepam ou midazolam (ver Capítulo 14 – Crise Epiléptica).

O paciente não deve ser transportado para o hospital de referência, sem acesso venoso, início de correção volêmica, e o transporte deve necessariamente ter a presença do médico.

Corticosteroideterapia

O início do uso de corticosteroideterapia em meningites teve seu início na década de 1980, quando estudos randomizados demonstraram sua efetividade na redução de sequelas auditivas em meningites por Hib. Desde sua introdução, tem sido assunto de debate na literatura médica; a maior parte dos autores tem consenso favorável ao seu uso em meningites por Hib, por sua atuação na inibição da cascata inflamatória desencadeada pela infecção no SNC. Em meningites por meningococo, não há evidências de benefícios ou malefícios relacionados ao seu uso; já em meningites por pneumococo, há grande preocupação com cepas com múltipla resistência a antimicrobianos, por poder ocorrer diminuição de sua penetração no SNC. Por outro lado, o uso do corticosteroide tem sido relacionado à diminuição de mortalidade e de sequelas em meningite por pneumococo em adultos. A Academia Americana de Pediatria preconiza seu uso em meningites por Hib e por pneumococo. Em nosso meio, tem sido indicado seu uso em meningites bacterianas de qualquer etiologia.

Desta forma, recomenda-se a dexametasona, na dose de 0,6 mg/kg/dia dividida a cada 6 horas, por 4 dias, ou 0,6 a 0,8 mg/kg/dia, dividida de a cada 12 horas, por 2 dias, em meningites purulentas, ou com quimiocitológico sugestivo de meningite bacteriana, assim que se estabelece seu diagnóstico, de preferência antes da primeira dose do antimicrobiano. Seu uso não está indicado em crianças com menos de 6 semanas de vida e em meningites virais.

Exames de imagem

Os exames de imagem (tomografia computadorizada de crânio ou ressonância nuclear magnética de crânio) não estão indicados de rotina. Entretanto, nas seguintes situações, devem ser solicitados:

- Sinais neurológicos focais, aumento do perímetro cefálico, obnubilação prolongada, manutenção de crises convulsivas após 72 horas do início de antibioticoterapia;

- Persistência de cultura de LCR positiva, apesar de antibioticoterapia apropriada;

- Persistência de elevação de neutrófilos no LCR (mais que 30% a 40%) ao término da antibioticoterapia habitual, em casos selecionados em que esta coleta tenha sido realizada;

- Meningite por bacilo gram-negativo;

- Meningite recorrente.

Coleta de LCR de controle

Com o uso de cefalosporinas de 3ª geração e sua ótima penetração no SNC, a orientação de coleta de LCR de controle passou a ser mais restrita. A seguir, são listadas as situações clínicas mais comuns, nas quais a coleta de LCR de controle durante a evolução ainda é necessária:

- Crianças com má resposta clínica, apesar de 48 a 72 horas de antibioticoterapia apropriada;
  - Persistência de febre (após 5 a 6 dias do início da antibioticoterapia), ou recorrência da febre;
  - Após 2 a 3 dias do início do tratamento de crianças com meningite por bacilos gramnegativos, para definir duração do tratamento;
  - Para o período neonatal, ver os Capítulos 53 – Infecções bacterianas; e o 54 – Infecções fúngicas.

De rotina, não colhemos LCR de controle de alta nos casos que têm boa evolução.

Complicações

A ocorrência de complicações em crianças com meningite bacteriana está relacionada com idade, fatores de risco, agente etiológico e demora no início da terapêutica adequada e efetiva.

As complicações relacionadas ao SNC incluem as coleções subdurais, empiemas subdurais, acometimento de pares cranianos, necrose cortical, vasculite no SNC, trombose de veias corticais, ventriculites, abscessos cerebrais e hidrocefalia. Algumas dessas complicações instalam-se na fase aguda da doença, e outras aparecem durante a evolução ou mais tardiamente.

O paciente também pode apresentar complicações decorrentes de alterações circulatórias, com colapso da circulação periférica, particularmente na meningococcemia. Se o estado de choque não for tratado corretamente, pode apresentar evolução fulminante. Podem ocorrer também coagulação intravascular disseminada e gangrena de extremidades em pacientes com meningite meningocócica.

Menos frequentemente, ocorrem alterações articulares durante o curso de meningites bacterianas. A inflamação articular pode decorrer de invasão da bactéria, evoluindo para artrite séptica (particularmente associada com Hib), ou pode ser reativa à deposição de complexos antígeno-anticorpo na articulação (associação com meningococo).

Geralmente, a presença de complicações prolonga o tratamento e o período de internação destes pacientes.

Profilaxia de comunicantes

A indicação de quimioprofilaxia de comunicantes de casos de meningite bacteriana por meningococo e Hib está relacionada à sua alta transmissibilidade, no sentido de se evitarem casos secundários e também no intuito de quebrar a cadeia de transmissão dessas doenças. A transmissão dessas bactérias pode ocorrer a partir de portador assintomático, que as alberga em orofaringe, sem apresentar nenhum sintoma da doença, geralmente um adulto que convive com a criança. O número de portadores assintomáticos de meningococo na população é variável; no Brasil, relata-se que sua frequência é de aproximadamente 5% a 10% da população. A frequência de portador assintomático de Hib é mais baixa.

São considerados comunicantes íntimos indivíduos que habitam o mesmo domicílio ou mesma a instituição. São utilizados critérios de tempo, sempre levando-se em conta a possibilidade de contato com secreções respiratórias. Dessa forma, considera-se comunicante íntimo de um paciente com doença meningocócica ou doença invasiva por Hib:

- permanência ao redor de 4 horas diárias, na última semana antes do início de sintomas do paciente, e condição de contato com secreções respiratórias do caso índice;
- permanência de 8 horas em um único dia, na última semana antes do início de sintomas do paciente, e condição de contato com secreções respiratórias do caso índice.

Exemplos de comunicantes íntimos: familiares que moram na mesma residência; crianças de creche ou escola até 6 anos de idade; indivíduos que compartilham instituições ou domicílios coletivos etc.

Para comunicantes íntimos intradomiciliares de paciente com doença invasiva por Hib, recomenda-se a quimioprofilaxia quando houver outra criança com 4 anos ou menos naquela residência, e em creches, caso ocorra um segundo caso na instituição. Nesta última situação, é indicada a quimioprofilaxia para crianças comunicantes com 2 anos ou menos e adultos comunicantes.

A quimioprofilaxia está indicada se for estabelecido o diagnóstico presuntivo ou definitivo dessas duas doenças. Devem ser utilizados os critérios descritos a seguir:

- **doença meningocócica:** LCR com bacterioscopia positiva (diplococos gram-negativos), e/ou prova de antígeno positiva para meningococo, e/ou cultura positiva para meningococo (recentemente tem-se utilizado também reação em cadeia de polimerase); paciente com hemocultura, ou cultura de sítios normalmente estéreis, positiva para meningococo; paciente com quadro toxi-infeccioso, com petéquias e/ou sufusões hemorrágicas, com ou sem diagnóstico de meningite; vínculo epidemiológico com caso de doença meningocócica.

- **doença invasiva por Hib:** LCR com prova de antígeno positiva para Hib, e/ou cultura positiva para Hib (recentemente, tem-se utilizado também reação em cadeia de polimerase); paciente com hemocultura, ou cultura de sítios normalmente estéreis, positiva para Hib; vínculo epidemiológico com caso de doença invasiva por Hib.

Recomenda-se evitar uso indiscriminado da quimioprofilaxia, mas iniciá-la em tempo oportuno. O início dessa medida deve ocorrer preferencialmente nas primeiras 24 horas após o diagnóstico do caso. Pode ser realizado até 1 mês depois do diagnóstico.

A medicação de escolha é a rifampicina, podendo também ser utilizado o ceftriaxone e, para pacientes acima de 12 anos, a ciprofloxacina (Tabela 8.3).

Tabela 8.3 Quimioprofilaxia para comunicantes íntimos de doença meningocócica e doença invasiva por Hib.

Agente etiológico	Crianças	Adolescentes/ Adultos
Neisseria meningitidis	• Rifampicina 10 mg/kg a cada 12 horas, 2 dias (RN metade da dose) • Ceftriaxone 125 mg IM dose única	• Rifampicina 600 mg a cada 12 horas, 2 dias • Ceftriaxone 250 mg IM dose única • Ciprofloxacina 500 mg VO dose única
Haemophilus influenza tipo b	Rifampicina 20 mg/kg uma vez ao dia, 4 dias (RN metade da dose) • Ceftriaxone 125 mg IM dose única	Rifampicina 600 mg uma vez ao dia, 4 dias • Ceftriaxone 250 mg IM dose única • Ciprofloxacina 500 mg VO dose única

VO: via oral; IM: intramuscular; RN: recém-nascido.

Observação: suspensão rifampicina: usualmente a 2%; 1mL equivale a 20 mg; rifampicina cápsula: usualmente 1 cápsula equivale a 300 mg.

Fonte: Desenvolvida pela autoria.

Outras medidas preventivas

Fazem parte do Programa Nacional de Imunizações vacinas que protegem contra os principais agentes das meningites bacterianas no Brasil: contra Hib; pneumococo 10-valente conjugada; e contra meningococo C conjugada. As duas últimas foram introduzidas no final de 2010 no calendário do Programa Nacional de Imunizações. Além da rotina desse calendário, essas vacinas são disponíveis para grupos de risco, em Centros de Imunobiológicos Especiais (CRIE). O médico assistente pode encaminhar os pacientes de risco ao CRIE para vacinação.

Seguimento ambulatorial

Preconiza-se seguimento dos casos, no intuito de diagnóstico precoce de sequelas, com intervenções necessárias. Estas crianças devem realizar avaliação auditiva de rotina uma vez que a deficiência auditiva é muito comum.

Prognóstico

A letalidade das meningites bacterianas tem uma grande variação. Os fatores relacionados foram citados no item "Complicações". Particularmente nos extremos da vida, ocorrem os maiores índices de letalidade, e os agentes etiológicos com pior evolução são o *Streptococcus agalactiae*, bacilos entéricos gram-negativos e pneumococo.

A literatura médica descreve letalidade e frequência de sequelas neurológicas permanentes variáveis após meningite bacteriana em crianças, como perda auditiva neurossensorial, convulsões, alterações motoras, hidrocefalia e retardo mental. São descritas também alterações cognitivas e de comportamento, cujo reconhecimento precoce é fundamental.

Há estudos que descrevem fatores que predizem a evolução de pacientes com meningite bacteriana para óbito ou sequelas. Em revisão sistemática da literatura, Jonge *et al.* encontraram os seguintes fatores de mau prognóstico: para deficiência auditiva: pneumococo como agente etiológico da meningite e glicorraquia baixa; em relação à mortalidade: coma, crises convulsivas, choque, falência da circulação periférica, insuficiência respiratória grave, leucopenia no hemograma, baixa celularidade do LCR e proteinorraquia elevada; para sequelas neurológicas: coma, convulsões, febre prolongada (pelo menos 7 dias) e baixa celularidade do LCR. Esses autores também relatam estudos que descrevem fatores de mau prognóstico, sem especificá-lo: coma, convulsões, leucopenia, baixa celularidade do LCR, baixa glicorraquia, e proteinorraquia elevada, crises convulsivas com duração prolongada (acima de 12 horas da admissão), lactentes menores de 2 anos de idade, história de sintomas há mais de 48 horas, presença de febre, principalmente prolongada, gênero masculino, e ausência de petéquias (talvez pela sua relação com etiologia meningocócica, que apresenta melhor prognóstico do que etiologia por pneumococo). A relação de mau prognóstico com a faixa etária pode estar relacionada com a imaturidade do sistema imunológico, e também com afecção do SNC em desenvolvimento, embora também ocorram maiores plasticidade e capacidade de neurogênese nestas crianças.

■ BIBLIOGRAFIA CONSULTADA

Agrawal S, Nadel S. Acute bacterial meningitis in infants and children. epidemiology and management. Pediatr Drugs. 2011;13(6); 385-400.

Brigham KS, Sandora TJ. Neisseria meningitidis: epidemiology, treatment and prevention in adolescents. Curr Opin Pediatr. 2009;21: 437-443.

Chandran A, Hadley H, Misurski D, Mcthurem S. Long-term sequelae of childhood bacterial meningitis. An underappreciated problem. Pediatric Infect Dis J. 2011;30:3-6.

Curtis S, Vandermeer D, Simel DL, Kiassen T. Clinical features suggestive of meningitis in children: a systematic review of prospective data. Pediatrics. 2010;126(5);952-960.

Disponível em: http//www.cve.saude.sp.gov.br/htm/resp/meni_dados. htlm (26 maio 2011).

Dubos F, Korczowski B, Aygum DA, Martinot A, Prat C, et al. Distinguishing between bacterial and aseptic meningitis in children: European comparison of two clinical rules. Arch Dis Child. 2010;95:963-967.

Gilio AE, Terra CM. Meningites e meningoencefalites. In: Abramovici, Waksman, ed. Pediatria diagnóstico e tratamento - Hospital Albert Einstein, 2005, Cultura Médica, p. 521-532.

Hsu KK, Shea KM, Stevenson AE. Changing serotypes causing childhood invasive pneumococcal disease. Pediatr Infect Dis J. 2010;29:289-293.

Jonge RCJ, van Furth M, Wassenaar M, Gemke RJBJ, Tenwee C. Predicting sequelae and death after bacterial meningitis in childhood: a systematic review of prognostic studies. BMC Infectious Diseases. 2010,10:232-239.

Kaplan SL. Treatment and prognosis of acute bacterial meningitis in children. Disponível em: http://www.uptodate.com. Last literature review January 2011 (23 maio 2011).

Kim K S. Acute bacterial meningitis in infants and children. Lancet Infect Dis. 2010;10:32-42.

Nigrovic LE, Kuppermann N, Malley R. Children with bacterial meningitis presenting to the emergency department during the pneumococcal conjugate vaccine era. Academ Emerg Med. 2008;15:522-528.

Overturf GD. Defining bacterial meningitis and other infections of the central nervous system. Pediatr Crit Care Med. 2005;6(3) S14-S18.

Sáez-Llorenz X, McCraken GH. Bacterial meningitis in children. Lancet 2003;361:2139-2148.

van de Beek D, de Gans J, McIntyre P, Kameshvar P. The Cochrane Library, Issue 1, 2009. Oxford: Update Software.

Meningoencefalites

■ Angela Esposito Ferronato   ■ Alfredo Elias Gilio

Introdução

Meningoencefalite é definida como um processo inflamatório do cérebro e das meninges. O acometimento do encéfalo (encefalite) e meníngeo (meningite) podem variar, conforme o agente etiológico ou por fatores imunológicos. A etiologia mais comum é a infecciosa e os agentes mais identificados como causadores de meningoencefalites estão representados no Quadro 9.1. O quadro clínico varia segundo a faixa etária, etiologia, região do cérebro mais acometida e comprometimento meníngeo. Alguns sintomas podem estar presentes, independentemente da etiologia como: febre; cefaleia; vômitos; alteração do nível de consciência; crises convulsivas; e confusão mental. Mesmo com técnicas avançadas para identificação do agente etiológico, como o uso da reação em cadeia de polimerase (PCR), um número elevado de casos de meningoencefalites permanece sem diagnóstico etiológico. Nos Estados Unidos, cerca de 40% a 50% das meningoencefalites permanecem sem etiologia definida.

Meningoencefalite viral aguda

Um grande número de vírus pode ser responsável pelas meningoencefalites. Quando as alterações representarem acometimento meníngeo predominante (meningite viral), a evolução geralmente é benigna.

É mais frequente em menores de 5 anos de idade e em cerca de 80% dos casos, em que o agente etiológico é identificado, os vírus do grupo Enterovírus predominam, sendo os mais frequentes: os Echovírus e os Coxsackievírus dos grupos A e B. As meningoencefalites causadas pelos enterovírus têm um comportamento sazonal, com predomínio dos casos na primavera e no verão.

Quadro 9.1 Principais agentes de meningoencefalites.

Vírus	Bactérias
● enterovírus (echovírus, parechovírus, coxsackievírus A e B e poliovírus) ● herpes simples vírus (tipo 1 e 2) ● vírus Epstein-Barr ● adenovírus ● citomegalovírus ● vírus da imunodeficiência humana (HIV-1) ● vírus do sarampo	● *Borrelia burgdorferi* ● *Bartonella henselae* (doença da arranhadura do gato) ● *Rickettsia rickettsii* ● *Mycoplasma pneumoniae* **Parasitas** ● *Toxoplasma gondii* ● *Plasmodium falciparum* ● *Naegleria fowleri* ● *Acanthamoeba spp*
● vírus da caxumba ● vírus da rubéola ● vírus varicela-zóster ● herpes vírus tipo 6 (HHV-6) ● vírus influenza ● vírus de doença gastrointestinal e respiratória não específica ● Arbovírus	● *Taenia solium* (cisticercose) **Fungos** ● *Cryptococcus neoformans* ● *Coccidioides spp* ● *Histoplasma capsulatum*

Fonte: Desenvolvido pela autoria.

As infecções pelos enterovírus, geralmente, são de evolução benigna; porém quando o componente de encefalite predomina, o quadro clínico pode ser semelhante ao da encefalite herpética, inclusive com sequelas. Casos fatais são descritos principalmente em recém-nascidos e imunodeprimidos.

A manifestação clínica mais comum do herpesvírus-6 (HHV-6) é o exantema súbito, caracterizado por febre alta e exantema que surgem após a melhora do quadro febril. Porém, é frequente a invasão do sistema nervoso central (SNC) pelo vírus, ocasionando crises convulsivas, que muitas vezes são confundidas com crise convulsiva febril benigna. A evolução é benigna e autolimitada na grande maioria dos casos.

Os herpesvírus simples tipos 1 e 2 (HVS-1 e HVS-2) são responsáveis por 0,5% a 3% dos casos de meningite viral aguda e podem ter evolução benigna e autolimitada. Entretanto, quando ocorre acometimento encefálico (encefalite), resultam em quadros graves e serão discutidos separadamente.

A meningoencefalite da varicela ocorre de duas formas: cerebelar, que se manifesta por ataxia e corresponde à maioria dos casos em crianças, tendo boa evolução; e a cerebral difusa, que é mais comum em adultos e associa-se à alta mortalidade. A forma cerebelar inicia-se no final da 1ª semana de doença com cefaleia, vômitos, ataxia, nistagmo, tremores, febre e sinais de irritação meníngea. O curso é autolimitado, com resolução espontânea em 2 a 2 semanas. A faixa etária mais acometida é dos 5 aos 14 anos. A forma cerebral difusa tem início mais precoce e súbito com alterações sensoriais, convulsão, sinais neurológicos focais, edema cerebral e coma. A mortalidade é de 40% e cerca de 20% dos sobreviventes têm sequelas.

O vírus da parotidite endêmica (caxumba) é um agente frequente de meningoencefalite viral nos pacientes não vacinados ou sem imunidade completa e predomina nos pré-escolares, escolares e adolescentes. A evolução também tende a ser benigna.

Os arbovírus são vírus transmitidos por artrópodes, geralmente carrapatos e mosquitos. No Brasil, existem vários arbovírus que podem causar meningoencefalites, como vírus das famílias Flavivírus (vírus da encefalite de Saint-Louis), vírus da dengue (DEN) e togavírus ou vírus da encefalite equina do Leste (VEE). Após a picada do vetor, o vírus se multiplica localmente, até produzir uma viremia primária, antes de penetrar no SNC. Para a maioria dos arbovírus causadores de encefalites, o ser humano não faz parte do ciclo natural, sendo um hospedeiro acidental. Na encefalite pelo DEN, o quadro clínico cursa com confusão mental, diminuição de nível de consciência, crises convulsivas, geralmente acometendo os pacientes com leucopenia, trombocitopenia e alterações ocorridas em consequência do aumento da permeabilidade capilar. Diferentemente das manifestações extrapiramidais, vistas frequentemente em outras arboviroses, a encefalite pelo DEN não costuma provocar tremores ou distúrbio do movimento, porém há relatos de síndrome extrapiramidal. O diagnóstico é feito com base no quadro clínico e laboratorial e outras causas de meningoencefalites devem ser excluídas. Os anticorpos da classe IgM contra DEN no líquido cefalorraquidiano (LCR) permanecem positivos por até 3 meses. A confirmação por PCR no LCR e soro deve ser feita quando possível. Não existe tratamento específico.

Outros vírus, como o citomegalovírus (CMV), vírus do sarampo, rubéola, influenza, adenovírus e outros, também podem ser responsáveis por meningoencefalite viral. Para o diagnóstico, é importante considerar os dados epidemiológicos e a clínica em cada caso.

Quadro clínico

Podemos identificar três síndromes clínicas nas meningoencefalites:

- Síndrome infecciosa: caracterizada por febre ou hipotermia, anorexia e sintomas gerais de um processo infeccioso;
- Síndrome de irritação radicular: com sinais meníngeos como rigidez de nuca, sinais de Kernig e Brudzinsk;
- Síndrome encefálica: sonolência ou agitação, delírio, crise convulsiva, torpor e coma.

Outros sintomas incluem cefaleia, vômitos, ataxia ou outras alterações de marcha, disfunção autonômica e alterações de pares cranianos.

A gravidade depende do agente etiológico, diagnóstico precoce, faixa etária e estado imunológico do paciente. Apesar de a maioria dos casos ter evolução de forma limitada e benigna, podem ocorrer sequelas como retardo mental, surdez, convulsão, perdas motoras ou sensoriais.

Exames

- LCR: aumento de celularidade, normalmente abaixo de 500 células/mm^3 tendo predomínio linfomonocitário. A proteinorraquia pode se apresentar normal ou aumentada, com glicorraquia normal. Na meningoencefalite pelo vírus da parotidite endêmica (caxumba), a celularidade pode ser superior a 2 mil células/mm^3, porém com predomínio linfomonocitário. Nas meningites por enterovírus, é frequente celularidade próxima ou superior a 1 mil células/mm^3, com predomínio de polimorfonucleares, com manutenção deste diferencial leucocitário, mesmo após vários dias de evolução da doença;

- Dosagem de eletrólitos pode mostrar hiponatremia provocada pela síndrome da secreção inapropriada do hormônio antidiurético (SSIHAD);

- A PCR (polimerase chain reaction) pode ser realizada para pesquisa de vírus, tendo cerca de 100% de especificidade e com sensibilidade próxima a 100% quando realizada no início do quadro. Vários estudos mostram uma melhor condução do paciente e menor uso de antibióticos para os pacientes com agente viral identificado. Entretanto, este exame não é disponível em muitos serviços;

- Cultura de vírus e sorologia também pode auxiliar na identificação de alguns vírus, mas são realizados apenas em laboratórios de referência;

- Tomografia de crânio (TC): deve ser realizada para diagnóstico diferencial e nos casos de

rebaixamento do nível de consciência e sinais focais antes da coleta de LCR;
- Ressonância nuclear magnética (RNM): mostra sinal precoce de comprometimento encefálico pelo vírus e é importante no diagnóstico diferencial de outras doenças;
- Eletroencefalograma (EEG): na meningoencefalite por herpes simples está alterado em 80% dos casos. A ocorrência do padrão PLED (descargas epileptiformes periódicas lateralizadas) pode ser sugestivo de herpes, porém não é patognomônico.

Tratamento

O tratamento, na maioria das vezes, é de suporte, visa restaurar a hidratação e contempla o uso de antitérmicos, controle das crises convulsivas (difenil-hidantoína ou fenobarbital), controle e monitorização da hipertensão intracraniana. Para pacientes com rebaixamento de nível de consciência e crises convulsivas de difícil controle, é indicada monitorização em UTI.

A meningoencefalite causada pelo herpesvírus é a única para a qual está indicado o tratamento com antiviral (veja a seguir).

O uso de corticosteroide e gamaglobilina ainda é controverso na literatura.

Meningoencefalite por herpes simples

É uma doença com elevadas taxas de morbidade e mortalidade. Há duas formas distintas.
- Em crianças maiores de 3 meses e em adultos, a infecção é usualmente localizada nos lobos temporais e frontal e é causada pelo herpes simples tipo 1 (HSV-1);
- Em neonatos, o envolvimento cerebral é difuso, e causado pelo herpesvírus tipo 2 (HSV-2).

Fisiopatologia

A infecção do SNC ocorre pela transmissão do vírus de um sítio periférico para o cérebro, via nervo olfatório ou trigêmeo. Os fatores que precipitam a meningoencefalite são desconhecidos e o exato mecanismo de dano celular também não está totalmente esclarecido, mas pode ocorrer por lesão direta do vírus ou indireta por mecanismos imunomediados. Meningoecefalite por herpes pode representar a primoinfecção herpética em cerca de um terço dos casos. O restante tem evidência sorológica de infecção prévia pelo HSV (reativação).

Manifestações clínicas

É uma doença de instalação aguda ou subaguda com sinais de acometimento cerebral focal ou difuso. Os sintomas mais frequentes são: febre (90%); cefaleia (81%); confusão mental (71%); crises convulsivas (67%); vômitos (46%). Também podem apresentar disfagia, ataxia, hemiparesias, alterações de pares cranianos e papiledema. Os sinais de irritação meníngea podem não estar presentes e dependem do grau de acometimento meníngeo.

Não existe relação causal ou temporal entre lesão herpética periférica (p. ex., herpes labial) e meningoencefalite. A presença ou ausência da lesão labial não confirma nem descarta o diagnóstico de meningoencefalite herpética.

Exames laboratoriais

- Análise do LCR:
    - aumento de celularidade;
    - aumento de proteinorraquia (> 40 mg/dL em LCR obtido por punção de região lombar);
    - de 5% a 10% dos pacientes, principalmente crianças podem ter LCR inicial normal;
    - PCR tem altas sensibilidade (94% a 98%) e especificidade (98% a 100%).

Outros exames

- Ressonância nuclear magnética (RNM): anormalidades são observadas em 90% dos pacientes. Alterações em localização na região temporal são altamente sugestivas de lesão por herpes, mas a confirmação depende de PCR positivo no LCR;
- Tomografia computadorizada: também pode mostrar alterações em lobo temporal, porém é menos sensível que a RNM;
- EEG: pode mostrar alterações focais e descargas epileptiformes periódicas lateralizadas. Tem sensibilidade de 84% e especificidade de 32%.

Tratamento

O diagnóstico de meningoencefalite por herpes deve ser suspeitado em todo paciente que apresentar deterioração do nível de consciência, febre, alterações do LCR, alterações neurológicas focais, na ausência de outras causas. O tratamento empírico é recomendado até confirmação ou descarte do diagnóstico. O início precoce de aciclovir é primordial para reduzir a mortalidade e morbidade. A via de administração do aciclovir deve ser intravenosa e com tempo de infusão de 1 hora. Nos recém-nascidos, doses mais elevadas são bem toleradas para pacientes com função renal normal e hidratados adequadamente, sendo recomendada a dosagem de 60 mg/Kg/dia dividida a cada 8 horas por 21 dias. Em crianças maiores, doses mais elevadas de aciclovir (60 mg/Kg/dia) estão associadas a maior risco de neurotoxicidade e nefrotoxicidade, assim a dose recomendada atualmente para pacientes entre 3 meses e 12 anos de idade é de 30 a 45 mg/Kg/dia e para adolescentes e adultos maiores de 12 anos de idade, 30 mg/Kg/dia por via intravenosa, dividida a cada 8 horas, por 14 a 21 dias.

A real indicação de corticosteroides no tratamento da encefalite por herpes é incerta, porém têm sido utilizados em casos graves para redução do edema cerebral. Estudos não randomizados também mostraram melhora mais significativa em pacientes que receberam corticosteroide concomitante ao aciclovir, mas são necessários mais estudos que confirmem tal achado antes de este tratamento ser recomendado.

Prognóstico da encefalite herpética

A taxa de mortalidade para os casos não tratados é de 70% e entre os tratados de 19%, e mais de 50% dos sobreviventes têm moderado ou severo déficit neurológico. O início precoce do aciclovir também está relacionado a melhor prognóstico neurológico.

Meningoencefalite por Mycoplasma pneumoniae

Mycoplasma pneumoniae é um patógeno comum de vias aéreas, principalmente em crianças na idade escolar e adolescentes, porém tem sido identificado como uma importante causa de meningoencefalite (1% a 10% dos pacientes com agente etiológico identificado). É mais comum em crianças maiores de 5 anos e que apresentam sintomas respiratórios antecedendo os sintomas de meningoencefalite, porem a ausência de sintomas respiratórios não exclui esta etiologia. As manifestações clínicas, alterações liquóricas e achados no EEG são indistinguíveis das meningoencefalites de outras etiologias. Sequelas neurológicas também têm sido documentadas.

O diagnóstico deve ser confirmado por meio de cultura ou PCR para micoplasma no LCR e em orofaringe. Exames de sorologia (detecção de IgG e IgM) são úteis, porém pode ocorrer falso positivo, uma vez que o micoplasma é um patógeno comum de vias aéreas.

O tratamento com antimicrobianos é sempre indicado, mesmo não se confirmando a invasão direta do micro-organismo no SNC e de algumas alterações serem atribuídas a mecanismos autoimunes. Macrolídeos, cloranfenicol, ketolídeos (novos macrolídeos), estreptograminas (tetraciclina), quinolonas e fluorquinolonas (levofloxacin) são usualmente indicados para o tratamento de infecções pelo micoplasma. Os macrolídeos são os antimicrobianos de escolha, principalmente em crianças menores de 8 anos uma vez que ketolídeos, estreptograminas e quinolonas têm uso limitado em pediatria. No entanto, o aumento da resistência do *Mycoplasma pneumoniae* aos macrolídeos e a baixa penetração destes pela barreira hematoenefálica reduzem as opções terapêuticas. O cloranfenicol tem sido uma boa opção, considerando-se a boa penetração pela barreira hematoencefálica e poder bactericida contra o micoplasma. Estudos também sugerem que o levofloxacin pode ser uma boa opção também em pacientes pediátricos.

Além do quadro de meningoencefalite aguda, o *M. pneumoniae* também pode ser responsável por síndrome de Guillain-Barré e encefalomielite disseminada aguda (ADEM).

Encefalites autoimunes e paraneoplásicas

A encefalite autoimune é uma doença inflamatória caracterizada por envolvimento subagudo do encéfalo com a presença de sintomas neuropsiquiátricos e crises epilépticas. Ocorre uma grande diversidade de sintomas, sendo o diagnóstico clínico um verdadeiro desafio. Já foi considerada uma doença rara, de etiologia paraneoplásica e de prognóstico reservado. Porém, com a recente descoberta dos anticorpos dirigidos à superfície da membrana, atualmente é reconhecido que uma grande parte dos casos não tem uma neoplasia subjacente e apresenta um ótimo prognóstico.

A encefalite antirreceptor N-metil-D-aspartato (rNMDA) é uma síndrome neuropsiquiátrica cuja causa é atribuída a processos imunomediados, por apresentar autoanticorpos no soro ou no LCR, dirigidos contra um epítopo localizado no domínio extracelular do rNMDA. Essa doença é frequentemente descrita em pacientes adultos e pode estar associada ao teratoma de ovário, como uma síndrome paraneoplásica.

A frequência da encefalite anti-rNMDA não foi determinada com precisão, podendo ser responsável por internações de adultos jovens em UTI. A série mais numerosa de casos pediátricos sobre o tema informou sobre 32 pacientes com idade inferior a 18 anos (mediana: 14 anos). Em pacientes pediátricos, não há ssociação frequente com tumores paraneoplásicos.

Os tratamentos imunoterápicos de 1ª linha são os corticosteroides IV em altas doses, a imunoglobulina ou a plasmaférese. Nos casos em que não há uma resposta adequada ao tratamento de 1ª linha, podem ser acrescentados ciclofosfamida ou rituximabe. O tempo de recuperação pode ser longo e variável, mas a recuperação é completa ou com sequelas leves em 75% dos casos. A mortalidade é de 4% e está geralmente relacionada a alterações secundárias adquiridas da internação em UTI.

Os sinais clínicos da encefalite que incluem convulsões, anomalias de comportamento, distúrbios de fala e transtornos de movimento são as marcas características da encefalite anti-rNMDA na infância. Pediatras de emergência, de UTI e neurologistas pediátricos devem estar atentos a essa condição autoimune passível de tratamento.

Alterações neurológicas pós-infecciosas

Algumas infecções virais podem ocasionar alterações mais tardias no SNC, que podem ser consequência da ação lenta do próprio vírus ou por alterações imunológicas.

Panencefalite esclerosante subaguda (PESS)

É uma manifestação rara, provocada por ação tardia do vírus do sarampo no SNC. As manifestações iniciam-se cerca de 7 a 10 anos após a infecção pelo vírus. É mais frequente em pacientes que tiveram sarampo com menos de 1 ano de idade. Clinicamente, ocorre uma deterioração progressiva e insidiosa do SNC. Inicia-se com alterações comportamentais, cognitivas, evoluindo para alterações motoras, convulsões, abalos mioclônicos, progressiva alteração mental, rigidez, decorticação e morte. A evolução clínica é progressiva, podendo ocorrer períodos de estagnação da doença, porém a evolução para a fase terminal sempre ocorre. O diagnóstico é feito pelo achado típico no EEG (ondas paroxísticas, que aparecem em intervalos regulares e atividade elétrica deprimida entre elas) e elevação marcante de imunoglobulinas no LCR. Anticorpos antivírus do sarampo podem ser detectados no sangue e LCR do paciente. Não há tratamento eficaz, porém alguns estudos mostram alguma redução na velocidade de evolução da doença para crianças tratadas com interferon.

Encefalomielite disseminada aguda (ADEM)

É uma doença imunomediada, desmielinizante, que usualmente ocorre após infecção viral, mas pode ocorrer após infecção bacteriana, parasitária e raramente após vacinação, sendo mais descrita após vacina contra sarampo, rubéola e caxumba. Há relatos após dengue e vacina contra febre amarela. Os sintomas aparecem 7 a 14 dias (até 30 dias) após a infecção ou a aplicação da vacina. Ocorre febre, cefaleia, sintomas motores e sensitivos, ataxia, alteração do nível de consciência e sintomas relacionados ao tronco encefálico. A lesão provavelmente ocorre pela ação de autoanticorpos contra mielina do SNC. O diagnóstico é feito pelas alterações vistas na RNM. Os achados mais comuns são lesões de substância branca em várias localizações, às vezes com acometimento do córtex e áreas do tálamo e gânglios da base. As lesões têm aspecto de mesmo tempo de evolução.

O tratamento tem a finalidade de reduzir a resposta inflamatória e reduzir as sequelas. Utiliza-se corticosteroide endovenoso na forma de pulsoterapia, porém existem poucos estudos controlados. Recuperação completa ocorre em 50% a 70% dos casos; dos remanescentes, 70% a 90% recuperam-se com sequelas mínimas. A taxa de mortalidade é em torno de 5% e está relacionada a alterações neurológicas graves e pobre resposta ao corticosteroide. As crianças têm melhor prognóstico que os adultos. Sequelas motoras podem permanecer em 8% a 30% dos casos.

■ BIBLIOGRAFIA CONSULTADA

1. American Academy of Pediatrics. Herpes simplex. In: Pickering LK, Baker CJ, Kimberlin DW, Long SS, eds. Red Book. Report of the Committee on Infectious Diseases, 28 th ed. Elk Grove Village, 2000. p. 363-72.
2. Bitnun A, Richardson SE. Mycoplasma pneumoniae: innocent bystander or a true cause of central nervous system disease? Curr Infect Dis Rep. 2010;jul.;12(4):282-90.
3. Borlot F, Santos MLF, Bandeira M, Liberalesso PB, Kok F, Löhr Jr. A, et al. Encefalite anti-receptor N-metil-D-aspartato na infância. J. Pediatr. Rio Janeiro. 2012 June; 88(3): 275-278.
4. Christie LJ, Honarmand S, Talkington DF, et al. Pediatric encephalitis: what is the role of Mycoplasma Pneumoniae? Pediatrics. 2007;120:305-13.
5. Esposito S, Tagliabue C, Bosis S, Principi N. Levofloxacin for the treatment of Mycoplasma pneumoniae associated meningoencephalitis in children. Int J Antimicrob Agents. 2011.
6. Ferreira MLB, Cavalcanti CG, Coelho CAI, Mesquita SD. Manifestações neurológicas da dengue: estudo de 41 casos. Aq Neuropsiquiatr. 2005;63(2-b):488-93.
7. Granerod J, Ambrose HE, Davies NWS, Clewley JP, Walsh ALM, et al. On behalf of the UK Health Protection Agency (HPA) Aetiology of Encephalitis Study Group. Causes of encephalitis and differences in their clinical presentations in England: a multicentre, population-based prospective study. The Lancet Infectious Diseases. 2010;1 December;10(12):835-44.
8. Menge T, Hemer B, Nesser S, et al. Acute disseminated encephalomielitis. Am Med Assoc. 2005;62:1673-80.
9. Secretaria de Estado da Saúde de São Paulo. Divisão de Doenças de Transmissão Respiratória, do Centro de Vigilância Epidemiológica "Prof. Alexandre Vranjac", Coordenadoria de Controle de Doenças e Instituto Adolfo Lutz. Laboratório de Vírus Entéricos. Meningites virais. Rev. Saúde Pública. 2006;40(4):748-750.
10. Tunkel AR, Glaser CA, Bloch KC, et al. The management of encephalitis: clinical practice guideline by the Infectious Diseases Society of America. Clin Infect Dis. 2008;47:303.
11. Whitley RJ, Kimberlin DW. Herpes simplex: encephalitis children and adolescents. Semin Pediatr infect Dis. 2005;jan.16(1):17-23.

Infecções Osteoarticulares

10.1 Pioartrite

■ Cristina Ryoka Miyao Yoshioka   ■ Selma Lopes Betta Ragazzi

Introdução

Os processos infecciosos das articulações são causados principalmente por bactérias, mas também por fungos e vírus. Os termos "artrite séptica", "artrite piogênica" ou "artrite purulenta" são utilizados para infecção bacteriana (raramente para infecção por fungo).

Epidemiologia

Cerca de 50% dos casos ocorrem em menores de 20 anos de idade, predominando nos menores de 3 anos e no sexo masculino (1,2-2 /1). As articulações mais acometidas são o joelho (35% a 56%), quadril (25% a 30%), tornozelo (12% a 15%) e cotovelo (5% a 10%).

Os fatores de risco no período neonatal são: cateterização de vaso umbilical; uso de cateter venoso central; punção de vaso femoral; e presença de osteomielite. A maioria dos casos em crianças maiores ocorre na ausência de fatores de risco, que, quando presentes, incluem doenças infecciosas à distância, artrite de base de outras causas (como as doenças reumatológicas), imunodeficiência, cirurgia articular, hemoglobinopatias e diabetes.

Fisiopatologia

A articulação normal contém uma pequena quantidade de líquido sinovial, viscoso, claro e acelular. A membrana sinovial é uma rede de tecido conectivo e vasos sem membrana basal. Os nervos da sinóvia estão contidos nos vasos.

As bactérias podem alcançar a articulação por:
a. via hematogênica;
b. inoculação direta;
c. contiguidade a um foco infeccioso próximo.

Na maioria dos casos, a infecção ocorre por via hematogênica, pelo alto fluxo sanguíneo e pela falta de membrana basal na sinóvia, que facilita a entrada de bactéria no espaço articular durante os episódios de bacteremia. Estes podem ocorrer em associação com infecção de trato respiratório, pele ou trato gastrointestinal. Podem ocorrer também injeções e cirurgias articulares, manipulações de trato gastrointestinal ou geniturinário. Nos casos de inoculação direta, deve ser considerada a etiologia polimicrobiana. Extensão por contiguidade à infecção é rara, exceto quando ocorre por contiguidade de osteomielite; principalmente pelas características anatômicas de recém-nascido e lactente citadas no Capítulo 10.2 – Osteomielite aguda.

A bactéria que atinge a articulação deposita-se na membrana sinovial e produz uma resposta inflamatória celular. Pela ausência de membrana basal no tecido sinovial, a bactéria tem rápido acesso ao líquido sinovial. As células respondem às endotoxinas bacterianas, liberando citocinas que estimulam a liberação de enzimas proteolíticas, e aumentam a migração leucocitária. Esses produtos da inflamação destroem a sinóvia e a matriz de colágeno e inibem a síntese de colágeno. A degradação da cartilagem articular inicia-se 8 horas após o início da infecção. O aumento da pressão intra-articular pode prejudicar o fluxo sanguíneo, causando necrose avascular óssea (principalmente da cabeça femoral), além de luxações e subluxações.

Agentes etiológicos

Quando os materiais são adequadamente coletados, a etiologia bacteriana é confirmada em 50% a 70% dos casos. As etiologias mais frequentes variam conforme a faixa etária, a técnica microbiológica disponível, o estado de imunização (hemófilo e pneumococo) e a região geográfica.

O *Staphylococcus aureus* é o agente mais frequente em todas as faixas etárias e, em alguns países, é importante o *Staphylococcus aureus* meticilino resistente da comunidade. A sua cobertura empírica se faz necessário quando a sua prevalência for maior que 10% a 15% na população considerada. O Streptococcus sp inclui o β-hemolítico do grupo A (*pyogenes*), *Streptococcus pneumoniae* e as do grupo B (*agalactie*). O *Streptococcus pyogenes* ocorre especialmente nos maiores de 5 anos de idade, o *Streptococcus pneumoniae* nos menores de 2 anos de idade e o *Streptococcus agalactie* em menores de 3 meses de idade. Alguns dados sugerem que, entre os gram-negativos, a *Kingella kingae* é um dos agentes principais em menores de 2 a 3 anos de idade. A *Neisseria gonorrhoeae* é um importante agente em recém-nascidos e adolescentes sexualmente ativos. Os recém-nascidos com infecção por *Neisseria gonorrhoeae* apresentam-se com pródromos inespecíficos, como baixa aceitação via oral, irritabilidade e febre. Geralmente, as articulações envolvidas são os joelhos, tornozelos e metatarsos. Na adolescência, ocorre como manifestação de uma infecção disseminada; entretanto, a artrite pode ser o único acometimento. As características clínicas incluem febre, *rash* cutâneo e tenossinovite ou artrite de pequenas articulações com derrame articular pequeno. A *Neisseria meningitidis* geralmente causa uma artrite reativa que se manifesta vários dias da instalação da doença. Entretanto, pode causar uma artrite infecciosa sem outros sinais de doença meningocócica ou ser precedido por infecção respiratória alta, envolvendo mais de uma articulação, associada a *rash* maculopapular. *Haemophilus influenzae do tipo b* pode causar infecção osteoarticular em menores de 5 anos de idade em locais com baixa taxa de cobertura vacinal. Outros sorotipos capsulares de *Haemophilus influenzae* também podem ocasionalmente causar artrite. O *Streptococcus pneumoniae* causador de artrite após a introdução da vacina conjugada tem sido os sorotipos não vacinais principalmente o 35B e 33F. Salmonella sp é agente frequente em crianças com hemoglobinopatias como as doenças falciformes. *Pseudomonas aeruginosa* pode ser causa em pacientes com lesões puntiformes e uso de drogas endovenosas. Artrite por anaeróbios (*Bacteroides fragilis,* Fusobacterium, Peptostreptococcus e *Cutibacterium acnes*) pode ocorrer em associação com infecção de orofaringe.

Manifestações clínicas

Trauma ou infecção de trato respiratório frequentemente precede os sintomas articulares. Sintomas de artrite piogênica incluem dor articular aguda (geralmente monoarticular), febre, irritabilidade e alteração de mobilidade do membro acometido (Figura 10.1), claudicação com dificuldade de apoiar-se no membro afetado. A dor na pioartrite de quadril pode ser referida na região inguinal, coxa ou joelho. Evidencia-se dor mediante movimentação passiva e ativa, edema e hiperemia da articulação acometida. Deve-se avaliar a presença de outros sinais e de sintomas concomitantes como faringite, *rash*, sopro cardíaco, hepatoesplenomegalia e acometimento de articulações adicionais.

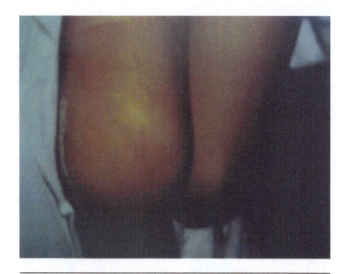

Figura 10.1 Sinais flogísticos em joelho direito.
Fonte: Acervo da autoria.

Diagnóstico diferencial

A sinovite transitória de quadril é o diagnóstico diferencial mais importante em quadril doloroso. Predomina em crianças de 5 a 10 anos de idade, geralmente com febre baixa ou ausência de febre com manifestação unilateral (em alguns casos, pode ser bilateral). A dor varia de leve a grave, o suficiente para o paciente acordar à noite. O estado geral é preservado.

Outras causas incluem artrite reativa, artrite reumatoide juvenil, trauma e neoplasias. Também incluem doença de Legg-Calvé-Perthes e epifisiolistese.

Diagnóstico

Na suspeita clínica, deve-se puncionar a articulação e enviar o material para cultura em meios adequados, realizar a bacterioscopia e a contagem de células. A cultura do líquido sinovial é positiva em aproximadamente 50% a 60%. A cultura com resultado falso-negativo pode ocorrer nos casos de agentes fastidiosos, técnica laboratorial inadequada ou uso prévio de antibiótico. Pode-se incrementar a positividade de cultura para *Kingella kingae* inoculando-se amostras clínicas em frascos de hemocultura. Os micro-organismos visualizados na bacterioscopia podem não crescer em cultura pelo efeito bacteriostático do líquido sinovial. A contagem de leucócitos ≥ 50.000/mm^3 com predomínio de polimorfonucleares é consistente com infecção bacteriana, mas pode também ocorrer em doenças reumatológicas. Geralmente evidenciam-se aumento de leucócitos no hemograma e aumento da velocidade de hemossedimentação (VHS) e proteína C-reativa quantitativa (PCR). Ocasionalmente o resultado de PCR é normal, principalmente em artrite séptica causada por *Kingella kingae*.

Na suspeita de *Neisseria gonorrhoeae*, deve-se obter cultura de líquido articular, sangue, faringe, lesões de pele, cérvix, uretra, vagina e reto.

Diagnóstico de imagem
Imagens radiológicas

As imagens iniciais visualizadas na radiografia demonstram edema da capsular articular que desloca a linha subcutânea. Podem demonstrar sinais de efusão articular, mas não são sensíveis para este achado. Vale lembrar que este é um exame complementar valioso para o diagnóstico diferencial de outras causas de dor em quadril com epifisiolistese e doença de Legg-Calvé-Perthes.

Na radiografia de quadril, o sinal mais conhecido é o sinal do obturador (Figura 10.2). Como o tendão do obturador passa sobre a cápsula articular do quadril, a margem deste músculo é deslocada medialmente à pélvis. Com aumento maior do edema da cápsula articular, a cabeça do fêmur é deslocada lateralmente e para cima (Figura 10.3). Um dos achados mais frequentes é a obliteração ou deslocamento lateral da linha gordurosa glútea. Em crianças maiores de 1 ano de idade, pode se evidenciarem luxações e subluxações da cabeça femoral.

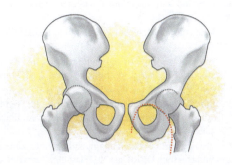

Figura 10.2 Sinal do obturador do quadril direito em esquema e a radiografia.
Fonte: Desenvolvida pela autoria.

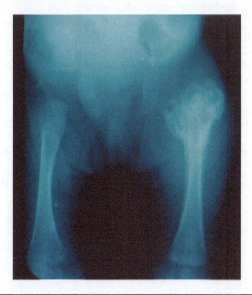

Figura 10.3 Lactente com pioartrite de quadril esquerdo e osteomielite de fêmur.
Fonte: Acervo da autoria.

Ultrassonografia

É útil na identificação e na quantificação da efusão articular, principalmente das articulações profundas como o quadril, entretanto a presença de efusão articular não é específica de infecção. Mesmo a evidência de aumento do fluxo sanguíneo no doppler pode apenas sugerir infecção.

Na articulação do quadril, a ultrassonografia tem valor preditivo negativo alto (principalmente após 24 horas do início do quadro) e pode ser usada para guiar a aspiração quando da presença de efusão articular.

Mapeamento ósseo

Geralmente não é um exame utilizado para diagnóstico de pioartrite, exceto quando se suspeita de uma osteomielite concomitante. No entanto, pode ser útil na avaliação de articulações profundas como o quadril e a sacroilíaca.

Ressonância magnética

A ressonância é mais sensível que outras modalidades de imagem com detecção precoce da efusão articular. Pode ainda demonstrar anormalidades em ossos adjacentes, tecidos moles, além da extensão da destruição da cartilagem articular. Permite a diferenciação da pioartrite e sinovite transitória pela alteração na medula óssea, que é frequente em pioartrite. É indicada na suspeita concomitante de osteomielite e/ou abscesso em crianças que não evoluem adequadamente com antibioticoterapia e drenagem da articulação acometida.

Tomografia computadorizada

É útil na avaliação de áreas de anatomia complexa como ombro, quadril e sacroilíaca. Em fases tardias da doença, a tomografia pode demonstrar alterações destrutivas.

Tratamento

A eficácia no tratamento da pioartrite depende do tempo decorrido de aumento da pressão intra-articular e do início da antibioticoterapia. Deve ser tratada em conjunto com a equipe de ortopedia. A punção aspirativa é diagnóstica e terapêutica. Os casos de pioartrite de quadril e de ombro requerem drenagem de urgência pelos riscos de necrose, luxação e subluxação.

A drenagem e a lavagem são necessárias para descomprimir o espaço articular e remover debris inflamatórios a fim de preservar a membrana sinovial e a matriz de colágeno. Podem ser realizadas por meio da artrostomia, artroscopia ou aspiração com agulha (simples ou múltipla).

Apesar de a artrocentese e a artroscopia serem menos invasiva em algumas situações, a artrostomia deve ser considerada nas seguintes situações: pioartrite de quadril ou de ombro em menores de 6 meses; duração dos sintomas maior que 5 a 7 dias; etiologia como estafilococos meticilinorresistentes ou PVL positivo. Uso de dreno de rotina não é indicado, recomendado apenas nos casos de infecção extensa ou dificuldade de debridamento.

A escolha do antibiótico inicial é empírica, dependendo da faixa etária, apresentação clínica e padrão de sensibilidade local (Quadro 10.1).

Utiliza-se antibioticoterapia endovenosa até melhora clínica evidente, normalização dos marcadores inflamatórios e possibilidade de ingestão via oral pela criança. As doses são as mesmas utilizadas em osteomielite aguda conforme o Quadro 10.1.

Geralmente as infecções causadas por *Streptococcus pneumoniae*, *Kingella kingae*, *Haemophilus influenzae* e *Neisseria gonorrhoeae* são tratadas por 2 a 3 semanas. As causadas por *Staphylococcus aureus* ou enterobactérias são tratadas por 3 a 4 semanas.

Quadro 10.1 Os agentes mais frequentes conforme a faixa etária e antibioticoterapia de escolha.

Faixa etária	Agentes	Antibiótico
Até 3 meses	*Staphylococcus aureus* Streptococcus B hemolítico do grupo B Bacilos gram-negativos entéricos	Oxacilina Cefalosporina 3ª geração
> 3 meses	*Staphylococcus aureus* Streptococcus sp *Kingella kingae** *Haemophilus influenzae** *Neisseria gonorrhoeae** (adolescente)	Oxacilina ou clindamicina *associar cefalosporina de 3ª geração

Observações:
1. Clindamicina e vancomicina não são efetivas para *Kingella kingae*.
2. Na suspeita de *Staphylococcus aureus meticilino*rresistente, utilizar vancomicina ou clindamicina (se o isolado não manifestar fenótipo MLSB).
3. Suspeita de *Haemophilus influenzae* deve ser feita para crianças não vacinadas.

* Associar cefalosporina de 3ª geração.

Fonte: Desenvolvido pela autoria.

Prognóstico

As complicações de pioartrite incluem anormalidade no crescimento ósseo, claudicação, instabilidade articular e diminuição da mobilidade. As complicações ocorrem em aproximadamente 10% a 25% dos casos. Os fatores de risco para a sequela incluem infecção por *Staphylococcus aureus* ou enterobactérias e infecção de osso adjacente.

Complicações

A taxa de complicações é ao redor de 10% a 25% dependendo da população, da articulação envolvida e duração do seguimento. Os fatores prognósticos de complicação são: duração dos sintomas antes do tratamento > 4 a 7 dias; envolvimento do quadril; acometimento de quadril ou ombro com osteomielite associada; menores de 1 ano de idade; isolamento de *S. aureus* ou enterobactérias em relação aos outros agentes etiológicos. As principais complicações: necrose avascular, luxação ou subluxação das articulações, restrição à movimentação articular, encurtamento de membros, fraturas patológicas.

■ BIBLIOGRAFIA CONSULTADA

Chometon S, Benito Y, Chaker M, et al. Specific real-time polymerase chain reaction places Kingella kingae as the most common cause of osteoarticular infections in young children. Pediatric infect Dis J. 2007;26:377-81.

Danville T, Jacobs RF. Manegement of acute hematogenous osteomyelitis in children. Ped Infect Dis J. 2004;(23):255-8.

Faust SN, Clark J, Pallett A, Clarke NM. Managing bone and joint infection in children. Arch Dis Child. 2012;97:543-53.

Gutierrez K. Bone and joint infections in children. Pediatr Clin N Am. 2005;52:779-794.

Gutierrez K. Bone and joint infections in children. Pediatr Clin N Am. 2005;52:779-794.

Krogstad P, Smith AL. Osteomyelitis and septic arthritis. In: Feigin RD and Cherry JD. Textbook of Pediatric infectious diseases. 4. ed. Philadelphia: Elsevier, 1998;683-704.

Krogstad P, Smith AL. Osteomyelitis and septic arthritis. In: Feigin RD and Cherry JD. Textbook of pediatric infectious diseases. 4. ed. Philadelphia: Elsevier, 1998. p. 683-704.

Krogstad P. Bacterial arthritis: epidemiology, pathogenesis, and microbiology in infants and children. UpToDate 2017: last literature review version 18.3: março 2017.

Krogstad P. Bacterial arthritis: treatment and outcome in infants and children. UpToDate 2017: last literature review version 19.1: setembro 2017.

Krogstad P. Treatment of hematogenous osteomyelitis in children. UpToDate 2017: last literature review version: setembro 2017.

Miyao CR, Pahl MMC, Ejzenberg B, et al. Osteomielite na criança. Rev. Med HU-USP. 1997;7(1):53-64.

Miyao CR, Ragazzi SB. Osteomielite hematogênica aguda. Algoritmos em terapia intensiva pediátrica, neonatologia e emergências pediátricas. São Paulo: Atheneu, 2007.

Saavedra-Lozano J, Pecurariu OF, Petola H, et al. Bone and Joint Infections. The Pediatric Infectious Disease Journal. 2017;36(8):788-99.

Sholter DE, Russell AS. Synovial fluid analysis and the diagnosis of septic arthritis. UpToDate 2011: last literature review version 19.1: janeiro 2011.

Stains AA. Osteomyelitis and septic arthritis in: Weinstein SL. Pediatric orthopaedics. 6. ed. Philadelphia: Elsevier, 2006;439-91.

Stains AA. Osteomyelitis and septic arthritis. In: Weinstein SL. Pediatric orthopaedics. 6. ed. Philadelphia: Elsevier, 2006. p. 439-91.

10.2 Osteomelite Aguda

■ Cristina Ryoka Miyao Yoshioka   ■ Selma Lopes Betta Ragazzi

Introdução

A importância da osteomielite em pediatria resulta da sua elevada frequência na faixa etária pediátrica, sendo que cerca de 85% dos casos ocorrem em menores de 16 anos de idade.

Definição

Inflamação do tecido ósseo causada geralmente por infecção bacteriana e, mais raramente, por fungo ou vírus.

Epidemiologia

A estimativa mundial de incidência de osteomielite varia de 1 em 1.000 a 1 em 20 mil crianças menores de 13 anos de idade, e 50% dos casos ocorrem em menores de 5 anos de idade.

Os padrões epidemiológicos estão em constante modificação em razão de vários fatores como imunizações, novos antibióticos e resistência bacteriana.

Fisiopatologia

As formas de acesso dos patógenos ao tecido ósseo são:
- via hematogênica (89% dos casos);
- contiguidade por extensão de um foco infeccioso próximo (10%);
- continuidade por inoculação direta (1%).

Os ossos mais acometidos nas infecções hematogênicas são os tubulares pela maior irrigação sanguínea, particularmente na medula, onde as bactérias podem se fixar. Caracteristicamente, a localização inicial do foco infeccioso no osso tubular ocorre na metáfise, junto à placa epifisária. Os aspectos que favorecem essa localização são:

a. maior volume de sangue flui para as extremidades mais ricas em medula;

b. as transformações decorrentes do rápido crescimento e desenvolvimento;

c. os arranjos dos capilares em forma de grampo tornam o fluxo sanguíneo local mais lento e algo mais turbulento;

d. junto aos capilares metafisários aferentes, há poucas células fagocíticas; e, do lado eferente (estruturas sinusoidais), há células fagocíticas funcionalmente inativas;

e. os grampos capilares adjacentes à placa epifisária não são anastomosadas e são facilmente obstruí-dos por multiplicação bacteriana ou microtrombos, resultando em pequenas áreas de necrose.

Aproximadamente um quinto dos lactentes com artrite séptica evolui com osteomielite dos ossos contíguos. As infecções ósseas, nestes casos, resultam da característica anatômica observada nessa faixa etária. Algumas junções da epífise com a metáfise estão situadas dentro da articulação, permitindo a comunicação entre esta cavidade e o tecido ósseo, o que favorece a penetração e a instalação das bactérias. As principais junções intra-articulares são o fêmur proximal, úmero proximal, tíbia e rádio distais. A existência de suprimento sanguíneo transfisial também facilita a disseminação da infecção da metáfise para a epífise.

Aspectos anatomopatológicos

Na fase inicial da infecção, verifica-se um processo supurativo com predomínio de neutrófilos, restos celulares e edema local, além da presença de bactérias. O quadro é localizado, com pequena ou nenhuma formação de tecido fibroso e osso esclerótico. O tecido ósseo apresenta desarranjo das trabéculas e remoção da matriz tecidual. A infecção propaga-se pelos canais de Havers e de Volkman. As veias da epífise infectadas podem sofrer obstrução, diminuindo o retorno sanguíneo e ocasionando elevação da pressão intraóssea. Desse quadro, resulta um aumento do edema inflamatório.

Quando a infecção alcança vários pontos do córtex, há aumento da pressão tecidual, e pode haver inversão do lento fluxo sanguíneo periostal, ocasionando isquemia e necrose. A disseminação infecciosa pode atingir a superfície e o espaço subperiosteal. Disso, resulta um abscesso subperiosteal que induz o crescimento exuberante do periósteo, formando um invólucro. A destruição do córtex ósseo, quando extensa, pode ocasionar fraturas patológicas espontâneas. O segmento ósseo não vascularizado, necrótico, infectado e isolado, é denominado "sequestro".

Evolutivamente, o processo infeccioso tende a se organizar concentricamente, há uma zona central com tecido necrótico circundado por depósito de fibrina e infiltração de polimorfonucleares e, perifericamente, há uma zona com poucos sinais de inflamação aguda, mas com tecido de granulação (linfócitos e plasmócitos). A camada mais externa é formada por tecido fibroso e neoformação óssea com estrutura lamelar e, ocasionalmente, com figuras de mosaico, porém sem osteoclastos em número apreciável.

Geralmente um único osso é acometido (87%), porém aproximadamente 13% das crianças têm envolvimento ósseo múltiplo. Pelas particularidades já expostas anteriormente, os ossos tubulares são os mais envolvidos (92%) na seguinte sequência: fêmur (36%); tíbia (33%); úmero (10%); fíbula

(7%); rádio (3%); ulna (2%); e clavícula (1%). Menos de 10% das osteomielites ocorrem em ossos não tubulares. Entre estes, os mais comumente acometidos são o calcâneo e os ossos da pelve. Dos ossos pélvicos, o íleo é o mais envolvido (50%), e com menor frequência o sacroilíaco e o púbis. Outros ossos não tubulares eventualmente acometidos são: patela (1%); tarso e falange (0,5%); costela (0,5%); crânio (0,3%); esterno (0,2%); e escápula (0,1%). Este aspecto geral de frequência tem distribuição diversa segundo as faixas etárias envolvidas. Nos recém-nascidos (RN), as infecções de ossos faciais e de úmero são muito mais frequentes que nas outras faixas etárias pediátricas.

Agentes etiológicos

O agente etiológico mais frequente é o *Staphylococcus aureus* em todos os grupos etários. Outros agentes são: estreptococo do grupo A (principalmente em varicela complicada), *Streptococcus pneumoniae* e *Kingella kingae*. A bactéria *Kingella kingae* é um cocobacilo gram-negativo, anaeróbio facultativo, β-hemolítico, de difícil isolamento pelos métodos de cultura habituais em razão do crescimento lento em cultura e do fato de estar presente em baixo número nos tecidos infectados. Considerada causa rara de infecção humana durante anos, desde a década de 1990 é crescente a sua descrição como agente de doença invasiva em crianças, sobretudo abaixo de 3 anos de idade. Este aparente aumento pode ser parcialmente explicado pela melhoria dos métodos de isolamento e identificação, com contribuição importante das técnicas de diagnóstico molecular. Em alguns estudos, a *Kingella kingae* é responsável por até 46% das infecções osteoarticulares nos menores de 2 anos de idade. É um agente que deve ser considerada em crianças de 6 a 36 meses principalmente as que frequentam creche e têm história de lesões orais precedendo o quadro.

O estreptococo do grupo B e os bacilos gram-negativos entéricos são importantes agentes no período neonatal. As *Salmonellas sp* são agentes de importância nas crianças com hemoglobinopatias e *Pseudomonas aeruginosa* é, particularmente associada a lesões puntiformes de calcâneo, metatarso e tarso. Nos países onde foi introduzida a vacina conjugada para *Haemophilus influenzae*, esse agente é raro.

A etiologia polimicrobiana é encontrada, principalmente, em crianças com osteomielite secundária a trauma ou à infecção contígua aos ossos do crânio, da face, das mãos e dos pés.

Em adolescentes usuários de drogas endovenosas, é importante lembrar o *Pseudomonas aeruginosa* como agente etiológico.

Em aproximadamente 50% das osteomielites agudas, em crianças, o agente etiológico não é estabelecido.

Manifestações clínicas

Os sinais e sintomas variam com a intensidade do processo infeccioso, localização, extensão da lesão, duração do processo, idade e estado imunitário do paciente. Quanto menor a idade da criança, mais inespecíficos são os achados clínicos.

1. Dor: a dor óssea em local bem determinado da metáfise, que piora à palpação, é um sintoma característico. O seu início é insidioso e gradual, tornando-se, muitas vezes, intensa e constante com piora na movimentação. É causada pelo aumento da pressão intraóssea originada pelo exsudato inflamatório e edema. Quando a doença progride, pode haver ruptura do periósteo e alívio da dor.

    Em algumas osteomielites de ossos não tubulares, a localização da dor óssea pode oferecer maior dificuldade. Quando são acometidos os ossos da pelve (íleo, sacroilíaco ou púbis), os pacientes apresentam dor no quadril, anormalidades na marcha e dor à movimentação passiva. O ponto doloroso pode ser referido pelo paciente em apenas 50% desses casos. A dor sacroileal é de difícil definição, podendo ser desencadeada por compressão da pélvis e pode, inclusive, ser referida como dor abdominal (frequentemente, em flanco e fossa ilíaca). Nesses casos, deve-se estabelecer diagnóstico diferencial com processos intra-abdominais (como apendicite), retroperitoneais (abscesso de ileopsoas, pielonefrite, cálculos renais) ou articulares (artrite de quadril). Outros ossos não tubulares como o calcâneo e costelas podem ter seus pontos dolorosos relatados apenas quando da palpação e compressão desses pontos, o que deve ser realizado sistematicamente nos casos suspeitos.

2. Pseudoparalisia: a diminuição da mobilidade causada pela dor local faz o paciente imobilizar a região afetada. Se há envolvimento de osso do membro inferior, a criança se recusa a carregar peso ou tem dificuldade de deambulação. Isso pode sugerir, em alguns casos, doença neuromuscular paralítica ou pioartrite. A restrição à movimentação, entretanto, não é completa, como observada na pioartrite.

3. Sinais flogísticos: podem-se evidenciar calor e edema no local da infecção. Hiperemia é incomum nas fases precoces, exceto quando a infecção tem início na pele ou subcutâneo, ou quando os ossos têm localização subcutânea (tíbia, clavícula e ulna).

4. Espasmo protetor dos músculos: os músculos adjacentes ao local de infecção podem apresentar espasmo protetor, observado no exame físico. Nos acometimentos justa-articulares, isso pode determinar posições fixas em flexão.

5. Efusão articular estéril: pode ocorrer em articulação próxima ao foco de osteomielite e, nesses casos, o diagnóstico diferencial com artrite séptica se torna difícil. O edema é, geralmente, maior no membro afetado do que na articulação.

Algumas situações clínicas merecem considerações especiais, que destacamos a seguir:

Infecção pós-fratura fechada

As coleções sanguíneas próximas às fraturas constituem locais propícios à multiplicação bacteriana e infecção óssea. O diagnóstico de infecção, nessas circunstâncias, é difícil. Um indício consiste na persistência de dor local após alguns dias de trauma. O aspecto clínico sugestivo de infecção secundária é o reaparecimento da dor 1 a 6 semanas após o trauma, com caráter progressivo e sem melhora com o repouso do membro. Nas imobilizações gessadas, são sugestivos a visualização de eritema, o calor local e mesmo os sinais de flutuações. Nessas condições, a infecção por *Staphylococcus aureus* e por anaeróbios são as mais frequentes.

Recém-nascidos (RN)

Nos RN, a ocorrência da osteomielite é precoce, três quartos dos casos têm idade inferior a 2 semanas. Em grande parte, há antecedentes de processos infecciosos ou de intercorrências variadas no período perinatal, assim como procedimentos terapêuticos. O quadro clínico é de instalação aguda, com envolvimento de múltiplos ossos em 47% dos casos (os da face são atingidos em 22% dos casos). Há envolvimento articular concomitante em 75% dos casos. Os sinais e sintomas mais frequentemente encontrados são: edema local (77%); febre (65%); diminuição da mobilidade (54%), que é manifestação clínica precoce; eritema cutâneo (30%); dor à palpação (14%); e distúrbios gastrointestinais (12%).

A osteomielite neonatal causada por estreptococo do grupo B é de curso subagudo e, geralmente, envolve apenas um osso (principalmente o úmero proximal), diferentemente de infecções causadas por outros agentes, nas quais o quadro clínico é agudo e há envolvimento de múltiplos ossos.

Hemoglobinopatias

Nas crianças com anemia falciforme e hemoglobinaopatias SC ou S-talassemia, é comum o acometimento ósseo por *Salmonella sp*, isolada em até 70% desses pacientes, enquanto na ausência de hemoglobinopatia a incidência é inferior a 1%. Esta alta incidência de 70% origina-se de três fatores:

- Trombose de pequenos vasos da mucosa intestinal, o que ocasiona perda da integridade desta, facilitando a penetração de bactérias na circulação sanguínea;
- Bacteremia prolongada pelo estado de hipoesplenismo, o que facilita a instalação óssea da bactéria;
- Hiperplasia da medula óssea e múltiplos infartos, que são locais propícios à multiplicação bacteriana.

Os ossos longos e as vértebras são os mais acometidos, mas pode haver também o envolvimento de outros locais. A instalação da doença é insidiosa, com febre baixa, dor local e edema. Além disso, a taxa de recorrência é elevada.

Muitas vezes, é difícil diferenciar a crise dolorosa da anemia falciforme de um processo de osteomielite. Assim, quando houver febre, leucocitose e sintomas locais persistentes, apesar da hidratação, correção da acidose e aumento de oxigenação, a punção aspirativa do local deve ser considerada.

Diagnóstico

O diagnóstico de osteomielite é feito a partir de aspectos clínicos, investigação laboratorial e utilização de métodos de imagem.

O diagnóstico clínico é normalmente difícil e demanda elevado grau de suspeição em relação à doença; 30% das osteomielites apresentam quadro inicial afebril e mais de 50% têm leucograma normal. É fundamental a obtenção adequada da história clínica com verificação de sinais e sintomas de processo infeccioso e dos antecedentes de trauma e manipulação. A realização de exame clínico criterioso com inspeção dos membros, verificação da mobilidade articular e palpação são imprescindíveis.

A claudicação e a dor nos membros são geralmente tomadas como manifestações pós-traumáticas não infecciosas. Aproximadamente um quarto das claudicações observadas em crianças sem antecedente de trauma constitui manifestações precoces de infecções osteoarticulares. Nessas circunstâncias, apenas um terço dos casos é diagnosticado.

A suspeita clínica é fator crítico para a solicitação de exames, com consequente definição do diagnóstico. A evolução para cronificação com sequelas resulta, muitas vezes, dessa dificuldade no diagnóstico precoce da osteomielite.

Existem vários aspectos clínicos que constituem fatores de risco para a osteomielite e que devem ser considerados para o diagnóstico:

a. História de infecção prévia (principalmente respiratória e musculocutânea, tais como impetigo, furunculose, varicela infectada e queimaduras), relatada em 28% dos casos;
b. trauma local prévio, presente em 30% a 40% dos casos;
c. antecedente de procedimentos invasivos como cateteres, sondas, drenos e monitorizações invasivas de PA média;
d. diagnóstico de anemia falciforme ou outras hemoglobinopatias;
e. bacteremia;
f. mordidas de cães e gatos (*Pasteurella sp*);
g. artrite piogênica com evolução desfavorável, após terapêutica específica;
h. artrite piogênica em lactentes com idade inferior a 6 meses (44% têm infecção óssea concomitante);
i. detecção de pontos dolorosos e pseudoparalisias;
j. febre de origem indeterminada.

As investigações microbiológicas são essenciais na identificação do agente causal (culturas de sangue, material ósseo e líquido sinovial quando associado à artrite). A punção óssea exploratória está indicada na suspeita de coleção. A positividade da hemocultura é em torno de 60%, associada à punção osteoarticular pode atingir 80%.

A velocidade de hemossedimentação (VHS) e a proteína C-reativa quantitativa (PCR) estão elevados em 90% a 98% dos casos de osteomielite. O pico do VHS é 3 a 5 dias após o início da terapia e normaliza-se em 3 semanas. O pico da PCR tem duração de 2 dias e normaliza-se em 1 semana em casos não complicados.

Diagnóstico por imagem

Exames radiológicos

A sensibilidade da radiografia em osteomielite varia de 43% a 75% e a especificidade, de 75% a 83%. Quando alterada, é auxiliar; mas, quando normal, não exclui o diagnóstico. Na dúvida, deve-se comparar com o lado contralateral.

As alterações radiológicas ocorrem em três estágios:

a. até 3 dias após o início do processo infeccioso, evidenciam-se apenas alterações de partes moles e outros tecidos profundos (músculos), junto à metáfise dos ossos longos. O exame radiográfico, por vezes, não demonstra nenhuma anormalidade óssea nessa fase de infecção.

b. após 3 a 7 dias de evolução, já há deslocamento dos planos musculares profundos e edema do tecido subcutâneo. Nos RN e lactentes, o osso apresenta textura em "casca de laranja". A cavidade medular da metáfise torna-se radiopaca, com aspecto "nebuloso ou esfumaçado".

c. após 7 a 10 dias de evolução, são observadas áreas irregulares de rarefação com borramento da metáfise, representando trabéculas absorvidas, como resultado da inflamação e necrose local. Evidencia-se neoformação subperiostal indicando a ocorrência de disseminação pelo córtex. Com a extensão do abscesso ao canal medular, são observadas áreas de radioluscência. Os sequestros, quando presentes, aparecem densos e com contorno nítido, imagem determinada pelo tecido de granulação circundante. O relativo aumento da radiopacidade do sequestro em relação ao osso normal decorre do reduzido suprimento sanguíneo com manutenção do conteúdo mineral original (Figuras 10.4 e 10.5).

Assim, a osteopenia ou lesões líticas de destruição óssea, geralmente, não são evidentes até que 30% a 50% do osso esteja desmineralizado, o que ocorre, aproximadamente, 2 semanas após a instalação dos sintomas.

O tratamento precoce e adequado modifica a evolução clinicorradiológica descrita anteriormente, suprimindo ou reduzindo os aspectos relativos à reabsorção óssea e à necrose.

Tomografia computadorizada (TC)

Este exame detecta precocemente o aumento da densidade da medula óssea não aparente à radiografia simples. É particularmente útil em locais como a coluna vertebral, pélvis e esterno, regiões quanto às quais o exame radiográfico pode não ser esclarecedor. Por vezes, a TC é utilizado onde a infecção não foi constatada ao mapeamento com Tecnécio-99. É superior à ressonância magnética na detecção de sequestros e pode detectar a presença de gás intraósseo, que é um sinal raro, porém sugestivo de osteomielite (Figura 10.6).

Ressonância magnética

Tem a resolução ainda maior que a tomografia e detecta alterações na medula óssea já na fase inicial da infecção óssea, oferecendo imagens com grandes detalhes anatômicos e melhor contraste entre os ossos e tecidos moles. Para a osteomielite, a sensibilidade varia de 92% a 100% e a especificidade de 89% a 100%. É superior à TC para avaliar a extensão da infecção, o que pode orientar na drenagem cirúrgica. Além disso, é o método de escolha na suspeita de osteomielite de coluna e na osteomielite crônica (Figura 10.7).

Mapeamento ósseo

O estudo das três fases do exame permite o diagnóstico precoce da osteomielite nas primeiras 24 a 48 horas de evolução clínica. Embora a sensibilidade diagnóstica seja elevada nesta fase (90%), o exame é pouco específico (60% a 70%) para o diagnóstico de infecção óssea.

O acúmulo de captação é semelhante ao observado em outros distúrbios de perfusão ou no metabolismo ósseo de natureza variada. Portanto, os resultados devem ser interpretados em conjunto com elementos clínicos e laboratoriais, além do exame radiográfico simples. O mapeamento também é útil na detecção de outros focos ósseos acometidos, não percebidos ao exame clínico.

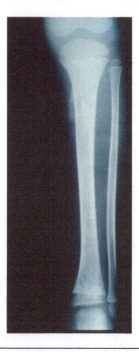

Figura 10.4 Levantamento periostal em osteomielite.

Fonte: Acervo da autoria.

INFECÇÕES OSTEOARTICULARES 165

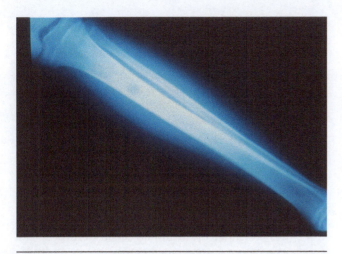

Figura 10.5 Lesões líticas de destruição óssea em osteomielite.
Fonte: Acervo da autoria.

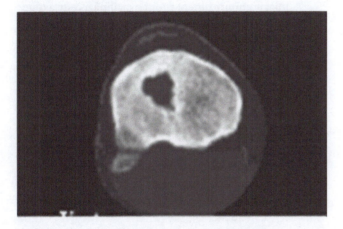

Figura 10.6 Tomografia de fêmur com osteomielite.
Fonte: Acervo da autoria.

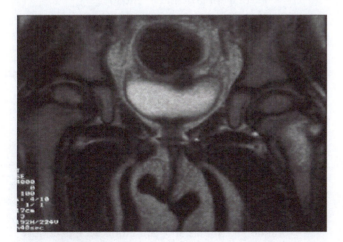

Figura 10.7 Ressonância magnética de fêmur esquerdo com osteomielite.
Fonte: Acervo da autoria.

O marcador mais utilizado é o tecnécio-99, radiofármaco captado pelo tecido ósseo metabolicamente ativo em mineralização. Assim, é menos sensível para o diagnóstico de osteomielite quando a mineralização óssea é pouco intensa, caso dos RN e lactentes. Portanto, o Tecnécio-99 é o radiofármaco de 1ª escolha para o diagnóstico de osteomielite, pois se acumula preferencialmente no osso, sendo o restante excretado na urina. Apresenta ainda reduzida concentração na placa de crescimento (dose de radiação seis a oito vezes menor que no restante do osso), tem vida média curta (6 horas), é menos oneroso e de fácil aquisição.

Aproximadamente 93% das osteomielites não diagnosticadas pelo mapeamento com Tecnécio-99 (10% dos casos) evidenciam alterações no mapeamento com gálio-67. Esta maior sensibilidade resulta da boa captação do radiofármaco pelo tecido ósseo inflamado. O aumento da permeabilidade capilar facilita o acesso do gálio ao foco inflamatório onde é captado pelos leucócitos, lactoferrina e, ainda, pelas bactérias presentes na lesão. A vida média desse marcador é muito longa (78 horas) (Figura 10.8).

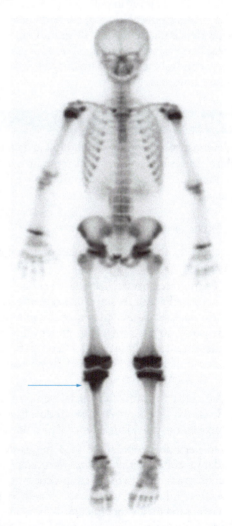

Figura 10.8 Mapeamento ósseo com hipercaptação em tíbia direita.
Fonte: Acervo da autoria.

Diagnóstico diferencial

As principais doenças que apresentam aspecto clínico, laboratorial ou radiológico semelhante ao da osteomielite são as seguintes: lesões traumáticas; neoplasias malignas; infarto ósseo; celulite profunda e flegmão; miosite ossificante; dor de crescimento; doenças do colágeno; escorbuto; raquitismo; hipervitaminose A; hiperostose cortical infantil; histiocitose; e malformações ósseas.

As lesões traumáticas são as mais importantes, pois podem preceder a osteomielite. Geralmente, são de instalação súbita, com melhora gradual e aumento de proteína C-reativa (PCR), mas não da VHS, enquanto a osteomielite é de instalação gradual, com piora progressiva, com aumento tanto de PCR quanto da VHS.

Entre as neoplasias, a mais frequente é a leucemia, na qual 30% dos casos apresentam dor óssea. Aproximadamente 40% dos pacientes apresentam sintomas gerais como febre (18%), e 60% têm elevação de leucócitos e da VHS. Além das bandas metafisárias radioluscentes características, podemos encontrar lesões líticas (19%), lesões escleróticas (4%) e elevação periostal (2%). A presença de lesão lítica, sem captação no mapeamento ósseo, é característica de leucemia bem como de granuloma eosinofílico. Outras neoplasias a serem consideradas são: osteomas osteoides; condroblastomas; sarcoma de Ewing; neuroblastoma; e linfomas.

Tratamento

O diagnóstico precoce e o rápido início da terapêutica antimicrobiana são decisivos para impedir a disseminação da doença, a cronificação do processo e a ocorrência de sequelas.

Terapêutica antimicrobiana

A escolha do antibiótico deve obedecer a alguns princípios gerais:

a. O antibiótico preferencial deve ser bactericida, ter baixa toxicidade e ser quimicamente estável no sítio da infecção. O pH baixo e baixa pressão de oxigênio do osso infectado podem limitar a ação bactericida de alguns antibióticos, particularmente os aminoglicosídios. As cefalosporinas e penicilinas são mais estáveis.

b. A escolha do antibiótico inicial é empírica, de acordo com o agente provável, segundo a fisiopatologia, faixa etária, gravidade e procedência do caso.

Do período neonatal até os 3 meses de idade, é ideal a cobertura para *Staphylococcus aureus*, bacilos gram-negativos e estreptococo do grupo B. Assim, indicam-se a cefalosporina de 3ª geração e a oxacilina ou a vancomicina.

Nas crianças com 3 meses a 5 anos de idade, deve-se realizar cobertura para *Staphylococcus aureus*, Streptococcus sp (alfa e beta-hemolítico). A cobertura para *Haemophilus influenzae* e *Streptococcus pneumoniae* dependerá da cobertura vacinal em cada região. Nesta faixa etária, habitualmente, se indica a oxacilina, associada ou não a ceftriaxone, conforme a epidemiologia da região.

Nas crianças maiores de 5 anos de idade, pode ser utilizada somente a oxacilina para a cobertura de *Staphylococcus aureus* e Streptococcus sp. Para alérgicos à penicilina, é aceitável o uso de clindamicina.

Quando o *Staphylococcus aureus* for meticilinorresistente da comunidade e sensível à clindamicina, esta pode ser utilizada. Se resistente à clindamicina, esta pode ser substituída por vancomicina.

Kingella kingae geralmente é susceptível à maioria dos β-lactâmicos, incluindo cefalosporinas de 2ª e 3ª gerações. É frequentemente resistente às drogas oxacilina, clindamicina, vancomicina, sulfametoxazol e trimetropina (SMT-TMP).

Para portadores de hemoglobinopatias, pode-se iniciar empiricamente com oxacilina e ceftriaxone.

Para osteomielites precedidas por lesão puntiforme de pé, indica-se a oxacilina associada à ceftazidima.

Questões específicas com alguns antibióticos:

- Ceftriaxone deve ser utilizado com cuidado para tratamento de osteomielite causada por *Staphylococcus aureus* por descrições de falha terapêutica por vários autores;
- Oxazolidinona e estreptograminas, tais como linezolida e quinupristina/dalfopristina, têm sido utilizadas com sucesso em osteomielite de adultos, mas, em crianças, a experiência ainda é pequena;
- As fluoroquinolonas não são recomendadas em crianças por causa de seus potenciais efeitos colaterais musculoesqueléticos (danos em cartilagem articular e tendão).

c. Via de administração inicial do antimicrobiano deve ser parenteral

Isso objetiva alcançar níveis séricos adequados e seguros do fármaco e impedir a disseminação para outros ossos e sistemas orgânicos.

A decisão da mudança de antibioticoterapia de parenteral para via oral dependerá de vários fatores – gravidade da infecção, fatores de risco associados, presença de complicações, resposta clínica, habilidade de aceitação via oral, compromisso familiar para a terapêutica prolongada e alguns autores incluem normalização do PCR ou valores < 20 mg/L.

Geralmente, indica-se antibioticoterapia por via oral de 7 a 10 dias após antibioticoterapia endovenosa de osteomielite não complicada e com todas as seguintes condições:

- período de 48 a 72 horas sem febre;
- redução considerável dos sinais e sintomas de infecção;

- contagem de leucócitos normais no hemograma;
- diminuição no mínimo de 20% da VHS ou 50% de PCR;
- habilidade de ser medicado com antibiótico via oral.

Nas crianças menores de 3 meses com destruição significativa de tecido ósseo, patógeno não usual ou resistente, imunossupressão, sepse ou presença de trombose venosa ou abscesso significativo, recomenda-se antibioticoterapia endovenosa por 21 dias. Para os maiores de 3 meses com as mesmas característica, faz-se a mesma indicação por 10 a 14 dias endovenoso.

Crianças com uso de antibiótico oral devem ser avaliadas a cada 1 ou 2 semanas para monitorização clínica, bem como das complicações relacionados às altas doses de antibióticos, tais como diarreia e colite pseudomembranosa. A monitorização laboratorial inclui VHS, leucograma e função hepática. Quando possível, orienta-se a monitorização do nível sérico do antibiótico ou poder bactericida do soro (PBS). O ideal é manter o PBS com títulos maiores que 1:8 durante todo o tratamento.

d. Tempo total de terapêutica antimicrobiana

Apesar de muitos pacientes apresentarem melhora clínica dentro de 2 semanas do início do tratamento, é consenso que o tratamento total dos casos sem complicações deverá ser no mínimo de 3 a 4 semanas (maioria dos autores dá preferência para 4 semanas). Nos casos com complicações, um total de 4 a 6 semanas; e, em alguns casos, até mais, conforme a evolução.

Outras situações que podem requerer tratamento de 4 a 6 semanas:

- Bactéria resistente ou não usuais (MRSA, PVL--Panton Valentine leukocidin + e Salmonella);
- Recém-nascido e lactentes menores de 3 meses;
- Resposta lenta ou inadequada; presença de complicações;
- Acometimento de coluna vertebral ou pélvis;
- Imunodeficiência ou sepse.

Os antibióticos por via oral são administrados em dose plena. Os dados da Tabela 10.1 resumem os antibióticos mais frequentes e suas doses em infecções osteoarticulares.

e. Monitorização da evolução

Deve-se monitorizar clinicamente (estado geral, aspecto do local acometido), laboratorialmente e, quando necessário, com recursos de imagem.

A avaliação de PCR quantitativa é mais sensível do que a VHS, o que propicia vantagem no acompanhamento de pacientes com melhor valor preditivo para complicações. Geralmente, à admissão, o valor da PCR é muito elevado (163 ± 108 mg/L) e diminui a partir do 2º dia

Tabela 10.1 Dose de antibiótico utilizado em infecções osteoarticulares.

Antibiótico	Via	Dose (kg/dia)
Oxacilina	EV	200 mg
Clindamicina	EV/VO	40 mg
Ceftriaxona	EV	100 mg
Cefotaxima	EV	150 mg
Cefuroxima	EV	150 mg
Cefuroxima	VO	60 mg
Cefalexina	VO	100-150 mg
Amicacina	EV	15 mg
Gentamicina	EV	7,5 mg
Ceftazidime	EV	100-200 mg
Penicilina	EV	150-250.000 UI
Amoxicilina	VO	80-100 mg
Vancomicina	EV	40 mg
Metronidazol	EV	30 mg

EV: via endovenosa; VO: via oral.

Fonte: Desenvolvida pela autoria.

de tratamento. A manutenção de níveis séricos elevados, a partir do 4º dia de evolução clínica, indica evolução desfavorável. Nestes casos, em geral há persistência de manifestações clínicas por 10 dias ou mais, e também há necessidade de drenagem cirúrgica.

Alguns estudos têm valorizado um elevado valor de PCR inicial ou o seu aumento durante a evolução clínica, como indicativo de pioartrite associada.

Drenagem cirúrgica

As seguintes condições requerem drenagem cirúrgica:

- abscesso subperiostal ou de tecidos moles e coleção intramedular purulenta;
- presença de sequestro;
- drenagem ou debridamento de foco infeccioso contíguo. Este procedimento é realizado poucas vezes nos casos de osteomielite tratados precocemente, mas é frequente nos diagnósticos tardios;
- crianças sem resposta ao antibiótico (drenagem de coleções persistentes ou debridamento de osso necrótico).
- *Staphylococcus aureus* meticilinorresistente ou PVL (Panton-Valentine leukocidin) positivo como agente etiológico (aumenta a necessidade de abordagem cirúrgica).

Imobilização

A imobilização alivia a dor do membro afetado e, também, previne fraturas patológicas quando existe lesão extensa. É importante a avaliação da necessidade de imobilização na osteomielite vertebral ou de fêmur proximal.

Prognóstico

A morbidade da osteomielite situa-se em torno de 6% incluindo distúrbios de crescimento, destruição de articulação, fraturas patológicas, deformidade, rigidez de membros, dor crônica e osteomielite crônica. A mortalidade atual é de 2% (na fase pré-antibiótica, era de 15% a 50%), mas em RN essa taxa é de aproximadamente 4%.

A evolução para osteomielite crônica é de aproximadamente 3,5% e, geralmente, está associada à duração da terapia total inadequada.

Crianças imunocompetentes, diagnóstico precoce, tratamento adequado e a faixa etária maior de 2 anos de idade são fatores de melhor prognóstico.

■ BIBLIOGRAFIA CONSULTADA

Chometon S, Benito Y, Chaker M, et al. Specific real-time polymerase chain reaction places Kingella kingae as the most common cause of osteoarticular infections in young children. Pediatric infect Dis J. 2007;26:377-81.

Danville T, Jacobs RF. Manegement of acute hematogenous osteomyelitis in children. Ped Infect Dis J. 2004;(23):255-8.

Faust SN, Clark J, Pallett A, Clarke NM. Managing bone and joint infection in children. Arch Dis Child. 2012;97:543-53.

Gutierrez K. Bone and joint infections in children. Pediatr Clin N Am. 2005;52:779-794.

Gutierrez K. Bone and joint infections in children. Pediatr Clin N Am. 2005;52:779-794.

Krogstad P, Smith AL. Osteomyelitis and septic arthritis In: Feigin RD, Cherry JD. Textbook of pediatric infectious diseases. 4 ed. Philadelphia: Elsevier, 1998:683-704.

Krogstad P, Smith AL. Osteomyelitis and septic arthritis. In: Feigin RD and Cherry JD. Textbook of pediatric infectious diseases. 4. ed. Philadelphia: Elsevier, 1998. p. 683-704.

Krogstad P. Bacterial arthritis: epidemiology, pathogenesis, and microbiology in infants and children. UpToDate 2017: last literature review version 18.3: março 2017.

Krogstad P. Bacterial arthritis: treatment and outcome in infants and children. UpToDate 2017: last literature review version 19.1: setembro 2017.

Krogstad P. Treatment of hematogenous osteomyelitis in children. UpToDate 2017: last literature review version: setembro 2017.

Miyao CR, Pahl MMC, Ejzenberg B, et al. Osteomielite na criança. Rev. Med HU-USP. 1997;7(1):53-64.

Miyao CR, Ragazzi SB. Osteomielite hematogênica aguda. Algoritmos em terapia intensiva pediátrica, neonatologia e emergências pediátricas. São Paulo: Atheneu, 2007.

Saavedra-Lozano J, Pecurariu OF, Petola H, et al. Bone and Joint Infections. The Pediatric Infectious Disease Journal. 2017;36(8):788-99.

Sholter DE, Russell AS. Synovial fluid analysis and the diagnosis of septic arthritis. Up ToDate 2011: last literature review version 19.1: janeiro, 2011.

Stains AA. Osteomyelitis and septic arthritis in: Weinstein SL. Pediatric orthopaedics. 6 ed. Philadelphia: Elsevier, 2006;439-91.

Stains AA. Osteomyelitis and septic arthritis. In: Weinstein SL. Pediatric orthopaedics. 6. ed. Philadelphia: Elsevier, 2006. p. 439-91.

Coqueluche

■ Angela Esposito Ferronato

Introdução

Também conhecida como "tosse comprida", a coqueluche é uma doença infecciosa aguda que acomete as vias aéreas de indivíduos em qualquer faixa etária e tem maiores incidência e gravidade em lactentes com imunização incompleta, é altamente contagiosa, de rápida transmissão infectando de 80% a 90% dos comunicantes não imunizados e é atualmente uma das doenças imunopreviníveis de maior incidência no mundo.

A primeira descrição da doença ocorreu em 1640, quando Guillermo de Baillou relatou as manifestações clínicas da doença que causava tosse convulsiva e foi responsável por uma grande epidemia que ocorreu em Paris, em 1578. Somente em 1906 Jules Bordet e Octave Gengou identificaram a *Bordetella pertussis* (BP) como agente causador da coqueluche. A primeira vacina de células inteiras foi produzida por Thorvald Madsen, em 1926, que, posteriormente, passou a fazer parte da vacina tríplice bacteriana com as vacinas antitetânica e antidiftérica. Por ser uma vacina muito reatogênica, com descrição de vários efeitos colaterais atribuídos a ela – como febre alta, dor local intensa, crise convulsiva e outras manifestações neurológicas –, a partir da década de 1980, foram elaboradas as vacinas acelulares, menos reatogênicas, compostas por diferentes fatores de virulência e que gradualmente substituiu a vacina de células inteiras em diversos países e clínicas particulares no Brasil. Em 2003, o genoma da BP foi totalmente sequenciado por Parkihill e colaboradores.

Epidemiologia

Após a introdução da vacina de células inteiras e, posteriormente, da vacina acelular, a incidência da coqueluche caiu de forma muito acentuada no mundo, porém surtos epidêmicos continuaram a ser descritos (Figura 11.1). Nos últimos 10 anos, principalmente após 2011, passou a ser descrito um aumento mais acentuado na incidência da doença com casos graves e óbitos em menores de 6 meses, principalmente os menores de 2 meses de idade, sem vacinação. Também foi evidenciado um aumento da doença nos adolescentes e adultos jovens. No Brasil, mesmo com uma ampla cobertura vacinal, também notamos um aumento acentuado nos casos notificados de coqueluche, principalmente em 2014 (Figura 11.2). Vários fatores podem estar relacionas a esse aumento na incidência da coqueluche, destacando-se cinco principais hipóteses:

- Aumento no reconhecimento da doença por ser mais discutida e ter aumentado a notificação.
- Melhora na sensibilidade dos exames laboratoriais disponíveis para o diagnóstico, como a utilização de técnicas moleculares para identificação da *Bordetella* por vários países.
- Diminuição na eficácia da vacina, pois tanto a vacina de células inteiras como a acelular não conferem imunidade duradora e a vacina acelular confere imunidade por menor tempo, podendo ter menor eficácia e não prevenir a colonização das vias aéreas segundo alguns autores.
- Mudanças genéticas na BP também podem ser responsáveis por maior gravidade nos quadros clínicos ultimamente descritos e por menor proteção conferida pela vacina tanto de células inteiras como as formulações acelular.

Esse aumento na incidência da coqueluche forçou vários países a adotar medidas para controlar a doença. Vacinação de adolescentes, vacina de puérperas e comunicantes dos recém-nascidos (*cocooning*), vacinação de gestantes e de profissionais de saúde que trabalham com recém-nascidos e de lactentes de risco para doença grave.

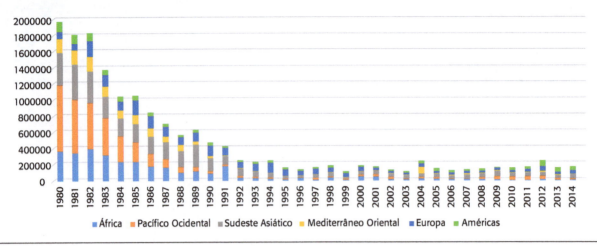

Figura 11.1 Incidência mundial da coqueluche pela Organização Mundial da Saúde.
Fonte: Adaptada de http://apps.who.int/gho/data/view.main.1520_43.

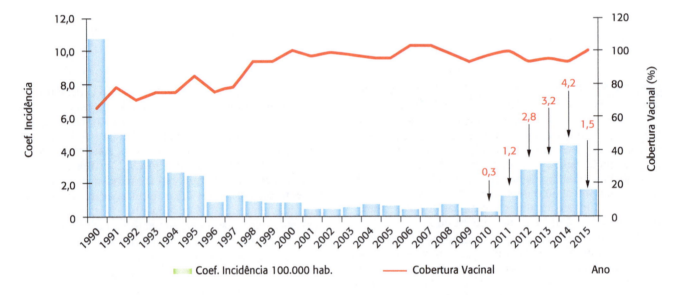

*Em 2013, 2014 e 2015 – Vacina Pentavalente

Figura 11.2 Coeficiente de incidência por coqueluche e cobertura vacinal com (DTP e DTP+HIB), Brasil, 1990 a 2015*.
Fonte: Adaptada de CGDT/DEVIT/SVS.MS - CGPNL/DEVIT/SVS.MS.

No Brasil, a partir de novembro de 2014, o Ministério da Saúde passou a indicar a vacina acelular para as gestantes a partir da 27ª até a 36ª semana de gestação, devendo ser repetida em todas as gestações seguintes, além da vacina em profissionais de saúde que trabalham com lactentes de risco para doença grave, principalmente recém-nascidos. Estudos europeus mostraram que maiores eficácia e segurança da vacina seriam alcançadas com a respectiva aplicação entre a 16ª e a 32ª semana de gestação. Há dúvidas quanto ao verdadeiro impacto dessa vacinação na resposta imune do lactente durante o esquema de vacinação pós-natal, sendo aparentemente de pouca importância.

Em 2017, o Ministério da Saúde passou a recomendar a vacinação de gestantes com a vacina dTpa (difteria, tétano e coqueluche acelular) a partir da 20ª semana de gestação.

Etiopatogenia

A coqueluche é causada pela *Bordetella pertussis* (BP), um cocobacilo gram-negativo, aeróbio, que tem o homem como único reservatório. Outras *Bordetellas* também podem causar infecção no homem, porém apresentam incidência esporádica, provocando sintomas semelhantes ao da BP, mas de menor intensidade. A *Bordetella pertussis* produz vários fatores de virulência que são responsáveis por sua patogenia, alguns com função ainda não completamente esclarecida. A toxina pertússis (TP), também denominada "fator promotor de linfocitose", "pertussígeno", "fator ativador de ilhotas" e 'fator sensibilizador de histamina", é o principal fator de virulência da BP, sendo responsável pelas principais lesões provocadas no epitélio das vias aéreas e por alterações sistêmicas como a leucocitose e linfocitose. A hemaglutinina filamentosa (FHA) é uma adesina que tem atividade hemaglutinante e medeia a aderência da bactéria às células ciliadas do trato respiratório superior. A pertactina é uma proteína de membrana externa da bactéria e que, junto da FHA, auxilia na fixação da bactéria. O exato mecanismo fisiopatológico dos paroxismos de tosse não é totalmente conhecido. Nos casos mais graves, além da ação das toxinas (fatores de virulência) na arvore brônquica, pode ocorrer a pneumonia pela BP, caracterizada por rápida evolução com insuficiência respiratória e a instalação de uma sevara hipertensão pulmonar e de hipoxemia. Nestes pacientes, pode ocorrer aumento muito acentuado no número de leucócitos e linfócitos e essa leucocitose tente a ser proporcional à gravidade do quadro clínico. O acometimento pulmonar é variado e alguns pacientes podem apresentar, à radiografia, infiltrado pericardíaco conhecido como "coração felpudo".

Quadro clínico

Na forma clássica, a coqueluche é caracterizada por três fases:

a. catarral ou prodrômica: com duração média de 1 a 2 semanas. Nesta fase, o paciente pode apresentar febre baixa, coriza e tosse inespecífica.
b. paroxística: nesta fase, a tosse tende a ser mais seca e aumenta a intensidade, surgindo os paroxismos de tosse, além de vômitos, cianose e até apneia. Após os acessos de tosse, pode ocorrer a inspiração ruidosa, ou guincho. Esta fase tem duração de 1 a 6 semanas e é a mais característica da doença, em que a maioria dos diagnósticos é feita.
c. convalescência: fase em que a intensidade e o número dos paroxismos diminuem. Pode durar de 2 semanas a vários meses, com retorno dos paroxismos se o paciente apresentar novo episódio de infecção de vias aéreas, porém de menor intensidade.

Nos lactentes jovens e nas crianças parcialmente imunizadas, a sintomatologia pode não ser tão característica, com tosse menos intensa e sem o guincho inspiratório. Nas formas mais graves da doença, o paciente pode evoluir com prolongados períodos de apneia e cianose, crises convulsivas, alterações neurológicas e insuficiência respiratória aguda.

Diagnóstico etiológico

O diagnóstico etiológico da infecção por *Bordetella pertussis* (BP) pode ser feito por métodos sorológicos, identificação de antígenos bacterianos por testes de imunofluorescência, cultivo do agente e métodos moleculares.

A positividade de cada método varia conforme a sensibilidade e o período de evolução da doença, sendo a cultura e os métodos moleculares positivos entre a 1ª e 2ª semanas de doença (Figura 11.3). Os métodos sorológicos positivam mais tardiamente e permanecem positivos por mais tempo. Estudo nacional mostrou a importância dos testes sorológicos na identificação da doença em adolescentes e adultos, que apresentam quadro clínico menos típico e em fase mais tardia da doença.

O isolamento da bactéria por meio de cultura é considerado padrão-ouro para o diagnóstico de coqueluche. A secreção é obtida por *swab* ou aspirado de secreção de nasofaringe, que deve ser coletado por equipe treinada e com técnica específica (Figura 11.4). O material obtido deve ser colocado em um meio de cultura (meio de Regan Lowe, ágar-carvão), para ser transportado até o laboratório. A especificidade da cultura é alta, porém a sensibilidade depende de vários fatores relacionados ao laboratório, ao paciente e a aspectos microbiológicos; assim, a sensibilidade é variável, especialmente na

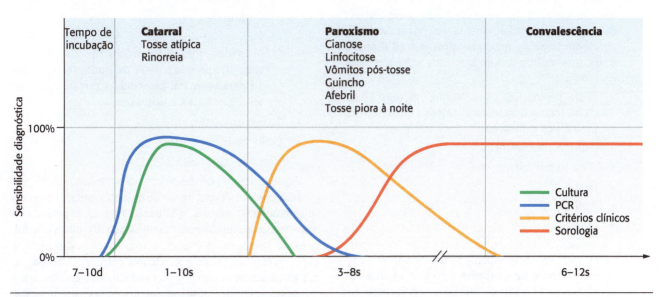

Figura 11.3 Positividade dos métodos diagnósticos para coqueluche conforme evolução da doença.

Fonte: Adaptada de Anneke van der Zee *et al*. Clin. Microbiol. Rev. 2015;28:1005-1026.

população com quadro atípico. Os testes moleculares, como o da reação da cadeia de polimerase (PCR), são muito adequados para identificar a *Bordetella*, mesmo em pacientes pouco sintomáticos (atípico) e têm sido empregados como alternativa muito promissora pela alta sensibilidade, especificidade e rapidez de detecção, entretanto é uma técnica mais cara que não permite distinguir entre organismos mortos ou viáveis, sendo espécie específico.

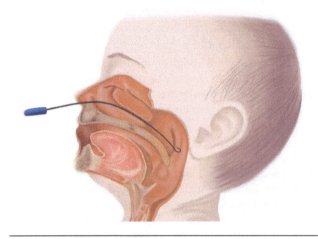

Figura 11.4 Ilustração da coleta de material através de *swab* de nasofaringe para cultura e PCR.

Fonte: Adaptada de http://www.saude.sp.gov.br/resources/cve-centro-de-vigilancia-epidemiologica/areas-de-vigilancia/doencas-de-transmissao-respiratoria/coqueluche/doc/coqueluche17_protocolo_coleta_transporte.pdf

Definição de caso suspeito e confirmado de coqueluche pelo Ministério da Saúde

Definição de caso suspeito de coqueluche pelo Ministério da Saúde

a. **Para menores de 6 meses de idade:** todo indivíduo que, independentemente do estado vacinal, apresente **tosse de qualquer tipo por 10 dias ou mais**, associada a um ou mais dos seguintes siais e sintomas:
- Tosse paroxística (tosse súbita, incontrolável, com cinco a dez tossidas rápidas e curtas, em uma única expiração);
- Guincho inspiratório;
- Vômito pós-tosse;
- Cianose;
- Apneia;
- Engasgo.

b. **Para maior ou igual a 6 meses de idade:** todo indivíduo que, independentemente do estado vacinal, apresente **tosse de qualquer tipo por 14 dias ou mais**, associada a um ou mais dos seguintes sinais e sintomas:
- Tosse paroxística;
- Guincho inspiratório;
- Vômitos pós-tosse.

c. Todo indivíduo com **tosse por qualquer período** que apresente história de contato próximo com caso confirmado de coqueluche pelo critério laboratorial.

Em situações específicas em que houver forte suspeita clínica da doença, devem ser realizados a coleta de *swab* de nasofaringe e o tratamento adequado, mesmo quando nem todos os critérios descritos para a definição caso sujeito estejam presentes.

Definição de caso confirmado de coqueluche pelo Ministério da Saúde

a. Critério laboratorial: caso suspeito com isolamento da BP em cultura ou identificação por PCR em tempo real (PCR-TR)

b. Critério clínico-epidemiológico: caso suspeito com contato com caso confirmado por critério laboratorial.

c. Critério clínico:
- **Para menores de 6 meses de idade:** todo indivíduo que, independentemente do estado vacinal, apresente **tosse de qualquer tipo por 10 dias ou mais**, associada a um ou mais dos seguintes siais e sintomas:
    - Tosse paroxística (tosse súbita, incontrolável, com cinco a dez tossidas rápidas e curtas, em uma única expiração);
    - Guincho inspiratório;
    - Vômito pós-tosse;
    - Cianose;
    - Apneia;
    - Engasgo.
- **Para maior ou igual a 6 meses de idade:** todo indivíduo que, independentemente do estado vacinal, apresente **tosse de qualquer tipo por 14 dias ou mais**, associada a um ou mais dos seguintes sinais e sintomas:
- Tosse paroxística;
- Guincho inspiratório;
- Vômitos pós-tosse.

Ao se confirmar ou descartar o caso de coqueluche pelo critério clínico, devem-se analisar, concomitantemente à sintomatologia, a idade, a situação vacinal, o período da tosse associado ao de transmissibilidade (21 dias), o resultado de hemograma e demais informações disponíveis. Essas variáveis não são excludentes entre si. O **hemograma** é um exame complementar indicativo, mas não determinante na confirmação ou descarte dos casos suspeitos de coqueluche, pois a situação vacinal pode influenciar no seu resultado.

É considerado **caso descartado** todo caso suspeito que não se enquadre em nenhuma das situações descritas para caso confirmado.

A relação entre casos suspeitos e confirmados por critério laboratorial varia segundo o local e os métodos laboratoriais utilizados. A implementação de técnica molecular para a confirmação diagnóstica por critério laboratorial passou a ser rotina no Instituto Adolfo Lutz (IAL) desde o final de 2009. Entre 2009 e 2011, a porcentagem de confirmação, entre os casos notificados como suspeitos, no Município de São Paulo variou de 25% a 33%.

Tratamento

a. Suporte

A coqueluche é uma doença de notificação compulsória; sendo assim, todo caso suspeito deve ser notificado com o preenchimento da folha do Sistema de Informação de Agravos de *Notificação* (Sinan) e proceder-se à coleta de material para pesquisa etiológica (cultura e PCR). Recomendam-se a realização de radiografia de tórax e coleta de hemograma, a partir dos quais, na 2ª semana da doença, é possível identificar a leucocitose (acima de 20.000/mm^3) e linfocitose (acima de 10.000/mm^3) mais acentuada.

Devem ser hospitalizados os pacientes com risco para evolução grave e complicações, como os menores de 3 meses de idade, pacientes que apresentem paroxismos severos, prematuros, lactentes com doença de base e com episódios de cianose e/ou apneia.

O tratamento baseia-se em medidas de suporte como o repouso para evitar os acessos de tosse, suporte com oxigênio, pois, durante os acessos, podem ocorrer hipoxemias severas, hidratação (oral, por sonda ou parenteral) e para os casos graves com insuficiência respiratória, monitorização e suporte ventilatório em unidade de terapia intensiva pediátrica (UTIP).

Nenhuma medicação tem eficácia e/ou segurança para ser utilizada no controle dos acessos de tosse.

b. Específico

A prescrição de antibiótico só ocorre, na grande maioria das vezes, na fase paroxística, quando o efeito em reduzir o tempo e a gravidade da doença não ocorre, tendo indicação apenas para reduzir o tempo de eliminação da BP para o meio. Todo paciente com suspeita de coqueluche deve permanecer em isolamento respiratório por gotículas até completar 5 dias de tratamento com macrolídeo. A sensibilidade da BP aos macrolídeos continua elevada no nosso meio, sendo a medicação de escolha a azitromicina, pela facilidade posológica e maior número de estudos que comprovam a eficácia. A Tabela 11.1 mostra as opções terapêuticas.

Tabela 11.1 Antibiótico recomendado para tratamento da coqueluche.

Grupo etário	Antimicrobiano recomendado			Alternativa
	Azitromicina	Eritromicina	Claritromicina	Sulfametoxazol (SMZ) Trimetropina (TMP)
< 1 mês	10 mg/kg/dia DUD, por 5 dias	40 a 50 mg/kg/dia 6 em 6 horas, por 14 dias	Não recomendado	Contraindicado em < 2 meses
1 a 5 meses	10 mg/kg/dia DUD, por 5 dias	40 a 50 mg/kg/dia 6 em 6 horas, por 14 dias	15 mg/kg/dia 12 em 12 horas, por 7 dias	40 mg/kg/dia 12 em 12 horas, por 14 dias
> 6 meses e crianças	1º dia -10 mg/kg 2º ao 5º dias – 5 mg/kg	40 a 50 mg/kg/dia a cada 6 horas, por 14 dias	15 mg/kg/dia a cada 12 horas, por 7 dias	40 mg/kg/dia a cada 12 horas, por 14 dias
Adultos	1º dia – 500 mg 2º ao 5º dia – 250 mg	2 g/dia a cada 6 horas, por 14 dias	1 g/dia a cada 12 horas, por 7 dias	1.600 mg/dia a cada 12 horas, por 14 dias

DUD: única dose diária.

Fonte: Adaptada de Treatment and Postexposure Prophylaxis of Pertussis – 2005 CDC Guidelines (MMWR, Dec9, 2005 / 54(RR14);1-16.

Vigilância epidemiológica

Para infecção por BP, é considerado comunicante o indivíduo que foi exposto ao caso índice de coqueluche entre o início da fase catarral até 3 semanas após a fase de paroxismo e que tenha tido com o caso índice proximidade de 1 metro de distância por período superior a 1a hora (Figura 11.5).

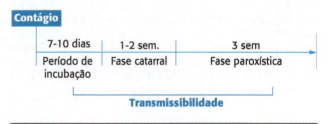

Figura 11.5 Período de transmissibilidade.

Fonte: Adaptada de https://www.prefeitura.sp.gov.br/cidade/secretarias/upload/chamadas/3-_coqueluche_ccih_19out11_1320681447.pdf.

Quando indicada a quimioprofilaxia, deve ser realizada com o mesmo esquema de antibiótico preconizado para o tratamento.

As indicações de quimioprofilaxia, segundo o Ministério da Saúde, são:

- Com idade menor que 1 ano, independentemente da situação vacinal e período de tosse;
- Com idade de 1 a 7 anos, não vacinados ou situação vacinal desconhecida ou que tenham recebido menos de quatro doses da vacina DTP+Hib (Tetravalente), DTP+Hib+Hep (Pentavalente) e DTP;
- Com mais de 7 anos, que tiveram contato com um caso suspeito de coqueluche, se:
- Tiveram contato com o caso índice no período de 21 dias que precederam o início dos sintomas do caso até 3 semanas após o início da fase paroxística; ou
- Tiverem contato com um comunicante vulnerável no mesmo domicílio.
- Que trabalham em serviços de saúde ou diretamente com crianças;

Os grupos de comunicantes mais vulneráveis ao adoecimento por coqueluche são:

- Recém-nascidos de mãe com sintomas respiratórios;
- Crianças com menos de 1 ano, com menos de três doses de vacina Penta, Tetravalente ou DTP;
- Crianças com menos de 10 anos, não imunizadas ou com imunização incompleta (menos de três doses de vacina Penta, Tetra ou DTP);
- Mulheres no último trimestre de gestação;
- Indivíduos com comprometimento imunológico;
- Indivíduos com doenças crônicas graves.

A quimioprofilaxia também é recomendada para os portadores assintomáticos, que são todos os indivíduos que não apresentam sinais e sintomas sugestivos de doença, mas que tiveram isolamento da BP em secreção de nasofaringe por cultura ou identificação pelo teste de PCR em tempo real, pois a presença da bactéria na nasofaringe humana favorece a disseminação da doença entre os demais indivíduos vulneráveis.

BIBLIOGRAFIA CONSULTADA

Amirthalingam G, Andrews N, Campbell H, Rebeiro S, Kara E, Donegan K, et al. Effectiveness of maternal pertussis vaccination in England: an observational study. Lancet. 2014 Oct 25;384(9953):1521-8.

Amirthalingam G. Strategies to control pertussis in infants. Arch Dis Child. 2013 Jul;98(7):552-5.

Berezin EN, de Moraes JC, Leite D, Carvalhanas TR, Yu AL, Blanco RM, et al. Sources of pertussis infection in young babies from São Paulo State, Brazil. Pediatr Infect Dis J. 2014 Dec;33(12):1289-91.

Bricks LF. Pertússis: novas estratégias de vacinação de uma antiga doença. J Health Biol Sci. 2013;1 (2):73-83.

Centers of Disease Control (CDC). Updated Recommendation for Use of tetanus toxoid, reduce diphtheria toxoid and acellular pertussis vaccine (Tdap) in pregnant women – Advisory Committee on Immunization Practices (ACIP), 2012. Weekly. February 22, 2013;62(7);1331-135.

Ferronato AE, Gilio AE, Vieira SE. Respiratory viral infections in infants with clinically suspected pertussis. Rio J: J Pediatr. 2013. Nov-Dec; 89(6)549-53.

Kerr JR, Matthews RC. Bordetella pertussis infection: pathogenesis, diagnosis, management, and the role of protective immunity. Eur J Clin Microbiol Infect Dis. 2000 Feb;19(2):77-88.

Kilgore PE, Salim AM, Zervos MJ, Schmitt HJ. Pertussis: microbiology, disease, treatment, and prenention. Clin Microb Rev 2016 Jul; 29(3):449-486.

Leite D, Blanco RM, Melo LCV, Fiorio CE, Martins LM, et al. Implementation and assessment of the use of real-time PCR in routine diagnosis for Bordetella pertussis detection in Brazil. Arch Pediatr Infect Dis. 2013 Oct;1(5):196-202.

Ministério da Saúde (BR). Nota informativa nº 08, de 2014. Disponível em: http://portal.saude.pe.gov.br/sites/portal.saude.pe.gov.br/files/nota_informativa_3_vigilancia_epidemiologica_da_coqueluche.pdf.

Ministério da Saúde (BR). Secretaria de Vigilância em Saúde. Departamento de Vigilância Epidemiológica. Coordenação Geral do Programa Nacional de Imunizações. Informe técnico implantação da vacina adsorvida difteria, tétano e coqueluche (pertussis acelular) tipo adulto-dTpa.

Ministério da Saúde (BR). Secretaria de Vigilância em saúde. Ministério da Saúde alerta sobre a situação epidemiológica da coqueluche no Brasil. Brasília; 2013. Disponível em: http://portalsaude.saude.gov.br/portal-saude/noticia/9243/785/ministerio-da-saude-alerta-sobre-a-situacao--epidemiologica-da-coqueluche-no-brasil.html.

Nieves DJ, Heininger U. Boedetella pertussis. Microbiol Spectrum. 2016 Jun;4(3).

Secretaria de Estado de Saúde de São Paulo. Centro de Vigilância Epidemiológica "Prof. Alexandre Vranjac". Divisão de Doenças de Transmissão Respiratória. Informe técnico coqueluche: atualização da situação epidemiológica. São Paulo; 2011.12p.

Torres RSLA, Santos TZ, Torres RAA, Pereira VVG, Fávero LAF, Filho Otavio RM, et al. Ressurgimento da coqueluche na era vacinal: aspectos clínicos, epidemiológicos e moleculares. J. Pediatr. 2015 Aug;91(4):333-338.

Vaz TM, Leite D, Irina Kinue. Coqueluche, Manual de Diagnóstico Laboratorial do Instituto Adolfo Lutz São Paulo Centro de Bacteriologia, laboratório de referência nacional para coqueluche. Revisado em 2010. Disponível em: http://www.suvisa.ba.gov.br/sites/default/files/vigilancia_epidemiologica/imunopreveniveis/arquivo/2013/04/02/Manual%20de%20Diagn%C3%B3stico%20da%20Coqueluche202010%5B2%5D.pdf.

Vittucci AC, Spuri Vennarucci V, Grandin A, Russo C, Lancella L, Tozze AE, et al. Pertussis in infants: an underestimated disease. BMC Infect Dis. 2016 Aug 15;16(1):414.

12

Tuberculose

■ Angela Esposito Ferronato   ■ Ana Paula Scoleze Ferrer

Introdução

Tuberculose é uma doença infecciosa, causada pelo *Mycobacterium tuberculosis* ou bacilo de Koch (BK), capaz de acometer múltiplos órgãos e sistemas. É um importante problema de saúde pública no Brasil.

A doença é muito antiga, sendo encontradas lesões de tuberculose óssea em múmias egípcias. No século XVIII, na Europa Ocidental, a doença alcançou seu pico com cerca de 900 mortes por 100 mil habitantes. As más condições de saneamento, os aglomerados urbanos e a má nutrição eram fatores que favoreciam a doença que foi chamada de "peste branca".

O bacilo foi identificado por Robert Koch, em 1882 e, em 1895, com a radiografia, foi possível identificar as alterações pulmonares causadas pela bactéria. A vacina BCG foi desenvolvida em 1921.

Epidemiologia

Em 2017, a Organização Mundial de Saúde (OMS) iniciou o 2º ano da campanha global "Unidos para Erradicação da Tuberculose no Mundo". A doença ainda é uma das 10 maiores causas de morte no mundo, com 10 milhões de novos casos notificados por ano e mais de 1 milhão de mortos. É a principal causa de morte em pacientes com HIV.

O Brasil ainda permanece entre os 20 países que apresentam os maiores números de casos, ocupando a 20ª posição e a 19ª posição de coinfecção tuberculose/HIV. O último relatório do Ministério da Saúde, divulgado em 2016, apesar do número de casos ter se reduzido 20% nos últimos 10 anos, ainda são notificados aproximadamente 70 mil novos casos por ano, com 4,5 mil mortos pela doença. O estado de São Paulo detecta o maior número absoluto de casos e o estado do Rio de Janeiro apresenta o maior coeficiente de incidência (dados do Sistema de Informação de Agravos de Notificação [SINAN]).

A tuberculose é mais frequente em adultos; na criança, a doença apresenta-se com evolução e manifestações clínicas particulares. A real situação epidemiológica da tuberculose infantil é desconhecida, mas sabemos que 10% a 15% dos casos de tuberculose ocorrem em menores de 10 anos de idade. O risco de adoecimento também é maior nas crianças, enquanto 5% a 10% dos adultos infectados adoecem, 43% dos menores de 1 ano, 24% das crianças entre 1 e 5 anos e 15% dos adolescentes adoecerão quando infectados.

São considerados grupos de risco para tuberculose: população privada de liberdade; população em situação de rua; povos indígenas; e profissionais de saúde.

A atuação diante da tuberculose da criança requer o conhecimento da história natural da doença e dos fatores que integram a rede causal da infecção. Assim, as condições de saúde da criança, a presença ou não de fonte de infecção (foco) e outros aspectos do ambiente de vida (físicos, socioeconômicos e culturais) fazem parte do diagnóstico global que trará subsídios para a ação, tanto na prevenção primária ou secundária como na identificação dos casos e na opção pelo tratamento. O rastreamento dos contatos, a detecção precoce e o tratamento realizado de forma correta são os principais instrumentos para a interrupção da cadeia de transmissão, para evitar o aparecimento de cepas multirresistentes e para o controle da tuberculose.

Etiopatogenia

As microbactérias são microrganismos aeróbios, não móveis, não esporulados, pleomórficos, que, pela técnica de coloração de Gram, apresentam-se como gram-positivos e álcool-acidorresistentes. Crescem e multiplicam-se lentamente e são facultativos intracelulares.

A tuberculose é definida como doença causada pelo *Mycobacterium tuberculosis* e o *Mycobacterium bovis*, porém outras microbactérias também podem causar infecção no homem, sendo mais frequente em pacientes imunocomprometidos.

A infecção pelo *Mycobacterium bovis* diminuiu muito a incidência após a rotina de pasteurização do leite.

A infecção pelo *Mycobacterium tuberculosis* ocorre pela inalação de gotículas suspensas no ar contendo o bacilo. Ao atingir o pulmão, a micobactéria promove a formação do complexo primário (complexo de Ghon) no parênquima pulmonar e atinge os linfonodos regionais. Geralmente, o processo imunológico detém a multiplicação dos bacilos da tuberculose neste estágio, mas podem permanecer bacilos em estado latente. Nessa fase, não há sintomatologia e nem doença, sendo a infecção evidenciada apenas pela prova tuberculínica positiva.

Se o processo imunológico não deter a proliferação da micobactéria, o que ocorre principalmente em pacientes imunodeprimidos e em crianças menores de 4 anos de idade, ou, mais tardiamente, se os bacilos latentes se tornarem ativos outra vez, pode ocorrer a tuberculose doença. A doença pulmonar se estabelece tanto pela extensão do processo parenquimatoso como pelos efeitos do acometimento dos linfonodos pulmonares, e o comprometimento de outros órgãos (formas extrapulmonares) ocorre pela disseminação hematogênica ou linfática.

A criança geralmente infecta-se no contato domiciliar com adulto bacilífero e apresenta tuberculose primária, ou seja, aquela que ocorre no primeiro contato com o bacilo, por isso a forma mais comum na infância é a pulmonar.

Principais formas clínicas

Tuberculose pulmonar

Assim como no adulto, é a forma clínica mais frequente, porém as manifestações clínicas podem ser variadas. É comum a presença de febre moderada e persistente, irritabilidade, tosse produtiva, sibilância (principalmente em menores de 4 anos), perda de peso ou dificuldade em ganho de peso. Muitas vezes, suspeitamos de tuberculose nos pacientes com pneumonia que não apresentam melhora clínica e radiológica com o uso de antimicrobianos para bactérias habituais. É frequente o acometimento de linfonodos hilares com compressão extrínseca do lobo médio (síndrome do lobo médio).

As alterações radiológicas mais frequentes em pacientes com tuberculose são:

- adenomegalias hilares e/ou paratraqueais;
- pneumonias com qualquer aspecto radiológico, de evolução lenta, às vezes associadas a adenomegalias mediastínicas, ou que cavitam durante a evolução;
- infiltrado nodular difuso (padrão miliar).

Tuberculose extrapulmonar

- Ganglionar
  - forma mais frequente de tuberculose extrapulmonar na infância. As cadeias ganglionares mais comumente acometidas são as cervicais anteriores e posteriores e as supraclaviculares. Ocorre aumento subagudo dos linfonodos, que se apresentam aderentes entre si e a planos profundos, podem apresentar coloração violácea, sem muitos sinais flogísticos e pouco dolorosos.
- Pleural
  - Mais comum em adolescentes, com evolução lenta de dor torácica, febre baixa, tosse seca e dispneia. É comum o aparecimento de derrames volumosos com pouca alteração clínica.
- Osteoarticular
  - O acometimento ósseo é mais frequente na infância, sendo os locais mais acometidos: vértebras, metáfise de ossos longos e grandes articulações (quadril, joelho e tornozelo). A destruição do disco intervertebral, o envolvimento do corpo vertebral e a formação do abscesso frio caracterizam a espondilite tuberculosa, também denominada "mal de Pott". Outra forma de acometimento osteoarticullar é a dactilite tuberculosa.
- Neurotuberculose
  - O envolvimento do sistema nervoso central (SNC) caracteriza a forma mais grave de tuberculose, com elevadas taxas de morbimortalidade. Há uma íntima correlação entre a cobertura vacinal e a redução dos casos de neurotuberculose. O prognóstico relaciona-se à precocidade do diagnóstico. A meningite é a forma mais comum de tuberculose do SNC, caracteriza-se por sinais de hipertensão intracraniana, com cefaleia, vômitos, confusão mental e coma, além de síndrome infecciosa com febre e astenia. Ao exame físico, o paciente apresenta sinais de irritação meníngea, acometimento encefálico e paralisia de nervos cranianos. O exame do liquido cefalorraquidiano (LCR) mostra uma contagem aumentada de células (pleocitose moderada), com predomínio de linfócitos, aumento de proteinorraquia e redução acentuada de glicose. A dosagem da enzima adenosina-deaminase (ADA) pode auxiliar no diagnóstico estando aumentada na neurotuberculose. A pesquisa de BAAR no LCR apresenta baixa sensibilidade; com a cultura, esta sensibilidade aumenta, porém, pode demorar de 30 a 40 dias para se detectar o crescimento da bactéria. A reação em cadeia de polimerase (PCR) tem auxiliado no diagnóstico por sem mais sensível (60%). Exames por imagem como a tomografia computadorizada (TC) e a ressonância nuclear magnética (RNM) também são importantes para o diagnóstico da doença e a avaliação da extensão do acometimento.

- Miliar
  - Relacionada com a tuberculose disseminada progressiva. Os pacientes apresentam sintomas generalizados como febre, anorexia, astenia, perda de peso, cefaleia, sintomas intestinais e respiratórios. A radiografia de tórax revela infiltrados bilaterais, reticulonodulares, sugestivo desta forma de tuberculose. O SNC é acometido em cerca de 25% dos casos de tuberculose miliar, podendo este ser de forma subclínica.

Abordagem diagnóstica

A suspeita da tuberculose na infância ocorre principalmente em duas situações:

- História de contato com adultos tuberculoso. É descrito que metade das crianças infectadas é assintomática, sendo diagnosticada ao se realizar a busca ativa entre os contatos de um adulto bacilífero.
- Criança com infecção respiratória de evolução lenta, que não melhora com o uso de antibióticos para o tratamento de germes habituais.

Para o diagnóstico da tuberculose, são importantes os dados clínicos, epidemiológicos e radiológicos. A confirmação bacteriológica, embora muitas vezes não seja possível, sempre deve ser tentada.

Anamnese

A anamnese deve ser cuidadosa; além da pesquisa de sintomatologia compatível com tuberculose, deve-se buscar se há história de contato com o bacilo.

Podem estar presentes sintomas gerais como anorexia, emagrecimento ou persistência em não ganhar peso e febre baixa. Na infância, é rara a presença de febre alta, acompanhada de cansaço ou prostração. Sintomatologia de acometimento do aparelho respiratório pode estar presente ou não, sendo mais comum nos processos extensos ou nas formas pneumônicas. Nas formas extrapulmonares, os sintomas variam conforme o sistema acometido. A queixa de tosse crônica acompanhada de sintomas gerais, como febre e emagrecimento, frequentemente aparece na tuberculose de reinfecção, o que é raro em crianças, mas pode surgir na adolescência.

É fundamental a caracterização das condições de habitação, das características socioeconômicas da família, das condições de saúde dos familiares, a pesquisa ativa da presença de contato com foco tuberculoso, além da história de vacinação por BCGid. Esses dados indicarão maior ou menor predisposição à tuberculose.

Por ser uma doença estigmatizada na sociedade, é importante que o médico, ao fazer a história clínica, explore o conhecimento e os medos que a família tem em relação a esse diagnóstico, favorecendo a adesão tanto à abordagem diagnóstica como à terapêutica.

Exame físico

Não há alterações ao exame físico que sejam específicas da tuberculose, mas alguns achados podem ser sugestivos da doença, principalmente nas formas extrapulmonares. Por exemplo, a presença de eritema nodoso sugere a possibilidade do diagnóstico de tuberculose, embora não seja patognomônico desta doença.

Na forma pulmonar, geralmente o exame físico é pouco específico, podendo aparecer sinais de condensação, quando há pneumonia caseosa, pode haver sibilância ou não, assim como sinais sugestivos de atelectasia ou de derrame pleural. O derrame pleural, quando presente, geralmente é seroso e com tendência a se refazer após a drenagem. Salvo as exceções de quadro mais intenso, na maioria das vezes, é característica a discrepância entre achados clínicos escassos e radiológicos evidentes.

Entre as formas extrapulmonares, as mais frequentes na faixa etária pediátrica são a ganglionar, a óssea, a meningite tuberculosa e o acometimento pleural. A tuberculose ganglionar periférica geralmente acomete os gânglios cervicais e é unilateral, identificando-se, ao exame, gânglios aumentados, de consistência endurecida, geralmente indolores, que se fistulizam ou não. A tuberculose óssea pode-se apresentar com dor e edema local, a forma peritoneal com a presença de ascite, a meníngea com sinais neurológicos de irritação meníngea e a miliar com hepatoesplenomegalia. A presença de outras alterações dependerá da localização e da intensidade do processo.

Exames laboratoriais

Prova tuberculínica

A prova tuberculínica (PPD), também conhecida como "reação de Mantoux" ou "teste de Mantoux", é um método auxiliar no diagnóstico da tuberculose, dado que o teste positivo, isoladamente, permite apenas o diagnóstico de infecção pela micobactéria, e não o diagnóstico de doença.

A prova é realizada por via intradérmica e a leitura pode ser realizada 48 horas após a aplicação, podendo estender-se até 96 horas. Nos serviços de saúde, a leitura do PPD está recomendada para ser realizada 72 horas após a aplicação. O resultado é descrito em milímetros e é considerado infectado pelo *M. tuberculosis* o paciente que apresentar enduração igual ou superior a 5 mm, nos vacinados há mais de 2 anos ou não vacinados; e 10 mm, nos vacinados há menos de 2 anos. Está extinta a classificação em não reator, reator fraco ou reator forte.

A prova tuberculínica negativa, na maioria dos casos, afasta o diagnóstico de infecção pelo *Mycobacterium tuberculosis*. Entretanto, as reações falso-negativas (0 a 4 mm) podem ocorrer em algumas situações como:

- erro técnico na realização da prova;
- formas disseminadas de tuberculose antes do tratamento;
- condições que diminuem a imunidade celular como má nutrição acentuada, uso de corticosteroides ou

imunossupressores; algumas doenças anergizantes, como a síndrome da imunodeficiência adquirida (aids), linfomas, sarampo, varicela, escarlatina e outras e
- janela imunológica – a hipersensibilidade leva de 4 a 8 semanas para se manifestar, portanto, um teste negativo realizado antes desse período pode significar apenas janela imunológica e deve ser repetido após 2 meses se persistir a dúvida diagnóstica.

Radiografia de tórax

Os achados mais comuns na radiografia de tórax de uma criança com tuberculose pulmonar são opacidade persistente associada a um aumento de linfonodo ou alargamento mediastinal. A opacidade, com características de atelectasia ou de condensação, tem evolução lenta e não melhora com a antibioticoterapia. Ao lado das lesões parenquimatosas, podem aparecer imagens de derrame pleural, mais frequentes na idade escolar e na adolescência. A presença de caverna é mais rara e ocorre nas formas em que existe necrose caseosa, que, às vezes, é confundida com as pneumatoceles da pneumonia estafilocócica. A localização mais frequente é no pulmão direito. São raras também na infância as imagens de calcificação, que variam desde pequenos pontos até nódulos maiores, tanto em parênquima como em gânglios. Quando somente existem imagens de calcificação, o processo deve ser antigo e provavelmente curado. Infiltrado micronodular difuso, embora não seja patognomônico, pode ser encontrado na forma miliar. Nas formas de tuberculose de reinfecção, mais comuns na adolescência, podem aparecer cavernas, fibrose ou calcificação.

Os achados radiológicos nunca são avaliados isoladamente, mas sempre relacionados com outros dados: sintomas; sinais do exame físico; contato com foco de tuberculose; prova tuberculínica; e BCGid anterior.

Exame bacteriológico

A pesquisa da micobactéria é feita com maior facilidade no adulto, sendo de pequeno auxílio no diagnóstico da doença na infância, uma vez que as crianças normalmente são paucibacilares e, tanto o exame bacterioscópico como a cultura do material, normalmente são negativos. Embora a confirmação bacteriológica seja difícil na infância, sempre deve ser tentada, principalmente em crianças com formas mais graves da doença, naquelas soropositivas para o HIV e na suspeita de tuberculose multirresistente.

Nas crianças maiores e com expectoração, colhe-se o escarro, naquelas sem expectoração e nas crianças menores de 6 anos o material é obtido por lavado gástrico. A positividade do lavado gástrico é superior aos demais métodos, porém devem-se conhecer as dificuldades e as limitações deste exame, o qual deve ser realizado em jejum e antes que a criança tenha se levantado, para que o conteúdo gástrico não seja esvaziado antes da coleta do material. Dessa forma, é um exame que necessita de internação hospitalar para ser realizado.

Nas formas extrapulmonares, o material colhido, como líquido de pleura, biópsia de peritônio, LCR ou biópsia de gânglio, deve ser submetido à baciloscopia e à cultura acompanhada de antibiograma, embora a probabilidade de encontro do BK também seja pequena.

Exame anatomopatológico

O exame histopatológico é importante em algumas formas de tuberculose extrapulmonar (ganglionar periférica, pleural, peritoneal e osteoarticular), nas quais o diagnóstico diferencial é mais difícil. Pelo exame anatomopatológico, pesquisa-se a presença do bacilo ou do processo inflamatório granulomatoso característico da tuberculose, permitindo o diagnóstico diferencial com outras doenças, como linfomas. Este exame é particularmente útil no diagnóstico de tuberculose ganglionar.

Outros métodos diagnósticos

Entre esses outros métodos, os mais conhecidos são o adenosina-deaminase (ADA) e a pesquisa por reação em cadeia de polimerase (PCR). O ADA é um marcador biológico cuja atividade está relacionada à proliferação e à diferenciação dos linfócitos T, portanto o seu aumento pode ser relacionado à tuberculose. Sua dosagem pode ser efetuada no sangue, líquido pleural, ascite e outros. Na pleura, valores de ADA entre 30 e 60 U/L representam altas sensibilidade e especificidade para o diagnóstico de tuberculose. Valores muito elevados de ADA são observados em linfomas e empiemas.

A utilização de técnicas moleculares no diagnóstico de tuberculose tem sido cada vez mais empregada na prática clínica, tendo maior importância na identificação da tuberculose no SNC, mas pode ser realizado em qualquer material, porém com sensibilidade variada.

O Ministério da Saúde, em 2014, disponibilizou para o serviço público o "teste rápido para diagnóstico de tuberculose", que tem a capacidade de detectar a presença do bacilo em apenas 2 horas. O teste é baseado em técnica molecular com a detecção de DNA do *Mycobacterium tubeculosis* e da resistência à rifampicina. O teste é realizado em amostras obtidas de secreção respiratória, deve ser realizado em ambiente laboratorial, não substitui a baciloscopia nem a cultura e apresenta sensibilidade variada, sendo inferior em menores de 10 anos de idade.

Teste IGRA (*Interferon Gamma Realease Assay*), exame realizado para auxílio no diagnóstico da tuberculose latente. De forma semelhante à prova tuberculínica, o IGRA é capaz de identificar os pacientes infectados pelo *Mycobacterium tuberculosis*. Oferece algumas vantagens em relação ao teste tuberculínico: requer uma coleta de amostra sanguínea simples, não é necessário que o paciente retorne ao laboratório para leitura ou interpretação do resultado; os resultados são objetivos; é um teste *in vitro* não há efeito tipo *booster*; o teste não é afetado pela vacina prévia com BCG ou infecções por outras espécies de microbactérias. O teste ainda é um exame pouco disponível, com custo elevado, são descritas raras reações cruzadas com algumas espécies de microbactérias não tuberculose, há poucos dados sobre sua utilização em crianças, imunocomprometidos e grávidas.

Confirmação do diagnóstico

O diagnóstico de tuberculose é feito com base em um conjunto de fatores: epidemiológico (história de contato), dados clínicos (sinais e sintomas), prova tuberculínica positiva, radiografia de tórax com alterações sugestivas de tuberculose e confirmação bacteriológica, quando possível. Porém, o diagnóstico de tuberculose na infância é difícil de ser firmado, pois:

- Muitas vezes, a criança é assintomática ou apresenta poucos sinais e sintomas típicos;
- Os achados radiológicos podem ser inespecíficos;
- No Brasil, o uso rotineiro da vacina BCG dificulta a interpretação do teste tuberculínico;
- A criança é paucibacilar, dificultando a confirmação bacteriológica.

Dessa forma, o diagnóstico de tuberculose pulmonar na infância deve ser feito com base na análise conjunta dos vários elementos encontrados. O Ministério da Saúde propôs um sistema de pontuação (Quadro 12.1) para auxiliar o raciocínio clínico e o processo diagnóstico de tuberculose em crianças e adolescentes. Alguns autores têm avaliado a utilização desse sistema de escore, encontrando boas sensibilidade e especificidade. Embora o Ministério da Saúde preconize a utilização do sistema de escore para crianças e adolescentes com baciloscopia negativa, os autores têm proposto que o sistema de pontuação seja utilizado também como um método auxiliar no rastreamento de casos suspeitos, para indicar quem deve ser submetido à pesquisa bacteriológica e como auxiliar na decisão pela instituição da terapêutica específica. Os autores consideram que uma pontuação de 30 ou mais, em crianças com história de contato, é suficiente para indicar o tratamento de tuberculose.

Abordagem terapêutica

Após a confirmação do diagnóstico de tuberculose, o médico deve orientar a família sobre as formas de transmissão e de prevenção da doença, para que procure o serviço de saúde para o rastreamento dos contatos, como devem ser feitos o tratamento e a quimioprofilaxia, quando esta for indicada, além de orientá-la para que não discrimine o doente. É importante que a família seja ouvida e suas preocupações e medos, esclarecidos. É fundamental que fique claro quem será o adulto/cuidador responsável pela administração diária da medicação em virtude da importância de não haver falha ou interrupção do esquema terapêutico. Além disso, a família deve ser orientada a procurar a unidade de saúde quando surgirem dúvidas quanto à doença e/ou ao tratamento e aos sintomas que possam estar relacionados ao uso dos medicamentos. Todos esses fatores favorecem a adesão ao tratamento, deixando-se claro para todos que, apesar de o tratamento ser longo, a tuberculose é uma doença curável.

A conduta dependerá de como a criança foi classificada, isto é, se foi considerada apenas comunicante (contato sem infecção), se foi classificada como infectada (contato com infecção) ou se foi considerada doente.

Quimioprofilaxia

A quimioprofilaxia da tuberculose consiste na administração de uma droga, a isoniazida, com o objetivo de prevenir a infecção nas crianças que sejam contactantes de tuberculose e que não estejam infectadas (quimioprofilaxia primária) ou de evitar a doença naquelas que já estejam infectadas e não doentes (quimioprofilaxia secundária ou tratamento de tuberculose latente).

Quadro 12.1 Sistema de pontuação para diagnóstico de tuberculose pulmonar em crianças e adolescentes adotado pelo Ministério da Saúde 2010.

Quadro clinicorradiológico		Contato	PPD *versus* BCG	Estado nutricional
Sintomas há > 2 semanas + 15 pontos	Alteração da radiografia há > 2 semanas + 15 pontos	Contato próximo com adulto tuberculoso nos últimos 2 anos + 10 pontos	≥ 10 mm em vacinados há < 2 anos ou ≥ 5 mm em vacinados há > 2 anos ou não vacinados + 15 pontos	Desnutrido grave + 5 pontos
Assintomático ou sintomas < 2 semanas 0 pontos	Alteração da radiografia há < 2 semanas + 5 pontos			
Melhora com antibiótico comum ou sem terapêutica - 10 pontos	Radiografia normal - 5 pontos	Contato ocasional ou ausente 0 pontos		Peso ≥ P10 ou desnutrido não grave 0 pontos
≥ 40 pontos – diagnóstico muito provável 30-35 pontos – diagnóstico possível ≤ 25 pontos – diagnóstico pouco provável				

Fonte: Desenvolvido pela autoria.

A opção pela quimioprofilaxia depende da análise dos riscos que o paciente corre em relação à tuberculose, sempre relacionados à idade, à intensidade do contato, às condições do foco, à situação de saúde individual e às condições ambientais.

Quimioprofilaxia primária

A quimioprofilaxia primária é indicada principalmente em recém-nascidos que ainda não receberam BCGid e coabitam com adulto bacilífero. Deve-se administrar a isoniazida (H) na dose de 10 mg/kg/dia, até o máximo de 300 mg, por um período de 3 meses. Após esse período, deve-se realizar a prova tuberculínica. Se a prova for negativa, indica-se interromper a isoniazida e vacinar a criança com BCGid; se a prova for positiva e a criança não apresentar sinais de doença, indica-se manter a isoniazida por mais 3 meses.

As crianças maiores, não vacinadas previamente com a BCGid, que forem contato e tiverem prova tuberculínica negativa, devem receber vacina. Porém, é fundamental que, antes de indicar a vacinação, se tenha certeza de que a criança não esteja em fase de desenvolvimento da infecção ou da doença e ainda não teve tempo de positivar o PPD, o que pode levar até 8 semanas após o contato. Nesse sentido, além da avaliação clínica e radiológica cuidadosa, deve-se verificar o intervalo de tempo entre o contato e a realização da prova tuberculínica. Caso esse intervalo seja inferior a 8 semanas, antes de vacinar, é melhor repetir o PPD em 40 a 60 dias; se ele se mantiver negativo, indica-se vacinação com BCGid; mas se tiver positivado, indica que a criança está infectada e, portanto, deve receber quimioprofilaxia, e não a vacina.

Quimioprofilaxia secundária ou tratamento de tuberculose latente

A quimioprofilaxia secundária é uma medida terapêutica com o intuito de prevenir a evolução de infecção para doença, estando indicada para os pacientes com maior risco de adoecer. A isoniazida reduz em 40% a 80% esse risco.

Consiste na administração de isoniazida, por via oral, por 6 meses, na dose de 10 mg/kg/dia, mantendo-se um máximo de 300 mg/dia, administrada em uma só tomada diária. Mesmo com o esquecimento de tomada de algumas doses, o tratamento deve ser mantido, pois o número total de doses é que tem alta correlação com a prevenção do adoecimento.

Tratamento

As principais drogas utilizadas no tratamento da tuberculose da criança são: isoniazida (H); rifampicina (R); pirazinamida (Z); etambutol (E); e estreptomicina (S). Outros medicamentos, como a etionamida, a canamicina, a capreomicina e a ciclosserina, são de uso excepcional em crianças.

Para que o tratamento seja eficaz, a medicação deve ser administrada regularmente e o tempo de tratamento e o número de doses devem ser respeitados.

Esquemas de tratamento

O esquema de curta duração é o atualmente adotado no Brasil para o tratamento dos casos novos de tuberculose, tanto pulmonar como extrapulmonar, exceto para a forma meningoencefálica (Tabelas 12.1 e 12.2).

Tabela 12.1 Esquema curto de tratamento da tuberculose para menores de 10 anos de idade (Esquema I do Ministério da Saúde).

Fases do tratamento	Drogas	Até 20 kg (mg/kg/dia)	20 – 35 kg (mg/dia)	35 – 45 kg (mg/dia)	Mais de 45 kg (mg/dia)
1ª fase (2 meses – RHZ)	R	10	300	450	600
	H	10	200	300	400
	Z	35	1000	1500	2000
2ª fase (4 meses – RH)	R	10	300	450	600
	H	10	200	300	400

R: rifampicina; H: isoniazida; Z: pirazinamida.
Fonte: Desenvolvida pela autoria.

Tabela 12.2 Esquema curto de tratamento da tuberculose para adolescentes maiores de 10 anos de idade e adultos.

Fases do tratamento	Drogas	20 – 35 kg (dose/dia)	36 – 50 kg (dose/dia)	Mais de 50 kg (dose/dia)
1ª fase (2 meses – RHZE)	RHZE	2 cps*	3 cps*	4 cps*
2ª fase (4 meses – RH)	R	300	450	600
	H	200	200	400

R: rifampicina; H: isoniazida; Z: pirazinamida; E: etambutol.
*Comprimidos em dose fixa combinada (R: 150 mg; H: 75 mg; Z: 400 mg; E: 275 mg).
Fonte: Desenvolvida pela autoria.

Recomenda-se que, em todos os esquemas, as drogas sejam administradas em tomada única, preferencialmente em jejum, desde que o paciente não apresente intolerância gástrica.

Para a forma meningoencefálica, recomenda-se a ampliação do tempo de tratamento, orientando-se 2 meses da 1ª fase e 7 meses da 2ª fase. Na tuberculose meningoencefálica, além do esquema tríplice, indica-se administração de corticosteroide por 1 a 4 meses, preferindo-se a utilização da prednisona na dose de 1 a 2 mg/kg/dia, até no máximo 30 mg/dia.

Os casos de falência do tratamento, assim como os de tuberculose multirresistente, devem ser encaminhados para unidades de referência para acompanhamento.

Conduta em casos de intolerância e toxicidade medicamentosa

A grande maioria dos pacientes não apresenta efeito colateral importante com o esquema tríplice. As manifestações indesejáveis mais comuns são: intolerância gástrica; icterícia (hepatotoxicidade); manifestações cutâneas variadas; e dores articulares. O Quadro 12.2 sumariza os principais efeitos menores e maiores e as respectivas condutas.

Controle evolutivo, critérios de cura e causas de insucesso no tratamento

As manifestações clínicas costumam melhorar rapidamente com a instituição do tratamento. Se isso não ocorrer, deve-se suspeitar de falha na administração dos medicamentos ou, mais raramente, de falência do tratamento.

A avaliação deve ser mensal e, em 1 semana, ocorre a melhora da febre. No 1º mês de tratamento, ocorre ganho de peso e melhora da tosse nos pacientes com tuberculose pulmonar. Como raramente na criança há baciloscopia positiva na confirmação diagnóstica, o controle evolutivo é clinicorradiológico. A radiografia de tórax deve ser realizada com 1 mês de tratamento ambulatorial, podendo mostrar melhora. Caso ocorra evolução das imagens, devemos considerar outras doenças ou falha terapêutica. É importante o acompanhamento da evolução do tratamento e baciloscopia do adulto bacilífero, para evidenciar a cura da fonte da infecção para a criança.

A prova tuberculínica, mesmo quando positiva à época do diagnóstico, não necessita ser repetida, pois sua positividade, ao final do tratamento, não significa atividade da doença.

Ao final do tratamento, para ser considerado curado, o paciente não deve apresentar sinais clínicos de atividade da doença, embora algumas imagens radiológicas possam ainda persistir.

Quadro 12.2 Efeitos colaterais menores e maiores e respectivas condutas.

Efeitos menores		
Efeito	Droga(s) associada(s)	Conduta
Intolerância gástrica	Rifampicina Isoniazida Pirazinamida	Reformular horários de administração da medicação Avaliar função hepática
Artralgia ou artrite	Pirazinamida Isoniazida	Medica com ácido acetilsalicílico
Neuropatia periférica	Isoniazida Etambutol	Introduzir piridoxina (vitamina B6)
Suor e urina alaranjados	Rifampicina	Orientar
Prurido cutâneo	Isoniazida Rifampicina	Medicar com anti-histamínico
Efeitos maiores		
Efeito	Droga(s) associada(s)	Conduta
Exantema	Estretomicina Rifampicina	Suspender o tratamento Reintroduzir o tratamento droga a droga após a resolução Substituir o esquema nos casos graves ou recidivantes
Neurite óptica	Etambutol Isoniazida	Substituir a medicação
Hepatotoxicidade	Todas as drogas	Suspender o tratamento até a resolução
Trombocitopenia, leucopenia, eosinofilia, anemia hemolítica, agranulocitose, vasculite	Rifampicina Isoniazida	Dependendo da gravidade, suspender o tratamento e reavaliar o esquema
Nefrite intersticial	Rifampicina principalmente intermitente	Suspender o tratamento
Hipoacusia	Estreptomicina	Suspender e substituir a droga

Fonte: Adaptado do Guia de Vigilância Epidemiológica do Ministério da Saúde (2002).

Diante de um desfecho desfavorável, as seguintes causas devem ser aventadas: má adesão ou tratamento incompleto; a procura ao serviço médico foi tardia ou houve retardo no diagnóstico; o diagnóstico foi incorreto – não era tuberculose; ou ocorreu má absorção das drogas (desnutrição grave, infecção pelo HIV).

Sistema de Vigilância Epidemiológica

A tuberculose é doença de notificação compulsória, isto é, todos os casos de tuberculose diagnosticados devem ser notificados ao Centro de Vigilância Epidemiológica do município. A responsabilidade pela notificação é do serviço de saúde que fez o diagnóstico e iniciou o tratamento da doença. A notificação é feita em uma ficha individual de investigação do Sistema de Informações de Agravos de Notificação (Sinan).

Vacinação

A vacinação contra a tuberculose é feita com a BCG (bacilo de Calmette e Guérin), obtida de cepas atenuadas do *Mycobacterium bovis*. A vacinação com a BCG intradérmica (BCGid) é eficaz contra as formas graves de tuberculose (meningoencefálica e miliar) e deve ser aplicada o mais precocemente possível na infância, sendo prioritária em crianças de 0 a 4 anos e obrigatória em menores de 1 ano.

Indicações

- Todo recém-nascido com pelo menos 2 kg de peso deverá receber a vacina na maternidade ou na primeira visita à unidade de saúde;
- Recém-nascido, filhos de mães soropositivas ou com aids;
- Crianças soropositivas para HIV ou filhos de mãe com AIDS, desde que sejam não reatores à prova tuberculínica e assintomáticos para a síndrome. Os vacinados sob essa condição deverão ser acompanhados pela vigilância epidemiológica nos serviços de referência para aids;
- Lactentes que foram vacinados e não apresentaram cicatriz vacinal após 6 meses devem ser revacinados apenas mais uma vez;
- Contato de doentes com hanseníase;
- Menores de 1 ano de idade já vacinados com BCGid não necessitam de outra dose.
- Maiores de 1 ano
- Sem cicatriz de BCGid – administrar uma dose;
- Vacinados com uma dose de BCGid – administrar outra dose, mantendo intervalo mínimo de 6 meses;
- Vacinados com duas doses, não há necessidade de outra dose.

Contraindicações

a. Relativas
- Recém-nascidos com peso inferior a 2 kg;
- Lesão dermatológica no local da aplicação;
- Uso de imunodepressores (prednisona na dose de 2 mg/kg/dia ou mais ou acima de 20 mg/dia por mais de 2 semanas ou outra terapia imunossupressora). A vacina deverá ser adiada até 3 meses após o término do tratamento com corticosteroides em dose alta ou imunossupressores.

b. Absolutas
- Imunodeficiência congênita;
- Imunodeficiência adquirida;
- HIV positivo com manifestações clínicas ou laboratoriais de imunodepressão.

Evolução habitual da lesão vacinal

A vacina não provoca reações sistêmicas como febre ou mal-estar. A lesão local evolui de forma lenta. Entre a 1ª e a 2ª semanas, observa-se mácula avermelhada com endurarão de 5 a 5 mm; entre a 3ª e 4ª semanas, uma pústula se forma, seguida por uma crosta. A cicatriz se forma entre a 6ª e a 12ª semana, de 4 a 7 mm de diâmetro, e é encontrada em 95% dos vacinados. Após a 13ª semana, ocorre o desaparecimento lento da úlcera, resultado em uma cicatriz plana.

A lesão deve ser lavada com água e sabão, devendo-se evitar o uso de pomadas. O aumento de linfonodos regionais é frequente e desaparece sem necessidade de tratamento.

Efeitos adversos e condutas

Complicações são infrequentes e habitualmente associadas a erros na administração da vacina. Pode ocorrer abcesso subcutâneo bacteriano por infecção secundária.

Os abscessos subcutâneos frios, até 3 meses após a vacinação, devem ser tratados com isoniazida na dose de 10 mg/kg/dia no máximo 300 mg, até regressão completa da lesão. A adenomegalia regional supurada deve ser tratada da mesma forma até redução significativa do linfonodo. Este não deve ser drenado nem retirado.

■ BIBLIOGRAFIA CONSULTADA

Barreira D, Grangeiro A. Avaliação das estratégias de controle da tuberculose no brasil. Rev. Saúde Pública. 2007;41(1):4-8.

Ferrer aps. Tuberculose. In: Sucupira, acsl et al. Pediatria em consultório. 5. ed. São Paulo: Sarvier, 2010.

Ii consenso brasileiro de tuberculose. Diretrizes Brasileiras para Tuberculose – jornal Brasileiro de Pneumologia. 2004;30(1).

Maciel ELN, Dietze R, Struchiner c. Avaliação de sistemas de pontuação para o diagnóstico da tuberculose na infância. Cad. Saúde Coletiva, Rio de Janeiro. 2006;14,94:655-664.

Marais BJ, et al. A refined symptom – based approach to diagnose pulmonary tuberculosis in children. Pediatrics. 2006;118(5):e 1350-1359.

Ministério da Saúde (BR). Manual de recomendações para o controle da tuberculose no Brasil. Brasília: Ministério da Saúde; 2011.

Ministério da Saúde (BR). Programa Nacional Contra a Tuberculose. Guia de Vigilância Epidemiológica, Brasília: Ministério da Saúde; 2002.

Morisson P, Neves DD. Avaliação da adenosina-deaminase no diagnóstico da tuberculose pleural: uma metanálise brasileira. J Bras Pneumol. 2008;34(4):217-224.

Rossoni AMO, Rossoni MD, Rodrigues CO. Critérios de pontuação para diagnóstico de tuberculose em crianças. Pulmão RJ. 2013;22(3):65-69.

Sant'anna cC, et al. Diagnóstico e terapêutica da tuberculose infantil – uma visão atualizada de um antigo problema. J Pediatr. Rio de Janeiro. 2002;78(2):205-14.

Sant'anna cC, et al. Evaluation of a proposed diagnostic scoring system for pulmonary tuberculosis in brazilian children. Int J Tuberc. Lung dis. 2006;10(4):463-465.

Sant'Anna CC, Ferreira S. A imunização contra a tuberculose. Revista Hospital Universitário Pedro Ernesto. 2007;6(1):51-55.

Sant'Anna CC. Diagnóstico de tuberculose da infância e na adolescência. Universidade Federal do Rio de Janeiro. Pulmão RJ. 2012;21(1):60-64.

Sant'anna cC. Tuberculose na criança. J Pediatr. Rio de Janeiro. 1998;74(1):s69-s75.

World Health Organization. Guidance for National Tuberculosis Programmes on the Management of Tuberculosis in Children, 2006.

Infecção pelo HIV

■ Heloisa Helena de Souza Marques ■ Giuliana Stravinskas Durigon ■ Samantha Brasil de Andrade

Introdução

A síndrome da imunodeficiência adquirida (aids) foi identificada em 1981 e tornou-se, desde então, um dos principais problemas de saúde no mundo. Os primeiros relatos em crianças na literatura internacional datam de 1982. No Brasil, foram notificados 842.710 casos de aids de 1980 até junho de 2016, com coeficiente de incidência de 20 casos/100.000 habitantes em 2015, sendo que 1,94% (16.381 casos) são de crianças até 13 anos de idade. O principal modo de aquisição das crianças (> 90%), 14.381 casos, foi por transmissão vertical (Ministério da Saúde, 2016).

Desde 1996, no Brasil, há a recomendação do oferecimento do teste anti-HIV para todas as grávidas, o que possibilita a indicação da profilaxia da transmissão vertical, a qual inclui o uso de antirretrovirais, pela mãe, durante o parto e pelo recém-nascido, e outras medidas que estão detalhadas no Protocolo Clínico e Diretrizes Terapêuticas para o Manejo da Transmissão Vertical do Ministério da Saúde – MS.

A taxa de detecção de gestantes com HIV no Brasil vem apresentando tendência de aumento nos últimos 10 anos; em 2006, a taxa observada foi de 2,1 casos/1.000 nascidos vivos, a qual passou para 2,7 em 2015, indicando um aumento de 28,6%. A tendência de crescimento também é observada em todas as regiões do Brasil, exceto na região Sudeste, que permaneceu estável, com taxa de 2,2 casos/1.000 nascidos vivos em 2006 e 2,1 em 2015.

A taxa de detecção de aids em menores de 5 anos tem sido utilizada como indicador para monitoramento da transmissão vertical do HIV. Observou-se uma tendência de queda na taxa para o Brasil de 42,7% nos últimos 10 anos. As regiões Sudeste, Sul e Centro-Oeste também apresentaram tendência de queda, com percentuais de 73,2%, 63,4% e 82,5%, respectivamente, de 2006 a 2015. A região Nordeste manteve a taxa de 2,4/100.000 habitantes no mesmo período e a região Norte apresentou uma discreta queda de 17,9%, passando de 4,1 em 2006 para 3,5 casos/100.000 habitantes em 2015. Das 27 unidades federativas do Brasil, 12 (44,4%) apresentaram taxas abaixo da nacional (2,5 casos/100.000 habitantes). Quanto à categoria de exposição entre os indivíduos menores de 13 anos, a quase totalidade dos casos (93%) teve como via de infecção a transmissão vertical.

Apesar das estratégias implementadas, persiste ainda a necessidade de aumentar o índice de diagnóstico durante a gestação e a de adoção das medidas preventivas para a redução dos níveis de transmissão vertical em nosso meio.

Outros avanços evidentes foram o desenvolvimento e a disponibilização de esquemas terapêuticos antirretrovirais compostos por associações de drogas potentes que permitem o controle da replicação dos vírus, reduzem ou postergam o risco e a intensidade do dano ao sistema imunológico e aumentam o tempo e a qualidade de vida das pessoas infectadas.

Patogênese e o agente infeccioso

A aids é uma doença causada por vírus pertencentes à família dos Retrovírus, os Lentivirinae (HIV-1 e HIV-2). São RNA-vírus, apresentam envelope externo recoberto por glicoproteínas (gp) e também as enzimas, a transcriptase reversa e a integrase. Têm tropismo pelas células que apresentam receptores CD4 na sua superfície (CD4+) como os linfócitos T auxiliadores, os monócitos, os macrófagos e as células neurogliais. Nesse receptor, ocorre a fixação do vírus, através da interação das gp120 e gp41 do envelope viral, havendo a necessidade de um segundo local nas células humanas para facilitar a fusão com a membrana celular e posterior replicação, identificados como correceptores para o HIV: CCR5 e CXCR4.

Depois de instalada a infecção pelo HIV, sabe-se que a taxa de replicação viral é muito elevada: cerca de 10 bilhões de partículas são produzidas e depuradas em 1 único dia e sua meia-vida é de 1,5 dias. Há uma renovação constante da população viral com a possibilidade de rápida geração de variantes genéticas que podem dificultar o tratamento, visto que estas podem tanto escapar do sistema imune como se tornar resistentes às drogas antirretrovirais. É também reconhecido que a infecção de células "perenes" em locais onde haja menor potencial de resposta imune pode determinar a perpetuação da infecção, mesmo que o sistema imune atue de modo eficiente.

A história natural da infecção pelo HIV na criança, sobretudo naquela cujo modo de aquisição foi vertical, difere da do adulto, tanto nas manifestações clínicas como no período de incubação. O início das manifestações clínicas é, em geral, mais precoce e a evolução mais rápida e revestida de maior gravidade. A infecção acomete as crianças em fases precoces da vida, quando o sistema imunológico encontra-se em desenvolvimento e, portanto, sem as suas potencialidades de defesa plenamente estabelecidas. Em crianças, fatores importantes para a carga viral persistentemente elevada são a alta timopoiese e a expansão do *pool* de timócitos. Tanto a produção de certas citoquinas como interferon-gama, interleucina-4 (IL-4), além da proliferação celular de citotoxidade, estão diminuídos nos primeiros anos de vida, assim como a resposta das células NK contra células infectadas está diminuída nos neonatos. Todos esses eventos contribuem para uma evolução menos favorável na criança.

Na criança com infecção pelo HIV, ao lado das alterações da imunidade celular, acrescem-se precocemente anormalidades da função imune humoral e, desse modo, quase todas as crianças sintomáticas, infectadas pelo HIV, apresentam elevada predisposição a infecções bacterianas recorrentes e graves. Com a progressão da doença e deterioração do sistema imune mediado por células, as infecções oportunistas manifestam-se e, entre as mais comuns, na criança, estão a moniliase oral e a pneumonia por *P. jiroveci*. A estas podem suceder várias outras como as micobacterioses; infecções pelo vírus do grupo herpes com destaque para o citomegalovirus, e o vírus Epstein-Barr; as determinadas por fungos como a criptococose, histoplasmose; além de doenças causadas por protozoários como o Cryptosporidium e o Toxoplasma.

Modo de transmissão

O HIV é encontrado no sangue, no sêmen, nas secreções vaginais e em outros líquidos corpóreos. Pode ser transmitido através de relações sexuais desprotegidas; compartilhamento de seringas e de agulhas contaminadas entre usuários de drogas injetáveis; por transmissão vertical; e, mais raramente, em nosso país, por transfusão de sangue e de seus produtos contaminados.

A forma predominante de aquisição do HIV em crianças é a transmissão vertical. A taxa de transmissão vertical deve estar situada entre 13% e 40%, sendo mais alta em países em desenvolvimento, quando nenhuma intervenção profilática for adotada. A criança pode ser infectada durante o período intrauterino, antes do parto, intraparto e pós-parto através da amamentação. Estima-se que o momento de risco maior seja próximo ao nascimento, no momento do parto, em decorrência da exposição da pele e ou mucosa do recém-nato ao sangue e às secreções do trato genital da mãe infectada pelo HIV, assim como da transfusão materno-fetal que ocorre nessa ocasião.

Manejo de crianças nascidas de mães infectadas pelo HIV

As crianças nascidas de mães infectadas pelo HIV deverão ser atendidas, preferencialmente, em unidades especializadas, pelo menos até a definição de seu diagnóstico. As informações a seguir constam nos protocolos de tratamento (tanto para a prevenção da transmissão vertical como para o manejo de crianças e adolescentes expostos ou infectados pelo HIV) elaborados pelo Ministério da Saúde do Brasil e que podem ser consultados no seguinte endereço eletrônico: http://www.aids.gov.br.

Principais cuidados com o recém-nascido (RN) e lactente

Cuidados na sala de parto e pós-parto imediato

1. Sempre que possível, realizar o parto empelicado, com a retirada do neonato mantendo-se as membranas corioamnióticas íntegras.
2. Clampear imediatamente o cordão após o nascimento, sem nenhuma ordenha.
3. Imediatamente após o nascimento (ainda na sala de parto), realizar o banho, preferencialmente com chuveirinho, torneira ou outra fonte de água corrente. Limpar com compressas macias todo o sangue e todas as secreções visíveis no RN.
4. Se necessário, aspirar delicadamente as vias aéreas do RN, evitando-se traumatismos em mucosas.
5. Aspirar delicadamente, também, o conteúdo gástrico de líquido amniótico (se necessário) com sonda oral, evitando-se traumatismos. Se houver presença de sangue, realizar lavagem gástrica com soro fisiológico.
6. Colocar o RN junto à mãe o mais brevemente possível.
7. Iniciar a primeira dose de zidovudina (AZT) solução oral (preferencialmente ainda na sala de parto), logo após os cuidados imediatos ou nas primeiras 4 horas após o nascimento.

8. Quando indicado, administrar a nevirapina (NVP) o mais precocemente possível, antes das primeiras 48 horas de vida.
9. Orientar a não amamentação e prescrever fórmula láctea para o recém-nascido.

   Maternidade: cuidados antes da alta
10. É recomendado o alojamento conjunto em período integral, com o intuito de fortalecer o vínculo mãe-filho.
11. Iniciar precocemente (ainda na maternidade ou na primeira consulta ambulatorial) o monitoramento laboratorial em todas as crianças expostas, considerando-se a possibilidade de eventos adversos aos ARV utilizados pela mãe.
12. São terminantemente contraindicados o aleitamento cruzado (amamentação da criança por outra nutriz) e o uso de leite humano com pasteurização domiciliar. Orientar a mãe a substituir o leite materno por fórmula láctea até a criança completar 6 meses de idade.
13. Anotar no resumo de alta do recém-nascido (RN) as informações do pré-natal, as condições do nascimento, o tempo de uso do AZT injetável na mãe, o momento do início do AZT xarope e da NVP no RN, dose utilizada, periodicidade e data de término, além das mensurações antropométricas, tipo de alimento fornecido à criança e outras informações importantes relativas ao parto.
14. A alta da maternidade deve ser acompanhada de consulta agendada em serviço especializado para seguimento de crianças expostas ao HIV, preferencialmente nos primeiros 15 dias para avaliar a tolerância aos antirretrovirais pela criança.
15. Preencher a ficha de notificação da "Criança exposta ao HIV" e enviar ao núcleo de vigilância epidemiológica competente.

Indicação de ARV para a profilaxia da transmissão vertical do HIV do recém-nascido

a. Quando a mãe fez uso de ARV no pré-natal e periparto, com carga viral (CV) documentada menor de 1.000 cópias/mL no 3º trimestre, a criança deve receber AZT (VO) durante 4 semanas, nas seguintes doses:
   - RN com 35 semanas ou mais de idade gestacional: 4 mg/kg/dose a cada 12 horas
   - RN entre 30 e 35 semanas de idade gestacional: 2 mg/kg/dose a cada 12 horas por 14 dias e 3 mg/kg/dose a cada 12 horas a partir do 15º dia
   - RN com menos de 30 semanas de idade gestacional: 2 mg/kg/dose a cada 12 horas

b. Quando a mãe não recebeu ARV durante a gestação, independentemente do uso de AZT periparto; ou faz referência do uso de ARV na gestação, mas a CV é desconhecida ou acima de 1.000 copias/mL no 3º trimestre; ou ainda se há histórico de má adesão.

A criança, além do AZT, deverá também receber NVP, com o seguinte esquema:
- Peso de nascimento maior de 2 kg: 12 mg/dose (1,2 mL)
- Peso de nascimento 1,5 a 2 kg: 8 mg/dose (0,8 mL)
- Esquema: 1ª dose: até 48 horas de vida
  2ª dose: 48 horas após 1ª dose
  3ª dose: 96 horas após 2ª dose

Recomenda-se a realização de hemograma completo da criança no início do tratamento e após 6 e 12 semanas ou, se indicado em qualquer momento, para a monitorização do principal efeito adverso do AZT que é anemia, a qual é reversível após a suspensão da droga.

Na consulta da criança ao completar 1 mês, ao fim da profilaxia com ARV, iniciar sulfametoxazol+trimetoprima (SMX-TMP), 750 mg/m²/dia de SMX, para profilaxia da pneumonia por *Pneumocystis jiroveci* (PPC), a partir de 4 a 6 semanas de idade. Os critérios para suspensão ou continuidade da profilaxia estão descritos detalhadamente no *Protocolo Clínico para o Manejo de Crianças Infectadas pelo HIV*, do Ministério da Saúde (www.aids.gov.br/documentos e publicações).

Assegurar que, ao ter alta da maternidade, o recém-nascido tenha consulta agendada em serviço de referência.

Esquema vacinal na maternidade

Todas as vacinas do Programa Nacional de Imunização poderão ser feitas na unidade neonatal se o recém-nascido atingir a idade cronológica apropriada para a vacinação, segundo o calendário nacional de imunizações.

Aspectos que deverão ser observados

1. Crianças nascidas pré-termo (< 37 semanas de gestação) ou de baixo peso (< 2.500 g) podem evoluir com intercorrências no período neonatal e internações prolongadas em unidades de terapia intensiva neonatal. Em virtude desses problemas e por precaução nem sempre justificados, muitas crianças ficam sem receber as vacinas necessárias e acabam expostas ao risco de adoecer. Por outro lado, o pré-termo apresenta peculiaridades do desenvolvimento imunológico que requerem observação especial e, eventualmente, imunobiológicos especiais. A imunização do pré-termo extremo – crianças nascidas com menos de 1.000 g ou menos de 31 semanas de gestação – deverá ser composta pela DTPacelular e VIP (vacina inativada contra a poliomielite, de uso intramuscular).
2. A vacina BCG pode ser ministrada, imediatamente após o nascimento, em todas as crianças com peso de nascimento maior que 2.000 g (os linfócitos T podem ser encontrados no sangue periférico a partir da 28ª semana de idade fetal e permitem uma boa resposta celular do recém-nascido a termo).
3. A criança exposta ao HIV deverá ser vacinada, na maternidade, para o vírus da hepatite B,

preferencialmente, nas primeiras 12 horas de vida. A resposta de crianças prematuras a doses múltiplas de vacina contra a hepatite B, entretanto, pode ser menor do que a observada em recém-nascidos a termo e em crianças maiores, monitorizar níveis de anticorpos ao fim do esquema de vacinação.

4. A vacina DTPa (tríplice bacteriana acelular) deverá preferencialmente ser usada para essas crianças ainda internadas no berçário, voltando-se ao esquema habitual após a alta.

Recomenda-se que, durante o acompanhamento, a criança assintomática receba todas as vacinas do calendário oficial, as indicações também para as crianças sintomáticas estão bem detalhadas no *Protocolo Clínico para Pediatria*, disponível em www.aids.gov.br.

O acompanhamento das crianças expostas ao HIV deve ser mensal nos primeiros 6 meses e bimensal no 2º semestre de vida. Em todas as consultas, devem-se sempre registrar o peso, a altura, os perímetros, em especial o perímetro cefálico. As crianças infectadas podem, já nos primeiros meses de vida, apresentar dificuldade de ganho de peso, e recomendam-se vigilância mais amiúde para esses casos e avaliação da necessidade de se iniciar a terapia antirretroviral e de suporte nutricional. Garantir sempre esquema vacinal adequado.

Diagnóstico

Diagnóstico laboratorial

A identificação precoce da criança infectada verticalmente é essencial para o início da terapia antirretroviral, para a profilaxia das infecções oportunistas e para o manejo das intercorrências infecciosas e dos distúrbios nutricionais. A passagem transplacentária de anticorpos maternos do tipo IgG anti-HIV, principalmente no 3º trimestre de gestação, interfere no diagnóstico da infecção vertical. Os anticorpos maternos podem persistir até os 18 meses de idade, raramente até 24 meses. Portanto, a detecção de anticorpos anti-HIV não é suficiente para o diagnóstico em crianças menores de 18 meses, sendo necessária a realização de testes virológicos, como a quantificação do RNA viral (carga viral), ou teste qualitativo para a detecção de DNA pró-viral. O diagnóstico da infecção pelo HIV em crianças é orientado de acordo com a faixa etária, conforme detalhado a seguir:

Crianças com idade inferior ou igual a 18 meses

Crianças que presumidamente se infectaram com o HIV durante a gestação, no período intrauterino, podem ter o vírus detectável ao nascimento. No entanto, a maioria das infecções ocorre no periparto e, nesses casos, a detecção do vírus será possível apenas dias ou semanas após o parto.

Considerando-se que a profilaxia com antirretrovirais deve ser iniciada nas primeiras horas de vida e mantida por 4 semanas, pode-se colher uma carga viral ao nascimento apenas se for antes de administrar os antirretrovirais e nos casos em que houver suspeita de infecção intrauterina. Porém, 62% das crianças infectadas podem ter a carga viral indetectável nas primeiras 48 horas de vida.

Deve-se ressaltar que os resultados dos exames devem sempre ser analisados segundo o contexto clínico apresentado pela criança.

Para realizar o diagnóstico, é necessário realizar pelo menos dois exames de carga viral. A primeira carga viral deve ser colhida 2 semanas após o término da profilaxia com antirretrovirais e o segundo exame deve ser colhido pelo menos 6 semanas após o término da profilaxia. Caso a primeira carga viral tenha um resultado indetectável, esta deve ser repetida após 6 semanas do término da profilaxia. Se a segunda carga viral também for indetectável, considera-se a criança não infectada. Quando a primeira carga viral for detectável, deve-se convocar a criança, repetir o exame imediatamente ou o mais rapidamente possível e, se o segundo exame for detectável também, considera-se a criança infectada.

Quando não foi feita a profilaxia com antirretrovirais para os recém-nascidos terem o diagnóstico, deve-se, sempre que possível, solicitar a carga viral ao completarem 1 mês de vida. Caso seja detectável, repete-se o exame imediatamente e, se o segundo exame for detectável também, considera-se a criança infectada. Se o primeiro exame for abaixo do limite de detecção, a segunda carga viral deve ser colhida aos 4 meses de vida e, caso seja indetectável, pode-se considerar a criança não infectada.

Quando há discordância entre os resultados da 1ª e da 2ª cargas virais, realiza-se um terceiro exame.

Deve-se tomar cuidado na interpretação de resultados de carga viral abaixo de 5 mil cópias/mL por causa da possibilidade de um resultado falso-positivo. Nessas circunstâncias, recomenda-se realizar o teste do DNA pró-viral.

A documentação da sororreversão e da criança não infectada pelo HIV deve ser feita com uma sorologia para HIV não reagente após 12 meses. A proporção de crianças que sororrevertem entre 15 e 18 meses de idade é próxima a 100% e 95% aos 12 meses. Em raras situações, crianças não infectadas pelo HIV podem apresentar anticorpos maternos residuais até 24 meses de vida (sororrevertores tardios). Essas crianças geralmente apresentam o teste de triagem (ELISA) positivo, mas o teste confirmatório (IFA ou WB) indeterminado. Nestas situações, deve-se repetir a sorologia até a sua negativação.

Em recém-nascidos ou lactentes jovens sintomáticos, ou frente à suspeita de infecção pelo HIV, a carga viral pode ser colhida em qualquer momento. É importante que, nas consultas, o pediatra confirme que a criança não foi amamentada. Para as crianças que foram amamentadas, devem-se realizar as cargas virais após 2 e 6 semanas do término da amamentação.

Crianças com idade superior a 18 meses

O diagnóstico na infecção pelo HIV para a população geral, incluídas as crianças acima de 18 meses de idade, ampliou-se em virtude da ampla variedade de métodos atualmente disponíveis como os testes convencionais, os testes rápidos, os testes em fluído oral.

O diagnóstico para crianças em idade superior a 18 meses pode ser feito, em linhas gerais, mediante as três estratégias listadas a seguir:

a. um teste imunoensaio de triagem de 3ª ou 4ª geração, seguido por um teste complementar confirmatório (*western blot*, *imunoblot*, **imunoblot** rápido ou imunofluorescência indireta) na mesma amostra. Em caso de suspeita de infecção recente, o confirmatório pode ser feito com testes moleculares. Orienta-se sempre repetir o teste de triagem para certificação de que não houve troca de material ou contaminação laboratorial;

b. dois testes rápidos (imunoensaios) realizados em sangue com *kits* de laboratórios diferentes;

c. teste rápido com fluido oral (triagem), seguido por testes em sangue (rápidos ou laboratoriais), caso seja positivo.

Os novos algoritmos diagnósticos foram publicados pelo Departamento de DST, AIDS e Hepatites Virais, da Secretaria de Vigilância em Saúde, do Ministério da Saúde, no *Manual Técnico para Diagnóstico da Infecção pelo HIV de 2013* (atualização de 2016 – 3ª edição), disponível em www.aids.gov.br/sites/default/files/anexos/publicacao/2013/manual_tecnico_hiv_2016_final_25_07_pdf_54115.pdf.

Classificação clínica e imunológica

A classificação das crianças infectadas pelo HIV inclui a avaliação do estado imunológico, o qual é definido pela contagem dos linfócitos TCD4+ e das manifestações clínicas (Tabelas 13.1 e 13.2).

A apresentação clínica dessas crianças depende da oportunidade de expressão das diversas complicações, infecciosas ou não, divididas em quatro categorias, apresentadas na Tabela 13.2.

O diagnóstico preciso possibilitará manejo adequado das crianças com infecção pelo HIV, resultando em melhoria do tempo e da qualidade da sobrevida pela redução da morbidade relacionada à doença por meio da indicação de terapêutica antirretroviral, intervenções profiláticas e orientação nutricional.

Tratamento

O cuidado das crianças com infecção pelo HIV pode ser subdividido em três tópicos: a) terapêutica antirretroviral; b) intervenções profiláticas; c) calendário de vacinações.

Tabela 13.1 Categoria imunológica da infecção pelo HIV em crianças baseada em contagem absoluta ou percentual de linfócitos CD4+.

Classificação imunológica	Idade na data do teste de CD4					
	< 1 ano	%	1 a < 6 anos	%	> 6 anos	%
	Céls./µL		Céls./µL		Céls./µL	
1	≥ 1.500	≥ 34	≥ 1.000	≥ 30	≥ 500	≥ 26
2	750-1.4900	26-33	500-999	22-29	200-499	14-25
3	< 750	< 26	< 500	< 22	< 200	< 14

Fonte: Ministério da Saúde Brasil, adaptado do CDC.

Tabela 13.2 Categorias clínicas da infecção pelo HIV em crianças.

Categoria N: Não sintomáticas ou apenas uma das condições da categoria A.
Categoria A: sintomas leves, com presença de dois ou mais das seguintes condições: linfonodomegalia; hepatomegalia; esplenomegalia; dermatite; parotidite crônica; e infecções persistentes ou recorrentes de vias aéreas superiores.
Categoria B: sintomatologia moderada, com a presença de: alterações hematológicas, com destaque para plaquetopenia; infecção bacteriana invasiva; candidíase oral persistente; cardiomiopatia; diarreia crônica; hepatite; citomegalovirose (início < 1 mês); estomatite por herpesvirus (> 2 episódios/1 ano); herpes-zóster (dois episódios ou mais do que um dermátomo), pneumonia intersticial linfocítica, febre persistente; varicela disseminada ou complicada.
Categoria C: sintomas graves, como: infecções bacterianas graves, múltiplas ou recorrentes; candidíase esofágica ou pulmonar; criptosporidiose ou isosporíase com diarreia > 1 mês; encefalopatia pelo HIV; *wasting syndrome* (síndrome da emaciação); infecções oportunistas: neurocriptococose, neurotoxoplasmose, citomegalovirose disseminada, micobacterioses, pneumonia por *P. carinii*; tumores, sendo que, na criança, os mais frequentes são os linfomas etc.

Fonte: Desenvolvida pela autoria.

Outros cuidados e terapêuticas recomendados para doenças infecciosas e oportunistas, apoio psicossocial e cuidados integral e paliativo podem ser encontrados no guia de tratamento do Ministério da Saúde.

Tratamento antirretroviral

O tratamento da infecção pelo HIV sofreu grandes modificações desde o início da epidemia. Os cuidados paliativos e o controle das complicações utilizados nos primeiros casos evoluíram para o uso de monoterapia com AZT no começo da década de 1990 e passou à terapia dupla que, por sua vez, cedeu lugar à terapia antirretroviral potente (combinação de três ou mais drogas). A introdução da terapia tem o objetivo de prolongar e melhorar a qualidade de vida, reduzir a morbidade, assegurar o crescimento e o desenvolvimento do paciente, reconstituir sua função imune e diminuir a replicação viral até níveis de não detectáveis.

A maior sobrevida de crianças em uso de terapia antirretroviral tem evidenciado, além da resistência às drogas, o surgimento de toxicidade. Por essa razão, a escolha não só do esquema terapêutico adequado, mas do melhor momento para iniciar ou modificar o tratamento, permanece uma decisão complexa e que deve ser tomada, sempre que possível, com auxílio de um especialista.

O tratamento deve ser introduzido levando-se em conta as condições clínicas e laboratoriais e o contexto familiar e social em que a criança se insere.

Os medicamentos antirretrovirais utilizados comumente para crianças e adolescentes estão incluídos em seis grupos de drogas, algumas ainda não liberadas para todas as faixas de idade:

1. Inibidores de transcriptase reversa análogos nucleosídeos (ITRN) abacavir (ABC), didanosina (ddI), emtricitabina, estavudina (d4T), lamivudina (3TC), zidovudina (AZT);
2. Inibidores de transcriptase reversa análogos nucleotídeos (ITRNt): tenofovir (TDF);
3. Inibidores de transcriptase reversa não análogos nucleosídeos (ITRNN): efavirenz (EFV), nevirapina (NVP), etravirina;
4. Inibidores de protease (IP): amprenavir (APV), atazanavir (ATV), indinavir (IDV), lopinavir (LPV), nelfinavir (NFV), ritonavir (RTV), saquinavir (SQV), darunavir, tipranavir;
5. Inibidores de integrase: raltegravir, dolutegravir;
6. Inibidores de fusão: enfuvirtide (T-20).

A terapia é, na maioria das vezes, composta por pelo menos três drogas antirretrovirais, em geral duas drogas da classe de inibidores da transcriptase reversa análogos de nucleosídeo (ITRN), mais um terceiro medicamento de outra classe, que, em geral, para crianças pequenas (< 2 anos), é um inibidor de protease, lopinavir/r e, para as maiores, um inibidor de integrasse (raltegravir ou dolutegravir).

Os medicamentos, as doses, o manejo de toxicidade e outras recomendações estão disponíveis na última versão do *Guia de Tratamento Clínico da Infecção pelo HIV em Crianças*, do Ministério da Saúde do Brasil, de 2017, disponível no endereço eletrônico: ww.aids.gov.br.

Intervenções profiláticas

Pneumonia por *Pneumocystis jiroveci*

A pneumonia por *P. jiroveci* é a mais frequente infecção oportunista em crianças com aids, sendo a faixa etária de maior risco aquela compreendida entre os 3 e 6 meses de idade. A doença pode se manifestar de uma maneira rápida e culminando no óbito em razão da insuficiência respiratória aguda, justificando uma profilaxia primária. Como em crianças menores de 12 meses não se verifica relação entre os níveis de células CD4 e o risco de pneumocistose, a recomendação atual é de que todas as crianças a partir de 6 semanas de idade recebam profilaxia até completar 1 ano, exceto se a infecção pelo HIV for afastada. A partir de 1 ano de idade, ela será indicada segundo a contagem de células CD4. A droga de escolha é o sulfametoxazol-trimetoprim.

Infecções bacterianas de repetição

Outro problema frequente nas crianças com aids é a ocorrência de infecções bacterianas de repetição consequente às alterações de imunidade humoral, mesmo com níveis altos de imunoglobulina sérica. Nessas circunstâncias, estará indicado o uso de gamaglobulina endovenosa na dose de 400 mg/kg a cada 28 dias.

Sarampo

No paciente suscetível, aplicar imunoglobulina comum (*standard*) a 16%, 0,5 ml/kg, intramuscular (IM) até 6 dias após o contato com o caso índice.

M. tuberculosis

Frente a contato intradomiciliar com doente com baciloscopia positiva ou reação de Mantoux > 5 mm, indicar isoniazida 10 mg/kg/dia, por 6 meses.

Varicela

Em pacientes suscetíveis, o uso da imunoglobulina específica contra o vírus da varicela-zóster (VZIG) na dose de 1,25 mL/10 kg IM até 96 horas após o contato.

Calendário de vacinação

Quanto às imunizações, as crianças portadoras do HIV devem receber todos os imunobiológicos, com exceção das vacinas contra tuberculose (BCG), vacinas de vírus vivos atenuados (sarampo, varicela etc.) quando sintomáticas, cujo esquema proposto pelo Consenso do Departamento de DST/Aids, Brasil, 2017 encontra-se na Tabela 13.3.

Tabela 13.3 Calendário de vacinação para crianças e adolescentes vivendo com HIV.

Grupo-alvo	Idade	BCG	HEPB	Penta/DTP	HIB	VIP	Pneumo 10	Rotavírus	Meningoc	Influenza	Febre amarela	HEPA	Tríplice viral	Varicela	Pneumo 23	HPV	Dupla adulto	DTPA*
Criança	Ao nascer	Dose única	Dose ao nascer															
	2 meses			1ª dose (com Penta)		1ª dose	1ª dose	1ª dose										
	3 meses								1ª dose									
	4 meses			2ª dose (com Penta)		2ª dose	2ª dose	2ª dose										
	5 meses								2ª dose									
	6 meses			3ª dose (com Penta)		3ª dose	3ª dose											
	7 meses																	
	9 meses										Uma dose							
	12 meses					1º reforço	Reforço		Reforço									
	15 meses			1º reforço (com Penta)								1ª dose	1ª dose	1ª dose				
	18 meses											2ª dose	2ª dose	2ª dose				
	24 meses														Uma dose[d]			
	4 anos			2º reforço (com Penta)		2º reforço												
	6 anos								Reforço									
	9 anos									Uma dose a cada ano	Dose única[f]	2 doses[e]	2 doses[c,e]	2 doses[c,e]	1 dose[d,e]	3 doses	Reforço a cada 10 anos	
Adolescente																		
Adolescente gestante[h]	10 a 19 anos		4 doses[a,e]		2 doses[b,e]				Reforço ou 2 doses[c,e]								3 Uma doses[e] dose[g]	

Hepatite B – dose dobrada; [b] HiB – 2 doses até menores de 19 anos caso nunca vacinados anteriormente; [c] Meningocócica C, Tríplice viral e Varicela – 2 doses caso não vacinados anteriormente; [d] PNM 23 – aplicar a segunda dose 5 anos após a primeira; [e] A depender da situação vacinal; [f] Caso não vacinados anteriormente; [g] A cada gestação a partir da 20ª semana de gestação; [h] Além das vacinas mencionadas acima.

Fonte: Adaptada do calendário de vacinação do PNI, Brasil, 2017 b.

BIBLIOGRAFIA CONSULTADA

Centers for Disease Control and Prevention. Revised surveillance case definition for HIV infection. MMWR. 2014;3:1-10.

Connor EM, Sperling RS, Gelber R, Kiselev P, Scott G, O'Sulivan MJ. Reduction of maternal-infant transmission of human immunodeficiency virus type 1 with zidovudine treatment. N Engl J Med. 1994,331:1173-80.

Krogstag P, Schwarzwald H, Kline ME. Diagnosis and clinical manifestations of HIV infection. In Long: Principles and Practice of Pediatrics Infectious Diseases. 4. ed. Edinburgh: Churchill Livingstone, 2012;650-657.

Ministério da Saúde (BR). Secretaria de Vigilância em Saúde. Departamento de DST, AIDS e Hepatites Virais. Boletim Epidemiológico AIDS 2016;5(1):64-15171159.

Ministério da Saúde (BR). Secretaria de Vigilância em Saúde. Departamento de Vigilância, Prevenção e Controle das Infecções Sexualmente Transmissíveis, do HIV/Aids e das Hepatites Virais. Protocolo Clínico e Diretrizes Terapêuticas para Manejo da Infecção pelo HIV em Crianças e Adolescentes. Brasília: Ministério da Saúde, 2017; 214 p.

Ministério da Saúde (BR). Secretaria de Vigilância em Saúde. Recomendações para profilaxia da transmissão vertical do HIV e terapia antirretroviral em gestantes. Série A. Normas e Manuais Técnicos. Ministério da Saúde. Secretaria de Vigilância em Saúde. Brasilia: Ministério da Saúde, 2015.

14

Crise Epiléptica

■ Laura Maria de Figueiredo Ghilhoto

Definição

O termo "convulsão" (em inglês, *convulsion*) é considerado termo leigo, apesar de muito empregado no meio médico, com significado de contrações musculares anormais, excessivas, geralmente bilaterais, que podem ser sustentadas ou ininterruptas. Por sua vez, nem toda crise epiléptica apresenta contrações musculares, por exemplo, as crises de ausência. Portanto, pergunta-se: qual é o termo mais adequado? O termo mais utilizado pelos neurologistas na atualidade é "crise epiléptica", adotado no presente texto.

A Liga Internacional Contra a Epilepsia (International League against Epilepsy-ILAE) publicou, em 2005, a definição usada atualmente para crise epiléptica, qual seja: "a manifestação transitória de sinais e/ou sintomas devidos à atividade excessiva ou síncrona de neurônios cerebrais". Tais sintomas variam de acordo com a região do cérebro acometida durante a crise e serão descritos a seguir. Há uma publicação (glossário) de 2001 da ILAE na qual é feita a omissão dos termos convulsão e convulsivo na lista de tipos de crises epilépticas e síndromes epilépticas. O grupo de trabalho da ILAE considerou essas denominações leigas, não específicas e, por vezes, de uso inapropriado.

De acordo com o Instituto Nacional de Saúde dos Estados Unidos (National Institute of Health-NIH), a crise epilética febril (CEF) é um evento que ocorre na infância, principalmente entre os 3 meses e 5 anos de idade, associado à febre, sem evidências de infecção do sistema nervoso central (SNC) ou causa definida, excluindo-se crianças com crises não febris prévias. A ILAE (1993) define a CEF como evento que ocorre em crianças após 1 mês do nascimento, associada à doença febril, não causada por infecção do SNC, sem antecedente de crises neonatais ou crises afebris e sem critérios para outras crises agudas sintomáticas. Alguns pacientes com epilepsia podem ser inicialmente diagnosticados como acometidos por CEF, pois a febre pode ser o fator desencadeante de crises epilépticas em tais indivíduos, que posteriormente terão crises espontâneas, ou seja, sem fator desencadeante incluindo a febre.

O conceito de epilepsia, por sua vez, não se aplica à doença específica ou síndrome única, mas a um grupo de crianças que têm crises epilépticas, ao menos uma, geralmente recorrentes, na ausência de fator desencadeante como condição tóxica, metabólica, ou febril. A ILAE definiu epilepsia (2005) como uma condição neurológica persistente caracterizada pela predisposição a gerar crises epilépticas, ou seja, manifestações transitórias de sinais e sintomas consequentes à atividade neuronal excessiva ou síncrona de neurônios cerebrais, tendo ocorrido ao menos um episódio e ainda pelas consequências neurobiológicas, cognitivas e psicossociais associadas.

Estado de mal epiléptico é definido pela ILAE em seu *Guia de Estudos Epidemiológicos*, de 1993, como uma crise com duração de pelo menos 30 minutos ou uma série de crises epilépticas durante as quais não há restabelecimento das funções neurológicas entre as crises nesse mesmo período de tempo.

Etiologia

As crises epilépticas podem ser definidas como desencadeadas ou espontâneas. Entre as formas desencadeadas, as quais podem ser denominadas também sintomáticas agudas, ou aquelas com causa aguda diagnosticada, podem-se citar distúrbios hidreletrolíticos, lesões cerebrais agudas ou subagudas, infecções etc. (Quadro 14.1).

Quadro 14.1 Exemplos de etiologias de crise epiléptica aguda sintomática.

- Infecciosa
- Abscesso cerebral
  - Encefalite, meningite
- Granuloma (neurocisticercose, tuberculose)
  - Toxoplasmose
- Crise epiléptica febril (em infecções de vias aéreas superiores)
  - Malária em áreas endêmicas
- Síndrome de Imunodeficiência Adquirida
- Metabólica
  - Hipercapnia
  - Hipocalcemia
  - Hiponatremia
  - Hipoglicemia e hiperglicemia
  - Cetoacidose
  - Uremia, hipercreatinemia
  - Hipomagnesemia
  - Hipóxia
  - Erros inatos do metabolismo
  - Deficiência de piridoxina
- Traumática
- Contusão cerebral
- Tocotrauma
- Vascular
- Acidente vascular cerebral (AVC) isquêmico
- Hemorragia intracraniana (hematoma subdural, AVC hemorrágico, malformação arteriovenosa)
- Tóxica/medicamentosa
  - Álcool, crack, cocaína
  - Monóxido de carbono, chumbo
  - Organofosforados
- Medicamentosa
  - Anti-histamínicos, anticolinérgicos, simpaticomiméticos
- Teofilina, isoniazida, hipoglicemiantes orais
  - Fenotiazina, antidepressivos tricíclicos, lítio
- Salicilatos, anestésicos tópicos
- Síndrome de abstinência
- Álcool
  - Drogas antiepilépticas (barbitúricos, benzodiazepínicos)
- Inflamatória
  - Vasculite
  - Doenças autoimunes
- Outras causas neurológicas
- Mau funcionamento da derivação ventriculo peritoneal
- Obstétrica
  - Eclâmpsia

Fonte: Desenvolvido pela autoria.

Segundo Beghi et al., 2010, crise aguda sintomática é definida como uma crise que ocorre durante o período de 24 horas no decorrer de um insulto sistêmico verificado por um marcador biológico ou, ainda, após a retirada ou após a exposição a drogas epileptogênicas bem definidas. Também pode ser observada em associação temporal próxima a um insulto cerebral documentado, sendo sugeridos períodos de até 1 semana, após a ocorrência de um acidente vascular (AVC) ou de uma lesão traumática cerebral etc., e ainda associada a lesões cerebrais de natureza infecciosa ou autoimune. O Quadro 14.1 descreve as etiologias mais comuns para crises agudas sintomáticas.

Classificação

A ILAE publicou diversos artigos sobre a classificação das crises epilépticas, sendo a mais utilizada, em razão de sua praticidade, a de 1981, que descreveremos a seguir (Quadro 14.2). Várias foram as tentativas de aprimorá-la ao longo dos anos, sendo este ainda um tema de amplo debate.

Na classificação da ILAE de 1981, são descritos dois tipos principais de crises epilépticas: crises parciais ou focais; e crises generalizadas. As crises parciais ou focais iniciam-se em uma região do cérebro e podem se espalhar para demais áreas, tornando-se secundariamente generalizadas. Estas podem ser: 1) motoras – movimento súbito localizado em pequena área (face, membros, cabeça etc.); 2) sensitivas – sensação sempre no mesmo local, de curta duração (formigamento, arrepio etc.); 3) sensoriais – visão de pontos luminosos ou figuras mais complexas, tontura, vertigem, fenômenos auditivos, cheiros estranhos etc.; 4) autonômicas – relacionadas à sensação das vísceras internas (epigastralgia, piloereção, sudorese, náuseas etc.); 5) complexas – há perda da consciência e podem ocorrer movimentos estereotipados das mãos ou da boca (mastigar, lamber, esfregar as mãos etc.); 6) psíquicas – sensação de algo que já ocorreu previamente (*déjà-vu*) ou de estranheza (*jamais-vu*).

As crises generalizadas, ou primariamente generalizadas, são decorrentes de descargas cerebrais anormais bilaterais e podem ser: 1) ausências – crises de perda do contato com duração de segundos, várias vezes ao dia, associadas a piscamentos, especialmente em crianças; 2) mioclônicas – "choques" rápidos, nas mãos, braços, pernas, orofaringe etc., geralmente de ocorrência matutina, fazendo a pessoa acometida deixar cair objetos; 3) crises tônicas – rigidez muscular generalizada, ocorrendo especialmente durante o sono; 4) crises tonicoclônicas ou "convulsões" na terminologia anteriormente citada – quando há rigidez muscular, grito forçado e, às vezes, mordedura da língua, seguidos por movimentos rítmicos e liberação de esfíncteres; 5) crises atônicas – queda abrupta ao solo, geralmente com ferimentos, mais comuns em crianças.

Quadro clínico

a. Aspectos pediátricos gerais na sala de emergência

Devemos destacar, no quadro clínico, sinais e sintomas significativos no diagnóstico da causa da crise epiléptica, como:

- **Anamnese:** presença de febre, alteração de estado geral, diarreia, icterícia, anormalidades

Quadro 14.2 Tipos de crises epilépticas segundo o manual de classificação operacional de crises da International League Against Epilepsy (ILAE) de 2017.

Classificação das Crises Epilépticas (ILAE 2017)		
1. Início Focal	**2. Início Generalizado**	**3. Início Desconhecido**
• Início motor • Automatismos • Atônicas • Clônicas • Espasmos epilépticos • Hipercinéticas • Mioclônicas • Tônicas • Início não motor • Autonômicas • Parada comportamental • Cognitivas • Emocionais • Sensoriais	Perceptivas ou Disperceptivas	• Motoras • Tonicoclônicas • Espamos epilépticos • Não motoras • Parada comportamental
	• Motoras • Tonicoclônicas • Clônicas • Tônicas • Mioclônicas • Mioclonotonicoclônicas • Mioclonoatônicas • Atônicas • Espasmos epilépticos • Não motoras (ausências) • Típicas • Atípicas • Mioclônicas • Mioclonias palpebrais	
Focal evoluindo para tonicoclônica bilateral		**4. Não classificadas**

Fonte: Desenvolvido pela autoria.

cutâneas; antecedentes pessoais: prematuridade, doenças crônicas; avaliação de desenvolvimento neuropsicomotor; hábitos: uso de medicamentos, uso de drogas de abuso; antecedentes familiares, principalmente de doenças neurológicas; história de viagens prévias.

- Exame físico: deve-se destacar a importância de exame físico geral minucioso, com sinais vitais, especialmente a medida de pressão arterial; exame detalhado de segmento cefálico, com medida de perímetro craniano, observação de lesões sugestivas de escoriações, ou trauma, abaulamento de fontanela, hemorragia ocular, estrabismo, rigidez de nuca etc.; exame dermatológico com a pesquisa de lesões agudas como petéquias, eritema difuso ou mesmo lesões antigas, como máculas hipocrômicas ou hipercrômicas sugestivas de neurofacomatoses (entidades genéticas que cursam com lesões no SNC e na pele, como esclerose tuberosa e neurofibromatose); exame cardiológico, pulmonar etc.

b. Aspectos neurológicos na sala de emergência

- Anamnese e exames neurológicos: O diagnóstico de crise epiléptica é clínico. Para tanto, deve-se evidenciar relato da disfunção neurológica, caracterizada por manifestação transitória de sinais e/ou sintomas consequentes à atividade neuronal excessiva ou síncrona de neurônios cerebrais. Porém, deve-se prosseguir com o questionamento quanto a sinais agudos ou subagudos de comprometimento do SNC, como rebaixamento do nível de consciência (exceto período pós-crítico imediato e sedação medicamentosa), sinais de hipertensão intracraniana (abaulamento de fontanela, vômitos, estrabismo) e sinais meníngeos. Na presença destes sinais, o diagnóstico diferencial deve ser feito com doenças do SNC de natureza infecciosa, tóxica, metabólica, traumática, neoplásica etc.

O exame neurológico no período pós-ictal é de vital importância, pois pode revelar anormalidades focais não detectadas na anamnese, como assimetria da movimentação da face e dos membros.

As crises epilépticas se manifestarão de acordo com a localização em que se iniciam no cérebro e, desta, propagam-se para áreas vizinhas. Como descrito no tópico "Classificação", as manifestações diferem de acordo com o tipo de crise epiléptica.

Aspectos peculiares de alguns tipos de crises epilépticas específicos da infância

Na infância há dois tipos peculiares de crises epilépticas além das citadas anteriormente, consideradas não classificáveis, que são as crises febris e os espasmos epilépticos.

A CEF pode ocorrer em crianças após 1 mês do nascimento, associada à doença febril infecciosa, que não acomete o SNC, sem antecedente de crises neonatais ou afebris, e sem critérios para outras crises agudas sintomáticas. As características clínicas mais frequentes da CEF são a ocorrência entre 1 mês e 5 anos, associada à febre, desenvolvimento neurológico normal anterior e posterior às crises e ausência de anomalias estruturais do SNC; sabe-se, no entanto, que crianças com enfermidades neurológicas possam também apresentá-las. Essas características indicam caráter benigno ou autolimitado para a maior parte dos casos de CEF. Porém, uma pequena parcela dos pacientes evolui com recorrência das crises após a idade habitual, e mesmo da presença de febre. Nesses casos, outra condição é diagnosticada, a epilepsia.

A maioria das CEF ocorre nas primeiras 24 horas da febre. Não há consenso nos diversos estudos sobre o grau de febre, nem sobre a velocidade de subida da temperatura. O tipo de doença desencadeante da febre mais frequente é a doença respiratória. Alguns estudos observaram sazonalidade na incidência das CEF, sendo maior no outono, quando a taxa de doenças respiratórias é maior. As CEF podem ser divididas, quanto ao aspecto clínico, em dois tipos – simples (70%); e complexas (30%). As crises simples têm duração inferior a 10 ou 15 minutos, resolvem-se espontaneamente, não apresentam manifestações focais, nem recorrência na mesma doença febril. Em contrapartida, as crises complexas caracterizam-se por achados focais no exame neurológico, duração maior do que 10 ou 15 minutos (podendo evoluir com estado de mal epiléptico), crise recorrente na mesma doença febril, ou em até 24 horas do primeiro episódio.

A maioria das CEF ocorre entre as idades de 6 meses e 3 anos, com pico de incidência aos 18 meses. O exame neurológico imediatamente após a crise pode mostrar sonolência, ataxia e, eventualmente, sinais focais, se a crise for do tipo complexo; após algumas horas, geralmente é normal, exceto se a criança estiver sedada. Nos pacientes com anomalias estruturais do SNC, que aumentam o risco de recorrência da CEF, o exame neurológico pode se manter alterado após a crise epiléptica.

Os espasmos epilépticos são também denominados "espasmos infantis" quando ocorrem no lactente e consistem de contrações abruptas dos membros, do tronco e do segmento cefálico, que podem ser em flexão, extensão ou mistos. Os espasmos ocorrem em salvas, geralmente ao despertar e, por vezes, podem ser associados a choro após cada evento. Quando os espasmos cursam com involução do desenvolvimento neuropsicomotor e padrão eletrográfico de hipsarritmia, dá-se o nome de "síndrome de West" (médico que a descreveu em seu próprio filho em 1841). Esta última diz respeito ao quadro eletroclínico (espasmos, atraso e hipsarritmia), e não à etiologia, que pode variar desde causas pré a pós-natais até à forma com etiologia desconhecida ("idiopática"). Entre as causas conhecidas, podemos citar encefalopatia pós-anóxica neonatal, malformações cerebrais, síndromes genéticas como a esclerose tuberosa, neurofibromatose, síndrome de Angelman, síndrome de Down etc. É de vital importância o seu reconhecimento, visto que, muitas vezes, os espasmos epilépticos não são diagnosticados pelo pediatra, sendo erroneamente considerados eventos dolorosos como cólica ou desconforto abdominal.

Diagnóstico

O pediatra deve suspeitar de crise epiléptica de acordo com a história e as manifestações clínicas, caso presencie o evento, devendo-se fazer o diferencial com eventos de natureza não epiléptica. Para tanto, deve-se evidenciar o relato da disfunção neurológica, caracterizada por manifestação transitória de sinais e/ou sintomas em razão da atividade neuronal excessiva ou síncrona de neurônios do córtex cerebral, geralmente motora e/ou associada à perda da consciência e de curta duração (segundos a minutos). No diagnóstico diferencial, situam-se a síncope, tremores febris e a perda de fôlego. O pediatra deve fazer a suspeita de CEF nos casos em que há relato de febre e disfunção neurológica aguda. O Quadro 14.3 mostra o diagnóstico diferencial das crises epilépticas na infância.

O diagnóstico da crise epiléptica é essencialmente clínico, com a obtenção da história adequada do paciente e do indivíduo que presenciou a crise. Quando a crise é parcial complexa ou generalizada com perda da consciência desde o início, o paciente não se lembra do seu início, sendo fundamental obter as informações de pessoas que tenham presenciado o episódio. Quando se trata de ambiente familiar ou escolar, faz-se necessário interrogar as pessoas presentes em tal situação.

Quando estão presentes crises parciais ou focais simples, a criança mais velha pode referir os sintomas iniciais, também denominados "auras", como formigamento, tontura, epigastralgia etc.; e quando as crises são generalizadas sem perda da consciência, como as mioclônicas e atônicas, o paciente também deve ser questionado a respeito dos respectivos sintomas, que podem ser confundidos com eventos não epilépticos, como nervosismo, tremores ou ainda cataplexia, quando ocorre repentina queda ao solo, com intromissão de sono durante a vigília em pacientes com narcolepsia.

Deve-se prosseguir com o questionamento quanto a sinais agudos ou subagudos de comprometimento do SNC, como rebaixamento do nível de consciência (exceto período pós-crítico imediato e/ou sedação medicamentosa), sinais de hipertensão intracraniana (abaulamento de fontanela, vômitos, estrabismo) e sinais meníngeos. Na presença destes sinais, o diagnóstico diferencial deve ser feito com doenças do SNC de natureza infecciosa, tóxica, metabólica, traumática, neoplásica etc. Nos casos em que houver relato de crises afebris prévias, o diagnóstico será de epilepsia.

Quadro 14.3 Exemplos de diagnóstico diferencial de crise epiléptica.

- Transtornos com a consciência alterada
- Apneia e síncope
- Crises de perda de fôlego
- Disritmia cardíaca
  - Hipoglicemia
- Enxaqueca
- Movimentos involuntários
- Distonia, coreoatetose
- Mioclonus benigno do sono
- Tremores/hiperexcitabilidade do recém-nascido
  - Tremores febris
- Tiques
  - Spasmus nutans
  - Desvio tônico do olhar
- Distúrbios do sono
  - Apneia do sono
- Narcolepsia
- Terror noturno, bruxismo
- Sonambulismo, sonilóquio
  - Distúrbio comportamental do sono REM (*Rapid Eye Movements*)
- Distúrbios psicológicos/psiquiátricos
- Hiperventilação
- Ataque de pânico
  - Crise pseudoepiléptica
- Outros
- Refluxo gastroesofágico (síndrome de Sandifer)
  - Tetania
  - Mioclonias subcorticais (pós-parada cardiorrespiratória)
  - Masturbação
  - Torcicolo paroxístico
  - Vertigem paroxística benigna
  - Nistagmo, opsoclonus
  - Hiperekplexia
  - Compressão do tronco cerebral (extensão das extremidades)
  - Hemiplegia alternante da infância

Fonte: Desenvolvido pela autoria.

Os exames subsidiários descritos a seguir se destinam à investigação da causa desencadeadora da crise epiléptica ou mesmo na forma espontânea, quando o eletrencefalograma (EEG) tende a revelar anormalidades paroxísticas como descargas epileptiformes (atividade irritativa intercrítica).

Exames gerais

No primeiro episódio de crise epiléptica, especialmente em crianças pequenas é importante a obtenção de exames laboratoriais gerais como hemograma, eletrólitos, glicemia etc. Em algumas situações, está indicado exame toxicológico de sangue e urina.

Exame do líquido cefalorraquidiano (LCR)

Ele se faz necessário quando há suspeita de infecção no SNC, devendo-se verificar que, em casos de suspeita de hipertensão intracraniana (abaulamento de fontanela, vômitos, estrabismo, cefaleia, diplopia etc.) com possível efeito de massa, este deve ser realizado após exame de imagem que descarte desvio de linha média ou risco de herniação cerebral eminente.

Exames de imagem cerebral (tomografia computadorizada e ressonância magnética)

Estes exames se fazem importantes no diagnóstico etiológico da crise, caso haja a suspeita de lesão cerebral estrutural, como sinais focais ao exame neurológico, rebaixamento do nível de consciência, crises subentrantes etc. Em pacientes em que haja diagnóstico clínico e eletrográfico de síndromes epilépticas da infância autolimitadas, como a epilepsia benigna da infância com descargas centrotemporais (epilepsia rolândica), ou crises de ausência típica da infância, tais exames seriam a princípio desnecessários.

Eletroencefalograma

Este exame dá informações especialmente importantes nas formas espontâneas de crises epilépticas, ou seja, quando não há um fator desencadeante da crise. Este exame pode ser realizado na fase aguda, logo após a crise ou ainda em regime ambulatorial. Há autores que preferem que ele seja realizado após 24 horas da crise, a fim de se eliminarem os fatores relacionados ao período pós-ictal, como alentecimento difuso do exame. Outros preferem que ele seja feito precocemente, pois consideram que a ativação das descargas durante o período pós-ictal seja mais importante. O EEG se revela anormal na maioria dos pacientes com epilepsia focal e naqueles com epilepsias generalizadas, desde que realizados apropriadamente em vigília e sono. Um EEG normal não invalida o diagnóstico de crise epiléptica e um EEG anormal não faz o seu diagnóstico, apenas dá informações sobre sua possível recorrência. Não há estudos epidemiológicos sobre o EEG em crianças sem crises, mas, a partir de estudos populacionais com adultos, estima-se que cerca de 2% a 5% da população possa apresentar EEG alterado em alguma fase de sua vida sem apresentar crises.

Conduta

A crise epiléptica deve ser tratada essencialmente com medidas de suporte, verificando-se a etiologia da mesma. No caso de origem sintomática aguda, deve-se tratar o distúrbio subjacente que está causando a crise, como distúrbio metabólico, infecção, desidratação etc.

Em crises prolongadas, em ambiente hospitalar, deve-se proceder à administração endovenosa de benzodiazepínicos (diazepam, midazolam), verificando-se sempre no devido setor se o material de intubação está disponível, caso haja depressão respiratória com o uso de tais drogas. Caso não se reverta o processo e novas crises ocorram, devem ser administradas drogas antiepilépticas escalonando-se o tratamento como no estado de mal epiléptico, com a administração de fenitoína ou fenobarbital.

É necessário lembrar que, no período neonatal e em lactentes com crises de difícil controle, deve ser administrada piridoxina, visto a possibilidade de crises causadas pela dependência à piridoxina, que é um distúrbio genético raro, de caráter autossômico recessivo.

Pacientes que apresentam crises espontâneas recorrentes, ou seja, epilepsia, devem ser orientados a tomar a medicação antiepiléptica corretamente em horários regulares, evitando-se também fatores precipitantes de crises como privação de sono e uso de luzes estroboscópicas. Estas últimas são deletérias a pacientes com fotossensibilidade, que pode ser detectada durante o exame de EEG. As Tabelas 14.1 e 14.2 mostram as medicações mais comumente utilizadas no tratamento das crises epilépticas para uso agudo e crônico, respectivamente.

Prognóstico

O prognóstico da crise epiléptica dependerá de sua etiologia. Nas crises espontâneas, a recorrência acontece em cerca de 40% dos indivíduos.

Recorrência de CEF no mesmo episódio febril é observada em 1% a 20% dos pacientes. Após a crise epiléptica inicial, a taxa de recorrência de CEF, segundo a maioria dos estudos, aproxima-se de 30%. Os principais fatores de risco associados à recorrência de crises epilépticas nestes casos são inerentes ao paciente, ao tipo de crise inicial e às características de quadro infeccioso desencadeante. A maioria das CEF é autolimitada, sendo que cerca de 70% dos casos nunca mais apresentam crises epilépticas, e 30% apresentam outras poucas crises até a idade de 6 a 8 anos. A evolução para epilepsia é pequena – em 2% a 4% dos casos, risco duas a quatro vezes superior ao da população geral. Os fatores de risco para recorrência de CEF são inerentes ao paciente e ao tipo de CEF. O interesse médico situa-se, essencialmente, na possível indicação de drogas antiepilépticas, sendo que, para a maioria dos pacientes, o tratamento profilático com essas medicações não é necessário.

Os fatores de risco inerentes à criança para recorrência de crise epiléptica são: idade precoce da primeira crise; sexo masculino; antecedente familiar de CEF ou epilepsia; e anormalidade do desenvolvimento neuropsicomotor. Os fatores de risco de recorrência associados às características da crise são: crises focais; duração prolongada; e recorrência de crise epiléptica no mesmo episódio de doença desencadeante.

Os fatores de risco associados ao posterior desenvolvimento de epilepsia são: história familiar de epilepsia; anormalidades do desenvolvimento neuropsicomotor; e presença de crises complexas. Uma criança com CEF pode evoluir com epilepsia em 3% das vezes até os 7 anos, e 7% até os 25 anos; nos 2 anos subsequentes da crise, o risco é de 6%. As CEF complexas, que correspondem a aproximadamente 30% das CEF, têm risco de 4% a 12% de desenvolvimento de epilepsia, enquanto as simples, em torno de 2%.

Tabela 14.1 Tratamento da fase aguda da crise epiléptica.

Fase precoce do estado de mal epiléptico (crises TCB)		
	Criança	Adulto
1) Diazepam em bólus EV	(não excedendo 2-5 mg/min) 0,25-0,5 mg/kg. Pode ser repetido.	10-20 mg
Diazepam com Administração retal	0,5-0,75 mg/kg Pode ser repetido.	10-30 mg
2) Midazolam EV	0,15-0,3 mg/kg	5-10 mg
Fase estabelecida do estado de mal epiléptico		
	Criança	Adulto
1) Fenitoína em bólus ou infusão EV	Não exceder 25 mg/min 20 mg/kg	Não exceder 50 mg/min 15-20 mg/kg
2) Fenobarbital em bólus EV	Não exceder 100 mg/min 10-20 mg/kg	15-20 mg/kg
3) Valproato de sódio em bólus EV	15-30 mg/kg	20-40 mg/kg

TCB: tonicoclônica bilateral.

Observação: em textos com publicações de diversos países, são referidas outras drogas antiepilépticas ou mesmo diferentes formulações das encontradas em nosso meio que não estão disponíveis no Brasil, tais como: para uso endovenoso, lorazepam, fosfenitoína, levetiracetam e clonazepam; para uso intranasal e bucal, midazolam.

Fonte: Desenvolvida pela autoria.

Tabela 14.2 Drogas antiepilépticas (DAE) mais usadas em nosso meio no tratamento crônico das crises epilépticas recorrentes (epilepsia).

DAE 1	Indicação/ contraindicação	Metabolismo	Meia-vida (h) Equilíbrio (d)	Interação com DAE 2 sobre DAE 1	Interação com DAE 2 causada por DAE 1	Interação com outras drogas sobre DAE 1	Interação com outras drogas causada por DAE 1	Efeitos adversos	Dose Cç mg/kg/d Ad mg/d
CBZ	Ind: crises focais Cl: crises mioclônicas, ausências (pode piorá-las)	Hepático CYP 3A4 CYP 2C8 Sofre autoindução	10-13 (Cç) 8-20(Ad) 2-3 (Cç) 2-4 (Ad)	↓ **CBZ:** OCBZ, PB, PHT ↑ **CBZ:** VPA	↓ CLB, CNZ, ETX, LTG,VPA, OCBZ, PHT, LTG, TPM	↓ **CBZ:** rifampicina ↑ **CBZ:** cimetidine, claritromicina, eritromicina, fluoxetina, fluconazole, haloperidol, isoniazida, cetoconazol, metronidazol	↓ Acetaminofen, BZD, eritromicina, haloperidol, prednisolona, omeprazol, risperidona, CCO ↑ verapamil	Comuns: sed., tont., vis. bor., leucopenia, neutropenia, hiponatremia, *rash* Raros: anemia aplástica, s. Stevens-Johnson, SSIHAD, disritmia cardíaca, s. ↓ vit K ao nascer*	Cç: 20-40 Iniciar com 5-10 Ad: 600-1.200
CLB	Ind: tratamento adjunto para todos tipos de crises Cl: não há	Hepático Desme-tilação e hidroxi-lação	~ 16 (Cç) 10-30 (Ad) 2-7	↑ **metab ativo-CLB:** CBZ, PHT, PB	↑ PHT, VPA	↑ CLB: cimetidine (não interage metab ativo CLB)	-	Comuns: sed., dependência física Raros: ataxia, depressão respiratória	Cç: 0.4-0.8 Ad: 10-40
CNZ	Ind: tratamento adjunto para crises de ausências, mioclônicas Cl: EM tônico	Hepático CYP 3A4 Acetilação	22-33 (Cç) 17-56 (Ad) 5-7 (Cç) 2-10 (Ad)	↓ **CNZ:** CBZ, LTG, PB, PHT	-	↑ **CNZ:** amiodarone, ritonavir	-	Comuns: sed., tont., ataxia Raros: depressão respiratória, hepatopatia	Cç: 0.1-0.2 Ad: 1-6
ETX	Ind: crises de ausência Ineficaz: crises TCB e focais	Hepático Hidroxi-lação CYP 3A CYP 2E CYP2B/C	30-40 (Cç) 40-60 (Ad) 6-8 (Cç) 8-12 (Ad)	↓ **ETX:** CBZ, PB, PHT ↑ **ETX:** VPA	↓ VPA	↓ **ETX:** rifampicina ↑ **ETX:** isoniazida, ritonavir	-	Comuns: diarreia, vômitos, soluços, cefaleia, sed. Raros: depressão medula óssea, psicose	Cç: 20-30 Ad: 500-1.200
LCM	Ind: crises focais Cl: não há	Hepático Desme-tilação CYP2C19	13 2-3	-	-	-	-	Comuns: tont, sed, prurido, náuseas, intervalo PR (ECG) Raros: *rash*	Cç:6-9 Ad:200-400

(Continua)

Tabela 14.2 Drogas antiepilépticas (DAE) mais usadas em nosso meio no tratamento crônico das crises epilépticas recorrentes (epilepsia). *(Continuação)*

DAE 1	Indicação/contraindicação	Metabolismo	Meia-vida (h) / Equilíbrio (d)	Interação com DAE 2 sobre DAE 1	Interação com DAE 2 causada por DAE 1	Interação com outras drogas sobre DAE 1	Interação com outras drogas causada por DAE 1	Efeitos adversos	Dose Cç mg/kg/d Ad mg/d
LEV	Ind: todos tipos de crises Cl: não há	30% hidrólise sérica	5-6 (Cç) 6-8 (Ad) / 1-2	–	–	–	–	Comuns: sed., ataxia, alteração comportamento, depressão Raros: psicose	Cç: 30-50 Ad: 1.000-3.000
LTG	Ind: crises focais e generalizadas (mioclônicas, podem piorar)	Hepático Glicuro-nidação	15-35 (30-90 com VPA) / 3-7	↓ LTG: CBZ, PHT, OCBZ, PB ↑ LTG: VPA	↓ VPA, CNZ	↓ LTG: CCO, acetaminofen, rifampicina, olanzapina, ritonavir ↑ LTG: sertralina	–	Comuns: *rash*, diplopia, tont, ataxia, cefaleia, tremor, sed. Raros: s. Stevens-Johnson, depressão medula óssea, hepatopatia	Cç: 1-5 Iniciar com 0,15 Ad: 100-400 Iniciar com 25
OCBZ	Ind: crises focais Cl: crises mioclônicas, ausências (pode piorá-las)	Hepático metab ativo: 10-hidroxicar-bazepina (10HC)	8-15 (10HC) / 2-3 (10HC)	↓ 10HC: CBZ, PB, PHT ↑ 10HC livre: VPA	↓ CBZ, LTG, TPM ↑ PB, PHT	↑ 10HC: verapamil, CCO	↓ felodipine, CCO	Comuns: sed., tont, vis. bor., hiponatremia, *rash*, diplopia Raros: hepatite, pancitopenia, s. Stevens-Johnson	Cç: 30-60 Ad: 600-2.400
PB	Ind: crises focais e generalizadas (exceto ausências-Cl)	Hepático Hidroxilação CYP 2C9	100-200(RN) 60-70(Cç) 70-140(Ad) / 15-29 (Ad)	↑ PB: OCBZ, PHT, VPA	↓ CBZ, CLB,CNZ, ETX, LTG, OCBZ, PHT, TPM, VPA	↓ PB: antiácidos ↑ PB: cloranfenicol	↓ albendazol, cortisol, ciclosporina, fentanil, haloperidol, hidrocortisona, cetoconazol, paracetamol, teofilina, CCO, verapamil, etc.	Comuns: sed., ataxia, ↓ densidade óssea, irritabilidade (Cç) Raros: s. Stevens-Johnson, crise de porfiria aguda, falência hepática	Cç: 3-7 Ad: 100-200

(Continua)

Tabela 14.2 Drogas antiepilépticas (DAE) mais usadas em nosso meio no tratamento crônico das crises epilépticas recorrentes (epilepsia). *(Continuação)*

DAE 1	Indicação/contraindicação	Metabolismo	Meia-vida (h) / Equilíbrio (d)	Interação com DAE 2 sobre DAE 1	Interação com DAE 2 causada por DAE 1	Interação com outras drogas sobre DAE 1	Interação com outras drogas causada por DAE 1	Efeitos adversos	Dose Cç mg/kg/d Ad mg/d
PHT	Ind: crises focais e generalizadas TCB. CI: crises de ausência e miocônicas (pode piorá-las)	Hepático Hidroxilação CYP 2C9 CYP 2C19	30-100 / 6-21	↓ **PHT**: CBZ, PB ↑ **PHT**: VPA, CLB	↓ CBZ, CLB, CNZ, ETX, LTG, OCBZ, PB, TPM, VPA	↓ **PHT**: aciclovir, dexametasona, rifampicina, teofilina ↑ **PHT**: claritromicina, eritromicina, isoniazida, miconazol, nifedipina, sertralina, verapamil, omeprazol	↓ albendazol, cortisol, digoxina, haloperidol, eritromicina, CCO ↑ cloranfenicol	Comuns: sed., tont., nistagmo, hepatite, ataxia, hipertricose, hiperplasia gengival, S. ↓ vit. K ao nascer* Raros: s. Stevens-Johnson, ataxia irreversível (atrofia cerebelar), distonia	Cç: 5-10 Ad: 200-400
TPM	Ind: todos tipos de crises CI: não há	20% a 60% inalterado por excreção renal	10-15(Cç) 20-30 (Ad) / 4-5	↓ **TPM**: CBZ, OCBZ, PB, PHT, VPA	↓ VPA ↑ PHT		↓ digoxina, risperidona, CCO ↑ haloperidol, amitriptlina, hidroclortiazida	Comuns: anorexia, alentecimento cognitivo, de fala e memória, acidose, oligoidrose, diplopia, perda de peso Raros: nefrolitíase, parestesias, crise de glaucoma agudo	Cç: 3-6 Ad: 100-400
VPA	Ind: todos tipos de crises CI: não há	Hepático Glucoro-nidação, oxidação, hidroxi-lação, etc	8-12 (Cç) 12-16 (Ad) / 2-4	↓ **VPA**: CBZ, LTG, PB, PHT, TPM, ETX ↑ **VPA**: CLB	↓ TPM ↑ CBZ, ETX, LTG, PB, PHT, 10HC	↓ **VPA**: amicacina, meropenem, naproxeno, rifampicina, CCO, aciclovir ↑ **VPA**: fluoxetina, isoniazida, sertralina, AAS	↑ amitriptlina, naproxeno, nimodipina, paroxetina	Comuns: sed., tremor, náuseas, vômitos, alopecia, ganho de peso, hiperamonemia, ↓ densidade óssea, trombocitopenia Raros: pancreatite, hepatotoxicidade fatal (lactente), edema, teratogenicidade	Cç: 20-40 Ad: 500-2.500

(Continua)

Tabela 14.2 Drogas antiepilépticas (DAE) mais usadas em nosso meio no tratamento crônico das crises epilépticas recorrentes (epilepsia). (*Continuação*)

DAE 1	Indicação/ contraindicação	Metabolismo	Meia-vida (h) Equilíbrio (d)	Interação com DAE 2 sobre DAE 1	Interação com DAE 2 causada por DAE 1	Interação com outras drogas sobre DAE 1	Interação com outras drogas causada por DAE 1	Efeitos adversos	Dose Cç mg/kg/d Ad mg/d
VGB	Ind: crises focais; espasmos epilépticos CI: crises de ausência e mioclônicas	Não há	5-8 (Ad) ——— 1-2	-	↓ PHT	-	-	Comuns: defeito de campo visual, diplopia, náusea, sed., tont., ganho de peso Raros: *rash*, atrofia retiniana, psicose	Cç: 150-200 Ad: 1.000-3.000

Ad: Adulto; BZD: benzodiazepínico; CBZ: carbamazepina; CCO: contraceptivo oral; Cç: criança; CI: contraindicação; CLB: clobazam; CNZ: clonazepam; CYP: Citocromo P450; d: dias; h: horas; EM: estado de mal epiléptico; ETX: etussuximida; Ind: indicação; LCM: lacosamida; LEV: levetiracetam; LTG: lamotrigina; metab: metabólito; OCBZ: oxcarbazepina; PB: fenobarbital; PHT: fenitoína; RN: recém-nascido; s: síndrome; sed: sedação; SSIHAD: síndrome de secreção inapropriada de hormônio antidiurético; TCB: tonicoclônico bilateral; tont: tontura; TPM: topiramato; vis. bor: visão borrada; vit: vitamina; VPA: ácido valproico; VGB: vigabatrina; ↑: aumenta; ↓: diminui; 10HC: 10-hidroxicarbazepina.

* Pode ser prevenida pela administração de vitamina K às mães que recebem CBZ ou PHT antes do parto.

Fonte: Desenvolvido pela autoria.

Conclusões

A crise epiléptica é um sintoma atribuído à disfunção de um grupo de neurônios do córtex cerebral que pode ser espontânea ou desencadeada. Neste último tipo, quando possível, a causa deve ser identificada e corrigida. Nas formas espontâneas, cabe ao profissional verificar fatores de risco para sua recorrência, como tipo de crise, história familiar, anormalidades eletrográficas etc. e aconselhar ao paciente medidas de apoio, como evitar privação de sono, uso de luzes estroboscópicas e, ainda, o uso racional de drogas antiepilépticas, considerando-se o tipo de crise e síndrome epiléptica.

■ BIBLIOGRAFIA CONSULTADA

Beghi E, Carpio A, Forsgren L, Hesdorffer DC, Malmgren K, Sander JW, et al. Recommendation for a definition of acute symptomatic seizure. Epilepsia 2010;51(4):671-5.

Diament A, Cypel S. Neurologia infantil. São Paulo: Atheneu, 2005, p. 1.813.

Fisher RS, Acevedo C, Arzimanoglou A, Bogacz A, Cross JH, Elger CE, et al. ILAE official report: a practical clinical definition of epilepsy. Epilepsia. 2014;55(4):475-82.

Friedman MJ, Sharieff GK. Seizures in children. Pediatr Clin N Am. 2006;53:257-77.

Guilhoto LMFF, Felgueira RM, Lioi MCA, Lioi MIA. Ensaio: o pediatra frente à crise epiléptica febril. Pediatria. São Paulo, 2005;27(2):103-13.

Hirtz D, Ashwal S, Berg A, Bettis D, Camfield C, Camfield P, et al. Practice parameter: evaluating a first nonfebrile seizure in children: report of the Quality Standards Subcommittee of the American Academy of Neurology, the Child Neurology Society, and the American Epilepsy Society. Neurology. 2000;55:616-23.

Patsalos PN, Bourgeois BFD. The Epilepsy prescriber's guide to antiepileptic drugs. New York: Cambridge University Press, 2011; 321p.

Scheffer IE, Berkovic S, Capovilla G, Connolly MB, French J, Guilhoto L, et al. ILAE classification of the epilepsies: position paper of the ILAE Commission for Classification and Terminology. Epilepsia. 2017;58(4):512-21.

Shorvon S. The treatment of status epilepticus. Curr Opin Neurol. 2011;24(2):165-70.

Trinka E, Cock H, Hesdorffer D, Rossetti AO, Scheffer IE, Shinnar S, et al. A definition and classification of status epilepticus. Report of the ILAE task force on classification of status epilepticus. Epilepsia. 2015;56(10):1515-23.

Doença de Kawasaki

15

■ Angela Esposito Ferronato   ■ Alfredo Elias Gilio

Introdução

A doença de Kawasaki (DK), também conhecida como "síndrome do linfonodo mucocutâneo", é uma vasculite sistêmica aguda, autolimitada, de origem ainda desconhecida e que ocorre predominantemente em lactentes e crianças menores de 5 anos de idade. A primeira descrição da doença ocorreu em 1967, no Japão, por Tomisaku Kawasaki. Sua morbidade está relacionada com alterações cardíacas, que podem aparecer tardiamente, sendo mais frequentes os aneurismas de coronárias e as ectasias de vasos sanguíneos cardíacos, que acometem de 15% a 25% das crianças não tratadas adequadamente. Nos Estados Unidos, a doença de Kawasaki tem superado a febre reumática como causa de doença cardíaca adquirida na infância.

Os sinais e sintomas característicos da doença são variados e não simultâneos, e a não especificidade dos exames laboratoriais pode induzir a erro no diagnóstico, retardando o tratamento adequado e aumentando o risco de lesões coronarianas. Isso ocorre mais frequentemente nos menores de 1 ano e maiores de 5 anos de idade, nos adolescentes, nos pacientes com evolução atípica e na doença de Kawasaki incompleta.

Epidemiologia

A doença de Kawasaki é uma das vasculites mais comuns na infância. A incidência varia de acordo com a região. No Japão, a incidência em menores de 5 anos de idade é de 215 casos/100.000/ano, enquanto nos Estados Unidos é de 20 casos/100.000/ano na mesma faixa etária. No Brasil, não há estudos sobre sua incidência.

Nos Estados Unidos, é típica a constatação de uma sazonalidade para a doença, sendo mais prevalente no inverno e no início da primavera. É mais frequente em meninos e 75% dos casos ocorrem em menores de 5 anos. A mortalidade no Japão é de 0,008% e, nos Estados Unidos, a mortalidade hospitalar é de 0,17%. Em todos os casos, a mortalidade é secundária a sequelas cardíacas. O pico de morte ocorre entre 15 e 45 dias após o início da febre. No entanto, morte súbita por infarto agudo do miocárdio (IAM) pode ocorrer anos após. Casos de IAM em adultos jovens podem ser atribuídos à doença de Kawasaki não diagnosticada.

Etiopatogenia

Passados mais de 40 anos da primeira descrição, a etiologia da doença ainda é desconhecida, porém algumas das características clínicas e epidemiológicas sugerem fortemente uma causa infecciosa desencadeante. As evidências de uma etiologia infecciosa são: sazonalidade em algumas regiões; o fato de os meninos serem mais afetados (característica comum a várias doenças infecciosas); irmãos de crianças com DK têm risco aumentado da doença 1 semana após o caso índice. Vários agentes infecciosos poderiam ensejar a formação de superantígenos, que deflagrariam, nas crianças geneticamente predispostas, respostas imunológicas com liberação de mediadores como o fator de necrose tumoral (TFN) e interleucina-1 (IL-1). Alguns agentes infecciosos propostos incluem Parvovírus B19, *Yersinia sp*, citomegalovírus e coronavírus.

As alterações histológicas são representadas por extensa vasculite em artérias de médio e pequeno calibres, sendo que, na fase aguda, as alterações inflamatórias são encontradas em vários órgãos. Os vasos sanguíneos mostram edema de endotélio e alterações inflamatórias na camada adventícia. Nos locais mais acometidos, ocorrem edema e necrose da musculatura da camada média dos vasos. A redução do processo inflamatório é lenta e ocorre regeneração com proliferação de tecido conectivo frouxo.

Manifestações clínicas

O diagnóstico da DK baseia-se nas manifestações clínicas. Não há exame laboratorial específico. Os critérios clínicos são febre por 5 dias ou mais e a presença de quatro dos seguintes sinais e sintomas: exantema; conjuntivite bilateral não supurativa; alterações de mucosa oral (eritema, fissuras, língua em framboesa); linfadenomegalia cervical não supurativa; e alterações de extremidades (eritema, edema e descamação). Essas manifestações podem não estar presentes simultaneamente ou no momento do diagnóstico. Algumas delas, às vezes, só são identificadas pela história. O Quadro 15.1 sumariza os critérios diagnósticos.

Quadro 15.1 Critérios diagnósticos da DK.

Febre por 5 dias ou mais e quatro dos seguintes:
- Exantema
- Conjuntivite bilateral não supurativa
- Alterações de mucosa oral
- Alterações de extremidades
- Linfadenomegalia cervical

Fonte: Adaptado de American Heart Association.

Febre

A febre geralmente é alta, com picos de 39 °C e, em alguns casos, pode superar os 40 °C. Pode durar, na ausência de tratamento, cerca de 10 dias ou até por 3 a 4 semanas, raramente excedendo essa duração. A terapêutica com gamaglobulina faz a febre, geralmente, ceder em 2 dias. Já foram descritos raros casos de DK sem febre, com sinais típicos e com formação de aneurisma de coronária.

Exantema

O exantema surge geralmente após alguns dias de febre e pode ter manifestações variáveis: macular; escarlatiniforme; urticariforme; multiforme ou eritrodermia; e, raramente, papular. Muitas vezes o aspecto do exantema induz o pediatra a fazer diagnóstico de exantema viral, escarlatina ou até mesmo de reação alérgica. O exantema é extenso, com envolvimento de tronco e extremidades, acentuando-se em região de períneo, com descamação precoce neste local. O exantema é uma das características clínicas mais descritas nos pacientes com DK.

Conjuntivite

Conjuntivite bilateral não supurativa está presente em mais de 90% dos pacientes. A criança queixa-se frequentemente de fotofobia e pode também desenvolver uveíte anterior, o que reforça a possibilidade de DK, já que tal alteração não costuma ser frequente nas outras doenças que fazem parte do diagnóstico diferencial.

Alterações de mucosa oral

Os lábios e a cavidade oral são acometidos frequentemente com eritema e as características fissuras labiais, que, muitas vezes, chamam a atenção para o diagnóstico. A língua em framboesa é muito frequente e pode ser um fator que contribui para o diagnóstico inicial de escarlatina, principalmente quando acompanhada de exantema escarlatiniforme. Úlceras, vesículas orais e exsudato amigdaliano não são comuns na DK.

Alterações de extremidades

Alterações de extremidades são frequentes, surgindo eritema, edema de mãos e pés, muitas vezes dolorosos. A descamação é mais tardia e surge entre 2 e 3 semanas após o início do quadro (Figuras 15.1 e 15.2). Artrite é observada em 7,5% a 25% dos casos.

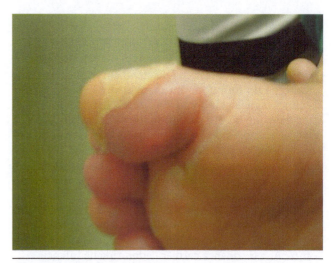

Figura 15.1 Descamação de pés na doença de Kawasaki.
Fonte: Acervo pessoal da Dra. Angela Esposito Ferronato.

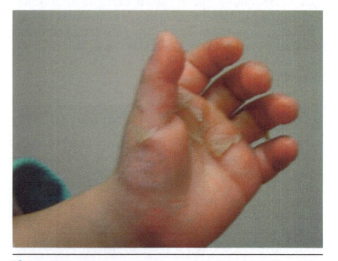

Figura 15.2 Descamação de mãos na doença de Kawasaki.
Fonte: Acervo pessoal da Dra. Angela Esposito Ferronato.

Linfadenomegalia

A linfadenomegalia cervical é a característica menos descrita na literatura, estando ausente em 50% a 75% dos casos de DK. Somente é valorizado aumento de linfonodos acima de 1,5 cm de diâmetro e, na maioria das vezes, é unilateral, com pouco ou sem sinais logísticos, podendo ser confundido com adenite bacteriana.

Alterações cardiovasculares

O aneurisma de coronária é a causa mais frequente de morbimortalidade da DK, acometendo 15% a 25% dos pacientes não tratados e em apenas 4% daqueles que recebem a terapêutica apropriada. Essas lesões podem evoluir com obstrução coronariana, causando infarto do miocárdio ou arritmia, que podem ser fatais. Vários estudos vêm buscando estabelecer fatores de risco para o desenvolvimento desta alteração, destacando-se os seguintes:

- Idade: menor que 1 ano e maior que 9 anos.
- Sexo masculino.
- Febre por período maior que 10 dias.
- Hemograma com hematócrito menor que 35% e leucócitos acima de 12.000/mm^3.
- Sódio sérico menor que 135 mEq/L.
- Grupos étnicos: asiáticos, e das ilhas do Pacífico, além de hispânicos.
- Uso de gamaglobulina após o 10º dia de doença/febre.
- Baixos níveis de albumina (< 3 g/dL).

Outras alterações cardiovasculares podem ser proeminentes na fase aguda, sendo que o pericárdio, o miocárdio, o endocárdio, as válvulas e artérias não coronarianas podem ser comprometidos, causando insuficiência cardíaca, miocardite, pericardite, regurgitação valvar, além de aneurismas das artérias. Descreve-se também a síndrome do choque da doença de Kawasaki, que se define por hipotensão arterial mantida 20% abaixo do valor de referência e/ou sinais de má perfusão, com possibilidade de colapso circulatório e importante risco de vida.

Outras alterações

Além dos critérios para diagnóstico de DK, outros achados clínicos são frequentes. O trato gastrointestinal pode apresentar alterações em cerca de 60% dos casos, que incluem diarreia, vômitos, dor abdominal e alterações hepáticas. No sistema nervoso central (SNC), podem-se observar irritabilidade, meningite asséptica, crise convulsiva e alterações auditivas. Outros achados incluem reativação da reação da vacina BCG com eritema e induração no local da vacina e uveíte anterior. Nas crianças mais velhas, o risco de lesão coronariana é maior e pode estar relacionado ao diagnóstico mais tardio. O Quadro 15.2 mostra outros achados clínicos que podem sugerir doença de Kawasaki.

Quadro 15.2 Outros achados clínicos na doença de Kawasaki.

Aparelho cardiovascular
- Miocardite, pericardite, aneurisma de artéria coronária

Aparelho gastrointestinal
- Diarreia, dor abdominal, disfunção hepática, pancreatite
- Vesícula hidrópica, colangite, intussuscepção intestinal, pseudo-obstrução intestinal, ascite, infarto esplênico

Aparelho respiratório
- Sintomas similares à influenza, derrame pleural, infiltrados e atelectasias à radiografia de tórax

Aparelho geniturinário
- Uretrite, prostatite, cistite, priapismo, insuficiência renal aguda, nefrite intersticial, orquite, síndrome nefrótica

Aparelho musculoesquelético
- Poliartrite e artralgia
- Rabdomiólise

Sistema nervoso central
- Meningite asséptica
- Deficiência auditiva

Fonte: Desenvolvido pela autoria.

Alguns autores descrevem a evolução clínica da doença de Kawasaki em fases, principalmente para os pacientes não tratados:

1. **Fase aguda:** fase febril com duração de 1 a 2 semanas com as manifestações inflamatórias agudas, conjuntivite, edema de mãos e pés, exantema, alterações de mucosa oral, irritabilidade. Podem ocorrer disfunção hepática e complicações cardíacas que incluem miocardite e pericardite.

2. **Fase subaguda:** pode durar até 4 semanas. É caracterizada por manutenção da febre, irritabilidade anorexia. É nesta fase que ocorre a plaquetose, com contagem muitas vezes acima de um milhão/mm^3. Ocorre a descamação em extremidades e no períneo. A formação de aneurismas pode ocorrer nesta fase e há risco de morte súbita.

3. **Fase de convalescença:** fase em que todos os sintomas e sinais desaparecem e os exames laboratoriais voltam ao normal.

4. **Fase crônica:** só ocorre para os pacientes que desenvolveram alterações em coronária.

Doença de Kawasaki incompleta

Doença de Kawasaki incompleta é aquela na qual os critérios clínicos não são totalmente preenchidos. Na descrição original da doença de Kawasaki, cinco dos 50 pacientes apresentavam a forma incompleta da doença. Nesses casos, o diagnóstico frequentemente é postergado pela ausência do número mínimo de características. A doença, muitas vezes, só é diagnosticada após se constatar o acometimento das coronárias.

Deve-se suspeitar de DK incompleta quando o paciente apresenta 5 dias de febre e dois ou três critérios clínicos para diagnóstico de DK. Nesse caso, os exames laboratoriais auxiliarão na decisão para iniciar o tratamento. A conduta proposta é a realização inicial de provas de fase aguda: proteína C-reativa (PCR); ou velocidade de hemossedimentação (VHS). Se PCR > 30 mg/L ou VHS > 40 mm/h, realizar ecocardiograma. Se o ecocardiograma revelar qualquer uma das alterações – dilatação de coronárias; derrame pericárdico; disfunção do ventrículo esquerdo; ou regurgitação mitral –, recomenda-se tratamento. Se o ecocardiograma for normal, recomenda-se a realização dos seguintes exames laboratoriais: hemograma completo; dosagem de transaminases; dosagem de albumina; e exame de urina tipo I. Com ecocardiograma normal, recomenda-se tratamento para os pacientes que apresentarem alterações em mais do que três exames: albumina < 3 g/dL; anemia para a idade; leucócitos > 15.000/mm³; plaquetas > 450.000/mm³; alterações de transaminases ou urina tipo I com leucocitúria.

Doença de Kawasaki atípica

Durante muito tempo, o termo "atípico" foi utilizado para definir a DK incompleta, porém os últimos estudos preferem utilizar o termo "atípico" para o paciente que apresentar uma evolução não habitual da doença, uma evolução atípica.

Diagnósticos diferenciais

Os principais diagnósticos diferenciais encontram-se no Quadro 15.3.

Quadro 15.3 Diagnósticos diferenciais.

- Escarlatina
- Mononucleose infecciosa
- Farmacodermia
- Síndrome de Stevens Johnson
- Exantemas virais
- Artrite reumatoide juvenil
- Linfadenites bacterianas
- Sepse

Fonte: Desenvolvido pela autoria.

Achados laboratoriais

As alterações laboratoriais não são específicas, porém podem auxiliar na suspeita diagnóstica, principalmente na doença de Kawasaki incompleta. Na fase aguda, o hemograma mostra anemia normocrômica e normocítica, com leucocitose e neutrofilia; e, na fase subaguda, ocorre o aumento acentuado de plaquetas (> 450.000/mm³). As provas de atividade inflamatória, como VHS e dosagem de PCR, estão elevadas na fase inicial. O exame de urina tipo I pode revelar leucocitúria (piúria asséptica), hematúria e frequentes células. Aproximadamente 30% dos pacientes apresentam subida nos níveis de transaminases por congestão intra-hepática e uma pequena porcentagem pode desenvolver hiperbilirrubinemia leve.

Avaliação de LCR, colhido na presença de sinal meníngeo, cefaleia, irritabilidade ou prostração, pode mostrar pleocitose linfomonocitária com glicorraquia normal e hiperproteinorraquia discreta. Análise bioquímica do sangue costuma ter triglicérides e a fração LDL do colesterol aumentados com a fração HDL reduzida, assim como o sódio sérico menor que 135 mEq/L, sendo este último marcador de maior risco para aneurisma de coronária, assim como níveis reduzidos de albumina.

Ecocardiograma

O exame de ecocardiograma deve ser realizado no momento do diagnóstico e repetido em 4 a 8 semanas. Os achados que sugerem a DK podem ser o aneurisma de coronária (raro nos primeiros 10 dias), arterite coronariana, redução da contratilidade do ventrículo esquerdo, insuficiência mitral leve e derrame pericárdico.

Consideram-se aneurismas coronarianos leves as dilatações menores de 8 mm de diâmetro, que costumam ter melhores chances de regressão espontânea parcial ao longo do tempo. Os aneurismas menores do que 6 mm têm maior chance de regressão completa. São considerados aneurismas gigantes, dilatações maiores que 8 mm e determinam maior risco de evoluir para infarto do miocárdio.

Quando o ecocardiograma está alterado, o paciente deve ser acompanhado junto a um serviço de cardiologia infantil, com exame de ecocardiograma anual, uma vez que alterações cardíacas podem aparecer tardiamente.

Tratamento

O tratamento está indicado para todos os pacientes que preencherem os critérios para diagnóstico de doença de Kawasaki ou que tenham o diagnóstico de doença de Kawasaki incompleta. A recomendação de terapêutica inicial é de imunoglobulina humana intravenosa (IGHIV) 2 g/kg, administrada em uma única infusão, em 8 a 12 horas, e aspirina via oral, na dose inicial de 80 a 100 mg/kg/dia (máximo 4 g/dia), dividida em quatro tomadas diárias. Essa dose de aspirina deve ser mantida por até 48 a 72 horas após o término da febre e melhora dos marcadores inflamatórios, sendo posteriormente reduzida para 3 a 5 mg/kg/dia (dose antiagregante plaquetária) uma vez ao dia até não haver nenhuma evidência de alteração coronariana ou até 6 a 8 semanas após o início da doença.

A eficácia da IGHIV administrada na fase aguda de doença de Kawasaki, para evitar o aparecimento de anormalidade nas artérias coronarianas é bem estabelecida. O exato mecanismo de ação da imunoglobulina permanece desconhecido. A terapêutica deve ser indicada nos primeiros 10 dias de doença e, se possível, nos primeiros 7 dias. Quanto mais precoce é o início da IGHIV, melhor será seu efeito em prevenir alterações coronarianas, embora alguns grupos recomendem não iniciar tratamento antes do 5º dia da doença para evitar necessidade de retratamento. O benefício da utilização de IGHIV após o 14º dia de doença é controverso. Entretanto, qualquer criança com DK que mantenha evidência de processo inflamatório, incluindo febre ou aumento de marcadores inflamatórios, com ou sem anormalidade de coronárias, deverá ser tratada com IGHIV, mesmo quando o diagnóstico é feito após o 10º dia de doença.

Aproximadamente 10% dos pacientes com DK não respondem à primeira dose de IGHIV, mantendo febre inalterada por mais de 36 a 48 horas após a sua administração. A persistência da febre ou a recorrência da febre de 36 horas após o tratamento até 2 semanas deve ser considerada falha de tratamento. Nesses casos, uma segunda dose de IGIV deve ser administrada.

Embora os corticosteroides possam reduzir os níveis dos marcadores inflamatórios, não há evidências de que sejam mais eficazes que a IGHIV e não devem ser usados como terapêutica inicial. Alguns estudos recomendam o uso de corticosteroide na forma de pulsoterapia de metilprednisolona (30 mg/kg infundidos em 2 a 3 horas por 3 dias consecutivos) para pacientes que receberam duas doses de IGIV sem resposta (doença de Kawasaki refratária). Há estudos com o uso do infliximab no tratamento da DK, mas os resultados não são conclusivos. Pode ser considerado nos casos refratários após o uso da pulsoterapia com corticosteroides nos casos refratários. A dose é de 5 mg/kg.

A doença de Kawasaki pode recorrer em 3% das crianças acometidas, principalmente nos primeiros 12 meses, sendo que, nesta situação, há aumento do risco de lesão coronariana.

■ BIBLIOGRAFIA CONSULTADA

Burns JC. The riddle of Kawasaki disease. N England J Med. 2007;356:659-61.

Castro PA, Urbano LMF, Costa IMC. Doença de Kawasaki. An Bras Dermatol. 2009;84(4):317-31.

Du ZD, Zhao D, Du Junbao. Re-treatment and risk factors of refractory Kawasaki disease. Pediatrics. 2008;121;S161.

Ferronato AE, Hirose M, Ragazzi SB, Cardoso DM, Gilio AE. Doença de Kawasaki: experiência clínica em hospital universitário. Revista Paulista de Pediatria. 2010;148-153.

Kanegaye JT, Wilder MS, Molkara D, Frazer JR, Pancheri J, et al. Recognition of a Kawasaki disease shock syndrome. Pediatrics. 2009;123:e-783-789.

McCrindle BW, Rowley AH, Newburger JW, Burns JC, Bolger AF, Gewitz M, et al. American Heart Association Rheumatic Fever, Endocarditis, and Kawasaki Disease Committee of the Council on Cardiovascular Disease in the Young; Council on Cardiovascular and Stroke Nursing; Council on Cardiovascular Surgery and Anesthesia; and Council on Epidemiology and Prevention. Diagnosis, Treatment, and Long-Term Management of Kawasaki Disease: a scientific statement for health professionals from the American Heart Association. Circulation. 2017 Apr 25;135(17):e927-e999.

Minich LL, Seeper LA, Atz AM, McCrindle BW, Lu M, Colan SD, et al. Pediatric heart network investigators. Delayed diagnosis of Kawasaki disease: what are the risk factors? Pediatrics. 2007;120:e1434-40.

Nakamura Y, Yashiro M, Uehara R, Oki I, Watanabe M, Yanagawa H. Epidemiologic features of Kawasaki disease in Japan: results from the nationwide survey in 2005-2006. J Epidemiol. 2008;18:167-72.

Newburger JW, Takahashi M, Gerber MA, Gewitz MH, Tani LY, Burns JC, et al. Diagnosis, treatment and long-term management of Kawasaki disease: a statement for health professionals from the Committee on Rheumatic Fever, Endocarditis and Kawasaki disease, council on cardiovascular disease in the young, American Heart Association. Pediatrics. 2004;114:1708-33.

Nomura Y, Masuda K, Yoshinaga M, Sameshima K, Miyata K. Patients diagnosed with Kawasaki disease before the fifth day of illness have a higher risk of coronary artery aneurysm. Pediatr Intern. 2002;44:353-7.

Pinna GS, Kafetzis DA, Tselkas DA, Skevaki CL. Kawasaki disease: an overview. Curr Opin Infect Dis. 2008;21:263-70.

Ruan Y, Ye Bei, Zhao X. Clinical characteristics Kawasaki Syndrome and the risk factors for coronary artery lesion in China. Pediatr Infect Dis J. 2013;32:e397-402.

Satou GM, Giamelli J, Gewitz MH. Kawasaki disease: diagnosis, management, and long-term implications. Cardiol Rev. 2007;15:163-9.

Sonobe T, Kiyosawa N, Tsuchiya K, Aso S, Imada Y, Imai Y, et al. Prevalence of coronary artery abnormality in incomplete Kawasaki disease. Pediatr Int. 2007;49:421-6.

Yeung RSM. Kawasaki disease: update on pathogenesis. Curr Opin Rheumatol. 2010;22:551-560.

16 Trauma Cranioencefálico e Outros Traumas Fechados

■ Rodrigo Locatelli Pedro Paulo ■ Milena De Paulis

Introdução

O traumatismo cranioencefálico (TCE) compreende uma das principais causas de atendimento por trauma pediátrico no serviço de emergência. Nos EUA, estima-se que, anualmente, ocorrem cerca de 400.000 visitas no serviço de emergência decorrentes de TCE nas crianças entre 0 a 14 anos sendo que a grande maioria ocorre em crianças abaixo dos 5 anos de idade. No Brasil, faltam dados estatísticos, mas registros do Sistema de Informações Hospitalares (SIH-SUS) de 1998 revelaram que 21% do total dos TCE internados em rede pública hospitalar compreendiam crianças menores de 10 anos de idade, sendo que 57% dessas internações ocorreram nas crianças entre 0 e 4 anos.

As quedas são as principais causas de TCE isolado (cerca de 48%) e a grande maioria (75%) são traumatismos cranianos classificados como leves.

O objetivo da avaliação da criança com TCE é identificar a presença de lesões intracranianas nos casos leves, moderados e graves como também prevenir a lesão secundária devido à hipóxia e à hipovolemia, que ocorrem, principalmente, no TCE grave.

Outros traumas fechados ocorrem em menor frequência que o TCE e, na maioria das vezes, são múltiplos. O trauma abdominal é responsável por 10% a 15% dos casos e o trauma torácico ocorre em 4% a 6% dos casos. Esses traumas, apesar da menor incidência, são responsáveis por uma morbidade e mortalidade expressiva, principalmente quando consideradas as hemorragias no trauma abdominal e a lesão de órgãos vitais no trauma torácico.

Fisiopatologia

O TCE pode resultar de diferentes tipos de forças: impacto, aceleração, desaceleração e rotação. Essas forças podem causar lesões diretas no couro cabeludo, no crânio, no cérebro e nos vasos cerebrais, constituindo a lesão primária. Esta, por sua vez, pode levar ao prejuízo da autorregulação do fluxo sanguíneo cerebral, resultando no inchaço cerebral.

Na lesão cerebral secundária, a hipóxia e a hipovolemia são as duas condições responsáveis pela ocorrência da lesão. Geralmente ocorre perda de consciência e o aparecimento da lesão cerebral se deve às alterações no fluxo de íons (principalmente potássio), alterações metabólicas agudas (principalmente da glicose, dos aminoácidos excitatórios, dos peptídeos opioides e dos radicais livres) e alterações no fluxo sanguíneo cerebral. Geralmente há uma diminuição na síntese proteica e da capacidade oxidativa, culminando na morte celular neuronal e em lesão cerebral.

No trauma abdominal fechado, a lesão dos órgãos internos é mais frequente na criança quando comparada ao adulto, pois o tecido conectivo é mais escasso, a distribuição da força do impacto é maior e a proteção das vísceras pelo arcabouço ósseo é menor.

Em relação ao trauma torácico fechado, muitas vezes, podem estar presentes lesões de órgãos internos sem haver fratura de costelas devido à maior complacência torácica da criança.

Classificação

O TCE é classificado de acordo com a Escala de Coma de Glasgow (ECG) em:
- leve: ECG entre 13 e 15;
- moderado: ECG entre 9 e 12;
- grave: ECG ≤ 8.

No trauma abdominal fechado, o grau das lesões de órgãos intraparenquimatosos é classificado conforme a escala demonstrada na Tabela 16.1.

Tabela 16.1 Escala de lesões de órgãos para baço, fígado e rim.

Órgão, grau	Tipo de lesão	Descrição da lesão
Baço		
I	Hematoma Laceração	Subcapsular, < 10% da área de superfície Cápsula rompida, < 1 cm de profundidade no parênquima
II	Hematoma Laceração	Subcapsular, 10% a 50% da área de superfície intraparenquimatoso, < 5 cm de diâmetro Cápsula rompida, 1 a 3 cm de pronfundidade no parênquima, sem lesão de vasos trabeculares
III	Hematoma Laceração	Subcapsular, > 50% da área de superfície ou expansivo; hematoma subcapsular roto ou intraparenquimatoso; hematoma intraparenquimatoso ≥ 5 cm ou expansivo > 3 cm de profundidade ou com lesão de vasos trabeculares
IV	Laceração	Laceração com lesão de vasos segmentares ou hilares levando à desvascularização grave (> 25% do baço)
V	Hematoma Laceração	Lesão completa de baço Lesão vascular hilar com desvascularização do baço
Fígado		
I	Hematoma Laceração	Subcapsular, < 10% da área de superfície Cápsula rompida, < 1 cm de profundidade no parênquima
II	Hematoma Laceração	Subcapsular, 10% a 50% da área de superfície; intraparenquimatoso, < 10 cm de diâmetro Cápsula rompida, 1 a 3 cm de pronfundidade no parênquima, < 10 cm em extensão
III	Hematoma Laceração	Subcapsular, > 50% de área de superfície de hematoma subcapsular roto ou intraparenquimatoso; hematoma intraparenquimatoso > 10 cm ou expansivo > 3 cm de profundidade
IV	Laceração	Lesão parenquimatosa envolvendo 25% a 75% de lobo hepático ou segmento 1 a 3 de Couinaud
V	Laceração Vascular	Lesão parenquimatosa envolvendo > 75% de lobo hepático ou > 3 segmentos de Couinaud em um único lobo Lesões venosas justa-hepáticas (veia cava retro-hepática, veias hepáticas centrais maiores)
VI	Vascular	Avulsão hepática
Rim		
I	Contusão Hematoma	Hematúria microscópica ou macroscópica, estudos urológicos normais Subcapsular, não expansivo sem laceração parenquimatosa
II	Hematoma Laceração	Hematoma peri-renal não expansivo confinado ao retroperitôneo renal < 1 cm de profundidade parenquimatosa do córtex renal sem extravasamento urinário
III	Laceração	> 1 cm de profundidade parenquimatosa do córtex renal sem rotura do sistema coletor ou extravasamento urinário
IV	Laceração Vascular	Laceração parenquimatosa que se estende através do córtex renal, medula e sistema coletor Lesão de artéria ou veia renal com hemorragia contida
V	Laceração Vascular	Lesão renal completa Avulsão do hilo renal que desvasculariza o rim

Fonte: Adaptada de Associação Americana de Cirurgia do Trauma.

Abordagem

TCE leve

A abordagem do TCE leve é feita de forma distinta entre crianças menores de 2 anos e crianças maiores de 2 anos de idade. Nas crianças menores de 2 anos a avaliação clínica é mais difícil e as lesões intracranianas podem ser assintomáticas e estar presentes em 3% a 10% dos casos.

TCE leve em crianças menores do que 2 anos

Pode ser dividido em:
1. TCE leve de alto risco:
   - história de queda de mais de 1 metro de altura;
   - acidente envolvendo automóvel ou bicicleta sem capacete;
   - queda de mais de quatro degraus da escada;
   - suspeita de maus tratos;
   - vômitos mais que seis episódios por hora ou cinco episódios de vômitos após o trauma;
   - cefaleia persistente;
   - convulsão;
   - perda de consciência maior que 1 minuto;
   - presença de sinais focais;
   - fratura aguda de crânio;
   - alteração do nível de consciência;
   - irritabilidade;
   - abaulamento de fontanela.

   Nesse tipo de trauma, o risco de lesão intracraniana pode ser maior que 20% e a tomografia computadorizada (TC) de crânio deve ser realizada. A avaliação neurocirúrgica está indicada para as crianças que apresentam sinais de lesão intracraniana na TC de crânio, fratura de afundamento ou de base de crânio ou sinais de deterioração do exame neurológico inicial.

   As crianças com fraturas cranianas, sem sinais de lesão intracraniana e exame neurológico normal devem ser observadas por 24 horas e submetidas a nova TC de crânio de controle após esse período. Se esta se mantiver sem alterações pode-se orientar alta com seguimento ambulatorial.

2. TCE com risco intermediário:
   - história de trauma não presenciado;
   - presença de três a quatro episódios de vômitos pós-trauma;
   - perda de consciência menor que 1 minuto;
   - história de irritabilidade resolvida;
   - fratura com mais de 24 horas de história;
   - hematoma subgaleal em qualquer região do crânio.

   O risco de lesão intracraniana nesses casos é de 1%. Pode-se optar por realizar TC de crânio ou manter observação clínica por 4 a 6 horas com realização de exame de imagem caso haja deterioração do quadro.

3. TCE com baixo risco:
   - queda menor de 1 metro de altura;
   - sem vômitos persistentes;
   - sem perda de consciência;
   - sem história de convulsão;
   - bom estado geral;
   - exame neurológico normal;
   - sem hematoma subgaleal.

   O risco de lesão intracraniana é de 0,02%. Não há necessidade de realizar exames de imagem. Orientar aos pais sinais de alerta e retorno, se necessário.

TCE leve em crianças maiores do que 2 anos

São consideradas crianças de risco para lesão intracraniana:
- história de queda de uma altura de mais de 1,5 metro;
- acidente com automóvel ou bicicleta sem capacete;
- perda de consciência maior que 1 minuto;
- convulsão;
- alteração do nível de consciência;
- sinais focais;
- fratura de crânio.

Nesses casos, realizar TC de crânio.

Não há necessidade de realizar exames de imagem em crianças que estejam com exame neurológico normal, sem sinais de fratura de base de crânio, sem história de vômitos, cefaleia ou perda de consciência. O risco para lesão intracraniana nessa faixa etária é de 0,05%.

TCE moderado e grave

As crianças deverão ser monitorizadas para evitar a evolução para lesão secundária bem como para melhorar o prognóstico.

A abordagem inicial visa manter a estabilidade das funções ventilatórias e hemodinâmicas da criança, seguindo o protocolo de atendimento do paciente politraumatizado:
- Manter vias aéreas pérvias com estabilização da coluna cervical.
- Manter suporte ventilatório adequado com fonte de oxigênio para assegurar saturação superior a 94%. Avaliar a efetividade respiratória e a ausculta pulmonar. A intubação será obrigatória nos casos de crianças com Glasgow ≤ 8 e a sua realização deverá ser feita, preferencialmente, utilizando-se a sequência rápida de intubação, sem hiperextensão da coluna cervical. A hiperventilação (pCO_2 entre 35 e 38 mmHg) está indicada nos casos em que os sinais de hipertensão intracraniana estão presentes: bradipneia, bradicardia e hipertensão arterial (tríade de Cushing). Manter a cabeça elevada a 30°. Considerar o uso do Mannitol° na dose de 0,25 g a 2 g/kg e em casos refratários à infusão

de solução hipertônica NaCl 3% 2 a 6 ml/kg em bolus ou de forma contínua 0,1 a 1 ml/kg/hora.
- Manter volemia adequada. Se necessário, infundir solução cristaloide 20 ml/kg para reposição volêmica. Em caso de perda sanguínea, considerar a infusão de 20 ml/kg de concentrado de hemácias.
- Avaliação neurológica e pela equipe de neurocirurgia e realização de TC de crânio.
- Avaliar a presença de outras lesões que possam comprometer a integridade do fluxo sanguíneo cerebral.

Lesões decorrentes do TCE

1. Concussão: é frequentemente utilizada como sinônimo de TCE leve. A Academia Americana de Neurologia define concussão como qualquer alteração neurológica induzida por trauma com ou sem perda da consciência. Geralmente as concussões leves manifestam-se por vômitos e cefaleia, enquanto as concussões mais graves apresentam perda de consciência, amnésia e alteração do nível de consciência, porém, com resolução espontânea.

2. Hematoma subgaleal: corresponde ao sangramento entre a gálea aponeurótica e o periósteo. Não é necessário nenhum tratamento específico e a regressão é espontânea. Em casos de hematomas volumosos pode-se proceder à punção que deverá ter indicação precisa e ser realizada com técnica asséptica para evitar a contaminação por bactérias durante a punção.

3. Céfalo-hematoma: corresponde ao sangramento entre a tábua óssea e o periósteo, limitado pelas suturas. Geralmente está associado à presença de fraturas. A sua resolução é espontânea, não sendo necessária nenhuma intervenção específica.

4. Fraturas de crânio: são frequentes no TCE pediátrico estando presentes em 8% a 40% dos casos. Alguns estudos sugerem que a presença de fratura linear pode aumentar o risco de lesão intracraniana, enquanto outros sugerem que a lesão intracraniana é rara, principalmente se o exame neurológico for normal. As fraturas podem ser abertas ou fechadas, lineares, cominutivas (com várias ramificações), diastáticas (com disjunção das suturas), de afundamento ou de base de crânio.

As fraturas lineares simples compreendem 75% das fraturas de crânio em crianças, sendo o osso parietal o mais frequentemente acometido.

As fraturas diastáticas não requerem nenhum tratamento específico. Nas crianças menores do que 3 anos de idade, essas fraturas podem evoluir com a formação posterior da "fratura craniana crescente" ou cisto de leptomeninge, em 0,05% a 1% dos casos. Nesses casos, os fragmentos da fratura causam uma laceração do cérebro subjacente produzindo uma área de encefalomalácia na TC inicial. A pulsação constante do cérebro e do líquido cefalorraquidiano ampliam a fratura ao longo do tempo e podem ocasionar convulsões e déficits neurológicos focais. Nesses casos é necessária a intervenção cirúrgica.

As fraturas de afundamento geralmente são o resultado de um golpe local e ocorrem em 7% a 10% dos casos. As fraturas abertas representam uma oportunidade para infecção intracraniana e devem ser avaliadas por um neurocirurgião. Afundamentos menores do que a espessura do crânio geralmente não requerem reparação cirúrgica. Fraturas mais complexas, especialmente aquelas associadas com laceração dural subjacente e lesão cerebral, devem ser reparadas cirurgicamente.

As fraturas de base de crânio ocorrem em 5% do TCE, sendo a placa cribiforme e o osso petroso na fossa posterior os locais mais comuns. Geralmente manifestam-se com saída de sangue e/ou liquor pelo nariz e ouvido, hemotímpano, equimose de mastoide e olhos de guaxinim. Nas fraturas do osso pode-se ter perda auditiva neurossensorial, zumbido, vertigem e paralisia do nervo facial. Na fratura do osso cribiforme pode ocorrer anosmia por lesão traumática do nervo olfatório.

A conduta nas fraturas de base de crânio geralmente é expectante. Não se deve impedir a drenagem do liquor pelo ouvido para não aumentar o risco de infecção. O uso de antibióticos profiláticos é controverso, pois pode induzir ao crescimento de bactérias resistentes. Na quase totalidade dos casos, a saída de liquor pelo nariz cessa espontaneamente enquanto a saída de liquor pelo ouvido cessa em 85% dos casos. A meningite secundária ocorre menos frequentemente nos pacientes com saída de liquor do ouvido quando comparados com os pacientes com saída de liquor pelo nariz (4% e 17%, respectivamente). Os organismos envolvidos incluem a flora nasal e a dos seios paranasais como *Streptococcus pneumoniae* (que responde por 80% dos casos) e *Haemophilus influenzae*. Antibióticos de amplo espectro como a vancomicina e uma cefalosporina de terceira geração são usados inicialmente e, conforme os resultados da cultura e do antibiograma, podem ser modificados. As drenagens persistentes do liquor podem ser tratadas através de punções lombares seriadas, drenagem lombar contínua ou drenagem ventricular externa (mais raramente). O reparo cirúrgico está reservado nos casos em que a drenagem de liquor persiste por mais de uma a duas semanas a despeito das medidas anteriormente descritas e também para os episódios repetidos de meningite.

5. Hematoma extradural: está presente em 2% a 3% dos TCE e é mais frequente nas crianças maiores. Geralmente ocorre pelo rompimento de artérias, principalmente a artéria meníngea média, mas o rompimento de veias também pode estar envolvi-

do no mecanismo de formação. As fraturas estão presentes em 65% dos casos, sendo as fraturas parietais as mais comuns. Em 50% dos casos pode-se não ter alteração do nível de consciência e a história clássica do intervalo lúcido ocorre em somente 33% das crianças.

Dores de cabeça persistentes ou progressivas, confusão, letargia ou agitação e déficits neurológicos focais são sinais sugestivos de hematoma extradural.

Na TC de crânio, evidencia-se uma lesão hiperdensa e biconvexa. Os hematomas extradurais localizados na fossa temporal ou posterior que causam efeito de massa, déficits neurológicos focais ou alteração no nível de consciência devem ser abordados cirurgicamente. Os hematomas extradurais com pouco ou nenhum sintoma, com localização que não na fossa temporal ou posterior, com volume inferior a 40 cm^3, podem ser tratados de forma conservadora em unidade de terapia intensiva com um neurocirurgião disponível para intervenção imediata.

O prognóstico geralmente é bom, com uma mortalidade entre 0% a 17%.

6. **Hematomas subdurais:** agudos são comuns e ocorrem em 4% a 11% dos casos. O sangramento é proveniente de veias que atravessam o espaço subdural para os seios venosos durais. A apresentação clínica depende do tamanho e da localização do hematoma e das lesões cerebrais associadas. Na TC de crânio correspondem a coleções de alta densidade em conformidade com a superfície convexa do cérebro. Os hematomas subdurais com efeito de massa que levam a alteração do nível de consciência ou déficits neurológicos focais devem ser removidos. Pequenos hematomas sem sintomas neurológicos podem ter conduta expectante.

7. **Hemorragias intraparenquimatosas:** compreendem as contusões focais, a lesão axonal difusa e os hematomas intracerebrais. Grandes hematomas intracerebrais raramente estão presentes no TCE pediátrico e geralmente ocorrem por confluência de contusões hemorrágicas menores. Nesses casos a observação deve ser rigorosa, atentando para a deterioração clínica ou aumento inexplicável da pressão intracraniana.

Trauma abdominal fechado

Na avaliação inicial da criança com trauma abdominal fechado, é importante observar a presença de lesões em outros órgãos e sistemas (crânio, tórax etc.), pois o politrauma é frequente.

A anamnese deve ser direcionada para o mecanismo do trauma e para a velocidade do impacto, pois, lesões específicas podem ocorrer como, por exemplo, a lesão de pâncreas associada ao trauma pelo guidão da bicicleta.

O exame físico segue a sequência do "ABC", com especial atenção à avaliação hemodinâmica. É importante ressaltar que a ocorrência de hipotensão arterial, na criança, é tardia, podendo-se ter perdas de até 45% do volume sanguíneo sem manifestação de instabilidade hemodinâmica; assim sendo, a taquicardia pode ser o único sinal precoce da presença de hemorragia intra-abdominal. Vale ressaltar que outros fatores como dor e ansiedade também podem alterar a frequência cardíaca.

No exame físico específico do abdômen, a presença de escoriações e contusões são altamente indicativas de possível lesão de órgãos intra-abdominais, assim como presença de distensão abdominal, ausência de ruídos hidroaéreos e dor à palpação do abdômen. A avaliação pelo cirurgião é imperativa em toda criança com suspeita de lesão de órgão intra-abdominal.

Os exames laboratoriais como transaminases, amilase, lípase e urina I, não são indicados de rotina, já que a incidência de lesão de órgãos internos é pequena e os seus resultados podem ser normais. Além do mais, o que determina o grau da lesão não é o exame laboratorial, e sim o exame de imagem.

A tomografia computadorizada de abdômen é o padrão-ouro para avaliar lesões de órgãos sólidos intra-abdominais, tendo alta sensibilidade para detecção de lesões de baço, fígado e rins. Em relação a lesões de pâncreas e intestino, a sensibilidade do método é menor. O contraste endovenoso é obrigatório para facilitar a visualização de órgãos sólidos. Uma preocupação cada vez mais discutida é a radiação que a criança sofre com a realização deste exame, por isso, a tomografia de abdômen deve ser indicada para as crianças com alto índice de suspeição de lesão intra-abdominal.

A ultrassonografia pode ser empregada para a avaliação do abdômen assim como de outros sítios anatômicos do paciente politraumatizado. Emprega-se preferencialmente a técnica FAST (*Focused Assesment Sonography for Trauma*) que possibilita a avaliação da cavidade abdominal, e mesmo pericárdica, em menos de 5 minutos; tem o objetivo principal de detectar líquido livre nas cavidades. É um método rápido, não invasivo, e pouco oneroso, que pode ser realizado na sala de emergência, sem deslocamento do paciente. Apesar de ser um método não incisivo, ele tem baixa sensibilidade e especificidade em crianças pois muitas vezes não detecta lesão de orgão sólidos ou hemoperitônio.

A laparoscopia é um exame invasivo que fornece o diagnóstico definitivo e o tratamento de algumas lesões. A sua sensibilidade para avaliar lesões de intestino e diafragma é melhor quando comparada aos outros métodos de imagem, mas o acesso ao retroperitônio é limitado. Pode ser considerada em um subgrupo de crianças onde há incerteza no diagnóstico: crianças com marca de cinto de segurança e tomografia de abdômen com líquido livre na cavidade sem lesão visível de órgãos sólidos; alterações na tomografia como espessamento de alças intestinais e isquemia mesentérica; dor abdominal importante com tomografia normal.

De modo geral, o tratamento das lesões de órgãos sólidos intra-abdominais é conservador, com um índice de sucesso de 90% a 95%. As lesões de maior gravidade têm maior probabilidade de abordagem cirúrgica, no entanto, podem ser tratadas com sucesso, de forma conservadora. É o que ocorre, por exemplo, nos casos de lesão de baço grau V, em que cerca de 40% das crianças não necessitam de cirurgia. A opção do tratamento conservador deve ser feita pelo cirurgião e, geralmente, as crianças elegíveis para esta conduta estão hemodinamicamente estáveis com frequência cardíaca normal.

Uma vez que se escolha o tratamento conservador, as crianças devem ser internadas em unidade de terapia intensiva e monitorizadas para detectar sinais de sangramento por meio de parâmetros clínicos e laboratoriais, como hemoglobina e hematócrito e observação dos sinais de deterioração do quadro clínico.

Trauma torácico fechado

Na abordagem inicial do trauma torácico fechado, como em todo trauma pediátrico, a avaliação do mecanismo do trauma e da intensidade do impacto são importantes. Raramente o trauma torácico fechado é um trauma isolado, portanto o paciente deve ser examinado por completo, seguindo a sequência do "ABC".

No exame físico específico do tórax, são indicativos de lesão intra-torácica a presença de crepitações na palpação do arcabouço torácico, enfisema subcutâneo, taquipneia, dispneia e diminuição ou ausência de murmúrios vesiculares. A hipoxemia também indica presença de lesão. Em crianças, o diagnóstico de pneumotórax e hemotórax, apenas pela ausculta, podem ser difíceis, pois o som é transmitido com mais facilidade na caixa torácica da criança. Atentando a isso, a avaliação dos movimentos torácicos e a percussão do tórax são muito importantes.

Grande parte das lesões intratorácicas são diagnosticadas com radiografia simples de tórax, na incidência antero-posterior, no entanto, a tomografia de tórax é mais sensível para a detecção dessas lesões. Ela se faz obrigatória quando a radiografia do tórax evidencia alteração da silhueta mediastinal, o que pode significar presença de hematoma mediastinal ou rotura de artéria aorta.

O tratamento depende do tipo de lesão e do grau de acometimento, mas de um modo geral, como a mortalidade é alta na presença dessas lesões, muitas vezes a intervenção cirúrgica se faz necessária.

As lesões mais comuns do trauma torácico na criança compreendem:

1. Contusão pulmonar: cursa com aumento da frequência respiratória, dispneia ou hipoxemia. Cerca da metade dos casos não apresenta lesão de parede torácica externa. Inicialmente, a radiografia do tórax pode ser normal e as alterações se tornam mais evidentes após 4 a 6 horas do trauma. O tratamento é de suporte, mas lesões que acometem mais de 30% do volume pulmonar podem necessitar de ventilação mecânica.

2. Laceração pulmonar: é rara em crianças, mas quando ocorre, a mortalidade é alta, ao redor de 43%. Geralmente, o hemopneumotórax com desconforto respiratório está presente e a drenagem torácica deve ser realizada. Na ocorrência de fístula, a abordagem cirúrgica é rara, pois na grande maioria dos casos, a resolução é espontânea.

3. Tamponamento cardíaco: a tríade clássica de estase jugular, abafamento de bulhas cardíacas e hipotensão pode não estar presente nas crianças. Na suspeita, a radiografia de tórax pode ser útil no diagnóstico, mas a ultrassonografia é muito mais sensível e específica. Dependendo da gravidade, são necessárias expansões volêmicas com cristaloide (soro fisiológico ou ringer lactato) para a estabilização hemodinâmica, além da punção pericárdica.

4. Contusão cardíaca: ocorre em 0,3% a 4,6% dos casos. Geralmente há história de trauma de alto impacto. No exame físico pode ser encontrada arritmia cardíaca, hipotensão arterial não explicada por outras lesões e dor torácica incompatível com a lesão torácica externa. Na sua suspeita, o eletrocardiograma e a elevação das enzimas cardíacas (4 horas após o trauma) auxiliam no diagnóstico. O tratamento é de suporte com antiarrítmicos e inotrópicos se necessário.

5. Rotura traqueobrônquica: presente em 0,7% a 2,8% dos traumas torácicos. A mortalidade é de 30%. A sua suspeição se dá nos casos de pneumotórax que não resolvem com drenagem torácica e o diagnóstico definitivo se faz por meio de broncoscopia. O tratamento consiste na intubação endotraqueal com posicionamento da cânula posterior à lesão, porém, a toracotomia pode ser necessária.

6. Rotura traumática da aorta: é rara em crianças e ocorre em menos de 1% dos traumas torácicos. Cerca de 80% a 85% dos pacientes morrem antes de chegarem ao hospital. A suspeita clínica deve ser feita quando há fratura de primeira costela ou esterno, paraplegia, hiperextensão de membros superiores e déficits de pulsos de membros inferiores. A tomografia de tórax é o exame de eleição, pois evidencia e quantifica o grau de rotura da aorta. O tratamento consiste no controle da pressão arterial e da frequência cardíaca com beta-bloqueadores, e a intervenção cirúrgica é necessária em muitos casos.

■ BIBLIOGRAFIA CONSULTADA

Colli BC, Sato T, Oliveira RS, Sassoli VP, Filho JSC, Manco ARX et al. Características dos pacientes com traumatismo cranioencefálico atendidos no Hospital das Clínicas da Faculdade de Medicina de Ribeirão Preto. Arq Neuropsiquiatr. 1997;55(1):91-100.

De Paulis M, Mattar APL, Lopes RB, Lotufo JPB. Abordagem do trauma abdominal fechado em duas crianças. São Paulo: Pediatria. 2005;27:194-201.

Dias MS. Traumatic brain and spinal cord injury. Pediatr Clin N Am. 2004;51:271-303.

Dunning J, Daly JP, Lomas JP, Lecky F, Batchelor J, Mackway-Jones K. Derivation of the children's head injury algorithm for the prediction of important clinical events decision rule for head injury in children. Children's head injury algorithm for the prediction of important clinical events study group. Arch Dis Child. 2006;91(11):885-91.

Dunning J, Daly JP, Malhotra R, Stratford-Smith P, Lomas JP, Lecky F, et al. The implications of NICE guidelines on the management of children presenting with head injury. Children's head injury algorithm for the identification of significant clinical events study (CHALICE Study). Arch Dis Child. 2004;89(8):763-7.

Eppich WJ, Zonfrillo MR. Emergency department evaluation and management of blunt abdominal trauma in children. Curr Opin Pediatr. 2007;19:265–69.

Gaines BA. Intra-Abdominal Solid Organ Injury in Children: Diagnosis and treatment. J Trauma. 2009; 67:S135–S139.

Keller MS. Blunt injury to solid abdominal organs. Seminars in Pediatric Surgery, 2004;13(2):106-11.

Kuppermann N, Holmes JF, Dayan PS, Hoyle JD Jr, Atabaki SM, Holubkov R, et al. Identification of children at very low risk of clinically--important brain injuries after head trauma: a prospective cohort study. Lancet. 2009;374(9696):1160-70.

Palchak MJ, Holmes JF, Vance CW, Gelber RE, Schauer BA, Harrison MJ, et al. A decision rule for identifying children at low risk for brain injuries after blunt head trauma. Ann Emerg Med. 2003;42(4):492-506.

Sartorelli KH, Vane DW. The Diagnosis and management of children with blunt injury of the chest. Seminars in Pediatric Surgery. 2004;13(2):98-105.

Schutzman SA, Barnes P, Duhaime AC, Greenes D, Homer C, Jaffe D, et al. Evaluation and management of children younger than two years old with apparently minor head trauma: proposed guidelines. Pediatrics. 2001;107(5):983-93.

Tang PH, Lim CC. Imaging of accidental paediatric head trauma. Pediatr Radiol. 2009;39(5):438-46.

Thiessen ML, Woolridge DP. Pediatric minor closed head injury. Pediatr Clin N Am. 2006;53:1-26.

Woosley CR, Mayes TC. The pediatric patient and thoracic trauma. Semin Thorac Cardiovasc Surg. 2008;20:58-63.

Parada Cardiorrespiratória

17

■ Rodrigo Locatelli Pedro Paulo

Introdução

A parada cardiorrespiratória (PCR) na criança, ao contrário do adulto, na maioria das vezes, não é um evento súbito e resulta de uma lesão progressiva, que pode ser decorrente de insuficiência respiratória, de choque ou de ambos. Entretanto, a PCR decorrente de colapso súbito, causada por arritmia (fibrilação ventricular ou taquicardia ventricular sem pulso) é menos frequente, representando 5% a 15% de todos os casos de PCR pediátrica, mas aumenta de incidência com a idade.

Com relação à taxa de sobrevivência da PCR, ela depende de fatores como local da parada e ritmo cardíaco de apresentação. A chance de sobrevida à alta é maior se a parada ocorrer dentro do hospital, em comparação com a parada fora do hospital, sendo que as taxas de sobrevida são 33% e 7%, respectivamente. A sobrevivência é maior quando o ritmo de apresentação é chocável (fibrilação ventricular ou taquicardia ventricular sem pulso), em comparação com assistolia.

Outro fator importante é que a maioria das crianças que sofreram PCR desenvolveu sequela neurológica grave, sendo essa incidência maior em pacientes com PCR fora do hospital. Portanto, é essencial a prevenção da PCR por meio da identificação precoce da insuficiência respiratória e choque.

Etiologia

Nas crianças abaixo de 1 ano de idade, as principais causas de PCR são malformações congênitas, complicações da prematuridade e síndrome da morte súbita do lactente. Nas crianças maiores de 1 ano de idade, as lesões por trauma são as principais causas de morte.

Diagnóstico

É importante identificar a criança em PCR e iniciar o tratamento o mais rápido possível, pois a criança está sem batimentos cardíacos ou apresenta batimentos ineficientes, o que enseja a ausência de circulação sanguínea e hipóxia cerebral. Portanto, a criança em PCR não responde a estímulos e geralmente não respira, embora possa existir respiração agônica (*gasping*). Além disso, os pulsos centrais e periféricos encontram-se ausentes.

Em uma suspeita de PCR, o profissional de saúde deve verificar a segurança do ambiente; em seguida, deve checar a responsividade da criança. Na criança que não responde, o profissional de saúde deve avaliar a respiração ao mesmo tempo em que verifica o pulso central, em até 10 segundos no máximo, e, se não for encontrado o pulso nesse período, o tratamento deve seguir o protocolo do atendimento da PCR. A tentativa de localizar pulso deve ser feita apenas por profissionais de saúde, socorristas leigos devem considerar um paciente não responsivo e sem respiração (ou respiração agônica) como PCR.

Ritmos de parada cardiorrespiratória

A PCR pode se apresentar com diferentes ritmos eletrocardiográficos. Eles são divididos em dois grupos: os ritmos não chocáveis (assistolia e atividade elétrica sem pulso), e os ritmos chocáveis (fibrilação ventricular e taquicardia ventricular sem pulso). Cada um dos grupos segue um protocolo diferente de tratamento.

Assistolia

É o ritmo mais frequentemente encontrado na PCR pediátrica, o eletrocardiograma (ECG) mostra uma linha reta, portanto não se veem os complexos. É recomendável confirmar a PCR clinicamente (verificando pulsos centrais) e verificar os eletrodos do monitor cardíaco, pois um eletrodo solto pode mimetizar assistolia no monitor.

Atividade elétrica sem pulso (AESP)

Não se trata de um ritmo específico, mas algo que descreve qualquer atividade elétrica organizada na PCR, excluindo-se a taquicardia ventricular sem pulso. Ou seja, em uma criança em PCR com atividade elétrica sem pulso, o monitor (ou ECG) pode mostrar complexos QRS (normais ou anormais), presentes e com ritmo organizado. Pode haver prolongamento do intervalo PR ou QT, ou bloqueio atrioventricular total, ou complexos ventriculares sem onda P.

Se a causa da AESP não for identificada e corrigida, o ritmo rapidamente progredirá para assistolia.

Fibrilação ventricular (FV)

Trata-se de um ritmo desorganizado, que não permite ao coração, ter contrações efetivas. O ECG mostra complexos alargados, que variam no tamanho, e apresentam ritmo caótico (Figura 17.1).

Taquicardia ventricular (TV) sem pulso

Na TV sem pulso, os complexos QRS são largos e organizados (Figura 17.2). Normalmente, esse ritmo de PCR é breve, pois rapidamente se deteriora em FV.

Existe um tipo de TV, denominado "torsades de pointes", em que os complexos são polimórficos (não uniformes) e dão a impressão de rotação na linha de base do ECG.

Tratamento

Suporte básico de vida

O suporte básico de vida é o tratamento da PCR fora do ambiente hospitalar, ou seja, a reanimação cardiopulmonar (RCP), realizada por leigos ou profissionais de saúde até a chegada do suporte avançado de vida. É muito importante a realização do suporte básico de vida, pois fornece algum grau de circulação sanguínea e oxigenação, melhorando o prognóstico do indivíduo em PCR.

Em 2010, houve uma mudança importante nas diretrizes da American Heart Association, e a sequência de atendimento da PCR por um socorrista, que era A-B-C (via aérea-ventilação-compressões), mudou para C-A-B (compressões-via aérea-ventilação). Os principais motivos para a mudança foram: facilidade de se iniciarem as manobras, pois as compressões torácicas são mais fáceis de ensinar e de realização mais fácil do que as manobras de abertura de via aérea e ventilação; não há diferença na taxa de sobrevivência de adultos em PCR de origem cardíaca que foram reanimados apenas com compressões, em relação àqueles que foram reanimados com ventilações e compressões; nas PCR pediátricas, em que as ventilações são muito importantes porque é frequente a hipóxia como causa da parada, o C-A-B atrasa a primeira ventilação em 18 segundos ou menos. O algoritmo atual de suporte básico de vida encontra-se na Figura 17.3.

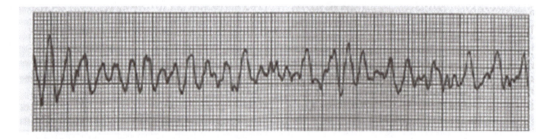

Figura 17.1 Fibrilação ventricular.
Fonte: Acervo particular do autor (Pedro Paulo RL, 2019).

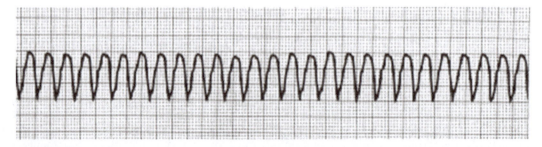

Figura 17.2 Taquicardia ventricular.
Fonte: Acervo particular do autor (Pedro Paulo RL, 2019).

Tanto no suporte básico de vida como no suporte avançado de vida, as manobras de reanimação devem ser de alta qualidade; portanto, as compressões devem ser com força (pelo menos um terço da altura anteroposterior do tórax, cerca de 4 cm na criança menor de 1 ano, e 5 cm na criança maior de 1 ano), rápidas (no mínimo 100 vezes por minuto, e no máximo 120), e devem permitir o retorno total do tórax após cada compressão. Além disso, devem-se evitar ao máximo as interrupções nas compressões torácicas e evitar ventilações excessivas.

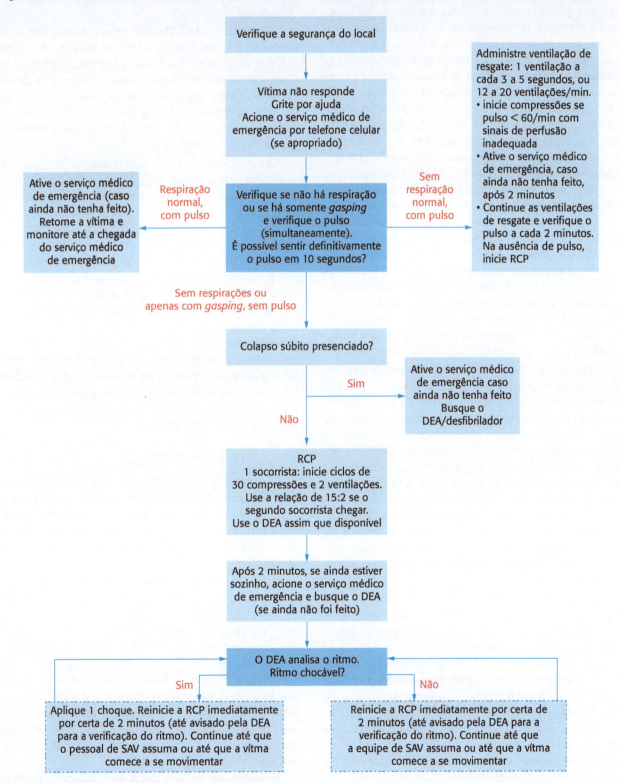

Figura 17.3 Algoritmo do suporte básico de vida para profissionais de saúde.
*Sinais de perfusão inadequada podem incluir extremidades frias, diminuição da responsividade, pulsos fracos, palidez, pele mosqueada (livedo) e cianose.

Fonte: Adaptada da American Heart Association, 2015.

Portanto, no atendimento de uma suspeita de PCR fora do hospital, o primeiro passo é assegurar que a área seja segura para a vítima e o socorrista; depois, deve ser feito o reconhecimento da parada, testando-se a responsividade chamando a vítima ("Você está bem?") e tocando-a gentilmente. Na vítima responsiva, deve ser ativado o serviço de emergência, e, na vítima não responsiva, deve-se gritar por socorro ou utilizar o telefone móvel para ativar o serviço de emergência, enquanto se verificam a respiração e o pulso ao mesmo tempo (apenas profissionais de saúde). Na criança não responsiva com pulso presente (acima de 60 batimentos por minuto), o socorrista deve garantir 12 a 20 ventilações por minuto (uma ventilação a cada 3 a 5 segundos). Na vítima sem respiração ou respiração agônica e sem pulsos centrais, iniciam-se as compressões torácica (C-A-B). O socorrista geralmente não abandona a criança e realiza manobras de reanimação por 2 minutos antes de ativar o serviço de emergência, mas, se houver uma pessoa a mais, esta pode sair para chamar pelo suporte avançado de vida. A única exceção, quando o socorrista deve procurar ativar o suporte avançado de vida antes de iniciar as manobras de reanimação, é no caso de o socorrista ser um profissional de saúde e testemunhar uma parada súbita, em que a suspeita de arritmia com ritmo chocável é muito forte. Nesse caso, a chegada rápida de um desfibrilador é muito importante.

Para a criança menor de 1 ano, as compressões torácicas podem ser realizadas com dois dedos sobre o esterno, logo abaixo da linha intermamilar (linha imaginária entre os mamilos). Mas quando há dois socorristas, é mais recomendável comprimir o esterno com os dois polegares localizados no terço inferior, e as mãos envolvendo o tórax da criança. As costelas e o apêndice xifoide não devem ser comprimidos. As compressões devem ser de no mínimo um terço da profundidade do tórax, cerca de 4 cm, rápidas e intercaladas com as ventilações na frequência de 30:2 (compressões:ventilações) com um socorrista, e 15:2 com dois socorristas. Se possível, o socorrista que realiza as compressões deve ser trocado a cada 2 minutos para evitar fadiga.

Nas crianças maiores de 1 ano, a compressão torácica deve ser realizada apoiando-se a palma da mão (eminências tenar e hipotenar) na metade inferior do esterno, podendo ser utilizada uma ou duas mãos para a manobra, dependendo do tamanho da criança. As costelas e o apêndice xifoide não devem ser comprimidos. As compressões devem ser de no mínimo um terço da profundidade do tórax, cerca de 5 cm, rápidas e intercaladas com as ventilações na frequência de 30:2 (compressões:ventilações) com um socorrista, e 15:2 com dois socorristas. Se possível, o socorrista que realiza as compressões deve ser trocado a cada 2 minutos para evitar fadiga.

A abertura da via aérea deve ser realizada com uma das mãos segurando a fronte da vítima em uma leve extensão da cabeça, e os dedos da outra mão devem se posicionar logo abaixo do mento, promovendo a elevação do queixo. Na suspeita de trauma cervical, se houver mais de um socorrista, uma pessoa fica responsável por manter a cabeça da criança em posição neutra utilizando as duas mãos, e abrir a via aérea elevando os ramos da mandíbula com os dedos.

A ventilação das crianças menores de 1 ano é feita mediante respiração boca-a-boca-e-nariz; e, nas crianças maiores de 1 ano, é utilizada a respiração boca-a-boca. Cada insuflação deve durar cerca de 1 segundo e deve ser observada a elevação do tórax. Se não houver elevação do tórax, a cabeça da vítima deve ser reposicionada, e o socorrista deve rever o contato da boca com a vítima para garantir uma boa vedação.

Os desfibriladores externos automáticos (DEA) são aparelhos portáteis que, quando conectados à vítima, reconhecem os ritmos chocáveis (inclusive pediátricos) e administram choque (sob comando do socorrista), sendo instrumentos extremamente úteis no tratamento das PCR súbitas. Eles são recomendados principalmente para crianças acima de 8 anos de idade, mas existem aparelhos que podem atenuar o choque e podem ser utilizados inclusive em crianças abaixo de 8 anos de idade. Portanto, se o socorrista estiver familiarizado com o DEA, o aparelho deve ser conectado ao paciente assim que possível. Nas crianças abaixo de 8 anos, devem ser utilizados aparelhos com atenuação de carga (pás pediátricas); mas se houver apenas o aparelho de adulto, ele pode ser utilizado, pois, no caso de uma arritmia chocável, ele pode, por meio do choque, reverter a arritmia com baixo risco de lesão miocárdica significativa.

Suporte avançado de vida

O suporte avançado de vida pediátrico compreende, além das manobras de reanimação cardiopulmonar do suporte básico de vida, a avaliação do ritmo cardíaco (chocável ou não chocável), o acesso vascular, a desfibrilação, o tratamento medicamentoso e o manejo avançado da via aérea.

Portanto, em uma criança que chega em PCR na sala de emergência de um hospital, a primeira medida é iniciar as compressões torácicas enquanto se prepara o material adequado para as outras intervenções do suporte avançado de vida. Geralmente, a relação entre compressões e ventilação é 15:2, pois é comum haver mais de um profissional da saúde na emergência, mas após estabelecer via aérea definitiva (p. ex., intubação orotraqueal), as compressões não devem ser mais sincronizadas com as ventilações e devem ser contínuas (100 a 120 vezes por minuto), assim como as ventilações (10 vezes por minuto).

Inicialmente, as ventilações devem ser realizadas com ressuscitador manual e máscara, ambos de tamanho adequado para a criança. É importante a presença de reservatório no ressuscitador manual para garantir oferta de oxigênio de 100%. Devemos evitar ventilações excessivas, pois impedem o retorno venoso e diminuem o débito cardíaco. As insuflações devem durar cerca de 1 segundo e fornecer volume suficiente para elevar o tórax. Durante as ventilações, é possível que um terceiro socorrista aplique a pressão cricoide (manobra de Selick), uma manobra que promove a compressão do esôfago e potencialmente reduz a distensão do estômago e a chance de refluxo e de aspiração. Mas a pressão cricoide também pode provocar compressão da via aérea, portanto é uma manobra que pode ser útil durante a reanimação, mas não é indicada de rotina e deve ser imediatamente interrompida se estiver interferindo nas ventilações.

No início do atendimento, o ritmo cardíaco deve ser monitorizado o mais rápido possível por meio de monitor eletrocardiográfico, pois a conduta na PCR depende do tipo de ritmo cardíaco (Figura 17.4), e a monitorização contínua detecta precocemente mudanças no ritmo.

O acesso vascular é essencial para medicações e coleta de exames, mas durante a PCR em crianças é muito difícil obter rapidamente um acesso vascular. Não é necessário obter acesso venoso central e o acesso periférico é suficiente para o tratamento. Recomenda-se, por segurança, a obtenção de dois acessos venosos periféricos.

O acesso intraósseo (IO) é rápido, seguro e tão efetivo quanto o acesso venoso na PCR, portanto é uma excelente alternativa para administração de medicações antes de se obter acesso venoso. O local mais utilizado para punção intraóssea é a tíbia proximal, cerca de 2 cm abaixo da tuberosidade da tíbia. Atualmente, além das agulhas tradicionais, existem mecanismos que auxiliam na colocação da agulha, como a EZ-IO® e a BIG® (*bone injection gun*). Na IO, podem ser feitas as medicações na emergência nas doses habituais (semelhante ao acesso venoso). Nas situações em que é necessária a infusão rápida devemos utilizar pressão manual (bólus) ou bomba de infusão.

Nas raras situações em que não há acesso intraósseo ou vascular, a via endotraqueal pode ser uma alternativa para um grupo específico de drogas. As medicações que podem ser utilizadas via cânula endotraqueal são: atropina; naloxone; epinefrina; e lidocaína (regra mnemônica "ANEL"). Como a absorção traqueal é errática, as doses são diferentes em relação às doses por via endovenosa (Quadro 17.1). As medicações administradas via endotraqueal devem ser seguidas de bolo de 5 ml de soro fisiológico e 5 ventilações.

O tratamento medicamentoso da PCR tem como objetivos: aumentar as pressões de perfusão coronária e cerebral; estimular a contratilidade miocárdica; acelerar a frequência cardíaca; corrigir e tratar a possível causa da PCR; e suprimir ou tratar as arritmias. Existem poucas medicações utilizadas de rotina na PCR. As principais medicações utilizadas estão especificadas na Quadro 17.1.

Quadro 17.1 Medicações na ressuscitação pediátrica.

Medicação	Dose	Comentários
Amiodarona	5 mg/kg EV/IO; pode ser repetida duas vezes até 15 mg/kg. Dose máxima de 300 mg (por dose)	Antiarrítmico utilizado na FV e TV sem pulso
Epinefrina	0,01 mg/kg (0,1 mL/kg 1:10.000) EV/IO. 0,1 mg/kg (0,1 mL/kg 1:1.000) ET dose máxima 1 mg EV/IO; 2,5 mg ET	Pode ser repetida a cada 3-5 minutos. Não deve ser administrada junto com bicarbonato de sódio
Glicose	0,5-1 g/kg EV/IO	Tratamento da hipoglicemia
Lidocaína	Bólus: 1 mg/kg EV/IO. Infusão: 20-50 mcg/kg/min	Antiarrítmico que pode ser usado na FV e TV sem pulso
Sulfato de magnésio	25-50 mg/kg EV/IO em bólus. Dose máxima 2 g	Indicado para torsades de pointes (TV polimórfica com QT prolongado)
Bicarbonato de sódio	1 mEq/kg por dose EV/IO	Em casos em que a acidose metabólica é causa provável da parada

EV: endovenoso(a); IO: intraósseo(a); FV: fibrilação ventricular; TV: taquicardia ventricular.

Fonte: Adaptado da American Heart Association, 2015.

A desfibrilação é a aplicação de uma corrente elétrica pelas células cardíacas não sincronizada com o ritmo do coração. Ela é utilizada na PCR quando há FV ou TV. A aplicação do choque é feita através de desfibrilador manual, utilizando-se pás "pediátricas" para lactentes menores que 10 kg, e pás de "adulto" para crianças maiores que 10 kg. É necessário o uso de gel condutor de eletricidade na superfície das pás. Uma das pás deve ser posicionada à direita do tórax superior e a outra pá deve ser posicionada na região do ápex cardíaco, deixando o coração entre elas. No momento do choque, as pás devem ser seguradas firmemente, fazendo um bom contato com a pele. A dose inicial é de 2 a 4 J/kg; se a arritmia persistir, recomenda-se uma segunda dose de 4 J/kg; se forem necessários mais choques, podem ser utilizadas doses mais altas, com uma variação de 4 a 10 J/kg. A desfibrilação deve ser coordenada com as manobras de ressuscitação (Figura 17.4), sendo que as manobras devem ser realizadas até que o aparelho esteja pronto para liberar o choque. Logo após o primeiro choque, as manobras são reiniciadas e mantidas por 2 minutos, e, só depois disso, que o ritmo deve ser checado

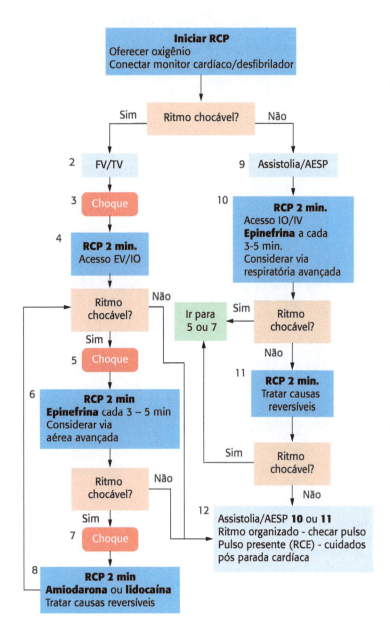

Figura 17.4 Algoritmo da parada cardiorrespiratória.
IO intraósseo(a); EV: endovenoso(a); FV: fibrilação ventricular; TV: taquicardia ventricular.

Fonte: Desenvolvida pela autoria.

novamente. Nos casos refratários, é recomendada inicialmente a utilização de vasopressor (epinefrina) e, posteriormente, de antiarrítmico (amiodarona ou lidocaína).

O líder da equipe de reanimação é quem escolhe o melhor momento para a intubação orotraqueal. É importante, durante o atendimento preparar antecipadamente o material necessário para o procedimento, como tubos traqueais e laringoscópios com lâminas adequadas, pois as manobras serão interrompidas durante a intubação. Após a inserção do tubo endotraqueal, confirma-se a intubação por meio da ausculta pulmonar. A capnografia é um excelente método para confirmação da intubação, mas, na PCR, a capnografia deve ser avaliada com cuidado, pois a perfusão pulmonar é ruim e, consequentemente, o CO_2 expirado é baixo. Sendo assim, se houver detecção de CO_2, a cânula está na via aérea, mas se não houver, a cânula pode estar na via aérea ou no esôfago. A laringoscopia direta pode ser utilizada em caso de dúvida, mas o procedimento atrapalha as manobras de reanimação. A radiografia de tórax deve ser feita posteriormente para confirmar o local da cânula traqueal. Nos casos em que a intubação não pôde ser obtida (p. ex., via aérea difícil), é possível utilizar a máscara laríngea na emergência até a estabilização do paciente.

Durante a ressuscitação, é importante procurar e tratar causas reversíveis. Existe uma regra mnemônica dos "6 Hs e 5 Ts", que lista as principais causas: **H**ipovolemia, **H**ipóxia, distúrbio do **H**idrogênio (acidose), **H**ipoglicemia, **H**ipo/hipercalemia, **H**ipotermia, pneumo**T**órax hipertensivo, **T**amponamento cardíaco, **T**oxinas (intoxicações), **T**rombose pulmonar e **T**rombose coronária.

O líder da equipe deve monitorar a qualidade da reanimação, observando a técnica das compressões torácicas e verificando se não há ventilações excessivas. A capnometria (monitorização contínua do CO_2) auxilia na medida da qualidade da reanimação, pois se esta é eficaz, o débito cardíaco é suficiente para gerar uma quantidade de CO_2 superior a 10 mmHg a 15 mmHg no final da expiração.

Após o restabelecimento da circulação espontânea (RCE), devemos preservar a função neurológica, evitar lesão de outros órgãos, além de diagnosticar e tratar a doença que provocou a parada. A concentração de oxigênio deve ser monitorizada para limitar os riscos da hiperoxia, sendo suficiente manter a saturação entre 94% e 99%. Devemos estabilizar o sistema circulatório por meio de expansões com cristaloide (alíquotas de 20 mL/kg) e drogas vasoativas conforme a necessidade (Quadro 17.2). Os distúrbios metabólicos devem ser identificados e tratados. Devemos tratar agressivamente a hipertermia (antitérmicos e métodos físicos de resfriamento), e a hipotermia terapêutica (32 °C a 34 °C) pode ser considerada em crianças que permanecem comatosas após a ressuscitação, embora seu benefício em crianças ainda não tenha sido comprovado.

- Verifique a segurança no local.
- Vítima não responde.
- Grite por ajuda para alguém próximo.
- Acione o serviço médico de emergência por telefone celular (se apropriado).
- Administre ventilações de resgate: 1 respiração a cada 3 a 5 segundos, ou cerca de 12 a 20 ventilações/min.
- Execute compressões se o pulso permanecer ≤ 60/min com sinais de perfusão inadequada.*
- Ative o serviço médico de emergência (caso ainda não tenha feito) após 2 minutos.
- Continue as ventilações de resgate, verifique o pulso a cada 2 minutos.
- Na ausência de pulso, inicie a RCP (vá para o quadro "**RCP**").
- Ative o serviço médico de emergência (caso ainda não o tenha feito). Retorne à vítima e monitore-a até a chegada do serviço médico de emergência.

RCP

- 1 socorrista: inicie ciclos de 30 compressões e 2 ventilações.
  (Use a relação de 15:2 se o segundo socorrista chegar).
- Use o DEA assim que ele estiver disponível.
- Após cerda de 2 minutos, se ainda sozinho, acione o serviço médico de emergência e busque o DEA (se isto ainda não tiver sido feito).
- Aplique 1 choque. Reinicie a RCP imediatamente por cerca de 2 minutos (até avisado pelo DEA para a verificação do ritmo). Continue até que o pessoal de SAV assuma ou até que a vítima comece a se MOVIMENTAR.
- Reinicie a RCP imediatamente por cerca de 2 minutos (até avisado pelo DEA para a verificação do ritmo).
- Continue até que o pessoal de SAV assuma ou até que a vítima comece a se MOVIMENTAR.
- Ative o serviço médico de emergência (caso ainda não o tenha feito) e busque o DEA/desfibrilador.

Quadro 17.2 Medicações para manter o débito cardíaco e estabilização pós-parada.

Medicação	Dose	Comentários
Dobutamina	2-20 mcg/kg por minuto EV/IO	Inotrópico; vasodilatador
Dopamina	2-20 mcg/kg por minuto EV/IO	Inotrópico; cronotrópico; vasodilatador renal e esplâncnico em doses baixas; vasopressor em doses mais altas
Epinefrina	0,1-1 mcg/kg por minuto EV/IO	Inotrópico; cronotrópico; vasodilatador em doses baixas; vasopressor em doses mais altas
Milrinone	Ataque: 50 mcg/kg EV/IO em 10-60 minutos, após 0,25-0,75 mcg/kg por minuto	Inodilatador
Norepinefrina	0,1-2 mcg/kg por minuto	Vasopressor
Nitroprussiato de sódio	Inicial: 0,5-1 mcg/kg por minuto; titular até efeito desejado até 8 mcg/kg por minuto	Vasodilatador Preparar somente em SG5%

EV: endovenoso(a); IO: intraósseo(a).

Fonte: Adaptado da American Heart Association, 2015.

BIBLIOGRAFIA CONSULTADA

Atkins DL, Berger S, Duff JP, Gonzales JC, Hunt EA, Joyner BL, et al. Part 11: Pediatric basic life support and cardiopulmonary resuscitation quality: 2015 American Heart Association guidelines update for cardiopulmonary resuscitation and emergency cardiovascular care. Circulation. 2015;132(18 Suppl 2):S519-25.

de Caen AR, Berg MD, Chameides L, Gooden CK, Hickey RW, Scott HF, et al. Part 12: Pediatric advanced life support: 2015 American Heart Association guidelines update for cardiopulmonary resuscitation and emergency cardiovascular care. Circulation. 2015;132(18 Suppl 2):S526-42.

de Caen AR, Maconochie IK, Aickin R, Atkins DL, Biarent D, Guerguerian AM, et al. Part 6: Pediatric basic life support and pediatric advanced life support: 2015 International Consensus on Cardiopulmonary Resuscitation and Emergency Cardiovascular Care Science With Treatment Recommendations. Circulation. 2015;132(16 Suppl 1):S177-203.

Abdômen Agudo

18

Uenis Tannuri

Introdução

As queixas abdominais são muito frequentes na criança. Define-se como abdômen agudo toda situação de início súbito de um dos sintomas como dor abdominal, vômitos ou parada de eliminação de gases e fezes. Existem várias causas, inclusive os traumatismos e, embora a maioria dos casos seja de resolução cirúrgica, alguns deles são de tratamento eminentemente clínico. Portanto, a primeira mensagem importante ao pediatra diz respeito ao diagnóstico diferencial. Com os dados de história, exame físico e radiografia simples de abdômen, é possível chegar-se a um diagnóstico final sindrômico na grande maioria dos casos, o que poderá orientar a conduta terapêutica. Exames laboratoriais sofisticados ou outros exames radiográficos, muitas vezes, são dispensáveis, pois não trazem subsídios e retardam o diagnóstico final, com prejuízo para a criança, principalmente nos casos em que a indicação cirúrgica é imperiosa. Lembrar-se que, diante de uma criança com abdômen agudo, o mais importante do ponto de vista da conduta é chegar-se à conclusão de que o caso será de tratamento cirúrgico ou clínico.

A história clínica da criança é, habitualmente, obtida a partir do relato dos pais, sendo que, em crianças maiores, qualquer queixa deve sempre ser valorizada. Em recém-nascidos no berçário, a história é obtida a partir dos dados de observação da enfermagem ou do neonatologista. O exame clínico deve ser feito com prudência, cautela, procurando sempre, nas crianças maiores, obter sua confiança necessária. Nunca abordar a criança iniciando-se pelo exame físico: um brinquedo, um simples objeto ou mesmo uma conversa, muitas vezes, são suficientes para facilitar o exame clínico do abdômen. Finalmente, em alguns casos, deve-se solicitar auxílio para a imobilização da criança a fim de que o exame clínico possa ser realizado.

A palpação do abdômen, fase mais importante do exame, é sem dúvida uma arte, na qual a paciência, a prática e a delicadeza do pediatra são elementos fundamentais para conduzi-lo a um diagnóstico final.

Nas crianças menores, o relaxamento abdominal pode ser obtido com auxílio de uma chupeta ou mamadeira, enquanto nas crianças maiores a palpação pode ser facilitada com uma conversa qualquer durante o exame. A palpação deve ser iniciada por um local distante da região suspeita de haver doença, com a finalidade de não amedrontar a criança já de início. É importante frisar que o choro em recém-nascidos e lactentes não deve ser interpretado como manifestação de dor ou desconforto abdominal durante a palpação, pois a simples mudança do ambiente normal da criança e a presença do médico constituem estímulos suficientes para o choro. É importante frisar que a crença habitual de que o choro durante o exame físico é resultante de dor não corresponde à realidade.

A ausculta do abdômen pode ser realizada antes da palpação, pois, após esta, a criança, frequentemente, torna-se agitada. Os sinais auscultatórios nas afecções abdominais agudas na criança são semelhantes aos do adulto: nas peritonites, há poucos ruídos hidroaéreos; enquanto nas obstruções intestinais, há aumento da intensidade dos ruídos e timbre caracteristicamente metálico.

Na criança com abdômen agudo, a precocidade do diagnóstico estará na dependência da exuberância do quadro clínico e da experiência do pediatra. Os sinais clínicos mais importantes, que se constituem em verdadeiros sinais de alarme e que, uma vez presentes, devem ser considerados como indicativos de quadro abdominal são os vômitos repetidos, principalmente quando de aspecto bilioso, distensão abdominal, massa palpável, sangramento intestinal baixo e peristaltismo intestinal visível.

A radiografia simples do abdômen, na grande maioria dos casos, fornece dados que permitem o diagnóstico sindrômico do abdômen agudo. O pneumoperitônio, que acompanha as síndromes perfurativas, é visualizado habitualmente sobre a cúpula hepática. No entanto, a presença de gás de conformação estranha deve chamar a atenção como sendo resultante de perfuração de alça intestinal (Figura 18.1). O diagnóstico radiológico da obstrução intestinal é feito por meio de duas características básicas: distribuição irregular das alças intestinais pelos quadrantes abdominais; e pela diferença de calibre entre elas (Figura 18.2). Os sinais radiológicos das crianças com peritonite baseiam-se no edema de alças intestinais e presença de líquido na cavidade peritoneal. Em recém-nascido, a presença de calcificação intraperitonial pode sugerir perfuração intestinal intraútero correspondente à peritonite meconial (Figura 18.3).

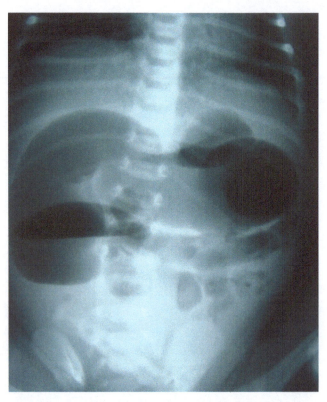

Figura 18.2 Radiografia abdominal de recém-nascido com obstrução intestinal. Observa-se a diferença de calibre entre as alças intestinais.

Fonte: Acervo da autoria.

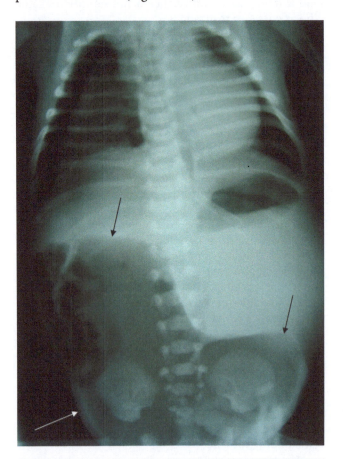

Figura 18.1 Imagem radiológica de pneumoperitônio. Observa-se a presença de gás de contorno estranho, não correspondente à alça intestinal (setas).

Fonte: Acervo da autoria.

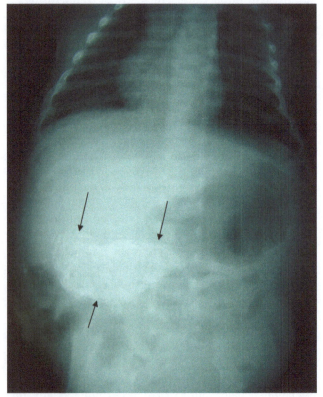

Figura 18.3 Imagem de calcificação intraperitonial, em recém-nascido, sugestiva de peritonite meconial.

Fonte: Acervo da autoria.

Classificação geral

O raciocínio diagnóstico do abdômen agudo na criança baseia-se na classificação quanto ao grupo etário, visto que a maioria das doenças incide especificamente em determinadas idades. Assim, o abdômen agudo na criança pode ser subdividido como segue.

Recém-nascido
Obstrutivo
- Atresias intestinais
- Aganglionose (moléstia de Hirschsprung)
- Volvo de intestino médio
- Íleo meconial
- Peritonite meconial
- Obstrução por rolha de mecônio
- Obstrução por duplicações intestinais ou tumores císticos
- Anomalias anorretais

Inflamatório
- Enterocolite necrosante
- Outros

Perfurativo
- Perfuração gástrica
- Perfuração intestinal

Hemorrágico (traumas obstétricos)
- Ruptura hepática e esplênica
- Hemorragia de suprarrenal

Atresia intestinal

É a ausência de luz em algum segmento do intestino. Em consequência da zona obstruída, o intestino proximal dilata-se enormemente. Sua parede se torna espessada, edemaciada e, ao mesmo tempo, bastante hipotônica por causa da grande dilatação. As atresias intestinais geralmente são únicas e não se associam com outras malformações graves. Em 6% a 10% dos casos, pode haver múltiplas atresias, em geral três a quatro, e, em casos extremos, há numerosas zonas de atresia, o que confere ao intestino delgado aspecto semelhante a um "colar de pérolas".

A sede mais frequente de atresia é o íleo, seguindo-se o jejuno, duodeno e, mais raramente, o colo. Existem vários tipos anatômicos de atresia intestinal. O mais grave e de pior prognóstico é representado por uma atresia jejunal associada à atresia do mesentério dorsal, de forma que todo intestino delgado distal é vascularizado por um ramo fino da artéria mesentérica inferior, ao passo que esse intestino se distribui de forma helicoidal em torno desse fino ramo arterial, conferindo-lhe um aspecto classicamente conhecido como intestino delgado em "árvore de natal" ou "casca de maçã" (Figura 18.4).

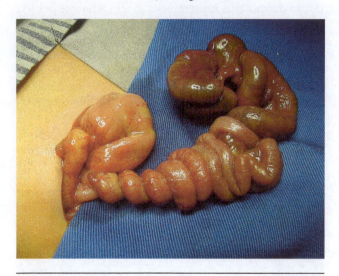

Figura 18.4 Aspecto cirúrgico de atresia intestinal alta. Observam-se a alça proximal dilatada e a porção distal com aspecto em "casca de maçã".

Fonte: Acervo da autoria.

Diagnóstico

O primeiro dado de história para o diagnóstico de qualquer obstrução do tubo digestivo no período neonatal refere-se à presença do polidrâmnio. Em aproximadamente um terço dos casos de polidrâmnio materno há malformações fetais associadas, sendo que 25% destas correspondem às atresias do tubo digestivo. Assim, o diagnóstico de suposição de atresias altas pode ser feito por meio da ultrassonografia materna, no último trimestre da gravidez, particularmente nos casos em que há polidrâmnio, fato que chama a atenção do ultrassonografista para a procura de malformações fetais.

O sintoma fundamental do recém-nascido com atresia intestinal é o vômito corado de bile. Há distensão abdominal em graus variáveis, na dependência da altura da atresia. Nas crianças com atresias mais baixas, observa-se considerável distensão de alças intestinais com peristaltismo visível.

Nos recém-nascidos em que o diagnóstico é feito precocemente, não há comprometimento do estado geral. Outro dado clínico de importância refere-se à eliminação de mecônio. Em condições normais, o recém-nascido deve eliminar mecônio pelo ânus até o período máximo de 24 horas após o nascimento. Nas crianças com atresia intestinal, esse fato não ocorre. Pode haver a eliminação de pequena rolha de muco não corada. Em casos excepcionais, em que o fenômeno vascular responsável pela atresia ocorreu em fase mais tardia, em que já houve passagem de material corado de bile pela luz intestinal, a criança pode eliminar pequena quantidade de muco de coloração esverdeada. Essa situação, no entanto, constitui exceção.

O diagnóstico diferencial de atresia duodenal deve ser feito com pâncreas anular, obstrução duodenal por membrana mucosa e volvo do intestino médio. Essa diferenciação diagnóstica, no entanto, não tem interesse prático, pois, em todas essas afecções, o tratamento cirúrgico está indicado. Nas atresias baixas, o diagnóstico diferencial deve ser feito com megacolo congênito. Neste caso, há quadro de suboclusão intestinal baixa e, ao toque retal, habitualmente, nota-se intensa eliminação de mecônio muitas vezes "explosiva", sendo esse sinal clínico característico da moléstia.

A radiografia simples do abdômen revela aspecto compatível com obstrução intestinal em diferentes níveis (Figura 18.5).

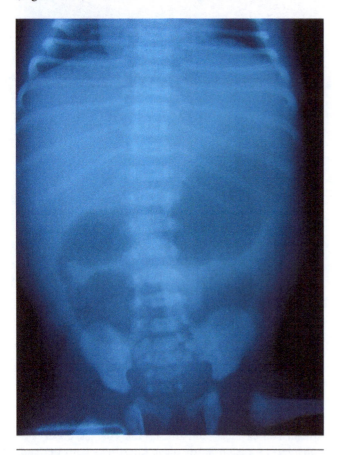

Figura 18.5 Radiografia simples de recém-nascido com obstrução intestinal alta. Notar a imagem do estômago e da primeira alça intestinal.

Fonte: Acervo da autoria.

Nos casos de obstrução duodenal, observam-se apenas duas imagens gasosas, o estômago e a porção dilatada do duodeno, aspecto este classicamente conhecido como "dupla rolha". É importante observar que apenas a radiografia simples sela o diagnóstico, sendo absolutamente dispensáveis, e até contraindicados, exames contrastados, pelo potencial perigo do vômito e aspiração do contraste baritado.

Tratamento

A primeira medida terapêutica deve ser a correção dos distúrbios hidreletrolíticos originados da perda excessiva de sucos digestivos por meio dos vômitos. Se o recém-nascido se apresentar em boas condições, poderá ser levado à cirurgia. Esta consta de ressecção do segmento intestinal dilatado e reconstrução do trânsito intestinal com anastomose terminoterminal. No período pós-operatório, a criança deve ser mantida em regime de nutrição parenteral até que o trânsito intestinal seja satisfatório, permitindo iniciar as primeiras mamadas.

Nos recém-nascidos em más condições, é aconselhável preparo pré-operatório com nutrição parenteral.

Moléstia de Hirschsprung (megacolo congênito ou megacolo aganglionar)

Constitui um dos problemas clássicos e típicos da patologia cirúrgica pediátrica. Essa moléstia, por um lado, produz quadro de abdômen agudo no período neonatal, fazendo parte do diagnóstico diferencial das obstruções intestinais do período neonatal. Por outro lado, constitui-se no principal diagnóstico diferencial das obstipações intestinais de lactentes e pré-escolares.

Fisiopatologia

A inervação intrínseca autônoma do intestino consiste de três plexos distintos de células ganglionares: o plexo de Auerbach na camada muscular, entre as camadas circular e longitudinal; o plexo de Henle, no plano submucoso profundo; e o plexo de Meissner, na intimidade da submucosa, logo abaixo da *muscularis mucosae*. Há também uma rede de fibras de origem vagal que terminam e estabelecem sinapse nos plexos intrínsecos. Em retos de crianças normais, um pequeno segmento terminal, compreendido entre a linha pectínea e um ponto situado 1,5 a cm acima desta, a quantidade de células ganglionares é bastante rarefeita ou pode haver ausência total de células. Essa característica histológica, bem definida e estudada, é particularmente importante para a interpretação de biópsias de parede total de reto para o diagnóstico da moléstia de Hirschsprung.

Na criança com doença de Hirschsprung, ocorre ausência dos três plexos nervosos, nas porções terminais do intestino. A ausência de gânglios pode ocorrer em extensões variáveis desde um segmento muito curto junto ao esfíncter interno do ânus até o comprometimento extenso e muito grave de todo o colo. No entanto, a forma mais importante, é a chamada forma clássica da doença, em que a zona de aganglionose se situa no reto até a transição com o sigmoide.

O segmento aganglionar não tem peristaltismo ordenado, é espástico e constitui verdadeiro obstáculo ao livre trânsito intestinal. Em decorrência deste obstáculo funcional surgem secundariamente, a dilatação do colo a montante e os sintomas clínicos de suboclusão intestinal.

Diagnóstico

Em todo recém-nascido com quadro de suboclusão intestinal baixa e que, ao toque retal, ocorra eliminação de fezes de maneira explosiva após a retirada do dedo, deve ser considerada a hipótese de abdômen agudo. Há distensão abdominal e eventualmente alças intestinais e peristaltismo visíveis, eliminação casual de mecônio em pequenas quantidades. No entanto, por um lado, a primeira eliminação de mecônio frequentemente ocorre após as primeiras 24 horas de vida, fato este que constitui um sinal clínico bastante sugestivo da moléstia.

Por outro lado, a estase fecal pode resultar, já nos primeiros dias, em proliferação bacteriana anômala no colo e surgir, em consequência, quadros graves de enterocolite. Nessas eventualidades há acentuado comprometimento do estado geral, toxemia, desidratação, distensão abdominal e eliminação de fezes diarreicas, com odor pútrido. O reconhecimento desta complicação é de grande importância, dada a alta taxa de mortalidade (80%), se a criança não for devidamente tratada. A radiografia simples do abdômen revela sinais clássicos de obstrução intestinal baixa. No entanto, o diagnóstico de certeza é feito pelo enema baritado. Por intermédio desse exame, pode-se visualizar a zona estreitada, espástica, de menor calibre e a zona a montante, dilatada, em consequência do obstáculo e, entre ambas, a "zona de transição", em forma de funil (Figura 18.6).

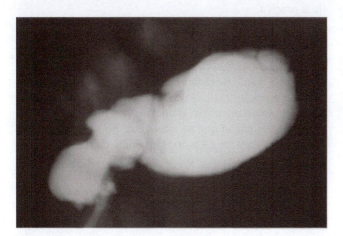

Figura 18.6 Imagem de enema opaco de recém-nascido com megacolo congênito. Notam-se o reto com ondas espásticas e o sigmoide dilatado.

Fonte: Acervo da autoria.

No entanto, para se obterem imagens de boas características, que possibilitem o diagnóstico radiológico de certeza, é necessário que o exame seja feito obedecendo às regras:

- deve ser realizado sem preparo intestinal, pois as lavagens aliviam o intestino dilatado e determinam diminuição da diferença de calibre entre as zonas ganglionar e aganglionar;
- incidência da radiografia em perfil;
- introdução de pouco bário, sob baixa pressão;
- obtenção de radiografias de retardo após 24 horas.

Lembrar-se que no período neonatal, por vezes, o exame radiográfico não revela diferença nítida de calibre entre a zona ganglionar e aganglionar, fato este causado pelo pequeno tempo de existência da moléstia.

Além do calibre do colo e reto, deve-se atentar, no exame da radiografia, para a visualização dos sinais de enterocolite: no relevo mucoso do colo, em virtude do processo inflamatório, observam-se imagens em "espícula". Também, nos casos mais graves há sinais de pneumatose, semelhante à clássica enterocolite necrosante neonatal.

Sabe-se que, ao nível do segmento aganglionar há, caracteristicamente, aumento do número e comprimento de fibras colinérgicas e da atividade de enzima acetilcolinesterase. Esse fenômeno ocorre na *muscularis mucosae*, na lâmina própria da mucosa e na submucosa. Por intermédio de método histoquímico, podem-se corar nitidamente as fibras colinérgicas em biópsia por sucção da mucosa retal (Figura 18.7).

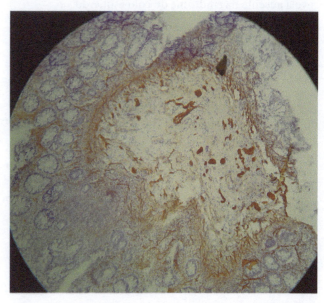

Figura 18.7 Aspecto de fragmento de mucosa e submucosa corado por método histoquímico para pesquisa de fibra colinérgica. Notar as fibrilas e os troncos nervosos corados em marrom (aumento 40 vezes).

Fonte: Acervo da autoria.

Manometria anorretal

Esse exame baseia-se na pesquisa do chamado "reflexo de abertura do esfíncter interno", o qual consiste em uma queda na pressão ao nível do esfíncter interno do ânus como resposta a uma distensão do reto. A presença deste reflexo é sinal de que a integridade anatômica e funcional da região está preservada. Caracteristicamente, na moléstia de Hirschsprung, está ausente o reflexo de abertura do esfíncter interno por causa da ausência das células ganglionares.

Embora seja exame útil para o diagnóstico do megacolo congênito, é importante frisar que a manometria anorretal pode revelar resultados falsos em recém-nascidos com peso abaixo de 2.700 g e em casos em que a idade gestacional somada ao período de vida pós-natal for inferior a 39 semanas. Nessas duas condições, o reflexo de abertura normalmente não ocorre em virtude da imaturidade funcional da região.

Diagnóstico diferencial

Deve ser feito com outras afecções intestinais que produzem oclusão ou suboclusão baixa. Particularmente importante de se frisar é o diagnóstico diferencial com a síndrome do colo esquerdo. Essa afecção, presente em geral em recém-nascidos filhos de mães diabéticas, produz quadro muito semelhante ao megacolo congênito, e o enema opaco mostra intenso espasmo de todo o colo descendente, sigmoide e reto. Esse aspecto radiográfico é superponível a uma forma de doença de Hirschsprung em que há aganglionose desses segmentos. O diagnóstico diferencial é feito por meio da biópsia da mucosa retal e da pesquisa da atividade da acetilcolinesterase, a qual se revela ausente na síndrome do colo esquerdo.

Tratamento

Classicamente, o tratamento de eleição consiste na realização da colostomia na zona de transição entre a porção dilatada, ganglionar, e a zona espástica, aganglionar. A criança deve ser mantida com colostomia até o fim do 1º ano de vida, quando atinge a média de 10 kg. Nessa época, pode ser submetida ao tratamento cirúrgico definitivo, que consiste no abaixamento de colo. Mais recentemente, foi descrita a realização no período neonatal da cirurgia de abaixamento por via endoanal exclusiva, sem abertura da parede abdominal. Evita-se, dessa forma, a colostomia prévia. No entanto, os resultados tardios sugerem que a continência fecal e qualidade de vida das crianças submetidas às técnicas clássicas de abaixamento abdominoperineal são melhores do que as submetidas a abaixamentos endoanais exclusivos.

Volvo do intestino médio

É afecção potencialmente muito grave no recém-nascido e está basicamente associada a defeito de rotação intestinal.

Embriologia

No embrião de 5 mm (4ª semana), ocorre o início da diferenciação do intestino em suas porções anterior média e posterior. Nesta fase, em consequência do alongamento do intestino médio, este se exterioriza parcialmente em uma hérnia fisiológica ao nível do cordão umbilical. No intestino médio, distinguem-se duas importantes porções para o estudo dos fenômenos de rotação: a alça duodenojejunal; e a alça cecocólica. O duodeno situa-se inicialmente à direita na artéria mesentérica inferior e, em consequência de rotação de 270º no sentido anti-horário, sua posição final será acolada à parede abdominal posterior, com a primeira e segunda porções situadas à direita da artéria; a terceira porção, abaixo; e, a quarta, em conjunto com as primeiras alças jejunais, situadas à esquerda da referida artéria. Ocorre também a fixação de todo o mesentério à parede abdominal posterior.

O processo de alongamento do intestino médio continua em atividade, estando o órgão ainda fora da cavidade. Em torno da 10ª semana de vida intrauterina, a cavidade celômica já apresenta capacidade suficiente para conter todo o intestino. A partir dessa época, passa a ocorrer o retorno da segunda alça, representada pela alça cecocólica, a qual sofre um processo de alongamento e rotação em sentido anti-horário, em torno de um eixo representado também pela artéria mesentérica superior. Finalmente, após rotação anti-horária de 270º, o ceco e colo ascendente se acolam à parede posterior.

Na rotação intestinal incompleta do tipo mais comum, responsável pela maioria dos volvos de intestino médio, não ocorrem os fenômenos de rotação e fixação do mesentério à parede abdominal posterior, de forma que todo intestino médio é sustentado por um estreito pedículo representado fundamentalmente pela artéria mesentérica superior. A falta de fixação posterior e o pedículo estreito criam condições para que ocorra facilmente volvo de todo o intestino de 360º ou mais, no sentido horário. Em consequência das torções, pode haver comprometimento da irrigação, estabelecendo-se, por fim, a gangrena intestinal maciça.

Diagnóstico

O recém-nascido com volvo do intestino médio apresenta uma tríade de sinais clínicos característicos, representada por vômitos biliosos, eliminação de sangue pelo ânus e massa abdominal palpável. O vômito bilioso decorre da obstrução que se estabelece no nível duodenal, logo abaixo da papila em consequência da torção. O sangramento intestinal é produto da estase venosa na altura da mucosa e a massa palpável é representada por todo o intestino que se edemacia e sofre alteração da consistência. A radiografia simples do abdômen revela obstrução intestinal alta e habitualmente ausência de ar em toda região ocupada pelas alças intestinais em regime de torção (Figura 18.8).

Tratamento

O diagnóstico de volvo de intestino médio no recém-nascido implica indicação de laparotomia de emergência, logo após a melhora das condições gerais da criança. Recomenda-se a administração rápida de solução expansora ou sangue total, de acordo com as perdas sanguíneas prévias. À laparotomia, constata-se se há ou não sofrimento vascular. Nos casos em que houver apenas estase venosa sem gangrena, desfaz-se o volvo no sentido anti-horário e percebe-se logo após que a cor e perfusão do intestino voltam às condições normais. Todas as aderências são desfeitas e o intestino é recolocado na cavidade

ABDÔMEN AGUDO

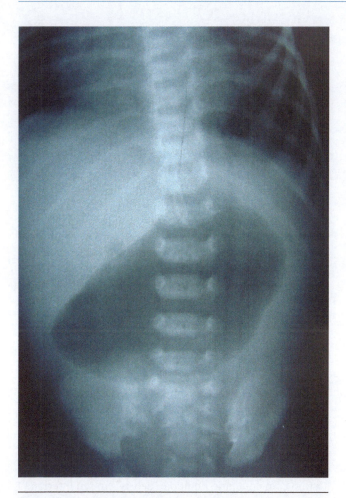

Figura 18.8 Radiografia simples de recém-nascido com volvo de intestino médio. Observam-se a imagem única da bolha gástrica e a ausência de gás no intestino.

Fonte: Acervo da autoria.

abdominal, observando-se o detalhe de posicionar todo o intestino delgado à direita e o colo, à esquerda. Dois aspectos merecem menção: primeiro, é prudente pesquisar se há algum tipo de oclusão na luz duodenal associada, fato este que ocorre com relativa frequência; e o segundo diz respeito à discussão sobre os benefícios de se proceder à fixação das alças intestinais após a redução do volvo para evitar recidiva do processo. Segundo a maioria dos autores, esse procedimento é, de fato, dispensável.

Os casos de maior angústia para o cirurgião são aqueles em que as alças intestinais apresentam-se enegrecidas em toda a sua extensão, com aspecto sugestivo de necrose. Nesses casos, a conduta clássica é realizar amplas ressecções intestinais e, em alguns pacientes, ressecção de todo intestino delgado, com anastomose do duodeno ao colo ascendente, condenando a criança ao óbito em curto espaço de tempo. Em razão desse fato e baseando-se na ideia de que a coloração enegrecida na alça intestinal pode ser decorrente de infarto hemorrágico e não necrose isquêmica, atualmente preconiza-se não realizar a ressecção intestinal e somente fazer a redução das torções. A parede abdominal é fechada e durante as 36 a 48 horas seguintes são administradas soluções expansoras do compartimento extracelular. Ao fim desse tempo, a criança é reoperada e verifica-se que habitualmente ocorre recuperação de alguns segmentos intestinais, os quais podem ser preservados, melhorando de forma significativa o prognóstico da criança.

Íleo meconial

É uma complicação abdominal que ocorre em 10% a 15% dos recém-nascidos com mucoviscidose. Nessa moléstia, há alteração difusa de todas as glândulas exócrinas secretoras de muco e, como consequência, o mecônio torna-se espesso com conteúdo aumentado de mucoproteínas. A doença é também conhecida pelo nome de "fibrose cística do pâncreas" em consequência da alteração anatomopatológica que ocorre nesta glândula, a qual apresenta significativa redução na capacidade de produção de enzimas proteolíticas, fato este que contribui para o aumento de consistência do mecônio.

Em virtude das características do mecônio, este se acumula em todo íleo, o qual se torna bastante dilatado, com paredes espessadas. A porção terminal do íleo, em uma extensão de 15 a 20 cm, é estreitada em virtude da obstrução a montante, determinada pela impactação do mecônio. Em aproximadamente metade do número de casos, pode haver complicações representadas por gangrenas, volvo ou perfuração.

Quadro clínico

O recém-nascido com íleo meconial apresenta quadro clínico sugestivo de obstrução de íleo terminal. Nas primeiras horas de vida ocorre distensão abdominal, vômitos biliosos e ausência de eliminação de mecônio. Também, as alças intestinais com mecônio em seu interior são palpáveis por meio da parede abdominal, apresentando consistência bastante aumentada, sendo este um sinal clínico muito sugestivo para o diagnóstico da moléstia.

A radiografia simples do abdômen revela sinais característicos para o diagnóstico. O mecônio acumulado confere à radiografia um aspecto peculiar de "miolo de pão". Além disso, por causa da impregnação do mecônio na parede das alças distendidas, nas incidências em posição supina não há "níveis líquidos", tipicamente observados em outras obstruções, como nas atresias.

Tratamento

A conduta inicial consiste em tratamento clínico com enemas de gastrografina ou acetil cisteína, nos casos de obstrução intestinal pura sem complicação. Se o tratamento clínico não for eficaz, indica-se laparotomia para a remoção do conteúdo meconial com lavagens por meio de enterotomia. Nos casos complicados, o tratamento cirúrgico é indicado de imediato, os segmentos intestinais acometidos são ressecados, retira-se todo conteúdo meconial do intestino delgado e, se possível, o trânsito é restabelecido por meio de anastomose terminoterminal.

Peritonite meconial

É um termo utilizado para designar toda perfuração intestinal que ocorre na vida intrauterina em consequência de atresia intestinal, íleo meconial, volvo, invaginação intestinal, catástrofes vasculares ou complicações decorrentes de divertículo de Meckel. Em alguns casos, não há fator detectável.

Em consequência da perfuração, há extravasamento de mecônio para a cavidade peritoneal e o contato deste com o peritônio determina uma peritonite química, irritativa, asséptica, e, com o evoluir do processo, ocorre depósito de cálcio.

O recém-nascido com peritonite meconial apresenta caracteristicamente quadro de abdômen agudo obstrutivo, alto ou baixo, na dependência da região da alça intestinal afetada. Em alguns casos, pode haver passagem de mecônio para a região escrotal, em função do fato de que o conduto peritônio vaginal normalmente se mantém aberto até o 7º ou 8º mês de vida intrauterina. Nesses casos, há aumento de volume escrotal.

O exame radiográfico simples do abdômen revela dados característicos para o diagnóstico final: distribuição de gases sugestiva de obstrução intestinal; e presença de líquido e calcificações intraperitoneais. Diante da presença desses dois sinais radiológicos, a criança deve ser levada à cirurgia em condições de urgência. Em raríssimas situações, pode haver resolução espontânea e a radiografia do abdômen revela, nesses pacientes, apenas calcificações intraperitoneais, sem obstrução intestinal. Também, a perfuração pode se fazer tardiamente, na vida intrauterina, observando-se grandes distensões abdominais e até desconforto respiratório.

O tratamento cirúrgico da peritonite meconial consiste em laparotomia exploradora, transversa. O acesso à cavidade peritoneal é, muitas vezes, difícil em virtude do grande número de aderências e processo inflamatório que formam uma verdadeira "carapaça". Cuidadosamente, todas as aderências são desfeitas após a retirada do mecônio, e explora-se todo o intestino, com vistas à localização da zona de perfuração. O trânsito intestinal pode ser reconstituído primariamente ou em etapa posterior com realização temporária de derivações intestinais.

Obstrução intestinal por rolha meconial

Constitui uma forma benigna de obstrução intestinal no período neonatal. O recém-nascido se apresenta com distensão abdominal, vômitos, muitas vezes corado de bile e, na radiografia simples, notam-se apenas alças intestinais difusamente dilatadas, sem caracterizar propriamente quadro de obstrução intestinal. Não ocorre eliminação de mecônio nas primeiras 24 horas e, quando se realiza a lavagem intestinal, verifica-se a eliminação de uma rolha de muco, relativamente dura e suficiente para ocluir a luz do colo. Após a saída da rolha, o recém-nascido elimina grande quantidade de mecônio.

Conforme já referido, a obstrução intestinal por rolha de mecônio é uma forma benigna de obstrução intestinal do recém-nascido. Todavia, a prática demonstra que esta pode ser a primeira manifestação de um megacolo aganglionar ou mucoviscidose. Portanto, recomenda-se vigilância clínica rigorosa posterior em todo recém-nascido com esse tipo de obstrução intestinal.

Duplicação intestinal

As duplicações do trato gastrointestinal podem ocorrer em qualquer ponto, desde o esôfago até o ânus, são de aspecto cístico, com formato esférico ou tubular. O primeiro é o mais comum, com camada muscular própria e adjacente à parede da víscera, com revestimento interno de tecido epitelial, contendo líquido seroso claro em seu interior. As duplicações do intestino delgado costumam se localizar na borda mesenterial e são do tipo tubular, com revestimento correspondente à mucosa do intestino adjacente, podendo se comunicar ou não com o interior da víscera. Pode haver revestimento epitelial do tipo ectópico, como mucosa gástrica em casos de duplicação intestinal.

Em recém-nascidos, as duplicações podem produzir sintomas decorrentes de compressão extrínseca da luz intestinal ou ser diagnosticadas como massa palpável. Outros sintomas consistem em sangramento para dentro da luz intestinal, torção ou invaginação intestinal causadas pela presença do tumor. O diagnóstico é confirmado pela ultrassonografia que revela tumor cístico adjacente ao intestino com conteúdo líquido e "debris" em seu interior. O tratamento consiste em ressecção da massa e, se necessário, remoção do segmento intestinal adjacente que se torna isquêmico pela lesão de vasos do mesentério (Figura 18.9).

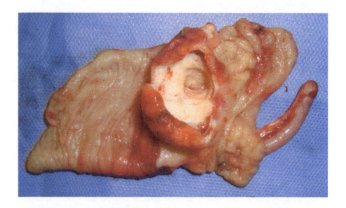

Figura 18.9 Segmento de alça intestinal (ceco) ressecado em decorrência de invaginação intestinal. Observa-se a duplicação intestinal, intimamente aderida à parede do intestino normal. Na extremidade direita observa-se o apêndice cecal.

Fonte: Acervo da autoria.

Malformações linfáticas do intestino

Correspondem a tumores císticos localizados no omento maior, mesentério ou região retroperitoneal. A maioria é diagnosticada após o período neonatal e, de modo geral, manifestam-se como massa palpável, produzindo poucos sintomas. Os cistos podem ser multiloculados e contêm líquido seroso claro. Decorrem de obstrução congênita dos canais linfáticos, o que resulta em acúmulo de linfa. Em recém-nascidos, podem ser assintomáticos ou produzir sintomas de obstrução intestinal, em decorrência de compressão ou por torção de segmentos intestinais, hemorragia para dentro do cisto. O exame clínico mostra massa palpável com consistência cística, muitas vezes móvel e maciça à percussão. Os grandes cistos podem ser confundidos com ascite, sendo que a diferenciação pode ser feita por meio da percussão do abdômen que revela som maciço difusamente. Lembrar que, em casos de ascite, nota-se som timpânico no centro do abdômen, com o sinal da maciez móvel nos flancos. Finalmente, deve-se enfatizar a importância deste diagnóstico diferencial por meio do exame físico, pelo fato de que mesmo os exames de imagem não conseguem fazer tal diferenciação. O tratamento baseia-se na ressecção do cisto e, à semelhança das duplicações intestinais, às vezes é necessária a ressecção de um segmento intestinal adjacente.

Enterocolite necrosante

É doença intestinal grave na qual inicialmente ocorre necrose da mucosa do intestino delgado ou colo. O processo pode se estender por toda espessura da parede intestinal determinando perfurações e, nos casos mais graves, comprometer extensos segmentos do intestino.

Epidemiologia

Classicamente, a enterocolite necrosante incide no período neonatal. Ela é, em sua essência, doença de recém-nascidos de baixo peso, e as estatísticas demonstram que aproximadamente 90% das crianças acometidas se apresentam com menos de 2.500 g ao nascimento e período de gestação inferior a 38 semanas. No entanto, a enterocolite necrosante pode também ocorrer em lactentes desnutridos, os quais se tornam vulneráveis para adquirir a moléstia por apresentarem algum grau de comprometimento do estado nutricional.

Patogenia

No recém-nascido, a lesão anatomopatológica inicial, constituída por necrose da mucosa intestinal, é uma consequência direta da isquemia intestinal causada pela redução do fluxo sanguíneo mesentérico.

A hipoxia perinatal constitui um dos fatores mais importantes na patogenia da enterocolite necrosante. Problemas do parto, principalmente período expulsivo prolongado, e afecções pulmonares no período pós-natal imediato (membrana hialina, pneumonia aspirativa, crises de apneia) são as principais causas de hipoxia. Além desses fatores, hipovolemia, cardiopatias, cateterização de vasos umbilicais e exsanguinotransfusão podem também causar distúrbios circulatórios que resultarão em isquemia e lesão da mucosa intestinal. No recém-nascido, durante os episódios de hipoxemia ou qualquer anormalidade circulatória, ocorre um fenômeno reflexo em que o débito cardíaco é dirigido principalmente para órgãos vitais (coração e cérebro), privando, assim, o intestino e outros órgãos somáticos esplâncnicos de suficiente suplência sanguínea. Esse fenômeno, presente nos mamíferos, é conhecido como "reflexo do mergulho", pois protege o animal contra a asfixia durante a submersão prolongada.

Outro fator muito importante é o representado pela alimentação com leite de vaca ou mesmo com dietas hiperosmolares. Já são classicamente conhecidos os efeitos benéficos do leite materno sobre a mucosa intestinal, em razão da sua baixa osmolaridade e principalmente pela presença de elementos imunológicos protetores, imunoglobulinas IgA e macrófagos. Corroborando esse fato, sabe-se que a enterocolite necrosante raramente acomete recém-nascidos que não tenham sido previamente alimentados.

A exsanguinotransfusão é realizada em recém-nascidos habitualmente por meio da veia umbilical. A cateterização dessa veia é suficiente para produzir vasoespasmo no território mesentérico, com consequências danosas para a perfusão intestinal. Também, durante a exsanguinotransfusão é frequente haver episódios leves de hipotensão, os quais podem, igualmente, acarretar queda da perfusão intestinal. Outros fatores representados pela coagulação intravascular disseminada, ducto arterioso patente, hipotermia também participam como agravantes da hipoperfusão intestinal.

Na fase inicial da moléstia, verificam-se distensão de alças, edema, hemorragia e aumento do volume de líquido peritoneal. A serosa se mostra, em geral, edemaciada e recoberta por placas de fibrina. O processo inicia-se com a necrose da mucosa e, com a evolução, instala-se a necrose de toda a parede intestinal. No início, apenas alguns segmentos são acometidos e, se o processo evoluir, ocorre necrose de porções mais extensas, podendo acometer, em casos extremos, todo o trato digestivo.

Frequentemente, observam-se bolhas de gás na submucosa e na intimidade do mesentério e, mais raramente, dentro dos vasos do sistema portal, aspectos estes que constituem o selo da enterite necrosante na criança. Verificou-se que esse gás é constituído fundamentalmente de hidrogênio, resultante do metabolismo bacteriano.

O segmento intestinal mais frequentemente acometido é o íleo terminal, seguido pelo colo e o jejuno. O exame histológico confirma os achados macroscópicos cirúrgicos: observam-se intenso processo inflamatório; zonas de necrose, e perfuração. As bolhas são visualizadas no plano submucoso, deslocando as camadas muscular e mucosa.

Diagnóstico

Baseia-se nos dados de história e são particularmente importantes os antecedentes da criança e as condições de parto. A maioria dos recém-nascidos acometidos está entre o 4º e o 10º dia de vida. Os dados clínicos iniciais incluem distensão abdominal e vômitos de material claro, com conteúdo biliar ou sanguinolento. Em recém-nascidos, geralmente houve eliminação prévia de mecônio; enquanto nos lactentes, o quadro geralmente é precedido de processo infeccioso gastroentérico e diarreia.

Habitualmente, o estado geral está bastante comprometido, com exceção dos casos em que a doença é diagnosticada em fases muito precoces. Além da distensão do abdômen, em alguns pacientes, observam-se na parede abdominal, sinais de processo inflamatório, eritema, calor e endurecimento dos tecidos, particularmente na região periumbilical. Este se constitui em sinal bastante importante e muito significativo para o diagnóstico da moléstia no período neonatal. Em lactentes desnutridos, a ocorrência desse sinal clínico é menos frequente. Nas fases mais adiantadas da moléstia, observam-se aumento da distensão abdominal, maior comprometimento do estado geral, sinais de peritonite, desidratação e estado de choque. A necrose de toda a parede intestinal acompanha-se, muitas vezes, de bloqueios de epíplon e de outras alças intestinais, que ocorre como mecanismo de defesa. Nessa circunstância, a palpação revela a presença de massas abdominais de proporções variadas.

A radiografia simples do abdômen apresenta características bastante variadas, desde aspecto pouco característico até a presença de sinais indicativos de anormalidade: desproporção entre conteúdo de gases e o volume abdominal, sugestiva de líquido na cavidade peritonea;, desigualdade de calibre de alças intestinais; ou mesmo irregularidade na distribuição dos gases, indicando obstrução intestinal ou coleções líquidas localizadas. O pneumoperitônio pode ocorrer em casos de perfuração intestinal, porém a sua ausência não afasta o diagnóstico de síndrome perfurativa. As bolhas de gás na intimidade da parede intestinal (pneumatose intestinal) são visíveis à radiografia como imagens aéreas dissecando a parede intestinal. O gás no sistema porta é visualizado sobre a sombra hepática (Figura 18.10).

A avaliação radiológica seriada a cada 12 horas, no sentido de se observar o aparecimento de algum sinal indicativo de perfuração intestinal, é particularmente importante. Também de grande valia é a presença de "alças intestinais fixas", com aspecto constante nas radiografias seriadas. Essa característica deve ser bastante valorizada como indicativo de gangrena intestinal.

Outro meio propedêutico importante é a punção abdominal nos casos em que houver evidência clínica ou radiológica de presença de líquido intraperitoneal. A obtenção de líquido purulento, de cor marrom, ou a presença de bactérias ao exame microscópico são sinais indiretos de que há gangrena intestinal ou perfuração em peritônio livre. A presença de líquido amarelo cítrico claro é indicativo de que não houve necrose de parede intestinal.

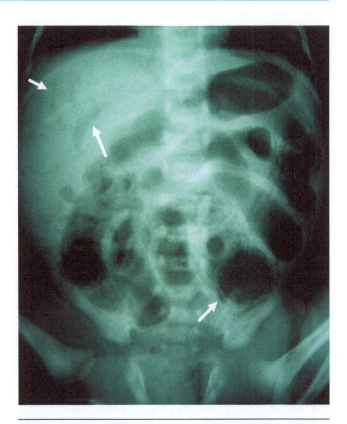

Figura 18.10 Imagens de enterocolite necrosante. Nota-se o aspecto de pneumoporta (setas superiores) e de pneumatose intestinal (seta inferior).

Fonte: Acervo da autoria.

Tratamento

O tratamento clínico inicial consiste em manutenção das condições gerais da criança e proporcionar repouso ao tubo digestivo. Portanto, a alimentação oral é interrompida e a descompressão gástrica é realizada por meio de sondagem nasogástrica de alívio.

Nas crianças desidratadas, em estado de choque ou em acidose metabólica grave, hipovolemia e distúrbio acidobásico devem ser agudamente compensados. Após essa fase, recomenda-se instalar nutrição parenteral para a manutenção das condições nutricionais da criança.

Antibioticoterapia, visando combater bactérias gram-positivas, gram-negativas e particularmente anaeróbias, deve ser iniciada imediatamente. Há discussões na literatura sobre a real eficiência da administração complementar de antibióticos por sonda nasogástrica, no sentido de propiciar um efeito local dos antimicrobianos.

O tratamento cirúrgico deve ser indicado sempre que houver alguma evidência de perfuração em peritônio livre ou necrose de toda a parede intestinal. Esses fatos são evidenciados por meio da piora clínica, do estado geral e do exame local do abdômen. Da mesma forma, os exames radiográficos constituem subsídios importantes para a indicação cirúrgica.

A cirurgia deve visar a ressecção dos segmentos de alças intestinais comprometidas. Se houver condições adequadas, pode-se realizar anastomose intestinal primária.

Se a criança estiver em más condições gerais ou houver processo inflamatório peritoneal de grande intensidade, devem-se realizar derivação intestinal e posterior anastomose primária, após período de tempo em nutrição parenteral ou enteral.

Perfurações do tubo digestivo no recém-nascido

Podem ocorrer desde o estômago até o reto. Decorrem de enterocolite necrosante, isquemia, obstrução mecânica, torções ou mesmo por causa da iatrogenia. As perfurações gástricas são decorrentes de zonas de necrose, geralmente extensas, localizadas na grande curvatura e que vão desde o fundo gástrico até a região próxima ao piloro. A etiologia deste tipo de perfuração ainda não foi elucidada. Do ponto de vista clínico, os recém-nascidos se apresentam com distensão abdominal e a radiografia revela pneumoperitônio. Em alguns casos, a primeira manifestação clínica pode ser sangramento digestivo alto de grandes proporções e algumas horas após ocorrerem distensão abdominal e pneumoperitônio. Raramente, a perfuração gástrica é iatrogênica, consequente à utilização de sondas rígidas.

A perfuração duodenal, geralmente isolada, ocorre por causa de úlceras agudas localizadas na face anterior da víscera. Às vezes, incide em recém-nascidos com afecções respiratórias graves.

As perfurações do intestino delgado podem decorrer de obstruções mecânicas como atresias, íleo meconial ou volvo, ou mesmo associadas à enterocolite necrosante.

No intestino grosso, os locais de maior incidência de perfuração são o ceco e o sigmoide, sendo a moléstia de Hirschsprung e a enterocolite necrosante as causas que devem ser consideradas. No sigmoide e no reto, essas perfurações podem ser consequência da passagem de sondas rígidas para realização de enemas.

Abdômen agudo hemorrágico

Nos dias de hoje, é raro ocorrer rupturas de vísceras abdominais em decorrência de parto traumático. Os órgãos que podem ser acometidos por traumatismos no recém-nascido são fígado, baço, rins e adrenais. Os fatores de risco para traumatismos incluem hepatomegalia, apresentação pélvica, macrossomia, prematuridade e distúrbios de coagulação. Os sinais clínicos de hemorragia intraperitoneal são palidez cutaneomucosa, choque e distensão abdominal. A hemorragia de adrenal pode se manifestar como massa palpável em flanco e equimoses em região lombar que eventualmente progridem até a região escrotal.

O diagnóstico é confirmado por exames de imagem, ultrassonografia ou tomografia computadorizada, ou punção peritoneal. Indica-se inicialmente tratamento clínico com reposição volêmica e manutenção das condições gerais do recém-nascido. O tratamento cirúrgico deve ser reservado aos casos em que o tratamento clínico for ineficaz.

Lactente
- Obstrutivo
  - Estenose hipertrófica do piloro
  - Hérnia inguinal encarcerada
  - Invaginação intestinal
  - Ascaridíase
  - Bridas congênitas
- Inflamatório
  - Diverticulite de Meckel
  - Íleo paralítico
- Perfurativo
- Hemorrágico

Pré-escolar
- Obstrutivo
  - Ascaridíase
  - Outros
- Inflamatório
  - Apendicite aguda
  - Pancreatite aguda
  - Peritonite primária
  - Gastroenterocolite aguda
  - Colecistite aguda
- Perfurativo
  - Úlcera péptica gastroduodenal

Estenose hipertrófica do piloro

É afecção caracterizada por obstrução quase completa do canal pilórico, em decorrência de hipertrofia da camada muscular. O sucesso do tratamento cirúrgico da estenose hipertrófica do piloro (EHP) foi, no início do século passado, um marco importante na cirurgia pediátrica. No início da década de 1920, cerca de 30% das crianças faleciam em consequência da cirurgia. Atualmente, este índice se reduziu a zero, em virtude do melhor conhecimento da doença, diagnóstico mais precoce e, particularmente, em decorrência da melhor qualidade do tratamento clínico da criança.

Patologia

A doença caracteriza-se, basicamente, pelo espessamento anormal e intenso da musculatura circular do piloro causando compressão extrínseca e obstrução da luz. Forma-se verdadeiro tumor no piloro, duro, de coloração branca, quase sempre palpável pela parede abdominal. Ao exame histológico, notam-se hipertrofia e hiperplasia de fibras musculares, além de edema da submucosa. Em decorrência da obstrução pilórica, o estômago dilata-se e suas paredes tornam-se espessadas e edemaciadas, particularmente na camada muscular.

Etiologia

Ainda é obscura, embora alguns dados sejam conhecidos. A alta incidência familiar e a raridade da doença em negros sugerem que algum fator hereditário pode estar envolvido. Recentemente, verificou-se que o nível de pentagastrina plasmática se encontra elevado em casos de EHP. Apesar da verificação experimental de que a administração prolongada de pentagastrina em cães produz hipertrofia da musculatura pilórica, até o presente não se sabe se a elevação plasmática desse hormônio constitui causa ou consequência da obstrução pilórica. Alguns estudos histológicos tentaram correlacionar a imaturidade ou degeneração das células ganglionares como causa do espasmo da musculatura pilórica, porém não há nenhuma conclusão definitiva a respeito. Recentemente, por meio de estudos de microscopia eletrônica, não foi encontrada nenhuma alteração nas fibras musculares ou nas células ganglionares que pudessem explicar a etiologia da doença.

Diagnóstico

Crianças portadoras de EHP apresentam, com certa frequência, história familiar. Por vezes, a doença ocorre em crianças cuja mãe foi também portadora e pode ocorrer também em irmãos. Os meninos são mais frequentemente afetados do que as meninas, em proporção de 4:1. Outro fato interessante é que a EHP ocorre sobretudo em primogênitos. O sintoma clínico fundamental é o vômito não corado de bile. Geralmente, inicia-se na 2ª ou 3ª semana de vida com piora progressiva em 7 a 10 dias e, mais raramente, o quadro inicia-se na 5ª ou 6ª semana de vida. Inicialmente, os vômitos confundem-se com simples regurgitações, mas, com o passar dos dias, tornam-se bastante intensos, "em jato", e passam a ocorrer após todas as mamadas. É constituído de leite não digerido ou parcialmente coagulado. Às vezes, em virtude do rompimento de capilares da mucosa, os vômitos podem adquirir coloração escura. Apesar dos vômitos intensos e repetidos, a criança apresenta, caracteristicamente, apetite voraz, fato muito importante para o diagnóstico diferencial. Frequentemente, a criança torna-se obstipada pela ausência de conteúdo alimentar no intestino.

Em geral, há algum comprometimento do estado geral e nutritivo. A intensidade dessa alteração depende, é evidente, da duração da doença. Mais raramente, além da desnutrição, a criança pode se apresentar também desidratada em graus variáveis. Desde que o diagnóstico tenha sido feito precocemente, a desidratação e as alterações do equilíbrio acidobásico (alcalose hipoclorêmica), embora frequentemente descritas em textos médicos, na prática clínica não constituem problema real. A obstrução pilórica é crônica e não é habitual o aparecimento de desidratação com hipoperfusão tecidual e queda do fluxo renal.

O exame do abdômen deve atentar para dois detalhes importantes que, quando presentes, selam o diagnóstico de EHP e dispensam exames radiológicos: ondas peristálticas visíveis no epigástrio; e palpação do tumor pilórico. As ondas peristálticas resultam do peristaltismo gástrico. Originam-se no quadrante superior esquerdo e progridem em direção à direita. O peristaltismo no epigástrio (ondas de Kussmaul) não é patognomônico de EHP, podendo ocorrer em qualquer obstrução da via piloroduodenal. Junto com o quadro clínico e tumor pilórico, as ondas peristálticas definem o diagnóstico. Em muitos casos, nota-se apenas distensão epigástrica após as mamadas. A palpação do abdômen requer paciência, técnica e experiência. Com a finalidade de promover relaxamento da musculatura abdominal, a palpação deve ser realizada enquanto se oferece à criança chá ou água com açúcar. Com a mão esquerda nas costas da criança, o tumor pilórico é palpável com a mão direita contra a coluna vertebral, logo acima da cicatriz umbilical. O tumor pilórico é duro, móvel e tem tamanho aproximado de uma azeitona, daí o nome "oliva pilórica". O cirurgião experiente pode perceber a oliva pilórica e distingui-la de outras estruturas como a borda do fígado, rim direito ou o próprio músculo reto anterior do abdômen.

Diagnóstico diferencial

O vômito é sintoma muito frequente em crianças e ocorre em várias outras afecções clínicas ou cirúrgicas, as quais podem ser confundidas com EHP. Merece menção, pela relativa frequência, o refluxo gastroesofágico, associado ou não à hérnia hiatal. Outras afecções cirúrgicas mais raras, como obstruções do duodeno, duplicação gástrica, pâncreas anular, vício de rotação, também devem ser diferenciadas da EHP. Em todos esses casos, a radiografia contrastada permite esclarecer o diagnóstico correto.

Algumas afecções clínicas podem ser confundidas com EHP. Crianças portadoras de erros alimentares ou mesmo alergia à proteína do leite apresentam vômitos persistentes. Nesses casos, mudanças alimentares acompanham-se de regressão do quadro. O diagnóstico diferencial deve ser feito ainda com outras doenças de recém-nascidos e lactentes, tais como gastroenterocolite, infecção urinária, insuficiência suprarrenal, erros inatos do metabolismo (particularmente do metabolismo dos aminoácidos) ou mesmo afecções do sistema nervoso central (SNC). Detalhe clínico importante, como foi visto, refere-se ao fato de que as crianças portadoras de EHP apresentam apetite voraz após surtos de vômitos, fato não habitual em outras doenças.

Em alguns casos, há icterícia com hiperbilirrubinemia indireta, a qual sempre desaparece 5 a 7 dias após a correção cirúrgica. A causa é desconhecida, mas parece estar relacionada a um menor teor de glicuroniltransferase no fígado.

Exames subsidiários: a radiografia simples do abdômen frequentemente revela distensão gástrica e escassez de ar nas alças intestinais. O exame contrastado fornece imagens típicas, firmando o diagnóstico definitivo: o estômago apresenta-se dilatado, com ondas peristálticas; a região antropilórica assume forma sugestivamente comparada a um "bico de seio"; o canal pilórico é alongado, em virtude da compressão da musculatura hipertrofiada, constituindo o "sinal do fio" (Figura 18.11).

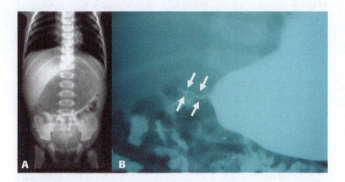

Figura 18.11 (A) Radiografia simples de criança com estenose hipertrófica do piloro. Observa-se a grande distensão gástrica. (B) Radiografia contrastada, mostrando o canal pilórico alongado e fino – "sinal do fio" (setas).

Fonte: Acervo da autoria.

A ultrassonografia revela espessamento da parede gástrica e a presença da oliva pilórica.

Tratamento

Após preparo pré-operatório, que consta de correção da desidratação, a criança é levada à cirurgia. Esta consiste na clássica piloromiotomia a Fredet-Ramstedt, cujos resultados são excelentes, com cura em todos os casos.

Invaginação intestinal

Constitui a causa mais comum de obstrução intestinal no lactente. Como o próprio termo indica, consiste na invaginação de um segmento intestinal para a luz do segmento a jusante. A forma mais comum da invaginação tem início na válvula ileocecal ou próximo a esta, sendo por isso denominada "ileocólica" ou "ileocecocólica". Raramente a invaginação é do tipo ileoileal ou colocólica.

A maioria das crianças é acometida no 1º ano de vida, sendo que a maior incidência ocorre em lactentes, geralmente bem nutridos, entre 6 e 9 meses de vida.

Na maior parte dos casos, não há fatores predisponentes detectáveis. Em 2% a 8% dos casos, é encontrada a causa da invaginação: divertículo de Meckel; linfoma de íleo terminal; pólipo intestinal. O folículo linfoide hipertrofiado, embora seja muitas vezes considerado causa de invaginação, parece ser consequência do processo obstrutivo e da inflamação local. Finalmente, na prática, verifica-se que alguns casos de invaginação intestinal possam estar relacionados com a administração da vacina contra o rotavírus, embora tal constatação não tenha sido compartilhada em outras partes do planeta.

O quadro clínico da invaginação intestinal é constituído por crises de choro intenso, de início abrupto, muitas vezes sem causa aparente, entremeadas por períodos de acalmia. As crises correspondem aos movimentos de espasmo intestinal que produzem intensas cólicas. Na fase inicial, podem ocorrer vômitos esporádicos de origem reflexa. Vômitos repetidos ocorrem em fase posterior, quando se instala a obstrução intestinal completa. Ao exame físico, nas primeiras horas, não há distensão abdominal e, em cerca de dois terços dos casos, nota-se massa palpável no hipocôndrio direito ou no epigástrio que corresponde ao segmento intestinal invaginado. Depois de algumas horas, surgem distensão abdominal, vômitos intensos e desidratação. Algumas crianças apresentam sintomas neurológicos de apatia, convulsões e até coma, que simulam quadros de encefalite. O toque retal revela, em grande parte das vezes, a presença de sangue gelatinoso em decorrência do sofrimento da mucosa da invaginação, quando, então, o diagnóstico é firmado, dispensando-se qualquer outra comprovação, mesmo radiográfica. Nos outros casos, quando o diagnóstico ainda não foi estabelecido, a radiografia simples de abdômen mostra quadro genérico de obstrução intestinal. O enema baritado revela a parada súbita de progressão do contraste, em algum nível do intestino grosso, com evidência das pregas da mucosa do intestino delgado invaginado, aspecto classicamente descrito como "casca de cebola". Evidentemente, na invaginação ileoileal, o enema opaco nada revela. Finalmente, a ultrassonografia pode revelar imagem característica da alça intestinal invaginada.

Tratamento

Inicialmente, realizam-se medidas gerais de preparo pré-operatório, ou seja, sondagem nasogástrica e reposição hidroeletrolítica. Em crianças em boas condições gerais, sem sinais de peritonite e com história de até 24 horas de doença, tenta-se reduzir a invaginação com pressão hidrostática aplicada na luz do colo, feita sob visão radioscópica ou por meio de ultrassom. Se não houver sucesso e nos outros casos opta-se por laparotomia de urgência, em que a redução é feita deslocando-se a cabeça da invaginação retrogradamente, seguida de minucioso exame das alças para verificar eventuais perfurações ou áreas de necrose (Figura 18.12). Por vezes, já existe sofrimento intenso ou mesmo necrose intestinal, ocasião em que a redução é impossível. Nestes casos, deve-se realizar a ressecção do intestino comprometido seguida de anastomose primária.

Íleo infeccioso

Constitui causa muito frequente de confusão diagnóstica com outras afecções abdominais de urgência, particularmente a obstrução intestinal e a enterocolite necrosante. É, por isso, oportuna sua menção neste capítulo. O íleo infeccioso é uma atonia do intestino delgado e do colo por processo infeccioso grave a distância (broncopneumonia, sepse) que acomete, em geral, lactentes ou recém-nascidos. As alças intestinais apresentam-se uniformemente distendidas em toda sua extensão, o peritônio está normal e não há acúmulo de líquido na cavidade peritoneal.

Clinicamente, notam-se toxemia e outros sinais em razão da doença de base. Apenas excepcionalmente ocorrem vômitos de material claro, fato de importância para o diagnóstico diferencial com obstrução intestinal. À palpação, existe discreta rigidez de parede abdominal e, à percussão, timpanismo generalizado.

A radiografia simples é subsídio muito importante para o diagnóstico definitivo e para afastar afecção cirúrgica. Notam-se, em todo o campo abdominal, distensão difusa, homogênea e uniforme das alças intestinais, as quais se apresentam, também, com paredes finas e calibres semelhantes, características que permitem diferenciar o íleo infeccioso paralítico de processos obstrutivos.

A regressão do quadro é conseguida com o tratamento da infecção de base e repouso do tubo digestivo até a recuperação do trânsito intestinal.

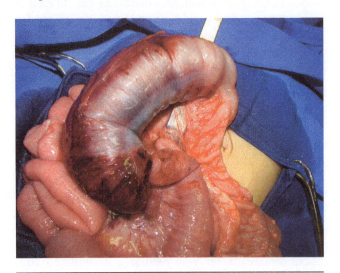

Figura 18.12 Aspecto cirúrgico de invaginação intestinal. Observa-se a alça de colo, distendida, contendo a porção de íleo invaginada em seu interior.

Fonte: Acervo da autoria.

Apendicite aguda

É a afecção cirúrgica abdominal aguda mais comum na criança. Importante enfatizar que, por um lado, o diagnóstico da doença nas fases iniciais é eminentemente clínico e a evolução do paciente será tanto mais tranquila quanto mais precoces forem o diagnóstico e a conduta cirúrgica. Por outro lado, diagnósticos feitos tardiamente, em casos que se aguarda quadro clínico muito expressivo ou mesmo alterações laboratoriais muito características, certamente ensejarão indicações cirúrgicas em pacientes com peritonite difusa, grave e evolução pós-operatória muito tormentosa. Em decorrência desse fato, a apendicite aguda é ainda causa de óbito, mesmo em países desenvolvidos.

O quadro clínico clássico é de dor de início insidioso, no epigástrio ou região periumbilical, com vômitos ou apenas náuseas. A seguir, a dor localiza-se na fossa ilíaca ou no flanco direito, ocorre localização do processo infeccioso e o quadro torna-se típico. Em alguns casos, a dor é difusa, inespecífica, em cólica e nunca se torna localizada. Habitualmente, surge febre, entre 37,5 °C e 38 °C. No entanto, alguns casos apresentam evolução afebril nas fases iniciais. Temperaturas mais altas (38,5 °C a 39 °C) são pouco frequentes no início, ocorrendo apenas nas fases tardias, com peritonite difusa ou grandes abscessos.

O exame clínico, na imensa maioria dos casos, sela o diagnóstico. A criança tende a movimentar-se pouco, e a marcha, em geral, é lenta e cautelosa. Quando a criança está muito agitada e a dor é em cólica, geralmente, não se trata de apendicite aguda. À palpação do abdômen, nota-se que existem sinais de dor na fossa ilíaca ou flanco direito. Nos casos de peritonite difusa, ocorre rigidez de parede abdominal e dor intensa. À percussão e à descompressão brusca, a criança exibe dor. No entanto, em alguns casos, esses sinais característicos no exame clínico não estão presentes. Nos casos de dúvida diagnóstica, deve-se aguardar a evolução e repetir o exame clínico 12 a 18 horas após. Mesmo quando se tratar de apendicite aguda, a espera não acarretará nenhum malefício, pois a doença estaria em fase muito precoce.

Alguns comentários são importantes para o pediatra:

- A medida da temperatura retal e a consequente diferença axilar-retal não têm nenhuma importância prática. A ausência deste diferencial não afasta o diagnóstico de apendicite aguda na criança.
- É comum haver diarreia, puxo ou tenesmo na evolução da apendicite, em virtude do processo irritativo do peritônio pélvico. Muitas vezes, a presença destes sintomas é interpretada de modo errôneo, induzindo o pediatra ao diagnóstico de gastroenterocolite.
- Da mesma forma, é comum surgirem sintomas urinários baixos, principalmente disúria, inclusive com alterações no exame do sedimento urinário, que induzem ao diagnóstico errôneo de infecção urinária.
- Nas crianças com idade inferior a 4 e 5 anos, em virtude da falta de informação, é comum o diagnóstico de apendicite aguda ser feito em fases mais adiantadas, quando há peritonite difusa ou abscessos intraperitoneais. O apêndice de localização retrocecal, quando sofre processo inflamatório, também produz quadros poucos característicos, com pouca manifestação peritoneal e mais manifestações lombares.

Os exames subsidiários pouco ajudam para a confirmação diagnóstica. A ultrassonografia exibe alterações em fases mais adiantadas da doença, quando pode mostrar bloqueios, abscesso, líquido livre na cavidade peritoneal ou no fundo de saco pélvico. Da mesma forma, radiografia simples do abdômen ou tomografia computadorizada mostram alterações em fases mais avançadas. O hemograma não é útil, pois revela leucocitose com desvio para a esquerda, fenômeno que ocorre de forma inespecífica em qualquer processo infeccioso bacteriano. Por outro lado, é comum o hemograma não sofrer nenhum tipo de alteração em quadros clinicamente característicos.

A apendicite aguda é de indicação cirúrgica em caráter de emergência. Não se justifica nenhuma conduta conservadora clínica, com base em antibioticoterapia, para "esfriar o processo infeccioso". A cirurgia deve visar a retirada do apêndice inflamado e a limpeza completa da cavidade peritoneal, para a remoção de pus e fibrina. Nesses casos, indica-se também a administração de antibióticos de largo espectro. De modo geral, utilizou-se a associação de amicacina, metronidazol e ampicilina, com excelentes resultados. Quando o processo está em fase inicial, sem peritonite, a antibioticoterapia é dispensável.

■ BIBLIOGRAFIA CONSULTADA

Anderson KD, Parry RL. Appendicitis. In: O'Neil Jr JA, Rowe MI, Grosfeld JL, Fonkalsrud EW, Coran AG (eds.). Pediatric Surgery. 4. ed. St. Louis: Mosby, 1998: p. 1369-80.

Cloud DT. Acute appendicitis. In: Ashcraft KW, Holder TM (eds.). Pediatric Surgery. Philadelphia: WB Saunders, 1993: p. 470-7.

Huang YL, Lee HC, Yeung CY, et al. Sonogram before and after pyloromyotomy: the pyloric ratio in infantile hypertrophic pyloric stenosis. Pediatr Neonatol. 2009;50:117-20.

Irish MS, Pearl RH, Caty MG, Glick PL. The approach to common abdominal diagnoses in infants and children. Pediatr Clin N Am. 1998;45:729-72.

Kleizen K, Hunck A, Wijnen M, et al. Neurological symptoms in children with intussusception. Acta Paediatr. 2009;98(11):1822-4.

Neilson IR, Laberge JM, Nguyen LT, et al. Appendicitis in children: current therapeutic recommendations. J Pediatr Surg. 1990;25:1113-6.

Olieman JF, Tibboel D, Penning C. Growth and nutritional aspects of infantile short bowel syndrome for the past 2 decades. J Pediatr Surg. 2008;43:2061-9.

Phua KB, Lim FS, Lau YL, et al. Safety and efficacy of human rotavirus vaccine during the first 2 years of life in Asian infants: randomised, double-blind, controlled study. Vaccine. 2009;27(43):5936-41.

19

Intoxicações Agudas

■ Sergio Massaru Horita

Introdução

As intoxicações continuam sendo causa frequente de atendimento em pronto-socorro pediátrico. Em 2016, nos Estados Unidos, foram relatados 2.159.032 casos de exposição a substâncias tóxicas, dos quais 26,4% foram tratados em uma unidade de saúde e 93% ocorreram em casa. Embora mais de 46% dos relatos tenham sido de crianças menores de 6 anos, elas foram responsáveis por somente 7,9% das fatalidades. As substâncias mais frequentemente envolvidas nessa faixa etária foram produtos de cuidados pessoais, substâncias domiciliares de limpeza, analgésicos, corpo estranho, preparados tópicos e anti-histamínicos. Em adolescentes, 26,7% das intoxicações foram intencionais.

O Sinitox, Sistema Nacional de Informações Toxicofarmacológico, registrou, no período de 2009 a 2013, 123.705 casos de intoxicação por medicamentos, totalizando 27,4% de todas as intoxicações. A faixa etária predominante foi de 1 a 4 anos de idade (27,6%).

As intoxicações se constituem em eterno desafio para o pediatra, pois nem sempre a história é clara e são inúmeros os produtos tóxicos. O reconhecimento precoce das toxíndromes e a abordagem terapêutica adequada são pontos fundamentais para minimizar os efeitos nocivos da exposição à substância tóxica e melhorar o prognóstico da criança.

Diagnóstico

Intoxicação deve sempre ser aventada em crianças com alterações de nível de consciência, convulsões, comprometimento hemodinâmico ou respiratório ou distúrbios metabólicos sem causa claramente definida.

A história é de fundamental importância e os responsáveis ou acompanhantes devem ser questionados sobre:
- acessibilidade de substâncias tóxicas no domicílio ou no local onde a criança esteve nas horas precedentes;
- antecedentes patológicos e de uso de medicamentos pela criança e pelos familiares;
- quando o tóxico é conhecido, questionar a quantidade ingerida, o tempo decorrido da ingestão, se ela foi acidental ou intencional e se pode haver outra substância envolvida;
- uso de drogas de abuso em caso de escolares.

O exame físico completo pode auxiliar na investigação do agente etiológico da intoxicação. Devem-se procurar alterações de pele (temperatura, cor, odor, estado de hidratação), boca (hálito, lesões mucosas, salivação), olhos (conjuntivas, pupilas, movimentos oculares externos), sistema nervoso (nível de consciência, escala de coma, tônus muscular), cardiocirculatório (frequência e ritmo cardíacos, perfusão periférica, pressão arterial) e respiratório (frequência respiratória e ausculta).

O Quadro 19.1 mostra as principais manifestações clinicas das intoxicações, correlacionando-as com as substâncias.

Sinais e sintomas que sugerem intoxicações específicas são agrupadas e classificadas como "toxíndromes" ou "síndromes toxicológicas", auxiliando na identificação da possível substância tóxica. O Quadro 19.2 mostra as principais toxíndromes.

A toxíndrome narcótica resulta da estimulação de receptores opioides por opioides naturais como morfina e codeína ou por opioides sintéticos como oxicodona, hidromorfona, tramadol e fentanil. É caracterizada pela tríade depressão respiratória, miose e diminuição da consciência.

Quadro 19.1 Manifestações clínicas das intoxicações.

Pele	
Cianose não responsiva a O_2 (metemoglobinemia)	Nitratos, nitritos, fenacetina, benzocaína, sulfonas
Vermelhidão	Monóxido de carbono, cianeto, ácido bórico, anticolinérgicos
Sudorese	Anfetaminas, LSD, cocaína, organofosforados, barbitúricos
Pele seca	Anticolinérgicos
Bolhas	Barbitúricos, monóxido de carbono
Icterícia	Acetaminofen, cogumelos, tetracloreto de carbono, ferro, fósforo
Púrpura	Aspirina, dicumarínicos, picada de cobra
Temperatura	
Hipotermia	Hipnóticos sedativos, etanol, monóxido de carbono, fenotiazínicos, antidepressivos tricíclicos, clonidina
Hipertermia	Anticolinérgicos, salicilatos, fenotiazínicos, ADT, cocaína, anfetaminas, teofilina
Pressão arterial	
Hipertensão	Simpatomiméticos, organofosforados, anfetaminas, penciclidina (PCP)
Hipotensão	Narcóticos, hipnóticos sedativos, ADT, fenotiazínicos, clonidina, β-bloqueadores, bloqueadores de canais de cálcio
Frequência cardíaca	
Bradicardia	Digitálicos, hipnóticos sedativos, β-bloqueadores, bloqueadores de canais de cálcio
Taquicardia	Anticolinérgicos, simpatomiméticos, anfetaminas, álcool, aspirinas, teofilina, cocaínas, ADT
Arritmias	Anticolinérgicos, ADT, organofosforados, cianeto, teofilina, fenotiazínicos, digitálicos, β-bloqueadores, monóxido de carbono
Membranas mucosas	
Secas	Anticolinérgicos
Salivação	Organofosforados, carbamatos.
Lesões orais	Corrosivos
Lacrimejamento	Cáusticos, organofosforados, gases irritantes

Respiração	
Deprimida	Álcool, narcóticos, barbitúricos, hinóticos sedativos
Taquipneia	Salicilatos, anfetaminas, monóxido de carbono
Kussmaul	Metanol, etilenoglicol, salicilatos
Sibilância	Organofosforados
Pneumonia	Hidrocarbonetos
Edema pulmonar	Aspiração, salicilatos, narcóticos, simpatomiméticos
Sistema nervoso central	
Convulsões	ADT, cocaína, fenotiazínicos, anfetaminas, cânfora, anti-histamínicos, chumbo, salicilatos, isoniazida, organofosforados, estricnina
Miose	Narcóticos (com exceção de meperidina e loperamida), barbitúricos, fenotiazínicos, organofosforados, diazepam, cogumelos
Midríase	Anticolinérgicos, simpatomiméticos, cocaína, ADT, metanol, LSD
Fasciculação	Organofosforados
Nistagmo	Difenil-hidantoína, barbitúricos, carbamazepina, PCP, monóxido de carbono, etanol
Hipertonia	Anticolinérgicos, fenotiazínicos, estricnina
Mioclônus/rigidez	Anticolinérgicos, fenotiazínicos, haloperidol
Delírio/psicose	Anticolinérgicos, fenotiazínicos, simpatomiméticos, metaqualona, álcool, PCP, LSD, maconha, cocaína, heroína, metais pesados
Coma	Álcool, anticolinérgicos, hipnóticos sedativos, organofosforados, narcóticos, monóxido de carbono, ADT, salicilatos, barbitúricos
Hipotonia/paralisia	Organofosforados, carbamatos, metais pesados
Sistema gastrointestinal	
Vômitos/Diarreia/Dor	Ferro, fósforo, metais pesados, lítio, cogumelos, fluoreto, organofosforados, arsênico

Fonte: Adaptado de Cantwell, GP, Weisman, RS. Poisoning. In: Helfaer, MA, Nichols, DG (eds.). Rogers' Handbook of Pediatric Intensive Care. Lippincot, 2009.

A miose pode não estar presente na intoxicação por tramadol ou meperidina ou em intoxicações mistas. Bradicardia, hipotensão e hipotermia são comuns. Diminuição do peristaltismo intestinal e retenção vesical podem acontecer. Propoxifeno, meperidina e tramadol podem causar convulsões. A infusão rápida de fentanil em altas doses pode causar rigidez torácica com comprometimento da ventilação.

A "toxíndrome" depressiva se caracteriza por depressão neurológica, com sonolência, torpor e coma, e por depressão respiratória, com cianose e apneia nos casos mais graves. É causada por benzodiazepínicos, barbitúricos, carisoprodol, hidrato de cloral, etanol e baclofen.

A toxíndrome simpatomimética é causada por estimulantes como cocaína, metanfetamina e cafeína e por medicações como pseudoefedrina e metilfenidato. É caracterizada por taquicardia, hipertensão, taquipneia, hipertermia, excitação e diaforese.

A toxíndrome colinérgica é causada por classes diferentes de medicações, incluindo anti-histamínicos, antiespasmódicos, midriáticos, antidepressivos e antiparkinsonianos. A progressão e severidade dos efeitos colinérgicos estão relacionados à dose. Em doses pequenas, ocorre secura de mucosa oral e da pele; em doses moderadas, ocorrem anidrose, midríase e taquicardia. Em doses maiores, efeitos anticolinérgicos centrais aparecem, incluindo ataxia, agitação, delírio e coma.

As toxíndromes anticolinérgica e a simpatomimética compartilham sinais como taquicardia, midríase, retenção urinária e hipertermia. Detalhes como pele seca e quente e peristaltismo diminuído na toxíndrome anticolinérgica e pele sudoreica e fria e peristaltismo exacerbado na toxíndrome simpatomimética permitem a diferenciação.

A toxíndrome anticolinesterásica ou colinérgica é causada pela ingestão de inseticidas organofosforados ou carbamatos, fisostigmina ou de algumas espécies de cogumelos. Caracteriza-se por sudorese, lacrimejamento, salivação, aumento de secreções brônquicas e incontinência fecal e urinária. Bradicardia, broncospasmo, secreção brônquica intensa e hipotensão são sinais de gravidade e demandam tratamento imediato com atropina. A estimulação nicotínica ocasiona fasciculações e fraqueza muscular com insuficiência ventilatória.

A toxíndrome extrapiramidal é causada por fenotiazínicos, butirofenonas e lítio. A metoclopramida merece especial atenção como causadora desta toxíndrome. Mesmo em doses terapêuticas, a metoclopramida pode determinar, em crianças, quadro aparentemente dramático caracterizado por distúrbio de equilíbrio e de movimentação, hipertonia com presença do sinal da roda denteada, distonia orofacial com desvio lateral da cabeça e desvio ocular, trisma e opistótono, porém com a consciência preservada.

A metemoglobinemia se caracteriza por cianose não responsiva ao oxigênio, sem sinais evidentes de desconforto respiratório. Em casos graves, ocorrem confusão mental e depressão neurológica. É causada por azul de metileno, anilina, nitrato, nitrofurantoína, piridina e sulfas.

Quadro 19.2 Síndromes toxicológicas (toxíndromes).

	Sintomas	Substâncias
Anticolinérgica	Boca seca, rubor facial, desorientação, íleo paralítico, hipertermia, retenção urinária, taquicardia, midríase	Atropina, anti-histamínicos, antiparkinsonianos, antidepressivos tricíclicos, antiespasmódicos, midriáticos, plantas da família das solanáceas
Anticolinesterásica	Sudorese, lacrimejamento, salivação, aumento das secreções brônquicas, miose, bradicardia, fasciculações musculares	organofosforados, inseticidas, carbamatos, fisostigmina, algumas espécies de cogumelos
Narcótica	Depressão respiratória, depressão neurológica, miose, bradicardia, hipotensão, hiporreflexia	Derivados opiáceos, loperamida, Difenoxilato
Depressiva	Depressão neurológica (sonolência, torpor e coma) depressão respiratória, cianose, hiporreflexia, hipotensão.	Barbitúricos, benzodiazepínicos, etanol
Simpatomimética	Midríase, hiperreflexia, distúrbios psíquicos, hipertensão, taquicardia, piloereção, hipertermia, sudorese	Cocaína, anfetamínicos, descongestionantes nasais, cafeína, teofilina
Extrapiramidal	Distúrbio de equilíbrio, de movimentação, hipertonia, distonia orofacial, mioclonias, trismo, opistótono, parkinsonismo	Fenotiazínicos, butirofenonas, lítio, metoclopramida fenciclidina
Metemoglobinemia	Cianose de pele e de mucosas, confusão mental, depressão neurológica	Acetanilida, azul de metileno, dapsona, doxorrubicina, fenazopiridina, nitratos, nitrofurantoína, piridina, sulfametoxazol, sulfonas

Fonte: Adaptado de Cantwell GP, Weisman RS. Poisoning. In: Helfaer MA, Nichols DG, eds. Rogers' Handbook of Pediatric Intensive Care, Lippincot, 2009.

Abordagem inicial da criança intoxicada

Como em toda emergência, a manutenção da permeabilidade das vias aéreas, da respiração e da circulação é prioritária. A monitorização da frequência cardíaca, da pressão arterial, da saturação de oxigênio e da glicemia capilar deve ser prontamente instituída. O atendimento sistematizado da criança vítima de intoxicação facilita a identificação das alterações dos diversos sistemas e a tomada de decisões terapêuticas:

- Via aérea: posicionar a cabeça da criança e aspirar secreções para permeabilizar a via aérea.
- Sistema respiratório: intubação pode ser necessária em situações como respiração irregular por depressores do sistema nervoso central (SNC), desconforto respiratório por inalação de gases tóxicos ou broncoaspiração, lesão de vias aéreas por cáusticos ou necessidade de lavagem gástrica.
- Sistema cardiovascular: a hipotensão deve ser rapidamente corrigida com expansão com soro fisiológico, antídotos específicos podem ser necessários na intoxicação por betabloqueadores, bloqueadores de canais de cálcio ou digoxina. Se não houver resposta ao volume, drogas vasoativas são utilizadas. A dopamina geralmente não é efetiva nas intoxicações. Adrenalina e dobutamina são mais efetivas quando há depressão miocárdica induzida pela toxina.
- A hipoglicemia deve ser prontamente corrigida com a administração de glicose na dose de 0,5 a 1 g/kg.
- Convulsões devem ser controladas inicialmente com uso de benzodiazepínicos. Difenil-hidantoína deve ser evitada nos casos de intoxicação, pois pode exacerbar efeito arritmogênico e depressor do miocárdio de algumas substâncias tóxicas.
- A coleta de exames deve englobar eletrólitos, glicemia, gasometria com cálculo do *anion gap*, lactato, função hepática com coagulograma e função renal. Solicitar eletrocardiograma na suspeita de arritmia. Nível sérico específico pode ser útil nos casos de intoxicação por acetaminofen, digoxina, anticonvulsivantes, ferro sérico, salicilato, monóxido de carbono, teofilina e para metemoglobinemia.

Métodos de descontaminação

Medidas para diminuir a exposição ao tóxico incluem lavagem da pele e dos olhos, quando afetados; lavagem gástrica; administração de carvão ativado; e irrigação intestinal.

Lavagem gástrica

A lavagem gástrica não deve ser utilizada de maneira rotineira. Estudos experimentais e clínicos demonstraram eficácia duvidosa. A indicação da lavagem gástrica estaria reservada para ingestão de substâncias extremamente tóxicas, com risco grande de morte, até 1 hora após ingestão.

A lavagem gástrica está contraindicada quando houver perda dos reflexos de vias aéreas superiores (a não ser que o paciente esteja intubado), ingestão de cáusticos, ingestão de hidrocarbonetos ou risco de sangramento digestivo por doença subjacente. A técnica consiste na passagem de sonda nasogástrica calibrosa e, com o paciente em decúbito lateral esquerdo, realizar a lavagem em alíquotas de 10 mL/kg de soro fisiológico (para adolescentes, de 200 a 300 mL) até se obter líquido drenado claro. Complicações importantes incluem hipoxia, disritmias, laringospasmo e perfuração do trato gastrointestinal.

Carvão ativado

A administração de carvão ativado 1 g/kg (máximo de 50 g) tem sua eficácia maior quando feita até 1 hora após a ingestão. É ineficaz para adsorção de ferro, álcool, pesticidas e hidrocarbonetos. Para evitar o risco de aspiração, deve ser feita somente em crianças com vias aéreas protegidas. Doses múltiplas de carvão ativado podem ser benéficas na ingestão de fenobarbital, teofilina e carbamazepina.

Irrigação intestinal

A irrigação intestinal é feita com polietilenoglicol administrado por via oral ou por sonda gástrica, até que o efluente retal esteja claro. Teria sua eficácia na ingestão de ferro, metais pesados, comprimidos de liberação lenta ou entérica e pacotes de drogas ilícitas.

Métodos de eliminação

Métodos para aumentar a eliminação dos tóxicos incluem alcalinização urinária, hemodiálise e hemoperfusão. A alcalinização urinária, por meio da manutenção do pH urinário em torno de 7,5, é utilizada na intoxicação por ácidos fracos como salicilatos e barbitúricos

A hemodiálise deve ser considerada nas intoxicações graves quando há benefício clínico com a remoção mais rápida do tóxico em relação à eliminação natural, quando há uma clara relação entre concentração sérica e toxicidade e quando a toxina pode ser retirada em grande quantidade com o método. As toxinas altamente dialisáveis, em geral, têm baixo peso molecular, não se ligam às proteínas de maneira significativa e têm baixo volume de distribuição. Essas características estão presentes nas toxinas responsáveis pelas indicações mais frequentes de hemodiálise: salicilato; álcoois; lítio; e teofilina. Outras toxinas que podem ser removidas por hemodiálise são ácido valproico, barbitúricos e metotrexate. A hemofiltração contínua tem uma taxa de remoção da toxina menor e pode ser utilizada no paciente com instabilidade hemodinâmica que não tolera a hemodiálise. A hemoperfusão é uma opção à hemodiálise e é eficaz para intoxicação por teofilina, carbamazepina e ácido valproico.

A infusão de emulsão lipídica está sendo estudada como tratamento de pacientes hemodinamicamente instáveis intoxicados por medicações lipofílicas. A dose é de 1,5 mL/kg de emulsão lipídica a 20% em 1 minuto, podendo ser repetida em 5 minutos. Esse tratamento tem sido utilizado em intoxicações graves por verapamil, betabloqueadores, antidepressivos tricíclicos e bupivacaína.

Antídotos

Antídotos específicos podem ser utilizados levando-se em conta a relação entre risco e benefício e a ausência de contraindicações. Os antídotos podem diminuir a absorção, ligar-se à toxina e neutralizá-la, antagonizar efeitos no órgão-alvo ou inibir a metabolização para substâncias mais tóxicas.

A farmacocinética do antídoto e da substância tóxica deve ser considerada. O naloxone, antídoto de opioides, tem meia-vida de 60 a 90 minutos, enquanto alguns opioides têm meia-vida mais prolongada, podendo haver retorno dos sintomas, com necessidade de repetição da dose.

A indicação dos antídotos deve ser cuidadosa nas intoxicações por mais de uma substância. O naloxone pode ter sua ação antagonista diminuída na ingestão de opioides com álcool. O flumazenil, antagonista de benzodiazepínicos, pode diminuir o limiar convulsivo se utilizado na ingestão de benzodiazepínicos com cocaína.

A Tabela 19.1 lista os antídotos disponíveis em serviços de emergência em nosso meio.

Tabela 19.1 Antídotos disponíveis.

Antídoto	Intoxicação	Dose
Acetilcisteína	Paracetamol	Oral: dose inicial 140 mg/kg; depois ,17 doses de 70 mg/kg a cada 4 horas Intravenosa (IV): dose inicial 150 mg/kg em 6 horas, seguida de 50 mg/kg em 4 horas, seguida de 100 mg/kg em 6 horas
Atropina	Organofosforado Carbamato	0,05 mg/kg dose inicial doses repetidas até reversão de sintomas pulmonares
Gluconato de cálcio	Bloqueador de canal de cálcio	100 a 200 mg/kg IV
Hidroxicobalamina	Cianeto	70 mg/kg IV (máx. 5 g).
Azul de metileno	Metaemoglobinizantes	1 a 2 mg/kg IV lento
Vitamina K	Dicumarínicos	2 a 5 mg

(Continua)

Tabela 19.1 Antídotos disponíveis. (Continuação)

Antídoto	Intoxicação	Dose
Flumazenil	Benzodiazepínicos	0,01 mg/kg (máx. 0,2 mg) doses repetidas com dose cumulativa máxima de 1 mg
Naloxone	Opiáceos	0,1 mg/kg máx. de 2 mg/dose pode ser repetido em 1 a 5 minutos
Biperideno	Metoclopramida, haloperidol	Até 1 ano, 1 mg; 1 a 6 ,anos 2 mg; 7 a 10, anos 3 mg
Difenidramina	Metoclopramida, haloperidol	0,5 a 1 mg/kg
Bicarbonato de sódio	Antidepressivo tricíclico	Bólus de 1 a 2 mEq/kg – repetir conforme resposta
	Salicilatos	Infusão venosa contínua para manter pH urinário em torno de 7,5
Insulina + glicose	Bloqueador de canal de cálcio	Insulina 0,5 a 1 U/kg/h + glicose 0,5 g/kg/h com monitorização de glicemia e potássio

Fonte: Adaptada de Horita SM, 2019.

Intoxicações mais frequentes

Acetaminofen

O acetaminofen é um analgésico presente em muitos lares e pode causar lesão hepática importante quando ingerido em doses maiores que 150 mg/kg por crianças ou maiores que 7,5 g por adultos. A absorção é rápida com pico em 4 horas.

O quadro de intoxicação por acetaminofen se divide em quatro estágios:

- **1º estágio:** dura de 12 a 24 horas e cursa sem sintomas ou com sintomas leves como náusea, vômitos e anorexia. A ausência de sintomas não é indicativa de quadro leve ou ausente.

- **2º estágio:** caracteriza-se pela resolução dos sintomas. Com 36 horas, iniciam-se elevação de transaminases e de bilirrubinas, prolongamento do tempo de protrombina e retorno dos sintomas, alcançando seu pico no 3º estágio.

- **3º estágio:** ocorre do 3º ao 4º dia, pode ocorrer insuficiência hepática fulminante com encefalopatia e sangramentos.

- **4º estágio:** recuperação em 8 a 10 dias.

O nível sérico de acetaminofen deve ser obtido 4 a 24 horas pós-ingestão e comparado no nomograma de Rumak-Mathew (Figura 19.1). A correlação do nível sérico com o tempo pós-ingestão prediz o risco de lesão hepática e necessidade de tratamento.

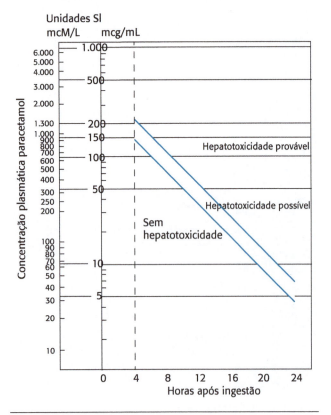

Figura 19.1 Nomograma de Rumak-Mathew.

Fonte: Adaptada de Rumack BH; Mathew H. Acetaminophen poisoning and toxicity. Pediatrics. 1975; 55:871.

O tratamento é feito com acetilcisteína. Pode ser administrada até 24 horas pós-ingestão da substância tóxica, porém tem maior efetividade se administrada nas primeiras 8 horas. Três esquemas são sugeridos na Tabela 19.2, a eficácia do tratamento por via oral pode ser alterada se o paciente recebeu carvão ativado.

Tabela 19.2 Tratamento da intoxicação por acetaminofen com acetilcisteína.

ORAL (72 horas)	Dose inicial 140 mg/kg 17 doses de 70 mg/kg cada 4 horas
IV (21 horas)	Dose inicial 150 mg/kg em 60 minutos; a seguir 50 mg/kg em 4 horas; a seguir 100 mg/kg em 16 horas
IV (48 horas)	Dose inicial 140 mg/kg em 60 minutos 12 doses de 70 mg/kg em 60 min a cada 4 horas

Fonte: Adaptada de Horita SM, 2019.

Ferro

A ingestão de sais de ferro pode determinar quadros graves conforme a quantidade ingerida. A ingestão de menos de 20 mg de ferro elementar por quilo cursa sem sintomatologia. Já a quantidade de 20 a 60 mg por quilo pode determinar sintomas graves. Quantidade maior que 60 mg/kg resulta na intoxicação grave.

De 30 minutos a 6 horas após a ingestão, surgem sintomas gastrointestinais como vômitos, diarreia, hematêmese ou hematoquezia. Pode ocorrer uma estabilidade latente por 12 a 24 horas. Ocorrem, então, acidose metabólica, choque, alterações hepática e renal e hemorragia pulmonar. De 2 a 6 semanas após a ingestão, podem ocorrer obstrução intestinal, estenose pilórica e cirrose.

Lavagem gástrica e irrigação intestinal devem ser consideradas, o uso de carvão ativado é ineficaz. Nível sérico 6 horas pós-ingestão acima de 500 mcg/dL indica intoxicação grave, demandando uso de quelante, a deferoxamina.

Cáusticos

A ingestão de cáusticos causa lesão de gravidade variável no trato gastrointestinal. Os cáusticos alcalinos, por causarem necrose de liquefação, ocasionam maior penetração e lesão da mucosa gastrointestinal. Os cáusticos ácidos, por causarem necrose de coagulação, limitam a penetração em planos profundos.

A criança pode apresentar lesões de mucosa oral e de pele, sialorreia, disfagia, dor retroesternal, vômitos e sangramento. Desconforto respiratório sugere lesão de vias aéreas ou aspiração pulmonar. A ausência de lesões orais não descarta ingestão de cáusticos. A ingestão de água sanitária, geralmente uma solução de hipoclorito de sódio, raramente provoca lesões importantes.

A lavagem gástrica está contraindicada. O uso de corticosteroides e de antibioticoterapia profilática é controverso.

Em crianças sintomáticas está indicada a endoscopia digestiva nas primeiras 24 horas para avaliação do grau das lesões e para passagem de sonda nasogástrica que será utilizada na alimentação enteral e como guia para possível dilatação.

A ingestão de baterias pode causar a liberação de metais pesados e de substâncias cáusticas com consequente lesão importante de mucosa gastrointestinal. É necessário realizar radiografia posteroanterior (PA) e perfil para sua localização. Está indicada a endoscopia para sua retirada se a bateria estiver no esôfago, se a bateria permanecer mais de 48 horas no estômago ou se a criança apresentar sintomas abdominais.

Etanol

Além das bebidas alcoólicas, o etanol está presente em perfumes, produtos de limpeza, antissépticos e colutórios. A ingestão causa ataxia, fala arrastada, hipotensão, bradicardia, depressão respiratória, nistagmo e coma. Nível sérico acima de 50 mg/dL implica risco importante. A ingestão de 1 g/kg de etanol eleva o nível em cerca de 100 mg/dL. Níveis tóxicos podem ser obtidos com a ingestão de 10 a 15 mL/kg de cerveja (5% de álcool) ou de 4 a 6 mL de vinho (14% de álcool) ou de 1 a 2 mL/kg de aguardente (40% de álcool). Lavagem gástrica não mostrou benefício na intoxicação por etanol. Carvão ativado é ineficaz. O tratamento consiste na manutenção dos parâmetros vitais e na correção da desidratação, hipotensão, hipoglicemia e dos distúrbios metabólicos.

Pesticidas

Os organofosforados e carbamatos inibem a colinesterase com conseqüente estimulação colinérgica. Os carbamatos são os principais componentes do "chumbinho", pesticida manipulado artesanalmente e vendido de maneira clandestina. A ingestão provoca sudorese, lacrimejamento, salivação, aumento das secreções brônquicas, miose, bradicardia, fasciculações, tremores musculares, convulsão e coma.

A descontaminação da pele e das mucosas é importante. Lavagem gástrica pode ser realizada se a ingestão for recente e se as vias aéreas estiverem protegidas. É necessário lembrar que os organofosforados podem ter como solvente hidrocarbonetos. Na sequência rápida para intubação, deve-se evitar uso da succinilcolina, dando preferência ao rocurônio.

A reversão do quadro é feita com atropina 0,05 mg/kg, dose inicial. A dose em dobro pode ser repetida após 3 a 5 minutos. As doses são administradas até reversão dos sintomas pulmonares, isto é, diminuição das secreções e reversão da broncoconstricção. A pralidoxima, atualmente indisponível em nosso meio, é utilizada na intoxicação por organofosforados e facilita a reativação da colinesterase. A dose é de 25-50 mg/kg em 30 minutos, seguida de infusão contínua de 10-20 mg/kg/hora.

Alguns raticidas são feitos com dicumarínicos de longa duração, antagonistas da vitamina K. A principal sintomatologia da intoxicação é o sangramento, que pode surgir já nas primeiras 12 horas se a intoxicação é grave. São necessários o controle do coagulograma e a administração de vitamina K parenteral se houver sintomas ou alteração do exame.

Monóxido de carbono

O monóxido de carbono se liga à hemoglobina com afinidade 200 vezes maior que o oxigênio, ocasionando um desvio para a esquerda da curva de dissociação da hemoglobina. O monóxido de carbono também se liga a citocromos (alterando metabolismo oxidativo), mioglobina (toxicidade para músculo cardíaco e esquelético) e guanilciclase (aumento dos níveis de óxido nítrico). Esses efeitos farmacológicos causam sintomas no SNC (cefaleia, confusão, convulsão e coma), no coração (arritmia, isquemia, infarto, assistolia) e no músculo esquelético (rabdomiólise e insuficiência renal). Níveis baixos de carboxihemoglobina (< 15%) causam sintomas leves como náusea e cefaleia, enquanto níveis de 60% a 70% são fatais. A oximetria de pulso superestima a saturação arterial de oxigênio na presença de carboxi-hemoglobina, portanto deve sempre ser comparada com a gasometria arterial. O tratamento da intoxicação por monóxido de carbono se baseia na suplementação de oxigênio e suporte cardiovascular. A meia-vida da carboxi-hemoglobina é de 320 minutos em ar ambiente, de 40 a 80 minutos em 100% de oxigênio e de 20 minutos em 100% de oxigênio em presso de 2,5 a 3 atmosferas. A terapia com oxigênio hiperbárico teria sua indicação na redução de sequelas neuroóogicas nos quadros mais graves.

Cianeto

A intoxicação por cianetos deve ser aventada em pacientes vítimas de queimadura em locais fechados e com lesão inalatória, em pacientes sob uso prolongado de nitroprussiato de sódio ou em pacientes com sintomas após ingestão de mandioca ou de broto de bambu pouco cozidos. O cianeto se liga ao citocromo-oxidase, gerando sua inibição com prejuízo da fosforilação oxidativa e consequente desvio do metabolismo aeróbio para o metabolismo anaeróbio. Apesar da oferta normal de oxigênio para a célula, esta não consegue utilizá-lo em virtude dessa hipoxia citotóxica. Surge, então, acidose metabólica com *anion gap* aumentado à custa do lactato. O paciente apresenta alterações neurológicas (cefaleia, confusão, coma e convulsões), cardíacas (taquicardia e hipertensão inicialmente, depois choque), respiratórias (taquipneia, edema pulmonar), hepática (necrose hepática), renal (insuficiência renal progressiva) e de pele (cor vermelho cereja, depois cianose). O antídoto preferencial é a hidroxicobalamina, precursor da vitamina B12, que se ligará ao cianeto intracelular, formando cianocobalamina. A dose sugerida para crianças é de 70 mg/kg e, para adultos, 5 g. Outra opção terapêutica é o uso de nitratos e de tiossulfato com indução de metemoglobina, este se liga ao cianeto formando cianetometemoglobina, composto menos tóxico.

Drogas de abuso

A maconha apresenta pouca toxicidade. Os quadros agudos se caracterizam por alterações comportamentais, queda da concentração e da coordenação, taquicardia, hipertensão, boca seca, injeção conjuntival e aumento do apetite.

A intoxicação por cocaína em crianças abaixo de 8 anos gera sintomas respiratórios, convulsões focais ou generalizadas. Em crianças maiores de 8 anos, os sintomas são semelhantes aos dos adultos: hipertensão; arritmias; vasoconstrição; agitação psicomotora; midríase; hipertonia; hipertermia; e dispneia. A hipertermia é um preditor de má evolução. A hipertermia deve ser debelada com medidas físicas. O uso de benzodiazepínicos tem ação tanto na agitação psicomotora como nas alterações cardiovasculares.

Anfetaminas produzem efeitos simpatomiméticos semelhantes aos da cocaína. O início dos sintomas é gradual e têm ação mais duradoura que os da cocaína. O tratamento é semelhante.

A intoxicação por opioides causa a tríade de depressão respiratória, coma e miose. A miose pode estar ausente na intoxicação por meperidina, tramadol e lomotil (difenoxilato + atropina). A reversão do quadro é feita com a administração de naloxone, preferencialmente endovenoso, na dose de 0,1 mg/kg, dose máxima de 2 mg. As doses podem ser repetidas a cada 3 a 5 minutos. Se não houver resposta com dose cumulativa máxima de 10 mg, é pouco provável que um opioide seja responsável pelo quadro. A meia-vida da naloxona é mais curta que a da maioria dos opioides e a infusão contínua pode ser necessária.

O abuso de inalantes contidos em *sprays*, tintas, solventes e colas é frequente. Causa uma resposta excitatória inicial, seguida de depressão. Como o efeito é curto, as doses costumam ser repetidas. A evolução da intoxicação evolui em quatro estágios. O primeiro é similar à intoxicação por organofosforados, o segundo estágio se caracteriza por depressão do SNC. No 3º estágio, a depressão se acentua e, no 4º, ocorrem coma, acidentes e traumas causados pelo comportamento de alto risco e arritmias que podem evoluir para óbito. O tratamento é de suporte. Avaliação pulmonar radiológica está indicada. Betabloqueadores podem ser utilizados no tratamento das arritmias.

Bloqueadores de cálcio

A ingestão de um ou dois comprimidos de bloqueadores de cálcio pode resultar na intoxicação grave. Pode ocorrer hipotensão, diminuição da contratilidade cardíaca, arritmias, alteração de consciência e convulsões pela hipotensão, hipoglicemia, náusea e vômitos.

O foco do tratamento é dirigido para suporte circulatório. Deve-se administrar volume de maneira judiciosa. Se não houver resposta e houver diminuição da resistência vascular, a noradrenalina está indicada. A suplementação de cálcio deve ser testada, geralmente é ineficaz. A infusão contínua em altas doses parece ter maior eficácia.

A terapia euglicêmica hiperinsulinêmica está sendo utilizada precocemente para reversão do choque. O mecanismo de ação não é claro. Consiste na infusão contínua de insulina 0,5 a 1 U/kg/hora, associada à glicose 0,5 g/kg/ora, titulando-se para manter glicemia normal. Os níveis de potássio e glicose devem ser estreitamente monitorizados.

Descongestionantes

O uso inadequado de descongestionantes nasais, geralmente nafazolina ou oximetazolina, provoca um quadro de sedação, irritabilidade e convulsão. A estimulação central dos receptores alfa-2 resulta em bradicardia, arritmia e depressão respiratória, chegando a apneias em lactentes jovens. Geralmente somente o tratamento de suporte é necessário.

Conclusão

A intoxicação deve ser lembrada como hipótese diagnóstica em crianças com qualquer quadro inexplicado, de início súbito, que cursa com alteração do nível de consciência, alteração hemodinâmica ou respiratória ou distúrbio metabólico. A investigação deve ser cuidadosa e meticulosa.

Existem 35 Centros de Informação e Assistência Toxicológica, em todo o território brasileiro, que fornecem informações para a população e para os médicos. A relação está disponível no portal da Fiocruz. O contato com estes centros permite acesso a dados especializados e atualizados que podem permitir uma melhor abordagem. Além disso, a notificação de todo caso permite uma análise epidemiológica.

Educação dos pais na prevenção de novos acidentes é mandatória. Na suspeita de negligência ou abuso, as providências legais devem ser providenciadas. Em caso de tentativa de suicídio, é necessária a internação com avaliação psiquiátrica. Nos casos de uso de drogas de abuso, a criança deve passar por avaliação multidisciplinar especializada.

■ BIBLIOGRAFIA CONSULTADA

Brooks DE, Levine M, Connor AD, et al. Toxicology in the ICU. Part 2: Specific toxins. Chest. 2011;140(4):1072-1085.

Calello DP, Henretig FM. Pediatric toxicology. Emerg Clin N Am. 2014;32:29-52.

Ghannoum M, Gosselin S. Enhanced poison elimination in critical care. Adv Chron Kidney Dis. 2013;20(1):94-101.

Gummin DD, Mowry JB, Spyker DA, Brooks DE, Fraser MO, Banner W. 2016 Annual Report of the American Association of Poison Control Centers' National Poison Data System (NPDS): 34th Annual Report. Clinical Toxicology. 2017;55:1072-1252.

Levine M, Brooks DE, Truitt Ca, et al. Toxicology in the ICU. Part 1: General overview and approach to treatment. Chest. 2011;140(3):795-806.

Mckay FC. Toxin-induced respiratory distress. Emerg Med Clin N Am. 2014;32:122-147.

20
Queimaduras

■ Sergio Massaru Horita

Introdução

A lesão por queimadura é a 3ª causa de lesão não intencional e de morte em crianças abaixo de 9 anos nos Estados Unidos. De 2001 a 2010, mais de 1,5 milhão de crianças sofreram queimaduras e mais de 5 mil delas morreram. Estimou-se que cerca de 10 mil crianças sofrem de sequelas graves por queimaduras a cada ano.

No Brasil, as queimaduras representam a 4ª causa de morte e de hospitalização de crianças até 14 anos, por acidente. A maioria das queimaduras ocorre na cozinha e na presença de um adulto. Em muitos casos, o tratamento é bastante doloroso e demorado e deixa sequelas.

Classificação das queimaduras

A gravidade da queimadura depende de uma série de fatores: etiologia; profundidade; extensão; localização; idade da vítima; e comorbidades.

A lesão por escaldadura é a principal causa de queimadura em crianças menores de 5 anos. A exposição da pele de uma criança de 6 anos à água quente na temperatura de 53 °C por mais de 1 minuto pode ocasionar queimaduras de 3º grau. Se a temperatura for maior que 70 °C, basta 1 segundo. Líquidos mais espessos como mingau, borra de café e sopa podem induzir lesões mais profundas. As queimaduras por chamas são mais graves, atingem maior extensão e profundidade da pele. A ingestão de soda cáustica continua sendo a maior fonte de queimaduras químicas em crianças. Pequenas pilhas, baterias de relógios e aparelhos eletrônicos representam perigo por conter conteúdo corrosivo. Queimaduras elétricas podem determinar quadros mais graves pela associação com outras lesões.

A profundidade da queimadura é caracterizada por graus ou pela descrição qualitativa da espessura da queimadura (Quadro 20.1). Didaticamente, utiliza-se a classificação de 1º grau para a queimadura apenas da epiderme (p. ex., queimadura solar); 2º grau, com acometimento da epiderme e parcialmente da derme; 3º grau quando ocorre comprometimento total da derme; e 4º grau quando a lesão se estende além da derme.

As queimaduras de 1º grau não são computadas quando do cálculo da superfície corpórea acometida e não requerem tratamento específico ou especializado. São caracterizadas pela pele seca, hiperemia que clareia a digitopressão e dor.

As queimaduras de 2º grau de profundidade parcial superficial são reconhecidas pela presença de lesões úmidas, róseas ou com hiperemia moteada, com bolhas nas primeiras 24 horas. As queimaduras de 2º grau de espessura parcial profunda mostram lesões pálidas, céreas, úmidas, com bolhas, que não clareiam à digitopressão. Não são dolorosas, mas ainda mostram percepção à pressão superficial.

As queimaduras de 3º grau mostram lesões peroladas, escurecidas, secas, inelásticas, sem bolhas e sem clareamento à digitopressão. Não são dolorosas, pois há destruição de raízes nervosas. A hipoperfusão tecidual ou a infecção secundária podem aumentar a profundidade inicial de uma queimadura.

As queimaduras de 4º grau, além de acometerem toda derme, alcançam estruturas profundas como tendão, músculo, nervo e osso.

A extensão das queimaduras é expressa pela porcentagem da superfície corpórea queimada (SCQ). Para o cálculo, não se computam as queimaduras superficiais (1º grau). Quando houver dúvida sobre a profundidade da lesão, deve-se considerar o grau mais grave.

Quadro 20.1 Classificação das queimaduras.

Classificação	Profundidade	Características	Cicatrização	Sequela
Superficial 1º grau	Epiderme	Eritematosas Sem bolhas Dolorosas	4 a 5 dias	Nenhuma
Espessura parcial superficial 2º grau	Epiderme e derme	Róseas, úmidas, bolhas nas primeiras 24 horas, dolorosas quando as bolhas se rompem	7 a 10 dias	Mínima hipopigmentação durante cicatrização
Espessura parcial profunda 2º grau	Derme profunda	Eritematosas ou amareladas Secas a céreas Bolhas se rompem facilmente Indolores se nervos acometidos	2 a 3 semanas	Provável
Espessura total 3º grau	Derme	Peroladas, céreas, coriáceas, inelásticas Sem clareamento a digito pressão Insensível	Semanas	Definitiva
4º grau	Derme, fáscia, músculo, tendão, osso	Visualização de estruturas profundas	Meses	Definitiva

Fonte: Adaptado de Strobel A, Fey R. Emergency care of Pediatric Burns. Emerg Med Clin N Am. 2018; 36:441.

Em adultos, a "regra dos nove" oferece uma estimativa rápida da área queimada. Cada membro inferior representa 18%, cada membro superior representa 9%, o tronco anterior e posterior representam 18% cada um e a cabeça representa 9%. A Figura 20.1 esquematiza a "regra dos nove".

Outro método lança mão do cálculo por meio da palma da mão, é útil quando as lesões são pequenas e não contínuas. A palma da mão, incluindo os dedos, corresponde aproximadamente a 1% da superfície corpórea do adulto ou da criança, enquanto a palma da mão sem os dedos corresponde a 0,5%.

Um método mais acurado para ser utilizado em adultos e em crianças é a tabela modificada de Lund-Browder (Figura 20.2), que leva em conta as alterações corpóreas conforme a faixa etária. As modificações principais são relativamente a cabeça e os membros inferiores.

A Associação Americana de Queimaduras (AAQ) classificou como queimadura grave (Quadro 20.2) a queimadura de extensão maior do que 20% da superfície corpórea (SC) em crianças menores que 10 anos; queimadura de 3º grau, quando de extensão maior do que 10%

Quadro 20.2 Queimadura grave segundo classificação da Associação Americana de Queimaduras.

- Queimadura > 25% SC em pacientes entre 10 e 40 anos (exclui queimadura superficial).
- Queimadura > 20% SC em pacientes menores de 10 anos e maiores de 40 anos (exclui queimadura superficial).
- Queimadura terceiro grau > 10% da SC.
- Queimaduras de olhos, orelhas, face, mãos, pés ou períneo que podem resultar em alteração funcional ou estética.
- Queimadura por corrente elétrica de alta voltagem.
- Queimadura complicada por trauma importante ou lesão inalatória.
- Queimadura em pacientes com comorbidade grave (exclui queimadura superficial).

SC: superfície corporal.
Fonte: Adaptado de Associação Americana de Queimaduras.

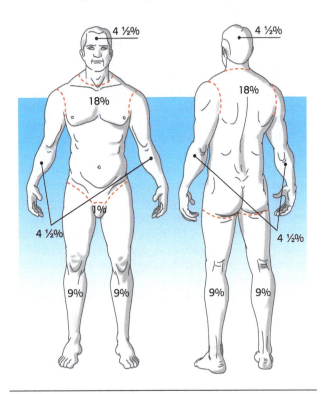

Figura 20.1 Regra dos nove para cálculo de superfície corpórea queimada.
Fonte: Adaptada de Alharbi Z, Piatkowski A. Treatment of burns in the first 24 hours. World J Emerg Surg. 2012; 7:13.

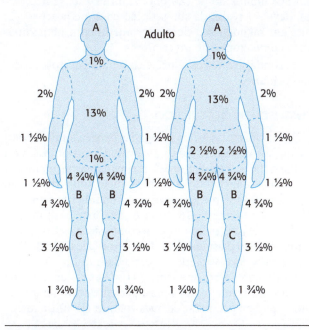

Figura 20.2 Tabela de Lund e Browder para cálculo de superfície corpórea queimada.

Fonte Adaptada de Herndon DN, ed. Total Burn Care, WB Saunders. 1996.

da SC; queimadura de locais em que pode haver comprometimento funcional ou estética importante, queimadura elétrica e queimaduras complicadas por trauma, lesão por inalação e comorbidades.

A AAQ ressalta a importância de atendimento especializado às vítimas e estabeleceu critérios de indicação de encaminhamento a centro especializado, expressos no Quadro 20.3.

A criança vítima de queimadura grave deve passar por avaliação sistematizada seguindo as etapas do suporte pediátrico avançado de vida.

Vias aéreas

A avaliação inicial das vias aéreas deve procurar por indícios de lesão por queimadura. O quadro é evidente na presença de desconforto respiratório alto com estridor, rouquidão, sialorreia e disfagia. É importante descartar a presença de corpo estranho. Outros indícios de lesão de vias aéreas são: queimadura de face ou boca; chamuscamento de vibrissas nasais; e escarro com resíduos carbonáceos. Na presença de quadro evidente, a opção deve ser por intubação precoce, evitando maior dificuldade no procedimento pela distorção pelo edema. Sugere-se que o procedimento seja realizado pelo médico mais experiente da equipe. A presença do cirurgião pode ser valiosa, se houver necessidade de traqueostomia.

Quadro 20.3 Queimaduras que devem ser encaminhadas a centro especializado segundo a Associação Americana de Queimaduras.

- Queimadura de 2º grau > 10% da SC em qualquer idade.
- Queimaduras que envolvam face, mão, pé, genitália, períneo, pescoço ou grande articulação.
- Queimadura de 3º grau em qualquer idade.
- Queimaduras causadas por eletricidade em qualquer idade.
- Queimaduras químicas.
- Lesão por inalação.
- Queimadura em pacientes em qualquer idade com problemas médicos preexistentes ou não, que poderiam complicar os cuidados, prolongar a recuperação ou influenciar a mortalidade.
- Qualquer paciente com queimaduras e trauma concomitante no qual a queimadura apresenta maior risco de morbidade ou mortalidade.
- Crianças queimadas sendo tratadas em hospital sem pessoal qualificado ou equipamentos para o cuidado do caso.

SC: superfície corporal.

Fonte: Adaptado de Associação Americana de Queimaduras.

Atendimento de urgência

Respiração

A respiração pode estar deprimida por trauma associado, pela ação de medicação sedativa aplicada no tratamento pré-hospitalar ou intoxicação por monóxido de carbono ou cianeto. Queimadura circular do tórax ou abdômen pode ocasionar restrição ventilatória. Em todos os casos, deve-se ofertar oxigênio em alta concentração inicialmente. Na suspeita de intoxicação por monóxido de carbono, a oferta de oxigênio deve ser mantida por tempo prolongado.

Circulação

Queimaduras graves extensas podem provocar depressão miocárdica com choque após algumas horas, se houver sinais precoces de choque, lesões associadas sempre devem ser descartadas. Acidentes por corrente elétrica de alta voltagem podem causar arritmias cardíacas com comprometimento hemodinâmico.

A história do acidente deve ser a mais completa possível constando: horário; se foi presenciado; tipo de acidente (escaldadura, líquido inflamável, fogo, químico, elétrico); local (fechado ou aberto), e trauma associado. No acidente por escaldadura, o tipo de líquido, se mais viscoso, pode determinar queimaduras mais profundas. No acidente por fogo, é importante saber se ocorreu em local fechado e se havia presença de substâncias que liberam cianeto como seda, poliuretanos, poliacrilonitrilas, náilon, resinas de melamina e plásticos. Nos acidentes elétricos por corrente de alta voltagem, a possibilidade de trauma é grande, além da presença de fraturas por contração muscular e mioglobinúria por lesão muscular. Devem ser pesquisadas doenças preexistentes, vacinação antitetânica, alergias e tratamento pré-hospitalar. Abuso deve ser suspeitado se a história com os responsáveis trouxer dados inconsistentes.

O exame físico deve ser completo com aferição dos sinais vitais e especialmente do peso, parâmetro que será utilizado para cálculo do volume de reposição. Os parâmetros da oximetria de pulso devem ser analisados criteriosamente em casos com suspeita de intoxicação por monóxido de carbono. A carboxi-hemoglobina pode ensejar falsa leitura da saturação.

Alteração do nível da consciência pode estar presente, causada por choque, hipoxia, intoxicação por monóxido de carbono, intoxicação por cianeto, trauma craniano associado ou ação de sedativo.

A caixa torácica deve ser avaliada na busca por sinais de trauma. Além dos sinais de desconforto respiratório alto, podem estar presentes outros sinais como retração subcostal e diafragmática, gemência e sibilos por lesão inalatória.

Avaliação da queimadura

A queimadura deve ser avaliada na sua localização, extensão e profundidade.

Um dos órgãos que merece especial atenção é o olho. Avaliação da córnea deve ser feita antes que o edema palpebral impeça o exame detalhado. Queimadura circular de membros exige exame constante do pulso distal e da perfusão periférica para diagnóstico precoce de síndrome compartimental. Queimadura circular de tórax pode causar restrição ventilatória importante. Em lesões por corrente elétrica, muitas vezes, não se distinguem os locais de entrada ou saída da corrente elétrica na pele, essas lesões não podem ser utilizadas como parâmetro da gravidade do quadro. A lesão na queimadura por corrente elétrica de alta voltagem é profunda, pois a resistência à passagem da corrente elétrica é maior em osso, músculos e vasos com maior transformação da energia elétrica em energia térmica. Padrões simétricos de queimaduras em membros ou marcas bem definidas sugerem lesões intencionais. A extensão das queimaduras deve ser calculada pela tabela modificada de Lund-Browder. Queimaduras superficiais de 1º grau não devem entrar no cálculo.

Avaliação laboratorial

A avaliação laboratorial deve compreender hemograma, eletrólitos, gasometria com cálculo do *anion gap*, ureia, creatinina, creatinoquinase, urina tipo I e mioglobina, se disponível. Em suspeita de intoxicação por monóxido de carbono, a dosagem de carboxi-hemoglobina pode orientar a terapêutica. Em suspeita de intoxicação por cianeto, deve-se realizar cálculo do *anion gap* e dosagem de lactato para definir necessidade de terapêutica específica. Em lesões inalatórias, a radiografia de tórax pode se mostrar normal inicialmente. Na suspeita de trauma associado, a complementação radiológica se impõe.

Tratamento inicial

Um acesso venoso calibroso deve ser obtido inicialmente; se houver dificuldade o acesso intraósseo, é a opção até a passagem de cateter venoso central.

A oferta de oxigênio em alta concentração é necessária até avaliação de possível lesão inalatória ou de intoxicação por monóxido de carbono. A intubação, se necessária, deve ser realizada sob sedação com medicações que ensejam menor risco de comprometimento hemodinâmico como etomidato ou cetamina.

A sondagem vesical é necessária para controle do débito urinário.

Ressuscitação fluídica

Várias fórmulas foram estudadas para cálculo do volume na ressuscitação fluídica. A fórmula mais utilizada é a de Parkland – 4 mL/kg/% SC queimada nas primeiras 24 horas, não se incluindo áreas com queimadura de 1º grau (Quadro 20.4). A metade deve ser infundida nas primeiras 8 horas e o restante em 16 horas. A solução mais utilizada é a solução de Ringer-lactato, cuja composição eletrolítica se aproxima à do plasma. Além do volume calculado de Ringer-lactato, deve-se ofertar a necessidade hídrica basal nas 24 horas, com oferta de glicose. O uso de coloides deve ser evitado nas primeiras 24 horas, pacientes com lesão inalatória podem necessitar de mais volume, até 40% a mais.

Quadro 20.4 Fórmula de Parkland.

4 mL × Peso × % SCQ
Metade nas primeiras 8 horas
Metade nas outras 16 horas

%SCQ: porcentagem de superfície corpórea queimada, exclui queimaduras de 1º grau.

Fonte: Desenvolvido pela autoria.

A fórmula de Parkland pode fornecer estimativas abaixo do volume necessário em pacientes com queimaduras graves e profundas, lesão inalatória, lesão elétrica e em pacientes com atraso na ressuscitação. Entretanto, infusão de volume em excesso pode culminar em edema pulmonar, derrame pleural, derrame pericárdico, síndrome compartimental abdominal, síndrome compartimental de membros e agravamento das lesões de queimadura, além do maior risco de síndrome de desconforto respiratório agudo, infecção e morte.

A adequação da ressuscitação fluídica, muitas vezes, é de difícil avaliação. Os parâmetros tradicionais são diurese maior que 1 mL/kg/hora, pressão arterial média normal e níveis de lactato normais e excesso de base. Medidas indiretas do débito cardíaco e da volemia por meio de ecocardiografia podem trazer mais informações.

Controle da dor

A sedação e a analgesia em crianças queimadas são medidas desafiadoras em todas as etapas de tratamento.

Não é só o tipo de dano tecidual que pode gerar níveis elevados de dor, os cuidados da ferida podem gerar dor que pode ser equivalente ou superior à experimentada pelo doente na ocasião da lesão. Muitas vezes, a criança ou cuidador tem dificuldade de distinguir dor da ansiedade. Escalas de dor e ansiedade devem ser utilizadas de acordo com a faixa etária.

Analgésicos orais podem ser utilizados nas queimaduras pequenas e superficiais. Conforto térmico e cobertura das lesões são medidas adicionais.

Os opiáceos são a opção para o tratamento das dores mais intensas. A codeína deve ser evitada por causa da metabolização errática em algumas crianças. Pode-se utilizar a morfina na dose de 0,1 mg/kg a cada 2 a 4 horas, ou fentanil 0,5 a 1 μg/kg a cada 1 ou 2 horas. A infusão deve ser sempre lenta.

A cetamina pode ser utilizada por ocasião dos curativos na dose de 1 mg/kg por via endovenosa, apresentando a vantagem de anestesia com preservação da respiração e dos reflexos.

A associação de ansiolíticos em baixa dose pode auxiliar no controle da dor.

Em crianças, não há protocolo estabelecido.

Lesão inalatória

Lesão inalatória é um termo não específico referente à lesão direta ao sistema respiratório (vias aéreas e parênquima pulmonar) ou à toxicidade sistêmica secundária à absorção de substâncias. É classificada em quatro categorias: lesão de vias aéreas superiores; lesão de vias aéreas inferiores; lesão parenquimatosa; e toxicidade sistêmica. Deve sempre ser suspeitada com lesões térmicas de face ou história de exposição prolongada a gases tóxicos em ambiente fechado. A lesão de vias aéreas superiores deve ser excluída por visão direta ou indireta. Mais comumente, a obstrução de vias aéreas superiores é secundário à anasarca relacionada à ressuscitação de grandes queimados. A lesão de subglote e de parênquima pulmonar geralmente é secundária a toxinas ou partículas inaladas que geram processo inflamatório importante. A exceção é o vapor de água que pode ultrapassar os mecanismos protetores de vias aéreas superiores e alcançar o parênquima com lesão térmica direta. A broncoscopia pode auxiliar no diagnóstico, mas não prediz a extensão real da lesão. A ventilação mecânica deve ser utilizada com parâmetros protetores com volume corrente 5 a 7 mL/kg, prevenção de barotrauma e pressão inspiratória menor que 30 cm H_2O.

Estudo inicial com inalação com heparina e n-acetilcisteína mostrou redução da mortalidade em crianças com lesão inalatória, sendo utilizada em alguns serviços.

Óxido nítrico pode ser utilizado na suspeita de vasoconstrição pulmonar secundária, mas deve ser suspenso se não houver resposta nas primeiras horas. Há relato de que os níveis de óxido nítrico já estão aumentados na lesão inalatória e a perda resultante da vasoconstrição hipóxica pode piorar o desbalanço ventilação-perfusão.

Na suspeita de intoxicação por monóxido de carbono, os sinais clínicos se correlacionam com o nível de carboxi-hemoglobina. A oferta de oxigênio deve ser mantida em altas frações até resolução dos sintomas e normalização do nível de carboxi-hemoglobina. A meia-vida da carboxi-hemoglobina é de 250 minutos se o paciente estiver sob ar ambiente; com o uso de oxigênio a 100%, a meia-vida cai para 40 a 60 minutos.

A intoxicação por cianeto produz uma inibição reversível da oxidase do citocromo c, com inibição da oxigenação celular e anoxia tecidual. O diagnóstico é clínico, pois a análise do nível sérico do cianeto não é realizada rotineiramente. O diagnóstico pode ser sugerido por acidose com *anion gap* aumentado, lactato sérico elevado ou saturação venosa mista de oxigênio elevada. A terapêutica é realizada com administração de hidroxicobalamina 70 mg/kg em 15 minutos. A hidroxicobalamina interfere no resultado de uma série de dosagens laboratoriais.

Não existe consenso em quanto à indicação de traqueostomia precoce em crianças com queimaduras graves.

Cuidados locais com a queimadura

O processo de cicatrização das feridas por queimadura é influenciado diretamente pela gravidade da lesão (extensão, profundidade e localização), agente causador, presença de infecção e estado nutricional.

As queimaduras de 1º grau melhoram rapidamente em 3 a 5 dias, sendo indicados analgésicos orais, se necessários, repouso e hidratantes tópicos.

As queimaduras de 2º grau podem ser superficiais ou profundas. A recuperação depende da profundidade atingida e do acometimento por infecção local ou sistêmica. Na presença de infecção local, pode haver aprofundamento da lesão.

A abordagem cirúrgica das queimaduras de 2º grau faz parte do atendimento de urgência. O manejo das bolhas é objeto de controvérsia. Desbridamento e avaliação das lesões demandam sedação mais profunda. Os objetivos do desbridamento são de prevenir infecção, diminuir o tempo de reepitelização, melhorar o prognóstico estético e funcional, aumentar o conforto do paciente e melhorar as condições para troca de curativos. Após desbridamento, os curativos podem ser feitos com sais de prata ou ácidos graxos essenciais. Os substitutos temporários de pele podem ser utilizados nos curativos seguintes. O desbridamento das queimaduras de 3º grau geralmente é realizado em serviços especializados, havendo o preparo do local para enxertia. Nas queimaduras circulares ou extensas com risco de síndrome compartimental (restrição de circulação ou restrição de expansibilidade torácica ou abdominal), a escarotomia pode ser necessária.

Suporte nutricional

O suporte nutricional deve ser iniciado em 24 a 48 horas após a internação, podendo ser ofertado por sonda gástrica ou enteral. A via enteral é a preferencial. A vantagem da sonda enteral é o menor risco de aspiração com a mobilização e realização de curativos e permite diminuição do tempo de jejum para procedimentos cirúrgicos.

Fórmulas são utilizadas para o cálculo da necessidade calórica, de acordo com a porcentagem de superfície corpórea queimada (SCQ). Geralmente, as fórmulas superestimam as necessidades. A fórmula do Galveston Shriners Burns Institute é uma das utilizadas e é exibida na Tabela 20.1.

Tabela 20.1 Cálculo da necessidade calórica – fórmula de Galveston Shriners Burns Institute.

Idade (anos)	Calorias(kcal/dia)
0 a 1	2.100 Kcal/m² + 1000 Kcal/m² SCQ
1 a 11	1.800 Kcal/m²+ 1300 Kcal/m² SCQ
12 a 18	1.500 Kcal/m²+ 1500 Kcal/m² SCQ

Fonte: Desenvolvida pela autoria.

Não há uma nutrição padrão para crianças com queimaduras. A dieta deve ser rica em glicose, proteína e aminoácidos e pobre em gordura com presença de ácidos graxos insaturados. Suplementação de glutamina em pequenos estudos mostrou diminuição de infecção, tempo de internação e mortalidade, e seu uso parece ser benéfico. Não há dados para a suplementação de alanina. Atenção especial deve ser dada à suplementação de vitaminas e de oligoelementos.

Resposta hipermetabólica

A resposta hipermetabólica ocorre alguns dias após a queimadura grave e pode persistir por meses. A causa não foi inteiramente esclarecida, há aumento persistente na secreção de catecolaminas, glicocorticosteroides, glucagon e dopamina, com indução de hipermetabolismo e catabolismo subseqüente. Várias vias são afetadas, mas duas são particularmente mais afetadas: metabolismo da glicose com resistência à insulina e hiperglicemia; e o metabolismo das gorduras com lipólise aumentada. A hiperglicemia em pacientes queimados está associada a aumento da freqüência de infecções, sepse, catabolismo, hipermetabolismo e mortalidade. A lipólise e o aumento sérico de ácidos graxos livres contribuem para aumento da morbidade e mortalidade após queimadura grave por infiltração gordurosa de vários órgãos.

O tratamento da resposta hipermetabólica consiste em suporte nutricional adequado, controle glicêmico, desbridamento e cobertura precoce das feridas, aumento da temperatura ambiente (30 °C), fisioterapia precoce e farmacoterapia.

As medicações utilizadas no controle da resposta hipermetabólica estão os analgésicos, esteroides anabolizantes (oxandrolona), insulina e betabloqueadores (propranolol).

Infecção

A infecção é a causa mais comum de morte após lesão por queimadura. A perda da proteção da pele íntegra, internação prolongada, necessidade de procedimentos invasivos como cateter venoso central, intubação, ventilação mecânica e sondagem vesical, antibioticoterapia prolongada e procedimentos cirúrgicos aumentam o risco de infecção hospitalar. O *Staphylococcus aureus* é agente principal nos primeiros dias, *Pseudomonas aeruginosa* é mais comum após 7 dias.

O diagnóstico da infecção da lesão de queimadura por vezes é difícil. A observação frequente pode detectar alterações de cor, exsudato e sensibilidade, além do aumento da profundidade. A separação precoce das escaras das queimaduras é um sinal importante. Pseudomonas produzem exsudato amarelo ou verde, evoluindo com lesões escuras e bolhas e destruição de tecidos adjacentes. A cultura quantitativa da biópsia é indicativa de infecção se maior que 10^5 colônias/grama de tecido. A cultura por *swab* é um teste pobre, mas pode ajudar na identificação do agente etiológico.

O diagnóstico de sepse requer definições além daquelas propostas pela Campanha de Sobrevivência à Sepse. Os parâmetros indicativos de síndrome de resposta inflamatória sistêmica (SIRS) estão invariavelmente presentes em qualquer paciente com queimadura grave em virtude do quadro de hipermetabolismo, portanto o diagnóstico de SIRS é irrelevante para pacientes com queimaduras graves.

A AAQ produziu um consenso para a definição de sepse em adultos e crianças queimados. Para o diagnóstico, são necessários três dos critérios do Quadro 20.5.

Quadro 20.5 Critérios de sepse no paciente queimado (AAQ): três critérios são necessários.

I. Temperatura > 39 °C ou < 36,5 °C
II. Taquicardia progressiva
- Adulto: > 110 bpm
- Criança: 2 DP acima de 85% da FC máxima para a idade

III. Taquipneia progressiva
- Adulto: > 25 rpm
- Criança: 2 DP acima de 85% da FR máxima para a idade

IV. Trombocitopenia (não aplicável até 3 dias pós-ressuscitação inicial)
- Adulto: < 100.000
- Criança: < 2 DP abaixo do valor médio para a idade

V. Hiperglicemia
- Glicemia não tratada > 200 mg/dL
- Resistência à insulina: > 7U/h para adultos ou resistência à insulina significativa (25% de aumento da demanda de insulina ao longo das 24 horas)

(*Continua*)

Quadro 20.5 Critérios de sepse no paciente queimado (AAQ): três critérios são necessários. (*Continuação*)

VI. Incapacidade de continuar alimentação enteral em 24 horas
- Distensão abdominal
- Intolerância à alimentação enteral (residual de 150 mL/h em crianças ou duas vezes o tempo de alimentação em adultos)
- Diarreia incontrolável (2.500 mL/dia para adultos ou 400 mL/dia para crianças)
- É necessário infecção documentada:
  - Cultura positiva para infecção ou;
  - Fonte de tecido patológico identificado ou;
  - Resposta clínica aos antibióticos.

DP: desvio-padrão; FC: frequência cardíaca; FR: frequência respiratória.

Fonte: Desenvolvido pela autoria.

Outros focos importantes de infecção no paciente queimado são o cateter venoso central e os sistemas respiratório e urinário. O diagnóstico dessas infecções segue os mesmos critérios utilizados normalmente em outros pacientes.

Conclusão

O atendimento adequado de crianças com queimaduras graves é essencial para diminuir a morbidade e a mortalidade. A identificação da gravidade e da extensão da queimadura determina a remoção da criança para unidade de terapia intensiva (UTI) ou para unidades especializadas no tratamento de queimaduras. A ressuscitação fluídica inicial é parte crucial do atendimento. Cuidados posteriores como tratamento das lesões, prevenção e tratamento das infecções, nutrição adequada e cuidados com a síndrome hipermetabólica auxiliam na recuperação mais rápida do paciente.

■ BIBLIOGRAFIA CONSULTADA

Fagan SP, Bilodeau M, Goverman J. Burn intensive care. Surg Clin N Am. 2014;84:765-779.

ISBI Practice Guidelines for Burn Care. Burns. 2016;42(5):953-1021.

Jeschke MG, Herndon DN. Burns in children: standard and new treatments. Lancet. 2014;383:1168-1178.

Mathias E, Murthy MS. Pediatric termal burns and treatment: a review of progress and future prospects. Medicines. 2017; 4(4).

Palmieri TL. Pediatric burn resuscitation. Crit Care Clin. 2016; 32(4):547-559.

Romanowski K, Palmieri T. Pediatric burn resuscitation: past, present, and future. Burns & Trauma. 2017;5:26.

Strobel AM, Fey R. Emergency care of pediatric burns. Emerg Med Clin N Am. 2018;36:441-458.

21 Maus-Tratos

■ Beatriz Marcondes Machado

Introdução

A violência infantil não é um fato recente. Relatos de infanticídio, castigos cruéis e humilhantes, mutilação, escravidão, abandono e abuso sexual datam de antigas civilizações.

A violência contra crianças e adolescentes é um grave problema grave e suas consequências são de grandes proporções. Atinge e prejudica essa população em importante período do desenvolvimento, provocando sequelas que podem se manifestar a curto, médio ou longo prazos. Ocorre em todos os países do mundo, em diferentes situações, sob variadas formas, em todas as classes sociais e nas mais diversas culturas.

Crianças sofrem maus-tratos dentro de seus próprios lares, sendo esta a agressão menos visível; no entanto, é a mais devastadora. As consequências da violência incluem tanto impactos pessoais imediatos (letais e não letais) como danos posteriores, na vida adulta.

Sistemas para prevenir ou banir a violência da sociedade vêm sendo desenvolvidos nos últimos anos. Nenhum deles é completamente eficaz, mas todos contribuem de alguma forma para conscientizar o ser humano sobre os riscos e as consequências dos maus-tratos.

Definição

A Organização Mundial da Saúde (OMS) define a violência como o uso de força física ou poder, em ameaça ou na prática, contra si próprio, outra pessoa ou contra um grupo ou comunidade que resulte ou possa resultar em sofrimento, morte, dano psicológico, desenvolvimento prejudicado ou privação. A definição dada pela OMS associa intencionalidade com a realização do ato, independentemente do resultado produzido. São excluídos da definição os incidentes não intencionais (acidentais).

Epidemiologia

Segundo a OMS, durante a infância, uma em cada quatro crianças sofre maus-tratos físicos, ao passo que quase uma em cada cinco meninas e um em cada 13 meninos são vítimas de abuso sexual. Além disso, o homicídio é uma das cinco principais causas de morte de adolescentes.

As causas externas (violências e acidentes) de morbimortalidade figuram no Brasil, há mais de uma década, entre os principais problemas de saúde pública.

No período de 2011 a 2017, foram notificados, no Sistema de Informação de Agravos de Notificação (Sinan), 1.460.326 casos de violência interpessoal ou autoprovocada. Desse total, foram registradas 219.717 (15,0%) notificações de violência contra crianças e 372.014 (25,5%) contra adolescentes, concentrando 40,5% dos casos notificados.

No Brasil, a violência e acidentes juntos constituem a primeira causa de óbito na faixa etária de 1 a 19 anos (Tabela 21.1). Esses dados indicam que, na população brasileira, crianças e adolescentes morrem mais por conflitos sociais e violência do que por doenças.

Fatores de risco para os maus-tratos

A pobreza é normalmente considerada um fator de risco, mas os maus-tratos de crianças em famílias pobres, muitas vezes, são detectados mais facilmente por causa do maior contato com assistentes sociais e com outros profissionais que possuem conhecimento das manifestações de abuso infantil. O abuso de crianças em famílias abastadas pode permanecer "escondido" por causa da menor suspeita de maus-tratos e da maior capacidade desses pais para se protegerem da detecção e das consequências jurídicas.

Tabela 21.1 Proporção de óbitos (%) no Brasil por faixa etária segundo o grupo de causas no ano de 2016.

Grupo de causas	<1 ano	1 a 4 anos	4 a 10 anos	10 a 14 anos	15 a 19 anos
Doenças infecciosas e parasitárias	4,4	9,3	6,3	5	2,1
Neoplasias	0,4	9,2	18,3	12,6	4,3
Doenças aparelho respiratório	4,5	16,8	9,3	7	2,7
Afecções perinatais/malformações congênitas	80	13	5,8	3,7	0,7
Causas externas	5,6	26,8	32,8	44,7	78,9
Demais causas definidas	5,1	25	27,4	27,1	11,3

Fonte: Adaptada de Ministério da Saúde/SVS - Sistema de Informações sobre Mortalidade – http://www.datasus.gov.br.

São vários os fatores que resultam nos atos de violência. Alguns grupos e categorias de crianças são especialmente vulneráveis. Padrões culturais e sociais, como expectativas não alcançadas em relação à criança e ao adolescente, fatores socioeconômicos, entre os quais a desigualdade e o desemprego, também têm desempenhado um papel importante (Quadro 21.1). Pesquisas nacionais e internacionais revelam que mais de metade dos casos de maus-tratos acomete crianças abaixo de 9 anos, tendo os pais como agressores.

Quadro 21.1 Características mais encontradas nos agressores e nas crianças vitimizadas.

Referentes ao agressor	Referentes à vítima
• História pregressa de maus-tratos • Falta de confiança nos outros • Capacidade limitada de lidar com estresse, frustração e raiva • Insegurança, ansiedade, baixa autoestima • Pais de baixa idade, imaturos, mãe adolescente, pais solteiros • Gravidez não desejada • Histórico de alcoolismo e/ou drogas • Desemprego • Portador de distúrbios psicológicos ou doenças psiquiátricas • Discórdia familiar, família substituta ou separação do casal • Membro de culto ou seita	• Menor de 3 anos • Gemelar • Criança não planejada ou não desejada • Adotada ou sob guarda • Filho de criação ou de relação anterior • Criança "diferente" • Prematura ou baixo peso ao nascer • Portadora de doença crônica ou deficiência • Criança "difícil" ou em "fase difícil do desenvolvimento" • Hiperativa ou apática • Com distúrbio do sono, fala ou alimentação

Fonte: Desenvolvido pela autoria.

Tipos de violência

Segundo a OMS, a violência contra crianças e adolescentes abrange os maus-tratos físicos e emocionais, o abuso sexual e a negligência, podendo haver coexistência entre todas essas manifestações.

Violência física

Definida como uso intencional da força física infligido a uma criança ou a um adolescente por seus pais, responsáveis, familiares ou pessoas próximas, com o objetivo de ferir, lesar ou destruir a vítima, deixando ou não marcas evidentes em seu corpo. Não é raro que a agressão física resulte na morte. A grande maioria das violências físicas contra crianças em casa é praticada com o objetivo de punir ou "educar".

É importante saber diferenciar as lesões intencionais das acidentais. O acidente é definido como todo acontecimento independente da vontade humana, provocado por força externa, que atua rapidamente e que se manifesta por um dano corporal ou mental.

A maioria das crianças acima de 9 meses e adolescentes normais apresenta alguma lesão recente e acidental na pele. Os pequenos arranhões, cortes, equimoses e hematomas resultados das atividades rotineiras (brincadeiras, jogos, desatenção) são bastante comuns na infância e adolescência. Essas lesões são geralmente pequenas, sem configuração específica e estão localizadas principalmente na parte anterior do corpo. Abaixo de 9 meses de idade, as lesões na pele são incomuns e, quando ocorrem, são geralmente leves escoriações na face.

As lesões intencionais devem ser suspeitadas quando:

- história incompatível com a lesão e/ou contraditória e/ou não digna de crédito;
- história ou exame físico demonstrando sinais de lesões frequentes, ditas "acidentais";
- muito tempo decorrido entre o ferimento e a procura de atendimento médico e/ou grau de preocupação inapropriado;
- "acidentes" sem testemunhas ou atribuídos aos irmãos ou a terceiros;
- lesões ou fraturas múltiplas e/ou de diferentes idades e/ou incompatíveis com a idade ou com o desenvolvimento psicomotor da criança;
- lesões que envolvem partes usualmente cobertas do corpo;

- lesões específicas sugestivas de abuso; e
- fraturas "especiais": próximas às articulações, com traços oblíquos ou em espiral, de arcos costais, de escápula, de esterno, bilateral de clavícula, de coluna vertebral, de mandíbula.

As lesões de partes moles estão presentes em até 92% das vítimas de violência física. A pele é o local do corpo mais atingido pelos maus-tratos, com arranhões, lacerações, equimoses, hematomas e queimaduras nos seus mais variados níveis de gravidade. Nas queimaduras não intencionais, é comum a procura imediata por atendimento médico e a história ser coerente com os achados no exame físico.

Algumas características das lesões podem levantar forte suspeita de maus-tratos e até mesmo sugerir seu diagnóstico (Figura 21.1).

As fraturas correspondem à segunda lesão mais comum e estão presentes em até 55% das crianças submetidas a abuso físico. Embora existam características das fraturas sugestivas de maus-tratos, não há nenhum padrão específico, localização ou morfologia de absoluta patognomonia de abuso. Diante da suspeita de maus-tratos, a investigação radiológica completa do esqueleto é obrigatória nas crianças até os 2 anos de idade, para investigação de fraturas antigas e concomitantes, e, acima dessa faixa etária, deve-se realizar radiografia seletiva de acordo com a informação, dada pela criança ou adolescente, de traumas anteriores.

As lesões intracranianas são as de maior gravidade e as principais causas de morbidade e mortalidade. A associação de hemorragia retiniana com edema cerebral e ou hematoma subdural, sem outros sinais de trauma, deve ser interpretada como abuso, até prova em contrário.

As lesões abdominais ou torácicas, geralmente provocadas por agressão com as mãos ou pés, são mais comuns nas crianças maiores, que deambulam, e nos adolescentes.

A **síndrome do bebê sacudido** é provocada por sacudidas violentas da criança com até 2 anos de idade, ocasionando graves lesões cerebrais, por contusão, rompimento de vasos ou cisalhamento. O "chacoalhamento" a que a criança é submetida não precisa ser prolongado para ser prejudicial. Cerca de um terço dessas crianças morre e a maioria dos sobreviventes sofre consequências a longo prazo, tais como retardo mental, paralisia cerebral ou cegueira.

Violência psicológica ou emocional

Caracteriza-se pela submissão a agressões verbais, humilhação, desqualificação, indiferença ou rejeição que pode resultar em danos ao desenvolvimento global da criança/adolescente. Este tipo de violência é um dos mais difíceis de serem identificados, pois, muitas vezes, resulta do despreparo dos pais para a responsabilidade com os filhos. Portanto, sua verdadeira incidência é desconhecida. Ocorre de forma isolada e como componente de todas as outras formas de abuso, sendo, então, o tipo de maus-tratos mais comum.

Existem várias categorias de abuso psicológico: rejeição; isolamento; aterrorização; indiferença; discriminação;

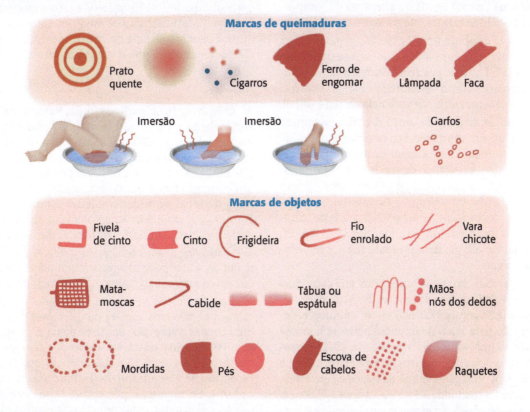

Figura 21.1 Característica de lesões de partes moles nos maus-tratos.
Fonte: Adaptada de Johnson CF. Inflicted injury versus accidental injury. Peditr Clin North Am. 1990;37(4):791.

agressão verbal; humilhação; depreciação; desrespeito; ameaça; ou, ainda, indução à prostituição, ao uso de drogas e ao crime.

Violência sexual

Consiste em todo ato ou jogo sexual, relação hetero ou homossexual, imposto à criança ou ao adolescente pela violência física, ameaça ou indução de sua vontade. O abuso sexual ocorre quando existe assimetria na idade ou no desenvolvimento entre os participantes, com uma atitude de coação. Inclui desde atos sem contato sexual (prática de carícias, manipulação de genitália, mama ou ânus, voyeurismo, exploração sexual, pornografia, exibicionismo, produção de fotos), até ações que incluem o contato sexual, com ou sem penetração.

Em grande parte, a violência sexual é imposta por familiares ou pessoas próximas da criança, portanto pessoas nas quais as crianças confiam e que, geralmente, são responsáveis por cuidar delas. Com frequência, o abuso é repetitivo.

Mundialmente, estima-se que 25% das meninas e 9% dos meninos são expostos a alguma forma de abuso sexual na infância. É um fenômeno universal e vitimiza crianças de todas as classes sociais, etnias, religiões e culturas. O número de casos de abuso sexual subestima, e muito, a verdadeira prevalência.

A criança ou adolescente pode ser trazido à consulta médica especificamente para avaliação de possível abuso sexual, ou, mais frequentemente, para cuidados de rotina, avaliação de uma doença aguda ou alteração de comportamento que não estão claramente relacionados ao abuso.

O diagnóstico de abuso sexual é facilitado na presença de lesões sugestivas da agressão, de doença sexualmente transmissível (DST) ou de gestação. Entretanto, na grande maioria dos casos, não há evidências de sinais clínicos; dessa forma, a caracterização de violência sexual é difícil.

Na avaliação da suspeita de abuso sexual, a anamnese é fundamental e é um momento extremamente delicado. As crianças costumam se apresentar muito confusas, assustadas e traídas, necessitando de acolhimento, portanto é importante que o profissional de saúde estabeleça um bom vínculo e tenha uma postura cuidadosa. O exame físico completo deve incluir, se possível, a coleta de material para provas forenses e/ou para identificação de DST. De preferência, a avaliação deve ser realizada por um examinador experiente.

Devem-se avaliar os riscos envolvidos em cada caso quanto à necessidade de profilaxia para hepatite B, proteção medicamentosa contra DST não virais, quimioprofilaxia para infecção para vírus da imunodeficiência humana (HIV) e, para vítimas do sexo feminino em idade reprodutiva, a contracepção de emergência. Esta etapa última é fundamental para proteger a vítima de danos e agravos da violência e deve ser instituída até 72 horas após a violência sexual. A contracepção de emergência é um direito e é normatizada pelo Ministério da Saúde, não havendo em relação a ela nenhuma restrição legal nos códigos brasileiros.

Negligência

Definida como o fracasso no desempenho das funções sociais, incluindo as de supervisão, alimentação e proteção. Caracteriza-se por atos ou atitudes de omissão, exercidos pelos pais ou responsáveis, em prover à criança ou ao adolescente suas necessidades básicas (higiene, nutrição, saúde, educação, proteção e atenção) para o adequado desenvolvimento físico, emocional e social. Apresenta vários níveis de gravidade, sendo que o abandono é o máximo deles.

Negligência infantil é a forma mais prevalente de abuso (mais da metade dos casos notificados aos serviços de proteção à criança) e está presente em todos os níveis socioculturais. A diferença entre a negligência intencional e a psicossocial, cometida por ignorância ou falta de possibilidades de assistir a criança, é muito sutil.

Na negligência psicossocial, toda a família está submetida aos padrões precários de atenção à saúde, à educação e à proteção. Em contrapartida, na negligência intencional, identifica-se tratamento desigual com uma das crianças ou adolescentes, ou em todos os dependentes, contrastando com a aparência e cuidados apresentados pelos responsáveis ou por outros membros da família.

A **síndrome de Münchausen por procuração** caracteriza-se pela simulação ou a criação, por um dos pais ou responsáveis (na maioria das vezes a mãe), de sinais e sintomas de várias doenças na criança geralmente com idade inferior a 5 anos. A síndrome se manifesta por três formas: mentira (fabricação de sinais e sintomas de doenças); simulação (falsificação de exames laboratoriais); ou indução (administração de medicamentos ou substâncias que causam sonolência ou convulsões). Sua real incidência é desconhecida, pois é subdiagnosticada e subestimada.

Bullying

O *bullying* (originário do inglês *bully*, que significa valentão, brigão; como verbo, significa ameaçar, intimidar, maltratar) compreende todas as formas de atitudes agressivas, intencionais e repetidas, que ocorrem sem motivação evidente, adotadas por um ou mais estudantes contra um ou mais alunos, sendo executadas dentro de uma relação desigual de poder e objetiva dominação. Acontece em qualquer contexto ou ambiente social, como escolas, universidades, famílias, vizinhança e locais de trabalho.

O *bullying* é um problema mundial e sua frequência é maior do que se pode imaginar, admitindo-se, inclusive, que esta seja a forma mais comum de violência entre os jovens.

Esse fenômeno vem sendo estudado, nas últimas décadas, por diversos autores de diferentes países, gerando publicações sobre sua epidemiologia e programas preventivos. Vários relatórios e estudos têm demonstrado que cerca de 10% a 15% das crianças que frequentam a escola ou são regularmente intimidadas ou são provocadoras. Entretanto, a percepção de sua ocorrência pela escola, pelos pais e pela comunidade é ainda muito baixa.

O *bullying* geralmente ocorre nas escolas e envolve três categorias de participantes: vítimas; agressores; e testemunhas. Alguns alunos podem alterar o papel adotado de acordo com as circunstâncias.

As vítimas, na maioria das vezes, sofrem caladas por vergonha de se exporem ou por medo de represálias dos seus agressores. Algumas características físicas, comportamentais ou emocionais as tornam mais vulneráveis às ações dos agressores e dificultam a sua aceitação pelo grupo. Em geral, não dispõem de habilidade para reagir ao *bullying*, são passivas e pouco sociáveis. Têm poucos amigos e a autoestima, comprometida. Acreditam serem merecedores das agressões. Tornam-se reféns do medo, insegurança, raiva, pensamentos de vingança e de suicídio, além de outras reações que impedem o bom desenvolvimento escolar. No contexto familiar, observam-se proteção excessiva e tratamento infantilizado.

Os agressores são geralmente jovens "populares" e, normalmente, trazem consigo um grupo de seguidores. Apresentam alguns fatores individuais que influenciam no comportamento agressivo como hiperatividade, impulsividade, distúrbios comportamentais, problemas de atenção, baixa inteligência e desempenho escolar deficiente. As famílias são geralmente desestruturadas, falham na elaboração dos limites, têm história de maus-tratos e relacionamento afetivo pobre.

A maioria dos alunos está no grupo das testemunhas, não agridem nem são vitimados, mas se calam por medo ou por não saberem como agir. Esse silêncio reforça o comportamento violento do agressor.

O *bullying* é mais prevalente entre alunos de 11 a 13 anos de idade e pode ser classificado como direto ou indireto. O *bullying* direto, praticado mais pelos meninos, compreende os apelidos, agressões físicas, ameaças, roubos, ofensas verbais ou expressões e gestos que causam constrangimentos nas vítimas. O *bullying* indireto, praticado mais pelas meninas, compreende atitudes de indiferença, isolamento, difamação e negação aos desejos.

Mais recentemente, com a proliferação das tecnologias de comunicações eletrônicas, surgiu uma nova forma de *bullying*, o *cyberbullying*. Alguns exemplos de *cyberbullying* incluem o envio de mensagens de texto ofensivos, divulgação de boatos ou mentiras por e-mail ou em redes sociais, criação de *sites*, vídeos e perfis de mídia social com o objetivo de constranger, humilhar ou zombar dos outros.

O *cyberbullying* extrapola, em muito, os muros das escolas. Ocorre a qualquer hora do dia e em qualquer lugar. A propagação das difamações é praticamente instantânea e o efeito multiplicador do sofrimento das vítimas é imensurável.

As crianças ou adolescentes que sofrem *bullying* raramente revelam a situação espontaneamente. Portanto, atenção especial deve ser dada aos relatos de medo ou resistência de ir à escola, demonstrações de tristeza ou insegurança por estar na escola, mau rendimento escolar, isolamento, manifestações de baixa autoestima, "perder" pertences e dinheiro com frequência. São constatados também sintomas como enurese noturna, alterações do sono, cefaleia, dor epigástrica, anorexia e/ou bulimia, ansiedade e depressão e, em casos extremos, tentativas de suicídio.

Os programas de prevenção do *bullying* são eficazes na redução dessa prática, em parte, por envolver e fortalecer a "maioria silenciosa", a grande porcentagem de alunos que regularmente testemunha o *bullying*, mas não sabe o que fazer para ajudar. As intervenções na escola, nas salas de aula e também individuais garantem um sentimento de segurança e tornam tanto o professor como o aluno mais dispostos a intervir no *bullying*.

A única maneira de se combater o *bullying* na escola é com a cooperação de todos os envolvidos: professores; funcionários; alunos; e pais.

Abordagem diante da suspeita de maus-tratos

O diagnóstico de violência infantil, na maioria das vezes, é difícil, exigindo experiência profissional e da devida atenção do médico. Os profissionais de saúde, em especial o pediatra, são agentes importantes na detecção de sinais de maus-tratos na infância e adolescência.

A suspeita de maus-tratos poderá advir tanto da comunidade como de profissionais ou voluntários que atuam em serviços comunitários, creches, escolas, serviços de saúde, hospitais, delegacias de polícia entre outros. Diante da suspeita ou comprovação, esses profissionais deverão prestar os atendimentos necessários e formalizar a denúncia.

Na suspeita de maus-tratos inicia-se com a anamnese, o processo de investigação e coleta de informações envolvendo os responsáveis e a criança ou o adolescente. Na abordagem com os familiares, é importante a atitude de respeito, e não de culpabilização. O exame clínico deve ser minucioso e, quando necessário, outras avaliações envolvendo equipe multidisciplinar devem ser solicitadas. Todos os dados obtidos devem ser anotados cuidadosamente no prontuário.

Após avaliação inicial, as medidas tomadas frente aos maus-tratos devem ser:

1. Curativas: centradas na criança ou no adolescente com priorização do bem-estar. A internação pode ser necessária para proporcionar tratamento adequado das lesões, realizar exames para diagnóstico diferencial, observar a dinâmica familiar, detectar risco de recorrência dos maus-tratos ou da vida. Nas tentativas de suicídio ou traumas graves, a internação é obrigatória. A maioria dos casos pode ser acompanhada ambulatorialmente; contudo, é importante que haja eleição de um responsável disponível para a equipe multiprofissional.

2. Jurídicas: com notificação à Vara da Infância e da Juventude e ao Conselho Tutelar de Menores. A comunicação à Justiça deve ser ágil e estruturada, a fim de permitir que se decida quanto à destinação da criança ou adolescente, acompanhamento das vítimas e familiares, e penalização dos agressores.

3. Preventivas: centradas na família. Processo educacional contínuo envolvendo a família, a escola e a

comunidade, com o objetivo de detectar e prevenir situações de risco, bem como acionar órgãos competentes. Isso demanda forte integração com o Poder Judiciário, com o Conselho Tutelar de Menores e com outros recursos comunitários.

No Brasil, desde 1990, por meio do Estatuto da Criança e do Adolescente (ECA), a identificação dos casos de violência infantil, por parte dos profissionais de saúde e de educação, deve ser obrigatoriamente notificada aos órgãos de proteção.

Entre as dificuldades dos profissionais para adotar a notificação da violência como uma conduta padrão, destacam-se:
- falta de preparo profissional para o reconhecimento das várias formas como os maus-tratos possam se apresentar;
- desconhecimento sobre os procedimentos de notificação e das medidas necessárias e disponíveis para assistência e proteção das vítimas de violência;
- medo de represálias ou de processos por parte dos familiares e/ou envolvimento emocional com a família da criança vitimada;
- transtornos legais advindos da notificação, como necessidade de emissão de laudos e realização de depoimentos;
- deficiência das estruturas de atendimento para receber as comunicações de casos suspeitos ou confirmados de maus-tratos;
- desconfiança nos serviços de proteção à criança;
- influências culturais ou religiosas como conceitos antigos do direito de posse dos responsáveis sobre seus filhos;
- receio dos profissionais de estarem equivocados.

Dividir a tarefa com outros profissionais da equipe (outros médicos, enfermeiros, técnicos de enfermagem, assistentes sociais, psicólogos) pode ajudar a observar os casos e, também, a compartilhar as decisões diante de cada situação. Um caso "etiquetado como maus-tratos" pode não o ser e conclusões precipitadas podem resultar na desestruturação completa das famílias.

Considerações finais

A violência contra crianças e adolescentes é frequentemente escondida, invisível ou subnotificada, o que faz com que a real magnitude desse problema seja desconhecida. A falta de dados dificulta o desenvolvimento de planos de ação, políticas nacionais, programas de prevenção e serviços para vítimas efetivos.

A violência infantil é uma questão complexa e multifatorial, e sua compreensão envolve vários aspectos, não apenas o ato em si. O profissional de saúde deve ter clareza da importância de saber identificar não só uma situação de violência, mas também quando há evidências de risco em potencial para que seja possível realizar ações preventivas e romper o ciclo de violência contra a criança ou o adolescente.

Uma estratégia abrangente para a prevenção de maus-tratos infantis compreende intervenções em todos os níveis. Sistemas de saúde pública, justiça criminal, serviços sociais, educação, organizações de direitos humanos, meios de comunicação e empresas privadas devem trabalhar em conjunto para combater a violência infantil.

As consequências dos maus-tratos são marcas, feridas e cicatrizes, no corpo e na alma de cada criança ou adolescente, sendo necessária uma intervenção precoce com a cooperação e a colaboração de diversos parceiros. A prevenção e a eliminação da violência infantil são tarefas que devem ser assumidas por todos.

■ BIBLIOGRAFIA CONSULTADA

Aded NLO, Dalcin BLGS, Moraes TM, Cavalcanti MT. Abuso sexual em crianças e adolescentes: revisão de 100 anos de literatura. Rev Psiq Clin. 2006;33(4):204-13.

Butchart A, Harvey AP. Preventing child maltreatment: a guide to taking action and generating evidence. Geneva: WHO; 2006. Disponível em: http://www.who.int/violence_injury_prevention/publications/violence/child_maltreatment/en/.

Hillis S, Mercy J, Amobi A, et al. Global prevalence of past-year violence against children: a systematic review and minimum estimates. Pediatrics. 2016;137(3):e20154079.

Kellogg ND. American Academy of Pediatrics Committee on Child Abuse and Neglect. Evaluation of suspected child physical abuse. Pediatrics. 2007;119:1232.

Krug EG, Dahlberg LL, Mercu JA, et al. World report on violence and health. Geneva, WHO; 2002. Disponível em: http://www.who.int/violence_injury_prevention/violence/world_report/en (20 set. 2018).

Lopes Neto AA. Bullying: comportamento agressivo entre estudantes. J Pediatr; Rio de Janeiro. 2005;81:S164-72.

Ministério da Saúde (BR). Secretaria de Vigilância em Saúde, Departamento de Vigilância de Doenças e Agravos Não Transmissíveis e Promoção da Saúde. Viva: Vigilância de Violências e Acidentes: 2013 e 2014. Brasília: Ministério da Saúde, 2017. 218 p. Disponível em: http://bvsms.saude.gov.br/bvs/publicacoes/viva_vigilancia_violencia_acidentes_2013_2014.pdf.

Pires ALD, Miyazaki MCOS. Maus-tratos contra crianças e adolescentes: revisão da literatura para profissionais da saúde. Arq Ciênc Saúde. 2005;12(1):42-9.

Sociedade Brasileira de Pediatria (SBP), Centro Latino-Americano de Estudos de Violência e Saúde Jorge Carelli (CLAVES), Escola Nacional de Saúde Pública (ENSP), FIOCRUZ, Secretaria de Estado dos Direitos Humanos, Ministério da Justiça. Guia de atuação frente a maus-tratos na infância e na adolescência: orientações para pediatras e demais profissionais que trabalham com crianças e adolescentes. 2. ed. Rio de Janeiro: Fiocruz, 2001.

Stirling Jr J. American Academy of Pediatrics Committee on Child Abuse and Neglect. Beyond Munchausen syndrome by proxy: identification and treatment of child abuse in a medical setting. Pediatrics. 2007;119:1026.

United Nations Children's Fund. A familiar face: violence in the lives of children and adolescents, UNICEF, New York, 2017. Disponível em: https://www.unicef.org/publications/files/Violence_in_the_lives_of_children_and_adolescents.pdf.

Waksman RD, Gikas RMC, Maciel W (Eds). Crianças e adolescentes seguros: guia completo para prevenção de acidentes e violências. São Paulo: Publifolha, 2005.

World Health Organization. Preventing youth violence: an overview of the evidence. Geneva: WHO, 2015. Disponível na Internet: http://www.who.int/violence_injury_prevention/violence/youth/youth_violence/en/.

World Health Organization. Global Status Report on Violence Prevention 2014. Geneva: WHO, 2014. Disponível em: http://www.who.int/violence_injury_prevention/violence/status_report/2014/en.

22 Insuficiência Cardíaca

- Deipara Monteiro Abellan ■ Camila Lúcia Tiossi Wild Dedivittis

Introdução

A insuficiência cardíaca (IC) é uma síndrome clínica complexa caracterizada pela incapacidade cardíaca em manter débito adequado às necessidades metabólicas.

Em adultos, a IC por doenças cardiovasculares é responsável pela maioria das internações hospitalares a partir dos setores de emergência. Na população pediátrica, estatísticas americanas relatam que a taxa de admissão é de aproximadamente 18 para 100 mil crianças, comparável a sepse grave e, desta maneira, um problema de saúde pública. Assim, a IC passou a ser um tópico de importância para o pediatra porque o reconhecimento precoce e a terapêutica oportuna conseguem modificar substancialmente a evolução da criança.

As manifestações clínicas costumam ser variáveis, dependentes da idade, etiologia, cardiopatia, tempo de evolução, tipo de disfunção e participação dos mecanismos compensatórios neuro-humorais secundários.

O objetivo deste capítulo é fornecer substrato ao pediatra geral para o reconhecimento dos principais sinais e sintomas da insuficiência cardíaca, permitindo elaboração de hipóteses etiológicas e propostas terapêuticas. Em setores de emergência, as condutas pediátricas iniciais não devem vincular-se, necessariamente, à completa avaliação cardíaca anatômica e funcional. Ao contrário, devem ser adotadas de imediato, antes mesmo da avaliação do cardiologista pediátrico e da investigação subsidiária.

Definição

A IC por definição é uma síndrome clínica caracterizada pela incapacidade cardíaca em manter débito adequado às necessidades metabólicas, incluindo crescimento e desenvolvimento, e pode ser acompanhada de alterações moleculares progressivas que causam deterioração cardíaca e desaparecimento prematuro dos miócitos.

Etiologia

Entre os recém-nascidos vivos, 0,8% apresenta algum tipo de cardiopatia congênita e, destes, 20% evoluem com IC no 1º ano de vida, principalmente por cardiopatias com *shunt* esquerdo-direito e lesões obstrutivas da via de saída ventricular esquerda.

Dessa maneira, as cardiopatias congênitas configuram-se como primeira causa de IC em crianças, seguidas pelas miocardiopatias que incidem em oito por 100 mil crianças e pelas miocardites.

No Quadro 22.1, são apresentadas as principais causas de IC de acordo com a idade de manifestação.

Quadro 22.1 Principais causas de insuficiência cardíaca em crianças e adolescentes.

a. **Recém-nascidos e lactentes**
   Cardiopatias congênitas
   - Cardiopatias com sobrecarga de volume (*shunt* esquerdo-direito)
     - Persistência de canal arterial
     - CIV, PCA, DSAV
     - *Truncus Arteriosus Comunis*
     - Fístulas arteriovenosas – Veia Galeno e outras
   - Cardiopatias com sobrecarga de pressão (obstrução na via de saída esquerda)
     - Estenose aórtica
     - Coartação de aorta
     - Síndrome de hipoplasia do coração esquerdo

(*Continua*)

Quadro 22.1 Principais causas de insuficiência cardíaca em crianças e adolescentes. (*Continuação*)

- Outras cardiopatias congênitas
  - Transposição das grandes artérias
  - Drenagem anômala de veias pulmonares
  - Anomalia de Ebstein
  - Origem anômala de coronária esquerda
- Miocardiopatias
  - Miocardiopatia não compactada
  - Outras

Arritmias
- Taquicardias e bradicardias
  - Taquicardia supraventricular
  - Bloqueio atrioventricular total

Cardiopatias adquiridas ou secundárias
- Isquemia neonatal transitória
- Asfixia perinatal
- Sepse
- Anemias – isoimunização, transfusão feto-fetal em gemelares
- Persistência do padrão fetal
- Displasia broncopulmonar
- Distúrbios metabólicos – hipoglicemia, hipocalcemia, hipomagnesemia, hiper/hipocalemia
- Miocardites/pericardites
- Miocardiopatias
- Doença de Kawasaki
- Hipotireoidismo congênito
- Déficit de carnitina, carenciais, glicogenoses
- Insuficiência renal e adrenal
- Intoxicação medicamentosa

b. **Pré-escolares, escolares e adolescentes**

Cardiopatias congênitas
- Cardiopatias congênitas operadas – operações cavopulmonares tipo Glenn ou Fontan
- Cardiopatias congênitas não operadas – CIV, anomalia de Ebstein, outras
- Valvopatias – IM, IAo, EP, EAo
- Miocardiopatias

Cardiopatias adquiridas ou secundárias
- Miocardiopatias
- Miocardites/pericardites
- Sepse
- Febre reumática
- Hipertensão arterial sistêmica
- Glomerulonefrite difusa aguda, insuficiência renal
- Cardiotoxicidade por quimioterápicos
- Doença de Kawasaki
- Anemias
- Leucoses
- Doenças reumatológicas

CIV: comunicação interventricular; CIA: comunicação interatriall; DSAV: defeito do septo atrioventricular; PCA: persistência do canal artéria; IM: infarto do miocárdio; IAo: insuficiência aórtica; EP: estenose pulmonar; EAo: estenose aórtica.

Fonte: Desenvolvido pela autoria.

Fisiopatologia

Como sabemos, o débito cardíaco (DC) corresponde à quantidade de sangue ejetada pelo coração por minuto e encontra-se diretamente relacionado à frequência cardíaca (FC) e ao volume sistólico (VS). Esse volume sistólico, por sua vez, dependente da pré e da pós-carga, da complacência diastólica e da contratilidade:

DC (litros/min) = FC (nº de batimentos/minuto) × VS (mL/batimento)

Além disso, o débito cardíaco está associado a fatores indiretos como idade, temperatura, nível de hemoglobina, catecolaminas endógenas ou exógenas, ansiedade, dor e bioquímica do sangue, todos capazes de interferir na relação entre oferta e consumo de oxigênio pelos tecidos.

Seguindo esse raciocínio, constatamos que diversos mecanismos podem estar envolvidos na fisiopatologia da IC em crianças e adolescentes. Os mecanismos mais frequentes são as sobrecargas de volume, de pressão e as disfunções sistólicas, mas não pode ser esquecida a participação da disfunção diastólica e da frequência cardíaca em algumas situações:

a. **Elevação da pré-carga ou sobrecarga de volume:** principal mecanismo fisiopatológico de IC em crianças com cardiopatias de *shunt* esquerdo-direito como comunicação interatrial (CIA), defeito do septo atrioventricular (DSAV) ou persistência do canal artéria (PCA).

b. **Elevação da pós-carga ou sobrecarga de pressão:** cardiopatias congênitas com obstrução na via de saída esquerda como estenose aórtica (EAo) e coarctação de aorta (CoAo) severas ou síndrome de hipoplasia do coração esquerdo (SHCE), capazes de desencadear IC nos primeiros dias de vida, após o fechamento fisiológico do canal arterial.

c. **Redução da contratilidade miocárdica ou disfunção sistólica:** na sepse, miocardite, miocardiopatias dilatadas primárias ou secundárias e pós-operatório cardíaco.

d. **Redução da complacência ou disfunção diastólica:** em miocardiopatias hipertróficas, hipoplasias ventriculares, derrame pericárdico ou fase inicial da disfunção sistólica.

e. **Bradiarritmias ou taquiarritmias:** bloqueio atrioventricular total congênito ou em pós-operatório cardíaco, taquicardia supraventricular e taquicardia ectópica juncional.

A taquicardia sinusal, por si só, não é um fator desencadeante de disfunção, mas quando persistente ou associada a outros fatores, como hipertermia ou uso prolongado de catecolaminas, pode aumentar o consumo de oxigênio pelo miocárdio, reduzir a complacência e comprometer a disfunção sistólica preexistente.

Qualquer um desses mecanismos fisiopatológicos determina elevação da pressão venosa sistêmica e/ou pulmonar e redução variável do débito cardíaco. Em resposta às essas alterações, mecanismos hemodinâmicos e neuro-humorais são ativados na tentativa de compensação e restabelecimento da função cardíaca, principalmente o sistema nervoso simpático (SNS) e o sistema renina angiotensina aldosterona (SRAA). Por sua vez, esses dois sistemas ativados causam retenção hidrossalina, vasoconstrição, elevação da frequência cardíaca, melhora da contratilidade, liberação de citoquinas e de radicais livres e desenvolvimento de hipertrofia miocárdica. No entanto, com o passar do tempo, a participação desses mecanismos compensatórios torna-se deletéria e promove disfunção dos miócitos, necrose e apoptose, conforme esquematizado na Figura 22.1.

Classificação

Várias classificações com base na etiologia e na função cardíaca têm sido propostas para estratificação da gravidade e adoção de condutas terapêuticas em crianças e adolescentes em IC.

A classificação funcional da New York Heart Association (NYHA), indicada para adultos, não pode ser aplicada para lactentes e crianças menores pelos critérios propostos. Dessa maneira, duas outras classificações foram idealizadas e vêm sendo aplicadas para a faixa etária pediátrica:

a. Classificação funcional de Ross, semelhante à classificação da NYHA, com base em sintomas clínicos subjetivos, mas que acabou sendo validada porque os níveis da classificação se correlacionam diretamente com os níveis séricos elevados de catecolaminas e a densidade reduzida de β-receptores na membrana celular, observados em situações de IC.

b. Sistema de estadiamento proposto pela American Heart Association (AHA) e American College of Cardiology (ACC), incluindo classe funcional e risco iminente de descompensação. Pela sua importância em estratificar o risco presente e evolutivo, foi adotado pela International Society for Heart and Lung Transplantation.

Nos Quadros 22.2 e 22.3, encontram-se a classificação de Ross e o sistema de estadiamento da IC proposto pela AHA e pelo ACC para crianças e adolescentes.

Quadro 22.2 Sistema de estadiamento da insuficiência cardíaca em crianças (AHA e ACC).

Classe	Interpretação
I	Assintomático
II	Taquipneia ou sudorese leves às mamadas, em lactentes, ou dispneia leve aos exercícios, em crianças maiores
III	Taquipneia ou sudorese acentuadas às mamadas, em lactentes, ou dispneia acentuada aos exercícios, em crianças maiores
IV	Taquipneia, retrações intercostais, estridor ou sudorese em repouso

Fonte: Desenvolvido pela autoria.

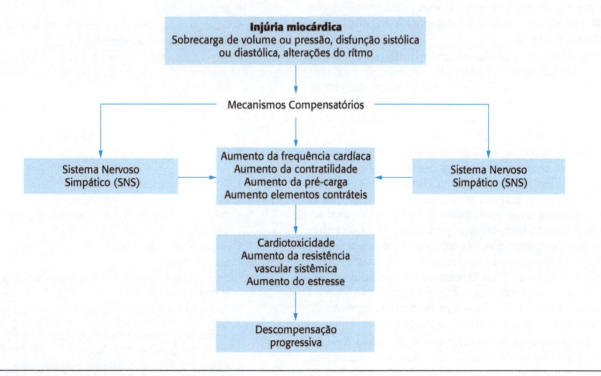

Figura 22.1 Evolução fisiopatológica da insuficiência cardíaca.

Fonte: Desenvolvida pela autoria.

Quadro 22.3 Classificação funcional de Ross para insuficiência cardíaca em crianças.

Estágio	Interpretação
A	Pacientes com risco para IC, com função cardíaca normal, sem sintomas de IC de sobrecarga de volume. Exemplos: exposição a cardiotóxicos, miocardiopatia familiar hereditária, coração univenticular, transposição corrigida das grandes artérias
B	Pacientes com morfologia ou função cardíaca anormal, sem sintomas de IC. Exemplos: insuficiência aórtica com VE dilatado, uso de antracíclicos com disfunção sistólica de VE
C	Pacientes com doença estrutural ou funcional, com IC anterior ou atual
D	Pacientes em estágio final de IC, necessitando de agentes inotrópicos contínuos, assistência circulatória, transplante ou cuidados hospitalares

IC: insuficiência cardíaca; VE: ventrículo esquerdo.

Fonte: Desenvolvido pela autoria.

Quadro clínico

As manifestações clínicas clássicas da IC são taquicardia, taquipneia ou dispneia, hepatomegalia e cardiomegalia.

No entanto, outras manifestações podem ser observadas dependendo da idade da criança, tipo de cardiopatia, grau de disfunção, gravidade da lesão ou da disfunção e velocidade de instalação da IC, se de maneira aguda ou crônica. Na faixa etária pediátrica, são frequentes as queixas gastrointestinais ou respiratórias como manifestação clínica de IC, o que dificulta a suspeita e o diagnóstico por parte dos pediatras.

Em RN e lactentes, são comuns manifestações inespecíficas, semelhantes às observadas em infecções ou sepse, distúrbios metabólicos e outras doenças sistêmicas. Sinais clínicos observados em adultos podem ser evidentes em crianças maiores tais como estase jugular, edema periférico e crepitações pulmonares.

Quanto ao momento de aparecimento dos sintomas, as cardiopatias complexas ou com graves obstruções na via de saída do ventrículo esquerdo (p. ex., EAo ou CoAo severas) costumam ter manifestações clínicas logo nas primeiras horas ou semanas de vida, após o fechamento do canal arterial. Por outro lado, crianças portadoras de cardiopatias com *shunt* esquerdo-direito e hiperfluxo pulmonar (p. ex., CIV, DSAV, *truncus arteriosus comunis*) têm manifestações clínicas ao redor da 3ª ou 4ª semanas de vida, após a redução da resistência vascular pulmonar. Outras cardiopatias podem ensejar a IC em diferentes momentos, dependendo do defeito anatômico ou condição funcional.

Muito importante enfatizar que o diagnóstico da IC é fundamentalmente clínico e os dados da anamnese como antecedentes familiares, maternos, gestacionais, perinatais e evolutivos, assim como a avaliação clínica minuciosa são de suma importância:

- **Antecedentes familiares:** consanguinidade dos pais, doenças genéticas ou sistêmicas, familiares com cardiopatias congênitas ou morte súbita em idade ainda jovem podem ser sugestivos de cardiopatias de herança genética ou familiar.
- **História clínica:** condições maternas, gestacionais, tipo de parto, condições perinatais, ganho ponderoestatural, padrão alimentar, infecções pregressas principalmente respiratórias, coloração da pele, síncopes e sinais clínicos de IC ou baixo débito.
- **Avaliação clínica geral:** peso, estatura, aspecto fenotípico, enchimento capilar, palpação de pulsos, aferição de pressão arterial em membros superiores e inferiores, padrão e frequência respiratória, palpação hepática e esplênica.
- **Avaliação cardiológica sistematizada:** inspeção do tórax e precórdio, pesquisa do *ictus*, de frêmitos, frequência, ritmo, ausculta de bulhas e pesquisa de sopros.

No Quadro 22.4, são apresentados os principais dados clínicos observados em crianças e adolescentes em IC.

Quadro 22.4 Quadro clínico da insuficiência cardíaca nas diversas faixas etárias.

a. **Recém-nascidos e lactentes**
- História clínica
  - Sudorese
  - Hipoatividade ou letargia
  - Irritabilidade, cansaço aos esforços
  - Desconforto respiratório, tosse
  - Recusa ou dificuldade alimentar, anorexia, náuseas, vômitos
  - Dor abdominal
  - Baixo ganho ponderal ou elevação abrupta de peso
- Avaliação clínica e complementar:
  - Taquicardia, ritmo de galope ou bradicardia
  - Taquipneia ou taquidispneia, retrações subcostais, estertoração pulmonar
  - Hepatomegalia
  - Cardiomegalia
  - Palidez, cianose ou cor acinzentada
  - Débito urinário reduzido
  - Anasarca
  - Redução dos pulsos periféricos
  - Pressão arterial elevada ou reduzida
  - Diferencial pressórico entre membros superiores e inferiores
  - Sinais clínicos de choque
  - Sopros cardíacos
  - Ictus desviado, impulsões sistólicas precordiais, sopros cardíacos
  - Alterações radiológicas: posição cardíaca, cardiomegalia, trama vascular pulmonar aumentada ou reduzida, cefalização vascular pulmonar (em crianças maiores)
  - Alterações eletrocardiográficas sugestivas de sobrecargas, alteração de repolarização ou isquemia miocárdica

(*Continua*)

Quadro 22.4 Quadro clínico da insuficiência cardíaca nas diversas faixas etárias. (*Continuação*)

b. **Pré-escolares, escolares e adolescentes**
- História clínica
  - Graus variados de cansaço aos esforços
  - Baixo ganho ponderal ou ganho abrupto de peso
  - Anorexia
  - Ortopneia
- Avaliação clínica e complementar
  - Quadro semelhante ao encontrado em lactentes
  - Estertoração pulmonar, principalmente nas bases
  - Hepatomegalia
  - Ascite
  - Edema em membros inferiores
  - Anasarca

Fonte: Desenvolvido pela autoria.

Exames complementares

Os principais exames complementares indicados para elucidação etiológica, análise anatômica e funcional, estadiamento de risco e repercussão da IC podem ser resumidos na sequência abaixo:

a. **Avaliação cardiológica básica:** eletrocardiograma (ECG), radiografia de tórax (posição posteroanterior e perfil, preferencialmente ortostática) e ecocardiograma doppler.

Em conjunto, a radiografia de tórax, o ECG e o ecocardiograma permitem informações sobre frequência e ritmo, diâmetro das cavidades, anatomia, função cardíaca e estimativa das pressões.

Convém destacar que crianças com diagnóstico prévio da cardiopatia e que já estejam em acompanhamento cardiológico não necessitam de repetição sistemática de exames e podem ser conduzidas e tratadas de acordo com o quadro clínico.

a. **Avaliação laboratorial:** se houver suspeita de alterações eletrolíticas, metabólicas, acidose, anemia, infecções ou comprometimento de outros órgãos e sistemas.

b. **Avaliações complementares:** para esclarecimento anatômico adicional, estratificação de risco ou gravidade e suspeita de eventuais isquemias miocárdicas.

No Quadro 22.5, são apresentados os principais exames complementares para crianças e adolescentes em IC.

Quadro 22.5 Avaliação complementar em crianças e adolescentes com insuficiência cardíaca.

a. **Avaliação cardiológica básica**
- Radiografia de tórax: avaliação do índice cardiotorácico, formato e silhueta cardíaca, trama vascular pulmonar, presença de congestão, infiltrados, derrames pleurais, atelectasias.
- Eletrocardiograma: não há sinal específico ou patognomônico no ECG para a IC. A análise possibilita avaliação da frequência e ritmo, presença de arritmias, sobrecargas ou isquemias.
- Ecocardiograma doppler: avaliação anatômica e funcional, avaliação de defeitos estruturais, diâmetro das cavidades, estimativa de fluxos e pressões (incluindo pressão pulmonar).

b. **Avaliação laboratorial**
- Hemograma
- Eletrólitos séricos (principalmente Na/K/Ca/Mg/Cl)
- Gasometria arterial e/ou venosa (se baixo débito ou insuficiência respiratória)
- Lactato sérico
- Glicemia
- Ureia e creatinina
- TGO/TGP
- Coagulação
- Proteínas totais e frações
- Marcadores inflamatórios (PCR e VHS), antiestreptolisina O
- Função tireoidiana

c. **Pesquisa de lesões isquêmicas ou necrose miocárdica**
- Troponinas séricas T e I: marcadores de alta especificidade para isquemia ou necrose miocárdica, indicados na suspeita de lesões, controle evolutivo ou estratificação de risco da IC.
- Cintilografia radioisotópica com tálio – pesquisa ou delimitação de áreas de isquemia ou necrose miocárdicas.

d. **Pesquisa de processos inflamatórios miocárdicos**
Cintilografia radioisotópica com gálio: investigação de processo inflamatório miocárdico agudo (miocardites agudas).

e. **Estratificação de risco e controle evolutivo da insuficiência cardíaca:**
- Peptídeos natriuréticos: BNP e seu precursor NT pro-BNP são proteínas sintetizadas pelo miocárdio ventricular em resposta ao estresse hemodinâmico, com capacidade de elevar a natriurese e a diurese e promover a inibição do SRAA.
- Níveis séricos de BNP e NT pro-BNP são preditivos de morbimortalidade e estão correlacionados com a eficácia terapêutica crônica em miocardiopatias e hipertensão pulmonar.
- Biomarcadores: são indicados para estratificação de risco em situações de maior gravidade, incluindo o BNP, NT pro-BNP, troponinas e proteína C-reativa, porém não incorporados à prática clínica rotineira.

f. **Avaliação anatômica complementar**
- Angiotomografia: avaliação anatômica intracardíaca e extracardíaca como artérias pulmonares, aorta ou artérias coronárias.
- Angiorressonância nuclear magnética: avaliação anatômica e funcional.

ECG: ecocardiograma; IC: insuficiência cardíaca; PCR: proteína C-reativa; VHS: velocidade de hemossedimentação; BNP: *brain natriuretic peptide* ou *B-type natriuretic peptide*; SRAA: sistema renina angiotensina aldosterona.

Fonte: Desenvolvido pela autoria.

270 PEDIATRIA GERAL

Na Figura 22.2, radiografia de tórax de criança de 2 anos com miocardite, previamente hígido, em insuficiência cardíaca por miocardite aguda, com evidente cardiomegalia e congestão venosa pulmonar. Índice cardiotorácico a+b/c > 0,5.

Nas Figuras 22.3 e 22.4, ecocardiograma de crianças com miocardiopatia dilatada e hipertrófica respectivamente.

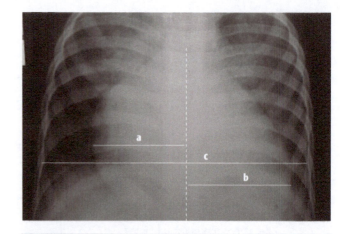

Figura 22.2 Radiografia de tórax de criança com miocardite.
Fonte: Acervo da autoria.

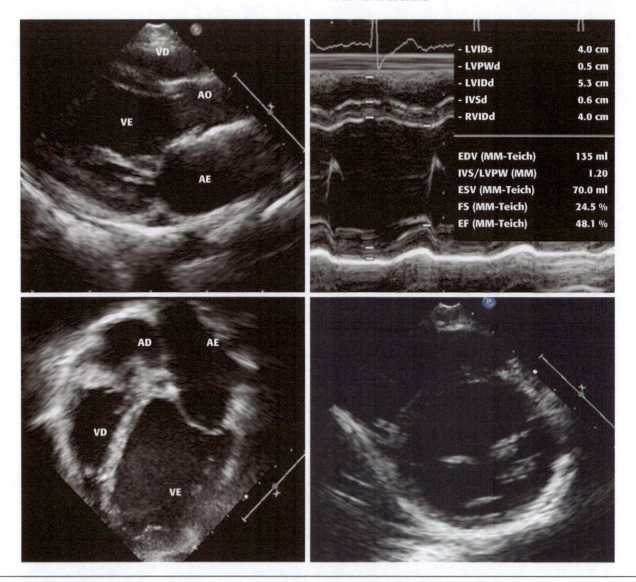

Figura 22.3 Ecocardiograma de criança com cardiomiopatia dilatada com dilatação do ventrículo esquerdo (VE) e déficit contrátil.
A: Imagem bidimensional no plano paraesternal longitudinal, com dilatação do AE e VE; B: Imagem Modo-M demonstrando diâmetro sistólico e diastólico do VE com cálculo da fração de ejeção (EF) e da fração de encurtamento (FS); C: Imagem bidimensional no plano apical 4-câmaras com dilatação das cavidades esquerdas; D: Imagem bidimensional no plano paraesternal transversal com dilatação do VE. AD e AE: átrio direito e esquerdo; VD e VE: ventrículo direito e esquerdo; AO: aorta.
Fonte: Cortesia da Dra. Samira Saady Morhy.

INSUFICIÊNCIA CARDÍACA

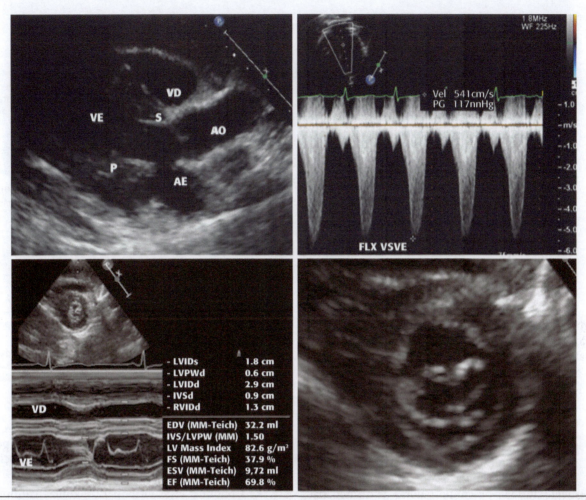

Figura 22.4 Ecocardiograma de criança com **cardiomiopatia hipertrófica**, com hipertrofia mais acentuada da parede septal do VE e função contrátil normal. **A:** Imagem bidimensional no plano paraesternal longitudinal, com hipertrofia mais acentuada da parede septal (S); **B:** Doppler contínuo do fluxo da via de saída do VE (FLX-VSVE), com velocidade aumentada em virtude de obstrução dinâmica; **C:** Imagem Modo-M demonstrando os diâmetros sistólico e diastólico do VE com hipertrofia das paredes septal e posterior; **D:** Imagem bidimensional no plano paraesternal transversal com hipertrofia do VE.
AD e AE: átrio direito e esquerdo; VD e VE: ventrículo direito e esquerdo; AO: aorta; P: parede posterior do ventrículo esquerdo.

Fonte: Cortesia da Dra. Samira Saady Morhy.

Tratamento

Fase aguda

No grupo pediátrico, o polimorfismo clínico da IC e a complexidade anatômica das cardiopatias podem dificultar a tomada inicial de decisões. Por essa razão, alguns centros cardiológicos pediátricos têm sugerido a adoção do algoritmo de Grady *et al.*, proposto inicialmente para adultos e com base em dois aspectos clínicos fundamentais: congestão venosa sistêmica e/ou pulmonar; e perfusão periférica. A avaliação clínica inicial deve permitir a inclusão da criança em um dos quatro grupos sugeridos pelo algoritmo, com estratificação de A a D, conforme Quadro 22.6.

1. No **grupo A**, encontram-se crianças compensadas ou sem manifestação clínica de IC, com **boa perfusão e sem congestão**, em que as principais condutas estão voltadas à manutenção da estabilidade clínica, prevenção e controle de situações que possam ocasionar descompensação.

Quadro 22.6 Algoritmo para avaliação clínico-hemodinâmica da insuficiência cardíaca.

Perfusão	Congestão sistêmica e/ou pulmonar	
	Sem congestão "Seco"	Congestão "Congesto"
Perfusão adequada "Quente"	A "Quente e seco" Paciente estável Prevenção de descompensações	B "Quente e congesto" Controle da volemia Diuréticos Diuréticos e/ou vasodilatadores
Perfusão inadequada "Frio"	D "Frio e seco" Controle da volemia Inotrópicos Inotrópicos + vasodilatadores	C "Frio e congesto" Controle da volemia Vasodilatadores Vasodilatadores + diuréticos Inotrópicos se pressão arterial baixa

Fonte: Desenvolvido pela autoria.

2. No **grupo B**, encontra-se a maioria das crianças atendidas em setores de emergência, com **boa perfusão e congestão venosa pulmonar e/ou sistêmica**. Para este grupo, as orientações básicas incluem ajuste da volemia, balanço hídrico adequado e administração de diuréticos.

3. No **grupo C**, são incluídas as crianças com quadro de **má perfusão e congestão venosa pulmonar e/ou sistêmica**, geralmente associado à disfunção ventricular. A estratégia terapêutica fundamental para este grupo visa redução da pós-carga por meio de vasodilatadores, isolados ou associados a diuréticos. Em crianças com hipotensão arterial sistêmica ou disfunção miocárdica, os agentes inotrópicos passam a ter indicação.

4. No **grupo D**, encontram-se as crianças com **má perfusão, sem congestão venosa pulmonar e/ou sistêmica, em baixo débito**, necessitando fundamentalmente de suporte inotrópico e vasodilatador.

A partir da avaliação clínica inicial, o esquema terapêutico para IC aguda ou descompensada pode ser esquematizado em três etapas:

Monitorização e medidas de suporte

- Monitorização cardíaca e respiratória: FC, FR, PA, SaO_2.
- Suporte complementar de oxigênio: os valores ideais de saturação de O_2 variam de acordo com a cardiopatia. Para crianças com corações estruturalmente normais ou em portadoras de cardiopatias congênitas acianogênicas > 90% e se portadoras de cardiopatias congênitas cianogênicas não corrigidas ou após operações paliativas do tipo Blalock-Taussig > 80%.
- A oferta de oxigênio pode ser por cateter ou máscara, CPAP nasal, BIPAP ou mesmo ventilação pulmonar mecânica em situações de hipoxemia severa ou insuficiência respiratória.
- Controle e correção efetiva dos distúrbios eletrolíticos, metabólicos e acidobásicos – especialmente sódio, potássio, cálcio, magnésio, glicemia e desvios acidobásicos.
- Correção da anemia: os níveis ideais de Hb/Ht para crianças com cardiopatias cianogênicas são de 15 g/dL e 45% e com cardiopatias acianogênicas de 10 g/dL e 30% respectivamente. Valores abaixo do preconizado podem potencializar a IC e contribuir para a deterioração da função cardíaca, conforme esquematizado na Figura 22.5.
- Repouso: em decúbito neutro se RN ou lactente e com elevação de 30º a 45º, se as crianças são maiores.
- Sedação criteriosa: com atenção para que não ocorra hipoxemia, hipoventilação ou hipotensão arterial.
- Nutrição: de acordo com a demanda metabólica aumentada pela IC, importante que os incrementos de volume sejam progressivos, respeitando-se a capacidade de ingesta e a oferta hídrica total permitida, particularmente se forem recém-nascidos e lactentes.

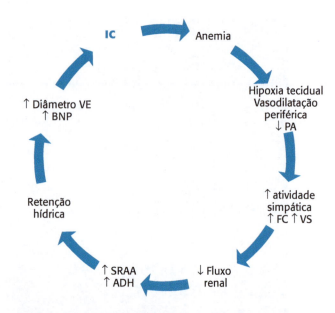

Figura 22.5 Participação da anemia no mecanismo de perpetuação da IC.

IC: insuficiência cardíaca; PA: pressão arterial; FC: frequência cardíaca; VS: volume sistólico; SRAA: sistema renina angiotensina aldosterona; ADH: hormônio antidiurético; BNP: *brain natriuretic peptide*; VE: ventrículo esquerdo.

Fonte: Desenvolvida pela autoria.

- Condutas específicas para algumas cardiopatias congênitas:
    - Prostaglandina (PGE1) em recém-nascidos portadores de cardiopatias congênitas dependentes de canal arterial, seja para aumento do fluxo pulmonar, como na atresia pulmonar; seja para fluxo sistêmico, como na coartação de aorta grave. Usada na dose de 0,01-0,1 μg/kg/min endovenosa, com titulação de menor dose efetiva para evitar efeitos colaterais, especialmente apneia, hipertermia, leucocitose e edema.
    - Atriosseptostomia por cateterismo intervencionista com balão de Rashkind para ampliação da comunicação interatrial, indicada principalmente na transposição das grandes artérias.
    - Valvoplastia por cateterismo intervencionista em estenose aórtica ou pulmonar severas ou críticas.
    - Operações cardíacas paliativas ou corretivas de acordo com a melhor oportunidade cirúrgica, gravidade e quadro evolutivo.

Redução da congestão venosa sistêmica e/ou pulmonar

- Adequação da volemia: de acordo com o quadro clínico, balanço hídrico e débito urinário (ideal

> 1 mL/kg/hora). A oferta hídrica deve ser reduzida e individualizada de acordo com as necessidades pontuais da criança em baixo débito e congestão venosa. A opção por coloides ou cristaloides tem como base os níveis séricos de proteínas, edema extravascular, Hb/Ht, perdas e efusões.

Em crianças que apresentem baixo débito cardíaco ou disfunção miocárdica severa, a passagem de cateter venoso central facilita a aferição direta da pressão venosa central (PVC), controle da saturação venosa mista de oxigênio (SvO_2), administração de fluidos e coleta de amostras de sangue.

- Diuréticos: indicados em situações de congestão venosa sistêmica e/ou pulmonar e principalmente se houver disfunção sistólica ou baixo débito cardíaco. Podem ser os diuréticos de alça (furosemida), com ação mais rápida e potente; os tiazídicos (hidroclorotiazida), com ação mais lenta; ou os antagonistas da aldosterona (espironolactona), de acordo com a gravidade e a fase evolutiva da IC. Na fase aguda ou descompensada, são indicados por via endovenosa e, após estabilização, transicionados para via oral.

No Quadro 22.7, encontram-se os principais diuréticos indicados para crianças em IC.

Quadro 22.7 Principais diuréticos indicados na insuficiência cardíaca.

Agentes	Dose e via de administração	Principais efeitos colaterais
Furosemida	VO, EV, IM 0,5-6 mg/kg/dia em 2 a 4 doses Comp 40 mg; Amp 10 mg/mL	Excreção de Na, K, Cl Alcalose metabólica hipoclorêmica Hiperglicemia, hiperuricemia Ototoxicidade Nefrocalcinose
Hidroclortiazida	VO 1-3 mg/kg/dia, em 2 doses Comp 12,5 mg, 25 mg e 50 mg	Excreção de Na, K, Cl
Espironolactona	VO 1-3 mg/kg/dia, em 2 doses Comp 25 mg, 50 mg, 100 mg	Hipercalemia Anorexia, gastrite, úlcera, diarreia

VO: via oral; EV: (via) endovenosa; IM: (via) intramuscular.

Fonte: Desenvolvido pela autoria.

Agentes vasodilatadores e inotrópicos

Os vasodilatadores são indicados em crianças que apresentam congestão (grupo B do algoritmo) ou sinais clínicos de má perfusão periférica (grupos C e D do algoritmo), associados geralmente aos diuréticos.

Agentes inotrópicos são indicados em quadros de disfunção ou baixo débito cardíaco, especialmente se houver hipotensão arterial (grupo C ou D do algoritmo), sempre que possível associados aos vasodilatadores.

Na fase aguda ou descompensada da IC, podem ser utilizados os inodilatadores como os inibidores da fosfodiesterase (principalmente a milrinona) com potencial inotrópico e vasodilatador. Não havendo disponibilidade de utilização dos inibidores da fosfodiesterase, alguns centros ainda associam uma catecolamina e nitroprussiato de sódio. Após a estabilização e controle clínico da IC, a milrinona endovenosa pode ser gradualmente substituída pelos inibidores da enzima conversora da angiotensina (iECA).

Não há estudos comparativos entre os diversos inotrópicos e/ou vasodilatadores em crianças e as conclusões dos estudos em adultos não devem ser integralmente extrapoladas. As recomendações para a faixa etária pediátrica baseiam-se em experiências clínicas e têm por objetivo a adequação da perfusão, da pressão arterial e da frequência cardíaca. Alguns centros pediátricos optam pelo tratamento inicial com milrinona, outros preferem as catecolaminas associadas ou não à milrinona ou nitroprussiato de sódio.

No Quadro 22.8, encontram-se os principais agentes inotrópicos e vasodilatadores indicados para IC aguda na faixa etária pediátrica.

Principais agentes inotrópicos e vasodilatadores indicados na insuficiência cardíaca em crianças e adolescentes:

Digoxina

A digoxina é um glicosídeo cardíaco pouco potente que inibe a bomba Na-K-ATPase na membrana celular e eleva os níveis de cálcio intracelular.

Estudos na década de 1990, especialmente o *Digitalis Investigation Group*, analisando a eficácia de digoxina em baixas doses para adultos, observaram significativa redução nas taxas de internações, mas pequena alteração na mortalidade, o que desencorajou a sua indicação. Em crianças, embora não haja estudos randomizados, a digoxina ainda tem indicação pela sua ação na redução do tônus simpático, elevação do tônus vagal e diminuição da reabsorção renal de sódio, com subsequente redução da frequência cardíaca e melhora da diurese. Em crianças portadoras de cardiopatias com hiperfluxo pulmonar e função cardíaca normal, continua sendo controversa.

Catecolaminas

As catecolaminas são fundamentais no controle da IC aguda ou no de baixo débito cardíaco, principalmente quando houver má perfusão e/ou hipotensão arterial. Estimulam os betarreceptores adrenérgicos da membrana e a adenilciclase, elevando a adenosinomonofosfato cíclico (AMPc) e o cálcio intracelular, principal responsável pela contração.

Quadro 22.8 Principais agentes inotrópicos e vasodilatadores indicados na insuficiência cardíaca.

Agente	Dose e via de administração	Principais efeitos colaterais
Digoxina	VO Prematuros: 5 µg/kg/dia Recém-nascidos: 8-10 µg/kg/dia Crianças < 2 anos: 10-12 µg/kg/dia, em 2 doses Crianças > 2 anos: 8-10 µg/kg/dia, em 2 doses Crianças até 25 Kg: 0,125 mg/dia Crianças > 25 Kg: 0,25 mg/dia Elixir 50 µg/mL; comp 0,25 mg	Extrassístoles, BAV, FV Náuseas, vômitos, diarreia Letargia, confusão, ansiedade, cefaleia, vertigem, alucinações Hipercalemia Alterações visuais
Adrenalina	EV Efeito dose dependente: Efeito beta: – 0,01-0,3 µg/kg/min Efeito alfa: > 0,3 µg/kg/min Amp. 1 mg/mL	TV HAS Hipertensão pulmonar Vasoconstrição coronariana Gangrena
Noradrenalina	EV Efeito dose dependente: Efeito beta – 0,05-0,1 µg/kg/min Efeito alfa: 0,1-1 µg/kg/min Amp. 1 mg/mL	Semelhantes à adrenalina
Dopamina	EV Efeito dose dependente: Efeito dopa: < 5 µg/kg/min Efeito beta: 5 a 10 µg/kg/min: Efeito alfa: >10 µg/kg/min Amp. 5 mg/ml (10 mL = 50 mg)	TSV, TV HAS Insuficiência renal aguda Vasoconstrição periférica Gangrena
Dobutamina	EV Efeito alfa e beta: 2-20 µg/kg/min Amp. 12,5 mg/mL (20 mL = 250 mg)	Taquicardia moderada Hipotensão em dose elevada
Milrinona	EV Ataque: 25 a 50 µg/kg/min Manutenção: 0,25 a 0,75 µg/kg/min Amp. 1 mg/mL (20 mL = 20 mg)	Hipotensão arterial sistêmica Angina Hepatotoxicidade, icterícia Trombocitopenia Hipopotassemia
Levosimendana	EV Ataque: 5 a 25 µg/kg em 10 min Manutenção: 0,05 a 0,4 µg/kg/min Amp. 2,5 mg/mL (5 mL = 12,5 mg)	

VO: via oral; BAV: bloqueio atrioventricular; FEV: fração de ejeção do ventrículo esquerdo; TSV: taquicardia supraventricular; TV: taquicardia ventricular; HAS: hipertensão arterial sistêmica; EV: (via) endovenosa.

Fonte: Desenvolvido pela autoria.

Catecolaminas endógenas (adrenalina, noradrenalina e dopamina) ou exógenas (dobutamina) são indicadas de acordo com a pressão arterial e a perfusão tecidual.

A dopamina é a primeira indicação para quadros clínicos de hipotensão arterial e choque. A hipotensão arterial persistente em uma criança resulta na mudança de estratégia, agora com indicação de adrenalina, se houver vasoconstrição periférica, ou noradrenalina, se observada vasodilatação, geralmente associadas à dopamina.

A dobutamina, como suporte inotrópico, pode ser indicada em quadros não associados à hipotensão arterial, bradicardia ou vasodilatação periférica.

As catecolaminas em doses alfa-adrenérgicas, especialmente adrenalina e noradrenalina, elevam o consumo de oxigênio miocárdico e podem exacerbar tanto a disfunção sistólica como a diastólica. As doses mais elevadas devem ser utilizadas somente durante a titulação de outros agentes vasoativos e por curto período de tempo.

Vale a pena enfatizar que a associação de catecolaminas e vasodilatadores é muito benéfica para a redução do trabalho e do estresse miocárdico.

Inibidores da fosfodiesterase III – Milrinona

A milrinona é um agente inibidor seletivo da fosfodiesterase III, não glicosídico, não simpaticomimético, que eleva o AMPc intracelular miocárdico e vascular, independente dos betarreceptores da membrana. Dessa forma, é agente inotrópico, vasodilatador venoso e arteriolar, tanto pulmonar como sistêmico, e tem capacidade de relaxamento miocárdico (ação lusitrópica), sem elevação do consumo de oxigênio miocárdico.

A milrinona é útil no tratamento de pacientes em baixo débito, com redução de contratilidade miocárdica e elevada resistência vascular sistêmica. Além disso, o mecanismo de ação da milrinona independe dos receptores adrenérgicos, não é afetada pela regulação descendente (*down regulation*) e pela dessensibilização desses receptores adrenérgicos.

Está indicada em IC moderada ou grave, em situações de disfunção sistólica ou diastólica, geralmente associada a catecolaminas. Essas situações ocorrem em miocardites graves, miocardiopatias, baixo débito pós-operatório e hipertensão pulmonar.

Após início da infusão de milrinona, a volemia deve ser ajustada para que não ocorra hipotensão arterial secundária à vasodilatação, e doses de ataque não têm sido recomendadas para crianças.

Inodilatadores – Levosimendana

A levosimendana é um sensibilizador do cálcio intracelular na ligação à troponina C, com estimulação direta do complexo contrátil actina-miosina, independentemente dos receptores de membrana celular ou canais de cálcio.

A levosimendana tem ação inotrópica, promove vasodilatação sistêmica e coronariana, não eleva o consumo miocárdico e atua como anti-inflamatório e antiapoptose. Os metabólitos ativos da levosimendana continuam sendo detectados na circulação por tempo prolongado, mesmo após suspensão da infusão, propiciando os mesmos efeitos clínicos.

No estudo LIDO, houve melhora significativa da função cardíaca em adultos com IC grave. Em crianças, após o estudo de Namachivayam, de 2006, a levosimendana tem sido indicada em miocardiopatias terminais, miocardites ou cardiopatias congênitas graves, com resultados promissores, com estudos em andamento que sugerem melhora clínica, redução de tempo de ventilação e internação hospitalar.

Assistência circulatória mecânica

O suporte venoarterial por meio de ECMO (*extracorporeal membrane oxygenation*) e o suporte circulatório mecânico por dispositivos de assistência ventricular (*ventricular assist device*), como o Berlin Heart Excor e o DeBakey, principalmente nos Estados Unidos e na Europa, têm sido indicados em crianças com disfunções cardíacas graves e refratárias às terapêuticas, enquanto se aguarda a recuperação miocárdica ou o transplante cardíaco.

No entanto, o suporte circulatório mecânico foi projetado para adultos e não destinado a crianças ou portadores de circulações complexas, encontrando-se ainda em fase de evolução tecnológica para redução da morbidade e mortalidade.

Transplante cardíaco

O transplante cardíaco tornou-se uma alternativa viável e recomendada de maneira consensual em diversas situações: IC em estágio avançado (grupo D do algoritmo); associada à disfunção do ventrículo sistêmico por cardiomiopatia ou cardiopatias congênitas previamente corrigidas; severa limitação às atividades físicas; cardiomiopatia restritiva ainda em fase reversível de hipertensão pulmonar; tumores cardíacos não ressecáveis; e IC associada à morte súbita.

Um plano de atendimento nacional tem favorecido a captação de órgãos e o planejamento dos centros especializados, com resultados mais promissores a médio e longo prazos.

Fase crônica

A terapêutica na fase crônica visa manutenção do débito cardíaco, controle dos mecanismos neuro-humorais compensatórios, potencialmente deletérios nesta fase do processo e remodelação miocárdica.

As principais estratégias de tratamento crônico incluem os inibidores da enzima conversora da angiotensina (IECA) ou antagonistas da aldosterona e os betabloqueadores.

Inibidores da enzima conversora da angiotensina (iECA)

Os principais IECA (captopril e enalapril) estão indicados na fase crônica da IC pela capacidade de redução da angiotensina II e, consequentemente, redução da resistência vascular sistêmica.

Estão indicados em crianças com disfunção sistólica e congestão, geralmente associados aos diuréticos orais.

A titulação da dose e a suspensão dos IECA devem ser lentas e concomitantes ao ajuste dos diuréticos para que não ocorram hipotensão arterial sistêmica e disfunção renal.

Antagonistas da aldosterona – espironolactona

Estudos em adultos evidenciaram que a espironolactona, além do efeito diurético, promove bloqueio do SRAA e remodelação miocárdica, com significativa modificação na evolução da IC grave. Entretanto, ainda não há estudos randomizados em crianças com as mesmas evidências.

No Quadro 22.9, encontram-se as doses e efeitos colaterais dos principais vasodilatadores orais indicados na fase crônica da IC.

Quadro 22.9 Vasodilatadores e bloqueadores da angiotensina.

Agente	Dose e via de administração	Principais efeitos colaterais
Captopril	Via oral 0,2-1,5 mg/kg/dia em 3 doses diárias Titulação de dose em até 3 a 10 dias Suspensão em 2 a 4 semanas Comp 12,5 mg, 25 mg, 50 mg, 100 mg	Broncospasmo Tosse Bradicardia, BAV Hipotensão arterial Hipercalemia, se associados à espironolactona
Enalapril	Via oral, EV Crianças: 0,1-0,5 mg/kg/dia em até 2 tomadas Adolescentes e adultos: 2,5-10 mg por dose, máximo de 2 doses diárias Titulação de dose em até 3 a 10 dias Suspensão em 2 a 4 semanas Comp. 5 mg, 10 mg, 20 mg	Semelhantes ao captopril Contraindicações: Estenose artérias renais Insuficiência renal Hipercalemia
Espironolactona	Via oral 1-3 mg/kg/dia, em 2 doses Comp. 25 mg, 50 mg, 100 mg	Hipercalemia Anorexia, gastrite, úlcera, diarreia

BAV: bloqueio atrioventricular; EV: (via) endovenosa.

Fonte: Desenvolvido pela autoria.

Betabloqueadores

Os betabloqueadores são antagonistas da ação do SNS e da liberação de catecolaminas. No tratamento da IC crônica, têm se mostrado excelente opção para melhora da função miocárdica e remodelamento cardíaco. Promovem vasodilatação, melhora da retenção hidrossalina, redução da apoptose e da fibrose miocárdica. Não devem ser iniciados na fase aguda ou em períodos de bradicardia ou bloqueio atrioventricular.

O mecanismo de ação dos betabloqueadores encontra-se na Figura 22.6 e os principais betabloqueadores, no Quadro 22.10.

Tabela 22.10 Principais betabloqueadores indicados na insuficiência cardíaca crônica.

Agente	Dose e via de administração	Principais efeitos colaterais
Carvedilol	Via oral 0,1-1 mg/kg/dia em 2 doses, com elevação a cada 7 a 14 dias Comp 1,56 mg; 3,125 mg; 6,25 mg	Broncoespasmo, tosse Bradicardia Bloqueio atrioventricular Hipotensão arterial Hiperglicemia
Metoprolol	Via oral 0,21 mg/kg/dia em 2 doses, com elevação a cada 7 a 14 dias Comp 12,5 mg; 25 mg; 50 mg	

Fonte: Desenvolvido pela autoria.

Agentes antiplaquetários e antitrombóticos

A aspirina oral (2 a 5 mg/kg/dia), como agente antiplaquetário, está indicada em crianças com disfunção sistólica grave, miocardiopatia restritiva e algumas situações pós-operatórias como derivações cavopulmonares do tipo Fontan.

A anticoagulação com coumadim ou derivados da heparina ainda é controversa, mas tem sido regularmente indicada em alguns centros, especialmente se fração de ejeção (FE) < 20%.

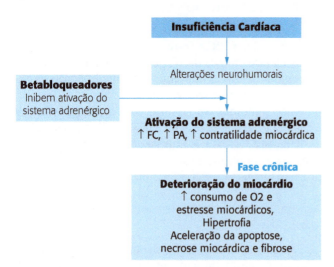

Figura 22.6 Mecanismo de ação dos betabloqueadores na IC crônica.
FC: frequência cardíaca; PA: pressão arterial.

Fonte: Desenvolvida pela autoria.

Atividades e exercícios físicos

As crianças portadoras de cardiopatias congênitas ou funcionais não devem ser sumariamente desencorajadas quanto às suas atividades recreativas ou esportivas. Atividades físicas são indiscutivelmente benéficas para a qualidade de vida e prevenção de doenças cardiovasculares.

Dessa maneira, o potencial, a segurança e os riscos inerentes devem ser analisados para cada criança em particular.

■ BIBLIOGRAFIA CONSULTADA

Auslender M. Pathophysiology of pediatric heart failure. Prog Pediatr Cardiol. 2000;11:175-84.

Brissaud O, Botte A, Cambonie G, et al. Experts' recommendations for the management of cardiogenic shock in children. Ann Intensive Care. 2016;6:14.

Burns KM, Byrne BJ, Gelb BD, et al. New mechanistic and therapeutic targets for pediatric heart failure. Circulation. 2014;130:79-86.

Chaturvedi V, Saxena A. Heart failure in children: clinical aspect and management. J Pediatr. 2009;76:195-205.

Hoffman TM, Wernovsky G, Atz AM, Bailey JM, et al. Prophylactic intravenous use of milrinone after cardiac operation in pediatrics (PRIMACORP) study. Am Heart J 2002;143:15-21.

Hsu DT, Pearson GD. Heart failure in children part I: history, etiology, and pathophysiology. Circ Heart Fail. 2009;2:63-70.

Hsu DT, Pearson GD. Heart failure in children part II: diagnosis, treatment, and future directions. Circ Heart Fail. 2009;2:490-8.

Jefferies JL, Hoffman TM, Nelson DP. Heart failure treatment in the intensive care unit in children. Heart Failure Clin. 2010;6:531-58.

Jefferies JL, Towbin JA. Dilated cardiomyopathy. Lancet. 2010;375:752-62.

Kantor PF, Mertens LL. Heart failure in children. Part I: clinical evaluation, diagnostic testing, and initial medical management. Eur J Pediatr. 2010;169:269-79.

Kantor PF, Mertens LL. Heart failure in children. Part II: current maintenance therapy and new therapeutic approaches. Eur J Pediatr. 2010;169:403-10.

Kirk R, Dipchand AI, Rosenthal DN, et al. The International Society for Heart and Lung Transplantation Guidelines for the Management of Pediatric Heart Failure: executive summary. J Heart Lung Transplant. 2014;33:888-909.

Masarone D, Valente F, Rubino M, et al. Pediatric heart failure: a practical guide to diagnosis and management. Pediatric and Neonatology. 2017;58:303-12.

Moffett BS, Chang AC. Future pharmacologic agents for treatment of heart failure in children. Pediatr Cardiol. 2006;27:533-51.

Namachivayam P, Crossland DS, Butt WW, Shekerdemian LS. Early experience with Levosimendan in children with ventricular dysfunction. Pediatr Crit Care Med. 2006;7:44.

Nieminen MS, Fruhwald S, Heunks LM, et al. Levosimendan: current data, clinical use and future development. Heart, Lung and Vessels. 2013;5:227-45.

Rosenthal D, Chrisant MR, Edens E, et al. International Society for Heart and Lung Transplantation: practice guidelines for management of heart failure in children. J Heart Lung Transplant. 2004;23:1313-33.

Shaddy RE, Boucek MM, Hsu D, et al. Carvedilol for children and adolescents with heart failure. JAMA. 2007;29:1171-9.

Arritmias

- Sissy Lara
- Jaqueline Wagenführ
- Mauricio Scanavacca
- Camila Lúcia Tiossi Wild Dedivittis

Introdução

O manuseio de arritmias cardíacas em crianças é, em geral, um grande desafio e não é fácil a obtenção de traçados de eletrocardiograma (ECG) com boa qualidade no atendimento de urgência, em razão da movimentação frequente e do choro das crianças nessas situações, além dos artefatos produzidos por soluços e tosses. As taquicardias sinusais, muito rápidas, geralmente são confundidas com taquicardias supraventriculares.

Cada faixa etária tem sua própria média de frequência cardíaca normal, o que deve ser levado em consideração no diagnóstico diferencial das arritmias. Além disso, há um grupo de pacientes em crescimento, com cardiopatias congênitas previamente, submetidos a cirurgias corretivas ou paliativas, que desenvolvem arritmias potencialmente malignas e que devem ser identificadas e tratadas de modo adequado.

Neste capítulo, abordaremos a estratégia diagnóstica e o tratamento das arritmias cardíacas na população pediátrica.

O ritmo cardíaco normal e o eletrocardiograma

O ritmo cardíaco normal é iniciado por células com atividade automática do nó sinoatrial (NSA), localizado na borda lateral do sulco terminal do átrio direto na junção com a veia cava superior. As células do NSA despolarizam-se espontaneamente e a onda de despolarização propaga-se pelas paredes dos átrios. A ativação elétrica atrial se manifesta no ECG de superfície pela onda P. A morfologia da onda P é influenciada pelo local de origem do estímulo atrial, pelo tamanho do átrio e pela velocidade de condução do estímulo por meio dos átrios.

O nó atrioventricular (NAV) localiza-se no septo atrioventricular muscular, no triângulo de Koch, limitado posteriormente pelo óstio do seio coronário, medialmente pelo tendão de Todaro e lateralmente pelo anel septal da valva tricúspide. A condução através do NAV é lenta, o que promove um atraso significante entre a ativação atrial e ventricular. Esse atraso permite que a contração atrial contribua para o enchimento ventricular, promovendo um sincronismo atrioventricular. A despolarização ventricular é representada no ECG pelo complexo QRS no ECG de superfície. A morfologia do QRS é influenciada pela origem da ativação ventricular, pela presença de bloqueio de condução, atraso na condução pelos ramos e pela velocidade de condução intraventricular. A repolarização do miocárdio ventricular é representada pelo segmento ST e pela onda T (Figura 23.1).

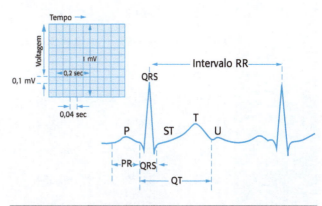

Figura 23.1 ECG normal demonstrando ondas P, QRS, T e U bem como os intervalos PR, segmento ST e o intervalo QT.

Fonte: Desenvolvida pela autoria.

As principais modificações que ocorrem no ECG de lactentes e crianças normais estão relacionadas com a idade. Variações na frequência cardíaca, na morfologia do complexo QRS, na duração do QRS, no padrão do segmento ST e da onda T são frequentes. Durante o desenvolvimento normal, ocorre redução gradual da frequência cardíaca (FC) (Tabela 23.1) e aumento na duração da onda P, do intervalo PR e do intervalo QRS.

Tabela 23.1 Limites normais da FC para a idade.

Idade	FC (bpm)	
	Vigília	Sono
RN	100-180	80-160
1 semana a 3 meses	100-220	80-200
3 meses a 2 anos	80-170	70-120
2 anos a 10 anos	70-110	60-90
Acima de 10 anos	55-90	50-90

RN: recém-nascido; FC: frequência cardíaca.

Fonte: Desenvolvida pela autoria.

Os intervalos PR, QRS e QT representam medidas da velocidade de condução cardíaca e da repolarização no ECG de superfície. As variações normais desses intervalos para a idade estão descritas na Tabela 23.2.

Tabela 23.2 Intervalos eletrocardiográficos normais em crianças.

Idade	PR (MS-II)	QRS (MS–V5)	QT (MS–V5)
0 a 1 dia	79-161	21-76	210-370
1 a 3 dias	81-139	22-67	223-346
3 a 7 dias	74-135	21-68	220-327
7 a 30 dias	72-138	22-79	220-301
1 a 3 meses	72-130	23-75	222-317
3 a 6 meses	73-146	22-79	221-305
6 a 12 meses	73-157	25-76	218-324
1 a 3 anos	82-148	27-76	248-335
3 a 5 anos	84-161	31-72	264-354
5 a 8 anos	90-163	32-79	278-374
8 a 12 anos	87-171	32-85	281-390
12 a 16 anos	92-175	34-88	292-390

Fonte: Desenvolvida pela autoria.

Mecanismos e classificação das arritmias cardíacas

As arritmias cardíacas podem ser atribuídas a alterações na formação do impulso, por distúrbio do automatismo, ou por atividade deflagrada e a alterações na propagação do impulso, com: bloqueio ou atraso da condução, circuitos reentrantes fixos ou funcionais e a alterações, em razão da influência autonômica. Esses fatores podem ocorrer de forma independente ou em associação na gênese das arritmias.

1. **Automatismo anormal:** resulta de células que adquirem a capacidade de automatismo por despolarização da fase 4 do potencial de ação (diástole) por causa das condições patológicas. Estas alterações podem ocorrer em células localizadas nos átrios, ventrículos, na junção AV e nos vasos que se comunicam diretamente com os átrios (veia cava e veias pulmonares). As fibras do nó sinusal e atrioventricular que normalmente têm atividade automática podem desenvolver uma condição anormal de automatismo aumentado, que dá origem à taquicardia sinusal inapropriada e à taquicardia juncional não paroxística.

2. **Atividade deflagrada:** este mecanismo está associado a oscilações do potencial de membrana (pós-potencias) que atingem o limiar de disparo e deflagram uma sequência de potenciais de ação. Podem ser diferenciados em pós-potenciais precoces ou tardios em relação à fase do potencial de ação em que aparecem. Os pós-potenciais precoces ocorrem na fase 2 ou 3 do potencial de ação, dão origem ao intervalo QT longo e podem induzir taquicardias polimórficas. Os pós-potenciais tardios ocorrem por oscilação na fase 4 do potencial de ação, gerada pela entrada anormal de cálcio intracelular e são responsáveis pelas arritmias da intoxicação digitálica.

3. **Circuito de reentrada:** mecanismo mais frequente das taquicardias clínicas, é mantido por um conjunto de fibras miocárdicas capazes de sustentar uma ativação elétrica em movimento circular. Estes circuitos podem envolver um grupo restrito de fibras (microcircuito) ou uma área extensa de miocárdio (macrocircuito).

Vamos utilizar, no presente capítulo, uma classificação das arritmias em crianças de acordo com o mecanismo eletrofisiológico. Esta classificação permite uma abordagem mais racional na seleção do agente farmacológico ou da intervenção terapêutica (Quadro 23.1).

Quadro 23.1 Classificação das arritmias de acordo com o mecanismo.

Bradiarritmias	Falência na formação do impulso Bradicardia sinusal Parada SA Bloqueio de condução Bloqueio de saída no NS Bloqueio NAV
Taquiarritmias	Reentrada *Flutter* atrial (macrorreentrada) Fibrilação atrial Taquicardia por reentrada no NS Taquicardia por reentrada no NAV Taquicardia atrioventricular Taquicardia ventricular Automatismo aumentado Taquicardia atrial ectópica Taquicardia juncional Taquicardia ventricular Atividade deflagrada Taquicardia atrial (intoxicação digitálica) Taquicardia ventricular polimórfica (síndrome do intervalo QT longo)

NAV: nó atrioventricular; NS: nó sinoatrial; NS: nó sinoatrial.

Fonte: Desenvolvido pela autoria.

Síndromes bradicárdicas

Disfunção do nó sinusal (DNS)

A disfunção do NS deve ser considerada na presença de uma frequência sinusal reduzida para uma determinada situação clínica. Os achados eletrocardiográficos incluem FC baixa no repouso, FC média baixa, variabilidade diminuída (insensibilidade para resposta autonômica), diminuição da FC no pico do esforço (incompetência cronotrópica), pausa sinusal prolongada, parada sinusal ou bloqueio de saída do NSA, podendo estar presente ritmo juncional de escape. A expressão "síndrome bradi-taqui" é classicamente utilizado para caracterizar a frequente associação entre disfunção do NS e taquicardias atriais.

Bradicardia sinusal

Define-se bradicardia sinusal quando o ritmo origina-se na região do NS (onda P + nas derivações: DI, DII e AVF) com FC inferior ao mínimo normal para a idade. Não existe uma regra rigorosa para o limite inferior para a FC em crianças. O diagnóstico de bradicardia é sugerido na Tabela 23.3.

Esses limites estabelecidos não se aplicam para crianças com febre, disfunção cardíaca ou no pós-operatório, uma vez que, nessas situações, espera-se que a FC esteja mais elevada para suprir as necessidades metabólicas vigentes.

Tabela 23.3 Bradicardia sinusal em crianças.

Idade	Frequência Cardíaca (bpm)
Latentes e crianças até 2 anos	< 90
Crianças entre 2 e 6 anos	< 80
Crianças entre 6 e 11 anos	< 70
Crianças maiores de 11 anos	< 60

Fonte: Desenvolvida pela autoria.

A bradicardia sinusal pode ser observada transitoriamente durante aspiração das vias respiratórias, pressão intracraniana elevada, hipoxemia, hipoglicemia, hipercalcemia e acidose metabólica. Outras causas incluem a ingestão de doses terapêuticas ou mesmo tóxicas de medicamentos (p. ex., digoxina, betabloqueadores e amiodarona). A injúria cirúrgica com trauma do NS também pode resultar em bradicardia sinusal persistente (comumente encontrada no pós-operatório (PO) de cirurgia de Mustard, Senning e Fontan).

Parada sinusal

A parada sinusal resulta de falência na geração do impulso elétrico no NS. Ela se manifesta como uma pausa no ritmo sinusal, com ausência da onda P ao ECG. Em situações em que a pausa sinusal é prolongada, outros focos automáticos do coração (átrio, NAV ou ventrículo) podem assumir o ritmo cardíaco até a recuperação do NS. Pausas maiores do que 3 segundos podem provocar diminuição do fluxo cerebral e necessitam de avaliação cuidadosa.

Tratamento

O tratamento da disfunção do NS depende dos sintomas relacionados. Estes podem incluir pré-síncope e síncope, intolerância ao esforço e insuficiência cardíaca. Em todas essas situações, caso o sintoma seja relacionado com a disfunção do NS e não existem causas transitórias, como toxicometabólicas e uso de medicamentos bradicardizantes, o tratamento consiste no implante de marca-passo. É importante lembrar que pacientes com síncope neurocardiogênica podem apresentar pausa sinusal prolongada, mas, nesses casos, o tratamento inicial deve ser a orientação preventiva, como evitar situações que deflagrem as crises, o aumento da ingesta hidrossalina, medidas para abortar a crise (decúbito horizontal e contramanobras musculares) ou mesmo medicação específica.

Bloqueios atrioventriculares

Denomina-se "bloqueio atrioventricular" (BAV) o retardo ou mesmo interrupção da condução do estímulo elétrico pelo sistema de condução atrioventricular. Pode representar um comportamento fisiológico, uma alteração funcional transitória ou uma interrupção patológica do sistema de condução. O grau de bloqueio pode variar em intensidade (1º a 3º graus), bem como no nível anatômico em que ocorre (nó AV ou sistema intraventricular). O prognóstico do paciente com BAV dependerá dessas combinações.

Os BAV são classificados ao ECG em:

- BAV de 1º grau: quando todos os impulsos atriais alcançam os ventrículos, mas o intervalo na condução AV é maior do que o esperado para a idade do paciente. Caracteriza-se ao ECG por intervalo PR longo para a idade (veja a Tabela 23.2) (Figura 23.2). Quando se trata de um achado isolado, BAV de 1º grau é benigno e não requer nenhum tratamento específico.

- BAV de 2º grau: quando o impulso atrial é bloqueado de modo intermitente para os ventrículos. Pode ser subdividids em: tipo I: caracteriza-se por prolongamento progressivo da condução AV (intervalo PR) até que ocorra bloqueio completo de um impulso (fenômeno de Wenckebach) reiniciando a condução, sendo que o primeiro batimento conduzido, após o bloqueio, apresenta um intervalo PR mais curto do que o inicial (Figura 23.3A). Pode ocorrer em crianças normais com tônus autonômico exacerbado ou ser secundário a drogas vagotônicas (digital), antiadrenérgicos (betabloqueadores) ou bloqueadores dos canais de Ca (verapamil), afecções inflamatórias (cardite reumática) ou cardiopatias congênitas que acometam a estrutura do NAV; tipo II: caracterizado pela interrupção súbita e isolado da condução AV sem alongamento prévio (Figura 23.3B). Pacientes com BAV tipo II persistente ou recorrente, com baixo escape ventricular por mais de 7 dias de pós-operatório, requerem marca-passo permanente; tipo III: interrupção da condução do impulso atrial sem alongamento do intervalo AV, porém de modo repetitivo (2:1, 3:1), também denominado "BAV de 2º grau de alto grau".

- BAV de 1º e 2º graus podem representar uma variação do normal em neonatos, adolescentes e adultos jovens, principalmente em atletas. Neste contexto, o BAV se dá em razão das alterações no tônus autonômico.

- BAV de 3º grau (BAVT): caracteriza-se pela ausência de condução para os ventrículos do impulso atrial, sendo o ritmo ventricular determinado por escape juncional ou ventricular. As ondas P e os complexos QRS apresentam intervalos regulares entre si, porém são independentes (Figura 23.4). O BAVT pode ser pré ou pós-hissiano. Existe uma importância prognóstica em se determinar o nível de bloqueio, pois o ritmo de escape é mais rápido e estável nos BAVT pré-hissianos (FC entre 40 e 90 bpm), sendo rara a ocorrência de assistolia. Nesse caso, o QRS geralmente é estreito. As causas são congênitas ou adquiridas (intoxicação medicamentosa, processo inflamatório ou infeccioso). Já os bloqueios do sistema His-Purkinje apresentam frequência de escape menor (< 40 bpm), são instáveis, provocando longos períodos de assistolia. Nesses casos, o QRS geralmente é largo. Pode estar associado a cardiopatias estruturais (principalmente TGA-L) ou secundário à correção cirúrgica de cardiopatias congênitas.

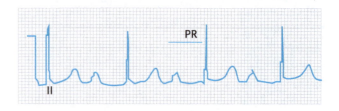

Figura 23.2 BAV de 1º grau.

Fonte: Desenvolvida pela autoria.

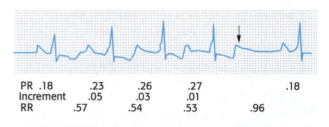

Figura 23.3(A) Traçado eletrocardiográfico documentando um BAV de 2º grau tipo I. Note-se o progressivo prolongamento do intervalo PR até haver o bloqueio da onda P (5ª onda P). O próximo batimento conduzido apresenta intervalo PR normal.

Fonte: Desenvolvida pela autoria.

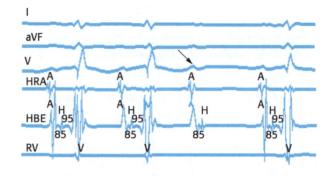

Figura 23.3(B) Traçado eletrofisiológico documentando um bloqueio AV do 2º grau tipo II. Os três traçados superiores são a derivação do ECG DI, aVF e V1. O quarto traçado é o registro do feixe de His (HBE): A: eletrograma atrial; H; eletrograma do feixe de His; V: eletrograma ventricular. O quinto traçado é o registro do ventrículo direito (RV). Note-se que o intervalo H-V é prolongado (normal até 50 ms), mas estável nos dois primeiros batimentos, até que ocorre um bloqueio súbito após o registro do eletrograma H. Esse achado documenta que a atrial passa normalmente pelo nó AV e o bloqueio súbito ocorre no sistema His-Purkinje.

Fonte: Desenvolvida pela autoria.

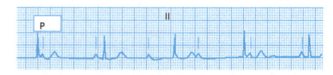

Figura 23.4 Derivação DII do ECG documentando período de bloqueio atrioventricular total. Note-se que as ondas P são regulares e nunca conduzem para os ventrículos. Os complexos QRS também são regulares, apresentam duração normal (QRS estreito).

Fonte: Desenvolvida pela autoria.

O BAVT congênito apresenta-se ao ECG com QRS estreito e, ao longo da monitorização de longa duração, observa-se variação da FC durante as atividades (choro, mamada, atividade física). Na ausência de cardiopatia, tem prognóstico favorável. Já nos casos associado à cardiopatia, pode evoluir com insuficiência cardíaca congestiva (ICC) e, com frequência, apresenta prognóstico desfavorável.

Vários estudos demonstraram a associação de BAVT congênito com mães portadoras de doenças do tecido conjuntivo, sendo o mais comum o lúpus eritematoso sistêmico. O diagnóstico pode ocorrer na fase pré-natal. A avaliação ecocardiográfica do feto é crucial para definir a presença ou não de cardiopatia, a frequência do ritmo de escape e a repercussão hemodinâmica (hidropisia). O implante precoce de marca-passo deve ser considerado nos casos que evoluem com ICC após o nascimento ou com bradicardia grave (FC < 50 bpm).

Tratamento

O tratamento imediato de BAVT sintomático inclui infusão de atropina, agonistas adrenérgicos ou mesmo compressão torácica até o implante do marca-passo.

As diretrizes para implante de marca-passo definitivo em pacientes pediátricos foram revisadas em 2002 (Quadro 23.2).

Quadro 23.2 Indicações para implante de marca-passo definitivo na população pediátrica.

Classe I

BAV de 2º grau avançado ou BAV de 3º grau sintomáticos ou com disfunção ventricular

DNS com sintomas
- BAV de 2º grau avançado ou BAV de 3º grau no PO sem expectativa de recuperação ou persistente por mais de 7 dias
- BAVT com QRS de escape largo, ectopia ventricular ou disfunção ventricular
- BAV de 3º grau congênito em crianças com:
  - FC < 50-55 bpm
  - FC < 70 bpm com doença cardíaca estrutural

Classe IIa

Síndrome Braditaquicardia que necessite de terapia antiarrítmica de longa duração
- BAV de 3º grau congênito após a infância com:
- FC média < 50 bpm
- Pausas abruptas na FC maiores que duas ou três vezes o ciclo básico
- Sintomas associados à incompetência cronotrópica
- Síndrome do QT longo com BAV 2:1 ou de 3º grau
- Bradicardia sinusal assintomática em crianças com cardiopatia estrutural e:
  - FC de repouso < 40 bpm
  - Pausas ventriculares > 3 segundos
  - Hemodinâmica comprometida por causa da bradicardia sinusal ou perda do sincronismo AV

(Continua)

Quadro 23.2 Indicações para implante de marca-passo definitivo na população pediátrica. *(Continuação)*

Classe IIb

BAV de 3º grau congênito com FC aceitável, QRS estreito e função ventricular normal
- Bradicardia sinusal assintomática com FC de repouso
- < 40 bpm ou pausa > 3 s
- Doenças neuromusculares com algum grau de BAV (incluindo BAV de 1º grau)

Classe III

BAV pós-cirurgia com retorno da condução à normalidade

Obsservação:

Classe I – Indicação com evidência

Classes IIa e IIb – Indicação com pouca evidência

Classe III – Contraindicado

BAV: bloqueio atrioventricular; DNS: Disfunção do nó sinusal; PO: pós-operatório; BAVT: BAV de 3º grau; FC: frequência cardíaca; AV: atrioventricular.

Fonte: Desenvolvido pela autoria.

Síndromes taquicárdicas

Episódios de taquicardia são comuns em crianças e, geralmente, são de etiologia benigna. Os pais ou o cuidador podem detectar a taquicardia baseando-se nos batimentos das veias do pescoço da criança na frequência do pulso e pela percepção de batimentos cardíacos rápidos ao tocarem o precórdio ou ao segurarem a criança no colo. Todas as queixas de taquicardia requerem rápida avaliação dos parâmetros hemodinâmicos do paciente e do ritmo cardíaco.

O diagnóstico de taquicardia é estabelecido pela FC elevada para a idade (Tabela 23.1). Apesar de os valores serem estabelecidos por faixa etária, os clínicos podem seguir uma diretriz básica, definindo como taquicardia a presença de FC de > 160 bpm em menores de 2 anos, > 140bpm em crianças de 2 a 12 anos e > 100 bpm para adolescentes e adultos.

O diagnóstico diferencial das taquicardias está listado no Quadro 23.3.

Quadro 23.3 Causas de taquicardia em crianças.

Condições cardíacas de risco
- Taquicardia supraventricular (TSV)
- Taquicardia ventricular (TV)
- Outras arritmias (*torsades de pointes, flutter* atrial)
- Miocardiopatia hipertrófica (MCH)
- Miocardiopatia, miocardite
- Cardiopatia operada
- Derrame pericárdico

Condições não cardíacas de risco
- Hipoxemia, hipoglicemia
- Choque hipovolêmico

(Continua)

Quadro 23.3 Causas de taquicardia em crianças. (*Continuação*)

Condições não cardíacas de risco
● Choque anafilático ● Exposição a substâncias tóxicas ● Sepse ● Distúrbios hidreletrolíticos (K, Ca, Mg) ● Feocromocitoma

Condições comuns
● Febre, exercício, choro, dor, ansiedade, anemia ● Síndrome de hiperventilação ● Drogas (cafeína, drogas ilícitas etc.)

Outras condições
● Doença de Kawasaki ● Febre reumática aguda ● Hipertireoidismo

K: potássio; Ca: cálcio; Mg: magnésio.

Fonte: Desenvolvido pela autoria.

A maioria dos pacientes pediátricos saudáveis diagnosticados com taquicardia apresenta uma doença febril, desidratação leve a moderada ou ansiedade. A avaliação de uma possível doença cardiovascular conhecida, a presença de choque e a determinação do ritmo são as peças-chaves na tomada de decisão frente uma criança com taquicardia (Figura 23.6).

- **Taquicardias supraventriculares:** as TSV são as arritmias mais frequentes no grupo pediátrico. Definem-se pela presença de ritmo cardíaco acelerado e complexo QRS estreito, pois se originam nos átrios ou na junção AV, mas podem se apresentar com complexo QRS largo em razão da condução AV aberrante. Dentro da denominação de TSV, as formas mais comuns são as taquicardias por reentrada atrioventricular, incluindo a síndrome de Wolff-Parkinson-White e taquicardia por reentrada nodal. A maioria dos pacientes com TSV não apresenta cardiopatia estrutural associada.
- A TSV pode resultar em insuficiência cardíaca quando ocorre em neonatos. No lactente, pode acarretar irritabilidade, prostração, palidez cutaneamucosa. Em crianças maiores, os sintomas são, geralmente, menos intensos, podendo se manifestar por intranquilidade, palpitações, sensação de tontura e desconforto precordial.
- Os episódios de taquicardia podem ter início na vida fetal ou nos primeiros meses de vida, de maneira paroxística ou mesmo persistente.
- **Taquicardia sinusal (TS):** caracteriza-se por taquicardia regular com morfologia da onda P sugerindo origem sinusal e FC superior à esperada para a idade (Tabela 23.1). Em lactentes e crianças, a TS geralmente excede 230 bpm. A TS está frequentemente associada com febre, hipovolemia, hipóxia, dor ou falência miocárdica. Uma forma patológica de TS, conhecida como "taquicardia sinusal inapropriada", pode ocorrer em adolescentes do sexo feminino e caracteriza-se por ausência das causas habituais de TS. Pode se associar com distúrbios psicogênicos, uso inapropriado de medicamentos, distúrbio do automatismo do nó sinusal ou doenças sistêmicas insipientes. A disfunção autonômica pode provocar síndrome postural taquicárdica (SPOT), caracterizada por taquicardia persistente, relacionada com a inadequação dos reflexos que controlam a vasoconstrição periférica e a otimização da FC durante a postura. É importante determinar a causa da TS uma vez que o tratamento dependerá do fator causal. Nos pacientes com TS secundária (febre, dor, ICC), não se deve almejar baixar a FC utilizando-se medicações cardioativas, e sim tratar a condição que a promove. Na TS inapropriada, deve-se tentar estabelecer os mecanismos envolvidos pelos testes de avaliação autonômica, nível sérico de catecolaminas e sensibilidade dos receptores beta. Os betabloqueadores são a 1ª escolha e a ivabradina, um bloqueador específico das correntes If (responsável pelo automatismo do nó sinusal), pode ser uma alternativa quando houver contraindicação para uso de betabloqueadores. A ablação por cateter do nó sinusal é tratamento de exceção em crianças. Na SPOT, prefere-se utilizar manobras que aumentem a resistência periférica durante a mudança postural com exercícios, aumento do volume plasmático (aumento da ingestão de sal e fludrocortisona) e uso de vasoconstritores (midodrina).

Taquicardia por reentrada nodal (TRN)

A TRN raramente é observada na primeira infância, porém pode ser detectada na adolescência e em adultos jovens e, geralmente, ocorre na ausência de cardiopatia estrutural.

Nos pacientes com esta forma de taquicardia, comumente paroxística, acredita-se que o NAV esteja funcionalmente dissociado em duas vias com características eletrofisiológicas diferentes. A chamada "dupla via nodal" caracteriza-se por apresentar uma via de condução rápida (período refratário longo) e uma via de condução lenta (período refratário curto). Comumente, a taquicardia inicia-se por uma extrassístole atrial, cujo estímulo é bloqueado na via rápida e conduz-se pela via lenta, permitindo o seu retorno pela via rápida e estabelecendo um movimento circular entre as duas vias. A perpetuação desta condição mantém a taquicardia. Durante a reentrada nodal comum, a condução retrógrada se faz pela via rápida que despolariza os átrios ao mesmo tempo em que o impulso anterógrado despolariza os ventrículos, assim a onda P se inscreve concomitantemente no QRS e não pode ser identificada no ECG de superfície. O local mais sensível para visualizar a onda P é a derivação V1, em que um pseudo r' é frequentemente observado (Figura 23.5). Raramente a reentrada no NAV ocorre em sentido inverso (incomum), havendo a condução anterógrada pela via rápida e a retrógrada pela via lenta. Como a condução retrógrada é lenta, a onda P se inscreve, posteriormente, na inscrição do complexo QRS, dando origem a um intervalo RP longo durante o registro da taquicardia, com ondas P negativas na parede inferior (DII, DIII e AVF).

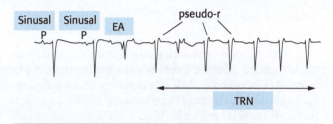

Figura 23.5 TRN – evidência de pseudo r' em V1.
Fonte: Desenvolvida pela autoria.

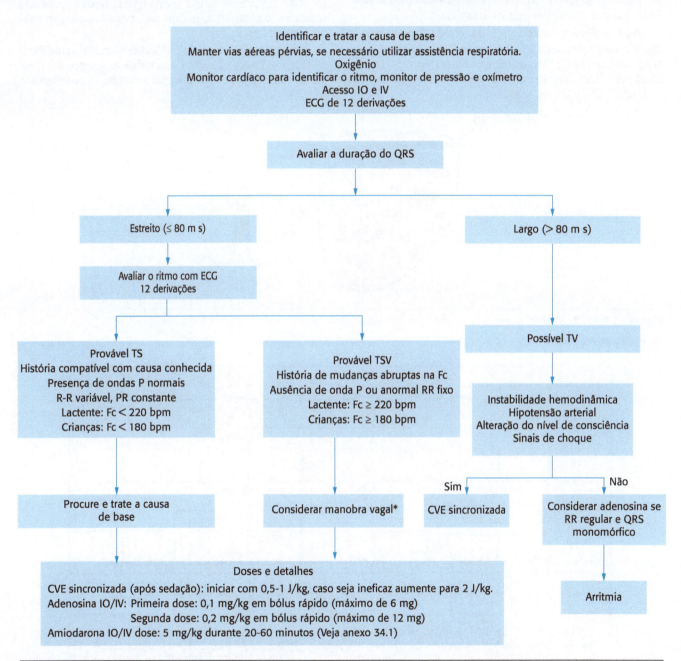

Figura 23.6 Avaliação inicial da criança com taquicardia.
IO: intraósseo, IV: intravenoso, ECG: eletrocardiograma.

Manobra vagal: * em lactentes e crianças menores, colocar uma bolsa de gelo ou de água gelada na face por 15 a 30 segundos ou realizar um estímulo no reto com um termômetro. Em crianças maiores, ensinar alguma manobra vagal. Compressão do seio carotídeo ou pressão na órbita ocular não devem ser realizados em crianças.

Fonte: Desenvolvida pela autoria.

Taquicardia por reentrada atrioventricular (TAV)

A TAV é a forma patológica mais comum de taquicardia em lactentes e crianças. Consiste em uma taquicardia por reentrada que utiliza o NAV e pelo menos uma via de condução acessória conectando eletricamente os átrios e ventrículos por um feixe muscular. Caso a via acessória conduza em sentido anterógrado, durante o ritmo sinusal, o ECG de 12 derivações pode evidenciar uma pré-excitação ventricular (Figuras 23.7A e 23.7B), que representa a ativação elétrica do miocárdio ventricular pela via acessória.

Representação esquemática da condução atrioventricular na presença de uma via acessória com condução anterógrada. O NS ativa os átrios, já a ativação ventricular se dá pelo NAV (região amarela) e pela VA (região azul).

O grau de pré-excitação depende da quantidade de miocárdio ventricular ativado por meio do sistema normal de condução (NAV) *versus* a via acessória (VA). A presença de condução pelas duas vias, NAV e VA, caracteriza-se pela presença, ao ECG, de intervalo PR curto, onda delta, alargamento do intervalo do complexo QRS.

São determinados como portadores de síndrome de Wolff-Parkinson-White (WPW) os pacientes com episódios de TAV que apresentam onda delta ao ECG em ritmo sinusal. Caso a onda delta não seja aparente ao ECG, a via acessória é considerada oculta, pois não apresenta condução anterógrada, apenas condução ventriculoatrial exclusiva.

A forma mais comum de TAV é denominada "ortodrômica" (Figuras 23.8A e 23.8B). Caracteriza-se por circuito reentrante que utiliza o NAV durante a condução anterógrada,

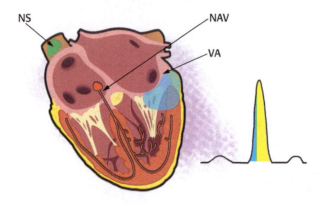

Figura 23.7(A) Condução AV anterógrada por meio de via acessória.
Fonte: Desenvolvida pela autoria.

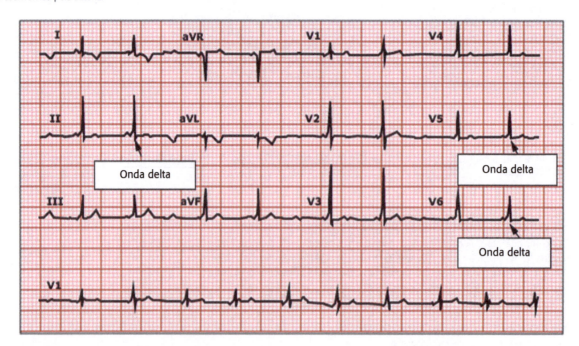

Figura 23.7(B) ECG de 12 derivações com pré-excitação ventricular.
Fonte: Desenvolvida pela autoria.

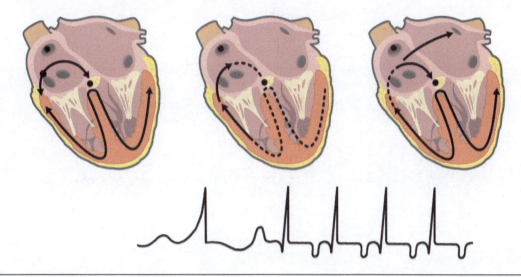

Figura 23.8(A) Início de TAV em paciente portador de via acessória com condução bidirecional. Note-se que um batimento atrial prematuro (EA) é bloqueado anterogradamente pela via acessória (VA), mas é conduzido pelo NAV, resultando em QRS normal e estreito. Após a ativação miocárdica, o impulso é conduzido retrogradamente pela VA, ativando os átrios (painel B). Quando ocorre perpetuação da ativação, instala-se a TAV ortodrômica (painel C).

Fonte: Desenvolvida pela autoria.

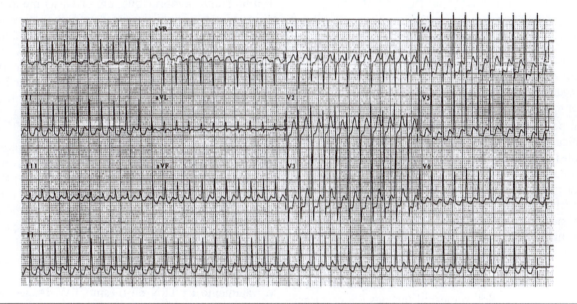

Figura 23.8(B) TAV – ortodrômica – Note-se a depressão significativa do segmento ST nas derivações do plano horizontal.

Fonte: Acervo da autoria.

e a VA para a condução retrógrada. As TVA ortodrômicas podem ser iniciadas por uma extrassístole atrial ou ventricular ou mesmo por um ritmo juncional acelerado.

Como os ventrículos são despolarizados por estímulo conduzido por meio do NAV, o complexo QRS, geralmente, é estreito e não se observa onda delta. Entretanto, o complexo QRS pode se apresentar alargado quando há bloqueio da condução por um dos ramos do sistema His-Purkinje, que pode ser preexistente ou funcional, por causa da FC elevada. Nesses casos, torna-se necessário o diagnóstico diferencial com taquicardia ventricular. Em um paciente com TAV típica, observa-se intervalo RP curto ao ECG (intervalo RP < intervalo PR). A morfologia da onda P retrógrada, durante TAV ortodrômica, é influenciada pela localização da VA: vias acessórias septais produzem ondas P similares às encontradas durante a TRN; vias acessórias localizadas à direita produzem ondas P positivas em DI e AVL; e vias acessórias localizadas à esquerda produzem ondas P negativas em DI e AVL.

A TAV antidrômica ocorre em menos de 10% dos pacientes com VA. O mecanismo de reentrada se estabelece utilizando a via acessória como componente anterógrado do circuito e o NAV como componente retrógrado. Uma vez que a condução anterógrada é pela VA, o complexo QRS durante a taquicardia será largo e com pré-excitação máxima.

A Figura 23.9 pode ser útil para o diagnóstico diferencial entre TRN típica e TAV ortodrômica ao ECG.

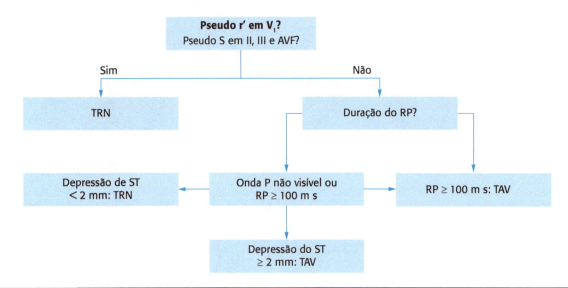

Figura 23.9 Critérios de diagnóstico diferencial entre TRN e TAV ao ECG.

Fonte: Desenvolvida pela autoria.

Tratamento da taquicardia por reentrada nodal e taquicardia atrioventricular

A estratégia para tratamento dos pacientes com taquicardias supraventriculares depende das características clínicas do paciente e deve ser individualizada. Duas abordagens devem ser planejadas: inicialmente, interromper a taquicardia; e, depois, prevenir as recorrências.

Em pacientes com taquicardia e instabilidade hemodinâmica, deve-se dar preferência para a CVE. Já nos pacientes hemodinamicamente estáveis, o bloqueio transitório da condução pelo NAV pode ser utilizado tanto para diagnóstico como para o tratamento. Bloqueio AV transitório durante manobra vagal ou pela infusão de adenosina interromperá tanto a TRN como a TAV. Falência em interromper a arritmia sugere que o NAV não participa do circuito arritmogênico ou a manobra foi ineficaz para bloquear o NAV. Caso ocorra reinício precoce após interrupção da taquicardia, deve-se optar por infusão intravenosa de esmolol, verapamil (apenas em crianças maiores de 2 anos de idade), ou amiodarona.

Após a interrupção da taquicardia, deve-se analisar, no ECG, a presença de pré-excitação ventricular, outras alterações da condução AV ou intraventricular e sinais que sugiram alguma doença estrutural. É importante identificar a presença de miocardiopatia hipertrófica, taquicardiomiopatia, anomalia de Ebstein (cardiopatia com alta associação com VA) e tumores cardíacos para determinar o prognóstico bem como estratégia terapêutica a seguir.

A decisão de se iniciar terapia de longa duração após um único episódio de taquicardia dependerá de inúmeros fatores como: idade; gravidade dos sintomas; propensão para reversão espontânea; e presença ou não de cardiopatia estrutural. Outras questões como padrão socioeconômico e localização geográfica também devem ser considerados na tomada de decisão.

É importante lembrar que, em crianças menores de 5 anos, as VA podem desaparecer com o crescimento. Uma estratégia útil consiste em se suspender a medicação, depois de 1 ano sem crise, e avaliar a recorrência. Em caso de recorrência, deve-se reiniciar a medicação e considerar a ablação por cateter com radiofrequência (RF), especialmente em crianças maiores de 5 anos, pois a taxa de desaparecimento espontâneo da VA após essa idade é insignificante.

Na ausência de pré-excitação, a terapia medicamentosa para prevenção das crises pode ser iniciada independentemente do mecanismo de base (TRN × TAV). Em geral, dá-se preferência a betabloqueadores e verapamil (para maiores de 2 anos). A digoxina, apesar de ser largamente utilizada, é menos efetiva. Na presença de pré-excitação, essas drogas estão contraindicadas.

Já outras alternativas consistem no uso de drogas antiarrítmicas (Anexo 23.1) de outras classes para o tratamento de TRN ou mesmo TAV. Drogas da classe IC (Anexo 23.2), como a propafenona, apresentam alta eficácia na supressão de ambas as taquicardias. Deve-se também considerar o uso do sotalol, da amiodarona ou mesmo a associação de drogas, caso seja necessário. Entretanto, isso só se justifica em crianças menores de 5 anos, nas quais a ablação por RF acarreta maior risco de complicações.

Observe-se a seguir um algoritmo para manuseio de crianças com taquicardia supraventricular (Figura 23.10).

Flutter atrial e taquicardia por reentrada intra-atrial

O *flutter* atrial (FLA) se refere a uma taquicardia atrial rápida, com frequência atrial entre 200 e 500 bpm em crianças, com ondas do tipo serra dentada, as quais são mais bem identificadas nas derivações II, III e AVF do ECG.

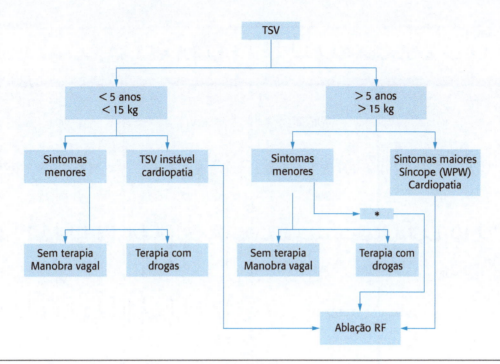

Figura 23.10 Fluxograma para manuseio crônico de crianças com TSV.

Fonte: Desenvolvida pela autoria.

Um circuito macroreentrante, frequentemente, relacionado a uma cicatriz cirúrgica após correção de cardiopatia congênita, é o mecanismo mais comum em crianças. Menos de 10% das crianças com FLA apresentam coração estruturalmente normal. Nesta condição, é mais prevalente em recém-natos e fetos e, em geral, desaparecem de forma espontânea.

Os orifícios das veias cavas e o anel da valva tricúspide servem como barreiras anatômicas naturais para frente de onda e são responsáveis pela organização do circuito. O FLA mais frequente, denominado "*flutter* comum" ou "tipo I", roda no sentido anti-horário do anel tricuspídeo (observando-se este como um visor de relógio) e apresenta ondas f (denominação das ondas do *flutter*) negativas nas derivações II, III e AVF e sem intervalo isoelétrico entre elas (Figura 23.11). Já o FLA incomum, tipo II, roda no sentido horário no anel tricúspide e apresenta ondas f positivas nas derivações II, III e AVF.

Crianças com cardiopatia estrutural submetidas à cirurgia de reparação, a qual provoca uma cicatriz atrial, podem apresentar istmos de tecido com condução lenta adjacente à cicatriz cirúrgica, favorecendo os circuitos de reentrada. Este tipo de circuito é denominado "taquicardia por reentrada intra-atrial" (TRIA) ou "taquicardia atrial cicatricial". A distinção entre FLA e TRIA ao ECG pode ser menos clara. No FLA, a frequência do átrio é tipicamente entre 240 e 360 bpm e observa-se ativação atrial contínua ao ECG. Em geral, na TRIA, a frequência atrial é mais baixa e observa-se um segmento isoelétrico entre as ondas P (Figura 23.12).

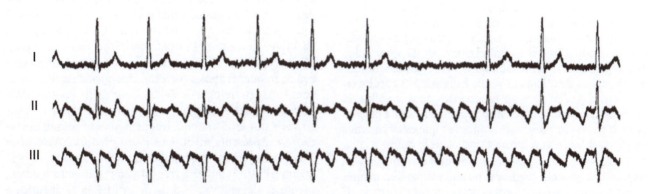

Figura 23.11 ECG de *flutter* atrial com resposta ventricular variável.

Fonte: Acervo da autoria.

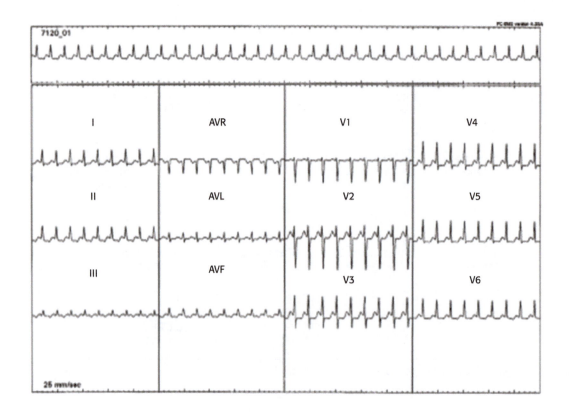

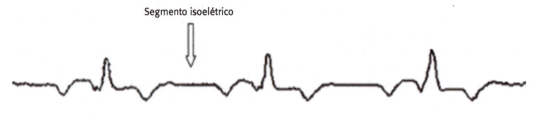

Figura 23.12 Taquicardia atrial – após manobra para diminuir a condução pelo NAV (podendo utilizar manobra vagal ou infusão intravenosa de adenosina), observa-se o segmento isoelétrico entre as ondas P.

Fonte: Acervo da autoria.

As estratégias de condutas serão direcionadas para diminuir a resposta ventricular, evitar formação de trombos, obter o rimo sinusal e evitar a recorrência.

Crianças com história de taquicardia atrial há mais de 48 hora, apresentam maior risco de formação de trombo, principalmente quando apresentam cardiopatias estruturais. A conduta inicial é controlar a resposta ventricular, dando preferência aos betabloqueadores e aos bloqueadores dos canais de cálcio em vez de à digoxina. A cardioversão elétrica (CVE) deve ser programada após a realização de ecocardiograma transesofágico para se afastar a presença de trombos intracardíacos, uma vez que estes circuitos não apresentam boa resposta à cardioversão química.

O passo seguinte consiste em manter o ritmo sinusal. As medicações com melhores resultados para se manter o ritmo sinusal são compostas pelas drogas do grupo IC (propafenona) e III (amiodarona). Outra estratégia a ser considerada consiste na ablação por cateter de RF, uma vez que esta pode interromper o circuito arritmogênico

Taquicardia juncional não paroxística

A taquicardia juncional não paroxística (TJNP) é um tipo incomum de taquicardia supraventricular que resulta de um automatismo anormal próximo às células no NAV e na região do His, que não responde à CVE. A frequência da TJNP varia entre 110 e 250 bpm. Uma forma rara congênita ocorre em crianças menores de 6 meses, entretanto é mais frequente após a correção cirúrgica de cardiopatias congênitas (tetralogia de Fallot, cirurgia de Fontan, DSV e DSAV). Quando surge, é usualmente incessante e caracterizada por QRS estreito, frequentemente com dissociação AV. Apresenta início e término graduais. Associa-se à piora dos parâmetros hemodinâmicos e à evolução desfavorável. Apresenta má resposta ao tratamento medicamentoso, devendo se incluir na estratégia terapêutica a redução de drogas adrenérgicas, para se obter normalização dos eletrólitos e, se possível, estimular o átrio em uma frequência pouco acima da frequência da TJNP, para restaurar o sincronismo AV e otimizar o DC. Em geral, a terapia medicamentosa apenas lentifica a FC, podendo-se utilizar digoxina e betabloqueadores. A amiodarona tem sido utilizada como 1ª linha e com boa eficácia. Alguns serviços utilizam a hipotermia para diminuir a FC. A TJNP que ocorre no PO tende a ser transitória, podendo durar por um período não maior do que 48 a 72 horas.

Fibrilação atrial

A fibrilação atrial (FA) consiste em um ritmo irregular, sem nítida evidência da onda P ao ECG (Figura 23.13). Este ritmo ocorre em razão de múltiplos circuitos microerreentrantes presentes em ambos os átrios. Em crianças, a FA é rara e bem menos frequente que o *flutter* atrial. Entretanto, a FA tem sido um problema comum em adolescentes e adultos com cardiopatia congênita, submetidos ou não à correção cirúrgica. Na ausência de cardiopatia estrutural, a ocorrência de FA em crianças e adolescentes pode ser por causa da WPW e raramente ser uma forma isolada, às vezes relacionada a canalopatias (síndrome de Brugada); outras vezes, uma desordem familiar. O tratamento segue as mesmas estratégias do FLA.

Taquicardia atrial ectópica

A taquicardia atrial (TA) ectópica é reconhecida pelo ritmo regular, com complexos QRS estreitos e onda P com morfologia diferente do ritmo sinusal. Na maioria dos casos, o mecanismo responsável é o automatismo anormal e pode se originar em qualquer sítio atrial fora do NSA, mais frequente nas veias pulmonares, apêndices auriculares, *crista terminalis*, veia cava superior e anel atrioventricular. O diagnóstico desta arritmia se torna importante em razão do seu caráter incessante e, quando com resposta ventricular maior do que 125 bpm, pode evoluir para disfunção ventricular, o que se denomina "taquicardiomiopatia". Apesar de alguns pacientes apresentarem remissão espontânea, a maioria necessitará de tratamento, principalmente quando ocorre disfunção ventricular. As drogas de escolha são do grupo IC e III, uma vez que a digoxina e os betabloqueadores são frequentemente ineficazes, assim como a CVE. A ablação por cateter é uma alternativa eficaz ao tratamento clínico e é uma indicação de eleição quando há taquicardiomiopatia.

Arritmias ventriculares

Extrassístoles ventriculares

As extrassístoles ventriculares (EV) são um batimento ectópico que ativa os ventrículos precocemente à despolarização do NSA. Podem ocorrer de modo isolado, bigeminados (alternando com o ritmo sinusal) ou aos pares (duas EV); ter origem única (EV monomórficas), ou múltiplas (EV polimórficas) e ser ou sintomáticas ou não. O complexo QRS é alargado (> 80 mseg em lactentes e > 90 mseg em crianças maiores de 3 anos) e com morfologia diferente do complexo QRS normal. As EV podem ocorrer em crianças com coração estruturalmente normal (EV idiopáticas) ou decorrer de alguma cardiopatia estrutural (miocardites, miocardiopatia hipertrófica, displasia arritmogênica do ventrículo direto, miocárdio não compactado, cardiopatia congênita corrigida ou não cirurgicamente, miocardiopatia dilatada etc.). Por isso, deve-se realizar uma investigação minuciosa quando se identificam EV na avaliação clínica de rotina. A história familiar é muito importante, principalmente se há história de morte súbita familiar em idade jovem. O Holter é uma ferramenta diagnóstica importante, pois estabelecerá a frequência e as características da arritmia. As EV são consideradas frequentes, em crianças, quando ocorrem mais de uma EV por minuto; no entanto, o achado de ESV frequentes não tem a conotação de presença de doença estrutural. Em crianças com intervalo QT normal e ausência de cardiopatia estrutural ao ecocardiograma, EV monomórficas são geralmente benignas. EV sintomática em crianças necessita de avaliação com teste de esforço. A resposta normal esperada ao esforço é a supressão da arritmia ao exercício. Na forma catecolaminérgica, a arritmia se manifestará ao esforço físico, estando a criança proibida de praticar esportes. O tratamento é realizado com bloqueadores beta-adrenérgicos até a dose que proporciona supressão da arritmia, avaliada ao teste de esforço. Em pacientes com doença estrutural, a presença de síncope, de pré-síncope e de ESV pode servir de marcadores de arritmia maligna, sendo recomendada avaliação por arritmologista.

Taquicardia ventricular

A taquicardia ventricular (TV) consiste em um ritmo potencialmente deletério que se origina abaixo do feixe de His. As TV podem ser monomórficas ou polimórficas. As últimas são sempre de alto risco e quando associadas com intervalo QT prolongado, denominam-se "*orsades de pointes*". Definem-se empiricamente as TV como sustentadas (TVS) ou não sustentadas (TVNS) se os episódios duram mais ou menos de 30 segundos.

A TVS, geralmente, se apresenta em crianças em associação com algum distúrbio metabólico e ou eletrolítico, intoxicação por droga ou exposição a alguma toxina (digital, drogas que prolongam o intervalo QT, cocaína etc.) ou anormalidades no miocárdio. A TVS pode ser a primeira manifestação da cardiomiopatia. As TVS são raras em crianças menores de 3 anos, mas, quando existem, apresentam caráter incessante e podem estar associadas a tumor cardíaco. Já em crianças maiores, a TVS sintomática associa-se com cardiopatia em 85% dos casos (Tabela 23.4).

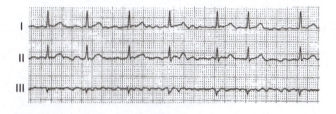

Figura 23.13 Fibrilação atrial.

Fonte: Acervo da autoria.

Tabela 23.4 Definição de intervalo QTc normal, limítrofe e prolongado de acordo com a idade e o sexo (não existe diferença em relação ao sexo na população pediátrica).

	1 a 15 anos	Homens	Mulheres
Normal	440 mseg	< 430 mseg	< 450 mseg
Limítrofe	440 a 460 mseg	430 a 450 mseg	450 a 470 mseg
Prolongado	> 460 mseg	> 450 mseg	> 470 mseg

Fonte: Desenvolvida pela autoria.

Existem dois tipos de TVS monomórficas que acometem crianças com coração normal e que são expressão de anomalias puramente arritmogênicas (Figura 23.14). A forma mais comum compreende a TVS com complexo QRS com morfologia de BRE e eixo inferior no plano frontal com origem na via de saída do ventrículo direito. A atividade deflagrada ou automatismo aumentado (relacionado ao aumento do tônus simpático) são os mecanismos postulados e o tratamento destes episódios inclui o uso de bloqueadores dos canais de cálcio ou o uso de betabloqueadores. Outra forma de apresentação é a TVS com morfologia de bloqueio de ramo direito (BRD) com o eixo do QRS desviado para a esquerda (Figura 23.15). O mecanismo é a reentrada no sistema de condução intraventricular e, por isso, denominada "TVS fascicular". É frequentemente confundida com taquicardia supraventricular com bloqueio de ramo direito por causa da resposta favorável ao verapamil.

A abordagem terapêutica da TVS é determinada pela etiologia, idade do paciente e características clínicas de apresentação. Pacientes com TVS e instabilidade hemodinâmica necessitam de pronta CVE. Identificar e tratar causas reversíveis e fármacos antiarrítmicos das classes I ou III, sozinhos ou em combinação, podem ser utilizados tanto para interromper os episódios de TVS estáveis como para evitar sua recorrência. A ablação por cateter deve ser considerada nos casos de difícil controle clínico.

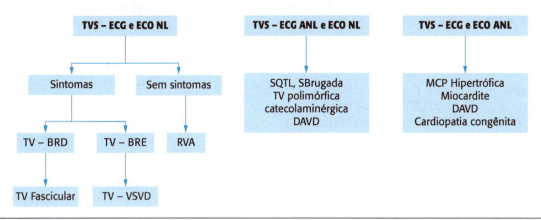

Figura 23.14 Avaliação diagnóstica de crianças com TVS.
Fonte: Adaptada do Laboratório de Eletrofisiologia – Incor – São Paulo.

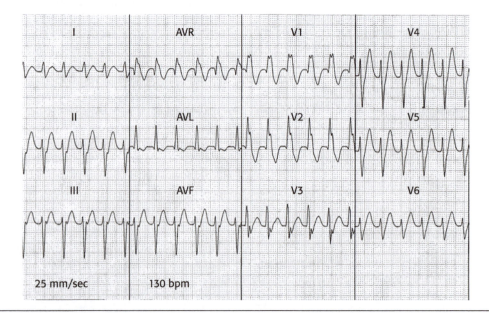

Figura 23.15 TVS monomórfica com BRD-TVS fascicular.
Fonte: Acervo da autoria.

Torsade de pointes

Torsade de pointes é uma forma de TV polimórfica que ocorre em pacientes com intervalo QT longo (Tabela 23.4). A síndrome do QT longo (SQTL) consiste em uma desordem da repolarização miocárdica caracterizada pelo prolongamento do intervalo QT ao ECG (Figura 23.16) e causa de síncope recorrente e de morte súbita familiar. A SQTL pode ser congênita ou adquirida. Em alguns pacientes, o prolongamento é observado apenas de maneira intermitente ou frente a um esforço físico ou mesmo a estresse emocional. A *torsade de pointes* caracteriza-se pela presença de: 1) inversão das pontas do complexo QRS em uma mesma derivação do ECG (Figura 23.17); 2) é frequentemente autolimitada; e 3) pode degenerar em fibrilação ventricular.

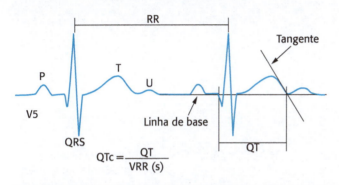

Figura 23.16 Medida do intervalo QT e como calcular o QTc (corrigido).
Fonte: Desenvolvida pela autoria.

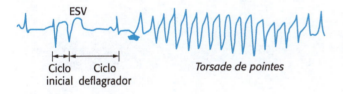

Figura 23.17 ECG com *torsade de pointes*.
Fonte: Desenvolvida pela autoria.

A TDP é chamada de "pausa dependente" quando deflagrada por bradicardia excessiva ou por pausas após EV que modulam o intervalo QT (ciclo longo, ciclo curto). Nesses casos, é deflagrada ou agravada pelas hipocalemia e hipomagnesemia e pelo efeito de medicamentos que prolongam o intervalo QT. Já a síndrome do intervalo QT longo congênito é deflagrada por aumento súbito do tônus simpático e, por isso, denominada "adrenérgica dependente".

Episódios prolongados de TDP são hemodinamicamente mal tolerados, podendo degenerar em fibrilação ventricular. Nos pacientes com a forma de pausa dependente, o tratamento inicial para suprimir episódios repetitivos consiste em corrigir os distúrbios hidreletrolíticos e eliminar medicações que prolongam o intervalo QT (www.sads.org ou www.qtsyndrome.ch). A infusão endovenosa de isoproterenol ou estimulação cardíaca com marca-passo temporário aumentam a FC e encurtam o intervalo QT, suprimindo episódios recorrentes de *torsade*. Infusão endovenosa de magnésio tem se mostrado eficaz no término bem como na supressão dos novos episódios de *torsade de pointes*. Nas formas adrenérgicas, o uso de betabloqueadores representa uma terapia inicial. Nos pacientes recuperados de parada cardíaca e naqueles com síncopes, apesar do uso de betabloqueadores, é recomendado o implante do cardiodesfibrilador. Alguns pacientes podem se beneficiar da simpatectomia quando persistem recebendo choques do cardiodesfibrilador implantável (CDI) apesar do uso dos betabloqueadores.

Fibrilação ventricular

A fibrilação ventricular (FV) é uma arritmia ventricular extremamente rápida, irregular e com baixa amplitude do complexo QRS. Pode ocorrer como um evento primário ou representar a degeneração de uma arritmia prévia (TSV ou TV). A maioria das crianças com FV apresentam alguma alteração metabólica ou tóxica, tem doença cardíaca estrutural, pré-excitação ventricular, síndrome do intervalo QT longo ou mesmo outras formas de canalopatias, como a síndrome de Brugada. O tratamento inicial consiste em desfibrilação elétrica seguida de administração endovenosa de lidocaína ou amiodarona para supressão de recorrência. Causas potenciais necessitam ser identificadas e prontamente tratadas.

Resumo

As arritmias cardíacas podem ser primárias em virtude de alterações genéticas individuais ou familiares, ou secundárias a distúrbios toxicometabólicos, a efeitos medicamentosos ou a cardiopatias em evolução. Os mecanismos responsáveis pela formação e condução anormal do estímulo elétrico pelas câmaras cardíacas são os mesmos nas diferentes faixas etárias pediátricas, mas podem se apresentar com características clínicas e eletrocardiográficas distintas. A história e a avaliação clínica são essenciais para o esclarecimento diagnóstico e par a condução clínica adequada. A documentação eletrocardiográfica dos episódios de arritmia, se possível por meio de ECG com 12 derivações, minimiza a necessidade de exames complementares. Já são bem conhecidas as histórias naturais de uma série de síndromes relacionadas com arritmias cardíacas e com morte súbita em crianças, assim como os resultados das diversas alternativas terapêuticas desenvolvidas para seu tratamento.

Anexo 23.1 Dosagem das principais drogas antiarrítmicas.

Droga	Dose	Infusão	Nível sérico	Efeito colateral
Adenosina	50-300 µg/kg	Rápida, IV em bólus		↓ PA, ↓ FC, assistolia, FA, cefaleia, dor torácica e broncospasmo
Digoxina	DTD (µg/kg/24 horas) 　　　　　VO　　IV/IM PT　　　　20　　15 TM　　　　30　　20 < 2 anos　　40/50　30/40 2-10 anos　　30-40　20-30 > 10 anos　　10-15　8-12 Dar ½ da dose de DTD inicialmente e, após, ¼ da dose de DDT a cada 8 a 18 horas por 2 vezes DM (µg/kg/dia) 　　　　　VO　　IV/IM PT　　　　5　　　3-4 TM　　　　8-10　6-8 < 2 anos　　10-12　6-8 2-10 anos　　8-10　6-8 > 10 anos　　2,5-5　2-3 < 10 anos 2 vezes ao dia, > 10 anos 4 vezes ao dia		1-3 ng/mL	↓ FC, BAV, taquiarritmia atrial e ventricular, diarreia, náusea, vômitos, sonolência
Verapamil	0,05-0,15 mg/kg por 3 min	Bólus IV lento, pode repetir após 15 min	100-300 ng/mL	↓ PA (pode ser revertida com infusão de CaCl$_2$ 10%)
Lidocaína	IV bólus: 1 mg/kg, repetir em 10 min s/n Manutenção: 20-50 µg/kg/min	IV bólus e manutenção	1-7 µg/mL	↓ PA, convulsão, depressão do SNS
Sulfato de Mg	15-30 mg/kg	IV bólus		↓ PA, letargia
Esmolol	500 µg/kg IV bólus; após, 100-1.000 µg/kg/min (↑ a cada 2 min)	IV bólus e infusão	0,15-0,2 µg/mL	↓ PA, broncospasmo, piora do ICC, hipoglicemia
Propranolol	0,01-0,1 mg/kg-bólus lento	IV bólus	20-150 ng/mL	↓ PA, assistolia, broncospasmo, piora da ICC, hipoglicemia
Amiodarona	Dose inicial IV: 5 mg/kg por 25-45 min, pode repetir 2 vezes. Dose inicial VO: 10 mg/kg/dia a cada 8 ou 12 horas por 7-10 dias Dose de manutenção IV: 0,42 mg/kg/hora Dose de manutenção VO: 5 mg/kg/dia (máximo de 200 a 400 mg/dia)	IV e VO		Aguda IV: ↓ PA, TV tipo *torsade de pointes*, náusea, ↓ FC ou BAV se presença de doença intrínseca do sistema de condução
Propafenona	10 mg/kg/dia, a cada 8 horas	VO	Avaliar duração do QRS (não ↑ mais que 25%)	Pró-arritmia, náusea, parestesias, tremores e ↓ PA

(*Continua*)

Anexo 23.1 Dosagem das principais drogas antiarrítmicas. (*Continuação*)

Droga	Dose	Infusão	Nível sérico	Efeito colateral
Sotalol	2-6 mg/kg/dia a cada 8 ou 12 horas	VO	Avaliar o QTc a cada 48 horas após aumento da dose, se aumento do intervalo QTc suspender a medicação	TV tipo *torsade de pointes* e as mesmas do propranolol (veja anteriormente)
Atropina	0,01 mg/kg (não exceder 0,1 mg)	IV, IM		Taquicardia, boca seca, efeito no SNC e rubor
Isoproterenol	0,1-2 µg/kg/min	IV		Taquicardia, náusea, ESV e ↓ PA

DTD: dose total digoxina; PT: pré-termo; TM: termo; DM: dose de manutenção; IV: (via) intravenosa; IM: (via) intramuscular; SNC: sistema nervoso central; VO: via oral; PA: potencial de ação; FC: frequência cardíaca; FA: fibrilação arterial; SNS: sistema nervoso simpático; BAV: bloqueio atrioventricular; ICC: insuficiência cardíaca congestiva; TV: taquicardia ventricular; ESV: Extracistole ventricular.

Fonte: Desenvolvido pela autoria.

Anexo 23.2 Classificação dos agentes antiarrítmicos.

Classe	Subclasse	Droga	Efeito farmacológico
I	IA	Quinidina, procainamida, disopiramida	↓ o aumento do PA (QRS largo), ↑ a duração do PA, ↑ PRE do A e V, ação vagolítica, ↑ intervalo JT
	IB	Lidocaína, mexiletina	↓ a duração do PA, mas ↑ PRE do V, não altera o QRS e o intervalo JT
	IC	Propafenona, flecainide	↓ o aumento do PA (QRS largo), não altera a duração do PA, ↑ PRE dos A e V, não altera o intervalo JT
II		Betabloqueadores	Inibe os receptores beta-adrenérgicos
III		Amiodarona, sotalol	↑ a duração do PA, ↑ intervalo JT
IV		Verapamil, diltiazem	Bloqueia os canais de Ca

PA: potencial de ação; PRE: período refratário efetivo; A: átrio, V: ventrículo.

Fonte: Desenvolvido pela autoria.

■ BIBLIOGRAFIA CONSULTADA

Allen HD, Driscoll DJ, Shaddy RE, Feltes TF, Kannankeril PJ, et al. Disorders of cardiac rhythm and conduction. Moss & Adam`s Heart Disease in Infants, Children, and Adolescents: Including the Fetus and Young Adult (2 v. Set). 7. ed., 2011. p. 293-341.

Doniger SJ, Sharieff GQ. Pediatric dysrhythmias. Pediatr Clin North Am. 2006;53:85.

ECC Committee, Subcommittees and Task Forces of the American Heart Association. American Heart Association Guidelines for Cardiopulmonary Resuscitation and Emergency Cardiovascular Care. Circulation. 2005;112:IV1.

Gregoratos G, Abrams J, Epstein AE, et al. ACC/AHA/NASPE 2002 guideline update for implantation of cardiac pacemakers and antiarrhythmia devices. Circulation. 2002;106:2145-61.

Kaltman J, Shah M. Evaluation of the child with an arrhythmia. Pediatr Clin North Am. 2004;51:1537.

Kanter RJ, Carboni MP, Silka MJ. Pediatric arrhythmias. In: Nichols DG, Ungerleider RM, Spevak PJ, Greeley WJ, Cameron DE, Lappe DG, Wetzel RC (eds.). Critical heart disease in infants and children. 2. ed. Philadelphia: Mosby-Elsevier, 2006; p. 207-41.

Magalhães LP, Guimarães ICB, de Melo SL. Diretriz de arritmias cardíacas em crianças e cardiopatias congênitas Sobrac e Dcc – CP. DOI: 10.5935/abc.20160103. Arquivos Brasileiros de Cardiologia, 2016;107(1Supl.3):1-58.

Moss AJ. Long QT Syndrome. JAMA. 2003;289:2041.

Cetoacidose Diabética

■ Débora Morais Cardoso ■ Marcio Barros

Introdução

O diabetes *mellitus* (DM) é um grupo de doenças metabólicas caracterizadas por hiperglicemia causada por defeito na secreção e/ou ação da insulina. De acordo com a American Diabetes Association (ADA), o DM pode ser classificado em DM tipo 1, DM tipo 2, DM gestacional e outros tipos de DM consequentes de outras causas, como defeitos genéticos na produção de insulina, doenças dos pâncreas exócrinos, entre outras.

O DM tipo 1 (DM1), caracterizado pela deficiência insulínica decorrente da destruição progressiva das células beta das ilhotas de Langerhans, é a forma mais comum na infância e adolescência.

A cetoacidose diabética (CAD) é uma complicação aguda e potencialmente fatal do DM) e consiste na tríade hiperglicemia, acidose metabólica com elevação do *anion gap* e cetonemia ou cetonúria.

A CAD é a causa mais frequente de hospitalização e mortalidade entre crianças e adolescentes com diabetes tipo 1. É responsável por aproximadamente 100 mil internações ao ano nos Estados Unidos e por cerca de 50% de todas as mortes de indivíduos com DM até 24 anos de idade.

Mesmo em centros de referência, a CAD é a primeira manifestação do diabetes tipo 1, em 15% a 67% dos pacientes, principalmente em crianças menores de 5 anos e em populações com dificuldade de acesso aos serviços de saúde por razões socioeconômicas. No Brasil, estudos recentes mostraram que a CAD estava presente em 32,8% a 41% dos pacientes no momento do diagnóstico de DM tipo 1.

O risco de CAD em pacientes com diagnóstico prévio de DM1 está aumentado em crianças com idade menor de 3 anos, controle metabólico irregular, omissão de doses de insulina, em meninas na puberdade, em pacientes com doenças psiquiátricas (inclusive distúrbios alimentares), em situações de baixo nível socioeconômico, instabilidade no ambiente familiar, consumo de álcool e drogas ou dificuldade de acesso ao atendimento médico.

A frequência do DM tipo 2 tem aumentado na faixa etária pediátrica. A incidência e prevalência, em todo o mundo, variam substancialmente entre os países e grupos étnicos, o que é facilmente explicado pelas variações populacionais. Em alguns centros nos Estados Unidos, atualmente, o DM2 corresponde à metade dos casos novos de DM em crianças com idades que variam de 10 a 21 anos. Pacientes com DM tipo 2 também são suscetíveis à CAD em situações como infecções, cirurgias ou traumas, e dados epidemiológicos norte-americanos apontam que 5% a 25% dos pacientes com DM2 apresentam a CAD como primeira manifestação da doença.

Fisiopatologia

A insulina é um hormônio peptídico produzido e secretado pelas células beta do pâncreas e exerce um papel fundamental na homeostase da glicose. A insulina estimula processos anabólicos no fígado, músculos e tecido adiposo, permitindo a captação e a utilização da glicose e o armazenamento de energia como proteína, gordura e glicogênio (glicogênese e lipogênese).

A base fisiopatológica da CAD é a deficiência insulínica relativa ou absoluta, que ocasiona a secreção dos hormônios contrarreguladores (glucagon, catecolaminas, cortisol e hormônio do crescimento). Esses hormônios estimulam a produção hepática e renal de glicose por meio da glicogenólise e neoglicogênese (normalmente inibidas pela insulina); reduzem a utilização de glicose em tecidos dependentes de insulina (músculos, fígado e tecido adiposo), provocando hiperglicemia; e estimulam a lipólise e cetogênese hepática, causando cetonemia e acidose metabólica. A hiperglicemia associada à cetonemia promove diurese osmótica, desidratação e perda de eletrólitos.

A hiperglicemia associada à desidratação resulta no aumento da osmolaridade plasmática que pode chegar, em casos mais graves, a 350 mOsm/L. Por sua vez, a hiperosmolalidade plasmática acarreta a saída de água para fora da célula, diminuindo os níveis de sódio (Figura 24.1).

Os níveis de glicose no sangue acima de 180 mg/dL ultrapassam o limiar renal de absorção da glicose, o que gera glicosúria com diurese osmótica, com grandes perdas de água e eletrólitos (sódio, potássio, fósforo e magnésio), o que pode determinar depleção grave no volume intravascular, prejudicando a perfusão tecidual, comprometendo ainda mais a capacidade renal para excretar a glicose, perpetuando hiperglicemia e consequente hiperosmolalidade plasmática. Entretanto, a despeito da grande depleção de volume, os sinais de desidratação podem ser frustros em função da tentativa de se manter a osmolaridade extracelular com grande afluxo de água do meio intracelular para o meio extracelular. O deslocamento transcelular de água promove a desidratação celular, além do efluxo de íons de potássio, causando importante hipocalemia intracelular. O fluxo osmótico de água para o meio extracelular promove também diminuição da concentração sérica de íons de sódio, causando hiponatremia dilucional. A diurese osmótica também promove depleção do fosfato corporal. A hipoperfusão tecidual decorrente da hipovolemia severa favorece o metabolismo anaeróbio com produção de radicais ácidos, acúmulo de ácido lático e consumo de íons bicarbonato de sódio. A insulinopenia associada ao catabolismo promove a lipólise com consequente aumento na oxidação hepática de ácidos graxos em corpos cetônicos, beta-hidroxibutirato e acetoacetato. O acetoacetato, em condições habituais, é convertido em acetona, que é eliminada pela urina e respiração. Entretanto, a acidemia láctica, decorrente da hipoperfusão tecidual, aumenta a conversão do acetoacetato em beta-hidroxibutirato, prejudicando a capacidade renal de excretar esses cetoácidos, o que justifica a acidose

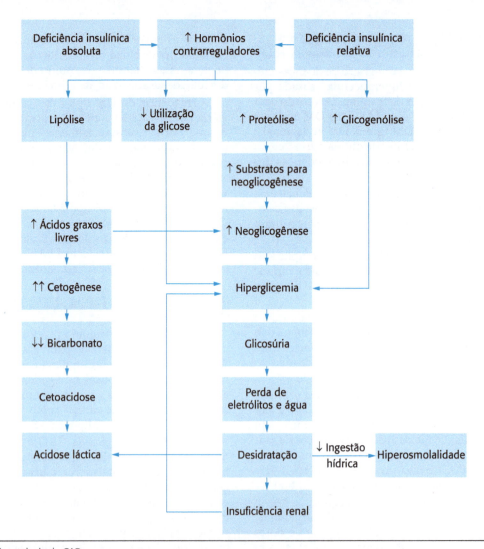

Figura 24.1 Fisiopatologia da CAD.

Fonte: Adaptada de Kitabchi AE, et al. Hyperglycemic crises in diabetes mellitus: diabetic ketoacidosis and hyperglycemic hyperosmolar state. Endocrinol Metab. Clin North Am. 2006;35(4):725-51.

metabólica com *ânion gap* aumentado. A desidratação, hiperosmolaridade, acidose metabólica e distúrbios eletrolíticos culminam na liberação de hormônios contrarreguladores, perpetuando o ciclo de descompensação na CAD.

Diagnóstico

Quadro clínico

O quadro clínico da CAD é causado pela hiperglicemia, desidratação e acidose metabólica (Tabela 24.1).

A hiperglicemia pode causar a poliúria, seguida de polidipsia e polifagia. Além da perda ponderal e enurese ou nictúria.

A desidratação e acidose podem causar vômitos, náuseas, hálito cetônico, adinamia ou irritabilidade, dor abdominal, cefaleia, mucosas secas, alteração de turgor cutâneo, pletora facial. Em fases mais tardias, a taquipneia (com ou sem respiração de Kusmaull), alteração do nível de consciência (rebaixamento ou confusão mental), paralisia de nervos cranianos, bradicardia sustentada.

O tempo entre o início do quadro clínico e o diagnóstico é variável e depende de fatores tais como grau de instrução da família; presença de outras pessoas com DM1 na família; facilidade de acesso a serviços de saúde; e, principalmente, da faixa etária da criança. Em crianças menores, especialmente os lactentes, as manifestações clínicas da CAD podem ser atribuídas a doenças mais prevalentes na infância, como doenças infecciosas, respiratórias ou gastrointestinais.

A avaliação inicial do paciente com CAD deve incluir uma anamnese detalhada e exame físico minucioso.

A principal manifestação clínica é a desidratação que pode ser leve, moderada ou grave, com sinais de choque e instabilidade hemodinâmica. Portanto, em se tratando de condição potencialmente grave, a avaliação inicial do paciente com CAD deve seguir as diretrizes para o diagnóstico e tratamento de situações críticas do PALS *(Pediatric Advanced Life Suport)*, com avaliação primária baseada no mnemônico ABCDE.

- **Vias aéreas:** avaliação da permeabilidade e patência das vias aéreas.
- **Respiração:** avaliação da frequência respiratória (hiperpneia leve até respiração de Kusmaull), esforço respiratório, ausculta pulmonar, expansibilidade torácica e oximetria de pulso.
- **Circulação:** avaliação de perfusão periférica (por meio do tempo de enchimento capilar, temperatura e cor da pele e extremidades), pulsos periféricos e centrais, pressão arterial, frequência, ausculta e ritmo cardíacos.
- **Disfunção:** avaliação do estado neurológico (nível de consciência), glicemia capilar e exame pupilar.
- **Exposição:** avaliação de temperatura axilar (febre ou hipotermia), alterações cutâneas que possam ser sugestivas de infecção.

Tabela 24.1 Manifestações clínicas.

Hiperglicemia	
• Poliúria	• Noctúria / Enurese
• Polidipsia	• Perda ponderal
Acidose e desidratação	
• Dor abdominal	• Confusão mental
• Náuseas	• Rebaixamento do nível de consciência
• Vômitos	• Hálito cetônico
• Taquipneia (respiração de Kussmaul)	• Sinais de desidratação grave
Edema cerebral	
• Vômitos	• Letargia
• Cefaleias	• Inquietação
• Irritabilidade	• Paralisia de nervos cranianos
• Incontinência urinária e/ou fecal	• Bradicardia sustentada
• Anisocoria	• Padrão respiratório anormal
Outros	
• Fraqueza muscular ou cãibras	• Febre (em infecção)
Hipotermia (pela vasoconstrição periférica intensa)	

Fonte: Desenvolvida pela autoria.

Laboratorial

Laboratorialmente, a CAD é definida pela presença de hiperglicemia (glicemia > 200 mg/dL), acidose metabólica (pH < 7,3 e/ou bicarbonato < 15 mEq/L) e presença de cetonemia (> 3 mmol/L) ou cetonúria pesquisada por fita reagente (Tabela 24.2).

Portanto, a avaliação laboratorial inicial de pacientes com suspeita de CAD deve incluir glicemia capilar, gasometria venosa ou arterial, função renal (ureia e creatinina), cetonemia ou cetonúria e eletrólitos (sódio, potássio, fósforo, cálcio e magnésio) (Tabela 24.3).

Tabela 24.2 Avaliação laboratorial inicial.

● Glicemia capilar e plasmática	● Cetonemia ou cetonúria
● Gasometria arterial ou venosa	● Hemograma e hemocultura
● Ureia e creatinina	● Urina tipo I e urocultura
● Eletrólitos (Na^+ / K^+ / Cl^- / Ca^{+2} / Mg^{+2} / PO_4)	
● Eletrocardiografia (nos pacientes em que não é possível aval. laboratorial do K^+)	
Outros exames	
● Radiografia de tórax	
● Ultrassonografia de abdômen (diagnóstico diferencial de abdômen agudo)	
● Tomografia de crânio	
Fórmulas úteis	
Osmolaridade: $2 \times Na^+ + \left(\dfrac{Glicose}{18}\right) + \left(\dfrac{Ureia}{6}\right)$ Valor de referência de normalidade: 280	
Ânion gap: $Na^+ + (Cl^- - HCO_3^-)$ Valor de referência de normalidade: 12 – 2 mEq/L	
Concentração de Na^+ corrigida: (Fórmula de Katz)	Na^+ encontrado $+ \left[1,6 \left(\dfrac{Glicose - 100}{100}\right)\right]$

Fonte: Desenvolvida pela autoria.

Tabela 24.3 Alterações laboratoriais mais comuns.

Acidose metabólica com *ânion gap* elevado (pH < 7,3 e/ou HCO_3 < 15 mEq/L)	
Hiperglicemia (> 200 mg/dL)	Cetonemia (β-OHB > 3 mmol/L)
Potássio: normal, elevado ou diminuído	Fósforo: normal ou diminuído
Osmolaridade: aumentada	Glicosúria e cetonúria presentes
Leucocitose	
Sódio: normal ou diminuído (pseudo-hiponatremia)	
ECG	
Hipocalemia	**Hipercalemia**
Depressão de segmento ST	Onda T apiculada
Diminuição de amplitude de onda T	Encurtamento do intervalo QT
Aumento de amplitude de onda U	Alongamento progressivo de PR e QRS
	Fibrilação ventricular

β-OHB: beta-hidroxibutirato.
Fonte: Desenvolvida pela autoria.

CETOACIDOSE DIABÉTICA

Infecção é a principal causa desencadeante da descompensação diabética, sendo frequente na CAD. Dessa forma, pode ser útil no tratamento da CAD a investigação de quadro infeccioso mediante coleta de culturas (sangue e urina), bem como mediante hemograma, prova de atividade inflamatória, urina tipo I, radiografia de tórax.

Tratamento

Os objetivos do tratamento da CAD são: corrigir a desidratação e os distúrbios eletrolíticos; tratar a deficiência insulínica, corrigindo a hiperglicemia, revertendo a produção de cetonas e reduzindo a osmolaridade sérica para valores normais; evitar as complicações associadas ao tratamento; e identificar e tratar os fatores precipitante (Figura 24.2).

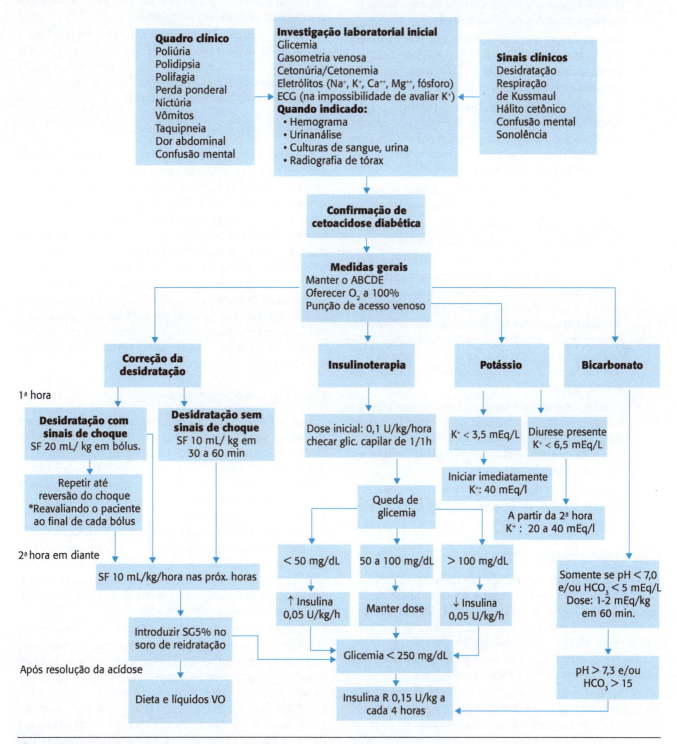

Figura 24.2 Diagnóstico e manejo da cetoacidose diabética em crianças e adolescentes.
Fonte: Desenvolvida pela autoria.

Manejo inicial: atendimento de emergência

- Avaliação clínica e laboratorial para confirmar o diagnóstico de CAD.
- Pesar o paciente. Este peso deverá ser usado para cálculo do volume de líquido a ser administrado, não devendo ser usado peso de medida anterior.
- Determinar o grau de desidratação com identificação precoce dos sinais de choque.
- Determinar o nível de consciência por meio do exame de escala de Glagow (EEG) ou exame neurológico simplificado, escala AVDI (alerta, responde a estímulo verbal, doloroso, inconsciente).
- Preservar vias aéreas pérvias e patentes, especialmente em pacientes com nível de consciência rebaixado (esvaziamento gástrico por sonda, uso de dispositivos como cânula orofaríngea ou nasofaríngea, posicionamento adequado).
- Monitorização contínua (ritmo cardíaco, frequência cardíaca, oximetria de pulso e pressão arterial).
- Oxigenoterapia aos pacientes com quadro de choque hipovolêmico ou colapso cardiocirculatório.
- Punção de dois ou mais acessos venosos periféricos. Apesar de não ser mencionado em diretrizes da European Society of Pediatric Endocrinology (ESPE) e International Society of Pediatric and Adolescent Diabetes (ISPAD), o acesso intraósseo deve ser utilizado nos pacientes com dificuldade de acesso venoso periférico e que apresentem instabilidade circulatória e dificuldade em punção de acesso venoso.
- Coletar amostra de sangue para exames laboratoriais e, na impossibilidade de se obter resultado de potássio sérico, realizar ECG para verificar a presença de sinais eletrocardiográficos de hipo ou hipercalemia.
- Iniciar antibioticoterapia em pacientes com evidências clínicas de infecção (colher culturas prévias, preferencialmente).

Correção da desidratação

O grau de desidratação depende do tempo de evolução da doença, da função renal e da capacidade de ingerir líquido. Como os pacientes com CAD apresentam desidratação hipertônica, a avaliação clínica geralmente subestima o real grau de desidratação. Para fins práticos, via de regra, assume-se que esses pacientes apresentam perdas hídricas entre 5% e 10% do peso.

A hidratação intravenosa (IV) promove a restauração da volemia e a correção dos déficits de água e de sódio no compartimento intracelular; aumenta a excreção renal de glicose e corpos cetônicos e aumenta a sensibilidade insulínica pela diminuição na liberação dos hormônios contrarreguladores.

Apesar de um recente ensaio clínico prospectivo randomizado (PCARN FLUID study) ter demonstrado que não há diferença estatisticamente significante entre o uso de solução salina a 0,9% ou 0,45%, para a fase de restauração, a solução de escolha ainda é o soro fisiológico (SF) e deve ser iniciada imediatamente após a punção do acesso venoso antes da insulinoterapia. O volume e a velocidade de infusão dependem do grau de desidratação do paciente e da presença de sinais de comprometimento hemodinâmico.

Como alguns estudos encontraram evidências de que a infusão de grandes volumes de líquido estaria associada a um risco aumentado de edema cerebral, a correção da desidratação deve ser feita de maneira uniforme e comedida em 36 a 48 horas.

Fase de restauração

Pacientes com quadro de desidratação grave e sinais de choque, como taquicardia, pulso fino, extremidades frias, perfusão periférica lentificada, hipotensão e obnubilação, devem receber bólus de 20 mL/kg de SF em bólus rápido que podem ser repetidos até a melhora dos sinais de choque, sempre se reavaliando o paciente ao final de cada bólus e interrompendo a administração caso ocorram crepitações, hepatomegalia ou piora do padrão respiratório.

Pacientes com desidratação sem sinais de descompensação hemodinâmica, o uso de 10 mL/kg de SF na durante 30 a 60 minutos geralmente é eficaz para restaurar a volemia, podendo ser repetido na hora seguinte, até melhora da desidratação, o que ocorre em aproximadamente 4 a 6 horas.

Fase de reidratação lenta

Após a restauração da volemia, o volume de líquido a ser administrado deve ser calculado para reidratar o paciente de maneira uniforme em 24 a 48 horas, não excedendo 1,5 a 2 vezes as necessidades diárias de líquido. O volume da diurese não deve ser adicionado aos cálculos do volume de reidratação, uma vez que a poliúria costuma se resolver nas primeiras 4 horas de tratamento. O tipo de solução a ser usada após a 1ª hora (salina a 0,45% ou 0,9%) depende da concentração de sódio corrigida. O uso de solução salina a 0,45% é recomendado nos casos em que o paciente apresentar hipernatremia (concentração de sódio corrigida maior que 150 mEq/L), enquanto, nos demais, deve-se optar pelo SF.

Acreditava-se que o uso de soluções mais hipotônicas e a administração de grande volume mais rapidamente (dentro das primeiras 24 horas) estivessem associados a um risco aumentado de edema cerebral; entretanto, um recente ensaio clínico prospectivo randomizado (PCARN FLUID) demonstrou que não há diferença estatisticamente significante entre o uso de solução salina a 0,9% ou a 0,45%, bem como a administração mais rápida ou mais lenta no que se refere à alteração do *status* mental e ao diagnóstico clínico de edema cerebral.

Quando a glicemia atingir 250 a 300 mg/dL sem resolução da acidose, deve-se adicionar solução glicosada a 5% (SG5%) ao soro de reidratação na proporção 1:1 para prevenir hipoglicemia.

A administração intravenosa (IV) de líquidos deve ser continuada até a resolução da acidose e o paciente conseguir ingerir líquidos. Caso o paciente não apresente mais vômitos, mas não tenha condições de receber dieta ou líquidos via oral (VO), deverá ser instalado soro de manutenção.

Insulinoterapia

A reidratação sozinha é capaz de diminuir a glicemia, mas não é capaz de reverter o quadro de cetoacidose. A insulina é essencial para interromper a lipólise e a cetogênese e restaurar o equilíbrio acidobásico.

As diretrizes atuais recomendam o uso de baixas doses de insulina, que devem ser iniciadas a partir da 2ª hora de tratamento, após o bólus inicial da reidratação. A aplicação de um bólus inicial de insulina não está indicada pelo risco de queda abrupta na glicemia, o que potencializa o risco de desenvolver edema cerebral.

Apesar de a infusão contínua de insulina regular (R) por via endovenosa (ICIR) ser a terapia de escolha indicada pela ISPAD e ADA, vários autores demonstraram que ela é eficaz independentemente da via de administração. O uso de análogos de insulina de ação ultrarrápida (insulina UR) como lispro (Humalog®), aspart (Novorapid®) e glulisina (Apidra®), administrados via subcutânea (SC), também é igualmente eficaz e pode ser adotado. No serviço em questão, utiliza-se a ICIR por ser considerada uma via segura e que permite uma velocidade de queda da glicemia mais previsível.

A solução de insulina é preparada adicionando-se 50 U de insulina R (0,5 mL da insulina R 100 U/mL) em 500 mL de SF. Deve-se lavar o equipo (circuito) de infusão com cerca de 50 mL da solução para que ocorra sua saturação.

A dose inicial deve ser de 0,05 a 0,1 U/kg/hora (sendo usado, habitualmente 0,05 U/kg/hora em crianças menores de 2 anos de idade e 0,1 U/kg/hora). Um recente ensaio clínico prospectivo randomizado realizado com crianças com idade < 12 anos demonstrou que baixa dose (0,05 U/kg/hora) foi comparável à dose habitual (0,1 U/kg/hora) com relação à taxa de redução da glicemia e tempo de resolução da acidose, e que não houve evidência de que a dose de 0,1 U/kg/hora seja menos segura no que se refere à hipocalemia e à hipoglicemia. Desta forma, ainda faltam evidências robustas que justifiquem mudanças nas doses de insulina atualmente utilizadas.

A velocidade de infusão deve ser ajustada (± 0,05 U/kg/hora) de modo que a glicemia diminua entre 50 e 100 mg/dL/hora.

Como já relatado anteriormente, não é somente o valor da glicemia o parâmetro que determina o sucesso do tratamento, mas também a resolução da acidose metabólica e a normalização da cetonemia. Nos pacientes que apresentam glicemia entre 250 e 300 mg/dL e acidose, deve-se adicionar SG 5% à solução de reidratação para manter a glicemia entre 150 e 250 mg/dL, mantendo ou reduzindo a infusão de insulina para 0,05 U/kg/hora. Se a glicemia tender a cair abaixo de 150 mg/dL, poderá ser adicionada SG 10%.

Após correção da acidose (pH > 7,3 e bicarbonato > 15 mEq/L), normalização da cetonemia e melhora do paciente para ingestão de alimentos e líquidos, a insulina regular por via SC pode ser iniciada.

Como a meia-vida da insulina R é menor que 10 minutos, a primeira dose SC é administrada pelo menos 1 hora antes de interromper a ICIR para prevenir hiperglicemia rebote. A dose de insulina R é de 0,15 U/kg, devendo ser administrada a cada 4 horas pelas próximas 24 horas.

Correção dos distúrbios eletrolíticos

Os pacientes com CAD podem apresentar alterações na concentração de eletrólitos como Na^+, K^+, Ca^{+2}, PO_4, causadas pela combinação da baixa ingesta de líquidos, presença de vômitos associados à hiperosmoridade plasmática, acidose metabólica, deficiência insulínica e diurese osmótica.

Potássio

Estima-se que as perdas totais de potássio podem variar de 3 a 6 mEq/kg, principalmente à custa de perda do componente intracelular, em função da depleção provocada pelo aumento da osmolaridade plasmática (que causa saída de água e potássio das células), bem como em virtude da acidose e da glicogenólise causadas pela deficiência da insulina. Os vômitos e a diurese também promovem a queda acentuada dos níveis intracelulares K^+. Entretanto, a despeito dessas perdas, os níveis séricos de K^+ encontram-se normais ou aumentados na maioria dos pacientes em CAD, o que pode ser justificado pela redução da excreção renal de K^+.

Ao se iniciar a correção da acidose e da hiperglicemia, mediante hidratação e insulinoterapia, o K^+ tende a retornar ao meio intracelular, o que pode causar a diminuição abrupta na concentração, predispondo o paciente a arritmias cardíacas. Portanto, a terapia de reposição é necessária independentemente da concentração sérica de potássio, exceto se houver insuficiência renal.

Se o paciente apresentar hipocalemia (K^+ < 3,5 mEq/L), sua reposição deve começar imediatamente e, nos casos de hipercalemia (K^+ > 6 mEq/L), deve ser adiada até o paciente apresentar diurese. Posteriormente, a oferta de potássio deve ter como basea sua concentração plasmática. Naqueles pacientes que apresentam valores de K^+ > 3,5 mEq/L ou < 6 mEq/L, a reposição deve ocorrer a partir da 2ª hora de tratamento, concomitantemente ao início da infusão de insulina, na concentração de 20 a 40 mEq/L e velocidade de infusão de 0,5 mEq/kg/h, desde que o paciente apresente diurese documentada e função renal íntegra.

A infusão de potássio pode ser feita sob a forma de solução de KCl a 19,1% ou administrada associada à solução de K_2HPO_4 a 10% ou $KHPO_4$ a 25%, na proporção 1:1, quando o paciente apresenta hipofosfatemia associada.

Sódio

A hiperglicemia causa a movimentação osmótica de água livre para o meio extracelular e, consequentemente, diminui a concentração de sódio (pseudo-hiponatremia). Para o cálculo da concentração corrigida de sódio, utiliza-se a fórmula de Katz (Tabela 24.2).

Se no momento da admissão, o paciente apresentar concentração de sódio corrigida maior que 150 mEq/L, recomenda-se utilizar solução salina a 0,45% como solução de reidratação. A correção da hipernatremia deve ser feita em 48 a 72 horas, com uma queda máxima na concentração de sódio não superior a 10 mEq/L em 24 horas. Uma queda muito rápida na osmolaridade plasmática está associada ao risco de mielinólise pontina aguda.

Fosfato

Assim como o potássio, o paciente com CAD também apresenta uma importante perda nos estoques intracelulares de fósforo e, da mesma forma, seus níveis caem ainda mais durante o tratamento da CAD, por ação da insulina, que promove a entrada do fosfato na célula.

As manifestações clínicas de hipofosfatemia estão associadas a níveis séricos muito baixos (abaixo de 1 mg/dL). O paciente pode ter manifestações hematológicas, respiratórias, musculares e neurológicas que podem, inclusive, mimetizar o quadro de edema cerebral (Tabela 24.4).

Vários estudos prospectivos não encontraram evidências de benefícios clínicos na reposição de fosfato em pacientes com CAD e, associado a isso, as formas leves são, geralmente, assintomáticas e autolimitadas.

Portanto, a reposição está recomendada apenas nos pacientes com hipofosfatemia grave e deve ser iniciada na 2ª hora de tratamento, podendo ser utilizada solução de K_2HPO_4 a 10% (1 mL = 2 mEq K^+ e 2 mmol de fósforo) ou $KHPO_4$ a 25% (1 mL = 2 mEq de K^+ e 1,1 mmol de fósforo) combinada à solução de KCl 19,1%. Como a infusão de fosfato pode induzir hipocalcemia e hipomagnesemia, esses eletrólitos devem ser monitorados cuidadosamente.

Correção da acidose metabólica

A acidose metabólica causada pela produção de ácido β-hidroxibutírico e ácido acetoacético é piorada pela produção de ácido láctico, resultado de hipóxia tecidual. Portanto, a correção da acidose da CAD está pautada na hidratação e na insulinoterapia, pois o restabelecimento da perfusão tecidual inibe a nova produção de radicais ácidos e permite a excreção daqueles produzidos. A insulinoterapia impede a produção de cetoácidos e os produzidos são metabolizados em bicarbonato de sódio

Bicarbonato

Entretanto, embora ainda seja controverso o uso do bicarbonato no tratamento da acidose metabólica na CAD, a ADA e a ISPAD limitam o seu uso a pacientes com acidose grave (pH < 6,9 e/ou HCO_3^- < 5 mEq/L), visando evitar complicações decorrentes da própria acidose, como diminuição do inotropismo, vasodilatação periférica, hipotensão e arritmias cardíacas.

A dose de bicarbonato é de 1 a 2 mEq/kg, devendo ser infundida em 1 hora. A infusão rápida de bicarbonato pode causar convulsões, hipernatremia e hipocalemia.

Cuidados após a resolução da CAD

O DM1 é resultado da destruição total ou parcial das células beta das ilhotas de Langerhans e seu tratamento deve ser instituído logo após a confirmação do diagnóstico.

Tabela 24.4 Avaliação neurológica no paciente com suspeita de edema cerebral.

Critérios diagnósticos
Resposta motora ou verbal não adequada a estímulos dolorosos
Postura de decorticação ou descerebração
Paralisia de pares cranianos (III, IV e VI)
Padrão respiratório neurogênico anormal (respiração apnêustica ou de Cheyne-Stokes)

Critérios maiores	Critérios menores
Alteração do nível de consciência	Vômitos
Age-inappropriate incontinence	Cefaleia
Incontinência urinária não apropriada	Letargia / Não acordar facilmente do sono
Bradicardia sustentada (queda maior que 20 bpm do basal) sem relação com melhora da volemia ou sono	PAD > 90 mmHg Idade < 5 anos

Fonte: Adaptada de Muir AB, et al. Cerebral edema in childhood diabetic ketoacidosis: natural history, radiographic findings, and early identification. Diabetes Care: 2004;27:1541.

Sabe-se que um paciente com diagnóstico recente de DM1 ainda apresenta uma massa residual de células beta capaz de produzir insulina, um período conhecido como "fase de lua de mel", que pode durar entre 2 e 6 meses. Apesar de essa produção residual ser capaz de, em alguns casos, evitar que a criança apresente novo quadro de CAD, ela não é capaz de manter os níveis de glicemia dentro do normal, além de acelerar ainda mais o processo de destruição total das ilhotas. Desta forma, é imprescindível a introdução de um esquema insulinoterápico assim que o paciente resolver a CAD.

O melhor esquema é aquele adaptado à realidade do paciente, e não o contrário, e deve ser constituído de pelo menos duas injeções de insulina de ação intermediária (insulina NPH) por dia.

A dose diária de insulina necessária para manter o paciente insulinizado depende da faixa etária, da intensidade de atividade física e da alimentação. Na fase de "lua de mel", recomenda-se uma dose diária de insulina < 0,5 U/kg/dia; após esta fase aumenta-se a dose para 0,75 e 1 U/kg/dia para pacientes pré-púberes e de 1 até 2 U/kg/dia para os púberes.

O esquema atualmente mais aceito é feito dividindo-se a dose total diária em 30% a 45% de NPH (dividido em duas doses) e o restante em insulina R (dividida em três doses).

Neste esquema, o paciente recebe a primeira dose de NPH ao acordar; a segunda, antes de se deitar; e as doses de insulina regular, 20 a 30 minutos antes das refeições (café da manhã, almoço e jantar).

Insulinas sem pico como glargina (Lantus®) ou detemir (Levemir®) também podem ser usadas como opção para a insulinização basal, podendo ser administradas uma ou duas vezes ao dia. Além de serem seguras, elas estão associadas a melhor adesão ao tratamento e permitem maior estabilidade glicêmica e redução dos episódios de hipoglicemias graves.

Nos pacientes com diagnóstico prévio de DM1, o esquema de insulinoterapia que o paciente recebia antes da descompensação diabética deve ser retornado e o controle de glicemia capilar deve ser feito a cada 4 horas.

Monitoramento

O manejo adequado do paciente com CAD exige observação clínica e laboratorial meticulosa. Uma planilha deve ser usada para anotação dos sinais vitais, resultados dos exames laboratoriais, volume de líquido administrado por parenteral ou enteral, diurese e quantidade de insulina administrada.

Durante o acompanhamento do paciente, os sinais vitais e avaliação neurológica devem ser realizados de hora em hora e, a cada 2 horas, os exames laboratoriais devem ser colhidos para a determinação da glicemia, eletrólitos, função renal, osmolaridade, pH e bicarbonato venoso, cetonemia e cetonúria até a correção da CAD.

Apesar de existirem vários protocolos de tratamento de CAD, é importante enfatizar que o manejo deste tipo de paciente deve ser individualizado dependendo da condição inicial do paciente e resposta à terapia.

Pacientes que apresentam CAD como primeira manifestação do DM1, com acidose metabólica grave, instabilidade hemodinâmica, rebaixamento de nível de consciência e/ou naqueles menores de 5 anos de idade, o tratamento deve ser feito, preferencialmente, em unidade de terapia intensiva pediátrica (UTIP). Pacientes com acidose metabólica leve ou moderada, hiperglicemia sem desidratação ou sem vômitos podem ser tratados no serviço de emergência com monitoramento cuidadoso.

Diagnósticos diferenciais

Algumas situações clínicas também podem cursar com acidose metabólica e aumento do *ânion gap*, hiperglicemia e/ou cetonemia podem ocasionar quadro clínico semelhante ao da CAD (Tabela 24.5).

Complicações

As taxas de mortalidade relacionada às complicações da CAD são baixas, variando entre 0,15% e 0,31%. Como

Tabela 24.5 Diagnósticos diferenciais.

	CAD	Acidose láctica	IRC	Cetoacidose alcoólica	Intoxicação por salicilato	EHH	Hipoglicemia	Rabdomiólise
pH	↓↓	↓↓	↓	↓↓	↓ ou ↑	normal	normal	↓ ou ↓↓
Glicemia	↑↑↑	normal	normal	↓ ou normal	↓ ou normal	↑↑↑	↓	normal ↓↓
Cetonemia	↑↑↑	normal	normal	normal ou ↑	normal	normal ou ↑	normal ou ↑	normal
Glicosúria	presente	ausente	ausente	ausente	ausente	presente	ausente	ausente
Osmolaridade	↑	normal	↑	normal	normal	↑↑↑	normal	normal ou ↑
Anion gap	↑	normal	↑	↑	↑	normal	normal ou ↑	↑↑

Fonte: Adaptada de Kitabchi AE, *et al.* Hyperglycemic crises in diabetes mellitus: diabetic ketoacidosis and hyperglycemic hyperosmolar state. Endocrinol Metab Clin N Am. 2006;35:725-51.

já citado anteriormente, o edema cerebral é a principal causa de morbimortalidade na CAD. Outras complicações incluem hipoglicemia, distúrbios eletrolíticos como hipocalemia, hipercalemia, hipofosfatemia grave, trombose venosa periférica, sepse, insuficiência renal aguda, rabdomiólise.

O edema cerebral é uma complicação rara da CAD. Ocorre em 0,5% a 2% dos casos e a taxa de mortalidade é 21% a 25% dos casos. Cerca de 4% a 15% dos pacientes que desenvolvem edema cerebral durante o tratamento da CAD evoluem com sequelas neurológicas crônicas.

Pacientes menores de 5 anos de idade, com hipocapnia ($PaCO_2$ < 22 mmHg), acidose metabólica grave (pH < 7,0) ou duração prolongada do quadro clínico apresentam maior risco de cursarem com de edema cerebral. Além disso, algumas medidas realizadas durante o tratamento podem contribuir para o aparecimento de edema cerebral, como infusão de grandes quantidades de líquido, uso de bicarbonato, queda brusca na glicemia e osmolaridade.

As manifestações clínicas podem ter início abrupto ou insidioso e seu diagnóstico deve ser considerado nos pacientes que apresentem cefaleia intensa, vômitos, irritabilidade, alteração no nível de consciência (sonolência, letargia ou irritabilidade), bradicardia, hipertensão arterial ou presença de sinais neurológicos específicos como paralisia de nervos cranianos (oftalmoplegia ou anisocoria) ou convulsões (Tabela 24.6).

Tabela 24.6 Avaliação neurológica no paciente com suspeita de edema cerebral.

Critérios diagnósticos	
Resposta motora ou verbal não adequada a estímulos dolorosos	
Postura de decorticação ou descerebração	
Paralisia de pares cranianos (III, IV e VI)	
Padrão respiratório neurogênico anormal (respiração apnêustica ou de Cheyne-Stokes)	
Critérios maiores	Critérios menores
Alteração do nível de consciência	Vômitos
Age-inappropriate incontinence	Cefaleia
Incontinência urinária não apropriada	Letargia/não acordar facilmente do sono
Bradicardia sustentada (queda maior que 20 bpm do basal) sem relação com melhora da volemia ou sono	PAD > 90 mmHg Idade < 5 anos

Fonte: Adaptada de Muir AB, et al. Cerebral edema in childhood diabetic ketoacidosis: natural history, radiographic findings, and early identification. Diabetes Care. 2004;27:1541.

O diagnóstico baseia-se principalmente no quadro clínico. A presença de qualquer critério diagnóstico, de dois critérios maiores ou de um critério maior e dois menores é altamente sugestiva de edema cerebral.

Apesar de exames de imagem poder apresentar sinais de hemorragia, isquemia e edema cerebral focal ou difuso, foi demonstrado que até 40% dos exames tomográficos iniciais feitos em crianças com quadro clínico de edema cerebral não apresentavam alterações e, portanto, o tratamento deve se basear no quadro clínico, não deve ser atrasado para a realização desses exames.

O tratamento deve ser iniciado o mais rápido possível e consiste em diminuir a oferta de líquidos em 25%, elevação da cabeceira 30°, administrar solução de manitol 0,5-1 g/kg entre 10 e 15 minutos ou solução salina hipertônica (3%), 2,5-10 mL/kg em 10 a 15 minutos. Sedação, intubação e ventilação mecânica devem ser consideradas no paciente que apresenta importante rebaixamento no nível de consciência (Glasgow < 9), falência respiratória ou $PaCO_2$ > 30 mmHg.

Apesar de exames de imagem poder apresentar sinais de hemorragia, isquemia e edema cerebral focal ou difuso, foi demonstrado que até 40% dos exames tomográficos iniciais feitos em crianças com quadro clínico de edema cerebral não apresentavam alterações e, portanto, o tratamento deve se basear no quadro clínico, não deve ser atrasado para a realização desses exames.

O tratamento deve ser iniciado o mais rápido possível e consiste em diminuir a oferta de líquidos em 25%, elevação da cabeceira 30°, administrar solução de manitol 0,5-1 g/kg em 10 a 15 minutos ou solução salina hipertônica (3%), 2,5-10 mL/kg em 10 a 15 minutos. Sedação, intubação e ventilação mecânica devem ser consideradas no paciente que apresenta importante rebaixamento no nível de consciência (Glasgow < 9), falência respiratória ou $PaCO_2$ > 30 mmHg.

Considerações finais

O diabetes é uma doença crônica, de evolução lenta e progressiva, que exige tratamento intensivo e orientação adequada para minimizar as complicações de curto, médio e longo prazo. Para conseguir um bom controle do diabetes, é preciso um envolvimento conjunto, e contínuo, do paciente, da família e dos profissionais de saúde (Tabela 24.7).

Além disso, é importante instruir a família e o paciente para o pronto reconhecimento dos sinais e sintomas de hipoglicemia ou hiperglicemia, a fim de se evitarem as complicações e reduzir-se o número de internações.

Tabela 24.7 Tipos de insulina.

Tipos	Início de ação	Pico da ação	Duração	Cor da insulina	Modo habitual de uso
Ação ultrarrápida *Lispo (Humalog®) Aspart (Novorapid®) Glulisina (Apidra®)	5 a 15 min	30 min a 1,5 horas	4 a 6 horas	Transparente	Logo antes das refeições
Ação rápida *Novolin R® Humulin R®	30 a 60 min	2 a 3 horas	6 a 8 horas	Transparente	30 min antes das refeições
Ação intermediária *Novolin N® Humulin N®	2 a 4 horas	5 a 8 horas	12 a 18 horas	Leitosa/turva	2 a 3 vezes/dia
Ação lenta *Detemir (Levemir®) Deglutega (Tresiba®) Glargina (Lantus®)	2 a 4 horas	Sem pico	24 a 30 horas	transparente	Geralmente 1 vez/dia

*Nomes comerciais.

Fonte: Desenvolvida pela autoria.

BIBLIOGRAFIA CONSULTADA

Castro L, Morcillo AM, Guerra Júnior G. Diabetic ketoacidosis in children: treatment profile at a university hospital. Rev Assoc Med Bras. 2008;54(6):548-53.

Danne T, Phillip M, Buckingham BA, Jarosz-Chobot P, Saboo B, Urakami T, et al. ISPAD Clinical Practice Consensus Guidelines 2018: insulin treatment in children and adolescents with diabetes. Pediatric Diabetes. 2018;19(27):115-135.

Dib SA, Gomes MB. Etiopathogenesis of type 1 diabetes mellitus: prognostic factors for the evolution of residual cell function. Diabetol Metab Syndr. 2009;1(1):25.

Kitabchi AE, Nyenwe EA. Hyperglycemic crises in diabetes mellitus: diabetic ketoacidosis and hyperglycemic hyperosmolar state. Endocrinol Metabol. Clin North Am. 2006;35(4):725-51, viii.

Koul PB. Diabetic ketoacidosis: a current appraisal of pathophysiology and management. Clin Pediatr (Phila). 2009;48(2):135-44.

Kuppermann N, Ghetti S, Schunk JE, et al. Clinical trial of fluid infusion rates for pediatric diabetic ketoacidosis. N Engl J Med. 2018;378:2275-2287.

Nallasamy K, Jayashree M, Singhi S, Bansal A. Low-dose vs standard-dose insulin in pediatric diabetic ketoacidosis: a randomized clinical trial. JAMA Pediatr. 2014;168:999-1005.

Orlowski JP, Cramer CL, Fiallos MR. Diabetic ketoacidosis in the pediatric ICU. Pediatr Clin North Am. 2008;55(3):577-87.

Rewers A. Current controversies in treatment and prevention of diabetic ketoacidosis. Adv Pediatr, 2010;57(1):247-67.

Savoldelli RD, Farhat SC, Manna TD. Alternative management of diabetic ketoacidosis in a Brazilian pediatric emergency department. Diabetol Metab Syndr. 2010;16(2):41.

Wolfsdorf J, Glase N, Agus M, Fritsch M, Hanas R, Rewers A, et al. ISPAD Clinical Practice Consensus Guideline 2018: diabetic ketoacidosis and hyperglycemic hyperosmolar state. Pediatric Diabetes. 2018;19(27):155-177.

Tabagismo – Situações em Que o Pediatra Pode Ajudar

■ João Paulo Becker Lotufo   ■ Frederico Leon Arrabal Fernandes   ■ Bruno Guedes Baldi

Introdução

O pediatra pode ajudar a orientar a higiene familiar, pode fazer a prevenção de drogas lícitas para que os adolescentes não se iniciem no álcool nem no tabagismo e tratar os irmãos adolescentes e os pais fumantes de seus pacientes pediátricos. Para que isso ocorra, é necessário ter noções fundamentais sobre o tabagismo. O médico sabe dizer para o paciente parar de fumar, mas não diz como fazê-lo.

Epidemia do tabagismo

O tabagismo é o mais mortal dos fatores de risco evitáveis para doenças cardiovasculares, oncológicas e pulmonares. A Organização Mundial de Saúde (OMS) estima em cinco milhões o número de mortes por ano, em todo o mundo, por doenças causadas diretamente pelo cigarro. No Brasil, o Instituto Nacional de Câncer (INCA) estima que 200 mil mortes devam ocorrer por ano como causa direta do tabagismo (Quadro 25.1).

Por ano, o tabagismo causa mais mortes do que a soma dos óbitos por AIDS, cocaína, heroína, álcool, acidentes de trânsito, incêndios e suicídios.

Metade dos indivíduos que persistem fumando morre de doenças relacionadas ao tabagismo. Estudo realizado com médicos ingleses informa que fumantes vivem, em média, 10 anos menos que não fumantes.

No Brasil, pesquisa publicada pelo INCA, realizada em 16 capitais em 2002 e 2003, revelou que 13%, 20% e 25% da população com 14 anos ou mais de idade, fumam em Aracaju, São Paulo e Porto Alegre, respectivamente. Os indivíduos com até 7 anos de escolaridade fumavam significativamente mais que aqueles com maior escolaridade, demonstrando clara associação entre a prevalência de tabagismo e o grau de escolaridade.

Quadro 25.1 Morbimortalidade do tabagismo.

O tabagismo é responsável por
● 30% dos óbitos por todos os tipos de cânceres
● 80% dos óbitos por câncer de pulmão
● 85% das mortes por bronquite crônica e enfisema
● 25% das mortes por doença coronariana
● 25% das mortes por doenças cérebro-vasculares
● Aumento dos abortamentos, partos prematuros e de bebês com baixo peso
● Suscetibilidade à tuberculose
● impotência sexual, catarata e osteoporose

Fonte: Adaptado de Consultores da Fundação do Câncer, Instituto Nacional de Câncer (Inca) e Organização Mundial da Saúde (OMS). Disponível em: https://www.cancer.org.br/sobre-o-cancer/prevencao/tabagismo/.

Por que o cigarro faz mal à saúde?

Na fumaça do cigarro já foram identificadas cerca de 4.734 diferentes substâncias químicas, 55 das quais reconhecidas como cancerígenas, tais como nitrosaminas, cromo, cádmio, níquel, benzeno, hidrocarbonetos aromáticos policíclicos entre outros. Além destas substâncias, em cada tragada são inalados 10 radicais livres oxidantes.

A nicotina é uma das milhares de substâncias que, além de contribuir para a ocorrência de doenças cardiovasculares e diminuição das defesas respiratórias, é responsável pela dependência ao tabaco.

A indústria do tabaco, longe de se preocupar em diminuir essas substâncias tóxicas nos cigarros manufaturados, tem trabalhado na descoberta de aditivos que aumentam o efeito da nicotina e sua adição além do marketing para populações mais vulneráveis tais como os jovens de baixa renda.

Dependência à nicotina

A nicotina tem um imenso poder de causar dependência. De cada 100 pessoas que fumam, 90 são dependentes da nicotina. Dos usuários de heroína, 50% são considerados dependentes e 10% dos consumidores regulares de álcool são alcoólatras. Isso explica por que é comum encontrar etilistas sociais enquanto o tabagista, na maioria das vezes, fuma todos os dias.

Quando inalada, a nicotina atinge o cérebro após 7 a 10 segundos, ativando receptores de acetilcolina pré-sinápticos e pós-sinápticos no sistema nervoso central (sistema mesolímbico) e sistema nervoso autônomo, estimulando a liberação de dopamina e outros neurotransmissores como norepinefrina, beta-endorfinas, serotonina, glutamato e vasopressina, que são responsáveis por diversos efeitos neurológicos, cardiovasculares e respiratórios.

A inalação e a absorção da nicotina em picos nas tragadas induzem ao aumento do número de receptores cerebrais, levando à tolerância e dependência, caracterizada pela presença de sintomas físicos e psíquicos quando da sua falta.

Por que as pessoas começam a fumar ou continuam fumando?

Fatores que levam o tabagista a continuar fumando
Suscetibilidade genética
Convivência com familiares e amigos fumantes
Sensações causadas pela nicotina: aumento da concentração, melhora da memória, diminuição da tensão, da ansiedade e do apetite
Presença de depressão, ansiedade, etilismo e uso de drogas
Estímulos comerciais promovidos pela indústria do cigarro
Baixa escolaridade e baixa renda
Hábitos e comportamentos relacionados ao tabagismo
Baixo custo do cigarro

Por todas estas razões, não é fácil parar de fumar e permanecer sem fumar, motivo pelo qual se deve empreender um grande esforço para evitar a iniciação.

Pesquisas demonstram que 70% dos indivíduos que fumam querem parar de fumar. Apenas 3% a 5% dos fumantes que tentam parar por conta própria conseguem se manter abstinentes por 1 ano. Com o apoio de profissionais, o êxito obtido chega a 30% a 45% e, se a pessoa persistir sem fumar no primeiro ano, diminui-se o risco de recidiva, que ocorre, na maioria das vezes, nesse período.

Um simples aconselhamento de 3 minutos durante uma consulta é suficiente para aumentar o sucesso em parar de fumar. O sucesso é maior quando se gasta mais tempo na consulta abordando o assunto, quando se agendam retornos sobre o tema, com o uso de terapia comportamental (reuniões em grupos ou isoladamente) e de medicação associada.

Como você pode ajudar seu paciente adolescente ou pai de paciente a parar de fumar

a. Pergunte a todos os pacientes e registre no prontuário:

Você fuma?	Caracterizar o fumante
Há quanto tempo? ou Com que idade começou?	
Quantos cigarros você fuma em média por dia?	Informam sobre o grau de dependência à nicotina
Quanto tempo após acordar você fuma o primeiro cigarro?	
Acha difícil não fumar em locais proibidos?	
Você deseja parar de fumar?	Informam sobre a motivação para parar de fumar
Você já tentou parar de fumar?	

b. Aconselhe todos os fumantes a parar de fumar, mas diga a eles como fazê-lo.

c. Procure relacionar o estado de saúde dos pacientes ao tabagismo, tanto ativo quanto passivo.

d. Identifique os hábitos ou comportamentos que dificultam a cessação do tabagismo: são os chamados gatilhos.

e. Desfaça alguns mitos ou falsas informações.

Mito	Verdade
Cigarros de baixos teores fazem menos mal.	Cigarros "light" ou de baixos teores fazem tão mal quanto os outros. Como o indivíduo necessita de nicotina, ele traga mais vezes e mais profundamente.

Um a quatro cigarros por dia não trazem consequência à saúde.	Fumar de 1 a 4 cigarros é suficiente para aumentar a mortalidade por doenças cardiovasculares em 3 vezes, o risco de câncer de pulmão em homens em 2,8 vezes e em mulheres em 5 vezes.
Fumar sem tragar não vicia e não causa doenças.	Sempre uma parte da fumaça atinge os pulmões e parte das substâncias, entre elas a nicotina, é absorvida pela mucosa oral.
Charutos, cigarrilhas, cachimbos, narguilé e fumo mascado não têm o mesmo risco do cigarro convencional.	Charutos, cigarrilhas, cachimbos e narguilé são nocivos. Um charuto equivale a 5-10 cigarros convencionais. Uma sessão de narguilé tem a mesma quantidade de nicotina que um maço de cigarros.

f. Comente os benefícios em parar de fumar
- Diminui em 50% a mortalidade por doenças coronarianas após 1 ano e, após 10 anos sem fumar, iguala-se à da população normal.
- Diminui o risco de morte por DPOC e câncer de pulmão.
- Quanto mais cedo a pessoa parar de fumar, menor o risco de câncer de pulmão. Se parar até os 30 a 35 anos, o risco de câncer de pulmão praticamente se iguala ao de um não fumante.
- Diminui o risco de outros cânceres, igualando-se à população não fumante após 10 anos.
- Diminui o risco de infecções respiratórias, como tuberculose e pneumonia.
- Melhora a eficácia do tratamento de úlcera péptica.
- Melhora o paladar, o olfato e a pele.

g. Planeje e oriente o paciente
- Estando o paciente convencido a parar de fumar, é importante orientá-lo sobre como conduzir o processo de cessação, alertando sobre as principais dificuldades.

O primeiro passo é marcar uma data para parar de fumar. Isso estabelece um compromisso e um objetivo sólido a ser atingido. A interrupção pode ser abrupta ou gradual. No último caso, além de diminuir o total de cigarros no dia, orientar atrasar o primeiro cigarro da manhã começando a fumar mais cedo.

Oriente-o a evitar nas primeiras semanas bebidas alcoólicas, café e outros fatores identificados como gatilhos.

Informe o paciente sobre os sintomas de abstinência que poderão ocorrer – ansiedade, irritabilidade, insônia, dificuldade de concentração e depressão, que diminuem e desaparecem ao longo das semanas. Aumento do apetite e do peso é frequente. De maneira geral, quase todos ganham peso, que também é fator de risco para doenças, mas de menor importância que o tabagismo e que pode ser controlado com dieta e exercícios físicos.

Informar sobre a fissura (desejo intenso de fumar, sem o qual não consegue realizar suas atividades normais). Ela dura alguns minutos, diminui de frequência e duração com o passar dos dias e desaparece após algumas semanas.

Sugira que fumantes na família e no trabalho também parem de fumar e, se possível, oriente para procurarem auxílio em serviços de saúde. A existência de pessoas fumando no domicílio dificulta parar de fumar e é um importante estímulo à recaída e retorno ao tabagismo, enquanto um colega ou familiar tentando parar pode ser um estímulo positivo.

Agendar retornos na 1ª ou 2ª semana após a data marcada para interrupção ou após o início da medicação, que é o período mais crítico, quando o paciente precisa de maior apoio. A seguir, monitore-o por telefone entre os intervalos das consultas, que podem ser mensais.

Considere a utilização de medicação para todos os pacientes que apresentam escore de Fargeströn maior que 5, ou para aqueles que já tentaram e apresentam dificuldade em parar de fumar.

Orientação a ingerir bastante água, a realizar exercícios físicos, a eliminar os cinzeiros da casa e a alterar hábitos que estavam associados ao cigarro, são medidas muito importantes no período de cessação.

Planejamento e orientações
Marcar uma data – Avisar família e colegas
Interrupção gradual: reduzir durante um período de duas semanas. Atrasar o primeiro cigarro da manhã e diminuir o total de cigarros no dia
Evitar álcool, café e outros gatilhos
Ingerir bastante líquido
Praticar atividades físicas
Retirar os cinzeiros e isqueiros de casa
Parar de fumar junto com colega ou familiar para que um estimule o outro

h. Uso de medicação

A maior dificuldade são os sintomas de abstinência. Irritabilidade, dificuldade de concentração, alteração do padrão de sono e aumento de apetite são as manifestações mais comuns. A principal ação dos medicamentos para cessação de tabagismo é minimizar os sintomas de abstinência.

O uso de medicação deve sempre estar associado a orientações comportamentais. Medicamentos estão indicados para indivíduos com maior grau de dependência (pontuação maior ou igual a 5 pontos no teste de Fargeströn), que fumam mais que 10 cigarros ao dia e fumantes que tentaram parar várias vezes e não conseguiram.

O tratamento com medicamentos deve durar, em geral, 8 a 12 semanas. No entanto, existe variação a cada caso, com necessidade de prolongar o uso de medicamentos por mais tempo em alguns pacientes.

Converse com o paciente sobre a relação custo/benefício. Os medicamentos custam caro, mas, deduzindo-se o valor dos maços de cigarro, em poucos meses paga-se o valor da medicação, além dos benefícios para saúde e menores gastos com as doenças associadas ao tabagismo e seus tratamentos. Alguns centros de referência também fornecem medicação.

Atualmente as opções de medicamentos são terapia de reposição de nicotina, bupropiona e vareniclina (considerados de primeira linha), e nortriptilina (de segunda linha). Não havendo contraindicações, pode-se iniciar com qualquer dos medicamentos de primeira linha, de acordo com posologia, facilidade de administração, doenças associadas e preferências do paciente. Se houver insucesso, a associação de bupropiona com reposição de nicotina é possível.

Outros procedimentos como homeopatia, acupuntura com agulhas ou laser, nitrato de prata, fórmulas a base de ervas, piteiras e hipnose não apresentam evidência para utilização na literatura médica.

Tratamento com reposição de nicotina

São os mais conhecidos, empregados há mais tempo e sobre os quais existem mais estudos. Seu principal objetivo é evitar os sintomas de abstinência. Sua eficácia varia nos diversos estudos de 15% a 35%.

São empregados adesivos, gomas ou pastilhas de nicotina, em várias concentrações. Nenhuma das formas de administração demonstrou ser superior às outras.

Adesivo

Duas marcas de adesivo existem atualmente no mercado (Niquitin e Nicotinell), ambas em 3 concentrações (na Nicotinell, os números 10, 20 e 30 referem-se à área do adesivo e correspondem, respectivamente, às concentrações de 7 mg, 14 mg e 21 mg).

Quando houver indicação, usualmente se recomenda o uso de 1 adesivo de 21 mg ao dia por 8 semanas, a seguir 1 adesivo de 14 mg ao dia durante 2 semanas e 1 adesivo de 7 mg ao dia por mais 2 semanas. Eventualmente pode-se usar 28 mg, 35 mg ou 42 mg como dose inicial em fumantes pesados (dois ou mais maços/dia), ou iniciar com doses menores, adesivo de 14 mg em fumantes com baixo escore de Fagerströn e/ou que fumam menos que 10 cigarros diários. Sugere-se colocar adesivo no tronco ou nos braços, em regiões sem pelos, fazendo rodízios a cada 24 horas nos locais de aplicação. O local deve estar protegido da exposição direta ao sol.

Goma ou pastilha

Se a opção for utilizar goma, elas existem no mercado brasileiro na concentração de 2 mg (Niquitin ou Nicorette), e devem ser mascadas de 2 em 2 horas ou de 3 em 3 horas (no máximo 16 gomas/dia) por 2 meses e reduzir progressivamente no mês seguinte. O paciente deve mascar a goma por alguns minutos para liberar nicotina, manter a goma entre a gengiva e a mucosa da boca por alguns minutos e mascar novamente, repetindo este procedimento durante cerca de 30 minutos e depois descartá-la. Evitar consumo de soda, café, cerveja e bebidas ácidas, em geral 15 minutos antes e durante o uso da goma. Pode ser usada como complemento ao adesivo ou às outras drogas, nos momentos de fissura.

Principais efeitos colaterais: cefaleia, náuseas, alterações do sono, pesadelos, irritação da pele (adesivo), na maioria dos casos leve e fugaz. Se persistente e/ou intensa, suspender o uso. Embora infrequentes, são mais sugestivos de superdosagem: sintomas digestivos (náuseas, vômitos e diarreia) e tontura.

Agudamente, pode determinar elevação da pressão arterial, da frequência cardíaca e do consumo de oxigênio pelo miocárdio, além de vasoconstrição das artérias coronárias (efeitos simpaticomiméticos). Entretanto, os riscos cardiovasculares associados à manutenção do tabagismo são muito superiores àqueles relacionados à reposição da nicotina.

Contraindicações: evitar utilização em indivíduos que sofreram infarto recente (nos 15 primeiros dias após o episódio), na presença de arritmia e de angina grave. Na gestação, durante a amamentação, em coronariopatas e indivíduos com ICC grave, as medicações podem ser empregadas, pois os efeitos da manutenção do tabagismo são sempre piores que a administração da nicotina isoladamente. A goma ainda está contraindicada quando houver incapacidade para mastigação e o adesivo na presença de lesões dermatológicas no local de aplicação.

Tratamento com medicamentos sem nicotina

Diversos medicamentos têm sido testados para o tratamento dos sintomas de abstinência do tabaco, entretanto poucos têm eficácia comprovada.

Bupropiona

Medicação antidepressiva que atua bloqueando a recaptação de serotonina, dopamina e noradrenalina, e que revelou boa eficácia quando empregada em programas de cessação de tabagismo, com sucesso variando de 20% a 35%.

Apresentação: comprimidos de 150 mg.

Dose: empregada na dosagem de 150 mg (1 comprimido) durante 3 dias e, a partir do 4º dia, 150 mg duas vezes ao dia, com intervalo de no mínimo 8 horas entre as tomadas (dose máxima recomendada: 300 mg ao dia). Deve-se evitar tomar a 2ª dose após as 18h00 pelo risco de insônia. Recomenda-se interromper o cigarro entre o 7º e 10º dia após o início da medicação, tempo necessário para que seus melhores efeitos sejam observados.

Principais efeitos colaterais: boca seca, cefaleia, insônia, dificuldade de concentração, tremores, prurido, reações urticariformes e, raramente, convulsão. O risco de convulsão está relacionado à dose utilizada, a interação com outras medicações e ao antecedente de convulsão. Em doses excessivas, pode determinar taquicardia, alargamento do QRS e aumento do intervalo QT no eletrocardiograma.

A pressão arterial deve ser monitorizada rotineiramente em indivíduos que recebem a medicação.

Contraindicações: história atual ou pregressa de convulsão, quadro presente ou prévio de bulimia ou anorexia nervosa, distúrbio bipolar, uso concomitante de inibidor de monoaminooxidase (IMAO) nos últimos 15 dias, uso de drogas antipsicóticas como haloperidol e clorpromazina e insuficiência hepática severa.

Interações medicamentosas: se possível, evitar uso concomitante com orfenadrina, ciclofosfamida, isofosfamida, beta bloqueadores (aumenta o risco de bradicardia), antiarrítmicos, e outras drogas metabolizadas pela isoenzima CYP2D6 (que faz parte do complexo de enzimas do citocromo P-450), algumas estimulando essa enzima, com redução da ação da bupropiona (como fenitoína, carbamazpina, fenobarbital e rifampicina), e outras inibindo-a, com aumento dos efeitos da droga (como paroxetina e sertralina). Evitar drogas que também reduzem o limiar convulsivante (antipsicóticos, antidepressivos, teofilina, corticosteroides sistêmicos, fluroquinolonas) e não associá-las em diabéticos em uso de insulina e ou de hipoglicemiante oral. Nesses casos evitar ou, se não for possível usar reposição de nicotina, recomenda-se dose de 150 mg ao dia.

Não é recomendado o uso em gestantes e lactentes, pois não existem trabalhos que autorizem o uso, embora não exista contraindicação absoluta.

Vareniclina

Agonista parcial altamente seletivo dos receptores nicotínicos de acetilcolina α4β2, que leva à liberação principalmente de dopamina. Evita os sintomas de abstinência e os períodos de fissura e, ao mesmo tempo, bloqueia os efeitos da nicotina proveniente do cigarro sobre esses receptores, reduzindo a satisfação do ato de fumar. Apresenta sucesso na cessação de tabagismo que chega a 45% em alguns estudos.

Apresentações: comprimidos de 0,5 e 1 mg.

Dose: 0,5 mg ao dia nos 3 primeiros dias; a seguir, 0,5 mg duas vezes ao dia do 4º ao 7º dia; e 1 mg duas vezes ao dia a partir do oitavo dia até completar 12 semanas. Sugere-se prolongar o tratamento até 24 semanas nos que tiverem atingido sucesso na cessação. Recomenda-se administrá-la com copo cheio de água e após as refeições para redução das náuseas e vômitos, e deve-se suspender o tabagismo 7 dias após o início da medicação.

Para indivíduos com clearance de creatinina abaixo de 30 ml/min, a dose de manutenção é de 0,5 mg duas vezes ao dia.

Principais efeitos colaterais: náuseas (até 30% dos casos), vômitos, pesadelos, cefaleia e insônia.

Contraindicações: Não é recomendado o uso em gestantes e lactentes, pois não existem trabalhos que autorizem o uso, embora não exista contraindicação absoluta.

Interações medicamentosas: evitar associação com cimetidina, que pode aumentar o nível sérico da vareniclina.

Grupo antitabágico do Hospital Universitário

Com equipe multiprofissional composta por médicos, enfermeiros, psicólogos e farmacêuticos, o grupo antitabágico do Hospital Universitário atua na prevenção, conscientização, orientação e tratamento desde 2004.

O tratamento consiste de uma fase inicial de 4 reuniões em grupo em que é abordada, preferencialmente, a dependência química (Quadro 25.2). Depois os pacientes continuam sendo seguidos em ambulatório individual e/ou no grupo psicológico, onde lidamos mais com a dependência psicológica e comportamental.

Nestes 6 anos, auxiliamos 1595 pacientes em um ambulatório que funciona uma vez por semana, apenas. A idade de entrada no programa varia de 30 a 60 anos, o tempo de fumo de 20 a 30 anos, o número médio de cigarros consumidos foram de 20 a 30 cigarros por dia, com máximo de 80 no caso de uma paciente que conseguiu parar de fumar. Dos inscritos, 30% desistem antes mesmo de comparecerem à primeira reunião. O fornecimento gratuito de medicação dobra o sucesso de cessação do vício em tabaco (Quadro 25.3). Ensinamos a parar de fumar com ênfase em não voltar a fumar. Por isso, o tempo de acompanhamento dos pacientes é de um ano sem fumar.

Ajudar uma pessoa a parar de fumar é uma satisfação não apenas por prevenir futuras doenças em um paciente, mas também por ajudar quem convive com ele e é um passo a mais para uma sociedade livre de vícios, mais limpa e saudável.

Quadro 25.2 Teste de Fargeströn para avaliação de dependência à nicotina.

1. Quanto tempo depois de acordar você fuma o seu primeiro cigarro?

    0   Após 60 minutos

    1   31-60 minutos

    2   6-30 minutos

    3   Nos primeiros 5 minutos

2. Você encontra dificuldades para evitar fumar em lugares onde é proibido, como, por exemplo: igrejas, local de trabalho, cinemas, *shopping* etc.?

    0   Não

    1   Sim

3. Qual é o cigarro do dia que lhe traz mais satisfação (aquele que você mais precisa acender para matar a vontade)?

    0   Qualquer um/qualquer hora

    1   O primeiro da manhã

4. Quantos cigarros você fuma por dia?

    0   10 ou menos

    1   11 a 20

    2   21 a 30

    3   mais de 31

5. Você fuma mais frequentemente no período da manhã?

    0   Não

    1   Sim

6. Você fuma mesmo estando doente ao ponto de ficar acamado a maior parte do tempo?

    0   Não

    1   Sim

Pontuação (grau de dependência): 0 a 4 – leve; 5 a 7 – média; > 7 – alta

Fonte: II Consenso Brasileiro de DPOC 2004 (modificado de Fagestrom K. 1989).

Quadro 25.3 Medicação para tratamento antitabágico.

Medicações	Adesivo	Goma	Bupropiona	Vareniclina	Nortriptilina
Apresentação	Patch com 7 mg, 14 mg e 21 mg	Goma com 2 mg e 4 mg	Comprimidos de 150 mg	Comprimidos de 0,5 mg e 1 mg	Cápsulas de 10, 25, 50 e 75 mg
Dose	21 mg por 4 a 6 semanas 14 mg por 2 a 4 semanas 7 mg por 2 a 4 semanas	Mascar de 2 em 2 ou 3 em 3 horas Máximo de 16 gomas por dia	150 mg (1 comprimido) durante 3 dias a partir do 4º dia, 150 mg duas vezes ao dia, com intervalo de, no mínimo, 8 horas entre as tomadas	0,5 mg ao dia nos 3 primeiros dias 0,5 mg duas vezes ao dia do 4º ao 7º dia 1 mg duas vezes ao dia a partir do oitavo dia até completar 12 semanas	75 a 150 mg ao dia, devendo ser iniciada com doses diárias de 25 mg e aumentada a cada 3 a 4 dias
Efeitos colaterais	Irritação da pele, cefaleia, náuseas, alterações do sono, diarreia	Cefaleia, náuseas, diarreia	Boca seca, cefaleia, insônia, dificuldade de concentração	Náuseas (até 30% dos casos), vômitos, pesadelos, cefaleia e insônia	Boca seca, sonolência, taquicardia, obstipação
Contraindicações	Infarto do miocárdio recente (< 2 semanas) Alergia cutânea	Infarto do miocárdio recente (< 2 semanas)	Convulsão, bulimia ou anorexia nervosa, distúrbio bipolar Não recomendado uso em gestantes e lactentes	Não recomendado uso em gestantes e lactentes	Infarto do miocárdio recente, arritmia cardíaca não controlada, bloqueio átrio-ventricular
Observação	Recomenda-se a interrupção do tabagismo 3 a 5 dias após o início do tratamento	Mascar a goma por alguns minutos para liberar nicotina. Manter a goma entre a gengiva e a mucosa da boca por alguns minutos e mascar novamente	Interromper o cigarro entre o 7º e o 10º dia após o início da medicação	Administrá-la com copo d'água e após as refeições para reduzir náuseas Parar de fumar 7 dias após o início da medicação	Fazer ECG antes do uso, para afastar bloqueio AV. Programar interrupção do tabagismo 14 a 21 dias após iniciado uso da droga.

Fonte: Adaptado de Araújo AJM, et al. Diretrizes para cessação do tabagismo. J. Bras. Pneumol. 2004;30(Suppl 2):S1-S76.

BIBLIOGRAFIA CONSULTADA

Anderson JE, et al. Treating tobacco use and dependence. An evidence-based clinical practice guideline for tobacco cessation. Chest. 2002;121:932-41.

Araújo AJM, et al. Diretrizes para cessação do tabagismo. J. Bras. Pneumol. 2004; 30(Suppl 2):S1-S76.

Doll R, et al. Mortality in relation to smoking: 50 years' observations on male British doctors. BMJ. 2004;328:1519-28.

Glover ED, Rath JM. Varenicline: progress in smoking cessation treatment. Expert Opin Pharmacother. 2007;8(11):1757-67.

Kuehn BM. FDA Speeds smoking cessation drug review. JAMA. 2006;295:614.

Lotufo JPB, editor. Tabagismo: uma doença pediátrica; asma e tabagismo passivo. São Paulo: Sarvier; 2007. 118 p.

Najem B, et al. Acute cardiovascular and sympathetic effects of nicotine replacement therapy. Hypertension. 2006;47:1162-7.

Siemiatycki J. Synthesizing the lifetime history of smoking. Cancer epidemiol biomarkers prev 2005;14:2294-5.

Stack NM. Smoking cessation: an overview of treatment options with a focus on varenicline. Pharmacotherapy. 2007;27(11):1550-7.

West R, et al. Smoking cessation guidelines for health professionals: an update. Thorax. 2000;55:987-99.

World Health Organization (WHO). Building blocks for tobacco control. A Handbook. WHO, Geneva: 2004; 285p.

PARTE 2

PEDIATRIA AMBULATORIAL

Coordenadores

Denise Ballester

Rafael Yanes Rodrigues da Silva

Seguimento Ambulatorial da Criança

26.1 Comunicação com Crianças e Famílias

■ Denise Ballester

Introdução

Há mais de 40 anos, os primeiros estudos a respeito da comunicação médico-paciente iniciaram-se em consultas pediátricas. Apesar disso, nota-se que o papel específico da criança nessa comunicação ainda é pouco estudado. Diversos autores demonstraram que, na maioria dos casos, a participação da criança na consulta é uma exceção. Na literatura, encontra-se uma percentagem de participação das crianças nas entrevistas de 3% a 14,2%. Em geral, a participação restringe-se a algumas idades e a alguns momentos da consulta. As pesquisas abordam principalmente a relação dual entre a mãe e o médico e a tríade pais-médico-criança tem sido frequentemente ignorada. Existe a crença de que a criança não é capaz de lidar com questões a respeito de sua saúde ou adoecimento, especialmente se de baixa idade, somando-se à pouca capacitação dos profissionais de saúde para desenvolver uma comunicação adequada durante a consulta. A comunicação adequada pode ser entendida como aquela que inclui a criança durante toda a consulta, considerando-se as especificidades de comunicação de cada faixa etária, desde a anamnese até a finalização, permitindo a expressão pela criança de seus motivos para a consulta, assim como de seus medos e preocupações com o seu problema de saúde.

Vários autores demonstraram que as crianças são mais capazes de compreender os conceitos de saúde e doença do que tem sido geralmente assumido. Essa compreensão possivelmente envolve diferentes variáveis como desenvolvimento neuropsíquico, experimentação anterior, escolaridade e contexto cultural. Autores que adotam a linha estruturalista enfatizam que a capacidade de compreensão se associa ao amadurecimento neuropsíquico das crianças, enquanto aqueles que adotam a linha histórico-cultural priorizam o papel da aprendizagem, experiência e cultura na aquisição da capacidade de compreender as questões de saúde e de doença. Alguns autores observaram que as crianças pré-escolares tendem a explicar a causa das doenças de forma indiferenciada e mágica, sem se preocupar com a relação de causa e efeito. Nessa faixa etária, quando questionada a respeito de como se adquirem doenças, por exemplo, as gripes, são comuns respostas como: "porque sim" ou "porque Deus quis". Outras respostas observadas relacionam-se à sua experiência concreta imediata, como a simples proximidade com alguém doente a fará adoecer. Notaram-se também, nessa faixa etária, explicações autoculpabilizantes, como adoecer por ter desobedecido aos pais. Nas crianças na faixa etária escolar, aparecem explicações de causa e efeito, como a contaminação do seu corpo por germes externos. Nas crianças a partir de 10 anos, surgem explicações mais elaboradas, que levam em conta conceituações mais complexas. O adoecimento é explicado por meio da interação entre agressões externas e resposta de defesa do corpo.

Por que conversar com as crianças durante a consulta?

O primeiro motivo para conversarmos com a criança a respeito de sua saúde abrange implicações éticas, relacionando-se, minimamente, ao respeito pelo sujeito que é o motivo da consulta. Além disso, a convivência diária permite que os pais ofereçam informações importantes referentes à saúde de seus filhos, mas não se pode assumir, *a priori*, que a interpretação que eles têm da doença e as ideias a respeito do tratamento e prognóstico reflitam com precisão os sentimentos e as necessidades das crianças. É fundamental que o profissional conheça o problema de saúde da criança pela perspectiva da própria criança, mesmo que as de baixa idade tenham pouca autonomia para fornecer as informações objetivas de que precisamos. Essa abordagem aproxima pais/criança e médico, estabelecendo uma relação que é fundamental para o processo diagnóstico e terapêutico. Autores referem que iniciar a entrevista com a criança, de 4 anos ou mais de idade, e fazer perguntas a ela durante a consulta promove aumento do número de informações oferecidas pela criança. É enfatizada a importância de dirigir-se nominalmente à criança para favorecer a comunicação. Identifica-se também que, quando se utiliza da mesma paralinguagem ao dirigir-se à mãe e à criança, ocorre maior participação desta na consulta. A inclusão da criança, por meio da comunicação adequada, desde o início da consulta, permite que ela se acostume com o médico e o processo da consulta, dando-lhe mais recursos para o enfretamento do estresse que pode estar presente no momento do exame físico. Por fim, ressalta-se o papel terapêutico da palavra durante o processo da consulta.

Quando conversar com as crianças na consulta?

O predomínio de interações afetivas nas consultas com crianças é observado em diversos trabalhos. A relação afetiva e amistosa favorece uma boa relação interpessoal, mas exclui dois aspectos importantes da relação médico-paciente: a troca de informações e a tomada de decisões, não sendo, portanto, suficiente.

Preferencialmente, a consulta deve ser iniciada com a criança, indagando-lhe sobre o motivo que a trouxe à consulta. Isso deve ser feito independentemente da sua idade. Deve-se ter paciência e aguardar a resposta da criança por alguns minutos, pois pode não ser fácil para ela elaborar uma resposta dessa natureza. Caso ela tenha dificuldade em relatar o motivo da consulta, pode se dirigir à mãe pedindo-lhe que auxilie a criança: "Entendo que não é fácil responder a essa pergunta, então vamos pedir para a mamãe te auxiliar?". Assim, dirigimos a pergunta à mãe. Essa introdução, antes de redirecionar a pergunta para a mãe, deve ser observada, pois demonstra o cuidado e o respeito do profissional pela criança, não a desvalorizando nesse processo, como se sua resposta fosse uma formalidade, e não importante. Essa introdução reitera o respeito tanto pela participação na consulta, como pela dificuldade que pode estar envolvida nesse processo.

Outro aspecto relevante envolvendo a comunicação entre o médico e a criança é o momento da finalização da consulta. O predomínio da comunicação entre o médico e a criança na obtenção de informações em relação a explicações e orientações também é observado em diversos estudos. Nota-se que, no momento do diagnóstico e das decisões terapêuticas, o discurso é dirigido para os pais. Esse modo de comunicação pode prejudicar o desenvolvimento da responsabilidade da criança pelo seu cuidado. A participação da criança no momento de tomada de decisões envolve questões éticas e, como tais, bastante delicadas. Um princípio fundamental é o direito da criança à participação ativa no cuidado da sua saúde. Dessa forma, na perspectiva da "Convenção sobre os direitos da Criança", esta, mesmo que tenha pouca idade, deve ser envolvida nas decisões a seu respeito. Não considerar a opinião da criança nas decisões pode marginalizá-la na consulta, agravar seus medos em relação ao adoecimento e representar um ato de violência contra ela. O grau de participação da criança deve considerar o seu estágio de desenvolvimento neuropsíquico, no entanto, comitês de bioética têm divulgado alguns princípios e estratégias que podem orientar o comportamento dos profissionais da saúde. Principalmente em situações de decisões a respeito, por exemplo, do manejo de doenças graves, a melhor decisão é aquela na qual estão envolvidos os pais, a equipe de saúde e a criança. Nesse contexto, vale ressaltar que o fato de crianças, principalmente as de pouca idade, apresentarem limitações para se responsabilizarem por determinadas decisões, outras são totalmente passíveis de participação. Alguns autores exemplificam que a criança, possivelmente, não pode optar por não coletar exames de sangue, mas pode escolher o braço que será puncionado ou se será utilizada ou não uma pomada anestésica antes do procedimento. Essa escolha, aparentemente pequena, pode significar algum controle da criança sobre sua saúde e permitir-lhe elaborar e enfrentar seu medo nesse momento.

Essas observações sugerem que o momento de obter e oferecer informações deve respeitar a idade, o desenvolvimento neuropsíquico e o conhecimento prévio a respeito de saúde e doença. Nessa perspectiva, a anamnese deve contemplar a exploração das ideias e explicações da criança a respeito de seu problema de saúde para que as respostas fornecidas pelo médico sejam individualizadas, adequadas e eficientes do ponto de vista de esclarecimento, tranquilização e colaboração da criança no processo preventivo ou terapêutico.

Como conversar com as crianças durante a consulta?

A aproximação da criança deve ser cuidadosa, particularmente entre os 9 e 24 meses de idade, faixa etária na qual, pelo próprio desenvolvimento neuropsicomotor normal, há o estranhamento de pessoas fora de seu convívio diário. Sentar-se perto da criança, desde o início da consulta, dirigir a ela perguntas sobre sua saúde, pode facilitar essa aproximação, inclusive diminuindo o estresse durante o exame físico. Os comportamentos não verbais dos adultos, médico e pais, como contato visual, gestos e postura corporal, quando direcionados à criança, podem facilitar a comunicação com ela. É importante ressaltar que alguns autores referem que a criança não apenas participa da entrevista quando é solicitada, mas que, por várias vezes, ela busca ativamente essa participação. No entanto, esse comportamento frequentemente é considerado irrelevante ou, até mesmo, desvalorizado e ignorado pelo médico.

Nesses casos, é comum, após algumas tentativas frustradas, a criança desistir da busca ativa da comunicação e dispersar-se pelo consultório, afastando-se do médico. Nota-se que, nessa situação, é comum a criança buscar um diálogo paralelo com a mãe e, por fim, tentar sair do consultório. Muitas crianças retomam o contato quando solicitadas pelo médico, mas o rápido redirecionamento da conversa para a mãe afasta-as novamente da consulta. É provável que a criança durante repetidas interações com o médico construa uma representação mental dos aspectos relacionais da consulta e, como consequência, uma imagem do seu papel como paciente. Dessa forma, a repetida exclusão da criança da comunicação, durante a entrevista médica, pode favorecer uma representação interna de consultas como um lugar onde ela deve ser passiva e não pode ser ouvida ou entendida. Outro aspecto a que devemos estar atentos durante a consulta é a interrupção da fala da criança pelos pais. Quando os pais relatam suas preocupações precocemente na consulta, a conversa com a criança ocorre mais facilmente sem a intervenção do adulto. Deve-se mencionar que comportamentos dos pais durante a consulta podem favorecer ou inibir a comunicação com a criança, como a aceitação e a valorização ou não pelos adultos do que é dito por elas. Nesse sentido, para os pais que atuem dessa forma, interrompendo com frequência a fala da criança, sugere-se que sejam informados que também serão ouvidos e reitere-se que a comunicação direta entre o médico e a criança contribui para a satisfação com o cuidado e para o aumento da aderência ao tratamento com melhores resultados da consulta.

Frequentemente, autores analisam consultas com crianças a partir de 4 anos de idade e as características da participação daquelas de menor idade, nas quais a comunicação verbal é menos desenvolvida, é pouco estudada. No entanto, sabe-se que a comunicação com os adultos, inicialmente com a mãe, é fundamental para o desenvolvimento físico e psíquico do lactente. É por meio da comunicação com os adultos, que traduzem o mundo exterior, que elas constroem o seu conhecimento a respeito desse mundo. A comunicação com o lactente durante a consulta deve ser estabelecida desde o início, reiterando a importância da comunicação com a criança em todos os cenários de convivência da criança. O modo como estabelecer esta comunicação durante a consulta médica é ainda um desafio. Assim, a importância de se estabelecer uma comunicação com os bebês deve ser reconhecida, tendo-se como base alguns pressupostos: primeiro, por se considerar a criança, desde o seu nascimento, um sujeito que necessita de interação com o outro e, em particular, verbalmente; segundo, para permitir que a criança, precocemente, se familiarize com o contexto da consulta médica; e, por fim, para ilustrar para os pais, por meio desse comportamento, aquilo que o médico deve ressaltar para eles como fundamental para um adequado desenvolvimento neuropsicomotor – conversar com as crianças sobre o seu cotidiano, desde fases precoces da vida.

Crianças de 2 a 6 anos de idade podem participar da comunicação estabelecida durante a consulta a respeito de sua saúde e necessidades de tratamento. Uma compreensão incompleta não justifica a falta de discussão com a criança que deseja participar do seu cuidado. No entanto, no caso das crianças de baixa idade, particularmente pré-escolares, é importante conhecer o tipo de perguntas que elas são capazes de responder e reconhecer que o ambiente da consulta pode ser estressante e dificultar a comunicação. Assim, apesar da recomendação de se incluir a criança na conversa durante a entrevista médica, quando ela se recusa a participar, sua escolha deve ser respeitada e não insistir demasiadamente ou fazer comentários inadequados que possam expor a criança e afastá-la ainda mais da consulta como "o gato comeu sua língua?", "você está com vergonha?", "você é tímida?". Deve-se dizer a ela que entende o quanto deve ser difícil para uma criança da idade dela conversar com o médico numa situação tão nova, mas que estará disponível para escutá-la, caso ela mude de ideia. Nessas situações, sempre é importante refletir se as tentativas de aproximação feitas com a criança foram adequadas para a idade.

A busca continuada por modos de comunicar-se com as crianças nas consultas médicas a respeito de sua saúde, inclusive em relação ao manejo terapêutico e preventivo, suscitou a necessidade de conhecer recursos para estabelecer essa comunicação nas diferentes faixas etárias. O desenho é descrito como ferramenta para a interação com crianças pré-escolares e escolares. No entanto, observou-se que um instrumento como o desenho pode ser utilizado tanto para facilitar a inclusão da criança na consulta no sentido de favorecer a sua comunicação com o médico, como uma forma de exclusão da sua participação. Alguns autores utilizam desenhos a partir do qual a criança constrói uma história. Essa é uma técnica fácil, prazerosa e que pode superar as limitações da expressão verbal de crianças, principalmente pequenas, diante de conceitos complexos. Os poucos estudos, que analisam a função do desenho para explorar a perspectiva da criança a respeito de seu adoecimento, são realizados com crianças internadas e, muitas vezes, com doenças graves. O desenho tem sido utilizado com finalidades principalmente psicoterapêuticas, portanto fora do contexto da consulta médica. A utilização dessa ferramenta, em consultas ambulatoriais rotineiras, não é descrita e pode ter seu uso limitado por questões, como o tempo disponível para a consulta. Nesse contexto, pode-se cogitar a utilização do desenho em situações especiais. Portanto, mais estudos devem ser conduzidos para se analisar a utilização do desenho como ferramenta de comunicação entre o médico e a criança em consultas médicas ambulatoriais. Diversos autores comumente demonstram mais interesse pela obtenção de informações por meio de respostas verbais. No entanto, a dificuldade de a criança interagir desse modo não se restringe à limitação verbal consequente ao estágio de desenvolvimento da linguagem, mas também se refere a obstáculos decorrentes do próprio contexto de interação com adultos. Crianças menores de 7 anos de idade podem dar informações que correspondem ao discurso dos adultos, e apenas as crianças mais velhas expõe suas crenças e justificam suas ações. Nota-se que o modo de se obterem e transmitirem-se informações verbalmente nas diferentes faixas etárias é um desafio, como já comentado. O uso de jargões médicos é outro ponto destacado como problema na comunicação entre o médico e a criança. Estudos demonstram que em mais de 50% dos casos, o médico utiliza jargões com os pais e, ao dirigir-se à criança, utiliza termos no diminutivo, termos mais afetivos e linguagem cotidiana, mas que, mesmo assim, se mostram ineficazes para explicar as doenças. A utilização de analogias para aproximar as explicações médicas do conhecimento concreto da criança tem sido sugerida por alguns autores. No entanto, outros questionam esse recurso, pois pouco se sabe a respeito da compreensão de analogias pelas crianças, principalmente as de pouca idade. Autores discutem a utilização do ato de contar histórias para crianças internadas como proposta de elaboração de medos e preocupações relacionados com o momento do adoecimento. Outros pesquisadores propõem programas educacionais com jogos, inclusive videogames, como forma de transmitir informações e aumentar a aderência às propostas terapêuticas em situações especiais como crianças com diabetes *mellitus* tipo 1. Nota-se, então, que o campo da comunicação com as crianças na consulta médica envolve várias questões ainda não completamente conhecidas, nas quais estão implicados não apenas aspectos científicos, mas éticos, legais e culturais. Possivelmente uma postura de maior consenso seja escutar a criança e conhecer a sua versão do problema.

■ BIBLIOGRAFIA CONSULTADA

Ballester D. Ensino do residente de pediatria em um ambulatório geral: análise da consulta. [Tese de Doutorado]. Faculdade de Medicina da Universidade de São Paulo (USP), 2010.

Cahill P, Papageorgiou A. Triadic communication in the primary care paediatric consultation: a review of the literature. Br J Gen Pract. 2007a;904-11.

Cahill P, Papageorgiou A. Video analysis of communictation in paediatric consultation in primary care. Br J Gen Pract. 2007;57: 866-71.

Crespin GC. A clínica precoce: o nascimento do humano. São Paulo: Casa do Psicólogo Livraria e Editora Ltda, 2004.

Dalen JV, Eertwegh V. Communication in the initial paediatric consultation. Paediatric Respiratory Reviews. 2013;14: 209-212.

Favero MH, Salim CM. Relação entre os conceitos de saúde, doença e morte: utilização do desenho na coleta de dados. Psicologia: Teoria e Pesquisa. 1995;11(3):181-91.

Freemon B, Negrete VF, Davis M, Korsch BM. Gaps in doctor-patient communication: doctor-patient interaction analyses. Pediatr Res. 1971;5:298-311.

Gabarra LM, Crepaldi MA. A comunicação médico-paciente pediátrico-família na perspectiva da criança. Psicol. Argum. 2011 abr/jun; 29(65):209-218.

Nova C, Vegni E, Moja EA. The physician-patient-parent communication: a qualitative perspective on the child's contribution. Patient Educ Couns. 2005;58:328-333.

Tates K, Meeuwesen L, Bensing J, Elbers E. Joking or decision-making? Affective and Instrumental Psychol and Health. 2002;17 (3):281-95.

26.2 Crescimento e Desenvolvimento

- Ana Maria de Ulhoa Escobar   - Ana Paula Scoleze Ferrer   - Sandra Grisi

Introdução

O acompanhamento do crescimento e do desenvolvimento da criança constitui-se em um dos pilares do seguimento de saúde da criança e o fio condutor do exercício da pediatria. Há inúmeras evidências científicas que norteiam as diretrizes do cuidado da atenção integral da criança estabelecidas pelo Ministério da Saúde para a promoção do crescimento e do desenvolvimento da criança e para a prevenção de doenças crônicas na idade adulta.

Crescimento nos primeiros anos de vida

O crescimento adequado de uma criança depende de múltiplos fatores, entre os quais a alimentação saudável, ausência de doenças orgânicas e adoção de um estilo de vida saudável por parte da família. Vale ressaltar a importante contribuição do calendário vacinal completo.

Sobre a alimentação, a orientação do Ministério da Saúde (MS) é clara e sintetizada pelos Dez Passos para a Alimentação Saudável de crianças menores de 2 anos:

- **Passo 1:** dê somente o leite materno até os 6 meses, sem oferecer água, chás ou qualquer outro alimento.
- **Passo 2:** a partir dos 6 meses, introduza de forma lenta e gradual outros alimentos, mantendo o leite materno até os 2 anos de idade ou mais.
- **Passo 3:** após 6 meses, dar alimentos complementares (cereais, tubérculos, carnes, leguminosas, frutas e legumes) três vezes ao dia, se a criança estiver em aleitamento materno.
- **Passo 4:** a alimentação complementar deve ser oferecida de acordo com os horários de refeição da família, em intervalos regulares e de forma a respeitar o apetite da criança
- **Passo 5:** a alimentação complementar deve ser espessa desde o início e oferecida de colher. Começar com consistência pastosa e, gradativamente, aumentar a consistência até chegar à alimentação da família.
- **Passo 6:** ofereça à criança diferentes alimentos ao dia. Uma alimentação variada é uma alimentação colorida.
- **Passo 7:** estimule o consumo diário de frutas, legumes e verduras nas refeições. Para aceitar um novo alimento a criança precisa experimentá-lo, pelo menos, de oito a dez vezes.
- **Passo 8:** evite açúcar, café, enlatados, frituras, refrigerantes, balas, salgadinhos e outras guloseimas nos primeiros anos de vida. Use sal com moderação e prefira alimentos naturais, sem adição de açúcar.
- **Passo 9:** cuide da higiene no preparo e manuseio dos alimentos. Garanta o seu armazenamento e conservação adequados.
- **Passo 10:** estimule a criança doente e convalescente a se alimentar, oferecendo sua alimentação habitual e seus alimentos preferidos, respeitando sua aceitação.

O acompanhamento do crescimento infantil deve ser realizado por meio do registro periódico dos dados antropométricos: peso (P); comprimento (C); e perímetro cefálico (PC) da criança na Carteira de Saúde da Criança, onde se encontram as curvas da Organização Mundial de Saúde (OMS), e/ou em gráfico próprio do prontuário da criança no serviço de saúde.

Para que a monitorização do crescimento seja efetiva, fazem-se necessárias a aferição adequada dos dados antropométricos e a pontuação exata nas referidas curvas:

- **Peso (P):** orienta-se que a criança seja pesada, preferencialmente no mesmo período do dia, na balança pediátrica mecânica ou eletrônica (capacidade máxima 16 kg). A criança deve estar totalmente despida, inclusive sem fraldas, mantida o mais imóvel possível.
- **Comprimento (C):** termo utilizado para a medida de crianças menores de 24 meses, em que se utiliza o estadiômetro infantil (infantômetro). A criança deve ser medida na posição deitada com as pernas relaxadas, com a cabeça apoiada na haste fixa, e a peça móvel é deslocada até tocar os pés da criança, que devem estar descalços e alinhados.
- **Perímetro cefálico (PC):** o crescimento cerebral se completa quase totalmente nos 2 primeiros anos de vida, sendo acelerado no 1º ano (83,6% em relação ao total do adulto). Para se aferir o PC, utiliza-se uma fita métrica, preferencialmente inextensível, que deve ser passada ao redor da cabeça, da esquerda para a direita, cruzando no zero à frente do observador, o bordo inferior da fita tocando no topo das sobrancelhas e passando por cima da porção mais anterior do osso frontal, dos pavilhões auriculares (não os incluir) e sobre a proeminência occipital (parte posterior do crânio).

Esta medida deve ser efetuada na posição deitada em recém-nascidos e na posição semissentada no lactente ou na criança maior, no colo da mãe/cuidador.

- **Índice de massa corporal (IMC):** é recomendada a utilização do IMC = peso em kg/estatura² em metros para se interpretar a relação peso/altura e permitir o diagnóstico de déficit de peso (desnutrição aguda/magreza) ou o excesso de peso (sobrepeso/obesidade) a partir de 2 anos de idade.

A avaliação periódica do crescimento permite o acompanhamento individual da saúde de cada criança e indica precocemente as de maior risco para agravos nutricionais e que necessitarão de intervenção ou observação mais frequente. Desta forma, é possível evitar que desvios do crescimento possam comprometer a saúde atual da criança e sua qualidade de vida futura.

Em relação aos prematuros e nascidos com baixo peso para a idade gestacional, é necessário acompanhamento com maior frequência, uma vez que apresentam maior risco de doença e morte nos primeiros anos de vida, principalmente no 1º ano de vida.

Assim sendo, a vigilância nutricional e o monitoramento do crescimento objetivam promover e proteger a saúde da criança e identificar precocemente os desvios nutricionais, possibilitando intervenções mais efetivas. Estudos sobre a epidemiologia do estado nutricional da criança brasileira têm apontado para aumento dos problemas nutricionais, indicando queda nas proporções de desnutrição e aumento substancial nas de sobrepeso e obesidade, acompanhado de deficiências de microelementos.

O melhor método de acompanhamento do crescimento infantil é o registro periódico do peso, da estatura e do IMC da criança na Caderneta de Saúde da Criança. A OMS e o Ministério da Saúde recomendam a utilização dos valores de referência para o acompanhamento do crescimento e do ganho de peso das curvas da OMS de 2006 (para crianças menores de 5 anos) (ver gráficos em anexo ao final do texto).

Desenvolvimento nos primeiros anos de vida

Após o nascimento, o bebê inicia um intenso processo de maturação e de aprendizado. Nos dois primeiros anos de vida, aprenderá a firmar a cabeça, a virar-se, sentar-se sozinho, engatinhar, andar e correr, reconhecer seus cuidadores e tê-los como referência.

O choro é sua primeira forma de comunicação. Aos poucos, aprenderá a falar uma sílaba, duas, três, uma palavra, uma frase e mais que isso: seus significados e correlações. Aprende, por fim, a argumentar e, principalmente, a contra-argumentar. Tudo isso no idioma materno, ou até em outros.

Mais que tudo, o bebê aprenderá o significado das emoções. E aprende também com as emoções dos pais ou cuidadores. Sabe-se, hoje, que o vínculo afetivo que o bebê estabelece com pais ou cuidadores nos primeiros 2 anos de vida são essenciais para que todo este processo de desenvolvimento aconteça da forma mais harmônica possível.

Para tanto, é fundamental compreender as bases da neuroplasticidade, especificamente focadas em três fatores importantes: formação de sinapses; mielinização; e poda neuronal.

Formação das sinapses

As células nervosas transmitem a informação de uma para outra sob a forma de impulsos elétricos que se difundem pelos axônios neuronais que, por sua vez, terminam em saliências em forma de botão, que são as sinapses. Quando o impulso elétrico chega à região pré-sináptica, vesículas contendo neurotransmissores são liberadas na fenda sináptica. O neurônio pós-sináptico tem uma membrana com receptores específicos para esses neurotransmissores, que são captados dando origem a novo potencial de ação. Cada neurônio pode se conectar a outros tantos neurônios, compondo uma rede com mais de 10 mil sinapses.

O vínculo afetivo que o bebê forma com o adulto, que pode ser a mãe, o pai ou cuidadores, é o estímulo para a formação dessas sinapses. Esse conhecimento é essencial e norteia, atualmente, as bases do desenvolvimento na primeira infância. Vínculos afetivos fortes fortalecem também as conexões neuronais.

Mielinização

A transmissão do impulso nervoso ao longo do axônio neuronal se faz por meio de um impulso elétrico, o potencial de ação. Para que tal impulso possa ser eficientemente transmitido, é necessário que este axônio seja envolto por uma bainha de gordura, ou bainha de mielina, formada essencialmente por dois ácidos graxos: ácido docosaexaenoico (DHA); e ácido araquidônico (ARA)

Neurocientistas verificaram que, sem a mielinização, a velocidade de transmissão do impulso nervoso acontece em aproximadamente 4 km/hora. Um axônio devidamente mielinizado, porém, é capaz de transmitir seu impulso em 400 km/hora. A mielinização acontece ao longo dos primeiros anos de vida. O leite materno é fundamental neste processo, uma vez que é rico em DHA e ARA.

Poda neuronal

A poda neuronal é um processo em que conexões neuronais que não são usadas são desfeitas. O cérebro infantil, portanto, tem muito mais conexões do que o cérebro adulto. À medida que a criança cresce e desenvolve-se, portanto, algumas conexões se fortalecem pelo uso e pelas experiências vividas. Outras tantas se enfraquecem pelo desuso. Por isso são "podadas". Este é um processo de "especialização" do cérebro em crescimento. Este é um período, então, crucial e determinante do futuro da pessoa adulta, dada a intensa capacidade da criança para adquirir habilidades essenciais à vida e ao desenvolvimento humano.

Entende-se, desta forma, que os primeiros anos de vida são essenciais para a construção do adulto. Assim, o desenvolvimento infantil tem como base estruturante os vínculos afetivos que o bebê forma com adultos, sejam pais ou cuidadores, desde os primeiros meses de vida. A rede de sinapses, o processo de mielinização e a poda neuronal constituem o que chamamos de neuroplasticidade, que será determinante das potencialidades cognitiva e emocional do futuro adulto.

O acompanhamento criterioso do desenvolvimento permitirá o diagnóstico precoce de problemas e a possibilidade de correção deles, com o propósito de garantirmos a expressão plena das potencialidades da criança e/ou de a protegermos dos eventuais riscos para o desenvolvimento.

O acompanhamento do crescimento e do desenvolvimento e a teoria de origens desenvolvimentistas da saúde e da doença

As origens fetais das doenças do adulto e do idoso referem-se a um conceito em que a exposição às condições ambientais vividas precocemente pelo indivíduo durante a vida fetal, infância e primeira infância, relacionadas com a nutrição materna, nutrição nos primeiros anos de vida, composição corporal e níveis de hormônio de estresse e condições ambientais teriam a capacidade de programar o fenótipo do indivíduo, influenciando a suscetibilidade às doenças crônicas do adulto como as cardiovasculares, o diabetes *mellitus*, as neuropsiquiátricas, as osteoarticulares, as hepatorrenais, a obesidade, a hipertensão.

Considera-se que o impacto de um estímulo ou de uma agressão durante os períodos críticos do crescimento e do desenvolvimento, momento de alta plasticidade, tenha consequências de ordem organizacional, com alterações permanentes na estrutura de tecidos e órgãos, o que pode se relacionar com as doenças crônicas não transmissíveis da vida adulta. As "exposições precoces" podem se referir às condições de saúde da mulher anteriores à gestação, às condições gestacionais relacionadas à nutrição, aos hábitos de vida, às condições socioambientais, à exposição aos diversos componentes ambientais nos primeiros anos de vida e ao estilo de vida da família.

Consideram-se os primeiros mil dias de vida, período de alta plasticidade, o momento de maior importância nesse contexto, uma vez que o organismo é capaz de ajustar seu desenvolvimento fenotípico em resposta a estímulos ambientais. Esse fenômeno é denominado "programação fetal", entendido como uma estratégia para melhor adequar-se aos ambientes mutáveis, sendo mediado por processos epigenéticos, como a metilação do DNA, a modificação da covalência das histonas e a expressão do micro RNA.

As consequências da alteração na programação fetal durante o período de alta plasticidade podem resultar em:

- obesidade;
- redução da massa esquelética;
- alterações da sensibilidade à insulina, do metabolismo hepático, da composição do miócito cardíaco, função endotelial, do nível da atividade física,
- desregulação do apetite;
- redução do número de néfrons;
- hipertensão arterial;
- alterações e controle neuroendócrino e funções cognitivas do adulto.

Essas exposições precoces podem se manifestar somente na vida adulta, especialmente se os genes afetados têm sua resposta modulada a alterações na vida. Na gestação, além da desnutrição, o feto pode sofrer consequências da hiperglicemia em mães diabéticas, obesidade materna, dietas com alta concentração de ácidos graxos saturados, depleção de ácido fólico e níveis inadequados de ferro e complexo B.

Durante a gestação, a placenta sinaliza para o feto as condições metabólicas intrauterinas, em relação às quais o feto programa o seu metabolismo e desenvolvimento, segundo as condições vigentes durante o período gestacional. Por exemplo, o feto que sofreu restrição intrauterina se programou para viver e desenvolver-se num ambiente pobre de alimentos. Se após o nascimento, o ambiente externo tem excessiva oferta de alimentos, ocorrerá uma incompatibilidade entre a programação durante o período intrauterino e o externo atual. A incompatibilidade entre as condições ecológicas do passado e do presente no homem introduz uma complexidade na predição do desenvolvimento e na saúde futura da criança e do adulto.

Sabe-se hoje que aspectos importantes do fenótipo do indivíduo podem ser transmitidos para as gerações seguintes por meio de mecanismos epigenéticos. Um fenótipo é dito intergeracional quando os efeitos decorrentes da exposição ambiental são transmitidos para, pelo menos, as duas ou três próximas gerações.

Esta teoria reforça a necessidade de um acompanhamento rigoroso do crescimento e desenvolvimento da criança com vistas a protegê-la dos fatores de risco das doenças crônicas do adulto e da melhor constituição da arquitetura cerebral para garantir a expressão plena das suas potencialidades. Enfim, cuidar da criança com olhos no adulto e idoso que ela virá a ser.

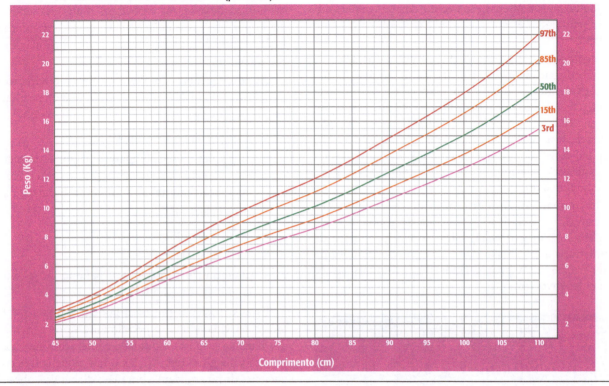

Anexo 26.1 Peso para a altura em meninas do nascimento aos 2 anos de idade.
Fonte: Adaptado de https://www.who.int/tools/child-growth-standards.

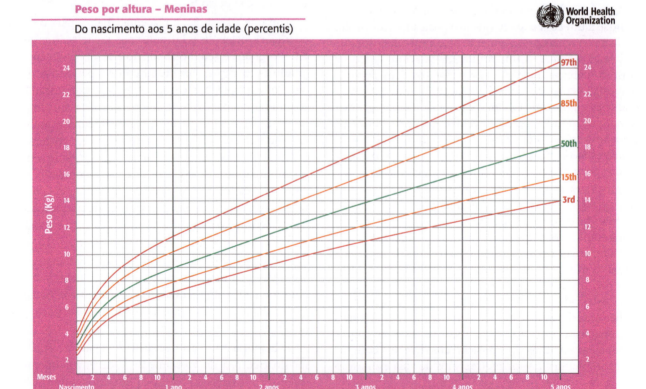

Anexo 26.2 Peso por idade para meninas do nascimento aos 5 anos de idade.
Fonte: Adaptado de https://www.who.int/tools/child-growth-standards.

SEGUIMENTO AMBULATORIAL DA CRIANÇA **327**

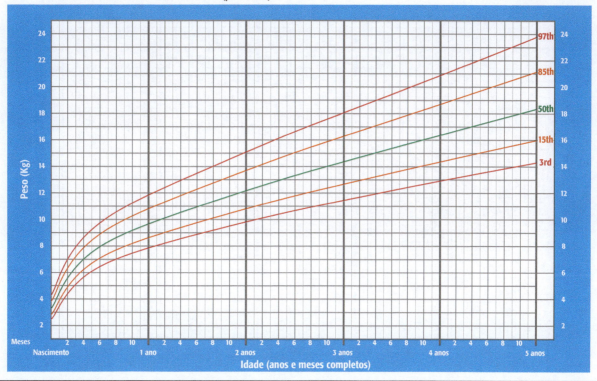

Anexo 26.3 Peso por idade para meninos do nascimento aos 5 anos de idade (percentis).

Fonte: Adaptado de https://www.who.int/tools/child-growth-standards.

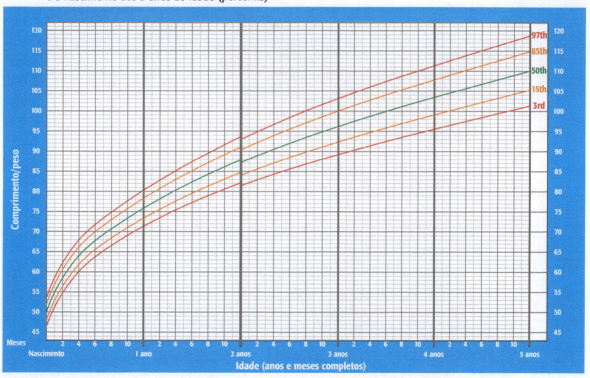

Anexo 26.4 Altura para a idade em meninos do nascimento aos 5 anos de idade (percentis).

Fonte: Adaptado de https://www.who.int/tools/child-growth-standards.

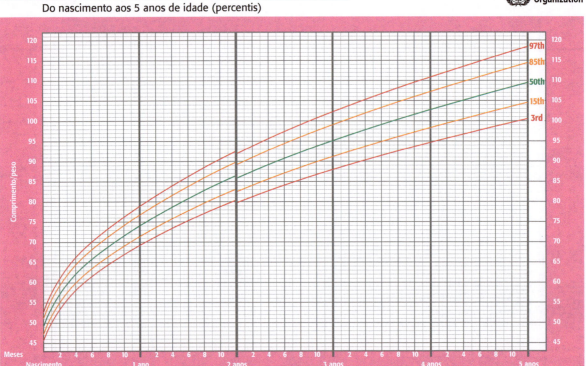

Anexo 26.5 Altura para a idade em meninas do nascimento aos 5 anos de idade (percentis).

Fonte: Adaptado de https://www.who.int/tools/child-growth-standards.

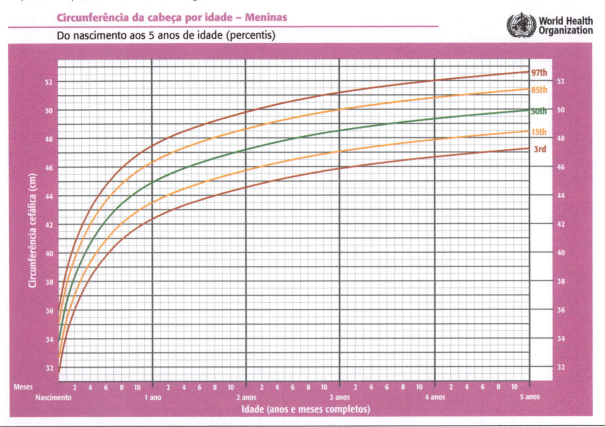

Anexo 26.6 Perímetro cefálico em meninas do nascimento aos 5 anos de idade (percentis).

Fonte: Adaptado de https://www.who.int/tools/child-growth-standards.

SEGUIMENTO AMBULATORIAL DA CRIANÇA **329**

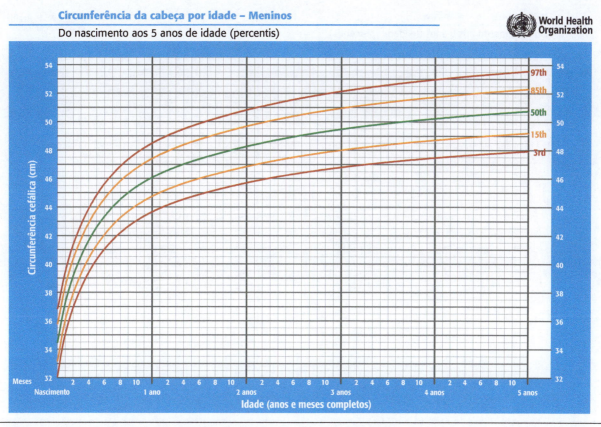

Anexo 26.7 Perímetro cefálico em meninos do nascimento aos 5 anos de idade (percentis).
Fonte: Adaptado de https://www.who.int/tools/child-growth-standards.

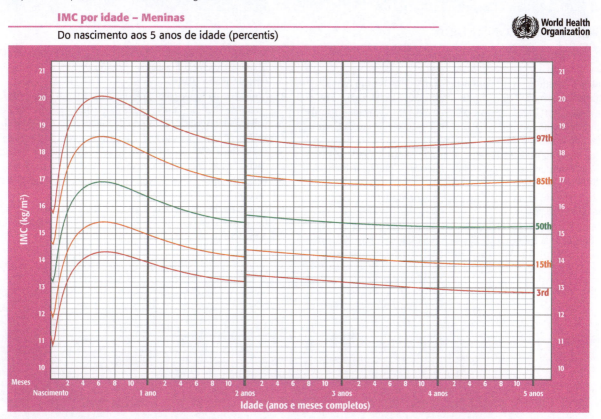

Anexo 26.8 Índice de massa corporal (IMC) por idade em meninas do nascimento aos 5 anos de idade (percentis).
Fonte: Adaptado de https://www.who.int/tools/child-growth-standards.

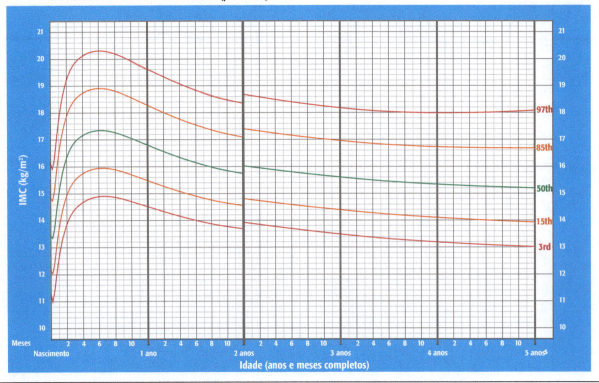

Anexo 26.9 Índice de massa corporal (IMC) por idade em meninos do nascimento aos 5 anos de idade (percentis).

Fonte: Adaptado de https://www.who.int/tools/child-growth-standards.

■ BIBLIOGRAFIA CONSULTADA

1. Barker DJP, The origins of the developmental origins theory. Journal of Internal Medicine. 2007;261(5):412-7.
2. Bianco-Miotto T, et al. Epigenetics and DOHaD: from basics to birth and beyond. J Dev Orig Health Dis. 2017 Oct;8(5):513-519.
3. Escobar, AMU, et al. A neurociência e o desenvolvimento infantil com ênfase nos primeiros mil dias. In: Desenvolvimento da Criança, Ed. Atheneu; 2018.
4. Fox SE, et al. How the timing and quality of early experiences influence the development of brain architecture. Child Development. 2010;81(1):28-40.
5. https://bvsms.saude.gov.br/bvs/publicacoes/caderneta_crianca_menina_2ed.pdf.
6. Ministério da Saúde (BR). Caderneta de saúde da criança. Brasília: Ministério da Saúde; 2020. Disponível na Internet: https://bvsms.saude.gov.br/bvs/publicacoes/caderneta_crianca_menino_2ed.pdf
7. Ministério da Saúde (BR). Dez Passos para uma alimentação saudável para crianças brasileiras menores de 2 anos. Brasília: Ministério da Saúde; 2014.
8. Ministério da Saúde (BR). Secretaria de Atenção à Saúde. Departamento de Atenção Básica. Saúde da criança: crescimento e desenvolvimento. Brasília: Ministério da Saúde; 2012;272(33):p. il.
9. Pereira IFS, et al. Estado nutricional de menores de 5 anos de idade no Brasil: evidências da polarização epidemiológica nutricional. Ciênc. Saúde Colet. 2017 out; 22(10).
10. Perez-Escamilla R, et al. Nutrition disparities and the global burden of malnutrition. BMJ. 2018;361.
11. World Health Organization (WHO). Essential nutrition actions: improving maternal, newborn, infant and young child health and nutrition. Geneva: WHO;2013.

26.3 Avaliação do Crescimento

■ Luciana Harumi Miranda Omori Rocha

A avaliação nutricional da criança é uma importante etapa da consulta pediátrica. Ela consiste na parte clínica (anamnese e exame físico), laboratorial quando pertinente e dado antropométrico. As medidas antropométricas são realizadas durante a avaliação clínica.

A aferição do peso deve ser executada em balanças apoiadas sobre uma superfície plana e rígida (Figura 26.1). A balança deve estar calibrada (tarada), podendo ser manual ou digital. A criança deve estar totalmente despida, sentada ou deitada (com peso distribuído uniformemente) quando menor de 15 quilos e em pé quando maior. O acompanhante deve ficar próximo, sem tocar na criança ou no equipamento.

Outra medida é o comprimento (geralmente até os 2 anos de idade) por meio de antropômetros adequados, apoiados em superfície plana e fixa. Com auxílio de outra pessoa (que pode ser o acompanhante da criança), a cabeça da criança deve ficar posicionada de forma reta a seu pescoço, com o queixo afastado do peito e braços estendidos ao longo do corpo. As nádegas e os calcanhares devem ficar apoiados na superfície onde está o antropômetro. Pressionar levemente os joelhos para baixo com uma das mãos de modo que fiquem estendidos, juntar os pés e flexionados a 90 graus com as pernas. Levar a parte móvel ao encontro das plantas dos pés, verificando, assim, o valor na fita (Figura 26.2).

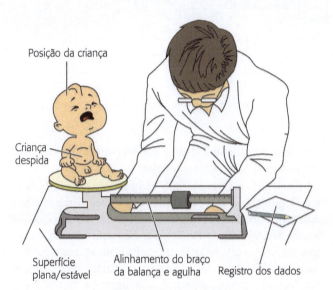

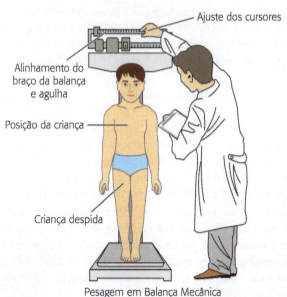

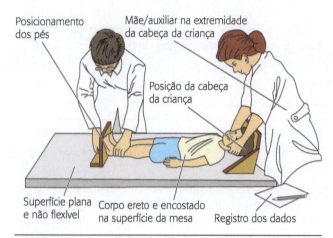

Figura 26.2 Técnica de aferição de estatura em crianças até 2 anos de idade.

Fonte: Adaptada de Departamento de Atenção Básica. Saúde da criança: acompanhamento do crescimento e desenvolvimento infantil. Ministério da Saúde. Secretaria de Políticas de Saúde. Brasília: Ministério da Saúde, 2002.

Figura 26.1 Técnicas de aferição de peso para crianças abaixo e acima de 15 kg.

Fonte: Adaptada de Departamento de Atenção Básica. Saúde da criança: acompanhamento do crescimento e desenvolvimento infantil. Ministério da Saúde. Secretaria de Políticas de Saúde. Brasília: Ministério da Saúde, 2002.

A estatura de crianças maiores e adolescentes deve ser realizada em antropômetros sob superfície rígida, plana e sem rodapé (algumas bancas têm o equipamento acoplado). A criança deve ser posicionada no centro do equipamento, sem adereços na cabeça, braços ao longo do corpo, com pescoço reto, olhando para um ponto fixo na altura dos olhos. Os calcanhares, ombros e nádegas devem estar encostados no antropômetro ou parede. Os joelhos devem estar estendidos, com os pés unidos (maléolos mediais se tocando) e pernas em ângulo reto em relação aos calcâneos. Pressionar a parte móvel do aparelho contra o cabelo do paciente, verificando o valor encontrado (Figura 26.3).

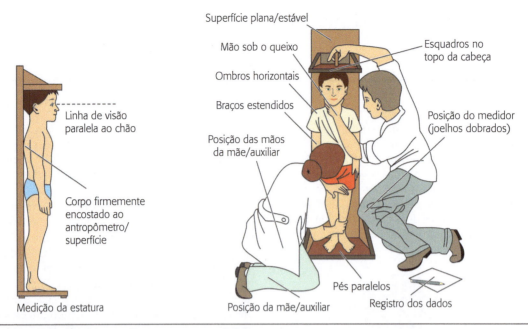

Figura 26.3 Técnica de aferição de estatura em crianças acima de 2 anos de idade.

Fonte: Adaptada de Departamento de Atenção Básica. Saúde da criança: acompanhamento do crescimento e desenvolvimento infantil. Ministério da Saúde. Secretaria de Políticas de Saúde. Brasília: Ministério da Saúde, 2002.

O índice de massa corpórea consiste em um cálculo matemático a partir dos dados anteriores. Sua medida é obtida dividindo-se o peso encontrado (em quilogramas) pelo quadrado da estatura (em metros):

$$IMC = \frac{Peso\ (kg)}{Altura^2\ (m)}$$

Figura 26.4 Fórmula para o cálculo de índice de massa corpórea.

Fonte: http://www.gastrobedi.com.br/images/imc-300x184.png

Existem outras medidas a serem executas na avaliação da criança, mas não as abordaremos neste capítulo (p. ex., perímetro cefálico, perímetro braquial, circunferência abdominal, pregas cutâneas etc).

Após a obtenção dos valores, estes devem ser verificados por meio de curvas de crescimento, para que possam ser comparados com um índice de referência, bem como para uma evolução do próprio indivíduo. Essas curvas fazem parte de um importante instrumento na avaliação e monitorização do crescimento de crianças e de adolescentes. Atualmente, esse recurso é utilizado em indivíduos na faixa etária de zero a 19 anos.

O primeiro registro de crescimento humano foi desenvolvido por Montbeillard, que transcreveu, em gráfico, as medidas de estatura de seu filho, a cada 6 meses, do nascimento até os 18 anos de idade (1759-1777).

Desde então, aumentou o interesse de diversos pesquisadores sobre o assunto. No entanto, somente a partir da década de 1950, o tema ganhou notoriedade. Percebeu-se que a monitorização do crescimento das crianças (principalmente até os 5 anos de idade) se correlacionava com maior vulnerabilidade a agravos infecciosos e nutricionais, principalmente em países mais pobres.

Em 1961, a Organização Mundial da Saúde (OMS) e a Organização das Nações Unidas para Agricultura e Alimentação (FAO) realizaram uma reunião do Comitê Misto FAO/OMS de Peritos em Nutrição. Desta, resultou um artigo que enfatizou alguns pontos: acompanhamento individual do crescimento como preocupação relacionada principalmente aos agravos nutricionais (frequente na época); atenção à estatura como recomendação de relação com os agravos crônicos; e a preocupação em se ter um parâmetro de crescimento com o qual seja possível comparar os dados da criança que está sob avaliação.

Em 1978, foi realizada a Declaração de Alma-Ata, que traz as recomendações da Conferência Internacional sobre Cuidados Primários de Saúde. Nesta, consta que o acompanhamento do crescimento passa a integrar o conjunto das denominadas ações básicas de saúde propostas pela OMS para atenção às crianças menores de 5 anos. O intuito é contribuir para a redução da mortalidade infantil.

Assim, o acompanhamento do crescimento passou a ser um indicador positivo de saúde e de bem-estar da criança e do jovem, ou seja, quanto melhores a saúde e o bem-estar, melhor o crescimento do indivíduo. Dessa forma, essa monitorização passou a ser incorporada à rotina assistencial da criança e adolescente.

Desse processo, surgiu a recomendação da OMS de que os países tenham uma curva referencial de crescimento própria de sua população. No entanto, notaram-se a dificuldade da elaboração metodológica mais adequada e os custos desta confecção.

Em 1977, o National Center for Health Statistics (NCHS), dos Estados Unidos, produziu uma curva de referência para o crescimento dos 2 aos 18 anos de idade. Essa produção foi muito importante à época; entretanto, reconhecem-se alguns pontos críticos de sua confecção: a amostra é composta somente por cidadãos americanos brancos de uma região (sem diversidade na amostra de grupos étnicos) e composta por crianças das quais apenas um terço recebeu aleitamento materno exclusivo até os 6 meses (fator importante ao bom crescimento e desenvolvimento da criança).

Enquanto isso, no Brasil, na mesma década de 1970, uma curva referencial denominada "Santo André" foi desenvolvida. Ela derivou de um estudo transversal na cidade de Santo André (São Paulo), que também apresenta pontos críticos na sua confecção como contemplar apenas uma região, com pessoas de classe social de maior poder aquisitivo. O uso prático da Santo André ficou restrita a algumas regiões de São Paulo.

Em 2000, os Centers for Disease Control and Prevention (CDC), também dos Estados Unidos, cientes dos problemas metodológicos com o referencial do NCHS, propõem um novo que utiliza parte dos dados do anterior (1977), incorporando uma nova casuística de menores de 3 anos de idade, além de aperfeiçoar o modelo matemático de ajuste das curvas e ampliar a faixa etária para 20 anos. Além disso, também incorporou o índice de massa corpórea (IMC) de 2 a 20 anos.

Em 1994, a Assembleia Mundial de Saúde libera uma resolução que aponta a necessidade de se desenvolver um novo padrão internacional, colocando a OMS como responsável por direcionar o processo. Em 1995, um grupo de trabalho é criado com o objetivo de desenvolver um parâmetro de crescimento. Para tanto, um estudo foi desenvolvido seguindo alguns métodos:

- estudo longitudinal de seguimento de uma mesma amostra de crianças de 0 a 24 meses de idade e um componente transversal com diversas amostras de crianças com 18 a 71 meses, agrupadas de forma a haver uma diferença de 3 meses de idade entre os grupos;
- amostra multicêntrica, representando diferentes grupos étnicos. Foram escolhidas seis cidades, de continentes diferentes, que tinham recursos públicos e/ou de agências financiadoras de pesquisa: Pelotas (Brasil), Davis (Estados Unidos), Muscat (Omã), Oslo (Noruega), Acra (Gana) e Nova Deli (Índia);
- critérios de elegibilidade: condições socioeconômicas favoráveis que garantissem a possibilidade do crescimento conforme o potencial genético, baixa mobilidade da população para permitir o adequado acompanhamento, pelo menos 20% mães dispostas a seguir as recomendações de aleitamento materno (aleitamento materno por 4 meses, exclusivo ou predominante, e sua manutenção parcial por pelo menos 1 ano), existência de suporte ao AM, presença de instituições colaborativas qualificadas, ter nascido de parto único (não gemelar) a termo, mesmo que com baixo peso; mães não fumantes;

(para a amostra transversal as exigências foram iguais, exceto que o aleitamento deveria ser de no mínimo 3 meses, exclusivo ou não).

- tamanho da amostra: estimativa estatística de 200 crianças de cada sexo em cada grupo de idade (nascimento inclusive), o que significava que cada centro teria de contribuir com cerca de 70 crianças para cada idade avaliada. Para os recém-nascidos, a amostra foi de 300 em cada centro, já que se esperava a ocorrência de uma grande perda de casos;
- cuidados metodológicos: todos os profissionais envolvidos nas mensurações foram treinados e seu trabalho supervisionado em curtos intervalos de tempo. Dados avaliados: caracterização da família e das condições de vida e de morbidade, medidas corpóreas em cada avaliação: peso, perímetro craniano, comprimento supino (no seguimento longitudinal), estatura, perímetro braquial e dobras cutâneas tricipital e subescapular. Também foram coletados dados de desenvolvimento, de maneira a poder se criarem marcos da evolução das crianças que pudessem ser avaliados sistematicamente em conjunto com o crescimento;
- processamento dos resultados com técnicas estatísticas mais atuais e adequadas;
- controle após o desenvolvimento do modelo, sendo acrescentado ou retirado parte da casuística, por local de coleta, sem diferenças significativas nos dados resultantes. Evidenciou-se, assim, uma semelhança de comportamento nas seis populações estudadas.

Em 2003, a coleta de dados foi concluída e no, 1º semestre de 2006, os dados de crescimento foram apresentados publicamente e colocados à disposição no site da OMS (http://www.who.int/childgrowth/standards), sendo essa coleta complementada em 2007 com o auxílio matemático de dados do NCHS de 1977.

Essa recomendação da OMS foi também endossada pelo Ministério da Saúde do Brasil como um novo referencial, considerado realmente prescritivo, ou seja, o padrão de crescimento a ser seguido. Foi, assim, acrescentada à Caderneta de Saúde da Criança. A disseminação deste conhecimento permitiu que as condições associadas ao crescimento, desnutrição, sobrepeso ou obesidade fossem detectadas precocemente, com medidas pertinentes a cada uma delas; independentemente da origem étnica, situação socioeconômica ou tipo de alimentação.

As medidas e os dados coletados geraram tabelas e gráficos, que podem ser analisados em métodos de percentil ou escore Z, sendo este último o recurso mais fidedigno para avaliação.

Para entender o Z escore: é o quanto uma medida se afasta da média em termos de desvios-padrão.

Quando o escore Z é positivo indica que o dado está acima da média e quando é negativo significa que o dado está abaixo da média. Seus valores oscilam na faixa de $-3 < Z < +3$ e isso corresponde a 99,72% da área sob a curva da distribuição normal (Figura 26.5).

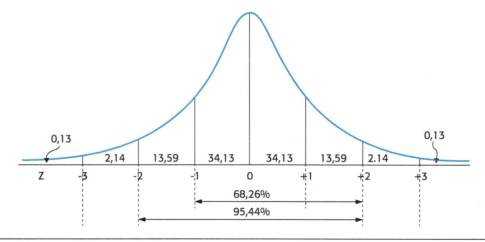

Figura 26.5 Distribuição normal de acordo com escore Z.
Fonte: Adaptada de Sondagens e Estudos de Opinião www.WordPress.com

No Anexo 26.1, constam as curvas de avaliação da OMS, divididas por sexo e faixa etária.

Após a aferição das medidas antropométricas, devemos plotar esse dado na curva de referência devida (peso para idade, estatura/comprimento para idade, índice de massa corpórea para idade). Com base nisso, a classificação do crescimento de cada criança dependerá do ponto onde ela se localiza, associado ao seguimento dessas medidas.

Os pontos de corte disponíveis estão descritos nas Tabelas 26.1 a 26.4, com a classificação de peso por idade. (nutricao.saude.gov.br/docs/geral/sisvan_norma_tecnica_criancas.pdf)

Tabela 26.1 Peso × Idade (zero a 10 anos de idade).

Valor	Diagnóstico nutricional
< escore Z -3	muito baixo peso para idade
-3 ≤ escore Z < -2	baixo peso para idade
-2 ≤ escore Z < +2	peso adequado para idade
≥ escore Z +2	peso elevado para idade*

*Este índice antropométrico não é o mais adequado para avaliação de excesso de peso entre criança, mas sim o índice de massa corpórea (IMC) para idade.
Fonte: Desenvolvida pela autoria.

Tabela 26.2 Estatura × Idade (zero a 19 anos de idade).

Valor	Diagnóstico nutricional
< escore Z -3	muito baixa estatura para idade
-3 ≤ escore Z < -2	baixa estatura para idade
≥ escore Z -2	estatura adequada para idade

Fonte: Desenvolvida pela autoria.

Tabela 26.3 Índice de massa corpórea × idade (zero a 5 anos de idade).

Valor	Diagnóstico nutricional
< escore Z -3	magreza acentuada
-3 ≤ escore Z < -2	magreza
-2 ≤ escore Z ≤ +1	eutrofia
+1 < escore Z ≤ +2	risco de sobrepeso
+2 < escore Z ≤ +3	sobrepeso
> escore Z +3	obesidade

Fonte: Desenvolvida pela autoria.

Tabela 26.4 Índice de massa corpórea × idade (cinco a 19 anos de idade).

Valor	Diagnóstico nutricional
< escore Z -3	magreza acentuada
-3 ≤ escore Z < -2	magreza
-2 ≤ escore Z < +1	eutrofia
+1 ≤ escore Z < +2	sobrepeso
+2 ≤ escore Z ≤ +3	obesidade
> escore Z +3	obesidade grave

Fonte: Desenvolvida pela autoria.

Outra avaliação de crescimento importante é a desenvolvida por Tanner, em 1955, que consiste na observação clínica dos caracteres sexuais secundários. No paciente do sexo feminino, avalia-se o desenvolvimento de mamas e de pelos pubianos; no sexo masculino, de genitais e pelos pubianos. A classificação tem como base nos diagramas das Figuras 26.6 e 26.7.

SEGUIMENTO AMBULATORIAL DA CRIANÇA

Estágios de Desenvolvimento da Genitália		Estágios de Desenvolvimento dos Pelos Pubianos
Estágio 1 Genitália pré-puberal ou infantil.	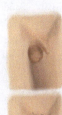	**Estágio 1** Pelugem pré-puberal ou infantil, nenhum pelo pubiano (P1).
Estágio 2 Aparece um afinamento e hipervascularização da bolsa escrotal e aumento do volume testicular sem aumento do tamanho do pênis (G2).		**Estágio 2** Ocorre o início do crescimento de alguns pelos finos na linha medial ou na base do pênis (P2).
Estágio 3 Ocorre aumento da bolsa escrotal e do volume testicular, com aumento do comprimento do pênis (G3).	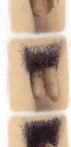	**Estágio 3** Aparecimento de maior quantidade de pelos, mais escuros e mais espessos e discretamente encaracolados, com distribuição em toda a região pubiana (P3).
Estágio 4 Maior aumento e hiperpigmentação da bolsa escrotal, maior volume testicular com aumento do pênis em comprimento e diâmetro da glande (G4).		**Estágio 4** Pelos escuros, espessos, encaracolados, do tipo adulto, mas ainda em menor quantidade na sua distribuição na região pubiana (P4).
Estágio 5 Genitália adulta em tamanho e forma e volume testicular (G5).		**Estágio 5** Pelos do tipo adulto, com maior quantidade cobrindo toda a região pubiana e estendendo-se à superfície interna das coxas (P5).

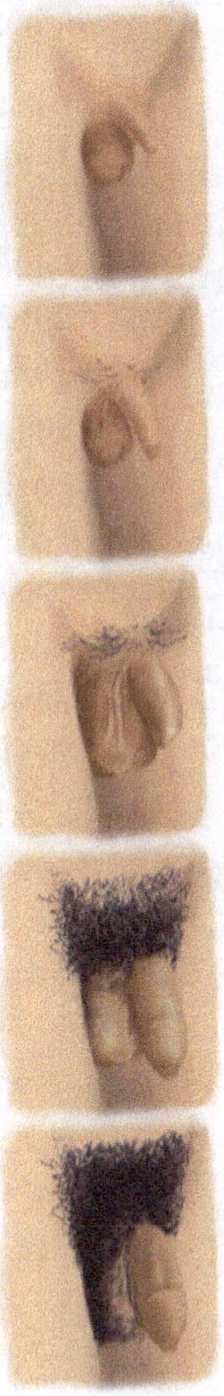

Figura 26.6 Estágios puberais de Turner, sexo masculino.

Fonte: Desenvolvida pela autoria.

Estágios de Desenvolvimento das Mamas		Estágios de Desenvolvimento dos Pelos Pubianos
Estágio 1 Mamas infantis (M1).	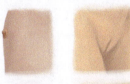	**Estágio 1** Ausência de pelos ou pelugem natural (P1).
Estágio 2 O broto mamário forma-se com uma pequena saliência com elevação da mama e da papila e ocorre o aumento do diâmetro areolar. Melhor visualizar lateralmente (M2).	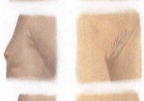	**Estágio 2** Pelos iniciam-se com uma pelugem fina, longa, um pouco mais escura, na linha central da região pubiana (P2).
Estágio 3 Maior aumento da aréola e da papila em separação do contorno da mama (M3).	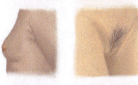	**Estágio 3** Pelos em maior quantidade, mais escuros e mais espessos e discretamente encaracolados, com distribuição em toda a região pubiana (P3).
Estágio 4 Aumento continuado e projeção da aréola e da papila formando uma segunda saliência acima do nível da mama (M4).	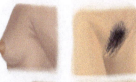	**Estágio 4** Pelos do tipo adulto, encaracolados, mais distribuídos, e ainda em pouca quantidade (P4).
Estágio 5 Mama com aspecto adulto, com retração da aréola para o contorno da mama e projeção da papila (M5).	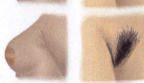	**Estágio 5** Pelos tipo adulto, com maior distribuição na região pubiana e na raiz da coxa (P5).

Figura 26.7 Estágio puberais de Turner, sexo feminino.

Fonte: Desenvolvida pela autoria.

Notando que alguns adolescentes e adultos atingem estágio 6 (P6) com a distribuição dos pelos em direção à cicatriz umbilical.

Cabe ainda ressaltar que existem outras curvas de crescimento, com base em populações específicas, como portadores de síndrome de Down e de paralisia cerebral, mas não serão abordadas neste capítulo.

Assim, avaliar o crescimento implica: 1) coletar medidas antropométricas com metodologia padronizada; 2) relacionar essas medidas com sexo, idade ou outra variável (índices), comparando-as com os valores de referência; 3) verificar se os valores encontrados estão dentro dos limites (pontos de corte) estabelecidos como referência.

■ BIBLIOGRAFIA CONSULTADA

Coitinho DC, et al. Brasil. Ministério da Saúde. Secretaria de Políticas de Saúde. Departamento de Atenção Básica. Saúde da criança: acompanhamento do crescimento e desenvolvimento infantil. Ministério da Saúde. Secretaria de Políticas de Saúde. Brasília: Ministério da Saúde, 2002.

Cole TJ. The development of growth references and growth charts. Ann Hum Biol. 2012;39(5):382-394. doi: 10.3109/ 3014460. 2012. 694475.

Onis M, Onyango A, Borghi E, Siyam A, Blössner M, Lutter C. Worldwide implementation of the WHO Child Growth Standards. WHO 2012. Disponível em: http://www.who.int/childgrowth/publications/global_implementation/en.

Villar J, Giuliani F, Bhutta ZA, Bertino E, Ohuma EO, Ismail LC et al. Postnatal growth standards for preterm infants: the Preterm Postnatal Follow-up Study of the INTERGROWTH-21st Project. Lancet Glob Health 2015;3(11):e681-e691.

Weffort VRS, et al. Avaliação nutrológica no consultório. Guia Prático de Atualização. Departamento Cientifico de Nutrologia da Sociedade Brasileira de Pediatria. Numero 1. Novembro 2016.

World Health Organization (2006) WHO Child Growth Standards: Length/Height-for-Age, Weight-for-Age, Weight for-Length, Weight-for-Height and Body Mass Index-for-Age: Methods and Development. Geneva: WHO.

26.4 Avaliação do Desenvolvimento

■ Ana Paula Scoleze Ferrer   ■ Ana Maria de Ulhoa Escobar   ■ Sandra Grisi

Introdução

Desenvolvimento é um processo que envolve a maturação neurológica, comportamental, cognitiva, social e afetiva da criança e tem como produto torná-la um indivíduo competente para responder às suas necessidades e às do seu meio, considerando o seu contexto de vida. Portanto, para que a criança atinja o máximo de sua potencialidade, o pediatra tem um importante papel no sentido de constatar precocemente a presença de problemas e de atrasos de desenvolvimento, que possam ser minimizados por terapêutica adequada; identificar aquelas com fatores de risco que possam ser modificados, na tentativa de evitar uma evolução desfavorável e orientar, para todas as crianças, intervenções e medidas para a promoção do seu desenvolvimento. Para que essas atribuições sejam exercidas, é fundamental que o profissional que faz o acompanhamento da criança compreenda como se dá o processo de desenvolvimento e como deve ser avaliado.

Avaliar significa emitir um juízo de valor e pressupõe a comparação a determinado padrão de referência. Entretanto, considerando-se que o desenvolvimento é um fenômeno complexo, que envolve aspectos biológicos (genética e maturação neurofisiológica), mas que é intensamente influenciado pelos fatores ambientais e socioculturais a que o indivíduo é exposto, fica evidente a dificuldade em se estabelecerem quais os parâmetros de referência a serem adotados e, consequentemente, o melhor método a ser seguido na avaliação, justificando o porquê de este ser um tema controverso e abordado sob diferentes enfoques e propostas. Por um lado, a sequência das aquisições é ordenada e igual entre os diferentes indivíduos porque está diretamente relacionada aos aspectos maturativos do sistema nervoso; por outro lado, observa-se uma grande variação na velocidade das aquisições e, principalmente, nos modos como cada indivíduo expressa as suas capacidades e habilidades em razão de diferentes influências ambientais e socioculturais. Embora seja esperado determinado padrão nas aquisições, conhecido como os marcos do desenvolvimento, os limites da normalidade são amplos e variados e devem sempre ser considerados dentro de um contexto. Portanto, a avaliação do desenvolvimento envolve o conhecimento do "desenvolvimento típico" ou esperado para cada faixa etária em cada um dos domínios (motor, linguagem, psicoemocional e cognitivo), a abordagem sobre todos os fatores que podem afetá-lo positiva ou negativamente e, também, quais são as circunstâncias socioculturais em que a criança vive e desenvolve-se. Para isso, a avaliação do desenvolvimento compreende duas estratégias – *vigilância ou monitoramento; e triagem ou "screening"*, com diferentes objetivos, periodicidade e métodos envolvidos (Quadro 26.1).

Quadro 26.1 Estratégias de avaliação do desenvolvimento.

	Vigilância ou monitoramento	Triagem ou *screening*
Objetivo	Eleger crianças que devem ser submetidas a um processo de triagem específico	Identificar crianças que necessitam de um processo diagnóstico mais detalhado
Periodicidade	Processo contínuo e permanente em todas as consultas pediátricas	Processo episódico, cujas idades são variadas de acordo com o protocolo adotado
Métodos	Anamnese, exame físico, observação e verificação dos marcos	Escalas de triagem

Fonte: Desenvolvido pela autoria.

Vigilância do desenvolvimento

Vigilância ou monitoramento é o processo de acompanhamento do desenvolvimento de maneira longitudinal, que deve ser realizado em toda consulta de rotina da criança e permite verificar como está evoluindo a trajetória de aquisições da criança e identificar se está ocorrendo algum desvio do que seria esperado, favorecendo intervenções precoces. Além disso, por meio da vigilância, é possível constatar a presença de fatores de risco que possam interferir com o desenvolvimento e, se possível, modificá-los oportunamente. Por consequência, a vigilância é um dos eixos principais da consulta pediátrica. O Quadro 26.2 apresenta os principais aspectos a serem avaliados de acordo com a faixa etária da criança.

A vigilância do desenvolvimento é composta por quatro etapas: anamnese; exame físico; observação; e verificação dos marcos. Independentemente de haver uma queixa por parte dos responsáveis, a **história clínica** deve ser bem detalhada, abrangendo todos os fatores que possam estar relacionados a riscos para o desenvolvimento: antecedentes gestacionais; incluindo a saúde materna; condições de nascimento e perinatais; condições mórbidas da criança; e antecedentes familiares. Além disso, é fundamental a caracterização das condições socioeconômicas e do contexto de vida da família, permitindo conhecer a que experiências ela é exposta, dados importantes para abalizar o padrão de normalidade a ser considerado.

Quadro 26.2 Principais aspectos do desenvolvimento e comportamento a serem avaliados de acordo com a faixa etária.

Faixa etária	Desenvolvimento	Comportamento
0 – 1 ano	• Audição: observar a reação aos sons e à voz materna • Visão: como fixa e segue com o olhar • Motor: controle cervical – sentar-se – primeiros passos	• Observar como é a interação cuidador-bebê • O bebê responde inicialmente com o sorriso social – passa a "provocar" e "chamar a atenção" do cuidador por meio de sons e reações motoras – ao final do 1º ano, começa a imitar e a fazer as "gracinhas"
1 – 2 anos	• Motor: andar e explorar o ambiente • Linguagem: fala com ampliação crescente do vocabulário, entendimento do que lhe é dito (responde às ordens simples) e apresenta diversas formas de se expressar	• Observar como é a interação com os familiares e com as outras crianças – passa a demonstrar interesse pelo o que a outra criança faz • Tem interesse em se olhar no espelho • Passa a fazer brincadeiras de imitação
Pré – escolar	• Desenvolvimento maior de autonomia e das funções executivas (desenvolvimento progressivo do foco, atenção, memória e flexibilidade) • Passa a ter a capacidade de relatar fatos e recontar histórias	• Ampliação do círculo social e passa a brincar com as outras crianças • Gosta de brincadeiras de faz de conta • Demonstra interesse variados e passa a fazer muitas perguntas
Escolar	• Ampliação da autonomia e do conceito sobre si mesmo • Capacidade de descrever experiências e sentimentos e de pensar sobre o futuro • Desenvolvimento cognitivo: resolução de problemas a partir do raciocínio concreto, capacidade de ordenar, classificar, separar e numerar	• Círculo social mais amplo • Necessidade de ser aceito • Compreende e consegue obedecer regras • Interesse por jogos e brincadeiras que envolvam raciocínio lógico

Fonte: Desenvolvido pela autoria.

Especificamente sobre o desenvolvimento, além de perguntas que permitam caracterizar as idades das aquisições das habilidades e também como é o comportamento da criança, é essencial perguntar ativamente o que os responsáveis acham sobre o desenvolvimento da criança e se há alguma preocupação ou dúvida a respeito de algum aspecto. Existem várias descrições na literatura comprovando que os cuidadores têm boa sensibilidade em identificar possíveis atrasos, justificando uma avaliação mais pormenorizada. Assim como a anamnese, o **exame físico** também deve ser completo, incluindo a mensuração do perímetro cefálico, a pesquisa dos reflexos primitivos durante o 1º ano de vida e a identificação de sinais que sugiram alguma patologia ou doença subjacente que possa estar associada a problemas no desenvolvimento.

Faz parte da vigilância a **observação** atenta da criança, desde a sala de espera e durante todos os momentos da consulta. Essa observação permite a sondagem do desempenho da criança nos vários domínios: a destreza motora; sua capacidade de se expressar e de entender o que lhe é dito; suas habilidades cognitivas; e suas as características psicoemocionais. Nesse aspecto, deve-se ter um olhar atento para as interações que a criança estabelece com o médico, com as demais pessoas e, principalmente, com os pais e como esses reagem a ela. A criança deve ser estimulada a participar da consulta e deve ser permitido que ela explore o ambiente, espontaneamente ou por meio de brinquedos, jogos e desenhos. Essa observação não estruturada fornece dados relevantes que muitas vezes são mais expressivos e retratam melhor a criança do que aqueles obtidos por meio de testes padronizados.

O acompanhamento da aquisição dos **marcos** complementa a vigilância do desenvolvimento a partir da comparação das habilidades da criança com aquelas esperadas para as diferentes idades. Essa comparação é interessante por tornar a avaliação mais objetiva e estruturada, aumentando a sensibilidade para a identificação de desvios do desenvolvimento esperado; entretanto, há de se considerar que a aquisição dos marcos é mais fidedigna naqueles aspectos do desenvolvimento dependentes do aspecto maturativo e que os estímulos ambientais e experiências a que a criança é exposta podem representar desvios, principalmente na velocidade das aquisições, mas que não necessariamente signifiquem um real problema no desenvolvimento. Para esse monitoramento dos marcos, em nosso meio, dispomos do **Instrumento de Vigilância do Desenvolvimento do Ministério da Saúde.** Essa ficha é de fácil acesso, pois integra a caderneta de saúde da criança, abrange aspectos motores, de linguagem, adaptativos e psíquicos e estabelece as idades em que 90% das crianças de determinada faixa etária atingem determinado marco, orientando a tomada de decisão a partir dos achados (Quadro 26.3). Esse instrumento permite que o profissional anote os marcos atingidos ao longo do tempo e, portanto, a criança dispõe de um registro pessoal e longitudinal da sua evolução até os 36 meses de idade.

Quadro 26.3 Classificação do desenvolvimento e tomada de decisão – Ministério da Saúde.

Dados da avaliação	Classificação	Conduta
Perímetro cefálico < -2 escores ou > + 2 escores, ou presença de 3 ou mais alterações fenotípicas, ou ausência de 2 ou mais marcos para a faixa etária anterior	Provável atraso no desenvolvimento	Referir para avaliação psicomotora
Ausência de um ou mais marcos para a faixa etária	Alerta para o desenvolvimento	Orientar a mãe/cuidador sobre a estimulação da criança Reavaliar em 30 dias
Todos os marcos para a faixa etária estão presentes mas existe um ou mais fator de risco	Desenvolvimento adequado com fatores de risco	Informar a mãe/cuidador sobre os sinais de alerta Reavaliar em 30 dias
Todos os marcos para a faixa etária estão presentes	Desenvolvimento adequado	Elogiar a mãe/cuidador Orientar para que continue estimulando a criança Retorno de acordo com a rotina de acompanhamento Informar sobre sinais de alerta

Fonte: Adaptado do Ministério da Saúde (BR). Caderneta de Saúde da Criança. 2018.

Outro instrumento nacional foi proposto para o acompanhamento do desenvolvimento psíquico dos bebês de 0 a 18 meses de idade – **Indicadores de Risco para o Desenvolvimento Infantil (IRDI)**. Esse instrumento com base na teoria psicanalítica propõe a supervisão dos aspectos psicoemocionais a partir das interações entre o bebê e seu cuidador. É apresentado em uma versão mais completa, com 31 indicadores, e outra versão contendo os 20 indicadores mais sensíveis para a predição de risco de desenvolvimento psíquico. É um instrumento de livre acesso e que tem sido utilizado particularmente para a observação de sinais precoces de autismo, embora não permita firmar esse diagnóstico. O IRDI torna mais objetiva a avaliação do estabelecimento do vínculo entre o bebê e seu cuidador, facilitando a detecção de situações de risco e, portanto, a orientação de intervenções precoces.

Atualmente, a Organização Mundial da Saúde (OMS) tem proposto a utilização do **Guide for Monitoring Child Development (GMCD)** para a vigilância do desenvolvimento; entretanto, esse instrumento ainda não foi validado no Brasil.

Triagem do desenvolvimento

Enquanto a vigilância visa o seguimento longitudinal do desenvolvimento, a triagem ou *screening* é um modelo de avaliação do tipo transversal, ou seja, realizado em determinado momento ou idade, com o objetivo de aumentar a sensibilidade de detecção de problemas e identificar as crianças que necessitam ser submetidas a um processo diagnóstico mais detalhado. Estima-se que a sensibilidade de detecção de problemas seja de 30% quando realizada apenas a vigilância e 80% quando esta se associa a métodos de triagem.

Desde 2006, a Academia Americana de Pediatria (AAP) recomenda a realização de testes de triagem sempre que houver alguma suspeita de alteração do desenvolvimento, detectada durante a vigilância e também que seja realizado um *screening* em todas as crianças, aos 9, 18 e 30 meses, incluindo escalas de triagem de autismo aos 18 e 24 meses, independentemente da presença de fatores de risco ou de sinais sugestivos de problemas no desenvolvimento (Figura 26.8). Entretanto, há de se considerar que a realização de testes de *screening* indiscriminadamente para todas as crianças é associada a maior risco de falso-positivos e, portanto, a encaminhamentos e realização de exames desnecessários. Por isso, essa recomendação da AAP tem sido questionada e diversos autores e órgãos de saúde internacionais têm recomendado que a triagem seja realizada apenas quando houver fator de risco para problemas de desenvolvimento ou suspeita de alteração, detectados durante o monitoramento, ou se os pais e cuidadores manifestarem alguma preocupação nesse sentido.

Não há consenso sobre quem deve ser submetido à triagem e nem sobre qual instrumento deve ser utilizado com essa finalidade. Há uma infinidade de escalas de avaliação de desenvolvimento descritas e a escolha deve levar em consideração alguns aspectos:

1. **O que se pretende avaliar:** há escalas abrangentes, que avaliam diversos domínios do desenvolvimento, e escalas específicas para determinado aspecto (p. ex., escala para avaliação motora) ou suspeita diagnóstica (p. ex., instrumento para triagem do autismo);

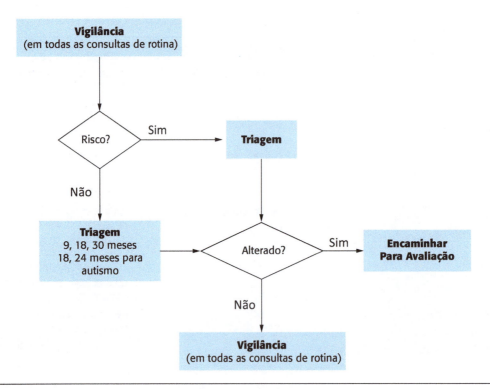

Figura 26.8 Avaliação do desenvolvimento proposto pela Academia Americana de Pediatria.

Fonte: Academia Americana de Pediatria.

2. **faixa etária a que se destina:** cada instrumento abrange uma faixa etária específica;
3. **as características psicométricas:** o grau de sensibilidade, especificidade e valor preditivo para a detecção de problemas;
4. **as condições para a sua aplicação:** tempo necessário para a aplicação, necessidade de treinamento ou *kits* específicos e se o acesso é livre ou se há necessidade de se adquirir licença para o uso;
5. **modo de execução:** algumas escalas são de preenchimento pelos pais/cuidadores; outras dirigidas, aos professores; e algumas podem ser preenchidas pela própria criança ou adolescente. Outras ainda são para uso do profissional de saúde, que obtém as informações a partir de perguntas direcionadas aos pais, ou pela observação direta da criança ou, ainda, aplicando algum teste específico;
6. o instrumento deve ser traduzido e adaptado culturalmente, uma vez que os parâmetros de "normalidade" adotados para a interpretação dos resultados devem ser compatíveis com o contexto sociocultural da criança avaliada; e
7. se a escala é para avaliação individual ou para uso populacional.

O Quadro 26.4 resume as características dos principais instrumentos de triagem disponíveis no Brasil para a avaliação clínica individual.

A triagem reflete uma avaliação transversal do desenvolvimento da criança e não permite, isoladamente, que sejam estabelecidos diagnósticos e prognóstico. As escalas de triagem devem ser utilizadas como métodos auxiliares na avaliação do desenvolvimento, complementando os dados obtidos por meio da anamnese, do exame físico e da observação, quando se identifica que o desenvolvimento e/ou comportamento da criança não está de acordo com o esperado para a sua idade e contexto de vida.

Quando encaminhar a criança para avaliação especializada?

Se após a avaliação cuidadosa e interpretação criteriosa dos resultados, o pediatra identificar algum problema de desenvolvimento ou de comportamento da criança, deve encaminhá-la para a avaliação especializada, geralmente interdisciplinar, para que seja proposta a terapêutica adequada de acordo com o diagnóstico estabelecido. O Quadro 26.5 apresenta os principais sinais de alerta a que o pediatra deve estar atento sobre a necessidade de encaminhamento para a avaliação especializada.

Quadro 26.4 Características dos principais instrumentos de triagem utilizados avaliação individual do desenvolvimento infantil.

Escala	Descrição	Idade	Principais aspectos positivos e negativos	Sensibilidade / Especificidade

Questionários de idades e estágios (ASQ 3 BR)	• Abrange 5 domínios: comunicação, motor grosso, motor fino, raciocínio, pessoal, divididos em 30 itens, além de perguntas abertas. Há uma versão ASQ SE – que compreende apenas o desenvolvimento socioemocional
	• Cada item é pontuado: 0 pontos – a criança ainda não adquiriu determinada habilidade, 5 pontos – a criança às vezes consegue realizar; 10 pontos – a criança já consegue realizar a habilidade
	• Ao final do teste, de acordo com a pontuação, classifica-se a criança como:
	  • sem problemas
	  • com necessidade de estimulação e reavaliação
	  • com necessidade de ser submetida à avaliação mais detalhada
		1 a 66 meses	• Fácil aplicação, rápido
			• As perguntas abertas permitem identificar preocupações por parte dos responsáveis
			• Necessita de licença para a utilização
				Sensib. = 86%
				Espec. = 85%

Escala Bayley de teste de triagem de desenvolvimento infantil (Bayley III)	• Escala de avaliação neuropsicológica com 326 itens que abordam o desenvolvimento cognitivo, da linguagem (recepção e expressão), da motricidade (grossa e fina) e avalia qualitativamente o comportamento • Classificação da criança: em risco, emergente, competente	1 a 42 meses	• Necessita de *kit* e de treinamento específico • Demora cerca de 1 hora para aplicação • Depende da colaboração da criança e é influenciado pelas condições do exame	Estudos preliminares descrevem alta validade e boa consistência externa

Triagem de desenvolvimento de Denver Test II	• Abrange os diferentes domínios: linguagem, pessoal – social, motor grosso e fino, divididos em 125 itens, testados pelo profissional da saúde
	• Cada item é avaliado e classificado como: Normal – quando a criança realiza a atividade ou não realiza a atividade que até 75% das crianças da sua idade realizam (faixa mais clara); Suspeita de atraso – quando não realiza a atividade que 75% a 90% das crianças da sua idade realizam (faixa escura) e Atraso: não realiza a atividade que mais de 90% das crianças da sua idade realizam
	• A criança ao final é categorizada como:
	  • Sem atraso – se todos os itens foram normais ou apenas 1 item foi classificado como suspeita de atraso
	  • Com risco de atraso – quando um dos itens é classificado como atraso e/ou 2 ou mais itens são classificados como suspeitos
	  • Não testável – se a criança se recusa a realizar a atividade
		0 a 72 meses	• Necessita de treinamento e *kit* específico para o teste
			• Pode demorar de 30 a 40 minutos para a aplicação
			• Depende da colaboração da criança e é influenciado pelas condições do exame
				Sensib. = 56% a 83%
				Espec. = 43% a 80%

(Continua)

Quadro 26.4 Características dos principais instrumentos de triagem utilizados avaliação individual do desenvolvimento infantil. *(Continuação)*

Escala	Descrição	Idade	Principais aspectos positivos e negativos	Sensibilidade / Especificidade
Questionário Modificado para a Triagem do Autismo em Crianças (M-CHAT-R/F)	• Específica para triagem de autismo, com base na resposta dos responsáveis a 20 perguntas com respostas sim/não • Para todos os itens, exceto os itens 2, 5, e 12, a resposta NÃO indica risco de TEA; para os itens 2, 5, e 12, a resposta SIM indica risco de TEA • BAIXO RISCO: pontuação total é de 0-2; se a criança tiver menos de 24 meses, repetir o M-CHAT-R aos 24 meses. RISCO MODERADO: pontuação total é 3 a 7; administrar a Entrevista de Seguimento (segunda etapa do M-CHAT-R/F) e, se se mantiver pontuação 2 ou mais, encaminhar para avaliação especializada. ALTO RISCO: pontuação total é de 8 a 20; encaminhar a criança para avaliação especializada	16 a 30 meses	• Rápido • Disponível para uso livre	Sensib. = 85% Descritos muitos falso-positivos
Strengths and Difficulties Questionnaire (SDQ)	• Voltado para a triagem de problemas emocionais e de comportamento • Pode ser preenchido pelos responsáveis, professores ou pelo próprio adolescente após os 11 anos • Total de 25 itens – 5 escalas com 5 itens cada: de sintomas emocionais, de problemas de conduta, de hiperatividade, de problemas de relacionamento e comportamento social	3 a 16 anos	• Fácil aplicação • Disponível para uso livre	Sensib. = 63% a 94% Espec. = 88% a 96%
Swanson, Nolan and Pelham Scale (SNAP – IV)	• Específica para triagem de TDAH, de acordo com os critérios do DSM Vw • Pode ser preenchida pelos responsáveis e/ou professores • Inclui 18 itens: 9 sintomas de desatenção, 6 de hiperatividade e 3 de impulsividade e as respostas devem ser do tipo: nem um pouco, só um pouco, bastante ou demais	6 a 18 anos	• Rápido • Muitos falso-positivos • Verifica apenas o critério A, sobre a presença de sintomas de TDAH; portanto, não permite o diagnóstico por não verificar os demais critérios	Ainda não estabelecidos
SWYC	• Entrevista estruturada abrangendo: marcos do desenvolvimento (motor, linguagem, cognitivo, social); questões relacionadas á interação social (triagem para autismo); avaliação do comportamento de bebês e pré-escolares e determinantes sociais (depressão materna, uso de álcool e drogas e conflitos parentais)	0 a 6 meses	• Rápido • Fácil aplicação e interpretação • Disponível para uso livre	Sensib. = 70% a 89% Espec. = 54% a 90%

TEA: transtorno do espectro autista; TDAH: *transtorno do déficit de atenção com hiperatividade;* DSM V: Manual Diagnóstico Estatístico de Transtornos Mentais.

Fonte: Desenvolvido pela autoria.

Quadro 26.5 Principais sinais de alerta para problemas de desenvolvimento e comportamento.

- Existe alguma preocupação por parte dos pais
- Não aquisição de marcos do desenvolvimento
- Perda de capacidade/habilidade já adquirida
- Manutenção de reflexos arcaicos
- Hipotonia persistente/hipertonia
- Movimentação assimétrica
- Alteração do perímetro cefálico: maior que escore z + 3 ou menor que escore z − 3 ou cruza 2 percentis
- Atraso de linguagem verbal e não verbal: não fala nada aos 18 meses, especialmente se não tenta se comunicar de outra forma
- Dificuldade de interação – crianças que não buscam compartilhar os interesses
- Falta de brincadeiras imitativas
- Interesses restritos
- Comportamentos que atrapalham a socialização e o cotidiano
- Alterações de sono
- Distúrbios alimentares significativos
- Presença de sinais de autoagressão
- Mudanças súbitas de comportamento e personalidade
- Delírios, alucinações, discurso desorganizado
- Sinais sugestivos de uso de álcool e drogas em crianças maiores e adolescentes

Fonte: Desenvolvido pela autoria.

BIBLIOGRAFIA CONSULTADA

Almeida AC, Mendes LC, Sada IR, Ramos EG, Fonseca VM, Peixoto MV. Use of a monitoring tool for growth and development in Brazilian children: systematic literature review. Rev Paul Pediatr. 2016; 34:122-31.

American Academy of Pediatrics. Committee on practice and ambulatory medicine and bright futures periodicity schedule workgroup. Recommendations for preventive pediatric health care. Pediatrics. 2016;137:1-3.

American Academy of Pediatrics. Council on children with disabilities. section on developmental behavioral pediatrics. Bright futures steering committee. Medical home initiatives for children with special needs project advisory committee. Identifying infants and young children with developmental disorders in the medical home: an algorithm for developmental surveillance and screening. Pediatrics. 2006;118(1):405-20.

Barger B, Rice C, Wolf R, Roach A. Better together: developmental screening and monitoring best identify children who need early intervention. Disability and Health Journal. 2018;11:420-6.

Bellman M, Byrne O, Sege R. Developmental assessment of children. BMJ. 2013;346:e8687.

Canadian Task Force on Preventive Health Care. Recommendations on screening for developmental delay. CMAJ. 2016 May 17;188(8): 579-87.

Eickmann SH, Emond AM, Lima M. Evaluation of child development: beyond the neuromotor aspect. J Pediatr. 2016;92(3 Suppl 1):S71-83.

Ertem IO. The international guide for monitoring child development: enabling individualised interventions. In: Bernard van Leer Foundation. Early Childhood Matters – advances in early childhood development. 2017;83-7.

Guedes DZ, Primi R, Kopelman BI. BINS validation – Bayley neurodevelopmental screener in Brazilian preterm children under risk conditions. Infant Behavior and Development. 2011;34:126-5.

Hirai AH, Kogan MD, Kandasany V, et al. Prevalence and variation of developmental screening and surveillance in early childhood. JAMA Pediatr. 2018;172(9):857-66.

Ministério da Saúde (BR). Caderneta de Saúde da Criança. Brasília: Ministério da Saúde; 2018. Disponível em: http://bvsms.saude.gov.br/bvs/publicacoes/caderneta_saude_crianca_menino_12ed.pdf.

Moodie S, Daneri P, Goldehagen S, et al. Early childhood developmental screening: a compedium of measures for children ages birth to five. OPRE Report 11. Washington DC, 2014.

Moreira RS, Magalhães LC, Siqueira CM, Alves CRL. Cross-cultural adaptation of the child development surveillance instrument "Survey of Wellbeing of Young Children (SWYC)" in the Brazilian context. Journal of Human Growth and Development. 2019;29(1):268-78.

Noer C, Halpern R. O pediatra e a promoção do desenvolvimento infantil: otimizando a consulta. Resid Pediatr. 2018;8(3):156-62.

Pesaro ME, Kupfer MC, Escobar AM, et al. Acompanhamento do desenvolvimento psíquico na primeira infância: o uso dos indicadores clínicos de risco para o desenvolvimento infantil (IRDI). In: Grisi SJFE, Escobar AMU, Gomes FMS. Desenvolvimento da criança. Rio de Janeiro: Atheneu, 2018:199-211.

Robins D, Fein D, Barton M, Resegue RM. Tradução do Questionário Modificado para a Triagem do Autismo em crianças entre 16 e 30 meses, revisado, com entrevista de seguimento (M-Chat –R/F). 2009.

Sameroff A. A unified theory of development: a dialectic inte-gration of nature and nurture. Child Dev. 2010;81:6-22.

Sheldrick RC, Merchant S, Perrin EC. Identification of developmental-behavioral problems in primary care: a systematic review. Pediatrics. 2011;128:356-63.

Warren R, Kenny M, Bennett T, et al. Screening for developmental delay among children aged 1 – 4 years: a systematic review. CMAJ Open. 2016; 491:E20-7.

Weitzman C, Wegner L. Section on developmental and behavioral pediatrics. Committee on psychosocial aspects of childand family health, council on early childhood, society for developmental and behavioral pediatrics et al. Promoting optimal development: screening for behavioral and emotional problems. Pediatrics. 2015;135: 384-95.

Nutrição

27.1 Aleitamento Materno

■ Paulette Cherez Douek

Introdução

O aleitamento materno é, sob o ponto de vista nutricional, imunológico e afetivo, o alimento mais adequado para o lactente. O leite materno preenche todas as necessidades nutritivas da criança durante os primeiros 6 meses de vida e fortalece o vínculo mãe-filho. Contém fatores de crescimento, agentes antimicrobianos, anti-inflamatórios e imunomoduladores que conferem aos lactentes proteção contra infecções e alergias, promovem a maturação do sistema digestivo e neurológico e, ainda, contribuem para o crescimento e o desenvolvimento da criança. O fator bífido, presente no leite materno, favorece a produção de uma microbiota rica em *Lactobacillus bifidus*, que dificulta a proliferação de bactérias patológicas como *Clostridium dificile* ou *Escherichia coli* enteropatogênica. Além disso, a amamentação fortalece a musculatura perioral, promove o desenvolvimento da face e da cavidade bucal, o que resulta na melhoria da respiração, mastigação, deglutição e da articulação da fala.

Os benefícios do aleitamento materno se mantêm no médio e no longo prazo. Vários trabalhos apontam para a redução de doenças autoimunes, como diabetes tipo I e artrite reumatoide juvenil, assim como de doença celíaca e de retrocolite ulcerativa em pessoas que receberam leite materno. Além disso, o risco de obesidade e da doença metabólica é menor tanto na criança como no adulto que foi amamentado.

O aleitamento materno traz também vantagens para a mulher, como menor sangramento uterino pós-parto, retorno mais precoce ao peso pré-gestacional e menor incidência de câncer de ovário e de mamas, além de diminuir o risco de fratura de quadril em idosas.

A fim de promover a amamentação nas maternidades, a Organização Mundial da Saúde (OMS) e o Ministério da Saúde recomendam os "10 Passos para o Sucesso do Aleitamento Materno" (Quadro 27.1).

Quadro 27.1 Os 10 passos para o sucesso do aleitamento materno.

1. Ter uma norma escrita sobre o aleitamento materno, rotineiramente transmitida a toda a equipe de cuidados da saúde.
2. Treinar toda a equipe de cuidados da saúde, capacitando-a para implementar esta norma.
3. Informar todas as gestantes sobre as vantagens e o manejo do aleitamento materno.
4. Colocar os bebês em contato pele a pele com suas mães, imediatamente após o parto, por pelo menos 1 hora e orientar a mãe a identificar se o bebê mostra sinais de que está querendo ser amamentado, oferecendo ajuda se necessário.
5. Mostrar às mães como amamentar e como manter a lactação, mesmo se elas vierem a ser separadas de seus filhos.
6. Não dar ao recém-nascido nenhum outro alimento ou bebida além do leite materno, a não ser que esse procedimento seja indicado pelo médico e/ou nutricionista.
7. Praticar o alojamento conjunto.
8. Encorajar o aleitamento materno sob livre demanda.
9. Não dar bicos artificiais ou chupetas a crianças amamentadas ao peito.
10. Promover a formação de grupos de suporte ao aleitamento e, após a alta, encaminhar as mães a eles ou a outros serviços de apoio à amamentação.

Fonte: Desenvolvido pela autoria.

Com relação à técnica de amamentação, são clássicos os sinais de boa pega e de boa posição, que podem auxiliar a mãe e a criança, até que o aleitamento esteja bem estabelecido (Quadro 27.2).

Quadro 27.2 Sinais de boa pega e de boa posição.

Os 4 sinais de boa pega	Os 4 sinais de boa posição
A boca está bem aberta	O pescoço da criança está alinhado com o corpo, ou ligeiramente curvado para trás
O lábio inferior está voltado para fora	O corpo da criança está voltado para a mãe
O queixo está tocando o seio, ou está muito próximo de tocá-lo	O corpo da criança está próximo à mãe
A aréola está mais visível acima, do que abaixo, da boca da criança	Todo o corpo da criança está bem sustentado

Fonte: Desenvolvido pela autoria.

No entanto, além dessas orientações, o mais importante é manter o diálogo aberto, o respeito e o cuidado continuado à puérpera e à família. Deve-se permitir que mãe e a criança se conheçam e aprendam mutuamente. O recém-nascido a termo, sem intercorrências ao nascimento e sem patologias, pode mamar sem horários rígidos, no momento que quiser e pelo tempo que precisar. A duração da mamada não deve ser preestabelecida e varia de criança para criança. De preferência, as mamas devem ser estimuladas igualmente, com a sucção tanto do leite do início como o do fim da mamada. O primeiro, de aspecto mais aguado, é rico em proteínas, vitaminas, minerais, lactose e água, enquanto o último, que parece mais denso e mais leitoso, é rico em gordura, é mais energético e, consequentemente, é responsável pela saciedade e pelo crescimento adequado do bebê.

Quando a mãe precisa se afastar da criança, para o trabalho fora do lar ou para qualquer outra atividade, o leite materno pode ser ordenhado manualmente e oferecido depois ao lactente. As orientações para ordenha manual estão resumidas no Quadro 27.3.

A sucção do seio estimula a secreção de prolactina, que, além de manter a produção de leite, inibe a ovulação. Desta forma, a lactação, na vigência de amenorreia, é considerada um dos métodos de anticoncepção recomendados para nutriz, assim como outros, descritos no Quadro 27.4.

São poucas as contraindicações absolutas ao aleitamento materno. Podem ser relativas à criança, como a galactosemia, a fenilcetonúria e a doença do xarope de bordo; ou à mãe, como as psicoses ou as doenças consumptivas. Quando a mãe apresentar alguma doença infecciosa, ou estiver nas 2 primeiras semanas de tratamento para tuberculose e, ainda, nos casos de hanseníase em que a transmissão dos bacilos se faz pelo contato com a pele, é recomendável que ela não amamente, podendo fazê-lo logo após o período de contagiosidade. No caso de a mulher ser portadora de hepatite B, é possível amamentar o bebê desde que este seja protegido com a aplicação da vacina e da imunoglobulina específica para hepatite B, logo após o nascimento. Em relação à hepatite C, não há, por enquanto, uma contraindicação absoluta para a amamentação, tendo em vista que não foram detectados vírus da hepatite C no leite materno. Entretanto,

Quadro 27.3 Orientações para ordenha manual.

Higiene	Lavar bem as mãos. Evitar falar, ou tossir durante a ordenha.
Recipiente	Dar preferência aos de vidro, de boca larga, esterilizado ou fervido por 15 minutos, com tampa de plástico
Massagem	Com a ponta dos dedos, massagear bem cada uma das mamas, de forma rítmica e sistematizada. Iniciar pela região da aréola e percorrer toda a extensão da mama, em direção às regiões mais distais. Massagear por mais tempo os pontos mais endurecidos
Ordenha	Manter uma ou as duas mãos em "C" com os dedos na transição da mama e da aréola. Comprimir a mama de encontro ao tórax e pressionar a aréola. Desprezar os primeiros jatos. Repetir a operação várias vezes. A manobra não deve ser dolorosa, se a técnica estiver correta
Armazenamento	O leite pode ser guardado na geladeira por 24 horas ou no congelador ou *freezer* por 15 dias. Etiquetar o frasco, indicando a data da ordenha
Completar o recipiente	É possível completar o recipiente com leite ordenhado em outro momento ou até em outro dia. Utilizar outro frasco, esterilizado, para a nova coleta. Ao terminar a ordenha, acrescentar este leite no recipiente que já estiver no congelador ou *freezer*, sem descongelar, mantendo a data da primeira coleta
Descongelamento	O aquecimento deve ser realizado de forma lenta e uniforme, em banho-maria, por exemplo
Como oferecer	Preferencialmente, oferecer no copo

Fonte: Desenvolvido pela autoria.

Quadro 27.4 Métodos anticoncepcionais recomendados durante a amamentação.

Método	Quando	Observações	Lembretes
Lactação com amenorreia – LAM	Do parto até 6 meses pós-parto	Manter AME com sucção frequente, dia e noite, 8 vezes ou mais em 24 horas	Efetivo enquanto estiver em amenorreia
Barreira	Sempre recomendado	Diafragma, condom masculino ou feminino	O condom protege também contra DST
Hormonal com progestágeno	A partir do final do 1º mês após o parto	Oral, injetável ou implante subdérmico	Evitar AC que contenham estrogênios
DIU	Colocado no momento do parto ou 45 dias após o parto	Não há consenso no uso de DIU com progestágeno no puerpério	Evitar nos casos de doença inflamatória pélvica
Cirúrgico	A decisão deve ser tomada em outro momento que não no parto	Laqueadura ou vasectomia	Para maiores de 25 anos de idade ou quem tenha pelo menos 2 filhos vivos

AC: anticoncepcionais; AME: aleitamento materno exclusivo; DIU: dispositivo intrauterino; DST: doenças sexualmente transmissíveis.

Fonte: Desenvolvido pela autoria.

está contraindicada a amamentação para a mãe infectada pelo vírus da imunodeficiência humana (HIV), uma vez que o leite humano pode transmitir o vírus. A legislação brasileira garante o fornecimento de fórmulas lácteas, pelo Sistema Único de Saúde (SUS), aos lactentes, filhos de mães portadoras do HIV. Em relação ao herpes simples tipo 1, aconselha-se a não amamentação enquanto existirem lesões ativas nos seios ou doença mucocutânea. Algumas drogas usadas pela mãe podem contraindicar a amamentação, principalmente drogas radioativas usadas em procedimentos diagnósticos, drogas de vício, como *crack* e cocaína; e drogas terapêuticas, como ciclofosfamida, vincristina, isotretinoína, bromocriptina, ganciclovir, amiodarona, etinilestradiol e outras. Drogas, como o ácido acetilsalicílico, o ácido nalidíxico, atenolol, cetoconazol e sulfametoxazol, devem ser evitadas, mas, se não for possível, devem ser monitoradas quanto aos efeitos colaterais no lactente. Fenobarbital, etambutol e rifampicina são normalmente compatíveis com a amamentação, mas também exigem monitoração da criança. Para uma consulta mais completa, o manual técnico *Amamentação e uso de medicamentos e outras substâncias*, publicado pelo Ministério da Saúde (MS), indica o grau de segurança de várias outras drogas e de diferentes produtos, durante a lactação.

Ainda que a Reforma Trabalhista, de 2017, tenha flexibilizado alguns aspectos relativos à trabalhadora, a legislação brasileira já protegia a gestante e a mulher para que possa manter o aleitamento materno (Quadro 27.5).

Quadro 27.5 Direitos trabalhistas da gestante, da nutriz e do pai.

A gestação não pode ser motivo de negativa de admissão
Estabilidade no emprego: a gestante não pode ser demitida sem justa causa até 5 meses após o parto
É permitida a dispensa durante o horário de trabalho para realização de, no mínimo, seis consultas médicas e exames complementares no decorrer da gestação
É permitida a mudança de função ou de setor durante a gestação, mediante atestado médico, de acordo com o estado de saúde da mulher e/ou da insalubridade do trabalho, assegurada a retomada da antiga posição após a licença-gestação
Licença-Gestação: é de 120 dias, sem prejuízo do emprego ou do salário. Trabalhadoras de empresas públicas ou cadastradas no "Programa Empresa Cidadã" têm direito a 180 dias de licença-gestação. Em casos excepcionais, a licença-gestação pode ser ampliada por mais 2 semanas, antes e depois do parto, a critério médico
Intervalos intrajornada: são previstos dois períodos de meia hora, cada um, por jornada de trabalho para amamentar o próprio filho, até que este complete 6 meses de idade. Esse período pode ser estendido, a critério de autoridade competente, se assim exigir a saúde da criança
Creche: toda empresa, na qual trabalhem pelo menos 30 mulheres acima de 16 anos de idade, deve ter um local apropriado para a guarda dos filhos das empregadas, até que completem 6 anos de idade. Essa exigência pode ser substituída por um convênio entre a empresa e uma creche já existente, ou pelo fornecimento do auxílio-creche, valor que a empresa repassa diretamente às funcionárias
Licença-Paternidade: é de 5 dias corridos, a partir do nascimento do filho. As empresas públicas e as cadastradas no "Programa Empresa Cidadã" fornecem 20 dias de licença-paternidade. Neste caso, o homem é obrigado a realizar um curso de paternidade responsável

Fonte: Desenvolvido pela autoria.

Em resumo, é fundamental que haja uma grande disponibilidade de atendimento às mulheres lactantes, com profissionais qualificados, para acolher as angústias, as dúvidas e as dificuldades surgidas durante a amamentação, além de apoiar a mulher e fortalecer a relação da família com a equipe do serviço de saúde.

BIBLIOGRAFIA CONSULTADA

American Academy of Pediatrics. Sample hospital breastfeeding hospital policy for newborns. Disponível em: https://www.aap.org/en-us/advocacy-and-policy/aap-health-initiatives/Breastfeeding/Documents/Hospital_Breastfeeding_Policy.pdf.

Centers for Disease Control and Prevention. Strategies to prevent obesity and other chronic diseases: the CDC guide to strategies to support breastfeeding mothers and babies. Atlanta: U.S. Department of Health and Human Services; 2013.

Ministério da Saúde (BR). Secretaria de Atenção à Saúde. Departamento de Atenção Básica. Saúde da criança: aleitamento materno e alimentação complementar. 2. ed. Brasília: Ministério da Saúde, 2015; 184 p. (Cadernos de Atenção Básica nº 23).

Sociedade Brasileira de Pediatria. Departamento Científico de Aleitamento Materno. Documento Científico Amamentação: a base da vida. Nº 6, ago 2018. Disponível em: https://www.sbp.com.br/fileadmin/user_upload/_21162c-DC_-_Amamentacao_-_A_base_da_vida.pdf.

World Health Organization. Impact of breastfeeding on maternal and child health. Acta Paediatr. 2015;104(S467):1-134.

27.2 Dieta Complementar

■ Jaqueline C. Lanaro Sgroi   ■ Luciana Harumi Miranda Omori Rocha

Introdução

A partir dos 6 meses de idade do lactente, o leite materno já não é mais capaz de atender, sozinho, a todas suas necessidades nutricionais, demandando a introdução de novos alimentos. Dieta complementar é definida como o conjunto de alimentos oferecidos à criança, líquidos ou sólidos, que não o leite. Seu início deve obedecer às necessidades nutricionais próprias da faixa etária e respeitar a maturidade dos sistemas neurológico, digestório e renal. A partir dos 6 meses, o reflexo de extrusão da língua reduz progressivamente, possibilitando a ingestão de alimentos semissólidos; as enzimas digestivas passam a ser produzidas em quantidades suficientes para essa nova fase; e a criança desenvolve habilidade para sentar-se, facilitando a alimentação oferecida por colher.

O Ministério da Saúde (MS) e a Organização Mundial da Saúde (OMS) preconizam a manutenção do aleitamento materno exclusivo nos primeiros 6 meses de vida e complementado até pelo menos os 2 anos de idade. Casos especiais poderão requerer a introdução de alimentos complementares antes do 6º mês, mas cada caso deverá ser avaliado individualmente pelo profissional de saúde. Não é recomendável a introdução da dieta complementar antes de 17 semanas e nem posterior a 26 semanas de vida. Ante a história familiar (pais ou irmãos) de alergia a algum alimento, é recomendável adiar a introdução deste.

A dieta de transição é aquela especialmente preparada para a criança pequena até que ela esteja apta a receber os mesmos alimentos consumidos pela família. Sendo, portanto, oportuno ao pediatra avaliar qualitativamente os alimentos consumidos pela família.

Considerando-se a tendência inicial da criança em preferir o sabor doce, rejeitar o sabor azedo e ser indiferente ao sabor salgado, as frutas *in natura* em consistência de papas podem ser uma boa opção como alimento de partida. Nenhuma fruta é contraindicada, exceto se história familiar de alergia, devendo ser amassada ou espremida, respeitando-se as características regionais, o custo e a estação do ano.

Os sucos naturais devem ser preferencialmente administrados no copo, nunca em substituição a refeições principais ou como lanches, em dose máxima de 100 mL/dia para o lactente. Sua principal finalidade é melhorar a absorção do ferro não heme presente nos alimentos.

A primeira papa principal deve ser oferecida no horário do almoço ou jantar, adequando-se ao horário em que a família estiver reunida. Deve, inicialmente, ser amassada na consistência de purê, sem peneirar ou triturar no liquidificador, para que sejam aproveitadas as fibras dos alimentos.

Não há restrições à introdução concomitante de alimentos diferentes, e a refeição deve conter pelo menos um alimento de cada um dos seguintes grupos:

- Cereais ou tubérculos, a exemplo de arroz, macarrão, batata, mandioca, mandioquinha, batata doce, cará, inhame, fubá, aveia, farinha de milho.
- Leguminosas, a exemplo de feijão, lentilha, soja, grão-de-bico, ervilha seca.
- Carne de vaca, ave ou porco; vísceras; miúdos; peixe; ou ovo.
- Hortaliças: verduras (couve, espinafre, repolho, acelga, escarola, alface, agrião, rúcula, chicória, folha de brócolis, folha de beterraba etc.) e legumes (abóbora, abobrinha, cenoura, chuchu, beterraba, berinjela, rabanete, quiabo, maxixe, jiló, brócolis, couve-flor etc.).

Devem ser utilizados temperos naturais como alho, cebola, tomate, pimentão, limão, laranja, salsa, cebolinha, hortelã, alecrim, orégano, manjericão, coentro, noz-moscada, canela, cominho, manjerona, gergelim, páprica, louro, etc. Não é permitido o uso de caldos ou tabletes de carne ou legumes industrializados, ou qualquer condimento industrializado nas preparações.

O óleo vegetal, preferencialmente de soja ou canola, deve ser adicionado na proporção de 3 a 3,5 mL por 100 mL ou 100 g da preparação pronta. Não pode ser utilizado para fritar a carne ou refogar a papa durante seu preparo.

O sal não deve ser adicionado às papas, sendo suficiente o conteúdo de sódio intrínseco aos alimentos utilizados no preparo.

A carne, na quantidade de 70 a 100 g/dia (para duas papas), não deve ser descartada após o cozimento, e sim desfiada, picada ou tamisada (cozida e amassada com as mãos) e oferecida à criança.

O ovo dever ser oferecido com a gema e a clara cozidas, a fim de se evitar a respectiva contaminação por bactérias enteropatogênicas próprias de sua casca.

Sempre que possível, diversificar o tipo de proteína animal consumido ao longo da semana, proporcionando maior variedade de nutrientes e micronutrientes essenciais para o crescimento e o desenvolvimento.

Quanto à oferta do glúten, sabe-se que o risco de desenvolvimento de doença celíaca, em indivíduos geneticamente predispostos, eleva-se com a introdução desta proteína antes dos 3 meses ou após os 7 meses de idade. Tal introdução (precoce e tardia) pode também estar associada com risco elevado de diabetes tipo 1.

A consistência dos alimentos deve ser progressivamente elevada, respeitando-se o desenvolvimento da criança e evitando-se, dessa forma, a administração de alimentos muito diluídos e, consequentemente, com baixa densidade energética. Inicialmente, devem ser oferecidos na forma de papa; entre 9 e 11 meses é possível apresentá-los em pequenos pedaços; e, aproximadamente, aos 12 meses, na mesma consistência com que são consumidos pela família. As crianças que não recebem alimentos em pedaços até os 10 meses apresentam, posteriormente, maior dificuldade de aceitação de alimentos sólidos.

Nas primeiras papas, podem-se misturar os componentes para facilitar a aceitação. Posteriormente, quando a criança as estiver aceitando bem, sugere-se separar os alimentos, amassá-los com o garfo e oferecê-los individualmente para favorecer o desenvolvimento de preferências e paladares diversos.

Não se deve acrescentar açúcar ou leite às papas (na tentativa de melhorar a aceitação), sob o risco de prejuízo à adaptação da criança às modificações de sabor e de consistência das refeições, além da exposição desnecessária, no caso do açúcar, a um alimento com alto potencial cariogênico.

A papa pode ser armazenada na geladeira por até 24 horas; no congelador por até 15 dias; e por até 3 meses no *freezer*.

Atentar sempre à higiene no preparo dos alimentos. Os utensílios do lactente, frutas e verduras devem ser lavados em água corrente e imersos em água com hipoclorito de sódio a 2,5% por 15 minutos (20 gotas de hipoclorito para cada litro de água).

Para administração da refeição, utilizar preferencialmente uma colher de plástico ou metal forrado com Teflon® ou emborrachado para evitar o contato metálico direto com a língua. Além disso, é recomendável que tenha tamanho adequado ao diâmetro da boca do lactente.

É importante oferecer água potável, no copo, a partir da introdução da alimentação complementar, pois os alimentos ofertados apresentam maior quantidade de proteínas por grama e maior quantidade de sais, que eventualmente poderão representar sobrecarga renal. De zero a 6 meses, a quantidade de água recomendada é de 700 mL e, de 7 a 12 meses, de 800 mL (incluindo leite e alimentação complementar).

A exposição frequente a um determinado alimento e a criatividade nas respectivas preparação e apresentação facilitam sua aceitação. Em média, são necessárias de 8 a 15 exposições ao alimento para que ele seja plenamente aceito pela criança. O respeito ao tempo de adaptação aos novos alimentos, assim como às preferências e às novas quantidades de comida, modificará a ação desses alimentos em mecanismos reguladores do apetite e da saciedade. Assim, deve-se respeitar a autorregulação do lactente, não interferindo na sua decisão de não querer mais o alimento.

As evidências sugerem que, embora a ingestão de porções em refeições individualizadas possa ser um tanto quanto irregular, o consumo energético em 24 horas costuma ser adequado. O volume reduzido do estômago da criança pequena (de 30 a 40 mL/kg de peso corporal) é um fator limitante na sua capacidade de aumentar a ingestão de alimentos de baixa densidade energética para suprir suas necessidades calóricas.

Cabe reforçar que alguns fatores são capazes de afetar a ingestão dos alimentos complementares como apetite/anorexia em momentos infecciosos; variedade/monotonia; sabor/aroma; e viscosidade/textura.

Dos 6 aos 11 meses, os alimentos complementares serão oferecidos três vezes ao dia para a criança amamentada (duas papas principais e uma fruta). A criança que não estiver em aleitamento materno corre maior risco nutricional, sendo, portanto, recomendável aumentar a frequência da oferta desses alimentos para cinco refeições ao dia (duas papas principais e três de leite, além das frutas).

Por volta dos 9 meses, a criança pode começar a receber gradativamente a alimentação da família, desde que sem temperos picantes, sem alimentos industrializados, com pouco sal e oferecidos amassados, desfiados, triturados ou picados em pequenos pedaços. Nos primeiros dias, é normal que derrame ou cuspa o alimento, e tal fato não deve ser interpretado como rejeição. Recomenda-se iniciar-se com pequenas quantidades de alimento, aumentando o volume conforme a aceitação. É importante orientar a família sobre a criança ser capaz de autorregular sua ingestão alimentar e os pais são "modelos" para ela. Portanto, o hábito alimentar e o estilo de vida saudáveis devem ser praticados por todos os membros da família.

A oferta de água de coco (como substituta da água) também não é aconselhável pelo baixo valor calórico e por conter sódio e potássio. A criança pequena não deve "experimentar" os alimentos industrializados consumidos pela família, como os iogurtes, queijinhos *petit suisse*, macarrão instantâneo, bebidas alcoólicas, salgadinhos, refrigerantes, doces, sorvetes, biscoitos recheados, gelatinas, refrescos em pó, achocolatados, enlatados, embutidos por conterem sal, açúcar e/ou gordura em excesso, aditivos e conservantes artificiais. No 1º ano de vida, não é recomendável a oferta de mel. Nessa faixa etária, os esporos do *Clostridium botulinum*, capazes de produzir toxinas na luz intestinal, podem causar botulismo na criança.

A Organização Pan-Americana da Saúde em conjunto com o Ministério da Saúde criou os *Dez Passos da Alimentação Saudável*, que sintetiza o exposto até aqui:

- Passo 1: dar somente leite materno até os 6 meses, sem oferecer água, chás ou qualquer outro alimento.
- Passo 2: a partir dos 6 meses, oferecer de forma lenta e gradual outros alimentos, mantendo o leite materno até os 2 anos de idade ou mais.
- Passo 3: a partir dos 6 meses, dar alimentos complementares três vezes ao dia se a criança receber leite materno e cinco vezes ao dia se estiver desmamada.
- Passo 4: a alimentação complementar deve ser oferecida sem rigidez de horários, respeitando-se sempre a vontade da criança.
- Passo 5: a alimentação complementar deve ser espessa desde o início e oferecida de colher; começar com consistência pastosa (papas/purês), e gradativamente aumentar a sua consistência até chegar à alimentação da família.

- **Passo 6:** oferecer à criança diferentes alimentos ao dia. Uma alimentação variada é uma alimentação colorida.
- **Passo 7:** estimular o consumo diário de frutas, verduras e legumes nas refeições.
- **Passo 8:** evitar açúcar, café, enlatados, frituras, refrigerantes, balas, salgadinhos e outras guloseimas nos primeiros anos de vida. Usar sal com moderação.
- **Passo 9:** cuidar da higiene no preparo e manuseio dos alimentos; garantir o seu armazenamento e conservação adequados.
- **Passo 10:** estimular a criança doente e convalescente a se alimentar, oferecendo sua alimentação habitual e seus alimentos preferidos, respeitando a sua aceitação.

BIBLIOGRAFIA CONSULTADA

Agostoni C, Decsi T, Fewtrell M, Goulet O, Kolacek S, Koletzko B, et al. ESPGHAN Committee on Nutrition. Complementary feeding: a commentary by the ESPGHAN Committee on Nutrition. J Pediatr Gastroenterol Nutr. 2008;46(1):99-110.

Ministério da Saúde (BR). Secretaria de Atenção à Saúde. Departamento de Atenção Básica. Dez passos para uma alimentação saudável: guia alimentar para crianças menores de dois anos: um guia para o profissional da saúde na atenção básica. 2. ed. Brasília: Ministério da Saúde, 2010.

Sociedade Brasileira de Pediatria. Manual de orientação para a alimentação do lactente, do pré-escolar, do escolar, do adolescente e na escola. 3. ed. Rio de Janeiro: Sociedade Brasileira de Pediatria. Departamento de Nutrologia, 2012.

27.3 Anemia na Infância

■ Maria Lúcia de Moraes Bourroul   ■ Daleth Rodrigues Scaramuzzi

Introdução

Importância epidemiológica

Os dados sobre prevalência de anemia são geograficamente delimitados e escassos quanto à gravidade e etiologia. Em 2015, a Organização Mundial da Saúde (OMS), usando modelos estatísticos para estimar tendências, publicou um estudo com base em levantamentos populacionais sobre a concentração de hemoglobina disponibilizados por 185 países entre 1995 e 2011 (dados sobre mulheres: 101 países, sobre mulheres grávidas: 94 países e sobre crianças: 95 países), estimando que a prevalência global de anemia em 2011 era de 32,9% e que determinados grupos populacionais continuam sendo mais acometidos: crianças de 5 a 59 meses (com prevalência estimada em 2011 de 42,6%) e mulheres grávidas (com prevalência estimada em 2011 de 38,2%). O mesmo estudo sugere que cerca de 42% da anemia em crianças seria passível de suplementação com ferro e cerca de 50% da anemia em mulheres poderia ser eliminada pela suplementação de ferro. Especificamente para o Brasil, em 2011, as prevalências foram estimadas em 24% para as crianças e 32% para as grávidas.

No Brasil, numa metanálise na qual foram selecionados 35 artigos de 2000 a 2010 posteriormente categorizados segundo a origem de suas amostras (creches/escolas n=8, serviços de saúde n=12, populações em iniquidades n=6 e estudos de base populacional n=9), obtiveram-se as seguintes prevalências de anemia na infância: em creches/escolas, 52%; em serviços de saúde, 60,2%; em populações em iniquidades (aldeias indígenas, favelas, assentamentos etc.), 66,5%; e em estudos de base populacional, 40,1%.

A deficiência de ferro é a carência nutricional mais prevalente e a causa mais frequente de anemia no mundo, podendo ser explicada pela desproporção entre a necessidade de consumo de alimentos ricos em ferro, principalmente nas faixas etárias de maior velocidade de crescimento, e a real disponibilidade desses alimentos para uma porção significativamente grande da população mundial.

A anemia pode evoluir de forma subclínica, mas, se devidamente avaliada, constata-se que a sua perpetuação impõe morbidades: causa fadiga e baixa produtividade; na gravidez está associada a maior risco de mortalidade materna e perinatal, e neonatos de baixo peso ao nascer; e vários estudos vêm sugerindo a possibilidade de a anemia ferropriva afetar o desenvolvimento cognitivo e motor.

A redução da anemia vem sendo reconhecida como desafio para a saúde materno-infantil, motivando discussões de políticas de saúde e a implantação de várias estratégias de abrangência global (como incentivo ao aleitamento materno, suplementação e alimentos enriquecidos com ferro, entre outras) e, a partir de 2012, tornou-se um dos alvos da OMS na proposta de *Nutrição Global*: "diminuir em 50% a prevalência de anemia entre mulheres em idade fértil até 2015".

Outras doenças podem determinar o aparecimento de anemia; a abordagem inicial da criança sob suspeita/risco de anemia é uma questão da atenção primária; ao mesmo tempo, várias situações clínicas da infância implicam a realização do hemograma, e a oportunidade de se fazer um diagnóstico correto e conduzir o quadro adequadamente deve ser potencializada.

Assim sendo, visando instrumentalizar médicos da estratégia da saúde da família e dos pediatras, este capítulo apresenta aspectos da fisiopatologia da anemia na infância classificando as principais etiologias, propõe um esquema de investigação diagnóstica inicial (que passa pela valorização de dados da história e exame físico e a devida interpretação do hemograma), pontua sinais de alerta das doenças mais graves para que encaminhamentos específicos possam ser adotados e detalha as formas de tratamento e prevenção, resgatando a participação desses profissionais da saúde no controle da ferropenia e da anemia ferropriva.

Definição

Anemia é a situação clínica na qual ocorre a diminuição do número de eritrócitos circulantes e/ou da quantidade de hemoglobina neles contida.

Em razão da possibilidade de indivíduos com anemia apresentarem-se assintomáticos e com sintomas inespecíficos, preconiza-se a confirmação laboratorial em todos os casos suspeitos e considera-se com anemia o indivíduo que apresente índices hematimétricos menores do que dois desvios-padrão abaixo da média da população subdividida por faixa etária.

Como a função primária do eritrócito é transportar oxigênio para suprir as necessidades metabólicas dos tecidos, a definição de anemia deve ser ajustada quando há necessidades aumentadas como nas cardiopatias congênitas cianogênicas, insuficiência respiratória, hemoglobinopatias com afinidade aumentada pelo oxigênio, populações que vivem em regiões de alta altitude, submetidas a saturações mais baixas de oxigênio na atmosfera.

Outra situação específica é a "anemia fisiológica do lactente jovem". Após o nascimento, a mudança para um ambiente com maior saturação de O_2 determina o declínio da eritropoetina e na eritropoiese; a hemoglobina fetal (HbF) tem meia-vida mais curta, determinando o *turnover* da hemácia produzida intraútero mais precocemente. Por isso, lactentes nascidos de termo apresentam os menores índices hematimétricos fisiológicos entre a 7ª e a 12ª semana (atingindo transitoriamente níveis de hemoglobina até 9 g/dL) sem necessidade de tratamento.

Entre lactentes prematuros e os de baixo peso ao nascer, essa anemia deixa de ser propriamente fisiológica e, geralmente, manifesta-se mais precocemente (da 3ª a 6ª semana), tem duração maior e é mais intensa (atingindo níveis de hemoglobina entre 7 e 9 g/dL). Esses lactentes apresentam, ao nascimento, massa eritrocitária menor, que rapidamente se torna insuficiente em razão da aceleração da velocidade de crescimento pós-natal e consequente aumento do volume sanguíneo. Há também maior latência na resposta de aumento da eritropoetina diante da hipoxemia tecidual, e o menor estoque de ferro corpóreo ao nascimento dificulta uma eritropoiese eficiente, o que justifica o uso de reposição de ferro na dieta dos lactentes prematuros e de baixo peso.

Classificação das etiologias e destaques fisiopatológicos

É possível agrupar os vários mecanismos fisiopatológicos determinantes da anemia em três grandes grupos: distúrbios de produção; eritropoiese ineficaz e distúrbios de maturação dos eritrócitos; aumento da destruição ou perda, conforme apresentado no Quadro 27.6. Na prática, podem ocorrer situações clínicas nas quais mais de

Quadro 27.6 Principais mecanismos etiopatogênicos da anemia e doenças mais frequentemente associadas.

Comprometimentos do local ou dos estímulos de produção de hemoglobina/hemácia	Acometimentos medulares	Aplasia medular	Congênita
			Adquirida
		Aplasia da série vermelha	Congênita: síndrome Diamond-Blackfan
		Substituição do tecido medular	Neoplasias
			Osteopetrose
			Mielofibrose
		Anemia de Fancony	
	Diminuição da produção de eritropoetina	Insuficiência renal crônica	
		Hipotireoidismo, hipopituitarismo	
		Desnutrição proteica	
		Hemoglobinopatias com baixa afinidade pelo oxigênio	
		Anemia da doença crônica	
Eritropoiese ineficaz e alterações de maturação do eritrócito	Alterações citoplasmáticas do eritrócito	Deficiência de ferro	
		Síndromes talassêmicas	
		Anemias sideroblásticas	
		Intoxicação por chumbo	
	Alterações da maturação do núcleo do eritrócito	Deficiência de vitamina B_{12}	
		Deficiência de ácido fólico	
		Uso de drogas antifolínicas	
Aumento da destruição dos eritrócitos perdas sanguíneas e descamação	Hemoglobinopatia	Alteração de estrutura	Anemia falciforme, hemoglobinopatia C
		Alteração na síntese	Talassemia-α, talassemia-β
	Defeitos da membrana do eritrócito	Esferocitose hereditária, eliptocitose hereditária, Estomatocitose	
	Defeitos do metabolismo eritrocitário	Deficiência de G_6PD	
	Processos autoimunes		
	Processos inflamatórios/infecciosos	Depósito de imunocomplexos	
		Lesão do eritrócito (ação de toxinas bacterianas)	
	Incompatibilidade sanguínea materno-fetal	ABO	
		Rh	
	Lesão mecânica/térmica do eritrócito		
	Hemoglobinúria paroxística noturna		
	Hemorragias traumáticas		
	Hipermenorreia, hemorragia puerperal		
	Acometimentos do sistema digestório e da pele	Enteroparasitoses, diarreia, doença do refluxo gastroesofágico e esofagite	
		Gastrite e úlceras pépticas, colites e tumores	
		Epidermólise bolhosa	

Fonte: Adaptado de Brugnara et al, 2015.

um mecanismo pode estar envolvido na determinação da anemia. No nosso meio, o mecanismo etiopatogênico que merece destaque é a deficiência de ferro, tanto por ser a mais prevalente, quanto por se expressar em uma condição clínica de evolução arrastada que pode ser prevenida. A anemia ferropriva é uma condição posterior à ferropenia. Inicialmente, ocorre depleção do ferro do sistema reticuloendotelial, a seguir diminui-se o ferro circulante e, só então, ocorre diminuição da produção de hemoglobina, com consequente hipocromia e microcitose. Portanto, quando os níveis hematimétricos se alteram significa que a ferropenia ficou subestimada por longo tempo, no qual medidas profiláticas podem ser pensadas.

A constante formação/destruição dos eritrócitos é responsável por grande parte do *turnover* de ferro no organismo. A única via de excreção fisiológica de ferro é a descamação celular de mucosas e da pele. Na adolescente, soma-se a menstruação como forma de excreção de ferro. As necessidades da criança e da gestante são proporcionalmente maiores por causa do crescimento e do aumento de massa corpórea, que exigem maior volume de sangue circulante. O 1º semestre de vida do lactente nascido de termo, sem intercorrências perinatais, é um período "farto em ferro": o estoque neonatal, as altas concentrações de hemoglobina fetal e o aleitamento materno exclusivo garantem quantidades de ferro suficientes, tanto para a eritropoiese como para o aumento de massa corpórea nesse período. Lactentes nascidos com peso inferior ao esperado para a idade gestacional, assim como prematuros, por apresentarem menor estoque de ferro e maior velocidade de crescimento, não conseguem manter equilíbrio entre necessidade e oferta desde os primeiros meses de vida, requerendo suplementação. A partir dos 6 meses de vida, a necessidade de ferro aumenta, tornando essencial a incorporação de novas fontes, por meio da dieta. Na dieta, alguns detalhes são importantes como a quantidade e a biodisponibilidade (facilidade para ser absorvido pelo organismo) do ferro contido nos alimentos. O ferro heme, que está presente nas carnes, vísceras e peixes, é a melhor fonte, e o ferro não heme, contido nos demais alimentos, apresenta biodisponibilidade muito menor. A presença de pequenas quantidades de ferro heme ou de alimentos ricos em vitamina C e em carboidratos aumenta a absorção do ferro não heme; já os polifenóis (de alguns vegetais), o tanino (dos chás), os fitatos (dos cereais) e o cálcio atuam inibindo a sua absorção. Entre as demais carências nutricionais, a deficiência da vitamina B_{12} e de ácido fólico destaca-se, pois dificulta a divisão/multiplicação dos eritroblastos. Outros mecanismos etiopatogênicos importantes são os processos inflamatórios/infecciosos, a incompatibilidade sanguínea materna-fetal e as alterações da estrutura/composição dos eritrócitos.

A estrutura da hemoglobina humana (Hb) muda no decorrer da vida, definindo três etapas: a embrionária (quando o sítio de produção é no saco vitelino); a fetal (sítio de produção é o fígado); e a adulta (sítio de produção na medula óssea). Todas as hemoglobinas normais são tetrâmeros compostos por dois pares de cadeias diferentes. Normalmente, as hemoglobinas fetal e adulta têm um par de cadeias α combinada com: um par de cadeia ϒ (HbFetal= $\alpha_2\Upsilon_2$), um par de cadeia β (HbA = $\alpha_2\beta_2$) ou um par de cadeia δ (HbA$_2$ = $\alpha_2\delta_2$). Os recém-nascidos (RN) podem normalmente apresentar concentrações de HbFetal (HbF) que variam de 60% a 90% e devem apresentar pequenas concentrações da HbA. De modo progressivo, a HbF é substituída predominantemente pela HbA e pela HbA$_2$, com estabilização ao redor do 2º ano de vida. As alterações de hemoglobina, geneticamente determinadas, se distribuem em dois grandes grupos:

1. O grupo das variações estruturais que, na maioria, resultam da substituição de um aminoácido da cadeia α ou da cadeia β. Em muitos casos, esta substituição é inócua, mas em outros, pode comprometer a estabilidade da molécula da Hb, gerando quadros clínicos graves como a doença/anemia falciforme e a hemoglobinopatia C. As crianças portadoras de síndromes falciformes apresentam alteração da estrutura da cadeia beta da hemoglobina A, na qual o aminoácido valina substitui o ácido glutâmico, formando a hemoglobina S (HbS), o que provoca a polimerização da molécula de HbS na carência de oxigênio, responsável por boa parte dos sintomas. A HbS é detectável a partir da 10ª a 12ª semanas de gravidez, permitindo diagnóstico intraútero. Porém, quantidades elevadas de HbS somente são sintetizadas entre o 3º e o 6º meses de vida, justificando a escassez de sintomas antes desse período. Nessas crianças, as concentrações de HbS são sempre maiores do que a HbA e a gravidade do quadro depende, entre outros fatores, da concentração de HbS. A doença/anemia falciforme é definida quando não há HbA.

2. O grupo das talassemias, no qual ocorre a produção ineficaz das cadeias que formam a Hb. A denominação das talassemias aponta a cadeia cuja produção está comprometida. Apenas as talassemias α e β são significativamente frequentes. A produção da cadeia β está vinculada a dois genes do cromossomo 11 e a produção da cadeia α, a quatro genes do cromossomo 16; desta forma, a expressão clínica depende do número e da combinação de genes acometidos. Por isso, pode haver carregadores do traço talassêmico α ou β assintomáticos, assim como casos de anemia grave.

Entre outros acometimentos do eritrócito, geneticamente determinados, que comprometem a sua sobrevida e função, destacam-se a deficiência da enzima G$_6$PD e as alterações da membrana que a tornam mais permeável e frágil.

Abordagem diagnóstica

O Quadro 27.7 apresenta os dados que devem ser observados na história e no exame físico da criança sob suspeita de anemia e as possíveis correspondências clínicas.

Investigação laboratorial inicial da criança sob suspeita de anemia

Para toda criança sob suspeita de anemia, devem ser solicitados inicialmente hemograma completo e contagem de reticulócitos e, sempre que possível, esfregaço de sangue periférico (visando verificar a presença de anormalidades específicas no formato dos eritrócitos) e protoparasitológico (em determinadas regiões em razão da alta prevalência de enteroparasitoses). Apesar de a ferropenia ser a principal causa da anemia na infância e adolescência, os exames propostos para a investigação inicial, devidamente relacionados com dados de história e exame físico, são suficientes para presumi-la e iniciar a reposição. A dosagem de ferritina sérica onera a investigação, não está disponível entre os exames de rotina nas unidades básicas de saúde; assim sendo, deve ser indicada apenas para os casos em que a confirmação da ferropenia seja fundamental para o seguimento do caso.

Os valores dos índices hematimétricos variam de acordo com a faixa etária, sexo, raça e local (altitude) de moradia e, a princípio, devem ser considerados normais os que estão distribuídos entre os percentis 2,5 e 97,5.

Amostras de sangue obtidas por punção capilar devem ser evitadas, uma vez que elevam falsamente os valores. A avaliação da amostra sanguínea (rotineiramente realizada por contagem automatizada) pode resultar distorcida quando há hiperlipidemia, hiperimunoglobulinemia, leucocitose intensa (> 50.000 reticulocito/mm^3) e reticulocitose (pois o reticulócitos, formas jovens dos eritrócitos, são maiores e, quando aumentam no sangue periférico, podem determinar hiperestimativa do volume corpuscular médio).

O Quadro 27.8 mostra como devem ser interpretadas e conduzidas as principais alterações do hemograma e da taxa de reticulócitos; com base nos limites médios de normalidade para os índices hematimétricos, que devem ser relativizados para cada caso, de acordo com os parâmetros locais de faixa etária e sexo.

O volume corpuscular médio é a base da interpretação do eritrograma, deve ser relacionado ao coeficiente de variação do volume eritrocitário e, sempre que possível, à taxa de reticulócitos. É fundamental verificar o acometimento das outras séries, uma vez que algumas etiologias de anemia podem comprometer também plaquetas e leucócitos.

Os dados do hemograma, história e exame físico são suficientes para elaboração de hipóteses diagnósticas e do plano terapêutico inicial.

Abordagem da criança com anemia microcítica

Uma vez constatada microcitose (VCM < 75μ^3), a abordagem baseia-se nos valores da amplitude de distribuição dos glóbulos vermelhos (RDW, do inglês *red cell distribution width*) e da porcentagem de reticulócitos, conforme resumido no Quadro 27.9.

Quadro 27.7 Destaques da história e exame físico para a abordagem diagnóstica da criança sob suspeita de anemia.

Dados da história alimentar	Correspondência clínica
Desmame antes do 6º mês/introdução precoce de alimentação complementar (antes do 6º mês), aleitamento artificial sem reposição de ferro, excesso de oferta láctea em substituição às refeições de sal, atraso na introdução das refeições de sal, inadequação na composição das refeições de sal (ausência de ferro heme ou de facilitadores da absorção do ferro não heme, excesso de fatores inibidores) e vegetarianismo	Risco para ferropenia
Aleitamento exclusivo com leite de cabra, baixa oferta de vegetais e cocção excessiva das frutas e hortaliças	Risco para deficiência de ácido fólico
Dieta vegetariana	Risco para deficiência de vitamina B$_{12}$
Perversão alimentar, geofagia	Risco para ferropenia e enteroparasitoses

	Dados da anamnese	Correspondência clínica e observações
Queixas	Ausentes	A investigação se justifica pela constatação de anemia no hemograma
	Clássicas	Fraqueza, diminuição do apetite, alterações do humor e distúrbios do sono
	Icterícia	Crises de hemólise: hemoglobinopatias, deficiência de vitamina B$_{12}$
Idade de início	< 6 meses	Doença hemolítica por incompatibilidade sanguínea, esferocitose, deficiência de G6PD e aplasia pura de série vermelha ou anemia de Blackfan-Diamond, talassemia-α
	6 meses a 2 anos	Ferropenia, leucemias, anemias constitucionais
	Lactentes e pré-escolares	Ferropenia, leucemias, anemias constitucionais
	Adolescentes	Ferropenia

(Continua)

Quadro 27.7 Destaques da história e exame físico para a abordagem diagnóstica da criança sob suspeita de anemia. (*Continuação*)

Antecedentes pessoais	Prematuridade, baixo peso, gemelaridade, sangramento perinatal		Risco para ferropenia
	Prematuridade, anemia hemolítica		Risco de maior demanda de ácido fólico
	Baixo peso ao nascer		Síndromes de Blackfan-Diamond e de Fanconi
	Uso de medicamentos	Corticosteroides, ácido acetilsalicílico e anti-inflamatórios não hormonais podem causar perda sanguínea no tubo digestório	Risco para ferropenia por perda sanguínea no tubo digestório
		Uso crônico de antiácidos	Risco para ferropenia por diminuição da absorção
		Colchicina, neomicina e exposição prolongada ao N_2O	Risco para deficiência de vitamina B_{12} por diminuição da absorção
		Metotrexato, trimetoprima, pentamidina, sulfazalazina e pirimetamina	Antifolínicos: inibem a ativação do ácido fólico
		Anticonvulsivantes e pílulas anticoncepcionai.	Risco de deficiência de ácido fólico
	Comorbidades	Infecções de repetição e processos inflamatórios crônicos	Inapetência e risco para ferropenia
		Acometimentos do trato digestório como diarreia recorrente, esofagite por refluxo gastroesofágico, úlceras pépticas, divertículos e pólipos.	Risco de perda sanguínea, ferropenia
		Acometimentos do íleo terminal	Risco de deficiência de vitamina B_{12} sítio de absorção ligada ao fator intrínseco
		Crianças que ingeriram substâncias cáusticas e as gastrectomizadas	Deficiência de vitamina B_{12} pela falta do fator intrínseco
		Doença de Crohn e doença celíaca podem causar carência de folatos	Por acometer a mucosa jejunal, sítio de absorção do ácido fólico
	Contato com outras substâncias	Agrotóxicos	Risco de aplasia medular
		Tintas, material poluente eliminado pelas fábricas de pilhas e bateria e ligas de metais e tintas que compõem ou revestem panelas e utensílios domésticos	Risco de intoxicação por chumbo
Antecedentes familiares		Condições sociais ou hábitos alimentares familiares inadequados = risco de ferropenia	
		Anemias constitucionais: falciforme (negros); talassemias (mediterrâneos)	

Achados no exame físico		Correspondência clínica e observações
Palidez	Pode estar presente ou não, pois vários fatores podem alterar a coloração cutaneomucosa	
Pele acinzentada, micrognatia, fenda palatina, macroglossia, face de passarinho, olhos pequenos, alterações de orelhas, microcefalia hipoplasia ou aplasia do polegar, polegar supranumerário, hipoplasia ou aplasia de rádio.		Anemia de Fanconi
Altura e peso inadequados, cabelos descorados, queilite		Desnutrição e ferropenia
Petéquias e púrpura	Suspeita de plaquetopenia, que pode ocorrer na deficiência de ácido fólico e de vitamina B_{12}, no sequestro esplênico ou nos acometimentos medulares	
Glossite		Ferropenia, deficiência de ácido fólico ou de vitamina B_{12}
Aumento da frequência cardíaca, alterações da pressão arterial, aparecimento de sopro e insuficiência cardíaca		Anemia aguda
Hepato e/ou esplenomegalia	Resposta reticuloendotelial à presença de anemia (geralmente de pequenas proporções), anemias hemolíticas constitucionais	
Parestesia simétrica, diminuição da força muscular ou ataxia espástica		Deficiência de vitamina B_{12}
Macrocefalia e cegueira		Osteopetrose (eritropoiese extramedular)

Observação: Os campos sombreados em cinza escuro destacam as alterações encontradas na anemia ferropriva.

Fonte: Desenvolvido pela autoria.

Quadro 27.8 Investigação inicial da criança sob suspeita de anemia.

		Alterações do hemograma e da contagem de reticulócitos e interpretações clínicas			
H E M O G R A M A	**E R I T R O G R A M A**	Hemoglobina (Hb) g/dL			Interpretação clínica confirmada anemia (segundo OMS)
		< 11	7meses-5anos		
		< 11,5	6 a 9anos		
		< 12	Adolescentes ♀		
		< 12,5	Adolescentes ♂		
		volume corpuscular médio	principais etiologias		
		< 75 µ³	microcitose		anemia ferropriva
					intoxicação por chumbo
					síndromes talassêmicas
		75-100 µ³	normocitose	anemias hemolíticas congênitas	hemogobinopatias
					defeitos enzimáticos do eritrócito
					alterações da membrana do eritrócito
				anemias hemolíticas adquiridas	por imunocomplexos
					microangiopáticas
					secundárias a processos infecciosos
					perda sanguínea aguda
					sequestro esplênico
		> 100 µ³	macrocitose	Com megaloblastos	deficiência de vitamina B$_{12}$
					deficiência de ácido fólico
				Sem megaloblastos	anemia aplástica
					síndrome de Diamond-Blackfan
					hipotireoidismo
					hepatopatias
					processos infiltrativos da medula/leucemia
		coeficiente de variação do volume eritrocitário (RDW) × volume corpuscular médio (VCM)			
		VCM / RDW	< 75 µ₃	75-100 µ₃	> 100 µ₃
		normal (≤ 16)	traço α ou β	crianças normais intoxicação por chumbo	anemia aplástica
		alto (> 16)	deficiência de ferro	ferropenia leve	recém-nascidos
			Hemoglobinopatia H (α-talassemia)	hepatopatias	prematuridade
			S-β-talassemia	deficiência nutricional mista anemia hemolítica imune hemoglobinopatia SS ou SC esferocitose hereditária	deficiência de vitamina B$_{12}$ ou folato anemia hemolítica imune
	Sinais de alerta		leucocitose (> 20.000/mm³)		sem quadro infeccioso grave = risco de leucemia
			leucopenia grave (< 1.000/mm³)		
			linfocitose (> 70%)		
			plaquetopenia (< 100.000/mm³)		
			atipia linfocitária (> 10%)		
			desvio à esquerda dos leucócitos		
			blastos		
			pancitopenia		leucemia, infecção, anemia aplástica, hiperesplenismo
	plaquetose		Pode significar resposta medular inespecífica à anemia, infeção/inflamação ou pós-esplenectomia		
	plaquetopenia		Síndrome hemoliticourêmica, púrpuras trombocitopênicas		
Taxa de reticulócitos		> 7% (recém-nascidos) ou > 2%	Anemias hemolíticas		
			quadros de sangramento agudo		
			Início do tratamento nas anemias carenciais		
		< 0,5%	anemia ferropriva		

Observação: Os campos sombreados em cinza-escuro destacam as alterações encontradas na anemia ferropriva.

Fonte: Desenvolvido pela autoria.

Quadro 27.9 Abordagem da criança com anemia microcítica, conforme valores de RDW e da taxa de reticulócitos.

RDW	Reticulócitos	Hipótese diagnóstica e conduta
Alto (> 16%)	< 0,5%	**Anemia ferropriva** 1. Iniciar o tratamento com reposição de ferro 2. Se anemia persistir, confirmar ferropenia por meio de: • ferritina sérica (depósitos de ferro) < 10 µg/L ou < 50 µg/L (processos inflamatórios crônicos), ou • ferro sérico (mais disponível) < 30 µg/ ou • saturação da transferrina (transporte do ferro) < 16% • se confirmada a ferropenia, retomar o tratamento e a investigação para afastar outras etiologias associadas à ferropenia: deficiências nutricionais mistas, processos inflamatórios crônicos, perdas sanguíneas ocultas ou outra afecção do eritrócito de pouca expressão clínica
≤ Normal (> 16) ou sem ferropenia	Normal 0,5%-2%	**Talassemias** Eletroforese de hemoglobina: • se HbA$_2$ ou HbF elevadas = traço β-talassêmico • se eletroforese de Hb normal = traço α-talassêmico (microcitose se manifesta se dois ou mais genes acometidos e a confirmação se faz por estudo genético). Para os portadores dos traços talassêmicos: microcitose mantida; reposição de ferro só se comprovar ferropenia
	Aumentado > 7% (recém-nascido) ou > 2%	**Talassemias** Eletroforese de hemoglobina: • se HbA ausente e HbA$_2$ ou HbF elevadas = β^0 talassemia (ou anemia de Cooley) • se HbA, HbA2, HbF ausentes e HbBart (recém-nascido) ou HbH presentes = α-talassemia • Referir para hematologista; transfusões recorrentes e quelação do excesso de ferro armazenado, amenizando os efeitos da hemocromatose
		Intoxicação por chumbo Protoporfirina livre: muito elevada = o chumbo impede a ligação do ferro à protoporfirina. Exige seguimento com o hematologista

Observação: Os campos sombreados em cinza-escuro destacam as alterações encontradas na anemia ferropriva.
Fonte: Desenvolvido pela autoria.

Abordagem da criança com anemia normocítica

Caso seja constatada a anemia normocítica, a abordagem laboratorial se baseia na possibilidade de coexistir hemólise (que se confirma com a presença de reticulocitose) ou não (nesses casos, a taxa de reticulócitos é normal). O Quadro 27.10 esquematiza essas situações.

Abordagem da criança com anemia macrocítica

A anemia macrocítica, quando associada à hipersegmentação do núcleo dos neutrófilos (megalobastose: ≥ 5% polimorfonucleares com cinco lobos ou pelo menos um com seis lobos), leucopenia e ou plaquetopenia, sugere deficiência de vitamina B$_{12}$ ou folato, que devem ser dosados e, quando confirmada a respectiva deficiência, deve ser tratada e acompanhada por hematologista.

Caso haja anemia macrocítica associada à linfocitose, atipia linfocitária, pancitopenia ou presença de blastos, deve-se pensar em leucemia ou linfoma e encaminhar ao hemato-oncologista para confirmação e tratamento imediato.

Tratamento das anemias carenciais

O tratamento das deficiências de ácido fólico e de vitamina B$_{12}$ exige a confirmação diagnóstica e esses casos devem ser encaminhados ao hematologista.

O tratamento da deficiência de cobalamina (vitamina B$_{12}$) consiste na reposição da vitamina B$_{12}$, preferencialmente por via intramuscular (IM), na dose de 1 mg, da seguinte forma contínua: 1 vez ao dia, por 7 dias consecutivos; a seguir, 2 vezes por semana, por 4 semanas e 1 vez por mês, até que a causa da deficiência seja esclarecida e definitivamente afastada. Se a absorção e o metabolismo forem avaliados como normais, é possível suspender o tratamento intramuscular, quando os controles séricos estiverem normais, resgatando-se adequação da oferta de alimentos de origem animal. O tratamento via oral (VO) tem sido validado, mas exige altas doses, pois, dessa forma, acredita-se que não dependa do fator intrínseco.

O tratamento da deficiência de ácido fólico é feito pela correção da dieta e sua reposição é feita diariamente (em comprimidos de 5 mg, solução oral de 1 mg/mL ou comprimidos de ácido folínico de 15 mg) até que os níveis séricos se normalizem, sempre associado à reposição de cobalamina, pois, caso contrário, corre-se o risco da deficiência desta se precipitar, agravando seriamente os sintomas e sinais neurológicos.

Quadro 27.10 Abordagem da criança com anemia normocítica conforme a taxa de reticulócitos.

Reticulócitos	Hipótese diagnóstica e conduta
Normal 0,5%-2%	Processos infecciosos ou inflamatórios crônicos A remissão/controle do quadro infeccioso agudo = normalização dos índices hematimétricos (ferritina ≥ 50 µg/L)
Aumentado > 7% (recém--nascido) ou > 2%	Sangramento recente sem ferropenia **Anemias hemolíticas no período neonatal** Controlar risco de hiperbilirrubinemia, fototerapia ou exsanguinotransfusão e investigar: • Incompatibilidade RH ou ABO (com eloato positivo) • Deficiência da enzima glicose-6-fosfatodesidrogenase (G_6PD) = repetir dosagem em 6 meses; se confirmada a deficiência, orientar a possibilidade de hemólise em situações de estresse (processos infecciosos/inflamatórios) e evitar contato com substâncias com propriedades oxidativas como: ácido acetilsalicílico, ácido ascórbico ou vitamina C, azul de metileno ou metiltionínio, cloranfenicol, dapsona, dimercaprol, dipirona, eritromicina, fenazopiridina ou fempiridina, fitomenadiona ou vitamina K, furazolidona, nitrofurantoína quinina, sulfacetamida, sulfametoxazol + trimetropina, sulfasalazina; paracetamol e diclofenaco podem ser usados com cautela • Talassemias ou hemoglobinopatias Excetuando-se as crianças portadoras de α-talassemia grave, em geral, as hemoglobinopatias não cursam com anemia nos primeiros meses de vida, até que ocorra substituição da HbF pela Hb geneticamente alterada Verificar triagem neonatal (teste do pezinho): • se HbA ausente e HbF e HbS presentes (HbFS) = doença/anemia falciforme, ou • se HbA ausente e HbF e HbC presentes (HbFC) = hemoglobinopatia C, encaminhar para hematologista referência o mais rápido possível • se HbA e HbF ou HbC presentes (HbFAS ou HbFAC) = traço falciforme ou traço da hemoglobinopatia C, orientar a família e realizar eletroforese de hemoglobina a partir do 6º mês de vida **Anemias hemolíticas** Rastrear achados do esfregaço de sangue periférico: • se células falcizadas ou células em alvo = sugestivo de síndromes falciformes ou de hemoglobinopatia C; realizar eletroforese de Hb (nl: HbA ≥ 95%; HbA_2 < 3,5%; HbF = 2%): • se ausência de HbA e presença de HbS = anemia/doença falciforme • se ausência de HbA e presença de HbC = hemoglobinopatia C • se HbS ≥ 45% = síndromes falciformes mistas (com β-talassemia ou com hemoglobinopatia C), nessas três situações, encaminhar a criança para o hematologista • se HbS < 45% = traço falciforme; orientar quanto ao risco de transmissão genética e os familiares devem realizar eletroforese de hemoglobina • se células em alvo, eliptócitos, estomatócitos e poiquilocitos = sugestivo de doença de membrana; realizar curva de resistência globular e, se alterada, encaminhar para hematologista para eletroforese de proteínas da membrana do eritrócito Os exames de Coombs rastreiam a presença de autoanticorpos nas anemias autoimunes

Fonte: Desenvolvido pela autoria.

Tratamento da anemia ferropriva

O tratamento da anemia ferropriva baseia-se na reposição de ferro por meio da orientação alimentar visando, em médio prazo, suprir as necessidades nutricionais específicas de cada faixa etária e na reposição medicamentosa de ferro via oral, além da remoção de fatores que eventualmente possam estar causando ou agravando a ferropenia.

As orientações devem respeitar os hábitos familiares e ajustar-se aos recursos disponíveis. Reforça-se a oferta de carne e recomenda-se o consumo de outros alimentos facilitadores da absorção do ferro não heme junto às refeições de sal, como frutas cítricas e carboidratos. Alimentos inibidores da absorção de ferro não heme, como chá, leite, excesso de verduras e cereais devem ser evitados nas refeições de sal.

A dose terapêutica de ferro elementar preconizada para o tratamento é de 3 a 5 mg/kg/dia, até no máximo 200 mg/dia. Há vários compostos contendo ferro e a dose de cada um deve ser ajustada conforme as respectivas concentrações de ferro elementar (Quadro 27.11). O sulfato ferroso continua sendo uma boa opção em razão de sua melhor absorção, seu baixo custo e, também, por estar disponível nas unidades públicas de saúde. Os efeitos adversos mais frequentes são náuseas, vômitos e alterações do hábito intestinal. Tanto as alterações da consistência como de coloração das fezes podem surgir e, em geral, dificultam a aderência ao tratamento. O escurecimento dos dentes pode ser evitado, orientando-se a limpeza da boca após a administração do medicamento. Há crianças que suportam melhor doses menores; nesses casos o tempo de tratamento deve ser prolongado e devidamente monitorado, pois como a criança se torna oligossintomática, é comum a família descontinuá-lo. A substituição do composto de ferro está indicada para as crianças que apresentarem intolerância ou má aceitação do sulfato ferroso. À ferripolimaltose são atribuídas vantagens como: menor frequência de efeitos adversos, não provocar manchas nos dentes e possibilidade de oferta durante ou após as refeições; no entanto, como a sua absorção no enterócito é mais lenta (exclusivamente por difusão ativa), a resposta ao tratamento costuma ser mais lenta.

Quadro 27.11 Compostos de ferro mais usados para o tratamento de anemia ferropriva.

Sal de ferro	Concentração de ferro elementar (%)
Sulfato ferroso	20
Gluconato ferroso	12
Fumarato ferroso	33
Hidróxido de ferro férrico polimaltoso	30
Ferrocarbonila	98

Obs.: os medicamentos com sais de ferro aminoquelados estão no mercado brasileiro, mas têm biodisponibilidade variável, não foram aprovados pela agência norte-americana Food and Drug Administration (FDA) como recurso terapêutico para o tratamento da anemia ferropriva; seu uso está liberado apenas em associação com outras substâncias em suplementos alimentares.

Fonte: Desenvolvido pela autoria.

A dose diária é dividida em duas vezes, visando diminuir eventual irritação gástrica. Recomenda-se que a administração dos sais ferrosos seja feita 30 minutos antes das refeições, momento em que a acidez gástrica pode facilitar a absorção e, se possível, acompanhada de suco cítrico e carboidratos, fatores que aumentam a biodisponibilidade. O tempo de tratamento varia conforme a aderência. Sabe-se que é possível elevar até 1 g de hemoglobina/semana; no entanto, na prática, as respostas costumam ser mais lentas. Recomendam-se hemogramas de controle no decorrer do tratamento e o intervalo da coleta deve ser definido conforme a gravidade da anemia; crianças com índices hematimétricos mais baixos devem ser reavaliadas em 1 a 2 semanas; ao passo que, nas anemias mais leves, os controles podem ser em 1 a 2 meses. Para refazer os estoques de ferro, mantém-se a reposição em dose terapêutica por mais 2 meses após a normalização dos níveis de hemoglobina e do volume corpuscular médio (VCM).

Na ausência de resposta satisfatória, a principal possibilidade é a falta de aderência às orientações prescritas.

O tratamento deve ser reorientado, levando-se em consideração as dificuldades específicas de cada caso.

Quando os sais de ferro não podem ser administrados por VO, pode-se indicar o complexo de ferro III polimaltosado por via IM. A aplicação deve ser feita em ambiente hospitalar, por via intramuscular profunda e com técnica em Z, na qual se desloca a pele antes da aplicação, visando diminuir o risco de hiperpigmentação no local. A criança deve ser mantida sob observação no hospital por algumas horas após a injeção em virtude do risco de reações anafiláticas. O uso desse recurso se restringe a situações clínicas muito específicas, nas quais as estratégias para aumentar a efetividade da VO já tenham sido esgotadas e ferropenia confirmada laboratorialmente.

Em algumas crianças, está indicado o uso de drogas antiparasitárias, com o intuito de diminuir o risco de sangramento oculto, geralmente por tricocefalíase ou ancilostomíase. Pode-se utilizar o mebendazol (100 mg, duas vezes por dia, durante 3 dias, repetindo-se o mesmo esquema após 1 semana) e, em crianças com idade superior a 2 anos, o albendazol (400 mg, dose única).

Durante o tratamento, observa-se a melhora e até o desaparecimento de sinais e de sintomas precedendo as alterações laboratoriais mais relevantes. O cansaço, a sonolência e, até mesmo, a anorexia melhoram nos primeiros dias. A perversão alimentar costuma diminuir por volta do final da 1ª semana e a glossite, a partir da 2ª semana, desaparecendo em torno de 2 a 3 meses. A reticulocitose máxima pode ser detectada entre o 5º e o 8º dias.

A transfusão de glóbulos vermelhos deve ser reservada aos casos nos quais os níveis muito baixos de hemoglobina estejam ocasionando repercussões clínicas importantes.

Profilaxia das anemias carenciais

De forma geral, as carências nutricionais podem ser evitadas garantindo-se condições adequadas de vida para todos. A OMS recomenda como medidas básicas, para a prevenção da ferropenia: moradia com água tratada e saneamento básico; vacinação completa; acesso aos serviços de saúde e de educação; renda familiar que garanta oferta alimentar adequada; vínculos saudáveis; assistência perinatal de qualidade às gestantes; suplementação de ferro durante o pré-natal e até o 3º mês pós-parto para a mães/nutrizes; clampeamento adequado do cordão umbilical. Com relação à alimentação, devem ser incentivadas as seguintes medidas profiláticas:

- aleitamento materno exclusivo até o 6º mês de vida;
- reposição de ferro para os todos os lactentes, conforme descrito no Quadro 27.12.
- reposição de ferro (1 mg/kg/dia, até 30 mg/dia) em pré-escolares e escolares expostos a dietas inadequadas, enquanto adequações alimentares estão sendo incorporadas;
- reposição de ácido fólico para lactentes em aleitamento exclusivo com leite de cabra;

Quadro 27.12 Profilaxia da anemia ferropriva com sais de ferro.

Situação	Recomendação
RNT, AIG	1 mg de Fe elementar/kg/dia, a partir do 6º até o 24º mês ou antes se: em aleitamento misto ou desmame antes do 6º mês*
RNPT AIG (> 2.500 g)	
RNT ou RNPT (2.500 g-1.500 g)	2 mg de Fe elementar/kg/dia, do 30º dia de vida até 1 ano e, depois, 1 mg/kg/dia até o 24º mês
RNPT (1.500 g-1.000 g)	3 mg de Fe elementar/kg/dia, do 30º dia de vida até 1 ano e, depois, 1 mg/kg/dia até o 24º mês
RNPT (< 1.000 g)	4 mg de Fe elementar/kg/dia, do 30º dia de vida até 1 ano e, depois, 1 mg/kg/dia até o 24º mês

*Em 2018, o Departamento de Nutrologia e Hematologia-Hemoterapia da Sociedade Brasileira de Pediatria publicou o consenso sobre anemia carencial ferropriva, ratificando as doses progressivamente maiores para os RN menores de 2.500 g e sugerindo a revisão dos critérios de suplementação para os maiores de 2.500 g: 1mg de ferro elementar/kg/dia dos 3 aos 24 meses de idade, independentemente do regime de aleitamento.

AIG: adequado para a idade gestacional; RNPT: recém-nascido pré-termo; RNT: recém-nascido a termo.

Fonte: Adaptado do Ministério da Saúde; 2013-2015.

- reposição de vitamina B_{12} para lactentes filhos de mães vegetarianas de longa data, com dieta vegetariana estrita (sem leite, carnes e ovos), em aleitamento exclusivo;
- oferta de dieta adequada para cada faixa etária, respeitando-se a época de introdução dos alimentos e garantindo-se duas refeições de sal/dia a partir do 7º mês de vida;
- estimular o consumo de alimentos facilitadores da absorção do ferro não heme junto às refeições de sal (carne, frutas cítricas e carboidratos);
- evitar o consumo de alimentos que dificultam a absorção do ferro junto às refeições de sal como chá, leite, excesso de cereais e fibras;
- estimular o consumo de frutas e vegetais crus;
- desmistificar crenças quanto ao valor de determinados alimentos como fonte de ferro, como farinha de casca de ovo, beterraba, ovo de pata e outros;
- orientar os vegetarianos quanto ao risco de ferropenia e, a longo prazo, de deficiência de vitamina B_{12}; e, quando a opção vegetariana estrita for mantida, fazer reavaliações periódicas dos níveis séricos de vitamina B_{12}, visando reposição precoce quando necessário;
- controlar processos mórbidos que induzam anorexia ou perdas sanguíneas.

A prevalência de anemia no mundo, e especialmente nos países em desenvolvimento, justifica a busca de medidas profiláticas de natureza coletiva. O enriquecimento de alimentos, principalmente das fórmulas lácteas com ferro, para os menores de 1 ano, tem sido eficaz, diminuindo a prevalência de anemia ferropriva entre lactentes. Apesar de parecer contraditório, a oferta de ferro por meio do leite pode ter sua biodisponibilidade potencializada: aumentando-se a concentração de ferro (em torno de 10 vezes), acidificando-se o leite e acrescentando-se carboidratos como facilitadores da absorção. No entanto, seu uso, em grande escala, pode ocasionar uma supervalorização do leite de vaca, comprometendo a importância do aleitamento materno e da diversificação da dieta.

O consumo indiscriminado de alimentos enriquecidos com ferro não deve ser estimulado, pois a absorção pode não ser delimitada pela carência, correndo-se o risco de acúmulo excessivo, sem a garantia de excreção da sobrecarga (fisiologicamente limitada à descamação da pele e das mucosas). Além disso, portadores de hemocromatose, condição geneticamente determinada, caracterizada pela absorção (silenciosa) excessiva de ferro e que determina lesões teciduais graves como cirrose, hepatoma, miocardiopatia, artrites e artropatias, hipopituitarismo e hipogonadismo, só serão identificados entre 40 e 60 anos, quando essas lesões se manifestam de forma irreversível.

Alguns consensos têm recomendado a realização de hemograma aos 12 meses de vida para todos os lactentes como forma de triagem/controle de anemia na infância. Esta conduta ainda não tem evidência científica confirmada internacionalmente e, até o momento, não consta das recomendações padronizadas pelo Ministério da Saúde e nem pela OMS.

O que deve ser priorizado por todos os envolvidos na assistência à infância e adolescência é a garantia de condições dignas de vida, assistência pré e perinatal de qualidade, incentivo ao aleitamento materno, dieta adequada para cada faixa etária, medidas de prevenção nos locais onde a prevalência é alta, assistência/controle das intercorrências mórbidas, investigação laboratorial básica e tratamento adequado para as crianças e adolescentes sob suspeita ou risco de anemia.

■ BIBLIOGRAFIA CONSULTADA

Armsby C. Approach to the child with anemia. UpToDate 2018.

Beard JL. Why iron deficiency is important in infant development. J Nutr. 2008;138(12):2534-6.

Bourroul MLM, Scaramuzzi DR. Anemia na infância. In: Gilio AE, Escobar AMU, Grisi S. Pediatria geral: neonatologia, pediatria clínica, terapia intensiva Hospital Universitário da Universidade de São Paulo. São Paulo: Atheneu, 2011:305-16.

Brugnara C, Oski FA, Nathan DG. Diagnostic approach to the anemic patient. In: Orkin SH, Fisher DE, Look AT, Lux SE, Ginsburg D, Nathan DG, et al. Hematology and oncology of infancy and childhood. 8. ed. Philadelphia: Elsevier, 2015. p.293-307.

Cançado RD, Lobo C, Friedrich JR. Tratamento da anemia ferropriva com ferro por via oral. Rev. Bras. Hematol. Hemoter. São Paulo. Junho 2010;32-2.

Farias ILG, Colpo E, Botton SR, Silveira RB, Fleig A, Schimitz CAC, et al. Ferro carbonila reduz anemia e melhora a efetividade do tratamento de crianças menores de 6 anos de idade. Rev. Bras. Hematol. Hemoter. São Paulo. Junho 2009;31-3.

Fisberg M, Lyra I, Weffort V. Consenso sobre anemia ferropriva: mais que uma doença, uma urgência médica! Sociedade Brasileira de Pediatria; Diretrizes Departamento de Nutrologia e Hematologia Hemoterapia. Rio de Janeiro. 2018; nº 2.

Garnito MP. Anemias: diagnóstico diferencial. In: Carneiro JDA. Hematologia pediátrica. 2. ed. Barueri: Manole, 2013. (Coleção pediatria. Instituto da criança HC-FMUSP/editores da coleção Schvartsman BGS; Maluf Jr PT; Nº 1). p.32-40.

Hoppin AG. Iron deficiency in infants and children < 12 years: screening, prevention, clinical manifestations, and diagnosis. UpToDate 2018.

Ministério da Saúde (BR). Secretaria de Atenção à Saúde. Departamento de Atenção Básica. Coordenação-Geral da Política de Alimentação e Nutrição. Programa Nacional de Suplementação de Ferro – Manual de Condutas Gerais. Brasília: Ministério da Saúde, 2013.

Ministério da Saúde (BR). Secretaria de Atenção à Saúde. Departamento de Atenção Básica. Saúde da Criança – Aleitamento Materno e Alimentação Complementar. 2. ed. Cadernos de Atenção Básica, no 23. Brasília: Ministério da Saúde, 2015.

Ministério da Saúde (BR). Secretaria de Atenção à Saúde. Portaria no 1247. 10 nov 2014. Brasília: Ministério da Saúde, 2014.

Park MVF. Anemias carenciais. In: Carneiro JDA. Hematologia pediátrica. 2. ed. Barueri: Manole. 2013. (Coleção pediatria. Instituto da criança HC-FMUSP/editores da coleção Schvartsman BGS; Maluf Jr PT; Nº 1). p.41-50.

Torres MAA, Braga JAP, Taddei JAAC, Nóbrega FJ. Anemia em lactentes de baixa renda em aleitamento materno exclusivo. Jornal de Pediatria. 2006;82(4):284-8.

Vieira RCS, Ferreira HS, Prevalência de anemia em crianças brasileiras, segundo diferentes cenários epidemiológicos. Rev Nutr. 2010;23(3):433-44.

World Health Organization. Global Nutrition Targets 2015 – Anaemia Policy Brief. Geneva: WHO; 2015.

World Health Organization. The global prevalence of anemia in 2011. Geneva: WHO; 2015.

27.4 Obesidade

- Ana Claudia Cunha Travassos ■ Luciana Harumi Miranda Omori Rocha

Introdução

A obesidade é uma doença crônica, que vem apresentando um aumento rápido em sua prevalência nos últimos anos, tanto em países desenvolvidos como em países em desenvolvimento, tornando-se uma epidemia mundial.

No Brasil, segundo o IBGE, os dados também são bastante preocupantes, pois 36,6% das crianças estão acima do peso (crianças entre 5 e 9 anos). Os índices de obesidade vêm aumentando muito nas últimas décadas. Em 1974, apenas 1,4% das crianças eram obesas, saltando para 16,6% em 2009. Em relação aos adolescentes, esses números também cresceram. Se em 1974 tínhamos apenas 0,4% de obesos, em 2009 esse número saltou para 5,9%. Dessa forma, notamos que, nas últimas décadas, há uma transição nutricional, ou seja, uma diminuição das taxas de desnutrição com aumento das taxas de obesidade. De acordo com os resultados publicados, aproximadamente 32% das crianças e adolescentes do sexo feminino e mais de 34% do sexo masculino apresentam sobrepeso ou obesidade, sendo que 15% são classificados como obesos. O sobrepeso apresentou maior prevalência na área urbana quando comparada à rural: 37,5% *versus* 23,9% para meninos e 33,9% *versus* 24,6% para meninas, respectivamente. A região Sudeste do Brasil foi a que apresentou o maior registro do excesso de peso, sendo mais de 40% entre crianças e adolescentes do sexo masculino e cerca de 38% do sexo feminino; no entanto, a região Sul é a que apresentou a maior evolução no aumento de casos no período estudado. Outro importante achado é que, entre famílias com maior rendimento, o problema foi maior, chegando a apresentar prevalência de sobrepeso três vezes maior entre adolescentes do sexo masculino e duas vezes no sexo feminino, comparando-se os de maior com os de menor renda.

Associado ao aumento da prevalência da obesidade, estudos epidemiológicos mostram um aumento da incidência das comorbidades relacionadas ao aumento de peso como diabetes tipo 2, hipertensão, doenças coronarianas e alteração do metabolismo dos lipídios. Essas doenças provocam lesões precoces de aterosclerose já nas primeiras décadas de vida. É importante para o pediatra identificar seus pacientes com risco de sobrepeso e aqueles com diagnóstico de sobrepeso/obesidade para implantar as medidas cabíveis, com o intuito de evitar suas complicações, tanto em curto como a longo prazo.

Definição

A obesidade pode ser conceituada como uma condição em que há acúmulo de gordura corporal em relação à massa magra e em uma magnitude tal que exerce efeitos indesejáveis na saúde a curto, médio ou longo prazo, sendo assim considerada fator de risco, sobretudo, para doenças cardiovasculares, metabólicas e mortalidade precoce

Diagnóstico

No dia a dia, o índice mais utilizado, em razão da sua correlação com a massa gorda total e gordura visceral, é o índice de massa corpórea (IMC). Para os adultos, há comprovada associação entre as doenças crônicas degenerativas relacionadas com a obesidade e o IMC. Para crianças e adolescentes, essa correlação é mais difícil, já que essas doenças ocorrem em um momento mais adiantado da vida. Como o IMC varia com sexo e idade, devem-se utilizar curvas com base nesses dados para a avaliação da população pediátrica. O IMC é calculado pela divisão do peso pela altura ao quadrado.

A diretriz europeia de 2017 para obesidade infantil, recomenda o uso da curva de IMC do CDC (*Centers for Disease Control and Prevention*) para o diagnóstico de sobrepeso e obesidade para crianças ≥ 2 anos. A classificação segue na Tabela 27.1. Para crianças < 2, anos a mesma diretriz recomenda que o diagnóstico de obesidade seja feito pela curva específica de peso por altura e sexo ≥ percentil 97,7 no gráfico da Organização Mundial de saúde (OMS).

Tabela 27.1 Classificação quanto ao peso com base na curva de IMC.

Curva CDC (para crianças > 2 anos)
IMC < percentil 5: baixo peso
IMC entre percentil 5-85: peso normal
IMC entre percentil 85-90: sobrepeso
IMC > percentil 95: obesidade
IMC > 120% do percentil 95 ou ≥ 35 kg/m²: extremamente obeso

Fonte: Adaptada do site da OMS (http://www.who.int/childgrowth/en) e do CDC (https://www.cdc.gov/growthcharts/clinical_charts.htm).

A medida isolada do IMC deve ser considerada, principalmente, para estudos epidemiológicos, sendo o diagnóstico individual de obesidade baseado também em dados presentes na anamnese e no exame físico de cada criança.

Etiopatogenia

A obesidade é uma doença crônica, de etiologia multifatorial e resulta da associação entre fatores genéticos, ambientais e, em especial, comportamentais. Sua principal causa é um distúrbio metabólico crônico que, fisiopatologicamente, se traduz por aumento continuado no balanço positivo entre o consumo e o gasto de energia, ou seja, por um lado há um aumento da ingestão de alimentos com alto teor calórico (ganho de energia) e, por outro, há uma diminuição da atividade física corporal, o que invariavelmente ocasiona um balanço energético positivo; consequentemente, há acúmulo de gordura corporal. Muitos fatores endógenos (endócrinos, metabólicos e neuronais) exercem ação, interação e equilíbrio entre a regulação da ingestão calórica e o armazenamento de energia; caso haja distúrbio em algum deles, pode haver o desencadeamento de mecanismos que culminam no surgimento do sobrepeso seguido da obesidade, o seu conhecimento é fundamental para a abordagem dos pacientes, sendo muitas as controvérsias existentes em relação a este tema.

Fatores genéticos

Em estudos realizados com gêmeos monozigóticos e crianças adotadas, os fatores genéticos foram definidos como determinantes importantes da obesidade. Análises realizadas entre gêmeos indicam influência da hereditariedade na proporção de massa gorda dos indivíduos entre 40% e 70%. Crianças adotadas apresentam IMC que se relacionam de forma mais significativa com seus pais biológicos; correlação também evidenciada na distribuição corporal de gordura, no gasto energético e na tendência de ganho de peso dos indivíduos.

No entanto, a resposta ambiental pode estar vinculada a uma demanda controlada geneticamente. Dessa forma, para que haja a expressão da hereditariedade, faz-se necessária a presença de um ambiente favorecedor. Exemplificando-se, recém-nascidos com propensão para a obesidade apresentarão mais apetite, acalmar-se-ão mais facilmente com a oferta frequente de alimentos e, por consequência, poderão ter maior ganho de peso. Entretanto, algumas mães, apesar da maior irritabilidade dos seus bebês provocada por seu maior apetite, podem controlar o consumo alimentar, o que evitará o ganho excessivo de peso.

Concluindo, apesar da descoberta de vários genes possivelmente implicados na etiologia da obesidade como o gene da leptina, hormônio produzido nos adipócitos, que funciona como marcador da quantidade de tecido adiposo (quanto maior o tecido adiposo, mais alta a leptina e, então, por mecanismo reflexo, há diminuição da ingestão alimentar e aumento do gasto energético), até o momento, nenhum deles foi reconhecido como único agente causal dessa morbidade. A herança genética na determinação da obesidade é de natureza poligênica, resultando da interação de múltiplos genes. A obesidade, portanto, é raramente definida como um destino genético, sendo sua expressão dependente de ambientes favorecedores. Essa interação natureza-ambiente está presente mesmo antes do nascimento. Sabe-se, atualmente, que alguns aspectos do ambiente uterino contribuem de forma significativa para o desenvolvimento posterior de obesidade e diabetes. Recém-nascidos com restrição do crescimento intrauterino têm maior tendência para desenvolverem obesidade, resistência insulínica e diabetes tipo 2, principalmente quando apresentam ganho de peso acentuado nos primeiros 6 meses de vida.

Fatores ambientais e comportamentais

As mudanças no estilo de vida da sociedade moderna, relacionadas particularmente a padrões alimentares e de atividade física, são considerados os grandes responsáveis pela atual epidemia de obesidade no mundo.

Nas últimas décadas, houve uma mudança radical nos hábitos alimentares evidenciada tanto na composição e quantidade das refeições como na maneira pela qual os alimentos são escolhidos, adquiridos ou preparados. Essas mudanças também são identificadas nos hábitos alimentares das crianças, que se alimentam mais fora de casa e estão mais expostas ao consumo de alimentos industrializados. Esses alimentos caracterizam-se por apresentar maior densidade energética, maiores porções, menor preço e um grande apelo comercial pela forma de suas embalagens e, também, pelo seu paladar. Alimentos de alta densidade energética estão comprovadamente associados à obesidade, ao maior risco de doenças cardiovasculares, à diabetes tipo 2 e também parecem reduzir a saciedade e aumentar o apetite, acarretando aumento da ingestão calórica.

Os padrões de atividade física também mudaram drasticamente em decorrência do estilo de vida moderno. Alguns fatores que contribuem para a diminuição da atividade física, como o tempo gasto assistindo à televisão ou no computador ou videogames e celulares, disponibilidade de parques e *playgrounds*, mudanças no currículo escolar com menos incentivo à atividade física e diminuição da segurança nas comunidades, foram implicados na atual epidemia de obesidade em crianças.

O tempo assistindo à televisão está diretamente associado à obesidade na infância, com uma taxa de obesidade cerca de oito vezes maior nas crianças que assistem a mais de 5 horas de televisão por dia, comparada com aquelas que assistem a até 2 horas diárias. Isso ocorre por diversos fatores, como a diminuição da atividade física, a maior exposição à publicidade de alimentos e o maior consumo de alimentos de alta densidade energética enquanto assistem aos programas. Efeitos semelhantes são observados para as crianças que usam regularmente o computador, sendo os meninos, geralmente, mais expostos a essa atividade.

Vale ressaltar a importância dos fatores do microambiente do indivíduo. Nesse aspecto, assumem papel fundamental a forma de organização das famílias, a história de vida dos pais, o papel de cada criança no contexto familiar e as relações estabelecidas entre a criança e seus familiares, desde os primeiros momentos de sua vida.

Assim, embora nos ambientes familiares todos tenham oferta alimentar semelhante e compartilhem o mesmo espaço, as interações estabelecidas entre os pais e cada um de seus filhos serão sempre distintas, inclusive quanto aos aspectos nutricionais. A relação humana com a alimentação não se dá apenas pela composição nutricional dos alimentos, mas relaciona-se de forma intensa com a afetividade. Desde as primeiras mamadas, a criança experimenta a alimentação como uma grande fonte de prazer. Em algumas situações, particularmente nos casos de muita ansiedade materna, as diversas solicitações da criança podem ser interpretadas por sua mãe sempre como sinais de fome, resultando na superalimentação e desenvolvendo, na criança, o hábito de usar o alimento como consolo para as frustrações da vida diária.

Diagnóstico diferencial

A maioria das causas de obesidade é exógena. Apenas 1% tem como base alguma síndrome genética. Quando nos defrontamos com uma criança com obesidade associada à baixa estatura e/ou rebaixamento intelectual e/ou fácies típica, deve ser feita a hipótese de síndrome genética.

As principais síndromes associadas à obesidade, com ou sem atraso de desenvolvimento, estão listadas no Quadro 27.13.

Cabe lembrar, também, que o uso crônico de alguns medicamentos, como os corticosteroides e o valproato de sódio, podem simular quadro de obesidade.

Com relação a algumas comorbidades endocrinometabólicas, podemos citar hipogonadismo, diabetes, deficiência de hormônio de crescimento, síndrome de Cushing, síndrome de ovário policístico e puberdade precoce, além da hipótese de hipotireoidismo, frequentemente ponderada nos pacientes adultos, não se aplica, na maioria das vezes, em crianças.

Quadro 27.13 Causas genéticas de obesidade.

Síndrome genética associada com obesidade	Quadro clínico
Com atraso de desenvolvimento	
Síndrome de Prader-Willi	Hipotonia, baixo ganho ponderoestatural quando lactente seguido por ganho de peso, baixa estatura (decorrente de deficiência de hormônio de crescimento), hiperfagia, hipogonadismo hipogonadotrópico, distúrbios do sono, comportamentos obsessivos
Osteodistrofia hereditária de Albright	Baixa estatura em alguns pacientes, defeitos esqueléticos, redução do olfato e resistência hormonal (p. ex., PTH) se a mutação for herdada da mãe
Deficiência de SM1	Hiperfagia com disfunção autonômica (caracterizada por pressão arterial sistólica baixa), atraso do discurso e linguagem, anormalidades neurocomportamentais incluindo comportamentos autistas.
Deficiência BDNF/TrkB	Hiperatividade, redução da concentração, atenção limitada, redução da memória de curto prazo e sensação de dor
Síndrome de Bardet-Biedl	Extremidades dismórficas (sindactilia/braquidactilia/polidactilia), distrofia retiniana ou retinopatia pigmentar, hipogonadismo e anormalidades/disfunção renal
Deficiência de TUB	Surdez e distrofia retiniana
Sem atraso de desenvolvimento	
Síndrome de Alström	Distrofia retiniana, resitência insulínica importante, surdez, miocardiopatia dilatada, disfunção renal, hepática e pulmonar progressiva
Deficiência de MC4R	Hiperfagia, crescimento acelerado, hiperinsulinemia desproporcional, pressão baixa/normal
Deficiência de SH2B1	Hiperfagia, hiperinsulinemia desproporcional, fala precoce e atraso de linguagem que geralmente se resolvem, problemas comportamentais incluindo agressividade
Deficiência de KSR2	Hiperfagia leve e redução do metabolismo basal, resistência à insulina geralmente com acantose, irregularidade menstrual e desenvolvimento precoce de DM2
Deficiência de leptina	Hiperfagia extrema, infecções frequentes, hipogonadismo hipogonadotrófico, hipotireoidismo leve
Deficiência do receptor de leptina	Hiperfagia extrema, infecções frequentes, hipogonadismo hipogonadotrófico, hipotireoidismo leve
Deficiência de POMC	Hiperfagia, icterícia colestática ou crise adrenal por deficiência de ACTH, pele pálida e cabelo ruivo em brancos
Deficiência de PCSK1	Enteropatia de intestino delgado, hipoglicemia, hipotireoidismo, deficiência de ACTH e diabetes *insipidus*

Fonte: Desenvolvido pela autoria.

Comorbidades

As consequências da obesidade infantil podem ser divididas em complicações a curto, médio e longo prazo.

Estudos mostram que uma criança que é obesa aos 4 anos de idade apresenta uma chance aproximada de 20% de tornar-se um adulto obeso, e essa porcentagem aumenta sensivelmente se falarmos de um adolescente obeso: ele terá 80% de chance de ser obeso na vida adulta. Além disso, terá risco aumentado de desenvolver precocemente doença cardiovascular isquêmica, hipertensão arterial, dislipidemia, resistência à insulina e diabetes *mellitus*, síndrome metabólica, bem como doenças em outros órgãos e sistemas.

Além dos problemas de saúde a longo prazo, crianças e adolescentes com sobrepeso e obesas têm risco equivalente a 52% e 60%, respectivamente, de apresentarem asma, e risco elevado de, ainda na infância, virem a sofrer de doenças cardiovasculares e metabólicas, incluindo hipertensão arterial, altos níveis séricos de colesterol, esteatose hepática, intolerância à glicose e diabetes, entre outros. A presença de pelo menos um fator de risco para doença cardiovascular (hipertensão, dislipidemia ou hiperinsulinemia) tem sido observada em 60% das crianças e adolescentes com excesso de peso, sendo que 20% apresentam dois ou mais fatores. Estes podem ser observados já em crianças, sendo o início e tempo de duração da obesidade um fator importante no desenvolvimento da aterosclerose. A diretriz europeia de obesidade infantil de 2017 recomenda que seja feita a avaliação para potenciais comorbidades em crianças e adolescentes com IMC ≥ p85.

Alguns problemas emocionais relacionados à obesidade, como anorexia e bulimia, também são citados, além do fato de poderem ser vítimas de estigmas e preconceitos como o *bullying*.

- **Hipertensão arterial:** a obesidade é, sem dúvida, um dos grandes determinantes da hipertensão arterial na faixa etária pediátrica, existindo uma relação significante entre a massa corpórea e os níveis pressóricos medidos. Esta correlação também é comprovada em trabalhos longitudinais, nos quais se demonstra o aumento da pressão arterial nas crianças que aumentam sua massa corpórea, em relação aos controles com ganho de peso normal para a faixa etária, existindo tendência inversa naquelas em que ocorreu diminuição da massa corpórea. Crianças com IMC acima do percentil 95 (OMS) para a idade e sexo apresentam risco três vezes maior de serem hipertensas do que aquelas com IMC abaixo do percentil 95. Além disso, a hiperinsulinemia também tem um papel no desenvolvimento da hipertensão.

- **Dislipidemia:** crianças obesas, particularmente com distribuição central de gordura, apresentam maior risco de alterações do metabolismo lipídico. Pesquisas realizadas com crianças com IMC superior ao percentil 99 demonstraram uma prevalência de dislipidemia de cerca de 50%. Classicamente, essas crianças apresentam aumento do LDL-colesterol e triglicérides e diminuição do HDL-colesterol.

- **Resistência à ação da insulina e níveis elevados de insulina plasmática em jejum:** alterações muito frequentes em indivíduos obesos, sendo o primeiro sinal para o desenvolvimento do diabetes tipo 2.

O diabetes tipo 2 é uma doença crônica e progressiva em que há um declínio da secreção de insulina e uma diminuição da tolerância à glicose. Antes encontrado somente em adultos, vem sendo verificado também em crianças e adolescentes. O diabetes tipo 2 tem contribuído com mais de 30% dos casos novos de diabetes, mostrando uma possível relação com o aumento da prevalência de obesidade infantil.

A hiperinsulinemia é considerada um fator de risco independente para doença cardiovascular, já que tem um papel importante no desenvolvimento de outros componentes como a dislipidemia, hipertensão e hiperuricemia. Além disso, o processo de desenvolvimento do diabetes tipo 2 na infância parece evoluir de maneira mais rápida do que nos adultos.

- **Alterações do trato gastrointestinal:** a doença gordurosa hepática não alcoólica, alteração inicialmente descrita em adultos, é considerada atualmente a doença hepática mais comum entre os adolescentes norte-americanos. Trata-se da infiltração gordurosa do fígado na ausência de história de consumo excessivo de álcool. Seu espectro varia entre o quadro inicial de esteatose (infiltração gordurosa), esteato-hepatite até o quadro de fibrose, ou até mesmo cirrose, descrita em 2% dos casos. A presença dessas alterações está diretamente relacionada à quantidade de gordura visceral, tanto em adultos como em crianças. O quadro é geralmente assintomático. Na palpação abdominal, a constatação de hepatomegalia está descrita em cerca de 70% dos casos de esteato-hepatite. Alguns autores propõem a realização da dosagem da alanina aminotransferase (ALT, anteriormente denominada TGP) como método de triagem para o diagnóstico. No entanto, cabe ressaltar que essa dosagem pode estar normal, mesmo em pacientes com quadros já instalados de doença gordurosa.

O diagnóstico de colelitíase em crianças sem outros fatores predisponentes, como anemia hemolítica ou história de alimentação parenteral, frequentemente está associado à obesidade. O quadro clínico da colelitíase é, geralmente, inespecífico, podendo incluir epigastralgia, icterícia, dor à palpação abdominal, náuseas, vômitos e intolerância a alimentos gordurosos.

- **Síndrome metabólica (SM):** condição que agrupa uma série de fatores de risco para doença cardiovascular e diabetes tipo 2, que, de forma geral, em adulto caracteriza-se pela presença de obesidade, comumente com distribuição abdominal, alterações do metabolismo da glicose (hiperinsulinismo, resistência insulínica, intolerância à glicose e hiperglicemia), dislipidemia, hipertensão arterial e doença hepática gordurosa não alcoólica. O interesse dos pesquisadores na SM na infância relaciona-se ao fato de algumas das alterações relacionadas a essa condição serem geralmente assintomáticas, apesar de presentes em idades muito precoces. Desde a década de 1980, a resistência insulínica tem sido implicada nas alterações observadas na SM. A maior parte das complicações metabólicas e cardiovasculares da obesidade relaciona-se diretamente com a presença da resistência à insulina. Resistência insulínica é a capacidade diminuída do fígado, do tecido adiposo e muscular em responder à ação da insulina.

Há muitas controvérsias quanto ao diagnóstico de SM e de resistência insulínica na infância. Embora a obesidade seja a causa mais comum de resistência insulínica em crianças, nem todas as crianças obesas apresentam esse diagnóstico e nem todas as crianças com peso adequado são normalmente sensíveis à insulina. Como nos adultos, há também evidências de diferenças relacionadas à etnia, à intensidade e distribuição da obesidade e aos antecedentes pessoais e familiares nas alterações observadas nos diversos componentes da SM. Em relação à etnia, estudos mostram que as crianças negras são mais propensas a apresentarem diabetes tipo 2 e hipertensão arterial e menos propensas à dislipidemia; as de origem asiática, às complicações cardiovasculares. Quanto à intensidade, da mesma forma que nos adultos, quanto mais intensa a obesidade, maiores serão as repercussões metabólicas observadas.

Nas últimas décadas, tem-se atribuído muita importância à distribuição da gordura corpórea como fator determinante nas alterações do metabolismo lipídico, de carboidratos e nos níveis pressóricos do paciente obeso. A distribuição central, também denominada "obesidade androide", por ser mais comum no sexo masculino, relaciona-se à adiposidade visceral, considerada mais ativa do ponto de vista metabólico. A distribuição ginecoide é mais comum nas mulheres e caracteriza-se pela concentração de gordura nas coxas e nos glúteos. Esse tipo de gordura apresenta menor atividade metabólica por estar programada para ser mobilizada durante a gravidez e a lactação. Assim como nos adultos, as pesquisas realizadas em crianças mostram que a distribuição central de gordura é um fator de risco independente para a resistência insulínica, a dislipidemia e a hipertensão arterial. Os estudos atuais também comprovam que, desde idades muito precoces, já existe maior tendência de distribuição central ou periférica da gordura corpórea. Além disso, pesquisas realizadas em crianças com distribuição central da gordura demonstraram maior correlação entre este tipo de distribuição com a hipertensão arterial e com as alterações lipídicas, indicando que este tipo de distribuição da gordura corpórea atua como fator de risco para doenças cardiovasculares desde idades muito precoces.

Em relação aos antecedentes pessoais, está comprovado que o fato de ter sido um recém-nascido pequeno para a idade gestacional (PIG) é um fator de risco independente para a presença de resistência insulínica e da SM na idade adulta. Durante a gestação, os recém-nascidos PIG são expostos a um ambiente de menor oferta de energia. Esse fato, particularmente quando somado a um rápido e acentuado ganho de peso nos primeiros meses de vida, provocaria mudanças no modo de funcionamento do metabolismo do indivíduo no sentido de precaver-se de novas carências.

Indivíduos com história positiva de um dos pais com diagnóstico de SM têm risco significativamente maior de desenvolver obesidade abdominal, aumento de triglicérides e de terem outros critérios diagnósticos dessa síndrome.

Apesar do grande interesse na SM, até o momento não existem critérios definidos para o diagnóstico desse quadro em indivíduos com menos de 10 anos de idade. Em 2007, a International Diabetes Federation (IDF) propôs uma definição para o diagnóstico da SM para adolescentes, utilizando-se da mesma maneira que a definição proposta para adultos, critérios diagnósticos de fácil mensuração. Cabe ressaltar que essa definição é apontada como um marco inicial, que poderá ser modificada de acordo com novos estudos sobre o assunto, mas que após 10 anos não houve nova publicação do IDF sobre o assunto.

- Alterações respiratórias: as crianças obesas apresentam maior risco de alterações respiratórias obstrutivas e restritivas como hipertrofia de adenoides e a síndrome da apneia obstrutiva do sono.

- Alterações dermatológicas: a obesidade favorece infecções dermatologias fúngicas e bacterianas, principalmente em áreas de maior umidade, como as dobras cutâneas. As estrias são também mais descritas nessas crianças. Em virtude da resistência à insulina, pode aparecer *acanthosis nigricans*, que se caracteriza por aumento da pigmentação e pela hiperqueratose, ocasionando o escurecimento e o endurecimento da pele afetada, principalmente na região cervical posterior.

- Alterações ortopédicas: a obesidade acarreta mudança no eixo de equilíbrio da criança, resultando em aumento da lordose cervical, cifose torácica, aumento da lordose lombar, protrusão abdominal e inclinação anterior da pelve. Na evolução do quadro, pode-se observar a presença de joelhos valgos e de pés planos. Crianças obesas apresentam maior prevalência de fraturas, dores musculoesqueléticas e dificuldade de mobilidade. Podem também apresentar a doença de Blount, caracterizada pelo crescimento irregular da tíbia em decorrência do excesso de peso, ocasionando a tíbia vara; e epifisiólise da cabeça do fêmur, caracterizada pelo deslizamento da epífise femoral em relação à metáfise.

- Outras alterações: há risco, apesar de discutível, de desenvolvimento de hiperandrogenismo e da instalação precoce da síndrome dos ovários policísticos (conhecida também como "hiperandrogenismo ovariano funcional").

Abordagem diagnóstica

Anamnese

O diagnóstico da obesidade é clínico, com base na anamnese e no exame físico da criança. A anamnese deve ser realizada de maneira cuidadosa, tentando englobar todos os possíveis fatores que possam atuar como desencadeantes e perpetuadores do ganho de peso. Os hábitos de vida e a motivação da criança e de sua família para realizar as mudanças necessárias são informações de grande importância por identificar os riscos atuais e futuros de comorbidades. Aqui, como na maioria das doenças pediátricas, é muito importante que a criança seja avaliada de forma global. Além disso, verificar se o sobrepeso/obesidade é uma queixa do paciente/família ou um achado, o que pode dificultar a aderência a mudanças de hábitos de vida.

A história alimentar deve ser pormenorizada, enfocando a cronologia da introdução alimentar, a relação da família e da criança com o alimento, a importância social do ato de se alimentar e a disponibilidade de alimentos com alto valor energético. Além disso, deve-se questionar se há refeições fora de casa, quantas vezes por semana ou mês e quais os restaurantes ou *fast foods* prediletos. Em muitas famílias, o maior elo de interesse comum está no alimento, o qual é percebido como única fonte de prazer e de demonstração de afeto. Em nossa cultura, alimentar, mais frequentemente superalimentar, é sinônimo de amar.

O registro em diário alimentar é uma ferramenta que pode auxiliar na avaliação da ingestão calórica total, padrão alimentar, número e horário das refeições, consumo de guloseimas e composição das principais refeições. Esse registro pode ser solicitado na primeira consulta, orientando-se a criança ou a família para que anote todos os alimentos oferecidos e a quantidade ingerida durante 3 dias (2 dias da semana e 1 dia de fim de semana).

Especial atenção deve ser dada à rotina de vida do paciente, perguntando-se sobre o horário que acorda, quem toma conta da criança, período escolar, atividades praticadas nos momentos de lazer, número de horas em que assiste à televisão ou fica diante do computador e o convívio com outras crianças.

Também deve-se questionar sobre sinais ou sintomas de complicações da obesidade, dessa forma questionar sobre a presença de poliúria/polidipsia, visão borrada, vaginite fúngica ou corrimento em meninas e perda de peso sem explicação, todos que podem ser indicativos de diabetes. Atenção às queixas de cefaleias inexplicadas que podem ter relação com hipertensão ou apneia do sono; roncos, sono inquieto, cefaleias matinais, cansaço e comportamento desatento e hiperativo em crianças menores ou sono intenso durante o dia podem ter relação com apneia do sono; desconforto gastrointestinal pode ser manifestação de doença hepática não alcoólica; sintomas musculoesqueléticos e acne/hirsutismo (em meninas pré-púberes), além de irregularidade menstrual, podem ser relacionados com síndrome dos ovários policísticos.

Exame físico

A exemplo da anamnese, o exame físico da criança obesa deve focar a presença de comorbidades ou a possibilidade de doença de base. Os dados antropométricos devem ser realizados sempre pelo mesmo observador e na mesma balança, com a criança usando apenas roupas íntimas. É importante a aferição da pressão arterial, utilizando-se manguito e técnica adequados. O diagnóstico de hipertensão arterial é dado por meio de tabelas específicas de acordo com a idade, sexo e estatura da criança, após três medidas persistentemente alteradas.

A medida da circunferência abdominal é um dado que pode ser obtido nas crianças. É realizada com a fita métrica passando pelo ponto médio da distância entre o arco costal inferior (a última costela fixa) e a borda superior da crista ilíaca. O IDF inclui a medida de circunferência abdominal como uma definição para síndrome metabólica em crianças e adolescentes de 10 a 16 anos e como um achado de preocupação entre os 6 e 10 anos se estiver no p ≥ 90. O Departamento de Nutrologia da Sociedade de Pediatria usa a tabela de Freeman (Tabela 27.2).

Tabela 27.2 Distribuição em percentis da circunferência abdominal segundo gênero e idade.

Idade (anos)	Brancos							Negros						
	Meninos			Meninas			Meninos			Meninas		
	Percentil			Percentil			Percentil			Percentil		
	N	50	90	N	50	90	N	50	90	N	50	90
5	28	52	59	34	51	57	36	52	56	34	52	56
6	44	54	61	60	53	60	42	54	60	52	53	59
7	54	55	61	55	54	64	53	56	61	52	56	67
8	95	59	75	75	58	73	54	58	67	54	58	65
9	53	62	77	84	60	73	53	60	74	56	61	78
10	72	64	88	67	63	75	53	64	79	49	62	79

(Continua)

Tabela 27.2 Distribuição em percentis da circunferência abdominal segundo gênero e idade. (*Continuação*)

Idade (anos)	Brancos						Negros					
	Meninos			Meninas			Meninos			Meninas		
	Percentil			Percentil			Percentil			Percentil		
	N	50	90	N	50	90	N	50	90	N	50	90
11	92	68	90	95	66	83	58	64	79	67	67	87
12	102	70	89	89	67	83	60	68	87	73	67	84
13	82	77	95	78	69	94	49	68	87	64	67	81
14	88	73	99	54	69	96	62	72	85	51	68	92
15	58	73	99	58	69	88	44	72	81	54	72	85
16	41	77	97	58	68	93	41	75	91	34	75	90
17	22	79	90	42	66	86	31	78	101	35	71	105

Fonte: Adaptada de Tabela de Freedam, 1999 *In* Manual de Orientação – Departamento de Nutrologia, Sociedade Brasileira de Pediatria, 2008.

É importante a identificação de alterações fenotípicas, do tipo de distribuição da gordura e a observação de hirsutismo. No exame físico especial, maior atenção deve ser dada à palpação abdominal, à procura de dor à palpação e de hepatomegalia e ao exame do aparelho osteoarticular. No exame da pele identificar a presença de acantose.

Exames laboratoriais

A diretriz europeia de obesidade infantil de 2017 recomenda que seja feita a avaliação para potenciais comorbidades em crianças e adolescentes com IMC ≥ p85. A sugestão de exames dessa diretriz está na Tabela 27.3.

Tratamento

A abordagem terapêutica do paciente obeso visa uma mudança de estilo de vida, não só da criança, como de toda a família, sendo fundamental a participação de todos em prol do objetivo de perder peso. Dessa forma, o tratamento deve se basear em alguns pilares que são: motivação; dieta; atividade física; e apoio.

Tabela 27.3 Exames para avaliação de comorbidades em pacientes obesos e sobrepeso pediátricos.

Comorbidade	Exames e interpretação
Pré-diabetes HbA1c • Glicemia de jejum • GTT oral	5,7% até < 6,5% (imprevisibilidade do teste em crianças) Glicemia de jejum ≥ 100 mas < 126 mg/dL Glicemia 2 horas após estímulo ≥ 140 mas < 200 mg/dL
Diabetes *mellitus*	HbA1c ≥ 6,5% Glicemia de jejum ≥126 mg/dL (pós-jejum de 8 horas) Glicemia 2 horas após estímulo ≥ 200 mg/dL Paciente com sintomas de hiperglicemia: qualquer glicemia ≥ 200 mg/dL
Dislipidemia	Lípides em jejum Triglicérides (mg/dL) • De 0 a 9 anos < 75 aceitável, 75-99 limítrofe, ≥ 100 alto • De 10 a 19 anos < 90 aceitável, 90-129 limítrofe, ≥ 130 alto Colesterol LDL (mg/dL) < 110 aceitável, 110-129 limítrofe, ≥ 130 alto Colesterol total < 170 aceitável, 170-199 limítrofe, ≥ 200 alto Colesterol HDL < 40 baixo, 40-45 limítrofe, > 45 aceitável Colesterol não-HDL < 120 aceitável, 120-144 limítrofe, ≥ 145 alto

(*Continua*)

Tabela 27.3 Exames para avaliação de comorbidades em pacientes obesos e sobrepeso pediátricos. (*Continuação*)

Comorbidade	Exames e interpretação
Pré-hipertensão e hipertensão	De 1 a 13 anos de acordo com sexo, idade e altura PA > p 90 a < p 95 ou 120 × 80 mmHg até p95: pressão elevada PA ≥ p 95 e < p 95 + 12 mmHg ou 130 × 80 até 139 × 89: estágio 1 de hipertensão PA ≥ p 95 + 12 mmHg ou ≥ 140 × 90 mmHg: estágio 2 de hipertensão ≥ 13 anos de acordo com sexo, idade e altura PA 120 × 80 a 129 × 80 mmHg: pressão elevada PA 130 × 80 a 139 × 89 mmHg: estágio 1 de hipertensão PA ≥ 140 × 90 mmHg: estágio 2 de hipertensão = pré-hipertensão PA ≥ 140/90 até 159/99 mmHg = estádio 1 de hipertensão PA ≥ 160/100 até 179/109 mmHg = estádio 2 de hipertensão PA > 180/110 = estádio 3 de hipertensão
Doença hepática não alcoólica	ALT > 25 U/L (meninos) e > 22 U/L (meninas)
Síndrome de ovário policístico	Testosterona livre e total e SHBG
Apneia obstrutiva do sono	Se história positiva, polissonografia noturna e se não disponível oximetria noturna

Fonte: Desenvolvida pela autoria.

Motivação

A maioria dos pacientes nos quais o diagnóstico de obesidade foi firmado em consulta de rotina não procurara o pediatra com essa queixa. Dessa forma, é um diagnóstico que não preocupa a família e nem a criança. Cabe ao pediatra criar uma motivação/preocupação para o tema, já que se não houver participação da família, não haverá sucesso no tratamento.

A forma mais comum de se tentar atingir essa motivação é por meio da orientação, descrevendo-se os riscos da obesidade de forma clara e ponderando-se a manutenção do peso, pois a criança está em crescimento vertical, o que, na maioria das vezes, é suficiente para normalização dos parâmetros antropométricos.

Embora a orientação seja uma parte importante da consulta médica, não se deve esperar que ela seja suficiente para mudar o estilo de vida de toda uma família. É muito importante que o pediatra pergunte para a família o que ela pensa em relação ao peso e divida com ela as possibilidades de mudança de estilo de vida. Não há a necessidade que todas essas mudanças ocorram ao mesmo tempo, podem ser paulatinas, desde que a decisão seja compartilhada e aceita por todos.

Orientação dietética

O tratamento dietético visa:

- Uma dieta adequada e equilibrada para a idade, que deve ser suficiente para manter o crescimento e desenvolvimento adequado para a criança. Deve suprir as necessidades diárias de nutrientes, satisfazendo as necessidades fisiológicas. Em geral, não se orienta dieta restritiva para crianças, pois, além de ser considerada punitiva pelas crianças, na maioria das vezes não é necessária e não consegue atingir o objetivo final do tratamento, que é a mudança de padrão alimentar da família. As dietas hipocalóricas devem ser restritas a pacientes com comorbidades associadas como hipertensão ou diabetes;
- incentivar hábitos alimentares corretos e modificar os incorretos;
- sugerir dietas flexíveis e, de certa forma, individualizadas para aquela família, já que dietas fechadas e rígidas costumam ter baixa adesão;
- adequar consistência, número e horário das refeições. As refeições devem ser realizadas em local calmo, de preferência com a participação dos familiares, sem a realização de outras atividades concomitantemente, como ver televisão, para que a atenção seja centrada na refeição, evitando-se a aceitação de porções maiores apenas pelo automatismo de se alimentar;
- atentar para a quantidade de alimento oferecido. Lembrar que as crianças comem quantidade menor do que um adulto e, portanto, evitar pratos industrializados prontos que vêm com quantidades maiores que as necessárias;
- orientar a pessoa que preparará a refeição quanto ao uso de óleo, dando preferência a alimentos cozidos, grelhados ou assados. Tentar fazer opções menos calóricas, como molho vermelho em vez de molho branco.

A anamnese alimentar inicial deve ser detalhada para conter os dados que facilitem saber qual a inadequação inicial, para que se possa discutir com a família a possibilidade de mudança. Vale salientar novamente que não é necessário que todas as mudanças sejam feitas ao mesmo tempo. Podem-se escalonar as mudanças na medida em que o pediatra divide essa responsabilidade com a família e situa quais são as verdadeiras possibilidades de mudança.

Pode ser utilizado, para uma próxima consulta, o diário ou recordatório alimentar. Com ele, é possível saber a ingestão calórica total, padrão alimentar, número e horário das refeições, consumo de guloseimas e composição das principais refeições. Idealmente, o diário deveria conter as informações de 2 dias de semana e um de fim de semana, para possibilitar a identificação das variações entre a rotina semanal e a diferença para o fim de semana.

Após a análise do diário, é possível reforçar os hábitos adequados e modificar os inadequados da seguinte maneira:

1. adequação da dieta pela idade e condição social do paciente;
2. número de refeições por dia, adequados à idade da criança;
3. diminuição de alimentos altamente calóricos como frituras, doces e massas com cremes;
4. aumento do consumo de fibras; e
5. usar porções pequenas, sentar-se à mesa e não realizar outras atividades concomitantes.

Atividade física

O aumento da atividade física é uma importante ferramenta no tratamento de obesidade, tanto para a perda de peso inicial como para sua manutenção. Sabe-se que o tempo gasto assistindo à televisão é diretamente relacionado com a prevalência de obesidade em crianças. O mesmo é válido para o uso de videogames e computador.

O estímulo à atividade física deve ser fundamentado no estilo de vida da família, sendo aconselhável a criação de uma rotina diária e regular de exercício físico da preferência do paciente e dentro das possibilidades da família. É melhor um exercício diário e de média intensidade do que exercícios duas a três vezes por semana e extenuantes, que geralmente são acompanhados por aumento de apetite e diminuição da atividade nos dias subsequentes. Pode-se orientar caminhada, jogar bola, andar de bicicleta entre outras, desde que a atividade seja contínua e por pelo menos 30 minutos.

Além disso, orientar pequenas mudanças no cotidiano que ajudam o paciente e a família a serem mais ativos, como preferir escadas a elevadores, trocar o caminho mais curto pelo mais longo, descer do ônibus um ponto antes para aumentar a caminhada ou mesmo fazer o caminho para escola ou outros locais a pé.

Tratamento medicamentoso

O tratamento com medicamentos para crianças e adolescentes com obesidade só deve ser considerado após um programa intensivo de mudança do estilo de vida que teve falha em limitar o ganho de peso ou melhorar as comorbidades. Não há indicação de tratamento medicamentoso para pacientes < 16 anos com sobrepeso. O uso de medicações deve ser associado com a modificação de estilo de vida e só deve ser usado por especialistas que tenham familiaridade com o manejo dos medicamentos e seus eventos adversos. Caso o paciente não apresente uma redução de 4% do IMC em 12 semanas de uso da medicação, esta deverá ser reavaliada/suspensa.

Orlistat

Único medicamento aprovado nos Estados Unidos para uso em adolescentes de 12 a 16 anos. O orlistat é um inibidor das lipases gastrointestinais, reduzindo a absorção intestinal de gordura em cerca de 30%, mas tem o importante efeito colateral gastrointestinal. Deve ser tomado a cada refeição, reduzindo sua utilidade em crianças e adolescentes que frequentam escola. Pela sua ação na absorção de lípides, parece também ter um evento adverso na absorção de vitaminas E e D. Cerca de 50% dos pacientes pediátricos discontinuam seu uso no 1º mês, 75% em 3 meses e apenas 10% mantêm o uso por 6 meses.

Tratamento cirúrgico

O tratamento cirúrgico (cirurgia bariátrica) é recomedada pela diretriz europeia nas seguintes situações:

- paciente com desenvolvimento puberal Tanner 4 ou 5 e na altura final ou próximo a ela. O paciente deve ter IMC > 40 kg/m² ou IMC > 35 kg/m² e comorbidades graves;
- a obesidade extrema e as comorbidades persistirem mesmo após programa de modificação de estilo de vida com ou sem farmacoterapia;
- avaliação psicológica que confirme a estabilidade e a competência da família, além do paciente não ter nenhuma outra doença psiquiátrica não tratada;
- o paciente mostre habilidade de adesão aos princípios da dieta saudável e à atividade física;
- o paciente tenha acesso a um cirurgião com experiência em cirurgia bariátrica.

Prevenção

A prevenção é a melhor maneira de diminuir a obesidade. Os pediatras devem fornecer aos pacientes as orientações para alimentação saudável e hábitos de atividade física, evitando o sedentarismo. Intervir precocemente no uso de alimentos ricos em calorias e pobres em nutrientes (como refrigerantes, *fast food* e lanches ricos em gordura) é fundamental. Atenção especial deve ser dada ao tamanho das porções oferecidas, diminuir as gorduras saturadas em maiores de 2 anos, adequar a quantidade de frutas, fibras e vegetais, orientar para que haja horário para as refeições (principalmente café da manhã) e que haja também regularidade na oferta de alimentos, evitando guloseimas. Se a criança tiver uma dieta saudável e um hábito de vida com atividades físicas regulares, ela não desenvolverá sobrepeso/obesidade.

■ BIBLIOGRAFIA CONSULTADA

Almeida, RR. Obesidade no Brasil; Brasil Escola. Disponível em: <http://brasilescola.uol.com.br/saude-na-escola/obesidade-no-brasil.htm> (27 set. 2017).

August GP, Caprio S, Fennoy I, et al. Prevention and treatment of pediatric obesity: an Endocrine Society Clinical Practice Guideline Based on Expert Opinion. J Clin Endocr Metab. 2008;93(12):4576-99.

Flynn JT, Kaelber DC, Baker-Smith CM, et al. Clinical practice guideline for screening and management of high blood pressure in children and adolescents. Pediatrics. 2017;140(3).pii:e20171904. Doi:10.1542/peds.2017-1904. Epub 2017 Aug 21.

Klish, WJ. Clinical evaluation of the obese child and adolescent. UptoDate. Feb 2010.

Nunes AA, Nunes MSS, Silva AS, Mello LM. Obesidade na Infância. Pediatria Moderna. Jul 2015;51(7):263-272.

Obesity in Children and Adolescents. Obesity Working Group. J Pediatr Gastroenterol Nutr. Aug 2008;47(2)254-259.

Resegue R, Travassos ACC. Obesidade. In: Sucupira ACL, et al. (eds.). Pediatria em consultório. 5. ed. São Paulo: Sarvier, 2010:357-79.

Sampei MA, Sigulem DM. Field methods in the evaluation of obesity in children and adolescents. Rev Bras Saúde Matern Infant. 2009 Mar;9(1)21-29.

Styne DM, Arslanian SA, Connor EL, et al. Pediatric obesity – assessment, treatment and prevention: An Endocrine Society Clinical Practice Guideline. J Clin Endocrinol Metab. March 2017;102(3):709-757.

Marcha Atópica

28.1 Dermatite Atópica

■ Luciana Maragno   ■ Daleth Rodrigues Scaramuzzi

Introdução

A dermatite atópica (DA) é uma condição dermatológica crônica e pruriginosa, de gravidade variável, geralmente com curso recidivante, e grande impacto na qualidade de vida dos pacientes. Ela representa um dos mais, senão, o mais importante diagnóstico dentro do grupo de doenças denominadas "eczemas", caracterizado por eritema, edema, infiltração, vesiculação, secreção, crostas, escamas, liquenificação e prurido.

A DA faz parte da doença atopia, classicamente manifestada pelo quadro cutâneo, asma e rinite alérgica. Aproximadamente 30% das crianças com DA desenvolvem asma e 35%, rinite alérgica. Mais recentemente, a alergia alimentar, a esofagite eosinofílica e a gastroenterite foram adicionadas à lista de doenças associadas.

Historicamente, a DA foi descrita primeiramente por Besnier, em 1892, como *prurigo diasthétique*. Somente em 1933 que o termo "dermatite atópica" foi utilizado por Wise e Sulzberger e, 2 anos após, Hill e Sulzberger caracterizaram essa entidade clínica.

Algumas raras doenças nutricionais, metabólicas e imunológicas podem se apresentar com um quadro clínico eczematoso bastante semelhante ao da DA e cabe ao profissional responsável pelo caso suspeitar também destas enfermidades.

Epidemiologia

A DA é a dermatose inflamatória crônica mais comum da primeira infância, caracterizada pela inflamação, pele seca, prurido, escoriações, crostas e liquenificação, além de grande impacto social, emocional e financeiro aos pacientes e cuidadores.

Afeta de 10% a 15% das crianças e de 1% a 3% dos adultos. A doença ocorre geralmente antes dos 7 anos, em torno de 90% dos casos. Não parece haver predileção por algum sexo, apesar de alguns estudos mostrarem ligeira predominância no sexo feminino.

Aproximadamente, 60% das crianças com DA têm remissão espontânea antes da adolescência, embora em alguns casos possa haver recidiva na idade adulta. Entre os fatores de risco para um curso mais prolongado, estão: início precoce dos sintomas; gravidade da doença; associação com asma; rinite alérgica; e antecedente familiar.

A prevalência da DA aumentou consideravelmente nos últimos 50 anos, com taxas atuais de 15% a 29% nos Estados Unidos, Europa, Japão e outros países industrializados e taxas menores, porém ainda crescentes, nas nações em desenvolvimento. A presença de outras desordens atópicas associadas, como asma e rinite alérgica, é observada em cerca de 80% dos casos.

Fatores ambientais são importantes na expressão da doença. Estudos epidemiológicos demonstraram que a DA é mais frequente em classes socioeconômicas mais altas, famílias pequenas, ambientes urbanos e maior nível de escolaridade dos pais. Esses achados são justificados pela "teoria da higiene" que atribui à alergia um menor contato com determinados antígenos ambientas, por exemplo, ácaros, vírus e bactérias, que estimulariam setores específicos do sistema imunológico.

Estudos epidemiológicos sobre fatores de risco para o desenvolvimento de DA têm apontado forte e consistente associação com histórico familiar de atopia (p. ex., asma, rinite alérgica, dermatite atópica) e mutações relacionadas ao gene da filagrina (FLG). Quando um dos pais tem DA, a probabilidade de que o filho tenha a mesma dermatose é de 56%. Esse número aumenta para 81% caso ambos os pais tenham DA. Há um valor preditivo maior se o histórico for materno. O índice de concordância entre gêmeos monozigóticos é de 86%; em contrapartida, em gêmeos dizigóticos, é de 22%.

Com relação ao gene FLG, quanto à função de barreira cutânea, evidências revelam associação com o desencadeamento precoce e mais grave da doença, assim como de manifestações respiratórias e alergia alimentar.

Por fim, a exposição a certos alimentos e a animais de estimação em casa, tabagismo materno e elevado peso ao nascer permanecem com associação incerta em decorrência de dados conflitantes.

Etiopatogenia

A patogenia da DA, ainda não completamente conhecida, envolve uma interação de fatores genéticos, imunológicos, infecciosos e ambientais. Acredita-se que os dois pilares etiopatogênicos da DA são a disfunção da barreira epidérmica e consequente perda de água transepidérmica e desregulação do sistema imunológico, inato e adaptativo.

Duas hipóteses sobre o mecanismo da DA são propostas:

1. Um distúrbio imunológico, mediado por IgE, resultaria na disfunção da barreira epitelial em virtude do processo inflamatório;
2. Há um defeito intrínseco nas células epidérmicas dos pacientes atópicos responsável pela alteração da barreira epidérmica, associado a mecanismos imunológicos, considerados epifenômenos.

Há grande polimorfismo genético na DA, com expressão variável e ainda parcialmente conhecido, porém muito provavelmente relacionado à grande variedade de manifestações clínicas, resposta aos tratamentos convencionais, associação com outras manifestações atópicas e prognóstico. Grupos de genes que codificam proteínas epiteliais e componentes da cascata inflamatória estão interligados na etiopatogenia da DA.

A DA tem sido altamente relacionada a genes do complexo de diferenciação epidérmica localizados no cromossomo 1q21, particularmente o gene FLG. Apesar da forte associação com DA, assim como manifestações atópicas outras, 18% a 48% dos doentes com DA apresentam mutações nulas do gene FLG e, reciprocamente, cerca de 40% dos indivíduos com essas mutações não desenvolvem a doença. Entre os atópicos, mutações no gene FLG estão relacionadas à DA de início precoce e propensão para asma.

O mapeamento genético de famílias afetadas tem ocasionado a identificação de outras regiões cromossômicas, que também poderiam resultar no desenvolvimento da DA, entre eles estão genes relacionados às citocinas e aos receptores da imunidade inata.

Defeitos, tanto na estrutura como na função da barreira epidérmica, estão presentes da DA. A função da filagrina está relacionada à montagem do envelope corneificado epidérmico, de tal forma que a diminuição dos produtos da clivagem da filagrina afetam os níveis do fator de hidratação natural e o pH da pele, resultando em aumento da perda transepidérmica de água, assim como da permeabilidade cutânea e suscetibilidade a antígenos variados, a exemplo de irritantes, alérgenos e até mesmo infecciosos e redução da capacidade de retenção da água.

Soma-se a esse fator a redução dos níveis de ceramidas (1 e 3) e dos níveis de sulfato de colesterol na barreira epidérmica, importantes moléculas mantenedoras de água e anormalidades na expressão de junções de oclusão na camada granulosa da epidérmica. Todas essas alterações provocam aumento de perda de água transepidérmica e aumento da permeabilidade epidérmica a variados antígenos, estimulando a inflamação cutânea.

O processo inflamatório decorrente das alterações na barreira cutânea dos atópicos é complexo, visto que envolve tanto as células do sistema imune como aquelas que compõem a própria pele, entre elas os queratinócitos. Os queratinócitos, que têm papel fundamental na manutenção da integridade da pele, após estímulos como coçadura, produzem quimiocinas e citocinas pró-inflamatórias (entre elas, fator de necrose tumoral alfa (TNF-α), fator estimulador de colônia granulócito-macrófago/GM-CSF, CCL5), além de serem fontes de peptídeos antimicrobianos, entre eles as catelicidinas e as betadefensinas, que agem impedindo a proliferação bacteriana, além de apresentarem potente atividade antiviral. Postula-se atualmente que, na dermatite atópica, há redução desses peptídeos, justificando, assim, a maior tendência à infecção de pele nessa população.

A resposta imune adaptativa envolvida nessa doença caracteriza-se por ser bimodal, ou seja, na fase aguda predominam citocinas da classe Th2, especialmente IL-4, IL-5 e IL-13, relacionadas à eosinofilia, à síntese de IgE e à produção de histamina pelos mastócitos; porém, na fase crônica, a resposta é predominantemente Th0 e Th1, com predomínio de interferon-gama. Recentemente também se observou um aumento de células Th17 na fase aguda e a participação de células Th22, na doença crônica, com produção de IL-22, que inibiria a diferenciação terminal e induziria a hiperplasia epidérmica.

Entre os antígenos que poderiam atuar como desencadeantes ou até mesmo mantenedores da inflamação cutânea, estão os microrganismos. A barreira antimicrobiana está comprometida na DA por vários mecanismos, entre eles, barreira física deficiente, pH aumentado, que pode permitir maior aderência e multiplicação bacteriana, defeitos nos receptores de *toll-like* (TLR), diminuindo a capacidade de reconhecimento de agentes antimicrobianos associados à redução da síntese de peptídeos antimicrobianos pelos queratinócitos. Isso predispõe os indivíduos atópicos a infecções de pele por bactérias, vírus e até mesmo por fungos dermatófitos.

Um achado bastante relevante na DA é a colonização na pele dos atópicos pelo *S. aureus*. Comparando-se indivíduos sem atopia, cuja colonização por esse agente é de 5% a 30%, entre os atópicos, esses números alcançam 80% a 100% dos casos, de acordo com a população estudada.

Atualmente, estudos têm demonstrado que o *S. aureus* não é apenas um colonizador, mas provavelmente está relacionado ao desencadeamento de múltiplas cascatas inflamatórias, seja por modular a resposta imune, seja por atuar como superantígenos por meio da liberação de enterotoxinas, induzindo a ativação policlonal de linfócitos T e macrófagos, ou até mesmo diminuindo a resposta das células T aos esteroides, um dos principais tratamentos para controle dessa dermatose. Corroborando esses achados, pesquisas demonstram que há uma correlação entre a gravidade da DA e a presença de anticorpos IgE enterotoxina-específica.

O prurido é o principal sintoma responsável pela limitação na qualidade de vida entre os atópicos. Recentemente, demonstrou-se que o prurido da DA é resultante da interação de neuropeptídios, proteases, cininas, citocinas e uma série de outros peptídeos independentes da histamina. A interleucina 31 (IL-31) é uma citocina, produzida por células T, que aumenta a sobrevida de células hematopoiéticas e estimula a produção de citocinas pró-inflamatórias pelas células epiteliais, muito envolvidas no prurido da DA. Já foi demonstrado que a IL31 e seus receptores estão expressos em maior quantidade na pele com lesão de atopia, são fortemente prurigênicos, além de ser estimulados pelas exotoxinas estafilocóccicas in vitro.

O impacto da exposição a alimentos no desenvolvimento da DA é controverso. A incidência de alergia alimentar entre os atópicos é variável. Embora alguns estudos demonstrem incidência variando de 20% a 40% das crianças com menos de 4 anos, DA moderada a grave e alergia respiratória, não está clara a importância da exposição aos alimentos no desencadeamento e no curso da dermatose. Os alimentos mais relacionados à DA e alergia alimentar são ovo, leite, amendoim, soja, trigo, peixe e noz.

Entretanto, a literatura mundial considera que, em até 30% dos pacientes com DA grave, sobretudo em crianças abaixo dos 3 anos de idade, os alérgenos alimentares poderiam exacerbar os sintomas de DA. Verificou-se que esses pacientes podem apresentar agudização do sintoma cutâneo ou até mesmo desencadeamento de urticária quando expostos a certos alimentos, como já descrito.

Com relação aos alérgenos aéreos, há evidências clínicas da melhora do quadro cutâneo quando se restringe à exposição a esses antígenos ambientais, porém muito se discute sobre a indicação, a real positividade e a empregabilidade do *patch test* a esses antígenos.

Por fim, a influência dos fatores emocionais na evolução da DA é indiscutível, com grande impacto na qualidade de vida do doente, assim como de toda a família. Entre 40% e 70% dos atópicos responsabilizam os fatores psicológicos como principais desencadeantes das crises. Há correlação dessa dermatose com quadros de ansiedade, depressão, agressão e estresse interpessoal.

Quadro clínico

A manifestação inicial da doença comumente é observada entre os 3 e 6 meses de idade. Sessenta por cento dos pacientes desenvolvem o quadro clínico no 1º ano de vida e 90%, até os 5 anos de idade. A DA é geralmente a primeira manifestação clínica da "marcha atópica", teoria que descreve a evolução natural da manifestação atópica nos pacientes, embora muito discutida na atualidade, pois não necessariamente ocorre progressão das manifestações e/ou a sequência e faixa etária da manifestação possam também variar.

O sintoma predominante na DA é o prurido, frequentemente intenso e de difícil controle, com piora ao estresse e à sudorese.

Com relação ao quadro cutâneo, existem três fases relacionadas à idade na DA: fase de lactente (até os 2 anos de idade); fase da infância ou pré-puberal (2 aos 12 anos); e fase do adolescente/puberal (entre 12 e 18 anos). Durante cada fase, há predileção por topografias específicas e o padrão de lesão elementar pode apresentar variações.

As lesões elementares características da DA e, portanto, dos eczemas, podem ser divididas em agudas, subagudas e crônicas. As lesões agudas caracterizam-se por eritema, edema, vesiculação e secreção; quando o eritema e o edema diminuem de intensidade e predominam a secreção e as crostas sero-hemáticas, denomina-se "eczema subagudo". E, por fim, a forma crônica caracterizada pela liquenificação (lesão elementar caracterizada por espessamento da pele, com acentuação dos sulcos próprios da pele e hipercromia). Essas lesões podem evoluir sequencialmente ou, na maioria das vezes, coexistirem.

Na fase do lactente, a doença se inicia pela face, sobretudo regiões malares, poupando o maciço central, couro cabeludo, regiões periauriculares, região cervical e face lateral, extensora dos braços, geralmente por volta do 3º mês de vida. O tronco pode ser acometido, porém a área da fralda é geralmente poupada (Figuras 28.1 e 28.2).

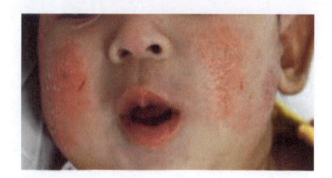

Figura 28.1 Dermatite atópica do lactente.
Fonte: Acervo da autoria.

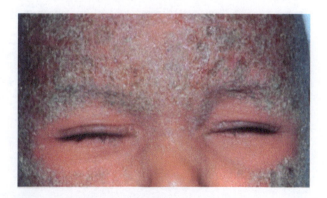

Figuras 28.2 Dermatite atópica do lactente.
Fonte: Acervo da autoria.

Nessa fase, as lesões tendem a ser mais exsudativas e com menor tendência à liquenificação. O prurido é variável, porém frequentemente intenso, deixando a criança agitada e com dificuldade para manter o sono. Após o 3º mês, quando a criança começa a entender o sintoma prurido e desenvolve a capacidade de coçar, aparecem as escoriações e a tendência a infecções secundárias.

Na infância, as lesões cutâneas predominam nas áreas flexoras das extremidades, principalmente fossas antecubitais e poplítea, mas a face, a região cervical, pulso, tornozelo e as pregas entre as coxas e os glúteos também são comumente afetadas (Figuras 28.3 e 28.4). As mãos estão comumente acometidas, por vezes, com fissuras e distrofias ungueais.

O quadro clínico nessa faixa etária é geralmente subagudo e crônico, com prurido variável, porém frequentemente intenso e contínuo. Infecção secundária nesse período é menos comum do que na fase do lactente. O quadro evolui por surtos, podendo ser um contínuo do estágio anterior ou não, assim como evoluir para a fase puberal ou, até mesmo, desaparecer.

A partir da puberdade, as lesões tendem a se concentrar preferencialmente na face, dorso, pulsos, dobras flexoras dos membros, mãos e dorso dos pés. As lesões tendem a ser mais eritematosas, por vezes, descamativas, pouco exsudativas. O prurido é variável, porém com escoriações e liquenificação frequentes. A evolução é por surtos, apresentando períodos de crises intercaladas com períodos assintomáticos, sendo a infecção secundária nessa fase incomum (Figura 28.5).

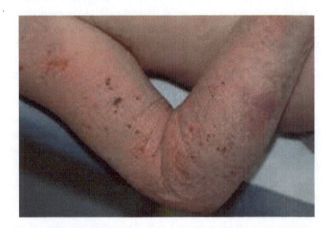

Figura 28.5 Dermatite atópica do adolescente.
Fonte: Acervo da autoria.

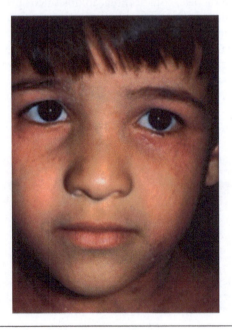

Figuras 28.3 Dermatite atópica na infância.
Fonte: Acervo da autoria.

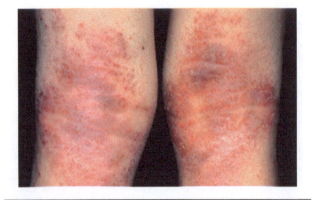

Figuras 28.4 Dermatite atópica na infância.
Fonte: Acervo da autoria.

Existem outros achados clínicos que estão muito associados à DA e que corroboram o diagnóstico, porém não exclusivas da doença, são eles: xerose; ictiose vulgar; queratose pilar; pitiríase alba; dobra ou linha de Dennie-Morgan; hiperlinearidade palmoplantar; queilite e escurecimento infraorbital (olheiras); alterações oculares (ceratoconjuntivite, prurido, fotofobia, ceratocone, catarata subcapsular); e rarefação ou ausência de pelos no terço lateral das sobrancelhas (sinal de Hertogue).

Além das manifestações predominantes, outros quadros clínicos também podem se apresentar associados ou isoladamente nos atópicos, entre eles: polpite atópica (descamação e eritema das polpas digitais das mãos e dos pés, Figura 28.6); dermatite crônica de mãos e pés; eczema de mamilos e vulva; disidrose (vesículas na face lateral dos dedos das mãos e/ou dos pés e nas palmas e plantas, Figura 28.7); eczema numular (lesões eritematoexsudativas ou eritematocrostosas ou, até mesmo, eritematodescamativas, em formato de moedas, sobretudo nos membros, Figura 28.8) e eritrodermia (eritema e descamação em mais de 90% da superfície corpórea).

As infecções cutâneas, virais ou bacterianas, são as complicações mais comuns nesses doentes. As infecções pelo *Staphylococcus aureus* são frequentes, podendo simplesmente manifestar-se como piora do quadro eczematoso. Entre as virais, destaca-se a erupção variceliforme de Kaposi (EVK). Causada pelo vírus herpes simples, a EVK caracteriza-se por um quadro febril, toxêmico e com lesões vesicopustulosas, umbilicadas, disseminadas, sobretudo, nas áreas acometidas pelo eczema (Figura 28.9).

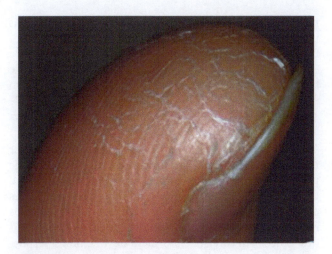

Figura 28.6 Polpite atópica. V
Fonte: Acervo da autoria.

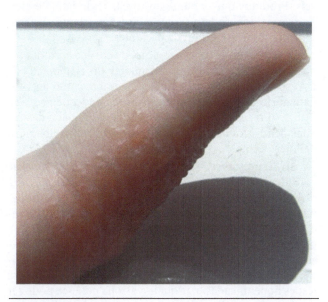

Figura 28.7 Disidrose.
Fonte: Acervo da autoria.

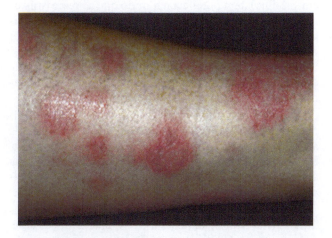

Figura 28.8 Eczema numular.
Fonte: Acervo da autoria.

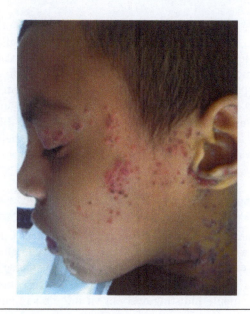

Figura 28.9 Erupção variceliforme de Kaposi.
Fonte: Acervo da autoria.

Diagnóstico

O diagnóstico da dermatite atópica é eminentemente clínico, levando-se em consideração história pessoal e familiar de atopia, pele seca (xerose), prurido e características morfotopográficas descritas anteriormente.

Em 1980, dois grandes estudiosos de DA, Hanifin e Rajka, propuseram critérios diagnósticos para a doença, sendo que são necessários três critérios maiores e três, ou mais, critérios menores para o diagnóstico (Quadro 28.1).

Quadro 28.1 Critérios diagnósticos de Hanifin e Rajka para o diagnóstico de dermatite atópica (1980).

Critérios maiores
1. Prurido
2. Morfotopografia das lesões características de cada fase da manifestação do quadro cutâneo
3. Tendência à dermatite crônica e recidivante
4. História pessoal ou familiar de atopia
Critérios menores
Xerose; ictiose, hiperlinearidade palmoplantar ou queratose pilar; hiperatividade do tipo I; imunoglobulina E (IgE) sérica elevada; início precoce da dermatite atópica; tendência a infecções cutâneas por *Staphylococcus aureus* e herpes simples ou imunidade celular diminuída; tendência à dermatite inespecífica crônica de mãos e pés; eczema dos mamilos; queilite; conjuntivite recorrente; prega infraorbital de Dennie-Morgan; ceratocone; catarata subcapsular anterior; escurecimento periorbitário; eritema ou palidez facial; pitiríase alba; dobra cervical anterior; prurido ao suar; intolerância à lã e a solventes lipídicos; acentuação da área perifolicular; intolerância alimentar; curso influenciado por fatores emocionais e ambientais; dermografismo branco

Fonte: Adaptado de Hanifin e Rajka; 1980.

Até o momento não há teste laboratorial específico para o diagnóstico de DA. Os níveis séricos de IgE estão elevados em aproximadamente 70% a 80% dos pacientes, geralmente associados à eosinofilia, associação com doença respiratória e gravidade da doença, embora, em casos graves, possam ser encontrados níveis normais de ambos.

O exame histopatológico pode ser útil para diferenciar a DA de outros processos inflamatórios de pele, porém não são patognomônicos e não diferem das outras formas de eczema.

Diagnósticos diferenciais

Entre os principais diagnósticos diferenciais de DA estão a dermatite seborreica, a dermatite de contato, psoríase, escabiose, ictiose, tinha do corpo e queratose pilar.

Na fase do lactente, a dermatite seborreica pode ser praticamente indistinguível em virtude da similaridade dos locais envolvidos e da morfologia das lesões. Lembrar que a dermatite seborreica tem início por volta da 6ª semana de vida e faz parte de grupo das doenças eritematodescamativas, com escamas amareladas, gordurosas, aderentes sobre base eritematosa sobretudo nas regiões de dobras, inclusive área das fraldas, face (acometendo o maciço central) e couro cabeludo.

A escabiose pode ser um diagnóstico diferencial que mereça uma atenção especial, pois, às vezes, é difícil o diagnóstico porque ambas apresentam prurido importante e pelo fato de a prova terapêutica para a infestação piorar no caso de DA. Observar a morfotopografia das lesões, saber se houve início abrupto da dermatose e questionar sobre epidemiologia entre os moradores da mesma casa.

Por fim, raros, porém não menos importantes, estão os distúrbios nutricionais, as anormalidades metabólicas e as imunodeficiências, que devem ser suspeitados em casos mais graves, com pouca resposta ao tratamento convencional e, principalmente, quando há associação com déficit de crescimento, diarreia, infecção e/ou outros sinais clínicos em outros órgãos.

Tratamento

Os objetivos do manejo da DA são direcionados para a redução dos sinais e sintomas da doença e diminuição da frequência e gravidade dos surtos. Para isso, devemos iniciar a educação dos pacientes e também dos cuidadores a respeito da natureza crônica da doença, os possíveis desencadeantes e agravantes, os objetivos do tratamento e toda a questão psicossocial envolvida nessa doença.

Os pilares do tratamento para DA são: hidratação cutânea; controle da inflamação; controle do prurido; imunossupressão sistêmica; e tratamento das complicações (infecções).

A hidratação da pele é a base da terapia da DA, objetivando a umectação do estrato córneo, estabilização da função da barreira cutânea, assim como redução da necessidade do uso de corticosteroides (principal medicação usada na DA). Ela é obtida com o cuidado nas técnicas do banho e com aplicações frequentes de emolientes ou hidratantes. A frequência de banho adequada é controversa, porém não se discute a importância de banhos rápidos, com água morna, pouco sabonete e sem esponja, para que, dessa forma, não ocorra muita perda de água transepidérmica por evaporação e não se diminua ainda mais a barreira lipídica da pele desses pacientes.

A aplicação de emolientes ou hidratantes deve ser feita em todo o corpo, pelo menos duas vezes ao dia, de preferência logo após o banho, com a pele ainda úmida. O uso de hidratantes deve ser contínuo, mesmo nas fases de remissão da doença. Estudos têm demonstrado que os emolientes podem reduzir a necessidade de corticosteroides tópicos em cerca de 50%, além de melhorar a resposta a essa medicação. Não há um emoliente ou hidratante preferencial, entretanto, ele deve conter menos aditivos, fragrâncias ou outros potenciais sensibilizadores possíveis. Produtos que contenham ureia, ácido lático e alfa-hidroxiácidos podem irritar e arder, portanto deverão ser evitados nesse grupo de pacientes.

Para o controle da inflamação, os corticosteroides tópicos ainda se mantêm como pilares do tratamento da DA, sobretudo pela sua excelente eficácia como anti-inflamatório e perfil de segurança bastante vantajoso. Seu principal mecanismo de ação é inibir a atividade das células dendríticas e dos linfócitos, impedindo a liberação de interleucinas.

Ao se prescrever um corticosteroide tópico, deve-se considerar a potência, o veículo e a quantidade aplicada da medicação. De maneira geral, nos casos com lesões nas dobras, sobretudo, área das fraldas e na face, está indicado o corticosteroide de baixa potência (Quadro 28.2), pela maior absorção da medicação nessas regiões. Nas lesões localizadas em pele mais espessas, os corticosteroides de média potência são mais eficazes. Contudo, para lesões liquenificadas, nas quais a atrofia cutânea pode ser de algum benefício, indicam-se os corticosteroides de potência alta ou de média potência.

As pomadas, medicações em meio mais oleoso (p. ex., em vaselina), têm potência maior do que o creme (mistura água e óleo, com predomínio do meio aquoso), comparando-se o mesmo princípio ativo. Se há maior efeito com a pomada, os efeitos colaterais também são maiores. Sendo assim, deve-se evitar pomadas na face e região de dobras. Nas lesões agudas e subagudas, estão mais indicados os cremes; já nas lesões crônicas, as pomadas.

Com relação à quantidade a ser aplicada, uma unidade correspondente à ponta do dedo (a quantidade da articulação interfalangiana distal até a ponta do dedo, aproximadamente, 0,05 g) dever ser aplicada sobre uma área equivalente a duas palmas de adultos. São indicados nos surtos, por 3 a 7 dias, para se alcançar o controle.

A oclusão, seja por material plástico, seja por compressas úmidas (*wet wraps*), aumenta a efetividade da medicação, assim como os efeitos colaterais. Desta maneira, essa opção terapêutica dever ser utilizada de forma cautelosa, sobretudo em casos graves e em lesões espessas e resistentes.

Quadro 28.2 Potência de corticosteroides tópicos.

Corticosteróides tópicos	Veículos
Baixa potência	
Hidrocortisona 1%	Creme, pomada
Mometasona 0,1%	Creme
Média potência	
Metilprednisolona	Creme, pomada, solução
Desonida	Creme, pomada
Valerato de betametasona 0,1%	Creme, pomada
Alta potência	
Dipropionato de betametasona 0,05%	Creme, pomada
Propionato de clobetasol	Creme, pomada, loção

Fonte: Desenvolvido pela autoria.

Quanto aos efeitos colaterais mais frequentes relacionados à corticosteroideterapia tópica, estão infecções locais, atrofia cutânea, estrias, alterações da pigmentação, hipertricose, fragilidade vascular e telangiectaias, erupção acneiforme e catarata. Já com relação aos sintomas sistêmicos, sobretudo relacionados à supressão do eixo hipotálamo-hipófise-adrenal, eles são mais raros e decorrem do uso inadequado da medicação em relação à potência, extensão da área tratada e duração do tratamento. Não há evidências científicas de redução da velocidade de crescimento em crianças atópicas com o uso de corticosteroide tópico de média potência.

Estudos recentes vêm demonstrando uma tendência para o benefício do uso profilático com corticosteroide tópico, nas áreas de dobras de flexão, duas vezes na semana, mesmo com lesões leves ou sem lesões, para os quadros mais graves, casos mais recorrentes ou para aqueles mais resistentes à terapêutica (terapia pró-ativa). Entretanto, ainda as evidências não são suficientes para tornar a terapia pró-ativa um consenso; mais estudos deverão comprovar esse benefício.

Outra classe de anti-inflamatórios de uso tópico para DA são os inibidores da calcineurina. A calcineurina é uma proteína citoplasmática, presente nos linfócitos e nas células dendríticas, envolvida com o processo de transcrição de interleucinas inflamatórias, entre elas, IL-2, IL-3, IL-4 e TNF-alfa. Por atuarem de maneira mais seletiva do que os corticosteroides na cascata inflamatória, seu perfil de segurança em relação a eles é melhor. Existem dois inibidores da calcineurina disponíveis para uso tópico: tacrolimus (no Brasil, em duas concentrações, 0,03% e 0,1%); e pimecrolimus a 1% (Quadro 28.3).

Considerados de 2ª linha no tratamento da DA, os inibidores de calcineurina tópicos estão indicados para tratamento de lesões nos locais de pele mais fina, principalmente, face e genitais, ou para diminuir o uso de esteroides tópicos naqueles com doença moderada a grave. Entre os efeitos colaterais, estão reações locais, como eritema e ardência, sobretudo no início do tratamento, e aumento do risco de infecção local.

Quadro 28.3 Imunomoduladores tópicos.

Imunomoduladores tópicos	Veículos
Tacrolimus 0,03 (acima 2 anos de idade) ou 0,1% (a partir dos 12 anos)	Pomada
Pimecrolimus 1% (a partir dos 3 meses)	Creme

Fonte: Desenvolvido pela autoria.

Um dos maiores desafios no tratamento da DA é o controle do prurido. Embora comumente prescritos, há poucas evidências que suportam a eficiência dos anti-histamínicos na diminuição do prurido ou da doença.

Os anti-histamínicos sedantes provavelmente ajudam, porém estão relacionados a um menor rendimento escolar desses pacientes porque modificam a fase REM do sono, fase esta intimamente relacionada ao aprendizado. Entretanto, os não sedantes mostram resultados muito variáveis para o controle do sintoma, além da limitação da indicação referente à faixa etária e do perfil de segurança. A redução efetiva da inflamação (anti-inflamatórios tópicos) e o aumento das medidas para hidratação e recuperação da barreira cutânea são atualmente as intervenções terapêuticas mais eficazes para reduzir esse desconforto.

O *S. aureus* frequentemente coloniza a pele e as narinas de indivíduos atópicos. O uso de antibióticos tópicos e/ou sistêmicos está indicado nos casos de infecção secundária provocada por *S. aureus* e/ou *Streptococcus pyogenes*. Entretanto, apesar de muito discutir o papel do *S aureus* na fisiopatogenia da DA, o uso de antibióticos para crises de DA sem infecção aparente ainda é controverso. Para tratamento tópico, recomenda-se mupirocina ou ácido fusídico pela eficácia e também pelo baixo poder sensibilizante. Já com relação ao tratamento sistêmico, as cefalosporinas de 1ª ou 2ª geração ainda são a primeira escolha na vigência de sinais de infecção ou piora do quadro não responsivo à terapêutica anti-inflamatória. Em casos de *S. aureus* meticilinarresistentes, a eritromicina, a clindamicina ou sulfatrimetoprim são opções razoáveis.

Por fim, a imunossupressão sistêmica, medida de exceção na DA, tem a ciclosporina como uma das alternativas mais avaliadas em diferentes estudos clínicos. Outras opções de tratamento são azatioprina, metotrexato, micofenolato mofetila, corticosteroides e, mais atualmente, as medicações biológicas. Por fim, ressalta-se que o uso de corticosteroides sistêmicos, sobretudo de uso prolongado, não é indicado para o tratamento da DA em razão do caráter crônico e recidivante da dermatose, dos efeitos colaterais da medicação sistêmica e do efeito rebote pós-tratamento.

Entre outras medidas terapêuticas utilizadas para DA, estão a fototerapia, a internação hospitalar e os grupos de apoio que contam com profissionais de diversas áreas que podem ajudar conjuntamente a diminuir o impacto da DA na qualidade de vida dos pacientes, assim como na dos familiares e cuidadores.

Perspectivas futuras da DA são inúmeras, sendo as principais relacionadas a genética, alterações imunes, microbioma, comorbidades e terapêutica (anticorpos monoclonais humanos, citocinas sistêmicas, antagonistas de leucotrienos tópicos e os inibidores da fosfodiesterase tópicos).

Prevenção primária

Apesar de inúmeras tentativas para reduzir o risco de desenvolvimento de DA em crianças com alto risco, não há métodos conhecidos que evitem eficientemente o desenvolvimento da DA. Entre as possibilidades estudadas, porém ainda sem boas e sustentadas evidências científicas, estão o uso de emolientes nos primeiros 6 meses de vida, uso de prebióticos e probióticos em mulheres atópicas grávidas, amamentação exclusiva ou prolongada além dos 4 a 6 meses recomendados, dietas maternas restritivas durante a gestação e lactação e introdução tardia de alimentos sólidos.

Prognóstico

Estudos prospectivos mostram grande variação no curso da DA a longo prazo e no prognóstico da doença. Apesar dessa diversidade, há um declínio consistente na prevalência de DA ao longo dos anos da infância. Entre 60% e 70% dos casos apresentam resolução do quadro até a vida adulta, resultando em uma taxa de prevalência, em geral, de 2% a 10% entre os adultos.

Entre os fatores de risco para a manutenção da dermatose na vida adulta, estão início precoce antes dos 6 meses de vida, maior gravidade do eczema, persistência na adolescência, existência de outras condições atópicas (asma, rinite alérgica), histórico familiar de DA em pais ou irmãos, altos níveis séricos de IgE e mutações nulas do gene FLG em casos precoces.

Considerações finais

A DA é uma doença frequente na infância, com grande repercussão na qualidade de vida da criança e todos os que convivem ao redor. Além das outras manifestações atópicas, o prurido e a evolução crônica corroboram a necessidade do diagnóstico precoce e das medidas terapêuticas adequadas, a se iniciarem pela orientação e acolhimento dessas famílias. O tratamento deverá ser contínuo e mantido enquanto não houver a remissão espontânea da dermatose.

■ BIBLIOGRAFIA CONSULTADA

Darlenski R, Kazandjieva J, Hristakieva E, et al. Atopic dermatitis as a systemic disease. Clin Dermatol. 2014;32:409-13.

Eichenfield LF, Tom WL, Berger TG, et al. Guidelines of care for the management of atopic dermatites. Section 2. Management and treatment of atopic dermatitis with topical therapies. J Am Acad Dermatol. 2014;71:116-32.

Eichenfield LF, Tom WL, Chamlin SL, et al. Guidelines of care for the management of atopic dermatites: Part 1. Diagnosis and Assessment of Atopic Dermatitis. J Am Acad Dermatol. 2014;70(2):338-351.

Ng JPX, Liew HM, Ang SB. Use of emollients in atopic dermatites. J Eur Acad Dermatol Venereol. 2015;29:854-857.

Ring J, Alomar A, Bieber T, et al. Guidelines for treatment of atopic eczema (atopic dermatites) Part I. J Eur Acad Dermatol Venereol. 2012;26:1045-60.

Ring J, Alomar A, Bieber T, et al. Guidelines for treatment of atopic eczema (atopic dermatites) Part II. J Eur Acad Dermatol Venereol. 2012;26:1076-93.

Saeki H, Nakahara T, Tanaka A, et al. Clinical practice guidelines for the management of atopic dermatites 2016. J Dermatol. 2016;43(10):1117-45.

Sidbury R, Tom WL, Bergman JN, et al. Guidelines of care for the management of atopic dermatites. Section 4. Prevention of disease flares and use of adjunctive therapies and approaches. J Am Acad Dermatol. 2014;71:1218-33.

Sullivan M, Silverberg NB. Current and emerging concepts in atopic dermatites pathogenesis. Clin Dermatol. 2017;35:349-353.

Udkoff J, Waldman A, Ahluwalia J, et al. Current and emerging topical therapies for atopic dermatites. Clin Dermatol. 2017;35:375-382.

28.2 Asma

■ Marina Buarque de Almeida   ■ Rafael Yanes Rodrigues da Silva

Introdução

Asma é a doença crônica mais comum da infância. É uma doença heterogênea, caracterizada usualmente por uma inflamação crônica das vias aéreas. O termo "asma" deriva de uma palavra grega que significa "pouco fôlego", "respiração penosa". A doença causa um grande impacto socioeconômico, não só diretamente pela morbimortalidade, como também pelo absenteísmo escolar, repercussões nos dias de trabalho dos pais, na qualidade de vida e custos com a saúde pública. Com base nisso, desde 2012 o Governo Federal optou por incluir as medicações de tratamento da asma no projeto da Farmácia Popular e, desta forma, a população como um todo passou a ter acesso mais facilitado aos medicamentos para controle da doença e resgate das crises. A prevalência da doença entre as diversas regiões do mundo é de 1% a 18%. No Brasil, estima-se que a prevalência da asma seja de quase 20% nos grandes centros urbanos.

Fisiopatologia

A hiper-responsividade das vias aéreas, associada ao processo inflamatório, pode resultar em alterações estruturais dessas vias aéreas, que nada mais são que o remodelamento brônquico.

Há uma complexa interação com múltiplos fatores associados e que estão relacionadas à incepção da asma. Fatores como exposição ambiental, infecções virais respiratórias, exposição ao tabaco, poluição ambiental, obesidade combinados com uma susceptibilidade genética favorável ao desenvolvimento da asma em uma via aérea com microbioma alterado resultarão em uma resposta imunológica pulmonar diferenciada determinando as anormalidades fisiopatológicas encontradas na asma. Nem todos fatores são passíveis de controle, a exemplo da carga genética. Em contrapartida, fatores como poluição ambiental, exposição ao tabaco, obesidade e medidas para prevenção das infecções respiratórias, como uso de vacinas, devem ser alvo de medidas de saúde pública.

O processo inflamatório que ocorre nas vias aéreas do paciente asmático tem envolvimento de vários tipos celulares como mastócitos, eosinófilos, linfócitos, neutrófilos e injúria das células epiteliais. Na fase inicial do processo, há uma disfunção na barreira epitelial que permite a permeabilidade de alérgenos. Na sequência, ocorre o envolvimento de eosinófilos que desencadeiam uma resposta inflamatória do tipo Th2, suprimem a resposta Th1 e recrutam linfócitos Th2 para o pulmão, causando liberação de fatores de crescimento que contribuem para o remodelamento da via aérea. Com o afluxo de linfócitos Th2, haverá liberação de IL4, IL5 e IL13, seguida pela resposta alérgica e amplificação do recrutamento de eosinófilos e liberação de IgE.

Os anticorpos IgE alérgeno-específicos se ligam aos mastócitos e estes se degranularão liberando uma série de mediadores, como histamina e leucotrienos, responsáveis por sintomas como broncoconstrição, edema da via aérea e inflamação.

Ainda não está bem estabelecida a importância dos neutrófilos da fisiopatologia da asma na criança, diferente do que ocorre nos adultos. Nota-se uma grande variabilidade da presença deste tipo celular nas diferentes fases da doença no mesmo paciente pediátrico com asma.

Um achado muito interessante é a resposta deficitária na produção de interferon (IFN-α, IFN-β e IFN-λ) das células epiteliais brônquicas de crianças asmáticas frente à infecção por rinovírus. A resposta antiviral ineficaz contra o rinovírus nos asmáticos está relacionada a exacerbações graves da doença. As infecções respiratórias virais são as principais causas de exacerbação da asma e predominam no outono, período da sazonalidade dos vírus respiratórios.

Na infância, a asma atópica é o fenótipo mais comum, em que a imunoglobulina E (IgE) medeia a resposta aos alérgenos. Classicamente, há duas fases de resposta frente ao alérgeno. A primeira fase é de resposta imediata (com pico 2 horas após o estímulo), na qual a degranulação de mastócitos e liberação de mediadores pré-formados (histamina) e de mediadores recém-formados (PAF, citocinas, prostaglandinas, leucotrienos, TXA2) ocasionam a broncoconstricção imediata e o edema da via aérea seguida por uma breve recuperação. Cerca de 70% a 85% das crianças apresentarão depois de uma fase de resposta tardia (de 3 a 7 horas após) com nova broncoconstricção, que é mais prolongada e mais grave e está associada à hiper-responsividade brônquica e a inflamação eosinofílica das vias aéreas (influxo e ativação de outras células inflamatórias da mucosa brônquica, principalmente linfócitos e eosinófilos).

Diagnóstico

Os pacientes com asma apresentam sintomas respiratórios recorrentes como sibilância, falta de ar, aperto no peito e tosse. Esses sintomas oscilam de intensidade e gravidade ao longo do tempo e estão associados a uma limitação variável ao fluxo aéreo expiratório. Esses sintomas ocorrem pela somatória de fatores como a broncoconstricção, o espessamento da parede das vias aéreas e o aumento de muco que, juntos, causam a dificuldade para o paciente expirar o ar. O diagnóstico de asma é basicamente clínico e deve ter como base o histórico pregresso do paciente com caracterização dos sintomas. Os sintomas da doença podem se apresentar isolados ou associados e são mais frequentes à noite e na madrugada. Os principais desencadeantes são: infecções respiratórias virais; exposição a alérgenos; fumaça de cigarro ou poluentes; exercício físico; ar frio; e estresse. É comum a ocorrência de atopia pessoal ou familiar (parentes de 1º grau), com destaque para rinite alérgica, dermatite atópica e alergia alimentar (IgE mediada). Habitualmente, o exame físico é normal fora das crises, entretanto, em paciente colaborativos, pode-se solicitar a realização de uma expiração forçada e, neste momento, pode-se ocasionalmente auscultar sibilos ao final da expiração. Nas crises, os sibilos podem estar presentes, mas podem ser inaudíveis durante uma crise grave, quando até mesmo o murmúrio vesicular parece reduzido (tórax silencioso).

O diagnóstico da obstrução ao fluxo expiratório pode ser obtido por meio da espirometria ou pela variabilidade maior que 20% na medida do pico de fluxo expiratório (*peak flow*) entre a manhã e a noite (média de três medidas em cada momento) durante pelo menos 1 semana. Crianças maiores de 6 anos, sempre que possível, devem realizar a prova de função pulmonar para verificar presença e a gravidade de obstrução brônquica e avaliar a presença de resposta positiva ao broncodilatador. É importante salientar que a maioria dos pacientes, no período intercrítico, apresenta prova de função pulmonar normal. Desta forma, postergar muito o início do tratamento porque o paciente está aguardando uma espirometria não é uma medida plausível.

Nos pacientes mais jovens, é mais difícil o diagnóstico. Para tanto, a estratégia GINA chama atenção para algumas situações nas quais o diagnóstico de asma deve ser aventado nas crianças menores de 5 anos (Quadro 28.4).

Diagnóstico diferencial

Outras causas de chiado recorrente em crianças podem ser: infecções respiratórias; disfunção de corda vocal; obstrução endobrônquica; aspiração de corpo estranho. Algumas doenças podem, em algumas fases, mimetizar sintomas de asma, como tuberculose, discinesia ciliar e fibrose cística. Como diagnóstico diferencial de asma grave, há também a bronquiolite obliterante.

Tratamento

A asma pode ser tratada de forma efetiva. Os pacientes com a asma bem controlada ficam livres dos sintomas diurnos e noturnos, necessitam de pouca ou nenhuma medicação de resgate, podem ter uma vida produtiva e fisicamente ativa, tem uma função pulmonar normal ou muito próxima ao normal e, com o tratamento, evitar-se-á a ocorrência de crises graves.

No tratamento da asma, existem dois pilares fundamentais:

1. o controle dos sintomas (Quadros 28.5 e 28.6) e a avaliação dos fatores de risco para desfecho desfavorável (Quadros 28.7 e 28.8);
2. avaliação da técnica inalatória, adesão ao tratamento, efeitos colaterais e comorbidades.

Devemos avaliar o controle dos sintomas tanto matutinos como noturnos, quantificar o uso de medicação de resgate e verificar se há limitação para as atividades (Quadros 28.5 e 28.6). Essa avaliação é realizada sempre com baseada nos sintomas apresentados nas últimas 4 semanas antes da consulta. Um mau controle de sintomas é penoso para o paciente e é fator de risco para futuras exacerbações.

Quadro 28.4 Diagnóstico de asma em crianças menores de 5 anos.

Característica	
Tosse	Recorrente ou persistente não produtiva que pode piorar à noite ou vir acompanhada de sibilância e dificuldade respiratória
	Tosse ocorre durante exercício, risada, choro ou exposição ao tabaco na ausência de infecção respiratória
Sibilância	Sibilância recorrente, inclusive durante o sono ou com desencadeantes como atividade, risada, choro ou exposição ao tabaco ou poluição
Dificuldade respiratória ou respiração curta	Ocorre no exercício, risada ou choro
Atividade reduzida	Não corre, não brinca nem dá risada/gargalhada na mesma intensidade que as outras crianças; cansa-se mais fácil em caminhadas e pede para ser carregado
História familiar	Outras alergias (dermatite atópica ou rinite alérgica)
	Asma em parentes de 1º grau
Teste terapêutico com CI dose baixa e BD de alívio	Melhora clínica após 2 a 3 meses de tratamento de controle e piora do controle após retirada dos medicamentos preventivos

CI: corticosteroide inalatório; BD: broncodilatador de curta ação.
Fonte: Adaptado de GINA; 2018.

Quadro 28.5 Avaliação do nível de controle da asma (≤ 5 anos).

Sintomas da asma			Nível de controle		
Nas últimas 4 semanas			Bem controlado	Parcialmente controlado	Mal controlado
Sintomas diurnos mais que poucos minutos, mais que 1 vez/semana?	Sim ☐	Não ☐	Nenhum desses	1-2 desses	3-4 desses
Alguma limitação§ de atividade por asma?	Sim ☐	Não ☐			
Uso de medicação de alívio* > que 1 vez/semana?	Sim ☐	Não ☐			
Algum despertar noturno ou tosse noturna pela asma?	Sim ☐	Não ☐			

§correr ou brincar menos que as outras crianças, cansar-se fácil durante caminhadas ou brincadeiras?
*exclui uso de broncodilatador pré-exercício.

Fonte: Adaptado de GINA; 2018.

Quadro 28.6 Avaliação do nível de controle da asma (≥ 6 anos).

Sintomas da asma			Nível de controle		
Nas últimas 4 semanas			Bem controlado	Parcialmente controlado	Mal controlado
Sintomas diurnos mais que 2 vezes/semana?	Sim ☐	Não ☐	Nenhum desses	1-2 desses	3-4 desses
Algum despertar noturno pela asma?	Sim ☐	Não ☐			
Uso de medicação de alívio > que 2 vezes/semana?	Sim ☐	Não ☐			
Alguma limitação de atividade por asma?	Sim ☐	Não ☐			

Fonte: Adaptado de GINA; 2018.

Mesmo que o paciente esteja com um adequado controle dos sintomas, devemos investigar se o paciente tem fatores de risco para desfecho desfavorável (Quadros 28.7 e 28.8), se tem limitação fixa ao fluxo aéreo e se apresenta efeitos colaterais dos medicamentos.

Quadro 28.7 Fatores de risco futuros para desfechos desfavoráveis em crianças ≤ 5 anos.

Fatores de risco para exacerbação de asma nos próximos meses:
• Sintomas de asma não controlados
• Uma ou mais exacerbações no último ano
• Início da temporada de vírus respiratórios (outono)
• Exposições a tabaco, poluição intra e extradomiciliar, alérgenos domiciliares, especialmente em combinação com infecção viral
• Problemas psicológicos ou socioeconômicos da criança ou sua família
• Má adesão ao tratamento de controle ou uso da técnica inalatória incorreta
Fatores de risco para limitação do fluxo aéreo:
• Asma grave com várias hospitalizações
• Histórico de bronquiolite
Fatores de risco para efeitos colaterais das medicações:
• Sistêmico: cursos frequentes de CO, alta dose ou CI potente
• Local: moderada/alta dose ou potente CI; técnica inalatória incorreta; falha em proteger a pele ou olhos quando usa CI na nebulização ou com espaçador e máscara

CO: corticosteroide oral; CI: corticosteroide inalatório.

Fonte: Adaptado de GINA; 2018.

Quadro 28.8 Fatores de risco futuros para desfechos desfavoráveis em pacientes ≥ 6 anos.

Fatores de risco para exacerbação de asma potencialmente modificáveis mesmo em pacientes com poucos sintomas:
- Uso frequente de broncodilatador de curta ação
- CI inadequado: não prescrito; baixa adesão; técnica inalatória incorreta
- VEF_1 baixo, especialmente se < 60% do predito
- Grande reversibilidade ao broncodilatador
- Problemas psicológicos ou socioeconômicos
- Exposições: tabaco; alérgenos em individuo alérgico
- Comorbidades: obesidade; rinosinusite crônica; alergia alimentar confirmada
- Eosinofilia sérica ou no escarro
- FENO elevada (em pacientes com asma alérgica sob uso de CI)
- Gravidez

Outros importantes fatores de risco para exacerbações:
- Antecedente de intubação ou internação em UTI por crise de asma prévia
- ≥ 1 exacerbação grave nos últimos 12 meses

Fatores de risco para limitação do fluxo aéreo:
- Prematuridade, baixo peso ao nascimento ou ganho de peso excessivo quando lactente
- Ausência de tratamento com CI
- Exposição a tabaco; produtos químicos nocivos; exposição ocupacional
- VEF_1 inicial baixo; hipersecreção mucosa crônica; eosinofilia sérica ou no escarro

Fatores de risco para efeitos colaterais das medicações:
- Sistêmico: cursos frequentes de CO; alta dose ou CI potente; uso inibidores P450
- Local: alta dose ou potente CI; técnica inalatória incorreta

CO: corticosteroide oral; CI: corticosteroide inalatório; VEF_1: volume expiratório forçado no primeiro segundo; FENO: fração exalada de óxido nítrico.

Fonte: Adaptado de GINA; 2018.

Com o diagnóstico feito, a função pulmonar é o indicador mais usado como indicador de risco futuro. Geralmente, só conseguimos fazer espirometria de rotina nas crianças acima de 6 anos de idade e com mais de 110 cm de altura, pois o teste depende de colaboração. Entretanto, as crianças pré-escolares podem e devem também fazer o exame desde que sejam colaborativas, o laboratório de função pulmonar esteja habituado a fazer exames de crianças e o técnico seja paciencioso. Por outro lado, há crianças que, mesmo com mais de 6 anos de idade, não conseguem executar as manobras necessárias para o exame. Nestes casos, devem ser realizadas novas tentativas até que a criança seja capaz de concluir o exame. Manobras ventilatórias realizadas inadequadamente podem gerar resultados errôneos, que não refletem a real condição clínica do paciente.

Se possível, fazer o primeiro exame ao diagnóstico, repeti-lo depois de 3 a 6 meses do início do tratamento preventivo e, então, seguir com exames de forma periódica (p. ex., anualmente). O acompanhamento longitudinal da espirometria é muito importante para adequado controle da doença e do crescimento e desenvolvimento pulmonar ao longo da infância e adolescência.

Na presença do diagnóstico de asma, devemos iniciar o tratamento. Caso a hipótese diagnóstica não esteja confirmada, mas tenham sido descartados outros diagnósticos diferenciais, é possível optar também por se iniciar o tratamento empírico e verificar a resposta frente à terapêutica. Todos os pacientes devem ser orientados quanto às medidas de higiene ambiental e ao tratamento de resgate das crises, preferencialmente com broncodilatador beta-agonista de curta duração em aerossol dosimetrado. Para tanto, é essencial que a técnica inalatória seja orientada e verificada a cada nova consulta (Figura 28.10).

Para o sucesso do tratamento, é fundamental que exista a parceria entre o médico, o responsável pela criança e o paciente. A escolha do melhor tratamento será baseada e ajustada conforme o nível de controle da doença, mas sempre se levando em consideração a preferência do paciente quanto ao medicamento e tipo de dispositivo por exemplo, mas sem se esquecer de averiguar o acesso do paciente ao medicamento em questão.

Os corticosteroides inalatórios (CI) são os principais fármacos para o controle da asma. Entretanto, observa-se que as crianças asmáticas, de grupos fenotípicos distintos, respondem de maneira diferente a esse tratamento.

Para a administração do CI, em especial nos pré-escolares e escolares, recomenda-se o aerossol dosimetrado pressurizado acoplado a um espaçador valvulado. Até os 3 anos de idade, é recomendável usar espaçador com máscara; a partir de 4 anos de vida, a preferência é usar o espaçador sem máscara para permitir uma melhor deposição pulmonar do medicamento, com técnica inalatória de respiração em volume corrente, até que

MARCHA ATÓPICA

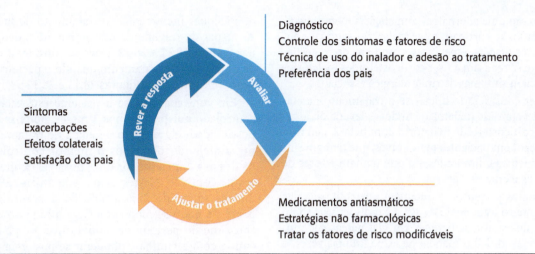

Figura 28.10 Ciclo de manejo da asma baseado no controle.
Fonte: Adaptado de GINA; 2018.

a criança esteja apta a fazer a manobra da apneia, fato que geralmente ocorre por volta dos 8 anos de idade. Nos adolescentes e crianças acima de 8 anos, pode se considerar a administração de CI por aspiração de pó, utilizando-se como dispositivos os *aerolizers*, *turbuhaler* ou *diskus*. A orientação sobre a técnica inalatória correta está descrita a seguir.

Técnica de uso do aerossol dosimetrado ou respimat com espaçador

1. Preparar o *spray* removendo-se a tampa e agitando-se bem o frasco, colocando-o na abertura de borracha do espaçador.
2. Expirar completamente, "esvaziando" os pulmões.
3. Colocar o bocal do espaçador entre os dentes, fechando bem os lábios em volta deste bocal.
4. Pressionar a parte metálica para liberar um jato da medicação.
5. Fazer uma inspiração lenta e profunda, prendendo o ar por 10 segundos.
6. Expirar lentamente.
7. Se for necessário um segundo jato, aguardar 30 segundos, agitar novamente o *spray* e repetir as etapas 1 a 6. Não aplicar mais de um jato de cada vez dentro do espaçador.
8. Enxaguar a boca.

Técnica de uso do aerossol dosimetrado ou respimat com espaçador a volume–corrente, com (< 4 anos) ou sem máscara (> 4 anos)

As etapas são semelhantes.

1. Preparar o *spray* removendo-se a tampa e agitando-se bem o frasco, colocando-o na abertura de borracha do espaçador.

2. Espaçador:
   a. Com máscara: o espaçador deve ser adaptado ao rosto cobrindo nariz e boca – manter a boca aberta se possível;
   b. Sem máscara: colocar o bocal do espaçador entre os dentes, fechando bem os lábios em volta deste bocal.
3. Após liberar o jato de medicação, aguardar seis inspirações a volume corrente.
4. Se for necessário um segundo jato, aguardar 30 segundos, agitar novamente o *spray* e repetir as etapas 1 a 3. Não aplicar mais de um jato de cada vez dentro do espaçador.
5. Enxaguar o rosto (região perioral) e a boca da criança.

Técnica de uso dos dispositivos em pó seco

1. Liberar a dose de medicamento (a técnica varia conforme o dispositivo, diskus, aerolizer, turbuhaler).
2. Manter o inalador distante da boca. Expirar suavemente todo o ar que houver nos pulmões.
3. Colocar o dispositivo na boca.
4. Inspirar pela boca com o fluxo máximo.
5. Prender a respiração por 10 segundos.
6. Retirar o inalador da boca e expire lentamente.
7. Se for necessária uma segunda dose, repetir as etapas 1 a 6.
8. Enxaguar a boca.

A primeira opção de tratamento preventivo é o uso diário de corticosteroide inalatório em baixa dose (etapa 2), sendo eficaz na redução dos sintomas, do risco de exacerbação e da hospitalização e de morte associadas à asma (Tabela 28.1). Nesta etapa, os antagonistas de receptores de leucotrieno são uma alternativa com eficácia menor quando comparados ao corticosteroide inalatório, sendo usados em algumas situações específicas, como em pacientes/familiares que se recusam a usar corticosteroides inalatórios ou que tenham sintomas de rinite alérgica associados.

Pode ser considerado iniciar-se o tratamento na etapa 3 (corticosteroide inalatório em dose elevada ou associação de corticosteroide inalatório com beta 2, agonista de longa ação) em pacientes mais graves, que tenham sintomas frequentes e limitantes, ou que tenham fatores de risco para exacerbações graves.

Para muitos pacientes, o tratamento da rinite alérgica concomitante ao tratamento da asma é indispensável. Sem a melhora dos sintomas perenes em vias aéreas superiores, ficará mais difícil o manejo da asma. Muitas vezes, o tratamento de rinite é negligenciado pela família e pode ser uma importante causa de fracasso no controle da asma.

Outra observação importante é o aumento da prevalência de obesidade entre crianças e adolescentes. A obesidade é um fator de risco para desenvolvimento da asma, e o estímulo a uma vida ativa e menos sedentária, com a prática de exercícios regulares e a melhora do índice de massa corpórea, permite alcançar um melhor controle da asma.

Após o início do tratamento, os pacientes devem ser reavaliados em 1 a 3 meses para rever técnica da medicação inalatória, adesão ao tratamento e resposta obtida. No seguimento subsequente, as reavaliações devem ocorrer a cada 3 meses para ajustes no tratamento já que é esperado que ocorram oscilações da gravidade, para melhor e para pior, ao longo do seguimento, e conforme ocorrem agravos, a exemplo de infecções como rinosinusites. São imperativas a revisão da técnica inalatória e a adesão ao tratamento, assim como afastar qualquer nova comorbidade ou complicação que possa ser tratada antes de qualquer incremento no tratamento de manutenção. As etapas do tratamento preventivo estão demonstradas nas Figuras 28.11 e 28.12. Deve-se considerar o aumento de uma etapa no tratamento quando o paciente não estiver bem controlado (Figuras 28.11 e 28.12).

Em contrapartida, se o paciente está estável e bem controlado por pelo menos 3 meses, pode-se verificar a possibilidade de redução na etapa de tratamento, sempre almejando obtermos o melhor controle possível da doença com a menor dose possível de medicamentos de controle. Nestes casos, preconiza-se que as reduções sejam de 25% a 50% da dose utilizada pelo paciente naquele momento. Caso a redução da dose se aproxime do período de outono/inverno, pode ser discutido com a família e ponderar-se postergar a redução da profilaxia somente após término do período de maior circulação de vírus e maior instabilidade climática.

Os pacientes adolescentes e os responsáveis pelas crianças devem receber as orientações escrita para um plano de ação em caso de crise, reforçando a autonomia que eles devem ter no início do resgate das crises com medicação broncodilatadora inalatória (Tabela 28.3). Um erro muito comum é os pais e responsáveis postergarem o início da administração da medicação de resgate da crise. Infelizmente, a causa mais frequente desse erro ainda é a falta de educação adequada em asma. Eles também devem ser orientados quanto aos sinais de alerta preocupantes e que justifiquem a necessidade de levar o paciente à emergência médica.

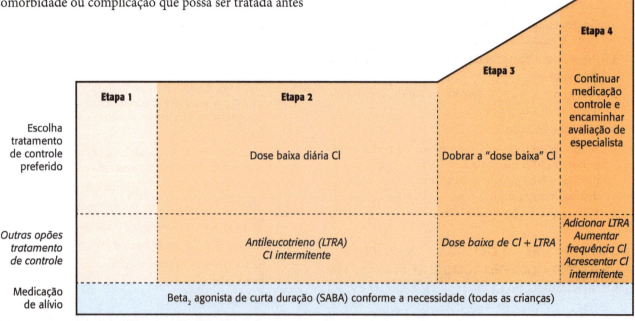

Figura 28.11 Etapas de tratamento da asma (< 6 anos).
CI: corticosteroide inalatório; LTRA: antileucotrienos; SABA: β-2 agonista de curta duração.
Fonte: Adaptada de GINA; 2018.

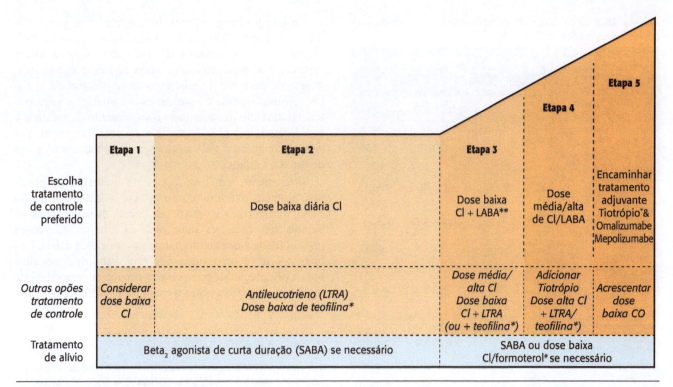

Figura 28.12 Etapas de tratamento da asma (≥ 6 anos).

*Não recomendado para menores de 12 anos

**Para pacientes entre 6 e 11 anos, prefere-se o uso de dose média/alta de CI na etapa 3

CI/formoterol é a medicação de alívio de escolha para paciente em uso de dose baixa de budesonida/formoterol ou dose baixa de beclometasona/formoterol como medicação preventiva & tiotrópio é tratamento adjuvante para crianças acima de 12 anos com história de exacerbações.

CI: corticosteroide inalatório; LTRA: antileucotrienos; SABA: β-2 agonista de curta ação; LABA: β-2 agonista de longa duração; CO: corticosteroide oral.

Fonte: Adaptada de GINA; 2018.

Quadro 28.9 Dose baixa de corticosteroides inalatórios para crianças < 5 anos.

CI	Dose baixa diária (mcg)
Dipropionato de beclometasona (HFA)	100
Budesonida (pMDI + espaçador)	Não há dados suficientes nesta idade
Budesonida (nebulização)	500
Propionato de fluticasona (HFA)	100
Ciclesonida	Não há dados suficientes nesta idade
Furoato de mometasona	110
Acetato de triamcinolona	Não estudado nesta idade

Fonte: Adaptado de GINA; 2018.

Tabela 28.1 Dose baixa de corticosteroides inalatórios para crianças de 6 a 11 anos.

Corticosteroide inalatório	Dose diária total (mcg)		
	Baixa	Média	Alta
Dipropionato de beclometasona (CFC)	100-200	> 200-400	> 400
Dipropionato de beclometasona (HFA)	50-100	> 100-200	> 200
Budesonida (IPO)	100-200	> 200-400	> 400
Budesonida (nebulizador)	250-500	> 500-1000	> 1000
Ciclesonida (HFA)	80	> 80-160	> 160
Propionato de fluticasona (IPO)	100-200	> 200-400	> 400
Propionato de fluticasona (HFA)	100-200	> 200-500	> 500
Furoato de mometasona	110	> 220-440	≥ 440
Acetonida de triancinolona	400-800	> 800-1200	> 1200

Fonte: Adaptada de GINA; 2018.

Tabela 28.2 Dose baixa de corticosteroides inalatórios para adolescentes e adultos (> 12 anos).

Corticosteroide inalatório	Dose diária total (mcg)		
	Baixa	Média	Alta
Dipropionato de beclometasona (CFC)	200-500	> 500-1000	> 1000
Dipropionato de beclometasona (HFA)	100-200	> 200-400	> 400
Budesonida (IPO)	200-400	> 400-800	> 800
Ciclesonida (HFA)	80-160	> 160-320	> 320
Propionato de fluticasona (IPO)	100	—	200
Propionato de fluticasona (IPO ou HFA)	100-250	> 250-500	> 500
Furoato de mometasona	110-220	> 220-440	> 440
Acetonida de triancinolona	400-1000	> 1000-2000	> 2000

Fonte: Adaptada de GINA; 2018.

Todos os pacientes com asma devem estar com sua carteira vacinal em dia e recomenda-se que sejam vacinados contra gripe anualmente, de preferência no início do outono, ou seja, antes do início de circulação do vírus influenza.

Os pacientes devem ser encaminhados ao especialista nas seguintes situações:

- Quando houver dúvidas quanto ao diagnóstico de asma e para o diagnóstico diferencial com outras patologias que simulam asma (bronquiolite obliterante, deficiência de alfa-1-antitripsina, displasia broncopulmonar, tosse crônica, tosse como variante de asma, fibrose cística, discinesia ciliar);
- Na presença de complicações e/ou de efeitos adversos relacionados ao tratamento prolongado;
- Se presente asma de difícil controle;
- Quando necessária a investigação de fatores de agravo ou de não controle da asma (rinite, sinusite, doença do refluxo gastroesofágico, esofagite, gastrite, aspergilose broncopulmonar alérgica);
- falta de adesão ao tratamento e fatores psicossociais complicando a doença.

Os estudos longitudinais de coorte a longo prazo nos mostram que muitos pacientes adultos com doença pulmonar obstrutiva crônica (DPOC) não tabágica foram crianças e adolescentes com asma não bem controlada. A arte de permitir o melhor controle possível da asma, concomitantemente ao crescimento somático no seu potencial máximo durante todo o seguimento da infância e adolescência, é o nosso desafio atual para que nossos pacientes cheguem à vida adulta sem sequelas trazidas das doenças na infância.

Infelizmente em uma época de medicina de precisão, ainda não temos como aplicar a individualização e o tratamento direcionado de forma personalizada. A perspectiva, cada vez mais real, da proximidade dessa possibilidade é um alento para a nossa prática diária. Enquanto esse recurso ainda não está disponível, seguiremos a orientação de prescrever a menor dose possível de medicamentos para obter o máximo possível de controle da doença.

■ BIBLIOGRAFIA CONSULTADA

den Dekker HT, Sonnenschein-van der Voort AMM, de Jongste JC, Anessi-Maesano I, Arshad SH, Barros H, et al. Early growth characteristics and the risk of reduced lung function and asthma: a meta-analysis of 25,000 children. J Allergy Clin Immunol. 2016 Apr;137(4):1026-1035.

Global Initiative for Asthma (GINA). Global strategy for asthma management and prevention. 2018.

Kotecha SJ, Edwards MO, Watkins WJ, Henderson AJ, Paranjothy S, Dunstan FD, et al. Effect of preterm birth on later Fev1: a systematic review and meta-analysis. Thorax. 2013 Aug;68(8):760-6.

McGeachie MJ, Yates KP, Zhou X, Guo F, Sternberg AL, Van Natta ML, et al. Patterns of growth and decline in lung function in persistent childhood asthma. N Engl J Med. 2016 May 12;374(19):1842-1852.

Muchão FP, Silva Filho LV, Pastorino AC, Rodrigues JC. Metered-dose inhaler for asthma patients: knowledge and effects of a theoretical and practical guidance for pediatricians. Revista Einstein, São Paulo. 2011 Sep;9(3):337-42.

Muchão FP, Souza JM, Torres HC, De Lalibera IB, de Souza AV, Rodrigues JC, et al. Albuterol via metered-dose inhaler in children: lower doses are effective, and higher doses are safe. Pediatr Pulmonol. 2016 Nov;51(11):1122-1130.

Raissy HH, Kelly HW. Benefits and risks of long-term asthma management in children: where are we heading? Drug Saf. 2017 Mar;40(3):201-210.

Saglani S. Childhood severe asthma: new insights on remodeling and biomarkers. Paediatr Respir Rev. 2017 Sep;24:11-13.

Tagiyeva N, Devereux G, Fielding S, Turner S, Douglas G. Outcomes of childhood asthma and wheezy bronchitis. A 50-Year Cohort Study. Am J Respir Crit Care Med. 2016 Jan 1;193(1):23-30.

28.3 Rinite Alérgica

■ Ana Paula Scoleze Ferrer   ■ Maria Lucia de Moraes Bourroul

Introdução

Rinite é definida como uma doença inflamatória, aguda ou crônica, da mucosa do revestimento nasal e, na criança, pode ser classificada em três grupos, de acordo com a sua etiologia: 1. rinites infecciosas (virais ou bacterianas); 2. rinites alérgicas; e 3. rinites não alérgicas e não infecciosas (p. ex., induzidas por drogas, exposição a irritantes ou por alterações hormonais). Essas três formas podem coexistir e a prevalência de cada uma delas está diretamente relacionada à faixa etária; enquanto a rinite infecciosa é altamente prevalente em lactentes, a rinite alérgica passa a ter maior importância em escolares e adolescentes.

A rinite alérgica é caracterizada pela presença de resposta imune alérgica a alérgenos em indivíduos previamente sensibilizados. A sua prevalência muda de acordo com a região e com o critério diagnóstico adotado, variando de 10%, se for considerado diagnóstico realizado por médico, a cerca de 40%, quando baseado no autorrelato. No Brasil, as prevalências da asma, da rinite alérgica e da dermatite atópica foram avaliadas pelo International Study of Asthma and Allergies in Childhood (ISAAC) por meio de questionário padronizado, encontrando-se diferenças regionais. De acordo com esse estudo, a prevalência da rinite alérgica em crianças brasileiras em idade escolar (6 a 7 anos) foi de 26,6% e de 34,2% em adolescentes (13 a 14 anos). Em lactentes, em virtude da alta incidência e da dificuldade de diferenciação com os quadros de rinites infecciosas, a prevalência da rinite alérgica é de mais difícil avaliação, sendo muito difícil o diagnóstico de rinite alérgica antes dos 4 anos de idade.

Fisiopatologia

A rinite alérgica é caracterizada pela presença de resposta imunológica, na qual há um processo inflamatório mediado por anticorpos IgE específicos a determinando alérgeno ao qual o indivíduo tenha sido previamente sensibilizado. Os sinais e sintomas da rinite alérgica são decorrentes da sequência de eventos imunológicos que caracterizam as duas fases da reação alérgica. A fase imediata, que começa alguns minutos após a exposição ao alérgeno desencadeante e que dura cerca de 2 a 4 horas, decorre da ligação do antígeno ao IgE da superfície dos mastócitos, o que desencadeia a liberação de citocinas e mediadores inflamatórios (histamina, leucotrienos, prostaglandinas, proteases) que resultam em vasodilatação, aumento de permeabilidade vascular, aumento da produção de muco e estimulação de terminações nervosas. Após 4 a 6 horas, inicia-se a fase tardia, que pode durar até 24 horas, e na qual ocorre o influxo de eosinófilos, basófilos e linfócitos T que promovem a liberação de mais mediadores e citocinas e manutenção da reação inflamatória.

Especula-se que a existência de inflamação crônica possa, à semelhança do que é descrito para os pacientes asmáticos, evoluir com remodelamento e alteração da mucosa nasal. Entretanto, não são conhecidas ainda a extensão e as consequências desse processo.

Manifestações clínicas

Os sinais e sintomas da rinite alérgica são secundários ao processo inflamatório. As manifestações podem ocorrer em qualquer idade, mas geralmente começam na infância, com início precoce, embora, como já descrito, quanto mais nova a criança, mais difícil a diferenciação se a sintomatologia apresentada resulta de de rinite alérgica ou infecciosa.

Os sintomas clássicos da rinite alérgica são: espirros; rinorreia; prurido; e obstrução nasal. Os espirros costumam ocorrer em salvas, logo após a exposição ao alérgeno desencadeante e a rinorreia geralmente é clara, abundante e bilateral. O prurido geralmente acomete também as estruturas adjacentes: os olhos; o conduto auditivo; o palato; e a faringe. Os pacientes que apresentam acometimento ocular costumam receber o diagnóstico de rinoconjuntive alérgica, caracterizada pelo prurido ocular, lacrimejamento, hiperemia e fotofobia. O prurido nasal, quando frequente e intenso, pode vir acompanhado de prega nasal horizontal, decorrente do movimento habitual de coçar o nariz com a palma, conhecido como a "saudação alérgica".

A obstrução nasal, consequência da congestão, pode acometer uma ou ambas narinas, de modo intermitente ou persistente e costuma ser mais acentuada no período noturno. A obstrução manifesta-se clinicamente com respiração oral, roncos noturnos e voz anasalada. Quando mais acentuada, a congestão pode ser acompanhada de alterações de olfato e do paladar, anorexia, otalgia, hipoacusia, cefaleia e apneia noturna, com alterações do sono e suas consequências, como astenia e irritabilidade. A obstrução/inflamação nasal crônica ou recorrente pode se complicar com otites e rinossinusites. Na rinite alérgica não controlada há perda da função nasal e as vias aéreas inferiores ficam expostas ao ar não filtrado e não aquecido. Essa condição pode induzir, exacerbar ou ser um fator de perpetuação da asma.

Outras queixas frequentes são tosse, geralmente noturna, decorrente do gotejamento nasal posterior secundário à congestão e episódios de epistaxe secundários ao prurido, espirros frequentes e ato de assoar o nariz com uma mucosa friável.

O exame clínico pode evidenciar, além da prega nasal, a presença de dupla linha de Dennie-Morgan nas pálpebras, respiração bucal e olheiras. A realização de rinoscopia anterior, com a elevação da ponta do nariz, é fundamental, e revela uma mucosa nasal pálida ou hiperemiada e edemaciada, geralmente com presença de secreção mucoide clara.

Classificação

A iniciativa ARIA (Allergic Rhinitis and Its Impact on Asthma), um projeto que visa avaliar o impacto da rinite alérgica sobre a asma e melhorar as orientações terapêuticas, estabeleceu a classificação da rinite alérgica de acordo com a duração e a gravidade dos sintomas (Quadro 28.10).

Quadro 28.10 Classificação da rinite alérgica de acordo com a duração e a gravidade dos sintomas.

Duração
1. Persistente – sintomas estão presentes mais de 4 dias da semana e por mais de 4 semanas seguidas
2. Intermitente – sintomas ocorrem em menos de 4 dias da semana ou por menos de 4 semanas seguidas

Gravidade
1. Leve – não há prejuízo na qualidade de vida, no sono e nas atividades diárias
2. Moderada/grave – se ocorre impacto ou prejuízo do sono, das atividades diárias e da qualidade de vida

Fonte: Desenvolvido pela autoria.

Diagnóstico

O diagnóstico da rinite alérgica é essencialmente clínico, com base na presença de dois ou mais dos quatro sintomas clássicos: congestão; rinorreia; espirros; e prurido por mais de 1 hora por dia durante mais de 2 semanas. Portanto, a anamnese deve ser detalhada e abordar, além das queixas, a pesquisa de antecedentes pessoais e familiares de atopia. A rinite alérgica pode estar associada a outras doenças alérgicas: asma; dermatite atópica ou eczema; e alergias do sistema digestório. E, assim como as demais manifestações atópicas, ocorre muito mais frequentemente nos pacientes que têm história pessoal e/ou familiar de alergia, com um risco chegando a 80% quando um dos pais é atópico.

É fundamental o questionamento sobre os fatores desencadeantes e agravantes do quadro. Os principais desencadeantes são os aeroalérgenos, resultantes da presença de ácaros e proteínas de baratas na poeira domiciliar, fungos em ambientes úmidos, além de exposição a alérgenos relacionados à exposição aos animais domésticos (saliva, epitélio, pelos). A alergia ao pólen é rara em nosso meio, mais observada na região Sul, onde a sazonalidade e as mudanças climáticas costumam ser mais bem definidas. Além dos aeroalérgenos, deve ser pesquisada a exposição a irritantes, como poluição ambiental, produtos de limpeza domiciliar, perfumes, tintas e principalmente o contato com fumaça de cigarro, responsável por induzir inflamação da mucosa respiratória e agredir o epitélio, afetando em especial o batimento do muco ciliar. Frequentemente, os responsáveis pela criança relatam piora dos sintomas da rinite alérgica em situações de mudanças climáticas e de variação abrupta de temperatura.

Embora o diagnóstico seja essencialmente clínico, alguns exames podem auxiliar nesse processo, estando indicados para a elucidação diagnóstica nos casos atípicos, graves ou perenes, que não evoluam bem, apesar de devida aderência às propostas terapêuticas.

A presença de eosinofilia no hemograma, o aumento do número de eosinófilos no citológico nasal (≥ 10%) e a elevação de IgE total no sangue periférico apenas sugerem a possibilidade alérgica, não são específicos e não definem o diagnóstico de rinite alérgica. Podem auxiliar na investigação inicial para os casos que evoluem mal e para lactentes jovens com rinite crônica e recorrente de difícil controle, visando verificar a possibilidade de associação de rinite infecciosa (mais comum nesta faixa etária) e alérgica.

Os exames direcionados à identificação dos alérgenos desencadeantes são caros e devem ser feitos em serviços de referência, de acordo com as principais suspeitas. Esses exames demonstram a presença de hipersensibilidade, por meio da pesquisa de IgE específica, seja *in vivo*, por meio dos testes cutâneos, ou *in vitro*, pela dosagem sérica (RAST). A relação entre a presença de hipersensibilidade e a sintomatologia apenas pode ser estabelecida pela anamnese cuidadosa. Os testes cutâneos de leitura imediata (de puntura ou *prick-test*) exigem a suspensão do uso de corticosteroide sistêmico ou de anti-histamínicos por no mínimo 5 dias e devem ser realizados em ambientes com condições de controle de possíveis reações exacerbadas. A dosagem sérica de IgE específica está indicada quando há lesões de pele que impeçam a realização dos testes cutâneos ou quando as medicações em uso não podem ser suspensas. Os antígenos escolhidos para os testes devem ser orientados pela história e ambiente físico ao qual a criança está exposta.

Em alguns casos refratários e quando há dúvidas diagnósticas, dada a existência de discrepâncias entre a história, exame clínico e os exames laboratoriais, o especialista pode indicar a realização de outros exames. Os testes de provocação nasal, são considerados os mais específicos para o diagnóstico de rinite alérgica, e a dosagem da fração isolada de óxido nítrico (FeNO) costuma estar elevada na rinite alérgica e com valores muito baixos na discinesia ciliar primária ou fibrose cística.

Tratamento

O tratamento da rinite alérgica abrange:

- medidas que diminuam a exposição aos alérgenos, poluentes e irritantes e de higiene nasal (tratamento não medicamentoso) e
- uso de medicamentos tópicos ou sistêmicos (visando conter o processo inflamatório) e de imunoterapia com extratos alergênicos (visando a dessensibilização), para os casos graves ou refratários.

A história e o seguimento da criança com rinite alérgica devem buscar a identificação dos alérgenos, poluentes e irritantes específicos, para que a exposição a eles possa ser controlada. Assim sendo, medidas de higiene ambiental devem ser compartilhadas com a família e mantidas por pelo menos 3 a 6 meses para que se obtenha algum benefício clínico. Entre elas, destacam-se: evitar tapetes e cortinas, bichos de pelúcia e enfeites, livros ou objetos que possam reter poeira; limpar com frequência o ambiente e os móveis com pano úmido/aspirador de pó com filtro (diminuindo a dispersão da poeira); trocar, lavar e passar com frequência as roupas pessoais, de cama e de banho; manter a cama coberta com pano e removê-lo para dormir (visando diminuir o contato com o pó acumulado); forrar travesseiros e colchão com capas que diminuam o acúmulo de ácaros e fungos; no frio, dar preferência ao uso de cobertas que não acumulem sujeira (evitando as de lã); manter os ambientes aerados e sem umidade ou mofo. Simultaneamente, deve ser evitado o contato com potenciais irritantes das vias aéreas superiores: produtos de higiene pessoal ou de limpeza com odor forte (perfumes, desodorantes, desinfetantes, amaciantes de roupa, aromatizadores), inseticidas, tintas, solventes. O ar condicionado, esfriando e ressecando o ambiente, pode ser outro fator desencadeante ou de piora; seus filtros devem ser mantidos limpos. O hábito de fumar também deve ser evitado pelos cuidadores e pessoas que convivem com o portador de rinite alérgica, pois tanto a fumaça de cigarro como o cheiro que o fumante carrega em suas roupas, pele e cabelos são irritantes e podem perpetuar ou agravar os sintomas, dando a impressão de resistência ao tratamento medicamentoso. É importante lembrar que a resposta a estas medidas pode ser variável, pois a sensibilidade do paciente a estes irritantes/alérgenos é individual. A única medida eficaz para qualquer portador de rinite alérgica é evitar o contato com a fumaça do cigarro.

Soluções salinas fisiológicas intranasais (em gotas ou nebulizações) podem ser usadas várias vezes ao dia e ajudam na higiene e desobstrução, removendo alérgenos, mediadores inflamatórios presentes no muco, secreções e crostas acumuladas na mucosa. Quando associadas ao uso de medicamentos tópicos nasais, as soluções salinas devem precedê-los, mas não devem ser usadas imediatamente antes da aplicação desses medicamentos, pois isso diminui o contato da mucosa com eles.

Os medicamentos mais usados para o controle de rinite (Tabela 28.3) podem ser de uso tópico ou sistêmico. Os medicamentos tópicos/nasais mais utilizados são: corticosteroide;, anti-histamínico (sendo a azelastina o único disponível no Brasil, com uso limitado para maiores de 6 anos, tem gosto amargo, pode provocar sonolência, dificultando adesão); e o cromoglicato dissódico (que estabiliza membranas de mastócitos, diminuindo sua degranulação, e bloqueia o cálcio, diminuindo a liberação de histamina, e apesar de ter de ser utilizado várias vezes ao dia e de seu sabor desagradável, é uma opção para os lactentes jovens por não ocasionar efeitos colaterais). Os medicamentos sistêmicos, por via oral, são: anti-histamínicos de 2ª geração (que bloqueiam o receptor de histamina H1, mas não são sedativos); e os antileucotrienos (montelucaste de sódio). Todos têm efeito anti-inflamatório e podem ser associados, caso não haja melhora.

Tabela 28.3 Medicamentos mais usados no tratamento da rinite alérgica em crianças e adolescentes.

Corticosteroides de uso tópico nasal	Apresentação (mcg/jato)	Dose (mcg/dia)	Aplicação/narina	Idade (anos)
Beclometasona	50 e 100	100-400	1 a 2 jatos, 1-2 vezes/dia	> 6
Budesonida	32, 64, 50 e 100	64-400	1 a 2 jatos, 1 vez/dia	> 4
Propionato de fluticasona	50	100-200	1 a 2 jatos, 1 vez/dia	> 4
Mometasona	50	100-200	1 a 2 jatos, 1 vez/dia	> 2
Ciclesonida	50	200	2 jatos, 1 vez/dia	> 6
Furoato de fluticasona	27,5	55-110	1 a 2 jatos, 1 vez/dia	> 2

Anti-histamínicos *spray* tópico nasal	Apresentação	Dose (aplicação/narina) × idade			
		6 meses a 2 anos	2 a 6 anos	6 a 12 anos	> 12 anos
Azelastina	1 mg/mL	x	x		1 jato a cada 12 horas
Azelastina + propionato de fluticazona	137 mcg + 50 mcg/jato	x	x		1 jato a cada 12 horas

(Continua)

Quadro 28.3 Medicamentos mais usados no tratamento da rinite alérgica em crianças e adolescentes. (*Continuação*)

Estabilizador da membrana de mastócitos tópico	Apresentação	Dose (aplicação/narina)			
Cromoglicato dissódico	2 e 4%	1 jato 4 a 6 vezes/dia			
Anti-histamínicos 2ª geração (não sedantes) – via oral	Apresentação	Dose × idade			
		6 meses a 2 anos	2 a 6 anos	6 a 12 anos	> 12 anos
Cetirizina	sol oral: 1 mg/mL gotas: 10 mg/mL comp: 10 mg	2,5 mg (2,5 mL) 1vez dia	2,5 mg (2,5 mL) a cada 12 horas	5 mg (5 mL ou 1/2 comp) a cada 12 horas	10 mg (1 comp) 1 vez/dia
Levocetirizina	gotas: 2,5 mg/10 gotas comp: 5 mg	x	1,25 mg (5 gotas) 12 em 12 horas	5 mg (20 gotas ou 1 comp) 1 vez/dia	
Loratadina	xarope: 1 mg/mL comp: 10 mg	x	< 30 kg: 5 mg, 1 vez/dia (5 mL ou 1/2 comp) ≥ 30 kg: 10 mg, 1 vez/dia (10 mL ou 1 comp)		
Desloratadina	xarope: 0,5 mg/mL gotas: 1,25 mg/mL comp: 5 mg	1 mg (2 mL ou 16 gotas) 1 vez/dia	1,25 mg (2,5 mL ou 20 gotas) 1 vez/dia	2,5 mg (5 mL ou 40 gotas ou 1/2 comp) 1 vez/dia	5 mg (1 comp) 1 vez/dia
Ebastina	xarope: 1 mg/mL comp:10 mg	x	2,5 mg (2,5 mL) 1 vez/dia	5 mg (5 mL ou 1/2 comp) 1 vez/dia	10 mg (1 comp) 1 vez/dia
Epinastina	xarope: 2 mg/mL comp: 10 ou 20 mg	x	x	5 a 10 mg (2,5-5 mL) 1 vez/dia	10 a 20 mg 1 vez/dia
Fexofenadina	sol oral: 6 mg/mL comp: 30, 60, 120, 180 mg	15 mg (2,5 mL) a cada 12 horas	30 mg (5 mL) a cada 12 horas	30 mg a cada 12 horas ou 60 mg 1 vez/dia	60 mg 12 a cada horas ou 120 mg 1 vez/dia
Anti-leucotrienos	Apresentação	Dose × idade			
		6 meses-5 anos		6-14 anos	> 14 anos
Montelucaste de sódio	sachê: 4 mg comp. mast.: 4 e 5 mg comp.: 10 mg	4 mg 1 vez/dia		5 mg 1 vez/dia	10 mg 1 vez/dia

Fonte: Desenvolvido pela autoria.

A aplicação dos medicamentos tópicos nasais deve ser dirigida para a parede lateral do nariz, local de maior expressão das manifestações inflamatórias, evitando-se o septo. A via nasal, possibilita o uso de doses menores e não depende de metabolização sistêmica; essas vantagens devem ser destacadas visando adesão ao tratamento.

A escolha do tratamento leva em consideração a classificação da rinite de acordo com a duração e a gravidade. Na rinite sazonal (intermitente e leve), inicia-se com anti-histamínico (oral ou nasal) e, se necessário, associa-se ou se substitui por antileucotrieno. Na rinite intermitente moderada ou grave e na persistente leve, também se inicia com anti-histamínico (oral ou nasal) ou com o corticosteroide tópico nasal e tanto um como o outro podem ser associados ao antileucotrieno. Na persistente moderada ou grave, inicia-se com corticosteroide nasal e, se necessário, associam-se anti-histamínico (oral ou nasal) e/ou antileucotrieno.

Em todos os graus (de gravidade), recomenda-se reavaliação em 2 a 4 semanas; quando se observa melhora, o esquema inicial deve ser mantido por pelo menos mais 1 mês. A associação ou substituição de medicamentos estão recomendadas para os que não melhoram com os esquemas iniciais. É importante também se considerar, nesses casos de falha terapêutica, a possibilidade de associação de infecção (sinusite) ou de broncospasmo, que podem ser subestimados e confundidos pelo cuidador com a obstrução nasal.

Há várias apresentações de corticosteroides tópicos nasais e a substituição entre eles pode ser adequada para determinados casos, de acordo com a potência anti-inflamatória, o tempo de vida-média (lipofilia), a biodisponibilidade e o *clearance* sistêmicos. Atualmente, o furoato de fluticasona e a mometasona apresentam algumas vantagens terapêuticas, como maior potência anti-inflamatória, baixa disponibilidade sistêmica e metabolização hepática efetiva, mas a alta lipofilia os faz permanecerem mais tempo no tecido nasal, aumentando o risco de efeitos adversos locais (como ardor e sangramento). O tempo de uso do corticosteroide nasal deve ser ajustado para cada paciente, de acordo com os sintomas; uma vez obtida melhora, a dose deve ser mantida por pelo menos mais 1 mês e diminuída, de tal forma que se mantenha o controle do quadro, com a menor dose possível. Interrupções do tratamento devem ser tentadas e o reaparecimento dos sintomas implica a retomada das medidas tanto medicamentosas como as não medicamentosas. Corticosteroide sistêmico deve ser evitado e, quando usado (para casos muito graves), deve ser por período curto.

Os descongestionantes (via oral ou tópica), apesar de aliviarem a obstrução nasal, devem ser evitados em crianças (sendo contraindicados em menores de 6 anos), tanto pelos efeitos sistêmicos (cardiovasculares e de sistema nervoso central) como pelo risco de rinite medicamentosa (efeito rebote) e de perfuração do septo nasal, uma vez que reduzem o fluxo sanguíneo da mucosa nasal.

A imunoterapia (subcutânea ou sublingual) é indicada pelo especialista para os casos refratários e graves, devendo ser mantida por pelo menos 3 anos.

A rinite alérgica costuma evoluir de forma crônica e recorrente, comprometendo a qualidade de vida, podendo evoluir com complicações e agravo do quadro de asma. O tratamento medicamentoso se baseia no controle (transitório) da inflamação da mucosa nasal e, até o momento, a maior dificuldade está no controle da exposição aos alérgenos, irritantes e poluentes ambientais.

■ BIBLIOGRAFIA CONSULTADA

Brozek JL, Bousquet J, Baena-Cagnani CE, Bonini S, Canonica GW, Casale TB, et al. Grading of recommendations assessment development and evaluation working group. Allergic rhinitis and its impacto n asthma (ARIA) guidelines: 2010 revision. J Allergy Clin Immunol. 2010;126(3):466-76.

DeShazo RD, Kemp SF. Allergic rhinitis: clinical manifestations, epidemiology, and diagnosis. UpToDate. Jul 2018. This topic last updated: 2018 Jan 25.

DeShazo RD, Kemp SF. Pathogenesis of allergic rhinitis (rhinosinusitis). UpToDate. Jul 2018. This topic last updated: 2017 Aug 25.

DeShazo RD, Kemp SF. Pharmacotherapy of allergic rhinitis. UpToDate, Jul 2018. This topic last updated: 2018 Apr 08.

Pastorino AC. Rinite alérgica. In: Pastorino AC, Castro APM, Carneiro-Sampaio M (coord.). Alergia e imunologia para o pediatra. 3. ed. Barueri: Manole, 2018. p.231-49. (Coleção Instituto da Criança HC-FMUSP. Editores: Schvartsman BGS, Maluf Jr PT, Carneiro-Sampaio M. Nº 5).

Peden D. An overview of rhinitis, UpToDate Sep 2017. This topic last updated: 2016 Dec 16.

Sakano E, Sarinho ESC, Cruz AA, Patorino AC, Tamashiro E, Kuschnir FC, et al. IV Consenso Brasileiro sobre Rinites 2017. Documento conjunto da Associação Brasileira de Alergia e Imunologia, Associação Brasileira de Otorrinolaringologia e Cirurgia Cérvico-Facial e Sociedade Brasileira de Pediatria; 2017.

29

Controle Esfincteriano

29.1 Desfralde

■ Andreza Antão Rodrigues   ■ Rafael Yanes Rodrigues da Silva

Introdução

O processo de desfralde é uma etapa muito importante do desenvolvimento infantil. Trata-se de um período de treinamento, sendo uma fase delicada que, se realizada de forma inadequada, sujeita a criança a sequelas psicológicas e funcionais futuras.

A criança a ser treinada para o desfralde deve estar neurologicamente madura para realizar retenção e eliminação voluntárias de urina e fezes. Caberá à família ensiná-la a realizar essa eliminação em local socialmente adequado, por meio de uma sequência de etapas seguras para a aquisição desta capacidade.

Idade de início do treinamento para o desfralde

No processo do desfralde, a primeira decisão a ser tomada é escolher o momento correto para iniciar o treinamento. Estudos demonstram que iniciar o treinamento precocemente está associado a mais demora na aquisição de controle efetivo e consistente e, portanto, uma aquisição mais sujeita a falhas e sequelas. Por outro lado, alguns fatores têm postergado a idade de início do desfralde, como o acesso fácil a fraldas descartáveis e a ideia disseminada entre os cuidadores de esperar a criança demonstrar quando está pronta para iniciar o processo.

Aos 18 meses de idade, grande parte das crianças costuma avisar sobre o desejo de urinar ou evacuar, ou, muitas vezes, avisa logo após já ter ocorrido a eliminação (percebem que a fralda está cheia e pedem para trocar). Durante décadas, esse comportamento foi encarado como um sinal de que a criança já estava pronta para iniciar o desfralde, induzindo as famílias a iniciarem o treinamento nesta idade. Atualmente, acredita-se 18 meses se trata de uma idade muito precoce.

Assim, recomenda-se que seja avaliada a expectativa da família quanto à melhor época de realizar o desfralde, abordando o tema a partir das consultas de 12 meses de idade. Isso visa trazer expectativas realistas sobre o processo e evitar que seja iniciado de forma precoce e inadequada.

A maioria das crianças está pronta para o desfralde a partir de 24 meses de idade. Contudo, é importante entender que essa decisão é pautada não apenas pela idade da criança, mas também pelo reconhecimento de alguns indícios de prontidão.

A partir dos 24 meses de idade, devemos avaliar, na criança, sinais de prontidão para o desfralde, em diversos campos, a saber:

- Comunicação: fala "sim" e "não"; nomeia "xixi" e "cocô"; consegue comunicar a necessidade de urinar ou evacuar;
- Motor: senta-se e levanta-se com autonomia; ajuda a se vestir e a se despir; anda até o banheiro sem dificuldades; fica estável quando sentada no vaso sanitário ou penico;
- Social: imita comportamentos de outras pessoas; identifica locais adequados para cada objeto; deseja agradar as pessoas; mostra interesse pelo uso do banheiro.

Esses são alguns exemplos de possíveis sinais de prontidão a serem identificados. Ainda não é claro se há um número mínimo de sinais de prontidão presentes para iniciar o treinamento, ou se há diferenças de importância entre eles. Sabe-se que esperar 3 meses após o aparecimento dos sinais de prontidão para iniciar o desfralde está associado a maior taxa de sucesso.

Além do reconhecimento dos sinais de prontidão, também deve ser avaliado se o momento atual de vida da criança é o melhor para se iniciar o treinamento. Seriam contraindicações ao início do treinamento:

- Constipação intestinal: crianças que preenchem os critérios de constipação intestinal funcional deverão ser tratadas antes do início do desfralde. O tratamento preconizado nesta situação é idêntico ao de crianças de outras idades, com mudanças dietéticas, tratamento medicamentoso para desimpactação (caso necessário) e tratamento medicamentoso de manutenção. As diferenças preconizadas são: iniciar o processo de treinamento apenas após remissão total dos sintomas de constipação; e manter o medicamento até que a criança adquira o controle esfincteriano de maneira sustentada (para mais detalhes, ver o Capítulo 29.2 – Constipação intestinal crônica).
- Eventos recentes de impacto emocional: mudança de casa ou de escola, nascimento de irmãos, separação dos pais, falecimento de entes queridos ou animais de estimação. Nestes casos, é importante permitir que a criança e a família se reorganizem e voltem à rotina habitual antes de iniciar o desfralde.
- Inverno: considerar postergar o início do desfralde nos meses mais frios do ano, caso não haja conforto térmico nos ambientes frequentados pela criança.
- Relação conflituosa entre a criança e seus cuidadores: nestes casos, será importante entender a origem do conflito e buscar uma resolução antes do início do desfralde.

Para entender a criança a ser desfraldada

Uma boa parte das crianças com 24 meses de idade expõe algumas características peculiares em comum, sendo conhecida como a idade do *terrible two*, termo criado nos Estados Unidos para designar esse período da vida. Termo equivocado, se analisarmos todas as características dessa fase, mas que muitas vezes faz sentido para quem convive com uma criança entre 2 e 3 anos de vida.

Nessa idade, a criança se descobre como um ser individual, à parte da família, descobre o "eu". Não por acaso, começa a juntar palavras, sendo uma combinação frequente frases do tipo: "eu + verbo" (eu quero, eu sei, eu consigo). É idade de intensa aquisição de autonomia, voluntária ou direcionada. A criança quer escolher o brinquedo, quer escolher o que comer, quer ela mesma preparar seu lanche. Cabe ao cuidador avaliar se a realização do desejo da criança é permitida naquele momento ou não.

Frente a uma negativa, ou seja, quando tem sua vontade contrariada, a reação habitual da criança é manifestar essa frustração por meio de seu repertório não verbal, posto que o repertório verbal ainda é escasso. Comunica-se com choro, mordidas e tapas, deita-se no chão e bate os pés. Ao adulto, cabe ter conhecimento sobre essa fase e manter-se firme no "não", entendendo que esta decisão é o melhor para a criança. Caso a criança continue na birra, é possível realizar uma contenção física, com mínima força suficiente para limitar seus movimentos, impedindo que a criança se machuque ou machuque outras pessoas. Então, tenta-se mudar o foco, direcionando-o para uma brincadeira. Caso a criança tenha tentado agredir o cuidador ou outra pessoa, esse redirecionamento para uma brincadeira não deve ocorrer para que não gere a impressão de que a agressão recebeu algum tipo de premiação. Para que a comunicação seja efetiva, além do discurso, valem as atitudes, como a fisionomia descontente do cuidador, ressaltando a inadequação da agressão física, por exemplo. Vale destacar que não cabe gritar ou bater na criança, em nenhuma hipótese.

Dessa forma, se o "não" permanece um "não", a criança gradualmente aprende que sua birra não comunica, que não consegue seus objetivos por meio dela. O adulto responsável determina o que é melhor e seguro para cada situação. E a birra passa.

Se o "não" se transformar em "sim" à custa de birra, essa atitude fecha uma comunicação efetiva, pois a birra atinge o objetivo desejado pela criança. Assim, a criança utilizará cada vez mais frequentemente e por tempo mais prolongado esse recurso.

Esse tópico é muito importante quando falamos de desfralde. Se a abordagem dessa questão não estiver adequada, pode haver confusão de um lado e de outro. A criança pode usar sua retenção voluntária como um mecanismo de birra. Os pais podem achar que a criança em treinamento já domina bem eliminação e retenção e considerar que os escapes são voluntários.

Portanto, se o pediatra perceber no temperamento da criança e na dinâmica familiar conflitos e sofrimentos psíquicos importantes, será fundamental direcionar a abordagem para sua resolução, por vezes com auxílio de um profissional de psicologia, antes de iniciar o treinamento do desfralde.

Penico *versus* vaso sanitário

Após reconhecer se a criança está pronta para iniciar o desfralde, o passo seguinte será definir o equipamento em que a criança será treinada para realizar as eliminações, ou seja, se ela será treinada a urinar e defecar em um penico ou no vaso sanitário.

Ambos os dispositivos têm vantagens e desvantagens e ambos serão eficazes em obter o desfralde de uma criança, contanto que utilizados de maneira adequada, a saber:

- Penico: a vantagem do penico é ser ergonômico para a criança (não requer adaptações como redutor de assentos, escadas e apoio para os pés), portátil (ela pode inicialmente se sentir mais confortável em urinar em seu quarto) e exclusivo. Entretanto, é importante que, depois de um período de adaptação, o penico seja colocado no banheiro para que a criança aprenda que há um local correto para realizar as eliminações. A criança treinada no penico necessitará de uma nova transição, desta vez para o vaso sanitário, mas que ocorrerá quando a criança for maior, estará mais segura sobre as eliminações e já estará mais independente.

- Vaso sanitário: é fundamental que sejam realizadas algumas adaptações, como a colocação de redutor de assento e de algum apoio (banco, escada etc.) para os pés. Isso não envolve apenas a questão de segurança (física e psíquica), mas também permite o relaxamento do assoalho pélvico. Algumas crianças copiam o comportamento de pais e irmãos mais velhos; desta forma, usar o vaso pode ser mais fidedigno nesta imitação. Não requererá outra transição no futuro. Alguns cuidados, como não apertar a descarga com a criança sentada no vaso, por exemplo, são fundamentais. Deve-se tomar cuidado para não gerar uma experiência traumática e recusas futuras ao uso do vaso.

É possível realizar o treinamento em qualquer um dos dois equipamentos (vaso ou penico). A escolha deve levar em consideração as preferências pessoais da família, as características da casa e o comportamento da criança.

Um detalhe fundamental neste momento é garantir o posicionamento adequado da criança. Por um lado, penicos muito baixos, que deixam a criança na posição "de cócoras", geram uma pressão que inibe a micção. Por outro lado, um vaso sanitário normal, sem redutor e apoio para os pés, motiva que a criança contraia os músculos da coxa e não relaxe a musculatura perineal, dificultando o esvaziamento vesical, além de gerar insegurança em virtude do risco real de quedas.

O posicionamento adequado também é fundamental nas evacuações. Uma posição inadequada, gerando contração constante do assoalho pélvico, resulta numa contração do esfíncter anal, gerando um esvaziamento intestinal incompleto. O esvaziamento incompleto provoca o ressecamento das fezes, que, por sua vez, se tornam volumosas, causando dor à evacuação. A dor desencadeia uma inibição do relaxamento esfincteriano, aumentando a retenção de fezes. Estabelece-se um círculo vicioso que culmina na constipação, dor ao evacuar e perdas fecais.

Etapas do treinamento

Antes de sugerir qualquer sequência de treinamento, devemos acessar o entendimento da família sobre o desfralde, levantando abertamente questões como: "Quais são seus planos para realizar o desfralde?", "Quais são suas principais preocupações sobre o desfralde?", "Quais são as expectativas sobre o seu desempenho como cuidador neste processo?", "Quais são suas expectativas sobre a evolução da criança?", "Como foi sua experiência prévia com outros filhos?".

É importante entender que não existe uma regra rígida para a realização do desfralde, até porque boa parte das publicações sobre o tema tem como base a opinião de especialistas. Contudo, sabe-se de situações que podem gerar atrasos e até prejuízos em longo prazo para a criança, e que devem ser evitadas.

Existem algumas propostas de como dar prosseguimento ao desfralde de uma criança. Essas propostas podem ser pautadas em protocolos rígidos a serem seguidos pelos pais com o objetivo de obter o desfralde em um determinado período de tempo (desfralde centrado nos pais) ou podem ser iniciados a partir de um certo grau de maturidade da criança e terem seu progresso determinado pela evolução da criança (desfralde centrado na criança). Também há descrições do treinamento de eliminações precoces, denominado "treinamento assistido". Nesse método, o cuidador deve observar atentamente os sinais de eliminação que a criança apresentaria já nas primeiras semanas de vida, colocando-a no penico para evacuar ou urinar, ainda no colo da mãe.

Não há muitos trabalhos comparativos sobre esses diferentes tipos de abordagem. Ao longo do texto, descreveremos estratégias de desfralde centrado na criança, por acreditarmos ser menos traumático e expressar expectativas mais realistas para pais e crianças.

A Academia Americana de Pediatria (AAP) descreve etapas para a realização do desfralde centrado na criança. É importante entender que essas etapas são apenas uma sugestão de seguimento, e que, por ser um método centrado na criança, a evolução entre as etapas deve ser individualizada para cada criança. Também é fundamental ressaltar que todos os ambientes frequentados pela criança (sua casa, a casa de parentes e escola) devem exercitar a mesma fase, com os mesmos métodos.

1. Ficar confortável com o meio: nessa etapa, deve-se presentear a criança com um penico. Porém não há inicialmente nenhuma conotação com as eliminações. Ela ganha o penico e brinca com ele, senta-se nele (vestida), senta os bonecos, coloca-o no meio dos brinquedos, enfeita-o com adesivos. Ela se acostuma com aquele objeto e encara-o como seu. Nessa fase é importante definir um vocabulário, ou seja, determinar os termos que serão utilizados para nomear as fezes, a urina e o penico, usando sempre os mesmos termos para cada situação. Essa etapa dura, em média, 1 semana.

2. Fazer a conexão: nessa etapa, faz-se a conexão entre o penico e as eliminações. Quando a criança urinar, coloca-se a fralda com urina dentro do penico, explicando para a criança que, a partir de agora, é para lá que a urina vai. Quando a criança urina durante o banho, a mãe tenta coletar a urina no penico. Também é interessante transferir a urina e/ou fezes coletadas no penico para o vaso sanitário. Neste momento, pode ser usado o pen-

samento mágico da criança, característico desta fase, tornando o momento de apertar a descarga algo lúdico ("dar tchau" para as fezes, dizer que a urina vai descer no tubo para viajar etc.). Esta fase também tem duração aproximada de 1 semana. Algumas crianças apresentam certo pavor ao verem as próprias fezes desaparecendo após a descarga. Nesse caso, uma medida válida é jogar papel higiênico picotado sobre as fezes antes de acionar a descarga.

Nesta etapa, é importante destacar dois aspectos – ao manipular as fezes, não devem ser ditos adjetivos pejorativos, nem demonstrar fisionomia de nojo, pois isso pode abalar a autoestima da criança (o adulto responsável está demonstrando nojo por algo produzido por ela); a partir dessa fase a criança jamais será trocada como um bebê, ou seja, deitada, com o responsável realizando todos os cuidados. A criança deverá permanecer em pé e participar do processo, por exemplo, vendo o destino das eliminações, apertando a descarga, jogando a fralda cheia retirada e dobrada no cesto de lixo, lavando as próprias mãos. Tudo deve ser realizado numa atmosfera lúdica e sem ser forçada. Observar adultos e crianças mais velhas utilizando o banheiro também podem servir como incentivo. Nesse sentido, a creche pode exercer um papel valioso, pois a criança tem oportunidade de acompanhar e observar seus pares e, portanto, ser estimulada ao treinamento.

3. **Tentar acertar o penico:** nessa fase, a criança permanece usando fralda e avisa verbalmente sua vontade de urinar ou defecar, ou o cuidador percebe sinais não verbais da necessidade de eliminação (p. ex., pular alternando as pernas). Nestes momentos, o cuidador conduz a criança até o penico. Ao se sentar no penico, a criança pode realizar a eliminação, o que deverá ser comemorado (reforço positivo). Mas, talvez, ela não consiga realizar a eliminação naquele momento e diga que não está mais com vontade. Isso pode ocorrer porque a criança aprende primeiro a reter e depois a eliminar. Assim, é muito comum que a criança urine ou evacue logo após ser retirada do penico. Isso deve ser encarado com naturalidade, sem demonstrar frustração ou infligir nenhuma punição. Deve ser esclarecido aos pais que a criança não tem ainda o controle efetivo e sustentado dos esfíncteres, que essa aquisição pode demorar semanas a meses. Uma boa analogia pode ser traçada em relação ao marco do desenvolvimento de andar. Quando a criança estava aprendendo a andar e caía, não recebia repreendas, apenas apoio a novas tentativas. Da mesma forma, agora que está no processo de treinamento, nas ocasiões em que não atingir os objetivos deve receber a mesma mensagem: "Está tudo bem, você está aprendendo".

A duração dessa fase é incerta. Deve-se passar para a outra fase quando a criança estiver com acertos de maneira consistente, ou seja, mais acertando do que errando.

4. **Substituir fralda por roupa íntima:** essa fase é delicada, pois a criança continuará com erros e, então, terá a sensação de contato direto da pele com urina e fezes. Para os cuidadores, o desconforto pode se relacionar ao contato dos dejetos com móveis da casa, como sofás, cadeiras e camas. A abordagem é exatamente a mesma mediante acertos e tentativas. Se for motivo de preocupação dos pais, vale proteger sofás e cadeiras com forro. Lembrar que escapes e erros não são voluntários, logo, não devem ser punidos quando ocorrerem, nem premiados quando não ocorrerem, por exemplo, com mapa de estrelas. Em suma, deve ser realizado reforço positivo a cada tentativa, independentemente de acerto ou erro (ver justificativa para não punir ou criticar na explicação na etapa anterior deste texto). O prazo para estabelecer controle diurno consistente é muito variável, de semanas a meses, geralmente o controle de fezes aparece primeiro.

5. **Desfralde noturno:** o prazo para o desfralde noturno pode ser simultâneo ao controle diurno, mas também pode demorar de meses a anos após aquisição do controle diurno. Deve-se retirar a fralda noturna após bem estabelecido o controle diurno. Algumas mães notam que a fralda permanece seca a maioria das noites e retiram a fralda. Outras crianças mantêm as perdas noturnas por mais tempo, não existindo uma idade limite para não ter mais perdas, embora a maioria dos consensos considere adequado estar resolvido até 6 anos de idade (para mais detalhes, ver o Capítulo 29.3 – Enurese noturna). Deve-se, então, considerar, com a família, a retirada da fralda noturna e a tolerância com os escapes entre 3 e 4 anos de idade, sugerindo uso de capas protetoras de colchão, minimizar ingesta de líquidos 1 hora antes de dormir e realizar micção completa logo antes de se deitar.

Durante as etapas descritas, em algum momento será necessário realizar a transição do penico para o vaso sanitário. Recomenda-se que o menino seja ensinado inicialmente a urinar sentado e, só depois que já tenha controle esfincteriano diurno bem estabelecido, seja feita transição para urinar em pé, em conformidade com os padrões culturais.

Duração do desfralde

Geralmente, considera-se que o desfralde foi concluído quando há controle urinário e fecal diurno. Alguns autores sugerem considerar que o processo foi concluído quando a criança, além do controle esfincteriano, tem autonomia para realizar sozinha a higienização do períneo, acionar a descarga e lavar as mãos.

Não há um prazo pré-determinado para que o processo de desfralde seja concluído. Sabe-se que, em média, ele dura 6 meses. São fatores de risco para prolongar o desfralde: iniciar o treinamento abaixo de 27 meses de vida; ser do sexo masculino (provavelmente pelo fato de ter de aprender a evacuar e urinar em posições diferentes – sentado e em pé), ser o primeiro filho. Problemas associados, como constipação, também podem prolongar o processo.

Em algumas situações, crianças são solicitadas a realizar o desfralde em um prazo rígido preestabelecido, como durante o período de férias do cuidador, ou até a data de início da creche, entre outros exemplos. Prazos rígidos para concluir o desfralde estão associados a distúrbios de eliminação no futuro.

Problemas frequentes

- **Usar estratégias de recompensa ou punição:** deve-se lembrar que, como ocorre na aquisição de qualquer marco novo do desenvolvimento, a criança vive um período de transição, com conquistas e falhas, até atingir domínio de uma nova capacidade. Podemos fazer paralelos com diversas outras etapas do desenvolvimento infantil, como quando a criança aprende a andar. Quando uma criança está aprendendo a andar e tem uma queda, ninguém pensaria em dar qualquer bronca ou punição. Da mesma forma, se a criança consegue dar alguns passos seguidos, não recebe nenhum presente ou recompensa por ter conseguido, apenas percebe a satisfação dos cuidadores com a conquista. É exatamente da mesma abordagem que a criança necessita no desfralde. É importante que os cuidadores reconheçam que a criança não está no controle absoluto desse ato e deve receber afeto e tratada com tolerância. No mesmo sentido, não cabem de maneira alguma os sistemas de recompensa como o uso do mapa de estrelas. O método assim denominado consiste no uso de uma espécie de calendário em que são coladas estrelas a cada dia que a criança consegue cumprir certo objetivo; depois de acumular um número pré-determinado de estrelas coladas no calendário, a criança recebe uma premiação como forma de reforço positivo. Nesta técnica, a criança se sentirá feliz quando acertar, mas terá uma grande frustração nas falhas, além do senso de injustiça, pois não tem o domínio dessa ação que lhe está sendo cobrada. Por isso, não recomendamos o uso do mapa de estrelas. Pode-se transparecer a satisfação da conquista, demonstrando felicidade, oferecendo elogios; mas quando houver falhas, devem prevalecer o reconhecimento do esforço (reforço positivo para a tentativa, independentemente do resultado), a tolerância e o afeto.

- **A criança se recusa a evacuar no penico ou vaso sanitário:** algumas crianças demonstram, ao longo do processo, recusa em evacuar no penico. Tipicamente, esconde-se em algum local de sua preferência na casa, para evacuar na fralda ou na própria roupa íntima (conforme a etapa de treinamento). Várias hipóteses são listadas para comportamentos deste tipo, como relação conflituosa entre os cuidadores e a criança, início do desfralde muito precoce, medos infundados sobre esse momento (medo de cair do vaso, medo de ser sugado pela descarga), fezes muito endurecidas causando dor durante a evacuação. Até questões relacionadas ao temperamento da criança, como uma forma de mostrar independência dos cuidadores ou até de medir forças com os cuidadores, são consideradas possíveis causas da recusa. Pode ser também que essas crianças precisem de mais tempo e mais privacidade para assimilarem a ideia e entenderem que o mais prático é evacuar diretamente no vaso. Assim, estão entre as estratégias para resolver este conflito, medidas como não punir ou importunar a criança sobre esse assunto, respeitar essa preferência, mas envolver a criança no processo sequencial à evacuação, ou seja, direcionar com afeto a criança ao banheiro e, com ela, dar destino às fezes, de forma lúdica, ao vaso sanitário, como descrito anteriormente (p. ex., acenando "tchau", dizendo que as fezes vão viajar). Pode-se também continuar comentando o assunto, convidando a criança para ir ao banheiro para observar ou imitar os pais ou irmãos e fornecer materiais lúdicos sobre o tema, como livros, filmes, desenhos. Também é valido instituir mudanças dietéticas para mudar a consistência das fezes e até considerar uso de medicações, se for o caso. Conversar sobre possíveis medos pode ser a solução em alguns casos. O desaparecimento da urina ou das fezes quando se aperta a descarga também pode ser motivo de ansiedade para a criança, pode-se, nesse caso, jogar papel higiênico picotado por cima das fezes antes de se acionar a descarga, como já exemplificado anteriormente.

- **Interromper o treinamento por estar fora de casa:** muitas famílias, durante o processo de aprendizagem, optam por colocar fraldas nas crianças para ir a outros ambientes fora de casa. Essa medida, por vezes adequada, visa evitar acidentes, trocas constantes de roupa e até situações de constrangimento. Porém, se a criança já tem o controle e pede ao cuidador para urinar ou evacuar, deve-se tentar encontrar algum banheiro onde ela possa realizar a eliminação. Pedir para a criança segurar a vontade, ou pedir para eliminar na fralda, pode confundi-la e causar excesso de retenção e distúrbios de eliminação futuros. Importante verificar com a família se existem ressalvas quanto ao uso de banheiros públicos ou de qualquer outro banheiro externo ao da casa, adaptando-se a situação, como adquirindo-se disponíveis protetores de assento, materiais para higienização, entre outros. É fundamental que a família transmita para a criança a mensagem que a vontade de urinar e evacuar deve ser atendida, ajustando-se aos recursos disponíveis no meio, sem associar ao ato sentimentos desagradáveis, como medo ou nojo.

- Deixar de eliminar por distração: algumas crianças, quando estão envolvidas em alguma atividade prazerosa, evitam ao máximo urinar ou evacuar, mesmo que já tenham total percepção e controle esfincteriano. Elas deixam para procurar o banheiro no último instante, quando já não há mais tempo hábil, e ocorre o escape. Pode-se perceber isso porque ocorre sempre em situações que a criança está entretida, como assistindo TV, durante jogos e brincadeiras. Quando está sem nenhum entretenimento, a criança procura o banheiro normalmente. Nessas situações em que a criança se distrai, pode-se utilizar a estratégia de combinar com ela um sistema de alarme (de preferência lúdico): quando tocar o alarme ou a música é hora de interromper a atividade e correr para o banheiro. Vale encontrar um argumento lúdico que entusiasme a criança nesse momento, como deixar um boneco da preferência da criança que para fazer de conta que ele também vai urinar, ou também avisar que é "hora do voo" e levar a criança nos braços até o banheiro como se ela estivesse voando, por exemplo. Interromper à força a atividade em que a criança está envolvida pode provocar um embate, em que a criança pode usar sua habilidade de retenção para ser vitoriosa.
- Processo de treinamento está causando sofrimento psíquico na criança e/ou nos pais e prejudicando a dinâmica familiar: recomenda-se interromper o treinamento e a criança voltar a usar fraldas por alguns meses (2 a 3 meses), período no qual esse tema não será abordado com a criança. Nesse período, deve-se oferecer suporte e orientação à família sobre comportamentos típicos dessa faixa etária, visando à construção de um relacionamento saudável entre a criança e seus cuidadores. O pediatra deve encaminhar a família a profissionais de saúde mental, em casos mais complexos ou refratários à abordagem inicial.

Desfralde em crianças com doenças crônicas, déficit cognitivo, dificuldades de comunicação ou interação social

É recomendável que o desfralde seja iniciado em qualquer criança acima de 2 anos de idade e que já apresente os sinais de prontidão para o desfralde, independentemente de doenças crônicas associadas.

Por vezes, em decorrência dessas doenças, os sinais de prontidão podem demorar mais tempo para aparecer, mas o desfralde deve ser iniciado assim que se reconheça a capacidade da criança. Em alguns casos, será necessário instituir alguma adaptação, como ter de levar a criança ao banheiro, ajudá-la a retirar e vestir a roupa, a depender das limitações que a doença trouxer.

Crianças com transtorno de espectro autista, encefalopatia crônica não progressiva e outras condições que comprometam a capacidade de interação e comunicação terão maior dificuldade para iniciar o desfralde.

Algumas adaptações podem facilitar o processo, como:

- Ter maior atenção a padrões de eliminação, buscando pistas indiretas de que a criança está prestes a evacuar ou urinar;
- Realizar idas programadas ao banheiro com base no padrão de eliminação identificado;
- Desenvolver uma forma de comunicação não verbal utilizada e entendida pela criança e pelo cuidador, como uso de placas, desenhos, gestos, entre outros;
- Aumentar a ingesta hídrica, quando possível, para aumentar o número de vezes que a criança vai ao banheiro e o número de diureses, permitindo mais chances para treinamento;
- Considerar sistemas de recompensa quando a criança conseguir realizar corretamente;
- Ter maior atenção ao tratamento e prevenção de constipação intestinal.

Os cuidadores devem ser lembrados que iniciar o desfralde em crianças portadoras dessas condições exigirá paciência, persistência e ter expectativas realistas para não gerar frustrações.

Conclusões

Em vista do exposto, faz-se necessária a priorização deste tema nas consultas de puericultura, primordialmente na consulta de 24 meses de vida e nas sequenciais, até que o treinamento seja concluído com sucesso e de maneira saudável.

■ BIBLIOGRAFIA CONSULTADA

Issenman RM, Filmer RB, Gorski PA. A Review of bowel and bladder control development in children: how gastrointestinal and urologic conditions relate to problems in toilet training pediatrics. 1999 June. v103, issue supplement 3.

Mota DM, Barros AJD. Treinamento esfincteriano: métodos, expectativas dos pais e morbidades associadas. J Pediatr. 2008.

Stadtler AC, Gorski PA, Brazelton TB. Toilet training methods, clinical interventions, and recommendations. American Academy of Pediatrics. Pediatrics. 1999;103(6 Pt 2):1359.

29.2 Constipação Intestinal Crônica e Encoprese

- Daleth Rodrigues Scaramuzzi   - Maria Lucia de Moraes Bourroul

Introdução

Constipação é um sintoma comum na infância afetando de 1% a 30% das crianças. É responsável por 3% das consultas dos pediatras e até 25% das consultas dos gastroenterologistas.

No Brasil, um estudo publicado em 2009 com lactentes e pré-escolares mostrou que a constipação está presente em 17,5% dos relatos maternos e em 10,5% e 19,3% dos registros das evacuações obtidos em casa e na creche, respectivamente; confirmando que o sintoma é frequente e tem início precoce. Já entre adolescentes saudáveis de uma escola no interior de São Paulo, a prevalência foi 22,3%, em 2006.

A etiologia da constipação na infância e na adolescência é multifatorial, mas raramente está associada a causas orgânicas; no entanto, os dados sugerem a possibilidade de a constipação estar sendo subdiagnosticada, gerando sofrimento e aumentando o risco de complicações. Por esses motivos, deve ser reconhecida como problema de saúde pública e devidamente abordada desde a atenção primária.

Definições

O quadro clínico de constipação na infância pode variar muito, podendo haver tanto crianças com evacuações muito espaçadas e, inclusive, crianças com evacuações ou perdas fecais diárias, assim como fezes ressecadas em pequenos ou grandes volumes, até fezes líquidas. Esta variedade de expressões clínicas precisa estar prevista na definição para que portadores de constipação possam ser devidamente identificados e acompanhados.

A definição de constipação vem sendo discutida por vários autores; em geral, refere-se a evacuações pouco frequentes, difíceis, dolorosas ou esvaziamento incompleto do reto.

Atualmente, consensos internacionais definem constipação como atraso ou dificuldade para evacuar, por duas ou mais semanas, gerando desconforto para o paciente.

Na infância, as causas de constipação podem ser divididas em duas categorias: orgânicas; e funcionais. As causas orgânicas são responsáveis por menos de 5% dos quadros, enquanto as causas funcionais englobam quase todas as outras situações, em geral, fora do período neonatal. O termo "funcional" refere-se a crianças/adolescentes com constipação crônica, sem causa orgânica, que retêm fezes, visando evitar evacuação dolorosa e que vivenciam episódios de perda (ou incontinência) fecal, secundária ao fluxo periférico de fezes que escorrem pela lateral das fezes retidas cronicamente e impactadas no reto.

Desde 1999, especialistas de vários países se reúnem periodicamente para ajustar critérios de definição para as disfunções gastrointestinais (Multinational Working Teams to Develop Criteria for Funcional Disorders). O último encontro, em 2016 (ROME IV), ratificou boa parte dos critérios estabelecidos em 2006 (ROME III), mantendo a necessidade da criança/adolescente apresentar no mínimo duas das seis características (listadas no Quadro 29.1) para

Quadro 29.1 Critérios para a definição de constipação funcional em crianças e adolescentes – ROME IV.

Idade	0-4 anos	4 anos → adolescência
Duração	≥ 1 mês	≥ 1 mês
Nº de sintomas	≥ 2	≥ 2
Sintomas	≤ 2 evacuações/semana	≤ 2 evacuações/semana
	Retenção fecal excessiva ( )	≥ 1 episódio de escape fecal/semana
	Postura/comportamentos anômalos e voluntários que resultam em retenção fecal	Postura/comportamentos anômalos e voluntários que resultam em retenção fecal
	Cólica/evacuações difíceis ou dolorosas	Cólica/evacuações difíceis ou dolorosas
	Presença de grande quantidade de fezes no toque retal	Presença de grande quantidade de fezes no toque retal
	Critérios adicionais para os que têm controle esfincteriano: ≥ 1 episódio de escape fecal/semana	Fezes com diâmetro grande que obstruem o vaso sanitário
	Fezes com diâmetro grande que obstruem o vaso sanitário	–
Critério de exclusão	Os sintomas não podem ser totalmente explicados por outra condição clínica	

Fonte: Adaptado de Levy El e Hyamms JS, *et al.*

a definição de constipação funcional; redefiniu o período de pelo menos 1 mês de duração dos sintomas tanto para os menores como para os maiores de 4 anos e incluiu, para os menores de 4 anos que já têm controle esfincteriano, dois critérios ("adicionais"): pelo menos um escape fecal por semana; e fezes de calibre muito grande no vaso sanitário. Esses critérios estão resumidos no Quadro 29.1.

Além das definições anteriormente expostas, considera-se importante para o seguimento das crianças constipadas a padronização das seguintes expressões:

- **impactação fecal:** retenção fecal detectável como massa palpável no abdômen inferior ou região suprapúbica (em geral endurecida), ou no toque retal ou no cólon distal, na radiografia simples de abdômen.
- **incontinência fecal:** perda ou escape repetitivo de fezes em maiores de 4 anos, idade em que se esperam competência do controle esfincteriano e hábito intestinal socialmente aceitável. Este é o termo padronizado para as condições anteriormente denominadas como "*soiling*" e "encoprese". A importância de definir a incontinência fecal origina-se do fato de 80% das crianças com incontinência fecal apresentarem retenção fecal, ou seja, têm constipação que pode não ser facilmente percebida, pois a caracterização de suas fezes foge deste padrão: ressecadas; volumosas; ou em intervalos longos. Nestes casos, a queixa de perda diária de fezes pastosas, semipastosas e até mesmo líquidas pode desviar a atenção da família e do próprio pediatra, caso o hábito da evacuação não seja bem caracterizado e, no exame físico, não se buscar detectar a retenção fecal.
- **Constipação intratável:** constipação não responsiva ou refratária ao tratamento adequado e mantido por pelo menos 3 meses.

Mecanismos de defecação e continência

Normalmente, recém-nascidos a termo apresentam a primeira evacuação nas primeiras 36 horas de vida e, a seguir, evacuam várias vezes ao dia, por mecanismos reflexos e pela relativa sobrecarga osmótica que a oferta láctea representa nesta fase. Na medida em que sua capacidade digestiva se ajusta à oferta, o número de evacuações diminui. Quando outros alimentos são introduzidos com características mais laxativas ou mais obstipantes, pode haver variações na frequência e na consistência das fezes, e se não houver inadequações, o equilíbrio se restabelece. O ato da evacuação nos 8 primeiros meses de vida é involuntário. A partir dos 8 meses, a criança começa a ter a sensação da possibilidade de retenção fecal por meio da contração do esfíncter anal externo. Após os 18 meses, já é capaz de ter a percepção da distensão retal e está apta a iniciar o controle da retenção; em geral, até os 4 anos, desenvolve competência no controle esfincteriano

anal, capacidade de retenção e de eliminação voluntária das fezes, definindo o próprio hábito. A defecação normal envolve funções autônomas (reflexas) e voluntárias. Na transição entre o sigmoide e o reto, existe um esfíncter funcional que mantém a luz retal sem fezes nos intervalos das evacuações. A presença de fezes no reto estimula receptores da parede intestinal e do assoalho pélvico. O aumento de pressão no reto provoca contração voluntária do esfíncter anal externo (músculo estriado) e, a seguir, relaxamento reflexo do esfíncter anal interno (músculo liso), promovendo a entrada de pequenas quantidades de fezes no canal anal, provocando sensação de urgência para a evacuação. Se a situação for propícia à evacuação, os músculos da parede abdominal e o diafragma se contraem, aumentando a pressão intraluminar; os músculos elevador do ânus e coccígeo também se contraem seguidos pelo relaxamento voluntário do músculo puborretal e do esfíncter anal externo, o que finalmente permite a passagem das fezes pelo canal anal. Se a evacuação for inibida, o reto relaxa-se, o esfíncter anal externo e o músculo puborretal mantêm-se contraídos e as fezes retornam à porção superior do descendente; a diminuição da pressão intraluminar no reto posterga os reflexos de evacuação.

Classificação e principais etiologias

O Quadro 29.2 resume as principais causas de constipação intestinal crônica na infância.

Quadro 29.2 Principais causas e fatores de risco de constipação intestinal na infância.

Constipação funcional da infância (90%-95%)
Constipação secundária a lesões anais, colônicas e anatômicas: • Fissuras anais • Localização anteriorizada do ânus • Estenose anal ou atresia anal • Prolapso retal • Tumores intestinais e extraintestinais
Constipação neurogênica: • Mielomeningocele, disrafismos oculto, agenesia sacral • Síndrome de estiramento medular • Tumores • Traumatismos • Paralisia cerebral • Hipotonia • Convulsões • Doença de Hirschsprung • Pseudo-obstrução intestinal crônica
Constipação associada a quadros psiquiátricos: • Psicose • Depressão • Anorexia nervosa

(Continua)

Quadro 29.2 Principais causas e fatores de risco de constipação intestinal na infância. (*Continuação*)

Constipação funcional da infância (90%-95%)

Constipação secundária a distúrbios endócrinos e metabólicos:
- Hipotireoidismo
- Acidose renal
- Diabetes insípido
- Hipercalcemia
- Hipocalemia
- Gestação
- Uremia

Constipação associada a medicamentos
- Antiácidos, omeprazol, anticolinérgicos, codeínicos, metilfenidato
- Compostos de ferro e de cálcio, intoxicação por vitamina D
- Hipotensores
- Anticonvulsivantes
- Benzodiazepínicos, antidepressivos, fenotiazídicos, Hidrocloreto de imipramina
- Opioides
- Anestésicos

Constipação associada a outras causas:
- Abuso sexual
- Fibrose cística
- Esclerodermia, epidermólise bolhosa
- Cólon irritável

Fonte: Desenvolvido pela autoria.

Causas de constipação funcional

A dor da evacuação tem sido considerada a condição de maior importância tanto entre as causas funcionais de constipação como entre os fatores de manutenção/complicação de outras causas. A evacuação dolorosa frequentemente precede a retenção fecal e, se efetivamente tratada, pode reduzir a incidência de impactação fecal crônica e perdas em crianças na idade escolar. De modo geral, no lactente ou na criança, processos mórbidos agudos com febre, diminuição da ingestão hídrica ou da aceitação alimentar podem determinar alterações da consistência das fezes e da frequência das evacuações. Estas situações, quando não são prontamente atendidas, resultam em evacuações dolorosas. A dor à evacuação faz a criança passar a inibir o reflexo de evacuação, retendo as fezes para evitar o desconforto. O reto passa a acomodar o conteúdo fecal e o ato da evacuação é adiado. Observa-se que a distensão retal, mantida cronicamente, determina dilatação da luz intestinal, tornando os receptores pressóricos locais refratários a pequenos aumentos de volume fecal. Com a progressão do quadro, grandes quantidades de fezes ficam acumuladas na ampola retal. A estase fecal determina maior absorção de água do bolo fecal (tornando-o cada vez mais ressecado) e, ao mesmo tempo, provoca irritação da parede retal e aumento da produção de muco. Pode haver perda de pequenas quantidades de fezes semipastosas ou líquidas que se misturam a este exsudato. Ondas peristálticas vigorosas podem resultar na evacuação de fezes volumosas e ressecadas, sendo esta passagem fecal ainda mais dolorosa; as crianças choram, recusam-se a ir ao banheiro e podem apresentar escapes por evacuações incompletas.

Há ainda que se considerar que os processos de industrialização, urbanização e a mídia induziram grandes mudanças nos hábitos alimentares. Hoje as crianças e os adolescentes consomem muitos alimentos processados em detrimento do consumo de legumes, frutas e vegetais *in natura*. Passam parte do dia sentados, em atividades escolares ou sedentárias como assistir à televisão, brincar com videogames ou diante do computador, diminuindo a possibilidade de estimulação dos movimentos peristálticos por meio de atividades físicas próprias da idade, como andar, correr, pular.

A questão do consumo de fibras deve ser considerada com cuidado, pois não há recomendações mínimas diárias cientificamente validadas, assim como nem todas as fibras estimulam o peristaltismo. O que se reconhece é que dietas inadequadas (excesso de oferta láctea e o baixo consumo de líquidos, de frutas e de vegetais) e a própria inapetência são fatores de risco para a indução ou piora da constipação, uma vez que alteram a quantidade e composição do bolo fecal.

Sendo a evacuação resultante de uma sequência de eventos que envolvem integridade, maturação e interação de vários órgãos e sistemas, torna-se evidente que condições adversas ao desenvolvimento e à socialização da criança possam interferir de forma determinante. Nesse sentido, é coerente pensar que formas inadequadas de treinamento para aquisição do controle esfincteriano anal possam determinar disfunções da evacuação. Treinamentos precoces ou punitivos podem gerar comportamentos de retenção fecal ou reativos que se expressam como constipação funcional ou incontinência (com ou sem retenção fecal). A identificação de situações psicoafetivas potencialmente complicadas pode sugerir a necessidade de um seguimento psicoterápico concomitante.

Em razão do fato de o escolar ter maior autonomia na higiene pessoal e de as evacuações não serem mais supervisionadas, os quadros de constipação podem ficar subestimados pelos pais, piorando o prognóstico e, até mesmo, induzindo interpretações distorcidas dos episódios de perdas, os quais são citados como diarreia. A retenção fecal crônica pode determinar impactação fecal, situação clínica que deve ser reconhecida, pois, além de sugerir cronicidade do quadro, determina prioridades na abordagem terapêutica. Em geral, a impactação fecal é acompanhada de história de evacuações pouco frequentes, ressecadas e volumosas, mas, em razão da possibilidade de associação com escapes, a confirmação desses dados pode não ser simples. O exame físico é fundamental, pois se palpa massa na região suprapúbica que pode estar associada à distensão abdominal.

Podem estar presentes crises de dor abdominal imediatamente antes da evacuação, ou mesmo alguns dias antes, ou ainda dor abdominal vaga e recorrente, muitas vezes relacionadas com as refeições. A anorexia é um sintoma comum, principalmente nos casos de retenção fecal crônica. Algumas crianças apresentam baixo ganho ponderal, e outras, distensão abdominal. A associação com sintomas urinários é frequente. A relação entre infecção do trato urinário e constipação intestinal crônica tem sido atribuída à compressão da parede vesical posterior exercida pelas fezes cronicamente retidas, gerando distócias da motilidade vesical, estase urinária ou volume urinário residual pós-miccional.

Algumas causas orgânicas de constipação intestinal

As alterações anatômicas, em geral, dificultam a progressão ou a eliminação do bolo fecal, limitando a permeabilidade da luz intestinal, impondo angulações inadequadas ao trajeto ou induzindo dor à evacuação. Entre elas, destacam-se as anomalias anorretais.

Alterações anorretais

- **Imperfuração anal:** em princípio, é uma condição facilmente evidenciada no exame físico do recém-nascido; no entanto, a maioria dos casos apresenta fístulas que drenam o mecônio, podendo diminuir a gravidade da sintomatologia inicial. A impressão do esfíncter na pele do períneo, sem que este seja pérvio, pode confundir um examinador menos atento. Essa situação clínica deve ser precocemente encaminhada para o cirurgião.
- **Estenose anorretal:** pode ser congênita ou consequência de atos cirúrgicos (ráfias de fissuras). Ocorre distensão abdominal e eliminação de fezes em fita e percebe-se a estenose ao toque retal. O tratamento é a dilatação ou cirurgia.
- **Ânus de localização anterior:** o exame detalhado do períneo ajuda a diagnosticar essa anomalia que predomina no sexo feminino, podendo ser assintomática ou apresentar constipação grave e desde o período neonatal. A constipação deve-se à pronunciada angulação anterior da saída anal.
- **Fissura anal:** geralmente ocorre por eliminação de fezes endurecidas e, por si só, perpetua a constipação, pois a dor inibe o reflexo da defecação com consequente retenção fecal. Pode haver fezes com laivos de sangue e a inspeção da região anal evidencia a fissura.

Alterações neurológicas

As alterações neurológicas podem ser da inervação intestinal intrínseca, extrínseca ou consequentes a processos sistêmicos e uso de drogas que interferem na motilidade colônica.

- **Doença de Hirschsprung:** ou aganglionose congênita incide em 1:5.000 nascimentos, predomina no sexo masculino (4:1) e é mais prevalente na síndrome de Down. É caracterizada por ausência de células ganglionares parassimpáticas nos plexos de Meissner e Auerbach, gerando inércia do segmento acometido (aperistalse) que permanece contraído, produzindo a obstrução do trânsito intestinal e determinando a dilatação dos segmentos colônicos a montante. Em 85% dos casos compromete apenas o reto e o sigmoide; em 15% envolve uma porção maior do cólon, incluindo o íleo distal (aganglionose colônica total). Raramente pode acometer todo o intestino grosso e delgado (aganglionose intestinal total). O chamado segmento ultracurto é raro e acomete o reto distal. Na doença típica, ocorrem retardo ou ausência de eliminação de mecônio nas primeiras 48 horas de vida, baixa frequência de eliminações de fezes espontâneas, que costumam ser de pequeno calibre. Surgem sintomas obstrutivos, distensão, dor abdominal e vômitos de natureza biliosa nos mais graves. Sangramento gastrointestinal e diarreia podem ser sinais de enterocolite na doença de Hirschsprung no período neonatal. Nas crianças maiores, pode haver baixo ganho ponderal; no entanto, o achado mais frequente é obstipação grave ou intratável. As características que diferenciam o megacólon aganglônico do megacólon funcional encontram-se no Quadro 29.3.

Quadro 29.3 Diagnóstico diferencial entre megacólon aganglônico e megacólon funcional.

Características	Megacólon aganglônico	Megacólon funcional
Sexo	Predomínio no sexo masculino	Indiferente
Início	Desde o nascimento (atraso na eliminação de mecônio)	2 a 3 anos
Distensão abdominal	Presente	Rara e discreta
Estado geral	Comprometido	Mantido
Incontinência fecal	Ausente	Presente
Toque retal	Ausência de fezes; reto estreitado	Fezes na ampola; reto dilatado
Radiografia	Reto e sigmoide estreitados; cólon dilatado	Cólon e reto dilatados
Manometria anorretal	Ausência do reflexo retoesfincteriano	Ausência do relaxamento do esfíncter anal externo
Biópsia	Aganglionose	Normal

Fonte: Desenvolvido pela autoria.

- **Pseudo-obstrução intestinal crônica:** doença rara, ocasionalmente familiar, mais frequente no sexo masculino, e o início dos sintomas é geralmente na infância. Resulta da disfunção motora de vários níveis do tubo digestório e manifesta-se com dificuldade para se alimentar, vômitos e distensão gasosa recorrentes, disfagia, retardo do esvaziamento gástrico e constipação. Em alguns casos, identifica-se miopatia, em outros, displasia neuronal intestinal, ou a etiologia permanece desconhecida. É refratária a tratamento.
- **Lesões medulares:** mielomeningoceles, agenesia sacral, disrafismos espinhais ocultos (cistos e tumores intramedulares congênitos) e traumatismos que afetam o centro de reflexos sacrais podem estar associados à perda da percepção do reto e do seu tônus, resultando em desordens da defecação. Quando a história e o exame físico sugerem tais afecções, a investigação deve ser concluída por exames como ressonância magnética.
- **Outros quadros neurológicos:** outros acometimentos neurológicos podem apresentar constipação intestinal em virtude da hipomotilidade, como nos casos de portadores de neuropatias crônicas e hipotonia, ou ainda por causa do uso de anticonvulsivantes.

Doenças sistêmicas

Merecem destaque na infância o hipotireoidismo e a fibrose cística.

- **Hipotireoidismo:** tem como manifestações mais precoces a baixa velocidade de crescimento e a constipação. Outros sinais e sintomas: prolongamento da icterícia neonatal, dificuldade para alimentação, sonolência, hipotermia, pele fria e descamativa, pulso lento, edema de genitália e extremidades, anemia, fontanelas amplas, boca aberta e língua protrusa. Caso o diagnóstico seja adiado, o retardo do desenvolvimento neuropsicomotor torna-se irreversível e, por esse motivo, esta é uma das doenças que é investigada em todos os recém-nascidos, por meio da triagem neonatal, conhecida como "teste do pezinho". O tratamento deve ser instituído imediatamente após a confirmação diagnóstica, no hipotireoidismo adquirido, a criança ou o adolescente costumam apresentar ganho de peso excessivo e diminuição da velocidade de crescimento, além de sonolência e diminuição da atividade física.
- **Fibrose cística:** apesar de os acometimentos pulmonares recorrentes serem mais característicos, atualmente descrevem-se crianças com sintomas menos evidentes e até mesmo atípicos como a constipação. A história de íleo meconial no período neonatal é sinal de alerta para esta possibilidade, uma vez que acomete 10% a 20% das crianças com fibrose cística. A triagem neonatal ("teste do pezinho") com tripsina imunorreativa (IRT) baixa deve ser verificada por meio da repetição e, se o resultado se mantiver baixo ou duvidoso, é indicada a dosagem de sódio/cloro no suor.

Situações clínicas comuns que se confundem com constipação

Algumas situações clínicas merecem destaque para que não sejam confundidas com constipação e erroneamente conduzidas.

- **Lactentes alimentados exclusivamente ao seio materno:** podem evacuar até uma vez por semana com fezes não endurecidas, sem distensão abdominal ou vômitos. Se a velocidade de crescimento e o ganho de peso estiverem adequados, o que exclui baixa oferta láctea, deve-se tranquilizar a família. Isto ocorre em razão das propriedades do leite materno que, sendo quase totalmente absorvido, deixa pouco resíduo.
- **Lactentes entre 8 e 12 meses:** nesta fase, percebem a sensação de poder reter as fezes pela contração do esfíncter anal externo. Ao evacuarem, fletem as pernas, ficam vermelhas e fazem esforço que é confundido como sofrimento, mas na verdade é uma tentativa de reter as fezes que são pastosas sem sangue ou muco; as evacuações ocorrem em uma frequência fisiológica, sem choro, distensão abdominal ou retenção fecal.
- **Uso abusivo de laxantes:** crianças com história de ingestão crônica de laxantes, uso inadequado de supositórios e enemas evacuam por estímulos que resultando no esvaziamento completo do cólon. O cólon dilatado pela retenção fecal crônica pregressa leva de 3 a 4 dias para se preencher. Assim sendo, se este tempo não for respeitado, novas medidas intempestivas tornam-se iatrogênicas.

Abordagem clínica inicial

Inicialmente, deve-se verificar a existência de constipação intestinal procurando-se estabelecer: grau de dificuldade para a eliminação das fezes (esforço, dor), frequência das evacuações; aspecto das fezes: volume (calibrosas – sugestivas de retenção crônica, em cíbalos – sugestivas de dieta pobre em fibras, em fita – sugestivas de estreitamento da luz intestinal/anal), consistência (ressecadas, pastosas ou líquidas – ambas sugestivas de incontinência/impactação) e coloração (com muco ou sangue); mudanças em relação aos hábitos intestinais preexistentes e presença de incontinência fecal, sendo que nessa condição, a diferenciação com quadro de diarreia é fundamental. Para a caracterização do aspecto das fezes, podem ser usados os parâmetros de Bristol, comparando-se imagens, segundo Figura 29.1.

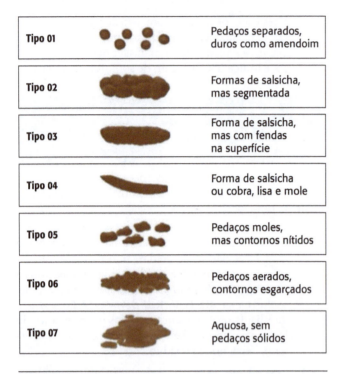

Figura 29.1 Escala de Bristol.

Fonte: Adaptada de Martinez AP, Azevedo GR. Tradução, adaptação cultural e validação da Bristol Stool Form Scale para a população brasileira. 2012.

A idade de início dos sintomas é importante, pois manifestações desde o nascimento sugerem mais fortemente etiologia orgânica do que funcional. História de rolha de mecônio ou de íleo meconial, assim como dificuldade para evacuar, ausência de evacuações ou evacuações pouco frequentes neste período, uma vez afastada insuficiência na oferta, sugerem acometimentos orgânicos. Além disso, deve-se pesquisar a presença de eventos ou mudanças da rotina de vida da criança, que possam ter coincidido com o início da constipação (experiências traumáticas, separações, perda de ente querido, início da escolarização, alterações dietéticas e outras). Outros sintomas como vômitos, dor abdominal e anorexia podem sugerir quadros mais graves e até mesmo etiologias mais específicas como causas obstrutivas. Vários medicamentos podem produzir constipação intestinal como efeito colateral, inclusive os laxantes, quando usados continuamente (Quadro 29.2). O conhecimento dos tratamentos prévios, assim como o de cirurgias prévias, é útil tanto para o diagnóstico como para o plano terapêutico. Da mesma forma, é importante recuperar informações a respeito do treinamento do controle esfincteriano, idade de início e modo como foi realizado. A anamnese deve buscar detalhes sobre a dieta atual e pregressa e alterações do hábito alimentar que tenham coincidido com o início da constipação. A descrição da dieta atual pode ser feita por meio do relato do dia alimentar, pedindo que a criança ou os pais relatem o que comeu no dia anterior à consulta, as preferências, o número de refeições lácteas, a frequência do consumo de frutas, verduras e guloseimas e ingesta de líquidos.

Na abordagem da família, buscam-se antecedentes familiares de constipação, condições culturais e sociais e, até mesmo, da habitação como acesso ao banheiro, posição em que a criança é colocada para evacuar, horário e privacidade. Também se deve verificar a forma como os pais lidam com o problema, quais condutas costumam adotar, se a criança foi submetida a lavagens intestinais ou recebeu supositório e como reage a esses procedimentos e conhecer as ideias que a própria criança e os pais têm sobre o problema, levantando hipóteses e percebendo medos. Nos vários retornos, buscam-se dados que caracterizem a criança, seu desenvolvimento pregresso e atual, sua rotina de vida, suas relações e papéis na família, expectativas que os pais têm em relação à criança e ao tratamento.

Ao exame físico, observam-se a criança e seu comportamento. Desnutrição sugere comprometimento sistêmico e doença associada. O abdômen é o alvo central do exame e, na inspeção, já se pode notar se há distensão abdominal localizada ou generalizada. A palpação abdominal evidencia massas abdominais ou visceromegalias. A massa fecal, identificável na região suprapúbica ou ao longo do cólon, geralmente é móvel e de consistência dura ou pastosa (moldável). Pode haver hérnias ou diástase do reto abdominal que, por sua vez, comprometem a prensa abdominal no ato da evacuação. Nas regiões lombossacral e glútea, alterações cutâneas como manchas hiperpigmentadas, pilificação, depressões, malformações vasculares sugerem a presença de disrafismo oculto, que determina o estiramento da coluna, comprometendo a inervação extrínseca do cólon. Essa inervação pode estar comprometida nas crianças com mielomeningocele e nas que apresentam alterações do sulco interglúteo (desviado ou rebaixado) ou ausência de vértebra à palpação, como na agenesia sacral. Para a inspeção do períneo e da região anal, a criança deve ficar em decúbito dorsal, com os joelhos fletidos e coxas dobradas sobre o abdome. É fundamental explicar a intenção desta abordagem e contar com a participação dos pais para a manutenção do posicionamento. A inspeção da pele nesta região pode mostrar alterações que se relacionem com dor ou desconforto às evacuações como eritema ou exsudatos, sugestivos de dermatite. A constatação de outras lesões como escoriações, hematomas, úlceras, queimaduras ou ferimentos aponta para a possibilidade de maus tratos. Eventualmente, observa-se escape fecal. O afastamento cuidadoso da pele perianal evidencia fissuras e, se for assim, adia-se o exame digital, pois pode ser muito doloroso. Plicomas sugerem zonas de maior tensão do esfíncter e estão relacionados a fissuras localizadas mais internamente. Podem ser constatados também anteriorização anal e prolapso retal. O toque retal, quando necessário para a elucidação diagnóstica, deve ser realizado de forma delicada e explicado aos pais e às crianças e que não será feito em todas as consultas. É especificamente recomendado no último consenso internacional (ESPGHAN and NASPGHAN): na presença de um único critério do Rome IV e, se o diagnóstico de constipação intestinal é incerto, na presença de sinais de alerta ou na constipação intestinal intratável, para excluir outras condições subjacentes. Lubrifica-se a luva com vaselina ou pomada anestésica. A resistência involuntária decorre de espasmo, malformação ou estenose. O ânus excessivamente relaxado indica distensão retal, fraqueza neurogência do esfíncter interno ou da musculatura perineal. Evidenciam-se fissuras mais internas na medida em que se introduz o dedo exercendo ligeira pressão para fora, circundando todo o esfíncter, tentando superficializar os sulcos mais profundos que não foram expostos na avaliação externa do esfíncter anal.

Se, ao toque retal digital, for encontrada uma grande massa fecal, é certo que a constipação não decorre de problemas na motilidade colônica, sendo mais prováveis questões funcionais relacionadas ao relaxamento do esfíncter anal externo. Se o reto estiver vazio, com massa fecal palpável no abdômen, indica obstrução, perda de motilidade ou, sem massa fecal no abdômen: insuficiência de resíduos para a formação do bolo fecal. A saída de fezes explosivas pode significar a dilatação de um segmento aganglônico.

Abordagem laboratorial e de imagem

Como 95% das crianças com constipação têm alterações funcionais, a investigação laboratorial não é fundamental para a maioria delas.

A radiografia simples não está indicada para avaliação da constipação, mas pode ser um recurso diagnóstico complementar quando há suspeita de impactação e o exame físico não é suficiente ou confiável (obesos) ou impossível (espásticos). O enema opaco não deve ser usado na avaliação inicial; em casos específicos, auxilia na diferenciação entre as lesões extrínsecas que comprimem a luz intestinal e as intrínsecas, que podem se expressar como zonas de dilatação e zonas de estreitamento. Nos quadros da doença de Hirschsprung, a zona de aganglionose mostra-se estreitada (espástica) com segmento a montante dilatado.

Na suspeita de malformação sacral induzindo alterações da inervação, associada a outros comprometimentos neurológicos específicos, como alterações da micção, alterações de membros inferiores ou da marcha, recomenda-se ressonância magnética da porção distal da coluna.

A eletromanometria anorretal em crianças com constipação grave ajuda a excluir a doença de Hirschsprung, na qual o reflexo retoesfincteriano é ausente. Quando a história, o exame físico, a manometria sugerem doença de Hirschsprung, a biópsia retal, com informações a respeito da histologia e da histoquímica, é a única forma de fechar o diagnóstico. Constata-se a ausência de células ganglionares nos plexos de Auerbach e de Meissner, e as fibras nervosas contêm quantidades aumentadas de acetilcolinesterase.

Exames de rotina para hipotireoidismo, doença celíaca e hipercalcemia não estão recomendados se não houver sinais de alerta que sugiram estes diagnósticos.

Abordagem terapêutica

É importante dimensionar a importância e as consequências da constipação para a criança e os familiares por meio de uma escuta atenta. Orientações e esclarecimentos a respeito da evolução e do prognóstico da doença podem diminuir a ansiedade. Quando ocorre retenção fecal crônica com escape fecal, é fundamental esclarecer que se trata de uma complicação e que recorrências são prováveis, podendo ser controladas por meio de medidas terapêuticas adequadas em um plano terapêutico compartilhado com a criança (quando possível) e a família. O tempo de tratamento deve ser previsto como longo, uma vez que a queixa é de longa duração, acarretando alterações funcionais e anatômicas. O tratamento deve visar à correção do distúrbio causal básico, quando existente, prevenir o acúmulo de fezes e o aparecimento da dor. Orientam-se medidas facilitadoras como adequações alimentares, uso de laxantes, recursos que tornem o ato de evacuação mais fisiológico e apoio emocional para todas as crianças. Especificamente em crianças com impactação fecal, para afastar o risco de complicações como torção intestinal e sofrimento de alça, o tratamento deve iniciar-se pelas condutas que garantam a desimpactação.

Desimpactação fecal

A desimpactação pode ser realizada por via oral ou retal.

O uso do polietilenoglicol por via oral (VO) na dose de 1 a 1,5 g/kg por dia, por 3 a 6 dias consecutivos, mostrou-se eficaz e seguro em vários estudos, além de ser menos invasivo e de melhor custo-benefício do que os enemas.

O enema retal é uma medida terapêutica desconfortável. A criança e os pais devem entender a lógica deste procedimento como a remoção de um obstáculo para que o trânsito das fezes possa ser restabelecido e que existe a possibilidade de apenas uma lavagem não ser suficiente. Está indicada no insucesso de outras medidas e na presença de massa nas regiões suprapúbica ou pélvica. Usam-se enemas com soluções salinas isotônicas que distendem o reto, aumentam a pressão intraluminar e provocam o reflexo de evacuação ou hipertônicas, com volumes menores (microenemas), cujo efeito osmótico distende o reto de forma mais gradativa, sendo mais toleráveis, mas ocasionalmente provocam hipernatremia, hiperfosfatemia, hipocalemia, hipocalcemia, hipermagnesemia e até desidratação. A associação de lubrificantes (glicerina, óleo mineral) às soluções dos enemas ou às lavagens intestinais facilita a saída do fecaloma. Repetem-se os enemas por até 3 dias, até que se obtenham esvaziamento significativo do reto e evacuações espontâneas e pastosas em intervalos menores do que os anteriormente apresentados. Nessa fase, contraindicam-se laxantes VO com efeito irritativo ou osmótico, pois a impactação fecal funciona como obstrução mecânica contra as contrações ou contra o aumento do bolo fecal, havendo riscos de complicações graves, como torção intestinal. Se a via retal está inacessível ou se os enemas repetidos se mostram ineficazes, indica-se a lavagem sob sedação ou esvaziamento manual do reto sob anestesia geral. Com o esvaziamento da ampola retal, a incontinência fecal costuma desaparecer.

Uso de laxantes

O uso de laxantes por via oral deve ser criterioso, obedecendo às restrições quanto à faixa etária (contraindicados, de forma geral, para crianças com idade inferior a 6 meses) e observando-se efeitos colaterais. Recomendam-se doses iniciais que devem ser ajustadas individualmente, até que se obtenham uma ou duas evacuações diárias. Uma vez atingida a dose terapêutica, o uso do laxante deve ser mantido por no mínimo 2 meses e a retirada gradual só deve ser iniciada depois de 1 mês sem sintomas, com reavaliações frequentes para que novos ajustes sejam tentados diante da recorrência dos sintomas. O Quadro 29.4 apresenta os laxantes mais usados para crianças e adolescentes, de acordo com o mecanismo de ação, doses e efeitos colaterais.

Para a faixa etária pediátrica, preferem-se os laxantes osmóticos, sempre associados ao aumento de ingesta de água, sendo o polietilenoglicol (PEG) a 1ª opção e a lactulona a 2ª, caso o PEG não esteja disponível. O hidróxido de magnésia a 8% é considerado uma opção de 2ª linha ou uma possibilidade de associação.

Para os casos em que a evacuação costuma ser volumosa e dolorosa, dá-se preferência ao óleo mineral por VO, mas não deve ser oferecido de forma forçada, nem para crianças com disfagia ou vômitos, em razão do risco de pneumonia química por aspiração.

Laxantes irritativos estimulam a contração da musculatura colônica e podem ser associados por períodos curtos nos casos em que não se obteve melhora com as medidas anteriores, mas causam cólicas. A associação de laxantes pode ser feita quando se acredita que mais de um fator esteja predispondo ao quadro; no entanto, antes das associações, ajustes de doses devem ser tentados.

Quadro 29.4 Laxantes mais usados em crianças e adolescentes.

Via de administração	Principal mecanismo de ação		Efeitos adversos
Oral	**Laxantes osmóticos**		
	PEG 3350	Desimpactação fecal: 1-1,5 g/kg/dia (por no máximo 6 dias consecutivos) Manutenção: 0,69-1,42 g/kg/dia (média: 0,8 g/kg/dia)	Dor abdominal, edema, perda de fezes; com eletrólitos: < aceitação VO e contraindicado para nefropatas
	PEG 4000	Manutenção: 0,32-0,76 g/kg/dia (média: 0,5 g/kg/dia)	
	Lactulose	1-2 mL/kg, 1 ou 2 vezes/dia	Flatulência distensão e cólicas
	Leite de magnésia 8% (hidróxido de magnésio)	1-3 mL/kg/dia	Intoxicação por magnésio (lactentes); superdosagem: hipermagnesemia, hipofosfatemia e hipocalcemia secundária
	Laxantes amolecedores de fezes/lubrificantes		
	Óleo mineral	1-18 anos: 1-3 mL kg/dia 1, 1 ou 2 vezes/dia, máximo: 90 mL/dia	Contraindicados para < 1 ano; risco de pneumonia lipoídica aspirativa, diminui a absorção de substâncias lipossolúveis
	Laxantes estimulantes da contratilidade colônica		
	Bisacodil	3-10 anos: 5 mg/dia	Náusea, cólicas, diarreia
		> 10 anos: 5-10 mg/dia	
	Picossulfato de sódio	< 4 anos: 0,25 mg/kg, 1 vez/dia	
		4-10 anos: 2,5-5 mg, 1 vez/dia	
		> 10 anos: 5-10 mg, 1 vez/dia	
Retal	Fosfato de sódio	1-18 anos: 2,5 mL/kg, máximo: 133 mL/dose	Contraindicados para < 2 anos (risco de trauma em parede retal); distensão abdominal e vômitos, hiperfosfatemia e hipocalcemia
	Soro fisiológico (NaCl 0,9%)	Recém-nascido < 1 kg: 5 mL, > 1 kg: 10 mL	
		> 1 ano: 6 mL/kg, 1 ou 2 vezes/dia	
	Óleo mineral	2-11 anos: 30-60 mL, 1 vez/dia	
		> 11 anos: 60-150 mL, 1 vez/dia	
	Supositório de glicerina		

Fonte: Desenvolvido pela autoria.

Abordagem dietética

O tratamento dietético baseia-se essencialmente na adequação alimentar qualitativa e quantitativa para a idade do paciente. Priorizam-se: diminuição da ingestão de guloseimas; adequação do número e horário das refeições e da variedade e consistência dos alimentos; ingestão adequada de líquidos. Algumas fórmulas lácteas são mais obstipantes para certas crianças, que podem se beneficiar com a substituição por outras fórmulas ou por leite de vaca, obedecendo-se as diluições e suplementações. Para lactentes em aleitamento artificial, podem ser experimentadas água de ameixa e antecipação da oferta de frutas e da refeição de sal após o 4º mês de vida. Frutas e hortaliças apresentam efeito laxante, conforme a composição em fibras alimentares e ácidas orgânicas. As fibras contribuem para o aumento do volume fecal (1 g de fibra aumenta 15 g de bolo fecal), amolecem as fezes, diminuem o tempo de trânsito intestinal e o de fermentação, aumentam a quantidade de matéria orgânica e da excreção de sais biliares e ácidos graxos que estimulam a propulsão colônica. As frutas, sempre que possível, devem ser ingeridas com a casca, onde se concentram as fibras. O consumo de cereais integrais também contribui, pois há mais fibras nas camadas mais externas dos grãos. Consensos internacionais (ESPGHAN, NASPGHAN, NICE, Rome IV) recomendam ingestão normal de fibras para crianças e adolescentes constipados; não há evidência científica que valide sua suplementação. Alimentos frios, assim como o mel (após o 1º ano de vida), favorecem o aumento do peristaltismo. É importante que a dieta adapte-se às condições socioeconômicas da família e às preferências e restrições do paciente. Pré e probióticos no tratamento não são recomendados.

Tratamento de fissura anal

Indicam-se pomadas anestésicas na região perianal antes e após as evacuações, higienização local com água corrente, sem uso de papel higiênico, para que não se traumatize mais a região, associadas a algum laxante osmótico ou óleo mineral VO.

Recursos que tornam o ato de evacuação mais fisiológico

- Estimular o uso do vaso sanitário imediatamente após as principais refeições, aproveitando o reflexo gastrocólico e as contrações em massa;
- Garantir à criança uma postura segura confortável e fisiológica durante a evacuação com os pés apoiados no chão viabilizando o uso da musculatura perineal e abdominal; com o uso de redutores do diâmetro do assento da privada, caixas ou degraus para apoio dos pés e, até mesmo, por um período transitório, o penico;
- Adequar ingestão hídrica para garantir mais água na luz intestinal e aumentá-la durante o uso de laxantes osmóticos;
- Incentivar a prática de exercícios físicos, visando fortalecer a musculatura abdominal;
- Atender prontamente ao reflexo que precede a evacuação, viabilizando o acesso ao banheiro, independentemente do local onde se manifeste.

Psicoterapia

A abordagem psicoterápica pode ser essencial nos casos em que se evidenciam alterações psicoafetivas. Pediatra e psicoterapeuta em sintonia podem programar ajustes ou suspensão de medidas laxativas, respeitando as várias fases do processo terapêutico.

Outras formas de tratamento

A abordagem cirúrgica está restrita a determinadas anomalias anorretais e especificamente aos casos de doença de Hirschsprung.

O tratamento da constipação exige esforço, parceria e persistência por parte da criança, familiares e equipe de saúde. Reavaliações frequentes são fundamentais; encaminhamentos para manometria e biópsia retal devem ser discutidos com o gastroenterologista nos quadros que não melhoram.

Profilaxia

O pediatra tem oportunidade de atuar desde os primeiros meses, orientando as melhores práticas alimentares, incentivando o aleitamento materno e as dietas adequadas para as respectivas faixas etárias e ricas em fibras, esclarecendo sobre padrões variáveis de evacuações normais, monitorizando o treinamento e o controle esfincteriano e detectando precocemente disfunções intestinais.

Prognóstico

O seguimento de crianças com constipação intestinal funcional tem evidenciado que o quadro se mantém durante a adolescência. A persistência de sintomas parece estar mais vinculada ao início precoce e à história de constipação na família; a incontinência fecal e a dor abdominal pioram significativamente o prognóstico desses casos.

■ BIBLIOGRAFIA CONSULTADA

Borgo HC, Maffei HVL. Recalled and recorded bowel habits confirm early onset and high frequency of constipation in day-care nursery children. Arq Gastroenterol. 2009;46:144-50.

Hyams JS, Di Lorenzo C, Saps M, Shulman RJ, Staiano A, van Tilburg M. Childhood functional gastrointestinal disorders: child/adolescent. Gastroenterology. 2016;150:1456-68.

Kuizenga-Wessel S, Benninga MA. Functional constipation and incontinence. In: Wyllie R, Hyams JS, Kay M. Pediatric gastrointestinal and liver diseases. 5. ed. Philadelphia: Elsevier, 2016. p.124-36.

Levy EI, Lemmens R, Vandenplas Y, Devreker T. Functional constipation in children: challenges and solutions. Pediatric Health Med Ther. 2017;8:19-27.

Maffey HVGL, Morais MB. Constipação. In: Porta G, Koda YKL. Gastroenterologia e hepatologia. Barueri: Manole, 2001. p.357-69. (Coleção Pediatria do Instituto da Criança do Hospital das Clínicas FMUSP/ editores Benita G. Soares Schvartsman, Paulo Taufi Maluf Jr)

Mugie SM, Benninga MA, Di Lorenzo, C. Epidemiology of constipationin children and adults: A systematic review. Best Pract Res Clin Gastroenterol. 2011;25:3-18.

National Institute for Health and Care Excellence (NICE – nice.org.uk/guidance/cg99). Constipation in children and young people: diagnosis and management. Clinical guideline 2010. Updated2017.

Oliveira JN, Tahan S, Goshima S, Fagundes-Neto U, Morais MB. Prevalência de constipação em adolescentes matriculados em escolas de São José dos Campos, SP e em seus pais. Arq Gastroenterol. 2006;43:50-4.

Mello PP, Eifer DA, Mello ED. Use of fiber in childhood constipation: systemic review with meta-analysis. J Pediatr. Rio de Janeiro). 2018 Feb 21; pii: S0021-7557(17)30684-8.

RowanLegg A. Canadian Paediatric Society, Community Paediatrics Committee. Managing functional constipation in children. Paediatr Child Health. 2011;16:6615.

Scaramuzzi DR, Bourroul MLM. Constipação intestinal crônica. In: Gilio AE, Escobar AMU, Grisi, S. Pediatria geral: neonatologia, pediatria clínica, terapia intensiva Hospital Universitário da Universidade de São Paulo (HU-USP). São Paulo: Atheneu, 2011.p.323-32.

Tabbers MM, DiLorenzo C, Berger MY, Faure C, Langendam MW, Nurko S, et al. European Society for Pediatric Gastroenterology, Hepatology, and Nutrition; North American Society for Pediatric Gastroenterology. Evaluation and treatment of functional constipation in infants and children: evidence-based recommendations from ESPGHAN and NASPGHAN. J Pediatr Gastroenterol Nutr. 2014;58:258-74.

Diaz S, Mendez MD. Constipation – StatPearls Publishing. Jan 2018.

29.3 Enurese Noturna

■ Andreza Antão Rodrigues

Definição

Incontinência urinária involuntária, durante o sono, em crianças com idade superior a 6 anos, ou antes dessa idade, se a criança adquiriu o controle noturno por período mínimo de 6 meses e voltou a apresentar perdas.

A maioria das crianças, cerca de 85%, adquire controle vesical noturno, durante o sono, até os 6 anos de idade. Portanto, perdas urinárias até essa idade são consideradas fisiológicas e, após essa idade, caracterizam o diagnóstico de enurese noturna.

Classificação

Quanto à evolução temporal

- **primária:** criança de 6 anos ou mais que nunca adquiriu controle miccional durante o sono ou o adquiriu, mas não conseguiu mantê-lo por 6 meses consecutivos.
- **secundária:** a criança adquiriu o controle miccional por período mínimo de 6 meses e voltou a ter perda urinária durante o sono.

Quanto à presença sintomas associados

- **monossintomática:** a enurese noturna é isolada, não estão associados outros sintomas urinários, constipação intestinal ou distúrbios respiratórios do sono.
- **não monossintomática:** estão presentes, além da enurese noturna, sintomas miccionais diurnos, antecedente de infecção urinária, constipação intestinal, distúrbios respiratórios do sono e/ou sinais e sintomas de comprometimento sistêmico.

Prevalência e história natural da enurese noturna primária monossintomática

Esta é a forma mais comum de enurese, representa aproximadamente 80% dos casos. Estima-se que, aos 5 anos de idade, entre 10% e a 15% das crianças apresentem enurese noturna primária, sendo esta condição duas vezes mais comum em meninos do que em meninas. A partir desta idade, a cada ano, 15% das crianças com enurese evoluem com resolução do sintoma, de forma que, na idade adulta, apenas 1% a 2% dos indivíduos mantêm a enurese (Tabela 29.1).

Tabela 29.1 Prevalência de enurese noturna monossintomática de acordo com a idade.

5 anos	16%
6 anos	13%
7 anos	10%
8 anos	7%
10 anos	5%
12 a 14 anos	2% a 3%
> 15 anos	1% a 2%

Fonte: Desenvolvida pela autoria.

Ressalte-se, portanto, tratar-se de uma condição benigna, com boa taxa de resolução espontânea.

Anatomia e fisiologia da micção

A retenção urinária fisiológica ocorre sob baixa pressão intravesical e com alta resistência à saída de fluxo urinário. A bexiga é um reservatório constituído por musculatura lisa, dividida em duas áreas anatômica e funcionalmente distintas: corpo vesical (músculo detrusor) e trígono, pequena área triangular que se entrelaça ao redor da abertura interna (proximal) da uretra e funciona como esfíncter urinário interno. Alguns centímetros abaixo da bexiga, situa-se o esfíncter urinário externo, formado pela musculatura esquelética do diafragma urogenital, através do qual passa a uretra. A contração desse esfíncter é outro elemento que garante a retenção urinária, e seu relaxamento permite o esvaziamento da bexiga.

Normalmente, o enchimento da bexiga ocorre de forma lenta e gradativa. Na medida em que a urina é produzida, escoa pelos ureteres e acumula-se na bexiga, que, por ser complacente, ajusta seu volume. A urina gera pressão vesical e, assim, ativa os receptores β no músculo detrusor, ocasionando seu relaxamento, e os receptores α no trígono, provocando sua contração (via nervos simpáticos). Este sistema de retenção é suficiente enquanto houver possibilidade de distensão/relaxamento da bexiga para se ajustar ao volume urinário, ou seja, até um determinado limiar pressórico, a partir do qual outros receptores são ativados e emerge a sensação de repleção vesical. Na repleção vesical, há inibição dos mecanismos até então envolvidos e inicia-se, reflexamente, contração do músculo detrusor e relaxamento do trígono (via nervos parassimpáticos), resultando em sensação de necessidade iminente de urinar. A micção pode ser, então, transitoriamente adiada, por supressão voluntária das contrações do detrusor e contração voluntária do esfíncter urinário externo (via nervo pudendo). O esvaziamento completo da bexiga, ou seja, a micção, ocorrerá quando, à contração reflexa do detrusor e ao relaxamento do trígono, se somar o relaxamento voluntário do esfíncter urinário externo, culminando na baixa resistência à saída do fluxo urinário. Todo este sistema se encontra interligado com o sistema nervoso central (SNC), onde o centro miccional pontino e o córtex cerebral atuam inibindo ou facilitando o reflexo de micção medular.

Maturação da bexiga

Ao nascimento, a função vesical é coordenada por meio de reflexo medular e de centros corticais primitivos. As contrações do detrusor não são inibidas pelo enchimento progressivo da bexiga e podem ser estimuladas por atividades como amamentação ou no momento do banho, justificando o número elevado de micções no início da vida.

Associados ao crescimento da criança, ocorrem aumento da complacência vesical e maturação da coordenação entre sistema nervoso autonômico (SNA) e SNC. Ao nascimento, o volume vesical é de 60 mL e, ao longo dos primeiros 3 anos de vida, a capacidade vesical aumenta progressivamente, de forma que, aos 4 anos de idade, a criança normalmente urina cinco a seis vezes por dia. O aumento da capacidade vesical se dá a uma taxa relativamente estável de 30 mL ao ano. Assim sendo, pode-se estimá-la por meio do cálculo: (idade + 1) × 30 mL (até 10 anos de idade).

Capacidade vesical estimada = (idade + 1) × 30 mL

O desenvolvimento do controle vesical segue uma sequência de maturação: em primeiro lugar, a criança percebe a sensação de repleção vesical; depois, adquire a habilidade de suprimir voluntariamente as contrações do detrusor; e, finalmente, no processo de desfralde, aprende a coordenar a função do detrusor e do esfíncter vesical externo. O processo de desfralde, portanto, implica basicamente aprender e aceitar normas culturais, expressas pelos pais e cuidadores, exigindo que as micções ocorram em momentos e ambientes ditos adequados.

Em geral, essas habilidades são atingidas de maneira consistente, no período diurno, ao redor de 4 anos de idade. Por sua vez, o controle noturno é atingido meses a anos após o controle diurno. Dessa forma, é considerada fisiológica a perda urinária durante o sono até os 6 anos de idade.

O desenvolvimento anormal dessa maturação por questões comportamentais (desfralde conturbado) pode gerar distúrbios miccionais, como bexiga hiperativa ou hipoativa e, por consequência, infecção urinária recorrente e enurese noturna não monossintomática.

Etiopatogenia

Enurese monossintomática

A enurese noturna monossintomática tem natureza multifatorial. O fator causal pode estar presente isoladamente ou em associação. As principais causas são listadas no Quadro 29.5.

Quadro 29.5 Fatores causais presentes isoladamente ou em associação nos pacientes com enurese noturna monossintomática primária.

Herança genética
Sono profundo
Atraso de maturação neurológica (sistema nervoso central e vesical)
Poliúria noturna
Secreção inadequada de ADH (hormônio antidiurético)
Baixa capacidade vesical
Bexiga hiperativa (em casos refratários ao tratamento)

Fonte: Desenvolvido pela autoria.

A **herança genética** exerce papel importante na etiopatogenia da enurese. A concordância entre gêmeos homozigóticos é quase o dobro do que entre dizigóticos. O histórico de enurese em um ou ambos os pais, eleva a chance de que os filhos também apresentem enurese em 50% a 75%, respectivamente. Quando nenhum dos pais apresentou enurese na infância, apenas 15% da prole apresenta a condição.

Uma característica comum descrita pelos pais de pacientes com enurese é um **sono profundo**, ou seja, é difícil despertar a criança no meio da madrugada, seja para prevenir episódios de enurese ou após a perda para realizar a troca de roupas, seja por outros motivos. Acredita-se que, para essas crianças, a repleção vesical não represente estímulo suficiente para despertarem do sono profundo. Porém, trabalhos científicos com o propósito de confirmar essa hipótese são de pequeno porte e apresentam resultados conflitantes. Alguns demonstram padrão de sono similar entre grupos caso e controle; outros revelam padrão de superficializações frequentes do sono (despertares corticais) associadas a contrações do detrusor, porém insuficientes para despertar totalmente a criança. Por meio desses estudos, sabe-se que os episódios enuréticos podem ocorrer em qualquer fase do sono, incluindo a transição sono-vigília matinal, mas predominam no sono não REM (do inglês, *rapid eye movements*, movimentos rápidos dos olhos).

Poliúria noturna pode ser um fator determinante para a ocorrência de enurese e suas possíveis causas são: excesso de líquidos ou solutos ingeridos à noite (chás, bebidas açucaradas e cafeinadas); secreção reduzida de ADH (hormônio antidiurético) no período noturno; ou sensibilidade a esse hormônio reduzida. Os sintomas relatados são perda urinária em grande volume durante o sono e na primeira micção do dia (apesar da perda noturna). Objetivamente, caracteriza poliúria um volume urinário superior a 130% da capacidade vesical esperada para a idade, mas essa mensuração, muitas vezes, não é factível para os pais.

Alguns estudos demonstraram incidência aumentada de atraso de linguagem e motor grosseiro em crianças com enurese, formulando hipótese de que há **atraso da maturação** de SNC em comparação com o grupo controle. Daí vem a alta taxa de resolução espontânea com o passar dos anos. Os episódios de enurese estão associados a achados urodinâmicos e eletroencefalográficos característicos, tendo sido demonstrado que, com o passar do tempo, a criança evolui com maturação progressiva da estabilidade vesical e desenvolvimento da capacidade, quanto ao SNC, de reconhecimento da repleção vesical e de supressão das contrações do detrusor durante o sono. A observação de que a osmolaridade da primeira urina da manhã tende a se elevar ao longo dos anos sugere que a secreção reduzida de ADH também derive do atraso de maturação neurológica.

Notou-se ainda que crianças com enurese monossintomática, ou seja, sem sintomas urinários diurnos, podem apresentar **baixa capacidade vesical**, de característica mais funcional do que anatômica, uma vez que os estudos demonstraram diferença entre o volume urinário diurno e noturno. A capacidade vesical reduzida pode resultar em baixa produção de ADH, uma vez que um dos estímulos para a produção desse hormônio é a distensão vesical. Os possíveis sintomas associados à baixa capacidade vesical são frequência urinária aumentada, cistite e constipação intestinal; porém, em sua presença, a classificação da enurese altera-se para não monossintomática.

Por um lado, estudos urodinâmicos em pacientes com enurese não monossintomática podem revelar uma gama de alterações na função do músculo detrusor. Por outro lado, em pacientes com enurese monossintomática, as únicas diferenças encontradas em relação ao grupo controle foram aumento da taxa de contrações vesicais durante o episódio enurético, em combinação com ausência de aumento de atividade de assoalho pélvico. Notou-se que, quando ocorria aumento da atividade de assoalho pélvico concomitante às contrações do detrusor, o episódio enurético era evitado e a criança frequentemente acordava para urinar. Vale ressaltar que essas alterações, em relação ao grupo controle, não caracterizaram **bexiga hiperativa**. Essa condição é rara como causa de enurese monossintomática e deve ser suspeitada apenas em casos refratários ao tratamento.

Enurese não monossintomática e/ou secundária

Estão mais associadas a fatores adquiridos, destacando-se distúrbios miccionais, infecção urinária e constipação intestinal. Entre os pacientes que evoluem com enurese secundária, frequentemente a causa é sofrimento psíquico resultando do evento estressor recente. Porém, há outras causas possíveis, mais raras, algumas potencialmente graves, que deverão ser investigadas por meio de história e exame físico detalhados, como diabetes *insipidus* e diabetes *mellitus*, por exemplo.

As possíveis condições clínicas envolvidas estão listadas no Quadro 29.6.

Quadro 29.6 Causas de enurese não monossintomática e/ou secundária.

Distúrbios da micção
Constipação intestinal
Obstrução de vias aéreas superiores (apneia obstrutiva do sono)
Oxiuríase
Doença renal crônica
Tubulopatias renais
Diabetes *mellitus*
Diabetes *insipidus*
Polidipsia psicogênica
Hipertireoidismo
Epilepsia
Anemia falciforme

Fonte: Desenvolvido pela autoria.

Sintomas urinários diurnos estão presentes em cerca de 15% das crianças com enurese. Os principais **distúrbios da micção** em crianças são agrupados em três subtipos:

1. Bexiga hiperativa: hiperatividade detrusora ou contrações involuntárias da bexiga resultam na frequência miccional aumentada e nos episódios de urgência miccional e urgeincontinência.
2. Micção disfuncional: além da hiperatividade detrusora, ocorre dissinergismo detrusor-esfincteriano. A contração da bexiga não é acompanhada por relaxamento esfincteriano sinérgico, surgindo micção interrompida ou incompleta, com resíduo miccional elevado, que pode causar infecção urinária.
3. Postergação da micção: verifica-se hipocontratilidade detrusora, aumento da capacidade vesical e diminuição do estímulo para urinar, determinando distensão crônica da bexiga. A frequência miccional é muito reduzida e a criança passa intervalos longos sem urinar.

As possíveis causas de distúrbios miccionais podem ser orgânicas ou comportamentais/psicogênicas. São variadas e estão listadas no Quadro 29.7.

Quadro 29.7 Causas de distúrbios da micção.

Bexiga neurogênica
Congênita
- Meningomielocele
- Meningocele
- Disrafismos ocultos (lipoma intradural, diastematomielia, cisto dermoide, raízes nervosas anormais, tumor de cauda equina)
- Agenesia sacral
- Associação de malformações: VATER, VACTER

Adquirida
- Anóxia, hipóxia e infecções perinatais: paralisia cerebral
- Traumáticas: cranianas e medulares
- Doenças inflamatórias, infecciosas, degenerativas e tumorais

Malformações do trato geniturinário
- Válvula de uretra posterior
- Ectopia do meato uretral: hipospádia e epispádia
- Fístulas vesicovaginais e vesicorretais

Processos inflamatórios do trato geniturinário
- Infecção do trato urinário
- Vulvovaginite e balanopostite

Bexiga neurogênica não neurogênica ou alterações funcionais da micção (fatores comportamentais e emocionais frequentemente envolvidos)
- Instabilidade vesical
- Instabilidade uretral
- Bexiga hipo/acontrátil (síndrome das micções infrequentes)

Fonte: Desenvolvido pela autoria.

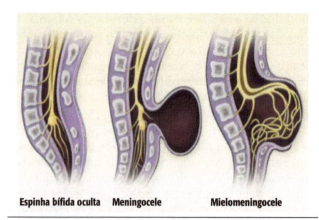

Figura 29.2 Vista lateral da medula espinhal em três tipos de espinha bífida: oculta, meningocele e meningomielocele.

Fonte: Adaptada de Rosemberg S. Neuropediatria. São Paulo. Sarvier. 1992.

Bexiga neurogênica é, por definição, um distúrbio na inervação da bexiga e musculatura do assoalho pélvico, que compõe o esfíncter urinário externo, acarretando disfunção vesicoesfincteriana. É fator de risco tanto para distúrbios miccionais como para infecções do trato urinário e refluxo vesicoureteral secundário.

Entre as causas de bexiga neurogênica, especial atenção deve ser dada aos disrafismos ocultos. Disrafismo decorre de fechamento incompleto do tubo neural durante a embriogênese, sendo associado a trações ou compressões medulares. São três subtipos: meningocele; meningomielocele; e disrafismo oculto (o defeito de fechamento é recoberto por pele) (Figura 29.2). No disrafismo oculto, a pele que recobre o defeito de fechamento neural geralmente apresenta estigmas, ou seja, alterações sugestivas dessa malformação (Quadro 29.7). Cerca de 90% dos casos de disrafismo oculto na região lombossacral apresentam anormalidades cutâneas.

Em casos de **bexiga neurogênica não neurogênica**, como instabilidade vesical e bexiga hipo/acontrátil ou síndrome da micção infrequente, não se constatam alterações estruturais dos sistemas geniturinário e neurológico. Fatores comportamentais e psicogênicos estão geralmente associados a essas alterações funcionais, como causa inicial ou em consequência das situações criadas após a instalação dos sintomas.

Na instabilidade vesical, acredita-se que ocorra persistência tardia do padrão vesical infantil, no qual a não inibição da contração detrusora mantém o reflexo primitivo de micção. Ao mesmo tempo, a contração voluntária do esfíncter urinário externo opõe-se ao reflexo de micção, gerando hiperpressão vesical, percebida como urgência miccional e seguida de esvaziamento incompleto da urina. O resíduo vesical pós-miccional e o refluxo vesicoureteral decorrente da hiperpressão são fatores de risco para infecção urinária recorrente.

Na bexiga hipo/acontrátil, ocorrem micções infrequentes, esvaziamento vesical incompleto, necessidade de compressão abdominal (manobras de Valsalva em crianças maiores) para realizar a micção, que ocorre na forma de jato urinário fraco. Configura também risco para infecção urinária recorrente.

Infecção urinária recorrente é outra causa importante de enurese não monossintomática. Diversos fatores podem causar infecção urinária recorrente; entre eles, distúrbios miccionais e malformações do trato urinário. Frente a este antecedente, deve-se avaliar a temporalidade dos episódios e se foi realizada adequada investigação. Se os episódios são antigos e a investigação prévia não revelou anormalidades, pode-se considerar enurese monossintomática. Se os episódios são recentes ou não foi realizada investigação adequada, considera-se enurese não monossintomática.

A **constipação intestinal** pode causar enurese noturna por dois mecanismos: a presença de massa fecal de grande volume em ampola retal que (1) limita a expansibilidade da bexiga e também causa (2) a hiperatividade detrusora. Vários autores descrevem resolução da enurese após tratamento bem-sucedido da constipação intestinal.

Outra possível causa é a **apneia obstrutiva do sono**. Essa associação foi estabelecida pela observação de que, entre pacientes com apneia obstrutiva do sono, a prevalência de enurese noturna chega a 40% e de que após o tratamento da apneia, usualmente, há resolução da enurese. Sabe-se que a apneia obstrutiva do sono é caracterizada por episódios de obstrução parcial ou completa das vias aéreas superiores, resultando em hipercapnia e hipoxemia intermitentes, responsáveis por despertares frequentes e padrão anormal de sono.

Avaliação clínica

Um dos principais objetivos da avaliação clínica é caracterizar a enurese quanto à evolução temporal, sintomas associados, fatores causais, impacto na qualidade de vida da família e na autoestima da criança e presença ou não de sinais de alarme para doença orgânica subjacente.

História

Em primeiro lugar, deve ser avaliada a **percepção da família e da criança** sobre o sintoma. Incomodam-se? Trata-se de um problema? Vem como queixa principal? Ou a família não se preocupa, uma vez que um dos pais também apresentava enurese quando criança? Há antecedente familiar de enurese noturna? Em que idade houve remissão nos pais ou irmãos?

Qual a repercussão dos episódios na família? Os pais se chateiam e demonstram a insatisfação para a criança? Ou os episódios são encarados de maneira natural? A criança recebe reprimendas ou castigos? Há prejuízo à autoestima da criança? A criança tem vergonha por apresentar tal situação? Ela sente que há algo errado consigo? Ela já recebeu apelido ou tem algum prejuízo social (como isolamento ou deixar de receber amigos ou dormir na casa de colegas)?

Há **evento recente com impacto emocional**? Exemplos são: nascimento de irmãos; separação dos pais; mudança de casa ou de escola; problemas de relacionamento com familiares; professores ou colegas da escola; falecimento de ente querido ou animal de estimação.

Quantos episódios de enurese ocorrem por semana? Ocorre mais de um episódio na mesma noite? Qual a percepção sobre o volume urinário eliminado?

Quais o volume e a característica dos líquidos ingeridos ao longo do dia e à noite? A ingesta ocorre predominantemente no final da tarde e à noite?

A criança já apresentou controle urinário durante o sono por 6 meses?

Já foi realizado algum tipo de tratamento? Com qual resultado? Os pais e/ou a criança vêm em busca de tratamento? Eles têm **expectativa de intervenção médica**?

O **sono** deve ser avaliado quantitativamente (Quadro 29.8) e qualitativamente (Quadro 29.9).

Quadro 29.8 Recomendações quanto à duração do sono conforme a idade.

Idade/duração do sono	Recomendado	Pode ser apropriado	Não recomendado
Pré-escolar 3 a 5 anos	10 a 13 horas (incluindo cochilos durante o dia)	8 a 9 horas / 14 horas	Menos de 8 horas / Mais de 14 horas
Escolar 2 a 13 anos	9 a 11 horas	7 a 8 horas / 11 horas	Menos de 7 horas / Mais de 11 horas
Adolescentes 14 a 17 anos	8 a 10 horas	7 horas / 11 horas	Menos de 7 horas / Mais de 11 horas

Fonte: Adaptado de National Sleep Foundation's updated sleep duration recommendations. 2015.

Quadro 29.9 Questionário sobre o sono, conforme a idade, questionar os pais e/ou criança/adolescente.

Rotina de horários	Há regularidade de horário para ir dormir e para despertar? Quais são estes horários (detalhar os dias da semana e os finais de semana)? Há uma rotina estabelecida de eventos antes do horário de dormir (p. ex., escovar os dentes, micção completa, leitura de histórias)? Quais são as atividades realizadas 2 horas antes de se deitar? Há exposição a telas, atividade física intensa?
Entre deitar e adormecer	Recusa-se a ir para a cama? Apresenta dificuldades para iniciar o sono? Desde o momento em que se deita, quanto tempo leva para adormecer?
Qualidade do sono	Detalhar como é o quarto: há luminosidade ou ruídos? É bem ventilado? Ocorrem despertares na madrugada? Com qual frequência? Tem dificuldade para retornar a dormir? Tem pesadelos ou sonambulismo? A criança apresenta respiração ruidosa, roncos, dificuldade respiratória ou apneia durante o sono? Com qual frequência
Sintomas diurnos	A criança acorda ou é despertada com facilidade no horário estipulado? A criança está disposta para as atividades do dia? Ou parece sonolenta e cansada em vários momentos do dia? Apresenta dificuldade atencional, dificuldades de aprendizado ou problemas comportamentais? Precisa realizar cochilos ao longo do dia? Você considera que ela dorme o suficiente?

Fonte: Desenvolvido pela autoria.

O principal indício de que o sono da criança é adequado é um bom rendimento da criança quando acordada, durante atividades lúdicas, sociais e acadêmicas. O padrão normal de sono é uma latência curta entre o momento em que ela se deita e o momento em que adormece (tempo dormindo/tempo deitada superior a 90%). A respiração deve ser silenciosa e confortável durante o sono. O despertar da criança deve ser fácil e ela deve manifestar estar disposta a brincar e a aprender. Durante o dia, crianças a partir de 5 anos de idade devem estar bem alertas e não manifestar sinais de sonolência (que podem ser hiperatividade e impulsividade). Abaixo de 5 anos, podem ser necessários cochilos durante o dia.

Distúrbios respiratórios do sono caracterizam um espectro de manifestações clínicas e de gravidade, desde roncos até apneia obstrutiva do sono. Esta possibilidade deve ser cogitada nas crianças com enurese, especialmente se associada a um ou mais dos seguintes fatores: roncos noturnos; episódios de apneia observados pelos pais; obesidade; hipertensão arterial sistêmica; hipertrofia adenotonsilar; e/ou respiração oral e enurese secundária.

Deve-se detalhar **hábito urinário diurno** quanto a sintomas relacionados às fases de armazenamento urinário e de esvaziamento vesical (Quadro 29.10). Em casos de postergação da micção, tentar estabelecer a causa: a criança não quer parar de brincar, não é permitido na escola que vá ao banheiro no período de aula, tem vergonha ou medo de usar banheiro fora de casa. Questionar ativamente sobre como é o banheiro em casa e na escola, se há redutores de assento no vaso sanitário e apoio para os pés (em casos pertinentes) e se a criança já passou por alguma experiência traumática, como cair dentro do vaso, encontrar animais no vaso ou no banheiro (p. ex., baratas, roedores). Avaliar como é realizada a higiene pessoal após as micções e se há supervisão dos cuidadores. Como é a abordagem dos pais: a família manifesta angústia ou raiva para a criança frente aos escapes urinários ou à postergação? Forçam a criança a ir ao banheiro? Ocorrem embates ou reprimendas? A criança recebe algum apelido ou é caçoam dela por apresentar escapes urinários? Ela tem vergonha da situação e apresenta isolamento social?

Detalhar **hábito intestinal**: devem-se investigar frequência das evacuações e a presença de dor durante o ato evacuatório e/ou sensação de esvaziamento incompleto da ampola retal. Questionar ativamente sobre o diâmetro das fezes (se eventualmente entopem o vaso sanitário) e objetivar a avaliação por meio da Escala de Bristol de Consistência de Fezes (Figura 29.1). Indagar também sobre sangramento orificial durante a evacuação e episódios de perda fecal involuntária (*soiling*). A criança pode não referir dor e os pais podem considerar normal um hábito intestinal que na realidade é constipado, ou seja, pode não haver queixa ativa. Portanto, isso deve ser investigado detalhadamente, incluindo questionário sobre comportamento descrito anteriormente neste capítulo para avaliação do hábito urinário.

Quando e como foi realizado o treinamento para **desfralde**?

Questionar **diagnóstico prévio de doenças orgânicas** como anemia falciforme ou traço falciforme, *diabetes mellitus*, infecção urinária recorrente, atraso ou alteração de marcha.

Por fim, propõe-se um questionário dirigido para avaliação inicial da enurese, que pode ser utilizado como *screening*, se a prioridade da consulta não for esta queixa. Útil também para resumir e reforçar os pontos mais importantes da classificação (Quadro 29.11).

Quadro 29.10 Sintomas miccionais relacionados à fase de armazenamento e de esvaziamento vesical.

Sintomas da fase de armazenamento

- Frequência miccional aumentada (oito micções ou mais no dia) ou diminuída (três micções ou menos no dia): acima de 5 anos
- Incontinência (perda de urina sem controle) persistente ou intermitente. Pode ser relatada entre os episódios de micção ou logo após a eliminação voluntária da urina
- Urgência: sensação súbita e inesperada de necessidade imediata de urinar
- Urgeincontinência: sensação súbita e inesperada de necessidade imediata de urinar, seguida de perda de urina na roupa por incapacidade de contenção
- Noctúria: necessidade de acordar à noite para urinar

Sintomas da fase de esvaziamento (micção)

- Hesitância: dificuldade de iniciar a micção (precisa esperar certo tempo para iniciar a micção)
- Prensa para urinar (*straining*): criança aplica pressão abdominal para conseguir iniciar ou manter a micção
- Jato urinário fraco (eliminação de urina com pouca força) ou vários pequenos jatos intermitentes
- Intermitência: o jato urinário não é contínuo, é interrompido diversas vezes durante a micção

Outros sintomas

- Manobras de contenção voluntária (com finalidade de postergar a micção ou suprimir a urgência), como se sentar sobre o calcanhar, dobrar as pernas em pé
- Sensação de esvaziamento incompleto da bexiga (adolescentes)
- Perda pós-miccional: perda de urina na roupa logo após a micção
- Disúria ou dor do trato urinário inferior: dor em região uretral ou genital

Fonte: Desenvolvido pela autoria.

Quadro 29.11 *Screening* para classificação inicial de enurese.

Pergunta clínica	Se resposta positiva, considerar
Previamente sem perda urinária durante o sono por 6 meses	Enurese não monossintomática ou enurese secundária
Sintomas urinários diurnos	Enurese não monossintomática
Constipação intestinal	Enurese não monossintomática
Evento recente causando sofrimento psíquico	Enurese secundária
Se respostas negativas a todas as questões anteriores	Enurese primária monossintomática

Fonte: Desenvolvido pela autoria.

Exame físico

O exame físico do paciente com enurese primária monossintomática geralmente é normal. A seguir, são explicitados os itens para avaliação completa.

- Avaliação do **estado nutricional** por meio de peso, estatura e índice de massa corpórea (IMC).
- Medida de **pressão arterial.**
- **Oroscopia**: dimensão das tonsilas.

Hipertrofia tonsilar, fácies adenoideana, hipertensão arterial sistêmica e obesidade são sinais de alerta para apneia obstrutiva do sono.

Baixo ganho ponderal e hipertensão arterial são indicativos de doença renal crônica.

- Exame abdominal: distensão, massa fecal palpável no quadrante inferior esquerdo, bexiga palpável e/ou percutível.
- Exame minucioso da coluna lombossacral: avaliar na pele presença de estigmas de disrafismo oculto de coluna (Quadro 29.12).

Quadro 29.12 Estigmas cutâneos de disrafismo oculto de coluna.

Fosseta sacral ou sacrococcígea
Hiperceratose
Hipertricose
Hiperpigmentação
Atrofia epidérmica
Massa subcutânea (lipoma ou neurofibroma)
Hemangioma capilar ou hemangioma cutâneo
Seio dérmico dorsal
Desvio de fenda interglútea
Apêndice caudal

Fonte: Desenvolvido pela autoria.

Fosseta sacral ocorre em aproximadamente 5% dos recém-nascidos e é a alteração cutânea mais comum no disrafismo oculto. Classificada em **simples** (depressão dérmica mediana, com menos de 5 mm de diâmetro, fundo cego e localizada a menos de 2,5 cm de distância do ânus; representa risco pequeno de associação com disrafismo) e **atípica ou complexa** (maior do que 5 mm de diâmetro e localizada acima da fenda interglútea, associada a outras alterações cutâneas; representa maior risco de disrafismo oculto concomitante).

- Avaliação da **região glútea**: deve-se suspeitar de **agenesia sacral** na presença de assimetria de prega glútea, fenda glútea baixa e curta, nádegas achatadas e/ou ausência de vértebra à palpação do cóccix.
- Avaliação pormenorizada das **regiões genital e perineal**:
  - sensibilidade;
  - anatomia de vagina, uretra e ânus, observando-se o posicionamento e abertura em busca de malformações (estenose e ectopia do meato uretral, sinéquia de lábios, fimose obstrutiva, fístulas vesicais, em caso de perda constante de fluidos pela vagina);
  - presença de fissuras perianais ou plicomas (indicativos de constipação);
  - higiene (fezes ao redor do ânus podem indicar má higiene, encoprese ou *soiling*), sinais inflamatórios (vulvovaginite, balanopostite), escoriação decorrente de prurido (oxiuríase);
  - sinais de alerta para abuso sexual: hematomas, laceração e resistência extrema à realização do exame.
- Verificar também **roupas íntimas** à procura de resquícios de fezes, urina ou corrimento vaginal.
- Se possível observar **jato urinário** (fraco, entrecortado, com escape após término da micção) em busca de sinais indicativos de uropatia obstrutiva.
- **Exame neurológico de membros inferiores**: avaliação de tônus, força muscular, reflexos, sensibilidade e marcha.

Exames complementares

Enurese monossintomática

Os únicos exames laboratoriais mandatórios são urina tipo I e urocultura. A **urina tipo I** tem função de excluir doença renal (proteinúria e hematúria), cetoacidose diabética (glicosúria e cetonúria), diabetes *insípido* (densidade urinária reduzida) e intoxicação hídrica. Enurese noturna pode ser o único sintoma de infecção urinária, caracterizada nesse caso como infecção urinária oculta, o que justifica a solicitação de **urocultura**.

Enurese não monossintomática

Sintomas urinários diurnos ou antecedente de infecção urinária recorrente sem investigação prévia

Solicitar **urina tipo I**, **urocultura** e **ultrassonografia de rins e de vias urinárias pré e pós-miccional**. Na urina tipo I, devem-se analisar mais especificamente a densidade, o pH, o sedimento e verificar se há glicosúria ou proteinúria. Na ultrassonografia, o encontro de espessamento e/ou trabeculação de parede vesical, divertículos vesicais, resíduo urinário pós-miccional significativo, dimensão vesical aumentada ou diminuída para a idade ou hidronefrose indica a necessidade de prosseguir investigação de distúrbios miccionais e processos obstrutivos.

Constipação intestinal

A investigação deverá ser realizada se estiverem presentes sinais de alarme para doenças orgânicas que cursam com constipação ou em casos de constipação funcional intratável (ver Capítulo 29.2 – Constipação intestinal e encoprese).

Suspeita de apneia obstrutiva do sono

Deve-se solicitar polissonografia.

Suspeita de disrafismo espinhal oculto

Ressonância nuclear magnética de coluna vertebral e medula lombossacral.

Suspeita de agenesia sacral

Radiografia de coluna lombossacral frontal e lateral.

Abordagem terapêutica

Esclarecimentos

Qualquer que seja a classificação da enurese

Os **episódios de enurese são involuntários**, ocorrem durante o sono, período em que a criança não tem consciência e controle de seus atos. A criança não deve receber reprimendas, castigos físicos ou apelidos em decorrência dessa condição. Frente a reações negativas dos pais e da família, a criança tem sua autoestima comprometida, por se considerar culpada e incapaz.

Para enurese noturna primária monossintomática

Esta condição é comum, ocorre em uma em cada dez crianças aos 7 anos de idade. Ressaltar que em sua escola provavelmente existem outras crianças com enurese, porém em geral não se comenta o assunto.

Explicar em linguagem acessível as possíveis causas apontadas na literatura (influência genética, atraso maturacional de sistema nervoso e vesical, sono profundo).

Trata-se de uma condição benigna, sem doenças subjacentes e resolve-se espontaneamente na maioria dos casos, a uma taxa de 15% ao ano até a adolescência.

Para enurese não monossintomática ou secundária

O tratamento dos sintomas urinários diurnos, da constipação ou da apneia do sono deve ser realizado e pode resultar na remissão da enurese noturna.

Mudanças comportamentais a serem compartilhadas com a família

Qualquer que seja a classificação da enurese

Higiene do sono: tentar estabelecer uma rotina consistente de sono para que a criança esteja sempre bem descansada (Quadro 29.13). Situações de fadiga excessiva podem prejudicar o despertar da criança por estímulos internos (repleção vesical) e externos.

Quadro 29.13 Práticas para promoção de adequada higiene do sono em crianças e adolescentes.

1. Estabelecer uma **rotina** para os momentos que antecedem o sono e realizar essa rotina sempre no mesmo horário (com variação máxima de 1 hora entre os dias, mesmo aos finais de semana)
   - Sistematizar a ordem das atividades, por exemplo: vestir o pijama, escovar os dentes, ouvir a leitura de um livro e realizar micção completa antes de se deitar
   - Evitar atividades estimulantes nas horas que antecedem o sono (como brincadeiras com muito movimento e exposição à televisão ou a jogos de computador). Optar por atividades como leitura de livros, ouvir alguém contar uma história

2. Quanto ao **quarto** da criança
   - No período noturno, deve ser mantido escuro, silencioso e com temperatura agradável. Mesmo uma luz muito fraca pode prejudicar a qualidade do sono
   - Idealmente não deve haver televisão no quarto
   - Não deve ser utilizado como espaço para cumprir castigos

3. Quanto à **alimentação**
   - Realizar refeição leve nas horas que antecedem o sono.
   - Evitar bebidas cafeinadas, refrigerantes, chás e achocolatados após o meio-dia

4. **Atividade física regular**, de preferência diária e ao ar livre, de acordo com a idade e as preferências da criança

Fonte: Desenvolvido pela autoria.

Medidas paliativas: visam reduzir o volume urinário eliminado durante o sono (amenizando, portanto, o desconforto para a criança e facilitando a troca de roupas e higienização) e talvez reduzir a frequência dos episódios, porém não ocasionam a resolução total ou definitiva do sintoma. A criança e a família devem ser bem orientadas quanto ao que esperar como resultado. Incluem-se entre essas medidas:

1. Micção completa logo antes de se deitar e toda vez em que despertar espontaneamente ao longo da madrugada.
2. Distribuição de líquidos ao longo do dia, limitando o consumo de água e solutos à noite.

Faz-se necessária adequada ingesta hídrica ao longo do dia para garantir boa hidratação, de forma que a criança não esteja com sede à noite e que a restrição nesse período não assuma um caráter negativo. A orientação é distribuir a ingesta hídrica recomendada diária (Quadro 29.14), dois terços ao longo do dia e um terço à noite (após 5 horas da tarde) e, se possível, não ingerir líquidos 1 hora antes de se deitar. Outro ponto importante diz respeito à qualidade do líquido ingerido: bebidas açucaradas e cafeinadas devem ser evitadas, particularmente no período noturno, pois podem ter efeito diurético e causar hiperatividade vesical, deve-se realizar essa orientação sob forma de prescrição, traçando em conjunto com a criança e a família estratégias para atingir esta meta (p. ex., levar garrafa de água para a escola). Algumas crianças com hábito urinário retentor ou ansiedade relacionada ao ato de urinar fora de casa limitam a ingesta de água na escola para não utilizarem o banheiro e consomem todos os líquidos à noite, nas poucas horas que antecedem o sono. Deve-se detectar esse padrão para adequada abordagem, sendo por vezes necessário acompanhamento psicológico concomitante.

Quadro 29.14 Quantidade recomendada de ingesta de água de acordo com a idade.

1 a 3 anos	1.300 mL (900 mL como água e outras bebidas)
4 a 8 anos	1.700 mL (1.200 mL como água e outras bebidas)
9 a 13 anos	2.400 mL (meninos, 1.800 mL como água e outras bebidas)
	2.100 mL (meninas, 1.600 mL como água e outras bebidas)
14 a 18 anos	3.300 mL (meninos, 2.600 mL como água e outras bebidas)
	2.300 mL (meninas, 1.800 mL como água e outras bebidas)

Fonte: Adaptado de Sociedade Brasileira de Pediatria. DRI-Dietary Reference Intakes.

3. Utilização de capas protetoras de colchão, facilmente removíveis e laváveis, e de emolientes para prevenir dermatite amoniacal. A utilização rotineira de fraldas deve ser desencorajada por ser incompatível com o desenvolvimento da criança a partir de 5 anos de idade e poder interferir na motivação para se levantar durante a noite. Pode-se sugerir levar a capa protetora de colchão nas noites em que a criança dormir fora de casa.

Estimular autonomia da criança no cuidado de seus pertences e no autocuidado: estimular que a criança recolha e leve suas roupas e as roupas de cama para higienização e que ajude a trocar as roupas de cama. Deve-se ter o intuito de estimular a autonomia da criança, assim como deve ser feito em outros contextos de vida, como arrumar o material da escola, guardar seus brinquedos e roupas, por exemplo. Vale ressaltar que esta medida não deve ter caráter punitivo e, idealmente, deve ser realizada quando a criança estiver bem desperta.

Abordagem específica conforme classificação

Para enurese noturna primária monossintomática que NÃO caracteriza um problema para a família

Algumas famílias sequer trazem a enurese como queixa espontânea, sendo este diagnóstico um dado de história dirigida. Outras apenas desejam saber se a enurese é benigna, e não causada por doença orgânica. Pais que apresentaram enurese comumente toleram mais a presença do sintoma e têm por experiência própria conhecimento sobre seu caráter autolimitado. Quando a abordagem dos pais é de naturalidade frente aos episódios, em geral a criança também não traz esta demanda.

Nessas situações descritas, os pais e a criança não estão interessados em realizar intervenção específica a curto ou longo prazo. Deve-se assegurar que houve esclarecimento e que a abordagem da família frente aos episódios enuréticos seja adequada, sem prejuízo psíquico a nenhum membro da família, e manter seguimento ambulatorial de rotina.

Nos raros casos em que os episódios enuréticos ocorrem todas as noites, importante frisar para os pais que há menor chance de resolução espontânea e que há maior risco de persistir a enurese na idade adulta. Da mesma forma, a manutenção da enurese após a puberdade acarreta menor chance de resolução espontânea, sendo recomendado oferecer a possibilidade de intervenção (alarme urinário ou desmopressina), mesmo que não haja demanda por parte do paciente ou da família.

Para enurese noturna primária monossintomática que caracteriza um problema para a família, a despeito dos esclarecimentos, e não respondeu às mudanças comportamentais (descritas anteriormente)

Nessa situação, há demanda expressiva por intervenção para resolução da enurese. Deve-se, portanto, solicitar

diário diurno de eliminações, com intuito de avaliar objetivamente o hábito urinário e intestinal e descartar a presença de distúrbio miccional ou constipação intestinal que não sejam evidentes para a família ou para a criança, condições estas que contraindicam intervenção imediata para a enurese noturna e modificam sua classificação para não monossintomática.

Os familiares devem ser orientados a anotar horário e volume de todas as micções e características das fezes (conforme Escala de Bristol) ao longo de 24 horas. Para que esse registro seja possível, as orientações são: realizá-lo em casa, aos finais de semana, período em que pode ocorrer supervisão constante pelos cuidadores. A criança deve urinar em recipiente no qual seja possível mensurar o volume em mililitros. Devem ser anotados ainda eventuais sintomas associados. Além disso, registrar quantidade e qualidade de todos os líquidos ingeridos (Quadro 29.15).

Interpretação do diário

A capacidade vesical pode ser estimada pela fórmula (idade + 1) × 30 mL (até idade máxima de 10 anos).

$$\text{Capacidade vesical estimada} = (\text{idade} + 1) \times 30 \text{ mL}$$

Considera-se suspeita de baixa capacidade vesical quando o maior volume miccional registrado no diário é inferior a 50% da capacidade vesical esperada. Por exemplo, uma criança de 7 anos tem capacidade vesical estimada de 240 mL. Se o maior volume por micção registrado no diário for inferior a 120 mL, suspeita-se de baixa capacidade vesical.

Conforme a análise dos volumes, frequência das micções e sintomas associados, poderão ser aventadas hipóteses diagnósticas de distúrbios miccionais diurnos e/ou constipação (enurese não monossintomática) ou assegurada normalidade do hábito urinário diurno e do hábito intestinal (enurese monossintomática) (Quadro 29.16).

Quadro 29.16 Sintomas associados aos principais distúrbios da micção em crianças.

Bexiga hiperativa	O principal sintoma é a frequência miccional aumentada (igual ou superior a oito vezes ao dia), com episódios de urgência e urgeincontinência
Micção disfuncional	Além de frequência miccional aumentada e episódios de urgência e urgeincontinência, ocorre micção interrompida ou sensação de esvaziamento vesical incompleto
Postergação da micção	A frequência miccional é muito reduzida (igual ou inferior a três episódios por dia). A criança fica longos períodos sem apresentar micção e pode não ter a sensação de repleção vesical

Fonte: Desenvolvido pela autoria.

Considera-se poliúria noturna volume eliminado durante o sono superior a 130% da capacidade vesical esperada (idade + 1) × 30 mL. Essa quantificação é possível por meio de pesagem de roupas de cama e roupas da criança, antes e depois dos episódios enuréticos. Por se tratar de medida de difícil execução e considerarmos que a história clínica seja suficiente para levantar essa suspeita, optamos por não solicitar rotineiramente para os pais essa mensuração.

Se após interpretação do diário miccional, a classificação continuar monossintomática, progredir para terapia motivacional ou intervenção: via condicionamento (alarme urinário) ou medicamentosa (desmopressina), ambos tidos como 1ª linha.

Terapia motivacional: (p. ex., mapa de estrelas) é descrito na literatura como eficaz para crianças pequenas,

Quadro 29.15 Diário de ingesta hídrica e eliminações.

Horário	Volume ingerido (mL) e qual líquido	Volume urinário (mL)	Esforço para urinar/jato entrecortado	Incontinência urinária diurna	Urgência para urinar	Evacuações Características das fezes Escala de Bristol

Fonte: Desenvolvido pela autoria.

entre 5 e 7 anos de idade, que não apresentam episódios enuréticos todas as noites e indicada para pais que se interessam e estão motivados com manejo a longo prazo (por 3 a 6 meses). Trata-se de um método de recompensa, inicialmente, pelo engajamento às medidas paliativas (distribuição de líquidos ao longo do dia e micção completa antes de dormir); posteriormente, pelas noites secas. Em um calendário, as noites secas serão premiadas por um adesivo. Quando se acumularem sete adesivos, a criança é recompensada com um presente material ou não material, por exemplo escolher um passeio no final de semana. O efeito verificado é de diminuição na frequência dos episódios ou até mesmo de resolução total, em comparação ao grupo sem intervenção, porém os estudos são de pequeno porte. Em nosso serviço, **optamos por não realizar essa orientação** por considerarmos que as noites não premiadas representam para a criança reforço negativo, uma frustração por algo sobre o qual ela não tem controle voluntário para modificar.

Uma **intervenção** específica mais ativa é recomendada nos casos em que há estresse psíquico nos pais ou na criança, pressão social por resolução do problema ou comprometimento da autoestima da criança. Há dois tratamentos tidos como 1ª linha: alarme urinário noturno (mais eficaz a longo prazo e com taxa mais alta de resolução definitiva); e desmopressina (mais eficaz a curto prazo, podendo ser utilizado sob demanda, por exemplo durante viagens ou pernoites fora de casa, porém com taxas maiores de remissão após o desuso). A **escolha** por um método ou por outro depende de alguns fatores:

- Prazo desejado para controle ou cura do sintoma: a família ou os cuidadores estão dispostos a longo prazo e são compreensivos com os episódios (alarme); desejam resposta rápida por não suportarem mais a situação (risco de abuso físico e psíquico) ou por demanda social, como viagens por exemplo (desmopressina).
- Motivação e comprometimento do paciente e da família com intervenção a médio e longo prazo (alarme) e com a restrição hídrica obrigatória no período noturno e uso regular de medicação (desmopressina).
- Frequência dos episódios (se maior do que duas vezes por semana, a resposta é melhor com alarme).
- Financeiro: desmopressina é mais dispendiosa.
- Opção da família após completa explicação sobre os métodos de cada intervenção.
- Tratamento prévio sem sucesso com uma das opções.

Pré-requisitos essenciais para o início e o sucesso da intervenção são o engajamento e a motivação dos pais e da criança e a maturidade do paciente para assumir responsabilidade pelo tratamento, que pode demorar meses para apresentar sucesso.

Os objetivos do tratamento devem ser traçados em conjunto com a família e podem envolver desde permanecer sem perda por uma noite específica (evento social), reduzir a frequência dos episódios, reduzir o impacto da enurese na qualidade de vida, até remissão total dos sintomas.

Fundamental também é informar aos cuidadores ou à família sobre o planejamento terapêutico (tempo total da intervenção, possibilidade de episódios enuréticos durante o processo, taxa de falha e de recidiva após o término) e sobre a importância de serem tolerantes e oferecerem suporte à criança. Quanto aos pais que, apesar das orientações, estão com dificuldades para lidar com o sintoma, ainda manifestando raiva e culpando a criança, pode ser necessário encaminhamento a suporte psicológico.

Alarme urinário noturno

O alarme urinário é um dispositivo composto por um sensor de umidade (que deve ser posicionado na roupa íntima), conectado por um fio ao emissor de alarme sonoro e/ou vibratório (que deve ser fixado no pijama, próximo ao ombro). O objetivo é que, no início do episódio enurético, a umidade seja detectada e acione o alarme. Desta forma, a criança será despertada enquanto sua bexiga ainda está repleta e, então, deverá ir ao banheiro para realizar a micção completa. Trata-se, portanto, de um condicionamento por meio do qual a criança aprende a acordar em resposta ao estímulo de repleção vesical e às contrações do detrusor. Outro efeito descrito é aumento gradual da capacidade vesical funcional no período noturno.

A família deve ser informada de que a criança será responsável pelo alarme. Todas as noites, antes de dormir, a criança deverá testar o alarme. Com o som ou a vibração em mente, ela deverá pensar na **sequência** de eventos que ocorrerão quando o alarme for acionado:

- Desliga o alarme, levanta-se e finaliza a micção no banheiro. No início do tratamento, talvez a criança não consiga despertar com o alarme, então os pais deverão acordá-la completamente.
- A criança volta para o quarto, troca as roupas de cama e suas roupas, sob a supervisão dos pais.
- Limpa o sensor, reinstala o alarme e volta a dormir.
- Podem-se registrar em calendário as noites secas e aquelas com episódios enuréticos, para acompanhamento da evolução.

Uma reavaliação clínica deve ser realizada 2 semanas após início do alarme para se verificarem aderência, dificuldades técnicas e resposta precoce.

Considera-se **boa resposta precoce** quando a criança consegue ser despertada pelo alarme, as perdas urinárias são menos volumosas e menos frequentes e o alarme é acionado apenas uma vez na noite em que houver enurese. Neste caso, o alarme deve ser mantido até que ocorram 14 noites secas consecutivas. Usualmente, esta meta é atingida em 12 a 16 semanas (período total descrito na literatura entre 5 e 24 semanas). O uso correto e consistente do alarme tem sua eficácia comprovada por metanálise envolvendo 56 estudos randomizados, que demonstraram sucesso (caracterizado por 14 noites secas consecutivas) em dois terços dos pacientes (66%), contra 4% no grupo controle. Se após 3 meses de uso, a criança não atingiu 14 noites secas consecutivas, mas apresenta menos noites com enurese, o tratamento deve ser prolongado por mais 3 meses. Se a criança não atinge 14 noites secas consecutivas após período total de 6 meses, pode estar indicada desmopressina.

Até 46% das crianças que obtiveram sucesso de 14 noites secas consecutivas poderá apresentar **recidiva** após interrupção do uso (definida por mais de duas noites enuréticas em 2 semanas). Se isso ocorrer, recomenda-se reiniciar o uso do alarme, sendo descritas resposta rápida e alta taxa de sucesso, uma vez que houve condicionamento anterior.

Quando **não ocorre boa resposta precoce** (em 2 semanas de uso), sugere-se postergar o uso do alarme em 6 a 12 meses até que a criança esteja mais madura, ou manter o alarme e adicionar desmopressina em baixa dose como adjuvante.

Efeitos adversos descritos são falhas consecutivas em despertar a criança, dermatite de contato, alarmes falsos e irritabilidade no paciente ou nos membros da família. Baixa adesão ou abandono do tratamento decorrem dos efeitos adversos ou de dificuldades técnicas para utilizar o alarme e seguir todas as etapas propostas.

Desmopressina

Desmopressina é um análogo sintético da vasopressina (hormônio antidiurético), que, ao ser administrado 1 hora antes de dormir, reduz a quantidade de urina produzida durante o sono.

Quanto às indicações, sabe-se que o melhor efeito da desmopressina se dá para pacientes com poliúria noturna e capacidade vesical funcional normal, sendo a primeira opção nesses casos.

O principal risco associado à medicação é hiponatremia. Portanto, duas precauções devem ser seguidas: administração via oral em vez de via intranasal (via intranasal está associada a maior risco de hiponatremia sintomática) e limitar formalmente a ingesta hídrica a no máximo 200 mL no período noturno (1 hora antes até 8 horas após a administração). O tratamento deve ser interrompido em situações de risco para distúrbios hidreletrolíticos como febre, diarreia, vômitos, atividade física vigorosa e condições associadas a aumento da necessidade de ingesta hídrica. Não é necessário controle rotineiro de peso, eletrólitos, pressão arterial e osmolaridade urinária.

Diagnóstico atual ou história pregressa de hiponatremia constituem contraindicação absoluta. Outras possíveis contraindicações são impedimento financeiro para adquirir a medicação e a possibilidade de não haver adesão à restrição hídrica.

A dose inicial é de 1 comprimido de 0,2 mg à noite. Recomenda-se reavaliação em 2 semanas e, se necessário, titular a dose para 0,4 mg. Considera-se resposta adequada a redução do volume urinário eliminado durante o sono, diminuição no número de noites com perdas e no número de episódios enuréticos por noite. Em caso de resposta favorável, a medicação deve ser mantida por 3 meses. Após esse período, deve-se reduzir a dose terapêutica eficaz pela metade por 2 semanas e, então, suspendê-la. A eficácia descrita na literatura após esses 3 meses é constatada com a resolução total da enurese em 30% dos casos e melhora parcial em 40% dos casos. Porém, entre os casos que apresentaram melhora total ou parcial, a taxa de recidiva é alta (70% dos casos).

Em casos de recidiva, a criança e a família podem decidir se mantêm a medicação diariamente ou apenas em situações especiais, caso haja demanda social. Quando administrada diariamente, a medicação deve ser suspensa a cada 3 meses por período de 1 semana para avaliar se houve resolução do sintoma ou se ainda há necessidade de manutenção. O esquema mencionado anteriormente de redução de dose por 2 semanas antes de cada retirada da medicação diminui o risco de recidiva.

Ausência de resposta à desmopressina pode decorrer de baixa capacidade vesical (a principal causa de falha) ou poliúria noturna persistente (se a criança ingerir grande quantidade de líquidos à noite, se houver excreção aumentada de solutos no período noturno ou se houver efeito reduzido da medicação). Em casos de baixa capacidade vesical funcional, pode-se oferecer a terapia com alarme urinário se não houver sido a opção inicial.

Refratariedade ao tratamento da enurese primária monossintomática

Refratariedade ao tratamento é definida por melhora em menos de 50% dos sintomas. Em primeiro lugar, deve-se assegurar se houve aderência ao uso regular e com técnica correta do tratamento estabelecido.

A seguir, avaliar possíveis causas de falha do tratamento. Na realidade, deve-se investigar novamente por meio da história a presença de sintomas diurnos associados que caracterizem enurese não monossintomática.

A avaliação adicional pode, então, incluir:

- diário diurno de eliminações (se ainda não realizado);
- realização de toque retal e de radiografia abdominal para investigação de constipação intestinal;
- ultrassonografia de rins e vias urinárias.

Após excluir sintomas associados, caracteriza-se **enurese monossintomática refratária ao tratamento**. Seguem as opções de tratamento:

- **Ciclos periódicos** de utilização de alarme urinário.
- **Monoterapia** com desmopressina se a família não concordar com a manutenção do alarme urinário.
- **Acordar a criança na madrugada** para urinar (com o chamado dos pais para crianças pequenas ou com o despertador para crianças maiores). A crítica a essa intervenção se faz quanto ao prejuízo da qualidade de sono e da qualidade de vida dos pais e da criança, sem que isso ensine a criança a ser despertada pela sensação de repleção vesical. Alguns estudos pequenos apontam para a

possibilidade de melhora dos sintomas e até mesmo cura, porém os *guidelines* não recomendam esta medida. Pode ser realizada por pais e pacientes motivados, porém eles devem ser orientados quanto à eficácia: se houver, será provavelmente por curto prazo e não definitiva.

- Treinamento vesical diurno para aumento de capacidade funcional, mediante retenção voluntária por períodos progressivamente mais longos, não tem comprovação de eficácia contra enurese monossintomática e não é recomendado.
- Prova terapêutica com **antidepressivo tricíclico** (imipramina, amitriptilina).

Os efeitos da medicação são a redução do período em sono REM, o estímulo da secreção de ADH e o relaxamento do músculo detrusor. Em comparação com alarme urinário e desmopressina, nos quesitos segurança e eficácia, os antidepressivos tricíclicos são considerados 3ª linha de tratamento, estando indicados apenas nos casos de refratariedade, de preferência prescritos por especialistas (nefrologistas ou urologistas pediátricos). A eficácia, caracterizada por 14 noites secas consecutivas, é de 20%, em contraste com 5% no grupo placebo, porém a taxa de recidiva após suspensão da medicação é de 96%.

Entre os antidepressivos tricíclicos, opta-se mais comumente por imipramina, em dose inicial de 10 a 25 mg administrada 1 hora antes de deitar. Após 1 semana, pode-se aumentar em 25 mg, se necessário. Em média, a dose terapêutica eficaz é de 25 mg para crianças entre 5 e 8 anos de idade e 50 mg para crianças maiores. A dose máxima é de 50 mg entre 6 e 12 anos e 75 mg para maiores de 12 anos. Após titulação da dose, deve haver reavaliação em 3 meses. Se após esse período não houver resposta, a medicação deve ser interrompida com esquema de redução gradual. Se a resposta for positiva, deve haver titulação para a menor dose terapêutica eficaz e suspensão a cada 3 meses, por 2 semanas, para reduzir o risco de tolerância.

Os riscos do uso dessa classe medicamentosa são alterações de ritmo cardíaco e depressão miocárdica (mais associadas a casos de intoxicação), ideações suicidas (principalmente em pacientes com diagnóstico prévio de depressão) e outros sintomas neuropsiquiátricos como alteração de personalidade, nervosismo e distúrbios do sono. Devem-se avaliar em detalhe:

- história pessoal de sintomas cardiovasculares e diagnóstico prévio de cardiopatia;
- no exame físico, frequência cardíaca e pressão arterial;
- eletrocardiograma;
- história familiar de arritmias ou cardiopatias em pessoas com menos de 40 anos.

Caso qualquer item dessa avaliação esteja alterado, está, a princípio, contraindicado o uso da imipramina e somente um cardiopediatra pode autorizá-lo.

Anticolinérgicos não têm papel na enurese monossintomática.

Para enurese não monossintomática

Abordar primeiro os sintomas diurnos (constipação e/ou distúrbios miccionais) e distúrbios do sono. Após remissão dos sintomas diurnos ou do distúrbio do sono, talvez ocorra resolução dos episódios de enurese noturna. Caso persista a enurese, pode-se abordá-la com as intervenções de 1ª linha, como alarme urinário noturno ou desmopressina.

Distúrbios miccionais

Mudanças comportamentais: diante da suspeita de distúrbio miccional, deve-se explicar a importância da realização de micções regulares e completas, ao todo cinco a sete vezes ao dia. Para isso, é necessário garantir oferta hídrica adequada conforme a idade. Vale ressaltar também a importância de realização de higiene adequada após micções e evacuações. Caso esteja presente comportamento retentor, avaliar qual a causa (fobia em relação ao uso do banheiro, experiências traumáticas no processo de desfralde, hesita urinar para não interromper a brincadeira) e conversar sobre possíveis soluções. Pode-se propor um sistema de alarme diurno para lembrar a criança a cada 3 horas de que é hora de tentar realizar a micção. Deve-se elogiar a colaboração da criança com o processo e as tentativas de acerto. Nunca deve ser realizado reforço negativo, com reprimendas a episódios de incontinência urinária, ou forçar a criança a ir ao banheiro. Essa abordagem apenas terá sucesso se realizada de maneira afetuosa por parte dos pais e com engajamento e motivação da criança. Em casos de urgência miccional, a criança deve ser orientada a não postergar a micção. Pode-se enviar relatório médico à escola, para que professores permitam a ida ao banheiro durante a aula.

Encaminhamento: casos com alterações radiológicas ou refratários a essa abordagem inicial após período de 3 meses devem ser encaminhados ao urologista pediátrico para possível investigação com urofluxometria (que mensura a taxa de fluxo urinário e detecta problemas de esvaziamento vesical) ou estudo urodinâmico (exame de alta complexidade, com cateterismo vesical e retal) e abordagem terapêutica especializada.

Para baixa capacidade vesical e hiperatividade vesical, os anticolinérgicos (oxibutinina e tolterodina) podem ser benéficos, porém essa indicação deve ser avaliada pelo urologista pediátrico. Pacientes em uso de medicação anticolinérgica devem ser bem orientados a realizar a técnica de micção completa, para evitar resíduo pós-miccional. Outro efeito colateral possível é constipação intestinal, que deve ser reconhecida e tratada.

Outra medida possível em centros terciários é neuromodulação, por meio da implantação minimamente invasiva de eletrodos sacrais, com objetivo de estimular a contração da musculatura pélvica e modular as contrações do detrusor.

Em casos de bexiga neurogênica não neurogênica pode estar indicado acompanhamento psicológico especializado.

Em casos de postergação da micção, o especialista poderá indicar bloqueadores α-adrenérgicos, sendo o mais utilizado a doxazosina, na dose de 0,05 mg/kg.

Constipação intestinal

Deve ser realizado seu tratamento medicamentoso e com mudanças de estilo de vida, que envolvem ingesta adequada de fibras (idade + 5 g/dia, até máximo de 25 g/dia) e de água conforme a idade (Quadro 29.14), além de treinamento para regularização do hábito intestinal (reconhecer e atender à vontade de evacuar, tentativa de evacuar após refeições principais). O tratamento deve ser mantido por período mínimo de 3 meses (ver Capítulo 29.2 – Constipação Intestinal Crônica e Encoprese).

Outros sintomas

Se estiverem presentes baixo ganho ponderal, fadiga, náusea, polidipsia ou proteinúria, isolados ou em associação, deve-se avaliar função renal com *clearance* de creatinina. Caso haja glicosúria associada, deve ser solicitada glicemia de jejum. Deve ser realizado encaminhamento ao especialista conforme achados da investigação.

Hipertrofia tonsilar e distúrbios respiratórios do sono requerem investigação (polissonografia) e acompanhamento por especialista do sono e otorrinolaringologista.

Avaliação por neurocirurgião pediátrico é necessária nos casos de suspeita clínica ou radiológica de disrafismo espinhal oculto.

Para enurese secundária

A abordagem é idêntica em relação à enurese primária monossintomática, porém com enfoque em possíveis fatores emocionais como desencadeantes. Quando detectado sofrimento psíquico, cabe ao pediatra decidir se está indicado atendimento psicológico especializado.

Em caso de presença de suspeita de doença orgânica subjacente, devem-se realizar investigação e manejo direcionados.

■ BIBLIOGRAFIA CONSULTADA

Austin PF, Bauer SB. The standardization of terminology of lower urinary tract function in children and adolescents: update report from the Standardization Committee of the International Children's Continence Society. J Urol. 2014 Jun;191(6):1863-1865.e13. doi: 10.1016/j.juro.2014.01.110. Epub 2014 Feb 4.

Bader G, Nevéus T. Sleep of primary enuretic children and controls. Sleep. 2002;25(5):579.

Bascom A, Penney T. High risk of sleep disordered breathing in the enuresis population. J Urol. 2011 Oct;186(4 Suppl):1710-3.

Bayne AP, Skoog SJ. Nocturnal enuresis: an approach to assessment and treatment. Pediatrics in Review. 2014;35;327.

Brooks LJ, Topol HI. Enuresis in children with sleep apnea. J Pediatr. 2003;142(5):515.

Brooks LJ, Topol HI. Enuresis in children with sleep apnea. J Pediatr. 2003;142(5):515.

Departamento de Nutrologia da Sociedade Brasileira de Pediatria. Alimentação: do lactente ao adolescente. Manual de orientação. Publicado em 2012. Disponível em: http://www.sbp.com.br/fileadmin/user_upload/pdfs/14617a-PDManualNutrologia-Alimentacao.pdf.

Dias M, Partington M. Congenital brain and spinal cord malformations and their associated cutaneous markers. Pediatrics. 2015;136(4).

Freitag CM, Röhling D. Neurophysiology of nocturnal enuresis: evoked potentials and prepulse inhibition of the startle reflex. Dev Med Child Neurol. 2006;48(4):278.

Gomi A, Oguma H. Sacrococcyeal dimple: new classification and relationship with spinal lesions. Childs Nerv Syst. 2013;29:1641-1645.

Guggisberg D, Hadf-Rabta S. Skin markers of occult spinal dysraphism in children. A Review of 54 Cases. Arch Dermatol. 2004;141(4):425.

Hirshkowitz M, Whiton K. National Sleep Foundation's updated sleep duration recommendations: final report. Sleep Health. 2015;1(4):233. Epub 2015 Oct 31.

Iscan A, Ozkul Y. Abnormalities in event-related potential and brainstem auditory evoked response in children with nocturnal enuresis. Brain Dev. 2002;24(7):681.

Jalkut MW, Lerman SE. Enuresis. Pediatr Clin North Am. 2001;48(6):1461.

Martinez AP, Azevedo GR. Tradução, adaptação cultural e validação da Bristol Stool Form Scale para a população brasileira. Rev. Latino-Am. Enfermagem. 2012;20(3).

National Institute for Health and Care Excellence. Bedwetting in under 19s. Clinical guideline. 2010. Disponível em: nice.org.uk/guidance/cg111.

Neveus T, Eggert P. Evaluation of and treatment for monosymptomatic enuresis: a standardization document from the International Children's Continence Society. J Urol. 2010;183(2):441.

Nevéus T, Stenberg A. Sleep of children with enuresis: a polysomnographic study. Pediatrics. 1999;103(6 Pt 1):1193.

Rios LTM, Oliveira RVB. Lipoma espinhal associado a seio dérmico congênito: relato de caso. Radiol Bras. 2011 jul/ago;44(4):265-267.

Waleed FE, Samia AF. Impact of sleep-disordered breathing and its treatment on children with primary nocturnal enuresis. Swiss Med Wkly. 2011;141:w13216.

Waleed FE, Samia AF. Impact of sleep-disordered breathing and its treatment on children with primary nocturnal enuresis. Swiss Med Wkly. 2011;141:w13216.

Weissbach A, Leiberman A. Adenotonsilectomy improves enuresis in children with obstructive sleep apnea syndrome. Int J Pediatr Otorhinolaryngol. 2006 Aug;70(8):1351-6. Epub 2006 Feb 28.

Problemas Frequentes no Cuidado do Lactente

30.1 O Lactente Sibilante

■ Marina Buarque de Almeida ■ Rafael Yanes Rodrigues da Silva

Introdução

O conceito de lactente sibilante é a criança abaixo de 2 anos de idade com sibilância contínua por 1 mês ou com pelo menos três episódios de sibilância no período de 6 meses.

O sibilo, comumente denominado "chiado", é um som musical contínuo, produzido pela oscilação de paredes opostas em decorrência do estreitamento de uma via aérea de pequeno calibre, quase no ponto de oclusão desta. Ocorre predominantemente durante a expiração, mas também pode ser auscultado na inspiração.

Crianças com roncos de transmissão em virtude de obstrução nasal, quadros de estridor resultante de laringite aguda e, em diversas outras condições clínicas, produzem sons respiratórios facilmente percebidos, que podem ser confundidos com chiado pela observação dos pais. Logo, o diagnóstico de sibilância deve, idealmente, ser realizado após avaliação médica, não podendo ter como base apenas relatos da observação de familiares. Caso não seja possível avaliação médica no momento da alteração respiratória, estratégias como pedir para os pais filmarem o momento do chiado e apresentarem o vídeo na consulta subsequente podem ajudar o pediatra a entender o que está acontecendo.

Estudos populacionais demonstram que a ocorrência de sibilância nos primeiros anos de vida é extremamente elevada. Sabe-se que aproximadamente um terço das crianças terão algum episódio de sibilância até os 3 anos de idade, sendo que esta incidência acumulada atinge ao redor de metade das crianças até os 6 anos de idade. Contudo, estes mesmos estudos demonstram que a maioria destas crianças não segue com crises recorrentes em idades mais avançadas, evidenciando que algo ocorre nesta faixa etária que predispõe aos quadros de sibilância.

Existem várias razões que explicam o porquê de a sibilância ser um fenômeno mais frequente em crianças pequenas. Primeiramente, a traqueia e os brônquios são menores e mais complacentes nessa faixa etária. Em segundo lugar, a resistência das vias aéreas periféricas é desproporcionalmente alta nesta idade. Em terceiro lugar, há uma menor capacidade de recolhimento elástico do pulmão na infância, que predispõe ao colapso alveolar, mesmo durante a respiração corrente. Finalmente, uma caixa torácica complacente e o diafragma mecanicamente desvantajoso em crianças pequenas são ambos responsáveis pelo aumento da gravidade dos sintomas respiratórios nessa idade.

Certamente, as duas principais causas de sibilância em lactentes e pré-escolares são bronquiolite e asma.

A bronquiolite é uma infecção respiratória viral sazonal que ocorre em crianças menores de 2 anos de idade. A criança acometida inicia o quadro clínico com sintomas respiratórios de via aérea superior, que evoluem para via aérea inferior, ocasionando desconforto respiratório. Atualmente, é bem estabelecido que tratamentos frequentemente usados para asma, como o uso de corticosteroides, broncodilatadores e anticolinérgicos, não são eficazes para esta condição clínica. Embora se saiba da possibilidade de diversos episódios de bronquiolite, vários autores ainda limitam o diagnóstico de bronquiolite ao primeiro episódio de sibilância da vida, visando não confundir com diagnósticos diferenciais.

Já a asma é uma doença inflamatória crônica da via aérea com distúrbio respiratório obstrutivo com reversibilidade ao uso de broncodilatador. Além de infecções virais, o paciente asmático tem seus sintomas exacerbados por diversas desencadeantes, como alérgenos ambientais, fumaça do cigarro, exercício físico, entre outros. É uma doença habitualmente diagnosticada a partir dos 3 anos de idade. Esse corte advém do fato que algumas das crianças que apresentam sibilância no início da vida melhoram até os 3 anos de idade. Entretanto, muitas vezes o diagnóstico de asma será retrospectivo, pelo levantamento do histórico das crises e fatores desencadeantes, assim como padrão de resposta ao tratamento com broncodilatador e eventualmente corticosteroideterapia, somando-se ainda o fato de que é somente após os 6 anos de idade que é possível se realizar a espirometria, que traz uma medida objetiva do distúrbio ventilatório com possibilidade de se averiguar a resposta broncodilatadora.

Entretanto, diversas crianças parecem ficar em um limbo, onde já tiveram muitos episódios de sibilância para ainda serem chamados de bronquiolites, mas que ainda são muito novas para serem consideradas asmáticas. Por vezes, são crianças acima de 2 anos de idade, mas que não parecem responder bem as terapêuticas para asma, tal qual ocorreria numa bronquiolite. Frente a esse desafio, em que ainda não há um diagnóstico bem definido, as dessas crianças acabam ganhando diversas denominações, como "lactente sibilante", "bebê chiador", ou até simplesmente "chiador" ou "sibilante". Neste capítulo, utilizaremos o termo 'sibilante recorrente'.

A elevada prevalência de sibilância recorrente não se traduz, do ponto de vista médico-científico, em um grande entendimento da fisiopatologia e da abordagem terapêutica destes pacientes. Muito pelo contrário, o caráter multifatorial e a ampla gama de diagnósticos diferenciais impedem a existência de um consenso em torno do tema. O desafio é entender quais são as possíveis causas da sibilância e, desta forma, as melhores estratégias de investigação e, principalmente, de tratamento para cada paciente em particular.

Perfis fenotípicos

Com base em estudos populacionais, os lactentes sibilantes podem ser classificados de duas formas: quanto à duração dos sintomas; e quanto ao tipo de desencadeantes, conforme demonstrado no Quadro 30.1.

O fenótipo mais comum encontrado nos pré-escolares é o episódico viral. Caracteriza-se por episódios de sibilância, geralmente desencadeados por infecções virais, e estando o paciente assintomático entre os episódios. As infecções virais são muito frequentes nesta faixa etária, incluindo vírus como o sincicial respiratório, o rinovírus, o metapneumovírus, o vírus da parainfluenza e o adenovírus. Dessa forma, seguindo a sazonalidade dos vírus mencionados, esses quadros também tendem a ser sazonais. Existe muita controvérsia se os episódios de sibilância desses pacientes, quando se repetem, devem continuar a ser denominados "bronquiolite viral aguda", pois alguns autores ainda valorizam o diagnóstico de bronquiolite apenas no primeiro episódio, e não nas recorrências. Fato é que isso não interferirá na condução a longo prazo. O fenótipo episódico viral tende a ser também o fenótipo de sibilante transitório, cessando os sintomas antes dos 6 anos de idade. Contudo, isso não é uma regra, pois o fenótipo de um mesmo paciente pode mudar ao longo do tempo.

Quadro 30.1 Fenótipos de sibilância recorrente.

Critério	Fenótipo	Características clínicas
Desencadeantes da sibilância	Episódico viral	Episódios de sibilância, em geral de curta duração, associados a infecções virais. Geralmente, sem sintomas entre os episódios
	Múltiplos desencadeantes	Têm piora dos sintomas frente às infecções virais, mas também frente a outros desencadeantes. E, geralmente, mantém sintomas entre os episódios
Duração dos sintomas	Sibilante transitório	Os sintomas se iniciam antes dos 3 anos de idade e desaparecem até os 6 anos de idade
	Sibilante persistente	Os sintomas se iniciam antes dos 3 anos de idade e persistem após os 6 anos de idade
	Sibilante de início tardio	Os sintomas se iniciam apenas depois dos 3 anos de idade

Fonte: Desenvolvido pela autoria.

Já o fenótipo de múltiplos desencadeantes reflete um paciente que, além de infecção viral, tem sibilância por outros fatores, como exposições ambientais, mudança de temperatura, contato com tabagismo ante e pós-natal, entre outros. Este fenótipo também reflete um paciente que tem sintomas mais persistentes, não restritos aos momentos de crise (não confundir com o sibilante persistente, classificado pela duração dos sintomas ao longo da vida). Intuitivamente, há uma ideia de que esses são os pacientes que têm mais chance de evoluir com asma, embora isso não seja integralmente respaldado pela literatura médica.

Os fenótipos com base na duração dos sintomas têm limitações na aplicabilidade prática, pois só se pode confirmar este diagnóstico retrospectivamente. Por exemplo, só é possível saber se um paciente preenche de fato o critério de sibilante transitório analisando-se retrospectivamente sua evolução e observando-se que ocorreu a melhora dos sintomas antes dos 6 anos de idade. Dessa forma, no período no qual o paciente ainda apresentava sintomas não era possível classificá-lo, o que só será possível após a resolução.

Já os fenótipos com base nos desencadeantes podem ser reconhecidos diretamente por meio da história clínica, sendo possível classificar o paciente já na primeira consulta. Contudo, a possibilidade de mudar de fenótipo ao longo do tempo também torna questionável a utilidade dessa classificação.

Evolução para asma

No *Estudo Respiratório das Crianças de Tucson* (também denominado *Coorte de Tucson*), um dos mais importantes estudos de prevalência de sibilância na faixa etária pediátrica, ficou evidenciado que 34% das crianças estudadas apresentaram pelo menos um episódio de sibilância até os 3 anos de idade. Destas, 60% tiveram resolução dos sintomas antes dos 6 anos de idade para as quais foi dada a classificação de sibilante transitório. Essas crianças apresentavam algumas características em comum, como já ter uma função pulmonar reduzida antes do primeiro episódio de infecção respiratória, ter sido exposto ao tabagismo materno e pela ausência de antecedente familiar de asma ou outras doenças atópicas.

Das crianças que iniciaram os sintomas antes dos 3 anos de idade, os outros 40%, que continuaram sibilando após os 6 anos de idade, foram denominados "sibilantes persistentes". Essas crianças apresentavam por característica ter função pulmonar normal no 1º ano de vida, mas com redução no período pré-escolar até a vida adulta, e associação com história familiar de asma e outras doenças atópicas.

Nessa coorte, também foi identificado outro grupo de crianças que representava 15% de todas as crianças que iniciaram os episódios de sibilância após os 3 anos de idade e ainda apresentavam sibilância após os 6 anos de idade. Esse grupo foi composto predominantemente por meninos, com mães asmática e com história pessoal de rinite alérgica.

Dessa forma, aos 6 anos de idade, a Coorte de Tucson demonstrou a seguinte situação:

1. 51,5% nunca haviam apresentado sibilância;
2. 19,9% apresentaram sibilância apenas nos primeiros anos, com resolução dos sintomas até os 3 anos de vida;
3. 13,7% apresentaram sibilos nos primeiros 3 anos e continuavam a apresentar sibilância aos 6 anos de idade;
4. 15% iniciaram os episódios de sibilância após os 3 anos de idade.

Com base nas características clínicas destes últimos dois grupos, os quais geralmente reúnem os pacientes que evoluirão para asma, foi postulado o Índice Preditivo de Asma (também conhecido como Critérios de Castro Rodriguez), que envolvem os itens apresentados no Quadro 30.1.

Quadro 30.2 Índice preditivo de asma.

Critérios maiores	Critérios menores
Parentes de 1º grau com asma*	Antecedente pessoal de rinite alérgica*
	Eosinofilia (maior que 4%)
Antecedente pessoal de dermatite* atópica	
	Sibilância sem desencadeante viral

O índice é considerado positivo quando o paciente tem relato de, pelo menos, um episódio de sibilância até os 3 anos de idade e apresenta 1 critério maior ou 2 critérios menores

*Diagnóstico por um médico.

Fonte: Adaptado de Critérios de Castro Rodriguez.

Crianças com qualquer relato familiar de sibilância entre 2 e 3 anos de idade e que preenchiam um critério maior ou dois menores apresentaram uma chance quatro vezes maior de serem diagnosticadas com asma ao longo da infância (sensibilidade de 42% e especificidade de 85%). Já aquelas que tinham quadros frequentes de sibilância e que preenchiam um critério maior ou dois menores apresentaram uma chance sete vezes maior de serem diagnosticadas com asma ao longo da infância (sensibilidade de 16% e especificidade de 97%).

Contudo, existem diversos outros critérios publicados com o intuito de identificar aqueles pacientes com maior risco de serem efetivamente asmáticos. No GINA (Global Iniciative for Asthma), um dos consensos mais utilizados mundialmente para manejo de asma, também há propostas de diagnóstico de asma em crianças abaixo de 5 anos de idade. Neste consenso, considera-se com maior chance de evoluir com asma o paciente que tem algumas características, como tosse ou sibilo desencadeado por exercício físico, risada ou choro, na ausência de uma infecção viral; história familiar de doenças como asma, rinite alérgica ou dermatite atópica em parentes de 1º grau; e melhora clínica com tratamento profilático para asma por 2 a 3 meses, com nova piora clínica após suspensão do tratamento. Outros fatores, como a duração dos sintomas respiratórios superior a 10 dias (além do esperado para um quadro viral) e a ocorrência de mais de três episódios por ano, ou episódios graves, ou ocorrência de sintomas noturnos também ajudariam a corroborar o diagnóstico.

Fatores de risco para sibilância recorrente

A heterogeneidade da sibilância em lactentes e pré-escolares é definida por interações únicas entre a composição genética da criança e os fatores ambientais pré-natais e pós-natais. Há evidências crescentes de que alguns genes codificam uma gama potencial de fenótipos que podem se desenvolver em resposta a muitos desencadeantes ambientais. Diversos genes têm sido implicados neste processo, mas com resultados conflitantes. Uma exceção é o lócus 17q21, contendo os genes ORMDL3 e GSDMB, considerado um fator de risco genético mais consistentemente associado à sibilância na infância. Estudos documentaram em lactentes sibilantes a presença desse lócus associado à exposição ao tabagismo passivo ou com infecções respiratórias no início da vida. Esses dados abrem espaço para a possibilidade de terapia gênica no futuro.

Como já citado anteriormente, o tabagismo materno é associado ao fenótipo de sibilante transitório, enquanto o sibilante de início tardio foi associado com asma materna, sexo masculino e rinite precoce. Já os sibilantes persistentes são relacionados à asma materna e à atopia.

Interessantemente, o controle da asma materna durante a gestação pode implicar o desenvolvimento de sibilância na infância. Trabalhos demonstraram que mulheres com asma grave e não controlada durante a gravidez eram 27% mais propensas a dar à luz uma criança diagnosticada com asma antes dos 12 anos de idade do que as mães que estavam com asma controlada.

Alguns fatores pós-natais também são implicados com o desenvolvimento de sibilância na infância, como tabagismo passivo e exposição a partículas e endotoxinas relacionadas ao trânsito, sendo que este segundo poderia acarretar uma maior ocorrência de sibilância recorrente em grandes centros urbanos. Embora esses fatores ambientais afetem o risco do desenvolvimento de sibilância recorrente, eles não são necessariamente fatores de risco para o desenvolvimento de asma, já a amamentação parece ter papel protetor.

São fatores de risco que estariam associados tanto à ocorrência de sibilância recorrente como ao desenvolvimento subsequente da asma, condições como rápido ganho de peso e frequentar creches ou ter irmãos mais velhos frequentadores de creches aumentariam a exposição a vírus respiratórios.

O mecanismo pelo qual o rápido ganho de peso causaria sibilância recorrente ainda não é conhecido. Acredita-se que o rápido ganho de tecido adiposo poderia aumentar as citocinas relacionadas à obesidade, gerando um estado crônico de inflamação que afetaria o tecido pulmonar e o sistema imunológico da criança.

Já quanto às infecções respiratórias precoces, as mais associadas ao desenvolvimento de sibilância recorrente e asma são as causadas por rinovírus e por vírus sincicial respiratório. Postula-se que as infecções por esses vírus liberariam mediadores inflamatórios que provocariam o remodelamento da via aérea inferior, determinando sequelas de longo prazo.

Dessa maneira, o mais importante é saber reconhecer esses fatores de risco, principalmente os modificáveis, no intuito de orientar as famílias para evitá-los. Mobilizar a família para cessar o tabagismo de algum de seus membros, evitar situações de exposição a infecções respiratórias muito precocemente, atentar à alimentação adequada propiciando o ganho de peso esperado para a idade devem ser metas desde a primeira consulta.

Diagnósticos diferenciais

Há uma extensa lista de diagnósticos diferenciais para sibilância recorrente na infância. É necessário entender que não é todo sibilante recorrente que se confirmará como asmático no futuro e que alguns desses pacientes com sibilância recorrente terão resolução espontânea dos sintomas. Contudo, também algumas das crianças sibilantes recorrentes terão por base outras doenças sistêmicas que justificam a sibilância de repetição. Assim, é de fundamental importância saber reconhecer aqueles que têm quadro clínico que justifica a necessidade de investigação complementar para descartar ou confirmar diagnósticos diferenciais e aqueles que poderão ser submetidos a tratamentos semelhantes ao da asma, sem necessidade de nenhuma investigação inicial.

Neste capítulo, não pretendemos fazer uma discussão aprofundada do diagnóstico e manejo clínico de todos os diferencias, mas entender em quais pacientes devemos suspeitar de diagnósticos diferenciais e como iniciar a investigação.

Diagnósticos diferenciais: causas funcionais

Síndromes aspirativas

Considerada por alguns autores uma causa muito frequente e pouco valorizada de sibilância recorrente da infância. Estudos populacionais para estimar a prevalência desta causa de sibilância são escassos e têm resultados conflitantes em virtude de diferenças metodológicas e da falta de uniformidade na confirmação diagnóstica.

Entre as síndromes aspirativas, há dois grupos de pacientes: aspiração secundária a refluxo gastroesofágico; e aspiração secundária à incoordenação da deglutição.

A associação de refluxo gastresofágico com sibilância, embora frequentemente citada, encontra pouco respaldo na literatura, pois se sabe que o conteúdo aspirado após o refluxo é de pequeno volume, e não há evidência de que instituir tratamento para doença do refluxo gastresofágico esteja associado à melhora dos sintomas de sibilância, sendo medida recomendada apenas em casos mais graves.

Já a incoordenação da deglutição parece ter papel mais importante como causa de sibilância por permitir a passagem de mais volume aspirado na via aérea. Estudos demonstram que crianças abaixo de 5 anos de idade que mamam deitadas têm risco 50% maior de desenvolver sibilância recorrente, provavelmente em virtude da ocorrência de microaspirações durante a mamada.

Doenças neurológicas ou musculares podem causar disfagia, fechamento incompleto da glote e reflexo de tosse diminuído, fatores que, somados, favorecem a ocorrência de repetidos episódios de aspiração.

Frente à suspeita clínica de aspiração, a avaliação fonoaudiológica especializada e, em alguns casos, a realização de exames como videodeglutograma, videoendoscopia da deglutição e salivograma podem servir como ferramentas diagnósticas.

Cardiopatias

As cardiopatias que acarretam hiperfluxo e congestão pulmonar são as mais associadas à sibilância recorrente, como aquelas associadas à redução de função ventricular ou obstrução ao fluxo venoso pulmonar.

Nessas condições, há distensão do leito vascular pulmonar, ocasionando edema de parede bronquiolar, aumento da resistência ao fluxo de ar e, por consequência, sibilância. Além disso, outros mecanismos parecem estar envolvidos como liberação de mediadores inflamatórios e relatos de hiperatividade de via aérea em pacientes com insuficiência cardíaca congestiva.

Dados como a presença de sopro cardíaco ao exame clínico e cardiomegalia nas radiografias de tórax (frequentemente solicitadas para pacientes sibilantes) corroboram o diagnóstico, que será confirmado, em geral, com ecocardiograma.

Outras condições, como dilatação da artéria pulmonar por grandes *shunts* da esquerda para direita (comunicação interatrial, comunicação interventricular, estenose de artéria pulmonar, hipertensão pulmonar), também podem resultar em compressão extrínseca das vias aéreas causando sibilância. A dilatação de átrio esquerdo (p. ex., por estenose de valva mitral, por exemplo), também pode gerar sibilância.

Alergia à proteína do leite de vaca

A alergia à proteína do leite de vaca é a alergia alimentar mais comum do lactente, que pode apresentar uma grande diversidade de manifestações clínicas. Classicamente, é dividida pelo mecanismo imunológico envolvido em IgE-mediada, não IgE-mediada e quadros mistos.

Nos casos de alergia IgE mediada, o paciente pode ter sintomas agudos minutos a poucas horas após a ingestão do leite, com sintomas podendo acometer a pele, orofaringe, o trato gastrointestinal, o trato respiratório e até acometimento cardiovascular, podendo chegar a uma anafilaxia. Já os quadros não IgE-mediados costumam ter sintomas mais restritos ao trato gastrointestinal, como proctite, enterocolite e enteropatia.

Algumas crianças, principalmente aquelas expostas ao leite de vaca precocemente (abaixo de 4 anos de idade), poderiam estar mais susceptíveis a esta alergia. Na suspeita clínica, o diagnóstico será confirmado com a exclusão completa da proteína do leite de vaca da dieta, com reintrodução após 1 ou 2 semanas. Durante esse período, é fundamental a exclusão da proteína do leite de vaca da dieta da mãe que ainda amamenta. O teste será considerado positivo se houver melhora dos sintomas com a suspensão da proteína e nova piora com a reintrodução do leite. Isso só não está indicado nos casos suspeitos que apresentaram anafilaxia, em que a reintrodução poderia causar novo evento grave, sendo, então, recomendada a dosagem de IgE-específica. Frente à dúvida diagnóstica, cabe o encaminhamento ao especialista. A maioria das crianças torna-se tolerante à proteína do leite de vaca ao longo da infância, e menos de 10% dos casos mantêm alergia na vida adulta.

Importante lembrar que muitos pais confundem a alergia à proteína do leite de vaca com a intolerância à lactose. Contudo, são duas doenças distintas, de idade e apresentações clínicas diferentes. A intolerância à lactose é a deficiência da enzima lactose, uma dissacaridase, cuja prevalência aumenta ao longo da infância. É responsável por sintomas como distensão abdominal, cólicas e flatulência, e não está na lista dos diagnósticos diferenciais de sibilância recorrente na infância.

Displasia broncopulmonar

É uma doença crônica pulmonar multifatorial, diretamente relacionada à prematuridade, em bebês que necessitaram de oxigênio suplementar nas primeiras semanas de vida, gerando quadros de sibilância de repetição. Logo, só deverá ser suspeitada nas crianças prematuras, principalmente aquelas de muito baixo peso ao nascer, e que apresentaram internação prolongada ao nascimento, com necessidade de suporte com oxigênio complementar por tempo prolongado.

O diagnóstico será confirmado pela história clínica, associada aos quadros de sibilância recorrente frente a diversos desencadeantes. No manejo terapêutico, costuma-se extrapolar as condutas utilizadas para asma, seja no tratamento de crises, seja na medicação profilática. O prognóstico costuma ser favorável, com melhora dos sintomas ao longo do crescimento.

Síndrome de Löffler

A síndrome de Löffler é a passagem transpulmonar de larvas de helmitos, mais especificamente *Ascaris lumbricoides*, *Ancylostoma duodenale*, *Necator americanus* e *Strongyloides stercoralis*. São parasitas que têm ciclos de vida nos quais as larvas infectantes atingem os pulmões via corrente sanguínea, penetram nos alvéolos, amadurecem e sobem às vias aéreas antes de descerem o tubo digestivo para o intestino delgado.

A sintomatologia pode variar desde tosse não produtiva, até sintomas como dispneia, expectoração com sangue e sibilância recorrente. A suspeita clínica pode vir da avaliação radiológica, pois radiografias de tórax destes pacientes demonstram opacidades migratórias e que podem se tornar confluentes em áreas peri-hilares, mas geralmente desaparecem espontaneamente e completamente após várias semanas. A presença de hemograma com eosinofilia nos períodos de aparecimento de imagem radiológica é uma característica marcante. Uma dificuldade diagnóstica é que exames de fezes podem ser negativos, e o quadro pode ser confirmado com a detecção de larvas em secreções respiratórias.

Diagnósticos diferenciais: causas anatômicas

Traqueomalácia ou broncomalácia

Na malácia, há frouxidão das estruturas cartilaginosas da via aérea, favorecendo o colapso. Pode ocorrer em diversos pontos da via aérea, como brônquios ou traqueia. Geralmente, se está na via aérea proximal, o som costuma ser mais próximo ao estridor, tendo predomínio inspiratório. Já na via aérea mais baixa, o som tende a ser expiratório e mais associado a sibilos.

A suspeita clínica advém de ausculta pulmonar com alteração constante, presente desde o nascimento ou logo nas primeiras semanas de vida, que piora frente a situações como choro, agitação e a outras atividades que tornam o fluxo de ar turbulento, característica que aumenta a resistência à passagem de ar na via aérea. Também se agrava frente a infecções respiratórias comuns, como gripes e resfriados, pois a inflamação causada pelo vírus provoca edema da mucosa respiratória e, consequentemente, agrava o estreitamento da via aérea. Também pode haver mudança da sintomatologia de acordo com a posição da criança.

A confirmação diagnóstica pode ser realizada por broncoscopia, recomendada sempre nos casos mais graves ou frente à dúvida diagnóstica.

A maioria dos pacientes tem resolução espontânea com o crescimento, pois conforme a criança cresce, as vias aéreas se tornam mais calibrosas e tendem menos ao estreitamento. Contudo, a abordagem cirúrgica pode ser necessária em alguns casos.

Obstrução extrínseca de via aérea

Estruturas adjacentes à via aérea podem ocasionar sua compressão, como aumento de linfonodos peri-hilares, massas mediastinais, anéis vasculares, entre outros. Tuberculose é uma das doenças que podem estar implicadas neste tipo de mecanismo, com compressão extrínseca de via aérea por linfonodomegalias. Assim como ocorre nas malácias, o nível da via aérea comprometida determina se ausculta é de sibilo ou estridor.

Nestas situações, a ausculta também é constante, agravando-se nas situações de infecção. Contudo, diferentemente do que ocorre na malácia, a sintomatologia pode se agravar ao longo do tempo por piora da compressão decorrente da evolução natural do agravo. A mudança de decúbito do paciente também pode se relacionar com a intensidade dos sintomas.

A depender do tamanho e da localização, também podem estar presentes sintomas de disfagia e vômitos, indicando compressão esofágica.

O diagnóstico geralmente é confirmado por tomografia computadorizada de tórax ou ressonância magnética, que indica o nível da compressão e a estrutura envolvida. Se houver suspeita de acometimento vascular, é interessante fazer angiotomografia de tórax ou angiorressonância. Como os sintomas são facilmente confundíveis com malácia, muitos pacientes são inicialmente submetidos à broncoscopia, exame capaz de confirmar a presença de obstrução extrínseca da via aérea, determinar o nível de compressão na árvore brônquica e indicar se é uma compressão pulsátil na hipótese de ser causada por estrutura vascular, facilitando a investigação subsequente.

Fístulas

A presença de fístulas da árvore traqueobrônquica com estruturas adjacentes (geralmente o esôfago) pode ser causa de sibilância recorrente. Nestes pacientes, outros achados como tosse recorrente e pneumonias de repetição são muito frequentes.

Nesta condição, o paciente pode ter queixa respiratória associada à alimentação, mas não é um achado obrigatório. Em alguns casos, o diagnóstico é descoberto ao se realizar uma broncoscopia ou endoscopia, muitas vezes solicitada por outra suspeita diagnóstica, como aspiração ou refluxo, e acaba sendo visualizado o óstio da fístula. Em alguns casos, há necessidade de fazer a pesquisa de fístula com a instilação de azul de metileno durante a endoscopia no esôfago e verificar se aparece a coloração azul na broncoscopia, pois nem sempre o óstio é de fácil visualização. A esofagoestômago-duodenografia (EED) também é um exame que pode indicar esta malformação.

Com a confirmação diagnóstica, a abordagem é cirúrgica, corrigindo-se anomalia.

Corpo estranho

A suspeita de corpo estranho deve ser realizada em pacientes que apresentem sibilância de início súbito, principalmente se sem história prévia de sibilância anterior. Outros dados que reforçam o diagnóstico são a presença de sibilância localizada ou sibilância que não responde à terapêutica medicamentosa com broncodilatador. Não se deve esperar o relato de aspiração de corpo estranho para se fazer essa suspeita clínica, pois, em muitos casos, a criança aspirou o objeto justamente quando estava sem a supervisão do responsável, que pode não saber ou, até mesmo, não querer relatar o ocorrido.

A maioria dos objetos aspirados por crianças não é radiopaca; dessa forma, dificilmente o diagnóstico é feito pela visualização direta do objeto, mas por achados indiretos. A aspiração de corpo estranho pode ser suspeitada por achados como presença de atelectasia mantida na mesma localização na radiografia de tórax, pois o corpo estranho pode impactar na entrada de algum segmento pulmonar, provocando a oclusão do mesmo. Em algumas situações, pode haver oclusão parcial da luz bronquial, ocasionando uma hiperinsuflação localizada na radiografia de tórax em virtude do mecanismo de válvula que é feito neste processo. Esse achado pode ser mais bem evidenciado com a realização de radiografias com a criança no final da inspiração e comparadas com as realizadas com a criança ao final da expiração, em que se percebe que a área de hiperinsuflação localizada mantém o mesmo volume. Em crianças não colaborativas, também é possível realizar o decúbito lateral direito e esquerdo para comparação.

O diagnóstico definitivo é pela realização de broncoscopia, procedimento que tem intuito diagnóstico e terapêutico, pois é capaz de realizar a extração do corpo estranho.

Quando um quadro agudo de aspiração de corpo estranho não é reconhecido, pode se tornar causa de sibilância recorrente. Nestes casos, indícios como a presença de pneumonias ou atelectasia de repetição, sempre de mesma localização pulmonar, podem ajudar a suspeitar do diagnóstico. A investigação destes casos é semelhante à relatada que relatamos.

Diagnósticos diferenciais: causas menos frequentes

Fibrose cística

Trata-se da doença autossômica recessiva mais comum da população caucasiana, mas ainda assim é uma doença muito rara, com incidência de 1 caso a cada 2 mil a 3 mil nascidos vivos. Além do acometimento respiratório, com infecções pulmonares recorrentes ocasionando sibilância em mais da metade dos casos, também costuma apresentar sinais de insuficiência pancreática, como esteatorreia e baixo ganho ponderal. Como há diversas mutações provocando a mesma doença, o quadro clínico pode variar bastante.

A introdução do teste do tripsinogênio imunorreativo nos testes de triagem neonatal na rede pública de saúde permite que o paciente triado realize o exame do suor e tenha seu diagnóstico numa idade mais jovem e inicie o tratamento adequado de forma precoce. Os casos que recebem diagnóstico tardio se tornaram raros, embora ainda ocorram, o que compromete muito o prognóstico destas crianças. Entretanto, diante de um lactente com crises de sibilância recorrentes e de difícil manejo, é importante a realização do teste do suor para dosagem do cloro, pois pode se tratar de um bebê com triagem neonatal falso negativa.

Imunodeficiências

Deve ser suspeitada em pacientes com sibilância associados a infecções respiratórias recorrentes, ou graves, ou que não respondam adequadamente à devida antibioticoterapia. A deficiência humoral, como aquelas que envolvem deficiência de IgA ou IgG, é a mais frequentemente encontrada, por ser a mais frequente na população pediátrica. Por resultarem no acometimento sistêmico, achados como infecções recorrentes de outros sítios e comprometimento do ganho ponderal podem corroborar a suspeição desta hipótese diagnóstica.

Se a suspeita clínica for forte, recomenda-se que o paciente seja encaminhado para avaliação com especialista (imunologista), pois os exames disponíveis na maioria dos serviços para investigação de imunodeficiência, como dosagem de imunoglobulinas, complemento e hemograma completo, embora sejam o passo inicial da investigação, não são suficientes para descartar a suspeita diagnóstica, mesmo que todos normais.

O tratamento a ser instituído dependerá do tipo de imunodeficiência encontrada.

Bronquiolite obliterante

É uma doença pulmonar rara que causa a obstrução e obliteração das vias aéreas distais em virtude de lesão epitelial do trato respiratório inferior. É considerada uma complicação de longo prazo de uma bronquiolite, geralmente ocasionada por adenovírus, embora já tenha sido descrita com outros patógenos, como vírus influenza, vírus do sarampo e até *Mycoplasma pneumoniae*, assim como por processos aspirativos crônicos, especialmente óleo mineral.

O diagnóstico é suspeitado pela história clínica (uma bronquiolite grave por adenovírus que não melhora, mantendo sintomatologia respiratória a despeito de todo tratamento e com dependência de corticosteroideterapia sistêmica com sinais de obstrução brônquica crônica e, muitas vezes, hipoxemia resultando em dependência de oxigenoterapia contínua) e confirmado por tomografia computadorizada de tórax, sendo encontrado o padrão em mosaico, em que áreas mais hiperlucentes, com maior represamento aéreo, se intercalam com áreas de parênquima pulmonar preservado.

O tratamento costuma ser conduzido pelo especialista (pneumologista) com medicamento inalatórios e, muitas vezes, é necessário suprimir esse intenso e desordenado processo inflamatório com corticosteroides sistêmicos, podendo, em determinados pacientes, ser usada a estratégia de pulsoterapia.

Discinesia ciliar primária

Trata-se de doença extremamente rara, com incidência estimada de 1 caso a cada 10 mil a 30 mil pessoas. Culmina em quadro de tosse produtiva frequentemente associada à sibilância, associado a infecções de via aérea superior mais severas, como otites complicadas e sinusite crônica. No histórico neonatal, pode ter ocorrido um desconforto respiratório inexplicável, com necessidade de oxigenoterapia nos primeiros dias de vida a despeito de ausência de prematuridade ou qualquer outra patologia. Em aproximadamente 50% dos casos, ocorre associação com *situs inversus* constituindo-se a síndrome de Kartagener.

Abordagem inicial

Inicialmente, deve-se excluir diagnósticos diferencias, com base na história clínica detalhada e no exame clínico minucioso. Os exames complementares, quando necessários, devem ser escolhidos com base nos dados obtidos. Recuperar exames a que o paciente foi submetido previamente, como radiografias de tórax e exames laboratoriais já coletados, também pode ajudar na elucidação diagnóstica e na decisão terapêutica.

Apesar da evidência científica consistente de associação de exposição à fumaça do tabaco e à poluição do ar como desencadeantes de sintomas de sibilância nos primeiros anos de vida, a atenção às medidas ambientais continua a ser negligenciada por pais e médicos. É muito importante discutir ações de prevenção ambiental antes de se prescrever qualquer medicamento.

O tratamento correto de uma doença deve ser precedido, tanto quanto possível, por um diagnóstico preciso. Faz parte da medicina baseada em evidências encaixar a sintomatologia do paciente em critérios diagnósticos de uma determinada doença e, a partir deste ponto, definir a proposta terapêutica. Considerando-se a sibilância recorrente uma entidade clínica, e não uma doença específica, esse processo fica mais complicado. De qualquer forma, nem o extremo de se considerar que cada criança tem um fenótipo único e específico para sua sibilância nem o outro extremo de se considerarem todas as crianças sibilantes "asmáticas" são modelos eficazes para se determinarem prevenção, prognóstico ou tratamento. Todavia, essa conduta de considerar asmáticos todos os sibilantes tem sido a mais utilizada na prática clínica, com a prescrição, por vezes sem nenhuma crítica, de corticosteroide inalatório para qualquer lactente sibilante.

Obviamente, alguns dados reforçam a indicação de se iniciar tratamento com corticosteroides inalatórios, como ter história familiar positiva para asma e outras atopias; ter o Índice Preditivo de Asma positivo; ter episódios intermitentes de sibilância com desencadeantes conhecidos (infecções virais respiratórias, variação climática, exercício físico, alérgenos); e ter boa resposta com medicações como broncodilatadores inalatórios e corticosteroide sistêmico.

Entretanto, alguns dados reforçam a necessidade de ampliar a investigação para diagnósticos diferenciais, como: baixa ou nenhuma resposta a broncodilatadores inalatórios e/ou corticosteroide sistêmico; histórico de sibilância desde os primeiros dias de vida; associação da sibilância com a alimentação ou com vômitos; descrição de engasgo precedendo o início dos quadros de sibilância; sintomas que se modificam com o posicionamento da criança; sibilância sem queixa de tosse ou com pouca tosse; baixo ganho ponderal ou perda de peso.

Manejo das crises

O período de agudização da doença, quando o lactente apresenta sintomas agudos de tosse, desconforto respiratório e ausculta pulmonar com sibilância difusa, é denominado em algumas referências de "crise de sibilância".

O uso de broncodilatadores inalatórios é a base do tratamento destes episódios. Embora a evidência da eficácia de broncodilatadores nesta faixa etária não seja robusta, esta classe de medicamentos é usada rotineiramente para esta condição clínica. De preferência, os broncodilatores inalatórios devem ser ofertados por meio de aerossol dosimetrado com espaçador e máscara, usando técnica inalatória adequada. Essa preferência advém do fato de que este método garante maior quantidade de medicação nas vias aéreas mais baixas, com dose menores, se comparados a outros métodos como nebulização e, desta forma, ocasionando menos efeitos adversos. O salbutamol, na dose de 200 mcg a 400 mcg por vez, tem sido a 1ª escolha por estar associado à boa resposta com poucos efeitos colaterais.

Os familiares podem ser orientados sobre quando se utilizarem essas medicações em casa. Para isso, basta ensinar a reconhecer a crise, indicar a dose correta e treinar a técnica inalatória adequada. Nestes casos, também é importante orientar sinais de alarme que indicariam necessidade de procura ao pronto-socorro, como sinais de desconforto respiratório e queda do estado geral, entre outros. Essa estratégia se assemelha ao plano de crise orientado para pacientes asmáticos.

Já quanto aos corticosteroides orais, os dados atuais de literatura mostram-se mais contrários do que favoráveis ao seu uso. Isso porque estudos realizados em lactentes e pré-escolares demonstram que não houve benefício na duração ou na gravidade dos episódios, mesmo em casos que o corticosteroide oral já era iniciado precocemente em casa, após os pais terem sido devidamente orientados. Todavia, o fato de que foram usadas doses baixas de prednisolona em alguns destes estudos ainda deixa em dúvida a real ineficácia destas medicações para tratamento de crises de sibilância.

De qualquer forma, preconiza-se que toda crise de sibilância seja tratada inicialmente com broncodilatadores inalatórios, mantendo-se apenas esta medicação se houver boa resposta. Os corticosteroides orais, como a prednisolona na dose de 1 a 2 mg/kg, seriam adicionados ao tratamento em pacientes com crises mais graves, como aqueles que mantenham desconforto após as medidas iniciais, ou evoluam com hipoxemia ou outros fatores que indicariam a necessidade de hospitalização. Quando há necessidade de se adicionar o corticosteroide oral, devemos, sempre que possível, usar pelo menor número de dias possível, sendo orientados, nesta faixa etária, de 3 a 5 dias no máximo. Neste contexto, os broncodilatadores já devem ser iniciados precocemente em casa, por pais bem orientados sobre reconhecimento de crise e técnica de aplicação de medicação inalatória. Já os corticosteroides orais devem ter seu uso iniciado apenas após indicação médica.

Em lactentes sibilantes recorrentes com quadro leve, o tratamento medicamentoso se resumiria ao que foi exposto até o momento.

Os anticolinérgicos, usados em crise asmática com o intuito de reduzir taxa de internação nas crises moderadas e graves, não têm seu papel plenamente estabelecido em lactentes sibilantes. Extrapolando a conduta tomada na asma, eles frequentemente são usados em crise de sibilância mais graves, visando evitar internação.

Já o sulfato de magnésio, usado como medicação broncodilatadora nas crises refratárias as medidas iniciais, não tem sua ação determinada na sibilância recorrente.

Tratamento profilático

Há duas principais razões que reforçariam a necessidade de se iniciar um tratamento profilático num sibilante recorrente: quando os sintomas são persistentes, resultando em comprometimento da qualidade de vida da criança, por exemplo com necessidade de uso recorrente de corticosteroideterapia sistêmica; ou quando os sintomas intermitentes, mas de maior gravidade, forçam idas frequentes ao pronto-socorro, internações e até permanência em UTI.

Para lactentes e pré-escolares que têm quadro clínico sugestivo de asma, o GINA propõe a avaliação de controle dos sintomas semelhante à classificação usada para escolares e adolescentes, na qual a conduta seria tomada com base na avaliação do paciente nas últimas 4 semanas, conforme o Quadro 30.3.

Quadro 30.3 Avaliação de controle do sibilante recorrente.

- Avaliar os seguintes sintomas nas últimas 4 semanas:
- Presença de qualquer sintoma noturno;
- Presença de qualquer limitação de atividade;
- Presença de sintomas diurnos pelo menos 1 vez por semana;
- Necessidade de uso de broncodilatador pelo menos 1 vez por semana.

Controlado	Parcialmente controlado	Não controlado
Não preenche nenhum dos critérios acima	Preenche 1 ou 2 dos critérios acima	Preenche 3 ou 4 dos critérios anteriores

Fonte: Adaptado de Global strategy for asthma management and prevention. Global Initiative for Asthma (GINA); 2018.

Com base no Quadro 30.3, os pacientes com uma asma classificada como controlada teriam sua medicação profilática mantida da mesma forma e, após 3 a 6 meses de controle, poderiam ter a medicação progressivamente reduzida até a menor dose eficaz, ou até a suspensão da medicação.

Para aqueles pacientes com asma classificada como parcialmente controlada e, principalmente, não controlada, seria verificado o entendimento da família sobre a doença, a adesão ao tratamento e a técnica de aplicação da medicação (se for o caso). Caso esteja tudo adequado, seria recomendado o aumento da dose ou a associação de drogas.

O uso de classificações deste tipo serviria como uma ferramenta objetiva de se avaliar o impacto da doença na qualidade de vida do paciente.

Corticosteroide inalatório de uso diário

O corticosteroide inalatório é a medicação mais utilizada na prevenção das crises de sibilância em pré-escolares. Uma metanálise recente envolvendo 15 estudos e mais de 3 mil crianças demonstrou que o uso diário de corticosteroide inalatório em dose moderada foi capaz de prevenir exacerbações graves em 30%, quando comparado ao uso de placebo, com número necessário para tratar (NNT) de 9.

Realizando-se uma análise retrospectiva, sabe-se que 25% das crianças com diagnóstico de asma iniciaram os sintomas ao redor dos 6 meses de vida e os outros 75%, ao redor dos 3 anos de idade. Contudo, os estudos concluem que o uso precoce de corticosteroide inalatório para sibilância em crianças pré-escolares não teve efeito na história natural de asma ou chiado tardiamente na infância, ou seja, não preveniu a evolução para asma naqueles indivíduos susceptíveis; e após a suspensão do tratamento preventivo, houve declínio da função pulmonar e a hiper-reatividade das vias aéreas voltou a ser presente. Fato é que, até o momento, não existe nenhuma estratégia comprovadamente eficaz para evitar a evolução natural da asma. Entretanto, sabe-se que a falta do uso do tratamento preventivo em lactentes sibilantes recorrentes pode resultar no remodelamento das vias aéreas, na alteração estrutural importante que, até poucos anos atrás, acreditava-se ocorrer somente em pacientes escolares e adolescentes. Além disso, há ponderações sobre a possibilidade de redução do crescimento linear da criança, que ocorre de forma mais perceptível no 1º ano de tratamento e tende a ser menos impactante ao longo dos anos. Os estudos longitudinais que tiveram o maior impacto em termos de perda de estatura final mostram decréscimo de 1,2 cm na altura do indivíduo adulto que usou corticosteroideterapia inalatória durante toda sua infância, enquanto estudos que usaram doses baixas de corticosteroideterapia inalatória não mostraram prejuízo na altura final do grupo de pacientes com relação ao grupo controle.

Considerando esses dados, faz sentido manter a menor dose possível do corticosteroide inalatório visando controle da doença, devendo ser suspenso sempre que possível, com base no controle de crises e na sintomatologia da criança. O uso de corticosteroide inalatório pode ser benéfico no controle dos sintomas, diante da necessidade de uso de medicações de resgate e pela prevenção de crises.

Ainda existem poucos estudos analisando a eficácia das medicações ao se dividirem os lactentes sibilantes por fenótipos. Contudo, os poucos dados disponíveis indicam que a estratégia de uso diário de corticosteroides inalatórios parece ser mais eficiente nos sibilantes de múltiplos desencadeantes. Já nos sibilantes episódios virais, estudos demonstram que não há diferenças significativas em comparação ao placebo.

Desta forma, propõe-se atualmente a introdução de corticosteroides inalatórios na forma de teste terapêutico. Ou seja, introduz-se a medicação por um período de até 3 meses com suspensão da medicação ao final desse período, para crianças com sibilância recorrente em que se deseja introduzir alguma medicação profilática. Esse período de 3 meses seria suficiente para verificar uma resposta terapêutica, iniciando-se com uma dose baixa e otimizando-a conforme a necessidade. A suspensão do corticosteroide inalatório após 3 meses de tratamento é fundamental para se ter certeza de que a melhora pode ser atribuível ao seu uso, sendo verificado retorno dos sintomas. Essa etapa é importante porque alguns sibilantes recorrentes têm melhora espontânea dos sintomas ao longo da infância e, se não for testado desta maneira, não será possível saber se o paciente melhorou pela ação do medicamento ou pela evolução natural da doença. No período de suspensão da medicação, a família deve estar muito bem orientada sobre um plano de ação para crises, considerando-se que uma nova crise poderia se tornar mais provável.

Para pacientes que tiveram uma resposta positiva ao teste terapêutico, comprovada com piora dos sintomas após suspensão, devem ter o corticosteroide inalatório reintroduzido e ajustado para a mínima dose necessária para manter eficácia, evitando-se possíveis efeitos colaterais da droga.

Uma resposta negativa ao teste terapêutico, ou seja, sem melhora dos sintomas com a introdução da medicação, deve ser um estímulo a retomar a história clínica do paciente para se ter certeza de que não há nenhum diagnóstico diferencial. Entretanto, como o fenótipo de sibilância pode se modificar ao longo da vida em um mesmo lactente, não ter respondido adequadamente ao teste terapêutico em um determinado momento não impede que o lactente seja eventualmente submetido a novo teste terapêutico no futuro.

Vale ressaltar a necessidade de se verificar, em todas as consultas, a adesão ao tratamento, pois se trata de estratégia que adota medicação de uso contínuo. Também é necessário ensinar e avaliar a técnica adequada de uso de medicação inalatória, procedimento complexo e sujeito a falhas. Muitas vezes, a não resposta ao tratamento está unicamente relacionada a esses fatores.

Corticosteroide inalatório intermitente

O uso intermitente de corticosteroide inalatório, geralmente em dose elevada, tem sido considerado uma possibilidade de tratamento do lactente sibilante, em especial para aquele que só tem crise de sibilância desencadeada por infecção viral e que fica assintomático entre os episódios, ou seja, para o fenótipo episódico viral.

Nesta estratégia, a criança iniciaria o uso de corticosteroide inalatório em dose alta desde os primeiros indícios de uma infecção respiratória viral, como o início dos sintomas de tosse, coriza, obstrução nasal, entre outros. O tratamento é mantido por um período de 7 a 10 dias, sendo, então, interrompido e reiniciado apenas frente a um novo quadro viral.

Uma metanálise recente envolvendo seis estudos e mais de 500 crianças demonstrou que o uso de corticosteroide inalatório intermitente foi capaz de prevenir exacerbações graves em 36%, quando comparado ao placebo, com NNT de 6. Nesta mesma metanálise, o levantamento de dois estudos envolvendo quase 500 crianças não mostrou diferença significativa na estratégia de corticosteroide inalatório diário *versus* intermitente na prevenção de exacerbações graves. Obviamente, esses estudos revisados focavam especificamente no tratamento do lactente sibilante episódico viral. Logo, esta é uma estratégia descrita mais recentemente na literatura e que tem sido mais utilizada para o grupo de lactentes sibilantes episódicos virais em particular.

Inibidores de leucotrienos

O montelucaste é uma medicação aprovada para uso desde o 1º ano de vida e que é recomendada como uma alternativa aos corticosteroides inalatórios para controle da asma em diversas diretrizes. Essas mesmas diretrizes destacam que o montelucaste aparece como uma medicação de eficácia inferior, que teria por vantagens a facilidade de administração, pois é dado por via oral e não requer treinamento de uso de dispositivos inalatórios. Entretanto, os relatos de manifestações neuropsiquiátricas como efeitos colaterais devem ser ponderados no momento de escolher a terapêutica a seguida.

Para sibilância recorrente, os estudos disponíveis até o momento, em geral, demonstram os inibidores de leucotrieno como uma alternativa com eficácia inferior à dos corticosteroides inalatórios. Quando a análise é realizada dividindo-se os pacientes por fenótipos, demonstrou-se que o montelucaste teria melhor ação sobre o grupo de sibilante episódico viral. Estudos demonstram, inclusive, que alguns sibilantes de padrão episódico viral respondem melhor ao montelucaste do que ao corticosteroide inalatório de uso intermitente, enquanto outros sibilantes de mesmo fenótipo têm resposta inversa. A maior dificuldade é que, até o momento, não há marcadores bem definidos para determinar qual paciente responderia melhor ao montelucaste ou ao corticosteroide inalatório.

Também há estudos com uso preemptivo de montelucaste frente a quadros infecciosos virais, ou seja, de se iniciar a medicação frente ao primeiro sintoma de infecção respiratória viral, mantendo-o por 7 a 10 dias. Porém, os resultados são conflitantes.

Mais estudos são necessários para entender o papel exato do montelucaste no controle da sibilância recorrente, sendo atualmente usado como uma alternativa para pacientes que não podem (ou não querem) usar corticosteroides inalatórios, ou como medicação associada ao corticosteroide inalatório para pacientes mais graves ou que não responderam à monoterapia.

Conclusão

A sibilância recorrente em lactentes e pré-escolares é uma condição clínica complexa, de etiologia multifatorial, e ainda pouco compreendida do ponto de vista de fisiopatologia e manejo da doença.

Provavelmente, cada sibilante tem um mecanismo fisiopatológico único e distinto que causa a inflamação da via aérea e gera a sintomatologia encontrada. Por não compreenderem esses mecanismos, pediatras têm feito a abordarem os lactentes sibilantes como pequenos asmáticos, algo que nem sempre é real. Pode-se perceber isso porque nem sempre a terapêutica aplicada a crianças asmáticas tem eficácia nestes pacientes.

A abordagem do sibilante recorrente de acordo com o perfil fenotípico é o primeiro passo no intuito de reconhecer a sibilância recorrente do lactente e pré-escolar como uma enfermidade distinta da asma. Mas ainda se mostra como algo insipiente e pouco eficaz, levando-se em conta que atualmente está demonstrado que uma mesma criança pode mudar de fenótipo ao longo do tempo. Contudo, alguns avanços foram realizados, como compreender que os sintomas intermitentes devem ser tratados com terapia intermitente. Estudos genéticos podem colaborar ainda mais na compreensão da sibilância recorrente.

Qualquer que seja a natureza da sibilância e, embora as evidências que apoiam a utilidade desses medicamentos em crianças pequenas sejam limitadas, o uso intermitente de broncodilatadores fornecidos por um aerossol dosimetrado com espaçador e máscara é o tratamento de escolha para episódios agudos. O uso abusivo ou muito recorrente da medicação broncodilatador de alívio deve servir como parâmetro de preocupação para a procura de diagnósticos diferenciais e para, inclusive, se iniciar um tratamento preventivo. Já os corticosteroides orais, que têm sido usados há décadas para tratar episódios agudos de sibilância em crianças pequenas, têm tido seu papel questionado. Alguns estudos demonstram que o uso de corticosteroide oral para crise de sibilância não afetaria o tempo de doença ou a taxa de internação, por exemplo. Também não sabemos se o corticosteroide oral seria uma medicação eficaz apenas em algum subgrupo de sibilantes, como aqueles com Índice Preditivo de Asma positivo ou quadro clínico mais grave, por exemplo. De qualquer forma, mesmo não se entendendo bem a utilidade desta medicação, ela continua sendo largamente utilizada para tratamento de crises, mas devemos usá-la na menor dose possível e pelo menor número de dias possível.

A maioria das diretrizes apoia a ideia de que a frequência dos sintomas (na maioria dos dias da semana, atrapalhando a noite de sono ou limitando as atividades diárias) e sua gravidade (que exigem repetidas consultas de emergência ou internação) são as duas principais razões para o início de uma terapia de controle de longo prazo, independentemente do fenótipo. Nesta situação, os corticosteroides inalatórios de uso contínuo são certamente a 1ª escolha de tratamento.

Mais recentemente, a terapia intermitente com altas doses de corticosteroides inalatórios, começando pelo primeiro sinal de infecção do trato respiratório e continuando por até 7 a 10 dias, parece ser uma abordagem mais útil para os sibilantes de padrão episódico viral. Já a eficácia do montelucaste não é clara e pode estar limitada a um genótipo dependente específico.

Seja qual for o contexto clínico e a medicação escolhida, existem pontos a serem destacados. O primeiro ponto é que o tratamento regular com corticosteroides inalatórios pode resultar na supressão transitória do crescimento em crianças pequenas, fato que deve ser levado em consideração pela equipe médica e pela família. Em segundo lugar, um teste terapêutico deve ser sempre dado por um período de tempo fixo (como 2 a 3 meses) e descontinuado no final do período determinado para se verificar se os sintomas retornam, indicando que a medicação é realmente eficaz e necessária ou se os sintomas se resolveram espontaneamente, demonstrando que o tratamento é desnecessário neste momento. Em terceiro lugar, estas crianças devem ser reavaliadas regularmente para se verificarem a resposta ao tratamento e quaisquer alterações no padrão de sintomas. Em quarto lugar, a educação dos pais sobre o uso correto dos dispositivos inalatórios – uma prática muitas vezes negligenciada – deve ser repetida em todas as consultas. Se uma criança usando um dispositivo inalatório não está apresentando a resposta esperada, é obrigatório verificar se a medicação está sendo administrada regularmente e da forma correta, antes de se pensar em aumentar o tratamento. Por fim, reconhecer e retirar possíveis desencadeantes ambientais, como orientar a cessação do tabagismo na família, pode ser mais útil e eficaz que qualquer prescrição de medicação.

Finalmente, os médicos e familiares devem estar cientes de que nenhum medicamento é capaz de reduzir o risco futuro de asma. Com a personalização e individualização da medicina, estamos chegando a um momento em que saberemos quem é o indivíduo que será asmático e beneficiar-se-á desde cedo, ainda como lactente, de ter sua asma tratada. Em contrapartida, poderemos diferenciar quem é o paciente que não terá benefício algum com o uso crônico e desnecessário de medicamentos diários. Infelizmente, esse momento ainda não chegou, então nos pautarmos por dados da anamnese, histórico pessoal e familiar para direcionar a conduta terapêutica, optando por testes terapêuticos com reavaliações seriadas, mantendo tratamentos diante da melhora clínica e suspendendo ou trocando o tratamento e ampliando a investigação diagnóstica em casos de insucesso nos parece a medida certa do bom senso e dos princípios da boa prática médica.

BIBLIOGRAFIA CONSULTADA

Beigelman A, Bacharier LB. Management of preschool recurrent wheezing and asthma: a phenotype-based approach. Curr Opin Allergy Clin Immunol. 2017 Apr;17(2):131-138.

Bloomberg GR. Recurrent wheezing illness in preschool-aged children: assessment and management in primary care practice. Postgrad Med. 2009 Sep;121(5):48-55.

Brand PL, Baraldi E, Bisgaard H, Boner AL, Castro-Rodriguez JA, Custovic A, et al. Definition, assessment and treatment of wheezing disorders in preschool children: an evidence-based approach. Eur Respir J. 2008;32:1096-110.

Burbank AJ, Szefler SJ. Current and future management of the young child with early onset wheezing. Curr Opin Allergy Clin Immunol. 2017 Apr;17(2):146-152.

Bush A, Grigg J, Saglani S. Managing wheeze in preschool children. BMJ. 2014 Feb 4;348:g15.

de Benedictis FM, Bush A. Infantile wheeze: rethinking dogma. Arch Dis Child. 2017 Apr;102(4):371-375.

Ducharme FM, Tse SM, Chauhan B. Diagnosis, management, and prognosis of preschool wheeze. Lancet. 2014 May 3;383(9928):1593-604.

Global Strategy for Asthma Management and Prevention. Global Initiative for Asthma (GINA); 2018.

Kaiser SV, Huynh T, Bacharier LB, Rosenthal JL, Bakel LA, Parkin PC, et al. Preventing exacerbations in preschoolers with recurrent wheeze: a meta-analysis. Pediatrics. 2016:137.

Martinez F, Wright A, Taussig L, Holberg C, Halonen M, Morgan W. Asthma and wheezing in the first six years of life. N Engl J Med. 1995;332:133-8.

30.2 Doença do Refluxo Gastroesofágico

■ Denise Ballester   ■ Sandra Maria Callioli Zuccolotto

Introdução

A doença do refluxo gastroesofágico (DRGE) está presente como suspeita diagnóstica frequente na prática pediátrica, associada a uma diversidade de queixas relacionadas principalmente aos sistemas digestório e respiratório. É uma doença em contínua investigação nos vários ciclos de vida (infância, adolescência e vida adulta). Entretanto, a falta de evidências técnico-científicas tanto em relação à associação causal de vários sintomas com a DRGE como à eficácia das condutas propostas para o seu tratamento dificulta a abordagem das crianças com essa suspeita diagnóstica. Acresce-se a isso, a dificuldade para comprovação laboratorial da DRGE na prática rotineira da pediatria ambulatorial.

Diante disso, este capítulo tem por objetivo atualizar os pediatras a respeito da abordagem diagnóstica e terapêutica dessa doença.

Definições

Refluxo gastroesofágico (RGE)

O termo "refluxo gastroesofágico" (RGE) refere-se à passagem involuntária do conteúdo do estômago para o esôfago, com ou sem regurgitação ou vômitos. É um processo fisiológico que ocorre em indivíduos saudáveis de todas as faixas etárias.

- **Refluxo gastroesofágico fisiológico ou não complicado:** uma condição normal do lactente, que se acompanhada de sintomatologia digestiva representada por regurgitações e/ou vômitos, a qual regride progressivamente com o crescimento da criança. A frequência diária dos episódios de regurgitações e/ou vômitos é variável, não acarreta nenhum incômodo ou repercussão na vida do lactente, caracterizando-se por uma evolução sem comprometimento do estado geral, do desenvolvimento pondoestatural e da qualidade de vida. Em lactentes saudáveis, Vanderplas et al. (1991) mostraram que o RGE é extremamente comum, sendo que fluidos gástricos podem frequentemente retornar ao esôfago, cerca de 30 a 20 vezes/dia. Muitos, mas não todos esses episódios de RGE, resultam em regurgitação para a cavidade oral. A frequência, bem como a proporção de episódios que resultam em regurgitação na cavidade oral, diminui com a idade, sendo infrequentes em crianças com idade superior a 18 meses. Em crianças maiores, adolescentes e adultos saudáveis, a maioria dos episódios de RGE está limitada ao esôfago distal, é breve, assintomática, sem comprometimento do esôfago ou presença de outras complicações. Os episódios podem, eventualmente, manifestar-se como vômitos em situações fisiológicas de aumento de pressão abdominal como na ingestão exagerada de alimentos e durante episódios de tosse ou choro intenso.

- **Regurgitação e vômito:** regurgitação é definida pelo movimento retrógrado de alimentos e secreções do esôfago ou do estômago até a boca e, por vezes, para fora da boca. Não se observa a presença de náuseas ou de esforço abdominal na eliminação dos alimentos. Vômito é a expulsão forçada de alimentos e de secreções do trato gastrointestinal alto pela boca, acompanhada ou não por contração intensa dos músculos abdominais. Vômitos associados com RGE provavelmente são resultado do estímulo dos sensores aferentes da faringe ao conteúdo gástrico refluído. Regurgitação nasal associada a vômitos pode acontecer esporadicamente no lactente normal. Entretanto, se a frequência desses episódios for importante ou se a regurgitação nasal ocorrer isoladamente, caracteriza-se um quadro de distúrbio da deglutição.

- **Doença do refluxo gastroesofágico (DRGE):** definida pela presença de sintomas do RGE que causam complicações ou são suficientemente incômodos para interferirem na qualidade de vida da pessoa. Nota-se que esta definição tem limitação para a população pediátrica. A manifestação típica da DRGE é a azia ou pirose (sensação de queimação na região retroesternal) com ou sem regurgitação, cuja identificação e descrição, em razão do desenvolvimento cognitivo próprio da infância, não são confiáveis em crianças menores de 8 anos de idade e de até 12 anos. Além disso, nessa faixa etária, as crianças são mais sugestionáveis a responderem afirmativamente perguntas fechadas sobre características específicas desses sintomas. Portanto, a interpretação da interferência dos sintomas na qualidade de vida em crianças menores de 8 anos, frequentemente, é realizada pelos pais ou cuidadores.

- **Ruminação:** refere-se à regurgitação voluntária e sem esforço do conteúdo gástrico (constituído por alimento recentemente ingerido) para a boca, com subsequente mastigação e deglutição do alimento. A constatação de ruminação em lactentes é descrita como evento raro e caracteriza-se por se iniciar entre 3 e 6 meses de idade e desaparecer durante o sono. É mais comum em crianças com comprometimento neurológico. Encontra-se também em lactentes com pouca interação com a mãe/cuidador e parece ser um modo de autoestimulação com o intuito de suprir as necessidades que não são atendidas pelo outro. A ruminação vem sendo identificada em crianças maiores e, especialmente, em adolescentes do sexo feminino. É considerada parte do espectro de manifestações dos transtornos alimentares. Assim, a ruminação é um diagnóstico diferencial da DRGE.

Abordagem diagnóstica

Quadro clínico da DRGE

O diagnóstico da DRGE é apoiado, principalmente, na história e no exame físico, que têm grande importância na exclusão de outras doenças que se manifestam com vômitos e regurgitações, além de identificarem possíveis complicações.

Quando predominam as queixas relacionadas ao sistema digestório

Os sintomas mais comuns da DRGE na infância e na adolescência variam com a idade. Os sintomas típicos como azia e regurgitação podem ser identificados em alguns escolares de 8 a 12 anos e adolescentes. Nessa faixa etária, também se observam desconforto retroesternal descrito como em aperto, que geralmente ocorre após as refeições e, por vezes, encontra-se associado à dor que se irradia para as costas, durando de minutos a horas e resolvendo-se espontaneamente ou com uso de medicação antiácida; regurgitação crônica; disfagia, principalmente para sólidos; e, menos frequentemente, hematêmese e melena nos casos de esofagite. A dor pode despertar repetidas vezes o paciente do sono e ser exacerbada por estresse emocional. Nos lactentes, a caracterização dos sintomas é mais complicada. Nessa faixa etária, são comuns vômitos e regurgitações fisiológicos. Em uma minoria dos casos, esses sintomas podem relacionar-se com uma doença de base diferente da DRGE e estão acompanhados de sinais de alerta, como baixo ganho ponderal (Quadro 30.4). Não há evidência suficiente, na literatura, relacionando sintomas como recusa alimentar, irritabilidade, postura em opistótono, sono agitado e choro durante a mamada com DRGE. Diversos autores afirmam que esses sintomas são encontrados, frequentemente, em lactentes saudáveis e são manifestações mais comuns de outras doenças. Quanto à esofagite, nos lactentes e nas crianças abaixo de 8 anos, não está bem estabelecido na literatura quais sintomas realmente relacionam-se com essa complicação.

Diagnóstico diferencial

No Quadro 30.4, estão relacionadas as principais causas de vômitos na infância e na adolescência por faixa etária, com ou sem comprometimento do estado geral e da qualidade de vida. No lactente, o diferencial deve ser avaliado com as situações mais frequentes como RGE fisiológico e erros na técnica alimentar.

Refluxo gastroesofágico fisiológico

Pode apresentar frequência elevada de episódios de regurgitações e vômitos, sem comprometimento do estado geral, da evolução pondoestatural e da qualidade de vida dos lactentes. Nesses casos, é importante avaliar o grau de ansiedade que esses sintomas estão desencadeando nos pais, buscando conhecer os seus medos e preocupações a respeito da queixa, para poder apoiá-los e tranquilizá-los, de modo individualizado, quanto à normalidade do filho.

Erros na técnica alimentar

São causas comuns de regurgitação frequente e vômitos no lactente. Nesses casos, deve-se inicialmente verificar a experiência materna com a alimentação de lactentes, pois não é infrequente que algumas mães considerem anormal o padrão de regurgitação esperado para a idade. Em seguida, deve-se identificar, pela anamnese e observação da amamentação da criança durante a consulta, se as seguintes situações, que podem causar regurgitação e vômitos, estão presentes: 1) ingestão excessiva de ar, antes das mamadas ou durante, favorecida pelo choro intenso, sucção das mãos, dedos ou chupeta ou orifício do bico da mamadeira muito grande ou muito pequeno; 2) se o lactente em aleitamento artificial recebe excesso de leite em cada mamada; 3) se a criança é muito manipulada após as mamadas; e 4) se o lactente não é colocado para eructar após as mamadas ou se é colocado em posições diferentes da vertical. Durante os primeiros 6 meses de vida, a criança respira durante a sucção e, consequentemente, ocorre preenchimento da orofaringe com ar, o qual é impelido junto com o bolo alimentar para o esôfago e estômago a cada deglutição. Esse é um dos motivos de a criança ter necessidade de eructar, sendo necessário mantê-la alguns minutos na posição vertical após as mamadas. Se ela for colocada em decúbito horizontal imediatamente após ter se alimentado, a eructação do ar pode causar regurgitação do leite. A presença dos sinais de alerta, descritos no Quadro 30.5, pode indicar que os vômitos e as regurgitações sejam secundários a uma doença de base, diferente da DRGE.

Nessa perspectiva, nos lactentes com vômitos e regurgitações associados a baixo ganho de peso, é importante investigar, à história e ao exame físico, a existência de sinais de alerta para diagnóstico diferencial de DRGE e se a oferta e a técnica de alimentação estão adequadas. Se nada for encontrado que justifique a falta de ganho de peso, deve-se pensar em anormalidades anatômicas, infecções (especialmente infecção do trato urinário), alergia alimentar, distúrbios neurológicos, doença metabólica e negligência.

Quadro 30.4 Causas de vômitos na infância e adolescência, por faixa etária.

No 1º mês de vida
Técnica alimentar inadequada
Refluxo gastroesofágico fisiológico ou não complicado
Doença do refluxo gastroesofágico
Obstruções gastrintestinais
- estenose hipertrófica de piloro
- atresias estenoses e bridas congênitas
- aganglionose (doença de Hirschsprung)
- má rotação com ou sem volvo intestinal
- íleo meconial
- peritonite meconial
- obstrução por rolha de mecônio
- anomalias anorretais

Quadros inflamatórios
- enterocolitenecrosante

Doenças metabólicas
- erros inatos do metabolismo: galactosemia e várias aminoacidopatias

Doenças endocrinológicas
- hiperplasia congênita de suprarrenal

Doenças alérgicas:
- alergia à proteína do leite de vaca

Doença hepatobiliar

Lactente
Erro de técnica alimentar
Refluxo gastroesofágico fisiológico ou não complicado
Doença do refluxo gastroesofágico
Quadros obstrutivos
- estenose hipertrófica de piloro
- estenose congênita de esôfago
- invaginação intestinal intermitente
- aganglionose (doença de Hirschsprung)
- bridas congênitas.

Doenças inflamatórias
- divertículite de Meckel
- íleo paralítico

Distúrbios metabólicos
Alergia gastrointestinal
- alergia à proteína do leite de vaca

Doença hepatobiliar
Pancreatite
Enteroparasitoses: giardíase

Pré-escolar e escolar
Cinetose
Vômitos cíclicos
Vômitos psicogênicos
Enteroparasitoses
- giardíase
- suboclusão/oclusão intestinal por áscaris

Gastrite/úlcera péptica
Enxaqueca
Doença hepatobiliar
Pancreatite
Desencadeado por tosse

Adolescência
Anorexia nervosa/bulimia
Vômitos psicogênicos
Gravidez
Enxaqueca

Em qualquer idade
Sistema cardiorrespiratório
- infecções respiratórias
- tosse
- insuficiência cardíaca congestiva

Sistema digestório
- gastroenterite aguda
- hérnia inguinal encarcerada
- intoxicação alimentar
- esofagite
- apendicite
- gastrite
- úlcera péptica

Sistema geniturinário
- litíase
- pielonefrite aguda
- uremia – insuficiência renal crônica
- tubulopatias
- uropatias obstrutivas

Sistema nervoso central (SNC)
- meningite, encefalite
- hematoma subdural
- hemorragia intracraniana
- hipertensão intacraniana

Sistema endocrinológico
- cetoacidose diabética

Miscelânea
- intoxicação exógena
- quimioterapia citotóxicas
- radioterapia
- síndrome de Münchausen por procuração

Fonte: Desenvolvido pela autoria.

Quadro 30.5 Sinais de alerta para doenças de base na criança com regurgitações e vômitos.

Sintomas de doenças ou obstrução gastrintestinal
Vômitos biliosos
Vômitos recorrentes em jato
Sangramento gastrointestinal: hematêmese* e hematoquezia
Início regurgitações/vômitos em > 6 meses ou aumento/persistência em > 12 a 18 meses de idade*
Constipação intestinal
Diarreia
Distensão abdominal evidente
Sintomas de doenças sistêmicas ou neurológicas
Hepatoesplenomegalia
Abaulamento de fontanela
Micro ou macrocefalia
Convulsões
Doenças genéticas (p. ex., trissomia do 21)
Outras doenças crônicas
Sintomas inespecíficos
Febre
Letargia
Baixo ganho de peso*

*Pode ser também sintoma da DRGE.

Fonte: Desenvolvido pela autoria.

Quando predominam as manifestações respiratórias

Vários sintomas respiratórios são atribuídos à DRGE. Porém, as evidências na literatura são insuficientes para estabelecer sua relação causal na maioria dos sintomas e/ou doenças respiratórias, como exposto a seguir.

- **Asma:** consensos e diretrizes recomendam que a associação com DRGE deva ser cogitada nos casos de difícil controle, especialmente quando associada à asma noturna e/ou a sintomas típicos da DRGE, como azia e regurgitação.

- **Lactente com sibilância:** associação com DRGE deve ser cogitada nas crianças com sibilância recorrente ou perene de difícil controle.

- **Sintomas de vias aéreas superiores:** sinusite, otite média serosa, tosse crônica, eritema de laringe e rouquidão crônica são condições para as quais estudos controlados não conseguiram provar associação com DRGE. Assim, pacientes com esses problemas de saúde não devem ser considerados como portadores de DRGE sem antes outras etiologias serem consideradas.

- **Pneumonia recorrente:** é difícil estabelecer relação causal com a DRGE. Monitorização de pH esofágico com resultados anormais tem baixa sensibilidade e especificidade na detecção de pneumonia aspirativa associada à DRGE (veja o Capítulo 31.2 – Pneumonias Recorrentes). Nas crianças com doenças neurológicas e/ou musculares, a associação entre DRGE e pneumonia recorrente é mais frequente. Aspiração pulmonar durante a deglutição é mais comum do que o material refluído do estômago.

- **Crises de apneia:** a relação causal com DRGE nem sempre pode ser confirmada e outras causas de apneia devem ser descartadas. Alguns autores consideram a possibilidade da associação de apneia com DRGE nas seguintes situações: apneia em vigília; apneia obstrutiva; e apneia concomitante a vômitos.

- **Eventos de quase morte (*apparent life-threatening events* – ALTE):** são episódios com associação de apneia, alteração da cor e do tônus muscular da criança, asfixia e engasgos. Apesar de a DRGE ser, frequentemente, considerada como dos episódios de ALTE, não há dados confiáveis sobre essa relação. De fato, a associação de refluxo ácido com ALTE parece estar presente em menos de 5% das crianças com ALTE. ALTE pode estar associado à infecção, obstrução de vias aéreas superiores, abuso e alterações cardíacas, respiratórias, metabólicas ou neurológicas. Em maio de 2016, a Academia Americana de Pediatria (AAP) propôs uma nova nomenclatura e abordagem para crianças menores de 1 ano de idade com ALTE. É indicada uma nova terminologia: *Brief resolved unexplained events* (BRUE).

- **Eventos breves, resolvidos e não explicados (*Brief resolved unexplained events* – BRUE):** definido como evento em crianças menores de 1 ano de idade em que o cuidador descreve o episódio, como repentino, breve e já resolvido (assintomático no atendimento), de um ou mais dos seguintes sinais clínicos: (1) cianose ou palidez; (2) respiração irregular; diminuída ou ausente; (3) grande mudança no tônus (hiper ou hipotonia); e (4) capacidade reduzida de resposta. BRUE é diagnosticado apenas quando não houver explicação subjacente para o evento, após condução adequada da história e exame físico completo e categorizado como de baixo ou alto risco. Naquelas crianças de baixo risco (prematuro com mais de 32 semanas e idade corrigida acima das 45 semanas, primeiro episódio, duração menor que 1 minuto, sem necessidade de manobras de reanimação, história clínica sem antecedentes patológicos, exame físico normal para a idade), entre as várias recomendações do *guideline* de 2016, encontra-se a de não se realizar investigação de doença do refluxo gastroesofágico.

Manifestações específicas da DRGE

Síndrome de Sandifer

Postura distônica da cabeça é uma manifestação específica de DRGE nos pacientes pediátricos. Caracteriza-se pela postura anormal (cabeça inclinada em direção ao ombro, semelhante à do torcicolo e com movimentos descoordenados e espasmódicos da cintura escapular) secundária à DRGE em crianças sem comprometimento neurológico. Essas crianças são, com frequência, erroneamente diagnosticadas como portadoras de neuropatia.

Erosão dentária

A sua associação com DRGE é bem estabelecida em adultos. Crianças com comprometimento neurológico parecem ter maior risco desta manifestação. Diagnóstico diferencial deve ser feito com ingestão de sucos ácidos, bulimia e fatores genéticos e raciais que afetam as características do esmalte dos dentes.

Condições que podem predispor à DRGE grave e crônica

Comprometimento neurológico (paralisia cerebral, distrofia muscular), doenças genéticas (síndromes de Down e de Cornélia de Lange), atresia de esôfago corrigida, hérnia diafragmática, fibrose cística, obesidade e história familiar de DRGE, esôfago de Barret e adenocarcinoma de esôfago.

Exames complementares

Os exames subsidiários podem auxiliar na elucidação de complicações associadas à DRGE ou nos diagnósticos diferenciais, mas nenhum tem especificidade suficiente para confirmação diagnóstica da DRGE.

- Esofagoestômago-duodenografia (EED): não é um exame útil para diagnóstico da DRGE. A análise de vários estudos, nos quais os autores compararam os resultados do EED com aqueles encontrados pela monitorização do pH esofágico, mostrou uma variação da sensibilidade e da especificidade do EED de 31% a 86% e de 21% a 83%, respectivamente. Está indicada para a detecção de alterações anatômicas adquiridas, como as estenoses pépticas, ou congênitas como as malformações (anéis vasculares, cisto ou duplicação esofágica, estenose de piloro, má rotação ou brida duodenal, entre outras), além de fornecer informações sobre a motilidade esofagogástrica.
- Cintilografia esofagogástrica: tem baixas sensibilidade e especificidade para diagnóstico de DRGE, não sendo recomendada para o diagnóstico e acompanhamento da DRGE em lactentes e crianças. Sua principal indicação é o estudo do esvaziamento gástrico.
- Monitorização do pH esofágico: teste realizado por meio da colocação de um ou mais microeletrodos com um sensor de pH no esôfago distal e, às vezes, também no proximal. Esse exame permite quantificar a frequência e a duração dos episódios de refluxo ácido para o esôfago e analisar se existe correlação entre o refluxo e os sintomas.

Como episódios ácidos de RGE ocorrem em pessoas de todas as faixas etárias assintomáticas e sem DRGE, foi definido o índice de refluxo (porcentagem do tempo em que o pH esofágico ficou menor de 4) como a medida de refluxo que permite estimar a exposição ácida cumulativa do esôfago.

Quando realizado, o teste permite avaliar a associação temporal entre a queda do pH e a sintomatologia em investigação. Os resultados encontrados em períodos de 24 horas de monitorização, geralmente, são mais confiáveis do que aqueles realizados em 12 horas, embora seja mais difícil ter acesso à realização do exame com longos períodos de monitorização. A sensibilidade e a especificidade desse exame para diagnóstico da DRGE não estão bem estabelecidas.

Limitações do exame: não detecta anormalidades anatômicas e nem identifica a presença ou a gravidade de esofagite. Por isso, não está indicado nas seguintes situações: (1) avaliação de pacientes com sintomas típicos de DRGE (azia com ou sem regurgitação); e (2) pacientes com esofagite diagnosticada por endoscopia e biópsia, pois não acrescenta informações para o diagnóstico.

- Impedanciometria esofágica: por meio de microeletrodos colocados na porção distal do esôfago, este exame possibilita a detecção do refluxo com ou sem acidez e a análise de suas características físicas (líquido, sólido, gasoso ou misto). Tem indicação na suspeita clínica e ou endoscópica de RGE não comprovada na monitorização do pH esofágico; na suspeita de refluxo não ácido, como na gastrectomia e na gastrite atrófica; e na presença de sintomas que independem da acidez como eructação, disfonia, pigarro, tosse, broncospasmo.
- Manometria esofagiana: método de avaliação direta da pressão e do comprimento do esfíncter inferior do esôfago, que permite inferir a presença de RGE, por meio do encontro de alterações dos níveis pressóricos. Não apresenta sensibilidade e especificidade suficientes para o diagnóstico da DRGE. Pode auxiliar na avaliação da função peristáltica antes da cirurgia antirrefluxo para acalasia e excluir alterações motoras que podem mimetizar a DRGE.
- Endoscopia e biópsia: deve ser realizada nas crianças que têm sintomas de esofagite e que não obtiveram alívio dos sintomas com o tratamento clínico inicial com inibidor da bomba de prótons por 6 a 8 semanas. O objetivo da endoscopia e da biópsia é determinar a presença, a gravidade e a possível etiologia da esofagite (esofagite alérgica/eosinofílica, doença de Crohn ou infecciosa), assim como avaliar se há complicações como estenoses ou o esôfago de Barrett. Esôfago de aparência normal à visualização direta não exclui a presença de esofagite e nem de DRGE. Este exame pode ser realizado em todas as faixas etárias, as complicações são raras, mas, quando presentes, relacionam-se à sedação excessiva. Se os sintomas sugestivos de esofagite desaparecem com o tratamento, não há necessidade de se repetir o exame.

Abordagem terapêutica

RGE fisiológico ou não complicado

A abordagem baseia-se na tranquilização e no acolhimento dos pais, conversando a respeito da evolução benigna do quadro. Nessa perspectiva, as autoras deste capítulo discutem a importância em não se utilizarem os termos "refluxo gastresofágico fisiológico" ou "normal" com os pais, pois, para leigos, essa terminologia carrega em si o estigma de um processo patológico. Sugerimos, então, que seja utilizado o termo descritivo "regurgitações frequentes próprias da idade", buscando-se evitar, assim, a "patologização" dessa condição fisiológica. Além disso, também é importante escutar as hipóteses dos pais para o problema da criança, pois não é incomum, nesse momento, levantarem a hipótese de "refluxo" ou de "refluxo gastresofágico" por conhecerem crianças sendo tratadas por DRGE com várias medidas antirrefluxo. Segue-se, esclarecendo-se a família a respeito da melhora dos sintomas com o crescimento da criança e sobre o fato de não ser necessária a realização de exames ou de tratamentos específicos. Seguimento com retornos frequentes deve ser acordado com a família para assegurar a ausência de sinais de alerta e o adequado ganho ponderal da criança. Os retornos podem ser espaçados quando os pais se sentirem mais seguros e o pediatra, certo do bom desenvolvimento geral da criança. Quando as regurgitações e/ou os vômitos forem muito frequentes, história cuidadosa a respeito das técnicas alimentares deve ser obtida, pois a mãe pode oferecer a dieta apropriada para a idade da criança, em intervalos muito curtos, o que provoca o esvaziamento gástrico incompleto entre as refeições, favorecendo as regurgitações e os vômitos como forma de alívio. Além disso, os pais devem ser assegurados, em cada retorno, de que os sintomas não correspondem a nenhuma doença e o pediatra deve favorecer as manifestações de dúvidas, medos e preocupações que possam estar relacionados à presença dos sintomas.

DRGE

A abordagem terapêutica da DRGE tem como objetivo melhorar os sintomas e prevenir as complicações. Para a maioria das crianças com DRGE, o tratamento é clínico e constituído por medidas posturais e/ou dietéticas e, eventualmente, pela terapia medicamentosa.

Terapia postural

Lactentes até 1 ano de idade devem ser colocados em posição supina. São contraindicadas as posições prona e lateral direita ou esquerda durante o sono por sua associação com risco aumentado de morte súbita de origem indeterminada.

O Comitê da Sociedade Norte-Americana de Gastroenterologia e Nutrição Pediátrica (2018) não recomenda a elevação da cabeceira da cama para lactentes com DRGE por não haver evidência de melhora do refluxo em crianças menores de 2 anos de idade; ao contrário, em alguns trabalhos os autores observaram piora do refluxo com a elevação da cabeceira nessa faixa etária. Não é recomendado colocar os lactentes em posição semissentada, como ocorre com o uso do "bebê conforto", pois pode aumentar a presença do RGE.

Nas crianças maiores de 2 anos de idade e em adolescentes, sugerem-se a posição lateral esquerda e a elevação da cabeça, com base nos estudos em adultos que mostraram melhora dos sintomas e do refluxo.

Deve-se evitar o uso de roupas apertadas e, após as refeições, o lactente deve ser mantido em posição ortostática e evitar sua manipulação excessiva. Quando houver necessidade de fisioterapia respiratória, como tapotagem e drenagem de decúbito, esta deve ser sempre realizada antes da alimentação.

Terapia dietética

O aleitamento materno deve ser estimulado, orientando-se a técnica adequada da amamentação, que evita a deglutição excessiva de ar, e verificando-se se as manobras adequadas para eructação pós-prandial (criança na posição ortostática por alguns minutos) estão sendo realizadas rotineiramente, impedindo a hiperdistensão gástrica e o consequente refluxo gastroesofágico fisiológico para descompressão do estômago.

Nas crianças em aleitamento materno exclusivo, não se recomendam a suspensão deste e a introdução de fórmulas engrossadas.

A adição de engrossantes ao leite ou à fórmula, quando a criança não estiver em aleitamento materno exclusivo, pode ser recomendada para a melhora dos vômitos. Entretanto, como essa medida não impede a ocorrência do refluxo do conteúdo do estômago para o esôfago e apenas melhora os vômitos, o pediatra deve continuar atento aos sinais que sugiram o aparecimento de complicações.

O aumento da consistência do leite é conseguido adicionando-se cereais na concentração de 3% a 8%. Assim, na orientação dessa medida, deve-se ponderar o efeito causado pelo aumento do aporte calórico. Encontram-se disponíveis fórmulas lácteas antirregurgitação (AR), que, além dos carboidratos habituais, contêm amido de arroz ou de milho pré-gelatinizado que se espessam em contato com a secreção gástrica. Reforça-se o fato de essas fórmulas AR não interferirem no refluxo gastroesofágico propriamente dito, mas apenas na diminuição dos episódios de vômitos.

Apesar de alguns profissionais orientarem o fracionamento da dieta e a utilização de pequenos volumes, a intervalos menores de tempo, a uma temperatura ambiente, não são encontrados na literatura dados que corroborem essa conduta.

Nos lactentes com vômitos e baixo ganho ponderal, é recomendada, inicialmente, a suspensão do leite de vaca por 1 a 2 semanas como parte da investigação dos diagnósticos diferenciais da DRGE, pois alergia à proteína do leite de vaca tem sido associada com razoável frequência a esse quadro clínico. Nessas crianças, a eliminação da proteína do leite de vaca da dieta acompanha-se com redução do número de vômitos em 24 horas. Portanto, se os vômitos desaparecerem ou melhorarem significantemente após a suspensão do leite de vaca pelo período anteriormente mencionado, deve-se reintroduzi-lo e, então, confirmar o diagnóstico de alergia à proteína do leite de vaca se os vômitos retornarem. Após a confirmação desse diagnóstico, deve-se manter a exclusão do leite de vaca até pelo menos 1 ano de idade. Em geral, a criança adquire tolerância à proteína do leite de vaca com o crescimento.

Em relação às crianças maiores e aos adolescentes, restrições alimentares e mudanças de hábitos de vida são sugeridas com base em estudos em adultos, porém com evidência científica limitada. Recomenda-se que alguns alimentos sejam evitados por diminuírem a pressão do esfíncter inferior do esôfago como bebidas com cafeína, chocolate, frutas cítricas e café. Observou-se, em alguns adultos com DRGE, que alimentos muito gordurosos diminuem o esvaziamento gástrico, promovendo o refluxo; mas em crianças, o benefício da restrição de alimentos na dieta não foi comprovado. Na população pediátrica, deve-se ter o cuidado de se avaliar o valor proteico, calórico e vitamínico resultante da dieta proposta para que não haja prejuízo nutricional. Dessa forma, antes de se excluir qualquer alimento, recomenda-se verificar a possibilidade de substituí-lo por outro de valor nutritivo semelhante. Nos pacientes obesos, a perda de peso é uma das estratégias para a diminuição dos episódios de refluxo. Deve-se evitar álcool e tabaco (inclusive exposição passiva à fumaça do cigarro), pois são substâncias que reduzem a pressão do esfíncter inferior do esôfago.

Tratamento medicamentoso

O uso de medicamentos pode ser indicado em casos específicos, quando os sintomas são graves e não melhoram com as medidas posturais e dietéticas, devendo-se lembrar que, até o momento, não existem informações técnico-científicas suficientes na literatura para indicá-los sistematicamente ou implicá-los na melhora do refluxo gastroesofágico.

Procinéticos

A domperidona e a bromoprida são medicamentos que, apesar de aumentarem o peristaltismo esofágico e facilitarem o esvaziamento esofagogástrico, poucos estudos em crianças são encontrados na literatura, os resultados são controversos e não há evidência suficiente de que seu uso melhore o refluxo gastroesofágico. O Comitê da Sociedade Norte-Americana de Gastroenterologia e Nutrição Pediátrica (2018) não recomenda o uso rotineiro dessas medicações na DRGE.

Inibidores da bomba de prótons (IBP)

Medicações utilizadas no tratamento da esofagite, sem agir no refluxo gastroesofágico propriamente dito. O uso indiscriminado dessa medicação em crianças sem sintomas de esofagite não é recomendado. Em 2012, a agência USA Food and Drug Administration (FDA) emitiu um alerta de segurança sobre associação entre o tratamento com IBP e *Clostridium difficile*, com a recomendação de considerar a possibilidade da infecção por *C. difficile* em pacientes com diarreia persistente em uso de IBP.

Os IBP atuam suprimindo intensamente a secreção ácida gástrica e foi demonstrado em vários estudos que são mais eficazes do que os inibidores dos receptores H_2 no tratamento de esofagite erosiva. Em crianças maiores de 1 ano de idade, estão indicados o omeprazol ou o lanzoprazol, pois as outras drogas deste grupo não foram estudadas nesta faixa etária.

Existem relatos sobre a segurança do uso prolongado dos IBP em crianças, por até 6 meses, para o tratamento de esofagite grave.

Recomenda-se a administração de 0,7 a 3,5 mg/kg/dia de omeprazol em dose única (adultos 20 a 40 mg/dia, em dose única), pela manhã, 15 a 30 minutos antes da primeira refeição, por 8 a 12 semanas, para crianças acima de 1 ano ou mais de idade. Se após 4 semanas, não houver melhora dos sintomas, a dose do omeprazol pode ser aumentada. Em 2018, a FDA aprovou o uso de omeprazol para crianças a partir de 1 mês de idade especificamente para tratamento de esofagite erosiva secundária à DRGE. A dificuldade da administração para crianças resulta de a apresentação da droga ser em cápsulas ou comprimidos revestidos, que não podem ser triturados. As cápsulas podem ser abertas e os microgrânulos misturados a alimentos cremosos, por exemplo, iogurtes. Os comprimidos revestidos podem ser dissolvidos em água, sem amassá-los. Os efeitos colaterais descritos são cefaleia, dor abdominal, diarreia, náusea, *rash* cutâneo, constipação intestinal e deficiência de vitamina B_{12}. Utiliza-se 0,7 a 1,6 mg/kg/dia de lanzoprazol até o máximo de 30 mg/dia, em dose única. Os efeitos colaterais do lanzoprazol são cefaleia, náusea, diarreia, dor abdominal, elevação das aminotransferase, proteinúria, angina e hipotensão.

Em relação aos quadros respiratórios, alguns estudos mostram melhora da sintomatologia respiratória associada à DRGE em algumas situações especiais como os lactentes com crises de sibilância recorrente grave e em crianças com asma persistente grave de difícil controle. Nesses pacientes, é recomendado o uso de IBP por 3 meses. Assim, em crianças com esses quadros respiratórios e sem sintomatologia típica de DRGE (vômitos frequentes e azia), está indicada a realização de monitorização do pH esofágico para confirmação da DRGE. Pela dificuldade de se realizar esse exame na prática clínica, recomenda-se, nesses casos, a introdução empírica de supressão ácida por 3 meses com inibidor da bomba de prótons e acompanhamento clínico: 1) se os sintomas respiratórios persistirem, sugere-se a monitorização do pH esofágico e, se a supressão ácida estiver adequada, deve-se pensar na possibilidade de refluxo não ácido ou da inexistência de DRGE; e 2) se a supressão ácida estiver inadequada, deve-se otimizar a medicação, aumentando-se a dose do IBP.

Em relação às pneumonias recorrentes, a literatura atual não mostra evidências de relação causa/efeito entre RGE e a recorrência das pneumonias. Assim, sugere-se que o tratamento da DRGE, nesses casos, seja limitado a situações específicas. O benefício da utilização dos IBP em relação aos riscos não é claro.

Antagonistas do receptor H_2 da histamina

Os antagonistas dos receptores H_2, representados por cimetidina, ranitidina e famotidina, atuam inibindo os receptores de histamina das células parietais, diminuindo a acidez da secreção gástrica, mas são considerados menos eficazes para o alívio dos sintomas e para o tratamento da esofagite de refluxo do que os IBP prótons. A duração do tratamento é de 8 a 12 semanas.

A ranitidina está indicada na dose de 2 a 4 mg/kg, duas vezes por dia (dose máxima criança: 300 mg/dia; adulto: 600 mg/dia). Os efeitos colaterais descritos são cefaleia, fadiga, irritabilidade, *rash* cutâneo, obstipação, diarreia, trombocitopenia e elevação das aminotransferases. A dose preconizada de famotidina é de 1 a 1,5 mg/kg/dia (adulto: 40 mg/dia), em duas tomadas. Os efeitos colaterais são cefaleia, fadiga, irritabilidade, *rash* cutâneo, constipação intestinal ou diarreia. Em relação à cimetidina, recomenda-se a dose de 40 mg/kg/dia, dividida em duas ou três tomadas (adulto: 800 a 1.200 mg/dose). Foram descritos como efeitos colaterais *rash* cutâneo, bradicardia, ginecomastia, náuseas, vômitos, hipotensão e redução do metabolismo hepático a algumas medicações como a teofilina.

Outros agentes

Os antiácidos, como o hidróxido de alumínio e o hidróxido de magnésio, podem ser utilizados nos intervalos das refeições, para tamponamento do pH ácido e podem ser indicados nas crianças maiores com queixa de azia para alívio dos sintomas por 2 ou 3 dias. Apesar de essa abordagem parecer de baixo risco, essas medicações não têm sido sistematicamente estudadas em crianças, podendo ser utilizadas com cautela para alívio imediato dos sintomas. Após o período de 2 ou 3 dias, persistindo os sintomas, deve-se considerar o diagnóstico de esofagite e instituir tratamento específico com IBP. A dose recomendada do hidróxido de alumínio é de 300 mg a 1.000 mg a cada 6 horas. Como efeito colateral, podem-se encontrar encefalopatia, depleção de fósforo, mas o mais importante é o acúmulo de alumínio no organismo que pode provocar osteopenia, anemia e neurotoxicidade em pacientes pediátricos, principalmente após uso por longos períodos de tempo.

Tratamento cirúrgico

O tratamento cirúrgico da DRGE tem indicação absoluta no esôfago de Barrett (diagnóstico anatomopatológico) e na estenose esofágica. As crianças maiores de 2 anos de idade, com esofagite e/ou sintomas respiratórios resistentes ao tratamento clínico, constituem um grupo no qual o tratamento cirúrgico pode ser ponderado como alternativa.

O tipo de cirurgia utilizado é, em geral, a fundoplicatura, que atualmente também pode ser realizada por via endoscópica. Os resultados são variáveis, sendo de pior prognóstico nos portadores de neuropatia e de estenose de esôfago, nos quais são frequentes as complicações como disfagia, incapacidade de eructar ou vomitar, herniações, retardo do esvaziamento esofágico e outras.

■ BIBLIOGRAFIA CONSULTADA

Corvaglia L, Rotatori R, Ferlin M, Aceti A, Ancora G, Faldella G. The effect of body positioning on gastroesophageal reflux in premature infants: evaluation by combined impedance and pH monitoring. J Pediatric. 2007;151(6):591.

Craig WR, Hanlon-Dearman A, Sinclair C, Taback S, Moffatt M. Metoclopramide, thickened feedings, and positioning for gastro-oesophageal reflux in children under two years. Cochrane Review. 2004.

Huang R-C, Forbes DA, Davies MW. Feed thickener for newborn infants with gastro-oesophageal reflux. Cochrane Review. 2002.

Pritchard DS, Baber N, Stephenson T. Should domperidone be used for the treatment of gastro-oesophageal reflux in children? Systematic review of randomized controlled trials in children aged 1 month to 11 years old. Br J Clin Pharmacol. 2005;59(6):725.

Rosen R, Vandenplas Y, Singendonk M, et al. Pediatric gastroesophageal reflux clinical practice guidelines: joint recommendations of the North American Society for Pediatric Gastroenterology, Hepatology, and Nutrition (NASPGHAN) and the European Society for Pediatric Gastroenterology, Hepatology, and Nutrition (ESPGHAN). J Pediatr Gastroenterol Nutr. 2018; 66(3):516-554.

Sherman PM, Hassall EH, Fagundes-Neto U, Gold BD, Kato S, Kolrtzko S, et al. A Global, evidence-based consensus on definition of gastroesophageal reflux disease in pediatric population. Am J Gastroenterol. 2009;104:1278.

Tieder JS, et al. Brief Resolved Unexplained Events (Rormely Apparent Life-Threatening Events) and Evaluation of Lower-Risk-Infants. Pediatrics. 2016;137(5):e20160590.

Vakil N, Van Zanten SV, Kahrilas P, Dent J, Jones R. Global Consensus Group. The Montreal definition and classification of gastroesophageal reflux disease: a global evidence-based consensus. Am J Gastroenterol. 2006;101:1900-20.

Zuccolotto SMC, Ballester D. Doença do refluxo gastroesofágico. In Sucupira ACSLS, Kobinger Meba, Saito MI, Bourroul, Zuccolotto SMC. Pediatria em Consultório. 5. ed. São Paulo: Sarvier, 2010. p. 614-26.

Infecções Recorrentes ou Crônicas

31.1 Infecções de Vias Aéreas Superiores Recorrentes

■ Andreza Antão Rodrigues   ■ Silmar de Souza Abu Gannam

Introdução

"Meu filho vive resfriado!" é uma das queixas mais frequentes na prática pediátrica, gerando ansiedade e preocupação nos pais, na família e no próprio profissional de saúde. Na grande maioria das vezes, esse quadro se refere a diferentes episódios infecciosos agudos, sem complicações importantes, que ocorrem em diferentes topografias das vias aéreas superiores (otite média aguda, tonsilite, resfriado comum), com melhora dos sintomas entre os episódios e com frequência habitual para a idade, apesar de maior do que os pais ou família esperavam. Há duas definições para infecções de vias aéreas superiores recorrentes. A mais abrangente não leva em conta o sítio específico da infecção (Quadro 31.1). A mais específica descreve frequência de episódios de infecções de vias aéreas superiores, conforme a topografia acometida (Quadro 31.2).

Quadro 31.1 Critérios de infecções respiratórias recorrentes (definição abrangente).

Ausência de patologia subjacente (imunodeficiência primária ou secundária, fibrose cística, malformação de vias aéreas, discinesia ciliar) e a presença de pelo menos um dos seguintes:
- Seis ou mais episódios por ano
- Um ou mais episódios mensais no período de outono e inverno
- Três ou mais episódios por ano de infecções acometendo vias aéreas inferiores

Fonte: Desenvolvido pela autoria.

Quadro 31.2 Infecções das vias aéreas superiores recorrentes frequência de episódios de infecções de vias aéreas superiores conforme a topografia acometida.

IVAS	Número de episódios
Resfriado comum sem complicações	Lactente e pré-escolares: cinco a oito episódios por ano* Escolares e adolescentes: quatro episódios por ano
Rinossinusite	Três episódios por ano
Otite média aguda	Dois episódios em 6 meses ou três episódios em 1 ano
Faringotonsilites	Etiologia viral: cinco a oito episódios por ano Etiologia estreptocócica: Sete episódios em 1 ano; Cinco episódios/ano em 2 anos ou Três episódios/ano em 2 anos

*10 a 12 episódios nos primeiros anos de escola ou creche.
IVAS: infecções das vias aéreas superiores.
Fonte: Desenvolvido pela autoria.

Etiopatogenia

Diante de uma criança com infecções recorrentes de vias aéreas superiores, podemos estar frente a algumas possibilidades etiológicas mais comuns (Quadro 31.3).

Quadro 31.3 Possíveis causas de infecções respiratórias recorrentes.

Criança saudável com fatores de risco para aumento da frequência de infecções
Atopia respiratória (rinite, sinusite e asma)
Imunodeficiência primária ou secundária
Doença crônica
Refluxo gastroesofágico

Fonte: Desenvolvido pela autoria.

A análise clínica pormenorizada e o acompanhamento, de preferência pelo mesmo profissional ou no mesmo serviço de saúde, garantindo longitudinalidade, serão fundamentais para definir qual a etiologia mais provável, criar bom vínculo médico-paciente e realizar adequado planejamento terapêutico.

Criança saudável com fatores de risco para aumento da frequência de infecções

A criança saudável entre 6 meses e 5 anos de idade pode apresentar de cinco a oito episódios anuais de infecções agudas das vias aéreas superiores (IVAS) e esse número pode ser ainda maior quando frequenta escola ou creche ou convive em ambientes com grande número de pessoas. Para se considerar essa condição normal, é preciso averiguar se a recorrência do processo infeccioso ocorre no mesmo local anatômico ou em diferentes localizações nas vias aéreas; se compromete a saúde, o crescimento ou desenvolvimento da criança; se há plena recuperação entre os episódios ou se existem sintomas perenes; e se já aconteceram complicações graves associadas.

Também devem ser identificados os fatores de risco (Quadro 31.4), como condições socioeconômicas e as condições de moradia. A fumaça do cigarro é um fator de vulnerabilidade importante, principalmente nos primeiros anos de vida, e está associada a maior incidência de infecções de vias aéreas em todas as idades. As condições de ventilação e de insolação da moradia têm maior impacto nos primeiros anos de vida e devem ser investigadas. Entre fatores ambientais, merece destaque a qualidade do ar nos grandes centros urbanos. Estudos apontam para os vários malefícios da poluição do ar à saúde das pessoas, um deles pode ser o aumento do risco de adquirir infecção respiratória. A baixa umidade do ar atua como fator adicional, tanto para aumentar a incidência de infecção respiratória como para prolongar o tempo total dos sintomas.

O contato com outras crianças é um fator de risco considerável para a transmissão das infecções respiratórias, quer ocorra dentro da escola, quer ocorra na creche, quer ocorra na própria casa. O aleitamento materno exerce um efeito protetor em relação às infecções respiratórias no 1º ano de vida.

Quadro 31.4 Fatores de risco para aumento de infecções respiratórias em crianças saudáveis.

Aumento da exposição a agentes infecciosos: creche, irmãos mais velhos, aglomerados
Idade: imaturidade do sistema imunológico adaptativo nos primeiros anos de vida
Ambiental: fumaça de cigarro, poluição atmosférica, baixa umidade relativa do ar, casa pouco ventilada e/ou com muita umidade
Sazonalidade: outono e inverno

Fonte: Desenvolvido pela autoria.

Outra questão importante a ser considerada é a imaturidade fisiológica do sistema imunológico nos primeiros anos de vida, em decorrência de dois fatores: hipogamaglobulinemia transitória (critérios no Quadro 31.5); e capacidade limitada de produzir anticorpos específicos contra patógenos dotados de cápsula polissacarídica, como pneumococos, neissérias e *Haemophilus influezae* B. Após o nascimento, ocorre catabolismo da imunoglobulina G (IgG) adquirida passivamente através de passagem transplacentária, coincidindo com baixa capacidade de síntese própria de imunoglobulina pelo lactente. Isso provoca redução progressiva dos níveis séricos de IgG, com nadir nos primeiros 3 meses e recuperação após os 6 meses de idade. Nesse período, a criança pode apresentar infecções recorrentes, em sua maioria sem repercussões clínicas importantes. Sabe-se que o lactente apresenta níveis reduzidos de IgA, que é a principal imunoglobulina presente em mucosas dos tratos respiratório e gastrointestinal. Isso torna a mucosa dos lactentes suscetível à penetração por alérgenos e patógenos. Daí a importância do aleitamento materno, uma vez que este fornece grandes quantidades de IgA específica contra alguns patógenos respiratórios (*Haemophilus influenzae*, *Streptococcus pneumoniae* e vírus sincicial respiratório).

Quadro 31.5 Critérios diagnósticos para hipogamaglobulinemia transitória da infância.

- Redução de IgG: obrigatório
- Associado ou não a redução de IgA ou IgM
- Normalização dos níveis de IgG (e de IgA e IgM se for o caso), com 2 a 4 anos de idade

Fonte: Desenvolvido pela autoria.

Criança com imunodeficiência primária ou secundária

Ao redor de 10% das crianças com infecções recorrentes têm uma imunodeficiência, com alteração em um ou mais componentes do sistema imune. O sistema imune adaptativo envolve linfócitos B (imunidade humoral ou por anticorpos) e linfócitos T (imunidade celular). O sistema imune inato é executado por fagócitos e sistema complemento.

As imunodeficiências podem ser primárias ou secundárias. As primárias são as mais comuns na faixa etária pediátrica, geralmente são congênitas e apresentam-se nos primeiros anos de vida. Ocorrem em 1:2000 nascidos vivos. As secundárias costumam ser mais tardias, desencadeadas por vírus da imunodeficiência, diabetes *mellitus*, malignidades ou drogas imunossupressoras. Ambas, primárias e secundárias, podem aumentar a susceptibilidade a doenças autoimunes e malignidade.

Aproximadamente três quartos das imunodeficiências primárias são causados por deficiência de anticorpos ou combinação entre deficiência de anticorpos e defeito na imunidade celular (linfócitos T). Defeito isolado na imunidade celular ou no sistema imune inato (fagócitos e complemento) é bem menos comum.

O Quadro 31.6 compara a evolução das infecções recorrentes em crianças saudáveis e portadores de imunodeficiência.

Quadro 31.6 Diferencial entre evolução das infecções de repetição na criança saudável e na criança com imunodeficiência.

Criança saudável	Criança com imunodeficiência primária
Infecções com duração esperada	Infecções com curso prolongado
Infecções com boa resposta ao tratamento, sem complicações	Resposta inadequada à antibioticoterapia habitualmente utilizada
Assintomática entre os episódios infecciosos	Complicações associadas e hospitalizações
Crescimento e desenvolvimento normais	Tosse crônica
	Ganho ponderal inadequado, falência de crescimento
	Identificação de agentes etiológicos específicos ou de baixa virulência
	Reação adversa grave a vacinas de patógenos vivos: BCGite, poliomielite vacinal

Fonte: Desenvolvido pela autoria.

Em 1999, foram descritos dez sinais de alarme para imunodeficiência em crianças, pela Fundação Jeffrey Modell em parceria com a Cruz Vermelha Americana (Quadro 31.7). A presença de um ou mais dos dez critérios indica a necessidade de investigação de imunodeficiência primária.

Quadro 31.7 Os dez sinais de alarme para imunodeficiência primária na criança.

1. Duas ou mais pneumonias no último ano
2. quatro ou mais novas otites no último ano
3. estomatites de repetição ou moniliase, por mais de 2 meses
4. abscessos de repetição ou ectima
5. um episódio de infecção sistêmica grave (meningite, osteoartrite, septicemia)
6. infecções intestinais de repetição/diarreia crônica
7. asma grave, doença do colágeno ou doença autoimune
8. efeito adverso ao BCG e/ou infecção por micobactéria;
9. fenótipo clínico sugestivo de síndrome associada à imunodeficiência
10. história familiar de imunodeficiência.

Fonte: Adaptado da Fundação Jeffrey Model.

As imunodeficiências mais graves têm início no 1º ano de vida, sendo consideradas emergências pediátricas. Necessitam de detecção precoce e, portanto, foram elaborados 12 sinais de alarme específicos para essa faixa etária (Quadro 31.8).

Quadro 31.8 Os 12 sinais de alarme para imunodeficiência primária no 1º ano de vida.

1. Infecção fúngica, viral ou bacteriana grave e/ou persistente
2. reação adversa a vacinas vivas atenuadas (especialmente BCG)
3. diabetes mellitus persistente ou outra manifestação autoimune e/ou inflamatória
4. sepse sem agente etiológico isolado
5. lesões cutâneas extensas e/ou de difícil cicatrização, abscessos recorrentes
6. diarreia crônica
7. cardiopatia congênita (em especial anomalia conotruncal)
8. atraso na queda do coto umbilical (> 30 dias)
9. história familiar de imunodeficiência primária ou de morte precoce causada por infecção
10. linfopenia persistente (inferior a 2.500 células/mm^3) ou outra citopenia ou leucocitose sem infecção
11. hipocalcemia com ou sem convulsões
12. ausência de timo à radiografia de tórax.

Fonte: Desenvolvido pela autoria.

Frente a crianças com infecções recorrentes e **sinais de alarme** para imunodeficiência, deve-se realizar investigação laboratorial, com alguns exames gerais:

- Hemograma completo: atentar para a contagem de linfócitos. Linfopenia é definida por contagem de linfócitos abaixo de 1.500 células/mm^3 em pacientes acima de 5 anos e abaixo de 2.500 células/mm^3 em crianças abaixo de 5 anos. Presença de anemia, plaquetopenia ou diferencial anormal requer investigação. Eosinofilia sugere alergia e trombocitose inflamação crônica.

- **Dosagem de imunoglobulinas (IgG, IgM, IgA e IgE):** há valores específicos para cada faixa etária (Tabela 31.1). Deficiência de anticorpos é sugerida quando a dosagem de IgG é inferior a 200 mg/dL e a imunoglobulina total (IgG + IgM + IgA) é inferior a 400 mg/dL, ou quando há ausência completa de IgM ou IgA.
- **Avaliar a função dos anticorpos:** dosando títulos após vacinas recebidas (sorologia pós-vacinal), por exemplo sorologia para hepatite B, rubéola, pneumococo, tétano, difteria, *Haemophilus influenzae B*.
- **Avaliação da atividade de complemento:** a triagem se dá por meio da dosagem de complemento total (CH50) e deve ser solicitada se sepse recorrente e infecção por Neisseria. Nível normal exclui deficiência congênita.
- **Sorologia ou reação em cadeia da polimerase (PCR) para HIV:** sempre que suspeita de defeito de células T.
- **Radiografia de tórax:** para avaliação da dimensão do timo em lactentes jovens com infecções recorrentes.

Qualquer que seja o resultado da investigação, na presença de suspeita de imunodeficiência, o paciente deve ser *encaminhado ao imunologista pediátrico*.

Durante o período de investigação, o pediatra geral deve estar atento às seguintes recomendações:

- reconhecimento e tratamento precoces de infecções;
- contraindicação de vacinas de vírus vivos (poliomietlite oral, rotavírus, varicela, sarampo/caxumba/rubéola) e do bacilo de Calmette-Guerin (BCG);
- profilaxia pós-exposição à varicela.

Criança com atopia respiratória

Aproximadamente 30% das crianças com infecções respiratórias recorrentes têm atopia. Os sintomas de rinite e asma podem ser inadequadamente interpretados como episódios infecciosos recorrentes. Todavia, a doença atópica aumenta a suscetibilidade a infecções por causa da maior adesão de patógenos no epitélio respiratório inflamado, maior permeabilidade da mucosa e resposta imune alterada contra certos vírus e bactérias. Pistas para esse diagnóstico são antecedente pessoal de dermatite atópica, história familiar de asma e estigmas ao exame físico:

- escurecimento periorbital ou *shiner* alérgico;
- fissuras simples ou duplas nas pálpebras inferiores (linha de Morgan ou sinal de Dennie);
- prega nasal horizontal (saudação alérgica);
- xerodermia, eczema.

Crescimento e desenvolvimento costumam ser normais. Nesse contexto, aumento da IgE total (imunoglobulina E) reforça o diagnóstico.

Criança com doença crônica

Ao redor de 10% das crianças com infecções recorrentes são portadoras de uma doença crônica subjacente, sendo exemplos: malformações anatômicas (especialmente

Tabela 31.1 Níveis séricos de imunoglobulinas conforme idade (mg/dL)*.

Idade	IgG (mg/dL)	IgM (mg/dL)	IgA (mg/dL)	Imunoglobulina total (mg/dL)
Recém-nascido	1.031 +- 200	11 +- 5	2 +- 3	1.044 +- 201
1 a 3 meses	430 +- 119	30 +- 11	21 +- 13	481 +- 127
4 a 6 meses	427 +- 186	43 +- 17	28 +- 18	498 +- 204
7 a 12 meses	661 +- 219	54 +- 23	37 +- 18	752 +- 242
13 a 24 meses	762 +- 209	58 +- 23	50 +- 24	870 +- 258
25 a 36 meses	892 +- 183	61 +- 19	71 +- 37	1.024 +- 205
3 a 5 anos	929 +- 183	56 +- 18	93 +- 27	1.078 +- 245
6 a 8 anos	923 +- 256	65 +- 25	124 +- 45	1.112 +- 293
9 a 11 anos	1.124 +- 235	79 +- 33	131 +- 60	1.334 +- 254
12 a 16 anos	946 +- 124	59 +- 20	148 +- 63	1.153 +- 169
Adultos	1.158 +- 305	99 +- 27	200 +- 61	1.457 +- 353

*Valores aferidos em 296 crianças e adultos saudáveis.

Fonte: Desenvolvido pela autoria.

as craniofaciais); fibrose cística; cardiopatia congênita; e aspiração crônica. Características comuns nesse grupo são de baixo ganho ponderal e/ou estatural e, ao exame físico, achados específicos de cada patologia.

Criança com doença refluxo gastroesofágico

Uma das manifestações clínicas da doença do refluxo gastroesofágico pode ser tosse noturna, provocando confusão diagnóstica com infecções respiratórias recorrentes. Outras manifestações possíveis são: erosão dentária, sinusite; otite média recorrente; faringite; laringite; e pneumonia. O refluxo gastroesofágico será risco apenas se a gravidade do quadro favorecer refluxo nasal e a deglutição incoordenada (Capítulo 30.2 – Doença do refluxo gastroesofágico).

Infecções de vias aéreas superiores de característica recorrente e localização monótona

Rinite aguda recorrente e crônica

O termo **rinite** engloba um grupo heterogêneo de doenças nasais, com possível acometimento simultâneo dos seios paranasais e do ouvido médio, que pode ter etiologia diversa (Quadro 31.9), e caracteriza-se por um ou mais dos seguintes sintomas: espirros; prurido nasal; coriza; e congestão nasal. Classifica-se em: 1. Rinite aguda: associada a infecções do trato respiratório e evolui por período limitado, de 7 a 15 dias; 2. Rinite crônica: quando os sintomas são recorrentes ou perenes.

Sobre as **rinites agudas**, quando o pediatra se depara com a queixa de "resfriado arrastado", aquele que se prolonga por mais de 10 dias, fica difícil precisar se estão ocorrendo episódios infecciosos agudos recorrentes, que se sobrepõem, ou se se trata de um quadro crônico, como a rinite alérgica e outras doenças que fazem parte do diagnóstico diferencial das rinites crônicas.

Considerando-se o grande número de agentes virais e as peculiaridades anatômicas e imunológicas da criança, é esperado que ocorram vários resfriados comuns na criança hígida, principalmente nos meses de outono e inverno (Quadro 31.9). Nos primeiros anos de escola ou creche, a criança pode apresentar até dois episódios por mês, chegando a **12 episódios ao ano**. Normalmente, essa frequência diminui com a idade e tempo de escolarização, por causa do desenvolvimento de imunidade específica, e nos períodos de ausência da escola ou creche, como nas férias, em decorrência de menor exposição.

O período de incubação dos resfriados comuns é de 2 a 7 dias, o que pode resultar em superposição de episódios agudos. Não é raro o paciente apresentar piora de quadros que estavam em resolução, com retorno da febre, piora da tosse, coriza e espirros, induzindo pais, familiares e profissionais de saúde a interpretarem inadequadamente esta piora como uma complicação bacteriana do episódio agudo ou como um quadro crônico.

Quadro 31.9 Principais etiologias das rinites agudas e crônicas.

Rinite aguda	Rinite crônica
• Resfriado comum	• Rinossinusite recorrente (bacteriana ou viral)
• Gripe	• Rinossinusite crônica
• Adenoidite	• Alérgica
• Rinossinusite bacteriana aguda	• Ocupacional
• Faringotonsilites virais	• Eosinofílica não alérgica
• Obstrução nasal fisiológica do recém-nascido	• Vasomotora
	• Medicamentosa
• Corpo estranho	• Alterações estruturais: desvio de septo, hipertrofia de adenoides; fenda palatina; atresia incompleta ou unilateral de coanas
• Medicamentosa	
• Trauma	
• Fase prodrômica*: sarampo, coqueluche, caxumba, epiglotite, hepatite	• Corpo estranho
	• Polipose nasal
	• Tumores nasais
	• Fibrose cística
	• Imunodeficiências**

*Algumas doenças infecciosas, tanto respiratórias como exantemáticas, podem apresentar uma fase prodrômica com sintomas semelhantes aos de uma rinite aguda.

**Imunodeficiências devem ser suspeitadas nos casos refratários a diversos tratamentos ou com complicações graves frequentes.

Fonte: Desenvolvido pela autoria.

Rinite alérgica

A rinite alérgica é a causa mais frequente de rinite crônica, especialmente na infância, e apresenta-se como um desafio diagnóstico. Primeiro, por mimetizar sintomas das diferentes IVAS como tosse, coriza, espirros, dor de garganta, obstrução nasal, dor de ouvido, secreção nasal purulenta e ocorrência episódica (critérios diagnósticos e classificação nos Quadro 31.10 e 31.11). Concomitantemente, as IVAS têm um papel ainda não esclarecido na expressão clínica dos processos alérgicos.

Apesar de sua prevalência ser de 40% entre crianças e adolescentes (com pico entre 13 e 19 anos), ela é mais baixa justamente no grupo em que as IVAS de repetição são mais frequentes, os menores de 2 anos, por sua menor sensibilização aos alérgenos. Em contrapartida, o risco se eleva quando há antecedente familiar positivo para atopia, sendo que crianças e adolescentes têm 15% de probabilidade de desenvolver atopia quando os pais não são alérgicos; 30% a 35%, quando um for; e 70%, quando ambos forem.

Somente o acompanhamento da criança permitirá os corretos diagnóstico e manejo clínico. Diante das queixas "meu filho vive resfriado" ou "meu filho está resfriado há mais de um mês", além de avaliação clínica detalhada em busca de sinais de sintomas de alerta, cabe identificar medos e preocupações da família para poder esclarecê-los.

Quadro 31.10 Diagnóstico diferencial (ARIA).

Sintomas sugestivos de rinite alérgica	Sintomas usualmente NÃO associados à rinite alérgica
Dois ou mais dos seguintes sintomas, com duração de no mínimo 1 hora na maioria dos dias: • rinorreia anterior hialina • espirros, principalmente se paroxísticos • obstrução nasal • prurido nasal • conjuntivite	• sintomas unilaterais • obstrução nasal sem outros sintomas • rinorreia mucopurulenta • rinorreia posterior (descarga posterior) com muco espesso e/ou ausência de rinorreia anterior • dor • epistaxe recorrente • anosmia

Fonte: Desenvolvido pela autoria.

Quadro 31.11 Classificação da rinite alérgica.

Quanto à frequência dos sintomas
Intermitente • ≤ 4 dias por semana **ou** • ≤ 4 semanas consecutivas
Persistente • > 4 dias por semana e • > 4 semanas consecutivas
Impacto dos sintomas na qualidade de vida
Leve Todos os seguintes: • sono normal • sem impacto em atividades diárias, incluindo esporte e lazer • atividade normal na escola • sintomas presentes, mas não problemáticos
Moderada/grave Um ou mais critérios abaixo: • prejuízo do sono • impacto negativo nas atividades diárias, incluindo esporte e lazer • prejuízo nas atividades da escola • sintomas incômodos

Fonte: Desenvolvido pela autoria.

Rinossinusites de repetição

Rinossinusite pode ser clinicamente definida como uma resposta inflamatória da mucosa que reveste o nariz e os seios paranasais, podendo em alguns casos estender-se para o neuroepitélio e ossos subjacentes.

A rinossinusite é classificada de acordo com a duração dos sintomas em:

- **Rinossinusite aguda**, quando as manifestações clínicas duram até 4 semanas e evoluem para a resolução completa. Levanta-se a suspeita quando os sintomas de um resfriado comum pioram após o 5º dia ou persistem por mais de 14 dias (ver Capítulo 16 – Trauma cranioencefálico e outros traumas fechados);
- **Rinossinusite subaguda**, semelhante à rinossinusite aguda, mas os sintomas se prolongam por 4 a 12 semanas;
- **Rinossinusite crônica**, quando os sintomas persistem por mais de 12 semanas, podendo evoluir com exacerbações agudas e com alteração permanente da mucosa sinusal;
- **Rinossinusite recorrente**, quando ocorrem mais de três episódios de rinossinusites agudas em 1 ano, intercalados por períodos assintomáticos, sem alteração da mucosa;
- **Rinossinusite complicada** é aquela que se estende além dos limites dos seios paranasais, podendo ocorrer comprometimento local (otite), ósseo (osteomielite, osteomastoidite), orbitário (celulite), intracraniano (abscessos) ou sistêmico (sepse) em qualquer uma das fases descritas.

Na abordagem das rinossinusites recorrentes e crônicas, devem ser identificados os fatores predisponentes (Quadro 31.12), bem como os medos e as preocupações dos pais e familiares. O compartilhamento nas decisões terapêuticas e o manejo clínico também são fundamentais. Recomenda-se vincular a criança e o adolescente a um serviço de saúde para que a equipe possa aprofundar o conhecimento do padrão evolutivo dos episódios infecciosos.

Quadro 31.12 Fatores que exacerbam ou contribuem para rinossinusite recorrente e crônica.

• Rinite alérgica • Exposição crônica a irritantes ambientais ou substâncias ciliostáticas (centros urbanos, tabagismo) • Imunodeficiência (especialmente defeitos na produção ou função de anticorpos) • Defeitos no *clearance* mucociliar • Infecções recorrentes de vias aéreas superiores • Anormalidade anatômica predispondo à obstrução dos seios paranasais • Doença sistêmica (granulomatose de Wegener, síndrome de Churg-Strauss, sarcoidose)

Fonte: Desenvolvido pela autoria.

As **rinossinusites de repetição** não cursam com alteração persistente da mucosa entre os episódios agudos, que devem ser tratados individualmente, como quadros de rinossinusite aguda (ver Capítulo 16 – Trauma cranioencefálico e outros traumas fechados). A profilaxia com antibiótico é controversa, podendo provocar o desenvolvimento de cepas bacterianas resistentes, mas pode ser administrada em casos específicos. A relação entre rinite alérgica e rinossinusite de repetição não é clara; entretanto, recomenda-se o tratamento daquela em razão da sua morbidade e piora da qualidade de vida da criança, do adolescente e de sua família.

Na **rinossinusite crônica**, toda a mucosa nasal e a dos seios paranasais está sobre a ação de uma complexa resposta inflamatória, e não só de um simples processo infeccioso, mesmo que bactérias possam estar complicando ou perpetuando este processo. Os critérios diagnósticos estão listados no Quadro 31.13. Subdivide-se em três grupos: com polipose nasal; sem polipose nasal; e alérgica (Quadro 31.14). Para o diagnóstico, são obrigatórias rinoscopia, endoscopia nasal ou tomografia de seios da face; portanto, recomenda-se encaminhamento ao otorrinolaringologista.

Quadro 31.13 Critérios de rinossinusite crônica.

Presença de pelo menos 2 dos 4 sintomas seguintes por mais de 12 semanas:
- Drenagem nasal mucopurulenta anterior e/ou posterior
- Obstrução nasal
- Dor, sensação de opressão ou sensação de plenitude em face
- Tosse
- + Confirmação por rinoscopia ou endoscopia nasal ou tomografia computadorizada de seios da face

Fonte: Desenvolvido pela autoria.

O tratamento deve ser realizado em conjunto com o otorrinolaringologista. Atualmente, preconiza-se o uso de lavagem nasal abundante com soro fisiológico, curso de corticosteroide sistêmico por 10 dias e antibioticoterapia prolongada (por 3 a 4 semanas). A lavagem nasal deve ser realizada com soro fisiológico, volume de 5 mL a 10 mL aplicados com seringa, para remover secreções, alérgenos e irritantes e reduzir o gotejamento pós-nasal. Sugere-se frequência de cinco vezes ao dia e executar a lavagem antes da aplicação do corticosteroide intranasal. Os agentes etiológicos isolados são variáveis, incluindo o *S. aureus* e bactérias anaeróbias. O agente de 1ª escolha é amoxicilina-clavulanato (45 mg/kg/dia, a cada 12 horas); para pacientes com alergia à penicilina ou com suspeita de infecção por *S. aureus* meticilinorresistente, pode-se optar por clindamicina (20 a 40 mg/kg/dia em 3 a 4 doses diárias). A seguir, na fase de manutenção, está indicado corticosteroide intranasal. Ainda há dúvidas quanto ao tempo de duração ideal do tratamento. Para o paciente com sintomas irritativos de rinite associados (prurido e espirros), pode ser benéfica a associação de anti-histamínico não sedativo ou antileucotrieno (montelucaste).

Faringotonsilites recorrentes

As tonsilas são constituídas por tecido linfoide associado à mucosa, estrategicamente situada na porta de entrada dos sistemas respiratório e digestório, portanto alvo de agressões frequentes. Faringotonsilite pode fazer parte do quadro clínico inicial de praticamente todas as infecções de vias aéreas superiores e de muitas doenças comuns da infância (p. ex., varicela, rubéola, hepatite). Cabe ao pediatra avaliar o quadro clínico apresentado em cada episódio, se a evolução foi benigna e com melhora espontânea, compatível com etiologia viral.

O diagnóstico de **faringotonsilite estreptocócica** recorrente requer que cada episódio agudo seja adequadamente documentado em prontuário e confirmado com realização de teste rápido e/ou cultura de secreção de orofaringe.

A partir desse pressuposto, os critérios para classificação da recorrência são:

- Recorrência grave: sete episódios em 1 ano, cinco episódios/ano em 2 anos, três episódios/ano em 3 anos, com pelo menos um dos comemorativos a seguir: febre superior a 38,3 °C; adenomegalia cervical anterior (> 2 cm); exsudato tecidual; ou cultura positiva para estreptococos do grupo A beta-hemolítico.

- Recorrência leve/moderada: frequência e intensidade dos sintomas menores em relação à descrição mencionada aqui anteriormente.

Quadro 31.14 Classificação das rinossinusites crônicas.

Características	Com polipose nasal	Sem polipose nasal	Fúngica alérgica
Pólipos nasais bilaterais	Sim (obrigatório para diagnóstico)	Não (exclusão é obrigatória para o diagnóstico)	Sim (na maioria dos casos)
Mucina alérgica	Pode estar presente	Pode estar presente	Sim (obrigatório para o diagnóstico)
Doença respiratória exacerbada pela aspirina	Asma presente em 40% dos pacientes. Intolerância à aspirina e asma presentes em 15% dos pacientes	Rara	Pode estar presente
Evidência de alergia a fungo IgE-mediada	Pode estar presente	Pode estar presente	Sim (obrigatório para o diagnóstico)

Fonte: Desenvolvido pela autoria.

Sabe-se que o pico de incidência dessas infecções ocorre entre 3 e 7 anos de vida.

Como justificativa para recorrência de faringotinsilite recorrente, existem três possibilidades:

- Recidiva: causada pelo mesmo sorotipo de estreptococo do grupo A (SGA), ocorre alguns dias ou semanas após a infecção inicial. Possíveis causas: não aderência ao esquema antibiótico prescrito; duração insuficiente ou falha do tratamento; infecção "em pingue-pongue" a partir dos contactantes familiares (um familiar transmite a bactéria a outro que já estava curado, e assim vai ocorrendo recontaminação); presença de bactérias retidas nas tonsilas; interferência da flora habitual da orofaringe no tratamento.
- Reinfecção: causada por outro sorotipo de SGA adquirido de contactantes domiciliares ou na comunidade. Nesses casos, o procedimento consiste em buscar nos comunicantes uma fonte de infecção que deve ser adequadamente tratada.
- Estado de portador: pacientes que tiveram infecção aguda por SGA podem, mesmo após tratamento adequado, continuar albergando a bactéria nas tonsilas de maneira assintomática. O estado de portador é definido pelo encontro de cultura positiva com o mesmo sorotipo de estreptococo entre os episódios de faringotinsilite e ausência de resposta sorológica aos antígenos extracelulares do estreptococo (antiestreptolisina O e antidesoxirribonuclease B) na fase de convalescença. A prevalência de estado de portador em crianças com idade superior a 5 anos é relativamente alta (uma em cada oito crianças). É improvável que dissemine o estreptococo para contactantes e que desenvolva complicações supurativas ou não supurativas. Em geral, o portador não requer tratamento antibiótico, exceto se história pessoal ou familiar de febre reumática, glomerulonefrite aguda, disseminação de infecções estreptocócicas entre contactantes (em "pingue-pongue") ou surtos em comunidades fechadas. Em vigência de quadro viral agudo, o portador pode ser indevidamente diagnosticado como faringotinsilite estreptocócica, pois o agente é identificado no teste rápido e na cultura. Por isso, é prejudicial e não recomendada a realização desses exames caso o paciente apresente sinais e sintomas sugestivos de infecção viral (coriza, conjuntivite, lesões orais ulcerativas ou vesiculares, exantema não escarlatiniforme, diarreia e ausência de febre).

A cultura de secreção de orofaringe, após tratamento de faringotinsilite aguda, para controle de cura, geralmente não é necessária. Porém, em crianças com faringotinsilite recorrente, pode ser útil para se diferenciar entre reinfecção e estado de portador assintomático.

Tonsilectomia

As duas indicações principais de tonsilectomia são obstrução (da via aérea nasofaríngea e/ou orofaríngea ou da via deglutória orofaríngea) e infecções recorrentes ou crônicas (otite média, mastoidite, sinusite, tonsilite, adenite cervical).

Devem ser avaliados riscos e benefícios da cirurgia. A favor da conservação do tecido linfoide estão:

- Valorização dos tecidos linfoides como mecanismo de defesa local e sistêmico.
- A hipertrofia fisiológica do anel linfático de Waldeyer ocorre até 4 a 6 anos de idade, com posterior involução. Da mesma forma, as afecções associadas a adenoides e tonsilas tendem a declinar após esse período.
- Os riscos envolvidos no procedimento são:
- Risco anestésico e cirúrgico.
- Complicações frequentes no pós-operatório, como odinofagia, otalgia, ansiedade e distúrbios do sono.
- Sangramento é a complicação grave mais comum no pós-operatório, por vezes com necessidade de transfusão de concentrado de hemácias e reabordagem cirúrgica.

Portanto, a decisão deve ser individualizada. Alguns fatores podem auxiliar nesta decisão:

- frequência e gravidade das tonsilites;
- prejuízo de qualidade de vida e do rendimento escolar;
- contexto social desfavorável;
- preferências do paciente e de familiares.

Em casos de **recorrência grave** de tonsilite estreptocócica, a abordagem cirúrgica pode ser benéfica, portanto o paciente deve ser encaminhado ao otorrinolaringologista. Para **recorrência leve ou moderada**, o benefício de tonsilectomia é pequeno e não justifica o risco, exceto se houver complicação associada (p. ex., resistência ou intolerância a múltiplos antibióticos, abscesso peritonsilar, história pessoal de cardiopatia reumática ou contactante com histórico de cardiopatia reumática).

Otite média aguda recorrente

Otite média aguda (OMA) recorrente é definida como três ou mais episódios distintos e bem documentados em 6 meses ou quatro ou mais episódios em 12 meses (Tabela 43.1), tendo o episódio mais recente ocorrido nos últimos 6 meses. Uma das preocupações em relação à recorrência de OMA é a possibilidade de persistência da efusão em ouvido médio entre os episódios (otite média secretora crônica) e prejuízo à condução da onda sonora, podendo resultar em comprometimento do desenvolvimento da fala.

O manejo envolve primordialmente **prevenção de novos episódios** por meio de:

- intervenção em fatores de risco modificáveis (tabagismo passivo, uso de chupeta, mamadeira);
- evitar permanência em creche ou optar por creches com poucas crianças (se possível);
- incentivo ao aleitamento materno;
- vacinação contra influenza e pneumocócica conjugada;
- identificar e tratar causas de obstrução persistente de vias aéreas superiores (rinite alérgica e hipertrofia de adenóide);

- antibioticoprofilaxia;
- timpanostomia com inserção de tubos de ventilação.

Lembrar-se de abordar os fatores de risco para otite média aguda tanto para prevenção primária (nas consultas de puericultura) como após o primeiro episódio de otite média aguda para evitar a recorrência.

A vacinação pneumocócica e contra *influenza* é mais eficaz para prevenção primária. O objetivo é prevenir episódios precoces de otite média aguda antes dos 6 meses de vida e, consequentemente, prevenir otite recorrente. Após recorrência, o benefício é menos evidente, porém a criança com menos de 6 anos que não recebeu vacina pneumocócica deve receber a conjugada 13-Valente (VPC13) e a polissacarídica 23-valente. Quanto à vacina contra *influenza*, recomenda-se seguir o calendário básico com doses anuais até 5 anos de vida e, após essa idade, manter doses anuais para crianças com OMA recorrente (Quadro 31.15).

Quadro 31.15 Esquema vacinal para prevenção primária e secundária.

Vacina	Calendário
Influenza	Prevenção primária: anual a partir dos 6 meses de vida até 5 anos de vida. Na primovacinação antes dos 8 anos: duas doses com intervalo de 1 mês. Prevenção secundária: para a criança com OMA recorrente, acima de 5 anos de idade: manter dose anual
Pneumocócica conjugada 10-valente (disponível em UBS) ou 13-valente (disponível em rede particular)	Prevenção primária: • pneumo 10-valente: 2 meses, 4 meses e reforço aos 12 meses • pneumo 13-valente: 2 meses, 4 meses, 6 meses e reforço entre 12 e 15 meses
Pneumocócica conjugada 13-valente	Prevenção secundária: abaixo de 6 anos de idade, para criança com OMA recorrente, que não recebeu previamente pneumo 13-valente. Recomenda-se uma dose para ampliar cobertura vacinal
Pneumocócica polissacarídica 23-valente	Prevenção secundária: • a partir dos 2 anos de vida, para criança com OMA recorrente • 8 semanas após última dose da Pneumocócica conjugada

Fonte: Desenvolvido pela autoria.

Antibioticoprofilaxia e timpanostomia com inserção de tubo de ventilação são abordagens mais invasivas, reservadas para quadros mais graves, idealmente indicadas em conjunto com o especialista (otorrinolaringologista). Fatores que podem influenciar nesta decisão são:

- idade à época do primeiro diagnóstico de OMA inferior a 6 meses (em virtude de maior risco de recorrência);
- idade inferior a 2 anos (fase de franca aquisição de fala e linguagem);
- estação do ano à época da recorrência de OMA (outono e inverno, quando as infecções respiratórias são mais frequentes);
- paciente frequenta creche ou tem irmãos com idade inferior a 5 anos;
- patologia crônica que predispõe à OMA (fenda palatina, anomalia craniofacial associada à fenda palatina submucosa, como micrognatia e glossopoptose, discinesia ciliar, síndrome de Down, imunodeficiência de subclasses de IgG). Quando a otite média aguda é o único foco infeccioso recorrente, raramente há alguma imunodeficiência grave envolvida. Quando OMA recorrente faz parte de um espectro mais amplo de infecções recorrentes, infecções supurativas em outros sítios ou infecções com resolução mais lenta do que o habitual, pode-se suspeitar de hipogamaglobulinemia, deficiência de subclasses de IgG, defeitos de fagócitos, alterações de imunidade celular e infecção por HIV. Nesses casos, recomenda-se encaminhar ao imunologista;
- atraso do desenvolvimento da fala e da linguagem, ou condições de risco para o desenvolvimento (perda auditiva permanente, deficiência visual, transtorno do espectro do autismo). Esta indicação é mais forte se associada à otite média secretora.

A escolha entre antibioticoprofilaxia ou timpanostomia com inserção de tubo de ventilação deve levar em conta o perfil de resistência bacteriana da comunidade atendida, alergia a antibióticos, risco anestésico, presença de atraso de fala e preferências da família (avaliar o impacto dos episódios de OMA na qualidade de vida da criança e da família, ressalvas quanto ao uso de antibiótico e cirurgia).

A antibioticoprofilaxia tem possível benefício de reduzir a recorrência em 20% a 50%, porém com risco de colonização da nasofaringe e de infecção de vias aéreas superiores por bactérias resistentes. O grupo mais beneficiado por essa abordagem é o das crianças com menos de 2 anos de idade. O esquema de escolha é amoxicilina, na metade da dose de tratamento (25 a 40 mg/kg/dia, uma vez ao dia), iniciado no outono ou no inverno, mantido no período em que as infecções são mais frequentes, por período não superior a 6 meses. O efeito protetor não se estende após término da administração. Episódios de OMA em vigência de quimioprofilaxia devem ser tratados com cobertura mais ampla. A escolha inicial seria amoxicilina-clavulanato. Ceftriaxone intramuscular (50 mg/kg/dia, a cada 24 horas por 3 dias) é uma opção para casos graves.

A timpanostomia com inserção de tubo de ventilação também traz possível benefício de evitar novos espisódios de OMA por 1 ano e de reduzir a frequência após esse período (Figura 31.1). Pode ser indicada nos seguintes contextos: recorrência de otite média aguda em vigência de antibioticoprofilaxia; recusa dos pais à antibioticoprofilaxia; e alergia a antibióticos. As possíveis complicações são otorreia persistente, perfuração persistente da membrana timpânica, timpanoesclerose, atrofia focal da membrana timpânica e colesteatoma. Deve-se associar adenoidectomia apenas se obstrução nasal persistente moderada ou grave.

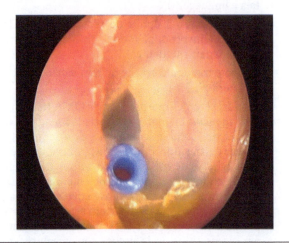

Figura 31.1 Tubo de ventilação.
Fonte: http://www.clinicacoser.com/sua_videootoscopia/videotoscopia.php.

Para evitar episódios de infecção e otorreia relacionados aos tubos de ventilação, uma orientação importante é a precaução contra a entrada de água no canal auditivo, durante o banho ou ao nadar. Outra medida importante é evitar mergulhos. Sugerimos uso de protetores de ouvido bem ajustados nessas ocasiões.

Otite média crônica

Define-se otite média crônica (OMC) como um processo inflamatório insidioso da mucosa de revestimento da orelha média, podendo acometer células da mastoide, por período superior a 3 meses e acompanhada de:

- secreção por trás de membrana timpânica intacta (**otite média crônica secretora**) ou;
- otorreia, persistente ou intermitente, associada à perfuração de membrana timpânica (**otite média crônica com perfuração**).

Ambas são afecções que predispõem ao colesteatoma adquirido, complicação caracterizada por proliferação anormal de epitélio escamoso na orelha média. Quando presente, caracteriza **otite média crônica colesteatomatosa**.

Otite média secretora

Define-se otite média secretora (OMS) como a presença de efusão em orelha média e ausência de sinais e sintomas agudos de inflamação. Essa efusão geralmente surge após episódio de OMA, reconhecido ou não, e pode persistir por semanas a meses após a infecção e os sinais agudos terem se resolvido. Em geral, ocorre resolução espontânea em 3 meses. Porém, em 10% dos casos, permanece a efusão após esse período (Figura 31.2), o que caracteriza otite média crônica secretora (OMCS).

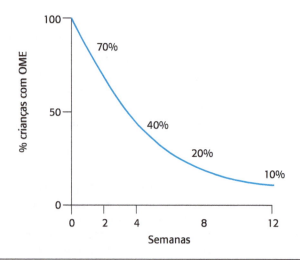

Figura 31.2 Porcentagem de crianças com otite serosa, ao longo das semanas, após resolução da otite média aguda.
Fonte: Desenvolvida pela autoria.

A **patogênese** é multifatorial: o principal fator implicado é persistência de biofilme bacteriano em ouvido médio, causando inflamação crônica (comumente a cultura da efusão é negativa). Disfunção tubária resultando em *clearance* inadequado da secreção do ouvido médio, atopia, refluxo gastroesofágico e predisposição genética também podem contribuir.

As duas **consequências** mais deletérias da otite média crônica secretora são:

- **perda auditiva condutiva:** resultante da presença de líquido em ouvido, o som oferecido ao conduto auditivo externo será pouco transmitido ao ouvido interno e, portanto, boa parte será refletida;
- **alteração estrutural de membrana timpânica:** a efusão contém leucotrienos, prostaglandinas e ácido araquidônico, que podem gerar alterações reativas na membrana timpânica adjacente, ao passo que a hipoventilação relativa do ouvido médio provoca pressão negativa, que predispõe a bolsas de retração focais e atelectasia generalizada da membrana timpânica e colesteatoma.

Sintomas

A OMCS pode ser assintomática (em até 50% dos casos) ou sintomática. As possíveis manifestações clínicas são listadas a seguir:

- Otalgia intermitente e leve. Em lactentes, sinais indiretos de otalgia são irritabilidade, prejuízo do sono e fricção do ouvido afetado.
- Sensação de plenitude auricular (muitas vezes referida por crianças pequenas como dor).
- Perda auditiva, que pode ser referida objetivamente por crianças mais velhas ou deduzida a partir de alguns indícios: dificuldade de compreender a conversa em volume habitual (necessidade de conversar em volume mais alto com a criança e de repetir as frases), necessidade de volume alto na televisão para haver compreensão, falha em rea-

gir adequadamente a ruídos do ambiente (não se direcionando a estímulos como chamados, toque de telefone ou campainha), alterações de comportamento (distração, irritabilidade, hiperatividade), atraso de fala, dificuldade ou atraso escolar.
- Alterações de equilíbrio, incoordenação motora, atraso do desenvolvimento motor grosseiro.

Sinais

À otoscopia, a membrana timpânica pode apresentar alterações nos seguintes parâmetros:
- translucidez: a membrana pode estar totalmente opaca ou translúcida, permitindo a visualização de nível líquido ou bolhas de ar (Figura 31.3);
- coloração: rósea clara até acinzentada;
- posição: pode estar em posição neutra ou retraída em vários graus, com retração total ou localizada em um dos quadrantes.

À otoscopia pneumática, verifica-se mobilidade reduzida da membrana timpânica.

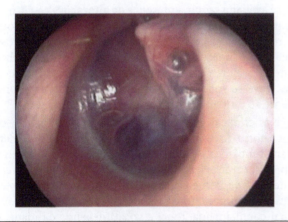

Figura 31.3 Otite média secretora. Membrana timpânica intacta, de posição e coloração normais. Presença de nível líquido.
Fonte: http://escuela.med.puc.cl/publ/Otoscopia/OtitisMediaEfusion.html.

O padrão-ouro para diagnóstico da OMS é a realização de meringotomia, procedimento invasivo reservado para pesquisa. O exame clínico que mais se aproxima deste procedimento em termos de sensibilidade e especificidade é a **otoscopia pneumática**. Quanto à técnica, o espéculo do otoscópio deve estar bem adaptado ao conduto auditivo externo, para não haver escape de ar. Através de uma pequena pera de borracha acoplada ao otoscópio, pressiona-se o ar sobre a membrana timpânica e verifica-se sua mobilidade. A orelha média preenchida por líquido dificulta ou impede que a membrana timpânica se mova quando uma pressão positiva é aplicada pelo bulbo do otoscópio pneumático. Trata-se de um recurso semiológico prático e barato, porém é necessário que o examinador adquira experiência realizando este exame em crianças hígidas para obter parâmetros de mobilidade normal.

Caso este recurso não esteja disponível ou o profissional não seja treinado para sua realização, um método alternativo para o diagnóstico é a **timpanometria**. Pré-requisitos para sua realização são conduto auditivo limpo, membrana timpânica íntegra, colaboração da criança e ambiente adequado. Através de uma sonda com manômetro, aplica-se uma pressão graduada (entre +200 e -400 da Pa) no conduto auditivo externo e avaliam-se a mobilidade e a complacência do conjunto tímpano-ossicular (alteração de volume conforme se altera a pressão), como ilustra a Figura 31.4. Trata-se de medida objetiva e dinâmica, que gera a construção de um gráfico denominado timpanograma, cuja interpretação tem como base no gradiente do pico. As curvas são, então, classificadas em tipos A, B e C. A curva A (Figura 31.5) mostra complacência tímpano-ossicular e das cavidades do ouvido médio normal (pico estreito centrado no 0, com uma variação de -100 a 100). Na presença de efusão em ouvido médio, a curva não apresenta pico, é achatada, ou seja, não há ponto de máxima complacência e não há simetria ao se testarem pressões negativas e positivas (curva tipo B), conforme a Figura 31.6.

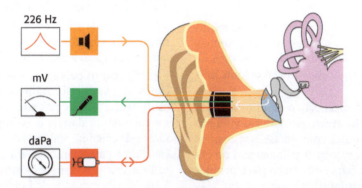

Figura 31.4 Um impedanciômetro é formado por uma sonda que se adapta ao tamanho do canal auditivo externo e apresenta três canais um altofalante que produz o som de referência, um microfone que recolhe o som após a absorção pela cadeia tímpano-ossicular e as cavidades do ouvido médio e um manômetro que permite variar a pressão do ar dentro do canal auditivo externo. A realização da impedanciometria engloba timpanometria e pesquisa de reflexo do estapédio.
Fonte: Desenvolvida pela autoria.

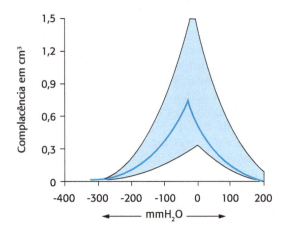

Figura 31.5 Timpanometria normal. Curva tipo A (em vermelho). Área verde da Figura indica os limites de normalidade.

Fonte: Adaptada de http://www.interacoustics.com/main/_downloads/QuickGuides/QuickGuidetoTympanometry.pdf.

sem perda auditiva devem ser encaminhados para otorrinolaringologista e avaliação fonoaudiológica, para intervenção precoce.

Quadro 31.16 Fatores de risco para problemas de desenvolvimento infantil.

- Suspeita ou diagnóstico de atraso de fala e linguagem
- Déficit auditivo previamente diagnosticado, seja condutivo, seja neurossensorial
- Dificuldade escolar
- Atraso do desenvolvimento global
- Transtornos do espectro do autismo
- Distúrbio visual incorrigível
- Síndromes ou alterações craniofaciais que cursam com atraso cognitivo, de fala e de linguagem (p. ex., síndrome de Down)
- Fenda palatina associada ou não a síndromes

Fonte: Desenvolvido pela autoria.

Caso não haja atraso ou fator de risco para atraso, deve-se avaliar a seguir a presença de **alterações estruturais de membrana timpânica** (retração de membrana, bolsas de retração, atelectasia focal ou generalizada, erosão ossicular, timpanoesclerose), caracterizadas como sequela de otite serosa crônica. Caso essas alterações sejam detectadas, deve-se solicitar audiometria e encaminhar prontamente ao otorrinolaringologista para seguimento.

Nas crianças com desenvolvimento normal, sem outros fatores de risco e sem alterações estruturais de membrana timpânica, se a otite secretora persistir por mais de 3 meses, caracterizando, portanto OMCS, deve ser realizada uma audiometria. A técnica escolhida para a realização da audiometria (de observação comportamental, tonal condicionada, tonal e vocal) depende da idade, da cooperação e do desenvolvimento de fala da criança. Seu resultado determinará a conduta a ser seguida nesta etapa.

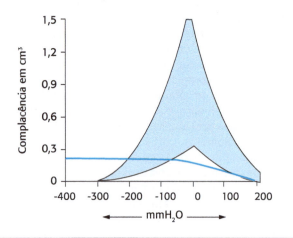

Figura 31.6 Timpanometria na otite secretora. Curva tipo B (plana e sem pico).

Fonte: Adaptada de http://www.interacoustics.com/main/_downloads/QuickGuides/QuickGuidetoTympanometry.pdf.

Seguimento

Um recurso imprescindível para o bom seguimento do paciente com OMCS é o correto registro no prontuário da temporalidade e da lateralidade dos episódios de OMA (se presentes) e do diagnóstico inicial de otite média secretora.

No momento inicial do diagnóstico de otite secretora, deve-se **determinar se há atraso** do desenvolvimento da fala e da linguagem (avaliar com ênfase nos marcos de socialização, linguagem receptiva e linguagem de expressão) e/ou presença de **fatores de risco para problemas de desenvolvimento infantil** (Quadro 31.16). Nas crianças com atraso detectado ou com fator de risco para atraso, a audiometria deve ser realizada precocemente, ou seja, no momento do diagnóstico da otite secretora. Nessas crianças, uma perda auditiva mínima pode ter grande impacto na aquisição de fala e linguagem e mesmo casos

Audição normal (menor ou igual a 20 dB)

Recomenda-se observação rigorosa, que implica otimizar os estímulos para adequado desenvolvimento da fala e linguagem e reavaliação clínica em 3 meses.

Informar os pais e cuidadores sobre a possibilidade de evolução para perda auditiva nesse período de observação e traçar estratégias para otimizar a audição e o desenvolvimento da fala e da linguagem: aproximar-se a 1 metro da criança, realizar bom contato visual e falar com ela clara e pausadamente, em volume mais alto, podendo utilizar auxílios visuais (gestos e figuras) concomitantes à fala, desligar ruídos de fundo possivelmente distratores (música, rádio, televisão), ler para a criança ou com ela, explicando a ela as figuras e fazendo-lhe perguntas, repetir palavras, frases e perguntas quando não compreendidas e providenciar assento preferencial na sala de aula, próximo à professora.

Nesse período de 3 meses, é muito provável que haja resolução espontânea da efusão. No retorno, deve-se avaliar surgimento de novos sintomas e o desenvolvimento da fala, além de realizar otoscopia pneumática (ou timpanometria). Caso persista a otite secretora, deve-se realizar nova audiometria e atuar conforme o resultado. Enquanto perdurar a efusão, os retornos devem ser trimestrais ou semestrais, com enfoque nos sintomas, desenvolvimento da fala, otoscopia pneumática (ou timpanometria) e realização de audiometria. O paciente deve ser encaminhado ao otorrinolaringologista se evoluir nas consultas sequenciais com alterações que indiquem cirurgia (atraso de fala, alteração estrutural de membrana timpânica ou se acumular duração total da efusão maior do que 12 meses). O Quadro 31.17 sintetiza as indicações para referir ao otorrinolaringologista.

Quadro 31.17 Indicações para referir ao otorrinolaringologista.

- Atraso de fala ou situações de risco para problemas do desenvolvimento
- Alterações estruturais da membrana timpânica
- Perda auditiva igual ou maior 40 dB
- Perda auditiva entre 21 e 39 dB (indicação relativa)
- Otite secretora bilateral por mais de 3 meses
- Otite secretora unilateral por mais de 6 meses
- Otite secretora com duração cumulativa maior do que 12 meses
- Sintomas com prejuízo de qualidade de vida
- Otite média aguda recorrente e vigência atual de otite média secretora

Fonte: Desenvolvido pela autoria.

Perda auditiva leve (entre 21 e 39 dB)

Pode-se optar por observação clínica rigorosa ou referir para o otorrinolaringologista.

Qualquer que seja a opção escolhida, devem ser realizadas as mesmas estratégias para se otimizar o estímulo à fala e à linguagem descritas no item anterior. Nesse caso, informar pais e cuidadores que já está estabelecida perda auditiva, o que aumenta a importância das medidas comportamentais para prevenir atraso de fala.

Alguns critérios podem auxiliar a decisão de manter acompanhamento clínico rigoroso ou encaminhar ao otorrinolaringologista. A tendência ao encaminhamento é maior perante:

- Otite média secretora bilateral com duração superior a 3 meses: é associada à hipoacusia mais intensa e a baixas taxas de resolução espontânea (25% em 6 meses e 30% em 12 meses)
- OMCS unilateral com duração superior a 6 meses ou duração cumulativa de mais de 6 dos últimos 12 meses: há evidência de que a taxa de resolução espontânea se reduz na medida em que a efusão se prolonga. A efusão prolongada também aumenta o risco de alterações estruturais de membrana timpânica.
- Idade inferior a 3 anos: por se tratar de período de franca aquisição de fala e de linguagem.
- Antecedente pessoal de otite média aguda recorrente no último ano, pois, com as infecções, ocorre aumento da duração total da efusão. Configura indicação mais precisa a presença de efusão no momento do encaminhamento.
- Sintomas causando prejuízo de qualidade de vida: otalgia, distúrbios de sono, alterações comportamentais ou de equilíbrio.
- Ambiente familiar desfavorável para adequado estímulo ao desenvolvimento da fala.

Se a opção for manter observação, o paciente deve ser reavaliado a cada 3 meses, clinicamente e com audiometria. Conforme achados, deve-se estratificar o risco e ponderar sobre o encaminhamento.

Perda auditiva no mínimo moderada (maior ou igual a 40 dB)

As crianças acometidas devem ser encaminhadas ao especialista para avaliação cirúrgica, pois uma perda auditiva dessa magnitude pode prejudicar o desenvolvimento da fala e da linguagem e o rendimento escolar.

Timpanostomia (inserção de tubos de ventilação)

O encaminhamento ao otorrinolaringologista é necessário quando há possibilidade de intervenção cirúrgica (Quadro 31.17). A indicação, os potenciais benefícios e riscos da abordagem cirúrgica devem ser elucidados e discutidos com os familiares. **Meringotomia associada à inserção de tubos de ventilação** tem como objetivo promover a drenagem da efusão, manter a orelha média aerada, restaurar sua mucosa e melhorar a audição, pelo período em que o tubo permanecer locado e patente (Figura 31.1). O tubo de ventilação também ajuda a reduzir eventuais sintomas associados. Potenciais riscos do procedimento são: otorreia associada à permanência do tubo; timpanoesclerose; atrofia focal da membrana timpânica; e colesteatoma. Após a extrusão do tubo, podem ocorrer dois eventos indesejáveis: persistência da perfuração timpânica ou recorrência da efusão, esta última descrita em até 50% dos casos, sendo necessária talvez reabordagem cirúrgica.

Meringotomia isolada (sem inserção de tubo de ventilação) é inefetiva no tratamento de OMCS, pois o fechamento da incisão ocorre em apenas alguns dias.

Adenoidectomia não deve ser realizada no primeiro ato cirúrgico, pois foi comprovado que os riscos não superam os benefícios. Caso haja indicação de reabordagem cirúrgica, além da inserção do tubo de ventilação, pode-se realizar adenoidectomia. Em crianças maiores de 4 anos, essa abordagem está associada a melhores taxas de resolução definitiva. Em crianças menores de 4 anos, esse benefício não está tão bem estabelecido, portanto deve haver indicação específica (p. ex., obstrução nasal persistente, hipertrofia de adenoide).

Tonsilectomia não melhora a evolução de otite secretora e não deve ser realizada, a menos que haja indicação específica.

Tratamento medicamentoso

O uso de **antibióticos** para tratamento de OMCS é contraindicado, pois o modesto efeito de reduzir a efusão por 2 meses não suplanta os riscos de efeitos colaterais (diarreia, vômitos, *rash* cutâneo) e indução de resistência bacteriana.

Anti-histamínicos e **descongestionantes** têm pouco efeito sobre redução da duração da otite serosa ou prevenção de suas complicações e estão igualmente contraindicados. **Corticosteroide sistêmico** promove melhora apenas por curto período, sendo contraindicado na OMCS, pois os riscos são maiores do que os benefícios. **Corticosteroide intranasal** não mostra nenhum benefício para OMCS, estando indicado apenas se concomitante rinite alérgica persistente ou grave.

Tratamento adjuvante

Outra alternativa para o tratamento da OMCS é a autoinsuflação, que consiste em realizar manobra de expiração forçada com boca e nariz obstruídos, no intuito de aumentar a pressão intranasal e, assim, abrir a tuba auditiva e drenar a efusão do ouvido médio. Pode-se realizar manobra de Valsalva ou insuflar bexiga ou balão específico para este fim. Propõe-se frequência de duas vezes ao dia e duração de 3 meses para esse tratamento. Tem mínimos efeitos colaterais (como desconforto no momento da realização) e foram demonstrados alguns benefícios, como melhora dos sintomas, da qualidade de vida e da timpanometria, porém o nível de evidência é modesto. Pode ser uma tentativa válida no grupo de crianças pré-escolares ou escolares selecionadas para conduta expectante e que compreendam e executem adequadamente a técnica. Não deve ser realizada se a criança apresentar descarga nasal anterior ou posterior.

Otite média crônica com perfuração

A pressão exercida por abscesso em orelha média sobre a membrana timpânica provoca, em alguns casos, isquemia, necrose e perfuração, a partir da qual ocorre drenagem da secreção purulenta, processo conhecido como "otite média aguda supurada". Com o alívio da pressão, a membrana timpânica, que é extensamente vascularizada, geralmente cicatriza rapidamente, fechando a perfuração em horas a dias. Quando a perfuração se mantém por mais de 3 meses, dá-se o diagnóstico de otite média crônica com perfuração (Figura 31.7).

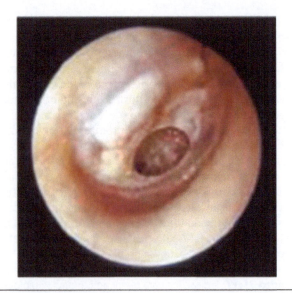

Figura 31.7 Otite média crônica com perfuração.
Fonte: http://www.gaes.pt/pt/Tenho_um_problema_auditivo/2g/perfuracao_do_timpano.

Casos em que os episódios de otorreia são intermitentes e com longos períodos de acalmia (2 meses ou mais) são caracterizados como **otite médica crônica simples**, sabendo-se que as alterações da mucosa da orelha média e de mastoide não são permanentes. À otoscopia, a membrana timpânica apresenta perfuração e a mucosa da caixa tem aparência normal ou discretamente edematosa, rósea e brilhante. Os ossículos geralmente estão normais, podendo ocorrer fixação por inflamação crônica ou erosão óssea, com disjunção de cadeia, dependendo da duração e da intensidade da infecção e do processo inflamatório. A timpanoplastia com eventual reconstrução de cadeia ossicular é o tratamento indicado e o especialista determinará o melhor momento para sua realização. É preconizado um período de pelo menos 3 meses sem otorreia antes da cirurgia.

Se associada a esta perfuração houver inflamação crônica de orelha média e/ou de mastoide, com drenagem purulenta persistente, o diagnóstico será **otite média crônica supurativa**. Vale ressaltar que, nestes casos, a drenagem purulenta pode melhorar com antibioticoterapia, mas recidiva logo após seu término. Ocorrem hiperplasia e hiperatividade secretora da mucosa, cujas alterações são de caráter irreversível. A otoscopia pode revelar perfurações grandes, secreção abundante e alterações em mucosa da orelha média (edema, tecido de granulação e pólipos). A mucosa das células mastoídeas é sempre acometida, o que ajuda a manter o processo infeccioso. É mais comum nos primeiros 5 anos de vida, em países em desenvolvimento (sem acesso a sistema de saúde e, portanto, sem diagnóstico e tratamento adequados de otite média aguda) e pacientes com fatores de risco, como anormalidades craniofaciais, otite media aguda recorrente e patologias que cursam com disfunção tubária. Os agentes etiológicos mais implicados na otite crônica supurativa são *Staphylococcus aureus*, *Pseudomonas aeruginosa*, Proteus, enterococos e anaeróbios.

O tratamento consiste no uso de antibiótico tópico e/ou sistêmico, além de cuidados locais:

- Higiene periódica do canal auditivo externo pelo especialista (com sonda ou cureta específica e *swab* de algodão ou através de sucção) removendo cerume, secreção purulenta e debris, com intenção de melhorar a penetração das gotas otológicas de antibiótico ou antisséptico no foco das lesões.
- Proteção auricular durante o banho, contra a entrada de água no canal auditivo.

A antibioticoterapia tópica oferece maior biodisponibilidade, sendo preferencial em relação à sistêmica em virtude da presença de lesão tecidual, inflamação, cicatrizes e vascularização limitada do ouvido médio. Fluorquinolonas (ciprofloxacina, ofloxacina) são efetivas contra a maioria bactérias gram-positivas e gram-negativas causadoras de otite média crônica e têm melhor ação contra Pseudomonas e risco menor de ototoxicidade em relação aos aminoglicosídeos. Os preparados combinados com corticosteroide em teoria diminuem a inflamação da mucosa e, assim, melhoram a penetração do antibiótico, mas a sua real eficácia ainda não foi comprovada. Em caso de falha terapêutica, deve-se realizar antibioticoterapia sistêmica, guiada por cultura da secreção. A cirurgia é reservada aos casos refratários e associados a complicações (p. ex., colesteatoma, perda auditiva) e as opções são timpanoplastia ou timpanomastoidectomia.

Colesteatoma adquirido

Colesteatoma é a proliferação anormal de epitélio escamoso em orelha média, osso mastoide e, mais raramente, conduto auditivo externo. Adquirido (de interesse para este capítulo) é o que se desenvolve após o nascimento e como resultado de doença crônica de ouvido médio. Fatores de risco são: otite média aguda recorrente; otite média crônica (secretora ou com perfuração); síndromes de Down ou de Turner; fenda palatina; anomalias craniofaciais; e história familiar de doenças de orelha média ou de colesteatoma. Disfunção crônica da tuba auditiva, pressão negativa em ouvido médio (otite secretora) e atelectasias timpânicas focais resultam em invaginações da membrana, denominadas "bolsas de retração". Em geral, o colesteatoma adquirido surge a partir destas bolsas de retração, que sequestram as células descamativas e propiciam sua proliferação. Pode também surgir a partir de perfurações de membrana timpânica ou de tubos de timpanostomia. Embora a histologia seja benigna, pode crescer a ponto de englobar e destruir a cadeia ossicular em ouvido médio, culminando em perda auditiva condutiva.

A detecção precoce é fundamental para evitar complicações, como perda auditiva e necessidade de abordagem cirúrgica extensa. A apresentação clínica mais comum é persistência da otorreia por mais de 2 semanas apesar de tratamento adequado para infecção aguda. Perda auditiva de início recente também pode ser sugestiva. Assim, recomenda-se realizar otoscopia nas consultas ambulatoriais de rotina e audiometria periodicamente em pacientes com otite média recorrente ou crônica. A otoscopia pode revelar debris de queratina, com aspecto de massa esbranquiçada, visualizados pela perfuração (Figura 31.8) ou atrás de membrana timpânica intacta, ou bolsas de retração, rasas ou profundas, com ou sem tecido de granulação. O diagnóstico é confirmado por otomicroscopia realizada por otorrinolaringologista e/ou tomografia computadorizada de alta resolução de osso temporal, que pode revelar erosão ou destruição óssea.

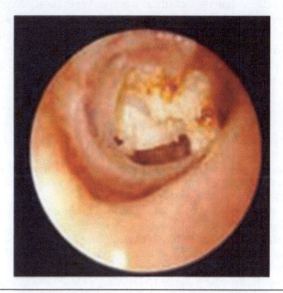

Figura 31.8 Colesteatoma. Debris de queratina, brancos, com aspecto de queijo.

Fonte: http://www.gaes.pt/pt/Tenho_um_problema_auditivo/2m/colesteatoma/.

Outras complicações possíveis são infecção secundária (geralmente por *Pseudomonas*, *Proteus*, *Bacteroides* e *Peptococcus*), paralisia de nervo facial ou abducente, vertigem e infecções graves (meningite bacteriana e abscesso cerebral). Portanto, o tratamento é cirúrgico, com objetivo de remover todo o epitélio escamoso do osso temporal e preservar ou restaurar a audição (timpanoplastia e reconstrução dos ossículos se necessário).

O colesteatoma recorre em mais de 50% dos pacientes nos primeiros 5 anos após a cirurgia. Fatores de risco são: tuba auditiva não funcionante; colesteatoma extenso; e erosão dos ossículos. Sinais de recorrência são a drenagem crônica de secreção e/ou perfuração de membrana timpânica. Portanto, o seguimento com especialista é de extrema importância após a abordagem cirúrgica.

Prevenção das infecções de vias aéreas superiores

A prevenção das infecções respiratórias depende de higiene pessoal e do ambiente de vida da criança e do adolescente, incluindo lavagem de mãos e de objetos de uso pessoal; cuidados com secreções; e manutenção de ambiente bem ventilado, sem exposição à fumaça de cigarro.

Deve-se recomendar vacinação contra *influenza* (a partir dos 6 meses de vida, anualmente, de preferência no início do período sazonal) e pneumocócica conjugada (conforme Programa Nacional de Imunizações).

Quando infecções são constantes e causam prejuízo na qualidade de vida em lactentes e pré-escolares que frequentam creche e escola, a possibilidade de afastamento por determinado período pode ser avaliada em conjunto com a família, visando diminuir o risco de infecções.

O uso de vitamina C, probióticos e timomodulina carece de evidências científicas e não deve ser indicado para prevenção de infecções respiratórias. A administração oral de zinco por período prolongado (mais de 5 meses) pode prevenir infecções respiratórias virais e diminuir sua intensidade e duração, porém o risco de efeitos adversos (náuseas e vômitos) supera os benefícios.

■ BIBLIOGRAFIA CONSULTADA

Bergmark RW, Pynnonen M. Diagnosis and first-line treatment of chronic sinusitis. JAMA. 2017;318(23):2344.

Bisno AL, Gerber MA. Practice guidelines for the diagnosis and management of group a streptococcal pharyngitis. Infectious Diseases Society of America. Clin Infect Dis. 2002;35:113.

Boechat JL, França AT. Marcha atópica. Rev. bras. alerg. imunopatol. 2008;31(4):139-145.

Bonilla FA, Khan DA, Ballas ZK, Chinen J. Practice parameter for the diagnosis and management of primary immunodeficiency. J Allergy Clin Immunol. 2015;136(5):1186.

Brozek JL, Bousquet J, Agache I, et al. Allergic Rhinitis and its Impact on Asthma (ARIA) guidelines – 2016 revision. J Allergy Clin Immunol. 2017;140(4) 950-958.

Carneiro-Sampaio M, Jacob CM, Leone CR. A proposal of warning signs for primary immunodeficiencies in the first year of life. Pediatr Allergy Immunol. 2011;22(3):345.

Carvalho BTC, Roxo Júnior P, Tavares FS. Como abordar a criança com infecção respiratória de repetição. Sociedade de Pediatria de São Paulo. Atualização Científica. 2008;24:343.

Clinical practice guideline: Tonsilectomy in Children. January 2011 Otolaryngology – Head and Neck Surgery.

de Martino M, Ballotti S. The child with recurrent respiratory infections: normal or not? Pediatr Allergy Immunol. 2007;18:13-8.

Diagnosis and management of acute otitis media. American Academy of Pediatrics Subcommittee on Management of Acute Otitis Media. Pediatrics. 2004;113(5):1451-65.

Dykewicz MS, Hamilos DL. Rhinitis and sinusitis. J Allergy Clin Immunol. 2010;125(2): S103-15.

Endo LM, Curi SB. Otoscopia e timpanometria no diagnóstico de otite média secretora. Jornal de Pediatria. 1998;74:5.

Griffin MR, Walker FJ, Iwane MK, et al. Epidemiology of respiratory infections in young children. Pediatr Infect Dis J. 2004;23:188-92.

Hernandez-Trujillo VP. Approach to Children with recurrent infections. Immunol Allergy Clin North Am. 2015;35(4):625. Epub 2015 Sep 4.

Isaacson G. Diagnosis of pediatric cholesteatoma. Pediatrics. 2007;120(3):603.

Junior PR, Tavares FS. Infecções de repetição: o que é importante para o pediatra. Rev Paul Pediatr. 2009;27(4):430-5.

Kobinger MEBA, Bresolin AMB. Afecções de vias aéreas superiores. In Sucupira ACSL, Kobinger MEBA, et al. (ed.). Pediatria em consultório. 5.. ed, São Paulo: Sarvier, 2010; p. 424-62.

Meltzer EO, Hamilos DL. Rhinosinusitis: establishing definitions for clinical research and patient care. J Allergy Clin Immunol. 2004;114(6 Suppl):155.

Otitis media with effusion. American Academy of Family Physicians, American Academy of Otolaryngology-Head and Neck Surgery and American Academy of Pediatrics. Subcommittee on Otitis Media With Effusion. Pediatrics, 2004;113;1412.

Paradise JL, Bluestone CD. Efficacy of tonsillectomy for recurrent throat infection in severely affected children. Results of parallel randomized and nonrandomized clinical trials. N Engl J Med. 1984;310(11):674.

Paradise JL, Bluestone CD. Tonsillectomy and adenotonsillectomy for recurrent throat infection in moderately affected children. Pediatrics. 2002;110(1 Pt 1):7.

Pynnonen MA, Mukerji SS. Nasal saline for chronic sinonasal symptoms: a randomized controlled trial. Arch Otolaryngol Head Neck Surg. 2007;133(11):1115.

Sih T, Chinski A, Eavey R, Godinho R. IV Manual de Otorrinolaringologia da Pediátrica da IAPO. Guarulhos: Lis Gráfica & Editora, 2006.

Stiehm ER, Fudenberg HH. Serum levels of immune globulins in health and disease: a survey. Pediatrics. 1966 May;37(5):715-27.

31.2 Pneumonias Recorrentes

■ Silmar de Souza Abu Gannam   ■ Denise Ballester

Introdução

A queixa de pneumonias recorrentes é frequente no atendimento ambulatorial em pediatria e abrange diagnósticos de etiologia diversificada e gravidade muito variada, com diferentes graus de morbidade e, consequentemente, condutas terapêuticas e prognósticos também diferenciados.

Existem poucos estudos na literatura que buscam analisar as causas de pneumonias recorrentes e, na sua grande maioria, as publicações são de crianças internadas em hospitais terciários e em países desenvolvidos. Esses estudos apontam que cerca de 15% a 20% dos casos de pneumonias recorrentes ficam sem etiologia definida e que grande parte das crianças com pneumonias recorrentes apresentava uma doença de base diagnosticada antes da recorrência de pneumonia, ou seja, a criança já tinha um diagnóstico de alguma doença como asma, fibrose cística ou distúrbio da deglutição, entre outras, antes mesmo de evoluir com pneumonias recorrentes.

Esses fatos sugerem que é fundamental o acompanhamento clínico e ambulatorial cuidadoso para uma abordagem racional, com o objetivo de diagnosticar doenças potencialmente graves e, ao mesmo tempo, evitar iatrogenia decorrente de investigações excessivas.

Definições

Apesar de existirem diversas definições para o termo pneumonias recorrentes, ainda não existe um consenso. Sugerem-se:

- **Pneumonia aguda:** definida como afecção do trato respiratório inferior, geralmente de origem infecciosa, de início agudo e que evolui para a cura clínica em até 4 semanas.
- **Pneumonias recorrentes ou pneumonia de repetição:** definida pela maioria dos autores como a presença de dois ou mais episódios de pneumonia aguda em 1 ano ou três ou mais episódios durante qualquer período de tempo, com resolução completa das pneumonias entre os episódios.
- **Pneumonia crônica ou persistente:** definida pela persistência da alteração radiológica por tempo maior que o esperado. Esse tempo varia de acordo com o agente etiológico: 2 a 3 semanas para o vírus sincicial respiratório e o parainfluenza, 6 a 8 semanas para o pneumococo e até 12 meses para o adenovírus. Como a determinação do agente etiológico nem sempre é possível, alguns autores sugerem o limite de 3 meses para a resolução radiológica.
- **Falsa pneumonia recorrente ou falsa pneumonia de repetição:** queixa de vários episódios de pneumonia aguda tratados com antibióticos, para os quais não é possível confirmar o diagnóstico de pneumonias recorrentes pela história, exame físico, análise de radiografias e evolução ambulatorial.

Abordagem diagnóstica

O primeiro passo, diante da queixa de pneumonias recorrentes, é realizar o diagnóstico diferencial com falsa pneumonia recorrente, o que, na prática, muitas vezes, é desafiador, já que existem muitos fatores que geram confusão diagnóstica:

1. Lactentes e pré-escolares com crises de sibilância podem apresentar quadro clínico semelhante ao de pneumonia, inclusive com alterações radiológicas como atelectasias e edema peri-hilar, que podem prejudicar a diferenciação. Muitas crises de sibilância são desencadeadas por infecções de vias aéreas superiores (IVAS), com febre e prostração, dificultando ainda mais o diagnóstico diferencial.

2. Não são infrequentes diagnósticos de "princípio, início ou começo de pneumonia" e "catarro no peito", para os quais são prescritos antibióticos. Nesses casos, episódios de IVAS podem ser interpretados como pneumonias, principalmente quando não são realizadas radiografias ou quando estas apresentam técnica inadequada. Como a incidência de IVAS em crianças saudáveis é alta, estimada em seis a oito episódios por ano na faixa etária, entre 6 meses e 5 anos de idade, em algumas crianças, esses diagnósticos imprecisos fazem a família a procurar investigação para a recorrência das pneumonias, as quais, de fato, não ocorreram.

3. A posição anatômica e o tamanho relativo do timo, principalmente em lactentes, bem como erros na técnica de realização do exame radiológico (radiografias na fase expiratória, irradiações com baixa voltagem ou o não posicionamento correto do paciente), podem gerar imagens que poderão ser interpretadas erroneamente como processos pneumônicos ou atelectasias.

4. Apesar da importância da comprovação radiológica para a confirmação do diagnóstico de pneumonias recorrentes, radiografias de tórax nem sempre são obtidas em todas as crianças com suspeita de pneumonia.

5. Nas pneumonias não complicadas, não é necessária a realização de radiografia de controle e, mesmo que esta seja realizada, a variação da técnica utilizada pode prejudicar a interpretação e a comparação das radiografias seriadas, dificultando tanto a confirmação diagnóstica como o diagnóstico diferencial de pneumonia crônica.

Assim, para o diagnóstico de pneumonias recorrentes, é imprescindível a realização de anamnese detalhada, com ênfase na cronologia dos eventos; de exame físico minucioso; de revisão das radiografias de tórax realizadas e de seguimento ambulatorial adequado.

Anamnese

Como em todas as queixas pediátricas, uma história completa é essencial. Na suspeita de pneumonia de repetição, algumas informações devem ser obtidas com detalhes.

Caracterização dos episódios suspeitos de pneumonia

Os sintomas que a criança apresentava (tosse, falta de ar, sibilância, febre, perda de peso, acometimento sistêmico), o tratamento necessário (prescrição de antibióticos, necessidade de internação em enfermaria ou em unidade de terapia intensiva (UTI), uso de oxigenoterapia, drenagem de derrame pleural), a sequência e evolução desses eventos (tempo de tratamento, falha terapêutica, tempo de internação), a explicação do médico para o adoecimento da criança e a data de cada episódio suspeito de pneumonia devem ser recuperados com a família. Estas não são informações de fácil obtenção, muitas vezes requerem algumas consultas para isso.

Todos esses dados não, necessariamente, confirmam a presença de pneumonia, exceto nos casos de derrame pleural drenado ou puncionado. Diversas internações podem ter sido indicadas pela gravidade da insuficiência respiratória, muitas vezes relacionada à crise de sibilância associada ao quadro. e não à presença de pneumonia.

Caracterização dos períodos entre as pneumonias

Os sintomas respiratórios quando a criança é exposta a determinados agentes como pó, fumaça de cigarro, poeira ou mudança de temperatura podem sugerir associação entre os quadros de pneumonias e asma.

Perguntar se a criança apresenta crises de tosse com expectoração espessa abundante, principalmente pela manhã, e/ou hemoptise que podem indicar bronquiectasia.

Episódios de tosse que ocorrem sistematicamente durante a alimentação podem sugerir relação entre pneumonias recorrentes e síndromes aspirativas.

A presença de fezes volumosas ou de fezes com características diarreicas de caráter crônico e a ocorrência de baixo ganho pondoestatural podem decorrer de má absorção intestinal, o que sugere o diagnóstico de fibrose cística.

Antecedentes pessoais

A presença de sintomas como espirros frequentes, prurido e obstrução nasal ou a referência a episódios anteriores de crise de sibilância podem sugerir o diagnóstico de rinite alérgica e asma, respectivamente.

A ocorrência de prematuridade e de baixo peso ao nascer, a presença de infecção perinatal, a necessidade de oxigenoterapia e/ou de ventilação mecânica sugerem um pulmão imaturo e agredido precocemente, o que pode determinar sintomas pulmonares recorrentes nos primeiros anos de vida, que costumam regredir com o crescimento da criança, como no caso de broncodisplasia.

O conhecimento do desenvolvimento neuropsicomotor (DNPM) da criança é fundamental, pois os casos de atraso, de etiologias e gravidade variadas costumam se associar a distúrbios de deglutição e, consequentemente, às síndromes aspirativas, as quais, por sua vez, podem favorecer o estabelecimento de pneumonias recorrentes.

Infecções recorrentes, internações pregressas por quadros infecciosos graves (sepse) ou epidemiologia para HIV podem sugerir imunodeficiência como causa das pneumonias recorrentes.

Verificar se existem antecedentes nos familiares próximos (pais e irmãos) de asma, rinite alérgica ou dermatite atópica. Investigar se existem pessoas com tuberculose na família e se a criança teve contato com elas. A história de doença pulmonar crônica na família, como a fibrose cística, também auxilia na elucidação diagnóstica. Deve-se pensar em imunodeficiência quando houver história na família de doença do sistema imunológico, infecções recorrentes graves, antecedentes de óbitos precoces e inexplicáveis, entre outros. Doença falciforme aumenta a frequência de pneumonias e, portanto, deve-se perguntar se existem casos na família.

Exame físico

Assim como a anamnese, o exame físico adequado é fundamental na avaliação da criança com suspeita de pneumonia recorrente, com especial ênfase em:

- **Estado nutricional e crescimento:** uma criança com desnutrição primária pode apresentar pneumonias de repetição pela imunodeficiência que acompanha essa situação clínica, assim como um paciente com uma doença de base (como fibrose cística) pode apresentar, como sintoma associado às pneumonias recorrentes, a desnutrição.
- **Sinais de atopia:** prega nos olhos, eczema, xerodermia, mucosa nasal pálida.
- **Sinais de dismorfia:** algumas doenças genéticas apresentam maior prevalência de alterações anatomicoestruturais, enquanto outras cursam com imunodeficiência, o que pode contribuir para a recorrência de pneumonias.

- **Avaliação cardiorrespiratória:** buscar por sinais que indiquem comprometimento pulmonar ou cardíaco como aumento do diâmetro anteroposterior do tórax, baqueteamento digital, desconforto respiratório, o uso de musculatura acessória, hipertensão arterial, sopro, desvio do *íctus* etc.

Avaliação radiológica e de exames anteriores

Toda criança com suspeita de pneumonia recorrente precisa realizar radiografias de tórax com incidências anteroposterior e lateral, de preferência quando o paciente estiver assintomático. Além disso, deve-se solicitar à família que traga todas as radiografias de tórax anteriores para que sejam avaliadas, bem como todos os exames realizados, receitas datadas e relatórios médicos e de alta hospitalar.

Todas as radiografias anteriores devem ser revistas com o objetivo de se analisar se existe imagem sugestiva de pneumonia, se ela ocorre em algum local preferencial ou se existe uma variação na localização em cada episódio.

Confirmação diagnóstica

O diagnóstico de pneumonias recorrentes é confirmado nos casos em que a história e o exame físico são compatíveis e a avaliação radiológica evidencia imagens nítidas de broncopneumonia ou consolidação pulmonar em duas ou mais ocasiões em 1 ano ou em três ou mais ocasiões em qualquer período de tempo. As alterações radiológicas podem ser:

- Em regiões diferentes do pulmão, evidenciando resolução total da pneumonia anterior e dispensando, dessa forma, uma radiografia normal entre os episódios; ou
- Ser no mesmo local do pulmão e, nesse caso, deve ter, obrigatoriamente, uma radiografia normal entre os quadros de pneumonia, mostrando resolução total entre os episódios.

Seguimento ambulatorial

Na maior parte das crianças com queixa de pneumonias recorrentes, não se confirma este diagnóstico pela história, pelo exame físico e pela análise de radiografias (falsas pneumonias recorrentes). Essa hipótese deve ser esclarecida para a família e a conduta é de seguimento ambulatorial com monitoramento dos quadros respiratórios agudo por, no mínimo, 12 meses.

Confirmado o diagnóstico de pneumonias recorrentes, deve-se verificar a presença de tabagismo entre os familiares que moram no domicílio por ser um fator de risco tanto para estabelecimento como para agravamento de infecções respiratórias e a atualização da carteira vacinal, particularmente, para as vacinas antipneumocócicas e contra vírus da *influenza*. Caso não esteja completa e/ou atualizada, encaminhar a criança para uma Unidade Básica de Saúde para realizar a atualização.

O próximo passo é estabelecer se as pneumonias ocorrem sempre na mesma região do pulmão ou em regiões variadas (Figura 31.9).

Quando as pneumonias são fixas, ou seja, ocorrem no mesmo lugar do pulmão, a causa pode estar relacionada com obstrução brônquica intraluminal, obstrução brônquica extraluminal ou anomalias estruturais da árvore brônquica (Quadro 31.18). Os casos em que as pneumonias acometem regiões variadas do pulmão apresentam uma gama extensa de diagnósticos etiológicos possíveis, destacando-se: asma; síndromes aspirativas; doenças cardíacas; e fibrose cística (Quadro 31.19).

Quadro 31.18 Pneumonias recorrentes de localização fixa.

Obstrução intraluminal
Corpo estranho
Tumores brônquicos
Pseudotumor inflamatório
Broncolitíase
Obstrução extraluminal
Adenomegalias
Sarcoidose
Tumores mediastinais
Malformações vasculares
Anomalias estruturais dos brônquios
Estenose ou atresia bronquial
Bronquiectasia adquirida ou congênita
Malformações congênitas
Broncomalácia
Cisto broncogênico
Sequestro pulmonar
Malformação adenomatoide cística
Bronchus suis

Fonte: Desenvolvido pela autoria.

Quadro 31.19 Pneumonia recorrente de localização variável.

Asma
Síndromes aspirativas
Distúrbio de deglutição
Paralisia cerebral
Síndromes convulsivas
Lesão de nervo craniano
Miastenia grave
Distrofia muscular
Alterações anatômicas (fissuras palatinas, fendas laríngeas)
Tumores da laringe ou língua
Alterações esofágicas
Acalasia
Dismotilidade esofágica
Cistos mediastinais
Doença do refluxo gastresofágico

(Continua)

464 PEDIATRIA GERAL

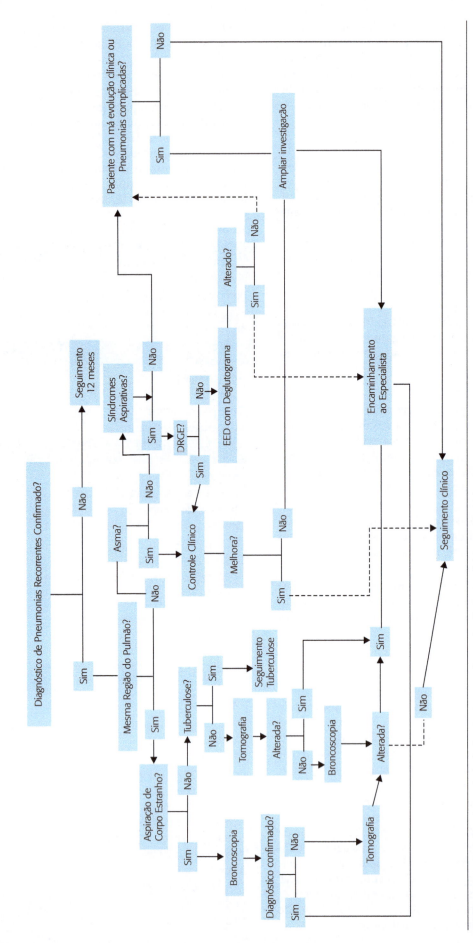

Figura 31.9 Algoritmo de seguimento de crianças com diagnóstico de pneumonias recorrentes*.

Fonte: Adaptada de de Gannam & Ballester, 2010.

Quadro 31.19 Pneumonia recorrente de localização variável. (*Continuação*)

Fístula traqueoesofágica
Distúrbios mucociliares
Fibrose cística
Discinesia ciliar primária (síndrome de *Kartagener*)
Cardiopatias
Miscelânea
Traqueobroncomalácia Displasia broncopulmonar Deficiência de α_1–antitripsina Síndrome de Löffler Hemosiderose pulmonar Histiocitose Fibrose pulmonar idiopática Vasculites (granulomatose de *Wegner*) Apergilose broncopulmonar alérgica Pneumonite de hipersensibilidade

Fonte: Desenvolvido pela autoria.

Pneumonias recorrentes de localização fixa

Após a confirmação deste diagnóstico, é necessária uma investigação para a elucidação etiológica (Figura 31.9). Quando houver suspeita de aspiração de corpo estranho, deve-se iniciar a investigação com broncoscopia. A suspeita deve ser feita quando houver história evidente de aspiração, mas como na maioria dos casos a história de aspiração de corpo estranho é ausente, a opção de se realizar broncoscopia como primeiro exame deve basear-se na faixa etária da criança (6 meses a 5 anos), na qual a possibilidade de aspiração de corpo estranho é maior. Se a broncoscopia estiver normal, realiza-se tomografia computadorizada de tórax (TCT). Se a TCT estiver alterada, deve-se encaminhar a criança para o pneumologista. Se a TCT estiver normal, recomenda-se o seguimento ambulatorial por, no mínimo, 12 meses.

Nos casos em que não houver evidência de aspiração de corpo estranho, deve-se pensar, em primeiro lugar, na possibilidade de tuberculose. Se não for confirmado o diagnóstico de tuberculose, solicita-se TCT. Se esta estiver alterada, encaminha-se a criança para o pneumologista; se normal, solicita-se broncoscopia, que, se mostrando alterada, também indica a necessidade de atendimento especializado. Se a TCT estiver normal, recomenda-se seguimento clínico por um período de, no mínimo, 12 meses.

As causas de pneumonias recorrentes de localização fixa são descritas no Quadro 31.18.

Obstrução intraluminal

Aspiração de corpo estranho

É a principal causa de obstrução intraluminal em crianças. A maioria dos corpos estranhos impacta no brônquio fonte direito porque este é um pouco maior e apresenta angulação menor do que o esquerdo. Apesar de acometer crianças de qualquer idade, predomina naquelas de 6 meses a 5 anos. Menos de 50% dos pacientes com aspiração de corpo estranho evoluem com a tríade clássica – episódio agudo de engasgo, seguido de tosse e sibilância.

Radiografias de tórax podem ser úteis uma vez que objetos radiopacos podem ser visualizados. Outros sinais indiretos de aspiração de corpo estranho incluem atelectasia e hiperinsuflação localizada (*air trapping*), esta evidenciada durante a expiração forçada. Nas crianças pequenas que não conseguem fazer radiografias com expiração forçada, uma alternativa é realizar radiografias em decúbito direito e esquerdo. Normalmente, quando se deita sobre um dos lados, este aparece menos insuflado, mas, na presença de obstrução aérea, isso não ocorre, e o pulmão mostra-se hiperinsuflado (*air trapping*).

Em todos os casos de suspeita de aspiração de corpo estranho, está indicada a broncoscopia, que é tanto diagnóstico como terapêutica.

Tumores pulmonares

Os tumores pulmonares, além de raros, costumam vir acompanhados de outro quadro clínico que não pneumonia de repetição. Os tumores mais comuns são as metástases (80%), seguidos dos adenomas brônquicos e dos lipomas endobrônquicos.

Broncolitíase e pseudotumor inflamatório

Ambas, pouco frequentes, são diagnosticadas pela TCT e decorrentes de complicações de infecções crônicas, como tuberculose e histoplasmose. O pseudotumor é uma massa pulmonar única e bem limitada, resultado do processo inflamatório crônico e de fibrose, enquanto a broncolitíase são calcificações destes. O tratamento da broncolitíase é a remoção do cálculo, enquanto do pseudotumor é o controle do quadro infeccioso.

Obstrução extrínseca

Adenomegalia é a principal causa de pneumonia de repetição por obstrução extrínsica. Em nosso meio, as principais causas de adenomegalia em mediastino em crianças são as infecciosas, destacando-se a tuberculose.

A síndrome do lobo médio, que se caracteriza por atelectasia e/ou pneumonias focais recorrentes ou pneumonia crônica no lobo médio, apesar de ser uma obstrução extrínsica do brônquio por adenomegalia mediastinal, ganha destaque em razão das peculiaridades que o brônquio desse lobo apresenta: diâmetro pequeno; e saída da árvore brônquica em um ângulo muito agudo. Essas características, juntamente com o grande número de linfonodos presente ao seu redor, tornam-no especialmente suscetível a colapso e compressão. Ocorre principalmente em crianças com asma e tuberculose.

Outras causas, mais raras, são os tumores mediastinais (destacando-se os de origem neurogênica e os linfomas não Hodgkin), a sarcoidose e as alterações vasculares (anéis vasculares, artéria inominada anômala, artéria pulmonar ocluída e alterações dos grandes vasos).

Anomalias estruturais dos brônquios

Entre as anomalias estruturais dos brônquios, destacam-se as bronquiectasias e as malformações congênitas.

A bronquiectasia é uma dilatação anormal de segmentos dos brônquios, que pode ser focal ou generalizada. A maioria das bronquiectasias ocorre depois de uma pneumonia bacteriana grave, que resulta em uma dilatação localizada da via aérea. Crianças menores de 5 anos de idade são as mais suscetíveis a sequelas pós-inflamatórias. Crise de tosse com expectoração espessa abundante, principalmente pela manhã, é o principal sintoma, mas sibilância, hemoptise e perda de peso podem estar associados. A radiografia de tórax pode mostrar alguma alteração sugestiva de bronquiectasia, como o padrão em favo de mel, porém, na maioria dos casos, é necessária a TCT de alta resolução.

Existem diversas malformações congênitas, entretanto a sua prevalência como grupo é rara. A maioria dos sintomas inicia-se nos lactentes jovens, porém, em alguns casos, o quadro pode permanecer assintomático até a idade escolar. O *Broncho suis* (brônquio extra que se origina na traqueia), as estenoses, as atresias e a broncomalacia raramente evoluem com pneumonia de repetição. Já os cistos broncogênicos, o sequestro pulmonar e a malformação adenomatoide cística são frequentemente sintomáticos e precisam de tratamento cirúrgico. Os cistos broncogênicos são pequenas massas de tecido pulmonar não funcionantes, normalmente de localização peritraqueal ou subcarinal. O sequestro pulmonar é uma massa pulmonar que não se comunica ou o faz de forma anormal com a árvore brônquica e pode ou não ter irrigação arterial ou ter drenagem venosa anômala. A malformação adenomatoide cística origina-se no desenvolvimento embrionário anormal, no qual há falência na comunicação dos alvéolos com os bronquíolos terminais e apresenta grande risco de malignização. A TCT convencional é o exame de escolha para o diagnóstico das malformações pulmonares.

Pneumonias recorrentes de localização variável

Uma grande variedade de distúrbios ou alterações anatômicas, imunológicas e neurológicas pode causar ou contribuir para a ocorrência de pneumonias recorrentes de localização variável (Quadro 31.19).

Da mesma forma que nas pneumonias recorrentes de localização fixa, a investigação deve ser pautada pela história e exame clínico (Figura 31.9). O primeiro passo é averiguar se não existe algum dado de história, ou sintoma ou sinal sugestivo de alguma doença específica, destacando-se as duas mais prevalentes: asma; e síndromes aspirativas.

Quando for possível fazer a hipótese de asma, devem-se instaurar a terapêutica e o seguimento adequados e observar a evolução clínica. Outras investigações serão necessárias apenas se o paciente continuar a apresentar pneumonia, mesmo após o controle da asma ou manifestações clínicas que sugiram outra doença. O ganho ponderoestatural insuficiente, desde que não associado à baixa disponibilidade de alimentos pela família, também é uma indicação para se ampliar a investigação etiológica.

Quando a hipótese diagnóstica for síndrome aspirativa, deve-se realizar o estudo contrastado do esôfago, estômago e duodeno (EED) com deglutograma para se afastarem os distúrbios de deglutição e as alterações anatômicas como fístula traqueoesofágica. Uma vez identificada uma dessas alterações, a terapêutica adequada deve ser instaurada (fonoaudiológica ou cirúrgica). Nos demais casos de suspeita de síndrome aspirativa, sabe-se que as crianças com pneumonias recorrentes têm mais episódios de refluxo gastroesofágico (RGE) do que as crianças sem esta queixa; entretanto, a literatura atual não mostra evidências de relação causa/efeito entre RGE e pneumonias recorrentes. Assim, sugere-se que o tratamento da doença do refluxo gastroesofágico (DRGE) seja limitado a situações específicas (ver o Capítulo 30.2 – Doença do refluxo gastroesofágico). Não serão necessárias outras investigações se o paciente não apresentar novas pneumonias, nem outras manifestações clínicas ou baixo ganho ponderoestatural após o controle das síndromes aspirativas.

Quando a história e o exame clínico indicam outra etiologia, prossegue-se com a investigação específica para cada situação. No caso de suspeita de cardiopatia, solicita-se ecocardiograma; quando a hipótese é fibrose cística, pede-se pesquisa de sódio e cloro no suor; nas doenças genéticas relacionadas ao cariótipo e/ou avaliação do especialista.

Algumas vezes, a história e o exame clínico são insuficientes para sugerir uma linha de investigação e, então, temos duas possibilidades:

1. As pneumonias apresentaram boa evolução clínica, ou seja, não foram pneumonias extensas e nem apresentaram complicações como abscesso pulmonar e derrame pleural. O paciente apresenta crescimento e desenvolvimento normais. Nesses casos, os autores recomendam seguimento ambulatorial por 1 ano. Se houver melhora clínica, sem novos episódios de pneumonias, não são necessárias outras investigações. Durante este seguimento de 1 ano, pode não haver melhora clínica, ou seja, o paciente continua a apresentar pneumonias ou apresenta comprometimento de seu estado nutricional e crescimento não atribuídos à baixa disponibilidade de alimentos. Nesses casos, deve-se pesquisar sódio e cloro no suor, pois a fibrose

cística é uma doença com grande espectro de manifestações clínicas. Afastando-se fibrose cística, recomenda-se TCT de alta resolução, para afastar causas mais raras.

2. O paciente apresenta comprometimento do crescimento e desenvolvimento não atribuído à baixa disponibilidade de alimentos e/ou os episódios de pneumonia apresentaram complicações. Nesses casos, recomenda-se ampliação da investigação com ecocardiograma, TCT de alta resolução, pesquisa de sódio e de cloro no suor e investigação inicial para imunodeficiências.

O encaminhamento ao especialista deve ser realizado de acordo com o diagnóstico, ou seja, cabe ao pediatra geral identificar a provável etiologia da pneumonia de repetição para o correto encaminhamento: cardiopatia, para o cardiologista; pneumopatia, para o pneumologista; suspeita de imunodeficiência congênita para o imunologista; síndrome da imunodeficiência adquirida (aids) para o infectologista etc.

A seguir, são comentadas as principais causas de pneumonia de repetição de localização variável:

Asma

Muitas crianças com o diagnóstico de pneumonia de repetição de localização variável, na verdade, apresentam asma. Em alguns estudos, até 80% das crianças avaliadas por pneumonia de repetição têm o diagnóstico de asma. A fisiopatologia, o seguimento e o tratamento da asma são descritos em outro capítulo.

Síndromes aspirativas

As síndromes aspirativas englobam os distúrbios de deglutição, as malformações traqueobrônquicas e a DRGE. Os distúrbios da deglutição são eventos raros em crianças sem doenças neurológicas ou musculares graves (paralisia cerebral grave, *miastenia gravis*, distrofias neuromusculares). Em relação ao refluxo gastresofágico, os dados na literatura não mostram evidências de relação causa/efeito com as pneumonias de repetição.

Distúrbios mucociliares

Os principais distúrbios mucociliares, relacionados com pneumonias recorrentes são fibrose cística e discinesia ciliar primária.

A fibrose cística é uma doença genética autossômica recessiva de ocorrência rara e com amplo espectro de manifestações clínicas de gravidade variada. A manifestação inicial é mais frequente na infância, e o diagnóstico e o tratamento precoces podem alterar ou retardar o curso clínico da doença que, muitas vezes, evolui para insuficiência respiratória grave. O quadro clínico mais comum é o de pneumonias de repetição, mas geralmente vem acompanhado de sintomas de má absorção intestinal secundária ao acometimento da função pancreática exógena e, também, de baixo ganho ponderoestatural.

A discinesia ciliar primária é outra doença genética autossômica recessiva de ocorrência muito rara. Os cílios hipofuncionantes ou mesmo imóveis prejudicam o transporte mucociliar, facilitando o acúmulo de secreções e de infecção bacteriana secundária como ocorre na fibrose cística. As manifestações mais frequentes são infecções de repetição das vias aéreas, destacando-se otites e pneumonias. A dextrocardia ocorre em 50% dos pacientes e, nesses casos, a doença é denominada "síndrome de *Kartagener*".

Síndrome de Löffler

Em local onde a ocorrência de verminose é muito frequente, esta síndrome pode ser pensada como etiologia para as pneumonias de repetição. A manifestação respiratória é decorrente do ciclo pulmonar de alguns parasitas como o *Ascaris lumbricoides, Strongyloides stercoralis, Schistosoma mansoni, Ancylostoma braziliensis*. Além disso, deve-se considerar a hipótese de reinfecções por *Toxocara canis*, em crianças com epidemiologia presente (de 1 a 4 anos de idade, com geofagia e contato com cães). A eosinofilia é achado laboratorial comum associado a essa síndrome.

Cardiopatias

Na suspeita de doenças cardíacas como causa de pneumonia de repetição, é frequente a história de cansaço às mamadas, nos lactentes, e às atividades habituais (correr e brincar), em crianças maiores. Ao exame físico, podem-se notar sopro cardíaco, hepatomegalia, taquicardia e alteração de palpação de pulsos. Nestes casos, deve-se solicitar ecocardiograma e, se confirmada a hipótese diagnóstica, o pediatra deve encaminhar a criança ao cardiologista para seguimento e tratamento específicos.

Imunodeficiências

Estudos mostram que menos de 10% das crianças com pneumonia recorrentes apresentam algum tipo de imunodeficiência. Entretanto, deve-se pensar em imunodeficiência como etiologia das pneumonias recorrentes diante de: história de pneumonias extensas e complicadas; pneumonias causadas por germes oportunistas como o *Pneumocystis jiroveci*[1]; infecções graves ou recorrentes em outros órgãos (meningite, sepse); história familiar de mortes sem explicação ou por infecções graves; história familiar de imunodeficiência e complicações decorrentes de vacinas com componentes vivos.

A pesquisa inicial para imunodeficiências envolve uma série de testes laboratoriais (Quadro 31.20). Esta triagem inicial, quando com resultados negativos, afasta a maioria das imunodeficiências e continuar a investigação laboratorial é desnecessário em um primeiro momento, e acompanhamento ambulatorial por 12 meses é recomendado. A família do paciente deve ser tranquilizada e informada de que a maioria das imunodeficiências foi excluída, mas que o acompanhamento clínico é fundamental. No entanto, caso a suspeita de imunodeficiência ainda persista, ou se os exames iniciais estiverem alterados, o paciente deve ser encaminhado a um imunologista pediátrico para prosseguir a avaliação.

Broncodisplasia pulmonar (BDP)

A broncodisplasia, também conhecida como "doença pulmonar crônica neonatal", pode ser causa das doenças respiratórias em crianças que foram recém-nascidos prematuros.

Quadro 31.20 Exames iniciais para investigação de imunodeficiência.

Hemograma completo com dosagem de plaquetas	Anemia, plaquetopenia, neutropenia (número absoluto de neutrófilos abaixo de 1.500 células/µL), linfopenia (número absoluto de linfócitos abaixo de 1.500 células/µL, para crianças acima de 5 anos ou 2.500 células/µL para as crianças menores) e leucocitose sem vigência de infecção (número absoluto de leucócitos acima de 20 mil células/µL) podem indicar imunodeficiência
Imunoglobulinas (IgG, IgM, IgA e IgE)	Os títulos de IgG, IgM e IgA devem ser comparados com controles pareados para a idade, principalmente nas crianças abaixo de 2 anos, quando os valores podem ser mais baixos. Títulos de IgE acima de 2.000 mg/dL podem estar relacionados com a síndrome da Hiper-IgE
Títulos de anticorpos	A função dos anticorpos pode ser avaliada checando-se os títulos de anticorpos para as vacinas administradas anteriormente, as quais, dependendo da idade, podem ser poliovírus, sarampo, rubéola, hepatite B, entre outras
Atividade do complemento	Deve-se dosar o CH50 sérico, valores normais excluem quase todas as deficiências primárias associadas ao complemento
Hipersensibilidade cutânea tardia	Serve para avaliar a imunidade celular, mas tem valor limitado em crianças abaixo de 2 anos de idade. Os testes mais utilizados são: antígeno para cândida; PPD (tuberculina); e antígeno para tétano. É importante saber se o paciente foi vacinado para BCG e tétano e se apresentou infecção documentada de cândida. Um teste negativo não necessariamente indica imunodeficiência
Pesquisa de HIV	Pesquisa do HIV por sorologia (ELISA) deve ser realizada

Fonte: Desenvolvido pela autoria.

■ BIBLIOGRAFIA CONSULTADA

Eigen H, Laughlin JJ, Homrighausen J. Recurrent pneumonia in children and its relationship to bronquial hyperreactivity. Pediatrics. 70(5):698-704.

Gannam S, Ballester D. Pneumonias recorrentes. In Sucupira ACSL, et al. (ed.). Pediatria em consultório. 5. ed. São Paulo: Savier, 2010. p. 544-55.

Heffelfinger JD, Davis TE, Gebrian B, et al. Evaluation of children with recurrent pneumonia diagnosed by World Health Organization criteria. The Pediatric Infectious Disease Journal. 2002;21(2):108-12.

Huerta GB, Micó VS, Gomes AA, et al. Underlying causes of recurrent pneumonia. Ann Pediatric. 2005;63(5).

Kaplan KA, Beierle EA, Faro A, et al. Recurrent pneumonia in children: a case report and approach diagnosis. Clinical Pediatrics. 2006;45:15-22.

Mello MGMO, David JSP, Cunha AJLA, March MFP, Ferreira S, et al. Pneumonias de repetição em ambulatório de pneumologia pediátrica: conceito e prevalência. J. Pedian. 2000;76(1):44-8.

Montella S, Corcione A, Santamaria F. Recurrent pneumonia in children: a reasoned diagnostic approach and a single centre experienceInt. J. Mol. Sci. 2017;18,296.

Owayed AF, Campbell DM, Wang EEL. Underlying causes of recurrent pneumonia in children. Arch Pediatr Adolesc Med. 2000;154:190-4.

Santana ACM. Pneumonias persistentes e recorrentes na infância. In Figueira F. Manual de diagnóstico diferencial em pediatria: Instituto Materno-Infantil Professor Fernando Figueira (IMIP), 2. ed. Rio de Janeiro: Guanabara Koogan, 2005:395.

Sheares BJ. Recurrent pneumonia in children. Pediatr Ann. 2002;31(2):109-14.

Vaughan D, Katkin JP. Chronic and recurrent pneumonia in children. Seminars in Respiratory Infections. 2002;17(1):72-84.

Yousif TI, Elnazir B. Approach to a child with recurrent pneumonia. Sudanese Journal of Paediatrics. 2015;15(2):71-77.

31.3 Diarreia Persistente

■ Denise Ballester

Introdução

Segundo a Organização Mundial da Saúde (OMS), a taxa de mortalidade de menores de 5 anos de idade diminuiu 58%, de uma taxa estimada de 93 mortes por mil nascidos vivos em 1990, para 39 mortes por mil nascidos vivos em 2017. As principais causas de morte, entre menores de 5 anos, em 2017, foram complicações de parto prematuro, infecções respiratórias agudas, complicações relacionadas ao intraparto, anomalias congênitas e diarreia. A doença diarreica ainda representa cerca de 8% das mortes em crianças abaixo de 5 anos de idade.

No Brasil, a taxa de mortalidade na infância se reduziu de 67,6%, entre 1990 e 2015, cumprindo a meta estabelecida nos Objetivos de Desenvolvimento do Milênio (ODM). A prematuridade, apesar de queda de 72% nas taxas, figurou como a principal causa de óbito em 1990 e em 2015, seguida da doença diarreica, em 1990, e das anomalias congênitas, da asfixia no parto e da sepse neonatal, em 2015. A taxa de mortalidade por doença diarreica diminuiu nesse período, sendo que se encontra em 7º lugar entre as causas mais frequentes de mortes em crianças abaixo de 5 anos de idade.

Sabe-se que o risco de mortalidade pela doença diarreica aumenta significativamente com o tempo de duração da doença. Assim, a diarreia persistente aparece como uma causa muito importante de morbidade e mortalidade. Estima-se que, em média, 10% dos episódios de diarreia evoluem para diarreia persistente. Em vários países em desenvolvimento, em crianças abaixo de 5 anos, cerca de 35% das mortes por diarreia decorrem desse quadro.

Diferentemente da diarreia aguda, na qual a desidratação é o fator que mais contribui para o óbito, a diarreia persistente tem múltiplos e diversos efeitos adversos no crescimento e no desenvolvimento da criança, estando muito relacionada com a desnutrição.

Desse modo, torna-se importante conhecer os diferentes aspectos envolvidos com a persistência da diarreia, com o objetivo de melhor prevenir e tratar esse importante problema de saúde.

Definição

Em 1987, a OMS definiu diarreia persistente como um episódio diarreico de causa presumivelmente infecciosa, que se inicia como um episódio agudo, tendo duração igual ou superior a 14 dias, acarretando agravo do estado nutricional e com alto risco de vida. Esse conceito exclui os casos de início insidioso, evolução crônica e/ou recorrente com características de processos de má absorção determinados por doenças hereditárias, doença celíaca, síndrome da alça cega e outras. A padronização permitiu melhor estruturação e análise dos estudos, possibilitando a elaboração de medidas preventivas e terapêuticas.

Fatores de risco

A identificação dos fatores de risco para a persistência da diarreia contribuiu para o desenvolvimento de medidas profiláticas e terapêuticas contra a perpetuação do processo diarreico. Segundo publicações da OMS, os seguintes fatores são de risco para a persistência do quadro de diarreia:

1. Faixa etária: a diarreia persistente ocorre mais frequentemente em crianças com baixa idade, especialmente abaixo de 2 anos, com pico de incidência ao redor de 6 meses. As infecções frequentes e a reduzida capacidade imunológica dos lactentes podem explicar este fato.

2. Estado nutricional: um dos fatores de risco mais importantes para a persistência da diarreia. A desnutrição, em virtude da falta de oferta de nutrientes, determina alterações da mucosa intestinal com redução do índice mitótico e da borda em escova. Além de predispor a mucosa intestinal à agressão, dificulta a recuperação por falta de nutrientes. A má absorção de gorduras, proteínas e carboidratos e a disfunção imune são mais intensas, criando, consequentemente, um círculo vicioso de desnutrição e diarreia.

3. Baixo peso ao nascer: na desnutrição intrauterina, ocorre atrofia da mucosa intestinal, comprometendo sua capacidade de absorção. O desenvolvimento do sistema imunológico é muito prejudicado pela atrofia tímica, depleção e diminuição da maturação linfocitária, que pode persistir por anos, facilitando processos infecciosos e inflamatórios locais.

4. Infecções prévias: principalmente as gastrointestinais, predispõem a episódios diarreicos subsequentes ou persistentes. Acredita-se que isso resulte das lesões na mucosa intestinal causadas pelos episódios anteriores de diarreia ou advenha das alterações nas defesas da criança contra infecções que predisponham à diarreia. Outros tipos de infecção como as respiratórias não parecem predispor a criança a ter diarreia persistente.

5. Alimentação antes e durante o episódio diarreico agudo: constituem fatores de risco o desmame precoce e a introdução recente do leite de vaca, cujas proteínas possibilitam o desenvolvimento de

alergia durante a diarreia aguda, com aumento do risco de quadro persistente. Alguns autores sugerem que a ingestão de lactose poderia prolongar a diarreia aguda em crianças. Apesar dos vários estudos, os resultados são inconclusivos, resultando na tendência de manutenção da lactose durante a diarreia.

6. Medicamentos usados durante o episódio agudo: a utilização de medicamentos que atuam diminuindo o peristaltismo favorece a proliferação de microrganismos patogênicos e comensais na porção proximal do intestino delgado, causando alterações funcionais da mucosa intestinal, má absorção e diarreia persistente. Os antibióticos e os obstipantes podem alterar a microflora do intestino delgado e estão associados à persistência da diarreia.

7. Condições socioeconômicas e culturais: diversos estudos demonstram que piores condições de moradia, como aglomeração e falta de saneamento básico, são conhecidos fatores de diarreia aguda e persistente. O baixo grau de instrução dos pais relaciona-se a maior risco para a persistência da diarreia. Possivelmente, esse fato atrela-se ao manejo inadequado do quadro diarreico, às condições precárias de higiene associados à dificuldade de acesso aos serviços de saúde.

Etiopatogenia

São múltiplos e complexos os mecanismos fisiopatogênicos que podem estar presentes e que determinam a perpetuação da diarreia com comprometimento do estado nutricional.

A partir da agressão infecciosa inicial, há uma disfunção intestinal que determina o quadro de diarreia aguda. O quadro diarreico pode persistir por fatores que perpetuam a lesão da mucosa intestinal e/ou que dificultam a sua recuperação, suplantando os mecanismos de defesa intestinais.

Ação de enteropatógenos

Possivelmente, a diarreia persistente tem múltiplas etiologias. Vários estudos mostram que é comum a excreção de patógenos nas fezes de crianças com diarreia persistente, com taxas de isolamento superiores a 40%.

Os agentes mais frequentemente isolados nas fezes de crianças com diarreia persistente são *Escherichia coli* enteropatogênica clássica (EPEC), Salmonella sp., *Escherichia coli* enteroagregativa (EAEC), Klebsiella sp, e Cryptosporidium sp.

No entanto, a associação de causa e efeito não pode ser feita, pois, nos países em desenvolvimento, é frequente a presença de múltiplos patógenos nas fezes de crianças assintomáticas.

Alterações estruturais e funcionais da mucosa intestinal

As alterações histológicas intestinais que resultam do agravo agudo, geralmente infeccioso, estão implicadas na persistência do quadro por meio da ocorrência de desnutrição, alergia alimentar e alteração da microflora.

As alterações nutricionais são decorrentes de má absorção, por redução da superfície e função intestinal. Há atrofia vilosa e hiperplasia das criptas, perda da borda em escova e redução das enzimas intracelulares e digestivas. A menor absorção de proteínas, gorduras e carboidratos pode, por sua vez, dificultar a recuperação da mucosa intestinal lesada e, portanto, perpetuar o quadro diarreico.

A deficiência de micronutrientes e vitaminas nos desnutridos promove a manutenção da diarreia, uma vez que esses elementos participam de funções imunológicas e reparadoras do epitélio mucoso intestinal. A deficiência de zinco, de vitamina A, de piridoxina e de ácido fólico altera a imunidade celular.

A deficiência de lipídeos também tem um importante papel causal na diarreia persistente. Eles participam da imunomodulação por constituírem grande parte da membrana das células do sistema imunológico, ao menos, parte dos receptores destas células, e por se relacionarem à produção das interleucinas.

Aumento da permeabilidade da mucosa

As alterações da mucosa que ocorrem no intestino delgado, durante a diarreia aguda, determinam uma alteração da sua permeabilidade, favorecendo a maior absorção de proteínas heterólogas. Essas proteínas podem atuar como antígenos, produzindo sensibilização alérgica. Por vezes, acarretam uma resposta de hipersensibilidade com inflamação na mucosa intestinal, em que há aumento secundário da permeabilidade. Esse é um dos fatores de perpetuação do quadro diarreico sendo, geralmente, a proteína do leite de vaca o antígeno mais frequente.

Quanto mais precocemente, após o nascimento, forem introduzidas proteínas heterólogas, é maior a possibilidade de ocorrência de hipersensibilidade durante um episódio diarreico. Isso propicia a formação de complexos imunes com os antígenos da dieta, posteriormente originando alergia e diarreia persistente.

Desequilíbrio da microflora intestinal

Entre os mecanismos de defesa, não imunológicos do tubo digestório, está a microflora intestinal. A ocorrência de superpopulação bacteriana no intestino delgado, ou a alteração de sua composição, tem sido avaliada como mecanismo perpetuador do quadro diarreico. O mecanismo pelo qual a alteração da flora do intestino delgado pode provocar diarreia persistente é controverso, mas pode estar relacionado à intolerância a carboidratos.

Disfunções do sistema imunitário

É reconhecido que as crianças com deficiência de imunidade celular têm maior incidência de diarreia persistente. A deficiência da imunidade celular decorrente da desnutrição tem sido relacionada à persistência de quadros diarreicos. A fagocitose, a ativação dos componentes do complemento, principalmente do C3 e a produção de interleucinas 1 e 2 estão diminuídas em pacientes desnutridos.

Quadro clínico

Como a diarreia persistente é uma continuidade da diarreia aguda, não se observam sinais clínicos específicos. Podem-se observar desde aumento do número de evacuações e/ou alterações da consistência das fezes sem outros achados até quadros graves com grande perda de sangue nas fezes.

O estado geral e a hidratação podem estar preservados em algumas crianças, permitindo o tratamento ambulatorial. Quando existe a presença de complicações como distúrbios hidreletrolíticos, a internação pode ser necessária. A hipopotassemia é a alteração mais comum e deve ser suspeitada quando se observa distensão abdominal e fraqueza muscular. Em geral, os quadros graves estão associados à desnutrição.

Outras complicações possíveis nos quadros de diarreia persistente, principalmente nas apresentações mais graves, são as infecções causando sepse. Essa evolução é mais comum nas crianças de baixa idade, principalmente aquelas menores de 1 ano. O maior risco de disseminação das infecções é consequente à perda dos mecanismos de defesa do aparelho digestório e, possivelmente, ao comprometimento das defesas imunitárias.

Manifestações de intolerância à lactose secundária, infecções intestinais e desnutrição podem ser observadas. O quadro clássico de intolerância aos dissacarídeos é de fezes aquosas, com evacuações numerosas e explosivas acompanhadas de distensão abdominal, flatulência e cólicas. Geralmente, observa-se irritação perineal de difícil tratamento.

Abordagem diagnóstica

O diagnóstico da diarreia persistente é clínico. Sugere-se solicitar cultura e protoparasitológico das fezes para identificação e tratamento de agentes infecciosos associados em alguns casos.

Sabe-se que os quadros de diarreia persistente cursam com graus variados de intolerância à lactose; no entanto, na prática clínica, não há valor na realização rotineira de teste nas fezes para a identificação dessa intolerância, como pH e substâncias redutoras. Esses testes são sensíveis, muitas vezes, indicando problemas de absorção da lactose. No entanto, essa detecção, quando a situação não é clinicamente importante, não acarreta mudança na conduta terapêutica.

Como a gravidade dos sintomas depende da quantidade oferecida de lactose e a capacidade digestiva individual de cada criança, pode-se ponderar a intensidade da intolerância à lactose pela observação clínica da piora dos sintomas, principalmente distensão abdominal, eliminação de gases e irritação perineal, juntamente com a piora da diarreia, após a criança ter recebido leite com lactose.

Para se monitorar a quantidade de lactose tolerada pela criança, o mais importante é acompanhar a resposta clínica ao tratamento como o ganho de peso e a melhoria clínica geral. Reforça-se a intensidade de intolerância à lactose, quando se observam estabilização ou ganho de peso com a diminuição ou suspensão da lactose e piora do quadro com o aumento da ingestão.

Em alguns casos, as crianças podem evoluir de modo desfavorável caracterizado pela piora clínica e nutricional progressivas apesar da terapêutica proposta, como será discutido no tópico a seguir. Nessa situação, deve-se pensar em uma interconsulta com o gastroenterologista ou nutrólogo pediátrico para reavaliar a abordagem da criança.

Proposta de abordagem terapêutica

O objetivo do manejo da diarreia persistente inclui a recuperação nutricional, prevenção ou correção da desidratação e o tratamento de infecções associadas.

Segundo a OMS, a maioria das crianças com diarreia persistente pode ser tratada em casa, com seguimento ambulatorial cuidadoso até a recuperação total do quadro. Algumas, contudo, pelo risco aumentado de óbito, necessitam de tratamento hospitalar até estabilização do quadro clínico geral que é observado pela melhora da intensidade da diarreia e da recuperação do ganho de peso. Esse grupo inclui as crianças com infecções sistêmicas graves, tais como pneumonia e sepse, crianças com sinais de desidratação e aquelas com idade inferior a 4 meses. Recomenda-se que crianças com desnutrição grave sejam tratadas no hospital.

Tratamento ambulatorial

Os principais parâmetros para avaliar a evolução da criança com diarreia persistente são o estado geral, a hidratação e o ganho de peso. Ressalte-se que, mesmo que as perdas fecais sejam intensas, se a criança encontra-se bem e ganhando peso, deve-se manter o tratamento domiciliar. A aceitação pelos pais da manutenção do quadro diarreico é, muitas vezes, difícil. Cabe ao pediatra geral identificar e explorar os medos e preocupações dos pais em relação à persistência da diarreia e compartilhar com eles as propostas terapêuticas para que se alcance aderência ao tratamento e a criança não seja submetida a investigações laboratoriais e restrições alimentares desnecessárias.

Tratamento dietético

A diarreia persistente está associada à desnutrição, em um ciclo vicioso. A recuperação nutricional é um ponto central no tratamento. Os vários estudos mostram que a absorção intestinal não está totalmente prejudicada na maioria dos casos e que o estímulo alimentar na luz do intestino é importante para a recuperação e a regeneração da mucosa.

O efeito nutricional negativo da diarreia persistente decorre, em parte, da anorexia que a criança pode apresentar durante o período de doença e das práticas alimentares com baixa oferta calórico-proteica.

A dieta ideal deve ser balanceada do ponto de vista proteico e calórico para que se possa recompor o epitélio intestinal e manter as condições fisiológicas da criança. Adicionalmente, deve ser acessível econômica e culturalmente para as crianças nas diversas populações. A OMS recomenda que toda dieta para a diarreia persistente seja apropriada para a idade, tenha limitado conteúdo de lactose do leite de vaca, promova ingesta diária de pelo menos 110 kcal/kg, inclua suplementação de vitaminas e micronutrientes e privilegie o aleitamento materno, caso ainda esteja presente. É recomendável que a dieta seja oferecida em pequenas porções, em pelo menos seis vezes ao dia, para favorecer a aceitação e o aumento do consumo diário. É indicada a amamentação exclusiva até os 4 a 6 meses de idade.

Não obstante o fato de a maioria dos estudos mostrar boa tolerância ao leite de vaca nos episódios de doença diarreica aguda, a manutenção do leite de vaca é controversa nos casos de diarreia persistente.

Nesse contexto, propõem-se as seguintes etapas no manejo dietético da criança com diarreia persistente:

1. As crianças menores de 6 meses de idade que recebem aleitamento materno exclusivo ou não devem ser estimuladas a aumentar a frequência do leite materno e a diminuir a ingestão de leite de vaca, quando for o caso.
2. Para crianças em aleitamento materno associado à alimentação complementar, recomenda-se a manutenção da dieta habitual priorizando carne, peixes ou ovos quando disponíveis, além do aumento da oferta do leite materno. Os alimentos ricos em potássio, como banana, água de coco verde e suco de frutas frescas, são benéficos.
3. Para crianças que recebem apenas leite de vaca e alimentação complementar, sugere-se a substituição de uma ou mais refeições lácteas por refeição de sal ou papa de frutas com cereais, para diminuição da oferta de lactose à criança. As refeições de leite são mais bem toleradas quando preparadas em associação com cereais como o amido de milho e o de arroz. Óleos vegetais, por exemplo, o de milho ou o de soja, devem ser adicionados a cada porção de cereal ou refeição de sal. Esses óleos são ricos em ácidos graxos insaturados e aumentam o aporte calórico da dieta. Carne, peixe ou ovo devem ser dados, quando disponíveis. Segundo a OMS, não é recomendada a diluição do leite oferecido à criança.
4. Caso as opções anteriores de diminuição da oferta de lactose do leite de vaca não sejam efetivas, sugere-se substituir a refeição láctea por produtos fermentados como o iogurte e o queijo branco. O processo de fermentação aumenta a digestibilidade da lactose em razão da presença da galactosidase existente no iogurte e, além disso, a modificação do conteúdo proteico do leite, torna-o mais facilmente digerível.
5. A maioria das crianças apresenta boa evolução, com melhora do estado geral, da diarreia e do ganho ponderal com as opções dietéticas anteriores. Caso isso não ocorra, pode-se suspender totalmente a lactose do leite de vaca. Existem várias fórmulas no mercado isentas de lactose. O inconveniente da utilização dessas fórmulas é o alto custo, inviabilizando o acesso para diversas famílias no nosso meio.
6. Raramente, observam-se crianças com evolução muito desfavorável com perda de peso e piora clínica com as condutas anteriores. Nesta situação, pode-se suspeitar de associação com alergia à proteína do leite de vaca. Recomenda-se, nesses casos, a suspensão da proteína do leite de vaca. Uma dieta composta por hidrolisado proteico, mono ou dissacarídeos e triglicérides de cadeia média ou longa tem se mostrado eficaz no tratamento desses quadros de diarreia persistente. No entanto, essa opção dietética pode ser dificultada pelo alto custo das fórmulas. No caso do "leite de soja", que tem um custo menor, tem-se o risco de reação alérgica cruzada. Desse modo, essa conduta deve ser avaliada de maneira criteriosa antes de ser instituída.

Na prática clínica, sugere-se que cada opção dietética, quando instituída, seja mantida por pelo menos 7 dias antes da mudança para o passo seguinte. A criança deve ser reavaliada pelo menos semanalmente quanto ao estado geral e ganho de peso.

Todas as preparações descritas têm seus pontos favoráveis em relação à melhora da diarreia persistente e podem ser utilizadas. No entanto, deve-se ressaltar que mudanças na dieta habitual podem causar estranheza ao paladar e consequente baixa aceitação por parte da criança. Esse fato pode piorar, de modo iatrogênico, o comprometimento nutricional já existente.

Recomenda-se que a preparação das dietas a serem oferecidas à criança seja feita em conjunto com os pais, levando-se em consideração os alimentos normalmente consumidos pela família, as condições econômicas, os valores culturais e a situação da família em relação à disponibilidade e às condições para o preparo dos alimentos em domicílio. As decisões compartilhadas com os pais podem aumentar a aderência às propostas terapêuticas.

Tratamento medicamentoso

A reposição de zinco tem sido recomendada, particularmente nos países em desenvolvimento, nos quais a deficiência de zinco pode ser importante. Associada a esse fato, durante o episódio de diarreia, ocorre grande perda fecal de zinco, o que pode agravar uma deficiência basal nas crianças desnutridas.

O efeito benéfico do zinco no tratamento da diarreia relaciona-se com a melhora da função imune e da recuperação da lesão da mucosa do intestino durante a diarreia aguda. Estudos clínicos têm demonstrado que 10 a 14 dias de tratamento com zinco efetivamente reduzem a duração e a gravidade tanto da diarreia aguda como da persistente. A dose recomendada é de 10 mg para crianças abaixo de 6 meses de idade e 20 mg para crianças maiores de 6 meses de idade, por dia, durante 10 a 14 dias.

Em áreas com grandes deficiências de vitamina A, discute-se a necessidade de sua suplementação durante os episódios de diarreia. Em relação à profilaxia, estudos têm observado redução importante na morbimortalidade relacionada à diarreia, com a suplementação periódica de vitamina A para crianças de 6 meses a 5 anos de idade.

Em relação aos probióticos, a Sociedade Brasileira de Pediatria, com base na European Society for Paediatric Gastroenterology, Hepatology and Nutrition (ESPGHAN) e na Diretriz Ibero-Latino-Americana, sugere, para o tratamento coadjuvante da diarreia aguda, a utilização de algumas cepas específicas, pela redução de aproximadamente 24 horas na média da duração da diarreia aguda. As cepas indicadas por terem evidências suficientes e serem disponibilizadas no Brasil são: *Saccharomyces boulardii* (dose de 250 a 750 mg/dia); *Lactobacillus reuteri* (1×10^8 a 4×10^8 UFC ao dia) e *Lactobacillus acidophhilus* (5×1.010 a 9×1.010 UFC ao dia). Eles são disponíveis em cápsulas e sachês e devem ser administrados de 4 a 5 dias.

Fluidoterapia

Os princípios para a reposição de água e eletrólitos na diarreia persistente são semelhantes aos estabelecidos para a diarreia aguda. Durante o processo diarreico, deve-se estimular a ingestão de água, suco e de chás, conforme o hábito da criança, intercalados com o soro de hidratação oral (SRO) preconizado pela OMS, para manter a hidratação. Na presença de desidratação, a criança deve ser encaminhada para um serviço de saúde e seguir os protocolos de reidratação igual aos casos de diarreia aguda. Deve-se dar atenção especial aos distúrbios hidreletrolíticos, pois essas crianças têm maior potencial para desenvolvê-los.

Tratamento de infecções associadas

O tratamento da diarreia persistente com antibióticos não é recomendado. No entanto, algumas crianças têm infecções não intestinais como pneumonia, infecção do trato urinário, otite média aguda e sepse associadas, que requerem tratamento específico. Nesses casos, a diarreia persistente não melhora até que o quadro infeccioso seja controlado.

Nas crianças com diarreia persistente que apresentam sangue nas fezes, deve-se suspeitar de Shigella como agente etiológico associado e tratamento específico deve ser instituído. Na presença de amebíase, o tratamento deve ser prescrito somente quando no exame microscópico das fezes frescas forem identificados trofozoítas de *Entamoeba histolytica*. A giardíase deve ser tratada se forem identificados nas fezes cistos ou trofozoítas.

Tratamento hospitalar

Apesar de a maioria das crianças com diarreia persistente ser tratada ambulatorialmente, algumas necessitam de internação. Segundo a OMS, esse grupo inclui as crianças com idade inferior a 4 meses, infecções sistêmicas graves, tais como pneumonia e sepse, sinais de desidratação e aquelas com desnutrição grave.

As crianças tratadas no hospital requerem atenção especial à terapia dietética até a melhora da diarreia e do ganho de peso.

Assim como no tratamento domiciliar, o aleitamento materno deve ser mantido e estimulado sempre que possível. Após a criança estar hidratada, deve-se iniciar a alimentação complementar adequada à idade. Algumas crianças com infecções graves associadas podem necessitar de sonda nasogástrica para alimentação inicial até a estabilização do quadro clínico geral.

Muitas crianças poderão perder peso por 1 a 2 dias e, em seguida, mostrarão ganho de peso muitas vezes relacionado ao controle da infecção associada. Deve-se esperar pelo menos 3 dias consecutivos de aumento de peso para se concluir como uma evolução satisfatória da criança e programar alta hospitalar.

A ideia para o manejo da dieta durante a internação é semelhante aos passos descritos para o tratamento domiciliar. Recomenda-se uma dieta balanceada do ponto de vista proteico-calórico, redução progressiva da oferta de lactose, se necessário, e suplementação de zinco. O fracionamento da dieta em seis porções ao dia é recomendado, com o objetivo de facilitar a aceitação da criança e aumentar o consumo alimentar diário. Deve-se ressaltar que a dieta oferecida para a criança, durante a internação, deve ser acessível para os pais após a liberação hospitalar. Caso contrário, é comum a piora da diarreia e dificuldade no ganho ou manutenção do peso após a alta, favorecendo uma nova internação.

Desse modo, a escolha da dieta durante a internação também deve levar em conta os hábitos e costumes alimentares da família, o acesso aos alimentos e a disponibilidade de preparo e oferta pelos pais.

As crianças com quadros de desnutrição grave devem ter o tratamento individualizado, particularmente em relação à adequação dietética.

Medidas preventivas

A prevenção da diarreia persistente baseia-se no controle e manejo adequado da diarreia aguda. O reconhecimento e a atuação sobre os fatores de risco para o prolongamento do quadro diarreico, por exemplo, alimentação inadequada e uso indiscriminado de medicamentos durante a fase aguda da diarreia, são medidas fundamentais para a prevenção da persistência. Nessa perspectiva, destacam-se as ações de combate à desnutrição com ênfase ao incentivo ao aleitamento materno. Medidas para a melhoria das condições de moradia, saneamento básico e cobertura vacinal são decisivas para que haja um declínio efetivo da doença diarreica aguda e persistente.

■ BIBLIOGRAFIA CONSULTADA

Aponte GB, Mancilla CAB, Carreazo NY, et al. Probiotics for treating persistent diarrhoea in children. Cochrane Database Syst Rev. 2013;CD007401.

Ballester D, Escobar AMU, Grisi SJFE. Diarréia persistente: revisão dos principais aspectos fisiopatogênicos, fatores de risco e implicações terapêuticas. Pediatria. 2002;24(3/4):112-21.

Ballester D, Escobar AMU, Grisi SJFE. Tratamento não intervencionista da diarréia persistente. Pediatria. 2003;25(3):91-100.

Bandsma RHJ, Sadiq K, Bhutta ZA. Persistent diarrhoea: current knowledge and novel concepts, Paediatrics and International Child Health. 2018;DOI:10.1080/20469047.2018.1504412.

França EB, Lansky S, Rego MAS, et al. Principais causas da mortalidade na infância no Brasil, em 1990 e 2015: estimativas do estudo de carga global de doença. Leading causes of child mortality in Brazil, in 1990 and 2015: estimates from the global burden of disease study. Rev Bras Epidemiol. 2017;20 SUPPL 1:46-60.

Lazzerini M, Wanzira H. Oral zinc for treating diarrhoea in children. Cochrane Database Syst Rev. 2016;(12):CD005436.

Sarker SA, Ahmed T, Brüssow H. Persistent diarrea: a persistent infection with enteropathogens or a gut commensal dysbiosis? Environ Microbiol. 2017;19:3789-3801.

Sociedade Brasileira de Pediatria. Guia Prático de Atualização. Departamento Científico de Gastroenterologia. Diarreia aguda: diagnóstico e tratamento. 2017;(1):1-15.

31.4 Parasitoses Intestinais

■ Filumena Maria da Silva Gomes   ■ Maria Helena Valente

Introdução

No mundo atual, apesar dos avanços técnicos e científicos das últimas décadas, as parasitoses intestinais ainda têm implicações enormes na saúde infantil, sendo responsáveis pelo aumento da morbidade nos países tropicais e de baixa e média renda, e mesmo nos bolsões de pobreza das grandes metrópoles dos países industrializados.

A infestação pelos parasitas intestinais se estabelece como um excelente indicador não apenas do *status* socioeconômico da população, mas da situação de vida com instalações sanitárias inadequadas, poluição fecal da água e de alimentos consumidos, fatores socioculturais, contato com animais, ausência de saneamento básico, idade do hospedeiro e tipo de parasita infectante.

As crianças, pelos hábitos orais, por brincarem descalças fora do domicílio e maior suscetibilidade peculiares do início da vida, são frequentemente afetadas por parasitas, com consequentes quadros de desnutrição, anemia, atraso no crescimento, retardo cognitivo, irritabilidade, aumento de suscetibilidade a infecções e complicações agudas de algumas das morbidades decorrentes.

Protozoários como criptosporidiose e giardíase causam diarreia, prejudicam o crescimento e o desenvolvimento neurocognitivo da criança. *Entamoeba histolytica* pode cursar com disenteria, e com efeitos sutis sobre o crescimento infantil.

As infecções por helmintos, geralmente assintomáticas, não têm mostrado efeito sensível à desparasitação maciça com anti-helmíntico, com exceção das crianças de países de baixa renda, com quadros graves.

Parasitose como esquistossomose hepatoesplênica, doença negligenciada, determina sequelas irreversíveis como a hipertensão portal no indivíduo infectado na infância.

A neurocisticercose causa epilepsia como consequência da infecção pela *Taenia solium*, uma doença totalmente evitável, com possibilidade de sequelas neurológicas.

Crianças com infecções intensas por esses helmintos podem desenvolver sintomas graves, no entanto a grande maioria das infecções é mais leve e assintomática.

A grande maioria dessas infecções pode ser tratada com medicamentos à base de benzimidazol, que são altamente eficazes mesmo após uma única dose (Quadro 31.21).

Quadro 31.21 Tratamento das principais parasitoses intestinais.

Doença	Medicação	Dose pediátrica	Dose adulto
Amebíase Assintomática (*Entamoeba histolytica*)	Iodoquinol	30 a 40 mg/kg/dia (máx. 2 g), via oral (VO), divididos em 3 vezes ao dia, por 20 dias	650 mg, VO, 3 vezes ao dia, por 20 dias
	ou		
	Paromomicina	25 a 35 mg/kg/dia, VO, divididos em 3 vezes ao dia; por 7 dias	
	ou		
	Furoato de diloxanida	20 mg/kg/dia, VO, divididos em 3 vezes ao dia, por 10 dias	500 mg, VO, 3 vezes ao dia; por 10 dias
Amebíase: Doença intestinal leve ou moderada (*Entamoeba histolytica*)	Metronidazol	35 a 50 mg/kg/dia, VO, divididos em 3 doses/dia, por 7 a 10 dias	500 a 750 mg, VO, em 3 doses/dia; por 7 a 10 dias
	ou		
	Tinidazol	**Idade ≥ 3 anos:** 50 mg/kg (máx. 2 g), VO, 1 vez ao dia, por 3 dias	2 g, VO, 1vez ao dia, por 3 dias
	seguido por		
	Iodoquinol	30 a 40 mg/kg/dia (máx. 2 g), VO, divididos em 3 vezes/dia, por 20 dias	650 mg, VO, divididos em 3 vezes/dia, por 20 dias
	ou seguido por		
	Paromomicina	25 a 35 mg/kg/dia, VO, divididos 3 vezes/dia; por 7 dias	

(Continua)

Quadro 31.21 Tratamento das principais parasitoses intestinais. (*Continuação*)

Doença	Medicação	Dose pediátrica	Dose adulto
Amebíase: Doença intestinal grave e Doença extraintestinal (*Entamoeba histolytica*)	Metronidazol	35 a 50 mg/kg/dia, VO, divididos em 3 doses ao dia, por 7 a 10 dias	500 a 750 mg, VO, em 3 doses ao dia; por 7 a 10 dias
	ou		
	Tinidazol	Idade ≥ 3 anos: 50 mg/kg (máx. 2 g), VO, uma vez ao dia; por 5 dias	2 g, VO, uma vez ao dia; por 5 dias
	seguido		
	Iodoquinol	30 a 40 mg/kg/dia (máx. 2 g), VO, divididos em 3 vezes/dia; por 20 dias	650 mg, VO, divididos em 3 vezes/dia, por 20 dias
	ou por		
	Paromomicina	25 a 35 mg/kg/dia, VO, divididos 3 vezes/dia por 7 dias	
Ancilostomíase (*Ancylostoma duodenale, Necator americanus*)	Albendazol[1]	400 mg, VO, dose única	
	ou		
	Mebendazol[2]	100 mg, VO, 2 vezes ao dia por 3 dias; ou 500 mg, VO, dose única.	
	ou		
	Pamoato de Pirantel[3]	11 mg/kg (máximo de 1 g), VO, 1 vez ao dia; por 3 dias	
Ascaridíase (*Ascaris lumbricoides*)	Albendazol[1]	400 mg, VO, dose única	
	ou		
	Mebendazol[2]	100 mg, VO, 2 vezes ao dia, por 3 dias ou 500 mg, VO, dose única	
	ou		
	Ivermectina[4]	150 a 200 µg/kg/dia, VO, dose única	
	ou		
	Pamoato de Pirantel[3]	11 mg/kg (máximo de 1 g), VO, 1 vez ao dia; por 3 dias	
	ou		
	Nitazoxanida	Idade 1 a 3 anos: 100 mg, oral, a cada 12 horas, por 3 dias Idade 4 a 11 anos: 200 mg, VO, a cada 12 horas, por 3 dias Idade ≥12 anos: 500 mg, VO, a cada 12 horas, por 3 dias	500 mg, VO, a cada 12 horas, por 3 dias
Balantidíase (*Balantidium coli*)	Tetraciclina	Idade ≥ 8 anos: 40 mg/kg/dia (máx. 2 g por dia), VO, divididos em 4 doses, por 10 dias	500 mg, VO, 4 vezes ao dia; por 10 dias
	ou		
	Metronidazol	35 a 50 mg/kg/dia, VO, a cada 8 horas, por 5 dias	500 a 750 mg, VO, 3 vezes ao dia, por 5 dias
	ou		
	Iodoquinol	30 a 40 mg/kg/dia (máx. 2 g por dia), VO, a cada 8 horas, por 20 dias	650 mg, VO, a cada 8 horas, por 20 dias
	ou		

(*Continua*)

Quadro 31.21 Tratamento das principais parasitoses intestinais. (*Continuação*)

Doença	Medicação	Dose pediátrica	Dose adulto
	Nitazoxanida	**Idade 1 a 3 anos:** 100 mg, VO, a cada 12 horas, por 3 dias **Idade 4 a 11 anos:** 200 mg, oral, 12 em 12 horas, por 3 dias **Idade ≥ 12 anos:** 500 mg, VO, a cada 12 horas, por 3 dias	500 mg, VO, a cada 12 horas, por 3 dias
Blastocystis hominis (Infecção)	Metronidazol	35 a 50 mg/kg/dia, VO, a cada 8 horas; por 10 dias	250 mg a 750 mg, VO, a cada 8 horas; por 10 dias ou 1500 mg, VO, 1 vez ao dia; por 10 dias
	ou		
	Trimetoprima (TMP)/ sulfametoxazol (SMX)	**Idade > 2 meses:** 8 mg/kg TMP e 40 mg/kg SMX por dia, VO, divididos a cada 12 horas; por 7 dias	160 mg TMP e 800 mg SMX, VO, a cada 12 horas; por 7 dias
	ou		
	Nitazoxanida	**Idade 1 a 3 anos:** 100 mg, VO, a cada 12 horas por 3 dias **Idade 4 a 11 anos:** 200 mg, VO, a cada 12 horas por 3 dias **Idade ≥ 12 anos:** 500 mg, VO, a cada 12 horas por 3 dias	500 mg, VO, a cada 12 horas por 3 dias
	ou		
	Tinidazol	**Idade ≥ 3 anos:** 50 mg/kg (máx. 2 g), dose única	2 g, VO, dose única
Ciclosporíase (*Cyclospora cayetanensis*)	Trimetoprima (TMP)/ sulfametoxazol (SMX)	**Idade > 2 meses:** 8 a 10 mg/kg TMP e 40 a 50 mg/kg e SMX por dia, VO, divididos a cada 12 horas, por 7 a 10 dias	160 mg TMP/800 mg SMX, VO, 2 vezes/dia; por 7 a 10 dias
Cistoisosporíase (*Cystoisospora belli*) (Antiga *Isospora belli*)	Trimetoprima (TMP)/ sulfametoxazol (SMX)	**Idade > 2 meses:** 8 a 10 mg/kg de TMP e 40 a 50 mg/kg de SMX por dia, VO/via intravenosa(IV), divididos a cada 12 horas, por 10 dias	160 mg TMP e 800 mg SMX, VO/IV, 2 vezes/dia; por 10 dias
	ou		
	Pirimetamina + leucovorin (Primeira escolha)	–	50 a 75 mg por dia de pirimetamina, 1 vez ao dia, ou divididos em 2 doses separadas; 10 a 25 mg por dia de leucovorin
	ou		
	Ciprofloxacina (segunda escolha)	–	500 mg, VO, 2 vezes por dia; por 7 dias
Criptosporidiose (*Cryptosporidium hominis*, *Cryptosporidium parvum*)	Nitazoxanida	**Idade 1 a 3 anos:** 100 mg, VO, a cada 12 horas por 3 dias. **Idade 4 a 11 anos:** 200 mg, VO, a cada 12 horas; por 3 dias. **Idade ≥ 12 anos:** 500 mg, VO, a cada 12 horas; por 3 dias	500 mg, VO, a cada 12 horas; por 3 dias

(*Continua*)

Quadro 31.21 Tratamento das principais parasitoses intestinais. (*Continuação*)

Doença	Medicação	Dose pediátrica	Dose adulto
Dientamoeba fragilis (infecção)	Metronidazol	35 a 50 mg/kg/dia, VO, divididos em 3 doses (máx. 500-750 mg/dose); por 10 dias	500 a 750 mg, VO, divididos em 3 doses, por 10 dias
	ou		
	Iodoquinol	30 a 40 mg/kg/dia (máx. 2 g), VO, divididos em 3 doses/dia; por 20 dias	650 mg, VO, 3 vezes ao dia; por 20 dias
	ou		
	Paromomicina	25 a 35 mg/kg/dia, VO, divididos em 3 doses/dia por 7 dias	
Difilobotríase (*Diphyllobothrium latum*)	Praziquantel[5]	5 a 10 mg/kg, VO, em dose única	
	ou		
	Niclosamida	50 mg/kg (máx. 2 g), VO, em dose única	2 g, VO, em dose única
Endolimax nana	Não é necessário tratamento, este protozoário não causa doença		
Entamoeba coli	Não é necessário tratamento, este protozoário não causa doença		
Entamoeba dispar	Não é necessário tratamento, este protozoário não causa doença		
Entamoeba hartmanni	Não é necessário tratamento, este protozoário não causa doença		
Enterobíase (*Enterobius vermiculares*)	Mebendazol[2]	100 mg, VO, em dose única; repetir em 2 semanas	
	ou		
	Pamoato de Pirantel[3]	11 mg/kg (máx. 1 g), VO, dose única. Repetir em 14 dias	
	ou		
	Albendazol[1]	Idade ≥ 2 anos: 400 mg, VO, dose única. Repetir em 2 semanas	400 mg, VO, dose única. Repetir em 2 semanas
Equinococose (*Echinococcus*)	Albendazol[1]	10 a 15 mg/kg/dia (máx. 800 mg/dia), VO, dividido em 2 vezes ao dia; por 1 a 6 meses	Albendazol 400 mg, VO, 2 vezes ao dia; por 1 a 6 meses
Esquistossomose (*Schistosoma mansoni*)	Praziquantel[5]	40 mg/kg/dia, VO, divididos em 2 doses/dia; por 1 dia	
Estrongiloidíase (*Strongyloides stercoralis*)	Ivermectina[4]	200 µg/kg, VO, 1 vez ao dia; por 1 a 2 dias	
	ou		
	Albendazol[1]	400 mg, VO, 2 vezes ao dia; por 7 dias	
Fasciolíase (*Fasciola hepatica*)	Triclabendazol	10 mg/kg, VO, 1 vez ao dia ou a cada 12 horas; por 1 dia	
	ou		
	Nitazoxanida	Idade 1 a 3 anos: 100 mg, VO, 2 vezes/dia por 7 dias Idade 4 a 11 anos: 200 mg, VO, 2 vezes/dia por 7 dias Idade ≥ 12 anos: 500 mg, VO, 2 vezes/dia, por 7 dias	500 mg, VO, 2 vezes/dia por 7 dias

(*Continua*)

INFECÇÕES RECORRENTES OU CRÔNICAS **479**

Quadro 31.21 Tratamento das principais parasitoses intestinais. (*Continuação*)

Doença	Medicação	Dose pediátrica	Dose adulto
Filariose Linfática (elefantíase; *Wuchereria bancrofti*)	Dietilcarbamazina (DEC)	**Tratamento da filariose linfática:** **Adultos e crianças ≥ 18 meses:** 6 mg/kg/dia, VO, divididos a cada 8 horas, por 12 dias consecutivos; ou 6 mg/kg, VO, dose única **Tratamento da eosinofilia pulmonar tropical:** **Adultos e crianças ≥ 18 meses:** 6 mg/kg/dia, VO, divididos a cada 8 horas; por 14 a 21 dias	
Giardíase (*Giardia lamblia* ou *Giardia intestinalis*)	Metronidazol	15 mg/kg/dia (máx. 250 mg), VO, divididos em 3 doses/dia; por 5 a 7 dias	250 mg, VO, em 3 doses ao dia; por 5 a 7 dias
	OU		
	Nitazoxanida	**Idade 1 a 3 anos:** 100 mg, VO, 2 vezes/dia; por 3 dias **Idade 4 a 11 anos:** 200 mg, VO, 2 vezes/dia; por 3 dias **Idade ≥ 12 anos:** 500 mg, VO, 2 vezes/dia; por 3 dias	500 mg, VO, 2 vezes/dia; por 3 dias
	ou		
	Tinidazol	**Idade ≥ 3 anos:** 50 mg/kg (máx. 2 g), VO, dose única	2 g, VO, 1 vez ao dia; dose única
Himenolepíase (Teníase anã, *Hymenolepis nana*; *Hymenolepis diminuta*)	Praziquantel[5]	25 mg/kg, VO, em dose única; pode-se repetir a dose em 10 dias.	
	ou		
	Niclosamida	**Peso 11-34 kg:** 1 g dose única no dia 1; e depois 500 mg por dia, VO; por 6 dias. **Peso > 34 kg:** 1,5 g dose única no dia 1; e depois 1 g por dia, oral, por 6 dias	2 g, VO, em dose única, por 7 dias
	ou		
	Nitazoxanida	**Idade 1 a 3 anos:** 100 mg, VO, 2 vezes/dia, por 3 dias **Idade 4 a 11 anos:** 200 mg, VO, 2 vezes/dia, por 3 dias. **Idade ≥ 12 anos:** 500 mg, VO, 2 vezes/dia, por 3 dias	500 mg, VO, 2 vezes/dia, por 3 dias
Iodamoeba buetschlii	Protozoário não patogênico, não é necessário tratamento.		
Larva migrans cutânea (Bicho geográfico)	Albendazol[1]	**Idade ≥ 2 anos:** 15 mg/kg/dia (máx. 400 mg/dia), VO, por 3 dias	400 mg/dia, VO, 1 vez ao dia, por 3 a 7 dias
	ou		
	Ivermectina[4]	**Peso > 15 kg:** 200 µg/kg, VO, 1 vez ao dia, por 1 a 2 dias	200 µg/kg, VO, 1 vez ao dia, por 1 a 2 dias
Leishmaniose Visceral (Calazar)	Anfotericina B Lipossomal	3 mg/kg/dia, IV, nos dias 1-5, 14, e 21	
	ou		
	Estibogluconato de Sódio	20 mg antimoniais pentavalentes, via subcutânea (SC)/kg/dia, IV ou intramuscular (IM), por 28 dias	
	ou		
	Miltefosina	**30 a 44 kg:** 50 mg, VO, 2 vezes ao dia, por 28 dias consecutivos **≥ 45 kg:** 50 mg, VO, 3 vezes ao dia, por 28 dias consecutivos	
	ou		
	Anfotericina B Desoxicolato	1 mg/kg, IV, diária ou a cada 2 dias (total cumulativo geralmente de ~15 a 20 mg/kg)	

(*Continua*)

Quadro 31.21 Tratamento das principais parasitoses intestinais. (*Continuação*)

Doença	Medicação	Dose pediátrica	Dose adulto
Leishmaniose Cutânea	Estibogluconato de Sódio	20 mg antimoniais pentavalentes (SC)/kg/dia, IV ou IM, por 28 dias	
	ou		
	Miltefosina	**30 a 44 kg:** 50 mg, VO, 2 vezes ao dia, por 28 dias consecutivos **≥ 45 kg:** 50 mg, VO, 3 vezes ao dia, por 28 dias consecutivos	
Leishmaniose de Mucosas	Estibogluconato de Sódio	20 mg antimoniais pentavalentes (SC)/kg/dia, IV ou IM, por 28 dias	
	ou		
	Anfotericina B Desoxicolato	0,5 a 1 mg/kg, IV, diária ou a cada 2 dias (total cumulativo geralmente de ~20 a 45 mg/kg)	
	ou		
	Miltefosina	**30 a 44 kg:** 50 mg, VO, 2 vezes ao dia, por 28 dias consecutivos **≥ 45 kg:** 50 mg, VO, 3 vezes ao dia, por 28 dias consecutivos	
Neurocisticercose (*Taenia solium*)	Albendazol[1]	15 mg/kg/dia (máx. 800 mg), VO, divididos em duas doses; por 8 a 30 dias	**≥ 60 kg:** 400 mg, VO, 2 vezes/dia; por 8 a 30 dias. **< 60 kg:** 15 mg/kg/dia (máx. 800 mg), VO, divididos em 2 vezes ao dia; por 8 a 30 dias
	ou		
	Praziquantel[5]	50 mg/kg/dia, oral, por 10 a 15 dias	
Teníase (*Taenia saginata*, *Taenia solium*)	Praziquantel[5]	5 a 10 mg/kg, VO, dose única	
	ou		
	Niclosamida	50 mg/kg (máx. 2 g), VO, dose única	2 g, VO, dose única
Toxocaríase (*Larva migrans* Ocular, e *Larva migrans* Visceral; *Toxocara canis*, *Toxocara cati*)	Albendazol[1]	400 mg, VO, 2 vezes/dia, por 5 dias	
	ou		
	Mebendazol[2]	100 a 200 mg, VO, 2 vezes/dia, por 5 dias	
Trichiuríase (*Trichuris trichiura*)	Albendazol[1]	400 mg, VO, por 3 dias	
	ou		
	Mebendazol[2]	100 mg, VO, 2 vezes ao dia, por 3 dias	
	ou		
	Ivermectina[4]	200 µg/kg/dia, VO, 1 vez ao dia, por 3 dias	

Observação:

[1] A segurança do albendazol em crianças < 6 anos ainda não está estabelecida, porém estudos sugerem que o seu uso é seguro.

[2] A segurança do mebendazol não é bem estabelecida, poucos estudos em < 2 anos.

[3] A segurança do pamoato de pirantel em crianças não foi estabelecida. Conforme a OMS, na quimioterapia preventiva, o pirantel pode ser usado em crianças acima de 1 ano de idade durante programas de tratamento em massa.

[4] A segurança do uso de ivermectina não foi estabelecida para crianças com peso menor de 15 kg.

[5] O uso de praziquantel em crianças < 4 anos não está estabelecido, mas o medicamento tem sido usado para tratar casos de infecção por ***D caninum*** em crianças > 6 meses.

Fonte: Adaptado de *Red Book* 2018.

BIBLIOGRAFIA CONSULTADA

Alves EBS, Conceição MJ, Silva VL, Fonseca ABM, Leles D. What is the future of intestinal parasitic diseases in developing countries? Acta Trop. 2017 Jul;171:6-7.

American Academy of Pediatrics. Drugs for Parasitic Infections In Kimberlin DW, Brady MT, Jakson MA, Long SS (eds.). Red Book: 2018. Report of the Committee on Infectious Diseases. 31. ed. Itasca, IL: American Academy of Pediatrics. 2018;985-1025.

Coelho CH, Durigan M, Leal DAG, Schneider AB, Franco RMB, Singer SM. Giardiasis as a neglected disease in Brazil: Systematic review of 20 years of publications. PLoS Negl Trop Dis. 2017 Oct 24;11(10):e0006005.

Echazú A, Juarez M, Vargas PA, Cajal SP, Cimino RO, Heredia V, et al. Albendazole and ivermectin for the control of soil-transmitted helminths in an area with high prevalence of Strongyloides stercoralis and hookworm in northwestern Argentina: a community-based pragmatic study. PLoS Negl Trop Dis. 2017 Oct 9;11(10):e0006003.

Faria CP, Zanini GM, Dias GS, da Silva S, de Freitas MB, Almendra R, et al. Geospatial distribution of intestinal parasitic infections in Rio de Janeiro (Brazil) and its association with social determinants. PLoS Negl Trop Dis. 2017 Mar 8;11(3):e0005445.

Gomes FMS, Santo MCCE, Gryschek RCB, Bertolozzi MR, França FOS. Access to drinking water and sewage treatment in Brazil: a challenge for the control of waterborne infectious diseases. Rev. Inst. Med. Trop. 2020;62:e71.

Jourdan PM, Lamberton PHL, Fenwick A, Addiss DG. Soil-transmitted helminth infections. Lancet. 2018 Jan 20;391(10117):252-265.

Pabalan N, Singian E, Tabangay L, Jarjanazi H, Boivin MJ, Ezeamama AE. Soil-transmitted helminth infection, loss of education and cognitive impairment in school-aged children: a systematic review and meta-analysis. PLoS Negl Trop Dis. 2018 Jan 12;12(1):e0005523.

Singer R, Xu TH, Herrera LNS, Villar MJ, Faust KM, Hotez PJ, et al. Prevalence of intestinal parasites in a low-income Texas Community. Am J Trop Med Hyg. 2020 Jun;102(6):1386-1395.

WHO. Guideline: preventive chemotherapy to control soil-transmitted helminth infections in at-risk population groups. Geneva: World Health Organization. 2017. Licence: CC BY-NC-SA 3.0 IGO.

WHO. Report of the WHO Advisory Group on deworming in girls and women of reproductive age. Rockefeller Foundation Bellagio Center, Bellagio, Italy. 2017 June 28–30. (WHO/CDS/NTD/PCT/2018.01). Geneva: World Health Organization. 2018. Licence: CC BY-NC-SA 3.0 IGO.

Dores Recorrentes da Infância

32.1 Dor Abdominal Recorrente

■ Sandra Maria Callioli Zuccolotto

Introdução

Dor abdominal pode ser a queixa principal que leva a criança ao médico ou aparece como parte do quadro clínico de diversas doenças, com importância variável no conjunto da sintomatologia. Quando a dor abdominal é a principal ou única manifestação, é preciso identificar se ela faz parte de uma doença aguda ou se é mais um episódio no decorrer de uma história crônica de dor abdominal recorrente.

O conceito de dor abdominal recorrente (DAR), definido por Apley & Naish em 1958 e que vigora até hoje, consiste na presença de pelo menos três episódios de dor, de intensidade suficiente para interferir nas atividades habituais da criança, por um período de pelo menos três meses. Todavia, os casos que chegam com um ou dois meses de história, com características semelhantes àquelas que chegam com três ou mais meses de evolução, podem ser definidos como dor abdominal recorrente, sem a necessidade de se esperar completar os três meses de recorrência da dor. A evolução, associada à história e ao exame físico feitos adequadamente, vai confirmar ou não o caráter recorrente da dor.

Estudos que têm por objetivo conhecer a prevalência de DAR são escassos, realizados por meio de inquéritos em escolas, e os resultados encontrados variam de 8% a 17%, na faixa etária dos 4 aos 18 anos de idade. Nem toda criança com dor abdominal recorrente busca tratamento médico e, a partir de alguns estudos, estima-se que a queixa de DAR representa 2% a 4% das consultas em ambulatórios de pediatria geral, nos quais são atendidos crianças e adolescentes.

Portanto, DAR é uma queixa frequente na infância e na adolescência que traz dúvidas ao pediatra quanto à sistematização da sua abordagem diagnóstica e terapêutica. Como as outras localizações de dores recorrentes, cefaleia e membros, a maioria das crianças com DAR não apresenta doença orgânica e enquadra-se no diagnóstico da síndrome da dor abdominal recorrente, cuja gênese encontra-se preferencialmente nos fatores psicossociais vivenciados pela criança ou adolescente. Por isso, na abordagem do paciente com essa queixa impõe-se a mudança do paradigma biomédico para o biopsicossocial, no qual os pressupostos do método clínico centrado no paciente norteiam a realização da consulta. É nesta perspectiva que este capítulo é apresentado.

Etiologia

Como as outras localizações frequentes de dores recorrentes, cefaleia e em membros, a maioria de crianças e adolescentes com DAR não apresenta doença orgânica (processo inflamatório, anatômico, metabólico ou neoplásico) como etiologia e enquadra-se no diagnóstico da síndrome da dor abdominal recorrente (SDAR).

Desde as primeiras pesquisas sobre DAR em crianças feitas na população geral, o encontro de doença orgânica varia de 5% a 10%.

Entre as causas orgânicas nenhuma é predominante, no entanto, pode-se afirmar que a grande maioria encontra-se no aparelho gastrointestinal ou geniturinário (Tabela 32.1).

Quanto à etiologia das crianças e adolescente com DAR, neste capítulo, além da SDAR, que representa a maioria dos casos das crianças com essa queixa, serão

Tabela 32.1 Doenças orgânicas que podem causar dor abdominal recorrente na infância e adolescência.

Causas gastrointestinais	Causas genitourinárias
Hérnia de hiato	Infecção do trato urinário
Hérnias da linha alba	Hidronefrose
Hérnia inguinal	Obstrução de vias urinárias inferiores
Esofagite	Litíase renal
Úlcera péptica*	Crise dos rins móveis
Gastrite*	Rim policístico
Parasitoses intestinais**	Tumor renal
Doença de Hirschsprung	Torção de testículos ou de ovários
Divertículo de Meckel	Dismenorreia
Pólipos	Cisto ovariano
Doença de Crohn	Endometriose
Retocolite ulcerativa	Hematocolpo em razão do hímen imperfurado
Neoplasias	
Invaginação intestinal recorrente	
Duplicação intestinal	
Má rotação intestinal causando obstrução ou volvo	**Outras causas**
Síndrome da artéria mesentérica superior	Distensão de músculo da parede abdominal
Pâncreas anular	Doença falciforme
Volvo do sigmoide	Púrpura de Henoch-Schönlein
Corpo estranho ou bezoar	Porfiria
Angioedema familiar	Intoxicação por chumbo
Fibrose cística	Acidose diabética
Doença celíaca	Hiperlipidemia familiar idiopática
Intolerância à lactose	Doença do colágeno
Peritonite	Endocardite com embolia
Colecistite e colelitíase	Insuficiência cardíaca
Pancreatite crônica	Tumores
Hepatite crônica	Doença da coluna vertebral
Cirrose	Tumor cerebral
Tuberculose abdominal	Dor desencadeada por exercício

* Doenças discutidas no item doenças ulcerosas pépticas.
** Doenças discutidas no texto.
Fonte: Desenvolvida pela autoria.

discutidas: doença ulcerosa péptica, por ser hipótese habitualmente pensada na criança com dor na parte superior do abdômen; parasitoses intestinais por causa da sua prevalência no nosso meio e constipação intestinal funcional.

Síndrome da dor abdominal recorrente (SDAR)

Verifica-se que a grande maioria das crianças com dor abdominal recorrente não apresenta doença orgânica. A terminologia utilizada ao longo do tempo para caracterizar esse grupo de crianças mostra que não existe consenso entre os autores em relação à etiopatogenia da dor.

No entanto, é interessante observar essa evolução da literatura, pois desde os primeiros autores do início do século XX, assim como Apley nas décadas de 1950 a 1970, e até hoje, todos aceitam que a origem psicossocial da DAR é epidemiologicamente expressiva.

No final de 2004, um encontro de pediatras de vários países realizado em Roma denominado ROMA III reavalia critérios diagnósticos para distúrbios gastrointestinais funcionais (DGIF) em crianças. Os responsáveis pela elaboração desses critérios reconhecem a controvérsia gerada por eles, pois estudos com evidência sobre esse tema são raros, especialmente entre crianças e adolescentes.

Segundo o ROMA III, publicado por Rasquin *et al.* em 2006, os DGIF são definidos pelas várias combinações de sintomas gastrointestinais crônicos ou recorrentes não explicados por anormalidades estruturais ou bioquímicas e o sintoma dor abdominal na criança e no adolescente (dos 4 aos 18 anos de idade) está relacionado com os seguintes DGIF: Dispepsia Funcional e Dor Abdominal Funcional, para a qual é especificado o subitem d1 denominado Síndrome da Dor Abdominal Funcional, sendo que essas duas terminologias são complementares.

Assim, de acordo com o ROMA III, o conceito de Síndrome da Dor Abdominal Funcional inclui episódios de dor uma vez por semana por no mínimo dois meses, sendo que a caracterização dos episódios de dor deve preencher os três seguintes critérios: (1). dor abdominal episódica ou contínua; (2). insuficiência de critérios para ser definida como outro DGIF; e (3). sem evidência de processo inflamatório, anatômico, metabólico ou neoplásico que explique os sintomas, além de um ou mais dos dois seguintes critérios: (1) alguma perda da atividade do dia e (2). presença de sintomas somáticos como cefaleia, dores nas pernas ou distúrbios do sono. Constata-se que na síndrome da dor abdominal funcional, os critérios assemelham-se com aqueles definidos por Apley para o grupo de crianças denominado por ele ora como não orgânico, ora como psicogênico.

Nesse contexto da literatura e a partir da experiência acumulada no atendimento de crianças e adolescentes com essa queixa, a equipe de pediatras do Ambulatório de Pediatria Geral do Hospital Universitário da USP tem optado por utilizar o termo "Síndrome da Dor Abdominal Recorrente" (SDAR).

A SDAR apoia-se nos conceitos especificados por Apley e é caracterizada por: crises recorrentes de dor abdominal intensa o suficiente para interromper as atividades habituais da criança/adolescente, por no mínimo três vezes nos últimos três meses; alta prevalência de dores recorrentes em outros locais (membros e cabeça) concomitante à queixa de DAR ou ao longo do tempo e parentes próximos (pais e irmãos) com dores recorrentes ou doenças crônicas. Na SDAR, considera-se que a gênese da queixa encontra-se nos fatores psicossociais vivenciados pela criança ou adolescente.

Vale ressaltar que, entre os fatores psicossociais envolvidos na SDAR, deve sempre ser investigada a presença de situações que evidenciem risco de violência, tanto doméstica como escolar. Em vários estudos tem-se encontrado a queixa de dores crônicas e recorrentes em adolescentes do sexo feminino e mulheres vitimizadas nas suas relações familiares. À semelhança da família, o ambiente escolar pode ser um local onde pode ocorrer violência contra crianças e adolescentes, quer por tratamentos humilhantes impostos por membros da equipe da escola quer pelo *bullying*: comportamento agressivo contra colegas que são intimidados por apelidos, ofensas, humilhações, discriminações, roubos, agressões físicas ou sexuais, gerando dor, angústia e medo.

Por fim, na SDAR, os sinais de alerta para doenças orgânicas descritos na Tabela 39.2 estão ausentes.

Doença ulcerosa péptica

É definida pela presença de lesões ulcerosas decorrentes da ação cloridopéptica da secreção gástrica sobre a mucosa do trato gastroduodenal e varia desde diversos graus de gastrite/duodenite até franca ulceração (quando atinge a camada muscular da parede gástrica ou duodenal). É comum pensar em doença ulcerosa péptica em crianças e adolescentes com queixa de dor recorrente na parte superior do abdômen, entretanto, esse diagnóstico nessa população não é frequente.

As úlceras pépticas podem ser primárias ou secundárias. As úlceras secundárias, geralmente de curso agudo e gástricas, são decorrentes de: (1) uso de substâncias agressoras da mucosa gástrica como ácido acetilsalicílico, outros anti-inflamatórios não hormonais, corticosteroides e álcool; (2) situações de estresse físico/emocional como nos casos de queimadura extensa, internação em UTI, hipóxia e choque; e (3) mais raramente, estados hipersecretórios como nas síndromes de Zollinger-Elison, do intestino curto e da mastocitose sistêmica. A úlcera péptica primária apresenta evolução em geral crônica, de início insidioso e localização em duodeno. A úlcera péptica primária encontra-se frequentemente associada à presença da infecção por *Helicobacter pylori*, entretanto, a sua etiologia é considerada multifatorial, na qual fatores genéticos, ambientais e psicossociais interagem de modo a determinar o seu aparecimento.

Os sintomas de úlcera péptica variam de acordo com a idade, tornando-se mais específicos na adolescência. Antes dos 6 anos de idade, as úlceras pépticas são principalmente secundárias e agudas. Após essa idade, aumenta progressivamente a frequência de úlcera primária, de evolução crônica.

O ciclo caracterizado por dor, alimentação e alívio da dor é pouco frequente na úlcera primária de crianças. Sugere-se que a úlcera péptica deva ser considerada nas seguintes circunstâncias: dor abdominal que repetidas vezes ocorre à noite e desperta a criança do sono ou no período da manhã ao acordar, vômitos recorrentes relacionados com a alimentação, anemia associada ao encontro de sangue oculto nas fezes e história familiar positiva para úlcera duodenal.

O diagnóstico é feito pela endoscopia digestiva alta (EDA) que, quando solicitada, devem ser acrescentadas ao pedido a realização de biópsia e a pesquisa do *Helicobacter pylori*.

Na maioria dos casos, o tratamento é essencialmente clínico com uso de agentes antiácidos como os bloqueadores dos receptores H_2 (cimetidina, ranitidina, famotidina) ou os inibidores da bomba de prótons (omeprasol, lanzoprasol) por 4 a 6 semanas. Durante o tratamento, recomenda-se evitar alimentos que possam piorar os sintomas (cafeína e alimentos gordurosos e muito condimentados) e o uso de medicamentos agressores da mucosa gástrica como anti-inflamatórios. É fundamental investigar os aspectos psicossociais que podem estar envolvidos no aparecimento da doença.

A decisão de confirmar o diagnóstico com EDA ou observar a resposta ao tratamento na suspeita de doença péptica ulcerosa deve ser individualizada. Quando for diagnosticada a presença de *Helicobacter pylori*, deve-se proceder ao tratamento específico para essa infecção.

Constipação intestinal funcional

Crianças com constipação intestinal podem cursar com crises de dor abdominal imediatamente antes da evacuação ou mesmo alguns dias antes ou, ainda, com dor abdominal vaga e recorrente, muitas vezes relacionada com as refeições. (Capítulo Constipação Intestinal). Quando a constipação intestinal estiver presente, ela deve merecer abordagem diagnóstica e terapêutica adequadas sem, contudo, encerrar a investigação para SDAR.

Parasitoses intestinais

Uma conduta muito comum em neste meio é limitar a abordagem da criança com queixa de DAR à prescrição de vermífugos. Essa conduta parte do seguinte pressuposto: como as enteroparasitoses são de alta prevalência neste meio, elas aparecem como responsáveis pela maioria dos casos de DAR, apesar de não existirem estudos controlados confirmando tal hipótese. Na estrongiloidíase, dor abdominal epigástrica em queimação, semelhante à que ocorre na síndrome ulcerosa, pode acontecer em associação com diarreia. Alguns autores advogam que a giardíase pode provocar quadro de dor abdominal recorrente associado à diarreia recorrente, plenitude pós-prandial e náuseas.

No entanto, a abordagem da criança com queixa de DAR é mais complexa, pois se observa que vários pacientes, apesar da cura parasitológica, permanecem com a queixa. Por outro lado, mesmo quando existe melhora do sintoma após o tratamento, muitas vezes essa resposta é transitória, provavelmente por causa do efeito placebo da droga. Assim, recomenda-se que, nos casos de DAR, as parasitoses intestinais sejam investigadas e tratadas, sem, contudo, interromper a abordagem diagnóstica.

Abordagem diagnóstica

Para a abordagem diagnóstica da criança com DAR, a anamnese e o exame físico são fundamentais.

Diante do fato de a grande maioria de crianças e adolescentes com DAR não apresentar como etiologia uma doença orgânica, a abordagem diagnóstica e terapêutica do paciente com essa queixa requer a realização de anamnese ampliada, a qual inclui o conhecimento de como a criança vivencia as relações nos diversos grupos sociais aos quais pertence: família e escola. Para os adolescentes, acrescem-se dados referentes às experiências no trabalho e no grupo de amigos. Nessa perspectiva, é importante esclarecer a família e o paciente sobre a necessidade de algumas consultas antes de se estabelecer o diagnóstico definitivo e o tratamento adequado.

Anamnese

Na primeira consulta geralmente o pediatra deve buscar entender as demandas dos pais e da criança/adolescente envolvidos na queixa, deixando-os discorrer sobre o problema livremente e, por meio de escuta atenta, entender as hipóteses deles sobre a queixa, os medos e as preocupações relacionados a ela, assim como as suas repercussões na vida da família e do paciente. No detalhamento dos aspectos clínicos da queixa, busca-se, em um primeiro momento, identificar a presença ou ausência de sinais clínicos de alerta para doença orgânica (Tabela 32.2).

História da doença atual

Descrição do primeiro episódio de dor e há quanto tempo tem a recorrência da dor

É importante tentar identificar o primeiro episódio de dor, pois algumas vezes encontra-se história de quadro dramático com internação por hipótese de doença grave que não se confirma e, a partir de então, surge a síndrome da dor recorrente.

Natureza da dor

Intensidade

Deve ser inferida pela interferência nas suas atividades habituais. Portanto, deve-se perguntar o que a criança faz no momento da dor, se interrompe as atividades, vai deitar-se, pede colo. Especialmente nos pré-escolares, é importante averiguar com os pais se, no momento da dor, a criança tem expressão facial ou atitude corporal de sofrimento, pois não é incomum o encontro de crianças pequenas que falam que estão com dor, mas na verdade estão sentindo qualquer outro desconforto denominado por elas de dor abdominal. A intensidade da dor não apresenta relação com a gravidade da doença.

Frequência e duração

São sinais indiretos da repercussão da queixa no cotidiano dessas crianças/adolescentes e de sua família. Como no caso da intensidade, tanto a frequência como a duração da dor não apresenta relação com a gravidade da doença ou presença de doença orgânica.

Localização e irradiação da dor

A localização da dor no abdômen é um dado importante na avaliação da criança, pois pode identificar sinais de alerta para investigação laboratorial de doença orgânica como dor persistentemente localizada em região periférica do abdômen e dor com irradiação para o dorso (como na pancreatite, úlcera péptica) ou para a virilha (como na litíase renal). É comum durante a consulta, especialmente dos pré-escolares, quando a dor não está presente, a criança não saber referir sua localização. Nessa situação, é importante o médico não insistir para que ela responda, pois existe grande possibilidade de a criança sentir-se pressionada ou ser induzida a dar uma resposta qualquer, sem que ela represente a realidade. Se os pais não souberem informar este dado, sugere-se que sejam orientados para que, nos próximos episódios de dor, eles perguntem à criança a sua localização.

Caráter

Quando se pergunta para a criança pré-escolar e até escolar como é a dor, geralmente por causa das características do desenvolvimento linguístico nestas faixas etárias, ela não sabe descrever o seu caráter: se em pontada, em peso, em cólica, ou em queimação. O médico deve ter o cuidado de não induzir a resposta, nesses casos. Algumas crianças maiores de 8 anos de idade e os adolescentes já conseguem descrever melhor essas características da dor.

Local de ocorrência e período do dia

Em que período do dia as crises de dor costumam ocorrer e onde a criança está nestes momentos, na escola, na casa de parentes, na própria casa e aos cuidados de quem, contribuem para a compreensão da queixa. Dores que repetidas vezes despertam o indivíduo do sono é um sinal de alerta para investigação de doença orgânica.

Fatores desencadeantes

Verificar se o paciente e/ou os pais conseguem identificar o que faz a dor surgir. Verificar, também, se os períodos em que as crises de dor aumentam estão associados com épocas de realização de provas ou de campeonatos desportivos, pois podem auxiliar na elucidação diagnóstica por serem situações que geram ansiedade. No entanto, o fato de não haver relação da queixa de dor com esses períodos não afasta a possibilidade da SDAR.

Fatores de melhora

Verificar se existe algum fator de melhora e quais tipos de tratamento já foram realizados. Além disso, é importante conhecer qual é a conduta dos pais no momento da dor, se utilizam alguma medicação ou chás, se fazem massagem ou se costumam ir ao pronto-socorro. Também tem importância saber a frequência de absenteísmo na escola por causa da dor. Essas informações podem apontar, por vezes, que a ansiedade dos pais em relação à dor pode estar atuando como fator de manutenção da recorrência.

Hipótese para a causa da dor feita pelos pais e o paciente

Perguntar especificamente em algum momento da primeira consulta: – "o que vocês acham que pode estar causando esta dor?". A resposta para essa questão pode dar a dimensão da preocupação dos pais com a queixa da criança/adolescente. É importante escutar também o que a criança/adolescente pensa sobre a dor e quais os seus medos em relação a ela. Alguns exemplos: se a mãe responde que a sua hipótese para as dores recorrentes é de verminose, como no meio em questão é comum as crianças terem parasitose intestinal, pode-se inferir que ela não está preocupada com a existência de doença grave como causa da dor. No outro extremo, tem-se o caso no qual os pais suspeitam da existência de tumor intestinal no filho, porque o avô, que faleceu há alguns meses com esse diagnóstico, teve como manifestação inicial a queixa de dor abdominal recorrente. No último caso e em outros similares, a avaliação da criança e a tranquilização da família quanto ao diagnóstico têm efeito terapêutico. Portanto, é fundamental saber sobre os medos e as preocupações do paciente e dos pais em relação ao quadro de dor, além de conhecer as repercussões do problema na vida de todos os envolvidos.

Uso habitual de medicamentos

Importante averiguar se existe o uso contínuo ou habitual de medicamentos e analisar se eles podem ter como efeito colateral o aparecimento de dores ou determinar complicações que possam explicar a causa da dor, como, por exemplo, uso habitual de ácido acetilsalicílico ou de outros anti-inflamatórios não hormonais que possam agredir a mucosa gástrica e causar desde irritação superficial da mucosa até gastrite e úlcera gástrica.

Manifestações clínicas concomitantes

A história clínica deve ser completa, com enfoque especial na busca de manifestações que indiquem a presença ou ausência de sinais de alerta para doenças orgânicas. Assim, verificar se existem história de astenia, perda de peso involuntária, diminuição do apetite, febre recorrente, artrites, entre outros. O interrogatório deve ser detalhado, principalmente em relação aos aparelhos genitourinário e gastrointestinal. Assim deve-se verificar se o padrão miccional é normal e se existe queixa de hematúria, disúria, polaciúria, constipação intestinal, sangramento gastrointestinal, vômitos persistentes e disfagia.

Presença de outras dores

A concomitância com outras dores recorrentes, como cefaleia e dores em membros, é frequente nas crianças com SDAR.

Antecedentes pessoais

Além dos antecedentes clássicos da história pediátrica, desde o nascimento até o momento atual, deve-se dar ênfase à busca de outras manifestações de origem provavelmente emocional ou de reação ao ambiente psicossocial que a criança teve ao longo da vida. Assim, é importante verificar, desde o primeiro ano de vida, se a criança apresentou distúrbios do sono, diarreia crônica compatível com diagnóstico de colo irritável, entre outras. Cada criança tende a reagir de uma maneira às suas dificuldades e conflitos. Muitas delas expressam esses problemas por meio de dores. A migração do local dos sintomas dolorosos na história pregressa, como dores em membros e cefaleia, é frequente nas crianças com síndrome da dor abdominal recorrente.

Antecedentes mórbidos familiares

Deve-se investigar especialmente a presença ou ausência de doenças de caráter hereditário que podem causar dor abdominal recorrente como doença falciforme, litíase renal, doença inflamatória intestinal, úlcera péptica entre outras. Além disso, deve-se verificar se existem familiares próximos (pais e irmãos) com queixa de dores recorrentes e/ou quadros de doença crônica na família, pois é mais comum o encontro das denominadas por Apley de "famílias doloridas" no grupo de crianças com DAR do que nas crianças sem essa queixa.

Conhecer a criança/adolescente

Conhecida a história clínica da queixa de dor, é necessário conhecer quem é a criança/adolescente. Para tanto, pode-se seguir o roteiro com os seguintes itens: rotina de vida; atividades preferidas; temperamento; mudança de comportamento; relacionamento com pais e irmãos, com colegas e professores; e relacionamento no grupo de amigos e no trabalho, no caso de adolescentes.

Quando os motivos da ansiedade da criança/adolescente se encontram centrados na escola, é interessante tentar especificá-los pelas informações obtidas da própria criança, da observação dos pais e até, dependendo do caso, pelas informações obtidas do professor, por meio de um relatório. Por vezes, as situações de *bullying* (violência entre colegas no espaço escolar) são de difícil identificação pela família, pois a criança é ameaçada pelos agressores se a situação se tornar pública. Assim, quando a criança se mostra contrariada em ir para escola, essa possibilidade deve ser suspeitada e explorada com cuidado e persistência.

Conhecer a família

Não se restringe a conhecer os antecedentes mórbidos e a composição familiar, mas a dinâmica estabelecida entre os membros da família: pais, paciente e outros familiares que tenham importância na vida da criança/adolescente. É importante verificar a existência de eventos críticos na família como separação dos pais, nascimento de irmãos, morte de parentes, dificuldades financeiras entre outros por ocasião do surgimento ou aumento da frequência das dores; no entanto, se presentes, devem ser interpretados com cautela, pois pode não haver relação direta do evento com o sintoma, encobrindo por vezes os determinantes reais. Não esquecer de avaliar se existem situações de risco para violência doméstica. Conhecer a ocupação e a escolaridade dos pais pode facilitar ao médico a escolha da forma de comunicação a ser estabelecida com eles, tanto na abordagem diagnóstica como terapêutica.

Exame físico

O exame físico deve ser completo, com medidas de peso e altura e da pressão arterial. Deve ter sempre como objetivo afastar sinais de comprometimento do estado geral ou causas extra-abdominais para a dor que, apesar de raras, devem ser excluídas.

O exame específico de abdômen deve ser feito procurando identificar se a dor é da parede do abdômen ou mais profunda. Quando é muscular, observa-se que surge a dor com a palpação e movimentação do referido músculo. Pode haver hérnias na linha alba e nesses casos a criança aponta o local da dor coincidente com o da hérnia. Na percussão e palpação, procuram-se sinais de visceromegalias, tumorações e ascite. Deve-se avaliar a região perianal, pois alterações significantes nessa região pode se associar a abuso sexual, doença de Crohn (fissura anal crônica, fístula perianal, úlcera perianal) e retocolite ulcerativa inespecífica (fissura anal aguda e, raramente, fístula anal).

Investigação laboratorial

Para as crianças sem sinais de alerta à história e ao exame físico, especificados nos itens 1 a 6 da Tabela 32.2, recomenda-se como investigação inicial a realização de hemograma completo, uma prova de fase aguda (velocidade de hemossedimentação ou proteína C reativa), análise de urina com sedimento quantitativo e protoparasitológicos de fezes, cuja interpretação já foi comentada.

Tabela 32.2 Sinais de alerta identificados na história, no exame físico e nos exames iniciais, para prosseguir na investigação de doença orgânica.

1. dor de localização abdominal periférica (distante do umbigo), constante no local
2. dor que se irradia para as costas, a escápula ou os membros inferiores
3. dor que repetidas vezes desperta a criança/adolescente do sono
4. perda de peso involuntária
5. outras evidências de doença orgânica na anamnese e/ou no exame físico como parada ou desaceleração do crescimento, febre recorrente de origem indeterminada, vômitos significantes ou biliosos, visceromegalias, massas abdominais, anormalidades perianais, diarreia crônica, artrite, sangramento gastrointestinal, entre outras
6. história familiar de doença orgânica relevante (p. ex., úlcera péptica, doença inflamatória intestinal, doença celíaca, doença falciforme)
7. VHS ou PCR elevada ou alterações no hemograma como anemia, leucocitose, morfologia celular alterada etc.
8. alterações na análise de urina

PCR: proteína C reativa; VHS: velocidade de hemossedimentação.
Fonte: Desenvolvida pela autoria.

Quanto à ultrassonografia de abdômen, vale ressaltar que estudos realizados com o objetivo de utilizá-la como investigação inicial para triagem de doença orgânica nas crianças com DAR sem sinal de alerta não mostraram bom resultado.

Assim, é consenso que esse exame deve ser reservado para investigar hipóteses diagnósticas suspeitadas pela presença de sinais de alerta para doença orgânica como queixa de dor irradiada, dores localizadas em regiões periféricas do abdômen, palpação de massas abdominais, alteração da análise de urina como, por exemplo, na presença de hematúria (veja o Capítulo 31).

Se houver leucocitúria na análise de urina, reavaliar a clínica para verificar a possibilidade de infecção do trato urinário e, então, se indicado, realizar coleta de urina para urocultura (veja o Capítulo 11).

Na criança com anemia hipocrômica microcítica com RDW aumentado, se as condições de oferta e aceitação de alimentos ricos em ferro forem adequadas, pode-se solicitar a pesquisa de sangue oculto nas fezes com o objetivo de investigar doença inflamatória do trato gastrointestinal.

Abordagem terapêutica

Quando se encontra uma doença orgânica como causa da dor, tratamento específico deve ser instituído, com a ressalva de que este não se esgota na prescrição de medicamentos e/ou de medidas para alteração de hábitos, mas requer abordagem do componente subjetivo da criança/adolescente que pode estar envolvido na gênese e/ou ser secundário ao sofrimento crônico determinado pela doença.

Ao final da primeira consulta, nos casos em que não foram encontrados sinais clínicos de alerta para presença de doença orgânica, é importante que o pediatra informe aos pais e ao paciente que, na maioria das crianças/adolescentes com dor abdominal recorrente, esse sintoma pode ser uma forma de expressão de problemas de ordem psicossocial, isto é, as dores podem ser manifestação de vivências que estão provocando ansiedade na criança/adolescente. Isto é importante, pois introduz uma hipótese que não havia sido, até então, aventada por muitos pais e que vai requerer o aprofundamento do conhecimento das relações da criança na família e na escola. Além disso, ao se colocar a possibilidade de problemas de ordem psicossocial na gênese do sintoma, introduz-se a hipótese da SDAR que é, epidemiologicamente, muito mais frequente do que, por exemplo, as doenças do aparelho urinário que também estão sendo investigadas pela solicitação da análise de urina entre os exames laboratoriais iniciais.

A tranquilização dos pais e da criança/adolescente é fundamental na abordagem terapêutica. Quando existe receio de uma doença específica por parte dos pais ou do paciente, na maioria das vezes é possível apontar, já na primeira consulta, os dados que falam contra ele ser portador da doença cogitada. O exame físico completo também tem efeito tranquilizador para a família, pois mostra que o médico está desempenhando seu papel com competência, tentando identificar ou afastar problemas graves.

No retorno das crianças sem manifestações clínicas de alerta e em posse de resultados normais dos exames laboratoriais iniciais, confirma-se a ausência de sinais de alerta para presença de doença orgânica e, geralmente, é possível realizar a hipótese diagnóstica de SDAR. A ausência de sinais de alerta dá ao pediatra a segurança necessária para transmitir confiança à família sobre a inexistência de doença orgânica, importante fator na abordagem terapêutica da criança com SDAR. Nesse momento é importante deixar claro que, apesar de o paciente não ser portador de doença orgânica, ele deve ser acompanhado para que o médico possa identificar, junto com os pais, os fatores desencadeantes da dor. Deve-se esclarecer que a dor é real, apesar da ausência de doença orgânica. O uso da analogia da dor abdominal presente na SDAR com a cefaleia tensional facilita a compreensão dos pais a esse respeito, pois a maioria dos adultos já teve cefaleia intensa em períodos de maior ansiedade, podendo então reconhecer que é possível sentir dor intensa apesar de não haver doença grave subjacente como, por exemplo, tumor intracraniano. Dessa forma, os pais podem compreender também que a criança tem dois sofrimentos reais. Um é a dor física no abdômen e o outro, o sofrimento psíquico (angústia ou ansiedade), que a criança não está conseguindo expressar de outra forma, indicando a necessidade de tentar compreender o que ela está querendo expressar com o sintoma.

Crianças com dores recorrentes podem estar extremamente ansiosas em relação à verdadeira etiologia da dor. Muitas crianças com dores recorrentes apresentam episódios de dor em resposta a situações estressantes que elas têm dificuldade de reconhecer e resolver de modo mais elaborado. Com certa frequência, os episódios de dor são motivo para os pais afastarem temporariamente a criança das situações de estresse, além de também determinarem benefícios secundários como aumento da atenção dos familiares. Como resultado, sua resposta corporal ao estresse é gradativamente reforçada e, assim, os episódios de dor podem tornar-se uma reação protetora involuntária que recorre nas situações potencialmente estressantes. A incapacidade de identificar e de expressar os sentimentos geralmente está presente na criança com dor recorrente. À medida que a criança consegue reconhecer e expressar seus sentimentos, a frequência e a intensidade dos episódios de dor diminuem.

É nessa perspectiva que se insere o efeito terapêutico da consulta, quando há abordagem abrangente durante a anamnese. Perguntar sobre a rotina de vida da criança e das suas relações intra e extrafamiliares possibilita à família identificar problemas nessas relações e buscar formas de solucioná-los. Assim, é frequente, após uma primeira consulta feita adequadamente, a criança voltar com alívio importante da queixa. Como os pais dificilmente relatam as mudanças ocorridas nas relações com a criança, pois geralmente não são percebidas pela própria família, muitos pediatras ficam atônitos diante da melhora da queixa, concluindo, de forma reducionista, que o caso não era tão complicado quanto parecia.

Entretanto, a partir do momento em que os pais aceitam a hipótese de que a SDAR é uma manifestação de ansiedade e de sofrimento que a criança não consegue expressar verbalmente, eles passam a colaborar com o pediatra na identificação de fatores que podem estar envolvidos na gênese da dor. Não se pretende com isto que o pediatra assuma o papel de psicólogo ou psiquiatra, mas que desenvolva a capacidade de escutar a criança e sua família e de tentar entender as condutas assumidas em relação à criança. Por exemplo, a mãe conta ao pediatra que o filho de 8 anos de idade tem reclamado muito porque ela não o deixa mais brincar na rua com os vizinhos. Nesse momento, o pediatra ao perguntar para a mãe o motivo desta conduta faz com que ela esclareça para si e para a criança os motivos dessa proibição, fato que favorece o estabelecimento de um diálogo entre mãe e filho. No momento em que os pais se dispõem a responder questões dessa natureza, abre-se espaço para que eles reflitam sobre atitudes muitas vezes automáticas e pouco elaboradas e a criança expresse seus sentimentos.

Deve-se ter o cuidado, também, de identificar se as soluções propostas pela família ou pela própria criança ou adolescente estão sendo no sentido de afastar o paciente de todas as situações que geram ansiedade. Quando isto estiver ocorrendo, cabe ao pediatra apontar que devem existir outras formas de se enfrentar o problema. Na medida em que a família se tranquiliza a respeito da inexistência de doença orgânica grave, ela tem condições de lidar com a dor de forma menos ansiosa, dando apoio à criança e auxiliando-a a superar suas dificuldades.

Portanto, na SDAR, o pediatra pode atuar como um agente facilitador na identificação dos problemas e na busca de soluções que devem ser definidas sempre pelos pais e o paciente e não pelo médico, pois apenas eles podem avaliar as reais condições disponíveis para grandes mudanças, como por exemplo, troca de escola.

Pacientes com distúrbios graves de conduta necessitam de atenção psicológica especializada, mas a grande maioria das crianças com SDAR pode ser tratada exclusivamente pelo pediatra.

É comum a utilização de medidas caseiras como chás, massagens e compressas quentes no momento da dor. Quando essas medidas não aliviam o sintoma e a dor é intensa, alguns autores recomendam o uso de antiespasmódicos neste momento, embora não existam estudos que comprovem a eficácia dessas drogas, pois a melhora pode ser devida ao efeito placebo dessa conduta. Vale ressaltar que a abordagem terapêutica não deve estar centrada no uso de medicamentos, pois o objetivo é tratar a criança e não apenas o sintoma.

Prognóstico

O prognóstico das crianças com SDAR é bom. Estudos mostram que cerca de 30% a 50% dos pacientes apresentam remissão completa do sintoma, num período de duas a seis semanas após a realização do diagnóstico, desde que a abordagem seja semelhante à proposta neste capítulo. Entretanto, estudos a longo prazo apontam que 30% a 50% das crianças com SDAR terão esse sintoma na vida adulta, embora em 70% desses casos a dor não limite as atividades habituais do indivíduo.

Considerando os sinais de alerta referidos e os exames laboratoriais básicos, vários trabalhos de seguimento a longo prazo, por períodos de até 20 anos, mostraram que essa abordagem é suficiente e segura para não deixar de diagnosticar as causas orgânicas, quando presentes.

■ BIBLIOGRAFIA CONSULTADA

Apley J, Mackeith R, Meadow R. The child and his symptoms. A comprehensive approach. 3. ed. Oxford: Blackwell; 1978.

Apley J, Naish N. Recurrent abdominal pains a field survey of 1000 school children. Arch Dis Child. 1958;33:165.

Blanchard SS, Czinn SJ. Peptic ulcer disease en children. In: Kliegman RM, Behrman RE, Jenson HB, Stanton BF. Nelson textbook of pediatrics. 18. ed. 2007, disponível em www.mdconsul.com

Crushell E, Rowland M, Doherty M, et al. Importance of parental conceptual model of illness in severe recurrent abdominal pain. Pediatrics 2003;112:1368.

North American Society for Pediatric Gastroenterology, hepatology and nutrition (NASPGHAN). Technical report – chronic abdominal pain in children. Pediatrics 2005;113:e370.

Rarquin A, Di Lorenzo C, et al. Childhood functional gastrointestinal disorders: child/adolescent. Gastroenterology 2006;130:1527 – (ROMA III).

Van Der Meer SB, et al. Diagnostic value of ultrasound in children with recurrent abdominal pain. Pediatr Radiol 1990;20:501.

Zuccolotto SMC, et al. Análise descritiva de 109 crianças com queixa de dor abdominal recorrente. Anais do XXV Congresso Brasileiro de Pediatria, III Congresso Paulista de Pediatria, II Congresso da Sociedade de Pediatria de Língua Portuguesa. São Paulo, 1987.

Zuccolotto SMC, Rañna W, Sucupira ACSL. Dores em geral e principais dores recorrentes: abdominal, cefaleia e em membros. In: Marcondes E. Pediatria básica. 9. ed. São Paulo: Sarvier; 2002. p. 200.

Zuccolotto SMC. Dor abdominal recorrente. In: Sucupira ACSL, Kobinger MEBA, Saito MI, Bourroul MLM, Zuccolotto SMC. Pediatria em consultório. 5. ed. São Paulo: Sarvier; 2010. p. 709-20.

32.2 Dor Recorrente em Membros

■ Ana Cecília Silveira Lins Sucupira

Introdução

A dor recorrente em membros é uma queixa muito frequente no consultório pediátrico. A evolução dos quadros de dor em membros nas crianças raramente tem um caráter persistente, sendo a forma mais comum a apresentação em episódios dolorosos, intercalados por períodos assintomáticos, ou seja, a dor recorrente.

Em 1951, Naish e Apley definiram a dor recorrente em membros como um quadro com pelo menos três episódios de dor, não articular, durante um período mínimo de 3 meses, de intensidade suficiente para interferir nas atividades habituais da criança. Nesse estudo com 721 crianças, utilizando esses critérios, os autores encontraram uma prevalência de 4,2% para a dor recorrente em membros.

No estudo de Øster et a.l, com 2.178 crianças entre 6 e 19 anos, a prevalência encontrada foi de 12,5% para os meninos e 18,4% para as meninas. É entre os escolares de 6 a 10 anos que esta queixa é mais frequente. No Brasil, não se dispõe de estudos populacionais que indiquem a prevalência dessa queixa.

Não está bem definido o pico de idade de início das dores recorrentes em membros. Alguns autores referem início entre 3 e 6 anos de idade. Nos estudos mais recentes, a prevalência da dor de crescimento na literatura varia de 2,6% a 49,4%, em decorrência de diferenças nas variáveis demográficas das crianças e no tamanho das amostras estudadas e, ainda, em função dos critérios adotados para definir esses quadros.

Definição

Trata-se de um quadro de dores que acomete, principalmente, os membros inferiores, geralmente sem comprometimento articular, com evolução benigna, desaparecendo após algum tempo. Em apenas 3% a 4% dos casos, pode-se identificar uma doença orgânica como causa da dor.

Não existe um consenso sobre a denominação para os quadros de dor recorrente em membros em função da dificuldade de se estabelecer uma etiologia definida para essas dores. Na literatura, o termo mais encontrado nos textos sobre esse tema é "dores de crescimento", o qual foi referido inicialmente em 1823, por Duchamps, em seu estudo *Maladies de la Croissance*. Embora *growing pains* seja a denominação mais amplamente utilizada na literatura, vários autores reconhecem que se trata de um nome inadequado por não haver nenhuma correlação com o processo de crescimento. Além disso, a faixa etária de maior incidência dessas dores não corresponde à fase de maior crescimento da criança. Outro nome descrito na literatura é "dor em membros noturna benigna da infância". As chamadas "dores de crescimento" são consideradas uma das mais frequentes causas de dor musculoesquelética recorrente na infância.

Alguns autores classificam os quadros de dor recorrente em membros como síndromes dolorosas não inflamatórias da infância. Nessa classificação, podem ser incluídas também a fibromialgia juvenil e a síndrome da hipermobilidade articular benigna.

Neste capítulo, será adotado o termo "dor recorrente em membros" para o quadro descrito na literatura como dores de crescimento uma vez que não há correlação desses eventos dolorosos com o crescimento.

Avaliação diagnóstica

Avaliação clínica

O diagnóstico tem como base apenas critérios clínicos. O modelo biomédico centrado na visão organicista é insuficiente para a abordagem da criança com dor recorrente em membros (DRM) uma vez que, na maioria das vezes, não se encontra uma causa orgânica para essas dores. Ao abordar uma criança que traz um sofrimento, é fundamental realizar uma anamnese ampliada na qual é preciso "conhecer a dor", "conhecer a criança" e "conhecer a família". Nessa perspectiva, é importante identificar como a criança reage às situações da vida diária e como são as suas relações com a família e na escola.

Para conhecer a dor, ou seja, para caracterizá-la, as principais perguntas podem ser:

- Há quanto tempo tem essa dor?
- Como foi a primeira vez em que teve essa dor?
- Onde é a dor? Tem alguma irradiação?
- Como é a dor?
- Com que frequência ela ocorre?
- Quando e onde ocorrem os episódios?
- Quais os principais desencadeantes da dor?
- O que faz a dor melhorar ou piorar?
- Existem outros sintomas associados como febre, perda de peso, mal-estar?
- A dor vem melhorando ou piorando?
- Tem ou já teve outras queixas de dores recorrentes como cefaleia e dor abdominal?
- Há história recente de alguma virose?

Algumas características da dor direcionam o raciocínio clínico. O tempo de duração indica há quanto tempo a família e a criança convivem com esse problema e, de acordo com a frequência dos episódios, é possível avaliar a evolução do quadro. Crianças com uma longa história de dor que se apresentam em bom estado geral e com bom desenvolvimento ponderal, em geral, não têm uma causa orgânica para a dor. A frequência dos episódios pode ser muito variável, podendo ser semanal ou até a cada 3 meses ou mais.

A intensidade (expressa pelo modo como a família e a criança descrevem a dor) juntamente com a frequência dos episódios pode indicar o quanto a dor interfere na vida da criança. Entretanto, vale lembrar que a intensidade não é um sinal de gravidade, pois a sensação de dor varia muito para cada indivíduo.

Solicitando-se à criança para que informe onde dói, é possível caracterizar se a dor é difusa ou localizada e fixa. A descrição dos locais acometidos pelas crises dolorosas e pelos desencadeantes permite construir hipóteses sobre situações e fatores envolvidos na gênese da dor. A mudança de padrão da dor com piora da evolução indica ao pediatra que novos fatores estão contribuindo para o sofrimento da criança. É importante verificar se existem outras queixas de dores recorrentes, como dor abdominal ou cefaleia, aspecto referido por vários autores. Após alguns quadros de doenças virais é possível aparecerem dores em membros, mais comum nas articulações.

Um aspecto frequente, na descrição da dor, é o fato de os pais tentarem associar os episódios dolorosos a exercícios ou caminhadas feitas pela criança, embora essa correlação não seja confirmada na literatura. A referência aos fatores desencadeantes ou de melhora auxilia o médico a compreender o que está interferindo diretamente na evolução da dor, sobretudo o modo como a família reage diante das crises dolorosas. A presença de manifestações sistêmicas direciona a investigação no sentido de se identificar uma causa orgânica para a dor.

Para conhecer a criança, é importante perguntar sobre:
- Qual a rotina de vida? O que a criança faz no seu dia a dia?
- Quais as atividades preferidas?
- Como é o temperamento da criança?
- Houve alguma mudança recente de comportamento?
- Como é o relacionamento com os pais e irmãos?
- Como é o relacionamento com os colegas e professores?
- Como a criança reage à dor?
- Quanto a dor atrapalha a vida da criança?

Considerando-se que a dor pode ser uma expressão do modo como a criança reage às situações vivenciadas nas suas relações, é importante conhecer quem é essa criança, seu temperamento, seu modo de se manifestar nas diferentes situações, suas relações com pais, amigos e pessoas de seu convívio. Essas informações têm como principal objetivo identificar a experiência da criança com a queixa de dor e o quanto a dor traz de sofrimento para ela, além da dor física.

Em seguida, é preciso contextualizar a criança nas suas relações com a família, mas agora a partir do olhar dos pais e parentes:
- Como os pais costumam reagir diante da dor da criança?
- Costumam levar ao serviço de emergência? Já fizeram algum tipo de tratamento para a dor?
- A família costuma dar medicamentos para a dor?
- Como é o relacionamento dos pais com os filhos e com essa criança em especial?
- Entre os parentes próximos, alguém tem queixa de dor ou doença crônica?
- Houve algum evento critico na família recentemente?
- Como a família reage nos momentos de conflito?

Essas perguntas possibilitam aos pais expressar sua opinião sobre a criança e as crises dolorosas que ela apresenta. Na reação dos pais durante os episódios de dor, pode-se perceber como o sofrimento da criança repercute na família. A atitude dos pais pode tranquilizar a criança ou contribuir para aumentar tanto a frequência como a intensidade da dor. A procura desesperada por serviços de emergência, sem que nenhuma conduta no domicílio tenha sido tomada, pode indicar o grau de ansiedade e a angústia da família. Muitas vezes, há uma tendência, tanto da família como do médico, de fazer uma relação linear causal entre a dor e a ocorrência de algum evento crítico na família, como o nascimento de um irmão ou a morte de um familiar. Esses eventos devem ser interpretados com cautela, pois podem não ter relação com a queixa e estar mascarando os verdadeiros determinantes da dor.

É importante identificar o que os pais e mesmo a criança pensam sobre a causa da dor. Apesar de esta ser uma queixa sem comprometimento orgânico, a dor é real, ou seja, a dor causa m sofrimento físico, além do sofrimento decorrente da angústia e do medo de que seja uma doença grave. É preciso, portanto, entender como a criança está vivenciando esta dor e como a família lida com ssa situação. Nesse sentido, três perguntas são fundamentais tanto para a criança como para a família.
- O que você (ou o senhor, a senhora) acha que é a causa da dor?

    Em geral, respondem que não acham nada.
- O que você (ou o senhor, a senhora) pensa que pode ser a causa da dor?

    Em geral, respondem que nunca pensaram nada.
- O que você (ou o senhor, a senhora) tem medo que seja essa dor?

Às vezes, ainda não se obtém uma resposta, sendo necessário explicitar: "Tem medo de alguma doença específica? Mais explicitamente, medo que seja um tumor?" Nesse momento, a família costuma revelar seus temores.

É fundamental esclarecer a hipótese diagnóstica que a família e a criança elaboraram para a queixa de dor. Só assim será possível desfazer medos, angústias e todo o sofrimento que esta queixa provoca.

Exame físico

A realização do exame físico completo é importante para identificar sinais clínicos que possam direcionar a investigação para uma doença específica. Por outro lado, um exame físico bem feito contribui para que a família se sinta mais confiante e tranquila e possa aceitar que não existe nenhuma doença orgânica que esteja causando a dor.

No caso das dores recorrentes em membros, o exame do sistema muscoloesquelético deve ser mais detalhado. A marcha e a postura podem ser avaliadas assim que a criança entra no consultório. Solicitando-se à criança que suba na mesa de exame, é possível avaliar se existe dificuldade nessa atividade em razão da dor ou fraqueza nos membros inferiores. A inspeção da criança em pé e deitada permite identificar posições antiálgicas e alterações nas articulações como edema e sinais inflamatórios. O exame específico das articulações pode ser realizado por meio da movimentação ativa e passiva, verificando-se a amplitude de movimento das articulações dos membros inferiores. A palpação da massa muscular em toda a extensão da perna pode identificar pontos dolorosos. Utilizando-se as manobras antigravitárias e de oposição avalia-se a força muscular. No final do exame, novamente a avaliação da postura e da marcha permite observar assimetrias e claudicações para afastar patologias orgânicas. Na dor recorrente em membros, o exame físico é absolutamente normal.

Exames laboratoriais

Quando na história e no exame físico não são encontradas alterações que possam sugerir doenças específicas, não há necessidade de se realizar nenhum exame laboratorial ou de imagem. Quando realizados, esses exames não mostram alterações.

Sinais de alerta

Diante de uma criança com queixa de dor recorrente em membros, duas posições costumam ser assumidas pelos médicos: ou iniciam uma longa lista de exames complementares, custosos e desnecessários; ou tentam desqualificar a queixa afirmando "isso não é nada, com o tempo passa". A primeira conduta faz a família pensar que se trata de um caso grave, a segunda postura não reconhece que a dor é real e traz sofrimento para a criança e a família.

O medo de deixar de se diagnosticar alguma doença grave não justifica uma exaustiva busca por uma etiologia para a queixa de dor recorrente em membros, pois essas doenças podem ser afastadas com uma história cuidadosa e um exame físico bem feito.

A presença de sintomas sistêmicos, tais como febre, perda de peso, fadiga, palidez, não é compatível com o diagnóstico de dor recorrente em membros. Como a dor unilateral ocorre em apenas 20% das crianças, esta é uma situação para se pensar em outros diagnósticos, tais como osteomielite ou osteoma osteoide. Dor que aumenta progressivamente em intensidade, durante o seguimento do paciente, não é característica de dor recorrente em membros, devendo ser investigada. Alterações articulares excluem o diagnóstico de dor recorrente em membros necessitando de investigação para outras patologias.

A presença de sinais considerados de alerta indicam a necessidade de continuar a investigação. No Quadro 32.1, estão os sinais de alerta e as indicações dos exames iniciais que devem ser solicitados. Outros exames serão indicados de acordo com as suspeitas diagnósticas específicas.

Quadro 32.1 Sinais de alerta e investigação inicial.

	HMG PCR ou VHS	Radiografia
Presença de dor localizada em pontos fixos, mas que não façam parte dos critérios de fibromialgia	x	x*
Dor com características "diferentes" (parestesias como formigamento, adormecimento)	x	
Dor à palpação muscular	x	
Dor à movimentação passiva	x	x*
Diminuição da força muscular	x	
Dificuldade ou alterações à marcha	x	x**
Manifestações sistêmicas associadas ao quadro de dor	x	
Evolução com dor persistente e/ou que não responde a analgésicos, ou referência ao aumento da intensidade da dor nas crises dolorosas	x	x*

*Radiografias do segmento acometido e do contralateral para comparação.
**Radiografias das articulações coxofemurais do membro acometido e do contralateral.

HMG: hemograma completo; PCR: proteína C-reativa; VHS: velocidade de hemossedimentação.

Fonte: Desenvolvido pela autoria.

Formas clínicas

Dois grandes grupos de crianças com queixa de dor recorrente em membros podem ser identificados: com manifestações sistêmicas; e sem, sendo este último o mais frequente na prática pediátrica.

No grupo sem manifestações sistêmicas, destacam-se as chamadas "dores de crescimento", a fibromialgia juvenil, a síndrome da hipermobilidade articular juvenil e a síndrome do superuso.

Dor recorrente em membros (dores de crescimento)

Na literatura, a dor recorrente em membros é descrita sob o nome de "dores de crescimento". A etiologia e a patofisiologia das dores de crescimento ainda não estão esclarecidas. Lowe e Hashkes enfatizam que as dores de crescimento podem ser classificadas como uma das síndromes dolorosas não inflamatórias da criança. Algumas outras hipóteses tentam explicar a fisiopatologia desse quadro de dor, como: diminuição do limiar de dor; alterações na perfusão vascular; anormalidades anatômicas posturais ou ortopédicas; superuso; e ainda uma possível associação com a hipermobilidade articular. Entretanto, para nenhuma dessas hipóteses há suficientes evidências de que as coloquem como possíveis etiologias ou mecanismos fisiopatológicos para a dor recorrente em membros.

Foi aventado que pés planovalgos, *genu valgum*, ou escoliose, ao alterarem a mecânica da marcha, podem causar dor[5,6]. Kaspiris *et al.* verificaram que *genu* valgo severo era um importante fator para manifestação de dor de crescimento. Esses autores referem associação estatística entre vários fatores perinatais e as dores de crescimento. Vale ressaltar que associações estatísticas não necessariamente correspondem a relações causais. Evans e Scutter, em estudo realizado na Austrália, com crianças de 4 a 6 anos, concluem que não há suporte para a teoria de que as dores de crescimento tenham relação significativa com anormalidades posturais nos pés. Horlé e Wood referem que as dores de crescimento fazem parte do que eles chamam de síndromes dolorosas musculoesqueléticas não inflamatórias. Hashkes *et al.* encontraram maior quantidade de pontos dolorosos e baixo limiar de dor nas crianças com dores de crescimento do que naquelas sem dores, indicando que as dores de crescimento podem representar uma variação da síndrome de dor não inflamatória das crianças. Uziel *et al.* também confirmam esse baixo limiar nessas crianças e consideram as dores de crescimento uma síndrome de amplificação da dor na infância.

Estudo feito por Hashkes *et al.* mostrou que as dores de crescimento não estão associadas a alterações na perfusão vascular nas regiões dolorosas. A possibilidade de as dores de crescimento estarem associadas à hipermobilidade articular também não tem sido comprovada. Evans AM afirma que não há suporte para essa associação, principalmente por não existir uma ferramenta de avaliação universalmente confiável e válida para a hipermobilidade em crianças.

Vehapoglu A *et al.*, em estudo com 120 crianças, na Turquia, encontraram redução na intensidade da dor recorrente em membros após suplementação com vitamina D oral, em crianças que apresentavam hipovitaminose D. Nesse estudo, a intensidade da dor foi aferida por uma escala visual para avaliação da dor e a crítica maior a este estudo é que não houve grupo controle.

Viswanathan e Khubchandani sugerem que há uma forte associação entre hipermobilidade articular e dores de crescimento em crianças escolares e que é possível que a hipermobilidade articular tenha um papel na patogênese das dores de crescimento. Entretanto, mais estudos são necessários para estabelecer o significado clínico dessa associação.

Vários autores associam essas dores a problemas emocionais ou alterações na dinâmica familiar. A experiência do Ambulatório Geral de Pediatria do Hospital Universitário, da Universidade de São Paulo, no atendimento dos casos de dor recorrente em membros, durante 10 anos (de 2001 a 2011), permite aceitar a hipótese de que essas dores sejam uma das formas de expressão do modo como a criança reage às situações do dia a dia, principalmente com relação aos problemas que enfrentam.

Na literatura, há referência de que as dores de crescimento seriam um diagnóstico de exclusão; entretanto, atualmente se aceita que há um quadro clínico bem definido que comporta critérios de inclusão. São critérios de exclusão: a presença de manifestações sistêmicas e outros sinais que indicam a presença de uma doença orgânica. Nas crianças com quadros de doença aguda viral com sintomas respiratórios altos, febre e dor em membros durante ou após o quadro viral, esse quadro de dor pode decorrer de infecção ou ainda ser pós-infeccioso. Os critérios de Peterson, para definir as dores de crescimento, são dores não articulares intermitentes, nos membros inferiores, bilaterais, que tipicamente surgem no final da tarde ou durante a noite, sem alterações ao exame físico e exames laboratoriais normais. As características clínicas das dores de crescimento, ou seja, os critérios de inclusão estão no Quadro 32.2.

Quadro 32.2 Características das dores de crescimento – dor recorrente em membros.

Mais frequentes em crianças de 6 a 13 anos de idade, mas podem estar presentes a partir dos 3 anos
Os episódios podem ser semanais ou mensais; ou menos frequentemente, 1 vez a cada 3 meses; e raramente diários
Dores musculares intermitentes, de intensidade e frequência variáveis
A dor, habitualmente, ocorre em membros inferiores, mas pode surgir também em membros superiores e é sempre não articular
Localização principalmente na coxa, face anterior da tíbia, cavo poplíteo e panturrilhas
Dor de caráter difuso, crianças maiores referem dores mais intensas e algumas vezes como câimbras
Tipicamente, a dor é bilateral e pode ocorrer ora em um membro, ora no outro, ora em ambos
A dor é mais frequente no final do dia ou à noite e pode despertar a criança do sono noturno, sendo que, na manhã seguinte, a criança acorda sem dor
Correlação variável com esforço físico
Boa resposta a calor, massagem e analgésicos
Sem história de traumatismos e de sinais e sintomas de comprometimento sistêmico
Exame físico normal

Fonte: Adaptado de Zuccolotto *et al.* In: Pediatria em consultório. 5.ed. Sã Paulo: Sarvier, 2010.

A frequência dos episódios de dor é muito variável, podendo ser diária ou ocorrer em intervalos de alguns meses. Øster *et al.* constataram que cerca de 40% das crianças com dores de crescimento apresentavam concomitantemente cefaleia e/ou dor abdominal recorrente. Em muitos casos, é possível encontrar familiares próximos com queixa de dores recorrentes ou alguma doença crônica. Uziel *et al.* verificaram que, no grupo de crianças de 4 a 6 anos, os episódios eram mais prevalentes quando havia referência de história de dor em pelo menos um dos pais.

Em uma criança sadia, com as características descritas para a dor de crescimento, não há necessidade de realizar nenhum exame laboratorial ou de imagem, tratando-se de um diagnóstico essencialmente clínico. Asadi-Pooya e Bordbar reforçam a importância da história e do exame físico para o diagnóstico afirmando não existir necessidade de nenhum exame laboratorial quando os critérios de inclusão e exclusão são observados.

Não há, também, indicação de terapêutica medicamentosa, pois a dor melhora com massagem e calor local. É importante tranquilizar a criança e a família quanto à natureza benigna dessa dor.

Vários estudos de seguimento, em longo prazo, têm mostrado que as dores de crescimento têm uma evolução benigna e curso autolimitado, embora possam persistir por vários anos. Lowe e Hashkes, com base em estudos de seguimento, afirmam que nenhum paciente desenvolveu outras síndromes dolorosas, incluindo a fibromialgia. Zuccolotto *et al.* enfatizam a importância de acompanhar essas crianças para tentar identificar os fatores que podem estar desencadeando as crises, para que se possa intervir tanto no sintoma, como nos determinantes da recorrência dos episódios. No acompanhamento dessas crianças, os quadros orgânicos terão evolução diferente, o que permite diferenciá-los.

É importante frisar que, apesar de essas dores terem uma evolução benigna e desaparecerem com o tempo, as crianças junto com suas famílias apresentam um grande sofrimento durante os episódios dolorosos, com muitas idas aos serviços médicos. Dessa forma, a abordagem aqui proposta tem efeito terapêutico e apresenta bons resultados com melhora da sintomatologia.

Concluindo, uma boa anamnese e um exame físico bem feito são suficientes para firmar o diagnóstico de dor recorrente em membros e afastar outros diagnósticos diferenciais, sem que seja necessária a realização de exames laboratoriais e de imagem.

Tratamento

Na literatura é referido o uso de calor local e massagem nos membros como uma forma eficaz de tratamento para os episódios de dor recorrente em membros. Em relação aos analgésicos, não são recomendáveis de rotina e os mais referidos são ácido acetilsalicílico e paracetamol. Não há fundamentos para os tratamentos com vitamina C, D, magnésio e cálcio. A evolução desses quadros é sempre benigna.

Fibromialgia

A fibromialgia pode ser classificada como uma síndrome dolorosa não inflamatória com um quadro de dor musculoesquelética difusa, com pontos dolorosos bem definidos que correspondem aos locais de inserção dos músculos. Frequente nos adultos, nos últimos anos vem sendo diagnosticada em crianças e, principalmente, nos adolescentes, sendo denominada "fibromialgia juvenil". Yunus e Masi realizaram o primeiro estudo de fibromialgia juvenil em 1985 e identificaram a idade de início dos sintomas entre 5 e 17 anos (média e 12,3 anos). Os critérios diagnósticos utilizados por esses autores diferiram dos estabelecidos pelo American College of Rheumatology, com os pontos dolorosos mais referidos localizados na região cervical, interlinha medial dos joelhos e epicôndilo lateral.

Do mesmo modo que nos adultos, a fibromialgia juvenil é um quadro associado a estresse, fadiga, frio, ansiedade. Vários autores têm demonstrado que o limiar médio da dor é significativamente menor nas crianças do que em adultos com fibromialgia. Presume-se que, em crianças e adolescentes, os fatores causais também estejam relacionados a situações de estresse e tensão diante dos inúmeros compromissos que as crianças e adolescentes vêm assumindo nos dias de hoje, como aulas de idiomas, dança, computação, entre outras. O médico deve pesquisar as relações familiares e com a abordagem aqui proposta identificar situações que possam estar desencadeando essas dores. Em crianças não se recomenda o uso de medicamentos pelos seus efeitos colaterais, sendo mais importante intervir nos fatores que estão gerando estresse, fadiga e ansiedade.

Síndrome da hipermobilidade articular benigna (SHB)

Trata-se de uma queixa de dores musculoesqueléticas recorrentes difusas que podem ter um componente periarticular ou, ainda, artralgia e artrite. A dor costuma ocorrer em uma ou duas articulações, recorrendo no mesmo local. Para o diagnóstico de SHB, é preciso afastar sinais que indiquem o diagnóstico de síndrome de Marfan e de Ehlers-Danlos que são doenças hereditárias do tecido conjuntivo.

Em crianças menores de 5 anos, certo grau de hipermobilidade é um achado comum, por essa razão esse diagnóstico só deverá ser feito a partir dessa idade. Na prática, a hipermobilidade encontrada na SHB é uma variação normal da mobilidade articular.

Na abordagem dessas crianças, deve-se ter o cuidado de se tranquilizar a criança e os pais, salientando o caráter benigno dessa entidade. O maior problema é que são exatamente essas crianças que têm o melhor desempenho nos esportes como ginástica olímpica, balé e capoeira, atividades que devem ser evitadas, pois, a médio e longo prazos, provocam microtraumatismos, ruptura de ligamentos e de tendões e artrose precoce. Recomenda-se fisioterapia ativa e/ou prática de natação para fortalecer a musculatura periarticular. Analgésicos só devem ser utilizados em casos de dor intensa.

Síndrome do superuso

As síndromes do superuso podem estar associadas às atividades atléticas ou às atividades relacionadas ao trabalho. Atualmente, essa queixa vem sendo referida por crianças que praticam esportes de forma excessiva e, principalmente, pela utilização de computadores por várias horas ao dia.

A criança e o adolescente são particularmente suscetíveis às lesões pelo superuso em virtude da presença de cartilagens nas epífises e apófises. Além disso, a velocidade de crescimento dos músculos e tendões é menor do que a do esqueleto, resultando em maior tensão relativa dos músculos. O fator comum às lesões de superuso é o microtraumatismo repetitivo que ocorre em determinada estrutura anatômica, causando inflamação das estruturas comprometidas e com consequentes dor, edema e incapacidade funcional.

No caso de crianças que praticam esportes, no início a dor ocorre após atividade intensa e melhora com repouso. Com o passar do tempo, a dor surge mesmo em repouso, exacerbando-se durante a atividade física. Em geral, as radiografias simples não mostram nenhuma alteração significativa, mas são importantes para afastar outros diagnósticos, como tumores ósseos.

A utilização intensiva de computadores por crianças pode acompanhar-se de dores musculoesqueléticas, edemas, fadiga e incapacitação funcional, característica das lesões por esforço repetitivo (LER) de adultos em regime de trabalho. Esses sinais/sintomas aparecem após períodos variáveis da exposição aos fatores traumáticos (dias a anos). A dor pode ser em queimação ou peso, podendo ser acompanhada de formigamento e choques nas extremidades dos dedos. Na faixa etária pediátrica, é mais frequente a presença de lesões inflamatórias (tendinites, artrites, bursites e entesites). O diagnóstico precoce e a suspensão imediata do fator desencadeante favorecem a cura na maioria dos casos. Nos casos de dor intensa, está indicada a prescrição de analgésicos (paracetamol) ou anti-inflamatórios não hormonais (naproxeno na dose de 10 a 15 mg/kg/dia, a cada 12 horas).

As crianças devem permanecer, no máximo, 2 horas ao dia em frente ao computador e/ou utilizando jogos eletrônicos e, em caso de dores e lesões musculoesqueléticas, seu uso deve ser prontamente suspenso.

Doenças que cursam com dor em membros

Outras doenças que podem cursar com dor em membros, geralmente, apresentam manifestações sistêmicas ou algum outro sintoma ou sinal que permite fazer a suspeita diagnóstica e indicar os exames necessários para confirmar ou afastar essas doenças. O Quadro 32.3 mostra os principais sinais e sintomas presentes nas principais categorias de doenças orgânicas.

Quando confirmada a presença de alguma dessas doenças, o pediatra deverá avaliar as necessidades específicas de tratamento e, eventualmente, o encaminhamento para o especialista.

Abordagem terapêutica

O tratamento da criança com dor recorrente em membros, no modelo de abordagem proposto aqui, não pode se resumir ao uso de medicamentos. Em alguns episódios de dor intensa, eles poderão ser utilizados, mas sempre na perspectiva de que o foco do tratamento deve ser o entendimento, pela criança e por sua família, dos processos envolvidos na gênese da dor. Assim, mesmo quando houver uma doença de base orgânica, é importante mostrar que há um envolvimento emocional que pode aumentar o sofrimento decorrente do quadro doloroso. É preciso esclarecer todas as dúvidas sobre o modo como poderá evoluir a doença de base.

Na maioria dos casos, entretanto, o pediatra lidará com quadros nos quais não há um componente orgânico. É importante que, já na primeira consulta, ele coloque a possibilidade de a dor ser decorrente do modo como a criança vivencia as situações do seu cotidiano ou como reage diante dos conflitos familiares ou dos problemas enfrentados na escola. Muitas vezes, a referência a uma possível causa emocional só é revelada após extensas investigações que não puderam evidenciar uma doença específica. Nessas situações, a família costuma não aceitar essa hipótese e pressiona por mais exames ou muda de médico, na esperança de que algum exame mostre alguma causa específica que possa ser tratada e resolvida com medicações.

A grande dificuldade do pediatra, nesses casos, é, muitas vezes, convencer a família de que não existe uma doença de base orgânica responsável pelos episódios de dor. A ansiedade provocada pelo desejo de encontrar um diagnóstico e uma resolução rápida dificulta a condução do caso.

A partir dos temores da família sobre a presença de uma doença específica, o pediatra deve apontar os fatos que contrariam a tese da presença da doença imaginada para a criança. É evidente o alívio dos pais quando se consegue demonstrar que as suspeitas que tinham sobre a causa da dor não têm razão de ser, principalmente quando o medo é de que possa ser uma doença grave ou um câncer.

Reassegurar a natureza benigna das chamadas dores de crescimento, implica também em mostrar que a criança poderá ter outros episódios de dor, uma vez que nem sempre é possível mudar o modo como a criança reage diante das situações vivenciadas no dia a dia. O uso da analogia da dor recorrente em membros com a cefaleia tensional do adulto facilita a compreensão da família a esse respeito, pois a maioria dos adultos já teve cefaleia intensa em períodos de maior ansiedade, apesar de não haver nenhuma doença intracraniana. A ausência de sinais de alerta dá ao pediatra a segurança necessária para transmitir confiança à família sobre a inexistência de doença orgânica.

O acompanhamento da criança permite que o pediatra junto com a família possa identificar alguns fatores que contribuem para o aparecimento das crises dolorosas.

A experiência adquirida com esse tipo de abordagem no acompanhamento de crianças com dores recorrentes em membros no Ambulatório Geral de Pediatria (AGEP) do Hospital Universitário da Universidade de São Paulo (USP) mostrou resultados bem satisfatórios. As crianças apresentaram melhora intensa dos sintomas logo nas primeiras semanas de acompanhamento. Essa abordagem centrada na criança tem efeito terapêutico e representa o grande diferencial em relação ao modelo biomédico.

Quadro 32.3 Sinais e sintomas que sugerem outros diagnósticos que evoluem com dor em membros.

Sintomas	Reumatológicas	Infecção	Trauma	Trauma não acidental	Neoplasias	Congênita	Outras
Trauma	–	–	–	+	–	–	–
Dor assimétrica	+	+	+	+	+	+	+
Dor óssea	–	+	+	+	+	+	–
História discordante do exame físico	–	–	–	+	+	–	–
Fadiga	+	+	–	–	+	–	+
FSSL*	+	+	–	–	+	–	–
Claudicação	+	+	+	+	+	+	+
Dor que continua pela manhã	+	+	+	+	+	+	+
Doença infecciosa recente	+	+	–	–	–	–	–
Perda de peso	+	–	–	–	+	–	–
Sinais							
Aparência doente	+	+	–	–	+	–	–
Movimentação anormal das articulações	+	+	–	–	+	+	–
Massa abdominal	+	+	–	–	+	–	–
Artrite	+	+	+	–	–	–	–
Hepatoesplenomegalia	+	+	–	–	+	–	–
Claudicação	+	+	+	–	+	+	+
Linfadenopatia	+	+	–	–	+	–	–
Rash	+	+	–	–	+	–	–

*FSSL: febre sem sinais localizatórios.

Fonte: Adaptado de Lowe RM; Hashkes PJ modificada.

■ BIBLIOGRAFIA CONSULTADA

Asadi-Pooya AA, Bordbar MR. Are laboratory tests necessary in making the diagnosis of limb pains typical for growing pains in children? Pediatr Int. 2007;49:833-5.

Evans AM, Scutter SD. Are foot posture and functional health different in children with growing pains? Pediatr Int. 2007;49:991-6.

Evans AM. Growing pains: contemporary knowledge and recommended practice. J Foot Ankle Res. 2008;1:4.

Hashkes PJ, Friedland O, Jaber L, Cohen HA, Wolach B, Uziel Y. Decreased pain threshold in children with growing pains. J Rheumatol. 2004;31:610-3.

Hashkes PJ, Gorenberg M, Oren V, Friedland O, Uziel Y. "Growing pains" in children are not associated with changes in vascular perfusion patterns in painful regions. Clin Rheumatol. 2005;24:342-345.

Horlé B, Wood CH. Growing pains in children: myth or reality? Arch Pediatr. 2008 Aug;15(8):1362-5. Epub 2008 Jun 6.

Kaspiris A, Chronopoulos E, Vasiliadis E. Perinatal risk factors and genu valgum conducive to the onset of growing pains in early childhood children. 2016;3,34.

Lowe RM, Hashkes PJ. Growing pains: a noninflammatory pain syndrome of early childhood. Nat Clin Pract Rheumatol. 2008;4:542-9. Epub 2008 Sep 2.

Naish JM, Apley J. Growing pains: a clinical study of non arthritic limb pains in children. Arch Dis Child. 1951;26:134.

Øster J, Nielsen A. Growing pains. Acta Paediatr Scand. 1972;61:329.

Uziel Y, Chapnick G, Jaber L, Nemet D, Hashkes PJ. Five-year outcome of children with "growing pains": correlations with pain threshold. J Pediatr. 2010;156:838-40. Epub 2010 Feb 20.

Vehapoglu A, Turel O, Turkmen S, et al. Are growing pains related to vitamin D deficiency? Efficacy of vitamin D therapy for resolution of symptoms. Med Princ Pract. 2015;24:332-338.

Viswanathan V, Khubchandani RP. Joint hypermobility and growing pains in school children. Clin Exp Rheumatol. 2008;26:962-6.

Zuccolotto SMC, Sucupira ACSL, Almeida da Silva CA. Dores recorrentes em membros. In: Sucupira ACSL et al. Pediatria em consultório. 5. ed. São Paulo: Sarvier, 2010. p.721-35.

32.3 Cefaleia Recorrente

- Sandra Maria Callioli Zuccolotto   - Ana Paula Scoleze Ferrer

Introdução

A grande maioria das crianças apresenta queixa de cefaleia em algum período de sua vida, geralmente concomitante a processos infecciosos, nos quais é comum a presença de outros sintomas associados. Nesses casos, a cefaleia não é o principal motivo de atendimento médico. No entanto, em muitas crianças esta queixa manifesta-se de forma recorrente, interferindo nas suas atividades habituais. Em revisões sistemáticas, incluindo estudos de base populacional, encontram-se os seguintes dados: cerca de 60% das crianças apresentam queixa de cefaleia em algum momento, sendo que 20% daqueles entre 4 e 18 anos de idade referem episódios recorrentes.

Este capítulo tem por objetivo sistematizar a abordagem diagnóstica e terapêutica do pediatra geral para a criança e o adolescente com cefaleia recorrente.

Formas clínicas

Na 3ª edição, versão beta, da Classificação Internacional de Cefaleia (CIC), em 2013, as cefaleias estão catalogadas em 14 grandes grupos, sendo os quatro primeiros representados pelas cefaleias primárias e, os demais, pelas cefaleias secundárias a uma determinada doença.

Apenas cerca de 5% das cefaleias recorrentes em crianças e adolescentes são secundárias a uma doença orgânica. As demais são representadas pelas cefaleias primárias, sendo que as de maiores prevalências encontram-se agrupadas em duas grandes categorias: a cefaleia tipo tensional (CTT); e a enxaqueca. Apesar da raridade das cefaleias primárias denominadas "trigeminoautonômicas" (CTA) como a cefaleia em salva e outras, a sua caracterização clínica será apresentada neste capítulo para que o pediatra possa identificá-las, quando presentes, sem confundi-las com enxaqueca.

Cefaleias primárias

Enxaqueca

Na CIC, a enxaqueca é subdividida em enxaqueca sem aura, enxaqueca com aura e outros tipos de enxaqueca e suas complicações.

Na prática clínica, não existe um exame laboratorial específico que comprove o diagnóstico de enxaqueca. Esse diagnóstico baseia-se, exclusivamente, na anamnese e no exame físico desses pacientes. No entanto, em muitas crianças de pouca idade é comum a dificuldade de caracterização dos sintomas. Assim, muitos pacientes com quadros de enxaqueca podem não ser diagnosticados, dependendo da idade em que se inicia a investigação clínica. Esse fato pressupõe, portanto, que, em muitas situações, o diagnóstico de enxaqueca no paciente pediátrico seja feito de forma evolutiva, durante o seguimento ambulatorial (Quadro 32.4).

Enxaqueca sem aura

A enxaqueca mais frequente no paciente pediátrico é a enxaqueca sem aura, que costuma ser bilateral, mais comumente localizada em região frontotemporal. A criança com enxaqueca apresenta, habitualmente, sintomas neurovegetativos associados com períodos dolorosos, em especial náuseas, vômitos e dor abdominal, sendo também descrita associação significante com história de enxaqueca nos familiares próximos – pais e irmãos.

Alguns autores propõem que, em crianças, toda cefaleia recorrente com períodos intercríticos sem anormalidade seja classificada como enxaqueca pelas seguintes razões: a pequena habilidade dos pacientes pediátricos em descrever as características da dor e dos sintomas associados; a forma muito semelhante de abordagem terapêutica entre a cefaleia tipo tensional e a enxaqueca sem aura; e a existência de alguns estudos demonstrando que esse tipo de enxaqueca e a cefaleia tipo tensional são formas diferentes de manifestação da mesma entidade.

Quadro 32.4 Critérios para o diagnóstico de enxaqueca sem aura em crianças.

A. Pelo menos cinco ataques preenchendo os critérios de B a D.
B. Cefaleia com duração de 2 a 72 horas, quando não tratada ou tratada sem sucesso (se a criança foi dormir com dor e acordou sem ela, o tempo de sono deve ser incluído na duração da dor). Em crianças, não há confirmação de episódios não tratados com duração inferior a 2 horas.
C. Cefaleia com pelo menos duas das seguintes características.
   1. Localização unilateral (em crianças pequenas, a localização é geralmente bilateral; o padrão hemicraniano da cefaleia ocorre na adolescência ou no início da vida adulta)
   2. Caráter pulsátil
   3. Intensidade moderada ou intensa
   4. Agravada por atividade física rotineira ou causando o afastamento dessas atividades.
D. Pelo menos um dos seguintes sintomas durante a cefaleia.
   1. Náusea e/ou vômitos.
   2. Fotofobia e fonofobia.
E. As crises não são atribuídas a outras desordens.

Fonte: Adaptado de Headache Classification Committee of the International Headache Society (IHS) – The international Classification of Headache Disordes. 3. ed (beta version).

Enxaqueca com aura

A enxaqueca com aura é menos frequente em crianças, sendo responsável por apenas um terço das enxaquecas na infância. Acomete principalmente os adolescentes, provavelmente em consequência da dificuldade de caracterização dos sintomas relacionados à aura nas crianças pequenas. As auras, geralmente visuais, precedem ou acompanham o quadro doloroso e duram entre 5 minutos e 1 hora. Auras mais prolongadas podem ser sugestivas de comprometimento intracraniano.

De forma geral, salvo a maior frequência de dores unilaterais, os episódios dolorosos das enxaquecas com aura em nada diferem daqueles encontrados nas enxaquecas sem aura.

Enxaqueca complicada

Na classificação da 1ª edição da CIC, em 1988, o termo "enxaqueca complicada", utilizado anteriormente para identificar os quadros de enxaqueca associados com manifestações neurológicas, foi abandonado, estando as enxaquecas hemiplégica, oftalmoplégica e da artéria basilar descritas separadamente. Apesar da tendência atual em não se utilizar o termo "enxaqueca complicada", em nossa opinião essa classificação tem a vantagem de representar um divisor que limita o campo de atuação do pediatra geral e do especialista. Embora o prognóstico dos pacientes com enxaqueca complicada seja geralmente benigno, deve ser sempre referido ao neurologista, tanto pela necessidade de diagnóstico diferencial com doenças intracranianas graves como pela possibilidade de a evolução ser atípica, com presença de sequelas. Assim, deve ser encaminhado ao neurologista o paciente que apresentar hemiplegia, hemiparesia, afasia, disartria, dor ocular com paralisia ipsilateral do nervo oculomotor, troclear ou abducente, cegueira transitória, ataxia ou qualquer outra manifestação neurológica.

Cefaleia tipo tensional

Existe dificuldade na abordagem diagnóstica da cefaleia tipo tensional (CTT). Na prática clínica, esse diagnóstico é feito por exclusão naquela criança com quadro clínico não sugestivo de enxaqueca ou de outras enfermidades.

Ao longo dos anos, as inúmeras definições propostas para este tipo de cefaleia utilizaram características que levaram em conta a suposta relação causal com a contração dos músculos pericranianos ou com fatores emocionais como problemas com a família ou com o desempenho escolar. No entanto, por um lado, são muito conflitantes os resultados encontrados nos estudos que se dispuseram a avaliar o papel da contração anormal desses músculos na etiopatogenia desse tipo de dor. Por outro lado, a descrição dos fatores emocionais, atuando como principal desencadeante, em nada difere a cefaleia tipo tensional da enxaqueca, que também costuma apresentar exacerbações relacionadas a períodos de ansiedade.

A dor é geralmente frontal, bilateral e pode ser referida com caráter de dor em aperto. A localização em região occipital, típica da cefaleia por contração muscular no adulto, não é comum na infância. A sensibilidade à luz e aos ruídos no momento da dor pode estar presente, apesar de ser menos comum nas CTT do que nas enxaquecas; assim, em alguns casos, a presença de foto e/ou fonofobia pode conduzir ao diagnóstico errôneo de enxaqueca.

Dessa maneira, o diagnóstico de CTT em crianças é feito na presença de dor de caráter contínuo, geralmente bilateral e sem os sintomas concomitantes típicos da enxaqueca como náuseas ou vômitos.

Cefaleia em salvas e outras cefaleias trigeminoautonômicas (CTA)

Cefaleia em salvas, as hemicranias paroxísticas e o SUNCT (*short-lasting unilateral neuralgiform headache with conjuntival injection and tearing*) são cefaleias primárias raras na infância e adolescência. Todavia, o pediatra precisa saber identificar os sintomas relacionados a esses diagnósticos de modo a não os confundir com enxaqueca, determinando a prescrição de tratamento inadequado.

A cefaleia em salva, cuja incidência na infância e adolescência foi estimada em 0,1%, com predominância no sexo masculino (3:1), caracteriza-se por dor lancinante, unilateral e frontotemporal, orbitária e supraorbitária, de instalação e término súbitos, duração de 15 minutos a 3 horas, acompanhada por um ou mais sintomas autonômicos ipsilaterais à dor: sudorese, lacrimejamento, rinorreia, obstrução nasal e hiperemia conjuntival; eventualmente miose, edema e/ou ptose palpebral. Crises de dor geralmente no período noturno que podem despertar o paciente do sono (que também é sinal de alerta para hipertensão intracraniana).

A hemicrania paroxística difere da cefaleia em salvas pela preferência para o sexo feminino (7:3), maior número de crises dolorosas (até 40/dia), apesar da redução do tempo de crise (2 a 30 minutos).

O SUNCT, cefaleia unilateral, céfalo-orbitária ou temporal, aguda, súbita, durando alguns segundos (5 a 240 segundos), com sinais autonômicos de hiperemia conjuntival e lacrimejamento.

Em razão da raridade em crianças e adolescentes, aqueles com quadro clínico compatível com CTA devem ser encaminhados para avaliação neurológica especializada para o estabelecimento do diagnóstico e a orientação específica de tratamento abortivo e/ou profilático da dor, os quais diferem daqueles utilizados na enxaqueca.

Cefaleias secundárias

Cefaleias secundárias são aquelas em que a cefaleia é a manifestação clínica de alguma outra doença e, portanto, o seu aparecimento tem relação temporal com o início da condição causal e/ou evidencia-se a sua melhora com o tratamento da doença de base. O mais comum em pediatria é que a cefaleia seja um sintoma associado a quadros infecciosos, particularmente os de vias aéreas superiores. Entre os quadros recorrentes, é expressivamente pequena a proporção de crianças com cefaleia secundária; entretanto, a gravidade de algumas doenças, como as que causam hipertensão intracraniana ou hipertensão arterial sistêmica, e o número excessivo de suspeitas diagnósticas de outras doenças observado na prática clínica, como os vícios de refração e a sinusopatia, indicam a necessidade de sistematização da abordagem diagnóstica da criança com cefaleia recorrente, evitando-se a realização de investigações desnecessárias.

Cefaleia e hipertensão intracraniana

A grande preocupação do pediatra e de muitas famílias, ao defrontar-se com uma criança com queixa de cefaleia recorrente, é a possibilidade da presença de um processo expansivo intracraniano.

Embora a cefaleia seja comumente o primeiro sintoma de um tumor cerebral, tumores cerebrais são causas pouco frequentes de cefaleia recorrente. Classicamente, a cefaleia secundária a tumores intracranianos apresenta evolução crônica e progressiva, acometimento sobretudo no período matutino e exacerbações relacionadas a mudanças na posição da cabeça, tosse ou manobra de Valsalva. No entanto, não existe cefaleia típica dos tumores intracranianos, seja por sua intensidade, seja por seu caráter ou localização.

A ocorrência de cefaleia nos pacientes com tumores intracranianos depende de sua localização e velocidade de crescimento. Os tumores supratentoriais, de crescimento lento, costumam causar mais quadros convulsivos, enquanto os tumores infratentoriais causam mais comumente cefaleia por obstruir a passagem do líquido cefalorraquidiano (LCR).

Honig & Charney (1982), em estudo retrospectivo das características clínicas de 72 pacientes entre 1 e 16 anos de idade, com queixa de cefaleia secundária à presença de tumor intracraniano, encontraram que 94% apresentavam anormalidades no exame neurológico e/ou ocular no momento do diagnóstico do tumor. Em 60 casos, esses sinais surgiram logo após o início da cefaleia, sendo que, em 55%, as alterações no exame neurológico e/ou ocular apareceram nas primeiras 2 semanas e, em 85%, nos primeiros 2 meses após o início da cefaleia. Nos pacientes com diagnóstico realizado após 4 meses do início da dor, a maioria apresentava indícios na história e/ou exame físico que, se levados em conta, possibilitariam a confirmação da presença do tumor intracraniano mais precocemente. Com base nesses resultados, os autores propuseram que as condições clínicas especificadas no Quadro 32.5 sejam utilizadas como sinais de alerta para a investigação de hipertensão intracraniana em crianças e adolescentes com cefaleia recorrente.

Quadro 32.5 Sinais de alerta para investigação de hipertensão intracraniana em pacientes com cefaleia recorrente.

Presença de alteração neurológica
Presença de alterações oculares como edema de papila, anisocoria, nistagmo, instalação de estrabismo, dificuldades visuais como diplopia e diminuição da acuidade visual
Vômitos persistentes com aumento na frequência ou de início recente
Mudança no padrão da cefaleia, com aumento na intensidade e na frequência
Cefaleia recorrente matinal ou que, repetidamente, desperta a criança
Crianças com desaceleração da velocidade de crescimento.
Diabetes *insipidus*
Crianças com idade < 3 anos
Pacientes com neurofibromatose

Fonte: Adaptado de Honig & Charney, 1982.

Na casuística desses autores, os sinais de alerta propostos estavam presentes em 96% dos pacientes com tumores intracranianos nos primeiros 4 meses após o início da cefaleia. Esse estudo permite também inferir que, na criança e no adolescente com início recente de cefaleia recorrente, é necessário manter o seguimento ambulatorial frequente e periódico por pelo menos 4 meses, para averiguar a evolução do quadro e identificar sinais de alerta que possam surgir durante o acompanhamento.

A maioria das considerações feitas para o paciente com tumores intracranianos pode ser utilizada naqueles com outras causas de hipertensão intracraniana, como abscessos cerebrais, hematomas subdurais, hidrocefalia, neurocisticercose e pseudotumor cerebral ou, mesmo, malformações cerebrais.

Cefaleia recorrente e hipertensão arterial

Apesar de ser raro encontrar criança ou adolescente com cefaleia recorrente cuja causa seja hipertensão arterial sistêmica, é importante considerar essa hipótese diagnóstica com o objetivo de se enfatizar a necessidade de medir a pressão arterial em todas as crianças e adolescentes com essa queixa, pois a cefaleia pode ser o único sintoma nesses pacientes podendo, inclusive, mimetizar o quadro de enxaqueca.

Cefaleia recorrente e sinusite

Embora a sinusite seja causa frequentemente aventada nas crianças com cefaleia recorrente, poucas são as que têm essa queixa que apresentam sinusopatia.

A cefaleia aparece como queixa relacionada à sinusopatia nas crianças em idade escolar. Crianças pré-escolares ou lactentes com esse diagnóstico costumam apresentar-se com queixa de tosse, irritabilidade, febre, rinorreia e obstrução nasal. No entanto, mesmo em escolares, a cefaleia isolada raramente é causada por sinusopatia, sendo fundamental a associação de sintomas ou sinais respiratórios ao aventar-se esse diagnóstico.

Além disso, a sinusite, quando presente, pode não ser a causa da cefaleia recorrente, mas apenas uma doença associada que deve ser tratada, sem encerrar, no entanto, a investigação diagnóstica do quadro.

Cefaleia e vícios de refração

Na prática clínica, a maioria das crianças com cefaleia recorrente é encaminhada para o oftalmologista com suspeita de apresentar vício de refração como causa da queixa. Embora alguns vícios de refração possam desencadear cefaleia, geralmente com características muito específicas, a maioria das cefaleias na população pediátrica não é originada por vícios de refração.

A cefaleia relacionada com o vício de refração é decorrente do esforço contínuo exercido pelo músculo ciliar para corrigi-lo. A hipermetropia é o vício de refração mais habitualmente relacionado com cefaleia. Entretanto, esse tipo de esforço ocular é muito raro em crianças, em virtude de sua grande capacidade de acomodação. Crianças e adolescentes com miopia podem apresentar cefaleia por contração muscular, por causa do esforço realizado ao tentar focalizar objetos localizados a grandes distâncias. Assim, a cefaleia decorrente de erros de refração ocorre após longos períodos de esforço visual, localiza-se, geralmente, em região frontal e melhora muito rapidamente após breve período de repouso visual.

Entretanto, entre 7 e 14 anos de idade, cerca de 15% dos indivíduos apresenta erros de refração, sendo, portanto, relativamente comum a prescrição de lentes corretivas pelos oftalmologistas nessa faixa etária. Portanto, os vícios de refração geralmente são condições concomitantes dada a sua alta prevalência, sem, contudo, apresentarem relação causal com a cefaleia.

Concluindo, o vício de refração raramente é a única causa de cefaleia recorrente. Muitas vezes, o paciente apresenta melhora temporária com uso de lentes corretivas, sendo grande a recorrência do sintoma, se não houver abordagem adequada dos determinantes reais da dor.

Abordagem diagnóstica

Em vista de a cefaleia recorrente na infância e adolescência ter como causas mais frequentes a enxaqueca e a CTT, a abordagem diagnóstica do paciente com esta queixa requer a realização de anamnese ampliada, incluindo dados de como o paciente vivencia as relações nos diversos grupos sociais aos quais pertence: família; e escola. Para os adolescentes, acrescem-se dados referentes às experiências no trabalho e no grupo de amigos. Assim, deve-se explicitar, para a família e o paciente na primeira consulta, que outros encontros serão necessários antes de se estabelecerem o diagnóstico definitivo e o tratamento adequado.

Anamnese

Idade de início

Grande parte das crianças com cefaleia recorrente apresenta início precoce da queixa. No entanto, observa-se aumento progressivo da prevalência a partir dos 6 anos de idade, com pico ao redor dos 12, quando ocorre predomínio no sexo feminino.

Natureza da dor

Intensidade

A intensidade do sintoma na criança deve ser inferida pela interferência nas suas atividades habituais. Portanto, deve-se perguntar o que a criança faz no momento da dor, se interrompe as atividades, se se deita, se pede colo. Especialmente nos pré-escolares é importante averiguar com os familiares se, no momento da dor, a criança tem expressão facial ou corporal de sofrimento, pois não é infrequente o encontro de crianças pequenas que falam que estão com dor, mas, na verdade, estão sentindo qualquer outro desconforto denominado por elas "dor de cabeça". A intensidade da dor não apresenta relação com a gravidade da doença.

Frequência

A frequência dos quadros dolorosos é um sinal indireto da repercussão da queixa no cotidiano dessas crianças e de sua família. A mudança do padrão da cefaleia com aumento da intensidade e da frequência é sinal de alerta para a presença de hipertensão intracraniana.

Duração

A maioria apresenta episódios de curta duração, raramente ultrapassando um período maior do que 2 horas. A duração do episódio de dor também não apresenta relação com a gravidade da doença.

Localização

De forma geral, quando indagada sobre a localização de sua dor, a criança costuma apontar toda a cabeça. Em crianças maiores, a localização frontotemporal aparece mais frequentemente, mesmo nos casos típicos de enxaqueca, sendo incomum a localização hemicraniana. A localização occipital aparece menos frequentemente como local da dor na infância. Alguns consideram a localização occipital um sinal de alerta para a presença de processos expansivos; entretanto, essa associação não tem sido confirmada em estudos que avaliam a etiologia da cefaleia. A unilateralidade é obrigatória nas cefaleias primárias trigrminoautonômicas.

Caráter

Geralmente as crianças não sabem caracterizar o tipo de dor que sentem. A dor de caráter pulsátil, um dos critérios utilizados no diagnóstico de enxaqueca, parece ser mais comum nas crianças maiores e adolescentes do que nas crianças menores, provavelmente pela maior facilidade que elas têm em descrever seus sintomas.

Período de ocorrência

A maioria das cefaleias recorrentes não costuma ter horário preferencial para ocorrer, a não ser que haja um fator desencadeante bem estabelecido; no entanto, crises matinais recorrentes ou que repetidamente despertam o indivíduo do sono são sinais de alerta importantes, que indicam a necessidade de investigação diagnóstica de processos intracranianos.

Pródromos

A presença de pródromos é pouco frequente em crianças, provavelmente pela dificuldade da descrição desses sintomas. Aparecem, quase sempre, em pacientes maiores, sendo as auras visuais as mais frequentes.

Manifestações concomitantes

As crianças com enxaqueca apresentam mais comumente sintomas neurovegetativos acompanhando as crises dolorosas. Assim, é frequente a descrição de náuseas, vômitos e/ou dores abdominais, sendo também comum a descrição de palidez, fonofobia e/ou fotofobia. Vômitos persistentes com aumento de frequência ou de início recente, como já referido, são sinal de alerta para a presença de hipertensão intracraniana.

Fatores desencadeantes

A ansiedade aparece como fator desencadeante principal tanto nas crianças e adolescentes com CTT como naqueles com enxaqueca. Muitos referem a preocupação com as avaliações escolares, com os conflitos na família ou na escola como fatores desencadeantes principais. Assim, devem-se investigar problemas com amigos/colegas, conflitos no meio virtual, uso de drogas ou álcool, mudança de humor, automutilação, sexualidade, atividades em grupos e sinais de depressão/ideação suicida. Outros fatores desencadeantes são jejum prolongado, fadiga e poucas horas de sono. Nos adolescentes, aparecem também ingestão de bebida alcoólica e alterações hormonais no período pré-menstrual. No entanto, é importante ressaltar que existe uma grande variedade de fatores desencadeantes entre os indivíduos e mesmo para cada indivíduo.

Deve-se verificar se a cefaleia está relacionada com atividades que exigem esforço visual, como períodos prolongados de leitura e escrita. A associação com a exposição solar é também frequente. São poucas as crianças ou os adolescentes que descrevem seus quadros dolorosos relacionados à ingestão de algum tipo de alimento.

Fatores de melhora

O repouso e o sono aparecem como os principais fatores de melhora principalmente nos casos de enxaqueca.

É também importante a indagação sobre o uso de analgésicos, visto a possibilidade de abuso de alguns desses medicamentos em crianças e adolescentes com quadros frequentes de dor.

Atitudes da família no momento da dor

É importante que o profissional de saúde identifique a atitude da família diante da queixa de cefaleia. A postura ansiosa em relação à dor pode estar atuando como um fator de manutenção desta queixa.

Significado da dor para a família e para o paciente

Em algum momento da primeira consulta, é importante verificar o que família e o paciente têm pensado sobre a causa da cefaleia recorrente. É preciso identificar os medos, quando presentes, em relação à etiologia da dor, para que possam ser abordados já nessa consulta, pois se sabe que, nesta conduta, encontra-se um dos efeitos terapêuticos da consulta.

Presença de outras dores

A simultaneidade ou a migração de sintomas dolorosos é frequente nessas crianças, sendo comum a associação com as dores recorrentes abdominais e em membros.

Presença de outros sintomas

Cinetose e vômitos cíclicos são sintomas comuns em crianças com enxaqueca. Queixas respiratórias como obstrução e prurido nasal, espirros em salva e tosse podem indicar a presença de sinusopatia. A associação do quadro doloroso com diminuição progressiva da acuidade visual, diplopia, quadros convulsivos recentes e outras manifestações neurológicas é sinal de alerta que indica a necessidade de investigação de hipertensão intracraniana. Nas crianças com hipertensão intracraniana, podem ser encontrados emagrecimento, baixo ganho ponderoestatural e mudança no padrão de comportamento.

Antecedentes familiares de cefaleia e outras enfermidades crônicas

Os quadros de enxaqueca apresentam alta incidência familiar. Cerca de 70% a 90% das crianças com enxaqueca apresentam familiares próximos (pais e irmãos) com o mesmo diagnóstico. Além disso, nas crianças com cefaleia recorrente, é também comum a ocorrência de familiares com outras dores ou enfermidades crônicas.

Exame físico

Além da aferição de peso, estatura e pressão arterial em todas as crianças com cefaleia, é fundamental a medida do perímetro cefálico naquelas de até 5 anos de idade.

Na inspeção geral, é importante observar se existem manchas "café com leite" na pele, marcador da neurofibromatose que pode manifestar-se com processos tumorais no sistema nervoso central (SNC). A presença de seis manchas "café com leite" de diâmetro maior ou igual a 0,5 cm em crianças e superior a 1,5 cm na puberdade sugere o diagnóstico de neurofibromatose, cuja confirmação requer exames específicos realizados pelo dermatologista.

No exame físico especial, são importantes a realização da rinoscopia anterior e a avaliação da oclusão dentária. A má oclusão dentária pode indicar alterações da articulação temporomandibular, que podem provocar cefaleia, geralmente biparietal, que piora com movimentos mastigatórios. O exame da coluna, principalmente cervical, deve ser feito pela inspeção e palpação da musculatura e mobilização do pescoço.

Durante a consulta, é importante a observação minuciosa do desenvolvimento da criança, analisando-se sua atitude, comportamento, estado emocional, atenção, memória, raciocínio, percepção e atividade. Além disso, o pediatra deve realizar exame neurológico sistematizado, incluindo o exame ocular, avaliando o tamanho das pupilas, o reflexo fotomotor e a motilidade ocular. Apesar de o exame de fundo de olho fazer parte do exame físico e neurológico, a maioria dos pediatras não foi treinada para realizá-lo. Assim, recomenda-se que, em toda criança com quadro de cefaleia recorrente de início recente, nos primeiros 4 meses de evolução, seja realizado exame fundoscópico com oftalmologista ou neurologista. Vale ressaltar que o exame de fundo de olho normal, na presença de sinais de alerta para hipertensão intracraniana, não afasta a possibilidade desse diagnóstico, sendo necessário prosseguir na investigação laboratorial. Além disso, quando houver suspeita clínica de processo intracraniano, não se deve retardar a investigação específica em função da espera no agendamento de consulta oftalmológica para a realização do exame fundoscópico.

Exames laboratoriais e encaminhamento para avaliação neurológica especializada

Não existem exames de rotina para abordagem diagnóstica da criança com cefaleia. Os exames dependem das hipóteses cogitadas.

Na presença dos sinais de alerta para hipertensão intracraniana (Quadro 32.5), deve-se encaminhar o paciente para avaliação neurológica especializada. Nesses casos, vale ressaltar que, mesmo que o pediatra solicite tomografia computadorizada de crânio e o resultado seja normal, a investigação especializada deve prosseguir. Outros grupos que devem ser referidos para o neurologista são compostos por indivíduos com manifestações compatíveis com enxaqueca complicada ou com cefaleia trigeminoautonômica.

Abordagem terapêutica

Quando se faz a suspeita de doença sistêmica ou intracraniana na primeira consulta, por meio da identificação de sinais de alerta, a investigação deve prosseguir geralmente em conjunto com especialistas, e o tratamento específico é determinado pela etiologia da queixa.

Para as outras situações, o primeiro passo efetivo no tratamento da criança com cefaleia recorrente é o bom vínculo entre médico e paciente. A anamnese detalhada e o exame físico minucioso, que permitam a tranquilização da família ao afastarem a presença de doenças graves e identificarem os medos e as preocupações da família em relação à etiologia da dor, têm efeito terapêutico ao diminuírem a ansiedade, contribuindo para a melhora do sintoma. É fundamental que fique claro que, embora a dor seja real, na maioria das vezes não há doença grave associada e quem precisa receber suporte é a criança, e não o sintoma. É importante que seja conversado a respeito da proposta de seguimento e da necessidade de retornos, para que se conheça melhor a criança e a representação do sintoma no contexto familiar, essenciais para o sucesso na abordagem.

Outro ponto importante é a orientação para que sejam identificados os possíveis fatores precipitantes da cefaleia. Deve-se solicitar que a família e o paciente estejam atentos para os desencadeantes da dor. Isso pode ser conseguido por meio do registro dos episódios de dor (anotação da data, horário, desencadeante, características e conduta tomada), desde que a realização desse recordatório da dor não cause mais ansiedade à família e à criança.

A orientação de repouso, em local com pouca luz e barulho, muitas vezes, é suficiente para o alívio da cefaleia, sem necessidade de tratamento medicamentoso.

Tratamento medicamentoso

O tratamento medicamentoso da enxaqueca ainda é pouco estudado na faixa etária pediátrica e a maioria das recomendações é extrapolada de estudos em adultos. Os medicamentos podem ser utilizados como sintomáticos, considerados "abortivos da crise de dor", e como profiláticos.

Sintomáticos ou abortivos da crise de dor

Os analgésicos mais habitualmente utilizados são o paracetamol e a dipirona e, na maioria das vezes, são suficientes para o alívio da dor. Os anti-inflamatórios não esteroides também são efetivos e o mais utilizado em pediatria é o ibuprofeno. O naproxeno é uma alternativa para os adolescentes maiores de 12 anos de idade, devendo ser evitado naqueles pacientes com epigastralgia e muita náusea.

Algumas recomendações importantes na utilização dos analgésicos são:

- Quando identificada aura, recomenda-se que o analgésico seja usado logo no início da manifestação.

- Orientar as doses corretas, pois frequentemente os pais administram subdoses.
- Evitar o uso frequente pelo risco de ocasionar cefaleia crônica diária induzida por analgésico. Este quadro deve ser suspeitado em pacientes com cefaleia muito frequente apesar do uso correto de analgésico. A descontinuidade do uso geralmente resulta na melhora da dor.

Antieméticos, como o dimenidrato e a metoclopramida, muitas vezes, são necessários naqueles pacientes que apresentam enxaqueca com muitas náuseas e vômitos associados. Lembrar que o uso da metoclopramida em crianças deve ser cauteloso pelo risco de desencadear manifestações extrapiramidais.

Os derivados do ergot, muito usados nas enxaquecas em adultos, não têm nem efeito comprovado e nem dose adequada definida para a faixa etária pediátrica, com risco de efeitos colaterais, não sendo recomendados.

Os triptanos, agonistas dos receptores da serotonina utilizados na enxaqueca em adultos, não têm eficácia comprovada em crianças e não são recomendados pela Academia Americana de Neurologia (AAN). Em adolescentes maiores de 12 anos de idade, pode ser utilizado o sumatriptano *spray* nasal. Embora estejam disponíveis também as apresentações oral e subcutânea, apenas a administração nasal mostrou-se eficaz e é recomendada pela AAN.

Profiláticos

Uma opção terapêutica para os pacientes que apresentam dor muito frequente é o uso de drogas profiláticas. Como a utilização dessas medicações deve ser diária, por um período prolongado (geralmente por 6 a 12 meses) e não pode ser interrompida abruptamente, essa opção deve ser reservada para aqueles pacientes cuja dor interfere de modo significativo nas suas atividades habituais e qualidade de vida. Não existem critérios bem estabelecidos de quando deve se iniciar a profilaxia, assim, sua indicação depende mais do impacto da cefaleia na vida da criança do que da frequência da dor, devendo ser individualizada caso a caso e em comum acordo com os pais. É fundamental que a família entenda a dosagem, os possíveis efeitos indesejados e que o tratamento é prolongado, cujo objetivo é evitar as crises dolorosas, melhorando a qualidade de vida, mas sabendo que a sua descontinuidade pode estar associada ao retorno dos sintomas.

As drogas mais utilizadas como agentes profiláticos são os betabloqueadores (propranolol), antagonistas da serotonina (cipro-heptadina e pizotifeno), o divalproato de sódio, o levetiracetam, o topiramato, os antidepressivos tricíclicos (amitriptilina) e os bloqueadores de canal de cálcio (flunarizina). Da mesma maneira que para os agentes sintomáticos, há poucos estudos sobre a sua utilização em crianças, não sendo recomendada nenhuma dessas drogas pela AAN por falta de evidência da sua eficácia para este fim. A escolha deve levar em consideração o quadro clínico, a presença de comorbidades, os possíveis efeitos colaterais associados e as preferências da família.

Os estudos de metanálise comparando a utilização das diversas medicações profiláticas não têm encontrado efeito superior ao do placebo com nenhuma das drogas. Sabe-se que, na profilaxia medicamentosa da enxaqueca, o efeito placebo pode chegar a 50%. Além disso, pela experiência acumulada no atendimento realizado no Ambulatório de Pediatria Geral do Hospital Universitário, assim como na experiência de outros serviços universitários nacionais e internacionais de pediatria geral e neurologia, constata-se que, apesar de ser comum a criança ou o adolescente chegar à primeira consulta com queixa que, pela frequência e intensidade das crises de enxaqueca, teria a indicação para uso de medicação profilática, raros são os pacientes que permanecem com este quadro inalterado a partir da abordagem diagnóstica e terapêutica aqui proposta. Nesta perspectiva, tem-se a opinião de que não é atribuição do pediatra geral a introdução de medicação profilática em pacientes com enxaqueca e que esses raros casos devem ser encaminhados para o neurologista tanto para reavaliação do diagnóstico como para a instituição da terapia profilática. Em alguns pacientes, é importante também que o pediatra reavalie a necessidade de tratamento psicoterápico.

Prognóstico

Não há muitos estudos a respeito da evolução da cefaleia em crianças, mas os que acompanharam as crianças por maior período de tempo mostram que de 20% a 30% ficaram assintomáticos na vida adulta. Os pacientes com pior prognóstico foram os do sexo feminino e aqueles com início da cefaleia em idades mais precoces.

Em nossa prática, observa-se que a maioria das crianças e adolescentes se beneficia da abordagem aqui proposta, tornando-se assintomática ou com melhora significativa na frequência e intensidade das crises dolorosas.

■ BIBLIOGRAFIA CONSULTADA

Bille B. A 40-year follow-up of school children with migraine. Cephalalgia. 1997;17(4):488-9.

Bille B. Migraine in school children. Acta Paediatr. 1962;51(Suppl 136):1.

Bonthius DJ, Lee AGHA. Headache in chidren: approach to evaluation and general management strategies. Disponível em: https://www.uptodate.com/contents/headache-in-children-approach-to-evaluation-and-general-management-strategies.

El-Chammas K, Keyes J, Thompson N, Vijayakumar J, Becher D, Jackson JL. Pharmacologic treatment of pediatric headaches: a meta-analysis. JAMA Pediatr. 2013;167(3):250-258.

Genizi J, Khourieh-Matar A, Assaf N, Chistyakov I, Srugo I. Occipital headaches in children: are they a red flag? J. Child Neurol. 2017;32(11):942-946.

Headache Classification Committee of the International Headache Society (IHS) – The international Classification of Headache Disordes. 3. ed (beta version). Cephalalgia 2013;33(9):629-808.

Honig PJ, Charney EB. Children with brain tumor headaches. Am J Dis Child. 1982;136(2):121-124.

Khrizman M, Pakalnis A. Management of pediatric migraine: current therapies. Pediatr Ann. 2018; 47(2):e55-e60. doi: 10.3928/19382359-20180129-02.

Lateef TM, Merikangas KR, He J, Kalaydjian A, Khoromi S, Knight E, et al. Headache in a national sample of American children: prevalence and comorbidity. J Child Neurol. 2009;24(5):536.

Le K, Yu D, Wang J, Ali AI, Guo Y. Is topiramate effective for migraine prevention in patients less than 18 years of age? A meta-analysis of randomized controlled trials. J Headache Pain. 2017;18(1):69.

Lewis D, Ashwal S, Dahl G, Dorbad D, Hirtz D, Prensky A, et al. Practice parameter: evaluation of children and adolescents with recurrent headaches. Report of the Quality Standards Subcommittee of the American Academy of Neurology (AAN) and the Practice Committee of the Child Neurology Society. Neurology. 2002;59;490-498.

Powers SW, et al. Trial of amitriptyline, topiramate, and placebo for pediatric migraine. N Engl J Med. 2017;376(2):115-124.

Resegue R, Zuccolotto SMC. Cefaleia recorrente. In: Sucupira ACSL, Kobinger MEBA, Saito MI, Bourroul MLM, Zuccolotto SMC. Pediatria em consultório. 5. ed. São Paulo: Sarvier, 2010. p. 699.

Resegue RM. Estudo da cefaleia recorrente em ambulatório geral de pediatria. Dissertação de Mestrado apresentada na Faculdade de Medicina da Universidade de São Paulo. São Paulo; 1997.

Imunização na Infância e na Adolescência

■ Alfredo Elias Gilio

Introdução

O esquema de vacinação de rotina, com a sequência cronológica com que as vacinas são administradas, é denominado Calendário de Vacinação. Para a elaboração dos calendários, são levados em conta a importância epidemiológica da doença a ser prevenida, a disponibilidade de uma vacina segura e eficaz, o melhor esquema para obter uma resposta imune adequada, os recursos disponíveis, a viabilidade do esquema e o número de aplicações.

No Brasil, os calendários do sistema público de saúde são definidos pelo Ministério da Saúde (MS) e executados pelo Programa Nacional de Imunizações (PNI). Outras entidades também propõem calendários, como a Sociedade Brasileira de Pediatria e a Sociedade Brasileira de Imunizações. Essas entidades seguem o PNI e acrescentam algumas outras vacinas ou propõem apresentações diferentes das vacinas disponíveis na rede pública. O atual calendário de vacinação para crianças e adolescentes do MS para o Brasil está descrito na Tabela 33.1.

Na prática clínica, muitas vezes, atendemos crianças e adolescentes que não estão vacinados ou que não seguiram adequadamente o calendário de vacinação. Nesses casos, é interessante observar o calendário sugerido pelo Ministério da Saúde e referido pela Secretaria Estadual de Saúde do Estado de São Paulo para crianças e adolescentes acima de 7 anos de idade.

É fundamental lembrar que esses calendários são propostos para crianças e adolescentes que ainda não tomaram nenhuma vacina. Caso a criança ou o adolescente já tenha recebido algumas vacinas, mas esteja com o calendário incompleto, devemos apenas completar o esquema com as vacinas que estão faltando.

O Esquema de Vacinação para crianças acima de 7 anos e adolescentes não vacinados está descrito na Tabela 32.2 (Norma Técnica do Programa de Imunização – São Paulo, 2016).

A Sociedade Brasileira de Pediatria (SBP) também elabora calendários de vacinação para crianças e adolescentes. A visão da SBP é recomendar as vacinas disponíveis no sistema público de saúde, mas também orientar os pediatras sobre outras vacinas ou outras apresentações das vacinas, que estão disponíveis na rede privada de vacinação, caso haja interesse e recursos dos pais ou responsáveis.

O calendário de vacinação para crianças e adolescentes elaborado pela Sociedade Brasileira de Pediatria para o ano de 2017 está descrito no Tabela 33.3.

Tabela 33.1 Calendário de vacinação para crianças e adolescentes.

Idade	BCG[1]	Hepatite B[2]	Penta/DPT[3]	VIP/VOP[4]	Pneumocócica 10V[5]	Rota-vírus[6]	Meningocócica C[5]	Febre Amarela[7]	Hepatite A[8]	Tríplice Viral[9]	Tetra Viral[10]	Varicela[11]	HPV[12]	Dupla Adulto[13]
Ao nascer	Dose Única	Dose ao Nascer												
2 meses			1ª dose	1ª dose VIP	1ª dose	1ª dose								
3 meses							1ª dose							
4 meses			2ª dose	2ª dose VIP	2ª dose	2ª dose								
5 meses							2ª dose							
6 meses			3ª dose	3ª dose										
9 meses								Dose Única						
12 meses					Reforço		Reforço			1ª dose				
15 meses			1º Reforço DPT	1º Reforço VOP					Uma dose		Uma dose			
4 anos			2º Reforço DPT	2º Reforço VOP								Uma dose		
9 anos													2 doses meninas	
10 a 19 anos		3 doses Verificar situação vacinal					Reforço 11 a 14 anos	Dose Única (não vacinado)		2 doses Verificar situação vacinal			2 doses Meninas de 9 a 14 anos não vacinadas e meninos de 11 a 14 anos	Reforço a cada 10 anos

[1] Caso a vacina BCG não tenha sido aplicada na maternidade, aplicar na primeira visita ao serviço de saúde.
[2] A vacina contra hepatite B deve ser administrada preferencialmente nas primeiras 12 horas de vida, ainda na maternidade. Caso não tenha sido administrada na maternidade, aplicar na primeira ida ao serviço de saúde. Se a primeira visita ocorrer após a 6ª semana de vida, administrar a vacina pentavalente (DPT + Hib + Hepatite B).
[3] A vacina penta/DTP é composta por difteria, tétano e coqueluche de células inteiras. *Haemophilus influenzae* tipo b e hepatite B. A vacina DPT só pode ser utilizada até 7 anos incompletos. Acima de 7 anos, usar a vacina dupla (DT – difteria + tétano)
[4] VIP: vacina inativada para a pólio e VOP: vacina oral para a pólio com vírus vivos atenuados. As primeiras três doses da vacina para pólio são com a vacina de vírus inativado (VIP). O intervalo mínimo entre as doses da pólio é de 30 dias.
[5] Administrar uma dose da vacina pneumocócica conjugada 10 valente e da vacina meningocócica conjugada C para crianças entre 2 e 4 anos de idade que não tenham recebido reforço ou que tenham perdido a oportunidade de se vacinarem anteriormente.
[6] Vacina para rotavírus é a vacina monovalente. A idade mínima da primeira dose é 1 mês e 15 dias e a máxima, 3 meses e 15 dias. A idade mínima para a segunda dose é 3 meses e 15 dias e a máxima, 7 meses e 29 dias.
[7] Vacina contra febre amarela está indicada para todas as pessoas residentes em áreas com recomendação da vacinação contra febre amarela ou que viajam para lá.
[8] Administrar uma dose da vacina contra hepatite A em crianças entre 2 e 4 anos de idade que não tenham se vacinado anteriormente.
[9] Tríplice viral: vacina de vírus vivo atenuado para sarampo, caxumba e rubéola.
[10] A vacina tetra viral corresponde à segunda dose da vacina tríplice viral e à dose da vacina varicela. Ela está disponível para crianças até 4 anos, 11 meses e 29 dias de idade não anteriormente vacinadas.
[11] Corresponde à segunda dose da vacina contra varicela. Esta vacina está disponível para crianças até 6 anos, 11 meses e 29 dias de idade.
[12] A vacina quadrivalente contra HPV está disponível para meninas de 9 a 14 anos de idade e para meninos de 11 a 14 anos de idade. Ela também está disponível para mulheres e homens de 9 a 26 anos de idade com HIV/aids; transplantados de órgãos sólidos ou de medula óssea e pacientes oncológicos. Nesses casos, o esquema é de três doses: zero, 2 e 6 meses.
[13] Vacina dupla (difteria e tétano). Reforços a cada 10 anos.

Fonte: Adaptada de Ministério da Saúde (MS), Brasil.

Tabela 33.2 Esquema de vacinação para crianças e adolescentes acima de 7 anos não vacinados – Estado de São Paulo.

Intervalo entre as doses	Vacina	Esquema
Primeira visita à unidade de saúde	BCG[1] Hepatite B[2] Dupla (difteria-tétano)[3] VIP[4] HPV[5] Tríplice Viral[6]	Dose única Primeira dose Primeira dose Primeira dose Primeira dose Primeira dose
2 meses após a primeira visita à unidade de saúde	Hepatite B[2] Dupla (difteria-tétano)[3] VIP[4] Tríplice viral[6] Meningocócica C[7]	Segunda dose Segunda dose Segunda dose Segunda dose Dose única
4 a 6 meses após a primeira visita à unidade de saúde	Hepatite B[2] Dupla (difteria-tétano)[3] VIP[4] HPV[5] Febre Amarela[8]	Terceira dose Terceira dose Terceira dose Segunda dose Dose única
A cada 10 anos por toda a vida	Dupla (difteria-tétano)[3]	Reforço

[1]A vacina BCG está indicada para pessoas até 15 anos de idade.
[2]O intervalo mínimo entre a primeira e a segunda doses da vacina contra hepatite B é de 4 semanas.
[3]Caso a criança ou adolescente tenha recebido menos do que três doses de DPT ou dupla, devemos completar o esquema. Caso já tenha recebido três doses, a criança ou adolescente deve tomar uma dose da dupla (difteria-tétano) se decorridos pelo menos 10 anos da última dose.
[4]Vacina inativada para pólio. Está indicada para crianças e adolescentes que ainda não foram vacinados.
[5]A vacina quadrivalente contra HPV está disponível para meninas de 9 a 14 anos de idade e para meninos de 11 a 14 anos de idade. O esquema é de duas doses com 6 meses de intervalo. A vacina quadrivalente contra HPV também está disponível para adolescentes e jovens de 9 a 26 anos de idade com HIV/aids, submetidos a transplante de órgãos sólidos, transplantados de medula óssea ou pacientes oncológicos no esquema de três doses: zero; 2; e 6 meses.
[6]Tríplice viral: vacina para sarampo, caxumba e rubéola. Todas as crianças e adolescentes devem receber pelo menos duas doses.
[7]A vacina meningocócica C está disponível para meninos e meninas de 12 e 13 anos.
[8]Vacina contra febre amarela está indicada para aqueles que residem ou viajam para as áreas com recomendação de vacinação de acordo com a situação epidemiológica.

Fonte: Adaptada de Norma Técnica do Programa de Imunização – São Paulo 2016.

Tabela 33.3 Calendário de vacinação para crianças e adolescentes para o ano de 2017 (Recomendação da Sociedade Brasileira de Pediatria).

	Idade												
	Ao nascer	2 meses	3 meses	4 meses	5 meses	6 meses	7 meses	12 meses	15 meses	18 meses	4 a 6 anos	11 anos	14 anos
BCG ID[1]	•												
Hepatite B[2]	•	•		•		•							
DTP/DTPa[3]		•		•		•			•		•		
Dt/dTpa[4]													•
Hib[5]		•		•		•			•				
VIP/VOP[6]		•		•		•			•		•	•	
Pneumocócica conjugada[7]		•		•		•		•					
Meningocócica C e A,C,W,Y conjugadas[8]		•			•			•			•		

(Continua)

Tabela 33.3 Calendário de vacinação para crianças e adolescentes para o ano de 2017 (Recomendação da Sociedade Brasileira de Pediatria). (*Continuação*)

	Idade												
	Ao nascer	2 meses	3 meses	4 meses	5 meses	6 meses	7 meses	12 meses	15 meses	18 meses	4 a 6 anos	11 anos	14 anos
Meningocócica B recombinante[9]		•			•		•	•					
Rotavírus[30]	•			•		•							
Influenza[11]					•	•							
SCR/Varicela/SCRV[12]								•	•				
Hepatite A[13]								•		•			
Febre amarela[14]	A partir dos 9 meses de idade
HPV[15]	Meninos e Meninas a partir dos 9 anos de idade
Dengue[16]	Para crianças e adolescentes, a partir de 9 anos de idade com infecção prévia

Fonte: Adaptada de http://www.sbp.com.br/fileadmin/user_upload/Imunizacao_-_Calendario_Vacinacao_-_atual_12dez17.pd.

As notas explicativas da Sociedade Brasileira de Pediatria para este calendário são as seguintes:

- **BCG:** tuberculose: deve ser aplicada em dose única. Uma segunda dose da vacina está recomendada quando, após 6 meses da primeira dose, não se observa cicatriz no local da aplicação. Hanseníase: em comunicantes domiciliares de hanseníase, independentemente da forma clínica, uma segunda dose pode ser aplicada com intervalo mínimo de 6 meses após a primeira dose. Em recém-nascidos filhos de mãe que utilizaram imunossupressores na gestação, pode estar indicado o adiamento da vacinação.

- **Hepatite B:** a primeira dose da vacina contra hepatite B deve ser idealmente aplicada nas primeiras 12 horas de vida. A segunda dose está indicada com 1 ou 2 meses de idade e a terceira dose é realizada aos 6 meses. Desde 2012, no Programa Nacional de Imunizações (PNI), a vacina combinada DTP/Hib/HB (denominada pelo Ministério da Saúde de "Penta") foi incorporada ao calendário aos 2, 4 e 6 meses de vida. Dessa forma, os lactentes que fizerem uso dessa vacina recebem quatro doses da vacina contra hepatite B. Aqueles que forem vacinados em clínicas privadas podem manter o esquema de três doses, primeira ao nascimento e a segunda e a terceira doses aos 2 e 6 meses de idade. Nestas duas doses, podem-se utilizar vacinas combinadas acelulares – DTPa/IPV/Hib/HB. Crianças com peso de nascimento igual ou inferior a 2 kg ou idade gestacional < 33 semanas devem receber, obrigatoriamente, além da dose de vacina ao nascer, mais três doses da vacina (total de quatro doses, 0, 2, 4 e 6 meses). Crianças maiores de 6 meses e adolescentes não vacinados devem receber três doses da vacina no esquema 0, 1 e 6 meses. A vacina combinada hepatite A+B (apresentação adulto) pode ser utilizada na primovacinação de crianças de 1 a 15 anos de idade, em duas doses com intervalo de 6 meses. Acima de 16 anos, o esquema deve ser com três doses (zero, 1 e 6 meses). Em circunstâncias excepcionais, em que não exista tempo suficiente para completar o esquema de vacinação padrão de zero, 1 e 6 meses, pode ser utilizado um esquema de três doses aos zero, 7 e 21 dias (esquema acelerado). Nesses casos, uma quarta dose deverá ser feita 12 meses após a primeira para garantir a indução de imunidade a longo prazo. Recém-nascidos filhos de mães portadoras do vírus da hepatite B (HbsAg positivas) devem receber, ao nascer, além da vacina, a imunoglobulina específica para hepatite B (HBIG), na dose de 0,5 mL no membro inferior contralateral.

- **DTP/DTPa:** difteria, tétano e pertússis (tríplice bacteriana). A vacina DTPa (acelular), quando possível, deve substituir a DTP (células inteiras), pois tem eficácia similar e é menos reatogênica. O segundo reforço pode ser aplicado entre 4 e 6 anos de idade.

- **dT/dTpa:** adolescentes com esquema primário de DTP ou DTPa completo devem receber um reforço com dT ou dTpa, preferencialmente com a formulação tríplice acelular. No caso de esquema primário para tétano incompleto, este deverá ser completado com uma ou duas doses da vacina contendo o componente tetânico, sendo uma delas preferencialmente com a vacina tríplice acelular. Crianças com 7 anos ou mais, nunca imunizadas ou com histórico vacinal desconhecido, devem receber três doses da vacina contendo o componente tetânico, sendo uma delas preferencialmente com a vacina acelular com intervalo de 2 meses entre elas (zero, 2 e 4 meses – intervalo mínimo de 4 semanas). Gestantes devem receber, a cada gravidez, uma dose da vacina dTpa entre 26 e 37 semanas de idade gestacional.

- Hib: a Penta do MS é uma vacina combinada contra difteria, tétano, coqueluche, hepatite B e *Haemophilus influenzae* tipo B (conjugada). A vacina é recomendada em três doses, aos 2, 4 e 6 meses de idade. Quando utilizada pelo menos uma dose de vacina combinada com componente pertússis acelular (DTPa/Hib/IPV, DTPa/Hib, DTPa/Hib/IPV,HB etc.), disponíveis em clínicas privadas, uma quarta dose da Hib deve ser aplicada aos 15 meses de vida. Essa quarta dose contribui para diminuir o risco de ressurgimento das doenças invasivas causadas pelo Hib a longo prazo.

- VIP/VOP: as três primeiras doses, aos 2, 4 e 6 meses, devem ser feitas obrigatoriamente com a vacina pólio inativada (VIP). A recomendação para as doses subsequentes é que sejam feitas preferencialmente também com a vacina inativada (VIP). Nesta fase de transição da vacina pólio oral atenuada (VOP) para a vacina pólio inativada (VIP), é aceitável o esquema atual recomendado pelo PNI que oferece três doses iniciais de VIP (2, 4 e 6 meses de idade), seguidas de duas doses de VOP (15 meses e 4 anos de idade). As doses de VOP são feitas, desde 2016, com a vacina bivalente, contendo os sorotipos 1 e 3, e podem ser administradas na rotina ou nos Dias Nacionais de Vacinação. Crianças podem receber doses adicionais de vacina VOP nas campanhas, desde que já tenham recebido pelo menos três doses de VIP anteriormente. Evitar VOP em todas as crianças imunocomprometidas e nos seus contatos domiciliares, nestas circunstâncias utilizar a VIP.

- Pneumocócica conjugada: está indicada para todas as crianças até 5 anos de idade. Recomendam-se três doses da vacina pneumocócica conjugada no primeiro ano de vida (2, 4, 6 meses) e uma dose de reforço entre 12 e 15 meses de vida. Crianças saudáveis com esquema completo com as vacinas 7 ou 10-valente podem receber uma dose adicional da vacina 13-valente, até os 5 anos de idade. O Ministério da Saúde reduziu, em 2016, o esquema da vacina pneumocócica 10-valente para duas doses, administradas aos 2 e 4 meses, seguida de um reforço, preferencialmente aos 12 meses de idade, podendo ser aplicada até os 4 anos e 11 meses de idade. Essa recomendação foi tomada em virtude de os estudos mostrarem que o esquema de duas doses mais um reforço tem efetividade semelhante à do esquema de três doses mais reforço. Crianças com risco aumentado para doença pneumocócica invasiva devem receber também a vacina polissacarídica 23-valente, com intervalo de 2 meses entre elas (ver recomendações no manual do CRIE – Centro de Referência de Imunobiológicos Especiais), a partir dos 2 anos de idade. Nestes casos, aplicar preferencialmente uma dose da vacina 13-valente, 2 meses antes da vacina 23-valente.

- Meningocócica conjugada: recomenda-se o uso rotineiro das vacinas meningocócicas conjugadas para lactentes maiores de 2 meses de idade, crianças e adolescentes. Sempre que possível, utilizar, de preferência, a vacina MenACWY pelo maior espectro de proteção, inclusive para os reforços de crianças previamente vacinadas com MenC. Crianças com esquema vacinal completo com a vacina MenC podem se beneficiar com uma dose da vacina MenACWY a qualquer momento, respeitando-se o intervalo mínimo de 1 mês entre as doses. No Brasil, estão licenciadas as vacinas MenC e MenACWY-CRM a partir dos 2 meses de idade e a MenACWY-TT a partir de 1 ano de idade. O esquema de doses varia conforme a vacina utilizada. Men C: duas doses, aos 3 e 5 meses de idade e reforço entre 12-15 meses; iniciando-se após 1 ano de idade: dose única. Men ACWYCRM: três doses aos 3, 5 e 7 meses de idade e reforço entre 12 e 15 meses; iniciando-se entre 7 e 23 meses de idade: 2 doses, sendo que a segunda dose deve ser obrigatoriamente aplicada após a idade de 1 ano (mínimo 2 meses de intervalo); iniciando-se após os 24 meses de idade: dose única. MenACWY-TT: dose única a partir dos 12 meses de idade. A recomendação de doses de reforço 5 anos após (entre 5 e 6 anos de idade para os vacinados no 1º ano de vida) e na adolescência (a partir dos 11 anos de idade) tem como base a rápida diminuição dos títulos de anticorpos associados à proteção, evidenciada com todas as vacinas meningocócicas conjugadas.

- Meningocócica B recombinante: recomenda-se o uso da vacina meningocócica B recombinante para lactentes a partir de 2 meses de idade, crianças e adolescentes. Para os lactentes que iniciam a vacinação entre 2 e 5 meses de idade, são recomendadas três doses, com a primeira dose a partir dos 2 meses e com pelo menos 2 meses de intervalo entre elas e uma dose de reforço entre 12 e 23 meses de idade. Para os lactentes que iniciam a vacinação entre 6 e 11 meses, duas doses da vacina são recomendadas, com 2 meses de intervalo, e uma dose de reforço no 2º ano de vida. Para crianças que iniciam a vacinação entre 1 e 10 anos de idade, são indicadas duas doses, com 2 meses de intervalo entre elas. Finalmente, para os adolescentes e adultos são indicadas duas doses com 1 mês de intervalo. Não se conhecem a duração da proteção conferida pela vacina nem a eventual necessidade de doses de reforço.

- Rotavírus: existem duas vacinas licenciadas. A vacina monovalente incluída no PNI, indicada em duas doses, seguindo os limites de faixa etária: primeira dose aos 2 meses (limites de 1 mês e 15 dias até, no máximo, 3 meses e 15 dias); e a segunda dose aos 4 meses (limites de 3 meses e 15 dias até no máximo 7 meses e 29 dias). A vacina pentavalente, disponível na rede privada, é recomendada em três doses, aos 2, 4 e 6 meses. A primeira dose deverá ser administrada no máximo até 3 meses e 15 dias e a terceira dose deverá ser administrada até 7 meses e 29 dias. O intervalo mínimo é de 4 semanas entre as doses. Se a criança regurgitar, cuspir ou vomitar durante a administração da vacina ou depois dela, a dose não deve ser repetida. Recomenda-se completar o esquema com a vacina do mesmo laboratório produtor.

- Influenza: está indicada para todas as crianças e adolescentes a partir dos 6 meses de idade. A primovacinação de crianças com idade inferior a 9 anos deve ser feita com duas doses com intervalo de 1 mês. A dose para aquelas com idade entre 6 e 35 meses é de 0,25 mL, e para crianças a partir de 3 anos a dose é de 0,5 mL. Existem disponíveis duas vacinas contra influenza: tri e quadrivalente, sendo que a segunda contempla uma segunda variante da cepa B. A vacina deve ser feita anualmente e, como a influenza é uma doença sazonal, a vacina deve ser aplicada antes do período de maior circulação do vírus. Sempre que possível, utilizar preferencialmente vacinas quadrivalentes pelo maior espectro de proteção.

- Sarampo, caxumba, rubéola e varicela (vacinas tríplice viral – SCR; tetraviral – SCRV; varicela): aos 12 meses de idade: devem ser feitas, na mesma visita à unidade de saúde, as primeiras doses das vacinas tríplice viral (SCR) e varicela, em administrações separadas, ou a vacina tetraviral (SCRV). A vacina SCRV se mostrou associada a uma maior frequência de febre em lactentes que receberam a primeira dose com esta vacina, quando comparados com os que recebem as vacinas varicela e tríplice viral em injeções separadas. Aos 15 meses de idade, deverá ser feita a segunda dose, preferencialmente com a vacina SCRV, com intervalo mínimo de 3 meses da última dose de varicela e SCR ou SCRV. Em situações de risco como surtos ou exposição domiciliar ao sarampo, é possível vacinar crianças imunocompetentes de 6 a 12 meses com a vacina SCR. Em casos de surtos ou contato íntimo com caso de varicela, a vacina contra varicela pode ser utilizada a partir de 9 meses de vida. Nesses casos, doses aplicadas antes dos 12 meses de idade não são consideradas válidas, e a aplicação de mais duas doses após a idade de 1 ano é necessária. A vacina varicela pode ser indicada na profilaxia pós-exposição dentro de 5 dias após o contato, preferencialmente nas primeiras 72 horas.

- Hepatite A: a vacina deve ser administrada em duas doses, a partir dos 12 meses de idade. O intervalo mínimo entre as doses é de 6 meses.

- Febre amarela: indicada para residentes ou viajantes para as áreas com recomendação da vacina (pelo menos 10 dias antes da data da viagem). Indicada também para pessoas que se deslocam para países em situação epidemiológica de risco. Em situações excepcionais (p. ex., surtos), a vacina pode ser administrada a partir dos 6 meses de idade. A Organização Mundial da Saúde (OMS) recomenda atualmente apenas uma dose sem necessidade de reforço a cada 10 anos. Para viagens internacionais, prevalecem as recomendações da OMS com comprovação de apenas uma dose. Em mulheres lactantes inadvertidamente vacinadas, o aleitamento materno deve ser suspenso, preferencialmente por 28 dias após a vacinação e no mínimo por 15 dias. A vacina contra febre amarela não deve ser administrada no mesmo dia que a vacina tríplice viral (sarampo, caxumba e rubéola) em crianças menores de 2 anos, em razão da possível interferência na resposta imune. Recomenda-se que estas vacinas sejam aplicadas com intervalo de 30 dias.

- HPV: existem duas vacinas disponíveis no Brasil contra o HPV (papilomavírus humano). A vacina com as VLP (partículas semelhantes aos vírus – virus-like particle) dos tipos 16 e 18 que está indicada para meninas maiores de 9 anos de idade, adolescentes e mulheres, em três doses. A segunda dose deve ser feita após 1 mês e a terceira dose, 6 meses após a primeira. A vacina com as VLP dos tipos 6, 11, 16 e 18 está indicada para meninas e mulheres entre 9 e 45 anos e para meninos e homens entre 9 e 26 anos de idade, em três doses. A segunda dose deve ser administrada após 2 meses e a terceira dose, 6 meses após a primeira. Um esquema alternativo de vacinação é feito com duas doses, sendo a segunda 6 meses após a primeira. A vacina disponível no PNI (para meninas de 9 a 14 anos de idade e para meninos de 11 a 14 anos de idade) é a vacina com as VLP 6, 11, 16 e 18, que, a partir de 2016, é oferecida no esquema de duas doses, sendo a segunda seis meses após a primeira. Os estudos recentes mostram que o esquema com duas doses apresenta uma resposta de anticorpos não inferior quando comparada com a resposta imune de pacientes entre 16 a 26 anos que receberam três doses.

- Dengue: a vacina contra dengue foi recentemente licenciada em nosso país no esquema de três doses (0, 6 e 12 meses) e está recomendada rotineiramente para crianças e adolescentes a partir de 9 anos até no máximo 45 anos de idade, em regiões endêmicas. Está contraindicada para gestantes, mulheres que amamentam e portadores de imunodeficiências.

Em relação à vacina para dengue, vale a pena ressaltar que estudos mais recentes identificaram um pequeno risco de internação por dengue nos pacientes com sorologia negativa quando vacinados.

Desta forma, a recomendação atual é que, de preferência, a vacina seja utilizada apenas nos pacientes com documentação anterior de dengue ou com sorologia positiva para dengue.

A vacina do Instituto Butantã está em desenvolvimento, já em fase avançada de estudos, e espera-se que em breve possa ser utilizada.

Vacinação do prematuro

O calendário da vacinação do prematuro tem algumas particularidades que serão apresentadas a seguir:

- BCG: para os prematuros com peso de nascimento menor do que 2 kg, a vacinação deve ser adiada até que o prematuro atinja o peso de 2 kg. A vacinação deverá ser feita o mais precocemente possível. O esquema é o mesmo, ou seja, em dose única.
- Hepatite B: em recém-nascidos com peso de nascimento inferior a 2 kg ou idade gestacional inferior a 33 semanas, o esquema é de quatro doses, sendo a primeira no berçário e, de preferência, nas primeiras 12 horas de vida, e as outras aos 2 meses, 4 meses e 6 meses. Para os recém-nascidos de mães portadoras do vírus da hepatite B está indicada a utilização da imunoglobulina hiperimune para hepatite B na dose de 0,5 mL intramuscular, de preferência nas primeiras 24 horas de vida e no máximo até o 7º dia de vida.
- Rotavírus: deve ser utilizada na idade cronológica e com os mesmos limites de idade da primeira e da segunda doses do calendário de rotina das outras crianças. Não pode ser utilizada enquanto o recém-nascido estiver internado pelo risco potencial de transmissão para outras crianças.
- Tríplice bacteriana (difteria, coqueluche e tétano): deve ser utilizada na idade cronológica. De preferência, utilizar a vacina tríplice acelular, principalmente nos prematuros ainda internados, com o objetivo de se reduzirem os eventos adversos, especialmente apneia e descompensação cardiovascular.
- Haemophilus influenzae tipo b: vacinar na idade cronológica e de preferência combinada com a vacina tríplice acelular.
- Vacina inativada para pólio (VIP): vacinar na idade cronológica e, de preferência, combinada com a vacina tríplice acelular.
- Vacina pneumocócica conjugada: vacinar na idade cronológica.
- Vacinas meningocócicas: vacinar na idade cronológica. Recomenda-se não utilizar a vacina meningocócica B concomitantemente com a vacina tríplice bacteriana ou com a vacina pneumocócica por causa do aumento da incidência de febre alta.
- Vacina para influenza: vacinar na idade cronológica de acordo com a sazonalidade do vírus influenza.
- Anticorpo monoclonal específico para o VRS (palivizumabe): na verdade, trata-se de imunização passiva para o vírus respiratório sincicial, que é a principal causa de bronquiolite em crianças. O objetivo da utilização do palivizumabe é a redução dos casos graves de bronquiolite nas crianças de risco. É aplicado por injeções intramusculares (IM) mensais na dose de 15 mg/kg no período epidêmico do VRS. A época do ano varia de acordo com a região do Brasil. Nas regiões Sudeste, Centro-Oeste e Nordeste, é utilizado de fevereiro a julho. Na região Norte, de janeiro a junho; e, na região Sul, de março a agosto. O Ministério da Saúde disponibiliza gratuitamente o palivizumabe nas seguintes condições:
  - prematuros até 28 semanas de idade gestacional durante o 1º ano de vida;
  - lactentes com doença pulmonar crônica da prematuridade ou doença cardíaca congênita: até o 2º ano de vida, independentemente da idade gestacional.

■ BIBLIOGRAFIA CONSULTADA

Disponível em: http://portal.saude.sp.gov.br/resources/cve-centro-de-vigilancia-epidemiologica/areas-de-vigilancia/imunizacao/doc/vacinacao2017_calendario.pdf.

Disponível em: http://portalms.saude.gov.br/acoes-e-programas/vacinacao/calendario-nacional-de-vacinacao.

Disponível em: http://www.sbp.com.br/fileadmin/user_upload/Imunizacao_-_Calendario_Vacinacao_-_atual_12dez17.pd.

Disponível em: https://sbim.org.br/images/calendarios/calend-sbim-prematuro.pdf.

Farhat CK, Succi RCM, Weckx LY, Carvalho LHRF. Imunizações – fundamentos e prática. 5. ed. São Paulo: Atheneu, 2008.

Gilio AE. Manual de Imunizações – Centro de Imunizações Hospital Israelita Albert Einstein. 4. ed. São Paulo: Elsevier, 2009.

34

Dificuldade Escolar

■ Mariana Facchini Granato   ■ Silmar de Souza Abu Gannam

Introdução

Se considerarmos o *trabalho* como o lugar social de identidade de um adulto, a escola se torna o lugar que confere à criança grande parte de sua pertinência social. A experiência escolar torna-se, portanto, uma parte privilegiada da vida de crianças e de adolescentes, representando tanto um fator de proteção como de vulnerabilidade. Segunda a filósofa Hanna Arendt, a educação deve apresentar à criança as tradições que representam todos os conhecimentos e saberes compartilhados em uma cultura. Esse processo, por excelência, é traumático, pois demanda da criança e do adolescente que abdiquem de seus desejos individuais em prol da civilização, ou seja, que se submetam às leis coletivas, muitas vezes contrárias a suas necessidades e impulsos.

As diferentes posições ocupadas pelas crianças e adolescentes e os diversos papéis desempenhados pelos atores escolares (professores, colegas, funcionários das escolas), bem como as relações destes com aqueles e com as famílias determinam diferentes desfechos para este *(des)encontro* no espaço escolar. Por mais que se deseje uma passagem tranquila e articulada pela vida escolar, esta se dá de maneira imprecisa, imprevista e, muitas vezes de maneira turbulenta, gerando sofrimento tanto para crianças e adolescentes, como para suas famílias e para os próprios professores.

Cada vez mais nos deparamos com crianças e adolescentes que apresentam alguma dificuldade em sua escolarização. Esta queixa chega de formas diversas ao consultório médico, elas contemplam desde preocupações sobre o desempenho acadêmico até problemas de comportamento. As hipóteses, preocupações e medos tanto de familiares como de professores tornam-se uma miríade incalculável que varia desde déficit cognitivo à afecção neurológica; de hiperatividade a "querer chamar a atenção"; de preguiça à depressão; de síndrome do desafiador-opositor a famílias desajustadas.

Entretanto, o que se sabe é que existem diversos fatores envolvidos no processo de escolarização e alterações em qualquer um deles podem dificultar o processo educacional ou a relação das crianças e adolescentes com esse processo, e, na maioria dos casos, não se encontra nenhum distúrbio orgânico específico nesses indivíduos, mas uma configuração multifatorial que culmina com a produção de uma série de sintomas entendidos como dificuldade escolar. Sendo assim, podemos definir dificuldade escolar como um termo genérico que abrange um grupo heterogêneo de sintomas que, de alguma forma, atrapalham ou interferem na vida escolar de crianças e adolescentes e, portanto, dificultam seu aprendizado.

Muitas vezes, não será possível encontrar um culpado ou mesmo uma causa específica para a dificuldade escolar e o principal papel do médico é acolher os pacientes e suas famílias em seu sofrimento e orquestrar uma linha de cuidado criteriosa, evitando investigações desnecessárias, mas capaz de diagnosticar situações graves ou distúrbios tanto psíquicos como orgânicos.

Abordagem da criança ou adolescente com dificuldade escolar

A abordagem da criança ou do adolescente com dificuldade escolar torna-se, muitas vezes, desafiadora por envolver diversos atores: o próprio paciente, seus familiares e a escola, cada um com sua perspectiva e percepções. Deve-se primeiro ouvir as queixas, hipóteses, medos e preocupações tanto do paciente como de seus familiares, e tentar identificar possíveis fatores que poderiam estar contribuindo para o aparecimento dos sintomas e dos problemas relatados. Uma investigação detalhada dos problemas e sintomas relatados é fundamental para contextualizar a queixa e ajudar na identificação dos fatores associados. Esses fatores podem estar mais relacionados com a própria escola ou as relações estabelecidas nela, com a família ou com características das próprias crianças, sendo que, na maioria das vezes, é na dinâmica das relações entre escola-família-criança-adolescentes que encontraremos a gênese da dificuldade escolar.

Sabemos que existem diferentes metodologias de ensino e que a aprendizagem é um evento subjetivo e individual. Desta maneira, muitas vezes, a criança ou o adolescente pode apresentar características que dificultem sua adaptação a determinada metodologia de ensino. Por exemplo, crianças com dificuldade de se organizar podem se beneficiar de metodologias mais pragmáticas e estruturadas enquanto outras, mais imaginativas, precisam de mais espaço para desenvolver sua criatividade. Do mesmo modo que quando as ideologias ou modo de vida de uma família são muito diferentes dos da escola, a criança ou adolescente pode ter dificuldade em se identificar com seus colegas e professores, o que pode gerar conflitos.

Dependendo de como algumas crianças ou adolescentes se relacionam com o espaço a seu redor, diversos fatores podem prejudicar sua atenção como barulho excessivo, janelas, distância do assento da criança até a professora ou lousa, colegas ao seu redor etc. O que para um pode ser um fator positivo, para outro pode ser negativo. Por exemplo, crianças que se distraem facilmente com os colegas ou o espaço fora da sala de aula se beneficiam de ficar longe da janela e próximos à lousa. Já crianças mais introvertidas podem se beneficiar do contato com crianças mais extrovertidas. Crianças extrovertidas podem se desorganizar em salas com muitos alunos, assim como salas pequenas podem ser um desafio para adolescentes que têm dificuldade de se expor, por estarem sempre em evidência.

Sempre é um desafio para os professores terem de lidar com crianças de diferentes perfis, principalmente aquelas mais agitadas, que demandam mais atenção ou que apresentam algum tipo de dificuldade em acompanhar o restante da turma. Isso, muitas vezes, em turmas de 30 alunos! As características pessoais dos professores – que podem ser mais ou menos rígidos, mais ou menos criativos – possibilitam o estabelecimento de relações que beneficiem certos tipos de alunos em detrimento de outros.

Muitas questões familiares podem aparecer como sintomas na escola. O psicanalista Jaques Lacan separa os sintomas que aparecem na criança como sintomas *da criança* ou *na criança*. Esta mudança de preposição aponta que, em alguns casos, a resposta sintomática de conflitos familiares pode aparecer *na* criança, apesar de os sintomas serem da criança, eles revelam problemas nas relações familiares. Em outras palavras, apesar de a resposta sintomática ser da criança, são as relações familiares que a produzem.

História familiar de alcoolismo, drogadição, violência doméstica, adoção, luto, doenças terminais ou crônicas graves, desabilidades, instabilidade financeira, em suma, fatores tomados como *traumáticos* pelo sujeito poderão trazer repercussões para a criança ou adolescente. Lembramos que o que para um sujeito é *traumático* pode não ser para outro e que a resposta sempre será singular, ou seja, não previsível. Em outras palavras, por um lado, a mudança de casa, a morte do cachorro, o nascimento de um irmãozinho, a separação dos pais podem produzir efeitos nas crianças e adolescentes de uma infinidade de maneiras, inclusive como dificuldade escolar. Por outro lado, as mesmas questões podem não estar relacionadas com a dificuldade escolar. Não existe uma associação direta. Não devemos assumir uma lógica simplista: se em muitos casos o alcoolismo paterno, o câncer materno ou o nascimento de um irmão estão relacionados com a dificuldade escolar de uma criança ou adolescentes; em muitos outros, podem não estar ou não ser o principal fator.

A baixa escolaridade dos pais está associada à dificuldade escolar de crianças e adolescentes. Essa associação pode ser entendida como a impossibilidade daqueles em dar suporte adequado a estes na sua escolarização, uma vez que, em famílias de maior poder socioeconômico, nas quais os pais não têm tempo para dar este mesmo suporte, existe maior prevalência de dificuldade escolar. Entretanto, outros fatores podem estar associados, como o menor número de oportunidades, menor acesso a equipamentos de lazer e menor exposição a eventos ou espaços culturais, decorrente de uma situação socioeconômica menos favorecida.

A cobrança desproporcional por parte tanto dos pais como do próprio paciente em relação ao desempenho acadêmico pode ser trazida transvestida como uma queixa de fracasso escolar, na qual a criança ou o adolescente apresenta um desempenho satisfatório, mas aquém das demandas dos pais ou das expectativas do próprio paciente. Esta situação pode causar enorme sofrimento para toda a família e gerar diversos sintomas tanto nos pais como na própria criança ou no adolescente. Por exemplo, pais que colocam os filhos em aulas particulares ou de reforço mesmo sem necessidade e exigem que dediquem todo seu tempo livre aos estudos; ou crianças que apresentam sintomas de ansiedade e até mesmo fobia diante de provas.

Como descrito anteriormente, diversos fatores emocionais podem aparecer na escola ou se manifestarem como dificuldades escolares. Crianças ou adolescentes que estejam vivenciando situações difíceis ou tristes podem, muitas vezes, ser caracterizados como desatentos ou desinteressados. Um importante diagnóstico diferencial que deve ser considerado na criança com dificuldade escolar são os quadros de depressão infantil. Reforçamos que este é um diagnóstico difícil, principalmente em crianças pequenas. Jamais devemos considerar sintomas isolados, é preciso avaliar o conjunto de sintomas e o quão estão repercutindo na vida da criança ou do adolescente, sua duração e se existe um motivo aparente que os justifique. A repercussão na vida da criança ou do adolescente pode ser avaliada pela perda de habilidades ou por qualquer indício de dificuldade de adaptação que não havia anteriormente, desde anorexia até isolamento social, enurese, mutismo etc.

Sintomas de ansiedade também podem ter impacto significativo na vida escolar. Podemos ter desde crianças ou adolescentes que se recusam a ir à escola ou que apresentem fobia da vida acadêmica àqueles com quadros mais leves associados a uma matéria específica. Em geral, a criança ou adolescente apesar de se desenvolver normalmente e não ter uma dificuldade de aprendizagem específica, não consegue realizar provas em razão da ansiedade e do nervosismo que surgem neste momento e que podem estar associados tanto a fenômenos psíquicos (medo, pesadelos, insegurança etc.) como a fenômenos físicos (taquicardia, sudorese fria, sensação de opressão no peito, diarreia, entre outros).

Um problema escolar cada vez mais frequente é o *bullying*, termo da língua inglesa (*bully* = "valentão"), que se refere a todas as formas de atitudes agressivas, verbais ou físicas, intencionais e repetitivas, realizadas dentro de uma relação desigual de força ou poder, que ocorrem sem motivação evidente e que são exercidas por um indivíduo ou por um grupo, com o objetivo de intimidar ou agredir outra pessoa que não tem possibilidade ou capacidade de se defender, causando nela dor e angústia. Tanto as vítimas dessas ações como as testemunhas dos atos de *bullying* convivem com a violência e silenciam em razão de temerem as possíveis repercussões, como piora da violência ou se tornarem as "próximas vítimas" do agressor. Devemos perguntar ativamente se o paciente está vivenciando ou testemunhando uma situação de *bullying*, pois, em ambos os casos, pode existir repercussão negativa na vida escolar de crianças e adolescentes que acabam experimentando sentimentos de medo e ansiedade.

Considerando-se aspectos orgânicos que podem estar relacionados com a dificuldade escolar, devemos realizar uma anamnese completa, que abranja os antecedentes gestacionais e neonatais, em busca de dados como prematuridade, hipóxia neonatal, hemorragias intracranianas em período neonatal etc.; o histórico de internações, traumatismos cranianos, crises convulsivas, exposição a chumbo, doenças preexistentes e medicações de uso habitual. No que diz respeito aos antecedentes familiares, é importante que se questione o histórico de doenças psiquiátricas como depressão, ansiedade, autismo, transtorno obsessivo convulsivo, transtorno afetivo bipolar etc. e de dificuldades acadêmicas entre os parentes próximos (pais, avós, tios e irmãos).

Deve-se avaliar a idade de aquisição de determinados marcos do desenvolvimento, com foco em atrasos de fala, dificuldade no reconhecimento de letras, fonemas e números, dificuldade em entender rimas e nos atrasos motores. Esta avaliação pode ser feita com o uso de escalas, a Caderneta da Saúde da Criança fornecida pelo Ministério da Saúde apresenta uma escala simplificada. A percepção dos pais e professores quanto ao desenvolvimento da criança também apresenta boa sensibilidade para detecção de problemas do desenvolvimento e trazem informações valiosas, principalmente da posição do paciente em relação ao seu aprendizado e à escola. O desenvolvimento dos irmãos e colegas da classe pode também servir como referência e ajudar a identificar fatores associados. Também deve-se investigar a presença de hábitos e de comportamentos não usuais como tiques, interesses muito restritos e profundos sobre um mesmo tema, estranhezas e manias, bem com, o padrão do sono (horas de sono e sua qualidade, roncos etc.).

É extremamente importante que pais e professores possam descrever as características do paciente, ou seja, o que podem dizer dele. É alegre? Triste? Desatento? Muito agitado? Desafiador? Impulsivo? Como é o relacionamento com outras crianças ou adolescentes? Tem "grandes amigos" ou apenas "colegas"? É inteligente? Qual o motivo que acreditam ser a causa do problema? Como seria a solução?

Da mesma maneira, devemos perguntar ao paciente o que ele pode dizer de si e de seu problema. Qual sua percepção? Quais seus medos? Qual a solução que ele imagina?

Todas essas perguntas ajudam no diagnóstico, são de fundamental importância para a abordagem terapêutica e devem ser levadas em consideração. Para exemplificar, imagine-se um caso no qual os pais achem que o motivo do fracasso escolar do filho é que o adolescente de 12 anos é preguiçoso e não quer estudar. A escola acredita que o problema é a família, pois *"ele, sendo filho de presidiário, não teria outro destino, apesar de inteligente e capaz, com uma família destas não tem jeito* (sic)". E o adolescente acredita que ia mal na escola por não ser capaz: *"meu pai e mãe não sabem ler, a gente não nasceu para os estudos* (sic)". Uma investigação mais aprofundada do caso mostrou que o paciente estudava de manhã e, sem os pais saberem, trabalhava à tarde no mercadinho do bairro, sobrando-lhe pouco tempo para estudar. A intervenção na escola, com o adolescente e a família, foi bem diferente e necessária para a resolução do caso.

Por fim, deve ser realizada uma investigação da vida escolar que aborde o ano que o paciente estiver cursando, o horário das aulas, se a escola é bilíngue, como foi o processo de alfabetização, quando teve início a dificuldade de aprendizado, se a dificuldade é específica para alguma matéria ou se é global e se houve algum fator importante na vida do indivíduo que precedeu esta dificuldade (p. ex., separação dos pais, mudança de escola, perda de algum ente próximo). Um esforço a mais deve ser feito para se estabelecer contato com a escola do paciente. As informações trazidas pelos professores são de suma importância e muitas vezes as percepções dos pais são diferentes das dos professores. Além disso, é na escola que, muitas vezes, os sintomas aparecem e, no caso das dificuldades de aprendizagem, os professores podem trazer a observação de encontros diários e balizados pelos outros alunos de seu grupo. No consultório médico, as avaliações deste tipo são sempre limitadas uma vez que são fora do contexto escolar e pontuais.

Terminada a anamnese, realiza-se um exame físico completo, incluindo neurológico com foco no estado nutricional da criança ou adolescente, força e equilíbrio e na presença de estigmas sindrômicos.

A partir desta avaliação inicial, o médico deve traçar suas principais hipóteses diagnósticas e elaborar seu plano terapêutico que podem incluir ações junto ao paciente, aos familiares e à escola. Em alguns casos, o médico deverá solicitar exames e avaliações complementares para confirmar ou descartar suas hipóteses.

Apesar da alta prevalência de crianças e de adolescentes com dificuldade escolar, a maioria deles não terá um substrato neurobiológico que justifica essa dificuldade, como mostra a Figura 34.1. Entretanto, o pediatra deve ser capaz de reconhecer os casos nos quais existe um transtorno orgânico e lembrar que este pode coexistir com outros fatores de dificuldade escolar. Entre os transtornos orgânicos associados a dificuldades, existem os transtornos de aprendizado, que se caracterizam por uma inabilidade específica, como de leitura (dislexia), escrita (disgrafia) ou matemática (discalculia).

Transtornos orgânicos

Apesar de, na maioria das vezes, não encontraremos um transtorno como causa dos sintomas escolares, uma série de transtornos orgânicos pode ter como sua primeira manifestação queixas relacionadas a dificuldades escolares ou impactar diretamente na vida escolar. Destacam-se:

1. **Dificuldades sensoriais (visual ou auditiva):** dificuldades visuais ou auditivas certamente terão impacto no aprendizado da criança. Muitas vezes, não haverá uma queixa ativa da criança de não estar ouvindo ou enxergando bem. Dessa forma, é importante que o médico investigue ativamente atrasos de linguagem e trocas persistentes de fonema. A triagem oftalmológica com a tabela de Snellen deve ser realizada em toda criança em idade escolar. Alterações da membrana timpânica devem ser sempre acompanhadas e, em casos selecionados, fazem-se necessárias a avaliação oftalmológica e otorrinolaringológica e a realização de audiometria.

2. **Comprometimento cognitivo:** abrange fatores que devem chamar atenção para um possível déficit cognitivo: histórico de uso de álcool ou drogas na gestação (síndrome alcóolica fetal), prematuridade extrema, anóxia neonatal, icterícia neonatal grave, infecções congênitas, desnutrição, malformações de sistema nervoso central, atrasos na aquisição dos marcos do desenvolvimento, traumatismos cranianos graves, intoxicação por chumbo.

3. **Síndromes genéticas:** algumas síndromes genéticas podem se manifestar com dificuldades no aprendizado, como é o caso da síndrome do X frágil, síndrome de Down, síndrome de Turner e síndrome de Willians. Entretanto, a maioria delas apresenta características morfológicas. O Quadro 34.1 lista as principais características das síndromes do X frágil e de Williams.

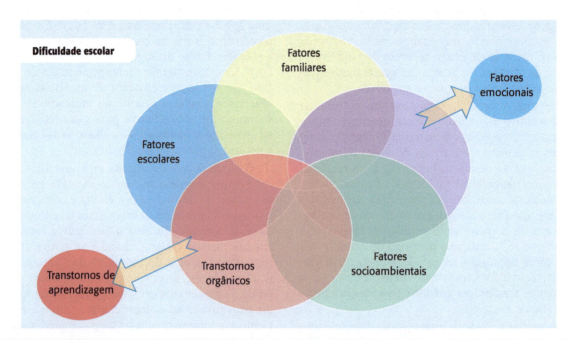

Figura 34.1 A multifatorialidade da dificuldade escolar.
Fonte: Desenvolvida pela autoria.

Quadro 34.1 Síndrome do X frágil e síndrome de Wiliams.

Síndrome de Williams	Síndrome do X frágil
Incidência: 1:10.000	Incidência: 1:2.000 homens e 1:4.000 mulheres
Mutação no cromossomo 7 (7q11.23), onde está localizado o gene elastina	Mutação no gene FMRI no cromossomo X
Sintomas: alterações cardiovasculares, atrasos do desenvolvimento neuropsicomotor e dificuldade de leitura, escrita e aritmética	Sintomas: atrasos do desenvolvimento neuropsicomotor, hipotonia, macroorquidia
Face característica: lábios grossos, sulco nasolabial, aspecto da íris, estrabismo	Face característica: alongada
	Frequente associação com autismo
Diagnóstico: *Micro-array* ou teste FISH para avaliar deleção no gene da elastina	Diagnóstico: análise molecular de mutações no gene FMRI

Fonte: Desenvolvido pela autoria.

4. **Distúrbios do sono:** pacientes com distúrbios do sono ou com uma quantidade ou qualidade de sono ruim podem manifestar sonolência, bem como agressividade, irritabilidade e agitação na escola, além de baixo desempenho acadêmico.

5. **Distúrbios de tireoide:** tanto o hipertireoidismo (no qual o indivíduo pode estar muito agitado) como o hipotireoidismo (no qual o indivíduo pode estar mais apático, sonolento) podem trazer repercussões para a vida escolar, interferindo na atenção e no aprendizado e causar sonolência, irritabilidade e agitação na sala de aula.

6. **Epilepsia:** crises mais sutis, como as de ausência, podem se manifestar com dificuldade de assimilar os conteúdos acadêmicos e, consequentemente, com queda do rendimento escolar.

7. **Doenças crônicas que resultam em faltas excessivas na escola:** algumas doenças crônicas (p. ex., fibrose cística, anemia falciforme, asma grave, hemofilia), apesar de não cursarem com complicações do ponto de vista neurológico, podem gerar dificuldades acadêmicas. Isso ocorre se a criança ou adolescente tiver histórico de internações ou necessidade de repouso recorrente, resultando em alto índice de absenteísmo, o que prejudica tanto seu aprendizado como a sociabilização na escola.

8. **Transtorno do espectro do autismo (TEA):** quadros mais leves do transtorno do espectro do autismo podem se manifestar e se tornar mais evidentes com a ida da criança à escola. Crianças com TEA, em geral, têm dificuldades relacionadas com a linguagem, em compreender conceitos abstratos e na interação social, habilidades altamente exigidas no contexto escolar.

9. **Transtorno de déficit de atenção e hiperatividade (TDAH):** caracterizado por um padrão persistente de desatenção e/ou hiperatividade e impulsividade mais frequente e grave do que aquele tipicamente observado em indivíduos em um momento equivalente de desenvolvimento. As manifestações clínicas se iniciam na infância e os indivíduos podem apresentar quadros em que predominam ou sintomas de hiperatividade ou em que predominam os sintomas de desatenção. Existem quadros combinados e alguns indivíduos podem "migrar" de um polo a outro ao longo da vida. Esses sintomas devem trazer prejuízos nos âmbitos familiar, escolar e social, com impactos no aprendizado e no estado emocional dos portadores do transtorno. Atualmente, o diagnóstico de TDAH tem como base os critérios de sistemas classificatórios, como o Manual de Diagnósticos e Estatísticas de Transtornos Mentais (DSM), que se encontra na sua 5ª edição. A importância de se diagnosticarem adequadamente pacientes portadores de TDAH deriva de fortes evidências de que os indivíduos com TDAH, que não são tratados, apresentam maiores riscos de abuso de álcool e de drogas ilícitas, tabagismo, doenças sexualmente transmissíveis, gravidez indesejada, além de apresentarem maiores índices de abandono escolar e acidentes automobilísticos.

Os mecanismos etiológicos do TDAH ainda não são totalmente compreendidos, porém acredita-se haver uma interação entre fatores genéticos, ambientais e individuais. Desta maneira, o manejo do TDAH envolve psicoterapia, tratamento medicamentoso e ações junto à família e à escola.

As medicações estimulantes são as drogas de escolha e mais de 80% das crianças portadoras de TDAH tem boa resposta a esses medicamentos. Há duas categorias de estimulantes que compõem a 1ª linha de tratamento do TDAH e cujos estudos indicam serem igualmente eficazes: metilfenidato; e compostos de anfetamina. Esses agentes farmacológicos podem proporcionar alívio dos sintomas, ocasionando também melhora do rendimento escolar e da interação social. Os efeitos colaterais mais frequentemente observados são: diminuição do apetite; dores abdominais; cefaleia; irritabilidade; e alterações do sono. Efeitos adversos mais raros incluem perda de peso, tiques, retraimento social e mudanças na afetividade. De maneira geral, esses efeitos podem ocorrer nas primeiras semanas após o início do tratamento e tendem a regredir.

Vale lembrar que as intervenções junto à escola e à família também são fundamentais para o sucesso do tratamento. Tais intervenções visam tanto tirar o estigma que estas crianças podem estar carregando como ajudá-las a desenvolverem ferramentas para lidar com suas dificuldades e sintomas. Muitas vezes estas crianças são encaradas como um problema para a escola ou o distúrbio passa a justificar todos os sintomas que elas apresentam, atitudes estas que prejudicam a criança ou o adolescente. Mudar essas posturas é fundamental para garantir um lugar dentro da escola que permita condições melhores de sociabilização e de aprendizagem.

Boa parte dos pacientes portadores de TDAH evolui com melhora dos sintomas ao longo da adolescência e da vida adulta e desenvolve ferramentas para lidar com suas dificuldades, de forma que passa a não necessitar mais do tratamento medicamentoso.

Transtornos de aprendizagem

A minoria das crianças e adolescentes com dificuldade escolar realmente terá um transtorno de aprendizado. Este se caracteriza por uma inabilidade específica, como de leitura (dislexia), escrita (disgrafia) ou matemática (discalculia). Pacientes portadores de transtornos de aprendizagem apresentam uma *performance* significativamente abaixo do esperado para seu nível de desenvolvimento, escolaridade e capacidade intelectual.

A **dislexia** é um transtorno de aprendizado caracterizado por dificuldade no reconhecimento adequado e fluente das palavras, na capacidade de soletrar e em outras funções relacionadas à decodificação fonológica. O processo de decodificação fonológica envolve a capacidade de dividir uma palavra em seus sons constituintes, na conversão das letras em som (ou seja, do grafema em fonema) e na combinação dos sons da fala para formar palavras. Para se considerar o diagnóstico de dislexia, deve haver uma dissociação entre essas habilidades da linguagem e outras habilidades cognitivas. Durante a anamnese, podemos identificar alguns indícios da presença de um quadro de dislexia, como (1) a dificuldade do paciente em compreender um texto quando ele mesmo lê, mas conseguir compreendê-lo quando lido por outra pessoa, (2) dificuldade em fazer jogos de rima e (3) dificuldade em nomear objetos.

A **discalculia** é o transtorno no qual o indivíduo tem dificuldade em adquirir proficiência em matemática, a despeito de inteligência, oportunidade escolar, fatores emocionais e motivação adequada. Não está relacionada com a ausência de habilidades matemáticas básicas, como contagem, e sim à forma como o indivíduo associa essas habilidades com o mundo que o cerca. Um aspecto que chama atenção no indivíduo portador de discalculia é a dificuldade em lidar com a noção de magnitude numérica, por meio de comparações de tamanhos de objetos e estimativas de valores, por exemplo.

A **disgrafia** é uma alteração da escrita normalmente ligada a problemas perceptivomotores. A dificuldade de integração visualmotora dificulta a transmissão de informações visuais ao sistema motor: a criança sabe o que quer escrever, mas não consegue idealizar o plano motor, e sua escrita é nitidamente diferente do esperado para a idade. Considera-se que a disgrafia pode ser causada por distúrbios de motricidade, coordenação, deficiência da organização temporoespacial. Em geral, as crianças que apresentam disgrafia são mais desajeitadas do ponto de vista motor e apresentam uma escrita irregular quanto à pressão, à velocidade e ao traçado.

Exames e avaliações complementares

A partir da avaliação inicial, o médico deve traçar suas principais hipóteses diagnósticas, que, como descrito anteriormente, poderão necessitar de exames ou avaliações complementares. O Quadro 34.2 descreve os principais exames complementares e suas indicações.

Quadro 34.2 Exames e avaliações complementares.

TSH e T_4 livre: na suspeita de distúrbios da tireoide
Cariótipo: na suspeita de síndrome de Down ou síndrome de Turner
Nível sérico de chumbo: na suspeita de intoxicação por este metal
Eletroencefalograma: na suspeita de crises epilépticas
Polissonografia: na suspeita de distúrbios do sono
Ressonância nuclear magnética de crânio: na suspeita de malformações ou lesões no SNC
Audiometria: na suspeita de alteração auditiva
Avaliação oftalmológica: frente à suspeita de alteração visual
Avaliação neuropsicológica: na suspeita de alteração cognitiva, uma vez que faz parte desta avaliação o teste WISC, que estima o coeficiente de inteligência (QI). Além disso, também são avaliados memória, atenção, linguagem, funções visuais e motoras, planejamento e outras funções executivas.
Avaliação fonoaudiológica: na suspeita de dislexia
Avaliação por psicomotricista ou terapeuta ocupacional: na suspeita de disgrafia

Fonte: Desenvolvido pela autoria.

Tratamento

O tratamento da dificuldade escolar requer intervenções tanto individuais como na escola e na família. Na maioria das vezes, o trabalho do profissional de saúde é reconhecer os fatores que estão de alguma forma prejudicando a dinâmica paciente-família-escola e tentar alterá-los. O principal papel do pediatra é afastar possíveis causas orgânicas para a dificuldade escolar e, feito isso, tranquilizar e orientar a família. Não cabe ao médico pensar qual a melhor intervenção dentro da escola, mas sim ajudar a família a entender quais aspectos estão dificultando o aprendizado e direcionar o apoio pedagógico ou psicológico quando necessário.

Caso seja identificado um transtorno de aprendizado, o paciente deve receber tratamento específico. O tratamento da dislexia pode ser desenvolvido por um fonoaudiólogo, pedagogo ou outro profissional habilitado para isso e inclui o treinamento em decodificação fonológica, fluência, vocabulário e compreensão. Não há evidências científicas de que exercícios visuais ou uso de lentes com filtros especiais tragam algum benefício no tratamento da dislexia.

O tratamento da discalculia deve ser desenvolvido por profissional habilitado, como fonoaudiólogo ou pedagogo. As intervenções visam superar as dificuldades de percepção visuoespacial, por meio da percepção de figuras e de formas, da observação de detalhes (semelhanças e diferenças) e da relação com experiências do dia a dia.

As intervenções voltadas para o tratamento da disgrafia visam organizar a percepção e o controle corporal por intermédio da dissociação de movimentos, da representação mental do gesto necessário para o traço e da coordenação visuomotora. O tratamento pode ser desenvolvido por um psicomotricista, terapeuta ocupacional ou outro profissional habilitado.

Considerações finais

A dificuldade de aprendizado nem sempre tem como causa um transtorno de aprendizado ou um déficit cognitivo. Na realidade, na maioria das vezes, não tem e, nesses casos, devem ser considerados outros diagnósticos diferenciais como fatores relacionados à escola ou à família e fatores emocionais.

Os transtornos de aprendizado compreendem uma inabilidade específica, como de leitura (dislexia), escrita (disgrafia) ou matemática (discalculia), em indivíduos que apresentam *performance* significativamente abaixo do esperado para seu nível de desenvolvimento, escolaridade e capacidade intelectual.

Frente à queixa de dificuldade escolar, o pediatra deve realizar uma abordagem sistematizada, com base em anamnese direcionada, exame físico, observação das habilidades acadêmicas do paciente, associados a exames complementares e avaliações de equipe multidisciplinar direcionados pelas hipóteses diagnósticas levantadas.

Uma vez que se chegue a um diagnóstico, o indivíduo deve receber o tratamento devidamente direcionado, com a intervenção adequada, poderá melhorar seu desempenho acadêmico e, consequentemente, sua autoestima e qualidade de vida.

■ BIBLIOGRAFIA CONSULTADA

Arendt H. Entre o passado e o futuro. Tradução Mauro W. Barbosa. 5. ed. São Paulo: Perspectiva, 2005: p. 221-247.

Bernstein S, Atkinson AR, Martimianakis MA. Diagnosing the learner in difficulty. Pediatrics. 2013;132:210-2.

Casella EB, Amaro Jr E, Costa JC. As bases neurobiológicas da aprendizagem da leitura e escrita. In: Araujo A. Aprendizagem infantil: uma abordagem da neurociência, economia e psicologia cognitiva. Rio de Janeiro: Academia Brasileira de Ciências, 2011. p. 37-78.

Gannam SSA. Percepção de pais e professores do desenvolvimento de crianças de três a seis anos comparada com o teste de Denver II. Dissertação (Mestrado em Pediatria) – Faculdade de Medicina da Universidade de São Paulo. São Paulo, 2009. doi:10.11606/D.5.2009.tde-02022010-124941. Disponível em: www.teses.usp.br/teses/disponiveis/5/.../dissertacaosilmargannam2009.pdf.

Hamilton SS, Glascoe FP. Evaluation of children with reading difficulties. Am Fam Physician. 2006;74:2079-84.

Handler SM, Fierson WM, Section on Ophthalmology, Council on Children with Disabilities, American Academy of Ophthalmology, American Association for Pediatric Ophthalmology and Strabismus, American Association of Certified Orthoptists. Learning disabilities, dyslexia, and vision. Pediatrics. 2011;127:e818-56.

Lacan J. Notas sobre a criança. In: Outros escritos. Rio de Janeiro: Jorge Zahar Ed., 2003: p.369-370.

Lyon GR. Learning disabilities. Future Child. 1996;6:54-76.

Pratt HD, Patel DR. Learning disorders in children and adolescents. Prim Care. 2007;34:361-74.

Rotta NT, Ohlweiler L, Riesgo RS. Transtornos da aprendizagem: abordagem neurobiológica e multidisciplinar. Porto Alegre: Artmed, 2006.

Shaywitz SE, Shaywitz BA. The science of reading and dyslexia. J Aapos. 2003;7:158-66.

Shaywitz SE. Dyslexia. N Engl J Med. 1998;338:307-12.

Vasconcellos FM. "Não sei ainda, posso pensar?": um estudo sobre os impasses escolares como um sintoma social. Dissertação (Mestrado em Educação) – Faculdade de Educação da Universidade de São Paulo. São Paulo, 2012. doi:10.11606/D.48.2012.tde-22112012-135712. Disponível em: http://www.teses.usp.br/teses/disponiveis/48/48134/tde-22112012-135712/publico/FLAVIA_MARIA_DE_VASCONCELLOS.pdf.

A Consulta do Adolescente

35.1 Desenvolvimento Psicossocial do Adolescente

■ Lígia Bruni Queiroz   ■ Benito Lourenço

Introdução

As definições de adolescência frequentemente vinculam-se à idade e às transformações anatômicas e fisiológicas características da puberdade. Do ponto de vista cronológico, a Organização Mundial de Saúde (OMS) considera adolescente o indivíduo entre os 10 e os 19 anos. Sob o ponto de vista legal, de acordo com o Estatuto da Criança e do Adolescente (ECA) (Lei nº 8069 de 13 de julho de 1990), é considerado adolescente o indivíduo entre 12 e 18 anos de idade.

As mudanças biológicas que determinam o desenvolvimento do corpo infantil em um corpo maduro capaz de se reproduzir não transformam o indivíduo em um adulto emocional, social e economicamente independente. Para tanto, o "adolescer" envolve marcantes transformações comportamentais, mentais e sociais e aquisições de habilidades e competências que, ao contrário das modificações físicas universais e visíveis, são vividas de maneira diferente em cada família ou sociedade, sendo singulares a cada indivíduo.

Destacar alguns acontecimentos históricos que contribuíram para a construção da identidade do adolescente ocidental no último século favorece a compreensão das manifestações psicossociais marcantes nesta faixa etária, as quais se refletem, até mesmo, na prática clínica. Após a Segunda Guerra Mundial, há um forte crescimento econômico, com repercussões na elevação da renda da população e no consumo de produtos industrializados. A mídia passa a exercer, neste contexto, um papel fundamental, tanto na divulgação de novos produtos como na veiculação de modas e tendências, destinados sobretudo aos jovens, à luz da premissa de serem eles indivíduos ainda indefinidos, abertos a mudanças e inovações e suscetíveis a influências políticas e tecnológicas modernizadoras. Essas características são identificadas e exploradas pelos meios de comunicação, que contribuíram, em larga escala, para a construção da identidade do adolescente na sociedade urbana e industrial, marcando seu ingresso no mercado de consumo.

Nos países latino-americanos, o adolescente morador da zona urbana experimentou profundas transformações em sua maneira de agir, pensar e sentir, em consequência da ampliação do período de escolarização e do gerenciamento do tempo livre. Houve um amplo acesso de adolescentes e jovens, oriundos das camadas médias e baixas da população, à escola, despontando, assim, para eles, um horizonte otimista, com perspectivas de mobilização social e de melhoria das condições de vida por meio da escolarização e de novas oportunidades de trabalho. De forma análoga ao que ocorria na Europa e nos Estados Unidos nas décadas de 1960 e 1970, os jovens da América Latina começavam a se configurar como categoria social distinta, definida por uma condição específica que demarca interesses e necessidades próprias, quase totalmente desvinculados da ideia de transição.

A expansão da educação, que legitimou a "moratória social" do adolescente no papel de estudante, somada à massificação da televisão e ao crescimento de poderosas indústrias culturais, culminou em fenômenos de divergência entre gerações, como: a revolução sexual; o surgimento de consumos culturais tipicamente juvenis; e a participação política dos estudantes secundaristas e universitários. O tempo livre desfrutado pelos jovens desperta a preocupação da sociedade adulta e propicia a elaboração de uma série de programas esportivos e recreativos e de campanhas preventivas de saúde para afastá-los das condutas socialmente reprovadas, como é o caso do consumo de drogas e do livre exercício da sexualidade.

Em oposição à infância, a adolescência é caracterizada pela rebeldia e pela necessidade de autonomia – sem, no entanto, reunirem, os adolescentes, essas condições, sejam elas materiais, sejam elas emocionais.

No percurso entre a infância e a fase adulta, o indivíduo realiza uma incursão em um mundo novo e desconhecido, passando por uma verdadeira crise, permeada sobretudo pela perda de um mundo infantil vivenciado até então.

Aberastury e Knobel citam três lutos que o adolescente terá de enfrentar:

- Luto pelo corpo infantil, que cresce lenta e harmonicamente até a chegada da tempestade puberal;
- Luto pelos pais da infância, vistos pela criança, como ídolos ou verdadeiros heróis;
- Luto pela identidade social e papel infantil.

A elaboração dessas perdas, com a acomodação ao corpo adulto e à imagem corporal e com o estabelecimento de novas relações consigo mesmo e com o meio social, particularmente com a família e o grupo de pares, é fundamental para o ingresso na vida adulta. Para tanto, estabelecem-se as "tarefas" do desenvolvimento do adolescente:

- acomodação à nova imagem corporal;
- aquisição do pensamento abstrato;
- processo de independência emocional dos pais;
- estabelecimento de novas relações com o grupo de pares;
- elaboração da identidade sexual, com eventual exercício da sexualidade genital, intimidade e afetividade na relação com parceiro;
- elaboração da identidade pessoal, incluindo a identidade vocacional e ideológica.

O tempo de duração da adolescência está na dependência não só das características da sociedade de que faz parte, como também de aspectos próprios do indivíduo, como personalidade e história de vida; existem indivíduos para quem, em decorrência de questões basicamente socioeconômicas, o processo de adolescer é extremamente curto, e outros cuja adolescência é protelada de maneira interminável. Didaticamente, a adolescência pode ser dividida em inicial, média e tardia. É importante salientar, no entanto, que o adolescer não é um processo contínuo, uniforme e sincrônico, mas com vários períodos de regressão. A demarcação dessas fases, portanto, não é nítida, tendo pouco valor a idade cronológica, embora sua utilização colabore na compreensão de cada um desses momentos.

Adolescência inicial (dos 10 aos 13 anos)

Coincide com as mudanças físicas e com o início da reformulação do esquema e da imagem corporal, caracterizada por dúvidas e preocupações com o corpo, frequente comparação com o corpo de outros adolescentes, crescente interesse com questões anatômicas e fisiológicas; ambiguidade em relação à perda do corpo infantil.

Ocorre o desenvolvimento cognitivo com a passagem do pensamento lógico e concreto para o abstrato, hipotético-dedutivo. É frequente o "sonhar acordado", não só um componente normal do processo de desenvolvimento intelectual como importante por permitir ao adolescente um espaço virtual para explorar, atuar, resolver problemas e recriar aspectos de sua vida; necessidade de maior privacidade.

Inicia-se a busca de identidade, com tentativas de independência, rebeldia, dificuldade em aceitar conselhos adultos e menor interesse pelas atividades paternas.

As relações interpessoais estão sustentadas, geralmente, por grupos do mesmo sexo. Na evolução da sexualidade, o comportamento é exploratório, destacando-se a atividade masturbatória. Existe ambivalência entre a busca de identidade e a aceitação de responsabilidades.

Adolescência média (dos 14 aos 16 anos)

Grande parte das transformações corporais já aconteceu e o adolescente encontra-se mais preocupado com sua aparência, estando bastante influenciado pelos ditames da moda. Às vezes, muito tempo é dispendido na tentativa de tornar-se mais atraente.

Continua o processo de separação dos pais, iniciado na fase anterior; intenso envolvimento com o grupo de pares; e os comportamentos de risco se originam da necessidade de experimentar o novo e desafiar o perigo, aqui pode ser incluída a curiosidade sexual e por drogas lícitas e/ou ilícitas. O risco amplifica-se com a presente sensação de onipotência e imortalidade.

O desenvolvimento intelectual permite uma visão crítica da sociedade, com o início da elaboração de uma escala própria de valores morais e sociais, o que pode se tornar mais um ponto de conflito com adultos e familiares. Começam a ocorrer preocupações mais consistentes quanto à vida profissional, com tomadas de decisão e escolhas.

Adolescência tardia (dos 17 aos 19 anos)

Ocorre a estabilização da autoimagem corporal.

Alcançando-se a consolidação da identidade com a independência emocional e, algumas vezes, até econômica em relação ao núcleo familiar, pode-se assumir as responsabilidades e papéis adultos. Com isso, o adolescente pode ser capaz de compreender e aceitar seus pais, e até mesmo buscar conselhos e orientações.

Fase de refinamento dos valores morais, religiosos e sexuais. Os valores do grupo de pares deixam de ser tão importantes, em prol dos próprios valores e da identidade.

Ocorre o estabelecimento da identidade sexual com relações mais maduras e possivelmente mais estáveis, em que predomina o compartilhamento em detrimento da necessidade de exploração e experimentação características da fase anterior.

É o momento da escolha profissional. Desenvolve-se a capacidade de postergação, de compromisso e de estabelecimento de limites. O prolongamento da adolescência, característico das sociedades ocidentais modernas, fortalece o conceito de juventude que se estende além da segunda década, até os 25 anos.

As características do desenvolvimento psicológico-emocional foram agrupadas por Aberastury e Knobel, para fins didáticos, na chamada "síndrome da adolescência normal" (SAN), assim denominada com o propósito de se atentar para situações próprias do processo adolescer muitas vezes consideradas estados patológicos. A expressão e manifestação da revolução biopsicossocial vivenciada pelo adolescente, no entanto, dependem das características pessoais, do meio social e cultural ao qual pertence. Assim, nenhum jovem tem seu desenvolvimento psicossocial enquadrando-se exatamente nesse conjunto de características que compõe a SAN. O conhecimento dessa apresentação esquemática, no entanto, é mais um facilitador para a compreensão desse período da vida e fornece instrumentos para melhor avaliar o comportamento adolescente. São os seguintes componentes da SAN: busca de si mesmo e da identidade; constantes flutuações de humor; manifestações contraditórias de conduta; vivência temporal singular; desenvolvimento do pensamento abstrato com necessidade de intelectualizar e fantasiar; atitude social reivindicatória; crises religiosas; separação progressiva dos pais; tendência grupal; e evolução da sexualidade.

Desenvolvimento cerebral na adolescência

As características fenomenológicas do adolescer passaram a ser mais bem compreendidas, em parte, à luz de estudos a respeito da formação e do amadurecimento cerebral na adolescência, viabilizados pelos avanços tecnológicos nas áreas de neuroimagem e de neurociências. Sabe-se que a adolescência é um período em que os comportamentos de risco e a impulsividade são exacerbados, o que pode estar relacionado com o processo de maturação cerebral.

Acredita-se que o desenvolvimento do córtex pré-frontal tenha um importante papel na capacidade de tomada de decisão e de controle cognitivo dos comportamentos impulsivos. Seu amadurecimento ocorre lentamente, só alcançando a plena maturação na idade adulta, quando está pronto para exercer controle sobre o sistema límbico, sobretudo em situações específicas, como no envolvimento em comportamentos de risco.

Por outro lado, o sistema límbico subcortical encontra-se desenvolvido na adolescência e amadurece antes que o córtex pré-frontal; este descompasso permite um período no qual o sistema límbico atua livre do pleno controle cortical pré-frontal.

Estudos de neuroimagem, utilizando ressonância magnética funcional, mostram um aumento de atividade nas áreas subcorticais (sistema límbico) quando os adolescentes fazem escolhas que envolvem risco ou perigo; ativação esta que é exacerbada quando comparada ao cérebro da criança e do adulto.

A falta de sintonia entre o desenvolvimento límbico e o pré-frontal justifica-se pelo ponto de vista evolutivo. A adolescência é um período de aprendizagem em que o indivíduo adquire habilidades para que o processo de separação do seu núcleo familiar protetor seja bem-sucedido. Nessa trajetória, é necessário que o adolescente ouse, o que não é possível sem que isso implique exposição a riscos.

Embora a elucidação desses modelos de desenvolvimento cerebral durante a adolescência seja fundamental para se compreender a inclinação dos adolescentes a comportamentos de risco, ela não é capaz de explicar por si só a ocorrência dessa inclinação, tampouco consegue explicar variações comportamentais entre os indivíduos. Justificar a vulnerabilidade ao uso ou abuso de drogas, aos acidentes e à violência apenas por meio de um processo biológico, sem levar em consideração sua interação com os aspectos ambientais, seria demasiado reducionista.

A concepção de adolescência é, portanto, ampla e envolve, além das transformações puberais, aspectos do desenvolvimento psicossocial. Mais do que um período de transição, a adolescência se impõe como uma categoria social, distinta, fruto do meio em que ela se insere. Diante deste cenário, o adolescente apresenta características próprias, parte destas fundamentada pela sequência da maturação cerebral, e que envolve elaboração da identidade sexual e a busca de uma identidade adulta e da independência emocional e econômica.

■ BIBLIOGRAFIA CONSULTADA

Abad M. Las políticas de juventude desde la perspectiva de la relacion entre convivencia, cidadania y nueva condicion juvenil. Texto apresentado no 1º Simpósio Internacional sobre Juventude e Violência, Medellín, out. 2001.

Aberastury A, Knobel M. Adolescência normal. 5. ed. Porto Alegre, Artes Médicas, 1986.

Casey BJ, Getz S, Galvan A. The adolescent brain. Dev Rev. 2008;28(1):62-77.

Chulani VL, Gordon LP. Adolescent growth and development. Prim Care Clin Office Pract. 2014;41:465-487.

Estatuto da Criança e do Adolescente – Lei nº 8069 de 13/07/1990. Disponível em: http://www.planalto.gov.br/ccivil_03/leis/l8069.htm.

Hobsbawm EJ. Era dos extremos – o breve século XX 1914 – 1991. São Paulo: Companhia das letras, 1997.

Leal MM, Queiroz LB. Desenvolvimento psicossocial do adolescente. In: Lourenço B, Queiroz LB, Silva LEV, Leal MM (eds.). Medicina de adolescentes. Barueri: Manole, 2015; p. 32-40.

OMS – Organización Mundial de la Salud. Necesidades de salud de los adolescentes. Geneve: OMS; 1977. 28p. (Série Informes Técnicos, 609).

35.2 Retardo Puberal

■ Benito Lourenço

Conceito e etiologia

O conceito estatístico de normalidade para a idade do início da puberdade tem como base 95% da população (2 desvios-padrão acima e abaixo da média). O retardo puberal, portanto, é caracterizado quando há ausência do início da puberdade no sexo feminino (telarca) aos 13 anos e ausência do crescimento testicular (volume mínimo de 4 mL) no sexo masculino, aos 14 anos. Como todo fenômeno biológico, a puberdade apresenta um espectro variável de início, bem como de seu ritmo evolutivo. Importante destacar que existem 2,5% de meninas e meninos normais que iniciam a puberdade no extremo mais distante da curva de normalidade desse parâmetro. Outro conceito de interesse prático, portanto, é o do "maturador tardio". São adolescentes que iniciam a puberdade após a média de idade da população, mas não ultrapassam os limites etários superiores estabelecidos. Adolescentes que levam mais de 5 anos para completar o desenvolvimento pubertário (estágios de maturação do adulto) também devem ser interpretados como portadores de retardo puberal.

O atraso no aparecimento dos caracteres sexuais secundários é fonte de grande preocupação para pais e adolescentes. Estes, com frequência, têm tanta dificuldade para lidar com a situação, que nem chegam a expressar claramente seu problema, passando a apresentar dificuldades de relacionamento em casa ou na escola, ou mesmo queixas vagas de saúde. Algumas vezes, o exame físico cuidadoso é suficiente para "resolver" a questão, pois as manifestações iniciais da puberdade podem, apenas, não terem sido reconhecidas pelo adolescente (aumento testicular e aparecimento do botão mamário).

Na maioria das vezes, o retardo puberal é uma condição na qual não há lesão do eixo neuroendócrino, sendo, em geral, de caráter transitório. O retardo constitucional do crescimento e da puberdade (RCCP) constitui o grande exemplo e a causa mais frequente dessa situação, particularmente no sexo masculino. O adolescente apresenta, nesse caso, seu desenvolvimento físico mais atrasado e, já desde o período pré-puberal, trata-se de uma criança menor do que as outras da mesma idade. Essas diferenças tornam-se mais marcantes na adolescência em decorrência do atraso do estirão puberal. A idade óssea é atrasada em relação à cronológica, sendo compatível com o estadiamento puberal. Há, em geral, história familiar positiva de menarca materna tardia e/ou atraso do desenvolvimento da puberdade do pai, que pode ser avaliada pela idade do primeiro a se barbear, por exemplo. No seguimento, observa-se o desenvolvimento normal desses jovens. O RCCP é um diagnóstico de exclusão e o amplo diagnóstico diferencial do retardo puberal deve ser considerado (Quadro 35.1).

As causas básicas do retardo puberal podem ser, didaticamente, divididas em:

- hipogonadismo hipergonadotrófico: caracterizado por níveis elevados de hormônio foliculoestimulante (FSH) e hormônio luteinizante (LH) em virtude da falência ou da inabilidade da gônada para sintetizar os hormônios sexuais;

Quadro 35.1 Algumas causas comuns de atraso puberal.

Hipogonadismo hipogonadotrófico funcional	Hipogonadismo hipogonadotrófico permanente	Hipogonadismo hipergonadotrófico
Retardo constitucional de crescimento e de puberdade	Síndrome de Kallmann (hipogonadismo + anosmia/hiposmia)	Síndrome de Turner
Anorexia nervosa	Displasia septo-óptica	Disgenesias gonadais
Exercícios físicos intensos	Tumores de SNC	Ooforites
Desnutrição secundária	Histiocitose Langerhans	Orquites
Doenças crônicas complexas e descompensadas (renais, intestinais, cardíacas, pulmonares, hematológicas)	Sequela de trauma em SNC	Sequelas de quimioterapia
Hipotireoidismo	Sequela cirúrgica de SNC	Sequelas de radioterapia
	Sequela de radioterapia SNC	Trauma gonadal

SNC: sistema nervoso central.

Fonte: Desenvolvido pela autoria.

- **hipogonadismo hipogonadotrófico permanente:** caracterizado por níveis baixos de hormônio foliculoestimulante (FSH) e hormônio luteinizante (LH) em virtude da anormalidade intrínseca do sistema nervoso central (p. ex., tumores), eventualmente associado a outras deficiências hormonais ou de causa idiopática;
- **hipogonadismo hipogonadotrófico funcional:** caracterizado por níveis baixos de hormônio foliculoestimulante (FSH) e hormônio luteinizante (LH), mas que representa um atraso transitório na maturação do eixo hipotálamo-hipófise-gonadal ou uma anormalidade funcional secundária à doença sistêmica crônica subjacente. Após o retardo constitucional da puberdade, essa é a condição causadora do retardo puberal mais observada na prática clínica.

Diagnóstico e avaliação clínica

De forma prática e resumida, propõe-se a sistematização da investigação com uma anamnese ampliada em que se avaliam dados puberais familiares e padrões de crescimento individual e dos irmãos. A história familiar de retardo puberal é identificada em mais de 50% dos pacientes com retardo constitucional do crescimento e da puberdade. Queixas relativas ao ritmo intestinal (sangramento, diarreia crônica, constipação), perda ponderal, intolerância ao frio, alterações do sono, sinais neurológicos, história alimentar (restrições), atividade física (exercícios intensos), criptorquidia, cefaleia e alterações do olfato podem ser sinalizadores de doenças subjacentes que explicam o atraso da puberdade.

No exame físico, realizam-se medidas de peso, altura (com a avaliação de velocidade de crescimento), envergadura, estadiamento puberal, identifica-se a presença de galactorreia e eventuais características sindrômicas.

Diante, portanto, de um adolescente que não apresenta sinais puberais iniciais nas idades anteriormente apresentados, se houver a história familiar de atraso; se a velocidade de crescimento for normal e compatível com o estágio pré-puberal do crescimento (cerca de 4 a 6 cm/ano), a probabilidade clínica maior é de um RCCP. Uma avaliação da idade óssea (IO) pode ser um exame subsidiário que corrobora essa possibilidade se houver um atraso de até 2 anos identificado nas imagens radiológicas de mão e punho esquerdos (método de Greulich-Pyle). Nessa situação, a estatura será compatível com a idade maturacional identificada na IO. Portanto, nesse contexto, é prudente realizar apenas a observação clínica durante alguns meses (6 a 12), evitando-se inúmeros exames laboratoriais. Investigação adicional ocorrerá caso haja alteração do exame clínico ou a puberdade não se estabeleça.

Na avaliação inicial do retardo puberal quando não houver nenhum estigma apontando para o diagnóstico etiológico, inúmeros exames são passíveis de realização: hemograma completo; provas de atividade inflamatória; dosagem sérica de eletrólitos; perfil osteometabólico; testes de estrutura e função hepática; ureia e creatinina séricas; análise da função tireoidiana; dosagem fator de crescimento insulina-*like* (IGF-1); exames sorológicos para detecção de doença celíaca; prolactina; cariótipo; ultrassonografia pélvica; e exames de neuroimagem, particularmente a ressonância nuclear magnética. A utilidade de uma investigação extensa e custosa, entretanto, é questionável se o paciente não apresenta nenhum indicativo clínico da causa subjacente do retardo puberal. Para facilitar esse diagnóstico diferencial, sugere-se a dosagem inicial do FSH e de LH que topografa a localização do problema: central (SNC), nos pacientes hipogonadotróficos; ou periférico (gonadal), nos hipergonadotróficos.

Diante de um hipogonadismo hipergonadotrófico, afunila-se o diagnóstico diferencial e, daí, prossegue-se à investigação gonadal com exames genéticos e de imagem, por exemplo. A diferenciação do RCCP do hipogonadismo hipogonadotrófico funcional é difícil e, em alguns casos, somente a evolução espontânea da puberdade permitirá o melhor entendimento dos casos.

A abordagem terapêutica do retardo puberal dependerá da causa subjacente, podendo variar, por exemplo, da observação expectante no RCCP às induções hormonais nos casos persistentes.

BIBLIOGRAFIA CONSULTADA

Abitbol L, Zborovski S, Palmert MR. Evaluation of delayed puberty: what diagnostic tests should be performed in the seemingly otherwise well adolescent? Arch Dis Child. 2016;101:767-71.

Klein DA, Emerick JE, Sylvester JE, Vogt KS. Disorders of puberty: an approach to diagnosis and management. Am Fam Physician. 2017;96(9):590-99.

Palmert MR, Dunkel L. Delayed puberty. N Engl J Med. 2012;366:443-53.

Traggiai C, Stanhope R. Delayed puberty. Best Pract Res Clin Endocrinol. Metab. 2002;16(1):139-51.

Wei C, Crowne EC. Recent advances in the understanding and management of delayed puberty. Arch Dis Child. 2016;101(5):481-8.

35.3 Acne Juvenil

■ Benito Lourenço ■ Luciana Maragno

Introdução

A acne é uma dermatose de alta prevalência, principalmente em adolescentes e adultos jovens. Em geral, acomete homens e mulheres, sendo as formas graves mais comuns entre os homens. Trata-se de uma doença de pele com alto impacto na qualidade de vida biopsicossocial, podendo ocasionar quadros de ansiedade e depressão.

Epidemiologia

A acne é uma doença extremamente comum, afetando até 80% dos adolescentes e adultos jovens entre 11 e 30 anos. Sua evolução é lenta e caracterizada por períodos de exacerbação e melhora, relacionados a múltiplos fatores. Apesar da cronicidade da doença, a resolução espontânea pode ocorrer durante a adolescência ou por volta dos 20 anos de idade. Entretanto, recentemente observa-se um prolongamento no tempo de manifestações clínicas, sobretudo entre as mulheres.

Entre os fatores de risco para a cronicidade do quadro, estão: produção de andrógenos adrenais relacionados com o estresse; colonização pelo *Propionibacterium acnes*; antecedentes familiares; e subtipos específicos de acne, por exemplo, conglobata, inversa, cloracne e androgênica.

Etiopatogenia

A acne é uma doença crônica da unidade pilossebácea, multifatorial, cujos quatro fatores primários envolvidos em sua fisiopatogenia são: hiperqueratinização folicular; aumento da produção sebácea; colonização bacteriana do folículo; e reposta imunológica. A manifestação clínica depende fundamentalmente das respostas imunológicas, inata e adaptativa, cujo caráter é individual.

Fatores genéticos estão associados com transmissão autossômica dominante e concordância entre gêmeos univitelinos, no que se refere à prevalência, à gravidade e às cicatrizes. A chance de um filho ter acne, quando ambos os pais tiveram, é de 50%, com gravidade e extensão variáveis. Porém, parentes de indivíduos com acne após os 25 anos de idade terão 25% mais chance de desenvolver acne na adolescência.

Uma das teorias aceitas atualmente defende que a lesão inicial de todo o quadro é o microcomedo, invisível a olho nu, decorrente da hiperqueratinização folicular, com base genética. Com o acúmulo de restos celulares, lipídios e bactérias, origina-se o comedo, aberto ("cravo preto") ou fechado ("cravo amarelo"). Se ocorrerem proliferação bacteriana (*P. acnes*) e ativação da resposta imune local, via *toll-like receptors* (TLR), com liberação de mediadores inflamatórios, tem-se o surgimento das lesões inflamatórias que compõem o quadro clínico, descrito a seguir.

As glândulas sebáceas são estimuladas pela ação hormonal dos andrógenos de origem ovariana ou testicular e adrenal. O aumento da taxa de secreção sebácea está diretamente relacionado à gravidade da acne. Esse aumento pode resultar do aumento na produção de andrógenos ou aumento da disponibilidade de andrógenos livres, diminuição da globulina carreadora de hormônios sexuais (SHBG) ou aumento da resposta no órgão-alvo, o sebócito. Além da alteração quantitativa do sebo, há evidências de que alterações na composição da secreção sebácea também possam estar relacionadas ao desenvolvimento da doença por alterarem tanto a queratinização folicular como a proliferação bacteriana.

O *P. acnes*, bactéria anaeróbia, gram-negativa e parte integrante da flora normal da pele, causa a inflamação de cistos estéreis e, embora não haja correlação entre a contagem dessa bactéria e a gravidade da acne, há, sim, correlação entre esta e a resposta imune celular e humoral ao *P. acnes*. Além disso, o *P. acnes* metaboliza triglicerídeos em ácidos graxos livres resultando no processo de comedogênese e, por consequência, processo inflamatório.

Entretanto, recentemente questionou-se a teoria aqui citada pela observação de que a inflamação subclínica precederia a hiperqueratinização folicular e que até 20% das lesões, ocorreriam em pele normal. Ademais, a glândula sebácea tem sido descrita como órgão imunocompetente e neuroendócrino, com TLR, receptores para fator de crescimento com ação semelhante à da insulina 1 (IGF-1), de neuromediadores, da melanocortina 1 e de outros.

Por fim, revisões sistemáticas com publicações existentes na literatura, que fazem referência à dieta e ao aparecimento de acne, como também ao consumo de laticínios e de alimentos com alto índice glicêmico no aumento do risco para acne, foram inconclusivas. Nenhum estudo estabeleceu uma associação positiva entre acne e chocolate, gordura saturada ou consumo de sal. No entanto, em indivíduos com resistência periférica à insulina e hiperinsulinemia, a dieta com baixo teor de açúcar pode realmente melhorar o quadro de acne.

Entretanto, um estudo grande de caso-controle demonstrou forte associação entre a gravidade da acne e o nível de ingestão de leite. Ainda no mesmo estudo, os autores observaram relação direta com o consumo de leite desnatado; portanto, esse efeito não estava associado ao conteúdo de gordura do leite, mas, talvez, aos hormônios esteroides reprodutivos normais, porém concentrados presentes nesse tipo de leite.

Por fim, estudos posteriores demonstraram que componentes do leite, exceto lipídios, têm capacidade de estimular a liberação de insulina; esta estimula o IGF-1, que, por sua vez, aumentaria a testosterona e diminuiria a produção de SHBG. Essa correlação positiva entre os níveis de IGF-1 e acne foi observada em diversos estudos atuais.

Quadro clínico

As lesões clínicas que fazem parte do quadro clínico da acne podem ser divididas em não inflamatórias (microcomedos e comedões, abertos e fechados) e inflamatórias (pápulas, pústulas, lesões císticas, nódulos e fístulas). A lesão elementar que deve estar presente para se diagnosticar acne é o comedo, além da seborreia.

A face é a localização preferencial, sobretudo na região frontal e porção central da face, justamente onde há maior concentração das unidades pilossebáceas. As regiões anterior e posterior do tórax, pavilhão auricular, região cervical e porção superior dos braços também podem ser acometidos. Sabe-se que quando o tronco é afetado, o quadro costuma ser mais agressivo e a resposta terapêutica, lenta.

De maneira simples, podemos classificar a acne em:

1. **Acne comedoniana ou não inflamatória:** as lesões predominantes são os comedões, abertos e/ou fechados (Figura 35.1);
2. **Acne papulopustulosa:** predominam as lesões inflamatórias, sendo elas as pápulas e as pústulas, associadas aos comedos (Figura 35.2);
3. **Acne nódulo cística:** presença de nódulos e lesões císticas, além das lesões descritas nas classes anteriores (Figura 35.3);
4. **Acne conglobata:** apresenta nódulos purulentos, numerosos, confluentes, grandes, formando verdadeiros abscessos e fístulas que drenam secreção purulenta, associados ao quadro descrito anteriormente (Figura 35.4).
5. **Acne fulminante:** variante grave da acne vulgar que acomete principalmente homens jovens. O quadro clínico é caracterizado pela associação das formas de acne nodulocística ou conglobata, com aparecimento súbito de febre, queda do estado geral, perda ponderal, poliartralgia de grandes articulações, leucocitose e aumento das provas de atividade inflamatória. As lesões podem evoluir para necrose e deixar cicatrizes permanentes.

No que se refere à gravidade, preconiza-se a classificação em leve, moderada e grave pela extensão e pelo número de lesões.

A acne, quando associada a transtornos de ansiedade, transtorno obsessivo-compulsivo ou, até mesmo, à depressão, pode se apresentar como acne escoriada, decorrente do movimento compulsivo de manipular as lesões e de se autoflagelar. Mais frequente em pacientes do sexo feminino, o quadro se caracterizada por lesões frustras de acne vulgar, pápulas recobertas por crostas hemáticas associadas a diversas cicatrizes com até 0,5 cm de diâmetro, centro atrófico hipocrômico e halo de hipercromia, muitas vezes lineares, nos locais habituais de acne.

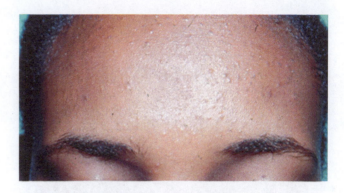

Figura 35.1 Acne grau 1 – Acne comedoniana.
Fonte: Acervo da autoria.

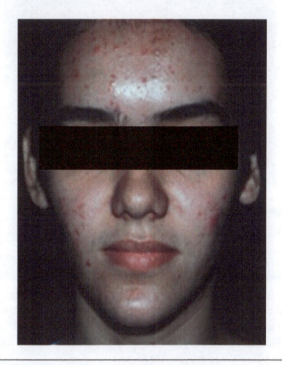

Figura 35.2 Acne grau 2 – Acne papulopustulosa.
Fonte: Acervo da autoria.

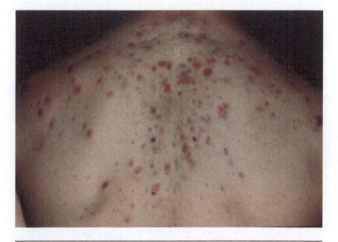

Figura 35.3 Acne nodulocística.
Fonte: Acervo da autoria.

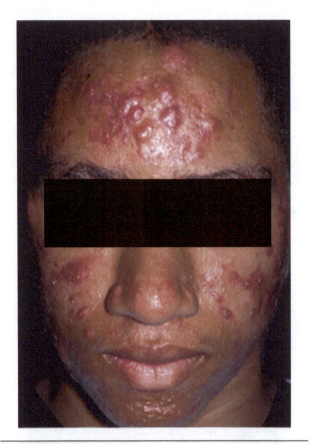

Figura 35.4 Acne conglobata.
Fonte: Acervo da autoria.

Diagnóstico

O diagnóstico é essencialmente clínico, com base na história e no exame físico, diante da presença das lesões características. Exames laboratoriais raramente são necessários durante a puberdade, exceto se associados a outros sinais de alteração hormonal.

Diagnósticos diferenciais

Os principais diagnósticos diferenciais da acne estão listados no Quadro 35.2.

Quadro 35.2 Diagnósticos diferenciais de acne.

Queratose pilar	Rosácea
Dermatite perioral	Foliculites bacterianas ou fúngicas
Esclerose facial (lesões faciais)	Pseudofoliculite de barba
Erupções acneiformes	Lúpus miliar da face

Fonte: Desenvolvido pela autoria.

Sempre se devem fazer uma boa anamnese e um exame dermatológico minucioso nos pacientes com quadro de lesões pustulosas, principalmente. Não se pode esquecer que a lesão inicial da acne e essencial para o diagnóstico é o comedo. Da mesma forma, sempre deve ser questionado o uso de medicamentos que podem agravar ou, até mesmo, desencadear um quadro de acne, assim como causar erupções acneiformes, a exemplo de corticosteroides (tópicos, inalados, sistêmicos), andrógenos, progestágenos androgênicos, antimicrobianos (isoniazida, rifampicina), complexo B, fenobarbital, difenilidantoína e, mais atualmente, os inibidores de fator de crescimento da epiderme (terapia-alvo).

Tratamento

A maior compreensão sobre a fisiopatologia da acne permitiu uma melhor abordagem terapêutica destes pacientes, combinando medicamentos com alvos em diversos pontos fisiopatogênicos. Os princípios do tratamento são regularizar a queratinização folicular, diminuir a atividade das glândulas sebáceas, reduzir a colonização bacteriana e diminuir o processo inflamatório (Quadro 35.3).

O objetivo do tratamento é o controle das lesões a fim de se evitarem as cicatrizes e deve ser mantido por longos períodos para manejo efetivo da doença. Hoje em dia, recomenda-se o tratamento precoce, independentemente da idade, para minimizar danos físicos (cicatrizes), psicológicos e sociais.

Tratamento tópico

O tratamento tópico é indicado nas formas leves ou limitadas, em conjunto com tratamento sistêmico ou na contraindicação deste último.

Além dos agentes de limpeza, para redução do excesso de sebo na pele, entre as principais medicações tópicas estão os retinoides, o peróxido de benzoíla, o ácido azelaico e os antibióticos tópicos.

Retinoides

Os retinoides são substâncias que promovem a diferenciação epidérmica com normalização da queratinização folicular e diminuem a produção de interleucina-1 (IL-1) e IL-10, assim como a expressão dos TLR, consequentemente, inibição da formação e redução do número de comedos, assim como de lesões inflamatórias.

Atualmente, os retinoides são úteis em todas as formas de acne, em monoterapia ou em associação com outros princípios ativos, por exemplo, com antibióticos tópicos ou sistêmicos, peróxido de benzoíla, tratamento hormonal. Além da indicação para acne, esta classe de medicamentos é importante tanto no tratamento como na prevenção de cicatrizes de acne, interferindo na ação das metaloproteinases.

Os principais efeitos colaterais são eritema, descamação, sensação de ardor, prurido e fotossensibilidade. No Brasil, encontram-se disponíveis para uso tópico a tretinoína, o adapaleno e a isotretinoína.

Quadro 35.3 Adaptado do algoritmo de tratamento do Global Alliance to Improve Outcome in Acne Group (2009).

	A. comedoniana	A. papulopustulosa	A. papulopustulosa	A. nodulocística	A. conglobata
1 opção	Retinoide tópico	Retinoide tópico associado a antimicrobiano tópico	Retinoide tópico + antibiótico sistêmico +/- PBO	Retinoide tópico + antibiótico sistêmico + PBO	Isotretinoína oral
Alternativas	Mudar o retinoide tópico ou ácido azelaico	Mudar o retinoide tópico, antimicrobiano + novo retinoide tópico ou ácido azelaico	Trocar antibiótico sistêmico + trocar retinoide tópico +/- PBO	Isotretinoína oral ou trocar antibiótico sistêmico + mudar retinoide tópico +/- PBO/ ácido azelaico	Antibiótico oral (dose alta) + retinoide tópico + PBO
Alternativas para mulheres	Ver 1 opção	Ver 1 opção	Antiandrógeno oral + retinoide tópico/ ácido azelaico +/- PBO	Antiandrógeno oral + retinoide tópico +/- antibiótico sistêmico +/- PBO	Antiandrógeno oral (dose alta)+ retinoide tópico +/- troca de antimicrobiano tópico +/- PBO
Terapia de manutenção	Retinoide tópico	Retinoide tópico	Retinoide tópico +/- PBO	Retinoide tópico +/- PBO	Retinoide tópico +/- PBO

Fonte: Adaptado de Global Alliance to Improve Outcome in Acne Group. 2009.

Peróxido de benzoíla

O peróxido de benzoíla (PBO) é um queratolítico e anti-inflamatório leve, que reduz a secreção sebácea, além de ser um agente antimicrobiano com ação bacteriostática mais potente do que muitos antibióticos tópicos. Além da eficácia, não há resistência bacteriana ao PBO comprovada, mas sim estudos demonstrando a redução da resistência bacteriana a antibióticos tópicos quando utilizados em associação com o PBO.

Pode causar eritema, sensação de ardor, prurido, descamação e dermatite de contato. Não é fotossensível, porém indica-se o uso noturno. Pode manchar tecidos e descolorir cabelos e peles bronzeadas.

Ácido azelaico

Está indicado sobretudo na acne papulopustulosa leve a moderada. Seu mecanismo de ação ainda não é totalmente conhecido, mas há evidências que reduz a população bacteriana e tem ação comedolítica. Além de não apresentar fotossensibilidade, não há risco de teratogenicidade com o uso tópico.

Antibióticos tópicos

As apresentações mais comuns de antibióticos tópicos para tratamento de acne são a eritromicina (2% e 4%) e a clindamicina (1% e 2%), em solução ou gel, para as lesões inflamatórias. Têm ação anti-inflamatória leve e diminuem a flora bacteriana. Além de um início de ação mais lento, em geral, os antibióticos tópicos são menos eficazes do que os sistêmicos no tratamento da acne juvenil. Os efeitos adversos são mínimos.

Em geral, não se recomenda o uso de antibióticos tópicos como monoterapia, pois, além de terem início de ação lento, oferecem risco potencial de desenvolvimento de resistência bacteriana se usados por tempo prolongado. Sendo assim, indica-se a associação desses agentes com o peróxido de benzoíla e/ou com retinoides tópicos. Assim que houver melhora do quadro inflamatório, os antibióticos tópicos devem ser descontinuados, assim como se não houver melhora clínica após 6 a 8 semanas do uso.

Tratamento sistêmico

Neste grupo de medicações, estão incluídos os antibióticos sistêmicos, a isotretinoína oral e o tratamento hormonal.

Antibióticos sistêmicos

Indicados, sobretudo, para acne inflamatória, de moderada a grave. Utilizam-se as tetraciclinas e seus derivados, macrolídeos e sulfametoxazol-trimtoprim. As tetraciclinas e os macrolídeos inibem a síntese proteica bacteriana, já o sulfametoxazol-trimetoprim interfere no metabolismo bacteriano do folato.

Além da ação antibacteriana no tratamento da acne, esses antibióticos têm ação anti-inflamatória, inibindo a quimiotaxia de neutrófilos, a produção de citocinas e a atividade dos macrófagos. Sendo assim, a duração do tratamento deve ser, em média, de 4 a 8 semanas e, após a redução das lesões, a droga deve ser retirada lentamente.

Vale ressalvar que se sabe atualmente que a resistência bacteriana tornou-se um problema de saúde pública mundialmente. Sendo assim, enfatiza-se a necessidade da redução do uso na frequência e na duração do uso, assim como da necessidade de associação do consumo de antibiótico tópico a um agente antimicrobiano não antibiótico, como o PBO, já citado previamente. Além disso, é necessário considerar o impacto dos antibióticos utilizados no tratamento da acne sobre outros organismos mais patogênicos e possíveis infecções de difícil manejo terapêutico, sobretudo em se tratando de macrolídeos e sulfametoxazol-trimetoprima.

Entre as estratégias recomendadas para se reduzir a resistência bacteriana no tratamento da acne estão restrição do uso de antibióticos (evitar uso de antibióticos como monoterapia; evitar uso concomitante de antibiótico oral e tópico, sem PBO; restringir tempo de antibioticoterapia, em média, a no máximo 12 semanas; antibióticos orais para acne moderada e moderada-grave; e antibióticos tópicos em acne leve a moderada, desde que combinados com PBO e retinoide tópico); combinar retinoide tópico com antimicrobiano; evitar o uso de antibióticos como terapia de manutenção; preferir o uso de retinoides tópicos associados ou não ao PBO; e não trocar a classe de antibióticos sem indicação médica precisa.

Doses usuais:

- Tetraciclina 500 mg, a cada 12 horas
- Doxiciclina 50 a 100 mg, a cada 12 horas
- Limeciclina 150 a 300 mg por dia
- Minociclina 50 a 100 mg 1 a 2 vezes ao dia
- Eritromicina 500 mg, a cada 12 horas
- Sulfametoxazol-trimetoprima 800/160 mg, a cada 12 horas

Isotretinoína oral

A isotretinoína – ácido 13-cis-retinóico – é um análogo de vitamina A, que atua nos receptores nucleares de retinoides, normalizando a queratinização folicular, além de induzir apoptose de glândulas sebáceas, assim como reduzir seu tamanho e sua função. Indiretamente, esta medicação reduz a população de *P. acnes* e atua como anti-inflamatório por meio da inibição de neutrófilos e redução das metaloproteinases da matriz celular. É um medicamento extremamente eficaz e seguro, usado desde 1971, que pode ser ministrado em todas as faixas etárias.

Entre as indicações para a isotretinoína oral, estão a acne inflamatória resistente à terapêutica convencional, acne nodulocística e conglobata, acne fulminante, acne com progressão para cicatrizes e prejuízo psicossocial associado. As principais contraindicações são gravidez, lactação, hipertensão intracraniana, hipervitaminose A, insuficiência hepática e dislipidemia grave.

A dose total preconizada atualmente é 120 a 150 mg/kg de peso, sendo a dose diária de 0,5 a 1 mg/kg. O tempo de tratamento varia em torno de 6 a 8 meses. Entretanto, estudos atuais propõem esquemas de tratamento com doses mais baixas e duração mais prolongada, com boa eficácia e melhor tolerabilidade, assim como questionam se a dose total seria mesmo necessária para todos os pacientes, apesar do conhecimento de que doses menores que a preconizada estão associadas a maiores taxas de recidivas. Há que se aguardarem futuros trabalhos populacionais, comparativos com o tratamento clássico, para se determinarem alterações no esquema de tratamento para acne.

A recorrência não é rara; portanto, alguns doentes podem necessitar de mais de um ciclo de tratamento ou associação de outras terapêuticas como tratamento de manutenção. Entre os fatores de risco para recidivas com o uso de isotretinoína oral estão início precoce da acne, lesões no tronco, presença de macrocomedos e persistência das lesões inflamatórias após término do tratamento, história familiar, tratamento em menores de 12 anos e dose total menor que 120 mg/Kg.

Entre os efeitos colaterais, os que são dose-dependentes são queilite, eritema facial, prurido, alopecia, fragilidade ungueal, ressecamento de mucosas nasal e ocular, epistaxe, xeroftalmia e blefaroconjuntivite; já os que dependem de sensibilidade individual (idiossincrásicos) são variados, mas de ocorrência rara, em que se destacam aumento das enzimas hepáticas, alteração do metabolismo de lípides, cefaleia e hipertensão intracraniana, dor e calcificação muscular, dor óssea e hiperostose e teratogenicidade.

A teratogenicidade é o efeito adverso mais grave e temido, por isso a medicação deve ser usada com muita cautela em pacientes do sexo feminino em idade fértil. Medidas de contracepção, com dois métodos, devem ser instituídas antes do início do tratamento e mantidas até 1 mês após alta medicamentosa, quando a droga estará completamente metabolizada e eliminada.

Na dose e tempo utilizados para o tratamento da acne, não há risco de fechamento prematuro de epífises; portanto, não se deve evitar o tratamento precoce e correto por falsos eventos adversos.

A monitorização laboratorial, incluindo hemograma completo, enzimas hepáticas, perfil lipídico, glicemia de jejum e, para mulheres em idade fértil, gonadotrofina coriônica sérica (HCG), é imprescindível antes do início do tratamento e mensalmente, ou a cada 2 meses, até 1 mês após suspensão da medicação.

Um aspecto que ainda permanece controverso é o risco de depressão, ideação suicida e suicídio, sobretudo em adolescentes e adultos jovens, associados ao uso da isotretinoína oral. Até o momento, não há evidências científicas que comprovem esses efeitos adversos graves; pelo contrário, muitos trabalhos descrevem o impacto positivo na qualidade de vida dos indivíduos com acne grave após o tratamento sistêmico com a isotretinoína.

Tratamento hormonal

O principal objetivo da terapia hormonal na acne é reduzir o efeito dos andrógenos sobre as glândulas sebáceas e, provavelmente, os queratinócitos foliculares. Constitui uma excelente opção terapêutica para mulheres, principalmente se a contracepção for desejável e não houver contraindicações absolutas para tal uso. As principais indicações clínicas são acne associada a quadro de síndrome dos ovários policísticos, acne resistente ao tratamento convencional e acne persistente da mulher adulta.

Os anticoncepcionais são quase todos efetivos por suprimirem os altos níveis de LH (hormônio luteinizante) e pelo fato de o componente estrogênico aumentar os níveis de SHBG, o que reduz a biodisponibilidade androgênica.

Evita-se, assim, o uso de substâncias com alta atividade androgênica, como noretisterona, levonorgestrel e norgestrel. Prioriza-se a ciproterona, drospirenona e a di-hidrogesterona.

Considerações finais

A acne é uma doença multifatorial, mais comum na adolescência, cujas manifestações clínicas podem causar danos físicos, como cicatrizes permanentes, comorbidades psiquiátricas e grande prejuízo de relacionamento social. O diagnóstico é clínico e há uma grande variedade de opções terapêuticas disponíveis. Cabe ao médico que tratará o doente considerar formas clínicas, gravidade, comorbidades e comportamento individual no que se refere a hábitos e à adesão ao tratamento. Trata-se de tratamentos longos, visando controle clínico e prevenção de cicatrizes permanentes.

■ BIBLIOGRAFIA CONSULTADA

Del Rosso JQ, Silverberg N, Zeichner JA. When acne is not acne. Dermatol Clin. 2016:34:225-28.

Elsaie ML. Hormonal treatment of acne vulgaris: an update. Clin Cosmet Investig Deramtol. 2016; 9:241-48.

Huang YC, Cheng YC. Isotretinoin treatment for acne and risk of depression: a systematic review and meta-analysis. J Am Acad Dermatol. 2017;76:1068-76.

Layton AM. Top ten listo f clinical pearls in the treatment of acne vulgaris. Dermatol Clin. 2016:34:147-57.

Montagner S, Costa A. Diretrizes modernas no tratamento da acne vulgar: da abordagem inicial à manutenção dos benefícios clínicos. Surg Cosmet Dermatol. 2010;2(3):205-13.

Nast A, Dréno B, Bettoli V, et al. European evidence-based (S3) guidelines for the treatment of acne. J Eur Acad Dermatol Venereol. 2012;26:S1:1-29.

Park H, Skopit S. Safety considerations and monitoring in patiens treated with systemic medications for acne. Dermatol Clin. 2016;34:185-93.

Tan J, Boyal S, Desai K, et al. Oral isotretinoin. New developments relevant to clinical practice. Dermatol Clin. 2016:34:175-84.

Thiboutot D, Gollnick H. New insights into the management of acne: an update from the Global Alliance to Improve Outcomes in Acne Group. J Am Acad Dermatol. 2009;60:S1-50.

Zaenglein AL, Pathy AL, Schlosser BJ, et al. Guidelines of care for the management of acne vulgaris. J Am Acad Dermatol. 2016;74:945-73.

35.4 Alterações Menstruais e Contracepção para Adolescentes

■ Benito Lourenço   ■ Alexandre Valério Mussio

Alterações menstruais na adolescência

A menarca e o estabelecimento dos primeiros ciclos menstruais constituem eventos importantes no processo de desenvolvimento puberal e representam significativo marco de maturidade para a adolescente. Entretanto, algumas adolescentes experimentarão alguns problemas relacionados à menstruação como o atraso na menarca, ciclos variáveis ou irregulares, sangramentos abundantes ou menstruações dolorosas. Embora a maioria das queixas e das condições relacionadas aos primeiros ciclos não ofereça risco, crescente número de publicações aponta o desconforto que essas adolescentes sentem e um claro comprometimento da qualidade de vida dessas jovens.

A idade média da primeira menstruação encontra-se geralmente entre 12 e 13 anos de idade, nas populações bem nutridas de países desenvolvidos, fato também observado em várias cidades brasileiras. Aos 15 anos, 98% das meninas terão menstruado. A menarca tipicamente ocorre cerca de 2 a 3 anos após o início do broto mamário, no estágio maturacional IV de Tanner e é rara antes do estágio III de maturação.

As adolescentes podem sentir-se inseguras em relação ao padrão de normalidade menstrual. Entende-se que o padrão menstrual habitual durante a adolescência corresponde a intervalos entre 21 e 42 dias, duração de 3 a 7 dias e volume estimado de perda de 30 a 80 mL por ciclo, volume que corresponderia, na prática, à troca de 3 a 6 absorventes por dia. Essas informações, além de essenciais para os clínicos diferenciarem os padrões anormais de menstruação, são igualmente importantes para a educação das pacientes e de seus familiares.

Os ciclos menstruais são, comumente, irregulares ou variáveis no início da adolescência. Num grande estudo multicêntrico publicado pela Organização Mundial da Saúde (OMS), a duração média do primeiro ciclo após a menarca foi de 34 dias, mas com 38% dos comprimentos de ciclos superiores a 40 dias. A variabilidade foi ampla: 10% das mulheres tinham mais de 60 dias entre os seu primeiro e segundo fluxo menstrual e 7% tiveram uma duração de primeiro ciclo de 20 dias. Os anos ginecológicos iniciais têm essa variabilidade causada pelos ciclos anovulatórios. A frequência de ovulação está relacionada com a idade e o tempo desde a menarca. Menarca precoce está associada com o início precoce da ovulação. Por um lado, quando a idade da menarca é menor do que 12 anos, 50% dos ciclos ovulatórios estão estabelecidos no 1º ano ginecológico. Por outro lado, meninas com a primeira menstruação entre 12 e 13 anos e as com menarca acima de 13 anos têm 50% dos seus ciclos ovulatórios em 3 ou 4,5 anos, respectivamente.

O comprimento-padrão do adulto é estabelecido por volta do 6º ano ginecológico, em uma idade cronológica de cerca de 18 a 19 anos. Apesar da variabilidade, ciclos com menos de 21 dias ou superiores a 45 dias deveriam ser investigados, mesmo na paciente adolescente. No Quadro 35.4 estão relacionadas dez situações que merecem melhor investigação quando observadas em adolescentes.

Quadro 35.4 Dez condições menstruais que necessitam de investigação.

Ciclos menstruais que não se iniciaram 3 anos após a telarca
Ciclos menstruais que não se iniciaram aos 13 anos, sem sinais sexuais secundários
Ciclos menstruais que não se iniciaram aos 14 anos, com hirsutismo
Ciclos menstruais que não se iniciaram aos 14 anos, com história de transtorno alimentar
Ciclos menstruais que não se iniciaram aos 15 anos de idade
Ciclos menstruais que eram regulares e mensais e tornam-se marcadamente irregulares
Ciclos menstruais que comumente duram menos que 21 dias ou mais de 45 dias
Ciclo menstrual com intervalo maior de 90 dias
Ciclo com duração maior que 7 dias
Ciclo que necessita de frequentes trocas de absorvente (> 1–2/hora)

Fonte: Adaptado de American College of Obstetricians and Gynecologists. Committee on Adolescent Health Care. Menstruation in girls and adolescents: using the menstrual cycle as a vital sign. Obstet Gynecol 2015;126:e143-6.

O primeiro passo frente a uma adolescente com queixa de irregularidade menstrual é verificar se isso realmente está acontecendo. O recordatório menstrual é a melhor forma de a paciente conhecer seu ciclo menstrual, facilitando também o diagnóstico do médico. Aplicativos disponíveis facilitam o controle pela paciente.

O sangramento uterino anormal é aquele que apresenta alteração nos parâmetros de duração, frequência ou quantidade da menstruação. Quando o sangue menstrual forma coágulos, provavelmente a perda é maior do que a habitual. A dosagem de hemoglobina confirmará o excesso, se estiver baixa.

Diante de um quadro de sangramento genital anormal de uma adolescente, o clínico deve responder se sangramento é de causa orgânica ou funcional e, se for de causa funcional, se é ovulatório ou anovulatório. Assim, a propedêutica do sangramento anormal na puberdade é, de certa forma, mais simples da que procede em outros momentos da menacma. Algumas causas orgânicas que merecem investigação mais minuciosa, particularmente as tumorais, têm sua frequência desprezível nessa faixa etária. Nesse sentido, entende-se que a maioria dos quadros de sangramento anormal na puberdade é disfuncional e anovulatório e devem melhorar com a maturação da adolescente (imaturidade fisiológica do eixo hipotálamo-hipófise-gonadal) e/ou responder positivamente à terapêutica hormonal, quando indicada. Se não houver resposta, não se tratará de um quadro disfuncional e a retomada da investigação clínica será imperiosa.

Ressalte-se a importância de a história ser obtida com a paciente sozinha, sem a presença dos pais, o que facilita sobremaneira a obtenção dos antecedentes de atividade sexual ou de uso de contraceptivos. A gravidez e suas complicações devem ser obrigatoriamente excluídas no diagnóstico diferencial do sangramento anormal.

A menarca é, para muitas adolescentes, a primeira oportunidade que elas terão de testar seus mecanismos de coagulação. Portanto, afecções como doença de Von Willebrand podem ser diagnosticadas nesse período. Os sangramentos intensos agudos, regulares, de grande intensidade com repercussão sistêmica, necessidades transfusionais e refratariedade terapêutica, incomuns na adolescente, devem ser investigados para uma doença da coagulação subjacente.

O tratamento do sangramento anormal com aumento de volume de causa não orgânica na adolescência pode variar da simples observação até a adoção de medidas farmacológicas. Antes de prescrever qualquer medicação, deve-se lembrar que pode ser uma situação autolimitada, pois, à medida que o eixo amadurece, iniciam-se os ciclos ovulatórios que se expressam na correção espontânea do sangramento. Fundamentalmente, a decisão entre a conduta expectante e o início da hormonioterapia dependerá da intensidade, das repercussões clínicas e da duração do quadro. Na abordagem terapêutica dos sangramentos intensos, objetivam-se, fundamentalmente, o estabelecimento ou a manutenção da estabilidade hemodinâmica, a correção da anemia aguda ou crônica e o retorno do padrão cíclico habitual das menstruações. Suplementação de ferro e uso de anti-inflamatórios não hormonais podem ser prescritos para quadros leves. A proposta primária da terapêutica hormonal é a estabilização da proliferação endometrial. Em sua escolha, a intensidade do quadro e a necessidade ou não do efeito contraceptivo da medicação devem ser considerados. Agentes antifibrinolíticos como o ácido tranexâmico podem reduzir o fluxo menstrual em 30% a 50%.

A maior frequência, entretanto, das alterações menstruais da adolescente ocorre com aumento do intervalo, ou seja, um número mais reduzido de menstruações. Atualmente, a terminologia "sangramento menstrual infrequente" refere-se a um ou dois fluxos menstruais em um período de 90 dias.

Amenorreia é definida como a ausência de menstruação durante a idade reprodutiva. É considerada primária quando há ausência de menarca após 15 anos de idade ou, ainda, quando a primeira menstruação não ocorreu depois de 3 anos do início da puberdade, embora, para alguns autores, esse limite seja de 5 anos. A amenorreia é considerada secundária na ausência de menstruação por mais de 3 meses.

A principal causa de amenorreia secundária em mulheres em idade fértil é a gravidez e esse assunto deve sempre ser abordado durante a consulta. O raciocínio clínico do diagnóstico diferencial da amenorreia é facilitado quando analisamos as possíveis causas conforme a localização de acometimento do eixo hipotálamo-hipófise-gonadal. Os transtornos alimentares são exemplos de causas amenorreia por mecanismos hipotalâmicos. Doenças crônicas sistêmicas, tumores hipotalâmicos e radioterapia em sistema nervoso central (SNC) podem desencadear distúrbios menstruais pelo mesmo mecanismo. Entre os mecanismos que alteram a função hipofisária, encontram-se medicamentos e situações que elevam o nível de prolactina. A imaturidade fisiológica do eixo também representa uma explicação para a diminuição das menstruações em algumas meninas por não terem atingido ainda um padrão adequado de pulsatilidade do hormônio liberador de gonadotrofinas. Distúrbios da tireoide também devem ser investigados.

As causas gonadais mais comuns de amenorreia são as disgenesias gonadais e outras doenças ovarianas, como sequelas de quimioterapia e de radioterapia pélvica. Alterações uterinas e canaliculares podem causar amenorreia (na inexistência ou malformações uterinas) ou criptomenorreia, um quadro de dores cíclicas que representam fluxos menstruais que não são exteriorizados por alterações anatômicas nas vias de eliminação.

Estressores sociais podem contribuir para a amenorreia primária ou secundária, e uma completa avaliação da adolescente deve ser realizada quanto às pressões acadêmicas, aos conflitos familiares e aos transtornos do humor e de autoimagem.

O teste de progesterona pode ser realizado no início da abordagem diagnóstica. Ele consiste na administração de acetato de medroxiprogesterona na dose de 10 mg/dia, durante 10 dias, com o objetivo de se observar o sangramento menstrual após término da medicação. Se houver qualquer sangramento, é possível concluir que não há obstrução ou malformações impedindo a passagem do fluxo menstrual, a cavidade uterina encontra-se sem alterações que limitem a menstruação, havia estrógeno (mesmo que em pequena quantidade) previamente estimulando o endométrio e que a ausência da produção do progestágeno, seguida por queda abrupta do seu nível sérico, era a responsável pela falta da menstruação. Portanto, o teste da progesterona revela a presença de ciclos anovulatórios, principal mecanismo responsável pelos quadros de menstruações infrequentes e de amenorreia.

Outra condição associada às alterações do ciclo menstrual e amenorreia em adolescentes é a síndrome dos ovários policísticos (SOP). A SOP é a alteração endocrinológica/metabólica mais comum no sexo feminino, com prevalência entre 5 e 10% nas mulheres em idade fértil. A característica básica dessa condição é o hiperandrogenismo acompanhando a disfunção ovulatória. A identificação dessa condição é importante, pois relaciona-se a risco futuro de síndrome metabólica, de diabetes, de doença cardiovascular aterosclerótica, infertilidade e comprometimento da qualidade de vida.

A sintomatologia dessa síndrom, é variada, e os atuais critérios para o diagnóstico em adolescentes apontam para a combinação não explicada por outras causas de um padrão de sangramento uterino anormal associada à evidência de hiperandrogenismo (moderado/severo hirsutismo, moderada/severa acne inflamatória e níveis de testosterona acima do normal). Os sintomas devem ser persistentes por 1 a 2 anos; antes disso, a denominação mais atual é de "risco para SOP". Embora prevalentes, a hiperinsulinemia e a resistência à insulina não são critérios diagnósticos. O tratamento dependerá dos sintomas da adolescente, sendo a anticoncepção hormonal oral e as mudanças do estilo de vida com vistas à melhora metabólica a 1ª linha de tratamento.

A dismenorreia consiste em uma dor pélvica recorrente, com características de cólica, que ocorre durante o fluxo menstrual, podendo acompanhar-se ou não de outras manifestações sistêmicas como náuseas, vômito, diarreia, cefaleia e mal-estar. Constitui queixa comum entre as adolescentes, tendo sua repercussão negativa, nos casos mais graves, pelo absenteísmo escolar, no trabalho e nas atividades recreativas. A dismenorreia primária ou essencial é aquela na qual inexiste doença pélvica subjacente e é a mais comum na adolescência. Nesses casos, o início dos quadros dolorosos geralmente ocorre depois do 2º ano após a menarca, ocasião na qual os ciclos ovulatórios ficam mais comuns. A dor se origina pelo excesso de produção de prostaglandinas endometriais (PGF2-alfa). Isso explica também os eventuais sintomas gastrointestinais (náuseas, vômitos e diarreia). Fatores psicogênicos, relacionados com atitudes negativas diante da menstruação podem aumentar a intensidade dos sintomas.

Diante de uma adolescente que não tenha iniciado sua vida sexual e apresente dor típica, o tratamento pode ser instituído, observando-se a resposta terapêutica. Nos casos mais graves, o exame pélvico e a investigação mais minuciosa devem ser realizados com vistas ao diagnóstico de doença pélvica associada (dismenorreia secundária). O manejo das crises tem uma conotação paliativa na qual se recomendam repouso, calor local e analgesia. Os anti-inflamatórios não hormonais são considerados as drogas de 1ª escolha no tratamento da dismenorreia. As medicações podem ter características de respostas individuais, para cada adolescente. Podem ser iniciados 1 ou 2 dias antes da menstruação ou tão logo a adolescente perceba seu início. Os anticoncepcionais hormonais orais são indicados para aqueles casos em que não há melhora com o uso dos anti-inflamatórios. Deve-se considerar a possibilidade de causas secundárias nos casos nos quais não há resposta terapêutica adequada, devendo-se encaminhar a paciente ao ginecologista para investigação mais detalhada.

Gravidez e estratégias contraceptivas para adolescentes

O médico que atende adolescentes tem uma grande responsabilidade no processo de prevenção à gravidez na adolescência, sendo uma fonte confiável de informações e aconselhamento para o exercício mais saudável e responsável da sexualidade.

A Pesquisa Nacional de Saúde do Escolar (PeNSE – 2015) investigou diversos fatores de risco e de proteção à saúde dos adolescentes escolares do 9º ano do ensino fundamental, revelando que 27,5% dos adolescentes já tiveram relação sexual alguma vez. Esses dados são corroborados pela Pesquisa sobre Comportamento, Atitudes e Práticas Relacionadas às Doenças Sexualmente Transmissíveis e AIDS (PCAP-2013), do Ministério da Saúde, que identificou que a vida sexual dos adolescentes começa cedo – cerca de 25% tiveram relações sexuais antes dos 15 anos e 75% da população jovem (15 e 24 anos) já havia iniciado a prática sexual. Esse fato é incontestável: os pediatras estão encontrando, em sua prática, jovens que necessitam de atenção e cuidados em relação à prevenção de gravidez e de infecções sexualmente transmissíveis (IST).

A proporção de nascidos vivos de mães adolescentes no Brasil, segundo o DATASUS, oscilou de 23,5% em 2000, para 19,3% em 2010 e para 18,1% em 2015. Dados do Sistema Nacional de Nascidos Vivos (SINASC) indicam que o fenômeno gravidez na adolescência pouco vem se alterando ao longo dos anos, em 2015, houve registro de preocupantes 26.701 nascimentos de bebês de mães menores de 14 anos de idade. Entre meninas de 15 a 19 anos, ainda se registram que mais de 500 mil por ano se tornam mães.

A gravidez na adolescência pode determinar consequências para a sua saúde e a de seu concepto; influencia no bem-estar financeiro, emocional e social dos adolescentes; associa-se ao risco nutricional e, frequentemente, ao atraso no diagnóstico da gravidez e ao acesso ao pré-natal.

Considerando a especificidade do adolescente, em aspectos do seu desenvolvimento psicossocial, em especial relacionados ao desenvolvimento da sexualidade, com suas particularidades decorrentes da carga afetiva hiperdimensionada, com um padrão de passionalidade na vivência das relações, das inseguranças, bem como de expectativas pouco realistas e imaturas sobre a afetividade e o sexo, configura-se uma das tarefas mais importantes do médico a abordagem preventiva e de promoção da saúde sexual e reprodutiva dos adolescentes. Apesar da vulnerabilidade, a adolescência constitui uma fase de grandes potencialidades, que tornam os jovens sensíveis a ações positivas de saúde. A ausência de uma identidade cristalizada os torna passíveis de mudanças de comportamento. A abordagem deve ser individualizada de acordo com o desenvolvimento do adolescente: na adolescência inicial, o profissional pode ficar menos atento a esses temas, diante de uma adolescente constrangida ou amedrontada de falar de suas vivências e explicitar suas dúvidas; na adolescência média, inicia-se a evolução do pensamento abstrato, o que permite certo grau de planejamento e antecipação, porém com características marcantes do imediatismo e sentimento de invulnerabilidade dessa fase. A aderência e a continuidade para o uso de métodos contraceptivos podem ser comprometidas nesse momento, com altas taxas de abandono. Finalmente, na adolescência tardia, o maior desenvolvimento do pensamento abstrato facilita sobremaneira as orientações preventivas, ainda que as adolescentes, quando comparadas à população adulta, mantenham um comportamento mais impulsivo e sejam menos capazes de adiar sensações gratificantes.

Frente à indicação de prescrição de um anticoncepcional, vários aspectos devem ser considerados na escolha do método contraceptivo mais adequado ao paciente adolescente. O Quadro 35.5 relaciona pontos importantes a serem considerados na escolha de uma estratégia contraceptiva para os adolescentes.

Quadro 35.5 Pontos a serem considerados na prescrição contraceptiva na adolescência.

Maturidade psicológica e cognitiva do adolescente
Grau de escolaridade e capacidade de compreensão das orientações
Capacidade de identificar as situações de risco e possíveis consequências como gravidez e doenças sexualmente transmissíveis
Existência de parceiro estável e participante da escolha anticoncepcional
Frequência das relações sexuais
Grau de motivação para a prática contraceptiva tanto da adolescente como do parceiro
Significado pessoal e sociocultural de uma eventual gravidez e expectativas relacionadas ao papel de parceira/gestante e/ou papel de mãe
Percepções errôneas sobre o risco de engravidar (p. ex., se tiveram relações sexuais desprotegidas e não ficaram grávidas, podem acreditar que não conseguem engravidar)
Experiências anteriores com métodos anticoncepcionais como ocorrência de efeitos colaterais ou de falhas contraceptivas
Existência de gestação e/ou aborto prévios
Conhecimento e opinião da adolescente (e do parceiro) sobre os métodos anticoncepcionais (conceitos, preconceitos, preceitos religiosos etc.)
Opinião dos pais ou responsáveis a respeito do uso de anticoncepcionais por adolescentes
Conhecimento dos pais ou responsáveis acerca das práticas sexuais

(Continua)

Quadro 35.5 Pontos a serem considerados na prescrição contraceptiva na adolescência. *(Continuação)*

Barreiras para a utilização de métodos anticoncepcionais na família
Opinião do grupo a respeito dos métodos anticoncepcionais
Crenças religiosas
Orientação contraceptiva prévia ou posterior ao início da atividade sexual
Avaliação clínica da adolescente e existência de contraindicações absolutas e relativas ao uso de determinado método
Disponibilidade, custo e facilidade de aquisição do método escolhido
Acessibilidade aos serviços de saúde
Taxa de eficácia de cada método

Fonte: Adaptado de Lourenço B, Queiroz LB, da Silva LEV, Leal MM. (Org.). Medicina de adolescentes. 1ed. Barueri: Manole, 2015, v. 1, p. 198.

Os adolescentes estão aprendendo a afirmar sua independência e participar na tomada de decisões de cuidados de saúde. Recomenda-se estabelecer uma política de confidencialidade; uma relação confiável entre o paciente e o médico é fundamental para permitir a comunicação aberta e sincera, o que facilita uma avaliação precisa dos riscos e comportamentos do paciente. Atente-se, aqui, para os princípios éticos que regem a Medicina do Adolescente, particularmente para o artigo 74 do Capítulo IX (Sigilo Profissional) do Código de Ética Médica: "É vedado ao médico revelar sigilo profissional relacionado a paciente menor de idade, inclusive a seus pais ou representantes legais, desde que o menor tenha capacidade de discernimento, salvo quando a não revelação possa acarretar dano ao paciente".

A eficácia de cada método deve ser considerada na sua escolha. A eficácia é classificada como "uso perfeito", que indica a taxa de ocorrência de gravidez após 1 ano de uso consistente e correto, ou "uso típico", taxa quando do uso real do método, com as possibilidades de falhas. Nesse sentido, os adolescentes comportam-se como usuários "típicos" de um método e não como usuários "ideais". O Quadro 35.6 apresenta as taxas de eficácia dos principais métodos contraceptivos disponíveis e sua taxa de continuação de uso após 1 ano.

A escolha da estratégia contraceptiva deve estar alicerçada no conceito da "dupla proteção" – gravidez e IST. Os preservativos efetivamente reduzem a transmissão das IST e a maioria dos acidentes é causada por erros dos usuários, não por problemas no dispositivo. Os erros dos usuários diminuem significativamente com a maior experiência de uso. O uso de preservativos vem diminuindo entre os adolescentes. A PeNSE-2015 mostrou que 66,2% dos adolescentes entre 13 e 17 anos que já tinham começado sua vida sexual usaram camisinha na última relação, indicador 9 pontos percentuais menor do que o indicador de 2012.

Quadro 35.6 Eficácia de alguns métodos contraceptivos – frequência de gravidez (%) durante um ano de uso do método contraceptivo.

Método	Uso típico (real)
Nenhum método	85
Coito interrompido	22
Preservativo masculino	18
Preservativo feminino	21
Pílula anticoncepcional combinada ou apenas de progestágeno	8
Anticoncepção injetável com progestágeno (trimestral)	6
Dispositivo intrauterino (DIU) com levonorgestrel	0,2
Implante com etonogestrel	0,05

Fonte: Adaptado de World Health Organization. Selected practice recommendations for contraceptive use. 3. ed. OMS, 2016; 15p.

Anticoncepção hormonal combinada (AHC)

AHC refere-se a métodos que contêm estrógeno e progestágeno associados: pílulas; injeções; adesivos; e anel vaginal. A AHC impede a gravidez por supressão da ovulação.

Apesar de os contraceptivos reversíveis de longa ação/duração (LARC – *long-action reversible contraceptives*), compostos apenas por progestágeno, serem atualmente recomendados como 1ª linha para adolescentes sexualmente ativos, o anticoncepcional oral combinado (ACO) ainda é o método contraceptivo mais utilizado, mesmo em um contexto de dependência de aderência e de altas taxas de uso incorreto e inconsistente.

Embora existam vários ACO disponíveis no mercado, as diferenças mais importantes são a dose do estrógeno (em nosso meio, basicamente o etinilestradiol) e o tipo de progestágeno. Eficácia e efeitos colaterais entre pílulas são muito semelhantes. Por isso, a melhor pílula é aquela com que o profissional tem familiaridade e da qual ele tem conhecimento, sendo eventualmente necessários alguns ajustes de doses nos primeiros 3 meses de uso, caso algum desconforto, náuseas ou escapes de sangramento ocorram. As concentrações de etinilestradiol variam, na prática, de 15 a 35 μg, sendo as de 20 e 30 μg as mais utilizadas para se iniciar o tratamento. As doses de etinilestradiol superiores a 30 μg estão associadas a maior risco de tromboembolismo venoso.

Os progestágenos são caracteristicamente diferenciados por "gerações". Na prática, o representante da 2ª geração é o clássico levonorgestrel; os de 3ª, desogestrel e gestodeno; e um dos representantes da 4ª geração, a drospirenona. Cada progestágeno apresenta diferentes propriedades farmacológicas, variando em termos de efeitos androgênicos e protrombótico. Conforme as gerações evoluíram a partir do levonorgestrel, diminuiu-se o potencial androgênico.

Quanto aos efeitos colaterais, o grande número de estudos e os anos de utilização fornecem certeza sobre a segurança do uso de ACO nessa faixa etária, desde que utilizados adequadamente e respeitadas suas contraindicações. Os critérios de elegibilidade para a prescrição de anticoncepcionais, da Organização Mundial da Saúde (OMS), atualizados em 2015, apontam algumas contraindicações absolutas ao uso de ACO em adolescentes: hipertensão arterial grave; fenômenos tromboembólicos venosos pregressos ou atuais; mutações trombogênicas conhecidas; cardiopatia isquêmica conhecida; ou história de acidente vascular cerebral (AVC); lúpus eritematoso sistêmico com anticorpos antifosfolípides positivos ou desconhecidos; enxaqueca com aura; cirrose grave.

Entre as maiores preocupações relacionadas ao ACO, está o risco de tromboembolismo venoso (TEV). O risco de TEV é maior durante o 1º ano de uso, particularmente durante os primeiros 3 meses. Ao se iniciar o ACO, é crucial educar os pacientes sobre os sintomas relacionados, mesmo estes sendo raros, como: dor abdominal grave; dor torácica grave com dificuldade respiratória; cefaleia intensa; dor intensa na perna; perda ou borramento de visão. O risco de tromboembolismo está relacionado fundamentalmente com a dose do componente estrogênico e com os fatores individuais de cada paciente. Nos últimos anos, discute-se a participação do progestágeno na determinação do aumento do risco de TEV, em especial os progestágenos de 3ª e 4ª gerações. Uma recente revisão sistemática da Cochrane concluiu que, apesar de os ACO contendo desogestrel e drospirenona terem sido associados com um risco superior ao dos ACO contendo levonorgestrel, o risco absoluto de TEV associado a esses componentes permanece baixo e eles continuam amplamente prescritos. É importante lembrar que, mesmo com a incidência de tromboembolismo venoso ligeiramente aumentada entre os usuários de AHC, sensivelmente menores que os relacionados à gravidez, os benefícios do uso superam esses riscos para a maioria dos adolescentes.

Alguns benefícios não contraceptivos são descritos, como melhora da dismenorreia, diminuição do fluxo menstrual, regularização de ciclos menorrágicos e redução dos sintomas pré-menstruais. A AHC também é importante no tratamento das situações de hiperandrogenismo (hisutismo, acne), como no tratamento da endometriose e da anemia ferropriva em algumas mulheres.

A anticoncepção oral apenas com progestágeno é uma opção contraceptiva disponível que requer maior precisão no horário da ingestão e está associada a maior frequência de sangramento irregular, o que limita a utilização em adolescentes, não sendo uma opção muito recomendada, mas factível no caso de contraindicações ao componente estrogênico.

Contraceptivos reversíveis de longa ação (LARC)

Os LARC incluem os dispositivos intrauterinos (DIU) e o implante subdérmico. Entre os adolescentes, a satisfação com LARC é alta e a descontinuação é baixa. Por causa dessas qualidades, a ACOG (American College of Obstetricians and Gynecologists) e a Academia Americana de Pediatria aprovaram o LARC como método de 1ª linha para a prevenção da gravidez entre os adolescentes. Apesar disso, os LARC ainda são subutilizados em adolescentes.

As contraindicações absolutas ao DIU são basicamente: sangramento vaginal sem causa conhecida, alteração anatômica uterina e IST em atividade. Em relação ao implante com progestágeno, não se descreve nenhuma contraindicação absoluta. O uso de DIU não aumenta o risco de doença inflamatória pélvica do trato genital superior como se acreditava; pelo contrário, há evidências de que DIU de levonorgestrel seja um fator proteção significativa, com provável redução das infecções pélvicas pelo fato de tornar o muco espesso e impenetrável à ascensão de bactérias.

O implante subdérmico é uma haste de material plástico, contendo progestágeno, implantada sob a pele, liberando hormônio continuamente, proporcionando efeito contraceptivo. Tem alta eficácia, é uma ótima opção para adolescentes que apresentam contraindicações ao estrógeno, mas seu alto custo ainda é um fator limitante em nosso meio.

Portanto os LARC são as opções anticoncepcionais ideais para as adolescentes sexualmente ativas. São seguros, eficazes, fáceis de usar, bem tolerados e, apesar do alto custo inicial, são economicamente viáveis. Cabe lembrar, no entanto, as questões éticas de sigilo médico envolvendo a prescrição de métodos como o DIU e o implante subdérmico a menores de 18 anos, apesar do direito ao acesso confidencial à contracepção, são procedimentos cirúrgicos que necessitam do consentimento do responsável legal, um problema complicado e multifacetário, que não parece ter um consenso a curto prazo.

Contracepção de emergência

A contracepção de emergência (CE) é definida como a utilização de uma droga para evitar a gravidez após uma atividade sexual desprotegida. Está indicada em situações excepcionais, de emergência, como nos casos de violência sexual, quando nenhum método foi utilizado e quando houve um acidente contraceptivo ou o uso errado do anticoncepcional.

A estratégia hoje mais utilizada e aprovada pelo Ministério da Saúde, disponível no Brasil, envolve a administração oral de pílula contendo progestágeno (levonorgestrel), em dose única de 1,5 mg, disponível na apresentação de uma única pílula com 1,5 mg ou duas pílulas de 0,75 mg de levonorgestrel em cada. O mecanismo de ação envolve a inibição ou retardo da ovulação, mas com pouco ou nenhum efeito se o aumento dos níveis de LH já tenha se iniciado ou em eventos pós-ovulatórios. Por esse motivo, é um método comprovadamente não abortivo. O levonorgestrel é mais efetivo quando tomado o mais rápido possível após uma relação sexual desprotegida, mas pode ser administrado até 5 dias (120 horas) após. O ideal é que ela seja ingerida nas primeiras 12 a 24 horas após o "acidente" contraceptivo. Pode ser oferecida independentemente do dia do ciclo em que a mulher esteja.

A única contraindicação ao seu uso é a gravidez, por não ter efeito. Não é teratogênica, sendo desnecessária a realização prévia de teste de gravidez, a menos que a gestação seja suspeitada pela história, sintomas ou pela data da última menstruação.

É importante lembrar alguns aspectos na orientação para contracepção de emergência. Não haverá proteção contra as IST. O próximo ciclo pode ser antecipado ou retardado, e o fluxo menstrual seguinte, mais intenso ou com volume menor ao habitual. Há possibilidade de gravidez caso a menstruação não ocorra dentro de 3 semanas após a administração da CE. O momento de prescrever a CE pode ser uma oportunidade para informações e orientações que proporcionem vivências sexuais futuras mais seguras, reforçando o conceito de dupla proteção.

Quando encaminhar ao médico de adolescente ou ginecologista

Muitos pediatras ou clínicos gerais são capacitados a realizar contracepção em adolescentes sem complicações e são a principal linha de frente no combate à gravidez na adolescência. Em determinadas situações, pode ser aconselhável que um especialista em medicina do adolescente ou um ginecologista estejam envolvidos. Deve-se considerar referenciar a subespecialistas pacientes com anomalias ginecológicas estruturais, sangramento uterino com repercussão e pacientes com comorbidades médicas complicadas. A consulta de subespecialidade também pode ser considerada em pacientes com efeitos colaterais persistentes ou sangramento importante em tratamento com o método.

■ BIBLIOGRAFIA CONSULTADA

Allen S, Barlow E. Long-acting reversible contraception: an essential guide for pediatric primary care providers. Pediatr Clin North Am. 2017;64:359-69.

American Academy of Pediatrics, Committee on Adolescence. Policy statement: contraception for adolescents. Pediatrics. 2014;134:e1244-56.

American Academy of Pediatrics. Committee on Adolescence. Emergency contraception. Pediatrics. 2012;130(6):1174-82.

American College of Obstetricians and Gynecologists. Committee on Adolescent Health Care. Menstruation in girls and adolescents: using the menstrual cycle as a vital sign. Obstet Gynecol. 2015;126:e143-6.

Bastos M, Stegeman BH, Rosendaal FR, et al. Combined oral contraceptives: venous thrombosis. Cochrane Database Syst Rev. 2014;(3).

Conselho Federal de Medicina. Código de Ética Médica. Resolução CFM nº 1931/2009 Disponível em: http://www.rcem.cfm.org.br/index.php/cem-atual. Acessado em: 11 set. 2017.

Deligeoroglou E, Tsimaris P. Mestrual disturbances in puberty. Best Practice & Research Clinical Obstetrics and Gynaecology. 2010;24:157-171.

Fraser IS, Critchley HOD, Broder M, Munro MG. The FIGO recommendations on terminologies and definitions for normal and abnormal uterine bleeding. Semin Reprod Med. 2011;29:383-390.

Friedman JO. Factors associated with contraceptive satisfaction in adolescent women using the IUD. J Pediatr Adolesc Gynecol. 2015;28:38-42.

Gray SH. Menstrual disorders. Pediatrics in review. 2013;34:6-18.

Iacovides S, Avidon I, Baker FC. What we know about primary dysmenorrhea today: a critical review. Human Reproduction Update. 2015;21:762-78.

Lourenço B, Queiroz LB, da Silva LEV, Leal MM (org.). Medicina de adolescentes. Barueri: Manole, 2015;(1):198.

Ministério da Saúde (BR). Anticoncepção de emergência. Perguntas e respostas para profissionais de saúde. Série Direitos Sexuais e Direitos Reprodutivos. Caderno n. 3. Brasília, Ministério da Saúde, 2005. Disponível em: <http://www.redece.org/manualce2005.pdf>.

Ministério da Saúde (BR). Informações de Saúde Estatísticas Vitais. Sistema de Informações sobre Nascidos Vivos – SINASC. Departamento de Informática do SUS – DATASUS. Brasília, DF, 2017. Disponível em: http://www2.datasus.gov.br/DATASUS/index.php?area=0205&id=6936. cessado em: 8 set. 2017.

Ministério da Saúde (BR). Instituto Brasileiro de Geografia e Estatística – IBGE. Coordenação de População e Indicadores Sociais. Pesquisa Nacional de Saúde do Escolar 2015. Disponível em: http://biblioteca.ibge.gov.br/visualizacao/livros/liv97870.pdf.

Ministério da Saúde (BR). Secretaria de Vigilância em Saúde. Departamento de DST, Aids e Hepatites Virais. Pesquisa de conhecimentos, atitudes e práticas na população brasileira de 15 a 64 anos 2013 (PCAP). Brasília, Ministério da Saúde, 2016.

Nur Azurah AG, Sanci L, Moore E, Grover S. The quality of life of adolescents with menstrual problems. J Pediatr Adolesc Gynecol. 2013;26:102-108.

Powell A. Choosing the right oral contraceptive pill for teens. Pediatr Clin N Am. 2017;64:343-58.

Richards MJ, Buyers E. Update on adolescent contraception. Advances in Pediatrics. 2016;63:429-51.

Rome ES, Issac V. Sometimes you do get a second chance: emergency contraception for adolescents. Pediatr Clin North Am. 2017;64:371-380.

Rosenfield RL. The diagnosis of polycistic ovary syndrome in adolescentes. Pediatrics. 2015;136:1154.

US Selected Practice Recommendations for Contraceptive Use, 2013. Disponível em: http://www.cdc.gov/mmwr/preview/mmwrhtml/rr6205a1.htm.

World Health Organization. Medical eligibility criteria for contraceptive use – 5th ed. 2015. Disponível em http://www.who.int/reproductivehealth/publications/family_planning/mec-wheel-5th/en/.

World Health Organization. Multicenter study on menstrual and ovulatory patterns in adolescent girls. II. Longitudinal study of menstrual patterns in the early postmenarcheal period, duration of bleeding episodes and menstrual cycles. World Health Organization Task Force on Adolescent Reproductive Health. J Adolesc Health Care. 1986;7:236-244.

World Health Organization. Selected practice recommendations for contraceptive use. 3. ed. 2016; p.15.

PARTE 3

TERAPIA INTENSIVA PEDIÁTRICA

Coordenadores

Albert Bousso

Andrea Maria Cordeiro Ventura

36

Avaliação da Criança Gravemente Enferma

■ Daniela Carla de Souza

Introdução

As crianças apresentam potencial de deterioração clínica rápida e, dependendo da idade e da habilidade cognitiva, não são capazes de verbalizar o que estão sentindo, o que adiciona maior complexidade à avaliação clínica. Além disso, o avanço da Medicina tem elevado a sobrevida de crianças com alguma comorbidade, como recém-nascidos, principalmente os prematuros, de baixo peso e de muito baixo peso; crianças com doenças crônicas (neoplasias, transplante de medula óssea ou de órgãos sólidos, asplenia, imunodeficiências); crianças em uso de terapia imunossupressora; e crianças hospitalizadas com cateteres ou sondas ou que utilizam antibióticos. Essas crianças apresentam risco elevado de deterioração clínica súbita e podem estar presentes tanto nos serviços de emergência como nas unidades de internação. O atraso no reconhecimento da deterioração do quadro clínico pode ser um fator determinante para evolução desfavorável: choque; insuficiência respiratória; ou parada cardiorrespiratória e óbito.

A identificação e pronta intervenção das crianças gravemente enfermas têm relação direta com o prognóstico. Neste capítulo, serão discutidos os principais sinais e sintomas que identificam as crianças gravemente enfermas e sua abordagem sistemática, conduta esta que pode antecipar possível evolução para parada cardiorrespiratória. Também será discutido o uso de escores de deterioração clínica precoce em crianças hospitalizadas.

Avaliação sistemática dos sinais e sintomas de alerta em crianças gravemente enfermas

Com o objetivo de promover diagnóstico e tratamento precoces e adequados de crianças gravemente enfermas, é recomendada uma abordagem sistemática da criança por meio da utilização de sinais e de sintomas que apresentam uma boa relação de sensibilidade e especificidade com a gravidade do quadro clínico. Essa abordagem permite diagnóstico mais preciso e abordagem terapêutica precoce e agressiva nos casos necessários, com melhora do prognóstico dos pacientes.

A avaliação sistemática da criança gravemente enferma, conforme preconizada pela Organização Mundial da Saúde (OMS) e American College of Critical Care Medicine – Paediatric Advanced Life Support (ACCM/PALS), inclui:

- Avaliação rápida de todos os sintomas e sinais que a criança apresenta, permitindo o reconhecimento precoce dos sinais de angústia e de insuficiência respiratória e choque, condições potencialmente graves que colocam a criança em risco de vida;
- Classificação do quadro clínico de acordo com os sinais e sintomas avaliados;
- Tratamento ágil e precoce e melhora da evolução destes pacientes.

Avaliação geral

Consiste de uma avaliação inicial visual e auditiva da criança gravemente enferma por meio da observação da aparência da criança, do esforço respiratório e da circulação. Deve ser realizada pelo profissional de saúde que entra em contato com a criança no primeiro momento. Durante esta fase, a criança deve permanecer no colo dos familiares, em uma posição confortável.

A avaliação geral inclui:

1. **Avaliação da pele:** alteração da cor rósea normal das mucosas e leitos ungueais, coloração marmórea, tempo de enchimento capilar prolongado, extremidades frias, presença de cianose (central ou periférica), presença de icterícia.
2. **Sinais de desidratação:** fontanela deprimida, choro sem lágrimas, olhos encovados, mucosas secas, alteração do turgor da pele.
3. **Avaliação da respiração:** bradipneia ou taquipneia, estridor, sibilos, batimento de asas nasais, retrações torácicas.
4. **Nível de consciência:** desperta e alerta, responde a comandos verbais, resposta apenas a estímulo doloroso, não responsiva. O nível de reatividade e responsividade da criança reflete a perfusão cerebral. Alteração do nível de consciência pode ser sinal de hipóxia, choque descompensado e hipoglicemia.

O profissional de saúde deve verificar a presença de sinais de perigo, como tosse ou dificuldade para respirar; avaliar a aparência da criança, o trabalho respiratório e a circulação; e identificar as crianças que estão gravemente enfermas ou as que necessitam de atenção imediata (Quadro 36.1).

Quadro 36.1 Sinais e sintomas que identificam a criança gravemente enferma.

Sinais e sintomas	Conduta
Sinais de aumento do esforço respiratório (taquipneia, batimento de asas nasais, retrações intercostais, subcostais e supraesternais, estridor em uma criança calma)	Criança gravemente enferma. Necessitam de atenção e de tratamento imediato imediatos.
Sinais de alteração da perfusão tecidual (taquicardia, tempo de enchimento capilar lentificado, pele marmórea, pulsos periféricos finos ou ausentes, hipotensão)	
Sinais de alteração do nível de consciência (criança não interage com o meio, presença de letargia, criança inconsciente)	
Presença de outros sinais como: alteração do tono muscular, presença de cianose, convulsão, sinais de desidratação, presença de púrpura e/ou petéquia	

(Continua)

Quadro 36.1 Sinais e sintomas que identificam a criança gravemente enferma. *(Continuação)*

Sinais e sintomas	Conduta
Criança que não aceita dieta Respiração rápida (sem outros sinais de aumento do esforço respiratório) Vômito frequente Recém-nascido < 7 dia História de intoxicação	Necessitam prioridade
Crianças que aparentam estar bem, mas apresentam diarreia, devem permanecer em observação e receber terapia de reidratação oral	Risco de deterioração

Fonte: Desenvolvido pela autoria.

A avaliação geral é uma parte importante do exame físico. Uma vez que a criança, em geral, não é capaz de verbalizar suas queixas, o profissional a classifica com bases nas informações fornecidas pelos pais e parentes e nos dados do da avaliação física inicial. Com base nos dados obtidos na avaliação geral, o profissional de saúde deve classificar a doença e determinar sua gravidade: se a criança tem uma condição potencial ou não de risco de vida, e iniciar as intervenções necessárias em cada caso.

Avaliação primária

Consiste na avaliação prática das funções cardiopulmonar e neurológica para classificar a condição da criança. Usa uma abordagem ABCDE (Quadro 36.2):

Quadro 36.2 Avaliação inicial da criança gravemente enferma.

Avaliação primária – Abordagem ABCDE	
A. Vias aéreas	Avalia a permeabilidade da via aérea mediante avaliação dos movimentos do tórax e do abdome, avaliação do movimento de ar pelo nariz e boca, ausculta dos sons inspiratórios e movimentação do ar. Deve-se determinar se a via aérea está desobstruída, mantida ou não mantida
B. Respiração	Inclui a avaliação da frequência respiratória, do esforço respiratório, volume corrente, sons pulmonares e de vias aéreas e oximetria de pulso
C. Circulação	Inclui análise da função cardiovascular e de órgão-alvo É avaliada por meio da cor e da temperatura da pele, frequência cardíaca, ritmo cardíaco, pressão arterial, pulsos (centrais e periféricos), tempo de enchimento capilar, cor e temperatura da pele, nível de consciência e débito urinário

(Continua)

Quadro 36.2 Avaliação inicial da criança gravemente enferma. *(Continuação)*

Avaliação primária – Abordagem ABCDE	
D. Disfunção/ incapacitação	Tem por objetivo avaliar a função do córtex cerebral e tronco encefálico e estabelecer o nível de consciência da criança gravemente enferma Deve ser avaliada por meio de: • Escala de Resposta Pediátrica (AVDN: alerta; voz; dor; não responsividade) • Escala de Coma de Glasgow (avalia o nível de consciência da criança e suas condições neurológicas) • Resposta pupilar à luz (avalia a função do tronco encefálico) As causas de diminuição do nível de consciência em crianças incluem: perfusão cerebral inadequada, lesão cerebral traumática, encefalite, meningite, hipoglicemia, drogas, hipoxemia, hipercapnia
E. Exposição	É o componente final da avaliação primária A criança gravemente enferma deve ser despida para permitir um exame físico dirigido, avaliando-se a face, tronco, extremidades e pele Devem-se procurar evidências de trauma, sangramentos, queimaduras, marcas incomuns sugestivas de abuso Palpar as extremidades e observar a reação da criança Na deixar de avaliar a temperatura central. Deve-se ter cuidado com a coluna vertebral ao se movimentar qualquer paciente com suspeita de lesão de coluna

Fonte: Desenvolvido pela autoria.

Avaliação secundária

Consiste na realização de história e de exame físico dirigidos. Após avaliação inicial ou primária, identificação de potencial gravidade e intervenções, o profissional de saúde deve realizar a história na tentativa de identificar aspectos importantes para condução do caso. Questionar dados do início da doença (sinais e sintomas), história de alergias, uso de medicações, passado médico, hora da última refeição e outros eventos que possam estar relacionados, como tempo até a chegada ao hospital, intervenções prévias. Nesta etapa, também deve ser realizado um exame físico detalhado do paciente.

Avaliação terciária

Consiste na realização de exames complementares (laboratoriais, radiográficos e outros exames avançados) para se avaliarem anormalidades respiratórias e circulatórias.

Reconhecimento da angústia respiratória e da insuficiência respiratória

A insuficiência respiratória em crianças pequenas pode progredir rapidamente para parada respiratória e, depois, para parada cardíaca, que tem prognóstico reservado se não revertida prontamente. O profissional de saúde deve estar apto a reconhecer rapidamente os sinais de angústia respiratória (paciente que está se esforçando muito para respirar) e de insuficiência respiratória (quadro de deterioração da função respiratória, que pode progredir rapidamente para parada respiratória) e instituir as medidas necessárias, que podem ser simplesmente o posicionamento adequado do paciente.

A angústia respiratória é um estado clínico caracterizado por aumento da frequência respiratória (taquipneia) e aumento do esforço respiratório. Os sinais clínicos geralmente incluem taquipneia, taquicardia, aumento do esforço respiratório (batimento de asas do nariz, retrações torácicas), sons anormais nas vias aéreas (estridor, sibilos, gemido expiratório), palidez cutânea, extremidades frias, alterações do nível de consciência. Esses indicadores podem variar quanto à gravidade.

A insuficiência respiratória é um estado clínico de oxigenação ou ventilação inadequada, ou ambos. Geralmente é o estágio final da angústia respiratória. No início do quadro, o aumento do trabalho respiratório permite a adequada troca gasosa, mas à medida que o quadro progride e a criança se cansa, os mecanismos compensatórios falham e a troca gasosa torna-se ineficiente (presença de hipoxemia, hipercapnia e acidose). São sinais clínicos de insuficiência respiratória: taquipneia acentuada; bradipneia ou apneia; taquicardia ou bradicardia; aumento, redução ou ausência de esforço respiratório; cianose; movimentação de ar distal fraca ou ausente; estupor e coma.

A avaliação da respiração inclui a análise da frequência respiratória, do esforço respiratório, do volume-corrente, dos sons pulmonares e das vias aéreas e da oximetria de pulso.

A frequência respiratória normal é inversamente proporcional à idade. Deve ser avaliada antes da manipulação da criança, pois a ansiedade e a agitação comumente alteram a frequência basal. A frequência respiratória anormal é classificada como: taquipneia; bradipneia; ou apneia, que é definida como a cessação do fluxo de ar inspiratório por 20 segundos ou pouco menos, se acompanhado de bradicardia, cianose ou palidez.

O aumento da frequência respiratória é um mecanismo compensatório para melhorar a oxigenação, ventilação ou ambas em crianças com problemas respiratórios agudos. A taquipneia pode ou não estar associada a aumento do esforço respiratório. O aumento da frequência respiratória é um sinal precoce de angústia respiratória. Lembrar que condições que aumentam a demanda metabólica, como febre, dor, ansiedade, estresse, esforço físico, sepse e acidose metabólica, associadas à desidratação, devem ser lembradas como causas do aumento da frequência respiratória basal.

A bradipneia é uma frequência respiratória mais lenta do que o normal para a idade. Em geral, é um sinal avançado de angústia respiratória, que sinaliza parada iminente. As causas de bradipneia incluem fadiga, lesão do sistema nervoso central (SNC) ou infecção, hipotermia, uso de medicações.

O aumento do esforço respiratório resulta de obstrução ao fluxo de ar (p. ex., asma, bronquiolite) ou condições como pneumonia e edema pulmonar, que tornam os pulmões menos complacentes (mais rígidos e difíceis de se insuflarem). Os sinais de aumento do esforço respiratório também refletem a tentativa da criança de melhorar a oxigenação, a ventilação ou ambas. Os sinais incluem batimento de asas do nariz, retrações torácicas com o uso de musculatura acessória, meneio da cabeça ou respiração abdominal, aumento do tempo inspiratório e expiratório, respiração agônica. Esses sinais devem ser utilizados para classificar a gravidade da criança e a urgência da intervenção.

A avaliação clínica do volume-corrente (volume de gás de cada respiração, expresso em mL/kg) pode ser realizada por meio da observação da expansão da parede torácica durante a inspiração e da ausculta da movimentação de ar. A redução do volume-corrente geralmente resulta de um trabalho respiratório insuficiente.

A avaliação dos sons respiratórios e pulmonares é realizada mediante ausculta do movimento de ar pelas vias aéreas e pulmões. A avaliação dos sons respiratórios pode ser difícil ou fácil, dependendo da cooperação da criança. Os sons anormais incluem estridor, gemido expiratório, sibilos e estertores. A presença de estridor inspiratório é um sinal clínico de obstrução das vias aéreas superiores, enquanto os sibilos expiratórios são sinais de obstrução das vias aéreas inferiores. O profissional de saúde deve avaliar também a simetria dos sons respiratórios, que, quando anormais, podem indicar condições potencialmente graves, como pneumotórax, derrame pleural, aspiração de corpo estranho, atelectasia lobar e obstrução brônquica por tampão mucoso.

A cianose é um sinal tardio de hipoxemia. A presença de cianose requer que aproximadamente 5 g Hgb/dL devem estar dessaturados, e sua presença depende da concentração de hemoglobina. Uma vez que a concentração de hemoglobina em crianças é menor do que em adultos, o conteúdo sanguíneo de oxigênio deve cair a níveis muito baixos para que a cianose se torne um sinal clínico evidente.

Todas as alterações da fisiologia respiratória (aumento da frequência respiratória, aumento do esforço respiratório, aumento da frequência cardíaca), em crianças com patologia aguda do sistema respiratório, são mecanismos respiratórios que visam compensar a queda do conteúdo arterial de oxigênio (CaO_2= [1,36 × concentração de hemoglobina × saturação de oxigênio] + (0,003 × PaO_2)) e o aumento da concentração sanguínea de dióxido de carbono. O aumento da frequência cardíaca em crianças com angústia ou insuficiência respiratória tem como objetivo o aumento do débito cardíaco na tentativa de compensar a queda do CaO_2 e manter a perfusão tecidual.

A hipercapnia decorrente da ventilação inadequada pode ocorrer por redução do esforço respiratório (hipoventilação central) ou qualquer patologia das vias aéreas ou do tecido pulmonar. Na hipercapnia, ocorrem queda da eliminação do CO_2 e elevação da $PaCO_2$, produzindo acidose respiratória. Os pacientes apresentam taquipneia (na tentativa de eliminar o excesso de CO_2), aumento do esforço respiratório, agitação e ansiedade, alteração do nível de consciência. Os sinais clínicos de hipercapnia são inespecíficos, muitas vezes idênticos aos sinais clínicos de hipoxemia. A confirmação diagnóstica requer a coleta de uma gasometria arterial.

Segundo o Ministério da Saúde, a frequência respiratória alterada (Quadro 36.3) e a presença de tiragem subcostal (retração da parede torácica inferior quando a criança inspira) são sinais de alerta, uma vez que são preditores de pneumonia grave.

Quadro 36.3 Definição de frequência respiratória elevada para a idade.

Idade	Definição de respiração rápida
2 meses a menor de 12 meses	50 ou mais por minuto
1 ano a menor de 5 anos	40 ou mais por minuto

Fonte: Adaptado de AIDIPI/MS/Brasil.

Tanto a insuficiência respiratória como a angústia respiratória podem ser decorrentes de obstrução da via aérea superior ou inferior, por doença do tecido pulmonar ou por comprometimento do controle da respiração. Esses problemas podem estar presentes simultaneamente (Quadro 36.4).

Quadro 36.4 Classificação dos problemas respiratórios por tipo.

Classificação dos problemas respiratórios	Causas
Obstrução da via aérea superior Nariz Faringe Laringe	Aspiração de corpo estranho. Edema dos tecidos de revestimento das vias aéreas superiores (anafilaxia, hipertrofia de amígdalas, crupe ou epiglotite) Massa que comprometa a luz da via aérea (abscesso faríngeo ou periamigdaliano ou tumor). Anormalidades congênitas das vias aéreas (anéis traqueais completos congênitos)
Obstrução da via aérea inferior Porção baixa da traqueia Brônquios Bronquíolos	Asma Bronquiolite

(Continua)

Quadro 36.4 Classificação dos problemas respiratórios por tipo. *(Continuação)*

Classificação dos problemas respiratórios	Causas
Doença do tecido pulmonar	Pneumonia Edema pulmonar (cardiogênico; extravasamento capilar, como sepse) Síndrome da angústia respiratória aguda Contusão pulmonar (trauma)
Alteração do controle da respiração Alterações neurológicas	Convulsões Infecções do sistema nervoso central Trauma cranioencefálico Tumor cerebral Hidrocefalia doença neuromuscular

Fonte: Desenvolvido pela autoria.

Reconhecimento do choque

O prognóstico das crianças gravemente enfermas pode melhorar muito com o pronto reconhecimento e tratamento do choque. Se não tratado, o choque pode progredir rapidamente para insuficiência cardiopulmonar e, depois, para parada cardíaca. Se a criança em choque desenvolver parada cardíaca, o prognóstico é ruim. Quanto mais cedo o médico reconhecer o choque, estabelecer as prioridades e iniciar o tratamento, maiores serão as chances de a criança ter um prognóstico favorável.

O choque é uma condição crítica, que resulta de uma distribuição inadequada de oxigênio e nutrientes aos tecidos para as demandas metabólicas teciduais. Deve-se enfatizar que a definição de choque não depende da pressão arterial; o choque pode ocorrer com pressão arterial sistêmica normal, aumentada ou diminuída. Na maioria das crianças, o choque se caracteriza por débito cardíaco baixo. Todas as formas de choque podem comprometer a função dos órgãos vitais, como cérebro e rins.

O fluxo sanguíneo adequado para os tecidos é determinado pelo débito cardíaco e pela regulação local de fluxo sanguíneo para os tecidos, com base na demanda metabólica. O débito cardíaco é definido como o volume de sangue ejetado pelo coração em 1 minuto. É o produto do volume sistólico (volume de sangue ejetado pelo coração a cada contração) e da frequência cardíaca. O volume sistólico é determinado por três fatores: pré-carga; contratilidade; e pós-carga.

Nas crianças em choque, o baixo débito cardíaco é compensado pelo aumento da frequência cardíaca (mecanismo limitado) e do aumento do volume sistólico (aumento da pré-carga, aumento da contratilidade e aumento ou redução da pós-carga, de acordo com mecanismo fisiopatológico de cada tipo de choque) (Quadro 36.5).

O choque pode resultar de:

- Volume insuficiente de sangue ou capacidade inadequada de transporte de oxigênio (choque hipovolêmico).
- Distribuição inadequada de volume de sangue (choque distributivo).
- Comprometimento da contratilidade cardíaca (choque cardiogênico).
- Fluxo sanguíneo obstruído (choque obstrutivo).

Quadro 36.5 Mecanismos compensatórios para manter o débito cardíaco e a perfusão tecidual nos diversos tipos de choque.

Choque	Pré-carga	Contratilidade	Pós-carga
Hipovolêmico	↓	Normal ou ↑	↑
Distributivo	Normal ou ↓	Normal ou ↓	Variável
Séptico	↓	Normal ou ↓	Variável
Cardiogênico	Variável	↓	↑

Fonte: Desenvolvido pela autoria.

Na prática clínica, a presença de choque é avaliada por intermédio de parâmetros clínicos que avaliam a função cardiovascular e a função de órgão-alvo, ou seja, pela avaliação da circulação. A função cardiovascular é avaliada por meio da cor e da temperatura da pele, frequência cardíaca, ritmo cardíaco, pressão arterial, pulsos periféricos e centrais, tempo de enchimento capilar. A função de órgão-alvo é avaliada pela perfusão cerebral (nível de consciência), perfusão cutânea (cor e temperatura da pele, tempo de enchimento capilar) e perfusão renal (débito urinário).

A alteração da cor e da temperatura da pele e do tempo de enchimento capilar (normal < 2 segundos) refletem alteração da perfusão cutânea e podem indicar anormalidades no débito cardíaco, com fornecimento insuficiente de oxigênio para os tecidos. Desidratação, choque e hipotermia são causas de alteração da função cardíaca em crianças com consequente hipoperfusão cutânea precoce.

A avaliação dos pulsos centrais e periféricos auxilia no diagnóstico de choque. Os pulsos centrais (femoral, carotídeo, axilar) e periféricos (braquial, radial, pedioso e tibial posterior) devem ser facilmente palpáveis. O enfraquecimento dos pulsos centrais é um sinal preocupante que requer uma intervenção rápida para evitar uma parada cardíaca.

Assim como a frequência respiratória, a frequência cardíaca varia de acordo com a faixa etária da criança, o nível de atividade e a condição clínica. A frequência cardíaca deve ser avaliada preferencialmente com a criança calma. O aumento de frequência cardíaca é um sinal precoce, porém pouco específico de choque em crianças. Representa uma tentativa do organismo de manter o débito cardíaco (débito cardíaco = volume sistólico × frequência cardíaca) e a perfusão tecidual adequados. Quando o aumento da FC não consegue manter a oferta de oxigênio e o débito cardíaco adequados, desenvolvem-se hipóxia, hipercarbia e acidose. A presença de acidose persistente compromete a função miocárdica e, se não prontamente revertida, seguem-se bradicardia e parada cardíaca. Os valores anormais da FC para cada faixa etária são apresentados na Tabela 36.1.

A hipotensão é um sinal tardio de choque em crianças. Para medir a pressão arterial, é preciso usar um *cuff* de tamanho adequado: o manguito com *cuff* deve cobrir cerca de 40% da circunferência da metade superior do braço e o *cuff* de pressão arterial deve cobrir pelo menos 50% a 75% da parte superior do braço (axila até fossa cubital). Os valores de pressão arterial também variam de acordo com a faixa etária (Tabela 36.1). Em crianças de 1 a 10 anos, a hipotensão pode ser definida de acordo com a seguinte fórmula: pressão arterial sistólica < 70 mmHg + [idade da criança em anos × 2] mmHg.

A perfusão cerebral deve ser avaliada por meio da verificação do nível de consciência, do tono muscular e reflexos pupilares. Os sinais clínicos de perfusão cerebral refletem a função circulatória. Perda de tono muscular, convulsão, dilatação pupilar, inconsciência, confusão mental e agitação, irritabilidade, letargia são sinais neurológicos que indicam hipóxia cerebral, que deve ser prontamente revertida.

A perfusão renal é avaliada por meio do débito urinário que varia em função da idade. O débito urinário normal é de 1,5 a 2 mL/kg/h em lactentes e crianças pequenas. Em crianças mais velhas e adolescentes, o débito urinário normal é de 1 mL/kg/h. A queda do débito urinário, em geral, representa hipovolemia ou baixa perfusão renal.

A gravidade do choque é geralmente caracterizada por seus efeitos sobre a pressão arterial sistólica. O choque é descrito como compensado quando os mecanismos compensatórios são capazes de manter a pressão arterial sistólica (PAS) dentro de uma faixa de normalidade (> P_5 de pressão arterial sistólica para idade). Quando os mecanismos compensatórios falham e a pressão arterial sistólica cai, o choque é classificado como hipotensivo.

O choque compensado caracteriza-se por sinais de perfusão tecidual inadequada e PAS dentro da faixa de normalidade para a idade. Nesta situação, o organismo lança mão dos seguintes mecanismos compensatórios para manter o fluxo sanguíneo adequado para o cérebro e coração: aumento da frequência cardíaca; e aumento da resistência vascular sistêmica (pele fria e pálida, pulsos periféricos fracos) e da resistência vascular esplâncnica (oligúria).

Se a criança apresentar sinais de hipoperfusão tecidual e pressão arterial sistólica inadequada, faz-se o diagnóstico de choque hipotensivo. Nesta fase, os mecanismos compensatórios falham e a criança apresenta

Tabela 36.1 Sinais vitais específicos de cada faixa etária para definição de choque (valores inferiores de FC e pressão arterial sistólica (PAS) são referentes ao P5 e valores superiores de FC são referentes ao P95).

Grupo Etário	FC, bpm Taquicardia Bradicardia	FR, rpm	Contagem de leucócitos Leucócitos × $10^3/mm^3$	PAS, mmHg	Temperatura (°C)
0 a 1 mês	> 205 < 85	> 60	> 34	< 60	< 36 ou > 38
≥ 1 a 3 meses	> 205 < 85	> 60	> 19,5 ou < 5	< 70	< 36 ou > 38
≥ 3 meses a 1 ano	> 190 < 100	> 60	> 19,5 ou < 5	< 70	< 36 ou > 38,5
≥ 1 ano a 2 anos	> 190 < 100	> 40	> 17,5 ou < 5	< 70 + (idade em anos × 2)	< 36 ou > 38,5
≥ 2 a 4 anos	> 140 < 60	> 40	> 15,5 ou < 6	< 70 + (idade em anos × 2)	< 36 ou > 38,5
≥ 4 a 6 anos	> 140 < 60	> 34	> 13,5 ou < 4,5	< 70 + (idade em anos × 2)	< 36 ou > 38,5
≥ 6 a 10 anos	> 140 < 60	> 30	> 11 ou < 4,5	< 70 + (idade em anos × 2)	< 36 ou > 38,5
≥ 10 a 13 anos	> 100 < 60	> 30	> 11 ou < 4,5	< 90	< 36 ou > 38,5
≥ 13 anos	> 100 < 60	> 16	> 11 ou < 4,5	< 90	< 36 ou > 38,5

bpm: batimentos por minuto; FC: Frequência cardíaca; PAS: pressão arterial sistólica.
Fonte: Desenvolvida pela autoria.

sinais de alteração do nível de consciência. Em geral, se o médico não for capaz de palpar os pulsos radiais ou braquiais e os pulsos centrais forem fracos ou ausentes, deve-se considerar que a criança esteja com hipotensão e iniciar as medidas necessárias para reverter o quadro rapidamente.

O médico deve estar atento para os sinais clínicos de deterioração do quadro de choque, que pode resultar em parada cardíaca. Os sinais de alerta incluem perda dos pulsos periféricos e deterioração do nível de consciência. A bradicardia e os pulsos centrais fracos a ausentes em uma criança ainda responsiva são sinais perigosos de parada cardíaca iminente.

As metas do tratamento do choque são evitar a lesão de órgão terminal e impedir a progressão para insuficiência cardiopulmonar e parada cardíaca. Uma vez que o profissional de saúde identifique uma criança em choque, deve-se iniciar rapidamente a ressuscitação, objetivando-se a normalização de todos os sinais de alteração da perfusão tecidual.

Escores de deterioração clínica precoce

Entre 0,7% e 3% das crianças hospitalizadas apresentam parada cardiorrespiratória (PCR) durante a internação. Trata-se de uma situação incomum, porém, quando ocorre, o prognóstico é ruim: 15% a 36% dessas crianças não sobreviverão à alta hospitalar.

É sabido que tanto a PCR como o óbito inesperado que ocorrem dentro do hospital, em geral, são precedidos por sinais e sintomas de deterioração do quadro clínico. Da mesma forma, as admissões não planejadas na unidade de terapia intensiva pediátrica (UTIP) são comumente precedidas por anormalidades dos sinais vitais que não foram percebidas pela equipe e nas quais nenhuma intervenção foi feita. O reconhecimento precoce dos pacientes com sinais de deterioração do quadro clínico e a identificação do grau de severidade da doença, alocando-se o paciente no nível de cuidado de acordo com sua gravidade, representam medidas de qualidade.

Os profissionais de saúde devem estar aptos a identificar precocemente sinais de deterioração do estado clínico dos pacientes, evitando situações de emergência, como choque, insuficiência respiratória e parada cardiorrespiratória, fora das unidades críticas.

- Além da complexidade dos pacientes pediátricos, o despreparo dos profissionais de saúde no reconhecimento e tratamento de crianças gravemente enfermas é outro fator que corrobora a preocupação para desenvolver ferramentas capazes de auxiliar na identificação de crianças hospitalizadas antes de situações iminentes de óbito.
- Desde 2005, vem crescendo o interesse por ferramentas que possam identificar precocemente os sinais de deterioração clínica em crianças hospitalizadas. Esses escores devem ser de fácil aplicação, rápida avaliação, não devem gerar aumento excessivo da carga de trabalho da equipe e devem ser um instrumento de comunicação eficiente entre os profissionais de saúde. O objetivo de se adotar um escore que identifique precocemente crianças com potencial de deterioração clínica é que a assistência necessária seja instituída imediatamente, evitando eventos súbitos, que possam aumentar a morbimortalidade destes pacientes.
- Alguns autores afirmam que a necessidade de intubação traqueal, o início de aminas vasoativas e a necessidade de mais de três bólus de fluidos na 1ª hora de admissão na UTI ou, até mesmo, antes da admissão na unidade crítica, são exemplos de situações que podem ser evitadas pela adoção de escores pediátricos de deterioração clínica precoce.
- Os escores de deterioração clínica precoce, como o PEWS (*Pediatric Eraly Warming Score* ou, em português, Escore Pediátrico de Alerta Precoce), foram desenvolvidos para refletir a tendência na condição clínica, permitindo identificação precoce de sinais de deterioração clínica, e não como indicador de situações de emergência ou admissão em unidades críticas. O escore PEWS foi descrito pele primeira vez, em 2005, por um enfermeiro da Universidade de Brighton. Desde então, várias adaptações e versões modificadas foram publicadas. O PEWS é uma ferramenta de avaliação do quadro clínico de crianças hospitalizadas com base na avaliação clínica de três componentes: neurológico; cardiovascular; e respiratório (Tabela 36.2).
- Estudos já demonstraram que a utilização de escores de identificação de sinais de alerta de deterioração clínica precoce, como o PEWS, promoveu redução de paradas respiratórias e cardiorrespiratórias fora da UTIP, sem aumento da carga de trabalho da equipe de enfermagem, com redução das taxas de transferência tardias para unidades críticas, redução de cerca de 50% de transferências de emergência para a UTI e redução das taxas de chamadas dos pediatras e fisioterapeutas em unidades de internação.

Tabela 36.2 Escore de deterioração clínica precoce.

	0	1	2	3	Escore
Comportamento / Estado neurológico	• Ativo	• Dormindo / Sonolento / Hipoativo-Irritado / consolável	• Irritado / Inconsolável	• Letárgico / Confuso / Obnubilado / Resposta a dor inapropriada ou diminuída	
Cardiovascular	• Corado / Rosado • Tempo de enchimento capilar (TEC) de 1 a 2 segundos	• Pálido • TEC de 3 segundos • Taquicardia (FC acima do limite superior para a idade	• Cinza / Moteado • TEC 4 segundos • Taquicardia (FC ≥ 20 bpm acima do limite superior para a idade)	• Acinzentado / cianótico • TEC ≥ 5 segundos • Taquicardia (FC ≥ 30 bpm acima do limite superior para a idade) ou bradicardia	
Respiratório	• Eupneico • Sem retrações	• FR acima do limite superior para a idade • Uso de musculatura acessória • Necessidade de FiO_2 ≥ 30% • Necessidade de mais de 4 L de O_2/min	• FR ≥ 20 rpm acima do limite superior para a idade • Retrações subcostais, intercostais e de fúrcula • Necessidade de FiO_2 ≥ 40% • Necessidade de mais de 6 L de O_2/min • Dependente de ventilação com pressão positiva	• FR ≤ 5 rpm abaixo do limite para a idade • Retrações subcostais, intercostais, de fúrcula, de esterno • Gemência • FiO_2 ≥ 50% • Necessidade de mais de 8 L de O_2/min	

Fonte: Desenvolvida pela autoria.

- Verde = escore 0 a 2 ⇒ não requer nenhuma intervenção. Manter a rotina de avaliações.
- Amarelo = escore 3 ⇒ notificar a enfermeira, que deve avaliar a criança.
- Laranja = escore 4 ⇒ a enfermeira deve notificar o médico responsável pelo caso, que deve avaliar a criança.
- Vermelho = escore ≥ 5 ⇒ a enfermeira e o residente do caso devem notificar o médico, que deve avaliar a criança imediatamente. Após avaliação, condutas devem ser tomadas com rapidez (tratamento e transferência para unidade crítica).

Se escore ≥ 7, acionar o Time de Resposta Rápida do hospital.

Nota:
- pacientes asmáticos em uso de inalação contínua com medicação broncodilatadora ou a cada hora devem ser automaticamente avaliados como escore 3 em virtude de seu estado respiratório;
- pacientes com vômitos persistentes após procedimento cirúrgico também devem ser avaliados como escore 3;
- utilizar o julgamento clínico e certificar-se de que o paciente está cumprindo os critérios de não apenas taquicardia quando classificar o sistema cardiovascular.

No Brasil, Miranda *et al.*, traduziram e adaptaram o PEWS. Os autores observaram, em um estudo piloto, que o PEWS, na sua versão traduzida e adaptada para o português, foi capaz de identificar crianças hospitalizadas com sinais de alerta para deterioração clínica. Esses mesmos autores validaram o PEWS em um hospital pediátrico em Feira de Santana, no estado da Bahia. Os autores observaram que um escore igual a 3 apresentou as maiores sensibilidade e especificidade e melhor acurácia para identificar deterioração clínica na população de crianças estudadas (sensibilidade = 74%, especificidade = 95,5%, valor preditivo positivo = 73% e valor preditivo negativo = 95%).

Os escores de deterioração clínica precoce devem ser aplicados pela equipe enfermagem, profissionais que ficam mais tempo em contato com o paciente. Os escores devem ser aplicados, pelo menos, a cada 4horas, junto com a avaliação dos sinais vitais.

- Além da avaliação clínica, a identificação de crianças com potencial de gravidade deve levar em consideração a preocupação da família com seu quadro clínico, a percepção da equipe de saúde de que algo não está indo bem, o uso de medicações de alto risco em unidades não críticas (Fluxograma de monitoramento das crianças gravemente enfermas, conforme Figura 36.1).

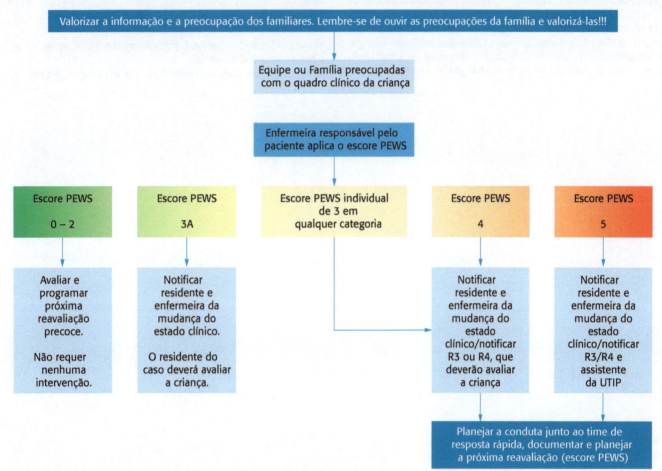

Figura 36.1 Fluxograma de monitoramento das crianças gravemente enfermas.
Fonte: Desenvolvida pela autoria.

■ BIBLIOGRAFIA CONSULTADA

Akre M, Finkelstein M, Erickson M, Liu M, Vanderbilt L, Billman G. Sensitivity of the pediatric early warning score to identify patient deterioration. Pediatrics. 2010;125(4):e763-9.

American Heart Association. PALS Pediatric Advanced Life Support Provider Manual. ISBN 978-1-61669-618-4, 2016.

Bell D, Mac A, Ochoa Y, Gordon M, Gregurich MA, Taylor T. The Texas Children's Hospital Pediatric Advanced Warning Score as a predictor of clinical deterioration in hospitalized infants and children: a modification of the PEWS tool. J Pediatr Nurs. 2013;28(6):e2-9.

Bousso A, Machado BM, Terra VM. Reconhecimento da criança gravemente enferma. In: Estratégia atenção integrada às doenças prevalentes da infância. São Paulo: AIDIPI, 2005.

Brady PW, Muething S, Kotagal U, Ashby M, Gallagher R, Hall D, et al. Improving situation awareness to reduce unrecognized clinical deterioration and serious safety events. Pediatrics. 2013;131(1):e298-308.

Chapman SM, Grocott MP, Franck LS. Systematic review of paediatric alert criteria for identifying hospitalised children at risk of critical deterioration. Intensive Care Med. 2010;36(4):600-11.

Davis AL, Carcillo JA, Aneja RK, Deymann AJ, Lin JC, Nguyen TC, et al. American College of critical care medicine clinical practice parameters for hemodynamic support of pediatric and neonatal septic shock. Crit Care Med. 2017;45(6):1061-93.

Hunt EA, Zimmer KP, Rinke ML, Shilkofski NA, Matlin C, Garger C, et al. Transition from a traditional code team to a medical emergency team and categorization of cardiopulmonary arrests in a children's center. Arch Pediatr Adolesc Med. 2008;162(2):117-22.

Kissoon N, Orr RA, Carcillo JA. Updated American College of Critical Care Medicine – pediatric advanced life support guidelines for management of pediatric and neonatal septic shock – relevance to the emergency care clinician. Pediatric Emergency Care. 2010;26(11):867-869.

Lilitos PJ, Hadley G, Maconochie I. Can paediatric early warning scores (PEWS) be used to guide the need for hospital admission and predict significant illness in children presenting to the emergency department? An Assessment of PEWS diagnostic accuracy using sensitivity and specificity. Emerg Med J. 2016;33:329-337.

Miranda JOF, Camargo CL, Sobrinho CLN, Portela DS, Monaghan A, Freitas KS, et al. Tradução e adaptação de um escore pediátrico de alerta precoce. Ver Bras Enferm. 2016;69(5):888-96.

Miranda JOF, Camargo CL, Sobrinho CLN, Portela DS, Monaghan A, Mendoza RF. Accuracy of a pediatric early warning score in the recognitipn of clinical deterioration. Rev Latino-Am Enfermagem. 2017; 25:e2012.

Parshuram CS, Bayliss A, Reimer J, Middaugh K, Blanchard N. Implementing the bedside paediatric early warning system in a community hospital: a prospective observational study. Paediatr Child Health. 2011;16(3):e18-22.

PAWC (MCWH): Provincial Reference Group. Integrated case management guidelines: the critically ill child, 1999. Disponível em: http:// www.capegateway.gov.za/Text/.../critically_ill_child_guidelines.pdf.

Society of Critical Care Medicine. Arterial catheter insertion. PFCCS pediatric fundamentel critical care support – the intensive care professionals. ISBN 978-0-936145-50-1, 2008.

Tucker KM, Brewer TL, Baker RB, Demeritt B, Vossmeyer MT. Prospective evaluation of a pediatric inpatient early warning scoring system. J Spec Pediatr Nurs. 2009;14(2):79-85.

UNICEF: The State of the World's Children 2009. New York, UNICEF, 2008; 121.

Watson RS, et al. The epidemiology of severe sepsis in children in the United States. Am J Respir Crit Care Med. 2003;167:695-701.

Watson S, Carcillo JA. Scope and epidemiology of pediatric sepsis. Pediatr Crit Care Med. 2005;6(3):S3-S5.

WHO: The World Health Report 2005. Geneve, WHO. 2005; 190-191.

37 Escores Preditivos

■ Graziela de Araujo Costa

Introdução

O avanço tecnológico nas unidades de terapia intensiva pediátricas (UTIP) as tornou preparadas para o tratamento de casos de alta complexidade e de alto custo. Com isso, faz-se necessário caracterizar o estágio da doença dos pacientes no momento e durante a internação, avaliando a gravidade e o prognóstico.

Essa avaliação pode ser feita por meio dos escores prognósticos de mortalidade e dos escores de disfunção orgânica. Os escores prognósticos de mortalidade quantificam objetivamente a gravidade do paciente criticamente enfermo, estimando a probabilidade de óbito e auxiliam nas diversas áreas do tratamento e atendimento, tais como seleção das medicações, orientação ética e estratégias econômicas; porém, sabe-se que o uso isolado desses escores é insuficiente para avaliar a eficiência de uma UTIP, sendo também necessário o uso de escores de disfunção orgânica, que avaliam a morbidade na UTI por meio da utilização de novas terapêuticas ou monitorizações instituídas durante a internação.

As disfunções orgânicas da criança e do adolescente gravemente doente apresentam condições de pior prognóstico à admissão ou durante a internação na UTIP. Há dificuldades, no momento da admissão, de se estabelecerem critérios clínicos e laboratoriais que possibilitem uma previsão do número e intensidade das disfunções orgânicas e a necessidade de intervenção diagnóstica e terapêutica.

Desde a introdução dos escores nas UTIP, seu uso tem sido cada vez mais frequente e, hoje, esses indicadores fazem parte da metodologia dos controles de qualidade e pesquisa. Eles são úteis para avaliar a qualidade do atendimento, comparar diferentes serviços, dimensionar os profissionais de acordo com o grau de complexidade, determinar o prognóstico e estimar o risco de mortalidade.

A utilização de um escore prático e objetivo, que apresente critérios clínicos e/ou laboratoriais que não espoliem ou retardem o tratamento dos pacientes é fator de impacto na qualidade de atendimento dos pacientes gravemente doentes.

O escore ideal deveria ser de fácil aplicação, não exigir grande experiência do observador, ser facilmente reprodutível, ter baixo custo, ser pouco invasivo e preciso. Porém, ainda não há consenso sobre qual poderia ser mais útil, quando utilizado, de forma padronizada, à internação para as crianças e adolescentes em UTIP.

Embora a atualização dos escores seja importante na recalibração, seu uso pode ser dificultado pelo custo ou acessibilidade da fórmula. Portanto, é importante que, antes da utilização de um escore, ele seja validado na UTIP na qual se pretende usá-lo uma vez que a população na qual ele será aplicado difere daquela para qual foi criado e validado.

Escores prognósticos de mortalidade

Pediatric Risk of Mortality – PRISM1 (Tabela 37.1)

O Pediatric Risk of Mortality (PRISM) foi validado por Pollack *et al.*, em 1988, a partir do Physiologic Stability Index (PSI); foram avaliados 1.415 pacientes de nove UTIP, dos Estados Unidos, entre 1984 e 1985, com

116 óbitos. As análises estatísticas eliminaram as categorias sem significância do PSI, diminuindo o número de variáveis fisiológicas, e atribuíram pesos diferentes às variáveis, criando e validando o PRISM, que utiliza 14 variáveis tanto fisiológicas como dados de exames laboratoriais; o risco de óbito é calculado mediante uma equação de regressão logística com a utilização do valor do PRISM, idade do paciente e presença ou não de cirurgia à admissão na UTIP; porém, não é influenciado significativamente pelo *status* operatório do paciente e não necessita de ajuste por diagnóstico de internação.

Apresenta uma excelente *performance* discriminatória e preditiva, sendo utilizado em muitas UTIP como escore prognóstico para avaliação da gravidade da doença.

Alguns estudos demonstraram que o PRISM pode ser utilizado como escore prognóstico de mortalidade em pacientes com choque séptico por meningococo; Costa *et al.* (2010) demonstraram que o PRISM tem boa capacidade de discriminação e calibração em UTIP gerais, assim como outros autores. Carroll *et al.* (1999) demonstraram que o PRISM pode ser utilizado como escore prognóstico de mortalidade em crianças que foram submetidas a transplante hepático. Gonzales-Luis *et al.* (2001) demonstraram que o PRISM é capaz de determinar ausência ou presença de comprometimento neurológico em crianças após acidente por submersão quando é menor ou igual a 8 ou maior ou igual a 24, embora entre valores intermediários seja difícil estabelecer essa correlação.

Porém, outros estudos demonstraram que o PRISM superestima a mortalidade ou apresenta discriminação e calibração insatisfatórias.

Tabela 37.1 Variáveis do PRISM.

Variáveis	Variação de acordo com a idade		Pontos
	Lactente	Criança	
PA sistólica (mmHg)	130-160 55-65 > 160 40-54 < 40	150-200 65-75 > 200 50-64 < 50	2 2 6 6 7
PA diastólica (mmHg)	Todas as idades > 110		6
Frequência cardíaca (bpm)	> 160 < 90	> 150 < 80	4 4
Frequência respiratória (rpm)	61-90 > 90 apneia	51-90 > 90 apneia	1 5 5
PaO$_2$ / FiO$_2$[a]	Todas as idades 200-300 < 200		2 3

(Continua)

Tabela 37.1 Variáveis do PRISM. *(Continuação)*

Variáveis	Variação de acordo com a idade		Pontos
	Lactente	Criança	
PaCO$_2$ (mmHg)[b]	Todas as idades 51-65 > 65		1 5
EC Glasgow[c]	Todas as idades < 8		6
Reações pupilares	Todas as idades Anisocóricas ou dilatadas Fixas e dilatadas		4 10
TP/TTPA	Todas as idades > 1,5 × controle		2
Bilirrubina total (mg/dL)	Maiores que 1 mês > 3,5		6
Potássio (mg/dL)	Todas as idades 3-3,5 6,5-7,5 < 3 > 7,5		1 1 5 5
Cálcio (mg/dL)	Todas as idades 7-8,0 12-15 < 7 > 15		2 2 6 6
Glicemia (mg/dL)	Todas as idades 40-60 250-400 < 40 > 400		4 4 8 8
Bicarbonato (mEq/L)[d]	Todas as idades < 16 > 32		3 3

a – Não deve ser realizado em pacientes com *shunt* intracardíaco ou com insuficiência respiratória crônica; existe necessidade de amostra arterial.
b – Pode ser realizado com amostra de sangue capilar.
c – Não pode ser realizado em pacientes com sedação, paralisia, anestesia ou disfunção neurológica crônica.
d – Podem-se utilizar os valores medidos.
Fonte: Adaptada de Pollack, *et al.*, 1988.

Pediatric Risk of Mortality III – PRISM III[21] (Tabela 37.2)

Em decorrência da introdução de novos protocolos de tratamento, intervenções terapêuticas e estratégias de monitorização, além da mudança no perfil da população internada em UTIP, foi feita a revalidação do PRISM, em 1996, por Pollack *et al.*, criando o PRISM III. Foi realizada uma coorte prospectiva em 32 UTIP, nos Estados Unidos, entre 1993 e 1994, que incluíram 11.165 admissões com 543 óbitos.

O risco de mortalidade pode ser calculado utilizando-se dados das primeiras 12 horas (PRISM III-12) ou das primeiras 24 horas de internação (PRISM III-24).

A regressão logística multivariada resultou em 17 variáveis fisiológicas subdivididas em 26 itens tanto para o PRISM III-12 como para o PRISM III-24. O PRISM III-24 mostrou melhor acurácia para o risco de mortalidade individual.

É um dos escores mais utilizados em UTIP nos Estados Unidos. Mostrou-se um modelo com boa acurácia e boa capacidade de discriminação, mesmo em outros países. Porém, até o ano de 2016, era protegido por licenças e patentes e, para se adquirirem as fórmulas e o cálculo final da probabilidade de óbito, era necessário o pagamento de uma taxa institucional anual.

Em 2016, foi publicada a atualização do PRISM III, o PRISM IV. Foram incluídos 10.078 pacientes de centros nos Estados Unidos. Esse escore utiliza as mesmas variáveis do PRISM III (Tabela 37.2), porém com modificação no modo de coleta dos dados.

Tabela 37.2 Variáveis do PRISM III.

Sinais vitais, cardiovasculares e neurológicos		
PA sistólica (mmHg)	Escore = 3	Escore = 7
Neonatal	40-55	< 40
Lactente	40-65	< 45
Criança	55-75	< 55
Adolescente	65-85	< 65
Temperatura	Escore = 3	
	< 33 ou > 40 °C	
Status neurológico	Escore = 5	
	Estupor/Coma ou Glasgow < 8	
Frequência cardíaca (bpm)	Escore = 3	Escore = 4
Neonatal	215-225	> 225
Lactente	215-225	> 225
Criança	185-205	> 205
Adolescente	145-155	> 155
Reflexo pupilar	Escore = 7	Escore = 11
	fixa unilateral	fixa bilateral

Ácido-básico, gasometria		
Acidose (pH ou CO_2 total)	Escore = 2	Escore = 6
pH	7-7,28	< 7,0
CO_2	5-16,9	< 5
pH	Escore = 2	Escore = 3
Todas as idades	7,48-7,55	> 7,55

Testes bioquímicos		
Glicose	Escore = 2	> 200 mg/dL ou > 11 mmol/L
Potássio (mEq/L)	Escore = 3	
Todas as idades	> 6,9	
Ureia (mg/dL)	Escore = 3	
Neonatal	> 11,9	
Outras idades	> 14,9	
Creatinina (mg/dL)	Escore = 2	
Neonatal	> 0,85	
Lactente	> 0,9	
Criança	> 0,9	
Adolescente	> 1,3	

Testes hematológicos		
Leucócitos (céls./mm³)	Escore = 4	
	< 3.000	
Plaquetas (×10³ céls./mm³)	Escore = 2 Escore = 4	Escore = 5
	100-200 50-99	< 50
TP ou TTPa (s)	Escore = 3	
Neonatal	TP > 22 ou TTPa > 85	
Outras idades	TP > 22 ou TTPa > 57	

(*Continua*)

Tabela 37.2 Variáveis do PRISM III. (*Continuação*)

Sinais vitais, cardiovasculares e neurológicos		
PCO$_2$ (mmHg)	Escore = 1	Escore = 3
Todas as idades	50 – 75	> 75
CO$_2$ total	Escore = 4	
Todas as idades	> 34	
PaO$_2$ (mmHg)	Escore = 3	Escore = 6
	42 – 49	< 42

Fatores adicionais incluem doença cardiovascular não cirúrgica, anomalia cromossômica, câncer, admissão em UTIP prévia, reanimação cardiopulmonar pré-UTIP, cetoacidose diabética, pós-operatório e admissão hospitalar interna.
TP: tempo de protrombina; TTPa: tempo de tromboplastina parcial ativado.
Fonte: Adaptada de Pollack *et al.*, 1996.

A faixa etária foi definida como: neonatal: 0 – 1 mês; lactente ≥ 1 mês – 12 meses; criança ≥ 12 meses – 144 meses; adolescente: > 144 meses. A aferição da temperatura pode ser oral, retal, sanguínea ou axilar. O *status* neurológico inclui somente pacientes com doença aguda do sistema nervoso central (SNC), conhecida ou suspeita. Esse parâmetro não deve ser aplicado a paciente em uso de sedação por mais de 2 horas, em uso de bloqueador neuromuscular ou sob anestesia. Nessas situações, deve-se usar como parâmetro o período sem medicação ou sem anestesia próximo à admissão na UTIP. Estupor/coma é definido como Glasgow < 8 ou usando-se outra escala de *status* mental. Não se deve usar o valor da frequência cardíaca durante o choro ou agitação fisiológica. Pupilas não reativas devem ser > 3 mm; não se deve usar esse critério após dilatação por medicação. Na avaliação da gasometria, deve-se usar bicarbonato calculado apenas se CO$_2$ total não for medido rotineiramente; pH e PCO$_2$ podem ser medidos de amostra arterial, capilar ou venosa; deve-se usar PaO$_2$ somente de medida arterial.

A atualização do escore também considerou pacientes internados para cirurgia cardíaca e/ou cateterismo e sugere a utilização do escore (Tabela 37.3).

Para variáveis laboratoriais, usar dados de 2 horas antes até 4 horas após a admissão na UTIP e, para variáveis fisiológicas, usar dados das primeiras 4 horas após admissão na UTIP. Usar o maior e/ou menor valor das variáveis. Quando houver ambos, o escore pode ser atribuído ao maior ou ao menor valor.

O escore deve ser usado apenas na primeira admissão na UTIP durante a hospitalização. Portanto, o escore não deve ser refeito nas reinternações na UTIP durante o mesmo período de hospitalização. A alta ou óbito se refere à alta hospitalar, e não à alta da UTIP.

Infelizmente, a fórmula de regressão logística para cálculo da porcentagem de óbito não está totalmente clara no artigo e, por ser um escore recalibrado, é necessária utilização em outros centros para avaliar a sua acurácia e discriminação em outros cenários, diferentes dos quais ele foi realizado.

Tabela 37.3 Orientação para momento da coleta dos dados para pacientes em pós-operatório de cirurgia cardíaca (PRISM IV).

Idade a admissão	Dias de UTI antes da intervenção cardíaca	Intervenção	Coleta do PRISM IV
< 24 horas	< 12 horas	Cirurgia cardíaca ou cateterismo	Admissão
	12 horas a 10 dias	Cirurgia cardíaca ou cateterismo	Pós-intervenção
24 horas a 10 dias	0 a 10 dias	Cirurgia cardíaca ou cateterismo	Pós-intervenção
	> 10 dias	Cirurgia cardíaca ou cateterismo	Admissão
11 a 30 dias	< 48 horas	Cirurgia cardíaca ou cateterismo	Pós-intervenção
	> 48 horas	Cirurgia cardíaca ou cateterismo	Admissão
31 a 90 dias	< 48 horas	Cirurgia cardíaca	Pós-intervenção
	< 48 horas	Cateterismo	Admissão
	> 48 horas	Cirurgia cardíaca ou cateterismo	Admissão
> 90 dias	todos	Cirurgia cardíaca ou cateterismo	Admissão

Fonte: Desenvolvida pela autoria.

Pediatric Index of Mortality 2 – PIM2 (Quadro 37.1)

É uma versão revisada do PIM, validado em UTIP da Nova Zelândia, Austrália e Reino Unido, por Shann *et al.*, em 2003; foram avaliados 20.787 pacientes durante o ano de 1997, com 1.104 óbitos; foi realizada uma regressão logística para avaliar o novo modelo que, embora tenha 11 variáveis (3 a mais em relação ao PIM, que era composto por 8 variáveis), mostrou-se mais calibrada, segura e com melhor ajuste em diferentes grupos diagnósticos em comparação à versão original. O risco de óbito é calculado mediante uma equação de regressão logística que utiliza as variáveis fisiológicas, *status* operatório, presença de doença de base e motivo de internação na UTIP.

Apresenta boa discriminação e calibração em algumas UTIP gerais, embora não seja adequado como escore preditivo de mortalidade em outras UTIP.

Quadro 37.1 Pediatric Index of Mortality 2.

O PIM 2 é calculado com base nas informações obtidas no momento da admissão na UTIP, durante a 1ª hora de internação
Pressão arterial sistólica, mmHg (se desconhecida = 120)[a]
Resposta pupilar à luz (ambas > 3 mm e fixas = 1, outra ou desconhecida = 0)[b]
PaO_2, mmHg (desconhecido = 0) FiO_2 no momento da PaO_2 se oxigênio for administrado via tubo endotraqueal ou capacete (desconhecido = 0)
Excesso de base em sangue arterial ou capilar, mmol/L (desconhecido = 0)
Ventilação mecânica na 1ª hora da internação na UCI (SIM = 1, NÃO = 0)[c]
Admissão eletiva na UTI (NÃO = 0, SIM = 1)[d]
A principal razão para a admissão na UTI é após uma cirurgia ou procedimento (NÃO = 0, SIM = 1)[e]
Admissão após cirurgia com circulação extracorpórea (SIM = 1, NÃO = 0)[f]
Patologia de alto risco (anotar número dos colchetes) Se dúvida = 0
[0] Nenhuma
[1] Parada cardíaca antes da admissão na UTI[g]
[2] Imunodeficiência combinada severa
[3] Leucemia/Linfoma após a primeira indução
[4] Hemorragia cerebral espontânea[h]
[5] Cardiomiopatia ou miocardite
[6] Síndrome do ventrículo esquerdo hipoplásico[i]
[7] Infecção pelo HIV
[8] Insuficiência hepática é a principal razão para admissão na UTI[j]
[9] Desordens neurodegenerativas[k]
Patologias de baixo risco (anotar número dos colchetes). Se dúvida = 0
[0] Nenhuma
[1] Asma é a principal razão para admissão na UTI
[2] Bronquiolite é a principal razão para admissão na UTI[l]
[3] Crupe é a principal razão para admissão na UTI
[4] Apneia obstrutiva do sono é a principal razão para admissão na UTI[m]
[5] Cetoacidose diabética é a principal razão para a admissão na UTI

a. Anotar pressão arterial sistólica = 0 se paciente em parada cardiorrespiratória, anotar 30; se paciente em choque e pressão tão baixa que não pode ser mensurada.

b. Reações pupilares à luz são usadas como indicador de função cerebral. Não anotar como achado anormal se as reações decorrerem de drogas, toxinas ou de lesão ocular.

(Continua)

(*Continuação*)

c. Ventilação mecânica inclui CPAP por máscara nasal ou facial ou BIPAP ou ventilação com pressão negativa.
d. Admissão eletiva. Inclui admissão após cirurgia eletiva ou admissão para procedimento eletivo (p. ex., passagem de cateter venoso central) ou monitorização eletiva ou revisão de assistência ventilatória domiciliar. Uma admissão na UTI ou uma cirurgia são consideradas eletivas quando não causam efeitos adversos se postergadas por mais de 6 horas.
e. Recuperação de cirurgia ou de procedimento inclui procedimento radiológico ou cateterismo cardíaco. Não inclui pacientes admitidos do centro cirúrgico onde a recuperação de cirurgia não é o principal motivo de internação na UTI (p. ex., um paciente com traumatismo cranioencefálico admitido na UTI após passagem de cateter para monitorização da pressão intracraniana; o principal motivo de admissão deste paciente na UTI é o trauma cranioencefálico).
f. Circulação extracorpórea. Esses pacientes devem também ser incluídos como recuperação de cirurgia.
g. Parada cardiorrespiratória antes da admissão na UTI inclui tanto aquelas que ocorreram no hospital como as que ocorreram fora do hospital. Necessita de documentação de ausência de pulso ou necessidade de compressão torácica. Não inclui história pregressa de parada cardiorrespiratória.
h. Hemorragia cerebral deve ser espontânea (isto é, de aneurisma ou malformação arteriovenosa). Não inclui hemorragia cerebral traumática ou hemorragia intracraniana que não seja intracerebral (p. ex., hemorragia subdural).
i. Síndrome do ventrículo esquerdo hipoplásico. Qualquer idade, mas inclui somente casos em que a cirurgia de Norwood ou equivalente foi necessária no período neonatal para sobrevivência.
j. Insuficiência hepática aguda ou crônica deve ser a principal razão de admissão na UTI. Inclui pacientes admitidos para recuperação de transplante hepático para insuficiência aguda ou crônica.
k. Desordens neurodegenerativas. Necessita de história pregressa de perda dos marcos motores ou esse diagnóstico ocorrerá inevitavelmente.
l. Bronquiolite. Inclui crianças com insuficiência respiratória ou apneia central com diagnóstico clínico de bronquiolite.
m. Apneia obstrutiva do sono. Inclui pacientes admitidos após adenoidectomia e/ou amigdalectomia nos quais apneia obstrutiva do sono é a principal razão de admissão na UTI (esses pacientes também devem ser incluídos em recuperação de cirurgia).

Fonte: Adaptado de Shann, *et al*., 2003.

Pediatric Index of Mortality 3 – PIM3 (Quadro 37.2)

É uma versão recente do PIM2, para ajustar o risco de mortalidade das crianças admitidas na UTIP. Foi realizado um estudo coorte internacional, multicêntrico e prospectivo em seus UTIP na Austrália, Nova Zelândia, Irlanda e Reino Unido, onde foram incluídas 53.112 crianças menores de 16 anos admitidas em 2010 e 2011. Foi realizada uma regressão logística para se avaliar o novo modelo que tem 10 variáveis (Quadro 37.2). As variáveis com maior risco de óbito foram: valores fisiológicos anormais; presença de pupilas fixas e dilatadas; e necessidade de ventilação mecânica (VM) na 1ª hora; e aquelas com menor risco de óbito formam admissão eletiva, recuperação de procedimento e presença de diagnósticos de baixo risco. Embora tenha apresentado uma boa discriminação global, esse escore foi melhor na Austrália e Nova Zelândia que no Reino Unido e Irlanda.

Como todos os outros escores, deve ser validado em outros estudos para avaliar sua discriminação e calibração em diferentes populações. Em uma coorte prospectiva, realizada em 17 UTIP na Itália, com 11.109 pacientes, o PIM3 demonstrou boa calibração e discriminação, tendo melhor acurácia que o PIM2 em predizer o risco de mortalidade daquela população. Outro estudo retrospectivo na Korea, com 1.710 pacientes de 0 a 18 anos, demonstrou que o PIM3 teve boa calibração e discriminação nessa população, porém, deve ser usado com cuidado em pacientes onco-hematológicos pois, nesse grupo de pacientes, não apresentou boa discriminação nem calibração. Até o momento, não há estudos em UTIP brasileiras que demonstrem a acurácia do escore na nossa população.

Quadro 37.2 Pediatric Index of Mortality 3.

1.	Pressão arterial sistólica (PAS), mmHg (se desconhecida = 120)[a]
2.	Reação pupilar à luz (> 3 mm e ambas fixas = 1: outra ou desconhecida = 0)[b]
3.	($[FiO_2 \times 100]/PaO_2$). PaO_2 mmHg, FiO_2 no momento da PaO_2 se oxigênio via tubo endotraqueal ou capacete (FiO_2 ou PaO_2 desconhecida ($[FiO_2 \times 100]/PaO_2$) = 0,23)
4.	Base excesso em sangue arterial ou capilar, mmo1/L (se desconhecido = 0)
5.	Ventilação mecânica em qualquer momento na 1ª hora na UTI (não = 0; sim = 1)[c]
6.	Admissão eletiva na UTI (não = 0; sim = 1)[d]
7.	Recuperação cirúrgica ou de um procedimento é a principal razão de admissão na UTI[e] [0] Não [1] Sim, recuperação de um procedimento com *bypass* cardíaco [2] Sim, recuperação de um procedimento sem *bypass* cardíaco [3] Sim, recuperação de um procedimento não cardíaco

(*Continua*)

Quadro 37.2 Pediatric Index of Mortality 3. (*Continuação*)

8. Diagnóstico de baixo risco. Colocar o número entre os colchetes. Se dúvida considerar = 0
   [0] Nenhum
   [1] Asma é a principal razão para admissão na UTI
   [2] Bronquiolite é a principal razão para admissão na UTI[f]
   [3] Crupe é a principal razão para admissão na UTI
   [4] Apneia obstrutiva do sono é a principal razão para admissão na UTI[g]
   [5] Cetoacidose diabética é a principal razão para admissão na UTI
   [6] Convulsão é a principal razão para admissão na UTI[h]

9. Diagnóstico de alto risco. Colocar o número entre os colchetes. Se dúvida considerar = 0
   [0] Nenhum
   [1] Hemorragia cerebral espontânea[i]
   [2] Cardiomiopatia ou miocardite
   [3] Síndrome do coração esquerdo hipoplásico[j]
   [4] Doença neurodegenerativa[k]
   [5] Enterocolite necrotizante é a principal razão para admissão na UTI

10. Diagnóstico de muito alto risco. Colocar o número entre os colchetes. Se dúvida considerar = 0
    [0] Nenhum
    [1] Parada cardiorrespiratória precedendo admissão na UTI[l]
    [2] Imunodeficiência combinada grave
    [3] Leucemia ou linfoma após primeira indução[m]
    [4] Receptor de transplante de medula óssea
    [5] Insuficiência hepática é a principal razão para admissão na UTI[n]

a. Considerar pressão arterial sistólica (PAS) = 0 se paciente em parada cardiorrespiratória (PCR); considerar PAS = 30 se paciente está chocado e a PAS é muito baixa e não pode ser mensurada;
b. Reações pupilares à luz são usadas como indicador de função cerebral. Não considerar como achados anormais se decorrentes de drogas, toxinas ou injúria ocular;
c. Ventilação mecânica inclui ventilação invasiva, CPAP por máscara ou prong nasal, ou BIPAP ou ventilação com pressão negativa;
d. Admissão eletiva. Inclui admissão (planejada ou previsível) após cirurgia eletiva ou admissão após procedimento eletivo (p. ex., passagem de cateter venoso central), ou monitorização eletiva ou revisão de ventilação domiciliar. Uma admissão na UTI ou cirurgia é considerada eletiva se puder ser postergada por mais de 6 horas sem efeitos adversos;
e. Recuperação de cirurgia ou procedimento (inclui procedimento radiológico ou cateterização cardíaca). Não inclui pacientes admitidos do centro cirúrgico após recuperação de cirurgia que não é a principal razão de admissão na UTI (p. ex., paciente com trauma cranioencefálico (TCE) admitido após inserção de cateter para monitorização de pressão intracraniana; neste caso a principal razão de admissão é o TCE);
f. Bronquiolite. Inclui crianças que apresentam desconforto respiratório ou apneia central cujo diagnóstico clínico é bronquiolite;
g. Apneia obstrutiva do sono. Inclui pacientes admitidos após adenoidectomia e/ou amigdalectomia nos quais apneia obstrutiva do sono é a principal razão de admissão na UTI (e vêm para se recuperarem da cirurgia);
h. Convulsões. Incluem pacientes que necessitaram de internação primariamente por status epilético, epilepsia, convulsão febril, ou outras síndromes epilépticas cuja admissão é necessária para controle das convulsões ou para se recuperarem dos efeitos das convulsões ou tratamento;
i. Hemorragia cerebral deve ser espontânea (isto é, resultante de aneurisma ou de malformação atrioventricular (AV)). Não inclui hemorragia cerebral traumática ou hemorragia intracraniana que não é intracerebral ((p. ex., hemorragia subdural);
j. Síndrome do ventrículo esquerdo hipoplásico. Em qualquer idade, mas inclui somente casos que necessitaram de Norwood ou equivalente no período neonatal para sobrevida;
k. Doença neurodegenerativa. Necessita de uma história de perda progressiva do desenvolvimento neuropsicomotor (DNPM) (mesmo sem diagnóstico de condição específica), ou um diagnóstico em que a perda é inevitável;
l. PCR precedendo admissão na UTI inclui tanto PCR intra-hospitalar como extra-hospitalar. Necessita de documentação de ausência de pulso ou de compressão cardíaca externa. Não inclui história de PCR;
m. Leucemia ou linfoma. Inclui somente casos em que a admissão está relacionada a leucemia ou linfoma ou ao tratamento dessas condições;
n. Insuficiência hepática, aguda ou crônica. Deve ser a principal razão para admissão na UTI. Não inclui pacientes admitidos para transplante hepático eletivo.

Fonte: Adaptado de Straney, *et al.*, 2013.

Therapeutic Intervention Scoring System – TISS (TISS-28) (Quadro 37.3)

O Therapeutic Intervention Scoring System (TISS) foi proposto por Cullen *et al.* em 1974 e revisado em 1983 por Keene e Cullen. Trata-se de um método aceito para estadiamento de pacientes de alto risco, de fácil aplicação, principalmente após a validação do TISS-28, em 1996, que reduziu de 76 para 28 as variáveis analisadas.

Quadro 37.3 Therapeutic Intervention Scoring System 28 – TISS-28.

TISS 28	Pontuação
Atividades básicas	
Monitorização-padrão (sinais vitais horário, cálculos, balanço hídrico)	5
Laboratório (exames bioquímicos e microbiológicos)	1
Medicação única (intravenosa ou intramuscular ou oral ou por sonda)	2
Mais de uma medicação intravenosa	3
Cuidados de rotina (troca de roupa ou mudança de decúbito)	1
Cuidados frequentes com troca de roupa/ com ferida extensa	1
Dreno (cuidados com drenos)	3
Suporte neurológico	
PIC (monitorização da pressão intracraniana)	4
Suporte ventilatório	
Ventilação mecânica	5
Suporte ventilatório suplementar (ventilação espontânea em tubo traqueal)	2
Cuidados com vias aéreas artificial (tubo ou traqueostomia)	1
Fisioterapia ou inalação ou aspiração traqueal	1
Suporte cardiovascular	
Droga vasoativa única	3
Drogas vasoativas múltiplas	4
Reposição volêmica (> 3 L/m²/dia)	4
Cateter arterial periférico	5
Swan-Ganz (cateter em artéria pulmonar/ átrio esquerdo)	8
PVC (pressão venosa central)	2
Reanimação cardiopulmonar pós-PCR nas últimas 24 horas	3

(Continua)

Quadro 37.3 Therapeutic Intervention Scoring System 28 – TISS-28. (*Continuação*)

TISS 28	Pontuação
Suporte renal	
Diálise peritoneal ou hemodiálise ou técnicas dialíticas	3
Controle do volume de diurese com sonda vesical	2
Diurético (furosemida > 0,5 mg/kg/dose)	3
Suporte metabólico	
Tratamento para alcalose/acidose metabólica	4
Nutrição parenteral	3
Dieta enteral	2
Intervenções específicas	
Simples = tubo traqueal/marca-passo/ broncoscopia/balão intra-aórtico/balão Sangstein-Blakmore/cardioversão/ endoscopia/cirurgia de emergência nas últimas 24 horas/lavagem gástrica	3
Múltipla = + de uma das anteriores	5
Cirurgia ou procedimentos diagnósticos externos	5

Fonte: Adaptado de Reis Miranda, 1996.

Deve ser realizado por um observador experiente e os dados devem ser coletados todos os dias, sempre no mesmo horário, preferencialmente pela manhã e pelo mesmo examinador. Dependendo do número total de pontos obtidos, os pacientes são classificados em quatro grupos, conforme a necessidade de vigilância e de cuidados intensivos (Quadro 37.4).

Quadro 37.4 Classificação dos pacientes pelo TISS 28 conforme a necessidade de cuidados intensivos.

Classe	Pontos	Necessidade de vigilância e cuidados
I	0 a 19	Pacientes fisiologicamente estáveis e requerendo observação profilática
II	20 a 34	Pacientes estáveis fisiologicamente, porém requerendo cuidados intensivos de enfermagem e monitorização contínua
III	35 a 60	Paciente graves e instáveis hemodinamicamente
IV	> 60	Pacientes com indicação compulsória de internação em UTI com assistência médica e de enfermagem contínua e especializada

Fonte: Desenvolvido pela autoria.

A partir das informações colhidas, podem-se obter dados a respeito de tempo de permanência, estadiamento do paciente, admissões inapropriadas, demanda diária de cuidados intensivos, triagem para alta, razão do número de enfermeiras por pacientes e número de leitos ocupados.

Escores de disfunção orgânica

Como a análise isolada dos escores de mortalidade é insuficiente para avaliar a eficiência de uma UTIP, uma visão mais específica de dados de morbidade é interessante para uma avaliação mais ampla. Como geralmente a taxa de mortalidade na UTIP é baixa, avaliar o número e a gravidade das disfunções orgânicas torna-se uma ferramenta útil na avaliação da qualidade de assistência prestada.

Na faixa etária pediátrica o principal escore de disfunção orgânica utilizado é o PELOD (Pediatric Logistic Organ Dysfunction) (Tabela 37.4).

Recentemente foi realizada uma atualização do PELOD, criando e validando o PELOD 2. Foi realizado um estudo coorte prospectivo em nove UTIP (uma na Bélgica e oito na França), entre junho 2006 e outubro de 2007, sendo incluídos 3.671 pacientes com 222 óbitos. Por meio da utilização de regressão logística, foram criadas e validadas as 10 variáveis correspondentes a cinco disfunções orgânicas. Foram incluídas as variáveis pressão arterial média e lactatemia na disfunção cardiovascular e foi excluída a disfunção hepática (Tabela 37.5).

Um estudo coorte prospectivo, realizado em UTIP de Portugal, incluindo 556 pacientes com 29 óbitos, demonstrou que o PELOD2 tem boa discriminação, mas não tem calibração adequada para essa população. Por ser um escore atualizado, necessita ser validado em outras populações diferentes para as quais foi criado e validado.

Tabela 37.4 Variáveis do PELOD.

Disfunção orgânica e variáveis	Escore			
	0	1	10	20
Neurológica				
	Escala de Coma de Glasgow			
	12-15	7-11	4-6	3
	Reação pupilar			
	Ambas reativas		Ambas fixas	
Cardiovascular				
	Frequência cadíaca (bpm)			
< 12 anos	< 195		> 195	
> 12 anos	< 150		> 150	
	Pressão arterial sistólica (mmHg)			
< 1 mês	> 65		35-65	< 35
1 mês-1 ano	> 75		35-75	< 35
1 ano-12 anos	> 85		45-85	< 45
> 12 anos	> 95		55-95	< 55
Renal				
	Creatinina (mg/dL)			
< 7 dias	< 1,59		> 1,59	
7 dias-1 ano	< 0,62		> 0,62	
1-12 anos	< 1,13		> 1,13	
> 12 anos	< 1,59		> 1,59	
Pulmonar				
PaO_2 / FiO_2	> 70		< 70	
$PaCO_2$ (mmHg)	< 90		> 90	
Ventilação mecânica	Sem ventilação	Ventilação		

(Continua)

Tabela 37.4 Variáveis do PELOD. (*Continuação*)

Disfunção orgânica e variáveis	Escore			
	0	1	10	20
Hematológico				
Leucócitos (10^9/L)	> 4,5	1,5 – 4,4	< 1,5	
Plaquetas (10^9/L)	> 35	< 35		
Hepática				
TGO (UI/L)	< 950	> 950		
Tempo de protrombina	> 60%	< 60%		

Glasgow = escala de coma de Glasgow. Utilizar o menor valor. Se o paciente estiver sedado, estimar o valor pré-sedação.
Quando uma variável é medida mais de uma vez, anotar o pior valor para cálculo do escore.
O uso de máscara de ventilação não invasiva não foi considerado ventilação mecânica.

Fonte: Desenvolvida pela autoria.

Tabela 37.5 Variáveis do Pediatric Logistic Organ Dysfunction 2 (PELOD 2).

Disfunções orgânicas e variáveis PELOD 2[a]	Pontos						
	0	1	2	3	4	5	6
Neurológico[b] Glasgow Reação pupilar	≥ 11 Ambas reativas	5-10		3-4		Ambas fixas	
Cardiovascular[c] Lactatemia (mmol/L) Pressão arterial média (mmHg)	< 5	5-10.9			≥ 11		
0 < 1 mês	≥ 46		31-45	17-30			≤ 16
1 – 11 meses	≥ 55		39-54	25-39			≤ 24
12 – 23 meses	≥ 60		44-59	31-43			≤ 30
24 – 59 meses	≥ 62		46-61	32-44			≤ 31
60 – 143 meses	≥ 65		49-64	36-48			≤ 35
>144 meses	≥ 67		52-66	38-51			≤ 37
Renal Creatinina (µmol/L) (mg/dL)*							
0 < 1 mês	≤ 69 (≤ 0,78)	≥ 70 (≥ 0,79)					
1 – 11 meses	≤ 22 (≤ 0,24)	≥ 23 (≥ 0,26)					
12 – 23 meses	≤ 34 (≤ 0,38)	≥ 35 (≥ 0,39)					
24 – 59 meses	≤ 50 (≤ 0,56)	≥ 51 (≥ 0,57)					
60 – 143	≤ 53 (≤ 0,65)	≥ 59 (≥ 0,66)					
> 144 meses	≤ 92 (≤ 1,04)	≥ 93 (≥ 1,05)					
Respiratório[a] PaO_2 (mmHg)/FiO_2 $PaCO_2$ (mmHg) Ventilação invasiva	≥ 61 ≤ 58 Não	59-94	≤ 60 ≥ 95 Sim				
Hematógico Glóbulos brancos (× 10^9/L) Plaquetas (× 10^9/L)	≥ 2 ≥ 142	77,141	≤ 2 ≤ 76				

Fonte: Adaptada de Leteurtre, *et al.*, 2013.

BIBLIOGRAFIA CONSULTADA

Bellad R, Rao S, Patil VD, Mahantshetti NS. Outcome of intensive care unit patients using pediatric risk of mortality (PRISM) score. Indian Pediatr. 2009;46:1091-2.

Bilan N, Galegolab BA, Emadaddin A, Shiva S. Risk of mortality in pediatric intensive care unit, assessed by PRISM-III. Pak J Biol Sci. 2009;12:480-5.

Carroll CL, Goodman DM, Superina RA, Alonso EM. Pediatric risk of mortality (PRISM) scores predict outcomes in pediatric liver transplant recipients. J Pediat Gastroenterol Nutr. 1999;29:507.

Castellanos-Ortega A, Delgado-Rodrígues M. Comparison of the performance of two general and three specific scoring systems for meningococcal septic shock in children. Crit Care Med. 2000;28:2967-73.

Costa GA, Delgado AF, Ferraro A, Okay TS. Application of the pediatric risk of mortality score (PRISM) score and determination of mortality risk factors in a tertiary pediatric intensive care unit. Clinics. 2010;65:1087-92.

Cullen DJ, Civetta JM, Briggs BA, Ferrara LC. Therapeutic intervention scoring system: a method for quantitative comparison of patient care. Crit Care Med. 1974;2:57-60.

Czaja AS, Scanlon MC, Kuhn EM, Jeffries HE. Performance of the pediatric index of mortality 2 for pediatric cardiac surgery patients. Pediatr Crit Care Med. 2011;12:1-6.

El-Nawawy A. Evaluation of the outcome of patients admitted to the pediatric intensive care unit in Alexandria using the pediatric risk of mortality (PRISM) score. J Trop Pediatr. 2003;49:109-14.

Espuñes SP, Cid JL, Galán CR, Villanueva AM, Torre AC, Camblor P. Índices prognósticos de mortalidad em cuidados intensivos pediátricos. An Pediatr (Barc). 2007;66:345-50.

Eulmesekian DP, Pérez A, Minces P, Ferrero H, Bimbi TF. Validación de dos modelos de predicción de mortalidad, PRISM y PIM2, en una unidad de cuidados intensivos pediátricos. Arch Argent Pediatr. 2006;104:387-92.

Eulmesekian PG, Pérez A, Minces PG, Ferrero H. Validation of pediatric index of mortality 2 (PIM2) in a single pediatric intensive care unit of Argentina. Pediatr Crit Care Med. 2007;8:54-7.

Gemke RJBJ, Bonsel GJ, van Vught AJ. Effectiveness and efficiency of a Dutch pediatric intensive care unit: validity and application of the Pediatric Risk of Mortality score. Crit Care Med. 1994;22:1477-84.

Goddard JM. Pediatric risk of mortality scoring overestimates severity off illness in infants. Crit Care Med. 1992;20:1662-5.

Gonçalves JP, Severo M, Rocha C, Jardim J, Mota T, Ribeiro A. Performance of PRISM III and PELOD-2 scores in a pediatric intensive care unit. Eur J Pediatr. 2015;174(10)1305-10.

Gonzalez-Luis G, Pons M, Cambra FJ, Martin JM, Palomeque A. Use of the pediatric risk of mortality score as predictor of death and serious neurologic damage in children after submersion. Pediatr Emerg Care. 2001;17:405-9.

Hariharan S, Krishnamurthy K, Grannum D. Validation of pediatric index of mortality-2 scoring system in a pediatric intensive care unit, Barbados. Journal of Tropic Pediatr. 2011;57:9-13.

Imamura T, Nakagawa S, Goldman RD, Fujiwara T. Validation of pediatric index of mortality 2 (PIM2) in a single pediatric intensive care unit in Japan. Intensive Care Med. 2012;38:649-54.

Kalil Filho WJ, Delgado AF, Schvartsman B, Kimura HM. Análise clínica e prognóstica da síndrome de disfunção orgânica múltipla. Pediatria São Paulo. 1995;17:143-7.

Keene AR, Cullen DJ. Therapeutic intervention scoring system: update 1983. Crit Care Med. 1983;11:1-3.

Lee OJ, Jung M, Kim M, Yang HK, Cho J. Validation of the pediatric index of mortality 3 in a single pediatric intensive care in Korea. J Korean Med Sci. 2017;32:365-70.

Leteurtre S, Duhamel A, Salleron J, Grandbastien B, Lacroix J, Leclerc F, et al. PELOD-2: an update of the pediatric logistic organ dysfunction score. Crit Care Med. 2013;41:1761-73.

Leteurtre S, Leclerc F, Martinot A, Cremer R, Fourier C, Sadik A, et al. Can generic scores (Pediatric Risk of Mortality and Pediatric Index of Mortality) replace specific scores in predicting the outcome of presumed meningococcal septic shock in children? Crit Care Med. 2001;29:1239-46.

Leteurtre S, Martinot A, Duhamel A, Gauvin F, Grandbastien B, et al. Development of a pediatric multiple organ dysfunction score: use of two strategies. Med Decis Making. 1999;19:399-410.

Martha VF, Garcia PCR, Piva JP, Einloft PR, Bruno F, Rampon V. Comparação entre dois escores prognósticos (PRISM e PIM) em uma unidade de terapia intensiva pediátrica. J Pediatr. 2005;81:259-64.

Miranda DR, De Rijk A, Schaufeli W. Simplified therapeutic intervention scoring system: the TISS 28 itens – results from a multicenter study. Crit Care Med. 1996;24:64-73.

Ozer EA, Kizilgunesker A, Sarioglu B, Haliciolgu O, Sutcuoglu S, Yaprak I. The comparison of PRISM and PIM scoring systems for mortality risk in infantile intensive care. J Trop Pediatr. 2004;50:334-8.

Pollack MM, Holubkov R, Funai T, Dean M, Berger JT, Wessel DL, et al. The pediatric risk of mortality score: Update 2015. Pediatr Crit Care Med. 2016;1(17):2-9.

Pollack MM, Patel KM, Ruttimann UE. PRISM III: an update pediatric risk of mortality score. Crit Care Med. 1996;24:743-52.

Pollack MM, Ruttimann E, Getson PR. Pediatric risk of mortality (PRISM) score. Crit Care Med. 1988;16:1110-6.

Shann F, Pearson G, Slater A, Wilkinson K. Paediatric index of mortality a mortality prediction model for children in intensive care. Intensive Care Med. 1997;23:201-7.

Shann F. Are we doing a good job: PRISM, PIM and all that. Intensive Care Med. 2002;28:105-7.

Slater A, Shann F, Pearson G. PIM2: a revised version of the paediatric index of mortality. Intensive Care Med. 2003;29:278-85.

Slater A, Shann F. The suitablility of the pediatric index of mortality (PIM), PIM2, the pediatric risk of mortality (PRISM), and PRISM III for monitoring the quality of pediatric intensive care in Australia and New Zealand. Pediatr Crit Care Med. 2004;5:447-54.

Straney L, Clements A, Parslow RC, Pearson G, Shann F, Alexander J, et al. Paediatric index of mortality 3: an updated model for predicting mortality in pediatric intensive care. Pediatr Crit Care Med. 2013;14:673-81.

Taori RN, Lahiri KR, Tullu MS. Performance of PRISM (Pediatric Risk of Mortality) score and PIM (Pediatric Index of Mortality) score in a tertiary care pediatric ICU. Indian J Pediatr. 2010;77;267-71.

Van Brakel MJM, Vught AJ, Gemke RJBJ. Pediatric risk of mortality (PRISM) score in meningococcal disease. Eur J Pediatr. 2000;159:232-6.

Wells M, Riera-Fanego JF, Luyt DK, Dance M, Lipman J. Poor discriminatory performance of the rediatric risk of mortality (PRISM) score in a South African intensive care unit. Crit Care Med. 1996;24:1507-13.

Wolfer A, Silvani P, Musicco M, Salvo I. Pediatric index of mortality 2 score in Italy: a multicenter, prospective, observational study. Intensive Care Med. 2007;33:1407-13.

Wolfler A, Osello R, Gualino J, Calderini E, Vigna G, Santuz P, et al. The importance of mortality risk assessment: validation of the pediatric index of mortality 3 score. Pediatr Crit Care Med. 2016;17(3):251-6.

Abordagem da Criança em Choque

■ Andréa Maria Cordeiro Ventura

Introdução

O termo "choque" refere-se a um estado de hipóxia tecidual/celular decorrente de um desbalanço entre oferta de oxigênio (DO_2) relativamente ao consumo celular (disóxia), por aumento do consumo de oxigênio (VO_2), redução da oferta e/ou inadequada utilização/extração de oxigênio (EO_2).

Em condições basais, as reservas corporais de adenosinatrisfofato (ATP) não duram mais do que alguns minutos na ausência de O_2, dessa forma o ATP deve ser continuamente sintetizado. Sob condições fisiológicas, a maior parte do ATP é gerado a partir do metabolismo da glicose, pelo processo de fosforilação oxidativa. O primeiro estágio de fosforilação oxidativa é a conversão de glicose em ácido pirúvico no citoplasma. O segundo estágio, a oxidação do ácido pirúvico, só pode ocorrer nas mitocôndrias como parte do ciclo de Krebs (ciclo do ácido cítrico). A fosforilação oxidativa produz 36 moléculas de ATP para cada molécula de glicose oxidada. A fosforilação oxidativa só pode ocorrer quando a pressão parcial de oxigênio (pO_2) dentro da mitocôndria está acima de um crítico nível, que deve ser da ordem de 1 mm Hg. O nível crítico de pO_2 mitocondrial para fosforilação oxidativa depende da capacidade das células em adaptarem metabolicamente o processo de fosforilação e do nível de demanda tecidual de ATP. O segundo limiar ocorre quando o turnover de ATP só pode ser mantido por produção suplementar de ATP a partir de glicólise anaeróbica, pela via de Embden-Meyerhof (produz apenas duas moléculas de ATP para cada molécula de glicose metabolizada). Nessa situação (baixa oferta de O_2), deve haver, portanto, um consumo de quantidades relativamente maiores de glicose ou a produção de ATP será reduzida. Em órgãos com alto consumo de energia, como o cérebro, rim e fígado, a rápida transferência de tais quantidades de glicose através das membranas celulares não é possível, resultando em depleção de ATP. A disóxia passa a ocorrer quando a produção ATP se torna limitada pela oferta de oxigênio ou ainda quando a glicólise se torna insuficiente para garantir uma produção de ATP suficiente para manter a função celular e integridade estrutural. Os efeitos da depleção de ATP na função celular podem ser divididos em aqueles que ocorrem como resultado do insulto inicial hipóxico e aqueles que resultam da reperfusão ou reoxigenação. Depleção de ATP resulta em perda de função dos canais de sódio/potássio, resultando em acúmulo de Na + intracelular; uma vez que a síntese da membrana celular é um processo que demanda consumo contínuo de energia, o esgotamento do ATP gera perda da integridade da membrana celular. O acúmulo de Na + intracelular e a perda da integridade da membrana celular resultam em edema celular. Ocorrem ainda ruptura de membranas lisossomais e liberação de enzimas no citosol, causando autólise. Entrada maciça de Na+ inibe ou reverte o canal iônico Ca ++/Na+, resultando em sequestro de Ca++ intracelular. Durante reperfusão ou reoxigenação, há um aumento pronunciado de Ca++ no citosol, que ativará proteases, que, por sua vez, podem destruir o sarcolema e o citoesqueleto. Fosfolipases ativadas pelo Ca++ podem degradar fosfolípides da membrana celular amplificando o dano. Concomitantemente ao esgotamento de ATP celular na falta de oxigênio, ocorre um acúmulo de AMP. O AMP é liberado da célula para o interstício em que é desfosforilado rapidamente para adenosina. A adenosina age como um vasodilatador na maioria dos leitos vasculares, melhorando o fluxo capilar, mas age como um vasoconstritor no leito vascular renal. Durante a reoxigenação, a adenosina é uma fonte de radicais de oxigênio por meio da formação de inosina, hipoxantina e xantina. Espécies reativas de oxigênio causam dano celular por peroxidação lipídica, liberação de aminoácidos excitatórios e inibição de enzimas.

Numa situação de aumento do consumo e/ou queda da oferta de oxigênio, para manter o consumo (VO_2) e, consequentemente, sua viabilidade, a célula necessita aumentar a extração (EO_2). A não reversão desse processo gera hipóxia celular e desarranjo de processos bioquímicos críticos supracitados e resumidos em:

- disfunção das bombas iônicas no nível de membrana celular;
- edema intracelular;
- escape de componentes celulares para o espaço extracelular;
- inadequada regulação do pH intracelular; e
- alteração da função mitocondrial.

A lesão celular culmina na disfunção de múltiplos órgãos (DMOS). A DMOS pediátrica ocorre como resultado de múltiplos potenciais fatores desencadeantes e caracteriza-se por disfunção de órgãos ou de sistemas, incluindo p respiratório, p cardiovascular, o neurológico, o renal, o hematológico e o hepático. Consiste em uma situação frequente na criança criticamente doente, ocorrendo em 18,6% dos pacientes na admissão, no maior estudo coorte retrospectivo sobre o tema. O desenvolvimento de disfunção de múltiplos órgãos no desenrolar de qualquer condição clínica que resulta em internação na unidade de terapia intensiva (UTI), agrega elevada morbimortalidade. A mortalidade em crianças criticamente doentes está intensamente associada ao desenvolvimento de disfunção orgânica múltipla e varia de 6,4% a 74%, dependendo do escore empregado e do número de disfunções.

Determinantes fisiológicos

Os parâmetros que definem um adequado suprimento de oxigênio aos tecidos incluem variáveis hemodinâmicas e variáveis ligadas ao transporte de oxigênio:

- fluxo de sangue tecidual (dependente do débito cardíaco, da resistência vascular sistêmica, da viscosidade sanguínea, raio do vaso);
- conteúdo de oxigênio no sangue;
- balanço regional entre o fluxo e a demanda metabólica tecidual.
- Consultar fórmulas no Quadro 38.1.

O fluxo sanguíneo depende de gradiente de pressão e é inversamente proporcional à resistência vascular sistêmica. Já a velocidade do fluxo (Q) pode ser expressa pela lei de Poiseuille, segundo a qual a velocidade do fluxo depende diretamente do gradiente de pressão (ΔP) nas extremidades desse vaso e do raio do vaso e está inversamente relacionada ao comprimento do vaso (L) e à viscosidade do fluido (n).

Quadro 38.1 Fórmulas.

FS (fluxo sanguíneo)	$\Delta P/RVS$
Q (velocidade do fluxo)	$\Delta P \pi r^4 / 8Ln$
DC (débito cardíaco)	$VS \times FC$
VS (volume sistólico)	$VDF - VSF$
PA (pressão arterial)	$DC \times RVS$
RVS (resistência vascular sistêmica)	$(PAM - PVC / DC) \times 80$
DO_2 (oferta de oxigênio)	$DC \times CaO_2$
CaO_2 (conteúdo arterial de oxigênio)	$(Hb \times 1,34 \times SaO_2) + (paO_2 \times 0,003)$
VO_2 (consumo de oxigênio)	$DC \times (CaO_2 - CvO_2) \times 10$
CvO_2 (conteúdo venoso de oxigênio)	$(Hb \times 1,34 \times SvO_2) + (pvO_2 \times 0,003)$
EO_2 (extração de oxigênio)	VO_2 / DO_2

FC: frequência cardíaca; VDF: volume diastólico final; VSF: volume sistólico final; RVS: resistência vascular sistêmica; Hb: concentração de hemoglobina; SaO_2: saturação arterial de oxigênio; SvO_2: saturação venosa de oxigênio; paO_2: pressão parcial de oxigênio no sangue arterial; pvO_2: pressão parcial de oxigênio no sangue venoso.

Fonte: Desenvolvido pela autoria.

O débito cardíaco é determinado pelo produto da frequência cardíaca (FC) pelo volume sistólico (VS). O VS, por sua vez, corresponde ao volume de sangue ejetado dos ventrículos a cada batimento cardíaco, sendo a diferença entre o volume diastólico final e o volume sistólico final. O VS é determinado pela pré-carga, contratilidade miocárdica e pós-carga.

A pré-carga constitui o grau de estiramento da fibra miocárdica ao final da diástole antes do seu encurtamento ou contração, portanto depende do retorno venoso e da complacência do coração. Como inicialmente demonstrado por Otto Frank e Ernest Starling, uma propriedade intrínseca das células miocárdicas é que a força de sua contração depende do comprimento a que são esticadas: quanto maior o alongamento (dentro de certos limites), maior a força de contração. Um aumento na distensão do ventrículo, portanto, resultará em um aumento na força de contração, o que aumentará o débito cardíaco.

O retorno de sangue venoso para o coração depende da pressão a montante do coração na circulação sistêmica.

A pressão média de enchimento circulatório (PMEC) corresponde à pressão na vasculatura, quando o fluxo é zero, e é determinada pelo volume que distende as estruturas elásticas na circulação (complacência vascular). Na vasculatura, todos os vasos têm alguma complacência; no entanto, pequenas veias e vênulas são os vasos de maior complacência, especialmente na circulação esplâncnica que apresenta uma complacência maior do que outros vasos. É importante lembrar que, em condições basais, apenas 30% do volume sanguíneo total de fato participa do estiramento vascular e da pressão média de enchimento circulatório (volume de estresse). Contração da musculatura lisa de veias e vênulas mediada por mecanismos neuro-humorais pode aumentar o volume de estresse e, consequentemente, a PMEC. Quando há fluxo na circulação, o volume sanguíneo se redistribui por todos os compartimentos da circulação de acordo com respectivas complacências e resistências. A pressão no sistema venoso pouco se modifica graças à sua elevada complacência. Embora a PMEC seja determinante para que haja fluxo, o determinante primário do retorno venoso, em condições de fluxo, é a pressão nas veias sistêmicas. Para diferenciar a pressão no reservatório venoso na presença de fluxo da pressão estática na vasculatura, quando não há fluxo (quando há equilíbrio nas pressões de todos os compartimentos), denominamos essa pressão sistêmica venosa "pressão média de enchimento sistêmico" (PMES). O gradiente de pressão entre a PMES e a pressão no átrio direito determina o retorno de sangue para o coração.

A contratilidade representa a capacidade intrínseca da fibra miocárdica em se contrair e relaxar e depende de um ajuste fino entre o sistema nervoso simpático, parassimpático e o aparato contrátil miocárdico, assim como de um ambiente bioquímico favorável (oxigênio, pH, eletrólitos). O mecanismo mais importante que regula a contratilidade são os nervos autonômicos. A maioria das vias de transdução de sinal que estimulam a contratilidade envolve o Ca ++, seja aumentando o influxo de Ca ++ (via canais Ca ++) durante o potencial de ação, seja aumentando a liberação de Ca ++ pelo retículo sarcoplasmático, seja sensibilizando a troponina C (TN-C) ao Ca ++.

Pós-carga é a pressão contra a qual o coração deve trabalhar para ejetar sangue durante a sístole e depende da pressão aórtica e espessura da parede muscular. Com relação à espessura da parede, observamos que a lei de Laplace afirma que a tensão da parede (T) é proporcional à pressão (P) vezes o raio (r). Portanto, o estresse da parede é a tensão da parede dividida pela espessura da parede. Um coração com ventrículo esquerdo dilatado, submetido a uma determinada pressão aórtica, deve criar uma tensão maior para superar a mesma pressão aórtica porque tem maiores raio e volume. Assim, por um lado, o coração dilatado tem uma carga total (tensão) maior nos miócitos, isto é, tem maior pós-carga. Isso também é verdade na hipertrofia excêntrica. Por outro lado, um ventrículo esquerdo hipertrofiado concentricamente pode ter uma pós-carga menor para uma dada pressão aórtica. A hipertrofia, portanto, pode ser pensada como um mecanismo que permite que fibras musculares compartilhem a tensão da parede, que é determinada por uma pressão e raio.

Uma vez que ocorra a queda do DC, independentemente da causa, o organismo ativa mecanismos compensatórios na tentativa de defender a pressão arterial e garantir o fluxo sanguíneo tecidual. O aumento da FC é o mecanismo compensatório mais imediato, sendo mediado pela ativação do sistema nervoso autônomo por estimulação de quimio e baroceptores. Na faixa etária pediátrica, a taquicardia não é um mecanismo compensatório muito efetivo uma vez que crianças apresentam uma FC basal já elevada em comparação aos adultos, ocorrendo, dessa forma, redução do tempo diastólico e do enchimento ventricular. Mecanismos compensatórios que aumentam o VS incluem o aumento do tônus venoso visando aumento da pré-carga e o aumento da contratilidade miocárdica. Ambos mecanismos são mediados pelo sistema nervoso simpático. A criança também apresenta um volume sistólico relativamente fixo, ou seja, apesar do aumento da pré-carga, a contratilidade não aumenta de forma tão substancial como o que ocorre em adultos em função das características da fibra miocárdica na infância.

A resistência vascular sistêmica consiste no impedimento ao fluxo de sangue dentro do vaso, sendo as arteríolas o principal componente dos vasos de resistência em função de sua espessa camada muscular e sua sensibilidade a substâncias vasocontrictoras e vasodilatadoras. Dessa forma, por um lado, regula o fluxo sanguíneo na microcirculação de modo a manter baixa velocidade e baixa pressão, propiciando condições ideais para troca de nutrientes entre os tecidos e a luz do capilar. Por outro lado, as condições locais nos tecidos controlam o diâmetro das arteríolas e cada tecido controla seu fluxo sanguíneo na microcirculação, de acordo com as próprias necessidades.

Microcirculação é definida como uma rede de pequenos vasos (arteríolas, capilares e vênulas) com diâmetro inferior a 100 μm, que tem como função principal o fornecimento de oxigênio e de outros substratos para garantir um adequado metabolismo celular e também remove os produtos desse metabolismo. Os principais tipos celulares encontrados na microcirculação são as células endoteliais (revestem o interior dos vasos), as células musculares lisas (presentes principalmente nas arteríolas), os eritrócitos, os leucócitos e as plaquetas. A regulação do fluxo sanguíneo capilar depende de vários fatores, como a pressão de perfusão capilar, o tônus arteriolar, a hemorreologia e a permeabilidade capilar. As células endoteliais desempenham papel central no sistema de controle do funcionamento da microcirculação por regular a trombose e fibrinólise microvascular, a adesão e migração leucocitária, o tônus arteriolar, a permeabilidade e o recrutamento capilar, todos determinantes do fluxo sanguíneo capilar e, por conseguinte, da oferta de oxigênio aos tecidos. As células endoteliais têm papel fundamental na regulação do fluxo sanguíneo microcirculatório e no recrutamento de capilares. Os principais mecanismos regulatórios envolvidos podem ser divididos em três subgrupos:

- **miogênico:** sensibilidade ao estiramento e ao estresse na parede dos vasos. Células endoteliais têm a capacidade de perceber as forças de cisalhamento produzidas pelo fluxo sanguíneo;
- **metabólico:** relacionado a variações nas concentrações locais de oxigênio, CO_2, lactato e íons H+;
- **neuro-humoral:** baseado em interações autócrinas e parácrinas entre os principais tipos celulares que compõem a microcirculação com ação de substâncias vasodilatadoras ou vasoconstrictoras (óxido nítrico (NO), catecolaminas, angiotensina II e endotelina-1).

Dessa forma, o endotélio modula o número de capilares bem perfundidos. O glicocálix (do grego *glykys*, doce, açúcar; e do latim *calyx*, casca, envoltório), consiste em uma fina camada de glicolipídeos e proteoglicanos que reveste externamente a membrana plasmática das células endoteliais e tem importante função no controle da permeabilidade vascular, resistência ao fluxo sanguíneo, adesão de leucócitos e ativação plaquetária, podendo participar da regulação do fluxo de sangue na microcirculação.

Classificação e definições

Mecanismos fisiopatológicos variados podem dar início a distúrbio perfusional e disóxia, gerando diferentes tipos de choque. Uma classificação com base na característica cardiovascular primária foi inicialmente proposta, em 1972, por Hinshaw e Cox, conforme citado no Quadro 38.2.

Para qualquer condição clínica que resulte no choque, a classificação pode ser mista. Pacientes com choque distributivo, com frequência, apresentam múltiplas anormalidades fisiopatológicas. É importante ressaltar que, independentemente do mecanismo fisiopatológico primário, quando não tratado de modo adequado ou quando o paciente não responde de forma satisfatória às intervenções apropriadas, a via final é a disfunção orgânica múltipla. É assim que os mecanismos fisiopatológicos se interligam.

Conforme citado no Quadro 38.2, choque séptico apresenta mecanismo fisiopatológico peculiar uma vez que, primariamente, compreende componentes hipovolêmico, cardiogênico e distributivo. No Quadro 38.3, estão descritas as definições ainda vigentes dos termos relativos à sepse.

Quadro 38.2 Classificação do choque de acordo com o mecanismo fisiopatológico primário.

Tipo	Mecanismo fisiopatológico 1°	Exemplos
Hipovolêmico	↓ volume circulante efetivo	Hemorrágico: perdas gastrointestinais, traumas, cirurgias
		Depleção de fluidos: perdas externas (diarreia, vômitos, perdas renais); redistribuição intersticial de fluidos (queimadura, trauma, anafilaxia, sepse)
		Aumento da capacitância vascular (venodilatação): sepse, anafilaxia, toxinas e drogas
Cardiogênico	Alteração da função cardíaca (inotropismo, cronotropismo ou dromotropismo)	Redução da contratilidade: infarto do miocárdio, contusão miocárdica, miocardite, miocardiopatias, lesão hipóxico-isquêmica, PO cirurgia cardíaca, intoxicações por drogas, sepse
		Distúrbios do ritmo: bradicardia sinusal, bloqueios atrioventriculares, taquicardias ventriculares e supraventriculares
		Mecânicos: falência valvular, cardiomiopatia hipertrófica, defeitos do septo ventricular
Obstrutivo Extracardíacas	Obstrução mecânica ao fluxo de saída dos ventrículos	Aumento da pressão intratorácica, pneumotórax hipertensivo, ventilação mecânica com PEEP, asma com auto-PEEP
		Redução da complacência cardíaca: tamponamento cardíaco, pericardite constritiva
		Aumento da pós-carga ventricular: VD (embolia pulmonar maciça, hipertensão arterial pulmonar), VE (dissecção aórtica)
Distributivo	Alteração vasomotora ↑ capacitância venosa Alteração da distribuição fluxo sanguíneo	Séptico: bacteriano, viral, fúngico
		Anafilaxia
		Lesão sistema nervoso central ou medula
		Intoxicação por drogas: nitroprussiato, bretílio

↑: aumento; ↓: redução; PEEP: pressão expiratória final positiva; PO: pós-operatório; VD: ventrículo direito; VE: ventrículo esquerdo.
Fonte: Adaptado de Hinshaw e Cox, 1972.

Quadro 38.3 Definições dos termos relativos à sepse.

Síndrome da Resposta Inflamatória Sistêmica: Resposta inflamatória a uma variedade de insultos clínicos graves. Essa resposta é manifesta por febre ou hipotermia, taquicardia, taquipneia ou baixa paCO$_2$ e leucocitose ou leucopenia ou neutrofilia
Sepse: resposta inflamatória a um insulto infeccioso
Sepse Grave: sepse associada à disfunção orgânica, hipoperfusão ou hipotensão. Hipoperfusão e alterações da perfusão podem incluir, mas não se limitam, acidose lática, oligúria ou alteração aguda do estado mental
Choque Séptico: hipotensão-induzida pela sepse apesar de adequada ressuscitação fluídica juntamente com sinais de perfusão que podem incluir, mas não se limitam, acidose lática, oligúria ou alteração aguda do estado mental. Pacientes recebendo inotrópicos podem não apresentar hipotensão juntamente com alterações da perfusão
Hipotensão-induzida pela sepse: pressão arterial sistólica abaixo de 90 mmHg ou redução de 40 mmHg da linha de base na ausência de outras causas de hipotensão
Disfunção orgânica múltipla: presença de função orgânica alterada em paciente criticamente doente de tal forma que a homeostase não pode ser mantida sem intervenção

Fonte: Desenvolvido pela autoria.

Nessas definições propostas em 1992, a faixa etária pediátrica não foi contemplada. Posteriormente, foram propostas adaptações dos sinais vitais (Quadro 38.4) para a faixa etária pediátrica e, em 2005, foram propostas definições pediátricas (Quadro 38.5).

Quadro 38.4 Definições pediátricas dos termos relativos à sepse.

Síndrome da Resposta Inflamatória Sistêmica: pelo menos 2 critérios, sendo que um DEVE ser ANORMALIDADE TEMPERATURA OU CONTAGEM LEUCÓCITOS
Temperatura central > 38,5 °C ou < 36 °C
Taquicardia (FC > 2 DP) na ausência de estímulo externo, drogas ou dor, ou persistência sem explicação por mais de 0,5 a 4 horas OU bradicardia para < 1 ano (FC < percentil 10) na ausência drogas, estímulo vagal, doença cardíaca ou inexplicada por mais de 0,5 horas
FR média > 2DP ou VM por processo agudo não relacionado à doença neuromuscular ou anestesia
↑ ou ↓ da contagem leucócitos p/ idade (não induzida por quimioterapia) OU > 10% neutrófilos
Infecção: suspeita ou confirmada OU síndrome (clínica, laboratorial ou imagem) com alta probabilidade de infecção
Sepse: SIRS + infecção suspeita ou comprovada
Sepse grave: corresponde à sepse associada a uma disfunção orgânica se disfunção CV OU SDRA OU 2 ou mais outras disfunções
Choque séptico: sepse associada à disfunção CV que não apresenta resposta após pelo menos 40 mL/kg de volume

FC: frequência cardíaca; DP: desvio-padrão; FR: frequência respiratória; VM: ventilação mecânica; ↑: aumento; ↓: redução; CV: cardiovascular; SRDA: síndrome do desconforto respiratório agudo.

Fonte: Desenvolvido pela autoria.

Quadro 38.5 Valores de anormalidade dos sinais vitais e variáveis laboratoriais de acordo com a idade.

Faixa etária	FC (bpm)		FR (irpm)	Contagem de leucócitos (× 10^3 mm^3)		Hipotensão
	Taquicardia	Bradicardia	Taquipneia	Leucócitose	Leucopenia	PAS (mmHg) < p5
0 dia a 1 semana	> 180	< 100	> 50	> 34	NA	< 59
1 semana a 1 mês	> 180	< 100	> 40	> 19,5	< 5	< 79
1 mês a 1 ano	> 180	< 90	> 34	> 17,5	< 5	<75
> 1 a 5 anos	> 140	NA	> 22	> 15,5	< 6	< 74
> 5 a 12 anos	> 130	NA	> 18	> 13,5	< 4,5	< 83
> 12 a < 18 anos	> 110	NA	> 14	> 11	< 4,5	< 90

bpm: batimentos por minuto; FC: frequência cardíaca; FR: frequência respiratória; irpm: incursões respiratórias por minuto; NA: não se aplica.

Fonte: Desenvolvido pela autoria.

Recentemente, novas definições de sepse para a população de adultos foram propostas (Quadro 38.6).

Quadro 38.6 Novas definições de sepse para adultos.

	Definições antigas	Definições novas (Sepse-3)
Sepse	SIRS: temperatura > 38 °C ou < 36 °C; frequência cardíaca > 90 bpm; frequência respiratória > 20 mrm ou $PaCO_2$ < 32 mmHg; e leucócitos totais < 4.000 ou > 12.000 ou > 10% de bastões + Suspeita de Infecção	Suspeita/ Documentação de Infecção + 2 ou 3 no escore QUICK SOFA OU Aumento de 2 ou mais no escore SOFA
Sepse grave	Sepse + PAS < 90 ou PAM < 65 Lactato > 2 mmol/L RNI > 1,5 ou TTP > 60 s Bilirrubina > 2 mg/dL Débito Urinário < 0,5 mL/kg/h por 2 h Creatinina > 2 mg/dL Plaquetas < 100.000 SaO_2 < 90% em AA	Definição excluída
Choque séptico	Sepse + Hipotensão mesmo com reanimação volêmica adequada	Sepse + Necessidade de vasopressores para manter PAM > 65 E Lactato > 2 mmol/L após reanimação volêmica adequada

AA: Ar ambiente. PAM: pressão arterial média; PAS: pressão arterial sistólica; RNI: razão normalizada internacional; TTP: tempo de tromboplastina parcial;

Fonte: Adaptado de SOFA – Sequential Organ Failure Assessment.

Embora essas definições não se apliquem à faixa etária pediátrica, é importante ressaltar que integram a patobiologia com critérios clínicos. Em vez de empregar os critérios de SIRS, o Sepsis-3 recomenda uma avaliação da disfunção orgânica induzida pela infecção para pacientes adultos que se apresentam com taquipneia, alteração do estado mental ou hipotensão. Ainda ressalto que definições são empregadas para entendermos o que é a sepse, mas não obrigatoriamente nos auxiliam a reconhecer a sepse (definições × critérios clínicos). Dessa forma, ainda precisa ser esclarecido se a modificação das definições de sepse resultará em reconhecimento mais precoce e melhores desfechos.

Quadro clínico

A apresentação clínica do choque engloba características pertinentes ao tipo de choque (Quadro 38.7) associadas aos sinais clínicos de hipoperfusão.

Quadro 38.7 Manifestações clínicas dos diferentes tipos de choque.

Tipo	Mecanismo fisiopatológico 1°	Quadro clínico específico
Hipovolêmico	↓ volume circulante efetivo	Sinais de desidratação (mucosas secas, olhos encovados, fontanela deprimida, turgor pastoso)
Cardiogênico	Alteração da função cardíaca (inotropismo, cronotropismo ou dromotropismo)	Alterações específicas do ritmo e/ou FC Alterações específicas da ausculta cardíaca
Obstrutivo	Obstrução mecânica ao fluxo de saída dos ventrículos	Alterações específicas do ritmo e/ou FC Alterações específicas da ausculta cardíaca e/ ou respiratória Sinais de insuficiência respiratória
Dissociativo	↑ afinidade O_2-hemoglobina	Sinais de insuficiência respiratória decorrentes da inalação do CO
Distributivo	Alteração vasomotora ↑ capacitância venosa Alteração da distribuição do fluxo sanguíneo	Sinais de vasoplegia (pulsos amplos, TEC rápido, extremidades quentes e secas

FC: frequência cardíaca; TEC: tempo de enchimento capilar.

Fonte: Desenvolvido pela autoria.

Os sinais clínicos de desidratação, no caso do choque hipovolêmico, estarão presentes em maior ou menor intensidade dependendo da duração da doença que resultou no choque. No caso de uma hemorragia aguda (choque hipovolêmico hemorrágico), predominam os sinais de baixo débito cardíaco e de hipoperfusão. No choque hemorrágico, a ressuscitação vigorosa com soluções de cristaloides com pH ácido é capaz de diluir a capacidade de carreamento do oxigênio (hemodiluição), diluir fatores de coagulação (contribui para agravar a perda sanguínea) e agravar a acidose decorrente da hipoperfusão. Infusão de fluidos frios agrava a perda de calor decorrente da hemorragia e da perda dos estoques de energia, além da exposição ambiental, o que contribui para a redução da função enzimática e da cascata de coagulação. Dessa forma, cria-se um círculo vicioso de coagulopatia, hipotermia e acidose.

No caso de hipovolemia grave com evidências de hipoperfusão decorrente de perdas renais ou gastrointestinais, os sinais clássicos de desidratação (contração do conteúdo intersticial e intracelular) instalam-se paulatinamente até que predominem os sinais de baixo débito cardíaco e de hipoperfusão.

As manifestações características do choque cardiogênico dependem do tipo de doença que culminou no choque (distúrbio de ritmo, doença miocárdica, cardiopatia congênita) e podem ser resumidas no Quadro 38.8.

Quadro 38.8 Sinais clínicos inespecíficos de choque cardiogênico em crianças.

Geral	Ganho de peso inadequado, astenia, palidez sudorese, extremidades frias
Digestivo	Hepatomegalia, diminuição do trânsito intestinal, dificuldades alimentares (taquipneia e sudorese durante a alimentação)
Hemodinâmica	Taquicardia, bradicardia, arritmia, pulsos periféricos diminuídos, sopro cardíaco, ritmo de galope, turgência jugular
Respiratório	Taqui ou bradipneia; crepitações, cianose de extremidades ou perioral
Neurológico	Ansiedade, agitação, confusão, sonolência, convulsões, coma
Renal	Oligúria, anúria

Fonte: Desenvolvido pela autoria.

Três estados fisiopatológicos foram descritos para o choque cardiogênico (Figura 38.1):
- **Frio e úmido (C):** redução da contratilidade miocárdica e aumento da pressão de enchimento do ventrículo esquerdo → disfunção sistólica e diastólica.
- **Frio e seco (D):** redução da contratilidade miocárdica e baixa pressão de enchimento ventricular esquerda → disfunção sistólica.
- **Quente e úmido (A):** contratilidade miocárdica normal e alta pressão de enchimento ventricular esquerda → disfunção diastólica.

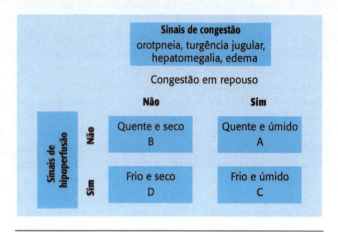

Figura 38.1 Choque cardiogênico.
Fonte: Adaptado de Conceito de Warner Stevenson.

Na sepse e no choque séptico, a disóxia é decorrente do balanço imunológico (inflamação × anti-inflamação) que acarreta consequências hemodinâmicas, como:
- Hipovolemia
- Vasoplegia
- Disfunção cardíaca
- Disfunção da microcirculação
- Disfunção mitocondrial

O choque séptico se caracteriza inicialmente por sinais de baixo débito cardíaco decorrente de redução da pré-carga em virtude de hipovolemia (relativa e absoluta). Hipovolemia absoluta é multifatorial, dependendo da doença envolvida (vômitos, diarreia, aumento das perdas insensíveis por taquipneia ou febre, baixa ingesta, entre outras). Hipovolemia relativa está relacionada a defeito na distribuição do fluxo sanguíneo com vasodilatação e ao represamento de sangue na microcirculação. Desse modo, o paciente apresentará os mesmos sinais clínicos que o paciente com choque hipovolêmico.

A vasoplegia decorre de redução da reatividade vascular com desequilíbrio entre vasodilatação e vasoconstricção, resultando em uma perfusão heterogênea. É decorrente de lesão endotelial; disfunção do sistema arginina-vasopressina; liberação de mediadores inflamatórios vasodilatadores (NO, histamina, prostaglandinas); e hiperpolarização da musculatura lisa vascular.

Precocemente no choque séptico, ocorre disfunção miocárdica, que é de causa multifatorial (alterações microvasculares e circulatórias; desregulação autonômica; alterações metabólicas; disfunção mitocondrial;

disfunção contrátil). Adultos conseguem manter um DC normal ou supranormal à custa de aumento da FC e do VS apesar da depressão miocárdica. O mesmo não é observado em crianças em choque séptico que já precocemente mostram que o DO_2 é o principal determinante do VO_2, um comportamento, que, em termos de variáveis de oxigenação, é muito semelhante ao do choque cardiogênico.

Os distúrbios microcirculatórios da sepse estão relacionados tanto com a fisiopatologia da doença como com as consequências do tratamento (particularmente a ressuscitação volêmica). Coerência hemodinâmica entre a macrocirculação e a microcirculação é a condição em que procedimentos de ressuscitação voltados para a correção de variáveis hemodinâmicas são eficazes na correção de perfusão microcirculatória e liberação de oxigênio para as células parenquimatosas, de tal forma que as células são capazes de realizar suas atividades funcionais. Mecanismos envolvidos na perda da coerência hemodinâmica estão citados no Quadro 38.9.

Quadro 38.9 Mecanismos envolvidos na perda da coerência hemodinâmica na sepse/choque séptico.

Tipo	Mecanismos	Causas
Tipo 1	Heterogeneidade do fluxo na microcirculação	Capilares obstruídos próximos a capilares perfundidos
Tipo 2	Hemodiluição	Diluição do sangue na microcirculação resultando na perda de capilares com hemácias. Aumento da distância de difusão entre hemácias e células teciduais
Tipo 3	Estase	Estase de sangue na microcirculação causada por ↑ RVS ou ↑ pressões venosas (tamponamento)
Tipo 4	Edema	Causado por escape capilar que aumenta a distância de difusão e reduz a capacidade do O_2 de alcançar as células teciduais

↑: aumento; RVS: resistência vascular sistêmica.
Fonte: Desenvolvido pela autoria.

A apresentação clínica do choque séptico pode, então, incluir sinais de hipovolemia, sinais de baixo débito cardíaco e, em alguns pacientes, a apresentação clínica predominante é do componente distributivo.

Quando verificamos um predomínio do baixo débito cardíaco, essa apresentação clínica recebe a denominação de "choque frio". Ao passo que, quando predomina o componente distributivo, recebe a denominação de "choque quente" (Quadro 38.10). Importante ressaltar que a apresentação clínica não é patognomônica do defeito hemodinâmico predominante, e ambos podem variar durante o curso da doença. De fato, observa-se, quando o paciente tem uma monitorização hemodinâmica invasiva, que a apresentação clínica (quente ou frio) não se acompanha de boa correlação com os achados hemodinâmicos obtidos de forma invasiva. Em recente estudo utilizando monitorização minimamente invasiva por meio de termodiluição em pacientes com choque séptico e cardiogênico, estes apresentavam: mortalidade aos 28 dias significativamente mais elevada no grupo de choque séptico (p = 0,016), parâmetros de contratilidade mais elevados (p < 0,05) no grupo de choque séptico (IC médio = 3,75 ± 1,08), parâmetros de pós-carga eram mais elevados no grupo do choque cardiogênico (IVRS dyn/s/cm^{-5}/m² = 1936,79 ± 802,41 × 132,34 ± 705,48 p = 0,013). Os pacientes com choque cardiogênico que não sobreviveram apresentavam IC significativamente mais baixos (p < 0,05) que os sobreviventes, enquanto os pacientes com choque séptico que não sobreviveram apresentavam IRVS significativamente mais baixos (p < 0,001) que os sobreviventes.

Quadro 38.10 Apresentações clínicas do choque séptico.

	Choque quente	Choque frio
Sinais clínicos	Pele quente e seca (principalmente extremidades) TEC < 2 segundos ou *flash* Taquicardia Pulsos amplos Alteração do nível de consciência (irritabilidade/sonolência) Oligúria (diurese < 1 mL/kg/hora) PA adequada para idade (choque compensado) ou hipotenso (choque descompensado)	Pele marmórea e fria (principalmente extremidades) TEC prolongado (> 2 segundos) Taquicardia Pulsos finos e diferença entre pulsos centrais e periféricos Ateração do nível de consciência (irritabilidade/sonolência) Oligúria (diurese < 1 mL/kg/hora) PA adequada para idade (choque compensado) ou hipotenso (choque descompensado)

TEC: tempo de enchimento capilar; PA: pressão arterial.
Fonte: Desenvolvido pela autoria.

Quanto aos sinais clínicos de hipoperfusão, podemos afirmar que são precoces, antecedem a queda da pressão arterial e incluem:

- Alterações da FC: taquicardia ou bradicardia (Quadro 38.5). Embora a taquicardia seja um achado comum e precoce do choque é também inespecífico. Bradicardia pode ocorrer como resultado de hipóxia, uso de medicações (bloqueadores canais de cálcio ou β-bloqueadores) ou ser um evento terminal. Devemos estar atentos para valores de FC corrigidos pela temperatura;

- **Alterações da pele:** quente e seca nos quadros distributivos, ou fria e úmida no choque séptico frio, choque cardiogênico, choque hipovolêmico e obstrutivo. Além de alterações da cor e da temperatura, podem ocorrer ainda alterações da perfusão periférica avaliada pelo tempo de enchimento capilar (TEC), que, geralmente, está muito prolongado em função do baixo débito cardíaco ou pode estar muito rápido nos choques distributivos. Apesar das controvérsias que cercam o uso dessa ferramenta como marcador de alterações da perfusão periférica em função das variações na sua realização e na interpretação dos resultados, a American Academy of Critical Care Medicine (ACCM) recomenda a utilização desse parâmetro na avaliação clínica inicial do choque séptico pediátrico. O TEC deve ser avaliado pela compressão durante 5" de uma extremidade distal (preferencialmente no leito ungueal da mão ou pé). O tempo necessário para completa reperfusão deve ser inferior a 2-3". O TEC deve ser usado como sinal de alerta, uma vez que crianças com TEC prolongado (> 3 segundos) têm quatro vezes mais risco de óbito em comparação com crianças com TEC normal. A baixa sensibilidade, no entanto, não permite excluir uma alteração grave da perfusão em crianças com TEC normal (Quadro 38.11).

Quadro 38.11 Recomendações para medida do TEC.

Use o leito ungueal como sítio preferencial de medida
Comprima o leito ungueal usando pressão moderada por 5 segundos
Idealmente meça em temperatura ambiente entre 20 °C e 25 °C. Permita que a temperatura da pele se adapte à temperatura ambiente
Use um cronômetro para medir o tempo necessário para recuperação da cor original
TEC adequado deve ser inferior a 2 segundos; entre 2 e 3 segundos, deve ser considerado limítrofe

Fonte: Desenvolvido pela autoria.

- **Alteração do estado mental:** hipoperfusão cerebral pode ser um dos sinais precoces de choque e hipoperfusão tecidual uma vez que o cérebro depende de glicose para manter seu metabolismo. Desse modo, agitação, irritabilidade, choro inapropriado, sonolência inapropriada, falta de interação com familiares, dificuldade para ser despertado, confusão O estado mental se deteriora à medida que piora o choque, podendo ocorrer torpor e coma.

- **Oligúria:** a queda do débito urinário reflete uma queda do ritmo de filtração glomerular decorrente do desvio de sangue renal para órgãos vitais associada à queda na pressão intraglomerular. Levando-se em consideração seu tamanho, os rins recebem uma grande proporção do DC (20%). Desse modo, quando há queda do débito, a oligúria é um sinal precoce.

- **Hipotensão arterial:** a hipotensão é um sinal tardio quando os mecanismos compensatórios são esgotados (choque descompensado). Vem sendo tradicionalmente definida como a pressão arterial sistólica inferior ao 5° percentil de acordo com a idade.

De acordo com essas considerações, o exame clínico inicial de um paciente com choque deve incluir:

- avaliação da frequência e ritmo cardíaco;
- observação do padrão respiratório, frequência respiratória e ausculta pulmonar;
- observação da coloração da pele e das mucosas;
- observação do estado de hidratação;
- aferição da pressão arterial;
- avaliação da perfusão periférica (temperatura das extremidades, amplitude dos pulsos periféricos e tempo de enchimento capilar);
- determinação horária da diurese;
- acompanhamento do nível de consciência.

Um desafio contínuo para o reconhecimento precoce da sepse e choque séptico em crianças é a falta de critérios padrão-ouro. Em um grande estudo epidemiológico multicêntrico envolvendo 26 países (Sepsis Prevalence, Outcomes, and Therapies -SPROUT), observou-se que 31% dos pacientes internados em UTIP diagnosticados com sepse grave ou choque séptico pelo médico responsável pelo tratamento não preenchiam os critérios atualmente vigentes, mesmo com uma mortalidade observada ainda elevada (17%).

Para pacientes com sepse, tem sido proposto o uso de ferramentas de triagem/reconhecimento com base em alterações clínicas e fatores de risco, como doenças oncológicas, transplante de medula óssea, distúrbios neurológicos crônicos e alteração de escores de gravidade que se mostraram, independentemente associados com mortalidade. Os pacotes de reconhecimento e gerenciamento estão sendo cada vez mais usados para melhorar a ressuscitação do choque séptico pediátrico. No último *Guideline* de tratamento da sepse/choque séptico em crianças, os autores recomendam que cada serviço aplique um pacote de reconhecimento da sepse usando uma ferramenta de triagem, eletrônica ou não, desenvolvida por cada instituição, ou aplique a proposta pela Academia Americana de Pediatria (Quadro 38.12 e Figura 38.2). Recentemente, a adoção generalizada de sistemas eletrônicos de registro de saúde, combinada a um suporte de decisão clínica cada vez mais sofisticado, gerou interesse no potencial de alertas informatizados para melhorar o reconhecimento precoce e o tratamento da sepse. Vários estudos publicados descreveram os resultados dos esforços para desenvolver alertas eletrônicos para a detecção de sepse em populações pediátricas, departamentos de emergência, UTI e enfermarias médicas (Quadro 38.13).

Quadro 38.12 Pacote de reconhecimento da sepse.

Rastrear os pacientes para sepse utilizando uma ferramenta institucional
Avaliação clínica em 15 minutos para todos os pacientes que foram rastreados positivamente para sepse
Iniciar o pacote de reanimação em 15 minutos para todos os pacientes que foram rastreados positivamente para sepse e cuja avaliação clínica também confirmou a suspeita de sepse/choque séptico

Fonte: Desenvolvido pela autoria.

Quadro 38.13 Condições de alto risco para sepse/choque séptico.

Doenças oncológicas
Asplenia (incluindo síndrome da imunodeficiência combinada grave)
Transplante de medula óssea
Portador de cateter central/longa permanência
Transplante de órgão sólido
Paralisia cerebral
Imunocomprometimento/imunodeficiência/imunossupressão

Fonte: Desenvolvido pela autoria.

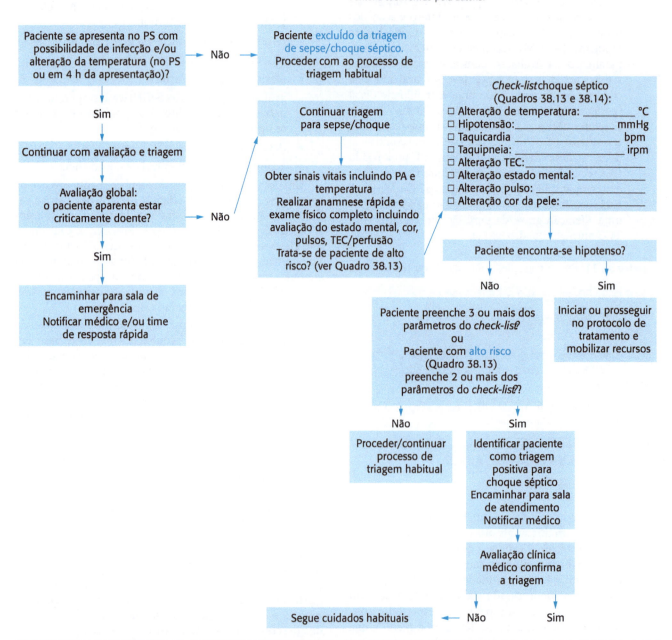

Figura 38.2 Ferramenta de triagem de sepse em crianças (AAP).

Fonte: Desenvolvida pela autoria.

Quadro 38.14 Sinais vitais (PALS).

Faixa etária	FC (bpm)	FR (irpm)	Temperatura (°C)	PAS (mmHg)
0 dia a 1 m	> 205	> 60	< 36 ou > 38	< 60
≥ 1m – 3m	> 205	> 60	< 36 ou > 38	< 70
≥ 3m – 1 ano	> 190	> 60	< 36 ou > 38,5	< 70
≥ 1 ano – 2 anos	> 190	> 40		< 70 + (idade em anos × 2)
≥ 2 anos – 4 anos	> 140	> 40		
≥ 4 anos – 6 anos	> 140	> 34		
≥ 6 anos – 10 anos	> 140	> 30		
≥ 10 ano – 13 anos	> 100	> 30		< 90
≥ 13 anos	> 100	> 16		< 90

FC: frequência cardíaca; bpm: batimentos por minuto; FR: frequência respiratória irpm: incursões respiratórias por minuto.

Fonte: Desenvolvido pela autoria.

Observe-se que esses valores são diferentes daqueles propostos para definição pediátrica de sepse demonstrados no Quadro 38.5.

Monitorização

A melhoria na sobrevida depende do reconhecimento precoce dos sinais de hipoperfusão associado a rápido início do tratamento visando reverter a hipoperfusão tecidual (Quadro 38.14). O reconhecimento deve ocorrer antes da hipotensão (choque descompensado) se estabelecer. Reavaliação clínica frequente permite determinar o estado hemodinâmico do paciente e a necessidade de mudança na conduta.

Exames laboratoriais são importantes no acompanhamento e incluem: gasometria arterial e venosa central; dosagem de lactato sérico; avaliação hematológica com hemograma completo; dosagem de plaquetas; determinação de provas de coagulação; provas de atividade inflamatória; culturas; avaliação da função renal e estado eletrolítico; dosagem de troponina; avaliação da função hepática. É importante ressaltar que os exames têm um papel no diagnóstico dos distúrbios associados ao choque, e não para diagnóstico do choque. Dessa forma, o tratamento não deve ser retardado até a obtenção dos resultados de exames.

A gasometria arterial informará o estado acidobásico, assim como a competência respiratória. Pode ocorrer acidemia lática, portanto dosagem do lactato arterial auxilia na compreensão do distúrbio acidobásico. O lactato é o produto final da glicólise anaeróbia. É normalmente produzido numa taxa de 1 mmol/kg/hora, de acordo com a seguinte equação: glicose + 2 ATP + 2 H_2PO_4 ⇒ 2 lactatos + 2 ADP + 2 H_2O. Essa reação produz lactato, um íon com carga negativa, e não o ácido láctico. Os íons hidrogênios necessários para converter lactato em ácido láctico devem ser gerados pela hidrólise do ATP. Desta forma, produção de lactato não é sinônimo de produção de ácido láctico. A maior parte da produção fisiológica de lactato ocorre no músculo esquelético, intestino, cérebro e eritrócitos circulantes. O lactato gerado nesses tecidos pode ser extraído pelo fígado e convertido em glicose (via gliconeogênese) ou pode ser utilizado como substrato primário para oxidação (fonte de energia). A concentração normal de lactato no sangue é menor que 2 mmol/L (18 mg/dL). Inúmeras condições podem concorrer, simultaneamente ou não, para hiperlactatemia. Em linhas gerais, hipóxia tecidual, sepse (infecções, em geral, podem aumentar localmente ou de forma sistêmica), infusão de adrenalina, deficiência de tiamina, alcalose (metabólica ou respiratória), disfunção hepática e intoxicação por nitroprussiato podem elevar os níveis séricos de lactato. Do ponto de vista fisiopatológico, a hipóxia tecidual aumenta os níveis de lactato por aumentar a glicólise anaeróbia, para manter a produção energética celular a mais próxima do normal.

A diferença venoarterial de dióxido de carbono (ΔpCO_2) é a diferença entre a pCO_2 no sangue venoso central ($pVCO_2$) e arterial ($paCO_2$): $\Delta pCO_2 = pvCO_2 - paCO_2$. Em condições fisiológicas, o valor normal do ΔpCO_2 varia de 2 a 5 mmHg. A ΔpCO_2 deve ser utilizada no contexto da avaliação da perfusão tecidual como marcador de adequação do débito cardíaco às necessidades metabólicas do organismo, ou seja, a diferença venoarterial de pCO_2 é inversamente proporcional ao débito cardíaco. ΔpCO_2 normal significa que o débito cardíaco está sendo suficiente para o *wash-out* do CO_2 produzido pelos tecidos periféricos. Uma das mais importantes características da ΔpCO_2 é sua alteração precoce, muito antes da pressão arterial e do lactato. De modo prático, podemos afirmar que aumento do ΔpCO_2 pode sugerir que o débito cardíaco não está sendo suficientemente alto para suprir as necessidades metabólicas globais. Em situações de suspeita de hipóxia tecidual, o aumento do ΔpCO_2 pode ser uma ferramenta a mais para orientar o médico a adotar medidas para aumentar o débito. Ainda se carece de estudos pediátricos que corroborem a incorporação desta monitorização na prática.

Monitorização hemodinâmica na primeira hora do choque

No pronto-socorro, onde geralmente ocorre o atendimento inicial da criança em choque, devemos incluir na monitorização:

- oximetria de pulso;
- eletrocardiograma contínuo;
- pressão arterial não invasiva;
- monitorização da temperatura;
- monitorização do débito urinário.

Monitorização hemodinâmica após a primeira hora do choque

A descompensação hemodinâmica no choque, particularmente no choque séptico envolve interação complexa entre vários possíveis mecanismos fisiopatológicos (na sepse, podemos observar alteração do tônus vascular, hipovolemia e disfunção miocárdica). Qualquer desses fatores pode predominar na apresentação e sua contribuição relativa pode ser alterada ao longo do tempo. O exame físico pode não ser sensível o suficiente para detectar essas mudanças sutis na fisiopatologia, o que pode ter implicações importantes no tratamento e resultados.

Por essa razão, uma abordagem multimodal (combina exame clínico com outras modalidades de monitorização) tem demonstrada eficiência na avaliação da resposta ao tratamento, particularmente no choque séptico. Recomenda-se, além das monitorizações citadas, incluir:

- monitorização de variáveis pressóricas como pressão arterial média invasiva (PAMI), monitorização da pressão venosa central (PVC) e da pressão intra-abdominal (PIA), monitorização da pressão de perfusão (PAM-PVC), monitorização da pressão de pulso (PAS-PAD);
- monitorização de variáveis de perfusão: saturação venosa central de oxigênio (cateter locado na junção da veia cava superior com o átrio direito), ΔpCO_2, lactato arterial;
- ecocardiograma direcionado à beira do leito: permite a monitorização de débito cardíaco por ultrassonografia. Essa medida pode ser realizada com equipamentos específicos, por exemplo, USCOM® (mede a velocidade do fluxo nas vias de saída da artéria aorta e pulmonar e combina essa informação com a área pré-calculada do anel valvar para estimar o DC) ou com aparelhos de ecocardiograma transtorácico ou transesofágico;
- ultrassonografia para avaliação das medidas de resposta a fluidos: a ultrassonografia tem sido cada vez mais utilizada no paciente crítico de maneira geral. No paciente em choque, essa modalidade de monitorização tem sido empregada para também avaliar resposta a fluidos. Nesse contexto existem diversos estudos que contemplam pacientes em respiração espontânea ou aqueles em ventilação mecânica. Em pacientes respirando espontaneamente durante a inspiração, ocorrem diminuição da pressão intratorácica e aumento do retorno venoso e do volume de ejeção durante a inspiração. Ao passo que, na expiração, a pressão intratorácica aumenta, enquanto o retorno venoso e o volume sistólico diminuem. Medidas estáticas e dinâmicas têm sido propostas para avaliar a resposta a fluidos. As evidências disponíveis apontam claramente para a superioridade dos parâmetros dinâmicos (que levam em consideração o ciclo respiratório) para prever a capacidade de resposta a fluidos. Diversos testes vêm sendo avaliados em pacientes adultos: variação da pressão de pulso (ΔPP); variação da pressão sistólica (ΔSP); ΔPP durante inspiração forçada (ΔPPf); ΔSP durante inspiração forçada, (ΔSPf); ΔPP durante manobra de valsalva (ΔPPV); ΔSP durante manobra de valsalva (ΔVSP); variação do volume sistólico (ΔSV); ASV durante manobra de elevação passiva das pernas, alteração do DC induzida por elevação passiva das pernas (ΔCO-PLR); índice de colapsibilidade da veia cava inferior (cIVC); diâmetro máximo da VCI (IVCmáx). Em recente revisão sistemática, de 2018, em que pesem limitações intrínsecas de cada manobra de avaliação de resposta a fluidos, essa resposta pode ser avaliada com acurácia no paciente respirando espontaneamente ou em um modo espontâneo durante ventilação mecânica em adultos. Aproximadamente dois terços (19/29) das manobras relatadas foram consideradas adequadas ou excelentes para prever a resposta ao volume em pacientes com respiração espontânea. Além disso, aproximadamente metade dos pacientes incluídos nesses estudos foi considerada não responsiva a fluidos, o que chama a atenção apara a necessidade de se avaliar reposta a fluidos antes de se fazer uma expansão volêmica fora do contexto de choque descompensado. No Quadro 38.15, estão resumidos alguns dos principais índices de resposta ao volume e suas limitações.

Metanálise que avaliou 12 estudos pediátricos de resposta a fluidos, nos quais 24 variáveis foram estudadas, observou que apenas a variação respiratória na velocidade de pico do fluxo sanguíneo aórtico foi capaz de prever a responsividade a fluidos em crianças. Variáveis estáticas não predizem responsividade em crianças, o que foi consistente com evidências em adultos. Mais recentemente, em 2017, metanálise que avaliou apenas o papel da variação do volume sistólico incluiu seis estudos, com um total de 279 bólus de fluido em 224 crianças.

Quadro 38.15 Resumo dos métodos que preveem a capacidade de resposta a volume.

Método	Valores de corte	Principais limitações
Variação da PP/VS	12%	Não pode ser utilizado em caso de respiração espontânea, arritmias cardíacas, baixo volume corrente ou baixa complacência pulmonar
Variação diâmetro da VCI	12%	Não pode ser usado em caso de respiração espontânea, baixo volume corrente ou baixa complacência pulmonar
Variação diâmetro da VCS	36%	Requer a realização de ECO transesofágico, Não pode ser usado em caso de respiração espontânea, baixo volume corrente ou baixa complacência pulmonar
Elevação passiva das pernas	10%	Requer medida direta do DC
Miniprova de volume (100 mL)	6%	Requer medida precisa do DC
Prova de volume convencional (500 mL)	15%	Requer medida precisa do DC. Pode causar sobrecarga de volume se repetida

PP: pressão de pulso; VS: volume sistólico; VCI: veia cava inferior; VCS: veia cava superior, ECO: ecocardiograma, DC: débito cardíaco.

Fonte: Desenvolvido pela autoria.

A análise demonstrou sensibilidade agrupada de 0,68 (95% CI, 0,59-0,76), especificidade agrupada de 0,65 (95% IC, 0,57–0,73), odds ratio de diagnóstico de 8,24 (IC 95%, 2,58–26,30) e área sob a curva (ROC) 0,81. No entanto, heterogeneidade entre os estudos foi encontrada (p < 0,05, 61,3%), provavelmente decorrente do pequeno tamanho das amostras e das características diversas dos estudos.

No Quadro 38.16, estão citados os alvos terapêuticos sugeridos para o tratamento do choque séptico.

Quadro 38.16 Alvos terapêuticos no choque séptico.

Parâmetro	Alvos terapêuticos
Tempo de enchimento capilar	≤ 2 segundos
Pressão arterial sistólica	Acima do p5 para idade
Pressão arterial diastólica	Superior à metade da PA sistólica
Características do pulso	Palpáveis, cheios, ausência de diferença entre pulso central e periférico
Diurese	> 1 mL/kg/h
Extremidades	Aquecidas
Estado neurológico	Estado mental normal
Saturação venosa central*	$SvcO_2$ ≥ 70%
Índice cardíaco*	3,3 – 6 $L/min/m^2$
Pressão de perfusão*	Normal para a faixa etária (ver Quadro 38.16)
Pressão de pulso	> 20 mmHg e < 40 mmHg

*Na presença de cateter venoso central ou monitorização invasiva.

Fonte: Desenvolvido pela autoria.

Quadro 38.17 Alvos da pressão de perfusão e frequência cardíaca segundo recomendações para tratamento do choque séptico em crianças.

Faixa etária	Frequência cardíaca bpm (mínima e máxima)	Pressão de perfusão (PAM-PVC) em mmHg
Recém-nascido	110-160	55
Lactente até 2 anos	90-160	58
Criança até 7 anos	70-150	65

PAM: pressão arterial média; PVC: pressão venosa central. A meta de PAM baseia-se na fórmula estimada para o P50 da PA para uma criança no P50 da altura e com pressão venosa central (PVC) esperada = 0 mmHg. Quando a PVC > 0, o objetivo da PAM deve ser ajustado em conformidade para atingir uma pressão de perfusão adequada. Obs: *1mmHg=1,36cmH_2O.

Fonte: Desenvolvido pela autoria.

Tratamento

Em 2002, 2007 foram realizadas forças-tarefa com o objetivo de rever e padronizar o tratamento do choque séptico em crianças. Em 2017, foi publicada a última atualização dessas recomendações, realizada em 2014. Comento, a seguir, todas as etapas descritas na Figura 38.3. O tratamento específico do choque hipovolêmico e cardiogênico englobam muitas das etapas descritas para o choque séptico, peculiaridades serão comentadas separadamente.

Em cada etapa do tratamento ilustrado na Figura 38.3, o paciente deve ser reavaliado com o objetivo de se manterem os alvos terapêuticos descritos nos Quadros 38.16 e 38.17.

De acordo com o fluxograma apresentado na Figura 38.3, as condutas iniciais à admissão de um paciente com choque séptico incluem: manter a permeabilidade da via aérea e oferecer oxigênio; estabelecer o acesso venoso ou intraósseo; restabelecer a volemia circulante efetiva; corrigir os distúrbios metabólicos e acidobásicos associados; início precoce de drogas vasoativas e antibióticos.

A seguir, comento cada item:

Oferta de oxigênio

O oxigênio deve ser fornecido inicialmente a 100% por meio de dispositivo de alto fluxo visando otimizar a oferta. Medidas visando redução do consumo de oxigênio, por meio da redução do trabalho respiratório com instituição de ventilação mecânica, serão necessárias em algum momento do tratamento.

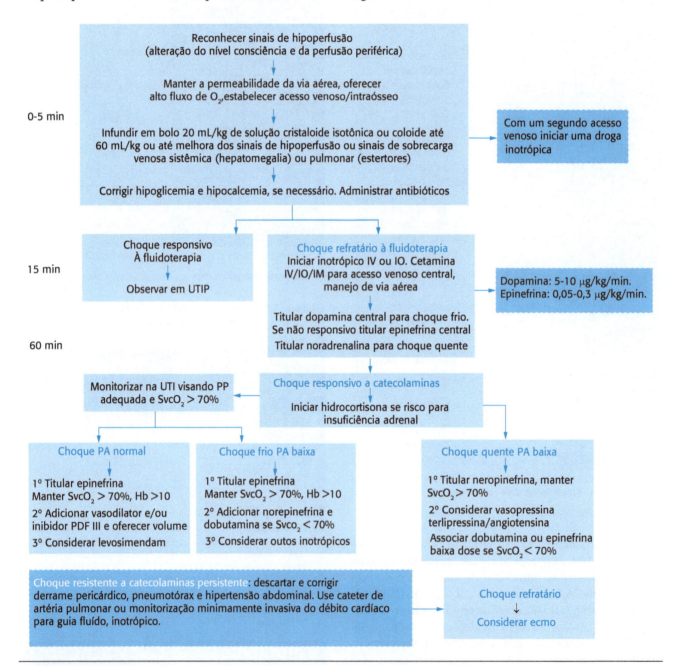

Figura 38.3 Recomendações para suporte hemodinâmico em crianças com choque séptico ACCM/PALS.
Fonte: Desenvolvida pela autoria.

Acesso vascular

Acesso vascular deve ser obtido imediatamente de acordo com as recomendações da American Heart Association, que orienta: "Limite o tempo gasto em obter um acesso venoso e, se não puder ser alcançado rapidamente, estabeleça um acesso intraósseo (IO). Durante ressuscitação cardiopulmonar ou tratamento do choque, estabeleça um acesso intraósseo imediamente". A colocação de um acesso central será necessária para as infusões de aminas vasoativas em doses elevadas.

Administração de fluido

Em 1991, Carcillo e *et al.* observaram, em estudo retrospectivo de 34 pacientes com choque séptico, que a ressuscitação hídrica agressiva (> 60 mL/kg na 1ª hora) esteve associada com uma sobrevida significantemente superior em comparação com pacientes que receberam grande volume (106 ± 54 a 71 ± 29 mL/kg), porém em longo período (6 horas). Dessa forma, o volume mínimo a ser infundido rapidamente até que possamos definir uma resposta clínica deve ser em torno de 60 mL/kg. Quanto ao volume máximo, este será guiado pela ocorrência de melhora clínica ou aparecimento de sinais clínicos de congestão venosa pulmonar ou sistêmica. Para pacientes adultos, a infusão de grandes alíquotas de volume só está recomendada para o paciente com choque descompensado (com hipotensão). Por enquanto, na pediatria, ainda permanecem as recomendações baseadas nesse único estudo retrospectivo e em outros estudos mais recentes, porém também retrospectivos.

A escolha da solução ideal para expansão (cristaloide × coloides) é ainda objeto de controvérsia. De maneira geral, considera-se o uso de cristaloides em função de sua ampla disponibilidadeAinda, o uso de coloides não está associado a maior mortalidade. Em crianças vítimas de choque da dengue, observou-se efeito similar com uso de cristaloide (Ringer-lactato) ou dois diferentes tipos de coloides (dextran 70 ou hidroxietilstarch 6%). Uma perda de fluidos e hipovolemia persistente secundária ao extravasamento capilar podem persistir por dias no paciente em choque. Assim, novas reposições de fluidos podem ser necessárias para manter a estabilidade hemodinâmica, porém recomenda-se que sejam guiadas por medidas objetivas de reposta a fluidos.

Recentemente, em 2016, a OMS publicou recomendações específicas para ressuscitação volêmica de crianças com sinais de hipoperfusão em países de baixa renda (Quadro 38.18).

Uso de antibióticos

Antibióticos e antifúngicos devem ser administrados durante a 1ª hora da identificação de sepse, independentemente da coleta de culturas. A escolha do agente antimicrobiano deve se basear na faixa etária, no provável foco da infecção, no padrão de resistência antimicrobiana.

Quadro 38.18 Recomendações da OMS, 2016, para manejo de fluidos em crianças com sinais de hipoperfusão em países de baixa renda.

Crianças que não estão em choque, mas apresentam sinais de hipoperfusão
Crianças com apenas um ou dois sinais de sinais de hipoperfusão (extremidades frias, TEC > 3 s ou pulso fraco e rápido), mas que NÃO têm as características clínicas completas de choque, ou seja, TODOS OS TRÊS SINAIS JUNTOS, **NÃO** devem receber nenhuma infusão rápida de líquidos, mas devem receber fluidos de manutenção adequados à sua idade e ao seu peso
Crianças com qualquer sinal de hipoperfusão (extremidades frias, ou tempo de enchimento capilar prolongado ou pulso rápido e fraco) devem ter prioridade para uma avaliação completa e reavaliação em 1 hora

Crianças que estão em choque
Crianças que apresentam TODOS OS TRÊS SINAIS de hipoperfusão (extremidades frias, TEC > 3 s e pulso fraco e rápido) devem receber fluidos intravenosos
10 a 20 mL/kg de cristaloides isotônicos em 30 a 60 minutos
Devem ser submetidos à avaliação completa para se estabelecer um diagnóstico que permita outras medidas terapêuticas específicas
Devem ser reavaliadas quanto a sinais de deterioração.
Se ainda persistirem em choque, considerar dar outro bólus de 10 mL/kg em 30 minutos
Se o choque se resolveu, oferecer fluidos de manutenção
Se em algum momento apresentarem sinais de sobrecarga de fluidos, falência cardíaca ou deterioração neurológica, a infusão de fluidos deve ser suspensa

Crianças em choque com anemia grave (Hb < 5 g/dL ou Ht < 15%) devem receber transfusão de sangue o mais precocemente possível e receber outros fluidos para manutenção.
Crianças com desnutrição aguda grave* que estão em choque devem receber 10 a 15 mL/kg de fluidos IV durante a 1ª hora. Crianças que melhoram depois da infusão inicial devem receber apenas manutenção oral ou nasogástrica de fluidos. Qualquer criança que não melhore após 1 hora deve receber uma transfusão de sangue (10 mL/kg lentamente, em pelo menos 3 horas)

* desnutrição aguda grave é definida por um escore Z do peso/altura < -3 usando as curvas da OMS ou circunferência média do braço < 11,5 cm ou sinais de edema bilateral de origem nutricional.

Fonte: Desenvolvido pela autoria.

da comunidade e do serviço hospitalar, no estado imune prévio do paciente, assim como nas comorbidades. O uso tardio de antimicrobianos em pacientes adultos com choque séptico está associado a um aumento em 7,6% da mortalidade para cada hora de atraso, no início do antibiótico, nas primeiras 6 horas. O atraso da administração de antibióticos é um fator de risco independente para disfunção de órgãos e mortalidade em crianças.

Reposição de glicose e cálcio

É importante manter uma homeostase metabólica. Recém-nascidos e lactentes têm uma reserva limitada de glicogênio que se torna rapidamente depletada durante o choque, resultando em hipoglicemia. Hipoglicemia pode ter consequências neurológicas catastróficas quando não rapidamente diagnosticada e tratadas. Se os níveis plasmáticos de glicose estão baixos, deve ser realizada correção rápida por meio da infusão de 0,5 a 1 g/kg de glicose. Hipocalcemia é uma frequente e reversível causa de disfunção cardíaca, uma vez que é responsável pelo acoplamento excitação-contração das células musculares em especial da célula muscular cardíaca. A reposição de cálcio deve ser visar correção do cálcio iônico. A correção pode ser alcançada pela infusão de gluconato ou cloreto de cálcio. O cloreto de cálcio produz níveis de cálcio mais altos e de melhor disponibilidade e, portanto, deve ser a forma preferível. A dose recomendada é de 10 a 20 mg/kg (0,1 a 0,2 mL/kg de cloreto de cálcio a 10%).

Uso de aminas vasoativas na fase inicial

Aminas vasoativas são recomendadas para aqueles pacientes que não apresentam melhora clínica com a ressuscitação hídrica (choque refratário a fluidos). Em alguns casos, o uso dessas medicações pode ocorrer concomitantemente à ressuscitação hídrica. O Comitê recomenda o uso em veia periférica ou intraóssea APENAS de medicações inotrópicas e que um acesso venoso central seja rapidamente estabelecido para reversão do choque quente com norepinefrina e, para o choque frio, recomenda adrenalina ou a dopamina. A escolha do agente inicial tem como base fracas evidências científicas uma vez que são escassos os estudos comparativos na faixa etária pediátrica. Identifico apenas dois estudos comparativos de aminas vasoativas em crianças com choque séptico conduzidos após a ressuscitação volêmica (i.e., pelo menos 40 mL/kg). Num ensaio cego de 60 lactentes e crianças (3 meses a 12 anos de idade) com choque séptico refratário a fluidos, que receberam dopamina em doses de 10 a 20 µg/kg/minuto ou epinefrina 0,1 a 0,3 g/kg/minuto, os pacientes que receberam epinefrina tiveram uma probabilidade significativamente maior de ter uma resolução de choque na 1ª hora do que aqueles que receberam dopamina (12 de 29 × 4 de 31 pacientes; OR = 4,8; IC (95%) = 1,3-17,2). Os pacientes que receberam epinefrina também tiveram função orgânica significativamente melhor no 3º dia de tratamento e mais dias livres de falência de órgãos. A mortalidade geral foi de 42% e não diferiu significativamente entre os grupos. Ventura e et al. compararam os efeitos na sepse de dopamina ou adrenalina sobre a necessidade de outras aminas vasoativas, taxas de infecções relacionadas aos cuidados de saúde (HAI), escore de disfunção de múltiplos órgãos e taxa de óbito por qualquer causa aos 28 dias. Estudo duplo-cego, prospectivo, randomizado e controlado que incluiu crianças consecutivas de idades entre 1 mês e 15 anos, que preencheram os critérios clínicos de choque séptico refratário a fluidos. Os pacientes foram distribuídos aleatoriamente para receber por via periférica ou intraóssea dopamina (5 a 10 mcg/kg/min) ou epinefrina (0,1 a 0,3 mcg/Kg/min). Aqueles que não alcançavam critérios pré-definidos de estabilização após a dose máxima foram classificados como insucesso do tratamento e passavam a receber uma amina conhecida. Houve 17 óbitos (14,2%), sendo 13 (20,6%) no grupo de dopamina e 4 (7%) no grupo de epinefrina (p = 0,033). O uso da dopamina esteve estatisticamente associada ao óbito (OR [IC 95%] = 6,5 [1,1-37,8], p = 0,037) e infecção associada aos cuidados de saúde (OR [IC 95%] = 67,7 [5-910,8], p = 0,001). O uso de epinefrina esteve associado com um OR de sobrevivência = 6,49. Recente estudo caso-controle retrospectivo conduzido na Índia comparou o uso de norepinefrina em veia periférica na dose máxima de 0,1 µg/kg/min após bólus de 30 mL/kg de fluidos com pacientes que receberam ressuscitação volêmica habitual de 60 mL/kg. O requerimento de fluidos em 6 horas no grupo que recebeu norepinerina precoce (88,9 + 31,3 a 37,4 + 15,1 mL/kg) e o número de dias de ventilação [mediana de 4 dias (IQR 2,5-5,25) a 1 dia (IQR 1-1,7)] foram significativamente menores em comparação com o grupo que foi reanimado de acordo com as diretrizes do ACCM. A resolução de choque e as taxas de mortalidade foram semelhantes.

No Quadro 38.19, estão citados os principais efeitos das aminas vasoativas comumente empregadas no tratamento do choque.

A dopamina causa vasoconstrição pela liberação de noradrenalina a partir das vesículas simpáticas. Em doses de 5 a 10 mcg/kg/min, tem efeito predominante no inotropismo e cronotropismo. Em doses entre 10 e 20 mcg/kg/min, predomina o efeito α-adrenérgico. O efeito dopaminérgico da dopamina (doses menores que 5 mcg/kg/min) causa vasodilatação renal e mesentérica, porém não previne evolução para insuficiência renal e, desse modo, não deve ser utilizada no tratamento do choque séptico ou de qualquer outro tipo de choque. Apresenta um início de ação muito rápido (5 minutos), assim como a duração de ação após interrupção da medicação (10 minutos).

A adrenalina em doses baixas (≤ 0,3 mcg/kg/min) tem efeito β-1 adrenérgico predominante que, no coração, acarreta aumento do inotropismo. Em doses mais elevadas (> 0,3 mcg/kg/min), apresenta ação alfa-adrenérgica predominante. Apresenta um início de ação muito rápido (1 a 2 minutos), assim como a duração de ação após interrupção da medicação (2 a 10 minutos).

A noradrenalina é a droga de escolha para reversão do choque quente e outras formas de choque distributivo. Tem efeito em receptores α e β, promovendo principalmente o aumento do tônus vascular arterial (aumento da PA) e retorno venoso (aumento da pré-carga). A noradrenalina é um vasopressor muito potente, aumenta a PAM sem nenhum aumento concomitante da frequência cardíaca. Geralmente, o índice cardíaco é aumentado em decorrência tanto de um aumento do volume diastólico final pela mobilização de volume não estressado esplâncnico como em decorrência de aumento do volume sistólico por efeito direto sobre miócitos cardíacos por

Quadro 38.19 Efeitos da epinefrina, norepinefrina, vasopressina e análogos e angiotensina sobre os receptores.

Tipo Receptor	α-adrenérgico		β-adrenérgico			Receptor da vasopressina			Receptor da angiotensina	
	α1	α2	β1	β2	β3	V1a	V1b	V2	AT-R1	AT-R2
Afinidade	Ep = NE	Ep > NE	Ep < NE	Ep > NE	Ep = NE	Vasopressina Selipressina Terlipressina	Vasopressina	Vasopressina Desmopressina	Angiotensina II	
Efeito vascular	Constrição	Dilatação	Dilatação	Dilatação	Desconhecido	Constrição	Ausente	Dilatação	Constrição	Dilatação
Efeito inflamatório	*Down-regulation* ++	*Down-regulation* ++	*Down-regulation* +	*Down-regulation* +	Desconhecido	*Down-regulation*	*Down-regulation*	*Down-regulation*	Desconhecido	Desconhecido

Epi: epinefrina; NE: norepinefrina.

Fonte: Desenvolvido pela autoria.

estimulação do receptor β1 adrenérgico. A noradrenalina tem numerosas vantagens quando comparada a outros vasopressores, incluindo: efeito vasopressor muito potente equivalente ao da epinefrina e da fenilefrina e maior do que o da dopamina; ao contrário da epinefrina, a norepinefrina não atua nos receptores β2 adrenérgicos, portanto não aumentam os níveis de lactato; ao contrário da dopamina e da epinefrina, a norepinefrina aumenta o índice cardíaco sem aumentar a frequência cardíaca e, assim, sem aumentar excessivamente o consumo de oxigênio miocárdico.

Tratamento além da primeira hora da admissão

Os pacientes que não alcançam os critérios clínicos de resposta (ver tópicos anteriores) após a ressuscitação hídrica e o uso inicial de aminas vasoativas são classificados como choque séptico resistente a catecolaminas. Para esse grupo de pacientes, recomenda-se (Figura 38.3) a avaliação de fatores de risco para insuficiência adrenal.

A incidência de insuficiência adrenal absoluta e relativa em pacientes com choque séptico é alta. Em crianças com diagnóstico de insuficiência adrenal absoluta, 100% apresentam choque séptico resistente a catecolaminas e 80% daqueles com insuficiência adrenal relativa. No entanto, o tratamento dessa condição ainda é bastante controverso, na literatura, no que diz respeito à dose de corticosteroides a ser utilizada, assim como no grupo de pacientes de risco. Em pacientes adultos, recomenda-se o uso de hidrocortisona para pacientes com choque refratário às catecolaminas, em baixas doses (200 a 300 mg/dia) e por tempo mais prolongado (5 a 7 dias). Para a faixa etária pediátrica, recomenda-se o uso de hidrocortisona em pacientes de risco para insuficiência adrenal (uso crônico de esteroides, purpura fulminante e doença do eixo hipotálamo-hipófise-suprarrenal). Nesses pacientes, a recomendação é de uso de hidrocortisona em doses de 2 a 50 mg/kg, seguida por uma infusão contínua da mesma dose de ataque por 24 horas. Conforme salientado, são escassos os estudos de uso de esteroides no choque séptico pediátrico.

Bólus adicionais de fluidos devem ser usados com cautela. Embora ainda amplamente recomendadas, a ideia de dar grandes doses de cristaloides (20 a 30 mL/kg) provavelmente provoca uma grave sobrecarga de volume. A capacidade dos cristaloides de aumentar o volume intravascular é baixa. Em voluntários saudáveis, apenas 15% dos cristaloides permanecem no intravascular após 3 horas. Em pacientes com sepse, < 5% do volume infundido permanece no intravascular 1 hora após o fim da infusão. Em pacientes críticos, clínicos e cirúrgicos ou vítimas de trauma, os efeitos hemodinâmicos de um bólus de fluido são provavelmente de curta duração, com redistribuição do fluido para o compartimento intersticial e edema tecidual progressivo. O edema tecidual prejudica a difusão de oxigênio e metabólitos, distorce a arquitetura do tecido, impede o fluxo sanguíneo capilar e a drenagem linfática e perturba as interações célula-célula, ocasionando a disfunção orgânica. Em órgãos encapsulados como o rim, o edema tecidual aumenta a pressão intersticial, comprometendo o fluxo de sangue renal, que pode desempenhar um papel na etiologia da lesão renal aguda. O aumento da água extravascular dos pulmões prejudica as trocas gasosas, reduz a complacência pulmonar, aumenta o trabalho de respiração e é um forte preditor independente de morte. Em pacientes sépticos edema intersticial pode ocorrer independentemente da ressuscitação volêmica por extravasamento capilar. Dessa forma, após a ressuscitação inicial, bólus adicionais devem ser guiados por provas de resposta a volume.

Tratamento na Unidade de Terapia Intensiva

Os pacientes que respondem ou não às medidas comentadas até o momento serão transferidos para a UTIP. As condutas terapêuticas para aqueles que não apresentaram resposta clínica estão ilustradas na Figura 38.3. As evidências científicas para as condutas a serem tomadas a seguir são escassas. Comento a seguir o uso de outras aminas vasoativas.

A dobutamina consiste em uma catecolamina sintética com efeito inotrópico positivo (aumenta o volume sistólico) por meio do aumento da FC e do inotropismo, além de ter efeito lusotrópico (melhora do relaxamento) e apresentar efeito vasodilatador periférico. De forma geral, ocorre melhora do DC por meio de atividade alfa-agonista. As doses de dobutamina variam de 5 a 20 mcg/kg/min. Dobutamina está indicada no tratamento do choque cardiogênico. Para tratamento do choque séptico, seu uso foi recomendado naqueles pacientes que, após uso de outras aminas inotrópicas (dopamina ou epinefrina), mantêm um estado de baixo DC com PA adequada ou baixa.

Entre as outras medicações com efeito inotrópico, cito os inodilatadores. Esse grupo contempla inamrinone, milrinone, enoximone. O mecanismo de ação dessas medicações não é mediado por ativação de receptores, mas inclui a inibição seletiva da enzima fosfodiesterase III, acarretando acúmulo intracelular da adenosinamonofosfato cíclico (AMPc), que, por sua vez, ativa a proteinaquinase dependente do AMPc, ocasionando a contração miocárdica sem aumento significante da FC e, portanto, do VO_2 pelo miocárdio. Têm efeito sinérgico com as catecolaminas β adrenérgicas no músculo cardíaco. O milrinone tem sido a medicação desse grupo mais extensamente estudada e empregada tanto para reversão da disfunção miocárdica da sepse como para tratamento do choque cardiogênico na pediatria. O enoximone, inibidor fosfodiesterase III inibe a hidrólise cAMP no músculo cardíaco 10 vezes mais do que a inibição da hidrólise do cAMP no músculo liso vascular. Desse modo, pode ser empregado para melhorar a contratilidade com menor risco de hipotensão.

Em função da meia-vida longa (1 a 10 horas, dependendo da função renal e hepática), recomenda-se o uso de doses de ataque dessas medicações. No entanto, membros do ACCM preferem não utilizar a dose de ataque. A dose de infusão contínua do milrinone varia de 0,5 mcg/kg/min até 0,75 mgc/kg/min e do inamrinone de 5 a 10 mcg/kg/min.

Têm sido descritos relatos de casos do uso de levosimendan que aumenta a sensibilidade das proteínas contráteis do músculo cardíaco ao Ca^{++} por meio da ligação com a troponina C. Apresentam efeito inotrópico positivo sem induzir aumento do VO_2 pelo miocárdio não prejudicam a diástole, não têm efeito arritmogênico. Apesar desses benefícios, são escassos os estudos de levosimendam no choque séptico pediátrico.

Pacientes que se apresentam com choque quente refratário à norepinefrina necessitam da adição de outros agentes vasopressores, como vasopressina, terlipressina e angiotensina. Vasopressores adrenérgicos têm efeitos colaterais potenciais como aumento do estresse oxidativo, interação com metabolismo energético celular e/ou modulação da resposta inflamatória. Como resultado, um novo conceito surgiu denominado "decatecolaminização", que consiste no uso de vasopressores não catecolaminérgicos para diminuir a exposição às catecolaminas. Nesse sentido, a vasopressina aparece como uma alternativa para minimizar o uso de norepinefrina e pode ainda ser justificada pela ocorrência de uma deficiência relativa de vasopressina no choque séptico de tal forma que a adição de vasopressina exógena restaura o tônus vascular, agindo sobre receptores não adrenérgicos, aumentando a pressão arterial e reduzindo a necessidade de norepinefrina. Possivelmente, tem efeitos favoráveis na produção de citocinas pró-inflamatórias. Como a vasopressina estimula não seletivamente todos os subtipos de receptores de vasopressina (isto é, receptores V1a, V1b e V2), podem ocorrer efeitos colaterais indesejáveis por meio da estimulação do receptor V2 (acúmulo de fluido, trombose microvascular, vasodilatação). Selepressina, um agonista seletivo do receptor V1a de ação curta, pode superar essas desvantagem; além disso, não induz a liberação do fator procoagulante de Willebrand.

Pacientes com choque persistente refratário a catecolaminas necessitam de uma avaliação hemodinâmica mais fina para guiar o uso de aminas vasoativas, reposições hormonais e outras estratégias, como terapia de substituição renal e oxigenação por membrana extracorpórea (Figura 38.3). No paciente com choque refratário, é essencial descartarmos a presença de tamponamento cardíaco e/ou pneumotórax hipertensivo que estejam contribuindo para choque obstrutivo.

Ainda é essencial a avaliação do balanço hídrico acumulado para descartarmos uma situação de sobrecarga de volume que esteja contribuindo para aumento da pressão abdominal (com ou sem síndrome compartimental abdominal) e disfunção orgânica (particularmente renal e respiratória). Um modelo conceitual da fluidoterapia intravascular tem sido proposto por um grupo de investigadores que divide a terapia fluídica em quase fases (ROS-D). O objetivo é identificar o momento da terapia fluídica no qual o paciente se encontra, procurar avaliar se existe resposta a volume, procurar identificar se, mesmo havendo resposta a volume, essa é a melhor conduta a ser tomada.

Essa necessidade deriva de amplas observações dos efeitos deletérios da sobrecarga de volume. Estudos acontecendo desde meados dos anos 2000 observaram que o balanço hídrico acumulado apresenta uma associação com desfechos desfavoráveis em diferentes subgrupos de pacientes críticos, como adultos com dengue, com sepse e disfunção renal, síndrome do desconforto respiratório e em pós-operatório. Estudos pediátricos em síndrome do desconforto respiratório, sepse, insuficiência renal e pacientes com hemorragia subaracnoide também demonstraram os efeitos deletérios do excesso volume.

A fase de resgate consiste em situação com risco de vida na qual o paciente deve receber um bólus de fluidos para correção de hipotensão. Então, seria aquele paciente com choque descompensado. Na fase de otimização, o paciente não se encontra em risco eminente de vida, ou seja, persiste com sinais de hipoperfusão, mas não se encontra mais hipotenso. Nesse cenário, recomenda-se uma prova de volume, infusão de menores alíquotas, denominada "miniprova de volume", que vem sendo testada em pacientes no intraoperatório, pacientes sem choque séptico ou trauma após ressuscitação inicial. Atualmente em andamento, temos um estudo em pacientes pediátricos no intraoperatório, denominado PEDIFLUID, que está avaliando miniprova de volume. Nessa fase, as alíquotas para adultos têm sido de 100 a 200 mL em 10 minutos (20 mL/min). Nessa fase, recomenda-se aperfeiçoar a monitorização hemodinâmica (ECO, $ScvO_2$, DC), além das variáveis clínicas que estavam guiando a fase de resgate (FC, PA, TEC, estado mental, DU). A fase de estabilização (S = *stabilization*) reflete o momento em que o paciente já alcançou as metas estabelecidas e a terapia fluídica tem como único objetivo a reposição de perdas basais (renais, gastrointestinais, perdas insensíveis) ou, se o paciente apresentar perdas extras, estas devem ser computadas na infusão. Nesse momento, o paciente não apresenta mais sinais de choque. Caso o paciente, nessa fase, apresente novo episódio de descompensação recomendam-se a prova e o volume, mas não o bólus de volume. Fase de descalonamento ou de ressuscitação reflete a necessidade de remoção de fluidos em virtude da sobrecarga e do volume superior a 10% (fluidos infundidos-fluidos eliminados)/peso × 100%). Deve ocorrer em dias a semanas, deve priorizar a infusão oral/enteral de fluidos.

Tratamento do choque refratário

Em crianças com choque refratário, deve-se suspeitar de morbidades não reconhecidas, como o controle inadequado da fonte de infecção (remover o foco e usar antibióticos com a menor concentração inibitória mínima possível, de preferência < 1, usar imunoglobulina intravenosa para choque tóxico), derrame pericárdico (pericardiocentese), pneumotórax (toracocentese), hipoadrenalismo (reposição de hormônios adrenais), hipotireoidismo (reposição de hormônio tireoidiano), perda contínua de sangue (reposição/hemostasia), aumento da PIA (cateter peritoneal ou liberação abdominal), tecido necrótico (remoção do ninho), imunossupressão (retirada de imunossupressores) ou imunocomprometimento (restaurar função imunológica). Quando essas causas potencialmente reversíveis já foram abordadas, a oxigenação por membrana extracorpórea se torna alternativa importante a se considerar.

Peculiaridades do manejo do choque hipovolêmico e cardiogênico

Choque cardiogênico

Ressuscitação fluídica: a criança que se apresenta com sinais de choque no qual o mecanismo fisiopatológico ainda não foi claramente definido (cardiogênico? hipovolêmico? séptico?) deve ser submetida à ressuscitação hídrica inicial, conforme descrito para o choque séptico, exceto se apresentar sinais de congestão venosa sistêmica (hepatomegalia, turgência jugular) ou pulmonar (estertores, infiltrado alveolar e/ou intersticial à radiografia de tórax, piora do padrão respiratório de taquidispneia, hipoxemia). Para que essas alterações sejam percebidas, é necessária reavaliação frequente. Se esse for o caso, ainda assim pode ser necessária a ressuscitação hídrica, pois a hipervolemia pode ser apenas relativa (má distribuição do volume sanguíneo efetivo por represamento de sangue no território venoso). Recomendam-se alíquotas de 5 a 10 mL/kg de solução salina isotônica.

Uso de medicações cardiotônicas: recém-nascidos e lactentes jovens que se apresentam com quadro de desconforto respiratório e sinais de hipoperfusão tecidual com ou sem hipotensão arterial devem ser considerados como pacientes com choque séptico e/ou cardiogênico. Nesse caso, devemos estar atentos para palpação de pulsos que pode demonstrar uma diferença entre pulsos em membros superiores e inferiores, sinais de congestão venosa sistêmica e pulmonar. Recomenda-se o início precoce de prostaglandina E1 visando a manutenção do fluxo sanguíneo pelo canal arterial até que seja descartada, pelo ecocardiograma, uma cardiopatia canal dependente.

Choque cardiogênico secundário a distúrbios do ritmo requer tratamento especifico da disritmia. É essencial uma distinção entre o baixo débito cardíaco decorrente de ritmos muito rápidos (taquidisritmias) ou muito lentos (bradidisritmias). As taquidisritmias são mais frequentes na faixa etária pediátrica do que as bradidisritmias ou ritmos sem pulso. O eletrocardiograma é exame essencial para distinção dos diferentes distúrbios que receberão tratamento específico, além dos cuidados gerais. Não é útil o tratamento da consequência (choque) antes da reversão da causa (disritmia) até porque todas as aminas vasoativas têm potencial efeito arritmogênico (a dobutamina é a que apresenta menor efeito deletério sobre o ritmo).

Choque hipovolêmico

No tratamento do choque hipovolêmico hemorrágico, recomenda-se a ressuscitação hídrica com cristaloides isotônicos pela sua disponibilidade ampla. Solução salina hipertônica ou coloides hipertônicos (dextran, hidroxietil *starch*) têm sido estudados em modelos animais e em pacientes adultos, porém não existem estudos pediátricos que sustentem o uso nessa faixa etária. Transfusão maciça, definida em adultos pela necessidade de transfusão em virtude de perda de uma ou mais volemias em 24 horas, ou perda de mais de 50% da volemia em 3 horas, ou perda contínua superior a 150 mL/hora, vem sendo objeto de estudos na população adulta. No entanto, até o momento não existem protocolos bem definidos para uso de produtos sanguíneos na faixa etária pediátrica e o conceito de transfusão maciça se limita à necessidade de transfusão para manter a estabilidade hemodinâmica. Outro aspecto relevante diz respeito ao controle do sangramento que deve ser rapidamente identificado e controlado visando a prevenção da deterioração hemodinâmica.

BIBLIOGRAFIA CONSULTADA

Bone RC, Balk RA, Cerra FB, Dellinger RP, Fein AM, Knaus WA, et al. Definitions for sepsis and organ failure and guidelines for the use of innovative therapies in sepsis. Chest. 1992;101;1644-1655.

Brierley J, Carcillo JA, Choong K, Cornell T, De Caen A, Deyman A, et al. Clinical practice parameters for hemodynamic support of pediatric and neonatal spetic shock: 2007 update from the American College of Critical Care Medicine. Crit Care Med. 2009,37(2):666-688.

Brissaud O, Botte A, Cambonie G, et al. Experts' recommendations for the management of cardiogenic shock in children. Ann Intensive Care. 2016;6:14-30.

Cannon JW. Hemorrhagic Shock. N Engl J Med. 2018;378:370-379.

Carcillo JA, Fields AI, Task Force Committee Members. Clinical practice parameters for hemodynamic support of pediatrics and neonatal patients in septic shock. Crit Care Med. 2002;30(6):1365-78.

Cruz AT, Perry AM, Williams EA, et al. Implementation of goal-directed therapy for children with suspected sepsis in the emergency department. Pediatrics. 2011;127(3).

Cruz AT, Williams EA, Graf JM, Perry AM, Harbin DE, Wuestner ER, et al. Test characteristics of an automated age - and temperature - adjusted tachycardia alert in pediatric septic shock. Pediatr Emerg Care. 2012;28(9):889-894.

Davis AL, Carcillo JA, Aneja RK, Deyman AJ, Lin JC, et al. American College of Critical Care Medicine Clinical Practice Parameters for Hemodynamic Support of Pediatric and Neonatal Septic Shock. Crit Care Med. 2017;45(6):1061-1093.

Davis AL, Carcillo JA, Aneja RK, Deymann AJ, Lin JC, Nguyen TC, et al. American College of critical care medicine clinical practice parameters for hemodynamic support of pediatric and neonatal septic shock. Crit Care Med. 2017 Jun;45(6):1061-1093.

En-Pei Lee, Shao-Hsuan Hsia, Jainn-Jim Lin, Oi-Wa Chan, JungLee, Chia-Ying Lin, et al. Hemodynamic analysis of pediatric septic shock and cardiogenic shock using transpulmonary thermodilution. BioMed Research International. 2017;361.

Evans RS, Kuttler KG, Simpson KJ, Howe S, Crossno PF, Johnson KV, et al. Automated detection of physiologic deterioration in hospitalized patients. J Am Med Inform Assoc JAMA. 2015;22(2):350-360.

Fleming S, Gill P, Jones C, Taylor JA, Van den Bruel A, Heneghan C, et al. The diagnostic value of capillary refill time for detecting serious illness in children: a systematic review and meta-analysis. PLoS One. 2015;10(9):e138-155.

Goldstein B, Giroir B, Randolph A. Members of the International Consensus Conference on Pediatric Sepsis International Pediatric Sepsis Consensus Conference: definitions for sepsis and organ dysfunction in pediatrics. Pediatr Crit Care Med. 2005; 6(1):2-8.

Hinshaw LB, Cox BG. The fundamental mechanisms of shock. New York: Plenum Press. 1972.

Leclerc F, Duhamel A, Deken V, Grandbastien B, Leteurtre S. Can the pediatric logistic organ dysfunction-2 score on day 1 be used in clinical criteria for sepsis in children? Pediatr Crit Care Med. 2017;18(8):758-763.

Leteurtre S, Martinot A, Duhamel A, Gauvin F, Grandbastien B, et al. Development of a pediatric multiple organ dysfunction score: use of two strategies. Med Decis Making. 1999;19:399.

Makam AN, Nguyen OK, Auerbach AD. Diagnostic accuracy and effectiveness of automated electronic sepsis alert systems: a systematic review. J Hosp Med. 2015;10(6):396-402.

Oliveira CF, Oliveira DS, Gottschald AF, Ventura AMC, et al. ACCM/PALS haemodynamic support guidelines or paediatric septic shock: an outcomes comparison with and without monitoring central venous oxygen saturation. Intensive Care Med. 2008;34:1065-1075.

Proulx F, Gauthier M, Nadeau D, et al. Timing and predictors of death in pediatric patients with multiple organ system failure. Crit Care Med. 1994;22:1025-31.

Ranjit S, Natraj R, Kandath SK, Kissoon N, Ramakrishnan B, Marik PE. Early norepinephrine decreases fluid and ventilatory requirements in pediatric vasodilatory septic shock. Indian J Crit Care Med. 2016;20(10):561-569.

Rudiger A, Singer M. Mechanisms of sepsis-induced cardiac dysfunction. Crit Care Med. 2007;35:1599-1608.

Singer M, Deutschman CS, Seymour CW, Shankar-Hari M, et al. Third international consensus definitions for sepsis and septic shock (sepsis-3). JAMA. 2016;315:801-10.

Ventura AM, Shieh HH, Bousso A, et al. Double-blind prospective randomized controlled trial of dopamine versus epinephrine as first-line vasoactive drugs in pediatric septic shock. Crit Care Med. 2015;43:2292-2302.

Vincent JL, De Backer D. Circulatory shock. N Engl J Med. 2013;369(18):1726-34.

Watson RS, Crow SS, Hartman ME, Lacroix J, Odetola FO. Epidemiology and outcomes of pediatric multiple organ dysfunction syndrome (MODS). Pediatr Crit Care Med. 2017;18(3 Suppl 1): S4-S16.

Weiss SL, Fitzgerald JC, Balamuth F, Alpern ER, Lavelle J, Chilutti M, et al. Delayed antimicrobial therapy increases mortality and organ dysfunction duration in pediatric sepsis. Crit Care Med. 2014;42(11):2409-17.

Wilkinson JD, Pollack MM, Ruttimann UE, et al. Outcome of pediatric patients with multiple organ system failure. Crit Care Med. 1986;14:271-74.

Insuficiência Respiratória Aguda

- Eliane Roseli Barreira
- Regina Helena Andrade Quinzani

Introdução

As doenças respiratórias em suas várias formas de apresentação, desde as infecções de vias aéreas superiores até as formas graves de doença pulmonar, representam a queixa mais frequente nos serviços de emergência pediátricos. Algumas destas doenças, quando não tratadas adequadamente, podem causar desconforto respiratório e resultar em insuficiência respiratória aguda (IRA). Peculiaridades anatômicas e funcionais tornam as crianças, em especial os lactentes, mais susceptíveis ao desenvolvimento de IRA em comparação aos adultos.

A IRA constitui a principal causa de parada cardiorrespiratória em pediatria, sendo responsável por 20% das mortes em crianças menores que 5 anos em todo o mundo. O reconhecimento precoce e a pronta intervenção terapêutica são fundamentais para redução da mortalidade relacionada à IRA em crianças.

Definições

Desconforto respiratório: estado caracterizado por anormalidades na frequência e/ou esforço respiratório. Alterações na frequência respiratória incluem a taquipneia e a bradipneia. Com relação ao esforço respiratório, este pode estar aumentado – manifestando-se com retrações subcostais, intercostais, de fúrcula ou batimentos de asa de nariz – ou reduzido, o que se manifesta como hipoventilação. O desconforto respiratório pode ocorrer em graus variados, de leve a intenso, dependendo da gravidade da condição subjacente. Quando intenso ou prolongado, pode causar exaustão da musculatura respiratória e resultar em insuficiência respiratória, em que os mecanismos compensatórios usados para a manutenção das trocas gasosas passam a ser ineficientes.

Insuficiência Respiratória Aguda: representa a incapacidade do organismo em atender às suas necessidades metabólicas em relação à captação de oxigênio, eliminação de gás carbônico e manutenção do equilíbrio acidobásico. As possíveis consequências da IRA incluem a hipoxemia, a hipóxia tecidual e a hipercarbia.

- Hipoxemia: consiste na queda da PaO_2 arterial para valores abaixo do normal. Os valores de normalidade da PaO_2 variam com a idade e altitude. Ao nível no mar, são considerados normais os seguintes valores:

Idade	PaO_2
Recém-nascido pré-termo	50 a 60 mmHg
Recém-nascido de termo	55 a 70 mmHg
1 a 6 meses	60 a 80 mmHg
6 meses a 1 ano	70 a 90 mmHg
Acima de 1 ano	80 a 97 mmHg

- Hipóxia tecidual: consiste na privação do suprimento de O_2 para determinado órgão ou tecido. A hipoxemia não acarreta necessariamente em hipóxia tecidual, pois o organismo lança mão de mecanismos compensatórios para manter a oferta de O_2 aos tecidos, tais como taquicardia e aumento do débito cardíaco (DC). Quando instalada, a hipóxia tecidual resulta em metabolismo anaeróbio e acidose metabólica.

- **Hipercarbia:** consiste no aumento da tensão de CO_2 no sangue arterial ($PaCO_2$) e é consequência da ventilação alveolar deficiente. A hipercarbia causa acidose respiratória.

Considerações anatômicas e fisiológicas

Particularidades anatômicas e fisiológicas tornam as crianças mais susceptíveis ao desenvolvimento de IRA em comparação aos adultos. São elas:

- **Maior taxa metabólica:** em crianças, a taxa de consumo de O_2 é de 6 a 8 L/min, enquanto em adultos é de 3 a 4 L/min. Portanto, curtos períodos de redução da oferta de O_2 resultam em rápido desenvolvimento de hipoxemia e hipóxia tecidual.
- **Maior propensão à obstrução das vias aéreas de causa multifatorial:** respiração predominantemente nasal e língua relativamente grande em comparação à cavidade oral; proeminência occipital, que resulta em flexão do pescoço do lactente quando em decúbito dorsal; epiglote larga, menos rígida e laringe anteriorizada. Esses fatores associados ao menor tônus da hipofaringe facilitam a obstrução de vias aéreas, em especial em pacientes com hipotonia ou diminuição do nível de consciência.
- **Maior complacência da caixa torácica:** o esqueleto torácico no lactente é predominantemente cartilaginoso e tem menor quantidade de tecido de sustentação, o que acarreta maior complacência torácica e tendência ao colapso pulmonar na presença de esforço respiratório intenso e pressões intrapleurais excessivamente negativas.
- Menores número e tamanho dos alvéolos, o que resulta em menor área de troca gasosa em relação à superfície corporal e facilita o colapso alveolar. O crescimento dos alvéolos em número e tamanho, com aumento da sua capacidade de recolhimento elástico, aliado ao desenvolvimento de vias colaterais de ventilação (poros intra-alveolares de Khon e canais broncoalveolares de Lambert), que ocorrem durante toda a infância, proporcionam maior estabilidade alveolar e menor tendência ao colapso em adolescentes e adultos em comparação à criança.
- **Menor diâmetro das vias aéreas:** em condições normais, com fluxo de ar laminar, a resistência da via aérea é inversamente proporcional à 4ª potência do seu raio ($R \propto 1/raio^4$). Portanto, pequenas reduções no raio da via aérea causadas, por exemplo, por secreção ou edema, resultam em aumento acentuado da resistência. Em condições de fluxo de ar turbulento como choro ou agitação, a resistência da via aérea torna-se inversamente proporcional à 5ª potência do raio. O aumento na resistência da via aérea acarreta aumento do trabalho respiratório e facilita a fadiga respiratória.
- Musculatura diafragmática e intercostal com predomínio de fibras musculares tipo I (ou fibras de contração rápida), que apresentam menor resistência à fadiga muscular.
- **Menor volume corrente:** lactentes e crianças pequenas apresentam volume-corrente pequeno e relativamente fixo (6 a 7 mL/kg). Portanto, o aumento do volume-minuto é dependente do aumento da frequência respiratória (FR). A manutenção de FR elevada por longos períodos pode resultar em fadiga dos músculos respiratórios.
- Menor capacidade residual funcional, o que facilita quedas abruptas da PaO_2, com pequenas interrupções no fornecimento de O_2.

Fisiopatologia

A principal função do sistema respiratório consiste em efetuar trocas gasosas e manter estáveis as tensões de O_2 e CO_2 no sangue. Durante a inspiração, o O_2 é levado aos alvéolos, onde se difunde através da barreira alveolocapilar para dissolver-se no plasma e ligar-se à hemoglobina (processo de oxigenação). O CO_2, por sua vez, difunde-se do plasma para o alvéolo e é eliminado durante a expiração (processo de ventilação). O processo de respiração, no entanto, não é efetuado exclusivamente pelo sistema respiratório, mas representa o resultado final da interação de diversos elementos do organismo: as vias aéreas; os pulmões; os tecidos periféricos; o sistema cardiovascular/ o sangue; e os sistemas nervoso central (SNC) e periférico.

Durante a inspiração, a contração diafragmática resulta em aumento do volume e redução da pressão intratorácica, com movimentação do ar para dentro dos pulmões. A expiração normal é passiva e silenciosa e ocorre em razão do relaxamento dos músculos respiratórios e retração elástica do pulmão. Em condições normais, o diafragma é o principal músculo envolvido na respiração, enquanto os músculos intercostais e acessórios não são utilizados.

Na presença de alterações dos pulmões ou das vias aéreas, o organismo desencadeia mecanismos de compensação para manter estáveis os níveis de O_2 e CO_2 no sangue arterial. O primeiro deles é o aumento da frequência respiratória, que gera aumento do volume-minuto (volume-minuto = volume-corrente × frequência respiratória). Em condições de complacência pulmonar diminuída, por um lado, os músculos acessórios da respiração entram em ação para garantir a expansibilidade torácica durante a inspiração, resultando em retrações e batimentos de aletas nasais (BAN). Por outro lado, quando ocorre aumento da resistência das vias aéreas inferiores, a expiração torna-se ativa, com utilização dos músculos intercostais e da parede abdominal. No entanto, em situações clínicas que cursam com depressão do controle central da respiração (p. ex., intoxicações por opioides ou barbitúricos) ou fraqueza muscular, a IRA pode desenvolver-se sem aumento do esforço respiratório, o que pode dificultar o diagnóstico clínico. Em relação à troca gasosa, a evolução temporal da IRA pode ser dividida em quatro fases (Figura 39.1):

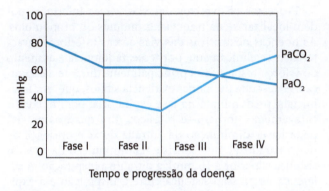

Figura 39.1 Evolução dos gases arteriais na insuficiência respiratória aguda.

Fonte: Desenvolvida pela autoria.

- **Fase 1:** na fase inicial, processos pulmonares e extrapulmonares agudos acarretam comprometimento da oxigenação e queda da PaO_2.
- **Fase 2:** mecanismos compensatórios ocasionam aumento do volume-minuto (aumento da FR e utilização de musculatura acessória), o que promove a estabilização da PaO_2 à custa de hiperventilação e consequente queda da $PaCO_2$ para níveis abaixo do normal.
- **Fase 3:** a manutenção do esforço respiratório por tempo prolongado gera fadiga dos mecanismos de compensação e incapacidade de manutenção das trocas gasosas, causando queda progressiva da PaO_2 e aumento da $PaCO_2$.
- **Fase 4:** o esgotamento dos mecanismos de compensação ocasiona IRA, acarretando hipoxemia grave e acidose respiratória. Nesta fase, o risco de parada cardiorrespiratória é iminente.

Etiologia

A IRA pode ser causada por condições respiratórias ou não respiratórias. As principais causas de IRA na infância estão relacionadas no Quadro 39.1.

Quadro 39.1 Principais causas de IRA na infância.

Respiratórias	Não respiratórias
Vias aéreas superiores	Cardiovascular
Atresia de coanas	Insuficiência cardíaca
Secreções obstruindo as VAS	Cardiopatias congênitas cianóticas
Sequência de Pierre Robin	
Laringite	Hipertensão pulmonar
Epiglotite	Pericardite
Aspiração de corpo estranho	Miocardite
Estenose subglótica pós-intubação	Tamponamento cardíaco

(Continua)

Quadro 39.1 Principais causas de IRA na infância. (*Continuação*)

Respiratórias	Não respiratórias
Paralisia de corda vocal	Embolia pulmonar
Abscesso retrofaríngeo	SNC
Abscesso peritonsilar	Depressão do controle da respiração (TCE, meningites, meningoencefalites, intoxicações)
Tumores (hemangioma, granuloma)	
Vias aéreas inferiores	
Traqueíte	Lesão medular
Bronquiolite	Tumor
Asma	Hipotonia (botulismo, sd. Guillan-Barré, doenças neuromusculares, doenças do metabolismo)
Aspiração de corpo estranho	
Parênquima pulmonar	
Pneumonias	Perda do reflexo de vias aéreas (aspiração)
Pneumonite química	
Tuberculose	Endócrino/Metabólico
SDRA	Cetoacidose diabética
Atelectasias	Intoxicação por salicilato
Abscesso pulmonar	Intoxicação por cianeto
Afogamento	Desidratação grave
Contusão pulmonar	Doenças mitocondriais
Hemorragia pulmonar	Hematológico
Doenças do colágeno	Anemia grave
Enfizema intersticial	Metemoglobinemia
Pneumatoceles	Intoxicação por CO
Parede torácica	Síndrome torácica aguda
Deformidades (tórax flácido, distrofia torácica)	Gastrointestinal
Pneumotórax hipertensivo	Corpo estranho no esôfago (compressão extrínseca)
Hidrotórax/derrame/ pleural/hemotórax	Distensão abdominal
	Ascite volumosa
Efeito de massa (sequestro pulmonar, neoplasias)	
Deformidade de coluna torácica	
Diafragma	
Hérnia ou eventração diafragmática	
Paralisia de nervo frênico	
Miscelânia	
Anafilaxia	
Queimaduras/trauma	
Armas químicas/biológicas	

SNC: sistema nervoso central; TCE: trauma cranioencefálico; SDRA: síndrome do desconforto respiratório agudo; CO: corticosteroide; VAS: vias aéreas superiores; sd.: síndrome.

Fonte: Desenvolvido pela autoria.

Quadro clínico

Os sinais clínicos de desconforto respiratório variam em intensidade, dependendo da gravidade do comprometimento da mecânica pulmonar e das trocas gasosas e incluem taquipneia, taquicardia, retrações, gemência, batimento da asa do nariz (BAN), palidez cutânea e irritabilidade. Quando o desconforto respiratório não revertido resulta em IRA, observa-se acentuação dos sinais de desconforto respiratório, como taquipneia, taquicardia, irritabilidade, palidez, movimentos de balanço da cabeça durante a respiração e assincronia toracoabdominal. Em fases finais, o paciente pode apresentar bradipneia, bradicardia, esforço respiratório fraco, cianose, rendilhado cutâneo, obnubilação e coma. Caso a função respiratória não seja restaurada por meio de manobras de reanimação, parada respiratória seguida de parada cardíaca se desenvolve (Figura 39.2). A parada cardíaca secundária à falência respiratória apresenta, como regra, prognóstico sombrio, uma vez que ocorre em situação de hipoxemia prolongada e acidose.

Os sinais e sintomas específicos diferem de acordo com a causa da IRA e serão sumariamente descritos a seguir.

Obstrução de vias aéreas superiores

A obstrução aguda das vias aérea superiores (OAVAS) pode ocorrer em razão de desordens do nariz, faringe ou laringe. Os sinais clínicos de OAVAS incluem taquipneia, retração de fúrcula, BAN, rouquidão, tosse ladrante, estridor inspiratório, expansibilidade torácica reduzida e entrada de ar diminuída à ausculta. Pacientes com abscesso peritonsilar geralmente apresentam voz abafada em virtude de dor e de edema tecidual que prejudicam a fonação.

Crianças com OAVAS frequentemente buscam uma posição de conforto, de modo a otimizar a abertura das vias aéreas: postura sentada, com o pescoço flexionado; cabeça levemente estendida, por vezes com projeção da mandíbula. Quando a obstrução é total, os sons de fala ou a tosse tornam-se inaudíveis, embora a criança possa apresentar movimentos de tosse ou engasgo na tentativa de desobstruir as vias aéreas.

O desenvolvimento súbito de sintomas de OAVAS ocorre na aspiração de corpo estranho, anafilaxia ou, quando acompanhado de febre e toxemia, em pacientes com epiglotite. As demais causas de OAVAS apresentam de forma geral, evolução gradual.

Doenças obstrutivas das vias aéreas inferiores

Processos obstrutivos das vias aéreas inferiores podem localizar-se na traqueia, brônquios ou bronquíolos. As doenças obstrutivas das vias aéreas inferiores caracterizam-se clinicamente por tosse, taquipneia e aumento do esforço respiratório, principalmente durante a expiração. A ausculta pulmonar evidencia sibilos, que, em fases iniciais, predominam na fase expiratória, porém, com o agravamento, tornam-se bifásicos. Em quadros graves, pode haver diminuição da entrada de ar e presença de pulso paradoxal, que consiste na diminuição da pressão sistólica superior a 10 mmHg durante a inspiração. A diferença na pressão sistólica entre a inspiração e a expiração ocorre por redução das pressões de enchimento e do volume sistólico do ventrículo esquerdo, secundários à hiperinsuflação pulmonar.

Doenças do parênquima pulmonar

Incluem as doenças que afetam a unidade alveolocapilar e o interstício pulmonar. As doenças do parênquima pulmonar, com frequência, cursam com colabamento alveolar, resultando em comprometimento da oxigenação e, em casos graves, da ventilação.

Os sinais clínicos incluem taquipneia, aumento do esforço respiratório retrações, BAN, taquicardia, redução do murmúrio vesicular e crepitações. Em casos graves, o paciente pode apresentar gemência expiratória em virtude do fechamento da glote durante a expiração, como tentativa de aumento da pressão expiratória para evitar o colabamento dos alvéolos e das pequenas vias aéreas.

Alterações da caixa e cavidade torácicas

As alterações da caixa torácica modificam a dinâmica da respiração, limitando o esforço respiratório e a expansibilidade pulmonar. Entre as causas mais comuns e de maior gravidade, está o pneumotórax hipertensivo. Ocorre em razão do escape de ar do parênquima para a cavidade pleural, provocando desvio das estruturas mediastinais

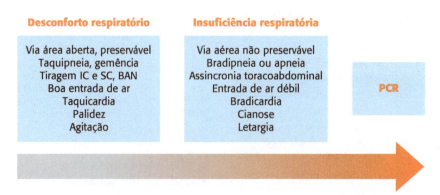

Figura 39.2 Sinais de evolução de desconforto respiratório para IRA.
BAN: batimento da asa do nariz; IC: insuficiência cardíaca; PCR: parada cardiorrespiratória; SC: subcostal.

Fonte: Adaptada de Mahadevan, S, Sovndal S. Airway management. In S. Mahadevan & G. Garmel (Eds.), An Introduction to Clinical Emergency Medicine (p. 19-40). Cambridge: Cambridge University Press, 2012.

para o lado oposto, compressão do pulmão contralateral e dos vasos do mediastino, causando IRA e choque. Pode ter causa espontânea ou traumática (trauma de caixa torácica, punção pleural acidental durante passagem de acesso venoso central ou barotrauma durante ventilação mecânica). Os sinais clínicos incluem desconforto respiratório grave, hiperexpansão torácica ipisilateral, sons respiratórios diminuídos ou abolidos e hiper-ressonância à percussão no lado afetado com desvio da traqueia e do íctus para o lado oposto. O pneumotórax hipertensivo constitui uma situação de emergência, que, quando não resolvida de imediato, pode rapidamente causar parada cardiorrespiratória.

Doenças neuromusculares e do SNC

Pacientes com diminuição do nível de consciência podem apresentar alterações no padrão respiratório, como hiper ou hipoventilação, perda do tônus faríngeo com obstrução das vias aéreas superiores e perda dos reflexos protetores das vias aéreas. A avaliação da função respiratória de crianças com doenças neurológicas requer especial atenção. Pacientes com doenças do SNC que culminam em perda do controle central da respiração ou aqueles com doenças neuromusculares que resultam em fraqueza muscular acentuada, podem desenvolver IRA sem os sinais clássicos de taquipneia ou de desconforto respiratório, respiração irregular com variações na frequência e ritmo respiratórios ou mesmo apneia.

Abordagem

Não existem sinais clínicos que demarcam claramente a transição da fase de desconforto respiratório para a fase final de IRA. Por isso, todos os pacientes com desconforto respiratório devem ser prontamente avaliados quanto à gravidade e ter o tratamento instituído precocemente para evitar progressão para os estágios finais de falência respiratória.

O principal objetivo da avaliação inicial do paciente em IRA consiste em identificar situações que demandem reanimação ou suporte ventilatório avançado, como intubação traqueal ou ventilação não invasiva com pressão positiva. A abordagem baseia-se na determinação do tipo e da gravidade do comprometimento respiratório e na adoção de medidas para pronto restabelecimento da oxigenação e ventilação. Uma vez estabilizado o paciente, pode-se proceder à investigação etiológica e ao tratamento específico da condição que originou a IRA.

A abordagem sistemática do paciente em IRA deve incluir oxigenoterapia, monitorização cardiorrespiratória e avaliação das vias aéreas, da respiração, da circulação e do *status* neurológico.

Oxigenoterapia

A oferta de oxigênio representa o primeiro passo no tratamento da IRA. Deve-se ofertar oxigênio próximo a 100% por meio de um sistema de alto fluxo, tais como máscara não reinalante ou ventilação com bolsa-valva--máscara, dependendo da gravidade e do esforço respiratório do paciente. Após a estabilização da oxigenação e da ventilação, a forma de administração de oxigênio pode ser adequada de acordo com a necessidade clínica e a aceitação do paciente.

Os dispositivos que podem ser utilizados para administração de oxigênio ao paciente em IRA variam em relação ao fluxo de gás utilizado, na fração inspirada de oxigênio oferecida e no grau de conforto do paciente e são mostrados na Tabela 39.1.

Tabela 39.1 Dispositivos não invasivos para oferta de O_2.

Dispositivo	FiO_2 oferecida (%)	Fluxo de O_2 (L/min)
Cateter nasal	22 a 60	0.2 a 4
Máscara sem reservatório	35 a 60	6 a 10
Capuz de O_2	80 a 90	10 a 15
Oxitenda	> 50	> 10
Máscara de Venturi	25 a 50	Variável com a FiO_2 desejada
Máscara parcialmente reinalante com reservatório	50 a 60	10 a 12
Máscara não reinalante com reservatório	95	10 a 15

Fonte: Desenvolvida pela autoria.

Monitorização

O exame clínico constitui a principal ferramenta de monitorização da evolução da IRA. Mediante a análise do grau de esforço e do padrão respiratório, da frequência respiratória, da cor da pele e das mucosas e do *status* neurológico da criança, pode-se concluir quanto à resposta satisfatória, ao tratamento ou à necessidade de instituição de terapêuticas mais invasivas, como suporte ventilatório. A ocorrência de cianose é significativa de hipoxemia grave, correspondendo a uma saturação de O_2 de aproximadamente 80%. Deve-se lembrar, porém, que em condições de anemia grave, metemoglobinemia ou intoxicação por CO, pode ocorrer hipoxemia acentuada sem desenvolvimento de cianose.

A monitorização contínua da frequência cardíaca e da oximetria de pulso são mandatórias na avaliação da gravidade da IRA e da resposta ao tratamento. Algumas situações, no entanto, podem prejudicar a acurácia da oximetria de pulso, como choque, uso de drogas vasoconstrictoras, edema periférico, hipotermia, movimentação, presença de hemoglobinas anormais ou quando a concentração de oxi-hemoglobina no sangue arterial é menor que 60%.

A gasometria arterial representa o padrão-ouro para a avaliação da adequação das trocas gasosas. Além da medida direta da pressão parcial de O_2 e CO_2 no sangue, também fornece informações essenciais quanto à repercussão dos distúrbios de troca gasosa no pH sanguíneo. Enquanto na fase inicial da IRA, a análise dos gases arteriais revela hipoxemia leve e níveis de CO_2 abaixo do normal em decorrência de hiperventilação, nos estágios finais a gasometria arterial mostra hipoxemia, hipercarbia e acidose respiratória e indica necessidade imediata de intubação. A instituição de ventilação mecânica, no entanto, não deve basear-se apenas nos resultados da gasometria arterial, mas também em parâmetros clínicos e deve ser realizada antes que o paciente atinja os estágios finais de comprometimento grave de trocas gasosas.

Desobstrução das vias aéreas

Posicionamento

A obstrução das vias aéreas superiores pode ser a causa primária ou agravar outras situações que causam IRA em crianças. Garantir a permeabilidade das vias aéreas superiores constitui etapa fundamental na abordagem da criança em IRA, o que muitas vezes pode ser realizado por meio de manobras simples de posicionamento da cabeça. Em pacientes sem suspeita de trauma da coluna cervical, o alinhamento dos eixos da via aérea pode ser feito com a manobra de extensão da cabeça e elevação do queixo (*head tilt, chin lift* – Figura 39.3). Em pacientes com suspeita de trauma cervical, a abertura da via aérea deve ser feita pela manobra de elevação da mandíbula (*jaw thrust* – Figura 39.4).

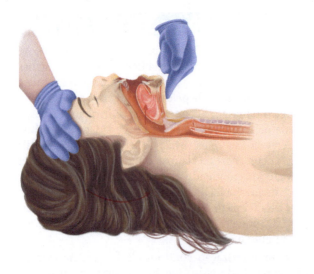

Figura 39.3 Manobra de extensão da cabeça e elevação do queixo.

Fonte: Adaptada de Mahadevan S, Sovndal S. Airway management. In: S. Mahadevan & G. Garmel (Eds.), An Introduction to Clinical Emergency Medicine (p. 19-40). Cambridge: Cambridge University Press, 2012.

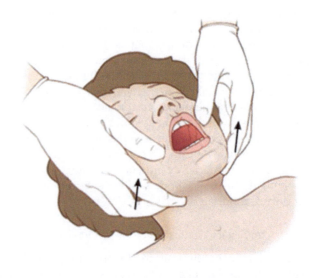

Figura 39.4 Manobra de elevação da mandíbula.

Fonte: Adaptada de Mahadevan S, Sovndal S. Airway management. In: S. Mahadevan & G. Garmel (Eds.), An Introduction to Clinical Emergency Medicine (p. 19-40). Cambridge: Cambridge University Press. 2012.

Em pacientes com suspeita de laringite, deve-se permitir que o paciente mantenha a posição que considerar mais confortável, pois esta é provavelmente a posição que otimiza a permeabilidade da via aérea. A criança deve ser mantida o mais calma possível; se necessário, no colo da mãe. Retirá-la da posição de conforto pode causar agitação e piorar a obstrução.

Aspiração das vias aéreas

Proceder à aspiração do nariz e da boca, caso estes estejam obstruídos por secreção, sangue ou debris.

Reversão da causa de obstrução

Após o posicionamento adequado e oferta de oxigênio, deve-se proceder ao tratamento específico para reversão da causa de obstrução, que difere dependendo da etiologia (nebulização com epinefrina e corticosteroides em laringites, epinefrina via intramuscular (IM) e corticosteroides na anafilaxia, retirada de corpo estranho etc.).

Em crianças com suspeita de aspiração de corpo estranho (CE) que estejam conscientes e com esforço de tosse preservado, pode-se tentar a retirada do CE por meio de manobras manuais adequadas para a idade. Em pacientes inconscientes, deve-se inspecionar a boca e remover o CE caso este esteja visível. A tentativa de remoção do CE às cegas é contraindicada, pois pode causar trauma e deslocamento do objeto para as vias aéreas inferiores. Nos pacientes com perda de consciência secundária à hipóxia, manobras de reanimação cardiopulmonar devem ser prontamente iniciadas, com compressões torácicas e ventilação com bolsa-máscara. Nessa situação, deve-se checar com frequência a cavidade oral, pois a compressão torácica pode promover o deslocamento e a liberação do corpo estranho.

Via aérea artificial

Caso os procedimentos aqui descritos sejam insuficientes para o restabelecimento da patência e da permeabilidade das vias aéreas, a instituição de uma via aérea artificial está formalmente indicada. Em pacientes com obstrução supraglótica, pode-se considerar o uso de cânula orofaríngea, cânula nasofaríngea ou de máscara laríngea em alternativa à intubação para estabilização inicial da via aérea. Em todos os casos em que a intubação traqueal for indicada, deve-se prever uma via aérea difícil e, portanto, a intubação deve ser feita pelo profissional mais experiente. Em pacientes com suspeita de aspiração de corpo estranho, a intubação traqueal deve ser seguida de exame broncoscópico de urgência. Frente à impossibilidade de intubação traqueal, a cricotomia de urgência está indicada.

Restabelecimento da respiração

Frente a um paciente sem obstrução das vias aéreas superiores, mas com esforço respiratório insuficiente, apneia ou sinais de falência respiratória, deve-se iniciar imediatamente a ventilação com bolsa-valva-máscara e considerar a necessidade de ventilação mecânica, convencional ou não invasiva. Deve-se ainda iniciar o tratamento específico, direcionado para a doença de base: broncodilatadores, corticosteroides, epinefrina e/ou antibióticos. Na presença de sinais de pneumotórax hipertensivo, a descompressão por meio de toracocentese ou drenagem torácica deve ser realizada imediatamente.

Circulação

Monitorizar a frequência e o ritmo cardíaco, estabelecer acesso venoso e iniciar reposição de volume ou drogas vasoativas, conforme necessário. Avaliar a possibilidade de condições cardíacas que possam cursar com IRA, como insuficiência cardíaca congestiva, pericardite, tamponamento cardíaco ou cardiopatias congênitas cianóticas.

Avaliação neurológica

A hipoxemia resultante da IRA pode causar alterações do *status* neurológico que variam da irritabilidade e agitação até a depressão do nível de consciência. Alterações primárias do SNC ou doenças neuromusculares podem, por sua vez, causar comprometimento do ritmo e esforço respiratório inadequado. Pacientes com escala de coma de Glasgow ≤ 8 devem ser intubados para proteção das vias aéreas. Em pacientes com suspeita de hipertensão intracraniana, especial atenção deve ser dada à escolha das drogas utilizadas na sequência rápida de intubação, evitando, assim, aumentos adicionais na pressão intracraniana durante o procedimento.

Em pacientes com suspeita de depressão respiratória secundária a uso de drogas depressoras do SNC, o uso de antagonistas específicos – naloxone para intoxicação por opioides ou flumazenil para pacientes com intoxicação por benzodiazepínicos – resulta em rápida reversão do quadro, evitando a necessidade de instalação de via aérea artificial.

Suporte ventilatório

Suporte não invasivo

A última década presenciou um aumento crescente no uso de suporte ventilatório não invasivo no tratamento da IRA em serviços de emergência e em unidades de terapia intensiva pediátricas (UTIP). Em pacientes que apresentam esforço respiratório espontâneo e reflexos protetores das vias aéreas preservados, o suporte não invasivo pode reduzir o esforço dos músculos respiratórios, promover o recrutamento alveolar, facilitar a ventilação e evitar a falência respiratória. O suporte não invasivo pode ser feito por meio de cânula nasal de alto fluxo, CPAP ou de ventilação não invasiva em dois níveis (*bilevel positive airway pressure* – BiPAP).

Cateter nasal de alto fluxo: na última década o cateter de alto fluxo vem sendo utilizado com frequência crescente em todas as faixas etárias. Consiste de um sistema que, por fornecer oxigênio aquecido (temperatura entre 34 °C e 37 °C) e umidificado (umidificação próxima a 100%), permite o fornecimento de alto fluxo de oxigênio através de cateter nasal de maneira confortável. Estudos mostram que essa mistura de gases melhora a sensação de desconforto respiratório, favorece o *clearence* mucociliar e promove um efeito de lavagem (*washout*) do CO_2 que permanece no espaço morto anatômico ao final da expiração, evitando, assim, a reinalação de CO_2. O fluxo constante de gases através da cânula gera pressão positiva variável (e não mensurável), na dependência do esforço respiratório e da complacência pulmonar. Os principais efeitos adversos da cânula nasal de alto fluxo incluem o risco de pneumotórax e/ou pneumomediastino, descrito principalmente em recém-nascidos, em virtude da impossibilidade de se mensurar precisamente a pressão gerada pelo equipamento.

CPAP: modo ventilatório caracterizado pelo uso de pressão positiva contínua nas vias aéreas, ofertado através de *prong* ou máscara.

Embora o CPAP e cateter nasal de alto fluxo possam reduzir o trabalho ventilatório em crianças, até o momento não existem ensaios clínicos que comprovem a superioridade de cada um desses modos ventilatórios nas diferentes condições associadas à IRA nestes pacientes.

BiPAP: modo bipressórico que permite o ajuste de dois níveis de pressão – expiratória (EPAP) e inspiratória (IPAP) – e da frequência respiratória. O sucesso deste modo ventilatório depende, em grande parte, da capacidade do paciente iniciar os movimentos respiratórios, possibilitando ao aparelho oferecer uma pressão inspiratória de suporte sobre a pressão expiratória. O uso do BiPAP e dos demais modos de VNI está contraindicado nos pacientes que não apresentem esforço respiratório espontâneo ou que sejam incapazes de manter a proteção das vias aéreas.

Um aspecto importante no sucesso da ventilação não invasiva (VNI) em crianças com IRA diz respeito à escolha adequada da interface a ser utilizada. As opções disponíveis incluem o prong nasal, máscara nasal, máscara orofacial, máscara facial total ou capacete. A escolha do melhor tipo de interface depende de diversos fatores, tais como o material disponível, tamanho da criança, conforto e tolerabilidade.

A escolha do momento correto para a iniciação da VNI na criança em IRA é essencial no sucesso e na segurança do tratamento. A VNI deve ser utilizada como um tratamento de suporte precoce, visando reduzir o esforço respiratório e prevenir a evolução para as fases finais de falência respiratória. Não deve ser utilizada como alternativa à ventilação mecânica convencional no paciente com fadiga respiratória e IRA instalada, o que posterga a intubação e aumenta as chances de complicações relacionadas ao procedimento. Estudos demonstram que pacientes que respondem à VNI apresentam melhora precoce dos parâmetros clínicos e gasométricos. Recomenda-se, portanto, a monitorização precoce da resposta ao tratamento, o que evita atrasos na intubação dos pacientes que não apresentem regressão dos sinais de desconforto nas primeiras horas após instituição da VNI.

Ventilação invasiva

Pacientes com resposta insatisfatória às etapas de tratamento previamente descritas ou que dão entrada no serviço de emergência já em IRA devem ser considerados para intubação. É importante lembrar que, embora a presença de hipoxemia grave (PaO_2 < 60 mmHg com uso de oxigênio suplementar) ou hipercapnia associada à acidose respiratória representem indicação formal de intubação, a instituição da ventilação mecânica não depende unicamente das alterações observadas à gasometria, mas baseia-se sobretudo em parâmetros clínicos. Em um cenário ideal, o paciente deve ser intubado antes que ocorram deteriorações significativas dos gases sanguíneos. Além da precisão no momento da indicação, outros fatores que influenciam a segurança relacionada ao procedimento de intubação são a experiência do operador, a sistematização das etapas do procedimento e das drogas usadas para sedação, analgesia e bloqueio neuromuscular. Recomenda-se o uso de sequência rápida de intubação em pacientes em IRA que necessitem de ventilação mecânica e que não tenham previsão de via aérea difícil, guiando-se a escolha das drogas utilizadas na dependência da causa básica da IRA.

Além da insuficiência respiratória não responsiva ao tratamento, outras situações que demandam a intubação traqueal para ventilação mecânica com pressão positiva são: apneia; perda dos reflexos protetores das vias aéreas (incluindo pacientes com Glasgow < 8); choque; e parada cardiorrespiratória.

Diversos modos ventilatórios são utilizados na ventilação mecânica de crianças em IRA em todo o mundo, como modos de pressão controlada, ventilação mandatória intermitente sincronizada (SIMV), pressão de suporte, pressão regulada e volume controlado (PRVC), ventilação de alta frequência e, mais recentemente, a ventilação assistida neurologicamente regulada. A escassez dos estudos comparativos conduzidos em crianças até o momento não permite conclusões definitivas a respeito do melhor modo ventilatório a ser utilizado nas diferentes causas de IRA em crianças, sendo as recomendações atuais largamente baseadas em estudos realizados em adultos e dependentes dos recursos disponíveis, das rotinas de cada unidade e da experiência clínica. Recentemente, um Consenso Europeu sugeriu diretrizes para o manejo de ventilação mecânica em crianças com base nas evidências publicadas na literatura.

■ BIBLIOGRAFIA CONSULTADA

American Heart Association. Pediatric Advanced Life Support – Provider's Manual. 2017.

Duyndam A, Ista E, Houmes RJ, van Driel B, Reiss I, Tibboel D. Invasive ventilation modes in children: a systematic review and meta-analysis. Critical Care. 2011;15:R24.

Frat JP, Coudroy R, Marjanovic N, Thille AW. High-flow nasal oxygen therapy and noninvasive ventilation in the management of acute hypoxemic respiratory failure. Ann Transl Med. 2017;5(14):297.

Hammer J. Acute respiratory failure in children. Paediatric Respiratory Reviews. 2013;14:64-69.

Kneyber MCJ, de Luca D, Calderini E, Jarreau PH, Lopez-Herce J, et al. Recommendations for mechanical ventilation of critically ill children from the Paediatric Mechanical Ventilation Consensus Conference (PEMVECC). Intensive Care Med. 2017;43:1764-1780.

Neuhaus D, Schmitz A, Gerber A, Weiss M. Controlled rapid sequence induction and intubation – an analysis of 1001 children. Pediatric Anesthesia. 2013;23:734-740.

Pfleger A, Eber E. Management of severe upper airway obstruction in children. Paediatric Respiratpry Reviews. 2013;14:70-77.

Scneider J, Sweberg T. Acute respiratory failure. Critical Care Clinics. 2013;29:167-183.

Sunder RA, Haille DT, Farrell PT, Sharma A. Pediatric airway management: current practices and future directions. Pediatric Anesthesia. 2012;22:1008-1015.

Insuficiência Renal Aguda (IRA)

■ Patrícia Freitas Góes   ■ Rayssa Zago de Oliveira Arcoverde

Introdução

"Insuficiência renal aguda" (IRA) é um termo genérico para uma diminuição abrupta e sustentada na função renal, resultando em retenção de resíduos nitrogenados (ureia e creatinina) e não nitrogenados. Dependendo da gravidade e da duração da disfunção renal, este acúmulo é acompanhado de distúrbios metabólicos como acidose metabólica e hipercalemia, mudanças no balanço de fluidos corpóreos e efeitos em outros órgãos e sistemas. IRA é uma situação comum em pediatria, de alto custo, e acarreta morbidade e mortalidade elevadas. Como é uma situação frequentemente prevenível, a identificação de pacientes de risco e a instituição de medidas preventivas são cruciais. O rápido reconhecimento e o tratamento da IRA podem prevenir perda irreversível dos néfrons.

IRA é comum, mas a incidência depende da definição usada e da população estudada. Em algumas séries, IRA responde por 1% das admissões hospitalares e complica-se em mais de 7% dos pacientes internados, principalmente paciente com doença renal de base. Em pacientes na unidade de terapia intensiva (UTI), a prevalência reportada se encontra em torno de 5%, chegando a ocorrer em 25% dos pacientes após a 1ª semana de internação na UTI e, dependendo da patologia, pode chegar a 80% dos casos. Quando a condição é suficientemente grave para necessitar de diálise, a mortalidade hospitalar chega a 50% e pode exceder 75% no contexto de sepse ou em outros pacientes criticamente doentes.

Definições

A definição de IRA em adultos e crianças tem sido bastante variável. Antes de 2004, existiam na literatura mais de 30 definições de IRA, o que dificultava a comparação entre os estudos. Em 2004, o grupo Acute Dialysis Quality Initiative (ADQI) desenvolveu o critério RIFLE [*risk* (risco de disfunção renal); *injury* (lesão para os rins); *failure* (falência de função renal); *loss* (perda da função renal); e *end-stage* (estágio final de doença renal)] para definição de IRA. As três primeiras categorias (*risk, injury* e *failure*) organizam o grau de IRA com base na amplitude de aumento da creatinina sérica (ou diminuição da taxa de filtração glomerular) e/ou diminuição no débito urinário. As duas últimas categorias (*loss e end-stage*) definem, respectivamente, perda temporária ou permanente da função renal após IRA. Em 2007, foi desenvolvida e validada uma versão pediátrica modificada do critério RIFLE (pRIFLE).

Também em 2007, a Acute Kidney Injury Network (AKIN) propôs algumas pequenas modificações no critério RIFLE: a) ampliação da categoria *risk* do RIFLE para incluir um aumento na creatinina sérica de pelo menos 0,3 mg/dL mesmo que esta não alcance o limiar de 50%; b) estabelecer uma janela de 48 horas para primeira documentação de qualquer critério; c) classificar os pacientes como *failury* se ele for tratado com terapia de substituição renal independentemente do valor da creatinina sérica ou do débito urinário; d) utilizar estágios 1,2 e 3 no lugar de R, I, e F. Em 2012, uma diretriz internacional desenvolvida pela Kidney Disease Improving Global Outcomes (KDIGO) harmonizou RIFLE, pRIFLE e AKIN em uma definição uniformizada (Tabela 40.1).

Tabela 40.1 Definição e classificação de insuficiência renal aguda.

pRIFLE			AKIN			KDIGO		
Estágio	CrS	Débito urinário	Estágio	CrS	Débito urinário	Estágio	CrS	Débito urinário
Risk	Diminuição de 25% do CCE	< 0,5 mL/kg/ horas por 8 horas	I	Aumento da CrS ≥ 0,3 mg/dL ou aumento da CrS ≥ 150% a 200% em ≤ 48 horas	< 0,5 mL/kg/ horas por ≥ 6 horas	I	Aumento CrS ≥ 0,3 mg/dL em 48 horas ou Aumento da CrS ≥ 1,5 – 1,9 vezes	< 0,5 mL/kg/horas por 6-12 horas
Injury	Diminuição de 50% do CCE	< 0,5 mL/kg/ horas por 16 horas	II	Aumento da CrS > 200% a 299%	< 0,5 mL/kg/ horas por ≥ 12 horas	II	Aumento da CrS 2 -2,9 vezes	< 0,5 mL/kg/ horas por 12 horas
Failure	Diminuição de 75% do CCE ou CCE < 35 mL/min/1,73m²	< 0,5 mL/ kg/h por 24 horas	III	Aumento da CrS ≥ 300% ou CrS ≥ 4 mg/dL com um aumento absoluto ≥ 0,5 mg/dL ou início de TSR	< 0,3 mL/kg/ horas por ≥ 24 horas ou anúria ≥ 12 horas	III	Aumento CrS ≥ 3 vezes ou CrS > 4 mg/dL ou se < 18 anos, CCE < 35 mL/min/1,73 m²	< 0,5 mL/kg/ horas por 24 horas ou < 0,3 mL/kg/ horas por 12 horas

CrS: creatinina sérica; CCE: *clearance* de creatinina estimado; TSR: terapia de substituição renal.

Fonte: Adaptada de Kidney Disease Improving Global Outcomes (KDIGO).

Epidemiologia e fisiopatologia

As causas de IRA podem ser divididas em três categorias: IRA pré-renal; IRA renal ou intrínseca; e IRA pós-renal (Quadro 40.1). Na forma pré-renal, existe um aumento reversível na concentração sérica de ureia e de creatinina. Isso resulta da diminuição da perfusão renal, causando diminuição na taxa de filtração glomerular (TFG). A IRA pós-renal ocorre em razão da obstrução do sistema coletor urinário por massas intrínsecas ou extrínsecas. Os pacientes remanescentes têm a forma de IRA renal, na qual estruturas do néfron, como glomérulos, túbulos, vasos ou interstício são afetados.

Quadro 40.1 Classificação e causas de IRA.

Classificação e causas de IRA
IRA Pré-renal
Hipovolemia
Hemorragia
Desidratação por perdas gastrointestinais e urinárias (diarreia, vômitos, diabetes *insipidus*)
Aumento de perdas insensíveis (queimaduras)
Aumento de perdas para 3º espaço (sepse)
Hipoperfusão renal
Anti-inflamatórios não hormonais
Inibidores da enzima de conversão
Antagonista de receptores da angiotensina 2
Insuficiência cardíaca congestiva

(Continua)

Quadro 40.1 Classificação e causas de IRA. *(Continuação)*

Classificação e causas de IRA
IRA Pré-renal
Choque cardiogênico
Choque distributivo (anafilaxia, sepse)
Oclusão arterial ou estenose da artéria renal
IRA Renal
Necrose tubular aguda
Lesão hipoxicoisquêmica
Drogas
Toxinas endógenas e exógenas
Lesões vasculares
Síndrome hemoliticourêmica
Trombose de veia e artéria renais
Necrose cortical
Nefropatia por ácido úrico e síndrome de lesão tumoral
Nefrite intersticial aguda
Glomerulonefrites
Hipoplasia renal e displasia renal
IRA Pós-renal
Uropatia obstrutiva
Uretral: válvula de uretra posterior, fimose
Vesical: bexiga neurogênica, tumores
Ureteral: obstrução bilateral dos ureteres ou obstrução unilateral em rim único, nefrolitíase

IRA: insuficiência renal aguda.

Fonte: Desenvolvido pela autoria.

Insuficiência renal aguda pré-renal

Lesão renal pré-renal ocorre quando o fluxo sanguíneo para os rins é diminuído em virtude de uma hipovolemia verdadeira ou de uma redução no volume sanguíneo efetivo circulante, causando hipoperfusão renal. Uma vez que os rins são intrinsecamente normais, a lesão pré-renal é reversível logo que o fluxo sanguíneo e a condição hemodinâmica sejam restaurados para níveis normais. As causas de leão renal pré-renal encontram-se listadas no Quadro 40.3. Lesão pré-renal prolongada pode resultar em lesão renal intrínseca.

A evolução da lesão pré-renal para lesão renal intrínseca não é súbita uma vez que mecanismos compensatórios de autorregulação do fluxo sanguíneo renal mantêm a perfusão renal adequada quando a hemodinâmica renal não é ótima.

Mudanças na resistência arteriolar pré-ganglionar e pós-ganglionar possibilitam que o fluxo sanguíneo renal e a taxa de filtração glomerular sejam mantidos mais ou menos constantes por meio de uma ampla gama de valores de pressão arterial. A autorregulação renal depende principalmente da combinação da vasodilatação arteriolar pré-glomerular, mediada por prostaglandinas e óxido nítrico e pela vasoconstricção arteriolar pós-ganglionar, mediada pela angiotensina II. Pressões arteriais persistentemente baixas, contudo, prejudicam a autorregulação do fluxo sanguíneo renal, acarretando queda proporcional da taxa de filtração glomerular.

Drogas que interferem com esses mediadores, como anti-inflamatórios não esteroides, inibidores da ciclo-oxigenase 2, inibidores da enzima de conversão da angiotensina e angiotensina II também podem provocar IRA pré-renal em algumas situações clínicas por provocarem alterações na autorregulação do fluxo sanguíneo renal.

IRA pré-renal pode ser corrigida quando os fatores externos que causam a hipoperfusão renal são revertidos. Quando não corrigida, a hipoperfusão renal persistente pode, em última instância, culminar em necrose tubular aguda.

Insuficiência renal aguda pós-renal

Nefropatia obstrutiva se apresentando como IRA é relativamente infrequente, porém o seu rápido reconhecimento e a intervenção imediata podem resultar em melhora ou resolução completa da função renal. As causas de leão renal pós-renal encontram-se listadas no Quadro 40.3. Sequelas importantes de IRA pós-renal são diurese pós-obstrutiva e acidose tubular renal hipercalêmica. Uma vez que a obstrução é desfeita, o débito urinário pode aumentar muito e alguns pacientes podem ficar depletados de volume, necessitando de monitorização e ajuste da volemia e do estado eletrolítico durante esta fase diurética. O desenvolvimento de acidose tubular hipercalêmica é lento e gradual na maioria dos casos e a anormalidade tende a desaparecer após a correção da obstrução. Pacientes nos quais a hipercalemia não é corrigida após a recuperação da função renal devem ser investigados para a presença de uma doença renal específica como a acidose tubular renal.

Insuficiência renal aguda renal ou intrínseca

A maior causa de IRA renal é a necrose tubular aguda (NTA), correspondendo a cerca de 70% a 90% dos casos de IRA renal, enquanto o restante é causado por vasculites, glomerulopatias agudas e nefrites intersticiais. Entre estas, a síndrome de lise tumoral, nefrite intestical aguda, glomerulonefrite rapidamente progressiva e lesões vasculares como síndrome hemolítica urêmica são as mais frequentes na faixa etária pediátrica (Quadro 40.2).

Necrose tubular aguda

A NTA é causada por uma lesão renal hipoxicoisquêmica ou nefrotóxica que pode resultar de vários insultos renais distintos, configurando uma entidade histopatológica e fisiopatológica específica. A IRA pré-renal e a NTA podem ocorrer como sequência do mesmo processo fisiopatológico e, juntas, respondem por mais de 75% de todas as causas de IRA. No passado, acreditava-se que a recuperação da lesão hipoxicoisquêmica e nefrotóxica da NTA era completa com retorno da função renal para o normal, porém estudos recentes têm mostrado que a recuperação pode ser parcial e que estes pacientes apresentam alto risco para desenvolver lesão renal crônica posterior.

Como a NTA corresponde à causa mais frequente de IRA renal, a sua fisiopatologia será descrita a seguir.

Patogênese da necrose tubular aguda

Lesão hipoxicoisquêmica

Existem dois componentes importantes na patogênese da lesão hipoxicoisquêmica: o vascular; e o tubular. O componente vascular contribui com vasoconstricção intrarrenal e queda na pressão de filtração glomerular, e o componente tubular contribui com obstrução tubular, extravasamento transtubular do filtrado e inflamação intersticial. Outras causas como lesão celular, apoptose e lesão celular pós-reperfusão também estão envolvidas.

No componente vascular, o balanço de estímulos vasoconstrictores e vasodilatadores podem, provavelmente, estar envolvidos na patogênese da IRA hipoxicoisquêmica. Muitos vasoconstrictores têm sido implicados na redução do fluxo sanguíneo renal, incluindo angiotensina II, tromboxane A2, prostaglandina H2, leucotrienos C4 e D4, endotelina I e adenosina, bem como aumento da estimulação simpática. Óxido nítrico, por sua vez, é um vasodilatador produzido pela enzima óxido nítrico sintetase endotelial e ajuda a regular o tônus vascular e o fluxo sanguíneo nos rins. Estudos recentes sugerem que ocorre perda na função normal da enzima óxido nítrico sintetase após a lesão hipoxicoisquêmica, a qual pode precipitar a vasoconstricção.

Após a isquemia e a reperfusão, algumas mudanças morfológicas ocorrem nos túbulos proximais incluindo perda da polaridade celular, perda da borda em escova e redistribuição das integrinas e Na/K ATPase para a superfície apical da célula. Essas modificações prejudicam a manutenção do citoesqueleto e o funcionamento dos epitélios transportadores. Cálcio e radicais livres formados durante o processo de reperfusão também têm papel nessas mudanças morfológicas participando, em linha final, da necrose celular e da apoptose. Células viáveis e não viáveis são lançadas para o lúmen tubular, resultando na formação de *plugs* intraluminais, podendo causar obstrução, contribuindo para a diminuição da TFG. O descolamento de células da membrana basal ocasiona a formação de grandes lacunas no epitélio tubular. Combinada à micro-obstrução dos túbulos por células desgarradas e restos celulares, essas aberturas facilitam a passagem direta de fluidos para o interstício, ou retrovazamento. Esse extravasamento de fluidos para o interstício promove edema intersticial, gerando um aumento na pressão hidrostática intersticial e obstrução de outros túbulos, contribuindo para agravar o processo.

Em pacientes com sepse e disfunção de múltiplos órgãos e sistemas a ativação da resposta infamatória, incluindo aumento na produção de citoquinas e radicais livres, ativação de polimorfonucleares (PMN) e aumento na expressão de moléculas de adesão de leucócitos, também está envolvida na patogênese IRA. Associado a esses fatores, pacientes com sepse e disfunção de múltiplos órgãos e sistemas apresentam-se, também, com hipovolemia relativa decorrente das alterações hemodinâmicas secundárias ao processo infeccioso sistêmico, além da presença de microtrombos resultantes da coagulação vascular sistêmica contribuindo como adjuvantes na patogênese da IRA.

Lesão nefrotóxica

Necrose tubular aguda também pode ser causada por uma lesão tóxica direta nas células tubulares. Medicações associadas com IRA, pelo menos em parte em decorrência de lesão tubular tóxica, incluem os antibióticos aminoglicosídeos, anfotericina B, agentes quimioterápicos, aciclovir, acetaminofen e meios de contraste intravascular.

Hemólise e rabdomiólise de qualquer causa podem provocar hemoglobinúria ou mioglobinúria suficientes para induzir lesão tubular e precipitar IRA. Os mecanismos de lesão são complexos, mas podem estar relacionados com vasoconstricção, precipitação de pigmentos na luz do túbulo ou estresse oxidativo da fração proteica da hemoglobina.

Lesões vasculares

A síndrome hemoliticourêmica (SHU) é a causa mais comum de IRA em pediatria em virtude de lesões vasculares.

A SHU corresponde a uma microangiopatia trombótica, afetando predominantemente os rins e o cérebro, caracterizada pela tríade de trombocitopenia, anemia hemolítica e insuficiência renal aguda. O termo "microangiopatia trombótica" refere-se, principalmente, às características patológicas do dano vascular. Na SHU, essas características são documentadas principalmente no rim como trombos de fibrina e plaquetas em capilares e arteríolas, edema de células endoteliais e descolamento da membrana basal glomerular.

A fisiopatologia da SHU é complexa porque vários mecanismos podem resultar no mesmo padrão de danos às células endoteliais com anormalidades clínicas e biológicas semelhantes. Além disso, vários tipos de SHU podem compartilhar mecanismos comuns de dano celular endotelial.

A sigla SHU engloba um grupo heterogêneo de desordens, incluindo SHU típica decorrente de uma infecção por *E. coli* produtora deshigatoxina, SHU atípica causada por desregulação genética ou adquirida da via alternativa do complemento, até deficiências mais raras com defeito da cobalamina C. SHU pode ocorrer também como uma complicação de várias doenças e de tratamentos.

Em 2016, foi proposta nova classificação da doença pelo Grupo Internacional de Síndrome Hemoliticourêmica com bases nos fatores fisiopatológicos envolvidos na sua gênese (Quadro 40.2).

Quadro 40.2 Classificação da síndrome hemoliticourêmica.

Classificação da síndrome hemoliticourêmica
SHU induzida por infecção
Infecção por *E. coli* produtora de shigatoxina
Infecção por *S. pneumoniae*
Outros (influenza A, H1N1, HIV)
SHU atípica
SHU com desregulação da via alternativa do complemento
SHU por deficiência de diacylglicerolquinase E (DGKE)
SHU sem identificação de alteração na via do complemento ou deficiência de DGKE
SHU com condição coexistente
Transplante de órgãos sólidos, transplante de células-tronco hematopoiéticas
Malignidade
Doenças autoimunes
Drogas
Hipertensão maligna
Nefropatia preexistente
D. SHU por defeito de cobalamina C

Fonte: Desenvolvido pela autoria.

Em crianças com SHU, a proporção de SHU causada por *E. coli* produtora de shigatoxina é de 85% a 90%, SHU atípica de 5% a 10% e SHU causada por *S. pneumoniae* é de cerca de 5%.

SHU causada por *E. coli* produtora de shigatoxina é predominantemente uma doença de crianças menores de 5 anos, possivelmente por causa de anticorpos desenvolvidos durante a vida. Cerca de 5% a 10% dos pacientes com quadros gastrointestinais por *E. coli* produtora de shigatoxina desenvolvem SHU, podendo chegar a 20% durante surtos. *E. coli* O157 permanece a cepa mais frequente na América Latina.

Os sintomas clínicos da SHU são inespecíficos e incluem palidez, fadiga, desconforto respiratório, púrpura ou contusões, hematúria, edema, diminuição do débito urinário e hipertensão. SHU por *E. coli* produtora de shigatoxina frequentemente se segue a quadro prodrômico de diarreia.

A tríade clássica combinando trombocitopenia, anemia hemolítica e IRA continua a marca registrada da doença. A apresentação sistêmica da SHU varia entre os pacientes, dependendo dos órgãos afetados pela microangiopataia trombótica. O envolvimento do sistema nervoso central (SNC) com convulsões pode ser tão alto quanto 20% em pacientes com SHU por *E. coli* produtora deshigatoxina.

O diagnóstico envolve uma ampla gama de testes laboratoriais visando a diferenciação entre os diversos tipos de SHU. Os exames laboratoriais evidenciam anemia, esquizócitos no esfregaço de lâmina de sangue periférico, trombocitopenia, aumento dos níveis de ureia e creatinina séricas. Pode ser encontrado aumento de desidrogenase lática (DHL), reticulócitos e de bilirrubina indireta e diminuição de haptoglobina como marcadores de hemólise. Outros testes específicos devem ser realizados para classificação dos diversos tipos de SHU como cultura de fezes visando isolamento da *E. coli*, PCR (teste de cadeia da reação da polimerase) para detecção de genes dashigatoxina, culturas sanguíneas e de outros fluidos, aferição do complemento e testes genéticos. Até o momento, não existem testes diretos para detecção de SHU atípica.

Terapia de suporte constitui o pilar do tratamento da SHU e tem contribuído para uma importante redução da morbimortalidade. A terapia específica deve ser guiada com base na classificação da SHU em questão. Nos casos de SHU por *S. pneumoniae*, a instituição de antibioticoterapia precoce e adequada, associada ao suporte de terapia intensiva, tem melhorado o prognóstico dos pacientes. Em pacientes com diagnóstico de SHU por *E. coli* produtora de shigatoxina, deve ser instituído o manejo circulatório correto na fase inicial da doença com correção do déficit de fluidos, e deve ser feita a instituição precoce de diálise em casos de anúria e sobrecarga hídrica. Para tratamento da SHU atípica, o advento do eculizumab, anticorpo monoclonal inibidor do C5, diminuiu a taxa de morte e a progressão para estágio final de doença renal em crianças.

Síndrome de lise tumoral

O paciente oncológico é extremamente suscetível a lesões renais causadas por medicamentos, por infecções e complicações da própria doença. A síndrome de lise tumoral (SLT) é uma emergência metabólica potencialmente fatal, resultante da destruição maciça de células, resultando na liberação de conteúdos celulares tumorais na circulação sistêmica. As anormalidades metabólicas subsequentes resultantes dessa destruição incluem hipercalemia, hiperuricemia, hiperfosfatemia e hipocalcemia. Insuficiência renal aguda, convulsões, arritmias, acidose, azotemia e morte súbita podem resultar dessas anormalidades metabólicas. O TLS ocorre mais comumente após tratamento com quimioterapia citotóxica, mas também pode ocorrer espontaneamente em decorrência da morte celular em tumores altamente proliferativos.

A lise maciça de células tumorais gera a liberação de metabólitos intracelulares na corrente sanguínea, principalmente o potássio (pela quebra do citosol), fosfato (lise proteica) e ácido úrico (degradação de ácido nucleico). A excreção desses eletrólitos é realizada pelos rins; entretanto, com a rápida destruição das células tumorais, a capacidade do rim para remover essas substâncias pode ser diminuída, podendo ocorrer hipercalemia, hiperuricemia e hiperfosfatemia. Compostos de ácido úrico, fosfato de cálcio e outros derivados da purina precipitam-se dentro dos túbulos renais, ocasionando lesão renal aguda e agravamento da depuração. Com o aumento dos níveis de fosfato e a ligação do fosfato e do cálcio, pode ocorrer hipocalcemia.

As manifestações clínicas da SLT podem variar desde quadros assintomáticos até quadros potencialmente fatais dependendo das anormalidades nos níveis de eletrólitos (potássio, fosfato, ácido úrico, cálcio) e dos danos resultantes nos órgãos-alvo (rim, coração e cérebro). Os pacientes podem apresentar náusea, vômitos, diarreia, letargia, convulsões, câimbras, espasmos, parestesias, tetania, arritmias e alteração do nível de consciência.

O tratamento constitui na instituição de medidas de suporte, hidratação venosa agressiva e no uso de medicamentos que diminuem a produção e/ou aumentam a exceção do ácido úrico. O alopurinol previne a formação de ácido úrico por inibir a xantinaoxidase, não reduzindo o nível sérico de ácido úrico preexistente, devendo, portanto, ser usado como prevenção nos pacientes de risco intermediário para SLT. A rasburicase (forma recombinante da enzima urato oxidase) converte o ácido úrico em alantoina, um metabólito 5 a 10 vezes mais solúvel do que o ácido úrico, reduzindo, assim, o nível do ácido úrico previamente formado. Essa redução é rápida (algumas horas) e tem poucos efeitos colaterais, sendo indicada para pacientes com alto risco de SLT ou já com hiperuricemia. A alcalinização da urina não mostrou benefícios nos estudos e resulta em risco da precipitação dos cristais de fosfato de cálcio, não sendo recomendada sua utilização. Pelo risco de evolução para IRA, os pacientes com risco intermediário e alto para SLT devem ser manejados em UTI com rápido acesso a métodos dialíticos se progressão clínica.

Nefrite intersticial aguda

Nefrite intersticial aguda (NIA) pode causar falência renal como resultado de uma reação direta da droga ou de forma idiopática. Crianças com NIA podem ter *rush* cutâneo, febre, artralgia, eosinofilia e piúria, com ou sem eosinofilúria. Medicações comumente associadas à NIA incluem penicilina e seus análogos, sulfonamidas, rifampicina, anti-inflamatórios não esteroides, inibidores da bomba de prótons. NIA associada a anti-inflamatórios não esteroides também pode se apresentar com alto grau de proteinúria e síndrome nefrótica. A terapia específica para NIA consiste na retirada das drogas causadoras da lesão renal e outras terapias de suporte.

Glomerulonefrite rapidamente progressiva

Qualquer forma de glomerulonefrite na sua forma mais grave pode se apresentar com falência renal aguda e glomerulonefrite rapidamente progressiva (GNRP). Os achados clínicos incluem hipertensão, edema e hematúria (frequentemente macroscópica) com aumento rápido dos níveis de ureia e creatinina. O achado patológico característico na GNRP é a extensa formação de crescentes. GNRP decorrente de glomerulonefrite pós-infecciosa tipicamente não provoca insuficiência renal crônica (IRC), enquanto outras glomerulonefrites, como síndrome de Goodpasture e GNRP idiopática se apresentam com IRA e rapidamente evoluem para IRC. Uma vez que o tratamento específico depende dos achados patológicos, a biópsia renal deve ser realizada rapidamente quando a criança se apresenta com características clínicas que sugerem GNRP.

Manifestações clínicas

As manifestações clínicas da IRA decorrem da redução abrupta das funções fisiológicas renais, acarretando prejuízo na excreção de produtos nitrogenados, perda da capacidade de regular o balanço de água e eletrólitos, além de perda da regulação do equilíbrio acidobásico.

IRA pode se manifestar na forma oligúrica, na qual o fluxo urinário é inferior a 1 mL/kg/h, ou na forma não oligúrica, em que o fluxo urinário pode ser normal ou até aumentado.

O acúmulo dos produtos nitrogenados como ureia e outras toxinas urêmicas podem resultar no quadro clínico de uremia, uma das manifestações mais graves da IRA. As manifestações da uremia incluem anorexia, náuseas e vômitos, neuropatia periférica e anormalidades do SNC como letargia, convulsões e coma, além de disfunções plaquetárias com risco de sangramento, pericardite e derrame pericárdico.

A perda da capacidade de regular o balanço de água e eletrólitos pode causar retenção de fluidos, com o desenvolvimento de hipertensão e edema, incluindo edema agudo de pulmão. Se o balanço positivo de água predominar em relação ao de sódio, pode ocorrer hiponatremia e edema intracelular, com graves alterações neurológicas. A IRA compromete também a excreção de outros eletrólitos, podendo produzir sintomas decorrentes da hipercalcemia, hiperfosfatemia, hipocalcemia e acidose metabólica, relatados em capítulos específicos.

No paciente de terapia intensiva, esses sinais e sintomas normalmente são multifatoriais o que torna a sua avaliação ainda mais complexa.

Diagnóstico

O diagnóstico de IRA envolve a realização de história clínica e exame físico detalhados, avaliação de exames laboratoriais sanguíneos e urinários e exames de imagem.

Exame de urina e índices urinários

Muitas medidas de parâmetros urinários, incluindo concentração de sódio urinário, osmolaridade urinária, fração de excreção de sódio e potássio, têm sido propostas para ajudar a diferenciar lesão pré-renal de lesão renal intrínseca. Na IRA pré-renal, os túbulos estão trabalhando adequadamente, sendo capaz de conservar sal e água e regular a osmolaridade sanguínea e urinária. Na IRA renal, entretanto, os túbulos perdem a capacidade de absorção e secreção perdendo, portanto, a capacidade de conservação desses elementos.

Em condições normais, os rins filtram por dia uma grande quantidade de plasma, equivalente a mais de 30 vezes o volume plasmático. Para tanto, é necessário que 25% do DC sejam destinados aos rins, que representam apenas 5% da massa corpórea. Apesar das enormes proporções dessa filtração e dessa perfusão sanguínea, os rins realizam um delicado trabalho de ajuste fino da excreção de sódio de modo a manter rigorosamente o volume extracelular. Esse ajuste envolve uma parcela muito pequena da carga filtrada de sódio e a fração de excreção de sódio é muito baixa, inferior a 1% em condições normais. A fração de excreção de sódio ($FE_{Na}\%$) é calculada dividindo-se a carga excretada de sódio pela carga filtrada de sódio e multiplicando-se o resultado por 100 (resultado expresso em porcentagens). (Figura 40.1).

$$FENa = \frac{(UNa \times PCr)}{(PNa \times UCr)} \times 100$$

Figura 40.1 Cálculo da fração de excreção de sódio.

FE_{Na}: fração de excreção de sódio; U_{Na}: concentração urinária de sódio; P_{Cr}: concentração plasmática de creatinina; P_{Na}: concentração plasmática de sódio; U_{Cr}: concentração urinária de creatinina.

Fonte: Desenvolvida pela autoria.

Em condições de depleção de volume, absoluto ou relativo, a prioridade passa a ser a conservação de sódio e a $FE_{Na}\%$ cai a quase zero. A proporção de potássio também se reduz, embora em proporção inferior ao sódio. Na verdade, o quociente [Na]/[K], geralmente superior a 1 na urina (refletindo uma ingestão de sódio maior que de potássio), inverte-se na IRA pré-renal. A osmolaridade urinária é alta, alcançando cerca de três vezes a osmolaridade plasmática, o que reflete as altas taxas circulantes de hormônio antidiurético e o funcionamento correto do sistema contracorrente medular. Se a hipoperfusão renal persistir, a IRA pré-renal pode transforma-se em IRA renal. É importante salientar que a IRA renal pode ser determinada por outros insultos, como efeitos tóxicos de medicamentos, sem necessariamente passar por uma fase pré-renal.

Na IRA renal, o rim perde a capacidade de concentrar a urina e reduzir a excreção de sódio. O exame de urina revela uma concentração aumentada de sódio, com $FE_{Na}\% > 2\%$. A concentração urinária de potássio é várias vezes inferior à do sódio e a osmolaridade urinária é muito próxima à do plasma.

Esses valores de sódio urinário, bem como os de $FE_{Na}\%$ e osmolaridade urinária, são utilizados para diferenciar lesão pré-renal de lesão renal em pacientes com função renal tubular inicialmente normal. Recém-nascidos (RN) com imaturidade de função tubular e crianças com doença renal preexistente podem ter dificuldade na utilização desses índices. O uso de diuréticos também pode alterar esses valores. A Tabela 40.2 indica os valores dos índices urinários normalmente encontrados na IRA pré-renal e renal.

A presença no exame de urina de sangue, proteína ou ambos assim como células e cristais podem sugerir etiologia inflamatória.

Tabela 40.2 Índices urinários.

	IRA pré-renal	IRA renal
Uroanálise	Cilindros hialinos	Anormal
Densidade urinária	> 1020	< 1020
NA urinário	< 20 mEq/L	> 20 mEq/L
$FE_{Na}\%$	< 1%	> 2%
$FE_{ureia}\%$	< 35	> 35
Osmolaridade urinária	> 350 mosmol/L	< 350 mosmol/L

IRA: insuficiência renal aguda; Na: sódio; $FE_{Na}\%$: fração de excreção de sódio; $FE_{ureia}\%$: fração de excreção de ureia.

Fonte: Desenvolvida pela autoria.

Ureia e creatinina plasmática

Sob condições de baixa perfusão renal, como na IRA pré-renal, a taxa de creatinina plasmática eleva-se como uma fração não linear, enquanto a concentração sanguínea de ureia sofre aumento desproporcional em razão da ávida absorção de água e sódio no túbulo proximal. Se a hipoperfusão persistir e a situação evoluir para IRA renal, as concentrações plasmáticas de ureia e creatinina continuam altas e tendem a elevar-se ainda mais. No entanto, a desproporção entre as concentrações de ureia e creatinina tendem a desaparecer, sugerindo que a intensa absorção proximal de ureia verificada na IRA pré-renal não mais ocorre.

O parâmetro laboratorial mais utilizado para a definição de insuficiência renal é a medida da concentração plasmática de creatinina, apesar de esta não distinguir entre insuficiência renal aguda e crônica.

A creatinina é produzida pelos músculos de forma constante, sendo eliminada principalmente por filtração glomerular. No entanto, a dosagem de creatinina plasmática é um método pouco sensível para diagnosticar diminuição da filtração glomerular, pois a creatinina plasmática só se elevará de forma inequívoca quando a TFG for inferior a 50% do normal, transformando-a em um marcador tardio. Mais ainda, a produção e liberação da creatinina podem ser altamente variáveis. Diferenças na idade, sexo, variação na dieta e massa muscular (desnutrição) podem resultar em variações significativas no nível basal de creatinina sérica. Além dessas peculiaridades, a função renal pode apresentar variações diárias no curso da IRA e, portanto, a concentração de creatinina sérica não reflete apuradamente a TFG em condições de IRA que ainda não alcançou o equilíbrio. A concentração da creatinina plasmática também pode ser prejudicada por variações do método laboratorial utilizado.

Valores estimados da depuração da creatinina podem ser calculados pela fórmula de Schwartz (quando utilizado o método colorimétrico para dosagem da creatinina plasmática) (Quadro 40.3).

Quadro 40.3 Fórmula de Schwartz para cálculo da TFG.

Fórmula de Schwartz para cálculo da TFG.	
TFG estimada (mL/min/1,73m²) = kL/P_{Cr}	
Constante k para cálculo da TFG	
Idade	Valor de k
Baixo peso ao nascimento durante o primeiro ano de vida	0,33
RN de termo durante o 1º ano de vida	0,45
Crianças e adolescentes meninas	0,55
Adolescentes meninos	0,70

TFG: taxa de filtração glomerular; k: constante; L: altura (cm); P_{Cr}: creatinina plasmática (mg/dL).

Fonte: Desenvolvido pela autoria.

Biomarcadores

Estabelecer o diagnóstico precoce de IRA muitas vezes é difícil porque muitos casos inicialmente são assintomáticos ou apresentam sintomas inespecíficos. O diagnóstico se baseia em marcadores funcionais como a creatinina sérica e, conforme visto anteriormente, são indicadores tardios. Estudos têm mostrado que o diagnóstico precoce por intermédio de biomarcadores, iniciados antes mesmo do aumento da creatinina sérica, acarreta melhor prognóstico para pacientes com IRA, muitas vezes evitando a progressão para doença renal crônica e a necessidade de terapia dialítica. Biomarcadores de IRA são capazes de diagnóstico precoce, estratificação de risco e prognóstico, podendo representar um grande avanço no tratamento de pacientes vulneráveis.

Algumas substâncias produzidas endogenamente podem ser utilizadas como marcadores de insuficiência renal e ser usadas no diagnóstico precoce da IRA. O NGAL (Neutrophil Gelatinase-Associated Lipocalin), a interleucina-18, o KIM1 (Kidney Injury Molecule 1) e a cistatina C são algumas delas e suas características principais, valor clínico e condição atual de uso encontram-se indicadas nos Quadros 40.4 e 40.5.

Quadro 40.4 Biomarcadores para detecção precoce de IRA – origem e valor clínico.

Biomarcardor	Origem	Valor clínico
NGAL	Expressado em vários tecidos humanos; lipoproteína precocemente induzida pelos rins após lesão isquêmica ou nefrotóxica; aumento significante e precoce no sangue e urina após lesão renal	Excelente preditor de IRA com detecção precoce em diversas situações; detector precoce em crianças submetidas a *bypass* cardiopulmonar com curva ROC 0,88 a 0,97; forte preditor de tempo de permanência hospitalar e gravidade da IRA; preditor de IRA após contraste com curva ROC 0,89; em pacientes diversos de terapia intensiva, NGAL é capaz de predizer IRA 1 a 2 dias antes da elevação da creatinina com alta sensibilidade e curva ROC 0,68 a 0,71; níveis plasmáticos e urinários de NGAL apresentam desempenhos similares; níveis de NGAL apresentam melhor valor preditivo em crianças do que em adultos
KIM-1	Glicoproteína transmembrana tipo 1 supraexpressada nas células epiteliais do túbulo proximal na lesão renal isquêmica ou tóxica	Mais estudos em crianças do que em adultos; elevação precoce em crianças submetidas a *bypass* cardiopulmonar com curva ROC de 0.83 para predição de IRA; estudos em adultos fase 2, elevação urinária de KIM-1 está associada a maior necessidade de diálise e mortalidade
Interleucina-18	Citoquina pró-inflamatória que é induzida e clivada no túbulo proximal, facilmente detectada na urina IRA isquêmica	Prediz desenvolvimento de IRA 24 horas antes do aumento da creatinina sérica, com valor de curva ROC de 0,73 em pacientes de terapia intensiva; em crianças submetidas a *bypass* os níveis de IL-8 aumentam cerca de 6 horas pós-procedimento com pico acima de 25 vezes pós 12 horas de *bypass*; em transplante renal, é um marcador preditivo de rejeição; pode ser influenciada por covariáveis existentes como endotoxemia e alterações imunológicas
Cistatina C	Inibidor de proteinase produzida por células nucleadas; é facilmente filtrada pelos glomérulos, reabsorvida pelas células tubulares proximais e não secretada	Em pacientes criticamente doentes, elevação de 50% nos níveis séricos de cistatina C prediz IRA 1 a 2 dias antes da elevação da creatinina sérica com valor de curva ROC de 0,82 a 0,97; é primariamente um marcador sensível de redução da taxa de filtração glomerular, e não um marcador direto de dano tubular renal; pode ser influenciada por sexo, idade, peso, anormalidades na função tireoidiana e elevação da proteína C-reativa

IL-8: interleucina 8; IRA: insuficiência renal aguda; KIM1: *Kidney Injury Molecule* 1; NGAL: *Neutrophil Gelatinase-Associated Lipocalin*.
Fonte: Desenvolvido pela autoria.

Quadro 40.5 Condição atual dos novos biomarcadores para detecção precoce de IRA em várias situações clínicas.

Biomarcador	Amostra	*Bypass* cardiopulmonar	Nefropatia por contraste	Sepse e UTI	Tranplante renal	Método
NGAL	Urina	2 horas após *bypass*	4 horas após contraste	48 horas antes da IRA	12-24 horas pós-transplante	Elisa
NGAL	Plasma	2 horas após *bypass*	2 horas após contraste	48 horas antes da IRA	-	Elisa
IL-18	Urina	4-6 horas após *bypass*	-	48 horas antes da IRA	12-24 horas pós-transplante	Elisa
KIM-1	Urina	12-24 horas após *bypass*	-	-	-	Elisa
Cistatina C	Plasma	12 horas após *bypass*	8 horas após contraste	48 antes da IRA	Variável	Dade-Behring

IL-8: interleucina 8; IRA: insuficiência renal aguda; KIM1: *Kidney Injury Molecule* 1; NGAL: *Neutrophil Gelatinase-Associated Lipocalin*.
Fonte: Desenvolvido pela autoria.

Exames de imagem

Um grande número de estudos radiológicos é utilizado para avaliar os pacientes com IRA. Esses testes são usados sozinhos ou em combinação para diagnóstico e orientação terapêutica.

Ultrassonografia renal deve ser realizada em todos os pacientes com quadro de insuficiência renal de etiologia desconhecida. Esse exame pode documentar a presença de um ou dois rins, delimitar o tamanho renal e pesquisar o parênquima renal. Rins pequenos e/ou com perda da delimitação corticomedular são indicativos de IRC, enquanto rins de tamanho normal com córtex preservado são fortes indicativos de IRA. É particularmente útil, também, em diagnosticar obstrução do trato urinário, evitando complicações alérgicas e tóxicas dos meios de contrastes, além de diagnosticar oclusão de grandes vasos renais. Doppler renal pode ser usado para avaliar o fluxo vascular renal em múltiplas doenças, como trombose de veia renal, infarto renal e estenose de artéria renal.

Radiografia simples de abdome, tomografia computadorizada, ressonância magnética e outros exames mais complexos, como cintilografia com radioisótopos, arteriografia e venografia, também podem ser necessários para esclarecimento diagnóstico.

Prevenção e tratamento

A estratégia mais efetiva em prevenir IRA inclui adequação da hidratação, manutenção de pressão arterial média em níveis apropriados para a idade e a diminuição da exposição a agentes nefrotóxicos.

Tratamento clínico

Fluidos

O pilar da prevenção e do tratamento da IRA é a terapia intravenosa com fluidos, uma vez que esta abordagem aumenta o débito cardíaco e a perfusão renal e dilui substâncias nefrotóxicas, reduzindo os insultos isquêmicos e tóxicos para os rins. A escolha do tipo de fluido endovenoso ainda é controversa.

Solução salina permanece o fluido mais utilizado, apesar de alguns estudos na literatura mostrarem a sua associação com hipercloremia, acidose metabólica e consequente aumento do risco de IRA quando comparada com outras soluções eletrolíticas balanceadas. Resultados de grandes estudos randomizados usando solução hydroxyethyl a 6% na ressuscitação de pacientes criticamente doentes demonstraram aumento de IRA e uso de terapia de substituição renal, ocasionando restrição no seu uso. Coloides podem ser utilizados na reanimação de paciente com IRA.

Apesar de a fluidoterapia permanecer o primeiro passo no manejo da IRA, nas últimas décadas tem se chamado atenção para o reconhecimento dos efeitos deletérios do excesso de volume administrado. Sobrecarga de fluido está associada à piora da IRA, desenvolvimento ou piora de disfunções orgânicas, aumento da permanência hospitalar e aumento de mortalidade, provavelmente associado à disfunção endotelial. O desafio na utilização de fluidos no tratamento da IRA consiste no uso apropriado de líquidos na fase de ressuscitação inicial, adequando o débito cardíaco; enquanto na fase de estabilização da doença, estratégias devem ser implementadas para evitar sobrecarga de volume, personalizando a terapia com fluidos para o paciente e para o processo específico de doença.

Diuréticos

A IRA oligúrica está associada com piores resultados do que a IRA não oligúrica; porém, não existem dados que suportem que a transformação da IRA oligúrica para a não oligúrica melhore estes resultados ou que cause impacto na sobrevida ou na recuperação renal.

Os diuréticos, contudo, podem facilitar o manejo clínico permitindo a administração de fluidos, nutrição e medicações endovenosas com menor rigor de restrição hídrica. Diuréticos de alça podem ser administrados de forma intermitente ou por meio de infusão contínua.

Drogas vasoativas

Em pacientes de terapia intensiva, drogas vasoativas são utilizadas para adequar o DC e tratar hipotensões refratárias a fluidos, visando manter uma pressão de perfusão renal adequada. A droga a ser escolhida dependerá da situação clínica em questão, podendo ser utilizado a dobutamina, adrenalina, noradrenalina ou dopamina.

Dopamina em doses baixas (2,5 a 3 mcg/kg/min) não se mostrou efetiva em prevenir ou atenuar a IRA. Estudos randomizados utilizando placebo ou dopamina em doses baixas não mostraram evidência de melhora no nível de creatinina sérica, no número de pacientes que requereram diálise, na mortalidade e no tempo de permanência hospitalar entre os dois grupos.

Prevenção e tratamento da nefropatia induzida por contraste

O termo "lesão renal aguda induzida por contraste" é utilizado para pacientes que desenvolvem IRA seguida à exposição ao meio de radiocontraste intravascular. Esse termo é amplamente utilizado na literatura e, vai de regra, define um aumento na creatinina sérica ≥ 0,5 mg/dL ou um aumento de 25% no valor de base em até 48 a 72 horas do procedimento radiológico. Em uma minoria dos casos, o pico de aumento da creatinina sérica pode ocorrer até 5 dias após a exposição ao contraste.

A incidência de lesão renal aguda induzida por contraste varia amplamente na literatura dependendo da definição usada, das características dos pacientes e dos fatores de risco de base. Paciente com função renal normal, o risco de lesão renal aguda induzida por contraste é baixo, variando de 1% a 4% em estudos em adultos.

A incidência, contudo, pode chegar a 25% em pacientes com lesão renal prévia ou na presença de certos fatores de risco como administração concomitante de agentes nefrotóxicos, hipertensão e outras doenças cardíacas. Em pacientes criticamente doentes, mesmo com função renal normal, a administração de meio de contraste intravenoso está associada com aumento significativo da incidência de lesão renal aguda induzida por contraste, chegando a 18% em estudos com pacientes adultos. A incidência em crianças não está bem definida.

A maioria dos estudos mostra que pacientes que desenvolvem lesão renal aguda induzida por contraste apresentam maior tempo de hospitalização e aumento da mortalidade.

Existem várias estratégias farmacológicas e não farmacológicas para prevenir lesão renal aguda induzida por contraste (Quadro 40.6). Estudos recentes sugerem que, das muitas estratégias existentes, apenas a expansão volumétrica parenteral, diminuição da dose do contraste, utilização de contrastes isosmolares ou com baixa osmolaridade estão relacionados com desfechos favoráveis na prevenção de lesão renal.

Quadro 40.6 Estratégias não farmacológicas e farmacológicas para prevenção de lesão renal aguda induzida por contraste.

Estratégias não farmacológicas
Uso da menor dose possível do meio de contraste
Uso de meio de contraste isosmolar ou com baixa osmalaridade
Risco menor em administração intravenosa do que intra-arterial
Intervalo mínimo entre os exames com contraste de 48 a 72 horas
Estratégias farmacológicas
Expansão parenteral com solução salina isotônica
Expansão parenteral com solução de bicarbonato de sódio isotônica
Não utilizar apenas fluidos orais em pacientes de risco para lesão renal aguda induzida por contraste
Uso de N-acetilcisteína oral associadoà à solução cristaloide isotônica/solução de bicarbonato isotônica parenteral
Descontinuação de anti-inflamatórios não hormonais

Fonte: Desenvolvido pela autoria.

Os fluidos que têm sido testados na prevenção da lesão renal aguda induzida por contraste são solução salina isotônica (0,9%) e solução isotônica de bicarbonato de sódio (154 mmol/L). A expansão do volume extracelular no momento da administração do meio de radiocontraste pode servir para neutralizar tanto as alterações hemodinâmicas intrarrenais como os efeitos tóxicos causados por estes nos túbulos renais. A expansão volumétrica também pode reduzir a lesão celular direta pela diluição do meio de contraste sobretudo nos segmentos tubulares da medula renal. Estes efeitos potencialmente atenuantes da expansão volumétrica, entretanto, são especulativos e os mecanismos precisos de proteção ainda não estão completamente elucidados. O mecanismo pelo qual a solução de bicarbonato de sódio, além do seu efeito expansor, pode reduzir a lesão causada pelo meio de contraste também não está bem definido, parecendo estar relacionado à diminuição de geração de radicais livres e à mediação na cascata inflamatória.

Muitos estudos comparam a utilização da solução salina isotônica com a solução isotônica de bicarbonato de sódio sem uma conclusão definitiva sobre qual o regime superior. Alguns estudos mostram resultados favoráveis para o uso de solução de bicarbonato com menor incidência de lesão renal aguda induzida por contraste. Outros estudos, entretanto, advogam o risco da manipulação da solução para alcançar uma solução isotônica com concentração de 154 mmol/L, tornando inconsistente o benefício da solução de bicarbonato. Em 2012, o Kidney Disease Improving Global Outcomes (KDIGO) recomenda expansão volumétrica com solução isotônica de cloreto de sódio ou solução de bicarbonato de sódio em paciente com risco aumentado de lesão renal aguda induzida por contraste.

A maioria dos estudos recomenda administrar 1 a 1,5 mL/kg/h de fluido intravenoso por 3 a 12 horas antes e 6 a 12 horas após a exposição ao meio de contraste, podendo-se utilizar solução salina isotônica (0,9%) ou solução de bicarbonato de sódio isotônica (154 mmol/L). A solução isotônica de bicarbonato de sódio pode ser alcançada adicionando-se 154 mL de bicarbonato de sódio a 8,4% (1 mmol/mL) a 846 mL de solução de glicose a 5%.

N-acetilcisteína (NAC) é um composto com propriedades antioxidantes e vasodilatadoras. Existe grande heterogeneidade de resultados entre os estudos, com resposta conflitante em relação ao seu uso na prevenção da nefropatia induzida por contraste, mortalidade ou necessidade de terapia de substituição renal. Muitos estudos mostram que profilaxia com NAC oral ou intravenosa, em combinação com expansão volumétrica com solução salina isotônica ou solução de bicarbonato de sódio isotônico, reduz a ocorrência de lesão renal aguda induzida por contraste, sem impacto significativo na diminuição da necessidade de diálise. Recentemente, entretanto, um grande estudo randomizado envolvendo mais de 2 mil pacientes submetidos a procedimento angiográfico não encontrou diminuição na incidência de lesão renal aguda induzida por contraste, mortalidade em 30 dias ou na necessidade de terapia de substituição renal, após uso de NAC via oral associado à solução fisiológica parenteral. Em conclusão, com base nos achados da literatura, o benefício geral da NAC na prevenção da lesão renal induzida por contraste é inconsistente. Com base em alguns resultados potencialmente benéficos, pelo baixo risco de efeitos adversos e baixo custo da droga, o KDIGO, em 2012, sugere o uso de NAC via oral associado à fluidoterapia com solução salina isotônica/solução de bicarbonato de sódio isotônica em pacientes com alto risco de lesão renal induzida por contraste. A dose recomendada de NAC via oral é de 40 mg/kg, a cada 12 horas (4 doses) para pacientes com menos de 30 kg e 1.200 mg via oral, a cada 12 horas (4 doses) para pacientes com mais de 30 kg.

Tratamento clínico dos distúrbios hidreletrolíticos e acidobásicos

O tratamento clínico da acidose metabólica, hipercalemia, hiponatremia, hiperfosfatemia será abordado em capítulos específicos.

Terapia de substituição renal

A terapia de substituição renal (TSR) está indicada quando as consequências clínicas da IRA ameaçam a sobrevivência imediata do indivíduo e/ou o paciente não responde ao tratamento clínico convencional (Quadro 40.7). Estudos atuais sugerem que a instituição precoce da TSR em pacientes criticamente doentes com IRA e sobrecarga hídrica diminui a mortalidade e o tempo de diálise.

Quadro 40.7 Indicações da terapia de substituição renal.

Indicações da terapia de substituição renal
Alterações acidobásicas e hidroeletrolíticas refratárias ao tratamento clínico: acidose metabólica, hipercalemia, hipervolemia
Uremia com sangramento, encefalopatia ou pericardite.
Anúria
Intoxicações
Erro inato do metabolismo
Suporte nutricional

Fonte: Desenvolvido pela autoria.

A TSR consiste na depuração sanguínea através de membranas semipermeáveis naturais (peritônio) ou extracorpóreas (filtros de hemodiálise e hemofiltração), aplicada em substituição à função renal. A diálise permite a remoção de substâncias tóxicas e de fluidos a fim de manter o equilíbrio acidobásico, eletrolítico e volêmico do organismo.

As modalidades básicas de TSR incluem diálise peritoneal (DP), hemodiálise intermitente (HD) e terapia de substituição renal contínua (TSRC). (Quadro 40.8). A escolha de cada modalidade depende das características específicas de cada paciente, assim como das vantagens e desvantagens de cada método, objetivos específicos desejados, habilidade do operador e disponibilidade de recursos institucionais.

Independentemente da modalidade escolhida, a intervenção necessita ser o mais precoce possível, sendo essencial para o prognóstico dos pacientes. A indicação tardia da TSR está relacionada com maior tempo de hospitalização e de duração da TSR, além de aumento na mortalidade.

Quadro 40.8 Modalidades de terapia de substituição renal.

Modalidade	Vantagens	Desvantagens
Peritoneal	• Sem necessidade de acesso vascular • Sem anticoagulação • Método contínuo • Método simples e disponível • Menor instabilidade hemodinâmica	• Eficiência limitada no clareamento de substâncias e na ultrafiltração • Hiperglicemia • Risco de acidente na passagem do cateter como sangramento, perfuração • Risco de peritonite • Contraindicado em cirurgias abdominais recentes de grande porte
HD intermitente	• Alta eficiência no clareamento de moléculas pequenas	• Necessidade de acesso venoso calibroso • Método complexo Depende da disponibilidade de equipamentos e de equipe técnica treinada • Usualmente com necessidade de anticoagulação • Moderada eficiência na ultrafiltração • Maior risco de instabilidade hemodinâmica • Risco em pacientes com hipertensão intracraniana
TSRC	• Método contínuo • Controle preciso da taxa de ultrafiltração • Alta eficiência no clareamento de moléculas médias e pequenas • Menor instabilidade hemodinâmica	• Necessidade de acesso venoso calibroso • Usualmente com necessidade de anticoagulação • Método complexo • Depende da disponibilidade de equipamentos e de equipe técnica treinada

HD: hemodiálise; TSRC: terapia de substituição renal contínua.
Fonte: Desenvolvido pela autoria.

BIBLIOGRAFIA CONSULTADA

Akcan-Arikan A, Zappitelli M, Loftis L, Washburn K, Jefferson S, Goldstein L. Modified RIFLE criteria in critically ill children with acute kidney injury. Kidney Int. 2007;71:1028-1035.

Al-Ismaili Z, Palijan A, Zappitelli. Biomarkers of acute kidney injury in children: discovery, evaluation, and clinical application. Pediatr Nephrol. 2011;26:29-40.

Andreoli SP. Acute kidney injury in children. Pediatr Nephrol. 2009;24:253-263.

Ansari, N. Peritoneal dialysis in renal replacement therapy for patients with acute kidney injury. Int J Nephrol. 2011;1-9,739794.

Askenazi D. Evaluation and manegement of critically Ill children with acute kidney injury. Curr Opin Pediatr. 2011;23(2):201-207.

Basu R, Devarajan P, Wong H, Wheeler D. An update and review of acute kidney injury in pediatrics. Pediatr Crit Care Med. 2011;12:339-347.

Devarajan P. Biomarkers for the early detection of acute kidney injury. Curr Opin Pediatr. 2011;23:194-200.

Fakhouri F, Zuber J, Frémeaux-Bacchi, V, Loirat C. Haemolytic uremic syndrome. Lancet. 2017;390:681-96.

Fortenberry J, Panden M, Goldstein S. Acute kidney injury in children an update on diagnosis and treatment. Pediatric Clin N A. 2013;60:669-688.

Hsu CW, Symons JM. Acute kidney injury: can we improve prognosis? Pediatr Nephrol. 2010;25:2401-2012.

KDIGO – Kidney Disease Improving Global Outcomes. Clinical practice guideline for acute kidney injury. Kidney International. 2012;2(1). Disponível na internet: http://www.kidney-international.org.

Merouani A, Flechelles O, Jouvet P. Acute kidney injury in children. Minerva Pediatr. 2012;64:121-133.

Prowle J. Acute kidney injury: an intensivist's prespective. Pediatr Nephrol. 2014;29:13-21.

Wagner J, Aurora S. Oncologic metabolic emergencies. Emerg Med Clin N Am. 2014;32: 509-525.

Walters S, Porter C, Brophy PD. Dialysis and pediatric acute kidney injury: choice of renal support modality. Pediatr Nephrol. 2009;24:37-48.

Watanabe A. Métodos dialíticos. In: Terapia intensiva. São Paulo: Manole, 2010; p. 175-182.

Watkins S, Shaw A. Fluid resuscitation for acute kidneyiInjury: na empty promise. Curr Opin Crit Care. 2016;22:527-532.

Estado de Mal Epiléptico

■ Milena De Paulis

Introdução

O mal convulsivo ou estado de mal epiléptico compreende uma emergência neurológica que, quando não tratada a tempo, pode provocar sérias sequelas neurológicas e sistêmicas ou até mesmo a morte. Estima-se que entre 1,3% e 16% de todos os pacientes convulsivos poderão ter pelo menos um episódio de mal convulsivo na sua vida.

O conceito de estado de mal epiléptico (EME) modificou-se ao longo do tempo. Em 2015, a Liga Internacional Contra a Epilepsia considerou, para a definição de EME, o menor tempo necessário tanto para a falência dos mecanismos responsáveis pelo término da convulsão como dos mecanismos que resultassem no prolongamento anormal da crise convulsiva e o maior tempo para causar prejuízo neurológico por lesão e morte neuronal. Para a decisão terapêutica, considera-se o menor tempo. Assim, para a convulsão generalizada, considera-se EME quando a crise persiste por mais de 5 minutos ou quando há duas ou mais crises sequenciais sem recuperação do nível de consciência nesse intervalo de tempo. Crises generalizadas superiores a 30 minutos aumentam o risco de dano neurológico. Para crises focais com alteração da consciência, considera-se EME a partir de 10 minutos e, para o risco de dano neurológico, a partir de 60 minutos.

Quando o EME não cessa após a administração inicial de duas ou três medicações, pode-se dizer que o estado de mal epiléptico é refratário.

Causas

As causas do EME são variadas, abrangendo desde processos agudos que afetam o sistema nervoso central (SNC), como distúrbios metabólicos, trauma cranioencefálico (TCE), infecções, eventos hipoxicois-quêmicos, até a retirada repentina ou subdosagem de anticonvulsivantes em crianças previamente convulsivas, presença de encefalopatias progressivas, erros inatos do metabolismo e causas idiopáticas. A febre também é um desencadeante de convulsão tanto nas crianças já convulsivas como naquelas sem antecedente prévio.

Fisiopatologia do EME

No EME, ocorre um desequilíbrio entre os mecanismos excitatórios e inibitórios neuronais, sendo os neurotransmissores, os principais responsáveis pelos mecanismos de lesão neuronal.

O glutamato é o principal neurotransmissor excitatório envolvido no fenômeno da excitotoxicidade. A sua liberação ocorre nas sinapses após a despolarização neuronal, atuando em vários receptores específicos da membrana neuronal pós-sináptica. O ácido aminocaproico (AMPA) e o N-mnetil-D-aspartato (NMDA) são os principais receptores envolvidos no mecanismo da excitotoxicidade neuronal. A ativação do AMPA permite a entrada de íons sódio no neurônio pós-sináptico, facilitando a despolarização neuronal; esta, por sua vez, permite a entrada de cálcio no neurônio pós-sináptico através de canais específicos. Quantidades elevadas de cálcio, no intracelular, resultam na ativação de enzimas intracelulares, como as fosfolipases, endonucleases, proteases e a óxido nítrico sintetase. Durante o EME, essas enzimas determinam o desacoplamento da fosforilação oxidativa, lesão direta do esqueleto celular e formação de radicais livres. Assim, o neurônio lesado libera mais glutamato para o extracelular, provocando lesão dos outros neurônios.

Durante as crises epilépticas prolongadas, ocorrem alta demanda metabólica e hipermetabolismo celular. Na fase inicial (primeiros 20 a 30 minutos) da atividade epiléptica, desenvolvem-se mecanismos compensatórios para tentar suprir as necessidades metabólicas elevadas e, em um período posterior, ocorre o desequilíbrio fisiológico.

Na fase inicial, ocorrem a elevação da pressão arterial sistêmica e pulmonar e o aumento de até 900% do fluxo sanguíneo cerebral. Isso se dá pela liberação sistêmica de catecolaminas e pela própria contratura muscular generalizada. O consumo cerebral de oxigênio pode estar aumentado em até 300% do seu metabolismo basal. Em virtude de glicólise anaeróbica, desenvolve-se hipertermia e acidose metabólica. A acidose respiratória ocorre pela obstrução das vias aéreas por secreções, pela broncoconstrição desencadeada pela descarga autonômica exagerada e pela inadequada expansão pulmonar decorrente da contratura muscular generalizada. A elevação da circulação pulmonar pode resultar em edema pulmonar neurogênico. Eventuais arritmias cardíacas ocorrem pela hiperatividade autonômica, pela acidose e pela hipercalemia. A rabdomiólise cursa com mioglobinúria e consequente lesão renal. A hiperglicemia surge pela liberação das catecolaminas e do glucagon. Na fase inicial do EME, pode-se ter leucocitose e, pela alteração da permeabilidade da barreira hematoliquórica, uma leve pleocitose (de até 20 células/mm^3) pode ser observada no líquido cefalorraquidiano (LCR), sem significar infecção.

Na fase tardia ou de refratariedade (período maior que 30 minutos), os mecanismos compensatórios entram em falência, evoluindo para hipotensão arterial, piora da ventilação e da oxigenação sanguínea, bradicardia, hipoglicemia, hipertermia acentuada, piora da lesão renal pela hipoperfusão tecidual e edema cerebral.

Diagnóstico clínico

A anamnese visa informações sobre as características da convulsão, a etiologia e o diagnóstico prévio de epilepsia, assim como sobre o uso de medicações ou possível intoxicação exógena. Presença de alergias, trauma craniano, febre, cefaleia recente, cardiopatia, distúrbios hidreletrolíticos, neoplasia, alterações neurológicas preexistentes, doenças prévias, fraqueza dos membros, movimentos anormais e de risco para HIV dm ser pesquisada.

O exame físico geral deve avaliar os sinais vitais (pressão arterial, frequência cardíaca, movimentos respiratórios e temperatura) e os vários sistemas (cardiovascular, respiratório, pele e anexos, osteoarticular).

No exame neurológico, avaliar sinais de acometimento do tronco encefálico (reflexos pupilares, padrão respiratório, respostas motoras músculo esqueléticas), sinais de localização (hemiparesias, ataxia), rigidez de nuca (exceto nos casos de trauma) e fundo de olho, especialmente, no término da crise.

Diagnóstico diferencial

- **Convulsão psicogênica não epiléptica:** geralmente ocorre em adolescentes ansiosos ou com distúrbios afetivos. O eletroencefalograma (EEG) é normal; no entanto, pode haver história familiar de epilepsia.
- **Eventos com alteração aguda da consciência:** síncope; arritmia cardíaca; e perda de fôlego.
- **Distúrbios paroxísticos do movimento:** tiques; tremores; espasmos; distonias.
- **Distúrbios do sono:** terror noturno; sonambulismo; narcolepsia.
- **Doença do refluxo gastroesofágico** (síndrome de Sandifer).

Diagnóstico laboratorial

Os exames laboratoriais deverão ser realizados de acordo com o fator desencadeante do EME. Dessa forma, a coleta de exames bioquímicos e do equilíbrio acidobásico está indicada quando há suspeita desses distúrbios. A glicemia capilar deve ser realizada em todos os casos. O hemograma, a hemocultura, a urina, a urocultura e a pesquisa de vírus respiratórios podem ser considerados nos casos de febre.

O nível sérico de anticonvulsivantes pode ser dosado quando houver suspeita da falta ou do excesso de uso de medicações, especialmente as que podem desencadear crises como a fenitoína, carbamazepina, vigabatrina e lamotrigina.

A coleta de LCR não é necessária em todos os casos de EME. A sua indicação dependerá da suspeita clínica e da presença de sinais meníngeos. Cuidado especial deve ser tomado quando houver sinais focais, pois a possibilidade de uma lesão expansiva, mesmo com o paciente febril, pode ocasionar eventual herniação cerebral pós-punção. Neste caso, a realização da tomografia cerebral está indicada antes da coleta de LCR.

A realização do EEG está indicada nos casos de suspeita de EME sem manifestação motora. Essa possibilidade deve ser lembrada em pacientes com EME em que cessa a manifestação motora após o uso de drogas anticonvulsionantes, mas não há recuperação do nível de consciência.

Tratamento

O atendimento da criança com EME deve ser imediato, objetivando controlar a crise e restabelecer o bem-estar com o mínimo possível de sequelas.

O atendimento inicial segue a regra do ABC:

A. Permeabilizar e aspirar a via aérea. Estabilizar a coluna cervical na suspeita de trauma.

B. Avaliar a respiração, fornecer oxigênio a 100% com máscara não reinalante, nos casos de hipóxia. Dependendo da necessidade, indicar a intubação orotraqueal.

C. Avaliar a circulação, providenciar acesso venoso e manter a fluidoterapia necessária para a homeostase cardiovascular e cerebral. Corrigir hipoglicemia com 2 a 4 mL/kg de glicose a 25% em bólus.

D. A avaliação neurológica durante a crise convulsiva fica comprometida, mas deverá ser realizada assim que a crise cessar.

E. Avaliar presença de causas externas desencadeantes do EME, como trauma cranioencefálico, hemorragias por trauma fechado, intoxicação entre outros.

Uso de anticonvulsivantes

O tratamento medicamentoso com drogas anticonvulsivantes visa cessar rapidamente a crise epiléptica clínica e eletroencefalográfica. Se houver história prévia de EME, o conhecimento da droga que cessou a crise pode ser a primeira opção no manejo inicial, o mesmo para as crianças que fazem uso de anticonvulsivante e esqueceram a tomada de algumas doses; neste caso, o controle inicial pode ser feito com a droga anticonvulsivante habitual para o controle das crises.

A via de administração das drogas anticonvulsivantes pode ser a intravenosa; no entanto, sua obtenção pode não ser fácil. A via intraóssea pode ser utilizada, assim como vias alternativas, a exemplo da intramuscular, da intranasal (obrigatório o atomizador), da intrabucal e da retal.

O esquema terapêutico mais utilizado para o EME segue a sequência descrita na Figura 41.1.

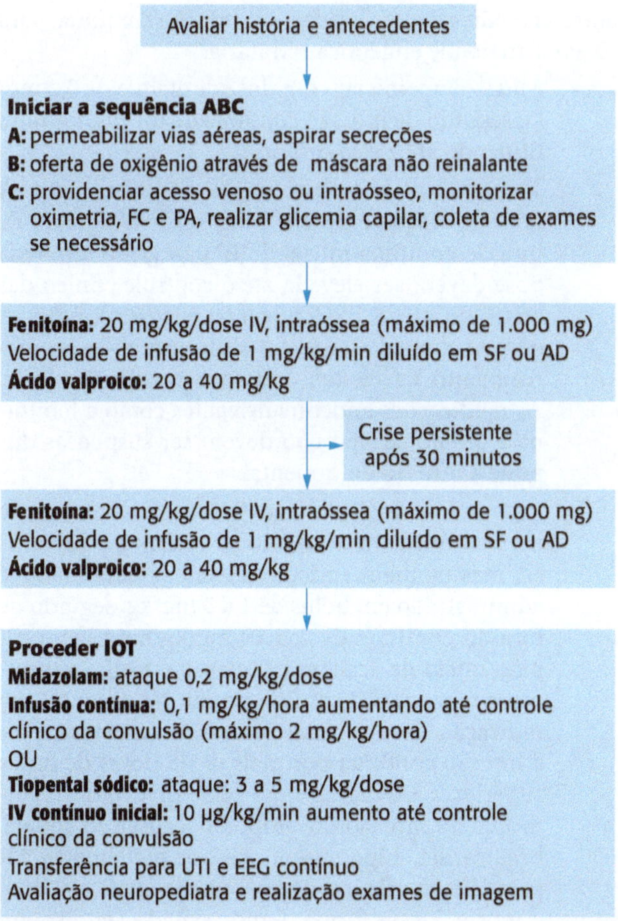

Figura 41.1 Abordagem terapêutica do estado de mal epiléptico em crianças.

AD: água destilada; EEG: eletroencefalograma; FC: frequência cardíaca; IM: (via) intramuscular; IV: (via) intravenosa; PA: pressão arterial; SF: solução fisiológica; UTI: unidade de tratamento intensivo;

Fonte: Desenvolvida pela autoria.

Drogas iniciais

1. Benzodiazepínicos de curta duração: representados por diazepam, midazolam e lorazepam. São as drogas iniciais de escolha por cessarem rapidamente a crise convulsiva. Podem ser administrados até três vezes com intervalos de 5 minutos. Após duas doses, aumenta o risco de depressão respiratória.

   – *Diazepam:* altamente lipossolúvel e penetra de imediato no SNC; é rapidamente redistribuído para outros tecidos, causando a queda dos níveis sérico e cerebral em 20 minutos. Quando existe a possibilidade de recorrência das crises, faz-se necessária a utilização de outras drogas de ação mais prolongada. Sua eficácia no controle das crises ocorre em 75% a 90% dos casos. Seu início de ação é de 10 a 20 segundos. A via de administração é preferencialmente endovenosa (0,2 mg/kg/dose – dose máxima 8 mg), podendo ser administrada via retal (0,5 mg/kg/dose). A via intramuscular é ineficiente no controle da crise pela sua absorção lenta (níveis séricos após 60 a 90 minutos). O diazepam não é utilizado em recém-nascidos porque o seu veículo, o benzoato de sódio, desloca a ligação da bilirrubina-albumina, aumenta os níveis de bilirrubina livre e predispõem à encefalopatia bilirrubínica.

   – *Midazolam:* apresenta um anel imidazólico que o torna hidrossolúvel, permitindo sua administração através de várias vias: endovenosa (0,1 a 0,2 mg/kg/dose), intramuscular (0,1 a 02 mg/kg/dose), intranasal (0,4 mg/kg/dose), bucal (0,5 mg/kg/dose). A via intramuscular é uma boa alternativa para os pacientes com crise prolongada fora do ambiente hospitalar ou em situações em que o acesso venoso é difícil. Seu início de ação é em 1 minuto e sua meia-vida é de 1,5 a 3,5 horas.

   – *Lorazepam:* embora considerada uma das drogas de escolha para o tratamento da convulsão tônico-clônica aguda e do estado de mal epiléptico, a apresentação endovenosa não está disponível no Brasil. Seu início de ação é em até 2 minutos e seu efeito anticonvulsivante é maior (4 a 6 horas) quando comparado ao do diazepam (< 20 minutos). Provoca menos depressão respiratória. A dose endovenosa é de 0,1 mg/kg (máximo 4 mg).

Drogas de 2ª linha

Indicadas a partir de 10 minutos da administração dos benzodiazepínicos (pelo menos duas doses). São elas a fenitoína, ácido valproico, levetiracetam e fenobarbital. Não há superioridade no controle das crises convulsivas em comparação com a fenitoína, ácido valproico e levetiracetam.

2. Fenitoína: utilizada no tratamento das crises não controladas com o diazepam ou nas convulsões que necessitam da manutenção de uma droga anticonvulsivante com menor efeito depressor sobre o SNC. Controla a atividade epiléptica em 40% a 91% dos pacientes com crises generalizadas. Sua administração é endovenosa e sua diluição deve ser feita em água destilada ou soro fisiológico. A diluição em solução glicosada provoca a rápida precipitação da medicação causando dificuldades na infusão e, consequentemente, na sua ação antiepiléptica. A dose de ataque recomendada é de 20 mg/kg (1 mg/kg/min) nas crianças que não fazem uso prévio dessa medicação. O ataque com a dose plena, nas crianças que já fazem uso da fenitoína, pode causar intoxicação. Nesses casos, recomendam-se a dosagem do nível sérico da medicação e a utilização de doses menores como 5 mg/kg/dose. A diluição não deve ser realizada em soluções glicosadas por causar precipitação.

A dose de manutenção é de 5 a 7 mg/kg e deve ser iniciada 12 horas após a dose de ataque, em duas infusões diárias.

3. Ácido valproico: alternativa quando a crise não cessa com fenitoína. O ácido valproico é a droga preconizada e sua apresentação endovenosa foi recentemente introduzida no Brasil (Depacon®). Na literatura, a dose de ataque ainda é discutível, podendo variar de 25 mg/kg até doses superiores a 40 mg/kg; no entanto, a dose inicial de 30 mg/kg parece ser eficaz, na velocidade de infusão de 3 mg/kg/minuto. Incrementos de 10 mg/kg podem ser realizados a cada 10 minutos, caso a crise convulsiva não seja controlada. Para manutenção, recomenda-se a dose de 5 mg/kg/hora.

A administração do xarope por via retal pode ser uma opção, atingindo níveis séricos máximos após 15 a 30 minutos. A dose inicial é de 20 mg/kg, sendo o xarope diluído na proporção 1:1 com água.

4. Fenobarbital: está indicado quando não houver controle das crises com a fenitoína e o ácido valproico. A dose de ataque é de 20 mg/kg, atingindo nível sérico efetivo em 10 a 20 minutos após o término da infusão. Causa depressão respiratória e sedação, especialmente se administrado após o benzodiazepínico. No período neonatal, pode-se utilizar dose maior, com incrementos de 5 mg/kg chegando-se a até 40 mg/kg.

A manutenção do fenobarbital deve ser iniciada após 24 horas do ataque na dose de 3 a 5 mg/kg/dia.

5. Levetiracetam (Keppra): tem sido considerada uma opção no tratamento da convulsão, inclusive no período neonatal. Seu mecanismo de ação é múltiplo: age nos canais de cálcio, nos receptores de glutamato e na modulação do GABA. Tem como vantagens a não metabolização hepática, a baixa ligação proteica, a excreção renal e a pouca interação medicamentosa. Início de ação em 10 a 30 minutos. A dose de ataque (20 a 60 mg/Kg) deve ser administrada em 5 a 6 minutos e, geralmente, o controle da crise ocorre 1 hora depois da sua administração. No entanto, não há a comercialização da apresentação endovenosa no Brasil.

Tratamento do estado de mal epiléptico refratário

Quando a convulsão persiste por mais de 30 minutos, apesar da medicação inicial adequada, devem-se controlar os sinais vitais da criança, garantir boa ventilação e, se necessário, realizar intubação orotraqueal, iniciar a infusão contínua das medicações e realizar EEG contínuo. O midazolam, os barbitúricos e os agentes anestésicos estão entre as medicações utilizadas, em infusão contínua, para cessar a atividade epiléptica refratária.

- Midazolam: iniciar com dose de ataque de 0,2 mg/kg seguido de infusão contínua de 0,1 mg/kg/hora titulando até 2 mg/kg/hora.

- Tiopental sódico: barbitúrico de ação curta. A dose de ataque é de 2 a 3 mg/kg/dose seguida de infusão contínua inicial de 10 µg/kg/minuto. Essa dose deverá ser elevada até o controle clínico das crises ou até o EEG mostrar surtossupressão. A dose máxima do tiopental sódico limita-se ao aparecimento de efeitos colaterais cardiovasculares. As medicações anticonvulsivantes como a fenitoína e o fenobarbital não devem ser suspensas durante a infusão do tiopental.

- Propofol: anestésico não barbitúrico, altamente lipossolúvel com ação não só sedativa e hipnótica, mas também anticonvulsivante. Geralmente é administrado em bólus de 1 a 3 mg/kg, seguido de infusão contínua de 2 a 10 mg/kg/hora. Tem rápido início de ação, sua titulação é fácil, com mínima repercussão cardiovascular. No entanto, sua indicação deve ser extremamente criteriosa, pois a infusão contínua por mais de 48 horas de doses superiores a 4 mg/kg/hora pode predispor à "síndrome da infusão do propofol", causando apneia, bradicardia, hipotensão, acidose metabólica, hipertrigliceremia, rabdomiólise, insuficiência renal e morte. Desta forma, temos evitado seu uso em infusão contínua prolongada.

Prognóstico

O prognóstico do EME depende da idade, da causa e da duração da crise. Crianças menores de 1 ano de idade são mais suscetíveis às complicações neurológicas quando comparadas às crianças maiores de 3 anos. Essas complicações manifestam-se com retardo mental, limitações de convívio social, déficits motores focais e epilepsia crônica.

A mortalidade geralmente está associada à doença de base ou às complicações respiratórias, cardiovasculares e metabólicas e ocorre em aproximadamente 3% dos casos.

■ BIBLIOGRAFIA CONSULTADA

Abend NS, Dlugos DJ. Treatment of refractory status epilepticus: literature review and a proposed protocol. Pediatr Neurol. 2008;38:377-390.

Barbosa FT. Síndrome da infusão do propofol. Rev Bras Anestesiol. 2007;57(5):539-542.

Casella EB, Mângia CMF. Abordagem da crise convulsiva aguda e estado de mal epiléptico em crianças. J Pediatr. 1999;75 (Supl.2):S197-S206.

Diedrich DA, Brown DR. Propofol infusion syndrome in the ICU. J Intensive Care Med. 2011;26(2):59-72.

Hanhan UA, Fiallos MR, Orlowski JP. Status epilepticus. Pediatr Clin North Am. 2001;48(3):683-94.

Kam PCA, Cardone D. Propofol infusion syndrome. Anaesthesia. 2007;62(7):690-701.

McMullan J, Sasson C, Pancioli A, Silbergleit R. Midazolam versus Diazepam for the treatment of status epilepticus in children and young adults: a meta-analysis. Acad Emerg Med. 2010;17:575-582.

Mehta V, Singhi P, Singhi S. Intravenous sodium valproate versus diazepam infusion for the control of refractory status epilepticus in children: a randomized controlled trial. J Child Neurol. 2007;22(10):1191-7.

Reiter PD, Huff AD, Knupp KG, et al. Intravenous Levetiracetam in the management of acute seizures in children. Pediatr Neurol. 2010;43:117-121.

Riviello JJ, Ashwal S, Hirtz D, Glauser T, Ballaban-Gil K, Kelley K, et al. Practice Parameter: diagnostic assessment of the child with status epilepticus (an evidence-based review). Report of the Quality Standards Subcommittee of the American Academy of Neurology and the Practice Committee of the Child Neurology Society. Neurology. 2006;67:1542-1550.

Treiman DM, Meyers PD, Walton NY, Collins JF, Colling C, Rowan AJ, et al. A comparison of four treatments for generalized convulsive status epilepticus. N Engl J Med. 1998;339:192-8.

Trinka E, Cock H, Hesdorffer D, Rossetti AO, Scheffer IE, Shinnar S, et al. A definition and classification of status epilepticus – Report of the ILAE task force on classification of status epilepticus. Epilepsia. 2015;56(10):1515.

Uberall MA, Trollmann R, Wunsiedler U, Wensel D. Intravenous valproate in pediatric epilepsy patients with refractory status epilepticus. Neurology. 2000;54(11):2188-9.

Yu KT, Mills S, Thompson N, Cunanan C. Safety and efficacy of intravenous valproate in pediatric status epilepticus and acute repetitive seizures. Epilepsia. 2003;44(5):724-6.

Pós-Operatório de Cirurgia Abdominal

42

■ Patrícia Freitas Góes   ■ Carolina Fontes Montanari Fiorita   ■ Murilo Lopes Lourenção

Introdução

O pós-operatório das cirurgias abdominais abrange um vasto número de procedimentos para as mais diferentes doenças. Procuraremos, aqui, focar nos aspectos gerais associados à abertura da cavidade peritoneal e à monitorização no paciente no pós-operatório na unidade de terapia intensiva (UTI). Assim, discutiremos os seguintes temas: desequilíbrio hidroeletrolítico; íleo pós-operatório; complicações infecciosas; abordagem da dor; náuseas e vômitos; síndrome compartimental abdominal; e monitorização.

Desequilíbrio hidroeletrolítico

O desequilíbrio hidroeletrolítico pode se manifestar sob uma variável gama de situações, configurando desde um quadro de desidratação leve com alguns distúrbios eletrolíticos associados até um quadro de choque e má perfusão tecidual, sendo cada manifestação abordada de forma diferente.

Neste capítulo, não discutiremos de forma detalhada cada uma dessas manifestações, pois serão abordadas em capítulos específicos, porém salientaremos alguns aspectos na abordagem do choque no pós-operatório de cirurgia abdominal.

Choque é definido como uma situação clínica em que ocorre uma incapacidade do sistema circulatório em fornecer oxigênio e outros nutrientes para suprir a demanda dos tecidos. Independentemente do fator desencadeante do choque, ocorre uma deficiência de oxigênio na célula, o que resulta em alteração no metabolismo celular e na produção de energia, e o seu não reconhecimento pode resultar na morte celular.

No contexto do pós-operatório de cirurgia abdominal, o choque pode ser classificado de acordo com a sua etiologia em choque hipovolêmico e/ou choque séptico. O choque hipovolêmico pode estar relacionado com reposição volêmica inadequada durante o intraoperatório, hemorragias ou outras perdas como vômitos e drenagem alta por sonda nasogástrica ou drenos. O choque séptico, por sua vez, está relacionado a complicações infecciosas, sejam elas decorrentes da patologia que gerou a intervenção cirúrgica, seja decorrentes de novo quadro infeccioso adquirido durante a evolução.

As manifestações clínicas da depleção de volume nas crianças são variáveis e dependem da intensidade das perdas. Nos quadros de perdas pós-cirúrgicas, é essencial por parte do médico o reconhecimento dessas situações e se elas são determinadas por sangramentos desencadeados pelo ato cirúrgico. Essa determinação pode indicar uma nova abordagem cirúrgica ou conduta expectante. Para tanto, alguns dados clínicos contribuem de maneira significante.

Em pacientes com drenos abdominais, as características do líquido da drenagem e seu volume podem trazer dados críticos. Drenos com grande quantidade de secreção sero-hemorrágica necessitam de hematócrito da secreção, tendo em vista que, muitas vezes, a presença de coágulos dentro de cavidades corpóreas resulta em uma situação de consumo de elementos do sistema de coagulação e sangramento importante, que, por sua vez, pode causar choque hemorrágico. Em pacientes sem drenos abdominais, o aumento do volume abdominal com distensão, dor e coloração violácea da parede abdominal pode sugerir sangramento local.

Uma forma que deve ser utilizada no controle de sangramento pós-operatório é a realização de hematócritos seriados. Uma queda significativa do hematócrito pode demonstrar a presença de sangramento intra-abdominal. Este exame deve ser interpretado com os dados clínicos, pois uma hidratação vigorosa neste período também pode ocasionar diminuição dos valores do hematócrito.

Perdas importantes por sonda nasogástrica decorrentes de íleo pós-operatório também podem gerar hipovolemia importante e consequente choque. Má interpretação de perdas pré-cirúrgicas, assim como reposição inadequada durante o ato operatório, também pode ser responsável por choque hipovolêmico.

O tratamento do choque hipovolêmico e séptico será discutido em capítulo específico.

Íleo pós-operatório e restabelecimento do trânsito gastrointestinal

O íleo pós-operatório pode ser descrito como uma parada ou interrupção da atividade coordenada dos movimentos de propulsão do trato gastrointestinal, que impede a alimentação por via oral e não tem um substrato orgânico como causa. O consenso entre os cirurgiões é que algum grau de íleo pós-operatório está sempre presente e corresponde a uma resposta fisiológica do organismo nas cirurgias abdominais.

Esta alteração da atividade de contração tem períodos temporais diferentes para os órgãos que compõem o trato gastrointestinal. Podemos considerar tal manifestação normal até 24 horas para o intestino delgado, de 24 a 48 horas para o estômago e de 48 a 72 horas para o intestino grosso. Esses períodos são considerados, de maneira geral, mas podem ser afetados por inúmeros fatores, desde os relacionados com os procedimentos cirúrgicos até os do próprio paciente.

O prolongamento do íleo pós-operatório pode acarretar diversos transtornos para o paciente como aumento da dor e desconforto, além de diminuição na sua movimentação com permanência no leito. O retardo na introdução da dieta por via oral pode comprometer a nutrição no pós-operatório, ocasionando maior catabolismo, com retardo na cicatrização das feridas, aumento na suscetibilidade a infecções e necessidade de nutrição parenteral, contribuindo para uma prolongação da hospitalização.

A natureza da cirurgia, as complicações intraoperatórias e as comorbidades médicas devem ser levadas em consideração para distinguir causas fisiológicas de patológicas do íleo pós-operatório prolongado.

Os achados clínicos do íleo pós-operatório prolongado incluem distensão e dor abdominal difusa e persistente, náuseas e/ou vômitos, diminuição ou ausência da passagem de flatos, inabilidade de tolerar a dieta via oral. O exame físico tipicamente revela distensão abdominal e timpanismo à percussão, redução dos sons abdominais e algum grau de dor à palpação.

O íleo pós-operatório prolongado pode estar relacionado às causas listadas no Quadro 42.1.

Quadro 42.1 Causas de íleo pós-operatório prolongado.

Distúrbios eletrolíticos como hipocalemia e hipomagnesemia
Infecção e coleções abdominais, sangramentos intra-abdominais
Fatores mecânicos como bridas, hérnias e perfurações intestinais
Uso prolongado de opioides
Uremia

Fonte: Desenvolvido pela autoria.

Quando o íleo pós-operatório é prolongado, o propósito da avaliação é duplo: identificar fatores reversíveis que contribuem para o íleo, por exemplo, os distúrbios metabólicos e uso de opioides; e excluir outras desordens que podem requerer manipulação cirúrgica.

Existem poucas estratégias para o manejo do íleo pós-operatório prolongado; portanto, a estratégia mais efetiva é a sua prevenção, diminuindo os fatores precipitantes e que podem exacerbar a condição (Quadro 42.2).

Quadro 42.2 Medidas preventivas para reduzir a incidência e duração do íleo pós-operatório.

Cirurgia minimamente invasiva
Mínima manipulação de alças no intraoperatório
Evitar uso prolongado de sonda nasogástrica
Alimentação precoce no pós-operatório
Suplementação de rotina de eletrólitos
Uso de epidural
Deambulação precoce
Uso cauteloso de opioides

Fonte: Desenvolvido pela autoria.

Complicações infecciosas

Febre acima de 38 °C é comum nos primeiros dias após cirurgia de grande porte. Febre de aparecimento precoce no pós-operatório geralmente está relacionada a estímulos inflamatórios da cirurgia e resolve-se espontaneamente. Contudo, febre no pós-operatório também pode ser uma manifestação de uma complicação séria.

O diagnóstico diferencial de febre no pós-operatório inclui condições infecciosas e não infecciosas que ocorrem seguindo a cirurgia. A febre pode surgir em virtude de uma infecção do sítio cirúrgico ou de outras condições relacionadas à internação, como pneumonia associada aos cuidados de saúde, infecção do trato urinário, infecção relacionada a cateteres, febre relacionada a medicações ou trombose venosa profunda. Na avaliação de um paciente com febre no pós-operatório, é importante considerar um amplo diagnóstico diferencial e não assumir primeiramente que a febre resulta de infecção.

O tempo da febre após a cirurgia é um dos fatores mais importantes a serem considerados no diagnóstico diferencial de febre no pós-operatório. De acordo com o tempo de aparecimento da febre, ela pode ser classificada em febre de início imediata, aguda, subaguda e tardia (Quadro 42.3).

Quadro 42.3 Tempo de aparecimento da febre no pós-operatório.

Imediato	Início, durante a cirurgia, ou horas após a cirurgia
Agudo	Início na 1ª semana após a cirurgia
Subagudo	Início dentro de 1 a 4 semanas após a cirurgia
Tardio	Início mais de 1 mês após o procedimento cirúrgico

Fonte: Desenvolvido pela autoria.

Febre de início imediato, ou seja, de aparecimento durante a cirurgia ou horas após pode estar relacionada a medicações ou a produtos sanguíneos a que os pacientes foram expostos no período perioperatório, traumas e infecções antes do procedimento cirúrgico ou, raramente, hipertermia maligna.

A febre de início agudo, isto é, que tem início na 1ª semana após a cirurgia, pode estar relacionada a uma série de fatores. Febre relacionada ao trauma cirúrgico geralmente se resolve em 2 a 3 dias e suas gravidade e duração tendem a ser maiores em pacientes submetidos a procedimentos cirúrgicos mais longos e maiores. Infecções associadas aos cuidados de saúde também são comuns neste período. Pneumonia associada à ventilação mecânica, pneumonias aspirativas, infecção do trato urinário em pacientes com sonda vesical podem ser responsáveis por febre neste período. Infecções da ferida cirúrgica geralmente acontecem no período subagudo, porém alguns microrganismos como estreptococos do grupo A e *Clostridium perfringens* podem causar infecções do sítio cirúrgico precocemente após a cirurgia. Infecções relacionadas a cateteres também ocorrem mais tardiamente, mas devem ser consideradas fonte de febre nos pacientes nos quais esses dispositivos foram passados em condições de emergência e desfavoráveis. Febres de início agudo também podem ser causadas por condições não infecciosas como pancreatite, tromboembolismo pulmonar e tromboflebite.

Febre de início subagudo aparece dentro de 1 a 4 semanas após a cirurgia. Infecção do sítio cirúrgico é uma causa comum de febre no período subagudo. Infecções associadas aos cuidados de saúde como febre relacionada a cateteres e outras infecções também podem estar relacionadas ao quadro febril, assim como tromboflebites e trombose venosa profunda.

Febre de aparecimento tardio, isto é, que tem seu início mais de 1 mês após o procedimento cirúrgico, geralmente é de causa infecciosa. Infecções virais ou infecções causadas por agentes bacterianos menos invasivos, como estafilococos coagulase-negativos, podem ser responsáveis por infecção neste período.

Em relação à cirurgia abdominal, a principal causa de febre no pós-operatório está associada a abscesso abdominal profundo. A distinção entre abscesso, hematoma e coleção peritoneal benigna pode ser difícil. Estudos de imagem e aspiração por agulha podem ser úteis, porém a exploração cirúrgica muitas vezes é necessária. O tratamento com antibioticoterapia empírica deve ser direcionado para bacilos gram-negativos, anaeróbios e enterococos. Pancreatite pode acontecer no pós-operatório de cirurgia de abdome superior e o diagnóstico pode ser feito por meio da concentração da amilase e lipase.

Abordagem da dor

Dor pode ser definida como uma experiência desconfortável sensorial e emocional associada a um dano tecidual atual ou potencial. As manifestações clínicas da dor em crianças podem ser muito variadas e dependem da faixa etária. A dor pode se manifestar como sintomas físicos como taquicardia, taquipneia, respiração superficial, hipertensão, sudorese, como também por choro intenso, irritabilidade e alteração do ritmo do sono. A dor pode contribuir para complicações pulmonares em pacientes no pós-operatório em decorrência de redução da movimentação da caixa torácica e diafragma, propiciando aparecimento de atelectasias, diminuição da movimentação, com retardo do retorno do trânsito gastrointestinal, risco de trombose, entre outros. Além dos efeitos adversos em curto prazo, alguns estudos já relatam efeitos adversos em longo prazo, pois há evidências de que a experiência de dor e estresse cirúrgico no começo da vida podem promover alterações em longo prazo no processamento sensorial e resposta à dor no decorrer da infância e na vida adulta.

Em crianças, especialmente crianças pequenas, pode ser desafiador identificar a presença e a gravidade da dor e depois tratá-la. O objetivo da avaliação da dor é identificar e avaliar a gravidade da dor além de acompanhar a resposta às intervenções. O gerenciamento da dor no pós-operatório pode ser orientado pelo autorrelato ou pelo uso de uma ferramenta de avaliação da dor com a utilização de escalas comportamentais de observação em pacientes incapazes de realizar autorrelato.

Os princípios da analgesia no pós-operatório foram bem definidos pela Academia Americana de Pediatria e podem ser descritos como a manutenção do bem-estar da criança com a minimização do sofrimento físico e emocional, o controle da ansiedade e a possibilidade de amnésia da sensação desconfortável vivida.

A analgesia é definida como alivio da dor sem alteração intencional das funções mentais, com manutenção da cognição e dos controles motores. O grau de analgesia é definido pelo médico com a utilização de escalas de dor e pela avaliação clínica.

Alguns fatores de risco para dor intensa no pós-operatório incluem o tipo de cirurgia (ortopédicas, oncológicas e torácicas), fatores próprios das crianças (ansiedade e dificuldade para engolir medicação) e ansiedade dos pais.

Recomenda-se que o tratamento da dor seja iniciado com medidas não farmacológicas como melhora do ambiente, relaxamento, distrações, musicoterapia, redução de ruído, promoção de sono e orientação de dia e noite. A abordagem farmacológica da dor no pós-operatório pode variar de forma crescente da analgesia até a sedação. Conforme sejam necessárias analgesia e sedação mais potentes, o nível de consciência e o controle motor, principalmente o controle respiratório, podem ser afetados, gerando a necessidade de controle mecânico da ventilação com suporte de via aérea, podendo ou não haver manifestações do sistema cardiovascular. A abordagem farmacológica deve ser multimodal, com base em mais de uma classe de medicamentos que agem de maneira coadjuvante, com menor risco de efeitos adversos e maior poder no controle álgico. As medicações devem ser administradas em horário padronizado, de preferência por via oral (caso trato gastrointestinal esteja liberado), parenteral intermitente ou contínuo seguindo a intensidade do desconforto. A dor leve deve ser tratada com anti-inflamatórios não esteroidais (AINE) associados ao paracetamol. Dor moderada deve ser tratada com opioide fraco em associação com AINE ou paracetamol e dor intensa com opioides fortes e associação com outros analgésicos. Dipirona pode ser utilizada em qualquer intensidade de dor. Opioides devem ser utilizados com cautela uma vez que diminuem a motilidade de trato gastrointestinal. Outros tratamentos utilizados são ketamina, gabapentina, dexmedetomedina, lidocaína e boqueio regional (Quadro 42.4).

Quadro 42.4 Medicamentos utilizados no controle da dor pós-operatória em cirurgia abdominal.

Medicação	Dose
Paracetamol	10-15 mg/kg VO, a cada 6 horas
Dipirona	15-25 mg/kg IV, a cada 6 horas
Ibuprofeno	10 mg/kg VO, a cada 8 horas
Cetorolaco	0,5 mg/kg IV, dose única ou a cada 6 horas
Morfina	0,05-01 mg/kg IV, a cada 4 a 6 horas
Metadona	0,1 mg/kg IV, a cada 6 horas
Codeína	0,5-1 mg/kg VO, a cada 6 horas
Tramadol	1-2 mg/kg VO, a cada 6 a 8 horas
Fentanil	1-2 mcg/kg IV, a cada 1 a 4 horas

VO: via oral; IV: (via) intravenosa.

Fonte: Desenvolvido pela autoria.

Abordagem de náuseas e vômitos

As náuseas e vômitos pós-operatórios (NVPO) são bastante comuns e muito desconfortáveis para os pacientes. Alguns estudos apresentam uma incidência global de vômitos de 30% e de náusea de 50%, podendo chegar a 80% em pacientes de alto risco, acarretando aumento do tempo de permanência hospitalar, complicações como deiscência de suturas, desidratação e até aspirações, além de acarretar maior custo hospitalar.

Dada a alta incidência desses sintomas e desconfortos causados, o ideal seria estabelecer estratégias que os prevenissem em pacientes que serão submetidos à cirurgia. A identificação de fatores de risco como tipo de cirurgia, tempo cirúrgico prolongado, história anterior de náuseas e vômitos, crianças maiores de 3 anos, necessidade de utilização de anestésicos inalatórios e possibilidade de uso de opioides pode sugerir a necessidade de introdução de profilaxia medicamentosa para evitar tais sintomas no pós-operatório.

A lista de medicamentos utilizados para prevenção e tratamento de NVPO em adultos é grande, nem todos estão disponíveis no Brasil e tampouco são liberados para faixa etária pediátrica. Também não está bem definido para quais pacientes estaria bem indicado o uso de medicamentos profiláticos com base nos fatores de riscos identificados. Alguns medicamentos utilizados na prevenção e tratamento de NVPO são listados no Quadro 42.5.

Quadro 42.5 Medicamentos utilizados na prevenção e no tratamento de náuseas e vômitos no pós-operatório.

Medicação	Dose
Ondansetron	0,1-0,3 mg/kg IV, a cada 8 horas
Dimenidrato	1,25 mg/kg IM, a cada 8 horas
Droperidol	Prevenção 0,01-0,015 mg/kg, IV a cada 6 ou 8 horas. Tratamento 0,1 mg/kg IV, a cada 6 ou 8 horas
Metoclopramida	0,1 mg/kg IV, a cada 8 horas
Prometazina	0,25-0,1 mg/kg IV, a cada 6 horas
Dexametasona	0,15 mg/kg IV, a cada 6 horas

IV: intravenoso; IM: intramuscular.

Fonte: Desenvolvido pela autoria.

Síndrome compartimental abdominal

Síndrome compartimental abdominal (SCA) refere-se à disfunção de órgãos causada por um aumento patológico e sustentado da pressão intra-abdominal. Uma vez que o tratamento pode resultar em resolução da disfunção dos órgãos, o seu diagnóstico deve ser realizado o quanto antes.

Pressão intra-abdominal é a pressão de equilíbrio medida na cavidade abdominal. Para a maioria dos pacientes criticamente doentes, uma pressão intra-abdominal de 5 a 7 mmHg é considerada normal. De acordo com a Sociedade Mundial do Compartimento Abdominal (WSACS – World Society of the Abdominal Compartment), a pressão intra-abdominal sustentada e patológica maior que 10 mmHg em crianças é considerada hipertensão intra-abdominal (HIA), e a SCA é definida como pressão intra-abdominal > 10 mmHg associada à nova disfunção ou piora de disfunção orgânica prévia que pode ser atribuída à elevação da pressão abdominal. Podemos classificar a HIA em 4 graus (Quadro 42.6). As crianças têm uma pressão arterial média menor que os adultos e, por esse motivo, podem desenvolver falência orgânica com pressões intra-abdominais menores que as dos adultos.

Quadro 42.6 Graus de hipertensão intra-abdominal e síndrome compartimental abdominal em crianças.

HIA grau I	PIA 10-12 mmHg
HIA grau II	PIA 13-15 mmHg
HIA grau III	PIA 16-19 mmHg
HIA grau IV	PIA ≥ 20 mmHg
SCA	PIA > 10 mmHg associada à nova disfunção ou piora de função orgânica prévia que pode ser atribuída à elevação da pressão abdominal.

HIA: hipertensão intra-abdominal; SCA: síndrome compartimental abdominal; PIA: pressão intra-abdominal.

Fonte: Desenvolvido pela autoria.

Podemos classificar a HIA e a SCA em primária e secundária. HIA/SCA primária é definida como condição associada à injúria dentro da região abdominopélvica que frequentemente necessita de intervenção cirúrgica e HIA/SCA secundárias são aquelas condições que não se originam na cavidade abdominopélvica. HIA/SCA recorrente refere-se àquelas condições que se desenvolvem após tratamento clínico ou cirúrgico anterior de HIA/SCA (Quadro 42.7).

O padrão-ouro para a medida da pressão intra-abdominal é pelo uso do cateter peritoneal, mas este método é invasivo e pode estar associado com complicações graves como peritonite e perfuração intestinal. A recomendação da WSACS é que mensuração da PIA seja feita por medida indireta pela aferição da pressão intravesical. Esta medida pode ser feita utilizando-se uma adaptação na saída da sonda de Foley, com três torneiras conectadas, em condições estéreis, a uma seringa, um sistema de infusão de fluidos e um transdutor de pressão, conforme Figura 42.1. A pressão do transdutor deve ser zerada no nível da linha axilar média, na altura da crista ilíaca. Deve ser instilado 1 mL/kg com volume mínimo de 3 mL e máximo de 25 mL.

Quadro 42.7 Condições associadas à hipertensão intra-abdominal e síndrome compartimental abdominal na criança.

HIA/SCA primária
- Diminuição da complacência da cavidade abdominal
- Gastrosquise
- Hérnia diafragmática
- Íleo
- Aumento do conteúdo intraluminal
- Intussuscepção intestinal
- Doença de Hirschprung
- Aumento do conteúdo abdominal
- Obstrução ou perfuração intestinal
- Trauma abdominal (edema de víscera)
- Transplante de órgãos
- Sangramento intra-abdominal ou retroperitoneal
- Oxigenação de membrana extracorpórea
- Pancreatite
- Ascite
- Tumor
- Peritonite
- Enterocolite

HIA/SCA secundária
- Extravasamento vascular/ressuscitação de fluidos
- Choque séptico
- Choque cardiogênico
- Síndrome do choque tóxico
- Queimaduras
- Hidropsia fetal

HIA: hipertensão intra-abdominal; SCA: síndrome compartimental abdominal.

Fonte: Desenvolvido pela autoria.

A HIA e a SCA tiveram sua patogênese por muito tempo definida exclusivamente por causas mecânicas. Teorias mais atuais, entretanto, sugerem que a HIA e SCA resultam de um processo fisiopatológico autoperpetuante de lesão de isquemia-reperfusão conhecido como "síndrome do desconforto intestinal agudo". A fase de ressuscitação do choque, queimaduras graves e processos inflamatórios intra-abdominais podem resultar em lesão de isquemia-reperfusão intestinal, o que induz uma resposta inflamatória sistêmica e peritoneal. Os mediadores pró-inflamatórios liberados durante essa resposta ocasionam o recrutamento de neutrófilos, o aumento da permeabilidade capilar mesentérica e a permeabilidade da parede intestinal, o extravasamento de fluido para a parede intestinal e mesentério, a translocação de bactérias e a absorção de endotoxina bacteriana. Esta lesão intestinal aguda constitui o primeiro insulto da síndrome do desconforto intestinal agudo. No segundo insulto, o edema visceral abdominal resultante aumenta a HIA comprimindo os linfáticos intra-abdominais e diminuindo o fluxo linfático para fora da cavidade abdominal, aumentando, assim, a PIA.

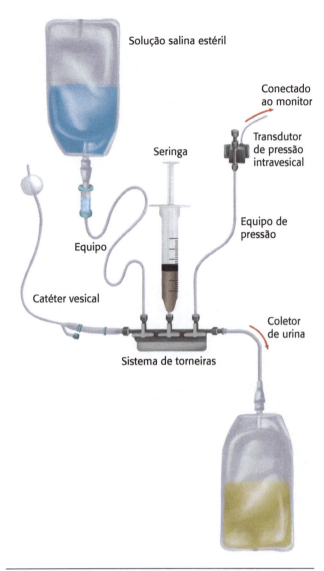

Figura 42.1 Ilustração da técnica de monitorização da pressão intra-abdominal.

Fonte: Adaptado de Deise et al.

O aumento da PIA diminui o fluxo sanguíneo da mucosa para a parede intestinal, resultando em uma progressiva diminuição da perfusão da parede intestinal, isquemia intestinal, aumento adicional da permeabilidade da parede intestinal e maior liberação de mediadores pró-inflamatórios na circulação sistêmica, aumentando ainda mais a permeabilidade intestinal, edema visceral e PIA.

A ressuscitação excessiva de fluidos durante o gerenciamento de choques piora ainda mais este ciclo vicioso de angústia intestinal aguda, pois o acúmulo intersticial de fluidos é agravado ainda mais por hemodiluição, pressão oncótica reduzida e pressão hidrostática elevada associada à infusão maciça de líquidos, contribuindo para mais edema intestinal e aumento adicional da PIA.

Os efeitos sistêmicos da HIA e SCA estão listados no Quadro 42.8.

O objetivo do tratamento da HIA é prevenir outras disfunções orgânicas e evitar a progressão para SCA.

Quadro 42.8 Efeitos sistêmicos da hipertensão intra-abdominal e síndrome compartimental abdominal.

Órgãos e sistemas	Efeito fisiopatológico
Sistema nervoso central	↑ Pressão intacraniana ↓ Perfusão cerebral
Pulmões	↑ Efeito shunt pulmonar ↑ Espaço morto ↑ Pico de pressão inspiratória ↑ Pressão média de vias aéreas ↑ PaCO$_2$ ↓ Complacência pulmonar ↓ PaO$_2$ ↓ Fluxo sanguíneo pulmonar
Cardiovascular	↓ Débito cardíaco ↑ Retorno venoso ↑ Pressão venosa central ↑ Resistência vascular pulmonar ↑ Resistência vascular sistêmica
Fígado	↓ Fluxo venoso portal ↓ *Clearance* de lactato
Rins	↓ Taxa de filtração glomerular ↓ Fluxo renal
Intestinos	↓ Fluxo de sangue para artéria mesentérica, celíaca, mucosa intestinal ↓ Complacência da parede abdominal

Fonte: Desenvolvido pela autoria.

O manejo não cirúrgico é uma etapa importante na condução dos pacientes com HIA. O algoritmo de gerenciamento clínico do WSACS tem como base cinco opções de tratamento: 1) redução do conteúdo intraluminal; 2) redução de lesões ocupando espaço intra-abdominal; 3) melhoria da complacência da parede abdominal; 4) otimização da administração de fluidos; e 5) otimização da perfusão sistêmica e regional (Quadro 42.9).

Quando as medidas clínicas falham em diminuir a PIA e melhorar as funções respiratória, renal, cardiovascular e de outros órgãos, deve-se considerar descompressão cirúrgica. O tratamento cirúrgico específico para SCA é a laparotomia descompressiva abdominal com abdome aberto no pós-operatório. Esta abordagem demonstrou estar associada à melhora dos parâmetros fisiológicos associados à SCA e à diminuição na mortalidade, principalmente se ela foi realizada antes de uma disfunção irreversível do órgão.

A laparotomia descompressiva com abdome aberto visa criar um compartimento abdominal maior com diminuição consequente da PIA. O objetivo é restabelecer a perfusão intra-abdominal de órgãos, que é a pedra angular para reverter a disfunção orgânica. O tratamento clínico deve continuar em paralelo com a

Quadro 42.9 Manejo clínico da hipertensão intra-abdominal e síndrome compartimental ambiental.

	Diminuição do conteúdo intraluminal	Evacuar lesões do espaço intra-abdominal	Melhorar a complacência da parede abdominal	Otimizar a administração de fluidos	Otimizar a perfusão sistêmica e regional
Passo 1	• Inserir tubo nasogástrico/retal • Iniciar agentes pró-cinéticos	• Ultrassonografia abdominal para identificar lesões	• Assegurar sedação e analgesia adequadas • Remover curativos abdominais restritivos	• Evitar ressuscitação excessiva de fluidos • Objetivar balanço hídrico zero ou negativo no dia 3	• Ressuscitação de fluidos guiada por metas
Passo 2	• Dieta enteral mínima • Enemas	• Tomografia abdominal computadorizada para identificar lesões • Drenagem percutânea por cateter	• Considerar posição de Trendelemburg	• Ressuscitar usando fluidos hipertônicos, coloides • Remoção de fluidos mediante diurese judiciosa após estabilização	• Monitorização hemodinâmica para guiar ressuscitação
Passo 3	• Considerar descompressão colônica • Descontinuar dieta enteral	• Considerar avaliação cirúrgica das lesões	• Considerar bloqueio neuromuscular	• Considerar hemodiálise ou ultrafiltração	
Passo 4	• HIA/SCA refratária ao tratamento descompressão abdominal cirúrgica	• HIA/SCA refratária ao tratamento descompressão abdominal cirúrgica	• HIA/SCA refratária ao tratamento descompressão abdominal cirúrgica	• HIA/SCA refratária ao tratamento descompressão abdominal cirúrgica	• HIA/SCA refratária ao tratamento descompressão abdominal cirúrgica

Fonte: Desenvolvido pela autoria.

descompressão cirúrgica. O objetivo final do manejo do abdômen aberto é obter fechamento facial primário imediato sem complicações.

As complicações relacionadas à laparotomia descompressiva com abdome aberto incluem infecções de ferida e da cavidade abdominal, fístulas enterocutâneas e hérnia.

O reconhecimento precoce e a intervenção clínica e ou cirúrgica apropriada para a HIA e SCA iminentes são as únicas maneiras de melhorar o impacto prognóstico da SCA.

Monitorização dos pacientes no pós-operatório de cirurgias abdominais

O grau de monitorização das crianças submetidas a procedimentos abdominais é variável e depende de vários fatores como doenças de base, o tipo do procedimento cirúrgico e a presença de intercorrências intra ou pós-operatórias imediatas.

Nas cirurgias de maior porte ou em crianças que apresentem doença de base que podem evoluir com complicações decorrentes da abertura da cavidade peritoneal, a monitorização deve ser completa. Neste tipo de paciente, é necessária a monitorização respiratória e hemodinâmica com aferição da saturometria, frequência respiratória, frequência cardíaca e pressão arterial, além de quantificação de débito urinário, de drenos e sondas.

Os drenos e sondas devem receber atenção especial, pois podem influenciar de maneira direta o resultado final do procedimento cirúrgico. Assim, o débito da sonda nasogástrica e os drenos devem ser aferidos sistematicamente e seus resultados interpretados sob a ótica do momento pós-operatório. É difícil definir um débito "normal" para sondas e drenos, pois existem inúmeros fatores que o alteram. O tamanho da criança, o posicionamento dos dispositivos e o calibre do sistema coletor podem influenciar de forma direta o volume drenado. A perda não deve interferir no equilíbrio hidroeletrolítico e hemodinâmico do paciente e deve ser interpretada conjuntamente com o cirurgião.

O exame físico do abdome, associado à avaliação de sondas, drenos e cateteres, traz dados importantes para o raciocínio clínico, podendo sugerir as causas mais frequentes de complicações após cirurgias abdominais, como obstrução, perfuração, coleções, peritonites e sangramento persistente.

Os dados obtidos pelo exame físico levam em consideração o período cronológico do pós-operatório.

No momento imediato, a atenção está voltada para a possibilidade de sangramento decorrente da cirurgia, além de problemas técnicos que possam ser manifestos agudamente. As situações de obstrução e perfuração do trato gastrointestinal e geniturinário, quase sempre, são manifestações mais tardias, a partir do 3º dia de pós-operatório. As coleções intracavitárias, geralmente, se manifestam após a 1ª semana da realização da cirurgia.

Independentemente do tipo de procedimento realizado, o paciente submetido à cirurgia abdominal deve ser avaliado conjuntamente pelo cirurgião e pelo pediatra, garantindo, assim, a boa evolução do pós-operatório.

■ BIBLIOGRAFIA CONSULTADA

Baarslag M, Allegaert K, Knibbe C. Pharmacological sedation management in the paediatric intensive care unit. J Pharm Pharmacol. 2017;69:498-513.

Harris J, Ramelet A, Dijk M. Clinical recommendations for pain, sedation, withdrawal and delirium assessment in critically ill infants and children: an ESPNIC position statement for healthcare professionals. Intensive Care Med. 2017;42:972-986.

Kirkpatrick AW, Roberts DJ, De Waele J, et al. Intra-abdominal hypertension and the abdominal compartment syndrome: updated consensus definitions and clinical practice guidelines from the World Society of the Abdominal Compartment Syndrome. Intensive Care Med. 2013;39:1190.

Nasr V, DiNardo J. Sedation and analgesia in pediatric critical care. Pediatr Crit Care Med. 2016;17:S225-S231.

Nelson R, Edwards S, Tse B. Cochrane Database Syst Rev. Prophylactic nasogastric descompression after abdominal surgery. 2005.

Pereira B. Abdominal compartment syndrome and intra-abdominal hypertension. Curr Opion Crit Care. 2019;25:000.

Rogers W, Garcia L. Intraabdominal hypertension, abdominal, compartment syndrome and the open abdomen. Chest. 2018;153:238-250.

Thabet F, Ejike J. Intra-abdominal hypertension and abdominal compartment syndrome in pediatrics: a review. Journal of Critical Care. 2017;41:275-282.

Tong J, Diemunsch P, Habib A. Consensus guidelines for the management of postoperative nausea and vomiting. Anesth Analg. 2014;118:85-113.

Nutrição em Terapia Intensiva

■ Andréa Maria Cordeiro Ventura

Introdução

O suporte nutricional para a criança hospitalizada, em particular o doente criticamente enfermo, tem seu papel bem estabelecido. A importância do tema se relaciona ao conhecimento da íntima relação entre o estado nutricional prévio e sua evolução durante a internação e desfechos clínicos significantes como duração da internação, duração da ventilação mecânica, incidência de infecções hospitalares, readmissão hospitalar, entre outros. Essa relação exercerá impacto sobre a morbimortalidade bem como sobre os custos hospitalares.

Embora não exista uma definição universalmente aceita de subnutrição, alguns autores e entidades como a Organização Mundial da Saúde (OMS) propõem que seja definida como um estado de desequilíbrio de nutrientes (entre eles energia, proteína, vitaminas e minerais) que causa consequências adversas na estrutura de um órgão ou tecido e em sua função e pode ainda ter efeito negativo sobre a evolução clínica do indivíduo. Subnutrição consiste, portanto, no déficit de nutrientes e energia relativos às necessidades do indivíduo. Em 2017, membros da American Society for Parenteral and Enteral Nutrition (A.S.P.E.N.) conduziram uma revisão sistemática da literatura visando um consenso na definição da má-nutrição na infância. Observaram que a subnutrição é predominantemente relacionada a uma doença aguda p. ex., trauma, queimadura ou infecções) ou crônica (tais como fibrose cística, doença renal crônica, neoplasias, doenças cardíacas congênitas, doenças gastrointestinais ou doenças neuromusculares), sendo cunhado o termo "subnutrição relacionada à doença" (*Illness-related malnutrition*). Essa situação pode ser decorrente de perda de nutrientes, aumento do gasto energético, redução da ingestão de nutrientes ou distúrbios na utilização desses nutrientes (Figura 43.1).

Causas de subnutrição em crianças são multifatoriais, variando de instabilidade política e baixo desenvolvimento econômico individual e do país até fatores altamente específicos como exposição a infecções, baixo aproveitamento de nutrientes disponíveis ou, ainda, aumento do gasto energético associado a doenças preexistentes (Figura 43.1), entre outras. De todo modo, suas consequências são bem diretas e afetam de forma similar os indivíduos (Figura 43.2).

Conforme ilustrado na Figura 43.2, a incidência, a gravidade e a duração de doenças associadas, geralmente infectocontagiosas, estão aumentadas na criança subnutrida, o que acarreta maior taxa de internação hospitalar.

A subnutrição é apontada como causa associada de óbito em aproximadamente 50% das mortes de crianças menores de 5 anos em países em desenvolvimento e, dependendo da causa do óbito, a influência do estado nutricional sobre a mortalidade pode variar (2 a 3 vezes o risco de mortalidade por infecção do trato respiratório em crianças com baixos dados antropométricos; subnutrição é responsável por 45% das mortes por diarreia persistente).

Esses dados ilustram a importância de um adequado rastreamento nutricional dos pacientes que necessitam de internação hospitalar visando identificar aqueles que se internam com algum grau de subnutrição ou mesmo sobrepeso ou obesidade, identificar aqueles de risco nutricional e ainda prevenir o desenvolvimento de má-nutrição intra-hospitalar em qualquer grupo de paciente.

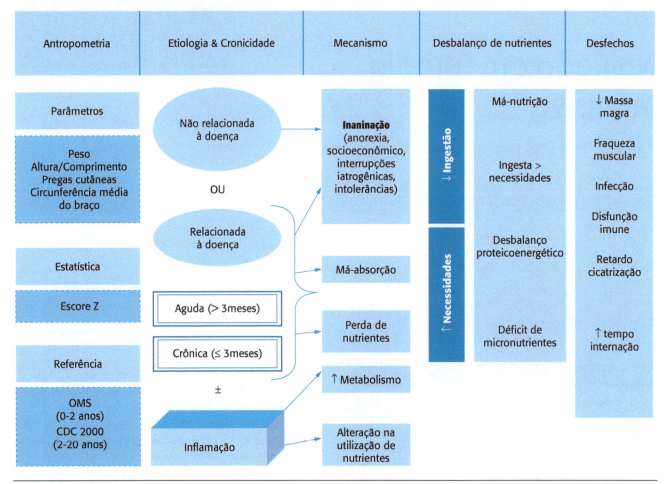

Figura 43.1 Subnutrição.
Fonte: Adaptada de Mehta et al., 2017.

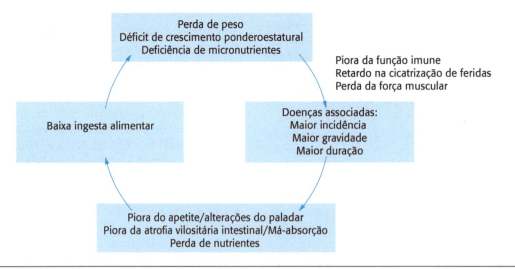

Figura 43.2 Círculo vicioso da subnutrição proteico-energética.
Fonte: Desenvolvida pela autoria.

Apesar de esta ser uma informação amplamente divulgada, a realidade aponta para uma subavaliação do estado nutricional. Sarni e et al., observaram, em um estudo prospectivo longitudinal, que incluiu todas as crianças menores de 5 anos de idade (n = 907) hospitalizadas em enfermaria geral de 10 hospitais universitários no nosso país, que apenas 56,7% das crianças tiveram seu estado nutricional classificado e documentado no prontuário.

Estado nutricional de crianças hospitalizadas

A prevalência de subnutrição à admissão, bem como sua incidência no ambiente hospitalar, varia de acordo com os critérios empregados (Quadro 43.1) para definição do estado nutricional.

Quadro 43.1 Critérios habitualmente empregados para classificação do estado nutricional em crianças.

Referência	Desnutrição leve**	Desnutrição moderada**	Desnutrição grave**
Gomez et al.	75%-90%*	60%-74%*	< 60%*
Tanner et al.		< 5º percentil P/E	
Waterlow	80%-90% P/E	70%-80% P/E	< 70% P/E
OMS		-3 < Z – escore P/E < -2	Z – escore P/E < -3

* Porcentagem de adequação do peso para idade; P/E: peso/estatura.
**Na ocasião dessas publicações, empregava-se o termo "desnutrição".

Fonte: Desenvolvido pela autoria.

As estimativas variam também de acordo com o instrumento diagnóstico empregado (dados antropométricos, laboratoriais ou ambos).

Em revisão a respeito da prevalência de subnutrição aguda em crianças hospitalizadas, Joosten e Hulst observaram uma variação de 6,1% a 40,9% em diferentes países. Provavelmente esses dados estão subestimados em função de falha na identificação de pacientes subnutridos à admissão ou que desenvolvem o quadro durante internação, ou por falha na identificação de pacientes de risco.

Crianças portadoras de doenças crônicas têm um risco significantemente maior de agravamento do seu estado nutricional decorrente da doença de base associada a inúmeras internações hospitalares.

Vários estudos entre crianças com doenças cardíacas de natureza variada (doença cardíaca congênita, miocardiopatia dilatada idiopática) mostram taxas de prevalência de 18% a 64% na admissão. Esses dados possivelmente estão subestimados uma vez que é comum a retenção hídrica que falsamente eleva a relação P/E. Outras doenças crônicas (doenças malignas, neurológicas, fibrose cística, doenças renais dialíticas) assim como o paciente criticamente doente são de alto risco nutricional.

Prevalência de subnutrição à admissão em enfermaria de 173 crianças canadenses mostrou que 79,8% apresentavam um Escore de Risco Nutricional de moderado a grave. Subnutrição aguda ou crônica ocorreu em 13,3% de acordo com dados antropométricos.

De forma similar, Aurangzeb et al. empregaram o mesmo escore de risco nutricional (NRS) e observaram que a frequência de baixo P/I (magreza ou *wasted*): indicativo, na maioria dos casos, de um processo grave e recente de perda de peso; baixa E/I (atrofia ou *stunted*: reflete uma falha em alcançar o potencial de crescimento linear): indicativo de sobrepeso e obesidade respectivamente de: 4,5%, 8,9%, 15,1% e 10,4%. Metade (52,6%) das crianças subnutridas era menor de 2 anos de idade e quase a metade (48%) das crianças com sobrepeso e obesidade tinha entre 10 e 18 anos de idade. Com base no Escore de Risco Nutricional, 47,8% das crianças avaliadas eram de alto risco de deterioração do estado nutricional enquanto 28,7% não apresentavam risco nutricional. Ainda aquelas com risco nutricional elevado apresentavam menor P/I (p = 0,02), menores percentis do IMC (p = 0,001) e maior duração da internação (p = 0,001) em comparação às crianças sem risco nutricional.

Esses dados ilustram a importância do estado nutricional com relação aos desfechos clínicos durante a internação, bem como a relevância do rastreamento e avaliação nutricional da criança à admissão hospitalar.

Causas de subnutrição no ambiente hospitalar

Diversas causas têm sido apontadas como contribuintes ou determinantes da subnutrição adquirida ou agravada durante internação. As crianças apresentam elevada taxa metabólica e limitada reserva de energia, o que as coloca em uma situação de alto risco para desenvolvimento de deficiências nutricionais durante um episódio de doença.

Kac et al. Observaram, em análise de regressão logística, que a presença de subnutrição à admissão (OR = 0,07, IC 95%, 01-0,55) e a duração da internação hospitalar de 17 a 69 dias (OR = 4,68, IC 95% 2-10,95) apresentaram associação significante com subnutrição hospitalar nesse modelo. Outros autores citam que as crianças que desenvolvem subnutrição durante internação hospitalar apresentam maior prevalência de perda ponderal provavelmente em decorrência de longos períodos de jejum para exames, não reconhecimento do aumento das necessidades calóricas em decorrência do quadro infeccioso e, principalmente, pela ausência de rotina nos serviços de saúde de indicação da terapia nutricional como prescrição médica obrigatória, independentemente das condições nutricionais prévias da criança.

Durante a doença crítica, outros fatores são apontados como determinantes da subnutrição de aquisição hospitalar: aumento das demandas secundário à resposta metabólica ao estresse; falha em detecção precisa do gasto energético e inadequada oferta de substrato.

a. Resposta metabólica ao estresse: durante a doença crítica ocorre uma resposta neuroendócrina metabólica e inflamatória muito peculiar caracterizada pela elevação dos níveis plasmáticos de insulina, glucagon, cortisol, catecolaminas e de citocinas pró-inflamatórias. A elevação dos níveis séricos de hormônios contrarreguladores induz a resistência insulínica e ao hormônio do crescimento, o que acarreta catabolismo endógeno dos estoques proteicos, de carboidratos e gordura, visando a manutenção da oferta de energia (Figura 43.3).

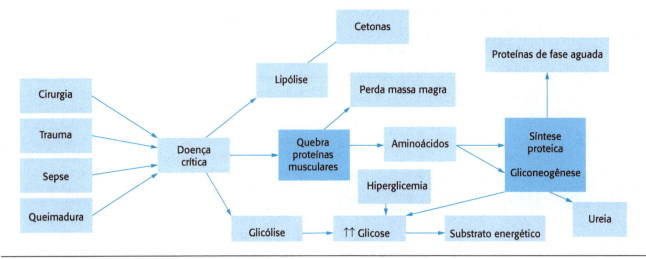

Figura 43.3 Vias básicas da resposta metabólica ao estresse.
Fonte: Desenvolvida pela autoria.

b. **Falha na detecção do gasto energético:** as necessidades energéticas da criança criticamente doente, com frequência, são estimadas a partir de fórmulas cuja base são estudos populacionais. Essas equações têm se mostrado imprecisas na doença crítica, podendo resultar em subalimentação ou superalimentação da criança criticamente doente com resultante impacto na evolução.

c. **Inadequada oferta de nutrientes:** independentemente do método utilizado para estimativa das necessidades energéticas e suas limitações, observa-se ainda que alcançar essas ofertas de nutrientes, na prática diária, pode ser um desafio. Diversos estudos têm citado barreiras para a implementação de um ótimo suporte nutricional como: retardo no início do suporte nutricional; frequentes interrupções para procedimentos; problemas relativos a sondas (deslocamentos, obstrução, mau posicionamento); manipulação da via aérea; aplicação de critérios variados para diagnóstico de intolerância à dieta; entre outras.

Sinais clínicos de subnutrição

De acordo com o mecanismo de origem, assim como as consequências metabólicas, podemos identificar dois tipos básicos de subnutrição:

- O jejum simples resulta na subnutrição do tipo marasmático caracterizada por baixa oferta e/ou ingesta de energia e proteína.
- O jejum associado a estresse metabólico ocasiona a subnutrição do tipo kwashiorkor, na qual predomina o déficit proteico.

Os dois tipos representam os extremos, podendo haver apresentações intermediárias. A criança que necessita de internação hospitalar deve ser rastreada quanto à presença desses sinais clássicos de subnutrição.

No Quadro 43.2, estão citadas as alterações clínicas da subnutrição e, no Quadro 43.3, estão salientadas as principais diferenças entre marasmo e kwashiorkor.

Quadro 43.2 Aspectos clínicos da subnutrição.

Sinal observado	Deficiência associada
Aspecto geral emagrecido	Global
Pelos finos, destacáveis	Global
Turgor frouxo	Global
Edema	Proteínas, tiamina(B1)
Palidez cutaneomucosa	Ferro, ácido fólico
Petéquias	Ácido ascórbico
Xeroftalmia	Vitamina A
Queilose	Niacina (B3), riboflavina (B2), cianocobalamina (B12), ferro, ácido fólico
Bócio	Iodo
Craniotabes	Vitamina D
Lesões cutâneas descamativas	Niacina (B3)
Lesões cutâneas periorificiais	Zinco

Fonte: Desenvolvido pela autoria.

Quadro 43.3 Diferenças clinicolaboratorias entre marasmo e kwashiorkor.

Características	Marasmo	kwashiorkor
Edema clínico	Ausente	Presente
Dermatoses	Ausente	Comum
Alterações do cabelo	Raras (cabelo escasso, quebradiço)	Muito comuns (cabelo descolorido)
Panículo adiposo	Perda importante	Presente, mas diminuído

(Continua)

Quadro 43.3 Diferenças clinicolaboratorias entre marasmo e kwashiorkor. (*Continuação*)

Características	Marasmo	kwashiorkor
Hipotrofia muscular	Marcante	Presente
Hepatomegalia	Ausente	Hepatomegalia gordurosa
Apetite	Mantido	Diminuído
Estado mental	Alerta, irritabilidade	Apatia e desinteresse
Albumina	Normal	Muito reduzida

Fonte: Desenvolvido pela autoria.

Consequências da subnutrição para o paciente hospitalizado

A subnutrição interfere na função de praticamente todos os órgãos (Figura 43.2 e Quadro 43.4).

Quadro 43.4 Efeitos da subnutrição.

Tecido/Órgão/Sistema	Efeitos	Consequências clínicas
Estômago	↑ Produção ácida	Prejuízo da digestão, translocação bacteriana
Intestino delgado	Atrofia vilositária: perda das funções de barreira, digestiva, absortiva e imune	Má-absorção de nutrientes, translocação bacteriana
Intestino grosso	Atrofia mucosa: perda das funções de absorção de água e eletrólitos, desequilíbrio da microbiota intestinal, alteração da função secretora	Diarreia
Rins	↓ Filtração glomerular	Retenção hídrica
Cardiovascular	↓ Massa muscular cardíaca ↓ Frequência cardíaca	↓ Débito cardíaco ↓ Pressão arterial
Respiratório	↓ Força dos músculos respiratórios	Insuficiência respiratória Prolongamento do suporte ventilatório

Fonte: Desenvolvido pela autoria.

Para a criança criticamente doente, a condição clínica que justificou a admissão na UTI tem importante impacto no seu metabolismo (Quadro 43.5).

Quadro 43.5 Respostas metabólicas à doença crítica.

Condição	Resposta
Queimaduras	Aumento importante do metabolismo nas fases iniciais; altas necessidades proteicas
Sepse	Regulação positiva (*upregulation*) da oxidação de gorduras; aumento das necessidades energéticas
Doença cardíaca congênita	Aumento do gasto energético, aumento da água corporal (necessidade de restrição hídrica frequente), possível má absorção de nutrientes
Cirurgia cardíaca	Risco de subalimentação decorrente de restrição hídrica, estado metabólico pós-cirúrgico muito variado com possibilidade de alternância entre hipometabólico, normometabólico ou hipermetabólico
Cirurgia abdominal (recém-nascidos)	Aumento precoce do gasto energético de repouso (REE) (≅ 4 h) seguido de um retorno aos níveis basais em 12 a 24 horas
Cirurgia geral	Resposta hiperglicêmica negativamente correlacionada com a idade (12 horas em RN, 24 a 28 horas em crianças maiores)
Ventilação mecânica	Gasto energético de repouso pode estar reduzido por inatividade, ausência de crescimento durante fase aguda ou redução das perdas insensíveis

Fonte: Desenvolvido pela autoria.

As necessidades proteicas são maiores do que em pacientes sem estresse metabólico, o que resulta em um consumo das proteínas endógenas para atender as necessidades. Consequentemente, há perda de massa magra, retardo na cicatrização de feridas e anastomoses, comprometimento da função imune, prolongamento do suporte ventilatório e da duração da internação e aumento da mortalidade.

No Quadro 43.6, estão citadas as diferenças metabólicas entre os pacientes em jejum e aqueles que, além do jejum, sofrem um estresse metabólico.

Quadro 43.6 Comparação entre jejum simples e jejum com estresse metabólico.

Características	Jejum	Estresse metabólico
Necessidades energéticas	↓	↑↑
Fonte principal de energia (QR)	Lipídios (QR:0,6–0,7)	Mista (QR:0,8–0,9)
Atividade inflamatória	Basal	+++
Insulina	↓	↑ (RI)
Cetonas	+++	+ ou -
Hormônios contrarreguladores	Basal	↑
Água corporal total	↓	↑
Proteólise	↓	Acelerada
Perdas nitrogenadas pela urina	+	+++
Glicogenólise	↑	Acelerada
Lipólise	↑	↑
Depósitos corporais Músculo esquelético Gordura Proteína visceral	↓ ↓ Preservada	↓ ↓ Consumidas
Perda de peso	Gradual	Acelerada

↓: redução; ↑: aumento, +: presente; -: ausente; QR: quociente respiratório, RI: resistência insulínica.

Fonte: Desenvolvido pela autoria.

Estratégias para prevenção da subnutrição hospitalar

A monitorização do estado nutricional visando a prevenção da subnutrição hospitalar é apontada como um dos fatores-chave na modificação do prognóstico do paciente que necessita de hospitalização e é recomendada pela maioria das sociedades internacionais. De forma similar, tem sido apontada com indicador de qualidade em unidades de terapia intensiva (UTI) de adultos e em hospitais de maneira geral.

Existe um consenso de que a criança hospitalizada deva ser submetida a um rastreamento nutricional visando classificar seu estado nutricional, bem como identificar aquela criança de maior risco nutricional. Mehta *et al.*, em revisão sistemática objetivando atualização das Recomendações de Fornecimento e Avaliação da Terapia Nutricional para Crianças Criticamente Doentes (documento redigido em conjunto pela ASPEN e SCCM – Society of Critical Care Medicine), salientam que, até o momento, nenhuma ferramenta de rastreamento de risco nutricional desenvolvida aplica-se à criança criticamente doente e recomendam que sejam avaliados o peso e a altura/estatura à admissão da UTI e que sejam utilizados o escore Z do IMC/I (P/E se menores de 2 anos) ou P/I (na impossibilidade de medir a estatura de forma precisa) *(baixa evidência, forte recomendação)*.

Na UTI do Hospital Universitário da Universidade de São Paulo (HU-USP), medidas da circunferência média do braço e da prega tricipital também são empregadas para rastreamento e acompanhamento do estado nutricional. No entanto, é importante lembrar que também estão sujeitas, assim como o peso, a variações em função da retenção hídrica. Dessa forma, a avaliação seriada é recomendada para todos pacientes hospitalizados, uma vez que uma única medida não permitiria detectar o impacto da doença aguda e internação sobre o estado nutricional. Empregamos, na nossa Unidade, a triagem nutricional explicitada no Quadro 43.7.

Quadro 43.7 Medidas antropométricas e clínicas para classificação do risco nutricional.

Medidas antropométricas e clínicas	Interpretação	
IMC/I *	Alto risco se escore Z < -2 ♦	
P/I**: realizar na impossibilidade de aferição do comprimento/altura ou se medida não confiável	Alto risco se escore Z < -2	
CB/PCT: somente para os pacientes de alto risco nutricional segundo pelo menos uma das avaliações anteriores		
Escore Strong Kids (soma dos itens citados a seguir)	0	Baixo risco
	1-3	Moderado risco
	4-5	Alto risco

* IMC/I: índice de massa corpórea para a idade. Comprimento/estatura para os menores de 2 anos de idade; comprimento ≤ 1 mês, comprimento estimado > 1 mês de acordo com altura do joelho (AJ) na impossibilidade de medida acurada do comprimento/altura. **P/I: peso para idade. ♦ Empregamos as curvas da OMS 2006 para crianças até 5 anos de idade e OMS 2007 para crianças de 5 a 19 anos de idade. CB: circunferência do braço. PT: prega triccipital.

Fonte: Desenvolvido pela autoria.

O STRONG Kids é composto por quatro itens:

- **Avaliação clínica subjetiva:** a criança parece ter déficit nutricional/subnutrição? Se sim = 1 ponto.
- **Doença de alto risco ou cirurgia de grande porte:** a criança apresenta alguns dos seguintes diagnósticos: anorexia nervos;, queimaduras; displasia broncopulmonar; doença celíaca ou crônica

(cardíaca, hepática, renal); pancreatite; câncer; doença inflamatória intestinal (DII); síndrome do intestino curto (SIC); doença muscular ou metabólica; trauma; deficiência mental; fibrose cística; aids etc.? Se sim = 2 pontos.

- Ingestão nutricional e perdas nos últimos dias: a criança apresenta diarreia (> 5 vezes/dia) e/ou vômitos (> 3 vezes/dia) ou diminuição da ingestão alimentar ou dificuldade alimentar decorrente de dor ou foi submetida à intervenção nutricional prévia? Se sim = 1 ponto.

- Refere perda de peso ou ganho insuficiente: a criança apresenta perda de peso ou não ganho em menores de 1 ano de idade nas últimas semanas ou meses? Se sim = 1 ponto.

Aplicamos o escore Strong Kids na admissão, no momento da entrevista médica. Pacientes classificados de baixo risco nutricional são reavaliados a cada 5 dias para identificação de mudanças no risco nutricional.

A avaliação nutricional com base em dados laboratoriais, quando disponíveis, aumenta a especificidade do diagnóstico clínico. A dosagem de proteínas viscerais (prealbumina, transferrina, proteína ligadora do retinol); a avaliação do índice creatinina-estatura e/ou balanço nitrogenado são medidas que podem ser incluídas na avaliação nutricional da criança hospitalizada.

A criação de uma equipe multiprofissional encarregada de monitorizar o suporte nutricional é vigorosamente recomendada. No nosso país, a Agência Nacional de Vigilância Sanitária (Anvisa) regulamenta a formação de Equipe Multidisciplinar de Terapia Nutricional (EMTN), obrigatória nos hospitais brasileiros. Essa regulamentação é regida pelas Portarias 272 sobre Regulamento Técnico de Terapia de Nutrição Parenteral, de 1998, e 337 a respeito do Regulamento Técnico de Terapia de Nutrição Enteral, de 1999, ambas do Ministério da Saúde. Fazem parte das atribuições da EMTN: definir metas técnico-administrativas; realizar triagem e vigilância nutricional, avaliar o estado nutricional; indicar terapia nutricional e metabólica; assegura condições ótimas de indicação, prescrição, preparação, armazenamento, transporte, administração e controle dessa terapia; educar e capacitar a equipe; criar protocolos; analisar o custo e o benefício e traçar metas operacionais da EMTN. No documento da ASPEN/SCCM, de 2017, Mehta et al. observaram que um time de suporte nutricional deve estar disponível em uma UTI pediátrica (UTIP) para facilitar a avaliação nutricional, a otimização do suporte e a promoção de ajustes necessários de acordo com cada caso (baixa evidência, fraca recomendação).

Outro aspecto relevante é a individualização do suporte nutricional de tal forma a se levar em consideração a faixa etária e as necessidades proteico-energéticas relativas à doença prévia, ao estado nutricional prévio e ao estresse metabólico agudo.

Suporte nutricional

Uma vez realizada a avaliação nutricional (antropometria com ou sem exames laboratoriais), definido o estado nutricional, avaliado o grau de estresse metabólico ao qual o paciente está sendo submetido em função da doença aguda, deve ser traçado um planejamento nutricional como o sugerido na Figura 43.4, que é o fluxograma adotado na UTIP do HU-USP.

O planejamento nutricional de cada serviço deve levar em consideração os seguintes aspectos:

a. Qual oferta calórica devemos estabelecer como meta na criança criticamente doente?

Os componentes das necessidades energéticas da criança saudável incluem a taxa metabólica basal (TMB) ou gasto energético de repouso (REE-energia necessária para realizar funções vitais), fator crescimento, atividade física e termogênese induzida pela dieta (energia gasta com a metabolização dos alimentos). Entretanto, na criança criticamente doente, durante a fase aguda da doença, as necessidades energéticas são, com frequência, menores em comparação à criança saudável em virtude de mudanças na taxa metabólica basal, redução da atividade física ou até inatividade completa, disfunção orgânica e cessação temporária do crescimento. Mehta et al. recomendam o uso da calorimetria indireta para estimativa do gasto energético da criança criticamente doente (fraca evidência, fraca recomendação). A calorimetria indireta é um método minimamente invasivo ou não invasivo de medida da taxa metabólica basal que se norteia pelo volume de oxigênio consumido (VO_2) e pelo volume do CO_2 produzido (VCO_2). O coeficiente respiratório (relação entre VCO_2/VO_2) sugere importantes informações sobre o estado metabólico do paciente (QR < 0,8 sugere subalimentação, enquanto QR > 1 sugere superalimentação e lipogênese). Vantagens incluem o uso à beira do leito em crianças ventiladas e não ventiladas. As desvantagens abrangem o elevado custo, medidas podem ser falseadas se o escape do tubo endotraqueal for superior a 10% e pode haver menor acurácia em FiO_2 > 60%. Na indisponibilidade dessa medida, sugerem a adoção de fórmulas (Schofield ou da Food Agriculture Organization/WHO, ou Organização das Nações Unidas para a Alimentação e a Agricultura (FAO), na sigla em inglês) (muito fraca evidência, fraca recomendação). Sugerem ainda não aplicarmos um fator de estresse para provisão de maior oferta calórica. Nos Quadros 43.8 e 43.9, estão descritas as fórmulas citadas.

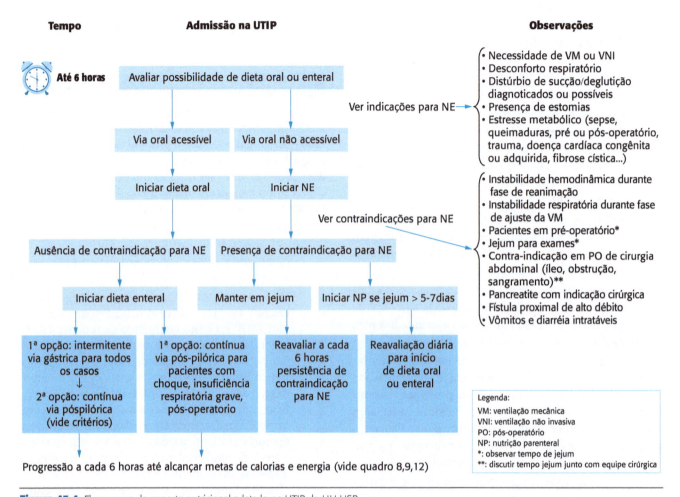

Figura 43.4 Fluxograma de suporte nutricional adotado na UTIP do HU-USP.

Fonte: Desenvolvida pela autoria.

Quadro 43.8 Equação de Schofield para estimativa da taxa metabólica basal (Kcal/dia).

Idade	Gênero	Equação	
		Peso (P)	Peso (P) e altura (A)
< 3 anos	M	59,48P – 30,33	0,167P + 1517,4A – 617,6
	F	58,29P – 31,05	16,252P + 1023,2A – 413,5
3-10 anos	M	22,7P + 505	19,59P + 130,3A + 414,9
	F	20,3P + 486	16,97P + 161,8A + 371,2
10-18 anos	M	17,7P + 659	16,25P + 137,2A + 515,5
	F	13,4P + 696	8,365P + 465A + 200

Peso em kg; altura, em metros.

Fonte: Desenvolvido pela autoria.

Quadro 43.9 Equação FAO/OMS/UNU (United Nations University) para estimativa da TMB (Kcal/dia).

Idade	Gênero	Equação
< 3 anos	M	60,9P – 54
	F	61P – 51
3-10 anos	M	22,7P + 495
	F	22,5P + 499
10-18 anos	M	17,5P + 651
	F	12,2P + 746

P: Peso em kg.

Fonte: Desenvolvido pela autoria.

Na UTIP do HU-USP, empregamos a equação de Schofield (peso e altura); equação de Schofield levando em consideração apenas o peso, na impossibilidade de uma medida fidedigna na estatura/altura, e somente acrescentamos o fator modificador das necessidades energéticas para pacientes classificados de alto risco nutricional (Quadros 43.10 e 43.11).

Quadro 43.10 Fatores modificadores das necessidades energéticas de acordo com Briassoulis.

Situação clínica	Fator de Estresse (%)
Febre	12/ °C > 37°
Sepse	10 a 30
Trauma	10 a 30
SDRA	20
Cirurgia	10 a 30

SRDA: síndrome do desconforto respiratório agudo.
Fonte: Desenvolvido pela autoria.

Quadro 43.11 Fatores de atividade e de estresse como modificadores das necessidades energéticas.

Fatores de atividades		Fatores de estresse				
Paciente paralisado	1	Cirurgia	1,2-1,5	Queimadura	1,5-2,5
Paciente confinado ao leito	1,1	Infecção	1,2-1,6	Inanição	0,7
Paciente que deambula	1,2-1,3	Trauma	1,1-1.8	Falha crescimento	1,5-2

Fonte: Desenvolvido pela autoria.

b. **Qual oferta proteica deve ser estabelecida como meta na criança criticamente doente?** Proteínas estão em constante fluxo, podendo existir como uma proteína completa ou como um *pool* de aminoácidos livres. A quebra proteica fornece aminoácidos livres que poderão ser utilizados para reparação tecidual, cicatrização de feridas ou, ainda, na resposta inflamatória. A massa muscular esquelética libera aminoácidos na circulação sistêmica que servirão de substrato para o metabolismo proteico de todo organismo. Aminoácidos não podem ser estocados e devem ser, portanto, incorporados em proteínas ou oxidados e eliminados como produtos nitrogenados como a ureia e a amônia, servirão de substrato para gliconeogênese, substrato energético para células do sistema imune e enterócitos, substrato hepático para síntese das proteínas de fase aguda. Se a oferta energética é subótima, aminoácidos são oxidados para produzir energia, gerando baixas concentrações plasmáticas. Durante a doença crítica, uma série de fatores contribuirá para o catabolismo proteico e consequente déficit de aminoácidos: inanição, imobilização; e resposta metabólica ao estresse (aumento da produção de cortisol, glucagon, catecolaminas, inflamação). Ventilação mecânica, transplante de órgãos, esteroides exógenos, sedativos, imunossupressão, disfunção orgânica e terapias de suporte de órgãos como terapia de substituição renal contínua e oxigenação por membrana extracorpórea têm sido associados a catabolismo proteico e a balanço nitrogenado negativo. O balanço proteico descreve o estado do metabolismo proteico, sendo importante a manutenção de um balanço positivo. Dessa forma, Mehta *et al.*, sugerem início precoce da oferta proteica visando promover um balanço nitrogenado positivo (*evidência moderada, fraca recomendação*). As necessidades proteicas devem ser estimadas de acordo com o balanço nitrogenado, não sendo recomendado o uso das Quantidades Diárias Recomendadas (RDA). As recomendações da ASPEN/SCCM, 2017, sugerem um **mínimo** de oferta de 1,5 g/kg/dia. Ingesta proteica superior a 60% da meta prescrita mostrou ser benéfica em comparação a < 20% da meta prescrita em crianças submetidas à ventilação mecânica no que diz respeito à mortalidade aos 60 dias (*evidência moderada, forte recomendação*).

Na UTIP do HU, usamos como meta proteica as recomendações da ASPEN, 2009, citadas no Quadro 43.12.

Quadro 43.12 Oferta proteica por faixa etária (g/kg/dia).

Idade (anos)	Recomendações ASPEN, 2009
0-2	2-3
2-13	1,5-2
13-18	1,5

Fonte: Desenvolvido pela autoria.

c. **Qual a forma de administração da dieta na criança criticamente doente?**

A via de acesso enteral é a forma preferida de administração da dieta. Pacientes que toleram e permitem a dieta por via oral podem recebê-la com especial atenção à avaliação da aceitação. Estudos observacionais mostraram que a dieta por via enteral é factível na criança criticamente doente, inclusive naquelas recebendo aminas vasoativas (em fase de manutenção, após estabilização inicial). As principais barreiras para o adequado suporte nutricional enteral não estão relacionadas às condições clínicas do paciente, mas sim a fatores externos como: retardo no início do suporte nutricional; interrupções em decorrência da percepção de intolerância à dieta (carência de protocolos); e jejum prolongado em função de procedimentos. Recomenda-se que as interrupções sejam minimizadas visando a otimização do suporte nutricional enteral (*baixa evidência, forte recomendação*). Recomenda-se o início precoce da nutrição enteral (24 a 48 horas após admissão) para alcançar pelo menos dois terços das metas definidas na 1ª semana de doença crítica *(baixa evidência, fraca recomendação)*. Com relação à posição da sonda para dieta, não existem dados suficientes para estabelecer uma recomendação uniforme. Estudos observacionais sugerem que a via gástrica seja preferível, ficando a via pós-pilórica para pacientes que não toleram a dieta gástrica (**definir** intolerância em âmbito institucional) ou de alto risco para aspiração (p. ex., paciente portador de neuropatia crônica, paciente com aumento da pressão intra-abdominal, paciente portador de doença do refluxo gastroesofágico, pacientes em posição prona). Na Figura 43.4, ilustramos o algoritmo utilizado na UTIP do HU-USP com relação à via de acesso para a nutrição.

Quanto à duração da infusão, também não existem evidências suficientes para uma recomendação formal por parte das sociedades. Entende-se que a forma intermitente seja mais fisiológica, portanto deve ser a forma inicial de infusão da dieta, ficando a infusão contínua reservada para aqueles pacientes com intolerância à dieta intermitente (**definir** intolerância em nível institucional). A dieta em infusão contínua não permite o efeito pulsátil que o rápido aumento de aminoácidos exerce sobre a síntese proteica muscular quando oferecida dieta intermitente *(baixa evidência, fraca recomendação)*.

Na UTIP do HU-USP, iniciamos a dieta por via gástrica, em infusão intermitente visando 25% a 50% das necessidades energéticas calculadas, o volume da dieta é dividido em 8 tomadas para crianças até 9 meses e em 7 tomadas para crianças acima de 9 meses. O incremento de 20 mL/kg será feito a cada 6 a 24 horas até a meta calórica e proteica. Para pacientes recebendo dieta contínua, a velocidade de início será de 1 a 2 mL/kg/hora e aumentada em 0,5 a 1 mL/kg/hora a cada 6 a 24 horas até a meta. A infusão contínua é suspensa durante o período da noite (00h00 a 6h00) e reiniciado na manhã seguinte.

d. Como estabelecer o diagnóstico de intolerância à dieta?

Intolerância à dieta e manifestação clínica do retardo do esvaziamento gástrico podem ser secundárias à doença prévia e à doença atual (queimaduras, trauma craniano, politrauma, sepse) e seus distúrbios associados (p. ex., hiperglicemia) ou, ainda, por efeito adverso de medicamentos usados na UTIP (sedativos, opioides, agentes vasopressores). Em geral, elevados volumes de resíduo gástrico (VRG), distensão abdominal, vômitos e diarreia são sinais clínicos usados para definir a intolerância à dieta. A medida do VRG, que consiste na aspiração cega do conteúdo gástrico por meio de uma seringa, vem sendo questionada como forma de monitorização da intolerância à dieta, do retardo do esvaziamento gástrico e do risco de aspiração pulmonar em pacientes adultos. Esse teste incorporado a protocolos de nutrição enteral tem sido observado como importante barreira para o início e o avanço da nutrição enteral. Em uma coorte de crianças graves, observou-se, pelo teste de absorção do acetaminofem, que a medida do VRG não foi um bom preditor de retardo do esvaziamento gástrico. Martinez *et al.* discutem que a medida do VRG pode não se correlacionar com o esvaziamento gástrico por diversas razões: tamanho e localização da sonda gástrica; a técnica às cegas de medida pode não ser capaz de recuperar um volume adequado de conteúdo gástrico (falso-negativo); considerações anatômicas individuais; e o fato de geralmente não se levar em consideração a qualidade do resíduo aspirado.

Na UTIP do HU; recentemente abolimos a medida do VRG de forma rotineira. Ela apenas é realizada naqueles pacientes que clinicamente se mostram com distensão abdominal. Nesses casos, é realizada a medida do VRG e sua interpretação é feita à luz de uma associação de informações:

- VRG > 50% do volume infundido (independentemente do aspecto do VRG) associado à distensão abdominal.
- VRG < 50% do volume infundido E aspecto do VRG bilioso ou sanguinolento associado à distensão abdominal.

Nesses casos, apenas a dieta é modificada. Importante salientar que as condutas frente à intolerância à dieta devem ser individualizadas, evitando-se, assim, interrupções desnecessárias do suporte nutricional.

Em casos de vômitos durante a infusão da dieta, deverá ser inicialmente checada a posição da sonda. Posicionar paciente em decúbito lateral direito para facilitar a passagem de conteúdo gástrico pelo piloro. Reduzir o volume da dieta ou a taxa de infusão (no caso de dieta contínua) para uma taxa previamente tolerada. Incrementos mais lentos da velocidade de infusão. Por fim, associar antiemético (onsandentrona em doses habituais). Se apesar dessas medidas, persistir o quadro em pacientes recebendo dieta por via gástrica, optamos por instalar sonda em posição enteral e iniciar infusão contínua. Se paciente já com sonda nasoduodenal, pausamos a dieta por 2 horas após o episódio de vômito, iniciamos antiemético, rechecamos a posição da sonda, posicionamos o paciente em decúbito lateral direito para facilitar a passagem de conteúdo gástrico pelo piloro.

Diarreia associada à nutrição enteral pode ser decorrente de resposta fisiológica alterada, uso de antibióticos ou outras medicações (ver Quadro 43.13) e/ou infecção enteropatogênica. A incidência depende da definição adotada. Diversas definições têm sido propostas levando-se em consideração a frequência, a consistência, o peso ou a combinação de todos esses parâmetros. Na UTIP do HU, optamos por adotar a definição da OMS que considera a eliminação de ≥ 3 ou evacuações de consistência amolecida ou líquida, OU frequência superior à habitual para um indivíduo. Na vigência de diarreia, devem ser checados os possíveis fatores associados citados no Quadro 43.13.

Quadro 43.13 Diarreia e nutrição enteral.

Possível causa	Exemplos
Medicações	Antibióticos e antiácidos
	Preparações contendo magnésio ou fosfato
	Agentes procinéticos
	Xaropes contendo sorbitol
Intolerância a gordura	
Supercrescimento bacteriano	
Contaminação da fórmula	Casos de surto de diarreia
Sobrecarga osmótica	Fórmulas hipercalóricas
Considerar possibilidade de infecção por *Clostridium*	

Fonte: Desenvolvido pela autoria.

A maioria dos episódios de diarreia é leve e de resolução espontânea em 72 horas. Nos casos em que ela persista por mais de 72 horas ou haja exacerbação, devemos colher amostra de fezes para pesquisa de toxina de Clostridium, coprocultura e pesquisas virais para elucidação de causas infecciosas. Atenção para o estado hidroeletrolítico, e a revisão das medicações prescritas deve ser realizada com cuidado. Poucos estudos examinaram o papel de uso de probióticos, prebióticos e simbióticos em crianças criticamente doentes com ou sem diarreia desde os *Guidelines* da Aspen em 2009 e 2017. Dessa forma, ainda não existem evidências para recomendar o uso nessa população.

Na UTIP do HU, o uso de probióticos, prebióticos e simbióticos está reservado para pacientes cuja causa da internação é uma diarreia aguda de forma a não incluir os pacientes com diarreia associada à nutrição enteral.

Em pacientes maiores de 1 mês de idade, a ausência de evacuação por 48 horas consecutivas após início da dieta enteral define constipação intestinal. Nesses casos, verificar a oferta de fibra da dieta, checar a presença de fecalomas, considerar aumentar oferta de água livre enteral (se balanço hídrico e ganho de peso permitir) e iniciar uso de supositórios, laxativos e enemas.

e. O uso de procinéticos visando otimizar o esvaziamento gástrico está recomendado?

Esvaziamento gástrico anormal é comum no paciente crítico e pode interferir na progressão da dieta até as metas estabelecidas. Com base nesse princípio, alguns serviços e protocolos recomendam o uso de procinéticos. Diferentes agentes vêm sendo estudados isoladamente ou combinados, como metoclopramida, domperidona e eritromicina. Em revisão sobre práticas de suporte nutricional em UTIP, Martinez *et al.* observaram que sete entre nove protocolos avaliados especificavam o uso de medicações procinéticas. O mais recente documento da Aspen não recomenda o uso de medicações procinéticos em virtude dos riscos.

Na UTIP do HU, não usamos de forma rotineira procinéticos. Exceção àqueles casos que não permitem o avanço da dieta até as metas estabelecidas apesar das medidas anteriormente citadas.

f. Qual fórmula enteral escolher?

A escolha da dieta enteral deve levar em consideração os seguintes fatores: idade; funções intestinais; hepática e pancreática; presença de intolerância ou de alergia alimentar; características das fórmulas (osmolaridade, composição de macronutrientes, fonte de nitrogênio), conforme descrito nos Quadros 43.14 e 43.15.

Quadro 43.14 Tipos de fórmulas enterais de acordo com a fonte de nitrogênio.

	Polimérica	Semielementar	Elementar
Nitrogênio (caseína, lactoalbumina, soro do leite)	Proteína intacta	Pequenos peptídeos	aminoácidos
Carboidratos	Polímeros de glicose		
Gordura	Triglicérides de cadeia longa ou média e longa		
Osmolaridade (mmOsm/L)	300	300-450	300-600

Fonte: Desenvolvido pela autoria.

Quadro 43.15 Dietas enterais por faixa etária.

Faixa etária	Tipo de dieta
< 1 ano	Leite materno ordenhado/leite humano pasteurizado
	Fórmula láctea padrão (de partida para < 6 meses e de seguimento para > 6 meses)
	Fórmula de alto valor calórico (1 cal/mL)
> 1 ano	Fórmula enteral polimérica normocalórica (1 cal/mL)
	Fórmula enteral polimérica de alto valor calórico (> 1 cal/mL)

Fonte: Desenvolvido pela autoria.

Para crianças abaixo de 6 meses, o leite materno ordenhado/leite humano pasteurizado é a 1ª opção, em caso de ele ser insuficiente, a oferta poderá ser complementada com fórmula de alto valor calórico ou fórmula láctea. No nosso serviço, usamos a fórmula de alto valor calórico para crianças com necessidades de restrição hídrica nas quais as metas calórica e proteica não poderão ser alcançadas com a fórmula láctea padrão. Situações clínicas especiais (insuficiência renal, doença pulmonar crônica de qualquer natureza, insuficiência hepática, síndrome do intestino curto entre outras) podem necessitar de modificações da dieta ou dietas especiais que devem ser discutidas pela equipe da EMTN.

g. Uso de medicamentos por via enteral

Se o paciente estiver apto a receber a medicação por via oral, está será a via preferencial. Para os demais pacientes, alguns cuidados devem ser tomados durante a administração de medicações via sonda.

- A sonda deve ser lavada com água estéril (5 mL) antes e após cada infusão.
- Quando várias medicações precisarem ser administradas, fazê-lo separadamente e lavar a sonda após cada uma das medicações.
- A maioria das medicações em suspensão ou elixir é hipertônica e necessita de diluição em pelo menos 60 mL de água antes da administração para prevenir irritação da mucosa gástrica e diarreia osmótica.
- Caso a dieta esteja em infusão contínua, deve ser suspensa por pelo menos 15 minutos antes e após a administração da medicação.
- Medicações NÃO podem ser adicionadas à dieta.
- Consultar a Comissão de Farmácia para verificar compatibilidade de medicação-dieta.

h. Suspensão da dieta para procedimentos dentro da UTI

Pacientes recebendo dieta intermitente, quando submetidos a procedimentos dentro da UTI que necessitem de posição de Trendelenburg ou de grande mobilização (inserção de cateter venoso, extubação, fisioterapia), devem ter os procedimentos preferencialmente realizados nos intervalos da dieta intermitente. No caso da extubação, suspender a dieta APENAS APÓS o teste de respiração espontânea ter sido bem-sucedido. Suspender uma dieta e programar a extubação para 1 hora após a suspensão da dieta. A reintrodução da dieta intermitente após extubação dependerá do padrão respiratório, objetivar a reintrodução em até 2 horas após a extubação. Caso não seja possível, o paciente deve ser reavaliado a cada 6 horas para reintrodução da dieta.

Pacientes recebendo dieta contínua e que serão submetidos a procedimento dentro da UTI que necessitem de posição de Trendelenburg ou de grande mobilização (inserção de cateter venoso, extubação, fisioterapia) devem ter a dieta pausada por meia hora antes e após o procedimento. A reintrodução da dieta enteral após extubação dependerá do padrão respiratório, objetivar a reintrodução em até 2 horas após a extubação. Caso não seja possível, o paciente deve ser reavaliado a cada 6 horas para reintrodução da dieta.

i. Quando iniciar a nutrição parenteral (NP) na criança criticamente doente? O que oferecer?

Em recente estudo multicêntrico randomizado envolvendo 1.440 crianças, os autores observaram que NP após 1 semana foi superior em comparação à NP nas primeiras 24 horas de admissão na UTIP em termos de incidência de nova infecção, duração da ventilação mecânica, necessidade de terapia de substituição renal e duração da internação hospitalar. Apesar das controvérsias envolvendo o estudo (considerável heterogeneidade com relação à idade e diagnósticos entre os dois grupos; aparentemente um número considerável de pacientes recebeu a NP sem uma indicação precisa; manejo nutricional não uniforme entre os centros envolvidos; possibilidade de superalimentação no grupo de NP precoce), o documento da Aspen 2017 não recomenda o início precoce (< 24 h) da NP *(moderada evidência, forte recomendação)*. NP complementar à NE só deve ser iniciada antes da 1ª semana de internação em pacientes gravemente subnutridos ou de risco para deterioração nutricional que não alcançam as metas nutricionais estabelecidas *(baixa evidência, fraca recomendação)*. Embora a NP, nas primeiras 24 horas de internação na UTIP, não possa ser recomendada de forma rotineira, o momento preciso de início da NP deve ser individualizado, assim como o momento preciso de uso da NP complementar à NE.

As indicações habituais de NP estão citadas na Figura 43.4. Convém ressaltar que, uma vez indicada a NP, é necessária uma reavaliação frequente da possibilidade de introdução de dieta oral ou enteral. Uma vez indicado o suporte nutricional parenteral, devemos decidir quanto às ofertas hídrica, calórica, proteica, de lipídios, carboidratos, eletrólitos e micronutrientes que estão resumidas no Quadro 43.16.

Devemos programar a via de acesso para o suporte parenteral. As via pode ser periférica ou central. Pela via periférica, a solução não deve exceder osmolaridade de 900 mOsm/L e a concentração de glicose superior a 12,5%, geralmente empregada como NP suplementar à enteral ou como ponte para NP central e, via de regra, por período inferior a 2 semanas. Já o acesso central é empregado para NP prolongada.

Com relação à oferta hídrica, lembrar que, por um lado, a criança criticamente enferma apresenta ativação de mecanismos fisiopatológicos que ocasionam retenção hídrica (secreção inadequada do

Quadro 43.16 Recomendações para suporte nutricional parenteral em pediatria.

Recomendações	Faixa de peso (kg)					
	< 10		10–20		> 20	
Oferta hídrica mL/100 Kcal	100		100 + 50 mL para cada kg > 10		100 + 20 mL para cada kg > 20	
Macronutrientes (kg/dia)	Faixa etária					
	1 m - 2 anos			> 2 anos		
	Iniciar	Avançar/dia	Máximo	Iniciar	Avançar/dia	Máximo
Oferta proteica	1	1	3-3,5	1	0,5	1,5
Oferta lipídica (g/kg/dia)	1	1	3	1	0,5	2
Oferta de glicose (mg/Kg/min)	2-3	2-3	12-16	3-5	2-3	12
Eletrólitos (mEq/peso calórico*)	Faixa etária					
	Lactentes	2-5a	5-12a	Adolescentes		
Sódio*	2-6	2-6	2-6	2-6		
Potássio*	2-3	2-3	2-3	2-3		
Cálcio*	1-2,5	1-2,5	1-2,5	10-20 mEq/dia		
Magnésio*	0,3-0,5	0,3-0,5	0,3-0,5	10-30 mEq/dia		
Fósforo (mMol/ peso calórico)	0,5-1	0,5-1	0,5-1	10-40 mMol/dia		
Micronutrientes	Faixa etária					
	1-3 m (µgkg)	< 5a (µg/kg)		Adolescentes (µg/dia)		
Zinco	300	100		2-5 mg		
Cobre	20	20		200-500		
Selênio	2	2-3		30-40		
Cromo	0,2	0,14-0,2		5-15		
Manganês	1	2-10		50-150		
Iodo	1	1				
Vitaminas	Faixa etária					
	Crianças			> 5 anos – Adolescentes		
A (UI)	2.300			3.300		
E (mg)	7			10		
D (UI)	400			200		
C (mg)	80			100		
B1 (mg)	1,2			3		
B2 (mg)	1,4			3,6		
B3 (mg)	1			4		
B5 (mg)	17			40		
B6 (mg)	5			15		
B7 (µg)	20			60		
B9 (µg)	140			400		
B12 (µg)	1			5		
K (mg)	0,2			5 mg/semana		

Fonte: Desenvolvido pela autoria.

hormônio antidiurético, ativação do eixo renina-angiotensina-aldosterona) juntamente com excessiva oferta de fluidos por meio de medicações de infusão contínua, antibióticos, entre outros. Por outro lado, perdas anormais podem ocorrer e devem ser contempladas de acordo com balanço hídrico diário.

Com relação à oferta calórica, as estimativas se baseiam em fórmulas ou, mais raramente, em calorimetria indireta. É imprescindível a monitorização clínica e laboratorial para prevenção do excesso ou insuficiência do suporte nutricional (Quadro 43.17). Em geral, 50% a 60% do valor energético total (VET) é fornecido por carboidratos (glicose é o de escolha, sendo que 1 g de glicose fornece 3,4 cal). Lipídeos fornecem 10% a 25% do VET (cada g de lipídios a 20% fornece 10 cal) e proteínas fornecem 25% a 30% do VET (1 g proteína fornece 4 cal). Uma vez que os aminoácidos são geralmente metabolizados para síntese proteica e enzimática estrutural e visceral e não para fornecer energia, alguns autores sugerem não incluir as calorias proteicas no cálculo de energia total. Diversos outros autores têm recomendado que as calorias fornecidas pela proteína sejam incluídas no cálculo da relação nitrogênio/caloria. Na doença crítica, a relação entre nitrogênio e caloria recomendada fica em torno de 130 a 150 Kcal/g de nitrogênio (1 g de proteína = 6,25 g de nitrogênio).

No Quadro 43.18, estão sumarizados os principais cálculos que devem ser feitos durante a prescrição da NP. Atualmente, a maior parte dos softwares faz esses cálculos.

Quadro 43.17 Monitorizações clínica e laboratorial sugeridas durante terapia nutricional parenteral.

Parâmetros	Inicial (1-2 semanas)	Estabilização
Balanço hídrico	Monitorização diária	Monitorização diária
Peso	Monitorização diária	Monitorização diária
Estatura	1 vez/semana	1 vez/semana
CMB	1 vez/semana	1 vez/semana
PT	1 vez/semana	1 vez/semana
PC	À admissão de crianças até 5 anos e 1 vez/semana	
Eletrólitos e gasometria	3-4 vezes/semana	1 vez/semana
Ureia e Creatinina	2-3 vezes/semana	1 vez/semana
Glicemia (dextro)	3 vezes/dia enquanto mudar oferta de glicose ou se glicosúria	1 vez/dia
Glicosúria	3 vezes/dia	1 vez/dia
Albumina	1 vez/semana	1 vez/mês
Pré-albumina	1 vez/semana	1 vez/mês
Transferrina	1 vez/semana	1 vez/mês
Hemograma	1 vez/semana	1 vez/mês
Enzimas hepáticas	1 vez/semana	1 vez/mês
Triglicérides	Diariamente enquanto ↑ oferta lípides	1 vez/mês

CMB: circunferência média do braço; PC: perímetro cefálico; PT: prega tricipital.
Fonte: Desenvolvido pela autoria.

Quadro 43.18 Cálculos úteis na prescrição da NP.

Cálculo	Valor	Interpretação
g N/Kcal não proteicas = (Kcal lipídios + Kcal glicose) × 6,25 g de proteínas	1/90-1/150	Hipermetabólico
	1/150-1/250	Anabólico
Concentração de cálcio = Ca (mEq)------Volume da NP X (mEq)--------1.000 mL	< 10 mEq/L	Se acima desse valor, pode instabilizar a solução
Somatório de cátions = Ca (mEq) + Mg(mEq)------Volume da NP X (mEq)--------1.000 mL	[Ca]+ [Mg] < 16 mEq/L	Trata-se da somatória dos cátions (bi e trivalentes) na solução. Se > 16, pode instabilizar a solução
Relação Ca/P (mg) = Ca (mg) na NP------1,3-2 Mg (mg) na NP-----1	1,3:1 a 2:1	Trata-se da relação da quantidade de Ca e P para manter a estabilidade da solução. Nível próximo à 2:1 é mais adequado para incorporação óssea
Osmolaridade (mOsm/L) = (AAx8) + (Glicx7) + (Nax2) + (Px0,2) - 50	< 600 mOsm/L	Pode ser usado com segurança em veia periférica. Entre os dois valores, a via periférica deve ser usada com cautela
Osmolaridade (mOsm/L) = (AAx8) + (Glicx7) + (Nax2) + (Px0,2) - 50	> 900 mOsm/L	Apenas em acesso central
Concentração de glicose = Glicose em g ÷ volume total da NP	> 12,5%	Indicativo de acesso central

AA: aminoácido; Ca: cálcio; G: gramas; Glic: glicose; Kcal: kilocalorias; N: nitrogênio; NP: nutrição parenteral; Meq: miliequivalentes; mg: miligramas; Mg: magnésio; P: fósforo.

Fonte: Adaptado de Instituto Girassol.

Complicações relativas ao suporte nutricional parenteral podem ser divididas em aquelas relativas ao acesso venoso ou aquelas relativas à nutrição propriamente dita (Quadro 43.19). Complicações metabólicas incluem hiperglicemia, hiperlipidemia, hipercapnia, distúrbios acidobásicos, distúrbios eletrolíticos, síndrome de realimentação, toxicidade pelo manganês, deficiência de selênio, desordens hepatobiliares, doença óssea, hipoglicemia.

Quadro 43.19 Complicações relacionadas à NP.

Nutriente	Complicação	
Carboidrato	Excesso	Hiperglicemia ↑ taxas de infecção Lipogênese (↑ produção triglicérides) Esteatose hepática ↑ produção CO_2 ↑ gasto energético
Aminoácidos	Excesso	Ureagênese
Lipídeos	Déficit	Deficiência de ácidos graxos essenciais
	Elevadas concentrações de fosfolípides (p. ex.: EL 10%)	↑ TG, colesterol e fosfolípides
	Velocidades de infusão curtas (< 24 h especialmente em Rn PT, pacientes intolerantes à EL ou que apresentam hipertrigliceridemia)	TG
	Associação com CE, anfotericina, propofol	↑ TG

EL: emulsão lipídica; RN PT: recém-nascido pré-termo; TG: triglicérides.
Fonte: Desenvolvido pela autoria.

A repleção nutricional rápida (síndrome de realimentação), tanto por via enteral como parenteral em pacientes gravemente subnutridos, pode resultar em distúrbios hidreletrolíticos graves incluindo hipernatremia, hipofosfatemia, hipocalemia, hipomagnesemia e ocasionalmente deficiência de tiamina. A infusão de glicose estimula a síntese de insulina que é responsável pelo deslocamento intracelular de fósforo e potássio. Hipofosfatemia grave pode causar fraqueza muscular, convulsões, falência respiratória, descompensação cardíaca e óbito. A condição pode ser prevenida pela oferta gradual de energia juntamente com reposição de eletrólitos de acordo com monitorização detalhada pelo menos nos primeiros 7 a 10 dias em pacientes de risco.

j. Qual o papel da imunonutrição na criança criticamente doente?

Diversos componentes da dieta – glutamina, arginina, nucleotídeos, ácidos graxos ѡ-3, antioxidantes, zinco, selênio – têm sido estudados em combinação ou isoladamente visando suas propriedades funcionais, em especial as que dizem respeito à resposta inflamatória e imune. Estudos randomizados controlados em crianças comparando imunonutrição com nutrição habitual empregaram uma variedade de nutrientes, por via enteral ou parenteral, incluíram populações heterogêneas e utilizaram diferentes métodos para estimar as necessidades de energia (Quadro 43.20). Mehta *et al.*, em 2017, salientam que, com base nas evidências disponíveis, não está recomendado o uso rotineiro de imunonutrição na criança criticamente doente (*moderada evidência, forte recomendação*). Grupos específicos de pacientes (p. ex., pacientes em uso de nutrição parenteral prolongada devem ser discutidos com a equipe da EMTN quanto ao uso de imunonutrientes).

k. Transição da dieta.
- Parenteral para enteral: quando mais que 50% a 75% das calorias estão sendo oferecidas e toleradas por via enteral, podemos gradualmente suspender a NP iniciando pela redução à metade. Suspensão da NP pode ocorrer quando > 75% das calorias estão sendo oferecidas e toleradas por via enteral.
- Enteral para oral: a decisão de iniciar a dieta oral deve ter como base a resolução ou a estabilização do problema que indicou o suporte nutricional enteral associada a uma avaliação clínica especializada (fonoaudiológica) da capacidade de sucção, deglutição e proteção da via aérea. A realização de exames de imagem (videofluoroscopia da deglutição ou exames para pesquisa de doença de refluxo gastroesofágico) apenas indicada em situações clínicas específicas que devem ser discutidas com os especialistas envolvidos. Uma vez definidos esses aspectos, podemos considerar uma dieta oral diurna associada à enteral durante o período noturno (oferta de 50% a 75% das metas calóricas) (quando pertinente para faixa etária ou para condição clínica, p. ex., pacientes com IMC/I < -2 que necessitam de uma recuperação nutricional gradual). Quando a dieta oral oferecer 50% a 75% das necessidades calóricas, a nutrição enteral pode ser suspensa. Considerar o uso de suplementos orais visando alcançar metas em menores volumes.

l. Indicadores de qualidade em terapia nutricional: indicadores são instrumentos de medida que mostram a presença/ausência de determinado acontecimento ou fenômeno e não devem ser interpretados como ferramentas de controle de

Quadro 43.20 Estudos de imunonutrição em crianças criticamente doentes.

Referência	Desenho/População	Intervenção	Resultados	Conclusões
Jordan et al.	ERC, 101 crianças com sepse grave ou pós-op com NP por pelo menos 5 dias	Grupo estudo (n = 49) NP + glutamina Grupo controle (n = 49) NP.	• Grupo estudo com níveis mais elevados de HSP-70 no 5°dia • Sem diferenças em IL-10, IL-6 • Sem diferença duração internação na UTI/hospitalar • Sem eventos adversos	Sem diferenças em desfechos clínicos com uso de NP suplementada com glutamina
Larsen et al.	ERC, 32 crianças com doença cardíaca congênita submetidas à cirurgia cardíaca	Grupo estudo (n = 16): EL contendo 50% TCM, 40% TCL, 10% óleo peixe. Grupo controle (n = 16) EL contendo 100% óleo soja. EL na NP por 1-4 dias pré-op e 10 dias pós-op.	• Grupo estudo: < valores PCT no pós-op 1 (p = 0,01), < relação ω-6 to ω-3 (p = 0,0001), >[ω-3] (p = 0,001) > níveis plasmáticos de EPA (p < 0,05). 10° pós-op pacientes com escore PRISM III mais altos apresentaram menores níveis de linfócitos (p < 0,05), [TNF-α] mais baixa no grupo estudo (5,9 vs 14,8 pg/mL, p = ,003). [TNF-α] apresentava correlação positiva com duração internação hospitalar no grupo controle (p = 0,01), e negativa no grupo estudo (p = 0,004)	EL contendo ω-3 na NP mostrou um benefício com relação ao perfil inflamatório e estado imune em crianças com doença cardíaca congênita em comparação com EL contendo ácidos graxos cadeia ω-6. Não ficam claros os benefícios clínicos dessa estratégia
Nehra et al.	ERC = 19 recém-nascidos e crianças com BD < 1 mg/dL dependentes de NP	EL na dose 1 g/kg/d Grupo estudo: EL com óleo de peixe Grupo controle com EL 100% óleo de soja Se BD > 2 mg/Ll os pacientes eram submetidos a cross-over	• Sem diferenças significantes na colestase entre os grupos	Baixa incidência de colestase nos grupos (EL mantida em dose abaixo da recomendada) pode ter acarretado perda do poder estatístico
Jacobs et al.	ERC, piloto em crianças com SDRA/LPA	26 crianças com SDRA/LPA em VM Grupo estudo (n = 14): NE com EPA + GLN Grupo controle (n = 12): NE com fórmula padrão Meta calórica: > 75% da prevista por Schofield com FR (1,3) em 28 h do início da NE	• Sem diferenças nos grupos para duração internação na UTIP ou hospitalar, duração da VM ou na oferta calórica. Oferta proteica mais elevada no grupo estudo: 2,35 ± 0,2 vs. 1,63 ± 0,1, p = 0,007	Sem diferenças em desfechos clínicos, porém mostra que a imunonutrição foi possível, sem complicações. Pequeno tamanho da amostra, com muitos critérios de exclusão, pode ter limitado os resultados clínicos

(Continua)

Quadro 43.20 Estudos de imunonutrição em crianças criticamente doentes. (*Continuação*)

Referência	Desenho /População	Intervenção	Resultados	Conclusões
Carcillo *et al.*	ERC em 293 crianças criticamente doentes com necessidade de VM, dieta enteral, acesso venoso central ou sondagem vesical de demora, admitidas no estudo em 48h da internação na UTI	Grupo estudo: zinco enteral 20 mg/d zinco; selênio enteral, 1-3 y: 40 mcg/d, 3-5 y: 100 mcg/d, 5-12 y: 200 mcg/d, adolescente: 400 mcg/d; glutamina enteral: 0,3 g/kg/d e glutamina; IV: 0,2 mg/kg/d Grupo controle: estudo comparativo de efetividade, recebiam proteína do soro do leite 0,3 g/kg na NE	• Sem diferenças na mortalidade aos 28 d, na duração internação UTI, na incidência de complicações infecciosas, na duração da VM • Taxas médias de infecção relacionada aos cuidados de saúde ou sepse/paciente/100 dias estudo (IC 95%): imunocomprometidos: 1,57 (0,53–3,73) vs. 6,09 (3,33–10,32); p = 0,011. Sem diferenças para os imunocompetentes	Recrutamento suspenso por futilidade
Briassoulis *et al.* (3 estudos)	ERC, [1]n = 50 crianças criticamente doentes [2]n = 38 com choque séptico [3]n = 40 com TCE grave	Grupo estudo: imunonutrição enteral com GLN, L-arginina, antioxidantes, ácidos graxos ω-3, fibra, vitamina E, β caroteno, zinco, cobre, selenio Grupo controle: fórmula pediátrica padrão	• Grupo estudo vs. controle: • [1,2,3] Sem diferenças para energia, oferta proteica, mortalidade, duração internação UTI, pneumonia, infecções, duração VM • [1,2,3] Diarreia significativamente mais frequente. • [1,3] Balanço nitrogenado positivo em proporção significativamente maior de pacientes • [1,3] Culturas gástricas positivas em número significativamente menor • [2] Níveis de IL-6 significativamente menores e de IL-8 significativamente maiores no 5º dia • [3] Níveis de IL-8 significativamente menores e sem diferenças para IL-6 em IL-6 no 5º dia	Imunonutrição foi possível em crianças criticamente doentes, porém número insuficiente para demonstrar diferenças em desfechos clínicos

BD: bilirrubina direta; EL: emulsão lipídica; ERC: ensaio randomizado controlado; GLN: glutamina; LPA: lesão pulmonar aguda; NE: nutrição enteral; NP: nutrição parenteral; pós-op: pós-operatório; pré-op: pré-operatório; SDRA: síndrome do desconforto respiratório agudo, TCE: trauma cranioencefálico; TCM: triglicérides de cadeia média; TCL: triglicérides de cadeia longa.

Fonte: Adaptado de Mehta *et al.*, 2017.

qualidade. Quando empregados adequadamente, permitem analisar/quantificar a assistência e quais aspectos devem ser melhorados e/ou modificados. Alguns indicadores de qualidade são sugeridos para monitorização do suporte nutricional pediátrico: taxa de realização de triagem nutricional; taxa de realização de anamnese alimentar inicia;, taxa na adequação do volume infundido em relação ao prescrito em pacientes em terapia nutricional enteral; taxa de pacientes com TNE e/ou terapia nutricional parenteral (TNP) que atingiram as necessidades nutricionais definidas pela EMTN; taxa de reavaliação nutricional periódica em pacientes hospitalizados; taxa de orientação nutricional na alta hospitalar; taxa de efetividade do atendimento nutricional; taxa de jejum maior que 24 horas em pacientes em terapia nutricional; taxa de avaliação de aceitação de complemento alimenta;, taxa de auditoria em prontuário; taxa de conformidade de prescrição de terapia nutricional com indicação.

- Na UTIP do HU-USP, adotamos os seguintes indicadores de qualidade:
- 100% dos pacientes atingem metas nutricionais em 72 horas.
- < 20% dos pacientes permanecem em jejum por mais de 48 horas antes do início da TNE.
- < 10% dos pacientes permanecem por jejum mais de 24 horas durante o período de TNE.
- ≥ 80% dos pacientes recebem > 80% do volume prescrito diário de dieta.

■ BIBLIOGRAFIA CONSULTADA

Aspen Board of Directors. Administration of specialized nutrition support-issues unique to pediatrics. J Parent Enter Nutr. 2002;26(1-suppl):97-110.

ESPGHAN Committee on Nutrition. Practical approach to paediatric enteral nutrition: a comment by the ESPGHAN committee on nutrition. J Pediatric Gastroenterol Nutr. 2010;51(1):110-122.

Koletzko B, Goulet O, Hunt J, et al. Guidelines on paediatric parenteral nutrition of the european society of paediatric gastroenterology, hepatology and nutrition (ESPGHAN) and the European Society for Clinical Nutrition and Metabolism (ESPEN), supported by the European Society of Paediatric Research (ESPR). Journal of Pediatric Gastroenterology and Nutrition. 2005;41:S1-S4.

Mehta NM, Compher C. Aspen clinical guidelines: nutrition support of the critically ill child. J Parent Enter Nutr. 2009;33(3):260-76.

Mehta NM, Corkins MR, Lyman B, Malone A, Goday PS, Carney LM, et al. The American Society for Parenteral and Enteral Nutrition (A.S.P.E.N.) Board of Directors. Defining pediatric malnutrition: a paradigm shift toward etiology-related definitions. J Parent Enter Nutr. 2013;37(4):460-481.

Mehta NM, Duggan CP. Nutritional deficiencies during critical illness. Pediatr Clin N Am. 2009;56:1143-1160.

Mehta NM, Skillman HE, Irving SY, et al. Guidelines for the provision and assessment of nutrition support therapy in the pediatric critically Ill patient: Society of Critical Care Medicine and American Society for Parenteral e Enteral Nutrition. J Parent Enter Nutr. 2017;41:706-742.

Mehta NM, Duggan CP. Nutritional deficiencies during critical illness. Pediatr Clin North Am. 2009;56(5):1143-60.

Schofield WN. Prediciting basal metabolic rate, new standards and review of previous work. Hum Nutr Clin. 1985;39(suppl)1:5-41.

WHO. Management of severe malnutrition: a manual for physicians and other senior health workers. Geneva: World Health Organization; 1999.

Analgesia e Sedação

■ Elyane Daltri Lazzarini Cury   ■ José Carlos Fernandes

Introdução

Pacientes internados em unidade de terapia intensiva (UTI) têm inúmeros motivos para apresentarem dor, estresse, ansiedade e medo, incluindo o agravo clínico atual, o ambiente, os procedimentos a que são submetidos e as manipulações frequentes.

Promover conforto e minimizar essas sensações em recém-nascidos e crianças gravemente doentes é parte importante nos cuidados diários em UTI pediátrica (UTIP). Para tanto, é essencial proporcionar analgesia e sedação adequadas.

A população pediátrica, em sua grande maioria, pela diversidade do desenvolvimento cognitivo próprio da faixa etária ou por agravos importantes, é incapaz de comunicar a dor, o desconforto e as angústias, tendo grande risco de receber analgesia e sedação inadequadas. Há, ainda, dificuldade em se diagnosticarem importantes complicações relacionadas à doença ou ao tratamento empregado, como a síndrome de abstinência e o *delirium*.

Esta população, em especial, precisa de atenção para titular e tratar adequadamente essas sensações que interferem no desfecho clínico de modo negativo.

Para obtermos melhores desfechos e oferecermos melhores cuidados aos pacientes, é essencial uma equipe multidisciplinar preparada, envolvendo, principalmente, equipe médica, farmacêutica e de enfermagem; associada à utilização de escores diagnósticos com a finalidade de aumentar a sensibilidade. Além do tratamento propriamente dito, que envolve medidas não farmacológicas e farmacológicas.

Um tópico importante que será discutido ao longo do capítulo é como se obterem analgesia e sedação adequadas, evitando o subtratamento e, mais comumente, o tratamento excessivo, que implicam piores desfechos para os pacientes.

Indicações de analgesia e sedação em UTI

As principais indicações para sedação e analgesia em UTI são:

- redução da dor, da ansiedade e da agitação;
- promoção de amnésia com redução de memórias desagradáveis;
- redução do consumo de oxigênio e do catabolismo celular;
- tolerância da terapêutica instituída e dos procedimentos realizados, como obtenção de acesso venoso central, drenagem de tórax, punção do líquido cefalorraquidiano, biópsia de medula óssea, passagem de cateter de diálise peritoneal e cardioversão;
- exames diagnósticos, como ressonância magnética, tomografia computadorizada, eletroencefalograma e endoscopia;
- redução da perda de dispositivos, como cateteres, sondas e tubo orotraqueal;
- sincronização da ventilação mecânica.

Pré-avaliação e monitorização

O uso de analgésicos e de sedativos no departamento de emergência e em UTI deve ser precedido de uma criteriosa avaliação clínica com a finalidade de se promover segurança ao paciente, a qual inclui:

- doença de base e disfunções orgânicas atuais;
- alergia às drogas e interação medicamentosa;
- tempo de jejum (recomendado 2 a 3 horas para líquidos finos e 4 a 8 horas para líquidos espessos e sólidos);
- experiência prévia com sedação e analgesia.

Todos os pacientes submetidos à sedação devem ser monitorizados por profissionais capacitados, normalmente dois, sendo um médico e um enfermeiro ou fisioterapeuta. A monitorização envolve:

- oximetria de pulso contínua;
- traçado eletrocardiográfico contínuo;
- avaliação da pressão não invasiva em intervalos de 5 minutos.

A monitorização deve persistir até que não haja risco de depressão cardiorrespiratória, os sinais vitais estejam estáveis e o nível de consciência adequado para a idade.

Deve-se garantir a existência de equipamentos, para o manejo de via aérea e para a reanimação, adequados para a idade, como:

- fonte de oxigênio a 100%;
- dispositivo bolsa-válvula-máscara;
- aspirador;
- laringoscópios;
- cânula de intubação e materiais para via aérea difícil, como fio-guia, máscara laríngea e videolaringoscópio;
- capnógrafo;
- drogas de emergência e agentes antagonistas para reversão da sedação;
- desfibrilador para pacientes com disfunção cardiovascular.

O domínio do suporte avançado de vida em pediatria associado ao conhecimento da farmacologia das principais drogas utilizadas constitui-se em pré-requisitos básicos para o profissional que estiver conduzindo a analgesia e a sedação de crianças gravemente enfermas.

Analgesia

Como já descrito, pacientes internados em UTI têm inúmeras razões para apresentarem dor.

Dor, definida pela International Association for the Study of Pain, trata-se de uma experiência desagradável, sensorial e emocional associada com lesão tecidual atual ou em potencial.

Os dois tipos de dor mais frequentes em UTI são:

- **dor aguda:** inclui dor em pós-operatório e pós-procedimentos;
- **dor prolongada:** causada pela patologia que justificou a internação.

Diagnosticar e tratar adequadamente a dor é muito importante, pois a resposta fisiológica a ela promove aumento de catecolaminas endógenas, resultando em vasoconstricção arteriolar e, consequentemente, piora da perfusão tecidual com redução da pressão de O_2 nos tecidos; além de intensificar o estado de hipercatabolismo com lipólise e hiperglicemia. Somado a essas complicações, ainda existe o aumento do risco infeccioso.

Estudos recentes concluíram que o uso de escalas para diagnosticar e quantificar a dor de modo objetivo é essencial para promover o tratamento adequado, que envolve medidas não farmacológicas e farmacológicas. Tais escalas melhoram a comunicação multidisciplinar e otimizam o plano terapêutico.

O padrão-ouro para o diagnóstico da dor é a percepção do paciente avaliado por meio de escalas numéricas (de 0 a 10; zero: ausência de dor e 10, a dor mais intensa já sentida) ou escalas visuais (números ou faces).

Dentro da população neonatal e pediátrica, existe uma grande variabilidade de desenvolvimento neurocognitivo pela faixa etária que, somada à impossibilidade decorrente da patologia (p. ex., rebaixamento de nível de consciência ou paciente intubado), inviabiliza a avaliação da dor pela percepção pessoal. Nesses casos, devem ser aplicadas escalas objetivas avaliadas por integrantes da equipe multidisciplinar com treinamento adequado, normalmente enfermeiros.

A escala mais utilizada e mais bem sedimentada para avaliação da dor é a de FLACC (Face Legs Activity Cry Consolability), estabelecida em 1997, por Merkel et al., para crianças de 2 meses de idade a 7 anos no período pós-operatório; ela varia de 0 a 10, sendo 0 ausência de dor; 1 a 3, dor leve; 4 a 6, dor moderada; 7 a 10, dor intensa. Posteriormente, a escala de FLACC foi validada para crianças até 16 anos de idade com boa correlação com a escala numérica referida pelo paciente.

A dor é considerada o sexto sinal vital e, portanto, deve estar presente como parâmetro de monitorização e ser reavaliada de 4 a 8 horas, o que normalmente é feito pela equipe de enfermagem.

A seguir, são apresentadas as escalas numérica e facial para avaliação pessoal da dor e a escala de FLACC.

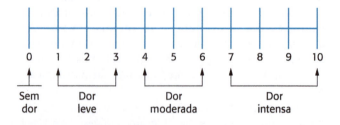

Figura 44.1 Escala numérica referida pelo paciente.
Fonte: Desenvolvida pela autoria.

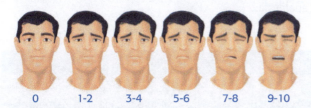

Sentido indicado pela seta representa aumento de intensidade da dor (→).

Figura 44.2 Escala facial referida pelo paciente.
Fonte: Adaptada de FLACC - Merkel, 1997.

Quadro 44.1 Escala de FLACC avaliada por profissional capacitado.

Categorias	Pontuação		
	0	1	2
Face	Nenhuma expressão especial ou sorriso	Caretas ou sobrancelhas franzidas de vez em quando, introversão, desinteresse	Tremor frequente do queixo, mandíbulas cerradas
Pernas	Normais ou relaxadas	Inquietas, agitadas, tensas	Chutando ou esticadas
Atividade	Quieta, na posição normal, movendo-se facilmente	Contorcendo-se, movendo-se para frente e para trás, tensa	Curvada, rígida ou com movimentos bruscos
Choro	Sem choro (acordada ou dormindo)	Gemidos ou choramingos; queixa ocasional	Choro continuado, grito ou soluço; queixa com frequência
Consolabilidade	Satisfeita, relaxada	Tranquilizada por toques, abraços ou conversas ocasionais; pode ser distraída	Difícil de consolar ou confortar

Variação: 0-10; 0: ausência de dor; 1-3: dor leve; 4-6: dor moderada; 7-10: dor intensa.

Fonte: Desenvolvido pela autoria.

Após realizado o diagnóstico e determinado o grau da dor, inicia-se o tratamento, que envolve medidas não farmacológicas e farmacológicas.

As medidas não farmacológicas são capazes de reduzir o estresse, a ansiedade e o medo e dessa forma, propiciar mais conforto e menos dor ao paciente. Envolvem transformar o ambiente da terapia intensiva em mais acolhedor com a presença de acompanhante, ambiente silencioso e com intensidade da luminosidade compatível com o ciclo circadiano; concentrar, dentro do possível, os procedimentos no período diurno; propiciar posição confortável para o paciente; e realizar atividades lúdicas, como vídeo e musicoterapia. Em neonatos, uma medida importante é a realização de posição "canguru" e a sucção com glicose a 25%.

As medidas farmacológicas dependem do grau da dor e da condição clínica do paciente (Quadro 44.2). Na dor leve, utilizam-se analgésicos não opioides e anti-inflamatórios não esteroidais (AINE). Na dor moderada, deve-se associar opioide fraco ao esquema utilizado na dor leve. Na dor intensa, estão indicados os opioides fortes em associação com analgésicos e AINE. Neste último caso, permanecendo difícil o controle álgico, existem medicamentos adjuvantes que devem ser acrescentados ao esquema empregado, como a gabapentina, a cetamina em doses baixas e a dexmedetomidina (precedex). A associação de analgésicos, AINE e adjuvantes reduz a dose necessária de opioides, diminuindo os efeitos colaterais e potencializando a analgesia.

Os opioides em dose alta têm efeito sedativo associado, estão relacionados à tolerância e, portanto, a redução abrupta pode desencadear síndrome de abstinência.

Caso efeito sedativo do opioide muito intenso, pode-se utilizar o seu antagonista, o naloxone.

A cetamina em doses baixas tem efeito analgésico, porém, em doses altas, predominam o efeito sedativo e os efeitos colaterais, como alucinação, psicose e *delirium*.

Não se recomenda o uso de codeína em virtude da ausência da enzima conversora para o metabólito ativo (morfina) em algumas pessoas.

Preferir, sempre que possível, a via enteral, não a utilizando na impossibilidade de uso do trato gastrointestinal, síndromes disabsortivas e dor refratária ao tratamento enteral. Quando necessária medicação endovenosa, iniciar de modo intermitente e, na ausência de controle da dor, progredir para o modo contínuo.

O analgésico mais utilizado em terapia intensiva no tratamento da dor aguda intensa é o fentanil.

A dor localizada, normalmente secundária a procedimentos, trauma, queimadura e cirurgia, pode ser tratada com analgesia regional, sendo a mais utilizada a lidocaína, com dose recomendada de 4 mg/kg e duração da ação de 30 a 60 minutos.

O EMLA® pode ser utilizado antes de procedimentos, como punção arterial; porém deve-se ter cuidado com seu uso em recém-nascido em virtude do risco de meta-hemoglobinemia, principalmente se for utilizado mais de uma vez no mesmo dia. Tem tempo de ação retardado, 60 a 90 minutos para iniciar efeito.

Os bloqueios nervosos e a analgesia epidural têm sido utilizados com maior frequência pelos anestesistas, constituindo-se em tratamento eficaz e seguro. A droga mais utilizada é a bupivacaína que tem, entre as indicações, os bloqueios intercostais após toracotomias e drenagem pleural, o transplante hepático, os politraumatizados com fraturas instáveis de membros inferiores e as grandes cirurgias abdominais.

O Quadro 44.2 resume as principais drogas utilizadas para analgesia:

Quadro 44.2 Principais drogas analgésicas de uso clínico.

Droga	Indicação	Dose	Efeito adverso
Paracetamol	Dor leve a moderada Analgésico simples	VO e VR 10-15 mg/kg/dose de 4 a 6 horas Adultos: 500 mg/dose Máximo: 75 mg/kg/dia sem ultrapassar 4 g/dia	*Rash* cutâneo e hipersensibilidade. Nefrotoxicidade com lesão renal. Aumenta fosfatase alcalina, bilirrubina e amônia Pancitopenia Redução de bicarbonato, cálcio e sódio Aumento de cloro, ácido úrico e glicose
Dipirona	Dor leve a moderada Analgésico simples Não aprovada pela FDA. Extensa experiência em uso clínico	VO, EV e IM 25 mg/kg/dose, a cada 6 horas. Adultos: 500 mg-1 g/dose. Máximo: 4 g/dia	*Rash* cutâneo e hipersensibilidade. Agranulocitose Hipotensão
Ibuprofeno	Dor leve a moderada Anti-inflamatório	VO 6 m-12 anos: 5-10 mg/kg/dose, a cada 6 horas. Adultos: 400 mg/dose Máximo: 40 mg/kg/dia sem ultrapassar 2,4 g/dia	*Rash* cutâneo e prurido Edema Dor abdominal e dispepsia
Diclofenaco	Dor leve a moderada Anti-inflamatório	VO 2-3 mg/kg/dia, a cada 6 a 12 horas. Adulto: 50 mg, a cada 8 horas. Máximo: 150 mg/dia.	*Rash* cutâneo e prurido Edema e HAS Dor abdominal, dispepsia e úlcera péptica Aumento de transaminases Lesão renal Artralgia Anemia e tempo de sangramento prolongado
Cetorolaco	Dor moderada a intensa Anti-inflamatório	EV 0,5 mg/kg, a cada 6 horas Adulto: 30 mg/dose Não exceder 48 horas - 72 horas de tratamento	Semelhante ao Diclofenaco
Tramadol	Dor moderada Opioide Deve ser evitado < 12 anos em virtude da depressão respiratória (FDA)	VO 1-2 mg/kg/dose, a cada 4 a 6 horas Adulto: 50-100 mg/dose Máximo: 100 mg/dose	Semelhante à morfina
Morfina	Dor moderada e grave. Dor crônica Opioide forte Utilizada no resgate quando abstinência	VO, EV e SC < 6 meses: • VO: 0,08-0,1 mg/kg/dose, a cada 4 horas • EV/SC: 0,025-0,03 mg/kg/dose, a cada 2 a 4 horas. > 6 meses: • VO: 0,2-0,5 mg/kg/dose, a cada 4 horas.	*Rash* cutâneo, prurido, urticária e reação de hipersensibilidade Cardiovascular: bradicardia, dor torácica, FA, hipotensão e vasodilatação Hipoventilação e depressão respiratória

(*Continua*)

ANALGESIA E SEDAÇÃO

Quadro 44.2 Principais drogas analgésicas de uso clínico. (*Continuação*)

Droga	Indicação	Dose	Efeito adverso
Morfina		VO, EV e SC • EV/SC: 0,0-0,2 mg/kg/dose, a cada 2 a 4 horas Adulto: 2-5 mg/dose Máximo: 20 mg/dose Infusão contínua: 0,01-0,04 mg/kg/hora Adultos: 1,5 mg/hora	SNC: agitação, confusão, rebaixamento e abstinência Endocrinológico: ginecomastia, amenorreia e aumento do ADH Distensão abdominal, constipação, dispepsia e íleo paralítico < 3 m maior risco de depressão respiratória
Fentanil	Dor moderada e grave Opioide forte 100 vezes mais potente do que a morfina	EV, IM e transdémico 1-5 mcg/kg/dose, a cada 2 a 4 horas Adultos: 25-50 mcg/dose. Infusão contínua: • 1-5 mcg/kg/hora. • Adultos: 25-100 mcg/hora	Semelhantes à morfina Rigidez torácica à infusão rápida
Metadona	Dor moderada a grave Opioide Utilizada na prevenção e tratamento da abstinência	VO e EV 0,05-0,1 mg/kg/dose, a cada 6 horas nas primeiras 48 horas e posteriormente, a cada 12 horas Adulto: 5-10 mg/dose Máximo: 10 mg/dose	Semelhantes à morfina Efeito cumulativo e mais longo do que a morfina
Gabapentina	Terapia adjuvante no controle álgico Dor neuropática Descontinuação lenta (redução a cada 7 dias)	VO 5-15 mg/kg/dia, a cada 8 horas Adulto: 300 mg dose	*Rash* cutâneo e prurido Vasodilatação
Cetamina	Terapia adjuvante no controle álgico Analgesia em dose baixa e sedativo dissociativo em dose alta Antagonista não competitivo receptor NMDA bloqueia glutamina Contraindicado < 3 meses pelo risco de complicações respiratórias	EV, IM e IN EV: 0,5-2 mg/kg IM 4-5 mg/kg IN: 3-6 mg/kg Adulto: 0,5 mg/kg (EV) - dose usual 100 mg Sem descrição de dose máxima	*Rash* cutâneo Bradicardia, HAS e arritimia Sialorreia, laringoespasmo, obstrução VAS e apneia Hipertonia > PIC, *delirium* e alucinação
Dexmedetomidina (precedex)	Terapia adjuvante no controle álgico Agonista seletivo alfa-2 adrenorreceptor cerebral Propriedades analgésicas e sedativas	EV e IN EV: 0,5-2 mcg/kg/dose Contínuo: 0,2-1 mcg/kg/hora. IN: 2 mcg/kg	Bradicardia, hipotensão e HAS (administração em bólus) Agitação
Naloxone	Antagonista opioide Reverte o efeito dos opioides: depressão respiratória, sedação e hipotensão Duração do opioide é maior do que do naloxone	EV, IM, SC e ET 0,1 mg/kg/dose, a cada 3 minutos Adultos: 2 mg/dose ET: 2 a 3 vezes a dose EV	Diaforese e piloereção HAS, *flush* e taquicardia Dispneia e congestão nasal Agitação e síndrome de abstinência Espasmo

Considerados adultos, pacientes com P > 50 kg.

ADH: hormônio antidiurético; EV: (via) endovenosa; ET: (via) enteral; FDA: Food and Drug Administration; HAS: hipertensão arterial sistólica; IM: (via) intramuscular; IN: (via) intradérmica; PIC: pressão intracraniana; SC: (via) subcutânea; SNC: sistema nervoso central; VO: via oral; VR: via retal.

Fonte: Desenvolvido pela autoria.

Sedação

Os objetivos da sedação em pacientes em UTIP são, assim como os da analgesia, reduzir o estresse, o medo e a agitação; além de diminuir a perda de dispositivos, promover melhor sincronia na ventilação mecânica e algum grau de amnésia, gerando conforto e segurança para o paciente.

Na sedação, tanto a subdose como a dose excessiva acarretam prejuízos para os pacientes. A subdose perpetua o desconforto, a assincronia na ventilação mecânica e a perda de dispositivos invasivos. A dose excessiva, erro mais comum na UTI, apresenta desfechos negativos, como aumento do tempo de ventilação mecânica, do risco de disfunção cerebral e de síndromes como abstinência e *delirium*. Consequentemente, aumenta o tempo de internação em UTI e hospitalar, além dos custos. Sendo assim, o constante esforço para a sedação ideal, na qual o paciente encontra-se calmo, reativo aos estímulos externos e sincrônicos à ventilação mecânica, de forma leve e individualizada, está justificado. Para tanto, é necessária a reavaliação sistemática e individualizada do paciente por meio de ferramentas validadas e profissionais capacitados.

Nesse contexto, entre os escores existentes, o mais utilizado é o Comfor Behavior (Comfort-B). A escala de sedação Comfort foi validada em 1992, por Ambuel *et al.*, para pacientes em ventilação mecânica e envolvia oito parâmetros, sendo seis medidas comportamentais e dois parâmetros fisiológicos (frequência cardíaca (FC) e pressão arterial (PA)). Posteriormente, a escala de Comfort foi substituída pela Comfort-B, considerada padrão-ouro na avaliação de sedação, na qual foram mantidas as medidas comportamentais e excluídos os parâmetros fisiológicos para evitar confundir a evolução da sedação com a do quadro clínico do paciente.

A escala de Comfort-B deve ser aplicada e registrada como parâmetro de monitorização a cada 4 a 8 horas (Quadro 44.3).

Em algumas situações específicas em que há a necessidade de sedação moderada a profunda ou em uso de bloqueador neuromuscular, existem métodos que definem o grau de sedação de maneira objetiva:

- Bispectral Inde (BIS) - o mais utilizado.
- Auditory Evoked Potentials (AEP)

Quadro 44.3 Escala Comfort-B para avaliação da sedação.

Variável fisiológica	Atividade observada	Escore
Nível de alerta	Profundamente adormecido	1
	Levemente adormecido	2
	Sonolento	3
	Alerta/acordado	4
	Hiperalerta	5
Nível de tranquilidade	Calmo	1
	Levemente ansioso	2
	Ansioso	3
	Muito ansioso	4
	Pânico	5
Ventilação	Apneia	1
	Ventilação espontânea	2
	Ocasionalmente tosse ou resiste	3
	Respiração ativa contra o ventilador, tosse regularmente	4
	"Briga" com o ventilador, tosse constante	5
Movimentos	Não se movimenta	1
	Ocasionalmente movimentos suaves	2
	Frequentemente movimentos suaves	3
	Movimentos vigorosos limitados às extremidades	4
	Movimentos vigorosos incluindo dorso e cabeça	5

(*Continua*)

Quadro 44.3 Escala Comfort-B para avaliação da sedação. (*Continuação*)

Variável fisiológica	Atividade observada	Escore
Tônus muscular	Músculos totalmente relaxados; ausência de tônus muscular	1
	Tônus muscular reduzido	2
	Tônus muscular normal	3
	Tônus muscular aumentado e flexão de dedos das mãos e pés	4
	Extrema rigidez muscular e flexão de dedos das mãos e pés	5
Face	Totalmente relaxada	1
	Normal	2
	Tensão em alguns músculos	3
	Tensão em todos os músculos da face	4
	Faz careta	5
Escore total		6-30

Ideal escore < 17.

Fonte: Desenvolvido pela autoria.

- Middle Latency Auditory Evoked Potentials (MLAEP)
- Cerebral State Index (CSI)

O uso do sedativo ideal depende da farmacologia e da patologia envolvida. O mais utilizado é o midazolam que pertence à classe dos benzodiazepínicos (Quadro 44.4).

Os últimos estudos em adultos sugerem o uso de sedativos não benzodiazepínicos como 1ª escolha, por exemplo, o precedex e o propofol, por reduzirem a incidência de *delirium*, abstinência e tempo de hospitalização. Na pediatria, o propofol de maneira contínua ainda não é aprovado pela agência norte-americana Food and Drug Administration (FDA) em virtude do risco da síndrome de infusão do propofol, cujo evento mais grave é a acidose metabólica refratária.

Quadro 44.4 Sedativos mais utilizados.

Droga	Indicação	Dose	Efeito adverso
Diazepam	Sedação, amnésia, ansiolítico e anticonvulsivante Benzodiazepínico Tempo de ação: 60 minutos	VO, EV e VR VO: 0,2-0,5 mg/kg/dose; máximo: 10 mg EV: 0,05-0,1 mg/kg/dose; máximo 5 mg VR: - 0,20,5 mg/kg/dose	Hipotensão Tolerância, sonolência, risco de abstinência e *delirium* Apneia Reação paradoxal
Midazolam	Sedação, amnésia, ansiolítico e anticonvulsivante Benzodiazepínico	EV, IM e IN EV: 0,05-0,6 mg/kg/dose Contínuo: 0,05-0,4 mg/kg/h IM: 0,1-0,15 mg/kg/dose IN: 0,2-0,3 mg/kg/dose Máximo: 10 mg/dose	Semelhantes aos do diazepam
Lorazepam	Sedação e ansiolítico Benzodiazepínico Utilizado na prevenção e tratamento da abstinência	VO: 0,02-0,09 mg/kg/dose, a cada 6 horas Máximo: 4 mg/dose	Semelhantes aos do diazepam
Flumazenil	Antagonistas dos benzodiazepínicos	EV: 0,01 mg/kg/dose Máximo de 0,2 mg/dose e acumulado 0,05 mg/kg ou 1 mg	*Rash* e diaforese Palpitação e vasodilatação Agitação, ansiedade e reduz limiar convulsivo

(*Continua*)

Quadro 44.4 Sedativos mais utilizados. (*Continuação*)

Droga	Indicação	Dose	Efeito adverso
Hidrato de Cloral	Sedativo e hipnótico Procedimentos não dolorosos Não é mais fabricado no Brasil	VO, VR: 25-50 mg/kg/dose, a cada 6 horas. Máximo: 2 g/dia.	Irritação gástrica Excitação paradoxal
Propofol	Anestésico hipnótico de curta duração Útil em procedimentos rápidos Não liberado pela FDA o uso contínuo em pediatria	EV: 1-3 mg/kg/dose Repetir a cada 5 minutos Dose habitual em adultos: 40 mg.	Prurido e *rash* cutâneo Hipotensão, taquicardia e baixo débito Movimentação involuntária Hipertrigliceridemia Apneia Síndrome de infusão do propofol (acidose metabólica refratária, arritmia, insuficiência cardíaca e insuficiência renal aguda por rabdomiólise) relacionada à infusão contínua e prolongada. Rara
Cetamina	Sedativo dissociativo em doses altas Analgésico em doses baixas Sedação para procedimentos Contraindicado na hipertensão intracraniana Ideal para sedação de asmáticos pelo efeito broncodilatador	Descrita no Quadro 44.2	Descrito no Quadro 44.2
Etomidato	Anestésico e hipnótico não barbitúrico	EV: 0,1-0,6 mg/kg/dose	Mioclonia. Supressão adrenal contraindicado em choque séptico
Clonidina	Agonista dos adrenorreceptores alfa-1 e 2 (SNC) Apresenta ação analgésica	VO: 1-5 mcg/kg/dose, a cada 6 a 8 horas Máximo: 200 mcg/dose	Urticária. Bradicardia, vasodilatação e hipotensão. Agitação.
Dexmedetomidina	Agonista dos adrenorreceptores alfa-2 seletivo (SNC) Ansiolítico, analgésico e sedativo	EV e IN: Descrita na tabela de analgesia	Descrito no Quadro 44.2

VO: via oral; VR: via retal; EV: (via) endovenosa; IM: (via) intramuscular; FDA: Food and Drug Administration; SNC: sistema nervoso central; IN: (via) intradérmica;

Fonte: Desenvolvido pela autoria.

Síndrome de abstinência

Para entendermos melhor a síndrome de abstinência, temos de dominar os conceitos de tolerância e de abstinência.

Tolerância é a diminuição do efeito da droga ou a necessidade do aumento da dose para se conseguir o mesmo efeito ao longo do tempo; em relação à farmacodinâmica, a tolerância ocorre quando a concentração plasmática permanece constante, mas resulta em uma diminuição do efeito sedativo ou analgésico.

Abstinência são os sinais e sintomas decorrentes da redução ou suspensão abruptas das drogas em pacientes tolerantes.

Os medicamentos que podem causar síndrome de abstinência são as drogas que desenvolvem tolerância.

O principal estudo sobre síndrome de abstinência foi realizado por Tobbias *et al.*, em 2000, e faz menção às principais drogas envolvidas na patologia, sendo elas os opioides, seguidos pelos benzodiazepínicos.

O principal fator de risco é o uso prolongado, nesse caso, maior do que 5 dias e a dose acumulada alta, que para opioides é de 1,6 mg/kg e para benzodiazepínicos é de 60 mg/kg.

Para evitar a síndrome de abstinência, é importante identificar os pacientes de risco, rodiziar analgesia e

ANALGESIA E SEDAÇÃO

sedação a cada 7 dias com metadona e lorazepam e, caso sedação difícil, priorizar associar outras drogas em vez de manter doses altas.

O diagnóstico tem como base o escore de WAT-1, cuja pontuação maior ou igual a 3 é sugestiva de síndrome de abstinência.

Os sinais e sintomas de abstinência por agentes sedativos e analgésicos incluem ativação do SNC, distúrbios gastrointestinais e hiperatividade simpática.

O Quadro 44.5 descreve a escala de WAT-1.

Quadro 44.5 Escala de Wat-1 para diagnóstico de síndrome de abstinência.

Informações das últimas 12 horas	
Diarreia	não = 0
	sim = 1
Vômito/náuseas/regurgitações	não = 0
	sim = 1
Temperatura > 37,8 °C	não = 0
	sim = 1
Observação por 2 minutos antes do estímulo	
Estado comportamental	SBS[1] < 0
	ou adormecido/acordado calmo = 0
	SBS[1] > +1
	ou acordado agitado = 1
Tremor:	nenhum/leve = 0
	moderado/intenso = 1
Sudorese:	não = 0
	sim = 1
Movimentos descoordenados/repetitivos:	nenhum/leves = 0
	moderados/graves = 1
Bocejos/espirros:	≤ 1 = 0
	≥ 2 = 1
Observação de 1 minuto durante estímulo	
Reação ao estímulo tátil:	
	nenhum/leve = 0
	moderada/intensa = 1
Tônus muscular:	normal = 0
	aumentado = 1
Recuperação após estímulo	
Tempo para retornar a tranquilidade:	< 2 minutos = 0
	2-5 minutos = 1
	≥ 5 minutos = 2
Pontuação total WAT-1 (0-12)	

Fonte: Desenvolvido pela autoria.

A prevenção é o melhor tratamento. Em seguida, vem a retirada conscienciosa do opioide e do benzodiazepínico, da seguinte maneira:

- Utilização menor do que 5 dias = Retirada rápida, 10% a 20% a cada 6 a 8 horas.
- Utilização maior do que 5 dias = Retirada lenta conforme esquema a seguir:
- Calcular a dose total (fentanil e midazolam) das últimas 24 horas;
- Converter metadona em fentanil (dose equivalente) e lorazepam em midazolam (dividir dose encontrada por 12 horas), as doses encontradas são para as 24 horas. Dividir o valor para a cada 6 horas nas primeiras 48 horas e, posteriormente, ajustar a metadona para a cada 12 horas.
- Após a segunda dose intermitente, diminuir 50% da infusão contínua; após a terceira dose, diminuir mais 50% da infusão contínua; após a quarta dose suspender a infusão contínua;
- Na ausência de sinais de abstinência, iniciar desmame de metadona e de lorazepam entre 10% e 20%/dia diariamente se tempo de sedação menor do que 14 dias e a cada 48 horas se utilizado por tempo maior;
- Se sintomático, não reduzir doses de metadona e de lorazepam e realizar, nas primeiras 72 horas, resgate com morfina na dose de 0,05 mg/kg. O total de morfina requerido nas últimas 24 horas é adicionado sob a forma de metadona no dia seguinte.

A síndrome de abstinência é uma entidade importante no ambiente de terapia intensiva, muitas vezes subdiagnosticada e com alta prevalência, nos últimos estudos de 34% a 70%. Resultando em maior tempo de internação e gastos.

O mais importante é a prevenção, com a utilização de menores doses de analgésicos e sedativos e, se necessário, realizar associação com outras classes medicamentosas. Identificar os grupos de risco. Realizar o diagnóstico com a utilização de escalas e equipe treinada. Realizar o tratamento precoce.

Delirium

Delirium é uma disfunção cerebral aguda caracterizada por alteração do estado mental e comportamental. O diagnóstico é realizado pelo Manual Diagnóstico e Estatístico de Transtornos Mentais V (DSM-5) e envolve perda de atenção e de consciência acompanhada por alteração cognitiva (memória, orientação, linguagem ou percepção) que não pode ser explicada por outros distúrbios cognitivos; desenvolve-se em horas ou dias com flutuações ao longo do dia, piorando à noite. Pode ser hipoativo (apatia e letargia), hiperativo (agitação e alucinação) ou misto.

Está associado com piores desfechos, sendo eles maior tempo de internação, comprometimento cognitivo e maior mortalidade.

Em pediatria, a prevalência é em torno de 4% a 29%, porém, assim como na síndrome de abstinência, é subestimada.

Os fatores de risco são: uso de midazolam; imobilização; tempo de internação prolongado; alteração do ciclo sono-vigília; falta de acompanhante; e infecção. Estudo pediátrico recente refere que, na população pediátrica, existem outros fatores de risco importantes, como alteração cognitiva prévia, necessidade de oxigenoterapia, ventilação mecânica, sedação profunda e idade pré-escolar.

Diagnóstico difícil de ser realizado, sem padrão-ouro em relação às escalas, sendo importante atentar para os fatores de risco e tentar preveni-los.

O tratamento é realizado com haloperidol ou risperidona e afastados os fatores de piora.

■ BIBLIOGRAFIA CONSULTADA

Amigoni A, Catalano I, Vettore L, et al. Practice of analgesoa and sedation in italian pediatric intensive care units: did we progress?. Minerva Anestesiol. 2012;78:1365-71.

Coté CJ, Wilson S. Guidelines for monitoring and management of pediatric patients before, during, and afther sedation for diagnostic and therapeutic procedures: Update 2016. Pediatrics. 2016;138(1):e20161212.

Daoud A, Duff JP, Joffe AR. Diagnostic accuracy of delirium diagnosis in pediatric intensive care: a systematic review. Critical Care. 2014;18(5):489.

Franck LS, Harris SK, Soetenga DJ, Amling JK, Curley MA. The withdrawal assessment tool-1 (WAT-1): an assessment instrument for monitoring opioid and benzodiazepine withdrawal symptons in pediatric patients. Pediatr Crit Care Med. 2008;9(6):573-80.

Franck LS, Harris SK, Soetenga DJ, Amling JK, Curley MA. The withdrawal assessment tool-1 (WAT-1): an assessment instrument for monitoring opioid and benzodiazepine withdrawal symptons in pediatric patients. Pediatr Crit Care Med. 2008;9(6):573-80.

Franck LS, Scoppettuolo LA, Wypji D, Curley MA. Validity and generalizability of the withdrawal assessment tool-1 (WAT-1) for monitoring iatrogenic withdrawal syndrome in pediatric patients. Pain. 2012;153(1):142-8.

Franck LS, Scoppettuolo LA, Wypji D, Curley MA. Validity and generalizability of the withdrawal assessment tool-1 (WAT-1) for monitoring iatrogenic withdrawal syndrome in pediatric patients. Pain. 2012;153(1):142-8.

Franck LS, Scoppettuolo LA, Wypji D, Curley MA. Validity and generalizability of the withdrawal assessment tool-1 (WAT-1) for monitoring iatrogenic withdrawal syndrome in pediatric patients. Pain. 2012;153(1):142-8.

Harris J, Ramelet A, van Dijk M, Pokorna P, Wielenga J, Tume L, et al. Clinical recommendations for pain, sedation, withdrawal and delirium assessment in critically ill infants and children: an ESPNIC position statement for healthcare professionals. Intensive Care Med. 2016;42(6):972-86.

Jiang L, Ding S, Yan H, Li Y, Zhang L, Chen X, et al. A retrospective comparison of dexmedetomidine versus midazolam for pediatric patients with congenital heart disease requiring postoperative sedation. Pediatr cardiol. 2015;36(5):993-9.

Johansson M, Kokinsky E. The COMFORT behavioural scale and the modified FLACC scale in paediatric intensive care. Nurs Crit Care. 2009;14(3):122-30.

Keogh SJ, Long DA, Horn DV. Practice guidelines for sedation and analgesia management of critically ill children: a pilot study evaluating guideline impact and feasility in the PICU. BMJ Open. 2015;5(3):e006428.

Koriyama H, Duff JP, Guerra GG, Chan AW. Sedation withdrawal and analgesia team. Is propofol a friend or a foe of the pediatric intensivist? Description of propofol use in a PICU. Pediatr Crit Care Med. 2014;15(2):e66-71.

Krauss B, Green S. Procedural sedation and analgesia in children. Lancet. 2006;367:766-80.

Kruessell MA, Udink ten Cate FE, Kraus AJ, Roth B, Trieschmann U. Use of propofol in pediatric intensive care units: a national survey in Germany. Pediatr Crit Care Med. 2012;13(3):e150-4.

Mondardini MC, Vasile B, Amigoni A, et al. Update of recommendations for analgosedation in pediatric intensive care unit. Minerva Anestesiol. 2014;80:1018-29.

Nilsson S, Finnström B, Kokinsky E. The FLACC behavioral scale for procedural pain assessment in children aged 5-16 years. Pediatr Anaesth. 2008;18(8):767-74.

Poh YN, Poh PF, Buang SNH, Lee JH. Sedation guidelines, protocols, and algorithms in PICUs: a systematic review. Pediatr Crit Care Med. 2014;15(9):885-92.

Poh YN, Poh PF, Buang SNH, Lee JH. Sedation guidelines, protocols, and algorithms in PICUs: a systematic review. Pediatr Crit Care Med. 2014;15(9):885-92.

Ramelet A, Rees NW, Mcdonald S, Bulsara MK, Abu-Saad HH. Development and preliminary psychometric testing of the multidimensional assessment of pain scale: MAPS. Paediatr Anaesth. 2007;17(4):333-40.

Ranzani OT, Simpson ES, Augusto TB, Cappi SB, Noritomi DT, AMIL Critical Care Group. Evaluation of a minimal sedation protocol using ICU sedative consumption as a monitoring tool: a quality improvement multicenter project. Crit Care. 2014;18(5):580.

Silver G, Traube C, Gerber LM, Sun X, Kearney J, Patel A, et al. Pediatric delirium and associated risk factors: a single-center prospective observational study. Pediatr Crit Care Med. 2015;16(4):303-9.

Silver G, Traube C, Kearney J, Kelly D, Yoon MJ, Moyal WN, et al. Detecting pediatric delirium: development of a rapid observational assessment tool. Intensive Care Med. 2012;38(6):1025-31.

Tobias J. Tolerance, withdrawal, and physical dependency after long-term sedation and analgesia of children in the pediatric intensive care unit. Crit Care Med. 2000;28(6):2122-2132.

Verguese ST, Hannallah RS. Acute pain management in children. J Pain Res. 2010;3:105-23.

Vet NJ, Ista E, Wildt SN, van Dijk M, Tibboel D, Hoog M. Optimal sedation in pediatric intensive care patients: a systematic review. Intensive Care Med. 2013;39(9):1524-34.

Vicent J, Shehabis Y, Walsh T et al. Comfort and patient - centred care without excessive sedation: the eCASH concept. Intensive Care Med. 2016;42:962-971.

Voepel-Lewis T, Zanotti J, Dammeyer JA, Merkel S. Reliability and validity of the face, legs, activity, cry, consolability behavioral tool in assessing acute pain in critically ill patients. Am J Crit Care. 2010;19(1):55-61.

Whalen LD, Di Gennaro JL, Irby GA, Yanay O, Zimmermann JJ. Long-term dexmedetomidine use and safety profile among critically ill children and neonates. Pediatr Crit Care Med. 2014;15(8):706-14.

45

Sequência Rápida de Intubação

■ Iracema de Cássia Oliveira Fernandes   ■ Stéfano Ivani de Paula

Introdução

Sequência rápida de intubação (SRI) descreve o processo sequencial de preparo, sedação e paralisia para facilitar intubação endotraqueal de emergência. Geralmente é o método preferido para intubação de emergência em pacientes com graus variáveis de nível de consciência, presença de reflexos de proteção da via aérea e que, presumivelmente, estejam com estômago cheio. Não é indicada em pacientes em parada cardiorrespiratória (PCR). Deve haver precaução em pacientes nos quais a ventilação com balão e máscara ou intubação endotraqueal possam ser difíceis, uma vez que a SRI elimina a respiração espontânea e os reflexos de proteção de via aérea.

Etapas da sequência rápida de intubação

1. Preparo
2. Pré-oxigenação
3. Pré-medicação
4. Sedação e bloqueio neuromuscular
5. Proteção e posicionamento

Preparo

Trata-se do estabelecimento de um plano de intubação com base na condição clínica do paciente. É feito rapidamente enquanto o paciente recebe a pré-oxigenação.

Faz-se uma avaliação dos principais aspectos da história e exame físico da criança que possam interferir na escolha de drogas para pré-medicação, sedação e paralisia, por exemplo, presença de hipertensão intracraniana, manifestações compatíveis com choque séptico e sinais de broncoespasmo. Durante este momento, identificam-se também possíveis características clínicas que possam dificultar laringoscopia, ventilação com balão e máscara ou intubação endotraqueal (p. ex., occipício proeminente, queixo pequeno, abertura limitada da boca, trauma ou infecção de via aérea superior), além de se estabelecer um plano secundário caso a intubação traqueal não seja realizada com sucesso. Por fim, o material para monitorização e manejo da via aérea é separado e suas funções, checadas.

O material necessário pode ser dividido da seguinte forma:

1. Fornecimento de oxigênio suplementar (cateter nasal, máscaras de oxigênio).
2. Material para aspiração (aspirador e sondas).
3. Balão autoinflável e máscara de tamanho adequado para ventilação com balão e máscara.
4. Dispositivos para manter via aérea pérvia (cânulas orofaríngea e nasofaríngea).
5. Material para intubação (tubo endotraqueal, fio-guia, cabo e lâmina de laringoscópio).
6. Dispositivos para via aérea difícil (p. ex., máscara laríngea).
7. Material para certificar-se da posição do tubo (capnógrafo).

Pré-oxigenação

Pré-oxigenação estabelece um reservatório de oxigênio dentro dos pulmões, bem como um excedente circulante em todo o corpo. Assim, o paciente tolera alguns minutos de apneia sem quedas na saturação de oxigênio, o que permite que a intubação seja realizada sem ventilação com balão e máscara. A pré-oxigenação é particularmente importante em crianças, uma vez que elas apresentam maior taxa de consumo de oxigênio, com menor capacidade residual funcional e menor volume alveolar.

Na prática, oferta-se a maior concentração de oxigênio disponível por um mínimo de 3 minutos. Caso o paciente não consiga realizar a pré-oxigenação por meio de respirações espontâneas (p. ex., insuficiência respiratória grave) ou entre em apneia após as doses dos sedativos, ventilação cuidadosa com balão e máscara deve ser feita.

Pré-medicação

A manipulação da via aérea resulta em algumas respostas fisiológicas, como taquicardia ou bradicardia e aumento da pressão intracraniana, da pressão arterial sistêmica e na resistência das vias aéreas. Algumas medicações podem atenuar essas respostas e podem ser benéficas em ocasiões específicas. As medicações geralmente consideradas nesta fase são a atropina e a lidocaína.

A atropina reduz os efeitos colaterais da estimulação vagal que ocorrem com a laringoscopia. Seu uso não é recomendado de forma rotineira, embora seja usada frequentemente para crianças abaixo de 1 ano pelo risco aumentado de bradicardia secundária ao estímulo vagal. Além disso, pode-se usar atropina em crianças menores de 5 anos quando se decide pelo uso de succinilcolina e, em crianças acima de 5 anos, quando uma segunda dose de succinilcolina é necessária. A dose de atropina é de 0,02 mg/kg via intravenosa (IV), com máximo de 1 mg, administrada 1 a 2 minutos antes da intubação traqueal. Uma dose mínima de 0,1 mg de atropina era recomendada no passado para se evitar uma possível bradicardia reflexa. Entretanto, esse efeito é mais comum em crianças em idade escolar, com pouca repercussão clínica. Todavia, essa dose mínima de 0,1 mg pode causar toxicidade colinérgica em lactentes com menos de 5 kg de peso. Por isso, atualmente recomenda-se a dose com base no peso para uso de atropina em intubação endotraqueal. A duração do efeito pode ser até 30 minutos.

O uso de atropina, portanto, deve ser considerado em lactentes pelo risco de bradicardia reflexa, em pacientes cujo bloqueador neuromuscular usado seja succinilcolina e em pacientes com risco de progressão para bradicardia instável, como aqueles em choque séptico ou hipovolemia grave.

A lidocaína endovenosa pode ser usada em pacientes que tenham pressão intracraniana (PIC) aumentada com o objetivo de se evitar qualquer aumento adicional de PIC associado à manipulação de via aérea. Este efeito pode estar associado à supressão de reflexo de tosse, bem como à ação em perfusão cerebral. A dose usada é 1 a 2 mg/kg, por via endovenosa, com máximo de 200 mg.

Sedação e bloqueio neuromuscular

As duas medicações essenciais usadas na SRI são um sedativo e um bloqueador neuromuscular. O sedativo é administrado primeiro, seguido pelo bloqueador neuromuscular assim que o paciente esteja inconsciente.

Sedativos

O sedativo escolhido para a SRI deve gerar a perda da consciência rapidamente, ter duração de ação curta e apresentar poucos efeitos colaterais (Quadro 45.1). As características clínicas da criança devem ser consideradas para a escolha do sedativo, sobretudo instabilidade cardiovascular, alterações neurológicas (convulsões, pressão intracraniana elevada), presença de broncospasmo ou história de asma.

Quadro 45.1 Drogas utilizadas na sequência rápida de intubação.

Agente	Dose mg/kg	Início e duração	Benefícios	Precauções
Midazolam	0,1 0,4 IV ou IM 0,5-1 VR	1-5 minutos Duração: 20-30 minutos	Início rápido, curta ação, amnésia, reversível com flumazenil	Sem efeito analgésico, depressão respiratória, hipotensão e bradicardia
Fentanil	2-4 mcg	2-3 minutos, duração: 30-60 minutos	Início rápido, curta ação, reversível, relativa estabilidade hemodinâmica	Rigidez torácica, depressão respiratória, não tem propriedades amnésticas
Cetamina	1-4: IV 3-4: IM	Início 1-2 minutos Duração: 10-30 minutos	Início rápido, reflexos da via aérea intactos, não causa hipotensão ou bradicardia Anestésico dissociativo	Aumento da secreção da via aérea e laringoespasmo (associar atropina), aumenta a PIC e pressão intraocular, alucinações (associar benzodiazepínicos)
Propofol	1-3: IV	Início 30-60 segundos Duração: 5-10 minutos	Anestésico geral intravenoso Rápido despertar	Depressão cardiovascular e respiratória Contraindicado em pacientes com alergia a ovo

(Continua)

Quadro 45.1 Drogas utilizadas na sequência rápida de intubação. (*Continuação*)

Agente	Dose mg/kg	Início e duração	Benefícios	Precauções
Tionembutal	1-3: IV 2-5: IM	Início 30-60 segundos Duração: 5-30 minutos	Ação ultracurta, diminui a PIC	Depressão cardiovascular e respiratória, sem efeito analgésico, broncospasmo, hipotensão
Etomidato	0,3: IV	Início 10-20 segundos Duração: 4-10 minutos	Início rápido, curta ação, estabilidade hemodinâmica	Potencial inibidor da adrenal, por isso evitado em pacientes com choque séptico. Pode causar mioclonias, não é recomendado para crianças abaixo de 10 anos

IV: (via) intravenosa; IM: (via) intramuscular; VR: (via) retal; PIC: pressão intracraniana.

Fonte: Desenvolvido pela autoria.

Bloqueadores neuromusculares

Os bloqueadores neuromusculares têm características diferentes, e deve-se considerar o tempo de início da ação para se alcançarem as condições ideais para a IT. O Quadro 45.2 mostra os agentes mais utilizados para a SRI.

A succinilcolina é um bloqueador neuromuscular (BQ) despolarizante e, quando escolhido para a SRI, deve ser realizada atropina e ministrada a dose despolarizante de 0,1 mg/kg, seguida de 0,9 mg/kg para se evitar fasciculação muscular. Apesar de ser um BQ de início e ação rápidos, apresenta vários efeitos adversos como: fasciculação muscular; bradicardia e assistolia; hipertermia maligna; aumento da PIC; aumento da pressão intraocular; aumento da pressão intragástrica; hipertensão arterial; hipercalemia; mioglobinúria; dor muscular; e rabdomiólise. Em virtude dos efeitos adversos, são contraindicações relativas: hipertensão intracraniana (HIC); traumatismos e queimadura; lesão do globo ocular; glaucoma; doenças neuromusculares; história de hipertermia maligna; hipercalemia; e insuficiência renal.

Colocação da cânula

Com o paciente posicionado de forma adequada e completamente relaxado após a dose do bloqueador neuromuscular, fazem-se a laringoscopia e a colocação do tubo endotraqueal. O procedimento de intubação endotraqueal é descrito no Capítulo 46.1.

Quadro 45.2 Principais bloqueadores neuromusculares.

Tipo	Dose mg/kg	Início de ação e duração	Benefícios	Precauções
Succinilcolina	1-1,5 IV, 2 vezes a dose se IM	15-30 s 3-12 min	Rápido início e duração	Efeitos colaterais listados no texto, em seguida a este Quadro
Cisatracúrio	0,5 IV	Início 2-4 min Duração: 25-40 min	Poucos efeitos cardiovasculares,	Liberação de histamina, queda de PA
Rocurônio	0,6-1,2 IV	60 s Duração: 3-60 min	Mínimo efeito cardiovascular	Prolongado efeito quando insuficiência hepática
Vecurônio	0,1-0,2 IV/IM	Início 1-3 min Duração: 30-40 min	Pouca liberação de histamina, pouco efeito cardiovascular	Início lento e longa duração

IV: (via) intravenosa; IM: (via) intramuscular; PA: pressão arterial.

Fonte: Desenvolvido pela autoria.

BIBLIOGRAFIA CONSULTADA

Airway Management – Pediatric Fundamental Critical Care Suport. Cap. 2- 2008.

Amantéa S, Piva,J. Acesso rápido à via aérea. Jornal de Pediatria. 2003;supl.2/s127-138.

American Heart Association. Respiratory management resources and procedures. Pediatric Advanced Life Support. 2010.

American Heart Association. Respiratoy management resources and procedures. Pediatric Advanced Life Suport. 1997-1999.

Cordeiro AMG. Terapia intensiva pediátrica. 3. ed. 2006;p.1589-1605.

de Caen AR, Berg MD, Chameides L, et al. Part 12: Pediatric Advanced Life Support: 2015. American Heart Association Guidelines Update for Cardiopulmonary Resuscitation and Emergency Cardiovascular Care. Circulation. 2015;132:S526.

Fernandes I, Bousso A. Intubação traqueal, traqueostomia e cricotireoidstomia. In: Manual de Normas Terapia Intensiva Pediátrica. São Paulo: Sarvier, 1998; p.13-22.

Gerardi MJ, Sacchetti AD, Cantor RM, et al. Rapid-sequence intubation of the pediatric patient. Pediatric Emergency Medicine Committee of the American College of Emergency Physicians. Ann Emerg Med. 1996;28:55.

Matsumoto T, Carvalho W. Tracheal Intubation. J Pediatria Suplemento. 2007;S83-90.

Salgo B, Schmitz A. Evaluation of a new recommendation for improved cuffed tracheal tube size selection in infants and small children. Acta Anaest Scandinavica. 2006 May;50(5):557-561.

Ventura A, Bousso A. Sequência rápida de intubação traqueal. In Manual de Normas Terapia Intensiva Pediátrica. São Paulo: Sarvier, 2010; p.11-20.

Procedimentos

46.1 Intubação Traqueal

■ Iracema de Cássia Oliveira Fernandes   ■ Stéfano Ivani de Paula

Introdução

A intubação traqueal (IT) é o procedimento de introdução de uma cânula na traqueia por via oral ou nasal. A primeira descrição foi em 1543, por Vesalius, realizada em animais de laboratório. A primeira IT em humanos foi feita por Trendelenburg em 1896. O procedimento consistia em colocar um tubo com um balão na extremidade distal pela traqueia de pacientes anestesiados.

O surgimento do laringoscópio com diversos tipos de lâminas e tamanhos específicos possibilitou a colocação da cânula sem traqueostomia.

A IT é um procedimento frequente em emergência, unidades de terapia intensiva e em cirurgias.

Algumas considerações devem ser feitas sobre a anatomia da via aérea da criança, para a realização da IT.

Considerações anatômicas da via aérea

A via aérea da criança tem características diferentes da do adulto. Como mostrado a seguir:

- **Cabeça:** larga em proporção ao resto do corpo. Tendência a adquirir uma posição de flexão. Quando o tônus cervical encontra-se alterado, pode gerar obstrução de via aérea superior (VAS).
- **Língua:** proporcionalmente longa. Quando diminui o tônus, pode proporcionar uma queda posterior e obstrução. É a causa mais frequente de obstrução de VA em crianças e adultos.
- **Áreas de estreitamento:** na criança abaixo de 1 ano, está ao nível da cartilagem cricoide (no adulto, situa-se na glote) (Figura 46.1).

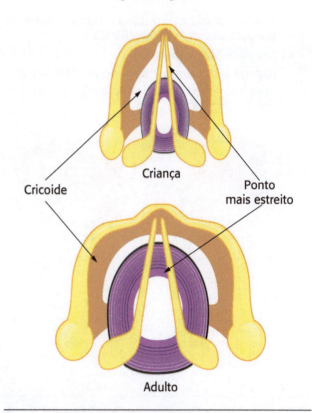

Figura 46.1 Pontos mais estreitos na via aérea de adultos e crianças.

Fonte: Adaptada de Textbook of Pediatric Intensive Care. 1996; Cap 2, p. 51-76, 3. ed.

- Laringe: situada em local superior e anterior à coluna cervical. Ao nascer, a glote está posicionada em C3-4 (adulto: C5 – C6); as cordas vocais são côncavas e fazem uma angulação anteroinferior (no adulto, são menos côncavas e mais horizontalizadas) (Figura 46.2).

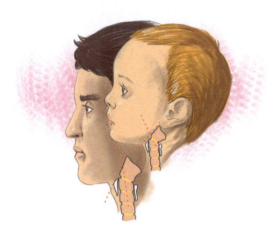

Figura 46.2 Diferenças anatômicas na orientação da laringe em adultos e crianças.
Fonte: Adaptada de Pediatric Advanced Life Suport, 1997-1999.

- Epiglote: relativamente maior na criança; forma Ω pronunciada; mais flácida (Figura 46.3).
- Subglote: Menor diâmetro.
  Suporte cartilaginoso menos desenvolvido.
- Traqueia: forma cilíndrica no adulto e cônica na criança (Figura 46.3).

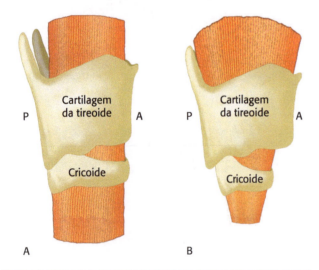

Figura 46.3 Diferenças anatômicas nas laringes do adulto e da criança.
Fonte: Adaptada de Textbook of Pediatric Intensive Care. 1996; Cap 2, p. 51-76, 3. ed.

Outras diferenças:
- Maior complacência da caixa torácica.
- Ventilação colateral deficiente (< nº e diâmetro).
- Controle central da respiração deficiente.
- Menor número de alvéolos.
- Menor proporção de fibras musculares tipo I.
- Maior taxa metabólica basal.

Reconhecimento da falência respiratória

- Taquipneia.
- Taquicardia.
- Gemido.
- Estridor.
- Batimento de asa nariz.
- Impossibilidade de deitar.
- Agitação.
- Retrações.
- Uso da musculatura acessória.
- Chiado.
- Sudorese.
- Expiração prolongada.
- Pulso paradoxal.
- Apneia.
- Cianose.
- Nível de consciência (**ADVN**): **a**lerta, responsivo à **v**oz, responsivo à **d**or, **n**ão responsivo.
- Via aérea:
  - Permeável
  - Sustentável apenas com posicionamento
  - Necessita intervenção
  - Trauma cervical

Vale salientar que o procedimento de IT pode ser eletivo como em pacientes submetidos à cirurgia ou em emergência como: parada cardiorrespiratória (PCR); insuficiência respiratória; hipoventilação; choque; coma; pós-operatório; e politraumatizados.

Preparo

Nesta etapa, são feitos *check-lists* que incluem itens de avaliação do paciente, material exigido para o procedimento e medicações que serão utilizadas.

Para a realização da intubação traqueal, é necessário:
- Monitor cardíaco (ritmo e frequência).
- Oximetria de pulso.
- Monitorização, por meio da capnografia, do CO_2 exalado.
- Sondas de grosso calibre para aspiração de secreções.
- Laringoscópio com lâminas retas e curvas de tamanhos variados:
  - Recém-nascido: 0
  - Lactente: 1
  - Pré-escolar: 2
  - Escolar: 3

Cânulas com vários diâmetros, sem balonete (*cuff*) e com balonete, de acordo a idade da criança; as fórmulas indicadas a seguir são para crianças acima de 2 anos:

- Sem *cuff*: idade/4 + 4
- Com *cuff*: idade/4 +3,5

Para crianças menores de 2 anos:

- Prematuro: 2,5 – 3
- RN: 3
- RN – 6 meses: 3,5 – 4
- 6 – 12 meses: 4 – 4,5

Atualmente, as cânulas com *cuff* são de baixa pressão e alto volume e podem ser usadas em qualquer faixa etária pediátrica.

Para a realização da sequência rápida de intubação (SRI), devem ser seguidas algumas etapas:

1. Avaliação do paciente e preparação

    Avaliação:
    - Deve ser avaliada a via aérea do paciente verificando-se se há presença de malformações de face (boca, nariz, palato, dentes etc.).
    - Abertura da boca, mobilidade da mandíbula e articulação temporomandibular, movimentação do pescoço. Pode ser realizada avaliação da dificuldade de intubação por Mallampati, proposta por Samsoon e Young em 1987 (Figura 46.4):
        – Classe I: palato mole, fauce, úvula e pilares amigdalianos visíveis;
        – Classe II: palato mole, fauce e úvula visíveis;
        – Classe III: palato mole e base da úvula visível;
        – Classe IV: palato mole totalmente não visível.

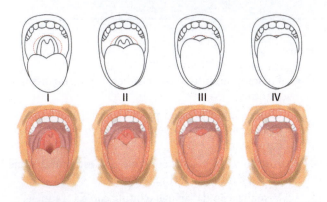

Figura 46.4 Classificação de Mallampati.
Fonte: Adaptada de Jornal de Pediatria. 2007; vol.83, n. 2 (Supl).

- AMPLE: regra mnemônica para alergias, medicações, passado médico, líquidos e última refeição.
- Preparação: equipamentos e pessoal.

2. Monitorização.

3. Pré-oxigenação: para otimizar a oxigenação. Deve ser oferecido oxigênio a 100% por 3 minutos, se o paciente respira espontaneamente, máscara aberta conectada à fonte de oxigênio; se apneia, ventilação com pressão positiva, por meio de bolsa-valva (ambu). Apesar do risco de distensão gástrica quando realizada pressão positiva, não está indicada a passagem de sonda nasogástrica.

O seguinte passo a passo deve ser feito após a avaliação do paciente e preparo adequado para o procedimento:

1º passo

- Posicionamento da *cabeça e pescoço*. Rotação leve da cabeça para trás.
- Em crianças, é costume se usar um *coxim* sob a cintura escapular.

2º passo

- Posicionamento da *mandíbula*
- Projetar a mandíbula *anteriormente*

3º passo

- Visualização da glote
- Lâmina do *laringoscópio* penetrando pelo *lado direito* da boca.
- *Lâmina curva (valécula)*, a lâmina reta levanta a epiglote (movimento de báscula).
- Rechaçar a *língua para a esquerda e para cima* no campo do operador.
- *Tracionamento anterossuperior do laringoscópio* (Figura 46.5).

A seguir, o fluxograma de manejo da via aérea:

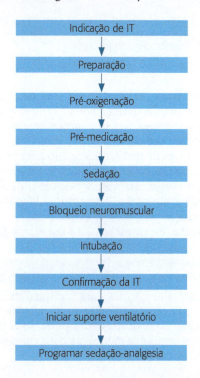

654 PEDIATRIA GERAL

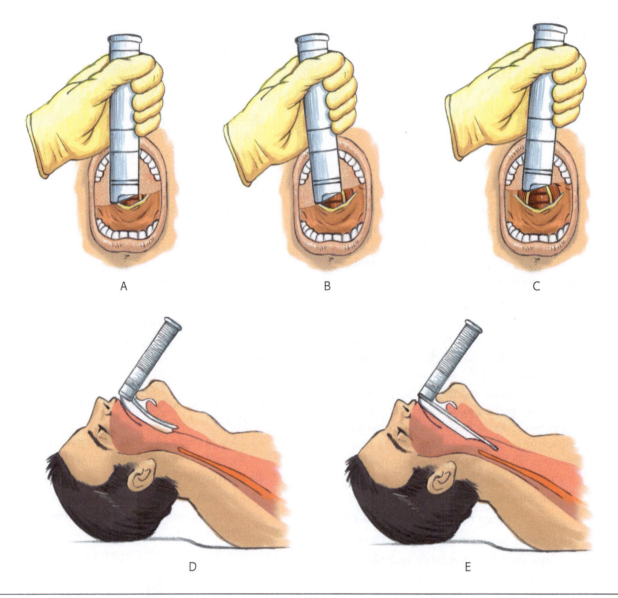

Figura 46.5 Técnica de laringoscopia.

Fonte: Adaptada de Textbook of Pediatric Intensive Care. 1996; cap 2, p. 51-76, 3th Edition.

A confirmação da IT pode ser feita de algumas maneiras, por exemplo, detecção de CO_2 no ar exalado pela capnometria/capnografia; se o procedimento tiver sido realizado com sucesso, é possível visualizar a onda do CO_2 expirado, pode não ser adequado para pacientes em PCR; visualização da expansibilidade torácica; ausculta do murmúrio vesicular; presença de vapor de água na cânula durante a expiração; oximetria; radiografia de tórax em que a posição adequada da cânula pode ser checada. **A posição ideal é intratorácica, 1 a 3 cm acima da carina.**

Via aérea difícil

Definição: situação na qual há dificuldade em realizarem ventilação com máscara facial, laringoscopia ou intubação. Essas dificuldades podem surgir quando qualquer das seguintes manobras não puder ser realizada adequadamente:

- Posicionamento para alinhar eixos faríngeo e traqueal.
- Obtenção de pressão positiva suficiente para inflar os pulmões em ventilação com balão e máscara facial.
- Abertura da boca e controle das estruturas orais com a lâmina do laringoscópio.
- Visualização da laringe e intubação da traqueia.

Causas de via aérea difícil pediátrica

1. Relacionadas às características da via aérea pediátrica normal (sobretudo em crianças menores de 2 ou 3 anos).
    - Occípicio proeminente dificulta posicionamento.
    - Língua grande em relação ao tamanho da cavidade oral pode dificultar a laringoscopia.

- Laringe em localização mais anterior em comparação aos adultos.
- Epiglote maior e mais flexível, o que pode dificultar controle com o laringoscópio.

2. Anormalidades congênitas
   - Malformações cranianas (p. ex., craniossinostoses).
   - Anormalidades faciais (p. ex., hipoplasia maxilar, hipoplasia mandibular).
   - Mobilidade anormal do pescoço (p. ex., instabilidade cervical associada à síndrome de Down).
   - Abertura limitada da boca.
   - Cavidade oral pequena (p. ex., anormalidades palatinas e mandibulares)
   - Tumorações no pescoço (higroma cístico), em via aérea (teratomas ou hemangiomas) e em mediastino.
   - Anormalidades laríngeas.
3. Condições adquiridas
   - Infecções (p. ex., abscessos retrofaríngeos ou peritonsilares, epiglotite, laringite e traqueíte).
   - Anafilaxia.
   - Trauma (lesões penetrantes ou trauma em face ou via aérea, queimaduras, lesões cáusticas).
   - Presença de colocar cervical.
   - Presença de corpo estranho.
   - Tumores.
   - Cirurgia prévia.

Identificação de via aérea difícil

LEMON: regra mnemônica para olhar externamente, avaliar distâncias (mento até osso hioide), avaliar escore de Mallampati, identificar sinais de obstrução e obesidade, avaliar mobilidade do pescoço.

Caso o procedimento de IT não seja realizado com sucesso ou se o paciente for classificado como via aérea difícil, deve-se ter um plano alternativo. Essas técnicas podem ser temporárias (máscara laríngea, Combitube ou cricotireoidostomia por punção) ou podem fornecer uma estratégia alternativa para intubação traqueal (intubação por fibroscopia, uso de introdutores – "Bougie"). A escolha da técnica depende da situação clínica, do tipo de via aérea difícil e da experiência do médico.

A máscara laríngea é indicada como uma opção inicial e temporária para crianças que não apresentem obstrução completa de via aérea superior nem uma condição que possa ser agravada pelas tentativas de se colocar a máscara laríngea, até que se consiga via aérea definitiva. Ela é introduzida pela faringe e avançada até ser encontrada uma resistência; posteriormente, é insuflado o balonete, e isso sela a hipofaringe, sendo que a extremidade distal fica posicionada acima da fenda glótica. Os tamanhos da máscara laríngea são determinados de acordo com o peso da criança (Tabela 46.1).

Seu uso deve ser evitado em pacientes com obstrução de via aérea p. ex., asma e laringite) ou com anatomia da via aérea distorcida (p. ex., trauma laríngeo, anomalias congênitas da laringe ou epiglotite).

Tabela 46.1 Máscaras laríngeas.

Tamanhos = número	peso	Volume do cuff (ml)
1	< 5 kg	2 – 5
1,5	5 – 10 kg	7 – 10
2	10 – 20 kg	7 – 10
2,5	20 – 30 kg	15
3	30 – 50 kg	15 – 20

Fonte: Desenvolvida pela autoria.

Deve-se prosseguir com o posicionamento adequado do paciente para acesso à via aérea, escolha do tamanho da máscara laríngea (ML) e sedação/analgesia adequadas do paciente. A ML deve ser introduzida na boca do paciente, avançar para a faringe até que haja resistência; então, insuflar o balonete para selar a hipofaringe, de modo que a extremidade da ML esteja posicionada acima da fenda glótica. A Figura 46.6 mostra a máscara laríngea:

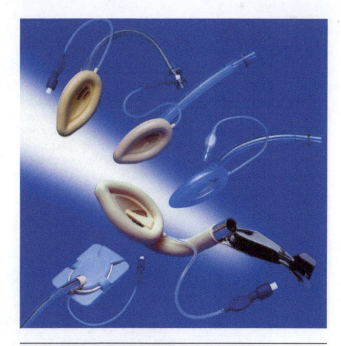

Figura 46.6 Tipos de máscara laríngea.

Fonte: Adaptada de Pediatric Difficult Airway Management: Current Device and Techniques. Anest Clin. 2009;27:185-95.

As figuras 46.7A e B mostram como deve ser realizado o procedimento:

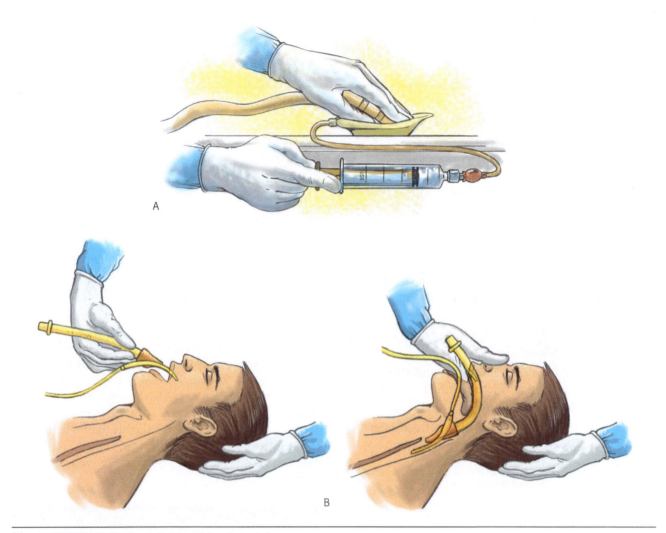

Figuras 46.7A e B Técnica de instalação de máscara laríngea.
Fonte: Airway Management – Pediatric Fundamental Critical Care Suport. 2008; cap 2.

Ainda em relação à máscara laríngea, há, no mercado, a Air –Q, um tipo de máscara curvada, com um tubo largo e comprido o bastante para acomodar no seu interior uma cânula traqueal para a intubação, que, após o procedimento, é retirada da orofaringe sem deslocar a cânula. A Figura 46.8 ilustra o equipamento.

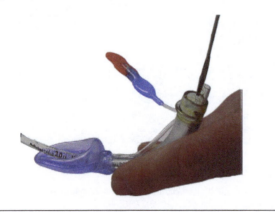

Figura 46.8 Máscara Air-Q com tubo traqueal estabilizado pelo fio guia.
Fonte: Adaptada de Pediatric Difficult Airway Management. Current Device and Techniques. Anest Clin. 2009;27:185-95.

Outros métodos para via aérea difícil

A intubação traqueal em pacientes com obstrução da via aérea, obesidade mórbida, naqueles com malformação de via aérea, pode ser realizada por fibroscopia, via oral ou nasal, com visualização direta da via aérea, porém é necessário treinamento para a realização deste procedimento e relatos na literatura descrevem alta taxa de sucesso. Além do fibroscópio óptico, existem hoje, no mercado, outros equipamentos que auxiliam na intubação de pacientes com via aérea difícil, como o Glidescope, Storz vídeo laryngoscope, Airtraq, Truview EVO2, sendo que este último apresenta local para a conexão de oxigênio e lâminas de tamanho adequadas para a visualização direta por pequena tela que pode ser conectada em monitor ou ainda no próprio aparelho. Esses aparelhos requerem técnica um pouco diferente para a intubação, podendo a lâmina ser inserida na linha média da boca ou um pouco para a esquerda na orofaringe, sendo que o posicionamento da lâmina na valécula é preferível à elevação da epiglote. As Figuras 46.9 a 46.13 mostram os diferentes aparelhos.

SEQUÊNCIA RÁPIDA DE INTUBAÇÃO **657**

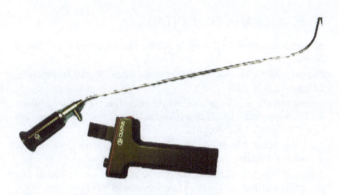

Figura 46.9 Estilete óptico Shikani.
Fonte: Adaptada de Pediatric Difficult Airway Management. Current Device and Techniques. Anest Clin. 2009;27:185-95.

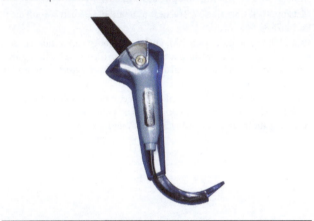

Figura 46.10 GlideScope Cobalt.
Fonte: Adaptada de Pediatric Difficult Airway Management. Current Device and Techniques. Anest Clin. 2009;27:185-95.

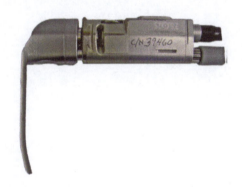

Figura 46.11 The Storz Miller 1 vídeo laringoscópio.
Fonte: Adaptada de Pediatric Difficult Airway Management. Current Device and Techniques. Anest Clin. 2009;27:185-95.

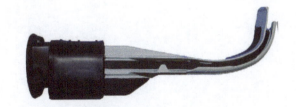

Figura 46.12 Laringoscópio óptico.
Fonte: Cortesia de Truphatek Ltd., Netanya, Israel; with permission.

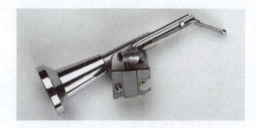

Figura 46.13 Truview EVO2.
Fonte: Cortesia de Truphatek, International, Netanya, Israel.

Cricotireoidostomia

A cricotireoidostomia geralmente é realizada em caráter de urgência, em pacientes com via aérea difícil e, na maioria das vezes, com obstrução da via aérea superior: edema na região glótica; corpo estranho na região glótica; e trauma craniofacial grave. Consiste na introdução de uma agulha na junção da cartilagem tireoide e cricoide, pois, neste local, a membrana é de pequena espessura, com material específico (*kits* para cricotireoidostomia) ou, na ausência deste, com agulha calibrosa. Está contraindicado em lactentes em razão da pequena dimensão da membrana cricoide. Este procedimento é realizado em caráter provisório, devendo-se, após a estabilização do paciente, proceder à realização de uma via aérea segura, como a traqueostomia cirúrgica, que deve ser realizada por profissional experiente.

As Figuras 46.14 a 46.16 ilustram o procedimento da cricotireoidostomia

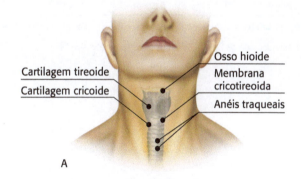

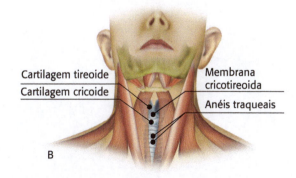

Figura 46.14 Anatomia.
Fonte: Adaptada de Rogers' Textbook of Pediatric Intensive Care.

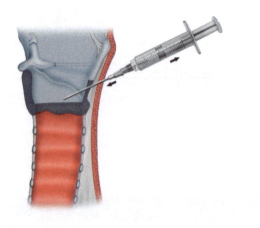

Figura 46.15 Punção da membrana cricotireóidea.
Fonte: Adaptada de Rogers' Textbook of Pediatric Intensive Care.

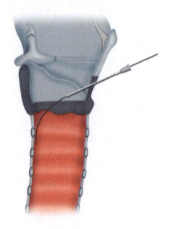

Figura 46.16 Inserção do cateter por punção da membrana cricotireóidea.
Fonte: Adaptada de Rogers' Textbook of Pediatric Intensive Care.

■ BIBLIOGRAFIA CONSULTADA

Airway Management – Pediatric Fundamental Critical Care Suport. 2008;2.

Amantéa S, Piva J. Acesso rápido à via aérea. Jornal de Pediatria. 2003;supl.2/s127-138.

American College of Surgeons Committee on Trauma. Advanced Trauma Life Support (ATLS). Student Course Manual. 9. ed. American College of Surgeons, Chicago, 2012.

American Heart Association. Respiratory management resources and procedures. Pediatric Advanced Life Support. 2016.

American Heart Association. Respiratoy management resources and procedures. Pediatric Advanced Life Suport. 1997-1999.

Apfelbaum JL, Hagberg CA, Caplan RA, et al. Practice guidelines for management of the difficult airway: an updated report by the American Society of Anesthesiologists Task Force on Management of the Difficult Airway. Anesthesiology. 2013;118:251.

Matsumoto T, Carvalho W. Tracheal intubation. J Pediatria Suplemento. 2007;s83-90.

Pallin DJ, Dwyer RC, Walls RM, et al. Techniques and trends, success rates, and adverse eventsin emergency department pediatric intubations: a report from the national emergency airwayregistry. Ann Emerg Med. 2016;67:610.

Salgo B, Schmitz A. Evaluation of a new recommendation for improved cuffed tracheal tube size selection in infants and small children. Acta Anaest Scandinavica. 2006 May;50(5):557-561.

46.2 Acesso Venoso Periférico

■ Nair Yoko Sasaki ■ Marcelo Santos Sá

Introdução

A realização da técnica de punção venosa periférica em unidade de terapia intensiva (UTI) infantil é comumente realizada logo à admissão do paciente na unidade, geralmente em razão da necessidade urgente de infusão de líquidos e/ou de medicamentos por via endovenosa (EV).

Esta técnica pode ser definida como um conjunto de procedimentos e conhecimentos específicos que visam a introdução e a manutenção de dispositivos no interior da rede endovenosa periférica, feita através de dispositivos endovenosos, cilíndricos e perfurantes, disponíveis hoje no mercado em vários calibres e modelos variados, todos com peculiaridades que variam conforme o fabricante.

Ressaltamos a importância também da habilidade manual e do conhecimento em anatomia do profissional que realizará a técnica, fatores estes que, sem dúvida, minimizarão de forma importante o estresse envolvido na situação.

A punção venosa periférica é, em geral, a primeira escolha dentre as outras opções para acesso venoso, primeiramente pela rapidez em que o procedimento é realizado, pela segurança e pelo baixo índice de riscos e de complicações associados ao procedimento. Outro fator que deve ser considerado é o baixo custo para realização do procedimento e a manutenção do acesso.

Indicação

O acesso venoso periférico é indicado mediante a necessidade de infusão de hemoderivados, nutrição parenteral, fluídos e/ou medicamentos por via EV. Pode também vir a ser indicado em casos em que haja contraindicações na administração por via gástrica.

É uma técnica muito utilizada na realização de coleta sanguínea para análises laboratoriais.

Seleção da veia

A escolha do acesso depende da condição hemodinâmica do paciente, condição geral da rede venosa, duração da terapia, disponibilidade do material, experiência do profissional e natureza do líquido a ser infundido, consideram-se, ainda, localização, condição da pele e conforto do paciente.

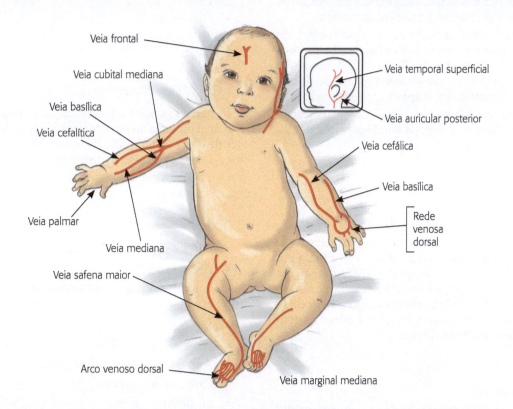

Figura 46.17 Veias mais utilizadas em neonatos e crianças.

Fonte: Adaptada de Gilio AE, Escobar AMU, Crisi S. Pediatria geral: neonatologia, pediatria clínica, terapia intensiva do Hospital Universitário da Universidade de São Paulo. São Paulo: Atheneu, 2011.

As crianças maiores podem participar na seleção da veia a ser puncionada. Podemos evitar a mão dominante e local sobre articulação para não restringir os movimentos e não provocar enrijecimento e dor articular.

Veias mais usadas

Veias da cabeça:
- Frontal
- Temporal
- Auricular posterior

Veias da mão:
- Metacarpo dorsal
- Veias do braço:
- Basílica
- Cefálica
- Cubital mediana

Veias da perna:
- Safena magna
- Safena inferior
- Arco dorsal do pé

Seleção do dispositivo

Para escolha do dispositivo, consideramos alguns fatores como: boa integridade estrutural; alta resistência a dobras; fácil inserção; baixa trombogenicidade e aderência bacteriana; boa bioestabilidade; inércia à interação de células e de tecidos; e irritação mecânica mínima.

Precisamos lembrar os riscos a que os profissionais da saúde estão expostos de sofrer lesões provocadas por instrumentos perfurocortantes. A NR 32 (de 11 de dezembro de 2005) determina que "deve ser assegurado o uso de materiais perfurocortantes com dispositivo de segurança".

Os materiais predominantes no mercado para cateteres venosos periféricos e centrais são de borracha de silicone e de poliuretano.

Tipos de cateteres

Cateter agulhado

É conhecido como escalpe, *scalp* ou *butterfly*.

É um dispositivo de agulha de aço inoxidável com asas, com bisel biangulado e trifacetado. Encontrado nos calibres 19, 21, 23, 25 e 27 Gauge (G). Está indicado em terapias de curta duração, para coleta de exame de sangue e para terapia de dose única, pois o seu uso está associado a uma incidência elevada de infiltrações e extravasamentos em decorrência de sua rigidez.

Cateter curto sobre agulha

- Teflon®, Jelco®
  É um dispositivo composto de poliuretano em biomaterial, termossensível, hemocompatível, tromborresistente, ultraflexível e inerte. Encontrado nos calibres 14, 16, 18, 20, 22 e 24 G.

Os calibres 22 e 24 G são indicados para o uso pediátrico.
- Cateter Íntima®
Cateter em material biomedical Vialon®
É um cateter do tipo "por-fora-da-agulha" com asas de fixação, tubo extensor, dispositivo de segurança e duas vias de acesso. Encontrado nos calibres 18, 20, 22 e 24 G. É indicado na terapia de média duração.

Preparo para procedimento

Importantes fatores devem ser considerados antes da realização desta técnica; o primeiro é o preparo psicológico adequado da criança, levando em consideração, neste item, sua idade, bem como o preparo dos familiares e/ou acompanhantes envolvidos.

Podemos utilizar o brinquedo terapêutico para o preparo da criança para o procedimento de punção venosa.

O brinquedo terapêutico tem a função de auxiliar no preparo da criança para procedimentos diagnóstico e terapêutico, o que possibilita à criança descarregar sua tensão gerada por experiências atípicas à sua idade.

Complicações

As complicações mais frequentes são:
- Infiltração/extravasamento
- Flebite
- Hematoma
- Trombose/oclusão
- Infecção

Cuidados pós-inserção

Lembrar a importância da visualização adequada tanto da área próxima ao sítio de inserção para detecção precoce de possível infiltração da solução infundida, como a observação da perfusão do membro que foi puncionado.

Os curativos transparentes são ideais para facilitar a observação do local de inserção e os sinais flogísticos.

Material

- Luvas de procedimento não estéril
- Algodão
- Solução antisséptica padronizada pela instituição
- Garrote
- Seringa
- Agulha
- Ampola de solução salina 0,9%
- Extensor de dupla via
- Dispositivo venoso
- Película transparente ou fita adesiva padronizada pela instituição
- Tricotomizador

Técnica de punção venosa

- Lavar as mãos.
- Reunir o material.
- Preencher com solução salina o extensor do dispositivo ou extensor de dupla via.
- Calçar as luvas de procedimento.
- Selecionar a veia.
- Realizar a tricotomia, caso o local escolhido seja o couro cabeludo.
- Aplicar o garrote no membro escolhido, acima da região a ser puncionada.
- Realizar antissepsia da pele com solução padronizada pela instituição.
- Puncionar a pele na área selecionada em um ângulo de 10° a 30° com o bisel da agulha do cateter para cima e paralelamente à veia.
- Reduzir o ângulo da agulha do cateter, inserir a agulha no vaso até que o refluxo de sangue apareça no cateter, avançar o cateter na veia enquanto se retira delicadamente o mandril do interior do cateter, deixando somente o cateter no local.
- Soltar o garrote.
- Estabilizar o cateter utilizando-se fita adesiva padronizada pela instituição.
- Iniciar a infusão venosa.
- Descartar os materiais utilizados em local apropriado.
- Lavar as mãos.
- Realizar anotação em impresso próprio.

BIBLIOGRAFIA CONSULTADA

Almeida FA, Sabatés AL. Enfermagem pediátrica: a criança, o adolescente e sua família no hospital. Manole, São Paulo, 2008.

BD-Becton Dickinson produtos. Disponível em: http://www.bd.com/scripts/brasil/productsdrilldown. Acesso em: 16 março 2011.

Ministério do Trabalho e Emprego – MTE (BR). NR-32 Norma reguladora de segurança e saúde. Disponível em: http://www.mte.gov.br/legislacao/normas_regulamentadoras/nr_32.pdf. Acesso em: 16 março 2011.

Harada MJCS, Rego RC. Manual de terapia intravenosa em pediatria. São Paulo: Ellu, 2005.

Hockenberry MJ, Winkelstein W. Fundamentos de enfermagem pediátrica. 7. ed. Rio de Janeiro: Elsevier, 2006.

Padilha KG, et al. Enfermagem em UTI: cuidando do paciente crítico. São Paulo: Manole, 2010.

Phillips LD. Manual de terapia intravenosa. 2. ed. Porto Alegre: Artmed, 2001.

Saunders S. Venepuncture technique. The Joanna Briggs Institute. 2010. Disponível em: http://connect.jbiconnectplus.org/search.aspx. Acesso em: 25 março 2011.

Xue Y. Peripheral intravenous lines: insertion. The Joanna Briggs Institute. 2010. Disponível em: http://connect.jbiconnectplus.org/search.aspx. Acesso em: 26 março 2011.

46.3 Drenagem Torácica

■ Shieh Huei Hsin ■ José Pinhata Otoch

Introdução

A inserção de dreno torácico, geralmente, é feita em um cenário no qual a ação imediata pode ser necessária. Para uma prática segura, é recomendada a aderência aos princípios da antissepsia, da analgesia e da técnica cirúrgica. A toracotomia, também conhecida como "drenagem torácica" ou "drenagem intercostal", consiste na instalação de um sistema que contém um tubo plástico flexível inserido, lateralmente ao tórax, na cavidade pleural. Por meio de um sistema de drenos conectados em selos d'água, permite-se a remoção de ar e fluidos do espaço intratorácico (Figura 46.18).

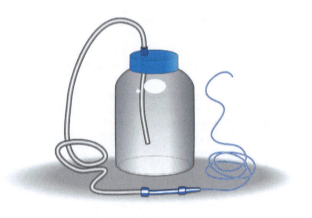

Figura 46.18 Dreno de tórax.
Fonte: Desenvolvida pela autoria.

Historicamente, a drenagem torácica aberta é realizada desde o século V a. C., de acordo com os escritos de Hipócrates. No século XV, Celsius descreveu uma ressecção de costela, que incluiu o uso de um trocater e, em seguida, uma cânula de metal para drenagem, instrumentos razoavelmente semelhantes aos disponíveis ainda hoje. O fundamento de nossos métodos atuais de drenagem torácica foi relatado pelo médico inglês Playfair, em 1875. Ao tratar de um empiema, ele resolveu o problema de pneumotórax pela drenagem subaquática contínua (selo d'água) do espaço pleural (Figura 46.20). Robinson, em 1910, adicionou sucção para drenagem torácica, usando bombas de ar de vácuo. Posteriormente, Lilienthal descreveu um método mais simples que envolveu o uso de um par de garrafas. As posteriores evoluções vieram como resultado da utilização de novos materiais e de técnicas de fabricação. É bom relembrar que, na Europa, pode ser utilizado como sinônimo de toracotomia o termo "drenagem de Büleau", em homenagem ao médico alemão Gotthard Büleau que, sem estar ciente do trabalho anterior de Playfair, agiu de forma independente, em 4 de maio de 1875, publicando anos mais tarde, em 1891, a mesma técnica.

Na prática hospitalar, a inserção de um dreno torácico pode ser requerida para diversas condições clínicas contemplando-se uma variedade de indicações. Médicos de quase todas as especialidades serão expostos a esta situação que necessitará de técnicas seguras. Infelizmente, as descrições de complicações graves continuam e, em 2008, o National Patient Safety Agency (NPSA) atualizou as recomendações sobre este tema.

Indicações

A toracotomia permite continuamente a drenagem de ar ou líquido do espaço pleural. Indicações específicas para toracotomia incluem:

- Pneumotórax:
  - Espontâneo;
  - Por barotrauma;
  - Hipertensivo.
- Hemotórax
- Derrame pleural:
  - Transudato;
  - Exudato;
  - Empiema;
  - Quilotórax;
  - Hidrotórax.
- Pós-operatório de cirurgia torácica.
- Pós-operatório de cirurgia cardíaca.

Contraindicações

Não há contraindicações absolutas para toracotomia. Esta é particularmente indicada quando o paciente estiver com dificuldade respiratória ou tiver um pneumotórax hipertensivo.

Existem contraindicações relativas, principalmente quanto às anormalidades hematológicas, como anticoagulação prévia, diátese hemorrágica ou coagulopatia. Produtos derivados do sangue ou fatores de coagulação podem ser necessários e a transfusão prévia torna o procedimento mais seguro, não se esquecendo de tratar a causa de base dos distúrbios hemorrágicos.

Outras contraindicações relativas incluem a falta de cooperação do paciente, a presença de hérnia diafragmática e a presença de cicatrização/aderências do espaço pleural por infecção anterior, pleurodese ou transplante de pulmão. Nestas situações, o procedimento de inserção às cegas de um dreno torácico é perigoso por causa das aderências entre a pleura parietal e visceral. Nesses casos, medidas como anestesia geral, drenagem em centro cirúrgico e estudos radiológicos prévios que possam orientar o procedimento cirúrgico como a tomografia computadorizada sem contraste são valiosas para a segurança do procedimento, evitando lesões do parênquima pulmonar que podem agravar ou potencializar a doença de base.

Técnica

Toracocentese

Para a definição da necessidade de drenagem da cavidade pleural, muitas vezes, é realizada previamente a toracocentese para o diagnóstico definitivo, ou mesmo como medida de urgência nos casos de pneumotórax hipertensivo.

A realização adequada da toracocentese deve ser guiada por normas gerais e também é indicada para a drenagem do tórax.

Procedimentos de analgesia, anestesia, antissepsia e técnica asséptica devem ser respeitados.

A delimitação do local a ser puncionado deve ser feita de forma sequencial com base no exame físico, em radiografias de tórax e, se possível, na ultrassonografia do tórax. Muitas vezes, a tomografia computadorizada do tórax também é importante para definir o local do procedimento.

Em relação à ultrassonografia do tórax, ela traz informações valiosas sobre a septação dos derrames pleurais, fato este que guia a conduta posterior à toracocentese. Quando há septos no derrame pleural, devemos ficar atentos à possibilidade de a toracocentese não evacuar a totalidade do derrame ou mesmo ser improdutiva.

Drenagem pleural

Uma vez que a decisão foi tomada para inserir um tubo torácico, o operador deve selecionar o tipo de tubo, o tamanho, o local de inserção e a técnica de inserção a ser empregada.

Para a realização de procedimentos cirúrgicos no tórax, como as drenagens da cavidade pleural, é preciso o conhecimento de pontos de reparo na anatomia de superfície do tórax (Figura 46.19), além de lembramos que a projeção superficial dos órgãos intratorácicos varia com os movimentos respiratórios (Figura 46.20 e 46.21).

Os pontos de reparo anatômicos fundamentais para o posicionamento correto do dreno, que definem a área segura para a inserção de drenos no espaço pleural são:

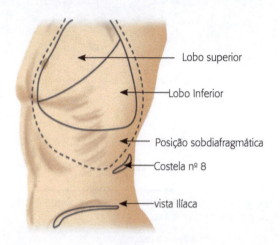

Figura 46.19 Pontos de reparo de superfície.
Fonte: Desenvolvida pela autoria.

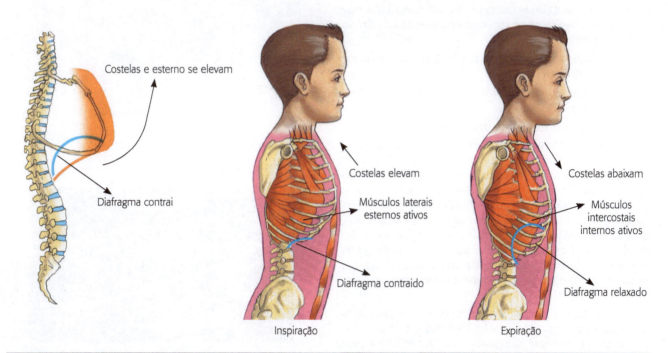

Figura 46.20 Variações da anatomia de superfície durante os movimentos respiratórios.
Fonte: Desenvolvida pela autoria.

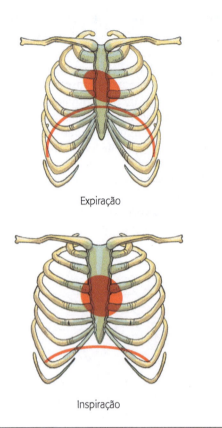

Figura 46.21 Variações da anatomia de superfície durante os movimentos respiratórios.

Fonte: Desenvolvida pela autoria.

- Apêndice xifoide, o ponto mais cranial de inserção do diafragmático;
- As linhas axilares definem grupos musculares que não devem ser transpassados na inserção do dreno de tórax:
  - linha axilar anterior (borda lateral do músculo peitoral maior);
  - linha axilar posterior (borda lateral do músculo grande dorsal).
- borda superior dos arcos costais.

A técnica a ser seguida consiste de antissepsia, anestesia (caso o paciente não tenha anestesia geral). O procedimento deve levar em conta a projeção horizontal do apêndice xifoide na linha axilar média. Incisão na pele e tecido celular subcutâneo, divulsão da musculatura do serrátil anterior, localização da borda superior do arco costal, divulsão dos músculos intercostais e penetração na cavidade pleural. O dreno deve ser introduzido cuidadosamente, com auxílio de uma pinça hemostática em direção cranial, tomando-se cuidado para não lesar o parênquima pulmonar (Figura 46.23).

Recomenda-se que os pacientes recebam analgésicos adicionais para o procedimento. Uma vez que o tubo torácico esteja no lugar adequado, deve ser fixado à pele para evitar que saia de sua posição original e um curativo deve ser aplicado à área. Uma radiografia de tórax será necessária para verificar o posicionamento.

Drenos torácicos também podem ser colocados por meio de um trocarte, que é uma barra com ponta metálica afiada usada para guiar o tubo pela parede torácica. Esse método é menos popular por aumentar o risco de lesão pulmonar iatrogênica.

Atualmente, há a possibilidade de se utilizar um cateter mais fino para a drenagem de tórax conhecido como "rabo de porco" ou *pig tail*, utilizando-se a técnica de Seldinger, pela qual são usados um dilatador e um fio-guia, e o cateter pode ser acoplado a uma válvula unidirecional, designada "válvula de Hemlich" (Figura 46.23).

Segundo o fluxograma da British Thoracic Society, as Figuras 46.24 e 46.25 representam a projeção da cavidade pleural na anatomia de superfície, reforçando o conceito anterior de que a drenagem da cavidade pleural deve ser realizada na projeção horizontal do apêndice xifoide na linha axilar média, que recomenda que o tubo seja inserido nessa área descrita como a "zona segura", uma região limitada pela borda lateral do músculo peitoral maior, uma linha horizontal inferior à axila, a borda anterior do grande dorsal e uma linha horizontal superior à do mamilo. Mais especificamente, o tubo é inserido no 5º espaço intercostal ligeiramente anterior à linha axilar média. A extremidade livre do dispositivo de drenagem de tórax é geralmente ligada a um selo d'água, abaixo do nível do tórax. Isso permite que o ar ou o líquido possa ser removido do espaço pleural e impede o retorno de qualquer conteúdo à cavidade intratorácica.

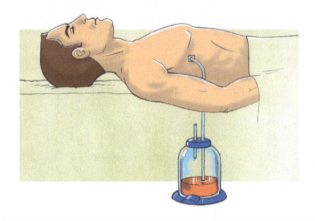

Figura 46.22 Drenagem da cavidade pleural.

Fonte: Desenvolvida pela autoria.

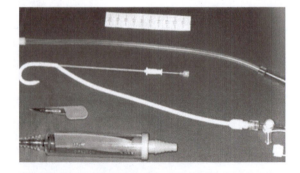

Figura 46.23 Conjunto de drenagem de tórax *pig tail*.

Fonte: Desenvolvida pela autoria.

SEQUÊNCIA RÁPIDA DE INTUBAÇÃO **665**

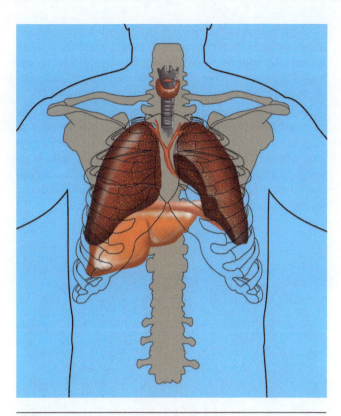

Figura 46.24 Projeção de superfície do espaço pleural. Vista anterior.

Fonte: Desenvolvida pela autoria.

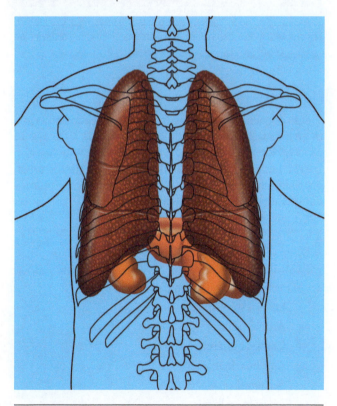

Figura 46.25 Projeção de superfície do espaço pleural. Vista posterior.

Fonte: Desenvolvida pela autoria.

- **Tipo de tubo:** tubos siliconizados (p. ex., Silastic®) são os preferidos porque os antigos tubos de borracha têm menos buracos de drenagem (fenestras), não são bem visualizados nas radiografias de tórax e produzem mais inflamação pleural. Drenos torácicos siliconizados contêm uma faixa radiopaca com uma abertura que serve para marcar o furo de drenagem mais proximal (Figura 46.26).
  - As principais características dos drenos tubulares é que são confeccionados em material atóxico médico, resistente, flexível e com maleabilidade adequada para evitar dobras e acotovelamentos que possam bloquear ou interromper o processo normal da drenagem, apresentando filamento radiopaco em toda sua extensão para fácil visualização radiológica, e extremidades com convexidade não traumática, sendo que, na extremidade distal, apresenta várias perfurações de orifícios cilíndricos, estrategicamente distribuídos para ampliação da área de drenagem.
- **Tamanho do tubo:** diâmetro interno de um tubo torácico e o comprimento são os determinantes críticos do fluxo. Selecione o tamanho apropriado do tubo para dar conta da viscosidade e a taxa de acúmulo do material pleural a ser drenado. Como exemplo, a drenagem de fluidos viscosos requer um tubo maior com um número maior de furos, necessários para a drenagem de um volume similar de ar. Em crianças, podemos utilizar drenos desde 6 até 28 French, dependendo do tamanho. Devemos tomar cuidado com o tamanho da extensão até o selo d'água, pois, como já dito, a resistência aumenta muito com extensões muito longas.

No pneumotórax, o fluxo de escape de ar determina o tamanho do tubo a ser inserido em crianças. Em geral, tubos torácicos com diâmetro entre 16 e 28 French são suficientes para manter a drenagem do espaço pleural.

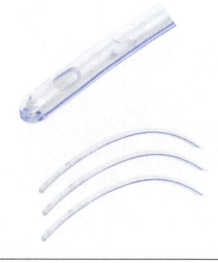

Figura 46.26 Dreno de tórax.

Fonte: Acervo da autoria.

Indicações de drenagem de tórax

As doenças que acometem o espaço pleural podem causar três tipos de alterações distintas:

- Acúmulo de ar;
- Acúmulo de líquido;
- Acúmulo de líquido e ar.

Para quaisquer dessas alterações, utilizamos a drenagem pleural com dreno tubular multiperfurado conectado a sistema coletor sob selo d'água.

Pneumotórax hipertensivo

O diagnóstico do pneumotórax hipertensivo deve ser clínico, guiado pelos seguintes sinais:

- Ausência de murmúrio vesicular em um hemitórax;
- Hipertimpanismo no hemitórax com ausência de murmúrio vesicular;
- Desvio da traqueia da linha média no pescoço contralateral ao hemitórax com diminuição do murmúrio vesicular e hipertimpânico;
- Estase das veias jugulares externas.

Não se deve esperar o diagnóstico radiológico (Figura 46.27).

A punção do pneumotórax hipertensivo deve ser realizada na linha hemiclavicular, 2º espaço intercostal sobre a borda superior da 3ª costela com Gelco calibroso; retirar a agulha após penetrar na cavidade pleural, permanecendo o cateter aberto para o meio externo (Figura 46.28).

Após a drenagem de um pneumotórax, há a saída de ar pelo sistema de drenagem. Pode haver a persistência de fuga aérea, o que indica solução de continuidade entre o parênquima pulmonar e o espaço pleural. Quando houver fuga aérea, é absolutamente contraindicado o fechamento do sistema de drenagem, pois há a possibilidade de tornar um pneumotórax drenado em hipertensivo.

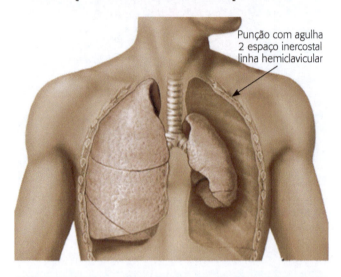

Figura 46.28 Punção no espaço intercostal linha hemiclavicular.
Fonte: Desenvolvida pela autoria.

Derrames pleurais

Os derrames pleurais já foram classificados anteriormente e sua resolução pode estar associada à drenagem da cavidade pleural de forma análoga ao pneumotórax.

Há também a inserção do dreno por toracotomia, procedimentos utilizados na cirurgia cardíaca e pulmonar quando há abertura da cavidade pleural.

Sistema de dreno e equipamentos

Material para drenagem de tórax:

- Luvas estéreis;
- Antissépticos;
- Campos estéreis;
- Agulhas de injeção;
- Seringas;
- Anestésico local;
- Lâmina de bisturi;
- Fios para suturas;
- Caixa com material de pequena cirurgia;

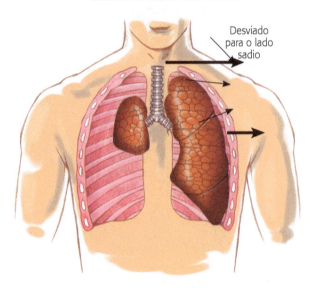

Figura 46.27 Pneumotórax hipertensivo.
Fonte: Desenvolvida pela autoria.

- Conjunto de drenagem;
- Dreno de tórax;
- Sistema coletor.
- Soro fisiológico para o selo d'água;
- Material de curativo.

Cuidados com o sistema coletor

O dreno de tórax para ser efetivo em sua função deve estar conectado a sistema coletor, que, muitas vezes, é a causa do funcionamento inadequado da drenagem.

O sistema coletor nunca deve permanecer fechado, principalmente quando há fuga aérea persistente, pois o ar acumulado no espaço pleural pode desenvolver um pneumotórax hipertensivo.

No nosso meio, o sistema de drenagem da Figura 46.29 é o mais utilizado. Porém, este sistema de drenagem apresenta a grande desvantagem de o acúmulo de secreção aumentar, significativamente, a resistência com repercussão sobre o débito coletado. O sistema de drenagem que contorna este problema está ilustrado na Figura 46.30, em que o frasco coletor é separado do dreno com o selo d'água.

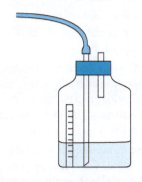

Figura 46.29 Dreno de frasco único.
Fonte: Desenvolvida pela autoria.

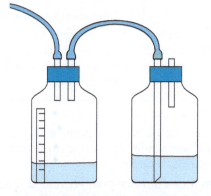

Figura 46.30 Dreno com frasco coletor separado do selo d'água.
Fonte: Desenvolvida pela autoria.

Complicações

As complicações das drenagens do tórax são um capítulo importante em razão da sua frequência e suas importantes consequências para o paciente, algumas com risco potencial à vida.

Deve-se ressaltar que o procedimento de drenagem do tórax é considerado simples, de baixa dificuldade técnica, porém, em muitos casos, não se mostra eficiente para a resolução do problema de base como a eliminação completa e adequada de ar ou fluidos, o que resulta na necessidade de revisão do procedimento inicial ou na execução de outro complementar.

Toda vez que o dreno torácico não satisfaz sua função primordial, é fundamental a revisão de todos os passos da drenagem e do sistema de drenagem para o diagnóstico de situações, no qual problemas técnicos possam ser solucionados da maneira mais rápida e evite-se o acúmulo de ar ou fluidos no interior da cavidade pleural.

Em razão da colocação de dreno de tórax – pneumotórax recorrentes não são frequentes, variando de 1% a 3%, quando utilizado para trauma agudo e, muitas vezes, estão associados com a intensidade do trauma e da lesão de parênquima pulmonar.

Outras complicações relatadas incluem empiema (1% a 3%), perfuração do parênquima pulmonar (0,2% a 0,6%), perfuração do diafragma (0,4%) e colocação subcutânea (0,6%), sendo complicações decorrentes diretas da técnica cirúrgica utilizada.

Em uma análise de 126 colocações de dreno de tórax por pneumologistas em um hospital de ensino, a taxa de complicações foi de 11%, no entanto, 10 das 14 complicações relatadas foram relacionadas com a coagulação, torção ou deslocamento do tubo torácico. Laceração pulmonar e colocação subcutânea foram observadas em um paciente (0,8%).

Ainda que rara, pode haver perfuração do pulmão, do ventrículo direito, átrio direito e dos órgãos abdominais (baço, fígado, estômago, cólon). Essas complicações são relatadas na literatura; mas, em alguns casos de pacientes sem suspeita prévia, há relatos de autópsia em que se notaram perfurações pulmonares.

Outras complicações incluem choque hipovolêmico por causa de lesões vasculares, da parede torácica ou de órgãos torácicos durante o procedimento de drenagem do tórax, perfuração do mediastino contralateral com hemotórax, pneumotórax, fístula aérea persistente, sangramento arterial e infecção no local do dreno torácico.

Com relação à profilaxia antimicrobiana durante a inserção de dreno de tórax, a maioria dos estudos não mostra nenhum benefício, exceto em redução de infecção em pacientes com trauma torácico penetrante.

Posicionamento inadequado do dreno de tórax – é a complicação mais comum de toracotomia. Em um estudo de 77 drenos torácicos colocados em caráter de urgência em 51 pacientes de trauma, o mau posicionamento foi detectado em 20/77 (26%) drenos torácicos. Nove drenos torácicos foram intrafissurais, cinco foram de inserção intraparenquimatosa e dois foram subcutâneos. Pneumotórax persistente e hemotórax (incluindo dois pneumotórax hipertensivos) foram associados com 16 dos 20 (80%), nesses drenos de posicionamento inadequado.

Apenas um dos cinco tubos intraparenquimatosos foi diagnosticado pela radiografia do tórax, e apenas quatro dos nove drenos torácicos intrafissurais eram suspeitos na radiografia do tórax. Assim, uma tomografia computadorizada deve ser obtida para um paciente com dúvidas nas radiografias simples ou o curso clínico é consistente com posicionamento inadequado do dreno torácico.

Edema pulmonar de reexpansão (EPR) – representa uma complicação potencialmente fatal de drenagem pleural. Em geral, ocorre unilateralmente após rápida reexpansão de um pulmão colapsado em pacientes com pneumotórax; no entanto, pode também acompanhar a drenagem de grandes volumes de líquido pleural (> 1 a 1,5 litro em adultos) ou a remoção de um tumor obstruído. A incidência pode ser inferior a 1% (série de 185 toracocenteses com saída de mais de 1 litro de volume). O EPR é, geralmente, imediato ao evento desencadeador, mas em alguns casos pode se iniciar em até 24 horas do desencadeante. As manifestações clínicas variam de alterações radiográficas isoladas a completo colapso cardiopulmonar.

A taxa de mortalidade de EPR é tão alta quanto 20%. O tratamento recomendado é o suporte ventilatório que consiste principalmente de oxigênio suplementar e, se necessário, de ventilação mecânica. A doença é geralmente autolimitada.

Recomendações seguras

a. Todos os médicos aptos a inserir um dreno torácico devem ser treinados usando uma combinação de leitura didática, prática simulada com manequins ou animais de experimentação e prática supervisionada, até ser considerado competente.

b. Procedimentos pleurais não devem ser realizados fora do horário de rotina, exceto em uma emergência. A maioria das complicações cirúrgicas ocorre após a meia-noite.

c. Aspirações pleurais e drenos torácicos devem ser inseridos em uma área limpa usando-se técnica asséptica.

d. Procedimentos pleurais devem ser evitados em pacientes anticoagulados até um INR (International Normalised Ratio) < 1,5.

e. As complicações mais frequentes de uma aspiração pleural são pneumotórax, falha do procedimento, dor e hemorragia. A complicação mais séria é injúria visceral. Todas as complicações devem ser explicitadas em um termo de consentimento.

f. Uma radiografia de tórax deve ser disponibilizada após o procedimento.

g. Procedimento guiado por ultrassonografia de tórax é altamente recomendado para todos os pacientes que tenham coleções líquidas pleurais.

h. Uma marcação de um local usando-se ultrassonografia torácica para aspiração remota subsequente ou inserção de dreno não é recomendada, exceto para efusões pleurais extensas.

i. O local de inserção de uma agulha para aspiração pleural deve ser o triângulo da segurança (o procedimento deve cessar quando não houver mais fluidos/ar a serem aspirados; o paciente desenvolve sinais de tosse ou desconforto respiratório).

j. Radiografia de tórax, após uma aspiração pleural simples, não é necessária, exceto quando houver escape de ar, o procedimento foi difícil, houver múltiplas tentativas ou o paciente ficar sintomático.

k. Consentimento informado deverá ser obtido para a drenagem torácica, exceto em situações de emergência.

l. Dor, infecção intrapleural, infecção da ferida, deslocamento da drenagem e bloqueio da drenagem são as complicações mais frequentes.

m. Lesão visceral é a complicação mais séria e deve ser detalhada no termo de consentimento junto com complicações anteriores.

n. Profilaxia com antibiótico não é recomendada exceto para pacientes traumatizados que requeiram drenagem torácica, especialmente aqueles com traumas penetrantes.

o. Drenos menos calibrosos devem ser a terapia de escolha para pneumotórax, efusões pleurais livres e infecções pleurais.

p. Para reduzir a dor durante a drenagem torácica, analgesia deve ser considerada como pré-medicação e ser prescrita a todos os pacientes. Em caso de sedação formal, devem-se seguir as recomendações do serviço, incluindo-se o uso de oximetria de pulso.

q. Drenos nunca devem ser inseridos com o uso exagerado de força. Caso não se consiga a drenagem, devem-se considerar de novo o paciente, a indicação, o ultrassom, a técnica utilizada e as técnicas alternativas para o caso. Nunca é demais pedir ajuda a outro médico sênior ou especialista nesta condição.

r. Se usar dilatador, nunca inserir mais que 1 cm depois da pele para o espaço pleural.

s. Toracotomia deve ser instituída nos casos de trauma ou inserção de drenos de maior calibre. Cirurgicamente, o dreno torácico deve ser inserido por dissecção romba. Trocater não deve ser usadas em trauma.

t. Se há suspeita de mau posicionamento de dreno, uma tomografia de tórax é o método ideal para confirmá-la ou excluí-la.

u. Um dreno torácico pode ser retirado para corrigir um mau posicionamento, mas não deve nunca "ser empurrado" para o tórax, por riscos de infecção.

v. Um dreno torácico deve ser conectado a um sistema de drenagem que contém um mecanismo de válvula que evite a entrada de ar e fluidos na cavidade pleural. Esse mecanismo pode ser um selo d'água, uma válvula flutuante ou outro mecanismo reconhecido.

w. Um dreno torácico borbulhante nunca deve ser clampeado. Em adultos, um máximo de 1,5 L poderia ser drenado na 1ª hora depois da inserção do dreno. Drenagem de efusão pleural extensa deve ser controlada para evitar potencial complicação do edema de reexpansão pulmonar.

x. Drenos devem ser checados diariamente para infecções de parede, volume de drenagem e documentação do padrão de borbulhamento, incluindo a averiguação de sinais de fístulas.

Condutas complementares

Embora a drenagem torácica seja um procedimento de excelência quando bem recomendada, muitas vezes precisa ser complementada por outros procedimentos utilizados na cirurgia torácica, principalmente em situações mais complexas em que há a necessidade de intervenção sobre a parede torácica e/ou os órgãos intratorácicos.

Como já mencionado anteriormente, os derrames pleurais com septos em seu interior, muitas vezes, não são drenados adequadamente sem o auxílio de procedimentos cirúrgicos que possam tornar a cavidade pleural com múltiplas lojas de secreções em uma única, que possa ser resolvida pela presença do dreno torácico.

Para tanto, podemos utilizar vários métodos cirúrgicos de descorticação pleuropulmonar com auxílio de:

- Toracotomia posterolateral;
- Cirurgia videoassistida;
- Videotoracoscopia.

A via de acesso depende da experiência da equipe cirúrgica e da disponibilidade de material para videocirurgia.

Enfisema de subcutâneo e mediastinal

Nos pacientes com enfisema de subcutâneo, devemos procurar a causa desencadeante, que sempre está associada à fístula aérea.

Etiopatogenia

A formação do enfisema de subcutâneo está associada a uma solução de continuidade da parede torácica ou a uma lesão de via aérea de grande calibre – traqueia e brônquios principais –, localizadas no mediastino entre as duas cavidades pleurais.

Quando há uma lesão da parede torácica, com perda da integridade dos planos existentes entre a pleura parietal e a pele e há presença de ar no espaço pleural, se o dreno não der vazão adequada ao fluxo de ar que sai do parênquima pulmonar, ele será direcionado para os locais de menor resistência tissular – o subcutâneo ou o mediastino Figuras 46.31 e 46.32.

Entre os motivos do dreno de tórax não dar vazão adequada para o fluxo de ar que sai pela fístula aérea, estão causas de obstrução do sistema de drenagem, que sempre precisa ser revisado quando do aparecimento de enfisema.

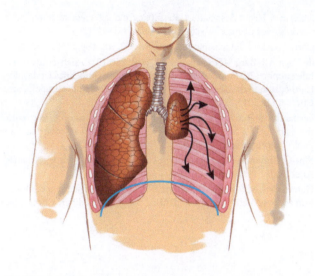

Figura 46.31 Fuga aérea do parênquima pulmonar.
Fonte: Desenvolvida pela autoria.

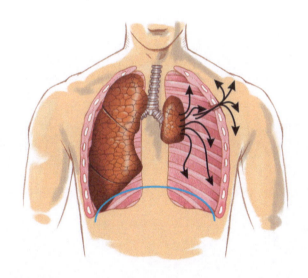

Figura 46.32 Fuga aérea pelos planos de menor resistência.
Fonte: Desenvolvida pela autoria.

Aspiração da cavidade pleural com sistemas a vácuo deve ter a sua utilidade verificada pela equipe, pois, muitas vezes, o sistema de aspiração que utilizamos no Brasil é o vácuo da rede hospitalar, fato preocupante, afinal mesmo com sistemas limitadores de pressão, não temos o controle adequado do fluxo, que pode varia, e permitir o acúmulo de ar na cavidade pleural com a consequência desastrosa do pneumotórax hipertensivo.

■ BIBLIOGRAFIA CONSULTADA

Airway Management – Pediatric Fundamental Critical Care Suport. Cap. 2- 2008.

Amantéa S, Piva,J. Acesso rápido à via aérea. Jornal de Pediatria. 2003;supl.2/s127-138.

American Heart Association. Respiratory management resources and procedures. Pediatric Advanced Life Support. 2010.

American Heart Association. Respiratoy management resources and procedures. Pediatric Advanced Life Suport. 1997-1999.

Cordeiro AMG. Terapia intensiva pediátrica. 3. ed. 2006;p.1589-1605.

de Caen AR, Berg MD, Chameides L, et al. Part 12: Pediatric Advanced Life Support: 2015. American Heart Association Guidelines Update for Cardiopulmonary Resuscitation and Emergency Cardiovascular Care. Circulation. 2015;132:S526.

Fernandes I, Bousso A. Intubação traqueal, traqueostomia e cricotireoidstomia. In: Manual de Normas Terapia Intensiva Pediátrica. São Paulo : Sarvier, 1998; p.13-22.

Fine G, Borland L. The future of the cuffed endotracheal tube. Pediatric Anesthesia . 14:38-42.

Gerardi MJ, Sacchetti AD, Cantor RM, et al. Rapid-sequence intubation of the pediatric patient. Pediatric Emergency Medicine Committee of the American College of Emergency Physicians. Ann Emerg Med. 1996;28:55.

Matsumoto T, Carvalho W. Tracheal Intubation. J Pediatria Suplemento. 2007;S83-90.

Salgo B, Schmitz A. Evaluation of a new recommendation for improved cuffed tracheal tube size selection in infants and small children. Acta Anaest Scandinavica. 2006 May;50(5):557-561.

Ventura A, Bousso A. Sequência rápida de intubação traqueal. In Manual de Normas Terapia Intensiva Pediátrica. São Paulo : Sarvier, 2010; p.11-20.

Zuckerberg AL. Textbook of pediatric intensive care. 3. ed. 1996; p.51-76.

46.4 Punção Lombar

■ Eliane Roseli Barreira

Introdução

A punção lombar é um procedimento rotineiro nas unidades de pronto atendimento e de terapia intensiva pediátricas (UTIP). Estima-se que nos Estados Unidos sejam realizadas anualmente cerca de 360 mil punções lombares não eletivas, o que representa 25% dos procedimentos realizados em crianças. Embora relativamente simples e seguro, o conhecimento adequado das indicações, das contraindicações e das complicações relacionadas ao procedimento, bem como a adesão estrita à técnica, é de fundamental importância na otimização do sucesso e prevenção de complicações decorrentes do procedimento.

Indicações

A punção lombar pode ser realizada para fins diagnósticos ou terapêuticos, discutidos a seguir.

Suspeita de infecção do sistema nervoso central (SNC)

A obtenção de amostra de líquido cefalorraquidiano (LCR) para o diagnóstico de infecções do SNC (meningites e encefalites) constitui a indicação mais frequente de punção lombar em pediatria. Idealmente, a punção lombar deve ser realizada antes do início da terapia antimicrobiana na suspeita de meningite bacteriana, otimizando-se, assim, as chances de identificação do agente etiológico na cultura de LCR. No entanto, na presença de condições que impeçam a pronta coleta de LCR, o início do tratamento antimicrobiano não deve ser atrasado em virtude da realização de punção lombar, uma vez que o atraso no início da terapêutica associa-se a maior mortalidade e à ocorrência de complicações neurológicas. A administração de antibióticos até algumas horas antes da punção lombar reduz a positividade dos resultados de culturas, porém não altera outros parâmetros como a contagem e o diferencial de células, as análises bioquímicas, a coloração de Gram ou a reação da polimerase em cadeia (PCR). Em tais circunstâncias, é recomendável a obtenção de amostras de sangue para hemocultura antes do início do tratamento.

Diagnóstico de hemorragia subaracnóidea

A hemorragia subaracnóidea espontânea constitui situação clínica que requer diagnóstico de urgência e deve ser investigada por meio da tomografia computadorizada (TC) de crânio. A punção lombar deve ser reservada para os pacientes cujo diagnóstico não possa ser estabelecido mediante exame de imagem.

Outras indicações

- Diagnóstico de polirradiculoreurite (síndrome de Guillain-Barré)
- Diagnóstico e tratamento de hipertensão intracraniana idiopática (pseutotumor cerebral)
- Injeção de meio de contraste para realização de mielografia
- Realização de anestesia peridural ou raquimedular
- Injeção de quimioterapia intratecal

Contraindicações

Absolutas

- Hipertensão intracraniana (HIC): pacientes com HIC estabelecida apresentam risco de herniação cerebral se submetidos à punção lombar. Situações clínicas que cursam com risco para o desenvolvimento de HIC incluem meningites, encefalites, processos expansivos do SNC, abscesso cerebral e hidrocefalia. Deve-se ter em mente que todos os casos de meningites bacterianas cursam com algum grau de aumento de pressão intracraniana (PIC). O processo inflamatório desencadeado pela presença de microrganismos no SNC acarreta lesão celular, dano endotelial e aumento de permeabilidade vascular cerebral, resultando em edema cerebral e aumento da PIC. Estudos que avaliaram a pressão de LCR previamente à punção lombar demonstraram aumento significativo das pressões de abertura em pacientes com meningite. Torna-se, portanto, imprescindível diagnosticar pacientes com HIC significativa e com risco de complicações decorrentes da punção lombar.

O exame clínico constitui a ferramenta mais sensível para o diagnóstico de pacientes com HIC. A HIC manifesta-se por comprometimento do nível de consciência que pode variar da sonolência ao coma, dependendo da gravidade. As alterações do nível de consciência são tipicamente acompanhadas de hipertensão arterial, bradicardia e bradipnéia. A esta constelação de sintomas dá-se o nome de "tríade de Cushing". A progressão da HIC resulta na compressão dos lobos temporais, cerebelo e estruturas cerebrais associadas, resultando em danos neurológicos focais. A sintomatologia e gravidade dependem do mecanismo de herniação:

transtentorial; esfenoidal; subfalciana; ou através do forâmen magno. A compressão de estruturas do tronco cerebral que ocorre na herniação através do forâmen magno pode culminar em morte.

Em pacientes com suspeita de HIC, a presença de um dos seguintes sinais, considerados indicativos de herniação cerebral iminente, contraindica a punção lombar:

- Diminuição do nível de consciência (Glasgow < 13)
- Hipertensão com bradicardia
- Pupilas dilatadas ou fixas, unilateral ou bilateralmente
- Desvio conjugado do olhar
- Reflexo do olho de boneca ausente
- Hemiparesia ou posturas anormais (decorticação ou descerebração)
- Alterações do ritmo respiratório, como ritmo de Cheyne-Stokes, hiperventilação, bradipneia ou apneia
- Papiledema
- Convulsões

Na presença de sinais indicativos de HIC grave, especial atenção deve ser dirigida à manutenção da permeabilidade das vias aéreas, ao restabelecimento da respiração e da circulação. Pacientes com suspeita de infecção do SNC devem ter o tratamento antimicrobiano iniciado logo após a obtenção de hemoculturas, e a punção lombar deve ser postergada até estabilidade clínica.

- Infecção no local da punção: a passagem de agulha através de tecido infectado (como na presença de piodermite, celulite local ou abscesso epidural) resulta na contaminação do espaço aracnoide e pode induzir à meningite iatrogênica. Constitui, portanto, contraindicação formal à punção lombar.

Relativas

- Distúrbios de coagulação: a punção lombar em pacientes com distúrbios de coagulação não corrigidos acarreta risco de formação de hematoma subdural ou epidural. Embora existam poucas evidências quanto ao risco da realização de punção lombar nestas circunstâncias, recomenda-se, de modo geral, que o procedimento seja adiado até a correção do distúrbio de coagulação em pacientes com hemofilia, plaquetopenia < 50.000/mL, RNI > 1,5 ou em uso de anticoagulantes. Nesses casos, o acompanhamento conjunto de um hematologista é aconselhável.
- Instabilidade cardiopulmonar: a meningite bacteriana e a meningoencefalite herpética constituem doenças graves, que frequentemente acompanham-se de choque séptico. As diretrizes do tratamento de choque séptico recomendam uma abordagem agressiva para a estabilização hemodinâmica e a administração de antibióticos na 1ª hora de admissão hospitalar. A realização de punção lombar diagnóstica pode causar atrasos no tratamento do choque e no início do tratamento antimicrobiano. Além disso, o posicionamento do paciente instável para a realização da punção lombar pode provocar deterioração da função cardiorrespiratória. Frente a pacientes com indicação de punção lombar e instabilidade hemodinâmica ou respiratória, recomenda-se que o procedimento seja adiado até que a via aérea esteja assegurada e restabelecidas as funções cardiopulmonares.

Um sumário das indicações e contraindicações da punção lombar está mostrado no Quadro 46.1.

Quadro 46.1 Indicações e contraindicações da punção lombar.

Indicações
Diagnósticas • Infecção SNC (meningites e encefalites) • Sd. Guillain-Barré • Hemorragia subaracnóidea com TC normal • Esclerose múltipla • HIC idiopática • Linfoma de SNC
Terapêuticas Anestesia peridural ou subdural Quimioterapia intratecal Antibioticoterapia intratecal
Contraindicações
Coagulopatias • Plaquetas < 50.000 • RNI > 1,5 • HBPM* em dose terapêutica < 12 horas antes da punção • HBPM* em dose profilática < 24 horas antes da punção • Uso de anticoagulantes orais • Aumento de pressão intracraniana • Infecção no local de punção

HBPM: heparina de baixo peso molecular; SNC: sistema nervoso central; Sd.: síndrome; TC: tomografia computadorizada; HIC: hipertensão intracraniana; RNI: razão normalizada internacional.

Fonte: Desenvolvido pela autoria.

Técnica

Anatomia

A punção deve ser sempre realizada distalmente à medula espinhal, ao nível da cauda equina. Em crianças abaixo de 1 ano, a punção deve ser realizada a partir do espaço intervertebral L3-L4; em crianças maiores, pode ser realizada desde o espaço L2-L3 até o espaço L5-S1. A região correspondente ao espaço intervertebral L4-L5 pode ser localizada traçando-se uma linha imaginária que liga as espinhas ilíacas posterossuperiores. Após a passagem da pele e do tecido celular subcutâneo, a agulha atravessa os ligamentos supraespinhal e intraespinhal, o ligamento amarelo, a dura-máter e a aracnóidea até chegar ao espaço subaracnóideo (Figura 46.33).

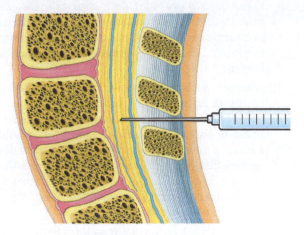

1. Pele e subcutâneo
2. Ligamento supraespinhoso
3. Ligamento amarelo
4. Dura máter

Figura 46.33 Anatomia da região lombar.
Fonte: Desenvolvida pela autoria.

Monitorização

- **Monitorização cardiorrespiratória:** todos os pacientes devem ser avaliados quanto à possibilidade de instabilização cardiorrespiratória durante a punção lombar. Crianças com desconforto respiratório podem tolerar melhor o procedimento realizado na posição sentada. Em pacientes instáveis, recomenda-se a monitorização contínua da frequência cardíaca e respiratória e da saturação de oxigênio durante o procedimento.

- **Tomografia computadorizada de crânio:** a realização de TC de crânio previamente à punção lombar em pacientes com suspeita de HIC constitui uma prática rotineira, porém não indiscutível. Deve-se lembrar que a TC de crânio não é capaz de aferir a PIC e que achados radiológicos normais não excluem a presença de HIC. Em um estudo que descreveu os achados da TC em crianças em um momento próximo à herniação cerebral, o exame mostrava-se normal em 5 dos 14 pacientes. A TC de crânio deve ser reservada aos pacientes com quadro clínico sugestivo de HIC e seus resultados interpretados à luz dos achados clínicos.

  Além das limitações no diagnóstico da HIC, outros aspectos devem ser considerados na indicação da TC de crânio em pacientes com suspeita de meningite. O principal refere-se ao atraso no início do tratamento antimicrobiano, o que pode afetar o prognóstico. Outro aspecto refere-se à possibilidade de desenvolvimento de neoplasias a longo prazo em virtude das altas doses de radiação utilizadas para o exame.

Material

- **Material para assepsia:** gazes estéreis; solução alcoólica de clorexidina; campos estéreis; luvas estéreis.
- Manômetro para mensuração de pressão do LCR.
- Agulha para punção do LCR atraumática com estilete, calibre 22 G. O comprimento da agulha varia de acordo com idade da criança: < 1 ano: 3,75 cm; 1 ano a escolares: 6,25 cm; adolescentes: 8,75 cm. Agulhas mais calibrosas não devem ser utilizadas em virtude do maior risco de cefaleia pós-punção.
- Três tubos estéreis.
- Lidocaína 1% sem epinefrina e/ou creme EMLA (mistura de lidocaína 2,5% e prilocaína 2,5%).
- Seringa de 3 mL com agulha 25 G para anestesia local com lidocaína.
- Material de ressuscitação deve estar prontamente disponível.

Posicionamento

O posicionamento correto é essencial para garantir a segurança e o sucesso do procedimento, sendo necessária a presença de um auxiliar experiente para ajudar na manutenção da criança na posição correta.

A punção lombar pode ser realizada com o paciente sentado ou deitado em decúbito lateral. Estudos com ultrassonografia mostraram que a maior distância entre os processos espinhosos é alcançada com o paciente em decúbito sentado em comparação ao decúbito lateral. Em ambas as posições, a flexão do quadril causa maior aumento do espaço. A flexão do pescoço não promove aumento da distância entre os processos espinhosos.

- **Posição sentada:** além de otimizar o aumento da distância entre os espaços intervertebrais, a posição sentada resulta em menor comprometimento respiratório e aumenta o fluxo de LCR em recém-nascidos. Em recém-nascidos e lactentes, um assistente segura um braço e uma perna do paciente com cada uma das mãos, enquanto apoia a cabeça (Figura 46.34). Crianças maiores devem sentar-se à beira do leito com as pernas pendentes; um travesseiro é colocado sobre suas coxas sobre o qual o paciente flexiona o tronco, com os cotovelos descansando sobre os joelhos. Um assistente deve garantir o alinhamento da coluna durante todo o procedimento (Figura 46.35).

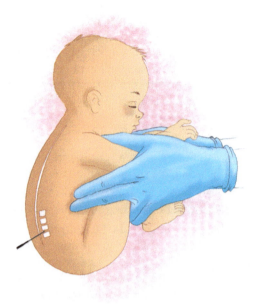

Figura 46.34 Técnica de punção lombar posição sentada.
Fonte: Desenvolvida pela autoria.

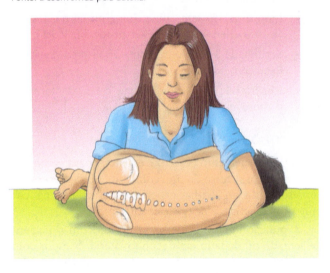

Figura 46.35 Punção lombar em decúbito lateral.
Fonte: Desenvolvida pela autoria.

- **Decúbito lateral:** para a realização da punção lombar em decúbito lateral, o paciente é deitado com as pernas flexionadas sobre o abdômen. Um assistente mantém a criança na posição passando um braço por trás dos joelhos dela, enquanto o outro braço mantém imóveis os ombros da criança. Deve-se garantir que os ombros e os quadris da criança sejam mantidos perpendiculares ao leito, e a linha interglútea alinhada com os processos espinhosos para evitar a torção da coluna (Figura 46.37).

A hiperflexão do pescoço não é recomendada, pois, além de não promover aumento do espaço intervertebral, pode causar complicações, relacionadas principalmente à obstrução das vias aéreas e ao comprometimento cardiopulmonar. Mielopatia cervical resultando em tetraparesia já foi relatada em pacientes com instabilidade atlantoaxial submetidos à punção lombar com hiperflexão do pescoço.

Procedimento

- **Precauções:** o operador deve lavar as mãos, usar máscara cirúrgica e luvas estéreis. O uso de máscara cirúrgica é obrigatório frente ao risco de desenvolvimento de meningite iatrogênica após punção lombar.

- **Assepsia:** a assepsia deve ser ampla, incluindo a região da espinha ilíaca posterior, que será usada como referência para localização do espaço L3-L4. Inicia-se a assepsia no local da punção, ampliando a área em movimentos circulares. O processo deve ser repetido por mais duas vezes. A assepsia deve ser seguida da colocação de campo estéril fenestrado, alcançando a região da espinha ilíaca posterior e a região adjacente do leito.

- **Sedação e analgesia:** a anestesia local deve ser realizada, sempre que possível, em todos os pacientes. Além da redução da dor, a anestesia local aumenta as chances de sucesso. A anestesia local pode ser feita com anestésico tópico ou infiltração local de anestésico. A escolha deve ter como base as características do paciente e a urgência do procedimento.

A anestesia local com lidocaína tem ação imediata, porém pode prejudicar a identificação dos pontos de referência anatômicos em recém-nascidos e lactentes. Para realização de anestesia local, deve-se proceder à infiltração intradérmica do anestésico até obtenção de pequeno botão, avançando a agulha no espaço intervertebral desejado, com cuidado para evitar a injeção do anestésico em um vaso sanguíneo ou no canal medular.

A anestesia tópica com EMLA tem a vantagem de não interferir na identificação das estruturas anatômicas, porém requer intervalo de 45 e 60 minutos para alcançar o efeito anestésico ideal. A anestesia tópica constitui uma boa opção para crianças pequenas cuja punção lombar não tenha indicação de urgência (p. ex., na avaliação de lactentes febris sem sinais meníngeos). Em lactentes de até 6 meses de idade, o uso de chupeta com sacarose em associação à anestesia tópica pode intensificar a analgesia. Em pacientes muito combativos, pode-se considerar a realização do procedimento sob sedação.

- **Punção:** após assegurar-se de que o estilete está firmemente encaixado na agulha, deve-se introduzir a agulha com o bisel posicionado na linha da coluna, ou seja, em direção à espinha ilíaca. Essa orientação garante a inserção do bisel paralelamente às fibras do ligamento amarelo. A agulha pode ser introduzida usando-se uma das seguintes técnicas: a) segurar a agulha com o polegar e o indicador em uma mão, enquanto o polegar da mão livre serve como guia, posicionado logo acima ou abaixo do espaço intervertebral escolhido (Figura 46.36); ou b) técnica bimanual pela qual se introduz a agulha entre os dedos indicadores do operador, estabilizando-a com os polegares que empurram o bulbo da agulha (Figura 46.37).

- A agulha deve ser introduzida devagar, levemente direcionada para a região cefálica. Quando a dura-máter é ultrapassada, nota-se discreta redução da resistência. Nesse momento, deve-se remover o estilete e observar se ocorre fluxo de LCR. Em caso negativo, o estilete deve ser reintroduzido e a agulha, avançada um pouco mais, checando-se com frequência a presença de fluxo de LCR através da agulha. Após obtenção do fluxo de LCR, um manômetro deve ser conectado à agulha por meio de uma torneira de três vias para mensuração da pressão de abertura. O maior valor obtido no manômetro deve ser registrado. Em crianças muito chorosas e combativas, ou naquelas em que o procedimento foi realizado na posição sentada, a medida da pressão de abertura não é confiável. Os valores normais de pressão de abertura de abertura em crianças variam entre 11,5 e 25 cm de água.

- Cerca de 1 mL de LCR deve ser coletado em cada um dos três tubos. Quando coletado para investigação de meningites e encefalites, o material deve ser enviado para análise quimiocitológica (contagem e diferencial de leucócitos, determinação da concentração de glicose, proteínas e lactato), bacterioscópico, cultura, pesquisa viral, contraimunoeletroforese e aglutinação de látex. Amostras adicionais podem ser coletadas conforme indicação clínica. Em pacientes com suspeita de hemorragia subaracnóidea, um quarto tubo deve ser coletado, e o primeiro e o último tubos devem ser enviados para contagem de células para descartar um acidente de punção como causa do sangramento. Após coleta do material, pode-se medir a pressão de fechamento. Antes da retirada da agulha, o estilete deve ser reinserido e removido em um único movimento. Após limpeza local, a região deve ser protegida com fita adesiva tipo micropore.

Dificuldades técnicas

- **Dificuldade de progressão da agulha:** resistência à progressão da agulha é normalmente ocasionada por interposição óssea, quer do corpo vertebral, quer do processo espinhoso inferior. Em ambos os casos, deve-se retirar completamente a agulha, checar o posicionamento do paciente e assegurar-se de que a punção esteja sendo feita na linha média.

- **Punção traumática:** ocorre por trauma nos vasos do plexo venoso que circunda a medula espinhal. Quando a agulha está bem localizada no espaço subaracnóideo, observa-se o clareamento progressivo do LCR. Caso isso não ocorra, a agulha deve ser retirada e a punção deve ser feita em outro espaço intervertebral. Uma nova agulha deve ser usada em cada tentativa.

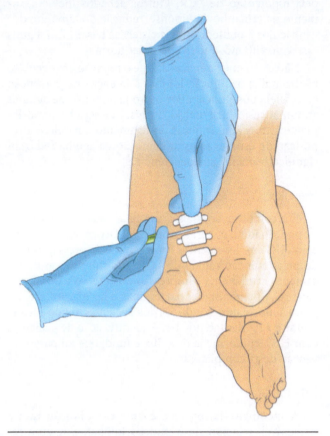

Figura 46.36 Técnica da punção com uma mão.
Fonte: Desenvolvida pela autoria.

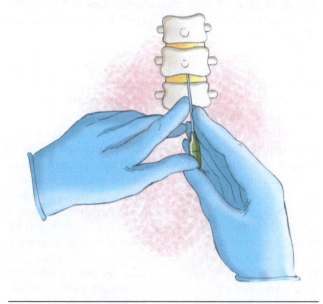

Figura 46.37 Técnica de punção bimanual.
Fonte: Desenvolvida pela autoria.

- **Fluxo insuficiente:** várias manobras podem ser usadas caso o fluxo de LCR seja insuficiente:
    - Recolocar o estilete e avançar a agulha lentamente.
    - Girar a agulha a 90° e observar o fluxo de LCR.
    - Tracionar a agulha até o subcutâneo e reintroduzi-la.

Caso nenhuma dessas manobras seja bem-sucedida, uma nova punção deve ser tentada em outro local ou guiada por imagem. A fluoroscopia tem sido utilizada há vários anos para auxiliar o posicionamento intratecal da agulha em punções difíceis. Recentemente, a fluoroscopia tem sido substituída pela punção guiada por ultrassom que, além de permitir excelente visualização, é um exame livre de radiação que permite a monitorização do procedimento em tempo real.

Complicações

Dor local

Decorrente do trauma tecidual causado pela penetração da agulha. Pode ser acompanhada de claudicação e é geralmente tratada com analgésicos comuns.

Cefaleia pós-punção

Caracteriza-se por dor, geralmente de forte intensidade, com típico componente postural. A dor inicia-se em até 15 minutos após o paciente sentar-se ou levantar-se e melhora em até 15 minutos após repouso em decúbito horizontal. Localiza-se geralmente na região frontal ou occipital, podendo haver irradiação para o pescoço e ombros. Podem ocorrer outros sintomas associados, como lombalgia, vertigem, zumbido, distúrbios visuais ou auditivos, paralisia de nervos faciais, náuseas, fotofobia ou intolerância a ruídos.

A incidência de cefaleia pós-punção em crianças varia entre 2% e 15%, enquanto em adolescentes aproxima-se dos valores encontrados em adultos, cerca de 20%. No entanto, alguns autores acreditam que a incidência de cefaleia pós-punção em crianças possa ser subestimada em razão da dificuldade que crianças jovens têm em relatar o sintoma, além da dificuldade dos pais e pediatras em diagnosticarem a cefaleia postural em crianças jovens. Cerca de 90% dos casos iniciam-se até 72 horas após a punção lombar, porém intervalos entre poucas horas e até meses após o procedimento já foram relatados.

A cefaleia pós-punção decorre da hipovolemia do líquido cefalorraquidiano resultante da perda constante de LCR através da perfuração da dura mater. A baixa pressão de LCR acarreta tração gravitacional de estruturas intracranianas sensíveis à dor (meninges, vasos e nervos) e vasodilatação compensatória para manutenção da pressão intracraniana, dando origem à cefaleia.

O diagnóstico tem como base achados clínicos típicos associados à história prévia de punção lombar. A análise do LCR pode mostrar aumento na contagem de linfócitos e discreto aumento da concentração de proteínas. A pressão de abertura é usualmente baixa, porém o achado de pressão de abertura normal não exclui o diagnóstico. A ressonância nuclear magnética (RNM) revela acentuação paquimeníngea difusa após administração de galidônio em virtude da dilatação dos vasos meníngeos causada pela hipotensão de LCR. Outros achados incluem aumento do tamanho da hipófise, redução do tamanho dos ventrículos e obliteração das cisternas basais. Em alguns casos, no entanto, a RNM pode ser normal.

Não existem evidências de que o repouso em decúbito horizontal após punção lombar seja eficaz na prevenção da cefaleia pós-punção. Por outro lado, o uso de agulhas atraumáticas, a orientação do bisel da agulha paralelamente à direção das fibras do ligamento amarelo e a reposição do estilete antes da remoção da agulha reduzem significativamente sua ocorrência.

Herniação cerebral

É a complicação mais grave relacionada à realização de punção lombar, geralmente fatal. Ocorre em pacientes com HIC em decorrência do gradiente de pressão causado pela remoção rápida do LCR que culmina no deslocamento caudal e na compressão do cérebro e do tronco cerebral. Em meningites bacterianas, a herniação cerebral causa a morte de cerca de 5% dos pacientes, o que corresponde a 32% das fatalidades. A identificação de pacientes com HIC, conforme já descrito, é fundamental para prevenção desta complicação.

Infecção

A meningite iatrogênica é uma complicação rara e prevenível, relacionada à punção lombar. Em uma revisão de 179 casos de meningite iatrogênica, apenas 9% destes ocorreram após punção lombar diagnóstica; os demais estavam relacionados a procedimentos invasivos como anestesia raquimedular ou peridural, pneumoencefalografia ou mielografia.

Os agentes etiológicos mais frequentemente relacionados à meningite iatrogênica incluem o *Streptococcus viridans* (49%), *Staphylococcus aureus* (5%) e *Pseudomonas aeruginosa* (4%). Em 36% dos casos, o agente etiológico não pode ser determinado.

Vários mecanismos têm sido propostos para explicar a ocorrência de meningite iatrogênica após punção lombar: a realização da punção em área comprometida por infecção; falha nas precauções de assepsia; ou o uso de soluções ou de material contaminado podem levar à inoculação do microrganismo diretamente no espaço subdural. A meningite iatrogênica causada por bactérias gram-negativas intra-hospitalares relaciona-se à assepsia inadequada e ao desenvolvimento de complicações graves. Outra hipótese seria a invasão do espaço subdural pelo microrganismo durante um episódio de bacterimia, facilitado pela quebra da barreira hematocefálica decorrente da punção lombar. No entanto, evidências sugerem fortemente que o principal mecanismo envolvido na patogênese seria a contaminação por gotículas provenientes da orofaringe do profissional que realizou o procedimento. O predomínio de *Streptococcus viridans* como agente etiológico, um agente de baixa virulência, comensal da flora orofaríngea, reforça esta hipótese. Em alguns relatos, estudos com amplificação do DNA por PCR e análise do perfil de ácidos graxos comprovaram a bactéria isolada no LCR como proveniente da orofaringe do médico responsável pelo procedimento.

Os sintomas da meningite iatrogênica assemelham-se àqueles das meningites bacterianas em geral, porém frente às condições clínicas que demandaram uma punção lombar prévia, pode ocorrer atraso no diagnóstico. O intervalo entre a realização do procedimento e o início dos sintomas é de aproximadamente 24 horas na maioria dos casos, mas intervalos entre 6 horas e 30 dias já foram relatados. O exame do LCR revela aumento da celularidade e da concentração de proteínas, porém a concentração de glicose pode ser normal, principalmente nos casos de infecção causada por agentes pouco virulentos, como o *S. viridans*. Os diagnósticos diferenciais da meningite iatrogênica incluem meningite viral, meningite relacionada a drogas e meningite química causada por antissépticos.

Tumor epidermoide medular

Complicação extremamente rara, causada pela implantação de tecido epidérmico no espaço subaracnóidea durante a punção lombar realizada com agulha sem estilete. O intervalo entre a punção lombar e o início dos sintomas varia de 2 até 23 anos. Embora seja mais frequente em pacientes submetidos a múltiplas punções, pode ocorrer após um único procedimento. A relação entre a ocorrência de tumores epidermoides intramedulares e a punção lombar originou a recomendação da obrigatoriedade do uso de agulha com estilete para realização de punção lombar.

Hemorragia intramedular (hematomielia)

Complicação rara, porém de consequências desastrosas, que pode culminar em paraplegia ou quadriplegia irreversível. É relatada principalmente entre pacientes com discrasias sanguíneas, como hemofilia e plaquetopenia secundária à quimioterapia, porém já foi descrita em pacientes sem risco para sangramento. Pacientes com queixa de dor lombar associada a sinais neurológicos, como incontinência urinária, fraqueza ou parestesia de membros inferiores, devem ser imediatamente avaliados quanto à presença de hemorragia intramedular. O tratamento consiste em descompressão cirúrgica de urgência (laminectomia), pois o atraso no tratamento cirúrgico pode acarretar dano neurológico permanente.

Outras

Apneia (central ou obstrutiva), paralisia de musculatura ocular (transitória).

Considerações finais

Embora a punção lombar seja um procedimento relativamente simples e seguro, o conhecimento adequado da técnica e dos demais aspectos envolvidos é de fundamental importância para otimizar as chances de sucesso e prevenir complicações, devendo ser dada atenção especial ao reconhecimento de pacientes com sinais de HIC. Em pacientes com suspeita de meningite bacteriana, o restabelecimento das condições hemodinâmicas e a instituição do tratamento antimicrobiano são prioritários e não devem ser atrasados em virtude da realização da punção lombar.

■ BIBLIOGRAFIA CONSULTADA

Abo A, Chen L, Johnston P, Santucci K. Positioning for lumbar puncture in children evaluated by bedside ultrasound. Pediatrics. 2010;125e:1149-1153.

Avery RA, Shah SS, Litch DJ, Studen JÁ, Boswinkel J, Ruppe MD. Reference range for cerebrospinal fluid opening pressure in children. NEJM. 2010;363:891-893.

Baer T. Post-dural puncture meningitis. Anesthesiology. 2006;105: 381-393.

Bakker NA, Groen RJ, Foumani M, Uyttenboogaart M, Eshghi OS, Metzemaekers JD, et al. Appreciation of CT-negative, lumbar puncture-positive subarachnoid haemorrhage: risk factors for presence of aneurysms and diagnostic yield of imaging. J Neurol Neurosurg Psychiatry. 2014;8:885-888.

Bezov D, Lipton RB, Ashina S. Post-dural puncture headache: part 1. Diagnosis, epidemiology, etiology and pathophysiology. Headache. 2010;50:1144-1152.

Bonadio W. Pediatric lumbar puncture and cerebrospinal analysis. J Emerg Med. 2014;46:141-150.

Davis A, Dobson R, Kaninia S, Espasandin M, Berg A, Giovannoni G, et al. Change practice now! Using atraumatic needles to prevent post lumbar puncture headache. Eur J Neurol. 2014;21(2):305-311.

Domingues R, Bruniera G, Brunale F, Mangueira C, Senne C. Lumbar puncture in patients using snticoagulants and aontiplatelet agents. Arq Neuropsiquiatr. 2016;74(8)679-686.

Joffe AR. Lumbar puncture and brain herniation in acute bacterial meningitis: a review. J Intensive Care Med. 2007;22:194-207.

Muthusami P, Robinson AJ, Shroff MM. Ultrasound guidance for difficult lumbar puncture in children: pearls and pitfalls. Pediatr Radiol. 2017;47:822-830.

Willians J, Lye DCB, Umapathi T. Diagnostic lumbar puncture: minimizing complications. Internal Medicine Journal. 2008;38:587-591.

46.5 Cateterização Arterial

■ Daniela Carla de Souza

Introdução

A monitorização contínua da pressão arterial sistêmica e do débito cardíaco e a análise frequente de amostras de sangue são parâmetros primordiais na assistência a pacientes gravemente enfermos. Desta forma, a cateterização de um sistema arterial tornou-se rotina nas unidades de terapia intensiva (UTI), uma vez que auxilia nas intervenções terapêuticas rápidas em pacientes com instabilidade hemodinâmica, contribuindo para um melhor prognóstico. A cateterização arterial também fornece uma forma de onda de pressão visível que pode contribuir com informações adicionais no manejo dos pacientes, sendo utilizada em cerca 50% dos pacientes internados nas UTI. Portanto, o intensivista deve estar familiarizado com a técnica de cateterização arterial.

Indicações

A cateterização arterial contínua está indicada nas seguintes situações:

- Necessidade de monitorização contínua da pressão arterial em pacientes com instabilidade hemodinâmica em uso de drogas vasoativas (p. ex., choque), pós-operatório de grandes cirurgias, emergências hipertensivas.
- Necessidade de amostras de sangue arterial frequentes, como nos casos de insuficiência respiratória grave (p. ex., pacientes com síndrome do desconforto respiratório agudo, estado de mal asmático).
- Monitorização contínua do débito cardíaco e do volume sistólico.
- Necessidade de monitorização da pressão de perfusão cerebral em pacientes com injúria cerebral. A pressão de perfusão cerebral é igual à pressão arterial média menos a pressão intracraniana.
- São contraindicações à cateterização arterial os distúrbios hemorrágicos graves, circulação arterial local comprometida, infecção local da pele, área queimada ou intervenção cirúrgica local prévia.

Técnica

Uma vez decidida a necessidade de cateterização de um sistema arterial, o primeiro passo consiste na escolha do sítio de punção. As artérias localizadas nas extremidades (artéria radial, dorsal do pé e tibial posterior) são os locais preferenciais de cateterização. A artéria radial é o local de primeira escolha para colocação de um cateter arterial em virtude de sua localização superficial e da presença de circulação colateral que supre a oferta de sangue para a mão via artéria ulnar. As artérias femoral e axilar devem ser cateterizadas após tentativas infrutíferas de punção das artérias localizadas nas extremidades dos membros e em pacientes com grave instabilidade hemodinâmica, nos quais os pulsos periféricos são difíceis de palpar.

Antes de se iniciar o procedimento propriamente dito, deve-se separar todo o material necessário (Quadro 46.2).

Quadro 46.2 Material necessário para cateterização arterial.

Material para cateterização arterial
Cateter-sobre-agulha (Jelco®) OU cateteres com fio-guia
Seringas de 3 e 5 mL, agulhas, soluções antissépticas (clorexidine 2%), anestésico sem vasoconstritor, gases estéreis, fios de sutura
Gorro, máscara, luvas e avental estéreis, óculos para proteção ocular
Campos estéreis, campo fenestrado estéril, material de pequenas cirurgias
Equipo específico para pressão arterial invasiva, transdutor de pressão arterial, torneira de três vias, bolsa pressórica, monitor com módulo de pressão arterial invasiva
Solução fisiológica 0,9% (250 mL)
Material para curativo – tira adesiva para sutura (Steri-Strip®); curativo com permeabilidade controlada para cateteres (película transparente)
Medicação para sedação, se necessário

A escolha do cateter-sobre-agulha (Jelco®) depende do tamanho da criança: N° 20: > 40 kg; N° 22 a 24: lactentes e pré-escolares e N° 24: neonatos.

Fonte: Desenvolvido pela autoria.

Escolhido o local de punção, deve-se avaliar a presença de circulação colateral. No caso da artéria radial, utiliza-se o teste de Allen, que consiste na interrupção do fluxo sanguíneo para extremidade distal do membro por meio de compressão direta das artérias radial e ulnar por alguns segundos. O teste de Allen avalia a capacidade da artéria ulnar de suprir sangue aos dedos quando a artéria radial é ocluída (Figura 46.38). Deve-se pedir ao paciente que cerre o punho, o médico deve comprimir as artérias ulnar e radial do paciente com os dedos indicador e médio, de maneira que os pulsos fiquem abolidos por alguns segundos. Uma vez liberada a pressão aplicada sobre a artéria ulnar, a coloração normal da pele deve retornar ao normal em cerca de 5 a 7 segundos. Deve-se repetir o teste na outra artéria que irriga a extremidade distal ao local que será cateterizado. Um atraso de 14 segundos ou mais é evidência de circulação colateral insuficiente e a cateterização arterial neste local deve ser reavaliada.

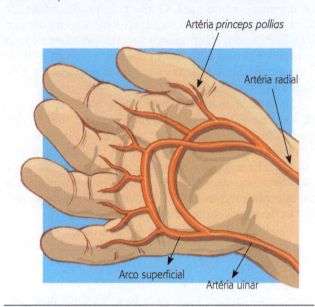

Figura 46.38 Irrigação sanguínea da mão.
Fonte: Desenvolvida pela autoria.

Um teste de Allen normal não garante adequada circulação colateral, da mesma forma que um teste anormal não implica necessariamente complicação. Desta forma, alguns médicos não indicam a realização do teste.

Em pacientes com instabilidade hemodinâmica, a realização do teste de Allen é menos factível, uma vez que o retorno da coloração normal da pele após obstrução da artéria pode estar prejudicado por hipoperfusão tecidual secundária ao choque.

Uma vez indicada a cateterização arterial, ela deve ser realizada por uma pessoa treinada, usando-se uma técnica asséptica e após realização de antissepsia cutânea.

A cateterização arterial é um procedimento estéril, no qual está indicada a utilização de precauções universais (lavagem das mãos com soluções antimicrobianas, uso de luvas e aventais estéreis, capuz, gorros, máscaras e óculos protetores). Essas medidas devem ser adotadas para se reduzirem as taxas de infecção relacionadas ao cateter e proteger o médico de eventual contaminação. A assepsia do sítio de punção deve ser realizada com soluções antissépticas, como as soluções de clorexidine 2%. Após assepsia, o membro deve ser envolvido em campos estéreis.

Antes da realização da assepsia, o membro deve ser imobilizado. No caso da artéria radial, o punho deve ser posicionado sobre uma tala com coxim em ligeira extensão (dorsoflexão), posição esta que permite que a artéria fique mais superficial (fácil de palpar e puncionar). A imobilização deve permitir a avaliação frequente da perfusão da pele e das extremidades, tanto durante a punção como durante o tempo de permanência do cateter.

Uma vez que a punção arterial é um procedimento doloroso, recomenda-se a anestesia local com lidocaína 2% ou com anestésicos locais, tipo EMLA® (lidocaína e prilocaína).

A cateterização arterial pode ser realizada mediante técnica percutânea ou por visualização direta do vaso, que está indicada após tentativas sem sucesso de punção percutânea, uma vez que a última é mais traumática e pode trazer mais riscos para o paciente.

A técnica percutânea pode ser realizada de três formas (Figura 46.39):

- Utilizando-se cateter-sobre-agulha (Jelco®), o conjunto é inserido no ponto onde o pulso é mais forte, em um ângulo de 20° a 30° com a pele. Uma vez puncionada a parede anterior da artéria e observado o refluxo de sangue pulsátil, diminuir o ângulo da agulha (10°), manter esta estável e introduzir cuidadosamente o cateter no lúmen do vaso. O sangue deve fluir continuamente pelo cateter antes que se tente avançar o dispositivo.

- Também utilizando-se cateter-sobre-agulha, transfixar a artéria com o Jelco® e retirar a agulha. A seguir, retirar o cateter lentamente até ocorrer refluxo de sangue e, então, avançar o cateter no lúmen da artéria.

- Utilizando-se cateter com fio-guia e a técnica de Seldinger, puncionar a artéria com agulha e seringa. Uma vez observado o refluxo de sangue pulsátil, desconectar cuidadosamente a seringa sem deslocar a agulha. Inserir um fio guia através da agulha e retirá-la. Passar o dilatador através do fio-guia, fazendo movimentos rotatórios no tecido subcutâneo e retirá-lo (cuidado, poderá ocorrer sangramento importante). Inserir o cateter através do fio-guia e após retirar o guia.

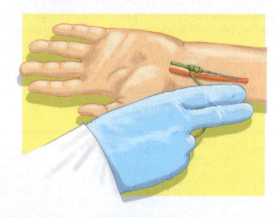

Figura 46.39 Punção da artéria radial.
Fonte: Desenvolvida pela autoria.

A cateterização pode ser realizada também mediante visualização direta do vaso:

- Fazer um corte superficial da pele perpendicular ao vaso que será cateterizado.

- Dissecar o tecido subcutâneo cuidadosamente utilizando-se uma pinça cirúrgica.

- Quando a artéria for identificada, a parede posterior deve ser dissecada das estruturas adjacentes.
- Passar dois fios através dos vasos, um proximal e outro distal, formando duas alças. Essas alças serão usadas para elevar o vaso durante o processo de canulação e nunca para ligá-lo.
- Uma vez que o vaso foi isolado, deve-se realizar a punção sob visualização direta (mesma técnica da cateter-sobre-agulha por punção percutânea).
- O catéter deve ser fixado por pontos de sutura na pele. A ferida é fechada com pontos.

A cateterização arterial pode ser realizada também por meio da dissecção arterial, que implica perda do vaso, com maiores taxas de infecção, trombose e isquemia. Hoje em dia pouco utilizada.

Quando disponível, a punção arterial deve ser guiada por ultrassom, o que permite a identificação do vaso e da sua canulação em tempo real. A utilização do ultrassom aumenta as taxas de sucesso na primeira tentativa de punção arterial e reduz o risco de complicações. Em pacientes com hipotensão, pulso radial fraco ou ausente, ou qualquer outra causa que dificulte a localização do pulso arterial por meio de palpação (p. ex., obesidade, edema), a utilização do ultrassom aumenta as taxas de sucesso do procedimento e reduz a morbidade associada ao procedimento (dor, ansiedade, formação de pseudoaneurisma, hematoma e trombos, isquemia pós-punção e infecção).

Na cateterização arterial guiada por ultrassom, o procedimento deve ser estéril, incluindo a paramentação (já descrita), uso de gel estéril (que fará a interface entre o transdutor e a pele) bem como o protetor plástico estéril que fará a cobertura de todo o transdutor, incluindo o fio que se estende até o aparelho. O transdutor utilizado é o linear (alta frequência 5 a 15 MHz), o qual permite avaliar estruturas mais superficiais com melhor resolução. Seu posicionamento será no local onde o pulso arterial for palpável ou nos pontos anatômicos de referência da artéria radial, quando este não for palpável. A artéria é identificada como uma estrutura arredondada anecoica (preta) com característica pulsátil e paredes não colapsáveis à compressão, diferentemente do que ocorre com a veia, a qual é colapsável à compressão e não pulsátil (Figura 46.40).

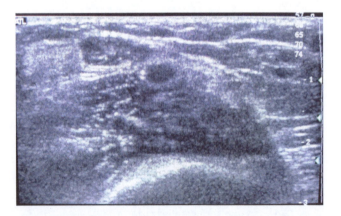

Figura 46.40 Visualização da artéria e veia ao ultrassom.
Fonte: Acervo da autoria.

Em pacientes com instabilidade hemodinâmica e hipotensão, para facilitar a detecção do fluxo, pode-se utilizar o modo Doppler quando o aparelho tiver disponível esse recurso. No momento da punção, a artéria deve estar bem centralizada na tela. O ajuste da profundidade, do foco e do ganho também facilita a identificação e a visualização da artéria. Na presença de dois operadores, o mais experiente realiza o ultrassom enquanto o outro procede à canulação. Duas técnicas podem ser realizadas: a estática; e a dinâmica.

Na técnica estática, identifica-se a artéria e, ao longo do seu trajeto, desliza-se o transdutor para marcar dois pontos equidistantes, 1 a 2 cm. No momento da punção, o ultrassom não é utilizado e a punção é feita direcionando-se a agulha entre os dois pontos marcados previamente. Essa técnica pode ter uma taxa de sucesso maior quando comparada à técnica tradicional de punção às cegas, mas com a desvantagem de não ser em tempo real.

Na técnica dinâmica, o ultrassom é utilizado durante todo o procedimento até a visualização da canulação da artéria.

Dois eixos podem ser utilizados para a punção:

- **Eixo transversal:** o transdutor é posicionado perpendicularmente ao vaso. Para a punção, o cateter deve ser posicionado no ponto médio do transdutor e introduzido a 45° em direção à artéria (Figura 46.41). Durante o procedimento, o transdutor é deslocado várias vezes, para a frente e para trás, a fim de acompanhar a progressão da ponta da agulha até atingir o interior do vaso.

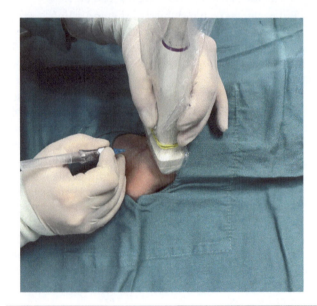

Figura. 46.41 Eixo transversal: o transdutor é posicionado perpendicularmente ao vaso.
Fonte: Acervo da autoria.

- **Eixo longitudinal:** o transdutor é posicionado paralelamente ao vaso. Inicialmente, a artéria deve ser identificada no eixo transversal e, após, deve-se fazer uma rotação com o transdutor no próprio eixo para formar a imagem do vaso no corte longitudinal. A punção é feita com o cateter rente à extremidade do transdutor a uma inclinação de 45°. Nesta técnica, é possível visualizar o trajeto da agulha avançando-se em direção à artéria até a sua canulação (Figura 46.42). Embora pareça mais difícil, esta técnica tem a vantagem de reduzir o tempo do procedimento, aumentar as taxas de sucesso na primeira tentativa e apresentar menores taxas de complicação.

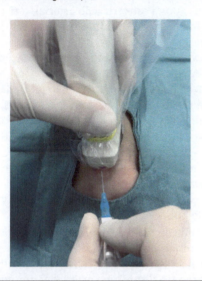

Figura 46.42 Eixo longitudinal o transdutor é posicionado paralelamente ao vaso.

Fonte: Acervo da autoria.

Uma vez que a artéria foi cateterizada, o cateter deve ser conectado a um transdutor de pressão e a um dispositivo de fluxo contínuo (equipo específico para pressão arterial invasiva). A manutenção da linha arterial é realizada mediante infusão contínua de solução salina na velocidade de 1 a 3 mL/hora, dependendo do tamanho e das condições clínicas do paciente. O equipo específico para pressão arterial invasiva deve ser trocado a cada 72 horas.

A fixação do cateter deve ser realizada com tira adesiva para sutura (Steri-strip®) e curativo com permeabilidade controlada para cateteres (película transparente), que permite a visualização constante do sítio de punção.

O tempo de permanência do cateter depende das condições clínicas do paciente e da ocorrência de eventuais complicações da punção arterial. Em geral, sugere-se uma média de permanência de no máximo 7 dias. Após esse período, caso haja necessidade, deve-se realizar a cateterização de outra artéria, em um membro diferente do anterior. Não está recomendada a troca rotineira do sítio de punção, uma vez que os estudos não demonstraram redução das taxas de complicação.

Vários fatores podem interferir na precisão da medida da pressão arterial: presença de bolhas de ar no sistema; rigidez e comprimento da linha arterial utilizada; presença de trombo dentro ou ao redor do cateter; alterações na elasticidade da parede do vaso cateterizado.

Locais de punção

- **Artéria radial:** a artéria radial é o sítio preferencial de punção arterial uma vez que o vaso é superficial e acessível, e é fácil manter limpo o sítio de inserção. A principal desvantagem é o calibre reduzido que limita as taxas de sucesso da punção e aumenta as chances de complicações isquêmicas. A artéria radial é palpável entre o rádio distal e o tendão flexor radial do carpo. Pode ser mais facilmente palpável com a manobra de extensão do pulso. A incidência de trombose da arterial radial é alta (> 50%), mas a incidência de complicações isquêmicas é baixa.

- **Artéria dorsal do pé e artéria tibial posterior:** a artéria pediosa ou dorsal do pé está localizada no dorso do pé, lateralmente ao tendão extensor longo do hálux e tem bom fluxo colateral através da artéria plantar lateral (sistema semelhante ao arco na mão). Nesse sítio, a circulação colateral pode ser verificada pela oclusão da artéria dorsal do pé e compressão do leito ungueal do hálux. Uma circulação colateral eficiente é confirmada por meio do rápido retorno da coloração normal do pé após liberação da pressão exercida sobre os dedos do pé. A artéria tibial posterior é palpável ao maléolo medial. Para facilitar a canulação da artéria, o pé deve ser posicionado em dorsoflexão e a agulha inserida entre o maléolo medial e o tendão do calcâneo.

- **Artéria femoral:** a artéria femoral pode ser palpável logo abaixo do ligamento inguinal, em um ponto médio. Para cateterização da artéria femoral, o quadril do paciente deve ser elevado (colocar um coxim sob o quadril) para facilitar a punção arterial. Utilizar preferencialmente a técnica de Seldinger. A agulha deve ser inserida no ponto de maior pulsação, cerca de 1 a 2 cm abaixo do ligamento inguinal, no ponto de maior pulsação. Pode resultar em trombose e embolização do pé e deve ser acompanhada de monitorização frequente dos pulsos distais.

- **Artéria axilar:** a artéria axilar é a continuação da artéria subclávia e é palpável na axila, com o braço abduzido e rodado externamente. Bom fluxo colateral para o braço existe através do tronco tirocervical e da artéria subscapular. Desta forma, o risco de complicações isquêmicas é baixo.

- **Artéria braquial:** a artéria braquial é palpável na fossa antecubital, medialmente ao tendão do bíceps. Para cateterização da artéria radial, posicionar o braço estendido e a palma da mão para cima. A agulha deve ser inserida logo acima da prega do cotovelo. Trombose da artéria braquial pode causar perda do membro; desta forma, deve-se optar pela cateterização arterial em outros sítios.

Complicações

Dados da literatura apontam que cerca de 10% dos pacientes apresentam complicações associadas à cateterização arterial. Utilizando-se técnicas adequadas de inserção e de manutenção do cateter arterial, as complicações relacionadas à punção arterial podem ser mínimas.

As taxas de complicações dependem do sítio e da duração da punção, da idade da criança (lactentes jovens, têm maior risco) e da técnica de inserção (p. ex., dissecção ou punção percutânea). O número de tentativas de punção durante a inserção do cateter arterial assim como tentativas em múltiplos sítios de punção e a presença de mais de um profissional participando do procedimento são outros fatores associados à chance de complicações associadas à presença de uma linha arterial em um paciente gravemente enfermo. Estudos têm demonstrado que a cateterização arterial guiada por ultrassom reduz as taxas de complicação associadas ao procedimento, uma vez que há redução do número de tentativas de punção arterial, além de reduzir o risco de lesão de nervos e outras estruturas próximas ao vaso.

Relata-se que, em crianças, as complicações são mais frequentes e estão relacionadas ao menor calibre dos vasos. Da mesma forma, as complicações são mais frequentes em cateteres inseridos nas extremidades dos membros do que na artéria de maior calibre, como a artéria femoral (diâmetro mais largo).

As complicações mais frequentemente relatadas são a insuficiência vascular (espasmo, ausência de pulso, trombose, isquemia), seguida de sangramento e hematoma no local de punção e infecção (abscesso local, bacteremia e sepse).

A ocorrência de insuficiência vascular pode ser minimizada mediante avaliação de circulação colateral antes da inserção do cateter e da utilização da técnica de Seldinger. O risco de trombose está relacionado, entre outros fatores, com o tamanho do cateter utilizado e do vaso escolhido para punção.

Ausência de pulso ou injúria isquêmica ocorre em consequência de trombose, embolização ou espasmo vascular. Em geral, complicações isquêmicas são transitórias e decorrentes de vasoespasmo secundário à infusão rápida de líquido pelo cateter. São sinais de isquemia: diminuição da temperatura; palidez; ou cianose da extremidade distal ao cateter.

Na maioria dos casos, ocorre recanalização espontânea da artéria, em geral 7 a 14 dias após o evento. Isquemias irreversíveis são eventos raros. Em alguns casos, relata-se perda de membro e de dedos. Em crianças, pode ocorrer alteração do crescimento do membro após punção das artérias femoral, braquial e radial.

Uma vez verificada a ausência de pulso, deve-se realizar dopplerfluxometria que auxilia no diagnóstico de trombose. Vasoespasmo é diagnóstico de exclusão quando a dopplerfluxometria for normal.

Autores sugerem que os cateteres arteriais são os dispositivos intravasculares mais manipulados em UTI e, desta forma, está recomendada a monitorização clínica (sinais de inflamação e presença de secreção purulenta) e microbiológica de infecção. As manipulações do sistema devem ser minimizadas e todas as precauções devem ser tomadas no sentido de se manter o sistema estéril. Estudos já demonstraram que o risco de infecção de corrente sanguínea associada (taxa de infecção de corrente sanguínea associada à cateterização arterial de 3,4/1.000 cateteres-dia) a um cateter arterial utilizado para monitorização hemodinâmica em um paciente estável é comparável com o risco de infecção associado a cateteres venosos central de curta permanência.

As complicações infecciosas ocorrem em cerca de 6% dos casos e estão relacionadas aos cuidados com o cateter e o tempo de permanência do dispositivo. Nas primeiras 48 horas após a cateterização arterial, o risco de complicações infecciosas é mínimo. As chances de infecção aumentam após o 4º dia de cateterização, sendo que o tempo máximo recomendado de cateterização arterial é de 7 dias. Após este período, recomenda-se a troca do sítio de punção. O local de punção não tem relação com a ocorrência de complicações infecciosas. São sinais e sintomas de infecção: eritema local; e secreção purulenta.

Não está indicada a troca rotineira do sítio de punção para reduzir as taxas de complicações relacionadas à cateterização arterial. A troca do sítio está indicada em casos sugestivos de infecção local (irritação da pele, presença de secreção purulenta) ou quando for verificada a ausência de pulso.

Em virtude do risco de infecção, recomenda-se que os cateteres arteriais devem ser utilizados apenas quando estritamente necessários, e esforços devem ser direcionados para remoção do dispositivo arterial assim que possível, preferencialmente com 6 a 7 dias.

■ BIBLIOGRAFIA CONSULTADA

Bajaj L. Measurement of arterial blood gases and arterial catheterization in children. 2010. Disponível em: http://www.uptodate.com/measurement-of--arterial-blood-gases-and.

Bousso A, Matsumoto T. Cateterização arterial periférica por punção percutânea. In: Terapia intensiva pediátrica. 2. ed. São Paulo: Atheneu, 1997; p. 1066-1070.

Fiser DH, Graham J, Green JW, Moss M, Wankum PC, Heulitt MJ, et al. Pediatric vascular access and centeses. In: Pediatric critical care. 3. ed. Philadelphia: Mosby Elsevier, 2006; p. 151-182.

Frezza EE, Mezghebe H. Indications and complications of arterial catheter use in surgical or medical intensive care units: analysis of 4932 patients. American Surgeon. 1998;64(2):127-131.

Furfaro S, Gauthier M, Lacroix J, Nadeau D, Lafleur L, Mathews S. Arterial catheter-related infections in children. A 1-year cohort analysis. Am J Dis Child. 1991;(9):1037-43.

Hebal F, Sparks HT, Rychlik KL, Bone M, Tran S, Barsness KA. Pediatric arterial catheters: complications and associated risk factors. Journal of Pediatric Surgery. 2018;53:794-797.

King MA, Garrison MM, Vavilala MS, Zimmerman JJ, Rivara FP. Complications associated with arterial catheterization in children. Pediatr Crit Care Med. 2008;9(4):367-371.

Miller AG, Bardin AJ. Review of ultrasound-guided radial artery catheter placement. Respiratoty Care. 2016;61(3):383-388.

Safdar N, O'Horo JC, Maki DG. Arterial cateter-related bloodstream infection: incidence, pathogenesis, risk factors and prevention. Journal of Hospital Infection. 2013;85:189-195.

Society of Critical Care Medicine. Arterial catheter insertion. PFCCS Pediatric Fundamentel Critical Care Support – the intensive care professionals. ISBN 978-0-936145-50-1, 2008.

46.6 Sondagem Vesical

■ Tatiane Felix Teixeira   ■ Vanessa Cristina Moraes Olivieri

Introdução

A sondagem vesical é um procedimento asséptico que tem como objetivo a introdução de um cateter através do meato uretral até a bexiga.

Este procedimento deve ser executado prioritariamente pelo médico ou enfermeiro que tenham conhecimento e experiência suficientes para executá-lo. Ressalta-se que um enfermeiro responsável pode delegar a passagem do cateter ao técnico ou auxiliar de enfermagem, desde que estes estejam sob sua supervisão.

O Center for Disease Control and Prevention (CDC), dos Estados Unidos, revela que entre 15% e 25% dos pacientes hospitalizados são submetidos a uma cateterização durante sua internação. O sistema urinário é o local mais comum de infecções hospitalares, com mais de 40% dos casos. Dessas infecções, 75% estão associadas a um cateter urinário.

Entre os fatores de risco associados às infecções por um cateter, há: técnica de inserção; cuidados com a manipulação e manutenção; a susceptibilidade do hospedeiro e o tempo de permanência, sendo este último o mais relevante. Um estudo mostrou que o risco para infecção de trato urinário (ITU) aumenta em 2,5% para 1 dia de cateterização; 10%, para 2 a 3 dias; 12,2%, para 4 a 5 dias; chegando a 26,9% quando a duração for igual ou maior do que 6 dias.

Em pediatria, a coleta de uma amostra de urina estéril para realizar o diagnóstico de infecção urinária é imprescindível e, geralmente, a criança é incapaz de urinar ou fornecer de outra forma a amostra necessária, senão por métodos invasivos como a cateterização ou a punção suprapúbica. Nesse caso, o método mais utilizado é a cateterização.

É preciso uma avaliação da real necessidade deste procedimento, pois além do risco de infecção, há outras complicações como trauma, estenose e dor.

O traumatismo uretral e a dor podem ser provocados pelo atrito da sonda mal lubrificada contra a mucosa uretral, por manobras intempestivas, como forçar a introdução da sonda, o que pode provocar trauma, inclusive de falso trajeto, que frequentemente é acompanhado de uretrorragia.

Indicações

- Monitoramento do débito urinário.
- Coleta de urina asséptica para exame laboratorial.
- Esvaziamento da bexiga em paciente com retenção urinária.
- No preparo cirúrgico e pós-operatório.
- Determinação de resíduo urinário em pacientes inconscientes ou com bexiga neurogênica.
- Exploração da uretra.
- Instilação intravesical de medicamentos.

Existem dois tipos de sondagem: sondagem vesical de alívio (SVA); e sondagem vesical de demora (SVD).

A SVA é utilizada para drenagem imediata de urina e é retirada logo em seguida. A sonda uretral estéril comumente utilizada é de cloreto de polivinila. Disponível nos tamanhos 4 e 6 Fr, para população pediátrica.

A SVD é indicada para a drenagem contínua de urina por um determinado período. A sonda habitualmente utilizada é de a Foley, que pode ser constituída por borracha natural siliconizada, teflon ou silicone. A mais utilizada é a de silicone, cujo material é menos propenso à colonização por bactérias e diminui o risco de trauma. A sonda Foley mais utilizada tem duas vias, uma que é acoplada ao sistema coletor fechado e a outra, para insuflar o balão com água estéril. Disponíveis nos números 6, 8, 10 e 12 Fr.

Também existe a sonda Foley de três vias usada para irrigação vesical.

Anatomia

O sistema urinário é formado por diversas estruturas, e cada uma com sua função particular. A uretra desempenha a função de conduzir a urina da bexiga para o meio externo, saindo através do meato uretral. A uretra é diferente entre os sexos.

No recém-nascido do sexo masculino, a uretra tem 5 cm, aumenta até 8 cm aos 3 anos e, na idade adulta, atinge aproximadamente 20 cm; e a feminina tem 2 cm ao nascer, aumenta até 2,5 cm aos 5 anos e, na idade adulta, atinge aproximadamente 3,5 cm.

Em um indivíduo hígido, o aparelho urinário é estéril, com exceção dos centímetros distais da uretra, tanto da masculina como da feminina, que apresentam uma flora uretral composta por bactérias patogênicas e não patogênicas.

Em crianças, a capacidade de armazenamento da bexiga pode ser calculada segundo as fórmulas a seguir:

Para crianças menores de 2 anos de idade:

$$(2 \times idade\,(anos)) + 2 \times 30 = capacidade\,(mL)$$

Para crianças de 2 anos de idade ou mais:

$$\left(\frac{idade\,(anos)}{2} + 6\right) \times 30 = capacidade\,(mL)$$

Em adolescentes, a capacidade é semelhante à de um adulto, que varia entre 300 e 600 mL (Figura 46.43).

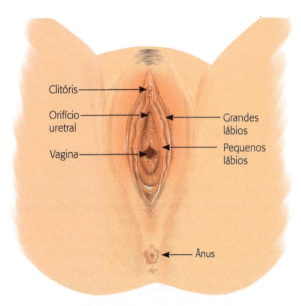

Fonte: Wong DL. Whaley & Wong Enfermagem pediátrica: elementos essenciais à intervenção efetiva. 5. ed. Rio de Janeiro: Guanabara Koogan, 1999.

Figura 46.43 Estruturas externas da genitália de mulheres pós-púberes. Os lábios encontram-se separadas para revelar as estruturas mais profundas. (De Potter PA, Perry AG: Basic nursing: theory and practice. 4 ed. St Louis: Mosby, 1999.)

Procedimento

Material

Sondagem vesical de alívio

- Sonda uretral descartável estéril.
- Pacote de cateterismo vesical (cuba-rim, cúpula contendo seis bolas de algodão e uma pinça).
- Luva de procedimento estéril.
- Um pacote de gaze.
- Tubo de lidocaína gel a 2% lacrado.
- Solução antisséptica (polivinil-pirrolidona-iodo degermante ou clorexidine degermante).
- Campo fenestrado.
- Material para higiene íntima prévia.

Sondagem vesical de demora

- Sonda Foley estéril.
- Pacote de cateterismo vesical (cuba-rim, cúpula contendo seis bolas de algodão e uma pinça).
- Luva de procedimento estéril.
- Um pacote de gaze.
- Tubo de lidocaína gel a 2% lacrado.
- Solução antisséptica (polivinil-pirrolidona-iodo degermante ou clorexidine degermante).
- Campo fenestrado.
- Coletor sistema fechado.
- Uma ampola de 10 mL de água destilada.
- Uma seringa de 10 mL.
- Duas agulhas de aspiração.
- Fita adesiva porosa.
- Material para higiene íntima prévia.

Técnica

1. Explicar, para a criança e seu acompanhante, preferencialmente por meio do brinquedo terapêutico (p. ex., simular o procedimento em um boneco), o procedimento a ser realizado.
2. Realizar a desinfecção de uma mesa auxiliar ou bandeja.
3. Reunir todo o material.
4. Propiciar um ambiente tranquilo, bem iluminado e privativo; se necessário, utilizar biombos.
5. Lavar as mãos.
6. Posicionar o paciente em decúbito dorsal, pernas esticadas e ligeiramente afastadas. Em crianças agitadas, pode ser necessário que uma segunda pessoa ajude na mobilização.
7. Abrir o pacote de cateterismo vesical entre as pernas da criança no sentido diagonal.
8. Abrir o restante do material sobre o campo que envolve o pacote.
9. Colocar solução antisséptica sobre as bolas de algodão.
10. Realizar a desinfecção do lacre da lidocaína e perfurar com uma agulha.
11. Colocar lidocaína sobre a gaze.
12. Realizar a desinfecção da ampola de água.
13. Abrir a ampola de água e deixá-la sobre a mesa.
14. Calçar as luvas.
15. Retirar o fio-guia da sonda.
16. Testar o balão da sonda, atentar para a capacidade recomendada pelo fabricante. Observar se há vazamentos e dificuldades para insuflação ou esvaziamento.
17. Adaptar a sonda ao coletor e observar se o *clamp* está fechado.
18. Realizar a antissepsia.
19. Colocar o campo fenestrado de modo a visualizar o púbis e os genitais.
20. Lubrificar a extremidade da sonda com lidocaína.
21. Introduzir delicadamente a sonda pelo meato uretral até o retorno da urina.
22. Após observar o retorno da urina, introduzir mais 1 cm.
23. Insuflar o balão.
24. Tracionar a sonda até sentir resistência.
25. Fixar a sonda na criança.
26. Fixar o coletor no leito.
27. Retirar todo material.
28. Reposicionar a criança e deixá-la confortável.

29. Lavar as mãos.
30. Realizar a anotação do procedimento contendo os seguintes itens: tipo e calibre da sonda; volume e aspecto da urina drenada; intercorrências; e as condições da criança durante o procedimento.

Para o sexo feminino

Em crianças maiores, para melhor visualização do meato urinário, os joelhos devem ficar fletidos.

Realizar a antissepsia da vulva com o auxílio da pinça e as bolas de algodão.

- Inicie pelos grandes lábios, primeiro do lado oposto ao executante e, depois, do lado do executante.
- Depois, os pequenos lábios em ambos os lados.
- Separe os pequenos lábios com o polegar e o indicador da mão não dominante para visualizar o meato uretral. Fazer antissepsia do meato até o períneo e, por último, do meato até a vagina.

Os movimentos devem ser sempre no sentido anteroposterior e as bolas de algodão devem ter uso único para cada movimento.

Fixar a sonda na face interna da coxa.

A sonda deve ser introduzida ligeiramente voltada para baixo, considerando que a uretra feminina apresenta formato de um **C** com o meato representando a parte inferior do **C** (Figura 46.44).

Para o sexo masculino

Realizar a antissepsia em triângulo da área pubiana com auxílio da pinça e das bolas de algodão.

- Iniciar pela região suprapúbica passando pela bolsa escrotal, em ambos os lados.
- Depois da porção distal do pênis para a proximal, utilizando as quatro faces da bola de algodão.
- Com auxílio de uma gaze, afastar o prepúcio e segurar o pênis com firmeza, perpendicularmente ao corpo.
- Iniciar pelas pregas do prepúcio, glande e, por último, o meato uretral.

Em caso de dificuldade para progressão da sonda, aplica-se uma leve tração no pênis em direção caudal para retificação da uretra (Figura 46.45).

Fixar a sonda lateralmente na linha inguinal ou sobre a região suprapúbica.

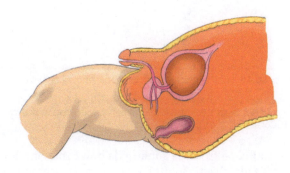

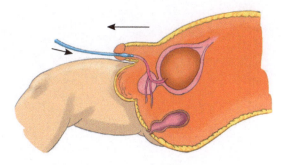

Fonte: Souza TM. Sondagem Vesical. In: Stape A, Bousso A, Gilio AE, Troster EJ, Kimura HM, Britto JLBC. Manual de normas: terapia intensiva pediátrica. São Paulo: Sarvier, 2010; p 98-103.

Figura 46.45 Efeito da tração aplicada ao pênis para retificação da uretra. (Fonte: Huches WT, Buescher ES. Procedimentos técnicos em pediatria. 2. Ed. Rio de Janeiro: Interamericana, 1983).

Considerações finais

Nunca deixar que o sistema de drenagem fique acima da bexiga para impedir a volta de fluxo de urina.

Realizar a higiene do meato urinário com água e sabão três vezes ao dia, não é recomendado o uso de outras soluções antissépticas.

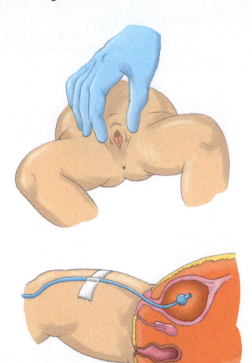

Fonte: Souza TM. Sondagem Vesical. In: Stape A, Bousso A, Gilio AE, Troster EJ, Kimura HM, Britto JLBC. Manual de normas: terapia intensiva pediátrica. São Paulo: Sarvier, 2010; p 98-103.

Figura 46.44 Introdução de sonda em criança do sexo feminino. (Fonte: Huches WT & Buescher ES. Procedimentos Técnicos em pediatria. 2. ed. Rio de Janeiro: Interamericana, 1983).

Utilizar técnica asséptica para a coleta de amostra de urina. Realizar desinfecção com clorexidine alcoólica ou álcool a 70% no local apropriado e aspirar a urina com uma agulha menor calibre e seringa estéreis (Figura 46.46).

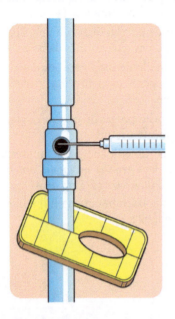

Figura 46.46 Local apropriado para coleta de amostra de urina.

Fonte: Souza TM. Sondagem Vesical. In: Stape A, Bousso A, Gilio AE, Troster EJ, Kimura HM, Britto JLBC. Manual de normas: terapia intensiva pediátrica. São Paulo: Sarvier, 2010; p 98-103.

A rotina de troca da sonda e da bolsa coletora deve ser realizada a cada 30 dias, esta recomendação é feita pelo fabricante em razão do desgaste do material. A troca em um período menor do que 30 dias somente deve ser realizada quando houver indicação clínica, como infecção, obstrução ou quando o sistema fechado estiver comprometido.

Clampear a extensão do sistema durante o transporte de crianças, evitando-se o retorno da urina para a bexiga.

Realizar reciclagem periodicamente com a equipe a fim de evitar os riscos inerentes ao procedimento.

■ **BIBLIOGRAFIA CONSULTADA**

Cassettari VC, Balsamo AC, Silveira IR. Manual para prevenção das infecções hospitalares 2009. São Paulo: Hospital Universitário da Universidade de São Paulo, 2009. Procedimentos. p 65-66.

Geng V, Emblem EL, Gratzl S, Incesu O, Jensen K. Good pratices in health care: urethral catheterization. Netherlands: European Association of Urology Nurses. Male, Female and Pediatric Intermittent Catheterization. 2006; p 5-30.

Gould CV, Umscheid CA, Agarwal RK, Kuntz G, Pegues A. Helthcare infection control practices advisory committee. Guideline for prevention of catheter-associated urinary tract infections 2009. Infect Control Hosp Epidemiol. 2010;31(4):319-26.

Lenz LL. Cateterismo vesical: cuidados, complicações e medidas preventivas. Arq. Catarin. Med. 2006;35(1):82-91.

Lima ET. Manual de Procedimentos. São Paulo: Departamento de Enfermagem do Hospital Universitário da Universidade de São Paulo. Serviço de Apoio Educacional. Cateterismo Urinário; 2011.

Souza TM. Sondagem Vesical. In: Stape A, Bousso A, Gilio AE, Troster EJ, Kimura HM, Britto JLBC. Manual de normas: terapia intensiva pediátrica. São Paulo: Sarvier, 2010; p 98-103.

Stamm AMNF, Forte DY, Sakamoto KS, Campos ML, Cipriano ZM. Cateterização vesical e infecção do trato urinário: estudo de 1.092 casos. Arq Catarin Med. 2006;35(2):72-7.

46.7 Sondagem Gástrica

- Fabiana Pereira das Chagas Vieira   - Eliana Machado

Introdução

Sondagem gástrica ou intubação gástrica é um procedimento comum na prática clínica para o tratamento de pacientes que precisam de descompressão do trato gastrointestinal, suporte nutricional e administração de medicamentos. É frequentemente realizada quando há alteração do nível de consciência, dificuldade respiratória, distúrbios de deglutição, afecções do trato digestivo alto e má aceitação alimentar.

Nos pacientes graves em terapia intensiva, favorece a manutenção e a recuperação do estado nutricional. Em virtude do quadro de intenso catabolismo presente no paciente crítico, a via digestiva deve ser utilizada sempre que possível e a realimentação iniciada na ausência de distúrbios metabólicos graves, distensão abdominal e débito pela sonda gástrica.

A inserção e manejo das sondas gástricas são procedimentos realizados pela equipe de enfermagem e requerem habilidades e conhecimentos prévios para minimizar a ocorrência de complicações respiratórias, gastrointestinais, metabólicas e erros de posicionamento.

Indicações

- Aliviar distensão abdominal;
- Proporcionar nutrição;
- Administrar medicamentos;
- Coletar conteúdo gástrico para análise e exames;
- Realizar lavagem gástrica para remoção de drogas e toxinas ingeridas ou outro conteúdo gástrico anormal;
- Diagnosticar distúrbios gastrointestinais.

Procedimento

A sondagem gástrica é realizada inserindo-se um tubo de plástico flexível (poliuretano ou silicone) curto ou longo, que, quando indicado, deve ser tecnicamente introduzido através do orifício nasal ou oral até o estômago.

O enfermeiro deve ter conhecimento da indicação da sondagem antes da realização do procedimento. Saber o motivo da sondagem implicará escolha do calibre e do comprimento da sonda. Em situações de drenagem, deve ser usada sonda calibrosa e longa e, para alimentação, sonda fina e curta.

O procedimento deve ser explicado para a família e para a criança, de acordo com o nível de entendimento, oferecendo suporte emocional e esclarecendo dúvidas.

Material

- Sonda gástrica com a numeração adequada para o paciente.
    - Calibre número 4 e 6 para recém-nascidos e lactentes.
    - Calibre número 8, 10 e 12 para crianças maiores.
- Seringa descartável de 20 mL.
- Estetoscópio.
- Par de luvas de procedimento.
- Pacote de gazes.
- Fita adesiva.
- Ampola de água destilada.
- Biombo.

Técnica

1. Reunir todo o material.
2. Explicar o procedimento ao paciente e acompanhante e solicitar sua cooperação.
3. Colocar biombos em volta do leito.
4. Higienizar as mãos.
5. Antes da inserção no paciente, checar se a sonda está íntegra.
6. Medir o comprimento da sonda a ser inserida: segurar a extremidade da sonda na ponta do nariz (se for nasal) ou comissura labial (se for oral) e esticar até o lóbulo da orelha, e deste até o processo xifoide. Medir o espaço médio entre a terminação do processo xifoide e a cicatriz umbilical. Marcar o local na sonda com fita adesiva.
7. Colocar o paciente em posição Fowler (decúbito a 45°) e mantê-lo em decúbito dorsal com a cabeça em posição neutra.
8. Calçar as luvas de procedimento.
9. Umidificar a extremidade da sonda com água destilada para reduzir a fricção e o trauma na área.
10. Segurar a sonda com a mão dominante e introduzi-la no interior da narina selecionada ou na cavidade oral. Avançar a sonda delicadamente pelo nariz, fazendo uma pausa quando ela passar pela orofaringe, evitando o vômito.
11. Examinar a orofaringe para certificar-se de que a sonda não se encontra enrolada na boca ou na faringe.
12. Observar presença de cianose, dispneia ou tosse que podem indicar que a sonda foi introduzida nas vias aéreas.

13. Flexionar levemente a cabeça para frente e continuar introduzindo a sonda, pedindo ao paciente para realizar movimentos de deglutição.
14. Introduzir a sonda até a marca com fita adesiva e testar o posicionamento.
15. Fixar a sonda utilizando fita adesiva, conforme padronizado pela instituição.
16. Registrar o procedimento em anotação apropriada no prontuário do paciente.

Testes de posicionamento da sonda

- Conectar a seringa na sonda e aspirar suavemente observando a presença de conteúdo gástrico.
- Colocar o conteúdo aspirado na fita de teste do pH. Valor de pH menor ou igual a 5 indica que a sonda está no estômago e valores superiores a 5 indicam que será necessário reiniciar o procedimento.
- Posicionar o estetoscópio na região epigástrica e simultaneamente injetar ar com a seringa para auscultar o som de entrada do ar no estômago. Injetar 0,5 a 1 mL de ar para recém-nascidos ou 3 a 5 mL para crianças maiores.
- Solicitar radiografia de abdômen para confirmar a posição da sonda.

Contraindicações

- Coagulopatia.
- Traumatismo craniano e fratura de face.
- Cirurgia esofágica recente.
- Fístulas no trato gastrointestinal.
- Hemorragia digestiva alta.

Complicações

- Anormalidades respiratórias sugestivas de broncoaspiração.
- Pneumonia aspirativa.
- Náusea.
- Vômito.
- Distensão abdominal.
- Perfuração do esôfago e/ou da faringe.
- Fístulas no trato gastrointestinal.
- Epistaxe por trauma.

Observações

Em recém-nascidos e lactentes, escolhe-se preferencialmente a sondagem orogástrica. Durante a inserção da sonda em recém-nascidos, pode ocorrer apneia e/ou bradicardia em decorrência do reflexo vagal. Quando a opção for a via nasal, para evitar necrose de tecido por permanência prolongada, deve ser realizada alternância das narinas periodicamente, de acordo com a rotina da instituição.

■ BIBLIOGRAFIA CONSULTADA

Atkinson LD, Murray ME. Fundamentos de enfermagem: introdução ao processo de enfermagem. Rio de Janeiro: Guanabara Koogan, 2008.

Chau JPC, Thompson DR, Fernandez R, Griffiths R, Lo HS. Methods for determining the correct nasogastric tube placement after insertion: a meta-analysis. JBI Library of Systematic Reviews. 2009;7(16):679-760. Disponível em: http://connect.jbiconnectplus.org/ViewSourceFile.aspx?0=4816.

Hospital Universitário da USP. Grupo de Procedimento Neonatal e Pediátrico. Manual de enfermagem. Procedimentos de Enfermagem Neonatal e Pediátrico: Inserção de Sonda Gástrica. São Paulo, 2017.

Smeltzer SC, Bare BG, et al. Brunner & Suddarth. Tratado de enfermagem médico cirúrgica vol. 2. 10. ed. Rio de Janeiro: Guanabara Koogan, 2006; p. 1.042-55.

Stape A, et al. Manual de normas: terapia intensiva pediátrica. 2. ed. São Paulo: Savier, 2009.

Wimpenny P. Nasogastric/nasoenteric tube care and management, 2010. The Joanna Briggs Institute. Disponível em: http://connect.jbiconnectplus.org/ViewDocument.aspx?0=3520. Acesso em: 1 março 2011.

46.8 Acesso Venoso Central

■ José Carlos Fernandes

Introdução

A utilização de cateteres venosos centrais (CVC) teve início na década de 1930, mas foi mais difundida em pediatria a partir de 1945. A instalação de CVC por punção transcutânea é uma prática rotineira em crianças internadas em unidades de terapia intensiva (UTI) pediátrica. Embora de valor indiscutível na manipulação da criança criticamente enferma, o potencial de complicações decorrentes de seu uso ainda é elevado.

Atualmente, os CVC são considerados indispensáveis na prática médica, sendo empregados em pacientes gravemente enfermos e/ou com doenças crônicas. A indicação criteriosa do uso de CVC, levando-se em conta seus riscos e benefícios e o uso de normas para a instalação e manutenção dos cateteres, é indispensável para a otimização de sua utilização em pediatria, sendo integrados ao planejamento inicial do paciente.

Indicações

As principais indicações para uso de CVC são:
- Hipovolemia refratária;
- hipotensão grave;
- administração rápida de drogas, expansores de volume e hemoderivados em pacientes com instabilidade hemodinâmica instalada ou previsível;
- administração de drogas que necessitem de infusão contínua (drogas vasoativas e outras);
- procedimentos específicos: Swan-Ganz, marca-passo, hemodiálise;
- medidas de PVC;
- acesso periférico difícil e necessidade de administração de soluções hipertônicas ou irritativas para veias periféricas;
  - administração concomitante de drogas incompatíveis entre si (por meio de cateteres de múltiplos lúmens);
  - administração de nutrição parenteral;
  - acesso venoso para exsanguinotransfusão.

Contraindicações

Constituem contraindicações absolutas à passagem de CVC por punção nas seguintes situações:
- Inexperiência do instalador;
- coagulopatia; presença clínica de sangramento e/ou plaquetopenia (plaquetas abaixo de 50.000/mm³) e/ou alteração nos fatores de coagulação (atividade de protrombina < 50%);
- tromboflebite ou trombose venosa local;
- lesão cutânea no local da punção;
- malformações, cirurgia ou irradiação prévia no local, pela possibilidade de deslocamento das estruturas anatômicas.

São consideradas contraindicações relativas:
- Insuficiência respiratória grave ou outros estados que resultem em hiperinsuflação pulmonar pelo risco de complicações relacionadas à punção ou piora ventilatória decorrente do posicionamento do paciente (quando passagem de cateter em segmento superior);
- recém-nascidos (RN) de muito baixo peso, nos quais as estruturas anatômicas são menos evidentes e o risco de complicações é maior;
- evidência de estados de hipercoagulabilidade, o que favorece a trombose venosa; e diarreia, no caso de passagem de cateter em veia femoral.

Técnica

Preparo do paciente

Deve-se ter em mente que a passagem de CVC é um procedimento doloroso e traumatizante, principalmente para o pequeno paciente. Além disso, a agitação da criança aumenta o risco de insucesso e de complicações. Portanto, é necessária uma sedação eficaz, indicada de acordo com as características do paciente e da doença de base.

Após a sedação e imobilização da criança, devemos garantir condições ideais de aquecimento e de oxigenação, além da monitorização contínua de seus dados vitais.

Assepsia

Em razão da alta frequência e da morbidade das complicações infecciosas, a passagem de CVC deve ser realizada sob condições rigorosas de assepsia da indumentária e do material a ser utilizado e de antissepsia da área de inserção do cateter.

O operador deve realizar uma cuidadosa lavagem das mãos e dos antebraços, usar gorro, máscara, avental e luvas estéreis. Esses cuidados são necessários mesmo quando o procedimento é feito em centro cirúrgico.

Após posicionamento do paciente, é feita ampla antissepsia local com a clorexidina aquosa a 2%, esta é superior aos demais antissépticos, reduzindo significativamente a taxa de infecção relacionada a cateter.

Concluída a antissepsia, a área é recoberta com campo fenestrado amplo e estéril.

Instalação
Cateter inserido através de agulha

Após identificação das estruturas anatômicas, é feita anestesia local com lidocaína 2% sem vasoconstritor, na pele e trajeto de punção. Insere-se na pele a agulha conectada à seringa de 5 mL, com o bisel voltado para cima. A inserção da agulha deve ser lenta e cuidadosa, com aspiração constante do êmbolo da seringa.

Quando puncionada a veia, o fluxo de sangue deve ser contínuo e abundante. Após punção, a agulha é rodada a 180°, de modo que o bisel fique voltado para a luz do vaso. A seringa é, então, desconectada, com cuidado, para não se deslocar a agulha de sua posição original. A luz da agulha deve ser ocluída com o polegar para evitar entrada de ar no sistema.

Insere-se, então, o cateter previamente preenchido com solução cristaloide, que deve correr livremente por dentro da agulha, sem necessidade de forçá-la. Quando houver dificuldade na progressão, o cateter deve ser retirado juntamente com a agulha, e nunca através dela, pelo risco de secção do cateter.

O cateter é introduzido até a posição central (na altura do 2° espaço intercostal, para cateteres de jugular e subclávia, ou em nível de apêndice xifoide, para cateteres de veia femoral), certificando-se de que há bom fluxo e refluxo. Só então o dispositivo é fixado e preenchido com solução heparinizada, até que sua posição seja confirmada pelo exame radiológico de tórax.

Sugerimos que a primeira radiografia seja realizada rotineiramente com a injeção de 1 mL de contraste radiopaco pelo cateter para certificação de que não há extravasamento do contraste para o espaço extravascular, mesmo que o cateter seja radiopaco.

Técnica de Seldinger modificada

Após a anestesia local, é feita a punção venosa com agulha pouco calibrosa conectada à seringa, sempre com movimentos lentos e aspiração constante do êmbolo. Após punção, a agulha é rodada a 180° e a seringa, desconectada. Através da agulha, é inserido o fio-guia e ela é retirada, e, pelo fio–guia, é passado um dilatador, introduzido na pele e no tecido subcutâneo com movimentos rotatórios e para frente, sem necessidade de dilatação da veia. O dilatador é retirado e o cateter é finalmente passado pelo fio–guia, que é sacado após o cateter atingir posição central. O cateter é fixado e heparinizado e o seu posicionamento é verificado por exame radiológico de tórax, após preenchimento do dispositivo com 1 mL de solução de contraste radiopaco.

Vias de acesso

O cateter venoso central pode ser inserido em diversos sítios, sendo muito utilizadas as veias jugular externa e interna, subclávia e femoral. Há controvérsia quanto à melhor via de acesso. Ao comparar a veia jugular com a subclávia, existem evidências de que ocorrem mais punções arteriais inadvertidas, mas poucos cateteres ficam mal posicionados quando o acesso é pela veia jugular interna. Outros autores têm observado que são mais comuns as complicações de inserção do cateter na veia subclávia. Além disso, é descrito que o sítio de inserção do cateter influencia a sua colonização.

Estudo prospectivo mostrou que a densidade da microflora transitória da pele é maior na base do pescoço em comparação ao local acima do tórax. A veia femoral, por sua vez, tem como vantagens a facilidade de localização anatômica, o controle do sangramento e localização distante de cabeça e do pescoço. Contudo, não é recomendado que os cateteres venosos inseridos na veia femoral sejam utilizados por tempo prolongado por causa da alta incidência de trombose venosa.

Veias superficiais
Veia jugular externa

Não é uma via usada rotineiramente, pois, com frequência, a progressão do cateter é difícil (pela presença de válvulas no sistema e pelo trajeto mais angulado da veia) e o risco de mau posicionamento é maior. As principais vantagens, desta via, são a facilidade da punção venosa e a menor incidência de complicações, podendo ser realizada por profissionais menos experientes.

O posicionamento do paciente é o mesmo descrito para cateterização de veia jugular interna. A punção é feita sob visualização direta, que pode ser facilitada pela compressão da região supraclavicular. Não há necessidade de conexão de seringa na agulha, pois, uma vez realizada a punção, o fluxo de sangue é abundante. Caso haja dificuldade na progressão do cateter, o retorno da cabeça para a linha média pode remover o obstáculo.

Veias profundas
Veia jugular interna

É a via de escolha em pediatria, preferencialmente à direita. Quando o procedimento é realizado por profissionais experientes, a taxa de sucesso é alta e o risco de complicações é reduzido. As principais complicações relacionadas a esta via de acesso são a punção da artéria carótida e pneumotórax.

Com o paciente em decúbito dorsal horizontal com coxim sob os ombros, a cabeça é lateralizada a 45° para o lado oposto da punção e fixada com fitas adesivas. A lateralização ou a hiperextensão excessivas do pescoço dificultam a identificação das estruturas anatômicas e devem ser evitadas.

Os reparos anatômicos a serem identificados são feixes esternal e clavicular do músculo esternocleidomastóideo, clavícula e pulso carotídeo. A veia jugular interna corre sob o músculo, anterior e lateralmente à artéria carótida.

A veia jugular interna pode ser cateterizada por três acessos, anterior, medial e posterior, em relação ao músculo esternocleidomastóideo:

- **Acesso anterior:** preferido aos demais pela facilidade na punção venosa, na progressão do cateter e menor risco de complicações. Na altura do terço médio do pescoço (correspondente à 2ª prega do pescoço), a agulha é inserida em um ângulo de 30°, passando sob o feixe esternal do músculo esternocleidomastóideo em direção ao mamilo;
- **Acesso por via medial:** o local de punção é o ápice do triângulo formado na separação dos feixes esternal e clavicular do músculo esternocleidomastóideo. A agulha é inserida em um ângulo de 45° em direção ao mamilo. Pelo fato de o local de punção ser mais baixo, o trajeto da agulha é mais curto e, portanto, mais próximo à pleura, o risco de pneumotórax é maior por esta via de acesso;
- **Acesso por via posterior:** a agulha é inserida na borda do feixe clavicular do músculo, pouco acima de seu cruzamento com a veia jugular externa, passando sob o músculo em direção à fúrcula esternal. Embora a punção venosa seja muito fácil por esta via, a progressão do cateter frequentemente é difícil, pelo ângulo perpendicular formado entre a agulha e a veia. O risco de punção de carótida, de lesão de traqueia ou mediastino também é maior por esta via de acesso.

Veia femoral

A inserção de CVC através da veia femoral vem se tornando cada vez mais frequente em pediatria. Os principais atrativos, desta via, são a pequena incidência de complicações graves relacionadas ao procedimento e à possibilidade de passagem de cateter durante parada cardiorrespiratória sem interferir nas manobras de reanimação. No entanto, o risco de trombose venosa profunda é maior e a punção pode ser difícil em lactentes pequenos e em crianças obesas.

O paciente é posicionado em decúbito dorsal horizontal, com os membros inferiores levemente fletidos e em discreta rotação externa. O uso de pequeno coxim sob as nádegas, retificando a região perineal, facilita o procedimento.

A localização da veia femoral é feita de maneira indireta – palpa-se o pulso femoral 1,5 a 2 cm abaixo do ligamento inguinal. A veia localiza-se 0,5 a 1 cm medialmente à artéria. Neste local é feita a punção com a agulha em um ângulo de 20°, introduzida paralelamente à artéria.

Veia subclávia

Esta via é menos usada em pediatria pelo alto risco de complicações, principalmente pneumotórax e punção de artéria subclávia, embora seja a via de eleição em adultos. A cateterização por esta via só deve ser realizada por profissionais experientes.

A veia subclávia penetra no tórax na altura da 1ª costela, anteriormente a ela, passando sob a clavícula para unir-se à veia jugular interna e formar a veia inominada. A punção deve ser feita, preferencialmente, à direita, pois os vasos são mais calibrosos e o trajeto, mais retilíneo; a cúpula pleural é mais baixa e não há risco de lesão de ducto torácico. A punção de veia subclávia pode ser feita por duas vias, supra e infraclavicular. A taxa de complicações é ainda maior na via supraclavicular e não deve ser realizada em crianças.

O paciente é posicionado em decúbito dorsal em Trendelemburg, com a cabeça voltada para a linha média ou para o lado contralateral à punção. Pode-se usar pequeno coxim entre as escápulas para facilitar o procedimento. O local da punção situa-se entre o terço médio e o terço externo da clavícula, pouco abaixo de sua borda inferior. Insere-se a agulha em um ângulo de 30° até atingir a borda inferior da clavícula, mudando-se a angulação até que a agulha fique paralela ao plano do leito. A agulha é avançada lentamente em direção à junção da clavícula com o esterno.

Em lactentes, a veia subclávia tem posição mais cefálica e a agulha deve ser dirigida para o local de separação dos feixes esternal e clavicular do músculo esternocleidomastóideo.

Complicações

As complicações da cateterização de veias centrais por punção podem ser classificadas em imediatas (ou relacionadas ao procedimento) ou tardias (relacionadas à permanência do cateter).

Complicações imediatas

Punção arterial inadvertida

É a complicação mais frequente, facilmente reconhecida pelo refluxo de sangue sob pressão e de coloração característica. No entanto, em pacientes hipotensos e hipoxêmicos seu reconhecimento pode ser mais difícil.

Na ocorrência de punção arterial, a agulha deve ser imediatamente removida e realizada a compressão local por 5 a 10 minutos (com alívio intermitente da pressão em caso de punção de carótida). A principal consequência da punção arterial é a formação de hematoma local com deslocamento das estruturas vasculares, dificultando nova punção venosa. Também pode ocorrer formação de hematoma no ápice pulmonar, hemomediastino e hemotórax (quando há lesão pleural concomitante).

Outras consequências menos frequentes são laceração arterial, formação de fístula arteriovenosa, aneurisma, compressão de estruturas contíguas e obstrução ao retorno venoso. A punção de artéria subclávia pode ser um evento desastroso, pois, por sua localização, a compressão local é difícil e o sangramento, abundante.

Punção pleural

Ocorre após tentativa de punção em veia jugular interna e veia subclávia. São várias as consequências da punção pleural. O pneumotórax é a mais frequente, podendo adquirir grandes proporções em pacientes sob ventilação mecânica. Pode ainda ser acompanhado de pneumomediastino e enfisema subcutâneo extenso, por vezes resultando em compressão de traqueia.

Outras complicações relacionadas à punção pleural são o hemotórax, quilotórax e hidrotórax (quando o cateter é inserido no espaço pleural). Essas complicações precisam de rápido reconhecimento e tratamento. Recomenda-se, portanto, o exame cuidadoso do paciente após o procedimento, com palpação da região torácica e ausculta pulmonar, seguidas da realização de radiografia contrastada pelo cateter.

Embolismo gasoso

A entrada de ar para o sistema venoso pode ocorrer por meio da agulha ou do próprio cateter. É mais frequente em pacientes hipovolêmicos e taquidispneicos e pode ter consequências fatais. Essa complicação pode ser evitada observando-se estritamente a técnica, com oclusão da agulha durante o procedimento e posicionamento do paciente em Trendelemburg durante a cateterização das veias do pescoço.

Lesão nervosa

A punção de veias centrais pode causar lesões nervosas transitórias ou permanentes. As complicações decorrentes da punção de veia jugular interna incluem lesão de nervo vago, paralisia de nervo laríngeo recorrente e a síndrome de Horner (caracterizada por ptose palpebral, miose, enoftalmia e anidrose ipsolateral, por lesão de gânglio estrelado). Já a punção de veia subclávia pode complicar-se com lesão de plexo braquial e de nervo frênico.

Outras complicações

Outras complicações relacionadas ao procedimento incluem lesão de traqueia, de duto torácico, punção de cisto tireoidiano e punção de bexiga.

Mau posicionamento do cateter

Após inserção do cateter, este pode atingir posições anômalas, tanto intra como extravasculares. A realização de radiografia anteroposterior (e, quando necessário, também em perfil) com injeção de contraste pelo cateter é usada para determinar seu posicionamento.

Deve-se suspeitar da introdução do cateter em trajeto extravascular quando há dificuldade na progressão do cateter ou no refluxo de sangue por ele. O refluxo de sangue é testado baixando-se o equipo de soro abaixo do nível do coração, e não por aspiração com seringa.

As localizações extravasculares descritas incluem espaço pleural, mediastino, pericárdio e partes moles do pescoço. Existe relato de introdução do cateter em espaço peridural, após cateterização de veia femoral. A infusão de líquidos pelo cateter, nesses casos, pode causar rápida deterioração clínica do paciente.

A cateterização de artéria é suspeitada pelo refluxo de sangue pelo cateter com ondas de pulso. A análise gasométrica do sangue colhido pelo cateter confirma o diagnóstico, sendo obrigatória sua imediata retirada e compressão local.

Quando localizado dentro da veia, o cateter pode adquirir angulações ou formar nós, o que demanda sua troca. Pode ainda ser locado em posição alta em relação à veia cava superior, com risco de tromboflebite local e medida errônea da pressão venosa central, ou muito baixa, em átrio ou ventrículo, causando arritmias.

Complicações tardias

Embolia gasosa

Ocorre por desconexão acidental do equipo de soro, por defeitos na bomba de infusão, quando uma torneira de três vias é deixada aberta inadvertidamente ou mesmo após a retirada do cateter, se o local não for ocluído por curativo.

Trombose

A presença de um cateter dentro do vaso induz a alterações que favorecem a trombose – lesão da camada íntima do vaso, agregação plaquetária consequente à lesão vascular, turbilhonamento e redução do fluxo sanguíneo local. As características do cateter, como o calibre e material de que é fabricado, também podem favorecer a trombose. É sabido que os cateteres feitos de PVC e polietileno são mais trombogênicos do que os de silicone ou revestidos de Teflon®.

Outros fatores que facilitam o desenvolvimento de trombose são a presença de nós ou angulações no cateter, redução de fluxo pelo mesmo, administração de soluções hipertônicas ou hemoderivados, longo tempo de permanência do cateter, presença de choque ou estados de hipercoagulabilidade.

A trombose pode ocorrer na luz do cateter ou na luz do vaso. A trombose do cateter, além de resultar em seu mau funcionamento, facilita a colonização por microrganismos. A trombose venosa profunda tem repercussões clínicas evidentes, não só pela obstrução ao retorno venoso em si, mas também pela possibilidade de infecção local e liberação de êmbolos para a circulação.

Os cateteres localizados em veia cava inferior mostram incidência de trombose nitidamente superior aos demais.

Perfuração vascular

O trauma constante da ponta do cateter sobre o endotélio pode causar perfurações locais no vaso, átrio, ventrículo, seios coronários ou artéria pulmonar, causando sangramentos e formação de fístulas.

Infecção

Os CVC apresentam risco substancialmente maior de infecção, se comparados aos cateteres venosos periféricos;

portanto, o uso de precauções de barreiras (gorro, máscara, avental, luvas estéreis e campos estéreis) deve ser rigoroso para evitar contaminação durante a inserção. Em estudo randomizado, prospectivo e controlado, que comparou as taxas de sepse relacionada aos CVC inseridos com máxima barreira de proteção *versus* inserção com técnica habitual (luvas e campo estéril) como grupo-controle, observou-se redução de quatro vezes na ocorrência de bacteremia e queda significativa na colonização do cateter com o uso de máxima barreira de proteção.

O espectro clínico varia desde a infecção assintomática diagnosticada por cultura da ponta de cateter, até graves infecções sistêmicas, que causam aumento da morbidade e da mortalidade dos pacientes.

É assunto controverso se o cateter deve ser trocado com fio-guia ou por meio de nova punção. Demonstrou-se, neste estudo, que a troca dos CVC com fio-guia foi fator de risco significante para a infecção do local de inserção do cateter ($p = 0,008$). Sabe-se que os microrganismos podem ser transferidos de um cateter para o outro quando a troca é realizada com fio-guia, pois a contaminação intraluminal do cateter pode ocorrer caso o primeiro esteja colonizado. No entanto, a utilização de fio-guia está associada a menor desconforto e menos complicações mecânicas em relação a um novo procedimento de inserção. Cabe pesar risco e benefício para estabelecer a conduta da troca com fio-guia ou por meio de nova punção.

Algumas bactérias têm a capacidade de formar biofilmes que aderem à superfície do cateter, facilitando a multiplicação bacteriana local e a aderência de bactérias circulantes, além de dificultar a ação de antimicrobianos.

Entretanto, outros autores compararam taxas de sucesso e complicações entre os diferentes sítios de inserção e demonstraram altas taxas de complicações quando a veia puncionada foi a subclávia, concluindo que a veia jugular, principalmente a jugular interna direita, deve ser a primeira escolha na cateterização venosa em crianças.

A literatura descreve que as complicações podem ser minimizadas pela redução do número de tentativas requeridas para a inserção do cateter. Estudo retrospectivo envolvendo 1.257 cateterizações, em 789 crianças, concluiu que múltiplas tentativas de punção venosa central (mais que uma) aumentaram significantemente as complicações de inserção. Em acordo, observou-se neste trabalho que, quando foram feitas mais de três tentativas para se obter o acesso venoso, a frequência de complicações de inserção foi maior ($p < 0,004$).

A infecção no local de inserção do cateter foi a principal complicação de manutenção. Vários fatores podem explicar esse resultado. A ventilação mecânica (VM), utilizada em elevada frequência, pode ter contribuído para o aparecimento de complicações de manutenção dos CVC, uma vez que é descrito ser esse procedimento fator de risco para infecção relacionada ao cateter. Demonstrou-se, na presente investigação, que houve associação significante entre o uso de VM e o aparecimento de infecção.

Além disso, o tempo de permanência do cateter é considerado fator de risco para infecção de cateteres venosos.

É descrito que o risco de infecção de corrente sanguínea relacionada ao cateter é mais elevado quanto maior o tempo de sua permanência. O risco de complicações infecciosas começa a aumentar quando o tempo de permanência do cateter excede 5 dias, sendo ainda maior após 7 dias. Quando o período de uso do cateter é superior a 10 dias, ocorre, com maior frequência, colonização endoluminal por microrganismos provenientes da manipulação de sistemas de infusão (equipos, torneirinhas, canhão) pelos profissionais de saúde. Em acordo com esses dados, o estudo aqui mencionado revelou que o tempo de permanência do cateter superior a 7 dias foi fator de risco para infecção do local de inserção ($p < 0,001$). Esse resultado ocasionou a reavaliação do tempo de permanência dos CVC na UTI pediátrica.

Estudos recentes mostram que, após 24 horas de inserção do cateter, já existe a formação de biofilmes e colonização bacteriana. Os organismos mais frequentemente isolados são *Staphylococus aureus*, esfilococos coagulase-negativos e enterobactérias. Os fungos, embora menos frequentes, estão adquirindo importância crescente.

Em estudo realizado em nosso serviço, dos 1.448 cateteres de PVC instalados entre setembro de 1991 e outubro de 1993, 483 tiveram cultura qualitativa positiva. Os organismos mais frequentemente isolados foram *S. epidermidis* (38%), *S. aureus* (17%), enterobactérias (13%) e flora mista (11%). Atualmente, esse tipo de cateter não é mais utilizado em nosso serviço.

Os cateteres venosos centrais podem ser colonizados por três mecanismos:

- Colonização extraluminal: ocorre por migração de bactérias presentes na pele para a superfície do cateter. É o principal mecanismo responsável pela colonização dos cateteres;
- Contaminação de fluidos parenterais: os fluidos parenterais podem estar previamente contaminados ou isso pode acontecer durante sua infusão. A contaminação é mais frequente nas soluções de alimentação parenteral ou hemoderivados;
- Contaminação intraluminal: ocorre mais tardiamente do que a contaminação extraluminal. O uso de cateteres de múltiplos lúmens e de conexões do tipo torneira de três vias facilita a colonização da luz do cateter.

O diagnóstico de colonização do cateter é feito por meio de sua cultura. A realização de culturas, qualitativa e semiquantitativa da ponta do cateter é um método que tem se mostrado eficaz na diferenciação entre colonização e infecção relacionada ao cateter. A cultura semiquantitativa é realizada rolando-se o segmento distal de 3 cm do cateter em placa de Agar e contando-se o número de colônias bacterianas na placa após 24 horas de incubação. Considera-se positivo o crescimento de 15 colônias ou mais. A cultura qualitativa é considerada positiva quando há crescimento de qualquer número de colônias no meio de cultura.

Quadro 46.3 Critérios de colonização e infecção do cateter.

	Sinais de infecção no local da inserção	Cultura qualitativa	Cultura semiquantitativa	Hemocultura periférica
Colonização	Ausentes	Positiva	Negativa	Negativa
Infecção relacionada ao cateter	Presentes ou ausentes	Positiva ou negativa	> 15 colônias	Negativa
Sepse relacionada ao cateter	Presentes ou ausentes	Positiva ou negativa	> 15 colônias	Positiva

Fonte: Desenvolvido pela autoria.

O diagnóstico de colonização do cateter, mesmo na ausência de sinais clínicos de infecção, é indicativo de troca. Na presença de infecção relacionada a cateter deve-se realizar sua retirada e, quando necessária, a inserção em outro local após intervalo mínimo de 24 horas.

Outras complicações infecciosas tardias, raramente relatadas, incluem osteomielite de clavículas e costelas e formação de abscessos em parede torácica.

Cuidados na manutenção do cateter e prevenção de complicações

Na tentativa de se reduzirem as complicações infecciosas, algumas medidas devem ser usadas rotineiramente:

- Escolha do tipo de cateter: dá-se preferência aos cateteres de silicone ou Teflon®, com o menor número de vias necessário. O uso de cateteres impregnados com antibióticos ou administração contínua de antibióticos pelo cateter tem sido estudado como medida preventiva de colonização, porém seu valor clínico ainda não está estabelecido, bem como seu alto custo;
- Escolha do local de inserção: os cateteres de veia subclávia colonizam-se menos frequentemente do que os de veias jugulares e os de veias femorais, porém deve-se levar em conta a incidência das demais complicações nos diferentes locais de inserção;
- Assepsia rigorosa durante inserção e troca de cateteres e lavagem rigorosa das mãos antes de sua manipulação.
- Uso de curativos oclusivos de gaze ou material plástico semitransparente, que devem ser trocados sempre que estiverem sujos ou com secreção;
- Uso de uma via exclusiva para administração de nutrição parenteral;
- Trocas frequentes de equipamentos de infusão, de medicamentos e hemoderivados;
- Treinamento das equipes médicas e de enfermagem nas estratégias de prevenção à infecção.

O tempo de permanência dos CVC ainda é um assunto controverso e a rotina de troca varia em diferentes serviços. Sugerimos a monitorização contínua da colonização do cateter por meio de coletas de hemoculturas central e periférica a cada 5 dias para os cateteres de silicone ou Teflon®.

■ BIBLIOGRAFIA CONSULTADA

Agee KR, Balk RA. Central venous catheterization in critically ill patient. Crit Care Clin. 1992;8(4):677-686.

Barreira ER, Stape A. Cateterismo venoso central por punção. In: Stape A, et al. Manual de normas – terapia intensiva pediátrica. São Paulo: Sarvier, 1998; p. 22-29.

Gauderer MWL. Vascular access techniques and devices in the pediatric patient. Surg Clin North Am. 1992;72(6):1267-84.

Heitmiller ES, Wetzel RC. Hemodinamic monitoring considerations in the pediatric critical care. In: Roger MC. Textbook of Pediatric Intensive Care. 3. ed. Baltimore: Williams and Wilkins, 1996; p. 607-41.

Maki DG, Weise CE, Sarafin HW. A semiquantitative culture method for identifying intravenous catheter related infection. N Engl J Med. 1977;296(2):1305-09.

Martins FRP, Matsomoto T. Acessos vasculares. In: Hirscheiner MR, et al. Terapia intensiva pediátrica. Rio de Janeiro: Atheneu, 1989; p. 762-7.

Miyaki RS, Barreira ER. Instalação e manutenção de cateteres venosos centrais em pediatria. Medscape. 2003.

Pearson ML. Guideline for prevention of intravascular device related infections. Infect Control Hosp Epidemiol. 1996;17(7):438-73.

PARTE 4

PEDIATRIA NEONATAL

Coordenadoras

Silvia Maria Ibidi
Edna Maria de Albuquerque Diniz

47

O Atendimento no Pré-Parto

47.1 História Materna

■ Rafaela Oliveira Tavares

Introdução

A primeira etapa desta avaliação inicia-se antes do nascimento com uma anamnese detalhada com dados maternos e gestacionais. O conhecimento destes dados permite a detecção antecipada de situações de risco que podem auxiliar na recepção e assistência ao recém-nascido (RN).

História clínica

- Identificação:
  - nome;
  - idade;
  - cor;
  - naturalidade;
  - procedência;
  - endereço atual;
- Dados socioeconômicos;
- Grau de instrução;
- Profissão/ocupação;
- Estado civil/união;
- Número e idade de dependentes (avaliar sobrecarga de trabalho doméstico);
- Renda familiar;
- Pessoas da família com renda;
- Condições de moradia;
- Condições de saneamento;

- Antecedentes familiares:
  - hipertensão arterial;
  - diabetes *mellitus*;
  - doenças congênitas;
  - gemelaridade;
  - câncer de mama e/ou do colo uterino;
  - hanseníase;
  - tuberculose e outros contatos domiciliares (anotar a doença e o grau de parentesco);
  - doença de Chagas;
  - parceiro sexual portador de infecção pelo HIV.
- Antecedentes pessoais:
  - hipertensão arterial crônica;
  - cardiopatias;
  - diabetes *mellitus*;
  - doenças renais crônicas;
  - anemias;
  - distúrbios nutricionais (desnutrição, sobrepeso, obesidade);
  - epilepsia;
  - doenças da tireoide e outras endocrinopatias;
  - doenças exantemáticas;
  - portadora de infecção pelo HIV (em uso de retrovirais? quais?);
  - infecção do trato urinário;
  - doenças neurológicas e psiquiátricas; – cirurgia (tipo e data);

- Antecedentes ginecológicos:
    - infertilidade e esterilidade (tratamento);
    - doenças sexualmente transmissíveis (tratamentos realizados, inclusive pelo parceiro);
    - doença inflamatória pélvica;
    - cirurgias ginecológicas (idade e motivo);
- Antecedentes obstétricos:
    - número de gestações (incluindo abortamentos, gravidez ectópica);
    - número de partos (domiciliares, hospitalares, vaginais espontâneos, fórceps, cesáreas – indicações);
    - número de abortamentos (espontâneos ou provocados);
    - número de filhos vivos;
    - idade na primeira gestação;
    - intervalo entre as gestações (em meses);
    - isoimunização Rh;
    - número de recém-nascidos: pré-termo (antes da 37ª semana de gestação), pós-termo (igual ou mais de 42 semanas de gestação);
    - número de recém-nascidos de baixo peso e com mais de 4.000 g;
    - mortes neonatais precoces: até 7 dias de vida (número e motivo dos óbitos);
    - complicações nos puerpérios (descrever);
    - história de aleitamentos anteriores (duração e motivo do desmame).
- Gestação atual:
    - data do 1º dia/mês/ano da última menstruação (DUM);
    - peso prévio e altura;
    - sinais e sintomas na gestação em curso;
    - medicamentos usados na gestação;
    - internação durante gestação;
    - hábitos: fumo (número de cigarros/dia), álcool e drogas ilícitas;
    - ocupação habitual (esforço físico intenso, exposição a agentes químicos e físicos potencialmente nocivos);
    - aceitação ou não da gravidez pela mulher, pelo parceiro e pela família,

O pré-natal é focado na identificação de fatores de risco modificáveis e não modificáveis. O cuidado pré-concepcional visa minimizar todos esses riscos e pode ser útil no aconselhamento, principalmente como evitar os agentes que possam ser teratogênicos. As condições associadas com maior incidência de morbimortalidade neonatais devem ser checadas na anamnese materna e encontram-se no Quadro 47.1.

Apesar de grande parte das medicações não ser preconizada para uso na gestação, as gestantes apresentam condições clínicas que necessitam de tratamento. O conhecimento restrito sobre o impacto das medicações no feto expõe a risco potencial de toxicidade.

Quadro 47.1 Fatores antenatais e intraparto associados a risco para o recém-nascido.

Fatores antenatais	
Idade <16 anos ou > 35 anos	Idade gestacional < 39 ou > 41 semanas
Diabetes	Gestação múltipla
Síndromes hipertensivas	Rotura prematura das membranas
Doenças maternas	Polidrâmnio ou oligoâmnio
Infecção maternal	Diminuição da atividade fetal
Aloimunização ou anemia fetal	Sangramento no 2º ou 3º trimestre
Uso de medicações	Discrepância de idade gestacional e peso
Uso de drogas ilícitas	Hidropsia fetal
Óbito fetal ou neonatal anterior	Malformação fetal
Ausência de cuidado pré-natal	
Fatores relacionados ao parto	Padrão anormal de frequência cardíaca fetal
Parto cesáreo	Anestesia geral
Uso de fórcipe ou extração a vácuo	Hipertrofia uterina
Apresentação não cefálica	Líquido amniótico meconial
Trabalho de parto premature	Prolapso ou rotura de cordão
Parto taquitócico	Nó verdadeiro de cordão
Corioamnionite	Uso de opioides 4 horas antes do parto
Rotura de membranas > 18 horas	Descolamento prematuro da placenta
Trabalho de parto > 24 horas	Placenta prévia
Segundo estágio do parto > 2 horas	Sangramento intraparto importante

Fonte: Adaptado de Diretriz de reanimação do recém-nascido ≥ 34 semanas em sala de parto, 2016.

A exposição intrauterina a fármacos e a substâncias pode afetar as funções e estruturas fetais, que podem incluir alterações como restrição do crescimento intrauterino, malformações, anormalidades cromossômicas, prematuridade e atraso do desenvolvimento a longo prazo. Os efeitos e risco de alguns fármacos prescritos e substâncias usadas durante a gravidez estão descritos no Quadro 47.2.

Quadro 47.2 Efeitos e risco de alguns fármacos prescritos durante a gravidez.

Alguns fármacos e substâncias	Efeitos ou associações relatadas e riscos estimados
Álcool etílico	Sindrome alcoólica fetal
Cocaína	Parto pré-termo, descolamento prematuro de placenta, restrição do crescimento intrauterino (RCIU)
Tabagismo	RCIU, lesões placentárias
Ácido valproico	Defeitos do tubo neural e dismorfologia facial.
Carbamazepina	Defeitos do tudo neural, RCIU
Sertralina	Hipertensão pulmonar persistente

Fonte: Adaptado de Avery GB, Fletchek MA, Macdobald MG. Neonatologia, 2009.

As doenças maternas agudas e crônicas podem ter implicações no desenvolvimento do feto e do recém-nascido. Para a assistência ao RN, é importante obter informações acerca do período antenatal. Se essas situações forem identificadas antes do nascimento, deve-se monitorar seu progresso durante o parto e o nascimento. Alguns fatores predispõem a um parto de alto risco e são citados no Quadro 47.3.

A anamnese materna deve enfatizar a pesquisa das queixas mais comuns na gestação e dos sinais de intercorrências clínicas e obstétricas, com o propósito de se reavaliar o risco gestacional e de se realizarem ações mais efetivas. O aconselhamento da gestante precisa incluir os possíveis efeitos de doenças e uso de substância sobre os riscos fetais e neonatais.

Quadro 47.3 Fatores predispõem a um parto de alto risco.

Condições maternas	Efeitos ou associações relatadas e riscos estimados
Diabetes *mellitus*	Macrossomia, polidrâmnio, distocia de ombro, hioglicemia
Hipertesão arterial Pré-eclâmpsia	Prematuridade, RCIU
Citomegalovírus	Pequeno para idade gestacional (PIG), RCIU, trombocitopenia, problemas neurológicos
Toxaplasmose	Calcificações intracranianas, microcefalia, ascite, perda auditiva
Descolamento prematuro de placenta	Prematuridade, Anemia
Lúpus	Lúpus neonatal, bloqueio atrioventricular congênito
Cardiopatia materna	Prematuridade
Doenças da tireoide	RCIU, prematuridade

Fonte: Adaptado de Avery GB, Fletchek MA, Macdobald MG. Neonatologia, 2009.

■ BIBLIOGRAFIA CONSULTADA

Almeida MFB, Guinsbrug R. Reanimação do recém-nascido ≥ 34 semanas em sala de parto: Diretrizes 2016 da Sociedade Brasileira de Pediatria. Disponível em: www.sbp.com.br/reanimacao. Acesso em: 26 jan. 2016.

Avery GB, Fletchek MA, Macdobald MG. Neonatologia – fisiopatologia e tratamento do recém-nascido. 6. ed. Rio de Janeiro: MEDSI, 2009.

Ministério da Saúde (BR). Atenção à saúde do recém-nascido. 2. ed. Brasília, Ministério da Saúde, 2014.

47.2 Doenças Maternas mais Frequentes e Repercussões para o Recém-Nascido

■ Silvia Maria Ibidi

Várias doenças maternas e suas repercussões aos recém-nascidos têm sido objeto de estudo tanto da Obstetrícia como da Neonatologia. Na última década, o debate acerca da depressão durante e após a gestação e sobre as doenças de tireoide tem ocupado um grande espaço em virtude de sua relevância e elevada prevalência, as quais serão o objeto deste capítulo.

Depressão na gestação

Introdução

A depressão é considerada a desordem de humor mais frequente na gestação e após o parto. A gestação pode aumentar o risco de episódios depressivos. Na gestação, a prevalência de depressão tem sido identificada como de cerca de 20% nos países em desenvolvimento e de 10% a 15% nos desenvolvidos, enquanto a depressão pós-parto acomete 20% a 40% das mulheres no mundo como um todo, sendo geralmente definida como depressão não psicótica que acomete as mulheres no período de até 1 ano após o parto. Quadros de depressão mais graves acometem cerca de 3,3% das gestações, sendo esta proporção maior entre as adolescentes, de 17%. A depressão anteparto ou a pós-parto estão associadas com desfechos desfavoráveis tanto à mãe como ao recém-nascido (RN). São significativos as consequências e o sofrimento imposto às mulheres em decorrência da depressão, sendo que aproximadamente 40% das mulheres terão seu primeiro episódio de depressão durante o período pós-parto e 33% durante a gestação. É de grande relevância o dado de que o suicídio responde por 20% das mortes pós-parto. Alguns países registram o suicídio como a principal causa de morte também durante a gestação.

A despeito desta elevada prevalência, o curso da depressão durante a gestação tem sido pouco investigado. Alguns estudos demonstram que os sintomas depressivos durante a fase inicial da gestação podem evoluir para melhora nos trimestres finais, enquanto outros evidenciam o período entre 34 e 38 semanas de gestação como os com maiores níveis de sintomas depressivos.

Clinicamente, a depressão pré-natal é caracterizada por uma frequência elevada de sintomas somáticos e pensamentos suicidas, estes especialmente elevados entre as adolescentes, sendo registrados até 20% de tentativas neste grupo etário.

Em mulheres com histórico prévio, existe o risco de desencadeamento da depressão durante a gestação. Isso se torna especialmente comum se houver a concomitância de outros fatores de estresse, que devem ser ativamente investigados, como gestação não planejada ou não desejada, relacionamento instável com o companheiro, fragilidade de suporte social, baixa condição socioeconômica, baixa autoestima, baixa escolaridade, violência doméstica, e a presença de algumas doenças de base, como hipertensão arterial preexistente, também pode contribuir para o aparecimento da depressão.

As consequências maternas da depressão na gestação incluem aumento do risco de pré-eclâmpsia, dificuldades em realizar as tarefas usuais, má adesão aos cuidados pré-natais, alimentação inadequada, prematuridade, uso de fumo, álcool e de outras drogas e baixa adesão ao uso de medicamentos prescritos, como as vitaminas. São observados maiores índices de cesáreas agendadas. A depressão antenatal tem sido associada a um menor envolvimento afetivo com o RN.

Publicações recentes demonstram queda nos níveis do fator de crescimento neural (*nerve growth fator* (NGF)) no tecido placentário de gestantes com depressão não apenas em relação às gestantes-controle, sem depressão, mas também em comparação com as gestantes tratadas com antidepressivos, o que esteve associado com aumento de abortamento espontâneo e prematuridade.

A depressão pré-natal é indicador de risco específico para psicose puerperal, a forma mais grave de transtorno afetivo pós-natal.

Todavia, o uso de antidepressivos tem sido relacionado a desfechos indesejáveis à gestação e ao RN, o que resulta, algumas vezes, no não tratamento das gestantes ou em um subtratamento.

O médico, a gestante e seu companheiro devem conhecer os efeitos tanto da doença não tratada ou não identificada como do tratamento e, juntos, decidirem a melhor alternativa, lembrando que, infelizmente, não há decisões livres de risco para uma gestante com doença psiquiátrica.

A seguir, apresentamos os efeitos da depressão materna ao feto e após o nascimento. A despeito de haver algumas limitações nos estudos, as revisões sugerem que a relação exista e que a reprogramação biológica *in utero* possa estar implicada na sua gênese.

Consequências da depressão materna ao feto

A depressão materna pode, segundo alguns estudos, causar alterações no ritmo cardíaco do feto e na reatividade fetal após estímulo externo. Observou-se uma elevação na frequência cardíaca fetal, em repouso, nos bebês das mães com depressão em relação ao grupo-controle. Os fetos das mães do grupo controle, após estímulo externo, reagiram com elevações maiores na frequência cardíaca, em relação aos de mães com depressão, o que sugere uma resposta mais lenta e menor dos fetos de mães com depressão. Os estudos sugerem um impacto potencial do estresse emocional materno no ambiente uterino que pode induzir uma "reação de alarme fetal".

Comportamentos hiperativos foram observados nos fetos de mães com depressão, efeitos estes particularmente evidentes entre o 5º e o 7º meses de gestação. Entretanto, em resposta a estímulos, estes fetos demonstram menores frequências cardíacas e menor movimentação.

Recentemente, observaram-se metilações do DNA, em locais específicos, em genes associados à produção do colágeno, entre os recém-nascidos expostos intraútero à depressão ou à ansiedade materna não tratadas. Portanto, alterações epigenéticas podem ocorrer durante a vida fetal e estão provavelmente relacionadas à exposição a elevados níveis de estresse. As consequências funcionais destes achados ainda devem ser determinadas, mas sugerem que perfis epigenéticos podem ser sensíveis a essas exposições adversas.

Consequências da depressão materna para o recém-nascido

Recém-nascidos de mães com depressão apresentam maiores níveis plasmáticos de cortisol e norepinefrina e menores de dopamina e serotonina. Além disso, foram observadas assimetrias frontais à direita, no eletroencefalograma (EEG) desses RN, o que pode representar um marcador precoce de comprometimento da afetividade e do comportamento.

Um comportamento sugestivo de depressão também foi observado nesses RN. Alguns estudos notaram uma dificuldade na adaptação pós-natal, menor orientação e menor estabilidade autonômica. Observaram-se menor resposta às expressões faciais e um comportamento mais agitado, com maiores períodos de choro e comportamentos de estresse quando comparados não só com os RN de mães sem diagnóstico de depressão, mas também com as que tiveram a depressão apenas após o parto.

Como já mencionamos, existe uma maior ocorrência de nascimentos prematuros, de baixo peso e de restrição de crescimento intrauterino.

Achados recentes sugerem que os problemas de saúde mental maternos podem estar associados com prejuízo no desenvolvimento cerebral e impacto negativo nas funções cognitivas das crianças.

Consequências da depressão materna na infância e adolescência

Estudos longitudinais realizados no Reino Unido demonstraram que os sintomas depressivos graves estão associados a menores níveis de nutrição saudável e maiores de nutrição não saudável, o que foi relacionado com redução nas funções cognitivas aos 4 anos de idade. Há evidências de que os filhos de mães com depressão, especialmente com depressão crônica, podem apresentar, aos 7 e 8 anos de idade, risco aumentado de sofrerem de problemas emocionais e de comportamento. Essas alterações já foram observadas aos 6 meses de idade.

Há estudos que não identificam alterações no neurodesenvolvimento das crianças filhas de mães com depressão; entretanto, vários autores observam relação positiva entre esses dois fatores.

Crianças de mães depressivas apresentaram maiores níveis de cortisol salivar em presença de fatores estressantes.

A depressão antenatal e a pós-parto demonstram diferentes associações com o peso e a adiposidade nas crianças. Aos 3 anos de idade, crianças cujas mães sofreram com depressão antenatal pesavam menos, em relação à estatura, mas apresentavam maior adiposidade central, comparadas com as crianças de mães não depressivas ou com exposição apenas após o parto.

Alterações de EEG observadas no período neonatal puderam ser demonstradas também nas crianças entre 3 e 6 meses. Nesse mesmo grupo, os autores avaliaram o tônus vagal e não observaram diferenças aos 3 meses. Entretanto, aos 6 meses notaram diferença com tônus vagal menor nos filhos de mães com depressão, o que esteve relacionado com menores vocalizações e menores escores nas escalas de avaliação do neurodesenvolvimento.

Hagberg *et al.* avaliaram 194.494 pares de mães e seus bebês e encontraram um risco aumentado de desordem do espectro autista em mulheres com quadros depressivos, independentemente do uso de medicamentos, em especial nas com quadros mais graves. Não encontraram aumento em gestantes que utilizaram drogas antidepressivas com outras indicações.

Estudos recentes avaliaram os efeitos da depressão antenatal e os da pós-natal nos adolescentes e indicaram evidências de que existe associação entre ambas e depressão na adolescência. Mesmo após ajustes para fatores de confusão, a depressão antenatal permanece como um fator preditivo independente de piores desfechos no desenvolvimento afetivo. Estudo prospectivo em gestantes com depressão, com gravidade suficiente para indicar tratamento psiquiátrico e que comprometiam seu desempenho na vida cotidiana, encontrou, em período de 16 anos de seguimento, um risco de depressão 4,7 vezes maior nas filhas adolescentes.

Em meninos, um estudo de 2013 observou uma relação sutil, mas significante, de aumento de criminalidade nos filhos adolescentes, do sexo masculino, expostos à depressão antenatal.

Com base no diagnóstico materno e na gravidade dos sintomas, os riscos para os filhos das mulheres com depressão deverão ser balizados em função dos problemas conhecidos ou emergentes relacionados à exposição antenatal aos antidepressivos.

Tratamento da depressão na gestação

O tratamento efetivo da depressão na gestação e no puerpério visa prevenir os eventos relacionados à depressão não só à mãe como ao seu filho. A psicoterapia é a

1ª linha do tratamento para os casos leves a moderados, sendo, entretanto, de difícil acesso, especialmente entre as populações de países com menores índices de desenvolvimento. Entretanto, nas mulheres com quadros mais graves, sobretudo com pensamentos suicidas, a farmacoterapia deve ser instituída. A monoterapia e o uso das menores doses devem ser a meta quando houver indicação para o uso de medicamento.

Os antidepressivos mais utilizados em gestantes, assim como na população em geral, são os inibidores seletivos da recaptação da serotonina (ISRS). Nessa categoria, estão especialmente as drogas fluoxetina, citalopram, paroxetina, sertralina, fluvoxamina e escitalopram, que atuam promovendo o aumento da disponibilidade da serotonina na fenda sináptica, o que pode explicar o seu efeito antidepressivo. Entre as mais utilizadas, estão a sertralina, o citalopran, o escitalopran e a fluoxetina. Como alternativa a esse grupo, os inibidores da receptação da serotonina-noradrenalina (IRSN) têm tido um aumento em sua indicação, sendo os mais populares a venlafaxina e a duloxetina. Todos esses medicamentos são classificados como categoria C para gestantes pela Food and Drug Administration (FDA), com exceção da paroxetina, que é classificada na categoria D. Menos se conhece acerca dos outros antidepressivos como bupropiona, mirtazapina e os antidepressivos tricíclicos.

O uso de antidepressivos na gestação tem aumentado nos últimos anos, estimando-se que, em alguns países, até um terço das gestantes são expostas a alguma medicação psicoativa. Todas as medicações nessa categoria atravessam a placenta, mas o conhecimento dos efeitos associados a este uso ainda é inconsistente e conflitante. A maioria não evidencia associação direta entre seu uso e complicações, o que inclui abortamento espontâneo, baixo peso ao nascer, prematuridade, hipertensão pulmonar, síndrome da má adaptação neonatal, além de malformações, especialmente cardiovasculares, e doenças do espectro autista. Com frequência, torna-se difícil separá-las dos efeitos da própria depressão, com muitos trabalhos demonstrando que existe o viés de análise pelo uso mais frequente e precoce nas gestantes com quadros depressivos mais graves.

Efeitos dos antidepressivos para o feto e para o recém-nascido

O grupo de antidepressivos inibidores seletivos da receptação da serotonina (ISRS) parece o que oferece melhor relação risco-benefício, e as drogas mais utilizadas são sertralina, citalopran e escitalopran.

Teratogenicidade

Os resultados de estudos da associação do uso de antidepressivos e malformações são conflitantes. Entretanto, apesar do mecanismo de ação muito semelhante, estudos sugerem um potencial teratogênico diferente entre as diversas substâncias. A paroxetina e a fluoxetina são as mais frequentemente relacionadas com malformações, apesar da divergência entre os estudos. O uso de paroxetina no 1º trimestre da gestação eleva ao dobro ou mais o risco de defeitos ao nascimento, como onfalocele, gastrosquise e anencefalia e aumenta em três vezes o risco de malformações cardíacas, especialmente com doses acima de 25 mg/dia.

Os mesmos estudos que observaram teratogenicidade com o uso da paroxetina concluíram pela segurança de uso de outros ISRS, incluindo o citalopran, o escitalopran, a sertralina e a fluoxetina. Outros estudos não encontram relação entre uso de ISRS e malformações.

A conclusão é de que os ISRS não são considerados substâncias teratogênicas maiores, mas que a paroxetina não deve ser utilizada na gestação, uma vez que a maioria dos estudos relaciona seu uso no 1º trimestre com aumentos significativos de malformações cardíacas, anencefalia, onfalocele e gastrosquise e que a fluoxetina utilizada no 1º trimestre também se relacionou com malformações do septo atrial, obstrução da via de saída do ventrículo direito e craniossinostose. Para as gestantes que, por ventura, tenham utilizado paroxetina no 1º trimestre, indica-se ecocardiografia fetal.

O uso da venlafaxina no 1º trimestre e sua associação com malformação cardíaca, palato fendido, anencefalia e gastrosquise têm sido observados em algumas metanálises. Estudos epidemiológicos apresentam resultados conflitantes, mas apontam um aumento, ainda que mínimo, do risco de defeitos do septo ventricular em crianças nascidas de mães que a utilizaram no 1º trimestre da gestação.

A bupropiona tem sido utilizada para tratar depressão e também como droga para cessação do uso do fumo. Estudos epidemiológicos como CDC's National Birth Defects Prevention Study (NBDPS) não encontraram associação entre seu uso e defeitos do septo atrial, mas observaram um pequeno aumento no risco de outras malformações, como coarctação de aorta e síndrome da hipoplasia do ventrículo esquerdo. Entretanto, esses achados não foram confirmados na análise com base no estudo epidemiológico Pregnancy Health Interview Study, que identificou um pequeno aumento no risco de defeito do septo interventricular com o uso de bupropiona no 1º trimestre da gestação.

A mirtazapina não tem sido associada a malformações, mas há poucos estudos.

Análise de dados de 950 mil gestantes (Medcaid) não identificaram relação entre o uso de ISRS, IRSN, bupropiona e antidepressivos tricíclicos e defeitos congênitos, incluindo as malformações cardíacas e sugeriram que as gestantes com histórico de uso seriam mais frequentemente investigadas e que defeitos menores seriam mais registrados.

Prematuridade e baixo peso ao nascer

Observam-se um encurtamento de até 3 a 5 dias na gestação e uma redução de cerca de 64 g no peso de nascimento, com o uso de antidepressivos, o que tem sido considerado efeitos modestos. Esses efeitos não persistiram posteriormente, observando-se crescimento semelhante nos grupos de mães tratadas ou não tratadas e, de fato, vários estudos têm demonstrado pesos de nascimento menores nos filhos das gestantes com depressão não tratada do que nos das mães expostas aos antidepressivos.

Hipertensão pulmonar persistente

A FDA americano emitiu um alerta em 2006 informando a possível associação entre o uso de ISRS e a hipertensão pulmonar persistente (HPP) no RN e revisou essa recomendação em 2011, indicando que os resultados eram insuficientes e ainda inconclusivos. Uma metanálise publicada em 2014 observou que o risco absoluto de aumento de HPP é pequeno e observado nas mulheres que utilizaram a medicação em fases mais avançadas da gestação (33 a 34 semanas).

Síndrome da má adaptação neonatal

Esta síndrome é transitória e relaciona-se ao uso de diferentes medicações psicoativas (todas atravessam a placenta). Envolve diferentes manifestações, semelhantes às de abstinência, como irritabilidade, dificuldades na amamentação, hipotonia, choro fraco, distúrbios de sono, hipoglicemia, tremores e até convulsões. Na maioria das vezes, as manifestações ocorrem nas primeiras 8 horas de vida e podem persistir até 6 dias de vida. Muitas vezes, os sinais de excesso de medicação confundem-se e sobrepõem-se aos da abstinência.

Os sintomas são transitórios, havendo relatos de desenvolvimento normal de inteligência, devendo ser tratado com medidas de suporte.

Desordens do espectro autista

Os dados de alguns estudos são inconsistentes e inconclusivos. Entretanto, estudos dinamarqueses e japoneses não encontraram associação, especialmente quando se realiza o controle dos fatores de confusão, como as doenças que indicam o uso de medicação e a genética.

Conclusão

A despeito do fato de que o uso de antidepressivos na gestação, especialmente paroxetina e fluoxetina, ter sido associado a maior risco de defeitos ao nascimento, devemos relembrar que a depressão é uma doença associada a um elevado risco de suicídio, o que requer que as decisões de se manter ou retirar lentamente a medicação deva levar em consideração a verdadeira condição de cada mulher. O tratamento deve envolver a psicoterapia, uma abordagem reconhecida e recomendada para a gestante. As crianças nascidas de mães que fizeram uso de antidepressivos devem ser investigadas para a presença de malformações congênitas (as cardíacas em particular) e seguidas para a presença de sinais de comprometimento na adaptação neonatal. Lembrar sempre que a depressão durante a gestação aumenta o risco de depressão pós-parto e está associada a outros riscos para ambos, mãe e bebê. A maioria dos autores considera que os benefícios para a gestante, nestas situações, superam os riscos potenciais aos seus filhos pelo uso de medicação.

Antidepressivos na lactação

A passagem da maioria dos medicamentos antidepressivos através do leite materno ocorre em concentrações menores do que através da placenta. Estima-se que a exposição durante o aleitamento seja 5 a 10 vezes menor do que a que ocorre através da placenta durante a gestação. As maiores concentrações são observadas nos primeiros 3 a 4 meses, com os sintomas mais comumente observados nos bebês até 2 meses e raramente após os 6 meses de vida.

Os inibidores da recaptação da serotonina (ISRS) são considerados seguros, com concentrações muito baixas no leite materno para a maioria deles, sendo as maiores para a fluoxetina e para o citalopran. Há raros relatos de enterocolite necrosante (ECN) em RN, um com o uso de escitalopran durante a gestação e outros dois com paroxetina. Os efeitos mais descritos, entretanto, são leves e inespecíficos como irritabilidade, má aceitação da alimentação e distúrbios do sono.

Para todos os outros antidepressivos (IRSN, bupropiona, venlafaxina, nirtazapina e os tricíclicos nortriptilina e imipramina), há poucos relatos, mas a passagem para o leite materno se dá em baixas concentrações, sendo considerados seguros. Exceção feita à doxepina por dois casos descritos de depressão respiratória, devendo ser evitada durante o aleitamento.

Conclusão

Considerando-se os dados de segurança quanto ao uso de medicação antidepressiva na lactação, o medicamento de escolha deve ser aquele ao qual a mulher melhor se adapta e com os melhores resultados para seu tratamento. O pós-parto é considerado um período crítico para que se experimentem novas medicações. Nas mulheres sem tratamento prévio, a sertralina e a paroxetina têm sido mais frequentemente utilizadas como 1ª escolha. Lembrar que as menores doses para se atingir o controle da doença são preferíveis, mas que doses insuficientes nas mães acabam por expor a criança a ambas, à medicação e à doença materna.

Doenças da tireoide na gestação

Introdução

A função da tireoide materna modifica-se durante a gestação e é fundamental o manejo adequado das alterações dessa glândula tanto para a saúde da gestante como para a do feto. Em primeiro lugar, devemos saber que as referências laboratoriais dos adultos são diferentes das encontradas na gestação. No 1º trimestre de gestação, a gonadotrofina coriônica humana (hCG) atua como estimulador da tireoide. Desta forma, os níveis do hormônio estimulante da tireoide (TSH) estão tipicamente baixos quando o hCG está elevado e começa a se elevar após 10 a 12 semanas de gestação, quando os níveis do hCG caem. Ao contrário, os níveis séricos de T4 livre estão elevados quando o hCG está elevado e tendem a cair no final da gestação. Níveis elevados de estrogênio na gestante no 1º trimestre aumentam os níveis de globulina ligadora da tiroxina (TBG) por meio de aumento de produção hepática e diminuição do seu metabolismo, com consequente aumento nos níveis circulantes totais (não livre) da triiodotironina (T3) e da tiroxina (T4), precocemente na gestação.

Os valores de referência de TSH na gestação devem ser considerados para cada trimestre, e os seguintes valores podem ser usados: 0,1 a 2,5 mUI/L no 1º trimestre; 0,2 a 3 mUI/L no 2º; e 0,3 a 3 mUI/L no 3º. O TSH é considerado o indicador mais sensível do estado da tireoide nas gestantes.

As necessidades de iodo estão aumentadas na gestação. Nem todas as vitaminas oferecidas às gestantes contêm quantidades diárias recomendadas pela Organização Mundial da Saúde (OMS), que é de 250 mcg durante a gestação e a amamentação.

Níveis normais de hormônio tireoidiano são essenciais para a migração neuronal, a mielinização e outros processos estruturais para o desenvolvimento do cérebro fetal. A deficiência de iodo afeta tanto a produção de hormônio tireoidiano na mãe como no feto e a deficiência de ingesta de iodo causa efeitos adversos no desenvolvimento, com impacto negativo nas funções cognitivas dos filhos destas gestantes. As crianças filhas de mães que apresentam deficiência severa de iodo podem apresentar cretinismo, caracterizado por profundo déficit intelectual, surdimutismo e rigidez motora. A deficiência de iodo é a principal causa evitável de comprometimento intelectual no mundo! A iodinização do sal é a forma com melhor custo-efetividade para oferecer iodo e melhorar a saúde das mães e de seus recém-nascidos.

Na primeira metade da gestação, antes da maturação da tireoide fetal, detecta-se T4 no cérebro fetal, indicando que existem mecanismos de transferência pela placenta de pequenas, mas significativas, quantidades de hormônio. Considera-se particularmente importante esta passagem nos fetos com hipotireoidismo, o que pode explicar o desenvolvimento cognitivo normal ou quase normal dos bebês diagnosticados com hipotireoidismo grave ao nascimento e tratados precocemente, após a identificação pelos testes de triagem neonatal. Mesmo nos RN com deficiência de peroxidase, os níveis séricos de T4 no sangue de cordão estão entre 25% e 50% dos valores normais. Esse T4 materno desaparece rapidamente da circulação do RN, com uma meia-vida de 3 a 4 dias.

O iodo é transportado ativamente da mãe para o feto. A placenta concentra iodo por meio da expressão de um transportador, concentração que aumenta com o aumento da idade gestacional.

O iodo é fundamental para a produção hormonal, mas o excesso de iodo deve ser evitado, nunca excedendo 500 a 1.100 mcg/dia, uma vez que poderia induzir ao hipotireoidismo na criança.

As imunoglobulinas G são transportadas a partir da metade da gestação por intermédio de um receptor celular denominado "receptor neonatal", o que fornece ao feto e ao RN uma quantidade de anticorpos que possa permitir proteção humoral até que produzam sua própria IgG. Os autoanticorpos contra TPO, Tg e receptor do TSH (TRAb) podem, da mesma maneira, ser transmitidos ao feto. Enquanto os anticorpos anti TPO e Tg não afetam significativamente a tireoide fetal e a neonatal, apesar de poderem ser causa de hipotireoidismo congênito, o antirreceptor do TSH pode bloquear, estimular ou ser neutro na hormoniogênese da tireoide fetal e neonatal.

O hipertireoidismo neonatal geralmente ocorre quando os títulos de TRAb maternos são elevados ou muito potentes, o que, estima-se, acontecer em 1% a 2% das mulheres (1/50.000 RN), o que é cerca de quatro vezes mais comum do que o hipotireoidismo. Entretanto, as mulheres com doença imune da tireoide podem expressar diferentes tipos de anticorpos, estimulantes e bloqueadores, com diferentes *clearances* no neonato, o que pode resultar em um RN normal ou com hipo ou hipertireoidismo transitórios.

Ocasionalmente pode ocorrer hipertireoidismo neonatal em mães hipotireoideias que tiveram tratamento com iodo ou foram submetidas à ablação.

Anticorpos bloqueadores do receptor do TSH podem causar importante hipotireoidismo neonatal, devendo-se suspeitar quando as mães apresentam doença autoimune grave da tireoide ou se houver história de filho anterior afetado. Os neonatos afetados podem ter grande impacto no desenvolvimento cognitivo. A meia-vida da IgG é de 1 a 2 semanas e a duração do hipotireoidismo é de aproximadamente 3 meses, podendo ser mais longa.

Tanto os anticorpos como as drogas atravessam a placenta, o que pode ter expressivos efeitos na tireoide fetal e neonatal.

Nas mulheres recebendo drogas antitireoidianas, pode haver indução de hipotireoidismo neonatal. O metabolismo das drogas no RN promove a normalização da função tireoidiana em 3 e 5 dias. No RN com hipotireoidismo, recomenda-se iniciar tratamento com levotiroxina via oral em dose única de 10 a 15 mcg/kg/dia para o RN de termo (dose total diária média de 50 mcg), com doses menores aos prematuros (média total diária de 25 mcg). Para o melhor sucesso no desenvolvimento cognitivo, o medicamento deve ser iniciado no máximo até 2 semanas de vida. Tanto a deficiência como o excesso do hormônio são prejudiciais, portanto o seguimento é muito importante, especialmente nos 3 primeiros anos de vida. Nesse período, o desenvolvimento cerebral é dependente do hormônio tireoidiano. Devem-se seguir os valores de referência do T4 e do TSH de cada faixa etária para guiar a hormonioterapia.

A presença de bócio indica a avaliação imediata da patência da traqueia. Pode refletir estado de hipo ou hipertireoidismo, dependendo do balanço entre a doença e seus anticorpos ou da droga utilizada. O tratamento imediato do recém-nascido visa manter um estado de eutireoidismo e evitar obstrução de vias aéreas.

A maioria dos casos de hipertireoidismo é causada pela presença do TRAb. Tipicamente, a doença de Graves neonatal não se manifesta até o final da 1ª semana de vida, quando as drogas, mas não os anticorpos, são clareadas da circulação do neonato, o que pode demorar ainda mais nos casos de mães que apresentam concomitância de anticorpos inibidores e estimuladores. Nestes casos, a triagem no RN pode ser normal. Deve-se ter elevado grau de suspeita e seguir esses RN. A duração dessas alterações é em média de 1 a 3 meses, podendo ser maior a depender da potência dos anticorpos.

O tratamento convencional do hipertireoidismo neonatal com propiltiouracil (PTU) tem sido substituído, por alguns endocrinologistas, pelo metimazol (MMI) em virtude da descrição de raros, mas graves, casos de hepatotoxicidade. O propranolol pode ser necessário nos casos graves. Seguimento muito próximo e frequente é importante para a retirada de drogas, o que geralmente demanda alguns meses.

Hipotireoidismo

O hipotireoidismo pode ser subclínico quando os níveis séricos de TSH estão aumentados com níveis normais de T4. No hipotireoidismo instalado os níveis séricos de T4 livre encontram-se baixos e os de TSH, elevados.

A prevalência de hipotireoidismo varia com critérios diagnósticos e trimestre de gestação e da oferta do iodo materno. Estima-se uma prevalência de hipotireoidismo subclínico na gestação de 2,5% a 3% e de hipotireoidismo instalado de 0,3% a 0,5%, podendo ser maior em áreas de deficiência de oferta de iodo.

A tireoidite de Hashimoto é a causa mais frequente de hipotireoidismo na gestante. A deficiência de iodo é causa importante nas regiões de risco. Causas menos comuns incluem retirada parcial ou total da glândula, terapia com radioiodo, radiação na região da cabeça e pescoço e disgenesia da tireoide.

O hipotireoidismo materno é associado com efeitos adversos à gestante, incluindo hipertensão, pré-eclampsia e anemia, além de aumento do risco de placenta prévia, hemorragia pós-parto, abortamento espontâneo e parto prematuro.

Toda gestante com hipotireoidismo instalado deve ser tratada com levotiroxina para normalizar os valores de TSH conforme o trimestre de gestação.

Os efeitos do hipotireoidismo subclínico são menos evidentes. Alguns estudos demonstram existirem repercussões como as que ocorrem no hipotireoidismo instalado, mas estudos com intervenção que demonstrem melhora devem ser realizados. Há controvérsia sobre a indicação de tratamento no hipotireoidismo subclínico entre as Sociedades mais relevantes, o que deve ser mais bem definido após mais estudos que evidenciem a presença ou não de consequências para o feto e para o recém-nascido, desta condição, devendo-se considerar que estudos revelam que tanto as baixas como as elevadas concentrações do hormônio tireoidiano materno podem trazer consequências para suas crianças. Algumas Sociedades recomendam o tratamento, enquanto outras o contraindicam.

A hipotiroxinemia isolada, definida como níveis de T4 livre baixos com TSH normal, tem sido atribuída a dietas moderadamente pobres em iodo. O significado clínico dessa alteração laboratorial não é claro, com alguns estudos demonstrando alterações na gestação e no RN, enquanto outros não confirmam esses achados. Recomenda-se a reposição de iodo na dieta, mas não tratamento com levotiroxina.

A maioria das mulheres tratadas com levotiroxina antes de engravidarem necessitará de aumento da dose durante a gestação para ficar eutireóidea. A recomendação é de que se eleve a dose da levotiroxina em 25% a 30% assim que a gestação for conhecida. Nas mulheres que fazem tratamento, as dosagens dos níveis de TSH devem ser realizadas a cada 4 a 6 semanas nos primeiros 2 trimestres da gestação e a cada 6 a 8 semanas no 3º trimestre da gestação. Imediatamente após o nascimento, deve-se retornar à dose pré-gestacional e reavaliarem-se os níveis de TSH 6 semanas após o parto. As necessidades de reposição não são afetadas pela lactação.

O tratamento do hipotireoidismo na gestante é essencial, pois o feto é dependente do hormônio materno durante o 1º trimestre e somente começa a produzir o próprio hormônio com 12 a 15 semanas.

A indicação de triagem de doença tireoidiana na gestação é controversa, existindo recomendações conflitantes. Algumas sociedades recomendam a triagem de todas as gestantes, enquanto outras recomendam apenas a grupos considerados de risco, como nos casos de gestantes com mais de 30 anos, com história familiar de doenças da tireoide, com sintomas ou sinais de doença tireoidiana, presença de bócio, história pregressa de doença ou cirurgia, irradiação anterior em cabeça ou pescoço, teste positivo de anticorpo antitireoperoxidase (TPO), infertilidade, história de perda fetal ou prematuridade ou residência em área deficiente em iodo, mulheres com obesidade mórbida (índice de massa corpórea maior ou igual a 40 kg/m²), que fizeram uso de amiodarona ou de lítio, ou que tenham recebido contraste iodado recentemente, com duas ou mais gestações anteriores, ou residentes em áreas com deficiência moderada a grave de iodo. Nesses casos, a concentração do TSH sérico deve ser solicitada imediatamente após a confirmação da gestação, devendo-se investigar o anti-TPO se TSH entre 2,5 e 10 um/L ou já tratar com levotiroxina se TSH igual ou acima de 10 um/L.

Não há dados que suportem a indicação para a triagem de todas as mulheres em idade fértil, o que pode ser impraticável dado o grande número de mulheres, e a maioria das quais não engravidará. A triagem universal do anticorpo anti-TPO no início da gestação ou talvez pré-concepção merece investigação, sendo uma alternativa atraente. A elevada prevalência de anti-TPO (cerca de 17% das mulheres em idade fértil), as várias evidências de que há riscos nessa população e o fato de que esse teste pode identificar mulheres com risco de desenvolverem hipotireoidismo na gestação (20%) e pós-parto (30% a 50%) tornam esta abordagem algo a ser considerado, mas ainda não há dados suficientes que a suportem.

Consequências do hipotireoidismo para o recém-nascido

As consequências do hipotireoidismo subclínico são controversas e menos graves do que as observadas no hipotireoidismo instalado. Descrevem-se baixo peso ao nascer, desconforto respiratório e até redução do QI e alterações do desenvolvimento visual.

Korevaar *et al.* realizaram um estudo prospectivo e investigaram a associação entre função tireoidiana materna e o QI das suas crianças, com idade média de 6 anos, e a morfologia cerebral por exame de ressonância, com idade média de 8 anos. Avaliaram dados de 3.839 pares de mães e crianças e 646 exames de ressonância. Observaram que tanto a baixa como a alta concentração de tiroxina livre materna têm impacto no QI, no volume da substância cinzenta e no volume do córtex cerebral. Não observaram relação com os níveis de TSH. Concluíram que as concentrações baixas e as altas de levotiroxina nas mães, durante a gestação, estão associadas com baixos escores de QI e redução do córtex e da substância cinzenta dos seus filhos.

Thompson *et al.* realizaram revisão sistemática e concluíram que existe associação entre deficiência leve de hormônio tireoidiano na gestante (hipotireoidismo subclínico e hipotiroxinemia) e comprometimento do desenvolvimento neuropsicológico em seus filhos e que não se observou melhora nas gestantes que receberam o hormônio, o que foi atribuído ao início tardio do tratamento destas gestantes.

Julieta Lischinsky *et al.*, avaliaram exames de ressonância nuclear magnética em 22 crianças entre 10 e 12 anos de idade, nascidas de mães tratadas por hipotireoidismo preexistente ou diagnosticado na gestação, e compararam com 24 crianças pareadas por idade e sexo e nascidas de mães eutireóideias. Observaram alterações de afinamento e espessamento em regiões corticais definidas e concluíram que as crianças expostas a deficientes níveis de hormônio tireoidiano apresentavam desenvolvimento cortical atípico e as variações refletiam a gravidade do quadro e o momento do diagnóstico na gestante. Observaram que, comparado aos filhos de mães eutireoidianas, os do grupo de mães hipotireóideas apresentavam alterações em algumas regiões corticais, com afinamentos observados, em especial, bilateralmente e em regiões frontal, parietal e temporal, enquanto o espessamento diferia entre os hemisférios, tendendo a comprometer mais o polo superior do hemisfério esquerdo e o inferior do direito. Observaram que os valores do TSH materno e o trimestre tinham relação com o grau de comprometimento e com as áreas mais afetadas. Concluíram que o hipotireoidismo materno pode causar alterações na morfologia cortical, com efeitos específicos refletindo a gravidade e o momento da deficiência do hormônio tireoidiano na gestação.

O consenso é de que o hormônio tireoidiano é necessário ao desenvolvimento cerebral normal do feto. Apesar de o TSH ser utilizado para indicar a função tireoidiana da gestante, os níveis de T4 livre no 1º trimestre da gestação parecem ser o maior determinante do desenvolvimento do feto e da criança. Mesmo períodos transitórios de hipotiroxinemia materna no início da neurogênese podem conferir um risco elevado de atrasos de desenvolvimento em seus filhos.

Podemos considerar que a triagem da gestante, tanto para os níveis de TSH como para os de T4 livre, pode permitir a prevenção de alterações futuras em seus filhos e que a indicação apenas aos grupos de risco pode deixar alguns casos sem o recurso da reposição hormonal, devendo-se, nos casos de indicação de reposição, procurar manter as gestantes com níveis fisiológicos de T4 livre.

Hipertireoidismo

O hipertireoidismo instalado, que ocorre em 0,% a 0,4% das gestantes, é definido como TSH sérico abaixo dos limites inferiores definidos pelo trimestre de gestação, com níveis elevados de T3 e ou de T4 livre. O hipertireoidismo subclínico é definido como níveis séricos baixos de TSH, com níveis normais de hormônios tireoidianos. O hipertireoidismo subclínico não tem sido associado a efeitos adversos na gestante ou no feto, não sendo indicado tratamento a esta condição. Sintomas como fadiga, intolerância ao calor e taquicardia são comuns tanto na gestação, por si só, como em todas as formas de hipertireoidismo, o que torna seu diagnóstico um desafio.

A tireotoxicose gestacional é a causa mais frequente de hipertireoidismo no 1º trimestre. É uma forma transitória de tireotoxicose resultante de elevados níveis de hCG. Ocorre mais frequentemente nas gestações múltiplas, quando são observados maiores níveis de hCG. A tireotoxicose gestacional ou tireotoxicose gestacional "fisiológica" não requer tratamento com drogas antitireoidianas e resolve-se espontaneamente conforme os níveis de hCG diminuem após 10 a 12 semanas de gestação. As medidas devem ser de suporte com hidratação e antieméticos.

A hiperemese gravídica caracteriza-se por níveis bastante elevados do hCG por razões desconhecidas, o que resulta em importante elevação dos níveis dos hormônios tireoidianos e da produção de estradiol. Excesso de estradiol contribui para náuseas e vômitos importantes e que podem resultar em perda de peso e distúrbios hidreletrolíticos. Da mesma forma que na tireotoxicose, o tratamento é de suporte, não sendo recomendado o uso de drogas antitireoidianas.

A persistência de anormalidades nos testes de função tireoidiana acima de 20 semanas de gestação é sugestiva de doença de Graves ou de outra causa de hipertireoidismo verdadeiro.

A doença de Graves é a principal causa de hipertireoidismo autoimune na gestação, diferindo das anteriores pela presença de anticorpos antirreceptor do TSH

(TRAb) circulantes. Pode causar doença instalada ou ser subclínico. A doença de Graves pode ser distinguida da tireotoxicose gestacional pela presença de bócio difuso, história de sintomas de hipertireoidismo prévia à gestação ou de oftalmopatia. A presença de anticorpos séricos antirreceptor do hormônio tireoidiano (TRAb) auxilia, portanto, no diagnóstico de doença de Graves. Os títulos do TRAb são comumente utilizados para avaliar o risco fetal para hipertireoidismo e para acertar a medicação, devendo ser avaliados periodicamente. Caso os títulos estejam três vezes acima do normal no 3º trimestre, há indicação para ultrassonografia fetal a fim de se identificar a presença de bócio, de taquicardia fetal, de restrição de crescimento e de sinais de insuficiência cardíaca congestiva em razão da passagem transplacentária de TRAb.

A doença de Graves instalada está associada com abortamento, natimortalidade, parto prematuro, pré-eclampsia, baixo peso ao nascer, restrição de crescimento intrauterino e insuficiência cardíaca congestiva materna e até a rara, mas grave, complicação que é a crise tireoidiana.

Mulheres que planejem engravidar e que recebam o diagnóstico da doença de Graves podem ser tratadas com radioiodo, desde que com pelo menos 6 meses de intervalo antes da gravidez, ou com cirurgia, o que diminui a necessidade do uso de drogas na gestação. Durante a gestação, o uso de radioiodo está contraindicado e a cirurgia deve ser reservada para mulheres que mantenham os sintomas de tireotoxicose ou que apresentem bócio com sintomas compressivos, a despeito do tratamento medicamentoso.

As drogas propiltiouracil (PTU) em Metimazol (MMI) seriam igualmente efetivas no tratamento durante a gestação. Alguns países utilizam o carbimazol (CBZ) por ser um precursor do MMI. Entretanto, no 1º trimestre da gestação, recomenda-se o uso do propiltiouracil em virtude de maior teratogenicidade relacionada ao uso do metimazol e do carbimazol.

As drogas antitireoidianas estão relacionadas a eventos adversos menores e maiores na gestante. Desde distúrbios gastrointestinais, exantema, febre, hepatotoxicidade, agranulocitose até vasculite.

Recomenda-se a transição de PTU para MMI nos 2º e 3º trimestres da gestação em decorrência de casos de hepatotoxicidade relacionados ao uso de PTU.

Independentemente da droga utilizada, deve-se monitorizar a cada 4 semanas e manter a gestante com doses mínimas do medicamento a fim de se manterem os níveis de T4 livre no terço superior dos valores de referência para mulheres não grávidas. O TSH pode permanecer suprimido durante meses, não sendo um bom parâmetro para seguir a resposta ao tratamento. Dado que a gravidez é um período de calma para as doenças autoimunes, muitas gestantes passam a necessitar de doses menores de drogas antitireoidianas. No 3º trimestre, observa-se que 30% das mulheres não necessitam das drogas para manter os níveis de T4 livre nos limites superiores.

Cursos curtos de propranolol, até que a ação das drogas antitireoidianas atuem, no sentido de minimizar os sintomas, podem ser necessários.

A tireidectomia pode ser indicada nas mulheres que não toleram a medicação, sendo mais segura no 2º trimestre.

Consequências do hipertireoidismo ao recém-nascido

A doença de Graves e os medicamentos utilizados para o seu controle podem causar diferentes eventos adversos ao recém-nascido.

O MMI utilizado no 1º trimestre está associado com aumento do risco de malformações, incluindo aplasia cútis, atresia de coanas, fístula traqueoesofágica, onfalocele, hipo ou atelia, atraso do desenvolvimento e fácies típica (nariz pequeno, ponte nasal alargada, sobrancelhas arqueadas, fissuras palpebrais inclinadas para cima), conjunto de alterações denominado "embriopatia pelo metimazol". Alguns autores identificaram 4 a 5 defeitos ao nascimento a cada 100 nascidos vivos entre os filhos de mães que usaram MMI ou CBZ. Recomenda-se que, no 1º trimestre, seja utilizado o PTU e que esta mudança seja implementada antes da gravidez nas mulheres que recebem tratamento com MMI ou CBZ.

O PTU, no entanto, também está implicado em anormalidades que podem não ser verificadas ao nascimento como fístulas pré-auriculares e cistos e hidronefrose.

Esses dados demonstram que nenhuma droga é totalmente segura no que se refere a malformações, mas que o PTU tem efeitos mais brandos, sendo consenso que deva ser a droga utilizada no 1º trimestre.

A passagem de anticorpos se dá de forma ativa e aumenta após 26 semanas nas gestações, sendo recomendada a titulação do TRAb nas gestantes em torno de 20 a 24 semanas de gestação, em todas as mulheres com história de doença de Graves. Se os títulos forem muito elevados (acima de 300%, o limite superior), deve-se indicar a avaliação do feto por meio de ultrassonografia, buscando-se identificar a presença de bócio, taquicardia fetal, maturação óssea acelerada, restrição de crescimento e sinais de insuficiência cardíaca congestiva.

A passagem transplacentária do PTU e do MMI ocorre de forma equivalente, podendo causar o hipotireoidismo no feto.

A passagem tanto do TRAb como das drogas, da mãe ao feto, a depender da ação do anticorpo e da droga, pode resultar em quadros de hipertireoidismo e de hipotireoidismo fetal ou no recém-nascido. Mesmo mães que tenham sido submetidas a tratamento com iodo ou com cirurgia, previamente à gestação, apresentam o TRAb circulante.

Estudos recentes revelam que os filhos de mães com doença de Graves apresentam risco aumentado de diabetes tipo 1 e doenças da tireoide, o que reforça a importância da história materna na avaliação médica de crianças, especialmente com estes problemas endocrinológicos.

Doenças da tireoide e lactação

O aleitamento pode ser comprometido pelo hipotireoidismo materno, conforme algumas descrições em humanos e alguns estudos em mamíferos não humanos.

Nos casos leves a moderados de hipotireoidismo, acredita-se que possa haver mínimas dificuldades no aleitamento e na ejeção do leite. O hipotireoidismo em si não confere risco ao bebê em aleitamento, desde que a produção de leite esteja adequada. Nas mulheres que apresentam dificuldade para a lactação, pode ser razoável considerar a investigação de hipotireoidismo.

O hipertireoidismo pode impactar a lactação, mas os dados são menos claros. Há estudos em ratos que demonstram dificuldades na ejeção ou na produção, mas a ausência de evidências em humanos impede a recomendação formal no manejo para a lactação nestes casos.

A quantidade de hormônio tireoidiano que passa pelo leite materno é pequena e confere cerca de apenas 1% das necessidades diárias do lactente.

As drogas antitireoidianas, tanto o PTU como o MMI, apresentam uma mínima passagem pelo leite materno e os estudos demonstram função tireoidiana normal nos lactentes de mulheres em uso da medicação, bem como desenvolvimento intelectual normal. Entretanto, como a população estudada é pequena, recomenda-se utilizar doses diárias máximas de até 450 mg de PTU e de 20 mg de MMI.

Os lactentes de mulheres que fazem uso de drogas antitireoidianas, passada a fase inicial de avaliação, não necessitam de controle de função tireoidiana.

O iodo é fundamental para a produção hormonal. A OMS recomenda para lactantes, bem como para grávidas, uma ingestão diária de 250 mcg/dia e que o excesso de iodo seja evitado, nunca excedendo 500 a 1.100 mcg/dia, uma vez que poderia induzir ao hipotireoidismo na criança.

Abordagem do recém-nascido de mães com doença tireoidiana

Quadro 47.4 Protocolo de investigação do recém-nascido.

Gestante	Recém-nascido	Conduta
Hipotireoidismo compensado Anticorpos negativos Sem uso de drogas antitireoidianas ou de hormônio para substituição em doses elevadas	Assintomático	Alta sem análises
Hipotireoidismo não compensado Anticorpos antitireoide-positivos	Clínica sugestiva de hipotireoidismo	Figura 47.1
Hipertireoidismo não compensado Trab positivo Droga antitiróidea durante a gravidez	RN com clínica sugestiva de hipertireoidismo	Figura 47.2

Fonte: Desenvolvido pela autoria.

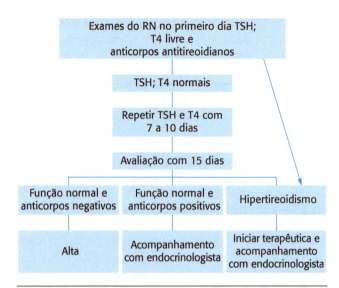

Figura 47.1 Avaliação do recém-nascido com clínica sugestiva de hipotireoidismo.

Fonte: Desenvolvida pela autoria.

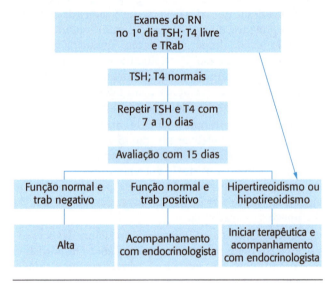

Figura 47.2 Avaliação do recém-nascido com clínica sugestiva de hipertireoidismo.

Fonte: Desenvolvida pela autoria.

■ BIBLIOGRAFIA CONSULTADA

Alexander EK, et al. 2017 Guidelines of the American Thyroid Association for the diagnosis and management of thyroid disease during pregnancy and the postpartum. Thyroid. 2017;27(3).

Andrade C. Antidepressant exposure during pregnancy and risk of autism in the offspring, 1: meta-review of meta-analyses. J Clin Psychiatry. 2017;78(8):e1047-e1051.

Balkowiec-Iskra E, et al. Effect of antidepressants use in pregnancy on foetus development and adverse effects in newborns. Ginekologia Polska. 2017;88(1).

Becker M, et al. Depression during pregnancy and postpartum. Curr Psychiatry Rep. 2016;18:32.

Campagne DM. Antidepressant use in pregnancy: are we closer to consensus? Archives of Women's Mental Health. Disponível em: https://doi.org/10.1007/s00737-018-0906-2.

Casey B, Veciana M. Thyroid screening in pregnancy. American J Obstetr Gynecol. 2014;211(4):351-353.

Costeira MJ, Oliveira P, Santos NC, Ares S, Saenz-Rico B, Escobar GM, et al. Psychomotor development of children from an iodine-deficient region. J Pediatr. 2011;159:447-453.

Gentile S. Untreated depression during pregnancy: short- and long-term effects in offspring. A systematic review. Neuroscience. 2017;342,154-166.

Hagberg KW, et al. Maternal depression and antidepressant use during pregnancy and the risk of autism spectrum disorder in offspring. Clinical Epidemiology. 2018;10,1599-1612.

Huybrechts KF, et al. Antidepressant use in pregnancy and the risk of cardiac defects. N Engl J Med. 2014;370(25):2397-2407.

Jolving LR, et al. Chronic diseases in children of women with maternal thyroid dysfunction: a nationwide cohort study. Clinical Epidemiology. 2018;10:1381-1390.

Korevaar TI, Muetzel R, Medici M, et al. Association of maternal thyroid function during early pregnancy with offspring IQ and brain morphology in childhood: a population-based prospective cohort study. Lancet Diabetes Endocrinol. 2016;4:35-43.

Lefkovics E, et al. Impact of maternal depression on pregnancies and on early attachment. Infant Mental Health Journal. 2014; 35(4),354-365.

Lischinsky JE, et al. Preliminary findings show maternal hypothyroidism may contribute to abnormal cortical morphology in offspring. Front Endocrinol (Lausanne). 2016;7:16.

Miranda S, Sousa N. Maternal hormonal milieu influence on fetal brain development. Brain Behav. 2018 Feb;8(2):e00920.

Pearce EN. Thyroid disorders during pregnancy and postpartum. Best Practice & Research Clinical Obstetrics. 2015;29:700-706.

Pearlstein T. Depression during pregnancy. Best Practice & Research Clinical Obstetrics and Gynaecology. 2015;29:754e764.

Szegda K, et al. Depression during pregnancy: a risk factor for adverse neonatal outcomes? A critical review of the literature. J Matern Fetal Neonatal Med. 2014 June;27(9):960-967.

Thompson W, et al. Maternal thyroid hormone insufficiency during pregnancy and risk of neurodevelopmental disorders in offspring: A systematic review and meta-analysis. Clin Endocrinol (Oxf). 2018 Apr;88(4):575–584.

World Health Organization. International Council for the Control of the Iodine Deficiency Disorders/United Nations Children's Fund (WHO/ICCIDD/UNICEF) 2007. Assessment of the iodine deficiency disorders and monitoring their elimination. Geneva, World Health Organization, 2007.

Yalamanchi S, Cooper DS. Thyroid disorders in pregnancy. Curr Opin Obstet Gynecol. 2015;27:406-415.

Yamamoto-Sasaki, M, et al. Association between antidepressant use during pregnancy and autism spectrum disorder in children: a retrospective cohort study based on Japanese claims data. Matern Health Neonatol Perinatol. 2019 Jan;10; 5:1.

Zimmermann MB. The effects of iodine deficiency in pregnancy and infancy. Paediatr Perinat Epidemiol. 2012;26(Suppl 1):108–117.

48 Rotina de Atendimento do Recém-Nascido em Sala de Parto

48.1 Reanimação do Recém-Nascido

■ Ana Maria Andréllo Gonçalves Pereira de Melo

Introdução

Segundo a Organização Mundial de Saúde (OMS), a mortalidade de crianças abaixo de 5 anos sofreu importante redução. Essa redução é atribuída à prevenção e ao tratamento de doenças infecciosas no período pós-neonatal. As condições neonatais vêm assumindo papel importante. Em 2013, 41,6% dos óbitos de crianças abaixo de 5 foram de recém–nascidos (RN).

As principais causas dos 3 milhões de óbitos neonatais no mundo são o parto prematuro, infecções graves e eventos relacionados ao parto (asfixia), causas estas passíveis de prevenção.

Um esforço global foi estabelecido para que se reduzissem dois terços dos óbitos de crianças menores de 5 anos até 2015. O Brasil fez parte do grupo e tem procurado ultrapassar este objetivo, implementando cada vez mais as estratégias preestabelecidas.

No Brasil, nascem cerca de 3 milhões de crianças por ano, a maioria delas em hospitais e com boa vitalidade, porém manobras de reanimação podem ser necessárias e o conhecimento e a habilidade do profissional são fundamentais para o atendimento do recém-nascido em sala de parto, a fim de se reduzir a morbimortalidade neonatal por asfixia.

As intervenções para reduzir a morbidade e a mortalidade neonatais associadas à asfixia e à síndrome de aspiração meconial, ainda frequentes em nosso meio, incluem: a) medidas de prevenção primária, com melhora da saúde materna, reconhecimento de situações de risco no pré-natal, disponibilizar recursos humanos capacitados para o atendimento ao parto e o pronto reconhecimento de complicações obstétrica; b) reanimação neonatal imediata; c) tratamento adequado das consequências da síndrome hipoxicoisquêmica e suas complicações, que envolvem a disfunção de múltiplos órgãos e sistemas.

A necessidade de procedimentos em sala de parto é maior quanto menor for a idade gestacional e/ou peso ao nascer. Estima-se que, a cada ano no Brasil, 300 mil crianças necessitem de ajuda para iniciar e manter a respiração ao nascer e cerca de 25 mil prematuros de baixo peso precisem de assistência ventilatória na sala de parto. O parto cesáreo entre 37 e 39 semanas de gestação, mesmo sem fatores de risco antenatais para asfixia, eleva a chance de que a ventilação pulmonar seja necessária ao nascer.

Estima-se que o atendimento ao parto por profissionais treinados possa reduzir em 20% a 30% as taxas de mortalidade neonatal, enquanto o emprego das técnicas de reanimação preconizadas pelos diversos grupos internacionais que trabalham no tema resulta em diminuição adicional de 5% a 20%, promovendo a redução de até 45% das mortes neonatais por asfixia.

Aperfeiçoar de forma contínua o conhecimento em reanimação neonatal, assim como a aplicação das técnicas envolvidas, constitui estratégia relativamente simples e de baixo custo, causando impacto clínico, melhorando marcadores de vitalidade (Apgar) do paciente ao nascer, interferindo na mortalidade por asfixia, especialmente em países onde esse índice ainda é muito elevado.

Fatores de risco associados à necessidade de reanimação neonatal

Mais da metade dos recém-nascidos que necessitarão de procedimentos de reanimação pode ser identificada antes do nascimento, possibilitando o preparo do material necessário e o recrutamento de profissionais habilitados para auxiliar o procedimento (Quadro 48.1).

Quadro 48.1 Fatores de risco associados as reanimação neonatal.

Fatores antenatais	Fatores relacionados ao parto
Diabetes materna	Parto cesáreo de emergência
Hipertensão arterial	Uso de fórceps ou extração a vácuo
Óbito fetal ou neonatal anterior	Apresentação não cefálica
Sangramento no 2º ou 3º trimestres	Trabalho de parto prematuro
Infecção materna	Parto taquitócico
Doença materna cardíaca, renal ou neurológica	Corioamnionite
Polidrâmnio	Rotura de membranas > 18 horas
Oligoâmnio	Trabalho de parto prolongado (> 24 horas)
Rotura prematura de membranas	Segundo estágio do trabalho de parto > 2 horas
Pós-maturidade	Macrossomia fetal
Gestação múltipla	Bradicardia fetal
Discrepância entre idade gestacional e peso ao nascer	Padrão anormal de frequência cardíaca fetal
Uso de medicamentos: magnésio, bloqueadores adrenérgicos	Uso de anestesia geral
Uso nocivo de drogas	Tetania uterina
Malformação ou anomalia fetal	Uso materno de opioides nas 4 horas que antecederam o parto
Diminuição da atividade fetal	Líquido amniótico meconial
Ausência de cuidado pré-natal	Prolapso de cordão
Idade < 16 anos ou > 35 anos	Descolamento prematuro de placenta, placenta prévia
Hidropsia fetal	Sangramento intraparto significante

Fonte: Desenvolvido pela autoria.

A presença de fatores de risco pode determinar um parto prematuro. Devemos lembrar que o RN pré-termo (RNPT) apresenta características muito diferentes das do RN a termo (RNT), devendo ser considerados recém-nascidos de risco em virtude de:

- Imaturidade do desenvolvimento neurológico e fraqueza muscular que podem determinar diminuição do estímulo central para respirar e dificuldade na respiração espontânea.
- Maior probabilidade de nascerem com infecção.
- Deficiência de surfactante pulmonar.
- Pele fina, escassez de tecido celular subcutâneo.
- Cérebro com capilares muito frágeis.
- Imaturidade tecidual propiciando a ocorrência de lesões causadas por excesso de oxigênio.
- Menor volemia.

Organização do atendimento ao recém-nascido em sala de parto

Em todo nascimento, deverá sempre haver um profissional treinado e capacitado para iniciar a reanimação neonatal, preferencialmente um pediatra, para realizar todos os procedimentos que poderão ser necessários neste atendimento. Os profissionais deverão utilizar precauções universais em razão do contato com sangue e secreções durante o parto.

Considerando-se a frequência com que RN prematuros precisam de procedimentos, recomenda-se a presença de dois a três profissionais treinados, sendo, pelo menos, um pediatra treinado, apto a intubar.

Todo material necessário para reanimação neonatal completa deverá estar disponível e funcionante em toda sala de parto (Quadro 48.2).

Quadro 48.2 Materiais e equipamentos necessários na reanimação neonatal.

Mesa de reanimação com acesso por três lados
Relógio de parede com ponteiros de segundos
Fonte de calor radiante
Fonte de oxigênio umidificado
Fonte de ar comprimido
Aspirador a vácuo com manômetro
Sondas de aspiração números 6, 8 e 10
Sondas gástricas 6 e 8
Dispositivo para aspiração de mecônio
Balão autoinflável com volume máximo 250 a 750 mL com reservatório.
Máscara para RN a termo e prematuros

(Continua)

Quadro 48.2 Materiais e equipamentos necessários na reanimação neonatal. (*Continuação*)

Laringoscópio infantil com lâminas retas números 00, 0 e 1 com lâmpadas sobressalentes
Blender para misturar oxigênio/ar
Oxímetro de pulso com sensor neonatal
Monitor cardíaco
Cânulas traqueais de diâmetros 2,5; 3; 3,5; 4 sem balonete
Material para fixação da cânula (tesoura, fita adesiva).
Detector de CO$_2$
Pilhas
Fio-guia
Adrenalina 1:1.000 – 1 amp = 1 mL
SF (amp 10 mL) – 1amp
Expansor de volume: soro fisiológico – 250 mL
Seringas 1 mL (1); 5 mL (1); 10 mL (1); 20 mL (2)
Campo fenestrado
Gaze estéril
Cadarço estéril
Bisturi, pinça Kelly reta, porta-agulha
Cateter umbilical 3,5Fr; 5Fr ou sonda traqueal número 4 ou 6 sem válvula
Fio agulhado mononylon 4.0
Luvas
Óculos de proteção
Estetoscópio
Saco de polietileno 30 × 50 cm
Touca plástico
Touca de tecido
Respirador manual em T (Baby Puff* ou similar)
Tesoura de ponta romba
Clampeador de cordão umbilical

SF: Soro fisiológico.
Fonte: Desenvolvido pela autoria.

Avaliação da vitalidade do recém-nascido

A necessidade de reanimação dependerá da resposta à avaliação rápida de três situações:

1. Idade gestacional
2. Estabelecimento do choro e/ou respiração espontânea rítmica e regular
3. Avaliação do tônus muscular.

A reanimação depende da avaliação simultânea da respiração e da frequência cardíaca (FC). A FC é o fator determinante na indicação das diversas manobras de reanimação. Ela deverá ser avaliada por meio da ausculta do precórdio com estetoscópio e, eventualmente, pela palpação do pulso em cordão umbilical. Após o nascimento, o recém-nascido deverá respirar de maneira regular para manter a FC acima de 100 batimentos por minuto (bpm).

A avaliação da coloração de pele e das mucosas **não** deve ser utilizada para decisão de procedimentos por ser subjetiva e não ter relação com a saturação de oxigênio ao nascimento. O processo de transição normal para atingir uma saturação de oxigênio acima de 90% requer 5 minutos ou mais em recém-nascidos saudáveis que respiram ar ambiente.

É importante lembrar que o boletim de Apgar não deve ser utilizado para determinar o início da reanimação, nem para determinar condutas em relação aos procedimentos a serem realizados, e sim para avaliar a resposta do recém-nascido às intervenções.

Passos iniciais da reanimação neonatal

Os passos iniciais da reanimação neonatal compreendem a realização de procedimentos que têm por objetivo a manutenção da temperatura corporal do RN, evitando a hipotermia e a hipertermia (secagem e retirada de campos úmidos), manter a permeabilidade da via aérea por meio do posicionamento adequado da cabeça em leve extensão (com ou sem uso de coxim subescapular), assim como a aspiração de secreções, se necessário.

Se o recém-nascido é de termo (37 a 41 6/7 semanas) está respirando ou chorando, com tônus muscular em flexão, ele apresenta boa vitalidade e não necessita de manobras de reanimação. O neonato deverá ser posicionado sobre o abdome materno ou ao nível da placenta por 1 a 3 minutos antes de se clampear o cordão umbilical. O clampeamento tardio do cordão é benéfico em relação aos índices hematológicos aos 3 e 6 meses de idade, porém pode elevar a necessidade de fototerapia na 1ª semana de vida. No caso de recém-nascidos prematuros com boa vitalidade ao nascer, o clampeamento do cordão deverá ocorrer em 30 a 60 segundos e os procedimentos de reanimação serão realizados sob fonte de calor radiante. Nos bebês com idade gestacional inferior a 34 semanas, é muito importante o uso do filme plástico poroso e transparente de polietileno de 30 × 50 cm e também de toucas duplas (plástico e tecido), essenciais na manutenção da temperatura corporal (36,5 ºC a 37,5 ºC). Se outros procedimentos de reanimação neonatal forem necessários, deverão ser realizados com o recém-nascido envolvido no plástico (Figura 48.1).

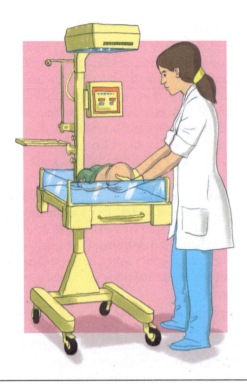

Figura 48.1 Berço de calor radiante.
Fonte: Desenvolvida pela autoria.

RN com idade gestacional diferente do termo (34 a 36 6/7 semanas – pré-termo tardios ou > = 42 semanas – pós-termo), RN que não iniciam movimentos respiratórios regulares e/ou aqueles em que o tônus muscular está flácido precisam ser conduzidos à mesa de reanimação após o clampeamento oportuno do cordão umbilical.

Portanto, os passos iniciais de estabilização consistem em:

1. Levar o recém-nascido e colocá-lo sob fonte de calor radiante para prover calor.
2. Posicionar a cabeça em leve extensão (Figura 48.2).

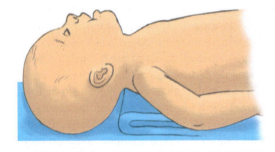

Figura 48.2 Posição do recém-nascido.
Fonte: Desenvolvida pela autoria.

3. Se houver excesso de secreções nas vias aéreas, a boca e as narinas poderão ser aspiradas utilizando-se sondas números 8 ou 10, com pressão negativa máxima de 100 mmHg. A aspiração de vias aéreas superiores (VAS) está reservada aos pacientes que apresentam obstrução à respiração espontânea por secreções. A presença de líquido meconial ou sangue recomenda a realização da aspiração de VAS.
4. Secar, remover os campos úmidos.
5. Reposicionar a cabeça, se necessário.
6. Avaliar simultaneamente ritmo respiratório e frequência cardíaca (contar FC com auxílio do estetoscópio no precórdio em 6 segundos e multiplicar por 10).

Os passos iniciais devem ser realizados em 30 segundos.

Os passos iniciais de estabilização funcionam como um estímulo sensorial importante para o início da respiração. Uma vez cumpridos os passos iniciais, avaliam-se a frequência cardíaca e a respiração simultaneamente.

Devemos considerar que o contato pele a pele precoce (logo após ao nascer) reduz o risco de hipotermia em recém-nascidos de termo desde que cobertos com campos pré-aquecidos, podendo se iniciar a amamentação.

A temperatura da sala de parto deverá estar entre 23 °C e 26 °C.

Atendimento ao RN com líquido meconial

O atendimento ao recém-nascido frente à presença de líquido amniótico meconial também dependerá da vitalidade ao nascer:

RN com vitalidade preservada

Se o paciente estiver respirando de forma rítmica e regular ou chorando, apresentar tônus muscular em flexão, devemos posicioná-lo junto à mãe e proceder ao clampeamento do cordão em até 3 minutos.

RN com vitalidade comprometida

Quando o neonato na presença de líquido meconial apresentar comprometimento de sua vitalidade, ou seja, apresentar respiração irregular ou apneia e/ou hipotonia, deve-se proceder ao clampeamento imediato do cordão umbilical e executar os procedimentos de estabilização inicial.

Indicações da ventilação com pressão positiva

Ventilação com pressão positiva com balão e máscara

A ventilação com pressão positiva é o procedimento mais importante, simples e efetivo na reanimação do neonato em sala de parto. Para que ocorra a reversão da hipoxemia, da acidose e da bradicardia, é essencial a insuflação adequada dos pulmões após o nascimento.

A ventilação com pressão positiva está indicada quando, após a realização dos passos iniciais (30 segundos), o recém-nascido apresenta pelo menos uma das seguintes situações: apneia; respiração irregular; ou frequência cardíaca menor que 100 bpm. Esta precisa ser iniciada nos primeiros 60 segundos de vida (*the golden minute*).

O balão autoinflável é o equipamento de escolha, em nosso meio, para a ventilação com pressão positiva do neonato em sala de parto e deve estar sempre disponível para a reanimação neonatal (Figura 48.3).

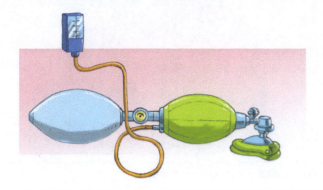

Figura 48.3 Balão autoinflável.
Fonte: Desenvolvida pela autoria.

A capacidade do balão autoinflável varia de 200 a 750 mL. Na reanimação de prematuros, geralmente utilizamos balões de 250 mL e, para os neonatos a termo, os de 500 mL. Este equipamento deve ter uma válvula para entrada de gases que torna automático o enchimento da bolsa após a sua compressão, além de ter mecanismos de segurança, ou sejam, válvula de escape regulada a 30 a 40 cmH$_2$O ou, preferencialmente, manômetros. O balão autoinflável fornece concentrações de oxigênio que variam de 21% a 100%, com auxílio de um *blender*. O fornecimento de oxigênio de 90% a 100% de concentração durante a ventilação é possível conectando-se o dispositivo a uma fonte de oxigênio com fluxo de vazão igual a 5 L/minuto. Ao sistema, deve ser acoplado um reservatório no formato de bolsa ou traqueia de 20 cm. Atualmente existem ventiladores mecânicos manuais em T que permitem ajuste de pressão inspiratória e pressão positiva ao final da expiração (PEEP) de acordo com a necessidade do paciente, sendo indicados principalmente na reanimação de recém-nascidos prematuros.

A aplicação da pressão positiva poderá ser feita por meio de máscara ou cânula endotraqueal. Inicialmente deverá ser feita com auxílio de máscara, cujo tamanho deve ser adequado ao recém-nascido, ocluindo a base do nariz, a boca e a ponta do queixo com perfeita vedação entre a face e a máscara para que haja adequada ventilação pulmonar.

Em recém-nascidos a termo ou prematuros com idade gestacional de 34 semanas ou mais, a ventilação com pressão positiva poderá ser iniciada com ar ambiente e, caso o paciente não apresente melhora (não aumento da frequência cardíaca) nos primeiros 30 segundos de vida, a técnica do procedimento deverá ser revista.

Em recém-nascidos com idade gestacional inferior a 34 semanas, inicia-se a VPP com oxigênio suplementar, pois a concentração ideal de O$_2$ para estes recém-nascidos ainda não está definida. Iniciamos a VPP com FiO$_2$ = 30%. Na ausência de *blender*, iniciamos com ar ambiente.

Uma vez iniciada a ventilação com pressão positiva, recomenda-se a utilização da oximetria de pulso para adequar a oferta de oxigênio suplementar e o uso obrigatório de monitor cardíaco com cabos de três vias, colocadas uma em cada braço e a terceira em um dos membros inferiores. A partir deste momento, a FC será checada no monitor cardíaco, pois é a forma mais rápida de se obter a mensuração da FC, e não mais com o uso do estetoscópio.

Os valores desejáveis de SatO$_2$ variam de acordo com os minutos de vida (Tabela 48.1). Preferencialmente, a administração de oxigênio suplementar deverá ser feita por meio de um misturador (*blender*) que permitirá fornecer concentrações confiáveis de oxigênio.

Tabela 48.1 Saturação ideal de oxigênio e idade pós-natal (MSD).

Minutos de vida	Sat O$_2$ Pré-ductal (MSD)
Até 5	70%-80%
5-10	80%-90%
> 10	85%-95%

Quando o ritmo respiratório permanece regular, a frequência cardíaca é superior a 100 bpm, após a utilização de VPP com O$_2$ suplementar, devemos fornecer O$_2$ inalatório 5 L/minuto próximo à face do recém-nascido e ir afastando, aos poucos, o dispositivo utilizado da face do RN, de acordo com a saturação de oxigênio, a fim de que ocorra redução lenta e progressiva da concentração de O$_2$ inalada hipoxemia (Figura 48.4).

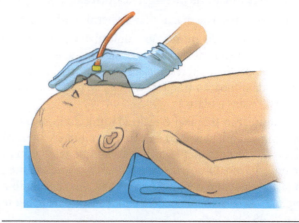

Figura 48.4 Técnica de administração de O$_2$ suplementar.
Fonte: Desenvolvida pela autoria.

Evidências indicam que o excesso de oxigênio tecidual pode provocar lesão oxidativa e deve ser evitado. Desta forma, deve-se desestimular o uso indiscriminado do oxigênio inalatório em recém-nascidos. A presença de saturação de oxigênio entre 80% e 90% nas primeiras horas de vida é fisiológica.

A ventilação com pressão positiva é feita na frequência de 40 a 60 movimentos/minuto, usando-se a regra: aperta/solta/solta/aperta...

Quando realizamos uma ventilação efetiva, observamos inicialmente a elevação da frequência cardíaca; a seguir, a melhora do tônus muscular; e, posteriormente, o estabelecimento da respiração espontânea. Na presença de movimentos respiratórios espontâneos e regulares e com FC acima de 100 bpm, devemos suspender a ventilação com pressão positiva.

Os respiradores mecânicos manuais em T (Baby Puff*) geralmente utilizam fluxos de gases que variam de 5 a 15 L/minuto, pressão máxima limitada em 40 cmH$_2$O, pressão inspiratória positiva (PIP) 20 a 25 cmH$_2$O e pressão expiratória (PEEP) 4 a 6 cmH$_2$O.

Quando após 30 segundos do procedimento, o recém-nascido mantém frequência cardíaca inferior a 100 bpm, devemos conferir se a técnica do procedimento está adequada: se a máscara está bem acoplada à face do RN; se há secreção na via aérea do recém-nascido; se sua boca está aberta; se seu posicionamento está inadequado; e, finalmente, se a pressão que está sendo aplicada é insuficiente para correção do possível problema.

Ventilação com pressão positiva com cânula traqueal

A ventilação com pressão positiva também pode ser realizada por meio de cânula traqueal. As indicações de intubação traqueal em sala de parto são as seguintes:

1. Ventilação com máscara ineficaz
2. Ventilação com máscara prolongada
3. Necessidade de massagem cardíaca.
4. Na suspeita ou diagnóstico de hérnia diafragmática.

A indicação de intubação traqueal no processo de reanimação neonatal depende da habilidade e da experiência do profissional responsável pelo procedimento. O sucesso da intubação traqueal em sala de parto é estimado em 50% das tentativas.

A intubação traqueal é realizada utilizando-se laringoscópio infantil acoplado à lâmina reta número 0 ou 00 para o recém-nascido pré-termo e à lâmina reta número 1 para o termo. O posicionamento adequado da lâmina do laringoscópio é com a ponta na valécula, deixando a epiglote visível sem que ocorra o pinçamento da epiglote (Figura 48.5).

Os diâmetros de cânulas recomendados para recém-nascidos variam de acordo com a idade gestacional ou com o peso estimado e são descritos na Tabela 48.2.

O procedimento de intubação não deverá ultrapassar 30 segundos.. Em caso de insucesso, o procedimento deverá ser interrompido, e a VPP com máscara ser realizada nova tentativa após a estabilização do paciente.

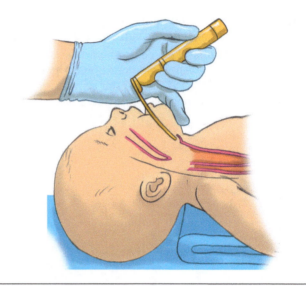

Figura 48.5 Técnica correta de intubação.

Fonte: Desenvolvida pela autoria.

Tabela 48.2 Diâmetros de cânulas traqueais recomendados para recém-nascidos.

Peso (g)	Idade gestacional (semanas)	Diâmetro interno da cânula (mm)
< 1.000	< 24	2,5
1.000-2.000	24-34	3
2.000-3.000	34-38	3,5
> 3.000	> 38	3,5-4

Fonte: Desenvolvida pela autoria.

Uma regra utilizada com o objetivo de posicionar adequadamente na extremidade distal da cânula na traqueia é acrescentar 6 ao peso estimado do RN, sendo assim, o número obtido deverá ficar localizado na altura em centímetros em relação ao lábio superior. Devemos observar atentamente a expansibilidade torácica durante a ventilação e realizar ausculta nas regiões axilares e gástrica. O primeiro sinal de melhora do RN é a elevação da frequência cardíaca.

A confirmação da posição da cânula é um procedimento obrigatório para recém-nascidos bradicárdicos, que não respondem às manobras de reanimação. A maneira mais rápida de confirmação é por meio da detecção do CO_2 exalado por método colorimétrico. Se o RN apresenta frequência cardíaca acima de 100 bpm e respiração espontânea, poderá, então, ser extubado.

Quando a intubação traqueal não é possível, podemos utilizar máscara laríngea em RN com idade gestacional > 34 semanas com peso acima de 2.000 g para manter as vias aéreas pérvias e assegurar a ventilação pulmonar.

Uso de CPAP em sala de parto

O uso precoce de PEEP é essencial para a manutenção dos alvéolos de pulmões prematuros e deficientes de surfactante não colapsados, minimizando-se o edema pulmonar e a liberação de citocinas. Estudos clínicos randomizados têm também testado o uso de CPAP em sala de parto como estratégia para diminuir a morbidade e a mortalidade de prematuros entre 25 e 32 semanas.

Indicações de massagem cardíaca

Quando apesar da ventilação adequada com cânula traqueal e uso de O_2 suplementar, o recém-nascido mantiver FC < 60 bpm, o procedimento que deverá ser realizado é a massagem cardíaca. Esta somente iniciada se, após 30 segundos de ventilação com balão, cânula, oxigênio suplementar for realizada com técnica correta. A massagem cardíaca deve ser sempre acompanhada de ventilação com pressão positiva e O_2 a 100%.

A compressão torácica é realizada no terço inferior do esterno, e com a técnica dos polegares (Figura 48.6).

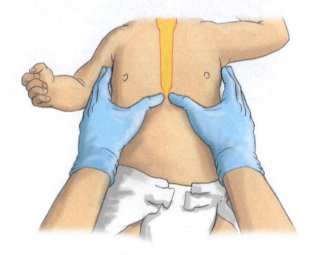

Figura 48.6 Técnica correta de massagem cardíaca.
Fonte: Desenvolvida pela autoria.

A ventilação e a massagem cardíaca são realizadas de forma sincronizada, mantendo-se a relação de 3:1. Isso promove 90 movimentos de massagem e 30 ventilações, por minuto, com o ritmo "1, 2, 3, ventila; 1, 2, 3, ventila; 1..." (os números 1, 2 e 3 se referem aos movimentos de massagem). É importante otimizar a qualidade das compressões cardíacas (localização, profundidade e ritmo).

A melhora é considerada quando, após 1 minuto de VPP com cânula traqueal com O_2 suplementar (100%) associado à massagem cardíaca, o paciente apresenta FC > 60.

Em geral, quando o paciente recebeu massagem cardíaca em sala de parto, recomenda-se que seja encaminhado à unidade de terapia intensiva (UTI) intubado, para que a decisão quanto à extubação seja realizada de acordo com a avaliação global do RN.

A única situação em que podemos considerar a realização de 15 compressões cardíacas, intercaladas com duas ventilações, é a do paciente bradicárdico em razão da cardiopatia congênita, arritmias cardíacas ou falência miocárdica internado em unidade neonatal.

Uso de medicamentos em reanimação neonatal

A necessidade da utilização de medicamentos em sala de parto é muito rara. Estima-se que em 1 a 2 RN em cada mil recém-nascidos se fará uso de medicamentos na reanimação neonatal após o nascimento.

a. **Adrenalina:** indicada quando a ventilação adequada e a massagem cardíaca efetiva não obtiveram êxito para elevar a frequência cardíaca do recém-nascido acima de 60 bpm durante a reanimação em sala de parto.

b. **Expansor de volume:** o uso de expansores de volume é um recurso disponível para reanimar o recém-nascido com hipovolemia. A suspeita é feita se há perda sanguínea prévia ou se existirem sinais de choque hipovolêmico como palidez, pulsos débeis e má perfusão periférica (Tabela 48.3).

A síntese dos procedimentos essenciais utilizados na reanimação neonatal encontram-se na Figura 48.7.

Tabela 48.3 Medicações utilizadas na reanimação do recém-nascido em sala de parto.

Medicamento	Preparo	Dose/via	Comentários
Adrenalina 1:1.000-1 mL SF-9 mL	5 mL	Endotraqueal 0,5-1 mL/kg	Infundir diretamente na cânula traqueal e fazer VPP a seguir. **Dose única**
Adrenalina 1:1.000-1 mL SF-9 mL	1 mL	Intravenosa 0,1-0,3 mL/kg	Infundir rapidamente e, em seguida, infundir 0,5 a 1 mL de SF. **Repetir a cada 5 min.**
Expansores de volume SF	40 mL (2 seringas de 20 mL)	Intravenosa 10 mL/kg	Infundir em 5 a 10 min. **Repetir se necessário**

*Uso excepcional. SF: Soro fisiológico.
Fonte: Desenvolvida pela autoria.

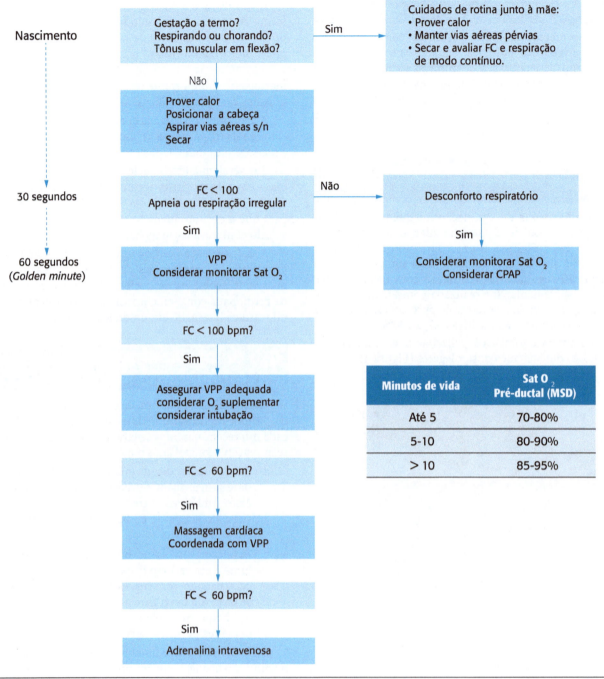

Figura 48.7 Fluxograma da reanimação neonatal.

Fonte: Desenvolvida pela autoria.

Questões éticas

As questões relativas às orientações para não se iniciar a reanimação neonatal e/ou interromper as manobras são bastante controversas e dependem do contexto nacional, social, cultural e religioso. De modo geral, os princípios éticos que regem a reanimação neonatal não devem ser diferentes daqueles aplicados a pacientes de outras faixas etárias.

Em condições nas quais o prognóstico é incerto e a chance de sobrevida com sequelas muito graves é grande, o desejo dos pais deve ser levado em conta.

Um aspecto ético e controverso se refere à decisão de não se iniciar a reanimação em sala de parto. Para o RN com idade gestacional > 34 semanas, a questão só se coloca diante de malformações congênitas letais, ou potencialmente letais. É necessário ter a confirmação diagnóstica antenatal e considerar a vontade dos pais e os avanços terapêuticos disponíveis.

Considerar a manutenção dos esforços de reanimação, após a realização de todos os procedimentos com a técnica adequada, quando o bebê permanece em assistolia por mais de 10 minutos, é complexa. A decisão pode ser influenciada pela etiologia presumível da parada, pela reversibilidade potencial, pela idade gestacional, além dos sentimentos dos pais expressos previamente a respeito dos riscos de sequelas neurológicas.

A presença de assistolia aos 10 minutos após o nascimento, que pode ser inferida por Apgar = 0 ao 10º minuto pós-natal, é um forte preditor de mortalidade e morbidade pós-natal em todas as idades gestacionais.

Devemos levar em conta que a hipotermia terapêutica pós-natal é um procedimento neuroprotetor bem estabelecido para o paciente vítima de asfixia perinatal, grave. Deve-se dispor, nos serviços, de protocolos bem estabelecidos, para que o procedimento possa ser indicado à população de risco e que preencha critérios de inclusão para o procedimento. Hipotermia terapêutica deve ser realizada de forma adequada a fim de minimizar sequelas neurológicas.

Considerações finais

Os 10 tópicos principais relacionados à última atualização em reanimação neonatal, publicada em outubro de 2020 pela Academia Americana de Pediatria, são:

1. A reanimação neonatal requer conhecer a história clínica da gestante, dispor e preparar o material necessário para o atendimento do recém-nascido. Os profissionais que atendem os pacientes devem ser treinados nas evidências mais atualizadas para a realização dos procedimentos em sala de parto.
2. A maioria dos recém-nascidos não requer intervenção para melhora da vitalidade ao nascer, pode ser avaliada e monitorada durante o contato pele a pele com suas mães, com prevenção de hipotermia e clampeamento oportuno do cordão umbilical.
3. Ventilação pulmonar é a intervenção que deve ser priorizada em bebês recém-nascidos que precisam de ajuda ao nascimento.
4. Aumento na frequência cardíaca é o indicador mais importante de ventilação eficaz e resposta às intervenções de ressuscitação.
5. A oximetria de pulso deve ser utilizada para orientar a terapia de oxigenoterapia e as metas de saturação periférica de oxigênio, aferida no membro superior direito.
6. As compressões torácicas são realizadas se não houver aumento na frequência cardíaca, após ter sido realizada ventilação pulmonar com técnica correta por meio de intubação endotraqueal.
7. A resposta da frequência cardíaca às compressões torácicas e ao uso de medicamentos deve ser monitorada **eletrocardiograficamente**.
8. Se a resposta às compressões torácicas estiver abaixo de 60 bpm, está indicado o uso de epinefrina, de preferência por via intravenosa, sendo também a via intraóssea uma opção.
9. Falha em responder à epinefrina em um recém-nascido com história ou exame consistente com perda de sangue pode exigir expansão de volume.
10. Se todas essas etapas de ressuscitação forem efetivamente concluídas e não houver resposta da frequência cardíaca em 20 minutos, o redirecionamento do atendimento deve ser discutido com a equipe e a família.

Um estudo que identificou dez prioridades na agenda global de pesquisas para promover a saúde neonatal, até o ano de 2025, mostrou que a implementação e a disseminação em larga escala de intervenções para melhorar a qualidade da assistência durante o parto e o nascimento, sendo cinco delas relacionadas à reanimação neonatal. A reanimação neonatal é provavelmente a intervenção mais dramática ao nascer.

■ BIBLIOGRAFIA CONSULTADA

Almeida MF, Guinsburg R, Martinez FE, Procianoy RS, Leone CR, Marba ST, et al. Perinatal factors associated with early deaths of preterm infants born in Brazilian Network on Neonatal Research centers. J Pediatr (Rio J) 2008;84(4):300-7.

Aziz K, Lee HC, Escobedo MB, et al. Part 5: neonatal ressuscitation 2020 America Heart Association Guidelines for cardiopulmonary resuscitation an emergency cardiovascular care. Pediatrics. 2020; doi: 10.1542/peds.2020-038505E.

Davis PG, Tan A, O'Donnell CP, Schulze A. Resuscitation of newborn infants with 100% oxygen or air: a systematic review and meta-analysis. Lancet 2004;364(9442):1329-33.

Dawson JA, Kamlin CO, Vento M, Wong C, Cole TJ, Donath SM, et al. Defining the reference range for oxygen saturation for infants after birth. Pediatrics 2010;125(6):e1340-7.

de Almeida MF, Guinsburg R, da Costa JO, Anchieta LM, Freire LM, Junior DC. Resuscitative procedures at birth in the late preterm infants. JPerinatol 2007;27(12):761-5.

de Almeida MF, Guinsburg R, da Costa JO, Anchieta LM, Freire LM, Campos D Jr. Non-urgent caesaream delivery increases the need for ventilation at birth in term newborn infants. Arch Dis Child Fetal Neonatal Ed.2010;95(5):F326-30.

Kamllin CO, O'Connell LA, Morley CJ, Dawson JA, Donath SM, O'Donnell CP, et al. A randomized trial of stricts for intubating newborn infants. Pediatrics. 2013;131(1):e198-205.

Law JE, Bahl R, Bergstrom S, Bhutta ZA, Darmstadt GL, Ellis M, et al. Setting research priorities to reduce almost one million deaths from birth asphyxia by 2015. PloS Med. 2011;8(1):e1000389.

Law JE, Lee AC, Kinney M, Sibley L, Carlo WA, Paul VK, et al. Two million intrapartum-related stillbirths and neonatal deaths: where, why, and what can b done? Int J Gynaecol Obstet. 2009;107 (Suppl 1): S5-18,S19.

Liu L, Oza S, Hogan D, Perin J, Rudan I, Lawn JE, et al. Global, regional, and national causes of child mortality in 2000-13, with projections to inform post-2015 priorities: an updated systematic analysis. Lancet. 2015;385(9966):430-440.

McDonald SJ, Middleton P. Effect of timing of umbilical cord clamping of term infants on maternal and neonatal outcomes. Cochrane Database Syst Rev 2008(2):CD004074.

Morley CJ, Davis PG, Doyle LW, Brion LP, Hascoet JM, Carlin JB. Nasal CPAP or intubation at birth for very preterm infants. N Engl J Med 2008;358(7):700-8.

Niermeyer S. From the Neonatal Resuscitation Program to Helping Babies Breathe: global impact of educational programs in neonatal resuscitation. Semin Fetal Neonatal Med. 2015;20(5):300-8.

Perlman JM, Wyllie J, Kattwinkel J, Wyckoff MH, Aziz K, Guinsburg R et al: Part 7: neonatal resuscitation: 2015 international consensus on cardiopulmonary resuscitation and emergency cardiovascular car science with treatment recommendations. Circulation. 2015;132(16 Suppl 1):S204-41.

Perlmann JM, Wyllie J, Kattwinkel J, Atkins DL, Chameides L, Goldsmith JP, et al. Part 11: neonatal resuscitation: 2010 international consensus on cardiopulmonary resuscitation an emergency cardiovascular care science with treatment recommendations. Circulation.2010;122(16 Suppl 2):S516-38.

Sarkar S, Bhagat I, Dechert RE, Barks JD. Predicting death despite therapeutic hypothermia in infants with hypoxic-ischemic encephalopathy. Arch Dis Child Fetal Neonatal Ed. 2010;95(6):F423-8.

Saugstad OD. Oxygen for newborns: how much is too much? J Perinatol 2005; 25 Suppl 2:S45-9; discussion S50.

Schmölzer GM, Argawal M, Kamlin CO, Davis PG. Supraglottic airway devices during neonatal resuscitation: an historical perspective, systematic review and meta-analysis of available clinical trials. Resuscitation.

SUPPORT Study Group of the Eunice Kennedy Shriver NICHD Neonatal Research Network, Finer NN, Carlo WA, Walsh MC, Rich W, Gantz MG, et al. Early CPAP versus surfactant in extremely preterm infants. N Engl J Med. 2010; 362(21):1970-9. Erratum in: N Engl J Med. 2010;362(23):2235.

Tan A, Schulze A, O'Donnell CP, Davis PG. Air versus oxygen for resuscitation of infants at birth. Cochrane Database Syst Rev 2005(2): CD002273.

Vain NE, Satragno DS, Goreinstein AN, Gordillo JE, Berazategui JP, Alda MG, et al. Effect of gravity on volume of placental transfusion: a multicentre, randomised, non-inferiority trial. Lancet. 2014;384(9939):235-40.

Yoshida S, Martines J, Lawn JE, Wall S, Souza JP, Rudan I, et al. Setting research priorities to improve global newborn health an prevent stillbirths by 2015. J Glob Health. 2016;6(1):010508.

48.2 Contato Pele a Pele e Aleitamento na Primeira Hora de Vida

■ Virginia Spinola Quintal

Ao contrário do que ocorre com os demais mamíferos, a mulher não amamenta como um ato instintivo. Por essa razão, ela deve aprender a realizar o aleitamento, competindo à equipe de saúde, que dá a assistência ao parto, participar ativamente deste ensinamento.

As condutas adotadas podem se constituir em poderosas armas a favor do aleitamento materno. A primeira delas é colocar o recém-nascido (RN) com boa vitalidade sobre o ventre da mãe, mantendo-o assim pelo maior tempo possível. Estimular os contatos físico e visual entre a mãe e o RN.

O médico obstetra desempenha papel fundamental, pois tem várias oportunidades de atuação, desde o início do pré-natal até o fim do puerpério, e o contato pele a pele depende também da sua coparticipação neste processo de incentivo ao aleitamento materno.

A implantação do Programa Iniciativa Hospital Amigo da Criança (IHAC), no Brasil, a partir de 1992, trouxe um novo fôlego para o incentivo ao aleitamento materno no circuito das políticas públicas. As ações da IHAC constituem-se de medidas de proteção e apoio ao aleitamento materno, promovidas pela Organização Mundial da Saúde (OMS) e pela Fundação das Nações Unidas Para Infância (UNICEF), desde 1990, e adotadas pelo Brasil.

Para estimular o aleitamento, a IHAC adota os chamados "Dez Passos para o Sucesso do Aleitamento Materno". Particularmente, considerando-se o 4º passo – ajudar as mães a iniciar o aleitamento na 1ª hora após o nascimento –, este recomenda o contato pele a pele precoce e prolongado no período pós-parto imediato, que deve durar até a primeira mamada ou pelo tempo que a mãe desejar.

Sempre que o binômio mãe-filho estiver bem clinicamente, o RN despido será colocado em posição prona sobre o corpo de sua mãe, em contato pele a pele, na região do tórax ou abdome, imediatamente após o parto e mantido por pelo menos 1 hora (Figura 48.8). Idealmente, não devem existir obstáculos ao contato (p. ex., sutiãs, lençóis ou mantas). A mãe será encorajada a reconhecer quando seu bebê estiver pronto para mamar e deve ser apoiada para iniciar a amamentação, se possível, neste momento.

Este contato cria um ambiente ótimo para a adaptação do RN à vida extrauterina e é considerado um potencial mecanismo para a promoção do aleitamento materno precoce.

O 4º passo da IHAC tem suas bases teóricas sustentadas em evidência científica de benefícios e, segundo Mattar e Abrão, auxilia no estabelecimento da sucção precoce que, estimulando a hipófise na produção de prolactina e ocitocina, estimula a produção láctea e tem efeitos sobre a involução uterina. Entre os benefícios para as mulheres que realizam o pele a pele, existe a maior probabilidade de continuar amamentando nos primeiros 4 meses após o parto, com taxas maiores de amamentação exclusiva.

Para os RN, foi demonstrada maior estabilidade cardiorrespiratória e da temperatura corporal, durante o contato pele a pele, e maiores valores de glicose sérica do

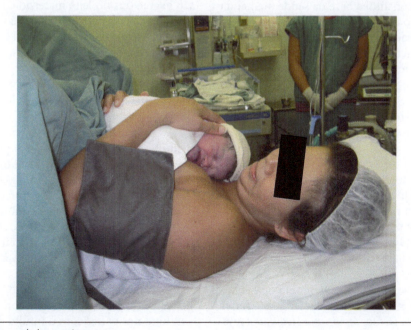

Figura 48.8 Contato pele a pele logo após o parto.
Fonte: Acervo da autoria.

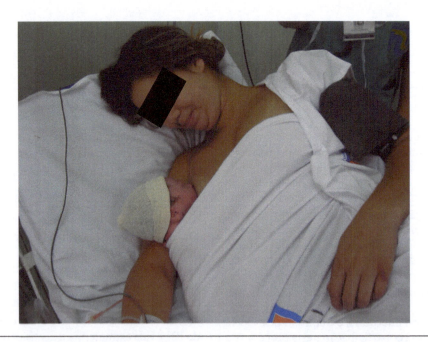

Figura 48.9 Aleitamento materno na 1ª hora de vida.

Fonte: Acervo da autoria.

que os RN que receberam "cuidado padrão" (separação para secagem e primeiros cuidados em berço aquecido).

Além disso, pesquisas em neurociência demonstram a existência de um "período sensível" de interação e regulação recíproca entre mãe e RN logo após o parto que favorece o estabelecimento de laços afetivos entre o binômio, mais precisamente nas primeiras 2 horas, e principalmente se houver contato pele a pele. Passadas 2 a 3 horas, o bebê normalmente adormece por longos períodos, o que dificulta o estabelecimento do contato. O desenvolvimento do vínculo afetivo da mãe com o bebê é um processo complexo, que constitui a base da saúde mental da criança, uma vez que o desabrochar da personalidade e a consciência a respeito dela só pode se dar adequadamente se suas primeiras relações humanas forem constantes e satisfatórias. O aleitamento materno é uma das formas de desenvolvimento desse vínculo.

O passo 4 da IHAC é uma prática que pode reduzir em 22% a mortalidade neonatal e quanto mais se prorroga o início do aleitamento materno, maiores as chances de mortalidade neonatal causada por infecções. A cada ano, mais de 4 milhões de bebês morrem nos primeiros 28 dias de vida (período neonatal), quase todas essas mortes acontecem nos países mais pobres. Neste contexto, a promoção do aleitamento materno é uma das estratégias de maior custo-eficiência para melhorar a saúde infantil, e a adoção da amamentação na 1ª hora de vida como rotina hospitalar fica evidenciada (Figura 48.9).

O estudo publicado por Buccolini et al. teve por objetivo avaliar a correlação entre a amamentação na 1ª hora de vida e as taxas de mortalidade neonatal de 67 países com dados da pesquisa Demographic and Health Surveys. Entre os mecanismos que podem explicar a proteção que a amamentação na 1ª hora de vida confere para a redução da mortalidade neonatal, aqueles que apresentam maior plausibilidade biológica são relacionados aos componentes imunológicos e probióticos do leite materno e ao seu papel ativo na imunidade do neonato. O intestino do neonato é colonizado pelas mesmas lactobactérias e enterobactérias encontradas no leite materno, e o leite materno pode reduzir a colonização intestinal por bactérias gram-negativas entre recém-nascidos internados em uma unidade de terapia neonatal (UTIN). As lactantes têm uma capacidade inata de produzir fatores imunológicos, de acordo com as características dos recém-nascidos, que são excretados no leite materno como fato de o colostro de mães com bebês prematuros é mais rico em interleucinas e fatores de crescimento (TGFβ1) do que o colostro de mães de recém-nascidos a termo. Além disso, as concentrações médias de imunoglobulinas-A, fator anti *Escherichia coli* enteropatogênica e *Shigella flexieri* são significativamente maiores no colostro quando comparadas com o leite maduro.

A implementação de políticas e rotinas pró-aleitamento materno podem mudar o perfil da amamentação na 1ª hora de vida, e o aleitamento materno e o contato com o colostro estão entre as ações com melhor custo-benefício para a redução das infecções neonatais, junto com atenção pré-natal, parto em local seguro e limpo e vacinação antitetânica. Contudo, essas ações necessitam de programas materno-infantis efetivos para que sejam implantadas. Enfim, a amamentação na 1ª hora de vida é reconhecida pela OMS como um importante componente na promoção, proteção e apoio ao aleitamento materno, devendo ser implementada como rotina hospitalar no conjunto dos países com o intuito de se reduzir a mortalidade neonatal e atingir as metas do componente quatro dos Objetivos de Desenvolvimento do Milênio.

Diante dessas evidências, as instituições de saúde vêm atuando de forma mais incisiva junto às mulheres para que realizem o contato pele a pele imediato. Entretanto, temos nos deparado com situações adversas que permeiam a execução do referido passo. No momento pós-parto imediato, as mulheres manifestam-se cansadas, sonolentas e ainda em condições de dor, anestesia e recuperação, situações estas que dificultam o processo de amamentação.

Devemos promover a integração da equipe para que todos ajudem mãe e filho a iniciar a amamentação o mais precocemente possível. Do ponto de vista obstétrico, este início precoce do aleitamento traz as seguintes vantagens para a mãe: maior produção e liberação de ocitocina; maior vínculo com seu filho; e maior chance de aleitar por tempo prolongado.

O obstetra deve evitar o uso de anestesia geral ou de medicamentos que prejudiquem a emoção do primeiro encontro mãe-filho, colocar o RN vigoroso sobre o ventre da mãe e assim mantê-lo pelo maior tempo possível, estimulando o contato físico e visual entre a mãe e o RN e estimulando a primeira mamada ainda na sala de parto, uma vez que a sucção mamária acelera a dequitação e o miotamponamento sanguíneo.

Outras medidas importantes são: episiotomia somente quando indicada; estimular a presença do pai na sala de parto e orientá-lo a participar ativamente do momento da colocação do RN pele a pele. A equipe deve ser lembrada de que os procedimentos rotineiros com o RN sadio e vigoroso como identificação, medição, pesagem e profilaxia da oftalmia gonocócica podem ser postergados.

Na cesárea, o contato pele a pele será realizado desde que a mãe e o RN estejam bem, com a iniciativa do obstetra que determina que a temperatura ambiental seja adequada à permanência do RN (24 °C a 26 °C). A prescrição deve conter soro de hidratação intravenosa no menor tempo possível e analgésicos que permitam a mãe cuidar do RN e amamentá-lo.

O contato pele a pele é recomendado pela Iniciativa Hospital Amigo da Criança do UNICEF (4º passo, revisado em 2018) e pelo Ministério da Saúde do Brasil no âmbito das diretrizes para a organização da atenção integral e humanizada ao RN no Sistema Único de Saúde (SUS) e por várias outras organizações em todo o mundo. Esta prática não precisa ser alterada para mulheres HIV-positivas (somente a amamentação é contraindicada nesta situação) ou com outras razões médicas que contraindiquem a amamentação.

BIBLIOGRAFIA CONSULTADA

Amamentação. São Paulo: Federação Brasileira das Associações de Ginecologia e Obstetrícia (FEBRASGO), 2018. (Série Orientações e Recomendações FEBRASGO, no. 6/Comissão Nacional Especializada em Aleitamento Materno). vi, 120p.

Boccolini CS, Carvalho ML, Oliveira MI, Pérez-Escamilla R. Breastfeeding during the first hour of life and neonatal mortality. J Pediatr (Rio J). 2013 Mar-Apr;89(2):131-6.

Mattar R, Abrão ACV. Aleitamento materno: manejo clínico. In: Camano L, Souza E, Sass N, Mattar R. Guias de Medicina Ambulatorial e Hospitalar. UNIFESP/Escola Paulista de Medicina – Obstetrícia. São Paulo: Manole, 2003.

Monteiro CSM. Contato precoce e amamentação em sala de parto na perspectiva da mulher. Dissertação apresentada à Escola de Enfermagem de Ribeirão Preto, Universidade de São Paulo, para obtenção do título de Mestre pelo Programa de Pós-graduação em Enfermagem em Saúde Pública, 2006.

Neto CD, Brito NP, Mayashita NT. O papel do obstetra no incentivo ao aleitamento materno. Cap. 3. p. 19 -21. In: Manual de Aleitamento Materno da Federação Brasileira das Associações de Ginecologia e Obstetrícia (FEBRASGO) 2010, 142 p.

Sampaio ARR, Bousquat A, Barros C. Contato pele a pele ao nascer: um desafio para a promoção do aleitamento materno em maternidade pública no Nordeste brasileiro com o título de Hospital Amigo da Criança. Epidemiol. Serv. Saude, Brasília, 2016 abr-jun; 25(2):281-290.

Silva OLO, Rea MF, Venâncio SI, Buccini GS. A Iniciativa Hospital Amigo da Criança: contribuição para o incentivo da amamentação e a redução da mortalidade infantil no Brasil. Rev. Bras. Saúde Mater. Infant., Recife, 2018 jul-set;18 (3):491-499.

49

Rotina de Atendimento ao Recém-Nascido nas Unidades Neonatais

49.1 Exame Físico, Avaliação da Idade Gestacional e Classificação do Recém-Nascido

■ Juliana Bottino Navarro

Exame físico

O primeiro exame físico do recém-nascido (RN) acontece minutos após o nascimento, em sala de parto e caracteriza-se por um exame rápido e cuidadoso, que deve ser capaz de identificar alterações físicas significantes com a presença de distúrbios cardiorrespiratórios, fendas palatinas, imperfuração anal ou outras anormalidades que possam comprometer a adequada transição da vida intrauterina para a extrauterina. Já o exame físico completo e detalhado deve ser realizado nas primeiras 3 a 6 horas de vida do RN para que sejam precocemente encontradas características não visualizadas no exame sumário inicial.

Para a adequada realização do exame físico do recém-nascido, são importantes:

- Os cuidados com o controle de infecção: a lavagem de mãos é o procedimento isolado mais eficaz na prevenção da infecção;
- Ambiente: calmo, com iluminação natural, se possível, e com temperatura adequada, pois o recém-nascido será examinado sem nenhuma roupa. Pode ser colocado na cama da mãe, em bancada apropriada, ou em seu próprio berço;
- Material necessário: estetoscópio pediátrico, lanterna, espátula descartável, fita métrica, régua de comprimento e oftalmoscópio.

Exame físico geral

Com o recém-nascido em decúbito dorsal, já observamos o estado geral e avaliamos a postura, o nível de consciência, a cor da pele, o padrão respiratório, a mímica facial/choro e as atitudes espontânea e reativa (em relação à mãe, ao ambiente).

Se o bebê estiver dormindo, o pediatra pode examiná-lo, mas será um exame limitado, sendo ideal examiná-lo em outro momento, quando acordado, para que sejam testados os reflexos neurológicos, realizado o reflexo vermelho das pupilas e observados a amamentação e também o choro, que faz parte do exame físico.

> **Importante**
> Observar o recém-nascido saudável mamando ao seio materno faz parte da evolução médica diária, para que correções e orientações sejam feitas à mãe sendo uma ótima oportunidade para esclarecer dúvidas e reforçar o aleitamento materno, bem como identificar uso de medicamentos que possam interferir com o RN.

Exame físico especial

- Peso
- Sinais vitais: frequência cardíaca, frequência respiratória, temperatura, pressão arterial.
- Pele
  - Cor: rosada, pálida, pletórica, ictérica, com cianose de extremidades;
  - Manchas: eritematosas (eritema tóxico, hemangiomas planos), violáceas (mongólicas, petéquias, púrpuras), despigmentadas, nevus;
  - Hidratação: ressecada (natural no termo ou pós-termo);

- Aplasia cutânea;
- Lesões traumáticas: marcas de fórceps, escoriações, hematomas.
- Cabeça:
    - Perímetro cefálico (medido com a fita sobre a glabela e o occipício, em centímetros): a forma do crânio é variável dependendo da apresentação, do tipo de parto, do cavalgamento das suturas, da presença de bossa ou moldagem e da posição intrauterina;
    - Palpação das suturas cranianas e das fontanelas (planas e normotensas), bem como de todo o crânio, onde achados normais são: bossa serossanguine, craniotabes (tábuas parietais movimentam-se à compressão do examinador e retornam à posição normal); já o cefalo-hematoma e as marcas de fórceps com hematoma são achados que denotam pressões intensas nessas áreas;
    - Simetria da face, com atenção para as fácies típicas de doenças específicas, como as trissomias;
    - Exame dos olhos, com atenção para hemorragias conjuntivais e realização do reflexo vermelho, em ambiente com pouca luz. Utilizamos o oftalmoscópio a uma distância de 30 a 50 cm do bebê, para que as duas pupilas sejam avaliadas simultaneamente, e a simetria entre os reflexos seja observada;
    - Exame da cavidade oral, com o auxílio de espátula e luz, para ver o palato e a úvula: pequenos cistos esbranquiçados na linha média do palato (pérolas de Epstein) e cistos gengivais são benignos e frequentes; anquiloglossia, dentes neonatais, úvula bífida merecem atenção e podem necessitar de intervenção;
    - Exame das orelhas, observando a forma do pavilhão e conduto auditivos e presença de alguma malformação; a realização da triagem auditiva, por meio das emissões otoacústicas, é universal;
    - Exame do nariz: observar forma, permeabilidade, saída de secreção; na suspeita de obstrução, o pediatra deve passar uma sonda número 4 ou 6 (finas) para avaliar, com segurança se as coanas são pérvias.
- Pescoço:
    - Curto, móvel, sem massas; anormalidades são incomuns, mas é de extrema importância a avaliação dos músculos esternocleidomastóideos.
- Tórax:
    - Perímetro torácico (altura da região mamilar, em centímetros);
    - Inspeção: simetria, expansibilidade, íctus cardíaco, glândulas mamárias ou alguma deformidade;
    - Ausculta dos pulmões com murmúrios vesiculares presentes bilateralmente; algum ruído mínimo pode ser auscultado, sem significado patológico (p. ex., roncos de transmissão por leve obstrução nasal), se o RN estiver eupneico;
    - Ausculta cardíaca por 30 segundos, pelo menos (frequência normal varia de 110 a 160 batimentos por minuto);

> **Importante**
>
> Quanto a achado de sopro sistólico suave em bebê assintomático nas primeiras 24 horas de vida, podemos observá-lo e reavaliá-lo no 2º dia de vida (a maioria sumirá, por ser sinal residual da circulação fetal, ou seja, forame oval e/ou canal arterial patentes).

    - Palpar as clavículas.
- Abdômen:
    - Perímetro abdominal (medido à altura do umbigo, em centímetros);
    - Globoso, mas não tenso;
    - Ausculta de ruídos hidroaéreos;
    - Palpação feita com os dedos, superficial e profunda, com cuidado especial com o fígado (borda normal é delgada e mole) e baço (impalpável, na maioria das vezes) e lojas renais posteriormente (sendo o rim direito mais facilmente palpável do que o esquerdo); abdômen flácido e não doloroso;
    - Coto umbilical: duas artérias e uma veia, observar o adequado processo de desidratação da gelatina de Wharton (mumificação); não deve haver hiperermia de pele ou odor forte, nem sangramento ativo.
- Membros:
    - Sempre com algum grau de flexão, apresentando movimentos ativos;
    - As extremidades devem ser examinadas com atenção; observar os pés por sua face plantar, avaliando a presença de metatarso varo, com necessidade de intervenção; é comum o achado de pé torto posicional (posicionamento intraútero);
    - Os pulsos centrais (braquiais ou femorais) e os periféricos (radiais, tibiais posteriores e pediosos) são facilmente palpáveis e simétricos;
    - Presença de edema deve ser avaliada com critério, pois não é achado de normalidade;
    - Manobra de Ortolani: para avaliar o risco de displasia do desenvolvimento do quadril (o risco existe quando a manobra é positiva, ou seja, quando o "clique" durante a abdução do quadril é sentido pelo examinador), em um ou ambos os quadris, sendo realizada com um membro de cada vez.
- Dorso e coluna vertebral:
    - Toda a extensão tem de ser examinada para pesquisar presença de fosseta sacral ou alguma deformidade; as manchas violáceas preferencialmente em região sacral denominam-se "mongólicas", são benignas e mais observadas em RN asiáticos ou afrodescendentes.

- Genitália externa:
  - Masculina: palpação da bolsa escrotal para examinar os testículos, e exame do pênis e do orifício uretral; atenção também com as regiões inguinais, para pesquisar herniações;
  - Feminina: observar o aspecto dos lábios, o introito vaginal e o clitóris; presença de secreção de aspecto mucoide, transparente e até sanguinolenta, na 1ª semana de vida, é achado comum em virtude da ação de hormônios maternos.

> **Importante**
>
> Quanto a achado de sopro sistólico suave em bebê assintomático nas primeiras 24 horas de vida, podemos observá-lo e reavaliá-lo no 2º dia de vida (a maioria sumirá, por ser sinal residual da circulação f Quando a genitália externa apresentar alterações que não permitam a identificação do sexo, ou quando ambos os testículos em um RN que é aparentemente um menino (presença de pênis) forem não palpáveis nem sequer na região inguinal, o sexo não deverá ser definido até que se esclareça o sexo genético, e que as possibilidades de adequação física-funcional sejam decididas com o pediatra especialista e a família. etal, ou seja, forame oval e/ou canal arterial patentes).

- Região anal:
  - Examinar com cuidado a região anal, o esfíncter externo, bem como sua localização anatômica.

Exame neurológico

A observação do recém-nascido no início do exame físico, bem como seu comportamento durante o exame especial, já faz parte da avaliação neurológica, pois já estamos avaliando o estado de consciência, atividade muscular espontânea (movimentos gerais), reatividade, tônus e alguns reflexos.

- Postura e tônus: flexão dos quatro membros, normalmente assimétricas, com os dedos fletidos e abertura intermitente das mãos; tônus passivo é resistente à extensão; tônus ativo e teste de tração são avaliados puxando-se o bebê pelas mãos até a posição sentada, com observação da cabeça, que acompanha o tronco, com atraso mínimo;
- Sono: os recém-nascidos, de modo geral, passam dois terços de cada dia dormindo e, quanto mais prematuros, mais tempo dormirão, porém são reativos ao toque.
- Reflexos integrados:
  - Preensões palmar e plantar são observadas ao tocarmos as palmas das mãos e plantas dos pés, respectivamente;
  - Moro (reflexo do abraço) com as respostas de adução e abdução incompletas ou completas dos membros superiores;
  - Tonicocervical é observado quando se gira a cabeça do RN para um lado e observam-se a extensão mentoniana e flexão occipital, com extensão dos membros superior e inferior do lado do mesmo lado da face e flexão dos contralaterais;
  - Marcha (reflexo de retirada), avaliada quando o RN faz a retirada reflexa do membro inferior, com flexão do joelho, após sentir o apoio plantar, com extensão variável da perna oposta.
- Nervos cranianos:
  - A avaliação dos nervos cranianos descritos a seguir contempla os habitualmente pesquisados num exame de rotina:
  - Pontos cardeais (reflexo de busca), observados ao estimular os cantos da boca do RN (pares V/VII/XII);
  - Sucção, mais vigorosa quanto mais maduro for o RN (pares V/VII/IX/X/XII);
  - Movimentos oculares, olhos de boneca, resposta oculovestibular, reflexo vermelho bilateral (pares III/IV/VI);
  - Resposta comportamental à luz (par II);
  - Resposta comportamental ao som; acalma-se com a voz humana (par VIII).

> **Importante**
>
> A lesão mais comum dos nervos periféricos, associada ao parto, é a do plexo braquial. As raízes superiores, C5 e C6, as mais comumente lesionadas, deixam o RN com o membro em pronação e adução ao seu lado; caso não haja recuperação funcional, a cirurgia pode ser necessária.

Avaliação da idade gestacional

O conhecimento da idade gestacional (IG) é, sem dúvida, a primeira informação que o pediatra busca ao recepcionar um recém-nascido, a fim de preparar a mais adequada assistência, que se modifica em função das condições perinatais, e que inclui a IG.

Sabemos que a data da última menstruação (DUM), correta e segura, referida pela gestante, continua sendo a informação mais precisa para o cálculo da idade gestacional. A ultrassonografia (US) obstétrica, realizada no 1º trimestre da gestação, por médico especializado, constitui também informação altamente confiável e deve ser considerada quando a DUM é desconhecida ou duvidosa.

Porém, algumas vezes há gestantes com DUM desconhecida e/ou pré-natal iniciado tardiamente e US fora do período ideal para avaliação da IG. Dessa forma, há muito tempo os pediatras sabem a importância de realizar uma avaliação clínica da maturidade dos recém-nascidos, pois esta pode ser a única informação sobre o tempo da gestação, ou mesmo a importância de definir idades gestacionais duvidosas e conflitantes.

A avaliação clínica correta da maturidade de um recém-nascido necessita, obrigatoriamente, de parâmetros físicos e neurológicos. Os métodos de avaliação de IG disponíveis sofrem interferências de determinadas condições de nascimento, podendo subestimá-la ou superestimá-la, especialmente por modificar alguns critérios neurológicos, como a apresentação pélvica pode subestimar o tônus dos membros inferiores.

Assim, devemos ter sempre em mente que a avaliação clínica é indispensável e muito importante quando a DUM não for definida e/ou a US não tiver sido realizada oportunamente, devendo ser realizada e documentada sempre, para todos os recém-nascidos, como informação complementar do exame médico, nas unidades neonatais.

Métodos de avaliação da IG

Com a necessidade de maior rigor para avaliar os prematuros extremos, sobretudo os menores do que 26 semanas, a Dra. Ballard, em 1991, adequou o seu próprio escore, o qual hoje é amplamente utilizado por sua acurácia e pelas rapidez e praticidade na sua aplicado por parte do pediatra, podendo ser aplicado, inclusive, com o bebê em berço ou incubadora (Quadro 49.1).

Recomendamos que a avaliação da IG pelo uso de algum dos escores se faça após as 12 horas de vida do RN, não devendo exceder 24 horas, para que os parâmetros neurológicos não sejam subestimados, e, de preferência, com o RN alerta, em ambiente calmo.

- Método "New Ballard": constituído por 12 parâmetros físicos e neurológicos, que variam com a maturidade e que definirão a idade gestacional. É muito importante entendermos que o uso desta avaliação requer o domínio da prática do método e a consciência das condições intrauterinas em que se encontrava o bebê.
- Parâmetros de maturidade neuromuscular:
  1. Postura: em repouso, e sem contenção;
  2. Ângulo de flexão do punho: medir o ângulo entre a palma da mão e a face flexora do antebraço, com a máxima flexão possível;
  3. Retração do braço: fletir o antebraço sobre o braço por uns 5 segundos, estendê-lo depois e soltá-lo em seguida, observando o ângulo formado e a rapidez com que retorna à postura fletida;
  4. Ângulo poplíteo: fletir a coxa sobre o abdômen com uma mão e, com a outra, estender a perna, puxando pelo pé até onde o tônus permitir, observando o ângulo formado;

Quadro 49.1 Avaliação somática do método New Ballard.

Sinais	-1	0	1	2	3	4	5
Pele	Pegajosa friável transparente	Gelatinosa vermelha transparente	Lisa rosada veias visíveis	Rash ou descamação superficial Poucas veias	Áreas pálidas com rachaduras Raras veias	Apergaminhada Rachaduras profundas Sem veias	Pele coriácea rachada e enrugada
Lanugo	Não existe	Esparso	Abundante	Fino	Áreas sem lanugo	Maior parte sem lanugo	
Sulcos Plantares	Calcanhar-hálux 40-50 mm: -1 < 40 mm: -2	Sem sulcos > 50 mm	Marcas vermelhas tênues	Apenas sulco transverso anterior	Sulcos nos 2/3 anteriores	Sulcos cobrindo toda a planta do pé	
Mamas	Não perceptíveis	Pouco perceptíveis	Aréola chata Broto mamário ausente	Aréola pontilhada Broto = 1-2 mm	Aréola elevada Broto = 3-4 mm	Aréola completa Broto = 5-10 mm	
Olhos e Orelhas	Pálpebras fundidas Levemente: -1 Firmemente: -2	Pálpebras abertas, pavilhão permanece dobrado	Pavilhão pouco curvado, macio, rechaço lento	Pavilhão bem curvado, macio, rechaço rápido	Pavilhão firme formado, rechaço instantâneo	Cartilagem espessa, orelha firme	
Genitais ♂	Bolsa escrotal achatada e lisa	Bolsa escrotal vazia, rugas tênues	Testículos no canal superior, raras rugas	Testículos descendo, poucas rugas	Testículos na bolsa, rugas visíveis	Testículos pendentes, bolsa com rugas profundas	
Genitais ♀	Clitóris proeminente lábios planos	Clitóris proeminente pequenos lábios menores	Clitóris proeminente, pequenos lábios evidentes	Pequenos e grandes lábios igualmente proeminentes	Grandes lábios maiores que os pequenos lábios	Grandes lábios recobrem clitóris e pequenos lábios	

Fonte: Desenvolvido pela autoria.

5. **Sinal do xale:** em decúbito dorsal, levar a mão no sentido do ombro contralateral, sem levantar o dorso do apoio, observando a posição do cotovelo em relação à linha média do tronco;

6. **Calcanhar-orelha:** com uma mão, segurar a pelve encostada no apoio e, com a outra, levar as duas pernas juntas em direção às orelhas, sem elevar a pelve.

- **Parâmetros de maturidade física:**
  1. **Pele:** depende de fatores intrínsecos de maturação, com o aparecimento progressivo da camada córnea e a perda do vérnix;
  2. **Lanugem:** pelos fininhos, distribuídos por todo o corpo;
  3. **Superfície plantar:** as pregas aparecem a partir dos artelhos em direção ao calcanhar, e resultam da atividade muscular e da compressão intrauterinas;
  4. **Mama:** o desenvolvimento areolar é o mais consistente com a evolução da idade gestacional, tendo valor também o tamanho da glândula mamária, estimado pela palpação;
  5. **Olhos e orelhas:** o RN extremamente prematuro pode ter suas pálpebras fundidas e que se separarão com o decorrer da gestação; o pavilhão auricular se moldará no decorrer da maturação, com o aumento da quantidade de cartilagem;
  6. **Genitália masculina e feminina:** um dos indicadores mais confiáveis para estimar a idade gestacional nos dois sexos.

Classificação dos recém-nascidos

Devemos classificar os RN de acordo com a IG ao nascer e com a adequação do peso para a referida IG, segundo a Organização Mundial da Saúde - OMS.

- **IG menor do que 37 semanas:** RN prematuro, sendo que:
  - de 34 semanas completas a 36 semanas e 6 dias: prematuro tardio
  - de 30 semanas completas a 33 semanas e 6 dias: RN prematuro
- **IG menor do que 30 semanas:** RN prematuro extremo
- **IG de 37 semanas a 42 semanas completas:** RN de termo (ainda neste, denomina-se "pós-datismo" ao nascimento acima de 40 semanas)
- **IG maior do que 42 semanas:** RN pós-termo

Tabela 49.1 Avaliação neurológica do método New Ballard.

Sinais Externos	-1	0	1	2	3	4	5
Postura							
Flexão do Punho	> 90°	90°	60°	45°	30°	0°	
Retração do Braço		180°	140-180°	100-140°	90-100°	< 90°	
Ângulo Poplíteo	180°	160°	140°	120°	100°	90°	< 90°
Sinal do Xale							
Calcanhar-orelha							

Fonte: Desenvolvida pela autoria.

Tabela 49.2 Pontuação do método New Ballard.

Pontos	Idade gestacional	Pontos	Idade gestacional
-10	20 semanas	21	32 + 3 dias
-9	20 + 3 dias	22	32 + 6 dias
-8	20 + 6 dias	23	33 + 1 dia
-7	21 + 1 dia	24	33 + 4 dias
-6	21 + 4 dias	25	34 semanas
-5	22 semanas	26	34 + 3 dias
-4	22 + 3 dias	27	34 + 6 dias
-3	22 + 6 dias	28	35 + 1 dia
-2	23 + 1 dia	29	35 + 4 dias
-1	23 + 4 dias	30	36 semanas
0	24 semanas	31	36 + 3 dias
1	24 + 3 dias	32	36 + 6 dias
2	24 + 6 dias	33	37 + 1 dia
3	25 + 1 dias	34	37 + 4 dias
4	25 + 4 dias	35	38 semanas
5	26 semanas	36	38 + 3 dias
6	26 + 3 dias	37	38 + 6 dias
7	26 + 6 dias	38	39 + 1 dia
8	27 + 1 dia	39	39 + 4 dias
9	27 + 4 dias	40	40 semanas
10	28 semanas	41	40 + 3 dias
11	28 + 3 dias	42	40 + 6 dias
12	28 + 6 dias	43	41 + 1 dia
13	29 + 1 dia	44	41 + 4 dias
14	29 + 4 dias	45	42 semanas
15	30 semanas	46	42 + 3 dias
16	30 + 3 dias	47	42 + 6 dias
17	30 + 6 dias	48	43 + 1 dia
18	31 + 1 dia	49	43 + 4 dias
19	31 + 4 dias	50	44 semanas
20	32 semanas		

Fonte: Desenvolvido pela autora.

Classificação por adequação de peso para a IG

O RN pode ser classificado quanto à adequação do peso em relação à idade gestacional, o que reflete as condições de crescimento de crescimento intrauterino, sendo importante preditor a saúde perinatal ou futura e de prognóstico de morbimortalidade.

Para esta classificação, são utilizadas curvas de crescimento intrauterino por meio dos critérios de percentis ou de desvios-padrão. Existem diversas curvas na literatura; porém, cada serviço adota aquela mais adequada aos padrões de referência da sua população.

Atualmente, a OMS recomenda as curvas Intergrowth 21st para peso, estatura e perímetro cefálico, distintas para meninas e meninos, e que se iniciam a partir de 33 semanas de gestação, sendo, portanto, de utilidade para a maioria dos serviços.

Outra recomendação recente é a curva de Fenton (atualmente adotada em nosso serviço) (Figuras 49.1 a 49.4), que engloba o crescimento fetal, podendo ser utilizada para qualquer idade gestacional. Em artigo publicado por Rodrigues FP *et al.*, em 2014, foi realizada comparação entra as curvas de Alexander (amplamente utilizada nos últimos 20 anos) e Fenton e esta mostrou-se mais completa e real do ponto de vista da adequação de peso, parâmetro que se apresentou bastante discrepante no estudo.

Assim, constatamos que um recém-nascido é:

- Adequado para a idade gestacional (AIG): percentil 10 >= peso <= percentil 90
- Pequeno para a idade gestacional (PIG): peso < percentil 10 para a IG
- Grande para a idade gestacional (GIG): peso > percentil 90 para a IG

Uma vez feita a classificação, é importante avaliar se está de acordo com a história materna pré-natal, bem como com doenças e intercorrências na gestação. Assim, os bebês também receberão os cuidados de que necessitam. Os recém-nascidos PIG são ainda classificados em **simétricos** (agravo fetal no início da gestação) **ou assimétricos** (agravo fetal mais tardio) por intermédio das medidas do comprimento e do perímetro cefálico. A restrição de crescimento intrauterino ocorre quando o feto não atinge seu potencial de crescimento, definição que deve ser individualizada da definição PIG e da BP e que será abordada no capítulo próprio.

Classificação apenas pelo peso de nascimento, segundo a OMS

- **Menor que 2.500 g** é classificado como **baixo peso (BP)**
- **Menor que 1.500 g** é classificado como **muito baixo peso (MBP)**
- **Menor que 1.000 g** é classificado como **extremo baixo peso (EBP)**
- **Menor que 750 g** é classificado como **micro-prematuro**

Após terminadas a avaliação e a classificação, bem como o exame físico detalhado, temos definidos os primeiros diagnósticos dos recém-nascidos e, assim, o planejamento dos cuidados gerais e as medidas de prevenção e os tratamentos específicos poderão ser individualizados.

ROTINA DE ATENDIMENTO AO RECÉM-NASCIDO NAS UNIDADES NEONATAIS

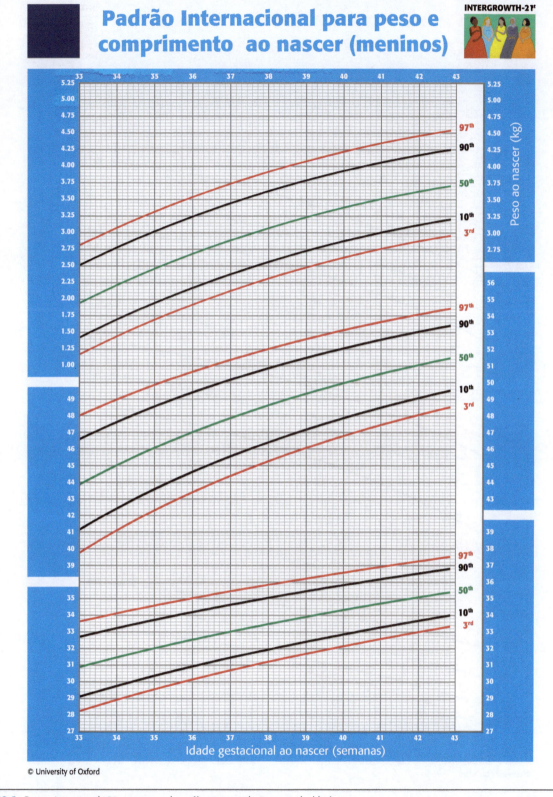

Figura 49.1 Curvas Intergrowth 21st para meninos (*anexos poderão ser reduzidos).
Fonte: Villar J, et al. Lancet © University of Oxford 2014; 384: 857-868.

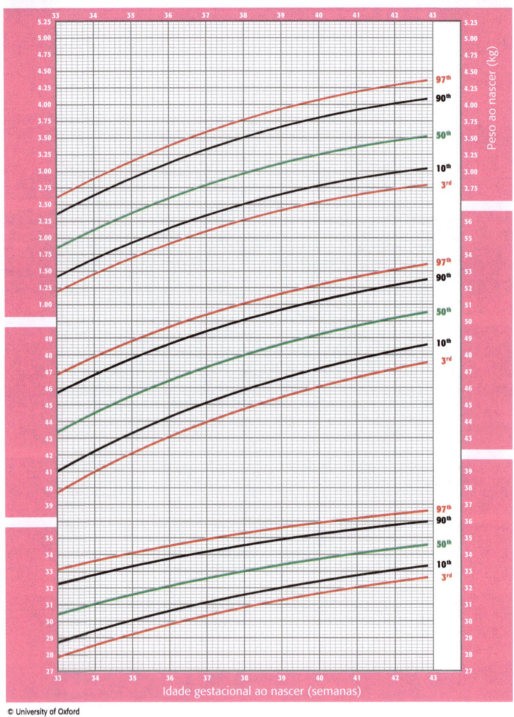

Figura 49.2 Curvas Intergrowth 21st para meninas.
Fonte: Villar J, et al. Lancet © University of Oxford 2014; 384: 857-868.

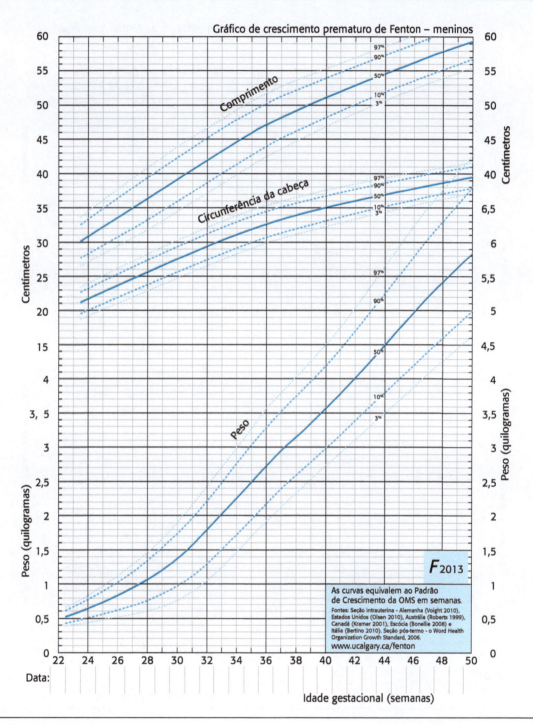

Figura 49.3 Curvas de Fenton para meninos.

Fonte: Desenvolvida pela autoria.

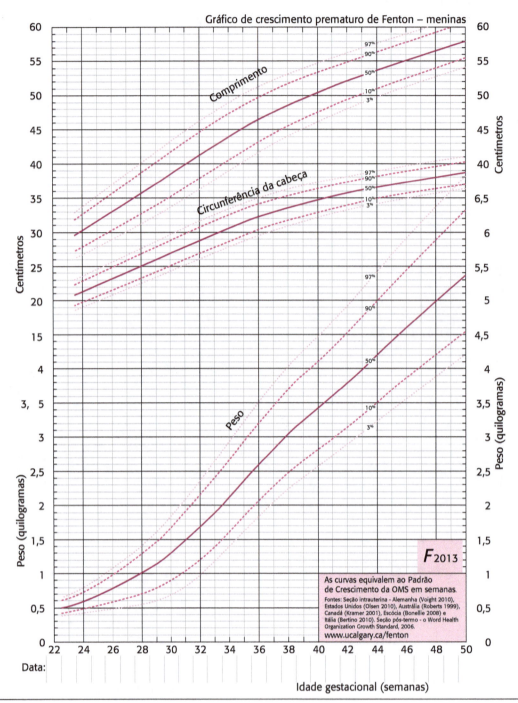

Figura 49.4 Curvas de Fenton para meninas.

Fonte: Desenvolvida pela autoria.

■ BIBLIOGRAFIA CONSULTADA

Monitoramento do crescimento de RN pré-termos. Documento científico do Departamento de Neonatologia da Sociedade Brasileira de Pediatria; Fev 2017.

Rodrigues FP, Martinelli S, Bittar RE, Francisco RPV, Zugaib M. Comparação entre duas curvas de crescimento para o diagnóstico de recém-nascidos pequenos para a idade gestacional. Revis Bras Ginecol Obste. 2014.

Avery, Neonatologia. Fisiopatologia e tratamento do recém-nascido. 9. ed. São Paulo : Elsevier Saunders, 2012.

Lamy ZC, Filho FL. Alojamento conjunto – indicações e vantagens. Programa de Atualização em Neonatologia (PRORN), ciclo 5, módulo 2. Porto Alegre: Artmed, 2008.

Behrman, Kliegman e Arvin. Nelson-Tratado de Pediatria. 18. ed. Rio de Janeiro: Guanabara Koogan, 2008, p. 504.

Marcondes E, Vaz FAC, Ramos JLA, Okay Y. Pediatria básica, tomo I. 9. ed. São Paulo: Editora Sarvier, 2002, p. 330-334.

Ibidi S, Cardoso LEMB. Neonatologia. Coleção Pediatria – Instituto da Criança do HCFM-USP. Classificação do recém-nascido: cuidados com o RNPIG e RNGIG. Barueri: Manole, 2011, p. 3-11.

Ballard JN, Khoury JC, Wedig K, Wang L, Eilers-Walsman BL, Lipp R. New ballard score, expanded to include extremely premature infants. J. Pediatr. 1991;119:417-423.

49.2 Aleitamento Materno

■ Virginia Spinola Quintal

Introdução

Leite materno humano: composição e bioatividade

O leite materno é um biofluido extremamente complexo e altamente variável que evoluiu ao longo de milênios para nutrir crianças e protegê-las de doenças, enquanto o sistema imunitário delas amadurece. A composição do leite materno muda em resposta a muitos fatores, entre eles estão as necessidades do bebê de acordo com a idade. Portanto, acredita-se que a composição do leite materno seja especificamente adaptada por cada mãe para refletir com precisão os requisitos do seu bebê.

Os muitos componentes antimicrobianos e imunomoduladores do leite materno existem para compensar as deficiências do sistema imunológico neonatal e um dos principais objetivos é prejudicar a translocação de agentes patogênicos através do trato gastrointestinal. Os bebês amamentados têm o intestino mais estável do que os bebês alimentados com fórmulas; além disso, sua microbiota intestinal protetora é menos diversificada.

O leite materno contém fatores bioativos capazes de inibir a inflamação e de aumentar a produção de anticorpos específicos e de interleucinas (IL) 1, 6, 8 e 10. Apresenta também o fator de transformação do crescimento beta (TGF-β), uma proteína que controla a proliferação, a diferenciação e outras funções da maioria das células e que desempenha um papel fundamental na imunidade. Portanto, o leite materno contém fatores com potencial para mediar a diferenciação e o crescimento de células.

Anticorpos

As imunoglobulinas estão presentes na lactação em altas concentrações, a forma mais predominante é a IgA secretora (SIgA), seguida pela SIgG. A proteção contra patógenos invasivos na superfície da mucosa depende fortemente dos anticorpos do leite materno, já que as secreções neonatais apresentam quantidades vestigiais de SIgA e SIgM. Prova disso, a IgA é encontrada nas fezes dos lactentes amamentados no 2º dia de vida, comparados a 30% dos lactentes alimentados com fórmula (fórmula não contém IgA), em cujas fezes a IgA surgirá apenas 1 mês pós-parto.

Os anticorpos encontrados no leite materno ocorrem como resultado da estimulação antigênica do tecido linfoide associado à mucosa (MALT) e à árvore brônquica (via broncomamária). Portanto, esses anticorpos são produzidos contra os agentes infecciosos encontrados pela mãe durante o período perinatal, o que significa que eles também atuam contra os agentes infecciosos mais prováveis de serem encontrados pelo bebê. Por exemplo, a imunização materna com uma vacina meningocócica para Neisseria demonstrou elevada taxa de anticorpos IgA específicos para *N. meningitidis* no leite materno até 6 meses pós-parto.

Acredita-se que a IgA funcione como o principal agente de proteção do leite materno. No colostro, as concentrações de IgA estão ao redor de 12 mg/mL, enquanto o leite maduro contém apenas ~ 1 mg/mL, destacando o papel protetor do colostro. Bebês amamentados ingerem aproximadamente 0,5 a 1 g de IgA por dia. IgA protege contra patógenos da mucosa mediante uma série de mecanismos, tanto imobilizando patógenos, e assim prevenindo a aderência às superfícies das células epiteliais, como neutralizando toxinas e fatores de virulência. Como a IgA secretora é relativamente resistente à proteólise, consegue fornecer proteção contra patógenos no trato gastrointestinal.

O leite materno contém anticorpos IgA específicos para muitos patógenos entéricos e respiratórios. Por exemplo, o leite materno contém anticorpos protetores contra *Vibrio cholerae*, Campylobacter, Shigella, *Giardia lamblia* e agentes infecciosos do trato respiratório. Anticorpos IgA contra locais de adesão bacteriana como *pili* foram encontrados no leite materno. Por exemplo, aderência de *S. pneumoniae* e *Haemophilus influenza* para células retrofaríngeas humanas é bloqueada pelo anticorpo IgA do leite materno.

Gorduras

Os lipídios são a maior fonte de energia, contribuindo com 40% a 55% da energia total do leite materno. Esses lipídios estão presentes como uma emulsão. O leite materno contém **mais de 200 ácidos graxos**; no entanto, muitos deles estão presentes em concentrações muito baixas. Os ácidos graxos presentes em mais altas concentrações no leite materno são: ácido oleico; palmítico; e linoleico. O ácido oleico é responsável por 30 a 40 g/100 g de gordura no leite materno. Os ácidos graxos polinsaturados de cadeia longa, moléculas com um comprimento de cadeia de mais de 20 átomos de carbono, constituem ~ 2% do total de ácidos graxos presentes no leite materno. Este perfil tem importantes repercussões no crescimento, na função visual e cognitiva. Os estudos sugerem que os lipídios também fornecem proteção adicional contra infecções invasivas na superfície mucosa, particularmente os monoglicerídeos de cadeia média.

Proteína

As proteínas presentes no leite podem ser divididas em três grupos: caseínas; proteínas de soro; e mucina.

As proteínas presentes na fração soro do leite são α-lactalbumina, lactoferrina, IgS, albumina sérica e lisozima. Três tipos de caseína estão presentes no leite humano: α; β; e κ-caseína. A κ-caseína estabiliza as β e β-caseínas insolúveis, formando uma suspensão coloidal (a micela de caseína). O teor total de proteínas no leite materno consiste em ~ 13% de caseína, a menor concentração de caseína de qualquer espécie estudada, correspondendo à lenta taxa de crescimento de bebês humanos. O predomínio de proteínas do soro sobre a caseína (60:40) resulta em maior digestibilidade, reduzindo significativamente a frequência de intolerância alimentar e promovendo melhor qualidade dos aminoácidos lácteos.

Carboidrato

Uma enorme variedade de carboidratos diferentes e complexos está presente no leite. A lactose, um dissacarídeo que consiste de glicose ligada covalentemente à galactose, é de longe a mais abundante. De fato, a lactose está presente em maior concentração em humanos em comparação com qualquer outra espécie em virtude das altas demandas de energia do cérebro humano.

Os oligossacarídeos do leite humano também constituem uma fração significativa dos carboidratos do leite materno. Como "fator bífido", tem a função de nutrir a microbiota gastrointestinal, além de outra função de defesa, como inibidor da adesão bacteriana às superfícies epiteliais.

Estágio do processo de amamentação

A composição do leite materno varia consideravelmente de acordo com a etapa do processo de amamentação. Há aumento gradual no teor de gordura desde o início, conhecido como leite anterior, até o final da mamada, leite posterior. Todavia, a lactose apresenta uma correlação inversa com a alteração no teor de gordura.

Vários estudos mostram ainda a maior concentração de alguns nutrientes no leite produzido por mães de RN pré-termo durante as primeiras 2 a 4 semanas de lactação, destacando-se os teores de proteínas, fatores de defesa, energia, lípides (triglicérides de cadeia média), sódio, cloro e vitaminas lipossolúveis.

Dieta

A influência da dieta materna na composição do leite materno é complexa. Dependendo do tipo de nutriente, a dieta materna pode não ter nenhum impacto na concentração de nutrientes, enquanto para outros nutrientes a dieta pode resultar em grandes variações.

Os ácidos graxos que formam a fração lipídica são sensíveis à dieta materna. Esses ácidos graxos são sintetizados pela glândula mamária ou retirados do plasma materno, e ambas as fontes de ácidos graxos são influenciadas pela dieta. Numerosos estudos investigando o perfil de ácidos graxos do leite materno apontaram que aqueles que mais podem ser alterados são os ácidos graxos monoinsaturados ômega-6 e ômega-3. Os ácidos graxos da dieta são transferidos rapidamente para o leite materno e, em 2 a 3 dias, o leite materno se modifica para imitar a gordura da dieta.

Estudar a composição do leite materno pode ser um desafio. Entretanto, conhecer exatamente como a composição do leite materno se altera e os efeitos a jusante que pode ter na saúde do adulto será de grande interesse em relação à programação do metabolismo humano durante este período inicial.

Os ácidos graxos ômega-6 e ômega-3 e as substâncias antioxidantes do leite materno (LM) reduzem a frequência de retinopatia da prematuridade, enquanto a menor exposição a proteínas heterólogas protege contra doenças atópicas, alérgicas e autoimunes. A obesidade e as doenças cardiovasculares futuras também são menos prevalentes em RN alimentados com LM. Estudos envolvendo metanálises mostram que o aleitamento prolongado está associado à redução de 26% de sobrepeso e obesidade.

Quanto ao desenvolvimento neurológico, estudos demonstram maior desempenho nos testes intelectuais, em crianças e adolescentes, com aumento de 3,4 pontos no QI, sendo este efeito dose-dependente. O aleitamento materno favorece ainda o desenvolvimento do sistema sensório-motor-oral, evitando problemas futuros de mastigação, oclusão dentária e apneia do sono. Por fim, o estreitamento do vínculo mãe-filho decorrente do aleitamento materno reduz a frequência de abuso, negligência e abandono dos recém-nascidos (RN).

Assim, o leite materno é vital para proteger os lactentes e para a promoção do crescimento e desenvolvimento infantil. Por isso, procuramos, neste capítulo, promover a capacitação para que o aleitamento seja estimulado.

Definições

- **Aleitamento materno exclusivo (AME):** segundo a Organização Mundial de Saúde (OMS), um lactente é amamentado de forma exclusiva quando recebe somente leite materno, direto da mama ou ordenhado, ou leite humano de outra fonte, e não recebe nenhum outro líquido ou alimento sólido, com exceção de gotas de vitaminas, minerais ou outros medicamentos. Em 2001, foi aprovada, pela 54ª Assembleia Mundial de Saúde, a recomendação de amamentação exclusiva por 6 meses.

Pesquisa conduzida durante a campanha de vacinação promovida pelo Ministério da Saúde em todas as capitais brasileiras e no Distrito Federal, em 2008, mostrou avanços nos índices de aleitamento materno exclusivo na última década. Constatou-se que 67,7% das crianças foram amamentadas na 1ª hora de vida; a prevalência de AME em crianças de 0 a 6 meses foi de 41%, enquanto a prevalência em crianças de 9 a 12 meses foi de 58,7%. Houve um aumento de 30,7 dias para 45,7 dias na duração média do aleitamento exclusivo. Estes resultados derivam da implementação de ações de incentivo à amamentação, abordadas neste capítulo.

- **Aleitamento materno predominante:** quando a criança recebe, além do LM, água ou bebidas à base de água (água adocicada, chás, infusões) ou sucos de frutas.
- **Aleitamento materno complementado:** quando a criança recebe, além do LM, qualquer alimento sólido ou semissólido com a finalidade de complementá-lo, e não substituí-lo. Nesta categoria, a criança pode receber, além do LM, outro tipo de leite, mas que não é considerado alimento complementar.
- **Aleitamento materno misto ou parcial:** quando a criança recebe leite materno e outros tipos de leite.

Técnicas em aleitamento

As ações de apoio ao aleitamento materno configuram-se como práticas dirigidas ao binômio mãe-filho tanto no meio familiar como profissional e são a base do sucesso da amamentação. Assim, a mãe, o obstetra, o pediatra e todos os profissionais de saúde devem estar aptos a manejar as técnicas de amamentação, que têm como base o posicionamento, a pega e a sucção efetiva.

Posicionamento mãe/RN

A mãe deve estar sentada, deitada ou em pé. O RN pode permanecer sentado (Figura 49.5), deitado (Figura 49.6) ou em posição invertida (entre o braço e o lado do corpo da mãe, Figura 49.7). O fundamental é que ambos estejam confortáveis e relaxados.

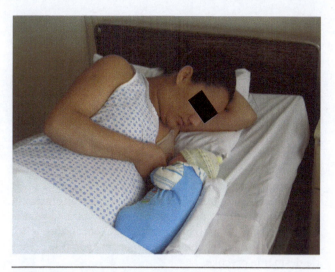

Figura 49.6 Posição deitada.
Fonte: Acervo da autoria.

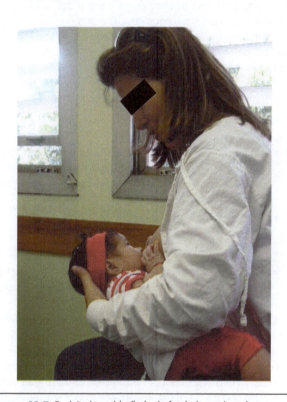

Figura 49.7 Posição invertida (bola de futebol americano).
Fonte: Acervo da autoria.

Sinais indicativos de posição mãe/RN correta:
- Corpo e cabeça alinhados, de modo que o RN não necessite virar a cabeça para pegar a mama.
- O corpo do RN deve estar encostado ao da mãe (abdome da criança em frente ao abdome da mãe).
- O queixo do RN deve tocar o peito da mãe.
- O RN deve ser apoiado pelo braço da mãe, que envolve a cabeça, o pescoço e a parte superior de seu tronco. A mãe deve também apoiar as nádegas do RN com a mão.

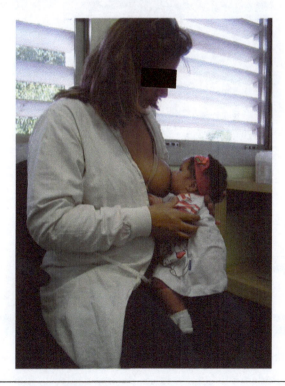

Figura 49.5 Posição sentada.
Fonte: Acervo da autoria.

Pega

Para que haja sucção efetiva, a criança deve abocanhar não só o mamilo, mas principalmente toda ou a maior parte da aréola. Esta pega correta proporciona a formação de um grande e longo bico que toca o palato, iniciando assim o processo de sucção. Os ductos lactíferos terminais, situados embaixo da aréola, são assim pressionados pela língua contra o palato, iniciando-se a saída do leite, ajudada pelo reflexo de ejeção mediado pela ocitocina.

Caso a pega seja só no mamilo, pode haver erosão e/ou fissura mamilar por fricção continuada. A criança pode ficar inquieta, largar o peito, chorar ou recusar a mamar, pois, não havendo a pega correta não há saída adequada de leite, fazendo a mulher acreditar que tem "pouco leite", sentir dor; podendo, então, ser desencadeado o processo de desmame precoce.

A mãe pode ser auxiliada a aproveitar o "reflexo de procura" para que o bebê apreenda o mamilo. Colocando-se o mamilo na bochecha do bebê e deixando-o explorar o peito com a língua, poderemos facilitar a pega. É importante que a criança esteja calma e alerta. Deve-se também orientar a mãe a observar sinais de ejeção de leite, como o vazamento da mama contralateral e a presença de contrações uterinas.

Sinais de sucção efetiva:

- A boca do RN deve estar bem aberta para abocanhar toda ou quase toda a aréola.
- O lábio inferior deve estar voltado para fora ("boca de peixe") e cobrir quase toda a porção inferior da aréola, enquanto a parte superior da aréola pode ser visualizada.
- A língua deve permanecer acoplada em torno do peito.
- As bochechas devem ter aparência arredondada.
- A criança deve parecer tranquila com sucção lenta, profunda e ritmada e com períodos de atividade e pausa.

O processo de sucção do peito é efetivo quando há uma pega adequada e presença de movimentos ondulatórios dirigidos da ponta para a base da língua movendo o leite em direção à faringe. Portanto, não é a sucção (pressão negativa), mas a pressão positiva da língua sobre o mamilo contra o palato, seguida pelos movimentos peristálticos da língua, que realiza a ordenha.

Na fisiologia da amamentação, a produção de leite é um processo complexo e apresenta um controle endócrino que se inicia na gestação. No momento do nascimento (já na sala de parto), é importante o primeiro contato pele a pele entre a mãe e o RN para o favorecimento do vínculo e da amamentação. Para o estabelecimento do aleitamento, é importante propiciar a livre demanda no alojamento conjunto, onde também os profissionais poderão ajudar a lactante e o RN nas dificuldades. Durante a produção láctea, quanto mais o RN suga, maior é a produção de leite. A remoção do leite é a chave para melhorar a produção: é necessário estabelecer um reflexo de ejeção adequado; se o RN não consegue esvaziar a mama (por ser pré-termo ou doente ou não saber mamar corretamente), pode ser necessária a extração manual ou por bomba e o leite obtido pode ser ministrado em copo.

Gêmeos

A produção de leite na maioria das mães de gêmeos é suficiente para seus filhos. As razões referidas para a introdução de suplementos são: produção insuficiente; ingurgitamento da mama; e doença materna. Entretanto, os profissionais de saúde devem estar preparados para orientar e solucionar as dificuldades, e o apoio familiar é fundamental, pois a dinâmica da amamentação é trabalhosa e exige a participação de todos. Nos dias iniciais, deve-se orientar a amamentar cada lactente separadamente até se garantir uma boa pega dos dois RN. À medida que a mãe se sente segura e haja satisfação dos bebês, ela deve iniciar as mamadas simultaneamente, de modo que possa ter tempo para o seu próprio descanso. A mãe pode ficar sentada com um bebê na posição tradicional e o outro na posição invertida ou deitada com os bebês paralelos ao seu corpo. Nas mamadas seguintes, deve-se fazer um rodízio de posições entre os bebês (Figura 49.8).

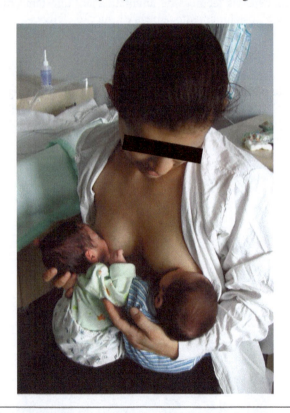

Figura 49.8 Mãe sentada, gêmeos paralelo ao corpo da mãe.
Fonte: Acervo da autoria.

Intercorrências mamárias

Mamilos planos ou invertidos

Podem dificultar o início da amamentação, mas não necessariamente a impedem, pois o bebê faz o "bico" com a aréola. Para fazer o diagnóstico de mamilos invertidos, pressiona-se a aréola entre o polegar e o dedo indicador: se o mamilo for invertido, ele se retrai; caso contrário, não é invertido. Para que a mãe amamente com sucesso, é fundamental que receba ajuda desde o nascimento do seu filho, que consiste em:

- Promover a confiança de que o problema poderá ser superado e que, com a sucção do bebê, os mamilos se tornarão mais propícios à amamentação.
- Ajudar a mãe a favorecer a pega do bebê, é importante que a aréola esteja macia.
- Tentar diferentes posições para ver em qual delas a mãe e o bebê se adaptam melhor.
- Mostrar à mãe manobra que pode ajudar a aumentar o mamilo antes das mamadas como sucção com bomba manual ou seringa adaptada de 10 ou 20 mL. O mamilo deve ser mantido em sucção por 30 ou 60 segundos, ou menos, se houver desconforto. Não deve ser feita sucção vigorosa para não causar trauma mamilar. Orientar as mães a ordenhar seu leite enquanto o bebê não sugar efetivamente e oferecer o leite em copinho.

Ingurgitamento mamário

No ingurgitamento mamário, há três componentes básicos: congestão/aumento da vascularização da mama; retenção de leite nos alvéolos; e edema decorrente da congestão e obstrução da drenagem do sistema linfático. Como consequência, há a compressão dos ductos lactíferos e dificuldade na saída do leite dos alvéolos. O leite acumulado na mama sob pressão torna-se mais viscoso, daí o termo "leite empedrado".

O ingurgitamento fisiológico é discreto e representa um sinal positivo de que o leite está "descendo". Já o ingurgitamento patológico, a mama fica extremamente distendida, o que causa desconforto, febre e mal-estar. Pode haver áreas com hiperemia, edema e os mamilos costumam ficar achatados. Estes problemas podem ser prevenidos com amamentação em livre demanda, iniciada o mais precocemente possível e com técnica adequada.

Recomendam-se: ordenha manual da aréola, antes da mamada, para que ela fique bem macia facilitando a pega adequada; mamadas frequentes; massagens delicadas das mamas, com movimentos circulares, particularmente nas regiões mais afetadas, facilitando a retirada do leite, pois estimulam a ejeção do leite; uso de analgésicos e de suporte para as mamas (sutiã); compressas frias em intervalos regulares nos intervalos das mamadas por no máximo 20 minutos, pois resultam na vasoconstricção temporária, na redução do edema e no aumento da drenagem linfática.

Trauma mamilar – edema, fissuras, bolhas, hematomas ou equimoses

As lesões mamilares são muito dolorosas e, com frequência, são a porta de entrada para as bactérias. Por isso, além de corrigir a causa da dor mamilar (na maioria das vezes, a má pega), é necessário intervir para alívio dos sintomas e promover a cicatrização das lesões o mais rápido possível.

- Iniciar a mamada pela mama menos afetada.
- Ordenhar o leite antes da mamada, o suficiente para desencadear o reflexo de ejeção do leite, evitando dessa maneira que a criança tenha de sugar muito forte no início da mamada para desencadear o reflexo.
- Uso de diferentes posições para amamentar, reduzindo a pressão nos pontos dolorosos ou áreas machucadas.
- Uso de "conchas protetoras" entre as mamadas, eliminando o contato da área machucada com a roupa.
- Analgésicos sistêmicos por via oral se houver dor significativa.
- Para acelerar a cicatrização das lesões, o tratamento seco (banho de luz, banho de sol) não é mais proposto, pois a cicatrização é mais eficiente se as camadas internas da epiderme (expostas pela lesão) se mantiverem úmidas. Por isso, atualmente é recomendado o tratamento úmido com o objetivo de formar uma camada protetora que evite a desidratação das camadas mais profundas da epiderme. Pode-se orientar a espalhar o próprio leite materno ordenhado para hidratar e lubrificar a aréola.
- Orientar como retirar o bebê do peito interpondo o dedo mínimo por entre os maxilares, no canto da boca do bebê, antes do término da mamada, para desfazer a pressão evitando puxar bruscamente e causar trauma mamilar.

Mastite

A mastite puerperal é a infecção aguda da mama. Ocorre principalmente em mães primigestas e geralmente é unilateral. Quando não tratada, pode evoluir para abscesso mamário. O *Staphylococcus aureus* é o principal agente etiológico, presente em mais de 60% dos casos. As fissuras são a principal causa por apresentarem solução de continuidade, servindo como porta de entrada para os microrganismos. A mama apresenta sinais flogísticos associados a sinais gerais como febre, calafrios, mal-estar e prostração. O melhor tratamento é a retirada do leite, deve-se manter o aleitamento e tentar mudar as posições. Outra medida é a ordenha manual associada a analgésicos, anti-inflamatórios e antibioticoterapia.

Doenças infecciosas maternas e amamentação

Embora a superioridade do aleitamento materno seja reconhecida, as doenças infectocontagiosas, que podem acometer tanto a mãe como a criança, são causas de desmame precoce. Na presença de infecções maternas, devemos avaliar a manutenção da amamentação como forma de proteger a criança.

Na maioria das vezes, a presença de doença materna viral não é contraindicação formal para o aleitamento, com exceção do grupo dos retrovírus (HTLV-1, HTLV-2 e HIV). No Quadro 49.2, está descrita a conduta em relação à amamentação em algumas infecções virais na nutriz e, no Quadro 49.3, a conduta em algumas das infecções bacterianas e parasitárias.

A testagem para HIV deve ser amplamente disponível no pré-natal e ser registrada no cartão para que o pediatra tenha conhecimento no momento do nascimento do RN. A indicação do teste rápido no momento da admissão na maternidade é recomendada pelo Ministério da Saúde, em todas as gestantes, independentemente do resultado da sorologia do pré-natal. A contraindicação do aleitamento precoce até o resultado do teste rápido se restringe apenas aos casos nos quais não há conhecimento de nenhum teste HIV durante o pré-natal (Recomendação do Ministério da Saúde).

Ações de incentivo à amamentação

Alojamento conjunto

Alojamento conjunto (AC) é um sistema hospitalar em que o RN, logo após o nascimento, permanece ao lado da mãe, 24 horas por dia, em um mesmo ambiente, até a alta hospitalar. Tal sistema possibilita a prestação de todos os cuidados assistenciais, bem como a orientação aos pais sobre a saúde do binômio mãe-filho.

O início do AC se dá na sala de parto, logo após o nascimento, colocando o RN em contato pele a pele com sua mãe, e assim permanecendo durante o transporte para o quarto. Desta forma, ele não perde calor e continua protegido contra a infecção causada por agentes hospitalares.

Objetivos do AC:
- Permitir aprendizado materno sobre cuidar do seu filho.
- Estabelecer bom relacionamento entre mãe, pai e filho.
- Incentivar o aleitamento materno tornando a amamentação mais fisiológica e natural e propiciando sua manutenção por tempo mais prolongado.
- Diminuir o risco de infecção hospitalar.
- Aumentar a integração entre a equipe hospitalar e os pacientes.

O Hospital Universitário da Universidade de São Paulo (HU-USP) tem um alojamento conjunto desde 1981, ano de sua inauguração. Com os anos, o sistema foi aprimorado e esse sistema é considerado verdadeira escola para as mães. As mães saem do centro obstétrico após o parto com seus filhos e permanecem com eles até a alta hospitalar, se não houver intercorrências médicas que impeçam essa prática.

Quadro 49.2 Conduta em relação à amamentação em algumas infecções virais na nutriz.

Vírus	Recomendação	Observações
Citomegalovírus (CMV)	Amamentar	RN pré-termo, com idade gestacional ≤ 30 semanas, filhos de mães com sorologia positiva para CMV devem interromper temporariamente o aleitamento ou a eles deve ser oferecido LM pasteurizado ou leite de banco de leite por 4 a 6 semanas, quando a excreção viral no leite é maior
Hepatite B	Amamentar	Iniciar a imunoprofilaxia ao nascimento: vacina e imunoglobulina específica até 12 horas de vida
Hepatite C	Amamentar	Contraindicar se doença hepática grave, carga viral elevada ou coinfecção HCV/HIV na mãe. Contraindicar temporariamente se houver fissura nos mamilos
HIV	Não amamentar	Providenciar fórmula infantil e orientar preparo adequado. Mães podem oferecer seu leite desde que pasteurizado
Herpes simples	Amamentar	Se as lesões forem no seio, suspender temporariamente
HTLV 1 e 2	Não amamentar	Recomendar uso de fórmula infantil ou leite humano pasteurizado
Dengue	Amamentar	A depender das condições clínicas maternas
Caxumba	Amamentar	A mãe não precisa ser isolada de seu filho
Rubéola	Amamentar	Recomenda-se amamentar tanto na mãe com infecção natural como na mãe com infecção pós-vacinal
Sarampo	Amamentar	Indicar leite materno ordenhado durante o período de isolamento materno. Administrar imunoglobulina humana normal para o RN
Varicela	Amamentar	Exceto quando as lesões surgirem entre 5 dias antes e 2 dias após o parto. Nesta situação, suspender temporariamente e administrar VZIG ao RN. Pode-se também oferecer o leite materno pasteurizado

Fonte: Desenvolvido pela autoria.

Quadro 49.3 Conduta em relação à amamentação em algumas infecções bacterianas e parasitárias na nutriz.

Infecção na nutriz	Recomendação	Observações
Tuberculose pulmonar bacilífera	Amamentar	*Ver comentário no texto
Hanseníase	Amamentar	Principal transmissão por contato
Mastite	Amamentar	Detalhes no texto
Sífilis	Amamentar	O aleitamento deve ser simultâneo ao início do tratamento específico
Sepse	A depender das condições maternas	Pode ser oferecido leite humano pasteurizado na fase aguda
Doença de Chagas	Amamentar	Exceto na fase aguda com parasitemia ou sangramento mamilar
Malária	Amamentar	Drogas antimaláricas são compatíveis com a amamentação

* As recomendações em mães com tuberculose dependem da época do diagnóstico da doença e da fase do tratamento. Para mães bacilíferas, ou seja, não tratadas ou em tratamento com menos de 2 a 3 semanas, recomendam-se: manter tratamento com as drogas contra a tuberculose; amamentar com uso de máscaras até que a nutriz deixe de ser bacilífera; diminuir o contato próximo com a criança até que a mãe deixe de ser bacilífera; quimioprofilaxia para a criança com isoniazida por 3 meses e, a seguir, realizar o teste tuberculínico. Se for positivo, rastrear a doença; se negativo, realizar vacinação com BCG.

Fonte: Desenvolvido pela autoria.

Iniciativa Hospital Amigo da Criança (IHAC)

O avanço tecnológico na área médica contribuiu enormemente para a redução da morbidade e da mortalidade, assim como para a melhoria da qualidade de vida das crianças. Entretanto, este desenvolvimento propiciou a criação de rotinas hospitalares e atitudes dos profissionais de saúde que influenciaram negativamente no aleitamento materno.

Para enfrentar o problema, a Organização Mundial da Saúde (OMS) e o Fundo das Nações Unidas para a Infância (Unicef) lançaram, em 1989, uma declaração conjunta denominada "Proteção, Promoção e Apoio ao Aleitamento Materno: o Papel Especial dos Serviços Materno-Infantis". Essa Declaração estabeleceu nos "Dez Passos para o Sucesso do Aleitamento Materno" as práticas e rotinas que favoreçam a amamentação no âmbito dos serviços de atenção pré-natal, ao parto, pós-parto imediato e após a alta hospitalar. A Iniciativa Hospital Amigo da Criança (IHAC) é uma estratégia para realizar mudanças nas práticas e rotinas dos serviços de saúde. Ela tem dois objetivos principais: implantar os "Dez Passos"; e abolir a doação de fórmulas infantis em todas as maternidades. Conta-se; hoje; com uma sólida base de conhecimentos reunidos e publicados pela OMS como evidências científicas dos "Dez Passos" para o sucesso do aleitamento materno, a seguir:

- **Passo 1:** ter uma norma escrita sobre aleitamento materno, que deverá ser rotineiramente transmitida a toda a equipe de cuidados de saúde
- **Passo 2:** treinar toda a equipe de cuidados de saúde, capacitando-a para implementar a referida norma.
- **Passo 3:** informar todas as gestantes sobre as vantagens e o manejo do aleitamento materno.
- **Passo 4:** ajudar as mães a iniciar a amamentação na 1ª hora após o parto.
- **Passo 5:** mostrar às mães como amamentar e como manter a lactação, mesmo que venham a ser separadas de seus filhos.
- **Passo 6:** não dar aos recém-nascidos nenhum outro alimento ou bebida além do leite materno, a não ser que seja prescrito pelo médico.
- **Passo 7:** praticar o alojamento conjunto – permitir que mães e bebês permaneçam juntos 24 horas por dia.
- **Passo 8:** encorajar o aleitamento materno sob livre demanda.
- **Passo 9:** não dar bicos artificiais ou chupetas a crianças amamentadas no peito.
- **Passo 10:** encorajar a formação de grupos de apoio à amamentação, para os quais as mães devem ser encaminhadas logo após a alta do hospital ou ambulatório.

O HU-USP obteve o título de Hospital Amigo da Criança em 2006; desde então, tem passado por reavaliações com manutenção da mesma qualidade assistencial.

Método canguru

Trata-se de uma metodologia hospitalar que visa a proteção ao RN pré-termo, originada em uma maternidade de Bogotá (Colômbia) e atualmente adotada em países com alto grau de tecnologia.

É uma modalidade de assistência neonatal que implica o contato pele a pele precoce entre a mãe e o RN de baixo peso, de forma crescente e pelo tempo que ambos entenderem ser prazeroso e suficiente, permitindo, dessa forma, maior participação dos pais no cuidado a seu RN. São considerados método canguru os sistemas que permitem o contato precoce, por livre escolha da família e acompanhado de suporte assistencial por uma equipe de saúde adequadamente treinada.

As vantagens do método são: aumento do vínculo mãe-filho; menor tempo de separação mãe-filho, evitando longos períodos sem estimulação sensorial; estímulo ao aleitamento materno, favorecendo maior frequência, precocidade e duração; maior competência e confiança dos pais no manuseio de seu filho de baixo peso, mesmo após a alta hospitalar; melhor controle térmico; melhor relacionamento da família com a equipe de saúde; diminuição da infecção hospitalar; e menor permanência hospitalar.

Os recém-nascidos atendidos por este método são todos aqueles de baixo peso ao nascer (principalmente os de peso menor de 1.500 g), desde o momento da internação na unidade neonatal até sua alta hospitalar, quando deverão ser acompanhados por ambulatório especializado.

Na etapa inicial, são implementadas as medidas de estímulo à amamentação, ensinam-se os cuidados com as mamas, a ordenha manual e a armazenagem do leite ordenhado. A mãe é incentivada a participar com o estímulo à sucção e na administração do leite ordenhado. Nas situações em que as condições clínicas da criança permitirem, deverá ser iniciada a posição canguru, mantendo o recém-nascido de baixo peso ligeiramente vestido, em decúbito prono, na posição vertical, contra o peito da mãe ou de outro adulto (Figura 49.9).

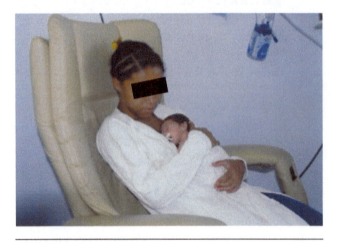

Figura 49.9 Método canguru.
Fonte: Acervo da autoria.

Na segunda etapa do processo, o recém-nascido cria estabilidade e permanece com sua mãe em enfermaria conjunta, onde a posição canguru será realizada pelo maior tempo possível, até a alta hospitalar. Após a alta, inicia-se a terceira etapa, que consiste no adequado acompanhamento ambulatorial da criança.

Banco de leite humano

O Brasil tem a maior e mais complexa Rede Nacional de Bancos de Leite Humano (Rede BLH-BR). Atualmente, estão em funcionamento 221 bancos de leite humano, dos quais, 58 no Estado de São Paulo. As ações dos BLH visam promoção, apoio e proteção à amamentação, auxiliando na manutenção da lactação em nutrizes que não podem amamentar seus filhos em decorrência da prematuridade ou de outras causas. Atuam também na indução da lactação e promovem a orientação preventiva e curativa dos problemas mamários visando o prolongamento do período de amamentação. Quando não há um volume suficiente de leite materno ao recém-nascido pré-termo, o leite humano doado se torna a melhor alternativa tanto no aspecto nutricional como no imunológico.

O monitoramento das ações do BLH inclui:
- seleção da doadora;
- coleta, manutenção da cadeia de frio e classificação do leite doado;
- processamento do leite humano ordenhado;
- controle de qualidade (físico-químico e microbiológico);
- estocagem e distribuição de acordo com a prescrição médica ou de nutricionista (de acordo com a Resolução RDC 171/06 da Agência Nacional de Vigilância Sanitária de setembro de 2006).

Doadora de leite humano

Toda mulher que estiver amamentando pode doar leite. Segundo o Ministério da Saúde, as doadoras são nutrizes sadias que apresentam secreção láctea superior às exigências de seu filho e que se dispõem a doar, por livre e espontânea vontade, o excesso clinicamente comprovado. A avaliação e a seleção da doadora são de grande importância. Existe uma padronização adotada pela Rede BLH que consiste na avaliação das condições de saúde da nutriz tanto clinicamente como pela análise de exames laboratoriais. As sorologias realizadas são HIV, HTLV, hepatite B, C e sífilis obtidas no pré-natal e/ou por ocasião da admissão como doadora e devem ser verificadas pelo médico responsável pelo BLH. O processo de pasteurização comprovadamente elimina a possibilidade de transmissão de agentes patogênicos como HIV, HTLV e CMV. Além disso, fazem parte da avaliação da doadora a pesquisa sobre uso de medicamentos e o consumo de álcool, fumo ou de drogas ilícitas (Figura 49.10).

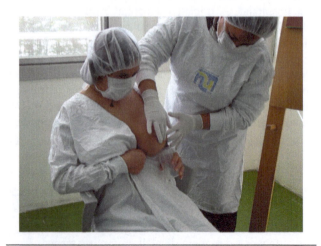

Figura 49.10 Coleta de leite de doadora.
Fonte: Acervo da autoria.

Coleta de leite humano

O leite deve ser coletado com o máximo rigor quanto aos cuidados higiênicos e sanitários. Quanto maior a contaminação bacteriana, maior será o consumo de elementos nutricionais e de defesa presentes no leite, com elevação de sua acidez titulável (consumo de lactose e produção de ácido lático) e prejuízo de sua qualidade. Após o cadastro da doadora, o auxiliar de enfermagem visita o domicílio da doadora e faz as orientações necessárias, levando os frascos de vidro esterilizados, touca e máscara. A manutenção da cadeia de frio é outro fator importante para uma acidez titulável adequada. O leite cru pode ser estocado em temperatura máxima de 5 ºC por no máximo 12 horas e por 15 dias, se for congelado à temperatura de no máximo -3 ºC. Já o leite pasteurizado pode ser conservado em temperatura máxima de -3 ºC por até 6 meses. Durante o transporte do leite coletado até o banco de leite, é feito o controle de temperatura das caixas isotérmicas com gelo reciclável, utilizadas para manter a temperatura inferior a -3 ºC. Se tais recomendações não forem adotadas, haverá consumo de elementos de defesa e desestabilização das micelas de caseína com prejuízo da absorção de cálcio e fósforo.

Processamento

- **Acidez titulável:** indica a acidez desenvolvida no leite pela ação de microrganismos que desdobram a lactose em ácido lático. Os valores normais variam de 2 a 8 graus Dornic. Esta avaliação é feita antes da pasteurização, sendo desprezados os leites com acidez elevada. A acidez elevada é também indicativa de atividade lipolítica com diminuição do conteúdo energético do leite. Por isso, o banco deve estar sempre monitorando a técnica da coleta e as condições de armazenagem deste leite na casa da doadora mediante visita domiciliar.
- **Pasteurização:** tratamento térmico aplicado ao leite com o propósito de inativar todos os microrganismos patogênicos, tornando o leite humano seguro para o consumo dos RN. Deve seguir as normas do Ministério da Saúde, que recomendam aquecimento a 62,5 ºC por 30 minutos, seguido por resfriamento rápido até o leite atingir 5 ºC a 7 ºC em aproximadamente 15 minutos, método adotado mundialmente. Segundo a publicação de Almeida (2006), a pasteurização feita de forma adequada não acarreta mudanças nos componentes nutricionais por ele analisados, como gordura, proteína, lactose, cálcio, fósforo, ferro, cobre, zinco e vitamina A.

    Entretanto, uma das questões é se o leite humano continua intacto quanto aos fatores imunológicos mesmo após a pasteurização. Os estudos mostram que há preservação de boa parte de vários componentes imunológicos com perda de 20% a 30% dos títulos de IgA e IgA secretora, que representam as principais imunoglobulinas presentes no leite humano. O efeito sobre a lisozima é mínimo e, sobre a lactoferrina, há redução de até 60%. Embora haja redução dos títulos de IgA secretora, a sua função é preservada como foi comprovado por um estudo brasileiro de Carbonare et al., que estudaram a sua ação contra a *Escherichia coli* enteropatogênica em 1996. As células de defesa (linfócitos e macrófagos) são destruídas e as citoquinas (TGF, INF e Interleucinas) sofrem redução parcial. Os oligossacarídeos e os gangliosídeos são preservados.

- **Controle de qualidade microbiológico:** o leite pasteurizado é submetido a um controle de qualidade microbiológico que consiste em uma cultura em meios apropriados para bactérias. O meio de cultura escolhido é o Bile Lactose Verde Brilhante de 2% (Merck), chamado também por BGBL, em que são inoculadas as amostras de leite pasteurizado para posterior incubação a 36 ± 1 ºC por 24 a 48 horas. Somente após um resultado negativo é que as amostras de leite são liberadas para uso.
- **Crematócrito:** na rotina dos bancos de leite humano, é também realizada a técnica do crematócrito, que consiste na determinação do valor calórico do leite (Kcal/100 mL) e a porcentagem de gorduras em cada frasco de leite pasteurizado. O conhecimento da composição deste leite, principalmente quanto ao valor proteico-calórico, possibilita atender as necessidades nutricionais do RNMBP de acordo com a prescrição do neonatologista.
- **Estocagem:** o leite humano pasteurizado pode ser estocado em *freezer* por até 6 meses. Todos os *freezers* devem ter controle de temperatura máxima e mínima.
- **Distribuição:** são selecionados como receptores os lactentes que apresentam uma ou mais das indicações que seguem:
    - Colostroterapia;
    - Prematuros e RN de baixo peso que não sugam;
    - RN em nutrição trófica;
    - RN infectados, especialmente com infecções entéricas;
    - Portadores de deficiência imunológica;
    - Portadores de diarreia;
    - Portadores de alergia a proteínas heterólogas;
    - Pós-operatório de cirurgia do sistema digestório (gastrosquise, intestino curto etc.);
    - Casos excepcionais, a critério médico.

Vários estudos mostram benefícios com o uso do leite humano de banco em unidades de cuidados intensivos neonatais (UTIN) em relação à fórmula para prematuros e, em particular, uma relação custo-benefício favorável decorrente da proteção contra enterocolite necrosante, sepse, retinopatia da prematuridade e desenvolvimento neurológico. Entretanto, ainda é uma preocupação na literatura o menor ganho de peso dos recém-nascidos que utilizam leite humano em relação aos que usam fórmulas para prematuros.

Estratégias alternativas são adotadas no sentido de aumentar a produção láctea das mães e melhorar a qualidade do leite doado. Idealmente, deve-se utilizar leite de doadora mãe de pré-termo e nas primeiras 4 semanas para que o teor proteico seja mais próximo daquele necessário ao RNPT, em especial o de muito baixo peso. E deve-se também usar leite de final de mamada (*hindmilk*) para que o RN tenha melhor suporte calórico e melhor ganho de peso, como resultado do maior aporte de gorduras presente na fração emulsão do final da mamada. Os estudos mostram que o leite da doadora de termo, cuja ordenha é feita no final da mamada, pode conter um teor lipídico duas vezes maior em relação ao leite de início da mamada. O leite obtido de doadoras pode atingir elevadas concentrações de proteínas (acima de 2 g/100 mL) e elevados valores calóricos (700 Kcal/L até mais de 1.000 Kcal/L), sendo possível oferecer leite de BLH mais adequado em sua composição para cada fase em que se encontra a criança (Aprile, 2006). Na fase de transição, após o nascimento, utilizamos leite de melhor digestibilidade (menor teor de gorduras) e, a partir da estabilização das condições clínicas da criança, o leite com maior valor calórico está indicado para proporcionar um maior ganho de peso.

Mais recentemente, surge o Analisador de Leite Humano, com baseado em espectroscopia infravermelha. Este equipamento foi usado para as análises de conteúdo proteico, gordura, lactose e valor calórico do LH do BLH do HU-USP. A utilização desta tecnologia permite-nos aprimorar a prática nutricional neonatal. Devemos incentivar ao máximo o uso do leite da mãe do RN pré-termo. Entretanto, na falta deste, o LH do banco de leite, predominante de termo, ao ser customizado, possibilita ótimo aporte nutricional. Com isso, poderemos fornecer um leite mais adequado para o crescimento e desenvolvimento dos RNPT.

Muitos serviços de neonatologia utilizam, para o RNPT de muito baixo peso, os aditivos próprios para o leite humano quando o RN atinge um consumo de leite humano acima de 90 a 100 mL/kg/dia para melhor aporte proteico-calórico e melhor oferta de cálcio e fósforo a fim de prevenir a doença metabólica óssea. Nos Estados Unidos e na Europa, já são utilizados aditivos produzidos com o próprio leite humano considerado ideal, pois proporcionam nutrição adequada com o uso de proteínas homólogas.

No Brasil, na Faculdade de Medicina de Ribeirão Preto da USP, está sendo desenvolvido um estudo sobre uso de concentrado de leite humano para fortificar o leite materno. A conclusão preliminar foi que este produto traz benefícios potenciais aos recém-nascidos, particularmente por preservar os nutrientes essenciais presentes apenas no leite materno. Contudo, são necessários estudos clínicos adicionais para avaliar a segurança e eficácia deste concentrado como opção nutricional padrão para o RN de muito baixo peso.

■ BIBLIOGRAFIA CONSULTADA

Orloff SL, Wallingford JC, McDougal JS. Inactivation of human immunodeficiency virus type I in human milk: effects of intrinsic factors in human milk and of pasteurization. J Hum Lact. 1993;9: 3-9.

Agência Nacional de Vigilância Sanitária (BR). Resolução RDC n. 171, de 4 de setembro de 2006. Dispõe sobre o Regulamento Técnico para o funcionamento de Bancos de Leite Humano. Diário Oficial da União, Brasília, DF, 5 set. 2006. Disponível em: www.anvisa.gov.br.

Ministério da Saúde (BR). Atenção Humanizada ao recém-nascido de baixo peso: método mãe-canguru: manual técnico. Secretaria de Políticas de Saúde. Área de Saúde da Criança. Brasília: Ministério da Saúde, 2002, p. 282.

Mattar MJG, Quintal VS. Banco de leite humano: a prática. In: Issler H. O aleitamento materno no contexto atual: políticas, prática e bases científicas. São Paulo: Sarvier, 2008;12:539-54.

Ministério da Saúde (BR). Secretaria de Políticas Públicas. Área da Saúde da Criança e Aleitamento Materno. Pesquisa de prevalência do aleitamento materno nas capitais e no Distrito Federal. Brasília: Ministério da Saúde, 2009.

Ministério da Saúde (BR). Secretaria de Atenção à Saúde. Departamento de Atenção Básica. Saúde da criança: nutrição infantil: aleitamento materno e alimentação complementar. Brasília: Ministério da Saúde, 2009, 112 p.: 11-63. Disponível em: www.saude.gov.br.

World Health Organization. Evidence for the tem steps to successful breastfeeding. Geneva: WHO/CHD; 1998;9:25.

Andreas NJ, Kampmann B, Le-Doare KM. Human breast milk: a review on its composition and bioactivity. Early Human Development Special Issue: Neonatal Update, 2015;91:629-635.

Venancio SI, Escuder MML, Saldiva SRDM, Giugliani ERJ. Breastfeeding practice in the Brazilian capital cities and the Federal District: current status and advances. J Pediatr. 2010;86(4):317-324.

Victora CG, Bahl R, Barros AJD, França GVA, Horton S, Krasevec J, et al. Breastfeeding in the 21st century: epidemiology, mechanisms, and lifelong effect. Lancet. 2016;387:475-90.

Bomfim VS, Jordão AA, Alves LG, Martinez FE, Camelo JAS. Human milk enriched with human milk lyophilisate for feeding very low birth weight preterm infants: a preclinical experimental study focusing on fatty acid profile. PLOS ONE. Disponível em: https://doi.org/10.1371/journal.pone.0202794. September 25, 2018;1-17.

Martins-Celini FP, Yamamoto Y, Passos DM, Nascimento SD, Lima EV, Di Giovanni CM, et al. Incidence, risk factors, and morbidity of acquired postnatal cytomegalovirus infection among preterm infants fed maternal milk in a highly seropositive population. Clinical Infectious Diseases®. 2016;63(7):929-36.

49.3 Prevenção da Doença Hemorrágica

■ Silvia Maria Ibidi

Histórico

A primeira descrição de um sangramento no recém-nascido (RN), denominado "doença hemorrágica do recém-nascido" (DHRN), ocorreu no século XIX, em 1894, em Boston, por Charles Townsend. Entretanto, o papel da deficiência da vitamina K na gênese desse sangramento foi identificado apenas em 1952, por Henrick Dam *et al*. Na década de 1950, o uso de menadiona, vitamina K₃ sintética, em doses tão elevadas quanto 30 mg, resultou no aparecimento de hemólise em prematuros e até de encefalopatia bilirrubínica.

Desde 1961, a Academia Americana de Pediatria recomenda o uso da vitamina K natural como cuidado rotineiro profilático da DHRN a todos os RN.

Na década de 1970, seu uso rotineiro foi questionado em alguns meios acadêmicos, tendo sido abandonado temporariamente nos RN saudáveis, o que provocou o ressurgimento da DHRN na década de 1980 e o retorno à sua utilização. A questão mais polêmica, entretanto, surge quando Golding *et al*. relacionam o uso da vitamina K, mais precisamente da fitomenadiona IM, com o desenvolvimento de câncer infantil, o que não foi observado em diversos estudos, em vários países. Klebanoff, *et al*., analisaram os resultados do Projeto Colaborativo Perinatal (*Collaborative Perinatal Project*), estudo multicêntrico e prospectivo da gravidez, do parto e da infância, realizado nos Estados Unidos, entre 1959 e 1966, e não encontraram nenhuma relação entre o uso de vitamina K e o desenvolvimento de câncer infantil, nas 54.795 crianças estudadas. A Academia Americana de Pediatria revisou os estudos de Golding e a experiência americana e concluiu que não havia nenhuma associação entre a administração intramuscular (IM) de vitamina K e leucemia ou outro tipo de câncer infantil.

O uso de vitamina K na prevenção da doença hemorrágica deve permanecer como parte das rotinas de atendimento aos RN.

Apesar das tentativas de revisão e substituição do termo "doença hemorrágica do RN" para "hemorragia da deficiência de vitamina K" ou "sangramento da deficiência de vitamina K" (*vitamin K deficiency bleeding*), a denominação por meio da sigla DHRN permanece pela consagração.

Epidemiologia

A deficiência de vitamina K pode causar sangramento em 0,25% a 1,7% dos RN previamente saudáveis, sem fatores de risco, entre o 2º dia e o final da 1ª semana de vida, sendo a assim chamada "forma clássica". Deficiência grave de vitamina K em crianças entre 2 e 12 semanas de vida tem sido descrita como doença hemorrágica forma tardia. Estes casos, ao contrário do que ocorre na forma clássica, manifestam-se com sangramento grave, frequentemente em sistema nervoso central (SNC). Aparece em 4,4 a 7,2/100 mil nascimentos, em crianças que estão em aleitamento materno e que não receberam vitamina K ao nascimento ou que o receberam de forma inadequada. Nas crianças que receberam uma dose oral de vitamina K profilática ao nascimento, a frequência cai para 1,0 a 6,4/100 mil nascimentos e o uso IM praticamente previne seu aparecimento (0,25/100.000). Mais frequente nos países asiáticos e em crianças que desenvolvem doenças hepáticas, como fibrose cística e icterícia colestática, não sendo prevenível, mesmo com a administração da vitamina K IM ao nascimento, nas crianças com síndromes graves de má absorção, sendo que nestes casos o sangramento pode ser a primeira manifestação de uma doença hepática grave. A forma precoce da doença hemorrágica tem seu aparecimento relacionado ao uso de alguns medicamentos pelas gestantes, e o sangramento ocorre nas primeiras 24 horas de vida.

Patogênese

"Vitamina K" é termo que engloba várias formas moleculares que têm em comum o anel 2-metil-1,4-naftoquinona e diferem na estrutura da cadeia lateral. Necessária para a gamacarboxilação dos resíduos de ácido glutâmico existentes nas proteínas dependentes de vitamina K, que incluem não só os fatores de coagulação II, VII, IX e X, mas também as proteínas C e S (inibidores da coagulação), além da osteocalcina. A disfunção desses fatores pode causar manifestações clínicas de sangramento, as mais comuns, mas também fenômenos tromboembólicos.

A vitamina K está amplamente distribuída na natureza. Os vegetais são fonte da filoquinona, também denominada "fitomenadiona" ou "fitonadiona", anteriormente chamada de "vitamina K₁". As folhas verdes, alguns legumes e óleos vegetais são as melhores fontes de filoquinona. Peixes, carnes bovinas e cereais contêm pequena quantidade. O leite humano contém aproximadamente 3 mcg/L; o leite de vaca, 6 a 9 mcg/L; e as fórmulas lácteas, cerca de 10 ou mais vezes . As dietas equilibradas oferecem quantidades acima das recomendações, de 1 mcg/kg/dia, exceção feita ao leite humano. A absorção da vitamina K, que é lipossolúvel, depende da presença de sais biliares e de produtos da lipólise pancreática e ocorre no intestino delgado proximal. Nos adultos, a absorção é rápida e atinge 60% a 80% do que é ingerido, enquanto nos RN a absorção é de aproximadamente 30% do que lhe é oferecido, como consequência da deficiência de emulsificação, a porcentagem que é menor ainda nos prematuros. A meia-vida da vitamina K é de 2 horas, e o pico é atingido mais rapidamente após a administração oral do que a intramuscular. A outra forma de vitamina K é a vitamina K_2 denominada "menaquinona" cuja fonte é a síntese por algumas bactérias intestinais, como os bacteroides e as enterobactérias, sendo que as bifidobactérias não sintetizam esta vitamina, o que particulariza o metabolismo no RN. Há diferentes formas moleculares de menaquinonas, de acordo com as bactérias que as produzem. As menaquinonas são armazenadas no fígado, sendo que, nos RN, o estoque de menaquinonas no fígado é praticamente ausente.

A vitamina K não é adequadamente transportada pela placenta, e o gradiente entre as concentrações plasmáticas da mãe e do sangue do cordão são elevados. Ao nascimento, as concentrações plasmáticas de vitamina K no RN são muito reduzidas. Os fatores de coagulação não atravessam a placenta, o que explica o risco de sangramento dependente da deficiência de vitamina K, uma vez que os fatores de coagulação deverão ser produzidos pelo RN e dependerão da presença de vitamina K para a sua ativação e o RN não poderá contar com o transporte de fatores ou de vitamina K maternos para compor seu estoque de fatores de coagulação ou sua ativação.

O uso de medicamentos indutores de enzimas microssomais, como os anticonvulsivantes fenobarbital, fenitoina, carbamazepina e primidona e de antituberculosos pode interferir na ativação dos fatores de coagulação da vitamina K-dependentes. O uso de algum desses medicamentos pela gestante pode ser a causa de sangramento nas primeiras 24 horas de vida em seus RN (forma precoce da doença hemorrágica).

Manifestações clínicas

Há três formas de apresentação clínica: a precoce; a clássica; e a tardia.

A doença hemorrágica precoce é a que ocorre nas primeiras 24 horas de vida e relaciona-se ao uso de anticonvulsivantes, de drogas para o tratamento da tuberculose, ou ao uso por prescrição inadvertida de dicumarínicos. Manifesta-se clinicamente pela presença de cefalo-hematoma, sangramento cutâneo e gastrointestinal, podendo ocorrer hemorragias graves como as intracranianas, as torácicas e abdominais, que podem deixar graves sequelas ou mesmo ser fatais. Os sangramentos podem ocorrer intraparto ou logo após o nascimento. Os prematuros abaixo de 34 semanas de idade gestacional são especialmente vulneráveis.

A doença hemorrágica clássica foi considerada sinônimo da DHRN, certamente por ter sido a primeira a ser identificada. Manifesta-se após as primeiras 24 horas e até o 7º dia de vida, com sangramentos cutâneos ou gastrointestinais ou em mucosas, podendo ser nasais ou em feridas cirúrgicas, geralmente de pouca gravidade, podendo ocorrer casos graves como hemorragia intracraniana, o que é incomum.

A doença hemorrágica tardia manifesta-se entre 2 e 12 semanas de vida com pico de incidência entre 4 e 6 semanas. A hemorragia intracraniana aguda é a forma de apresentação em cerca da metade dos casos, com evolução frequentemente fatal ou com desenvolvimento de sequelas neurológicas graves. A convulsão é a principal forma de apresentação nesses casos. O sangramento cutâneo é o segundo mais comum, seguido pelo gastrointestinal, de membranas mucosas, em incisões cirúrgicas ou após injeções intramusculares. Associa-se, frequentemente, a doenças hepáticas, sendo observado algum grau de colestase em grande número destes pacientes, em que o sangramento pode ser a primeira manifestação dessas doenças.

O Quadro 49.4 resume as formas de apresentação e suas principais manifestações.

Quadro 49.4 Formas da doença hemorrágica do recém-nascido (DHRN).

Forma da DHRN	Idade da apresentação	Sítios comuns de sangramento
Precoce	0-24 horas	Cefalo-hematoma, intracraniano, intra-abdominal, intratorácico
Clássica	1-7 dias	Gastrointestinal, pele, mucosas, circuncisão
Tardia	2-12 semanas	Intracraniano, pele, gastrointestinal

Fonte: Desenvolvido pela autoria.

Diagnóstico

As alterações laboratoriais incluem o prolongamento do tempo de protrombina (TP) e do tempo de tromboplastina parcial ativada (TTPa), não havendo correlação entre a intensidade dessas alterações e os níveis plasmáticos de vitamina K. Medidas da atividade dos fatores de coagulação, das proteínas induzidas pela deficiência de vitamina K (PIVKA-II) e da própria vitamina K não são disponíveis na prática clínica. As dosagens de hemoglobina e de hematócrito permitem avaliar a extensão das perdas. A investigação de doença hepática é imperativa nos casos de DH tardia.

Prevenção

A administração da vitamina K é recomendada a todos os RN na 1ª hora de vida.

Para a prevenção da forma clássica da doença, em RN normais, sem fatores de risco, é igualmente eficaz a administração de vitamina K na dose de 1 mg via (IM ou de 1 mg ou 2 mg via oral (VO).

São considerados RN de risco os filhos de mães que utilizaram drogas anticonvulsivantes, antituberculosas ou, inadvertidamente, dicumarínicos (causas da forma precoce da doença), os com peso de nascimento de 2.000 g ou menos, com distúrbios respiratórios ou em condição clínica que indique internação em unidade de terapia intensiva (UTI). Nestes casos, a prevenção deve ser feita com a administração da vitamina na 1ª hora de vida, via IM, na dose de 1 mg. O uso de doses de 0,2 ou 0,5 mg IM ou 0,2 intravenosa (IV) nos prematuros abaixo de 32 semanas mostrou-se igualmente efetivo na prevenção da doença clássica e demonstrou ser efetivo em manter osna manutenção dos níveis de vitamina K com 25 dias de vida, com quantidades insignificantes dos PIVKA, independentemente do esquema adotado. Entretanto, alguns grupos recomendam exclusivamente a via IM nos prematuros.

Para diminuir o risco da doença na sua forma tardia, o uso de uma única dose da vitamina K 1 mg via IM ao nascimento tem se mostrado eficaz, mas o uso da vitamina VO deve ser repetido mais duas vezes, com 1 ou 2 semanas de vida e com 4 semanas de vida, nas crianças em aleitamento materno, para poder exercer o feito preventivo. As crianças com doença hepática grave, entretanto, podem apresentar o sangramento tardio, mesmo que submetidos a esquemas adequados de prevenção. Estudo suíço observou que o esquema de 3 doses é efetivo em reduzir a doença tardia e que sua ocorrência, identificada em 4 crianças, deveu-se à presença de colestase ainda não diagnosticada em 3 crianças e em uma houve falha na administração da terceira dose. Alguns países recomendam a administração da vitamina K IM pela dificuldade em manter o esquema de 3 doses e o maior risco da doença tardia nos RN em aleitamento materno sem o esquema completo.

O uso de altas doses de vitamina K em gestantes que usam os medicamentos que aumentam o risco da doença hemorrágica de forma precoce tem sido recomendada para diminuir o sangramento precoce nos RN, sangramento este que pode conferir elevado risco, especialmente nos partos prematuros. Apesar de não haver evidências definitivas que confirmem ou refutem a sua utilidade em prevenir a hemorragia destes RN, preconiza-se o uso de 10 mg de vitamina K, VO, durante os 10 dias que antecedem o parto ou ao menos 4 horas antes do parto, devendo ser especialmente recomendado nos partos abaixo de 35 semanas de gestação.

A formulação de vitamina K, filoquinona, já emulsificada em ácido glicocólico e lecitina (micelar), é a preferida uma vez que dispensa a emulsificação que, como citado anteriormente, é deficiente no RN, sobretudo no prematuro, para a sua absorção VO e que, pela sua composição, é segura para ser administrado via intraIV, o que é útil no tratamento da doença, caso instalada, podendo ser alternativa nas primeiras semanas de vida em prematuros de muitíssimo baixo peso, quando a administração IM pode ser postergada até que eles atinjam peso acima de 1.000 ou 1.500 g. Devemos lembrar que as formulações de vitamina K não micelares apresentam solventes em sua composição que limitam o seu uso pela via intraIV, sob o risco de choque anafilático.

A Figura 49.11 apresenta o algoritmo para o uso preventivo da vitamina K.

Tratamento

O tratamento será pouco utilizado, uma vez que a adoção das medidas de prevenção adequada é altamente eficaz. Utiliza-se a vitamina K, na dose de 2 mg pela intraIV e, para isso, devem-se utilizar as formulações emulsificadas, micelares, por serem seguras, uma vez que as vitaminas emulsificadas com emulsificantes não iônicos podem culminar em choque anafilático quando administradas pela via IV.

O esperado é que o sangramento ativo deva cessar em até 4 horas após a administração da vitamina K. A falha terapêutica levantar a suspeita de outra origem, como doenças hepáticas ou do sistema de coagulação. O sangramento, se intenso, poderá exigir a reposição rápida de fatores de coagulação pelo uso de plasma fresco congelado via IV, na dose de 15 mL/kg, e a correção de eventual anemia pela administração IV de concentrado de hemácias 10 mL/kg.

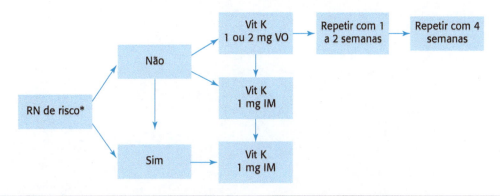

Figura 49.11 Algoritmo para a prevenção da doença hemorrágica.

Risco: drogas anticonvulsivantes, antituberculosas e dicumarínicos em gestante; peso ≤ 2.000 g; doenças respiratórias; condição clínica com indicação de terapia intensiva.

Fonte: Desenvolvida pela autoria.

BIBLIOGRAFIA CONSULTADA

Allison AC. Danger of vitamin K to newborn. Lancet. 1955;i:699.

American Academy of Pediatrics, Committee on Nutrition. Vitamin K compounds and the water-soluble analogues: use in therapy and prophylaxis in pediatrics. Pediatrics. 1961;28:501-7.

American Academy of Pediatrics, Vitamin K Ad Hoc Task Force. Controversies concerning vitamin K and the newborn. Pediatrics. 1993;91:1001-3.

Ardell S, et al. Prophylactic vitamin K for the prevention of vitamin K deficiency bleeding in preterm neonates. Cochrane Database Syst Rev. 2018 Feb 5.

Cornelissen M, et al. Increased incidence of neonatal vitamin K deficiency resulting from maternal anticonvulsivant therapy. Am J Obstet Gynecol. 1993;923-8.

Dam H, Dyggve H, Larsen H, et al. The relation of vitamin K deficiency to hemorrhagic disease of the newborn. Adv Pediatr. 1952;5:129-53.

Devesa SS, Silverman DT, et al. Cancer incidence and mortality trends among whites in the United States, 1947-84. J Natl Cancer Inst. 1987;79:701-70.

Golding J, et al. Childhood cancer, intramuscular vitamin K, and phenithidine given during labor. BMJ. 1992;305:341.

Golding J, et al. Factors associated with childhood cancer in a national cohort study. Br J Cancer. 1990;62:304.

Harden CL, et al. Practice parameter update: management issues for women with epilepsy – focus on pregnancy (an evidence-based review): Vitamin K, folic acid, blood levels, and breastfeeding: report of the quality standards Subcommittee and Therapeutics and Technology Assessment Subcommittee of the American Academy of Neurology and American Epilepsy Society. Neurology. 2009;73:142-9.

Hathaway WE. New insights on vitamin K. Hematol Oncol Clin North Am. 1987;1:367-79.

Hubbard D, et al. Intracerebral hemorrhage due to hemorrhagic disease of the newborn and failure to administer vitamin K at birth. Southern Medical Journal. 2006;99:1216-20.

Klebanoff MA, et al. The risk of childhood cancer after neonatal exposure to vitamin K. N Engl J Med. 1993;329:905.

Laubscher B, et al. Prevention of vitamin K deficiency bleeding with three oral mixed micellar phylloquinone doses: results of a 6-year (2005-2011) surveillance in Switzerland. Eur J Pediatr. 2013 Mar;172(3):357-60.

McNinch A, et al. Vitamin K deficiency bleeding in Great Britain and Ireland: British Paediatric Surveillance Unit Surveys, 1993, 94 and 2001-02. Archives of Disease in Childhood. 2007;92(9):759-66.

Ng E, Loewy AD. Guidelines for vitamin K prophylaxis in newborns. Paediatr Child Health. 2018 Sep;23(6):394-402.

Sankar MJ, et al. Vitamin K prophylaxis for prevention of vitamin K deficiency bleeding: a systematic review. J Perinatol. 2016 May; 36(Suppl 1):S29-S35.

Shearer MJ. Vitamin K. Lancet. 1995;345:229-34.

Townsend CW. The hemorrhagic disease of the newborn. Arch Pediatr. 1894;11:559.

Van Winckel M, et al. Vitamin K, an update for the paediatrician. European Journal of Pediatrics. 2009;168(2):127-34.

Vaz FAC, Ibidi SM. Doença hemorrágica do recém-nascido. In: Vaz FAC, et al. Neonatologia. Barueri: Manole, 2011. p. 247-53.

Von Kries R, Göbel U. Oral vitamin K prophylaxis and late haemorrhagic disease of the newborn. Lancet. 1994;343-52.

Warren M. Late vitamin K deficiency bleeding in infants whose parents declined vitamin K prophylaxis — Tennessee. MMWR Morb Mortal Wkly Rep. 2013 Nov 15;62(45):901-902.

Yilmaz C, et al. Intracranial hemorrhage due to vitamin K deficiency. In Infants: a clinical study. International Journal of Neuroscience. 2009;119(12):2250-6.

49.4 Imunização e Triagens Fundamentais

■ Michele da Silva Jordan Faleiros

Imunização

Vacina contra hepatite B

Vacina subunitária contendo antígeno de superfície do vírus da hepatite B (AgsHB) purificado, obtido por engenharia genética, contendo hidróxido de alumínio como adjuvante.

Deve ser administrada a partir do nascimento, o mais precocemente possível.

A aplicação deve ser intramuscular (IM), no vasto lateral da coxa. Não deve ser aplicada na região glútea. Em pacientes com graves tendências hemorrágicas, pode ser administrada via subcutânea (SC); caso se utilize a via IM, a aplicação deve seguir-se de compressão local com gelo.

O esquema completo compreende a administração de três doses, sendo a segunda e a terceira doses aplicadas, respectivamente, 1 e 6 meses após a primeira (esquema 0, 1 e 6 meses). Intervalos mínimos a serem observados: para a segunda dose, 1 mês após a primeira; e para a terceira dose, 2 meses após a segunda, desde que o intervalo de tempo decorrido a partir da primeira dose seja, no mínimo, de 4 meses e a criança já tenha completado 6 meses de idade.

Para a vacinação rotineira, outros esquemas poderão ser utilizados, respeitados os intervalos mínimos entre as doses, de forma a permitir a coincidência com o emprego de outras vacinas, já que não há comprometimento da eficácia nem aumento dos eventos adversos quando outras vacinas são administradas simultaneamente e intervalos maiores do que os recomendados proporcionam resultados equivalentes, não havendo necessidade de se reiniciar o esquema.

Os recém-nascidos prematuros abaixo de 33 semanas ou menores de 2 kg ao nascimento, quando vacinados antes de atingirem este peso, devem receber uma quarta dose da vacina no 1º ano de vida (esquema recém-nascido, 1, 2 e 6 meses de vida).

Para profilaxia da transmissão vertical da hepatite B, os recém-nascidos de mães positivas para o antígeno HBs devem receber também imunoglobulina específica anti-hepatite B, na dose de 0,5 mL, IM, em local diferente da aplicação da vacina. A aplicação pode ser feita até o 7º dia de vida, mas deve ocorrer de preferência nas primeiras 12 horas. Nessas condições, a proteção conferida contra a transmissão no momento do parto é de aproximadamente 100%. Assim como os prematuros e menores de 2 kg, estes recém-nascidos também devem receber dose extra da vacina aos 2 meses de idade.

Crianças de mães com perfil sorológico desconhecido para hepatite B devem receber apenas vacina. Devemos lembrar que a vacinação isolada nas primeiras 12 horas de vida é altamente eficaz na prevenção da transmissão vertical da hepatite B.

Uma pequena proporção de crianças pode sofrer infecção intraútero e, neste caso, a imunoprofilaxia é ineficaz.

Vacina contra a tuberculose

A vacina, liofilizada, contém o bacilo de Calmette e Guérin (BCG), que é uma cepa atenuada do *Mycobacterium bovis*.

Deve ser administrada de preferência na maternidade, antes da alta hospitalar, via intradérmica, na inserção inferior do músculo deltoide direito. Dose única, de 0,1 mL, independentemente da idade. Exceção: contactantes domiciliares de doentes com hanseníase, não importa a forma clínica, devem receber duas doses, com intervalo de 6 meses.

São contraindicações relativas, que motivam o adiamento da vacina: doença de pele extensa ou no local da aplicação da vacina; e peso inferior a 2 kg.

Os recém-nascidos de mães positivas para o vírus da imunodeficiência humana devem ser vacinados. Pessoas com diagnóstico confirmado de HIV e portadoras de imunodeficiência congênita não devem receber a vacina.

Os recém-nascidos contactantes domiciliares de pacientes bacilíferos não devem receber a vacina. Neste caso, está indicada a profilaxia com isoniazida por 3 meses, quando deve ser realizado um teste tuberculínico (PPD). Se a criança for reatora, mantém-se a profilaxia por mais 3 meses; se não o for, está indicada a vacinação.

As mães devem ser orientadas sobre a evolução normal da vacina. Após 3 a 4 semanas, surgem, no local da aplicação, um nódulo que evolui para pústula entre 4 e 5 semanas; úlcera de 4 a 10 mm de diâmetro; e, entre 6 e 12 semanas, crosta e cicatriz.

Crianças que receberam a BCG há 6 meses ou mais e não apresentam cicatriz devem ser revacinadas, sem a necessidade de realizarem PPD previamente.

Triagens fundamentais

Triagem para doenças metabólicas, endócrinas, hematológicas e infecciosas (teste do pezinho)

O primeiro teste de triagem foi idealizado por Guthrie, na década de 1960, para a fenilcetonúria. Consistia em um ensaio de inibição bacteriana, que identificava níveis elevados de fenilalanina no sangue. Este teste tinha dois aspectos relevantes: poderia ser feito rapidamente em um grande número de amostras; e, mais importante, a amostra utilizada era sangue em papel de filtro seco, o que possibilitava o envio a laboratórios centrais e um processamento barato.

Na década de 1990, o desenvolvimento da espectrometria de massa em Tandem (EMT) possibilitou a identificação de cerca de 30 a 40 distúrbios do metabolismo de aminoácidos, ácidos orgânicos e ácidos graxos. Também nesta década foi possível extrair DNA de sangue seco em papel de filtro. Estas duas tecnologias fizeram as possibilidades da triagem neonatal parecerem ilimitadas.

Triagem significa "separação", "escolha". Os testes de triagem neonatal não são diagnósticos, mas separam a população em dois grupos: os que podem ter a doença e os que não devem tê-la. Um teste de triagem adequado deve ter alta sensibilidade (capacidade de identificar corretamente os que têm a doença, com pouquíssimos falso-negativos) e razoável especificidade (capacidade de identificar corretamente os que não têm a doença, com poucos falso-positivos).

Segundo o National Screening Committee, de 1998, um programa de triagem populacional deve obedecer a certos critérios:

a) A **doença** triada deve ser um problema importante de saúde pública, ter sua história natural bem entendida e ser passível de diagnóstico no período pré-sintomático ou sintomático inicial.

b) O **teste** deve ser simples, seguro, confiável, barato e aceitável pelas pessoas que serão triadas. Deve ter valores bem específicos e separar claramente os indivíduos "em risco" daqueles "sem risco". Nos casos positivos, deve ser sucedido de investigação diagnóstica e os benefícios da triagem devem ser maiores do que os riscos físicos e psicológicos do teste.

c) O **programa** de triagem deve ser aceitável nos aspectos clínico, social e ético, deve se associar a acesso igualitário, ser custo-efetivo e ter estrutura de suporte que garanta e controle sua qualidade.

A triagem neonatal no Brasil iniciou-se por intermédio da Associação dos Pais e Amigos dos Excepcionais (APAE) de São Paulo, em 1976, para fenilcetonúria e, em 1980, foi adicionada a triagem para o hipotireoidismo congênito. Em 1990, o Estatuto da Criança e do Adolescente definiu a triagem neonatal como obrigatória, o que foi reafirmado pelo Ministério da Saúde em 1992, por meio de portaria que tornou obrigatória a triagem para fenilcetonúria e hipotireoidismo congênito. A Portaria GM/MS nº 822, de 6 de junho de 2001, instituiu, no âmbito do Sistema Único de Saúde (SUS), o Programa Nacional de Triagem Neonatal (PNTN).

O PNTN é um programa de rastreamento populacional que tem como objetivo geral identificar distúrbios e doenças no recém-nascido, em tempo oportuno, para intervenção adequada, garantindo tratamento e acompanhamento contínuo às pessoas com diagnóstico positivo, com vistas a reduzir a morbimortalidade e melhorar a qualidade de vida das pessoas. A missão é promover, implantar e implementar a triagem neonatal no âmbito do SUS, visando o acesso universal, integral e equânime, com foco na prevenção, na intervenção precoce e no acompanhamento permanente das pessoas com as doenças do Programa Nacional de Triagem Neonatal.

As doenças que integraram o PNTN no momento da sua implantação, em 2001, foram: fenilcetonúria; hipotireoidismo congênito; doença falciforme; e outras hemoglobinopatias e fibrose cística. Em 2012 foram incluídas a triagem neonatal para hiperplasia adrenal congênita e deficiência de biotinidase.

Atualmente, a APAE de São Paulo tem quatro painéis de testes:

- Básico: composto pelas seis doenças do Programa Nacional de Triagem Neonatal: fenilcetonúria; hipotireoidismo congênito; anemia falciforme e outras hemoglobinopatias; fibrose cística; hiperplasia adrenal congênita; e deficiência de biotinidase.

- Mais: compreende as doenças do teste básico, deficiência de G6PD, galactosemia, leucinose e toxoplasmose congênita.

- Super: inclui outros 36 testes para aminoacidopatias, defeitos do metabolismo dos ácidos graxos e acidemias orgânicas, realizados por meio de EMT.

- SCID e Agama: detecta um grupo de doenças genéticas graves, a imunodeficiência combinada grave (SCID) e agamaglobulinemia. Pode ser realizado associado a qualquer um dos perfis anteriores.

O Quadro 49.5 lista as principais patologias passíveis de triagem no período neonatal.

Quadro 49.5 Principais patologias passíveis de triagem neonatal.

Distúrbios dos ácidos orgânicos	• Acidemia isovalérica • Acidúria 3-hidroxi-3-metilglutárica (HMG) • Deficiência de 3-metilcrotonil-CoA-carboxilase (3MMC) • Acidúria metilmalônica • Acidemia propiônica • Acidemia glutárica tipo 1 • Deficiência de carboxilases múltiplas
Distúrbios do metabolismo dos aminoácidos	• Fenilcetonúria • Homocistinúria • Tirosinemia tipo 1 • Doença do xarope de bordo • Citrulinemia • Leucinose
Distúrbios da oxidação de ácidos graxos	• Deficiência de desidrogenase da Acil-CoA de cadeia média (MCAD) • Deficiência de desidrogenase da Acil-CoA de cadeia muito longa (VLCAD) • Deficiência da proteína trifuncional mitocondrial de cadeia longa 3-hidroxi-Acil-CoA desidrogenase (LCHAD/ MTP) • Distúrbio da captação da carnitina

(Continua)

Quadro 49.7 Principais patologias passíveis de triagem neonatal. (*Continuação*)

Hemoglobinopatias e outros distúrbios	• Doença falciforme • β-talassemia • Hemoglobina C • Deficiência de glicose-6-fosfato desidrogenase (G6PD) • Deficiência de biotinidase • Galactosemia • Hipotireoidismo congênito • Hiperplasia adrenal congênita • Fibrose cística
Doenças infecciosas	• Toxoplasmose • Citomegalovirose • Sífilis • Rubéola • Aids • Doença de Chagas
Imunodeficiências	• Imunodeficiência combinada grave (SCID) • Agamaglobulinemia

Fonte: Desenvolvido pela autoria.

A seguir, um breve resumo sobre as doenças do Programa Nacional de Triagem Neonatal:

Fenilcetonúria

É um erro inato do metabolismo, de etiologia autossômica recessiva, resultante da ausência ou deficiência quase completa de atividade da enzima fenilalanina hidroxilase, o que aumenta a concentração de fenilalanina plasmática e a excreção urinária de ácido fenilpirúvico.

Classifica-se em leve, com níveis de fenilalanina de 10 a 20 mg/dL; e clássica, com níveis acima de 20 mg/dL.

A incidência de fenilcetonúria varia, nos diversos estados e regiões, de 1:21.000 a 1:13.500 nascidos vivos. Os afetados, se não tratados precocemente, desenvolvem retardo mental e distúrbios do comportamento em mais de 90% dos casos. O tratamento consiste na restrição de fenilalanina da dieta, com monitorização dos níveis séricos de fenilalanina e suplementação de aminoácidos livres de fenilalanina e gera resultados excelentes de crescimento e desenvolvimento. Deve ser mantido por toda a vida e deve ser especialmente rigoroso nas mulheres em idade fértil em virtude do potencial teratogênico da hiperfenilalaninemia.

Hipotireoidismo congênito

Deficiência do hormônio tireoidiano ao nascimento, representa uma das principais causas tratáveis de retardo mental, com incidência de 1:4.000 a 1:3.000 nascidos vivos. Cerca de 85% dos casos são esporádicos, existindo diversas etiologias. Geralmente é determinado por alguma forma de disgenesia tireoidiana. A triagem é feita pela dosagem do hormônio tireoestimulante (TSH) e da tiroxina livre. O tratamento é feito com a reposição oral de levotiroxina e monitorização clínica dos níveis sanguíneos dos hormônios, crescimento e desenvolvimento.

Doença falciforme

Trata-se de um grupo de doenças caracterizadas pela produção anormal de cadeias β da hemoglobina, o que determina anemia por hemólise crônica, além de episódios intermitentes de oclusão vascular, acompanhados de dor intensa e outras complicações. A incidência varia de 1:2.500 a 1:1.000 nascidos vivos.

Tem etiologia autossômica recessiva e a triagem neonatal pode identificar indivíduos com outras hemoglobinopatias e os portadores.

O tratamento consiste na profilaxia de infecções, imunizações e educação da família para as principais complicações, o que reduz a morbidade e a mortalidade pela doença.

Fibrose cística

De etiologia autossômica recessiva, é um distúrbio da função exócrina associado à proteína reguladora da condutância transmembrana, que regula o fluxo de íons nas superfícies epiteliais. As principais alterações ocorrem no pâncreas exócrino, pulmões, intestino, fígado, glândulas sudoríparas e trato genital masculino. Ocorrem repercussões importantes na nutrição e no crescimento, e muitos acometidos morrem pelas complicações pulmonares.

A incidência varia de acordo com a etnia, sendo mais comum em caucasianos, que têm uma incidência de 1:3.500. A incidência no Brasil é de 1:10.000 nascidos vivos e em São Paulo de 1:16.588 nascidos vivos.

A triagem é feita pela dosagem da tripsina imunorreativa (IRT), e a confirmação se dá mediante teste do suor. O número de falso-positivos é grande quando se usa esta técnica, o que gera a expectativa de uma doença grave.

O Protocolo Diagnóstico do Laboratório do Teste do Pezinho foi revisto em 2015, com base nos dados coletados desde 2010, elevando o valor de referência normal de < 70 para < 80 ng/mL. Se maior ou igual a 80, solicita-se nova amostra de IRT entre 16 e 30 dias de vida. Se a dosagem do IRT for maior ou igual a 70 ng/mL nesta faixa de idade ou maior ou igual a 100 ng/mL, quando coletada com mais de 30 dias, o paciente deve ser submetido à avaliação clínica imediata em, no máximo, 1 semana e, em seguida, ao teste do suor.

O tratamento consiste em suporte nutricional, suplementação de vitaminas lipossolúveis, reposição de enzimas pancreáticas, broncodilatadores, fisioterapia respiratória e prevenção de infecções pulmonares. O diagnóstico precoce diminui a morbidade e aumenta a sobrevida.

Hiperplasia adrenal congênita

A denominação hiperplasia adrenal congênita engloba um conjunto de síndromes transmitidas de forma autossômica recessiva, que se caracterizam por diferentes deficiências enzimáticas na síntese de esteroides adrenais.

A incidência é variável, sendo que a da forma perdedora de sal varia de 1:1.280 a 1:42.000 nascidos vivos. Cerca de 95% dos casos resultam de deficiência da 21-hidroxilase.

As manifestações clínicas dependem da enzima envolvida e do grau de deficiência (total ou parcial). A forma clássica perdedora de sal por deficiência da 21-hidroxilase é a mais comum. Nos recém-nascidos do sexo feminino, há virilização da genitália externa, enquanto no sexo masculino ocorre diferenciação normal da genitália. A deficiência mineralocorticosteroide se manifesta precocemente (em geral a partir da 2ª semana de vida), com crise adrenal: depleção de volume; desidratação; hipotensão; hiponatremia; e hipercalemia. Na forma clássica, não perdedora de sal, as manifestações predominantes são de virilização em ambos os sexos, com clitoromegalia, aumento peniano, pubarca precoce, velocidade de crescimento aumentada e maturação óssea acelerada, resultando em baixa estatura final.

A triagem é feita pela quantificação da 17-hidroxiprogesterona (17-OHP) em papel de filtro. Valores ≤ percentil 99 são considerados normais. Valores ≥ percentil 99, porém ≤ 2 vezes percentil 99, deverão ser repetidas em papel filtro. Valores ≥ 2 vezes percentil 99 receberão convocação de emergência para consulta médica e testes confirmatórios para elucidação diagnóstica.

Situações especiais: crianças prematuras; baixo peso; ou submetidas a situações de estresse perinatal podem ter níveis de 17-OHP elevados, sem significar doença. Bebês prematuros cujas mães receberam corticosteroide até 15 dias antes do parto podem apresentar resultados falso-negativos e devem repetir a coleta em 14 dias.

O tratamento consiste na suplementação de glico e mineralocorticosteroides, além da correção de distúrbios hidreletrolíticos, metabólicos e hormonais na crise de perda de sal.

Deficiência da biotinidase

É uma doença genética, autossômica recessiva, em que ocorre um defeito no metabolismo da biotina. As pessoas não tratadas e com deficiência grave iniciam, por volta da 7ª semana de vida, alterações neurológicas como hipotonia, microcefalia, atraso no desenvolvimento neuropsicomotor, crises convulsivas de difícil controle, fraqueza de membros, paresia espástica, redução da acuidade visual e perda auditiva, além de alterações cutâneas como dermatite eczematoide e alopecia. Indivíduos com deficiência parcial podem ter hipotonia, *rash* cutâneo e perda de cabelos, principalmente durante períodos de estresse.

Sua prevalência mundial é de 1:60.000 nascidos vivos, somando-se a forma grave e a parcial. No Brasil, um estudo de 1998 encontrou dois casos graves e um parcial em um total de 225.136 amostras, o que resulta em uma prevalência de 1:41.000 nascidos vivos.

Considera-se deficiência profunda quando a atividade da biotinidase é inferior a 10% e parcial quando está entre 10% e 30%. O teste é quantitativo em papel de filtro e, caso alterado, é realizado exame confirmatório no plasma heparinizado (método Wolf). Para conclusão diagnóstica, pode ser necessário estudo de biologia molecular.

O tratamento é a reposição oral de biotina, na dose de 20 mg/dia, independentemente do peso. Os bebês tratados precocemente devem permanecer assintomáticos.

Com a disponibilidade da EMT, que possibilita a realização de inúmeros testes, cabem algumas reflexões. Tornou-se possível triar doenças que não têm incidência significativa na população, cuja história natural não é bem conhecida (por serem muito raras), para as quais não há tratamento efetivo nem com benefícios imediatos ao paciente. Para cada teste, a sensibilidade é alta na intenção de se evitar falso-negativos. Isso gera um grande número de falso-positivos, gerando ansiedade nos pais e sobrecarregando o sistema com muitos testes confirmatórios. No que concerne à alocação de recursos em saúde, o custo para cada teste de triagem é baixo, mas há custos aumentados para a confirmação, acompanhamento e seguimento destes casos e discute-se se este capital poderia ser aplicado em outras formas de melhoria da saúde coletiva.

Teste do reflexo vermelho

O reflexo vermelho (Figura 49.12) é vital para a detecção precoce de anormalidades da visão e de condições que ameaçam a vida, como catarata, glaucoma, retinoblastoma, anormalidades retinianas, doenças sistêmicas com manifestações oculares e altos erros de refração.

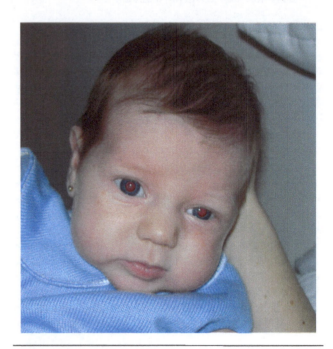

Figura 49.12 Reflexo vermelho normal.
Fonte: Acervo da autoria.

Ele usa a transmissão da luz de um oftalmoscópio através de todas as estruturas oculares normalmente transparentes, incluindo o filme lacrimal, córnea, humor aquoso, cristalino e humor vítreo, chegando ao fundo do olho e sendo refletida. Qualquer fator que impeça ou bloqueie a passagem da luz resultará em reflexo vermelho anormal, por exemplo: muco ou outro corpo estranho no filme lacrimal; opacidades corneanas ou aquosas; anormalidades da íris que alterem a abertura pupilar; catarata; opacidade vítrea e anormalidades retinianas, incluindo tumores ou coloboma coriorretiniano.

O reflexo vermelho deve ser realizado em todo recém-nascido, antes da alta hospitalar e durante todas as consultas de rotina subsequentes.

O exame é feito na penumbra, com o oftalmoscópio colocado a aproximadamente 1 metro dos olhos da criança, observando-se o reflexo vermelho dos dois olhos simultaneamente. Se for notado um reflexo diferente entre os olhos ou a presença de opacidade, esta criança deverá ser avaliada pelo oftalmologista com urgência, pois pode ter uma catarata congênita, retinoblastoma ou mesmo grandes diferenças de refração.

Todas as crianças com história familiar de retinoblastoma, catarata congênita, infantil ou juvenil, glaucoma ou anormalidades retinianas devem ser avaliadas por um oftalmologista, independentemente do estado do reflexo vermelho. A idade para encaminhamento depende de cada condição específica.

Triagem auditiva

A surdez neurossensorial congênita constitui-se em um problema de saúde pública em nosso meio, tanto pela sua frequência como pelas sequelas permanentes na habilidade social e linguística das crianças, se não forem diagnosticadas e tratadas precocemente.

Cerca de 1 a 3 para cada mil nascidos vivos saudáveis são atingidos pela surdez infantil congênita permanente. Nas crianças que ficaram internadas em unidade de terapia intensiva (UTI), este número pode chegar a 2 a 4 para 100.

Historicamente, houve dificuldades na realização da triagem auditiva, por não se dispor de um método objetivo para a avaliação da audição em bebês, baseando-se apenas na resposta reflexa a um estímulo sonoro não padronizado. Somente no final da década de 1970 foi descrita uma triagem neonatal utilizando-se potenciais evocados auditivos de tronco cerebral (PEATE, mais conhecido no nosso meio como BERA – *brain stem evoked response audiometry*, ou ABR – *auditory brain responses*, terminologia mais usada na literatura atualmente). Neste trabalho, encontrou-se uma frequência de deficiência auditiva de 2:100 RN provenientes de UTI neonatal (UTIN). Também foi nesta época que se desenvolveu a avaliação auditiva por emissões otoacústicas. Assim, inicialmente definiu-se que seria feita a triagem nos bebês que preenchessem os chamados "critérios de risco": história familiar de deficiência auditiva congênita; muito baixo peso ao nascer; hiperbilirrubinemia neonatal; asfixia perinatal; infecções congênitas ou perinatais; meningite bacteriana.; anomalias craniofaciais; medicações ototóxicas; ventilação mecânica; e síndromes associadas a problemas auditivos, condutivos ou neurossensoriais. Posteriormente, com o reconhecimento de que a EOA é uma técnica de fácil aplicação, válida na identificação de perdas auditivas e economicamente viável, passou a ser recomendada a triagem auditiva universal.

Outro forte argumento a favor da triagem auditiva universal é o de que somente 50% dos portadores de surdez congênita permanente apresentam algum critério de risco identificado.

Também se deve enfatizar que todas as crianças devem ser acompanhadas em seu desenvolvimento auditivo, mesmo as que apresentam uma triagem inicial normal, já que podem ocorrer perdas auditivas progressivas ou condutivas.

A triagem auditiva neonatal envolve o uso de avaliações fisiológicas objetivas. O programa consiste de um processo de duas etapas, usando inicialmente a emissão otoacústica, seguida do BERA naqueles que falham no primeiro teste.

Emissões otoacústicas evocadas são sinais acústicos gerados na cóclea em resposta a um estímulo auditivo, detectados por um microfone colocado no canal auditivo externo. Este exame pode avaliar individualmente cada orelha, é rápido e não depende da colaboração da criança, que pode estar dormindo ou acordada durante o exame. Seu resultado é frequentemente influenciado por patologias da orelha média (efusões na orelha média, presença de cerúmen ou vérnix no conduto auditivo). Este exame não quantifica a perda auditiva ou o limiar auditivo, mas respostas normais não são obtidas se os limiares auditivos são de aproximadamente 30 a 40 dB ou mais. Também não avalia a integridade da transmissão neural do som até o sistema nervoso central (SNC). Assim, uma falha na emissão otoacústica significa apenas que uma perda auditiva de mais de 30 a 40 dB pode existir ou que a orelha média é ou está anormal.

As emissões otoacústicas não detectam afecções retrococleares, que podem ocorrer mais frequentemente nas crianças com hiperbilirrubinemia, RN asfixiados ou em crianças com risco de alterações neurológicas.

O BERA é um teste que reflete a atividade de vários eventos neuroelétricos na via auditiva, do nervo auditivo até o tronco cerebral, captados por eletrodos colocados na superfície do crânio. É bastante acurado, não invasivo, pode avaliar cada lado especificamente e independe da resposta voluntária, com baixas taxas de falso-positivos (3% a 5%). Uma desvantagem é a de que a criança precisa estar quieta e, para isso, pode ser necessária a sedação. Uma falha no BERA pode representar um nível de audição pior que 40 dB. Geralmente não é utilizado como teste inicial porque seu custo é elevado, demanda muito tempo para sua aplicação e necessita de pessoal treinado.

As EOA e o BERA são testes da integridade estrutural da via auditiva, mas não são verdadeiros testes de audição. Mesmo quando eles são normais, a audição não pode ser considerada normal até a criança ter maturidade suficiente para fazer uma audiometria tonal comportamental. Ela continua sendo o padrão-ouro para avaliação auditiva, pois pode determinar limiares auditivos em frequências específicas e pode determinar o grau de perda auditiva.

A seguir, o fluxograma do Joint Committee of Infant Hearing para triagem auditiva universal (Figura 49.13):

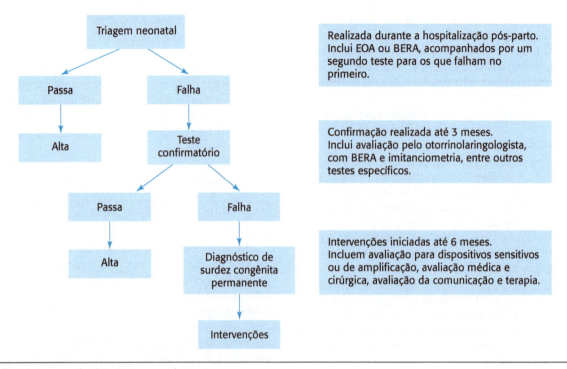

Figura 49.13 Processo de triagem e acompanhamento.

Fonte: Adaptado de Joint Committee of Infant Hearing.

Triagem neonatal de cardiopatia congênita crítica (teste do coraçãozinho)

A cardiopatia congênita é a malformação congênita mais comum e ocorre em 1% dos nascidos vivos. As cardiopatias congênitas correspondem a cerca de 10% dos óbitos infantis, com aumento dessa mortalidade para 30% se a doença não é diagnosticada ao nascimento. Cerca de 1 a 2 a cada mil nascidos vivos apresentam cardiopatia congênita crítica e 30% destes recém-nascidos recebem alta sem diagnóstico, podendo evoluir para choque, hipóxia ou óbito precoce.

Diante disso, a aferição rotineira da oximetria de pulso em RN acima de 34 semanas aparentemente saudáveis é um instrumento de rastreamento com elevada especificidade (99%) e moderada sensibilidade (75%) para detecção precoce de cardiopatias.

É importante citar, entretanto, que existem cardiopatias graves, que podem necessitar de intervenção precoce, que não são rastreadas facilmente pelo teste do coraçãozinho, sendo o principal exemplo a coartação de aorta.

O teste deve ser realizado entre 24 e 48 horas de vida em recém-nascidos aparentemente saudáveis, com idade gestacional superior a 34 semanas. Deve-se medir a oximetria no membro superior direito (pré-ductal) e em algum dos membros inferiores. O teste será positivo quando houver saturação (SpO_2) < 95% ou uma diferença maior ou igual a 3 pontos percentuais entre as duas medidas.

Em caso de teste positivo, o exame deverá ser repetido em 1 hora. Caso persista positivo, deve ser solicitado ecocardiograma. A sequência está ilustrada no fluxograma da Figura 49.14.

Teste da linguinha

Em 20 de junho de 2014, foi sancionado o projeto de lei que "obriga a realização do protocolo de avaliação do frênulo da língua em bebês, em todos os hospitais e maternidades do Brasil".

O teste da linguinha é realizado pela aplicação do "Protocolo de Avaliação do Frênulo Lingual com Escores para Bebês", publicado por Martinelli em 2013. Esse protocolo é dividido em história clínica, avaliação anatomofuncional e avaliação da sucção nutritiva e não nutritiva. Na triagem neonatal, é realizada somente a avaliação anatomofuncional do bebê, considerando-se que ele pode demorar de 15 a 20 dias para se adaptar às novas condições de vida. O teste consiste na elevação da língua do bebê pela introdução dos dedos indicadores enluvados embaixo da língua, pelas margens laterais.

Na ocasião em que a lei foi sancionada, a Sociedade Brasileira de Pediatria publicou parecer em que esclarece que a avaliação do frênulo lingual faz parte da rotina do exame físico do recém-nascido e, portanto, é realizado pelo pediatra assistente antes da alta hospitalar e que não há evidências científicas que justifiquem a legislação, visto que ela foi baseada em um ensaio clínico com apenas 10 recém-nascidos.

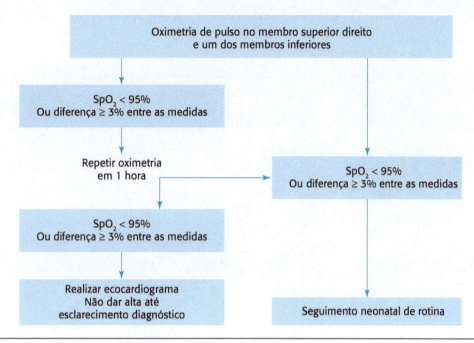

Figura 49.14 Fluxograma para triagem neonatal da cardiopatia congênita crítica.

Fonte: Desenvolvida pela autoria.

■ BIBLIOGRAFIA CONSULTADA

Agostini OSA. Cartilha do teste da linguinha: para mamar, falar e viver melhor. São José dos Campos, SP: Pulso Editorial, 2014. Disponível em: https://sbfa.org.br/fono2014/pdf/testedalinguinha_2014_livro.pdf.

American Academy of Pediatrics, Section on Ophtalmology. Red reflex examination in neonates, infants and children. Pediatrics. 2008;122:1401-1404.

Associação dos Pais e Amigos dos Excepcionais de São Paulo. Teste do pezinho – 2010. Disponível em: http://www.apaesp.org.br/testedopezinhohome.aspx. Acesso em: 14 abr. 2011.

Bricks LF, Sato HK, Scaramuzzi DR, Resegue R, Dias MHP, Contim D. Imunizações I – Vacinas do Calendário Básico. In: Sucupira ACSL, Bricks LF, Kobinge, MEBA, Saito MI, Zuccolotto SMC. Pediatria em consultório. 4. ed. São Paulo: Sarvier, 2000; p. 83-103.

Fase IV – Protocolo da triagem neonatal do Estado de São Paulo – Deficiência de biotinidade. Disponível em: http://www.apaesp.org.br/pt-br/teste-do-pezinho/profissionais-de-saude/Documents/Protocolo_2015_Biotinidase_Final.pdf.

Fase IV – Protocolo da triagem neonatal do Estado de São Paulo – Fibrose cística. Disponível em: www.apaesp.org/pt-br/teste-do-pezinho/profissionais-de:-saude/Documents/protocolo_2015_Fibrose_Final.pdf.

Governo do Estado de São Paulo. Secretaria de Estado da Saúde. Coordenadoria de Controle de Doenças. Centro de Vigilância Epidemiológica "Prof. Alexandre Vranjac". Norma Técnica do Programa de Imunização – São Paulo – 2008. Disponível em: ftp://ftp.cve.saude.sp.gov.br/doc_tec/imuni/imuni08_ntprog.pdf.

Governo do Estado de São Paulo. Secretaria de Estado da Saúde. Coordenadoria de Controle de Doenças. Centro de Vigilância Epidemiológica "Prof. Alexandre Vranjac". Norma técnica do programa de imunização – São Paulo – 2008. Disponível em: ftp://ftp.cve.saude.sp.gov.br/doc_tec/imuni/imuni08_ntprog.pdf.

Graziano RM. Exame oftalmológico do recém-nascido no berçário: uma rotina necessária. J Pediatr. 2002;78(3):187-188.

Harlor ADB, Jr Bower C. Hearing assesment in infants and children: recommendations beyond neonatal screening. Pediatrics. 2009;124;1252-1263.

Leão LL, Aguiar MJ. Newborn screening: what pediatricians should know. J Pediatr. 2008;84(4 Suppl): S80-90.

Levy PA. An overview of newborn screening. J Dev Behav Pediatr. 2010;31:622-631.

Ministério da Saúde (BR). Fundação Nacional de Saúde. Tuberculose – Guia de Vigilância Epidemiológica. Brasília, Ministério da Saúde, 2002. Disponível em: http://portal.saude.gov.br/ portal/arquivos/pdf/manual_tuberculose.pdf.

Ministério da Saúde (BR). Secretaria de Atenção à Saúde. Departamento de Atenção Especializada e Temática. Triagem neonatal: hiperplasia adrenal congênita. Brasília, Ministério da Saúde, 2015. Disponível em: bvms.saude.gov.br/bvs/publicações/triagem_neonatal_hiperplasia_adrenal_congenita.pdf.

Ministério da Saúde (BR). Secretaria de Vigilância em Saúde. Departamento de Vigilância Epidemiológica. Manual dos centros de referência para imunobiológicos especiais – Brasília, 2006. 3. ed. Disponível em: http://portal.saude.gov.br/portal/arquivos/pdf/livro_cries_3ed.pdf.

Ministério da Saúde (BR). Secretaria de Vigilância em Saúde. Departamento de Vigilância das Doenças transmissíveis. Manual de normas e procedimentos para vacinação. Brasília: Ministério da Saúde, 2014. Disponível em: bvms.saude.gov/bvs/publicacoes/manual_procedimentos_vacinacao.pdf.

Nelson HD, Bougatsos C, Nygren P. Universal newborn hearing screening: systematic review to update the 2001 US Preventive services task force recommendation. Pediatrics. 2008;122;e266-e276.

Nota técnica no. 7/2018-CGSCAM/DAPES/SAS/MS. Disponível em: portalarquivos2.saude.gov.br/images/pdf/2018/junho/12/SEI--MS-2937931-Nota-Tecnica.pdf.

Notícias SBP – Teste da linguinha não tem justificativa científica. Publicado no site da SBP em novembro de 2014. Disponível em: www.sbp.com.br/imprensa/detalhe/nid/teste-da-linguinha-nao-tem-justificativa-cientifica.

Segre CAM. Triagem auditiva neonatal. In: Procianoy RS, Leone CR. ProRN. Ciclo 3, módulo 3, 2006; 47-80.

Souza CFM, Schwartz IV, Giugliani R. Triagem neonatal de distúrbios metabólicos. Ciência e Saúde coletiva. 2002;7(1):129-137.

Wilcken B, Wiley V. Newborn screening. Pathology. 2008 Feb;40(2): 104-15.

O Recém-Nascido com Necessidades Especiais

50.1 Crescimento Intrauterino Restrito

■ Karen Mayumi Koga Sakano

Introdução

O desenvolvimento fetal normal é um processo complexo de crescimento, diferenciação e maturação de órgãos e tecidos, que sofre influência de fatores de origem materna, placentária e fetal. Os detalhes dos mecanismos celulares e moleculares envolvidos que permitem alcançar todo o potencial de crescimento ainda não estão totalmente compreendidos.

Podemos subdividir o crescimento fetal em três estágios consecutivos. O primeiro estágio, associado à rápida mitose e consequente aumento no número de células (hiperplasia), ocorre até mais ou menos 16 semanas; o segundo estágio, até 32 semanas, reflete um aumento no número e no tamanho das células (hiperplasia e hipertrofia); e o terceiro estágio, em que só ocorre hipertrofia, após 32 semanas, é a fase em que há maior deposição de gordura e glicogênio fetais.

No início da vida fetal, o principal determinante do crescimento é a genética fetal, mas com a progressão da gestação, outras influências, como fatores ambientais, nutricionais e hormonais, tornam-se cada vez mais importantes.

Definição

Apesar de não serem sinônimos, os termos "crescimento intrauterino restrito" (CIUR), "pequeno para a idade gestacional" (PIG) e 'baixo peso" (BP) são usados frequentemente para nomear um mesmo grupo de crianças cujos pesos de nascimento são baixos, com características semelhantes, porém não idênticas, que partilham maiores taxas de mortalidade e morbidade perinatal.

A Organização Mundial de Saúde (OMS) define baixo peso somente como um peso de nascimento abaixo de 2.500 g, independentemente da idade gestacional.

O termo referente à sigla PIG leva em consideração a idade gestacional, mas há inúmeras classificações propostas, sendo a mais difundida a de Lubchenco e Battaglia que, em 1967, definiram o PIG como o recém-nascido com peso de nascimento abaixo do percentil 10 para sua idade gestacional, na 1ª curva de referência de pesos para idade gestacional, utilizando os pesos de recém-nascidos, em Denver, nos Estados Unidos. Posteriormente, vários outros autores propuseram outras definições, como o uso dos percentis 3 ou 5 ou de 2 desvios-padrão da média, em diversas outras curvas.

Em 2003, foi publicado o "International Small for Gestational Age Advisory Board Consensus Development Conference Statement: Management of Short Children Born Small for Gestational Age", em que se criou o consenso de que o PIG são crianças cujo peso de nascimento e/ou comprimento é pelo menos 2 desvios-padrão abaixo da média para a idade gestacional em uma dada população de referência. Significa que a criança pode ser apenas constitucionalmente pequena, sem implicar uma patologia associada.

Como é fácil observar, a maior dificuldade encontra-se na escolha da curva de referência, pois ela deve refletir ao máximo a população estudada, que, no nosso caso, é muito diferente da população de Denver de 1966. Ressaltamos ainda a importância das diferenças étnicas, de paridade materna, de localização geográfica e de condição socioeconômica na determinação do peso de nascimento normal, tanto que a OMS recomenda que cada população tenha sua própria curva de crescimento fetal. Por exemplo, a média de peso de nascimento dos índios americanos da tribo Cheyenne é de cerca de 3.800 g, enquanto a média de uma determinada tribo em Nova Guiné é de 2.400 g, ou seja, o peso mais "normal" possível, dentro de cada população.

A segunda grande dificuldade é a determinação da idade gestacional o mais precisamente possível. Classicamente, a idade gestacional deve ser contada a partir do 1º dia do último ciclo menstrual da gestante, mas como isso nem sempre é possível, uma medida antropométrica por ultrassonografia do feto realizada até a 14ª. semana de gestação é uma mensuração muito precisa da idade gestacional. Quando nem uma medida nem outra forem disponíveis, podem ser levados em consideração outros tipos de avaliação da idade gestacional, como os métodos de avaliação somaticoneurológico (New Ballard, Dubowitz, Capurro).

Já estiveram frequentemente em uso no nosso meio, as curvas de Ramos (1983) e a de Alexander de 1996, mas atualmente a curva de referência mais em uso é a de Fenton, que teve uma atualização em 2013, a partir de revisão sistemática e metanálise de diversos dados antropométricos (peso, comprimento, perímetro cefálico) de diversos recém-nascidos, com o intuito de ser harmonizada à curva de crescimento da OMS, que é a curva-padrão adotada em mais de 125 países para crianças nascidas a termo e com peso adequado, sendo possível classificar recém-nascidos pré-termos de cerca de 24 semanas de idade gestacional até 50 semanas, quando já está harmonizada e sobreposta à curva da OMS.

Em 2016, foi apresentada a curva resultante de um estudo multicêntrico, multiétnico, prospectivo, a INTERGROWTH- 21st Project, que coletou dados de crescimento, nutrição e saúde desde estágios precoces de gestação até a primeira infância de gestantes e bebês selecionados de oito áreas geográficas: Brasil; China; Itália; Quênia; Oman; Reino Unido; e Estados Unidos.

Apesar de existirem alguns pontos a serem considerados quando esta nova curva de referência é utilizada, como o pequeno número de pré-termos abaixo de 33 semanas incluídos e o fato de não ter sido avaliada a perda ponderal da adaptação pós-natal para início de seguimento, já há uma recomendação da Sociedade Brasileira de Pediatria para a utilização destas curvas da INTERGROWTH-21st Project para seguimento de crescimento pós-natal, com a ressalva de que deve ser admitido para monitoramento do crescimento o canal atingido após perda ponderal inicial fisiológica, considerada no máximo de 15%, ou seja, a definição de qual canal de crescimento utilizar será feita somente após se iniciar a recuperação do peso.

CIUR sugere uma diminuição na velocidade de crescimento fetal, com a presença de um processo patofisiológico intraútero que não permite ao feto alcançar todo seu potencial genético de crescimento. Assim sendo, deve ser definido com base em pelo menos duas avaliações ultrassonográficas do crescimento fetal, em momentos distintos, com pelo menos 2 semanas de intervalo, evidenciando-se esta diminuição de crescimento.

Recém-nascidos com CIUR podem ou não ser PIG, mas os PIG não necessariamente sofreram processos que restringiram seu crescimento de modo a desenvolverem CIUR.

Estas definições são fundamentais para entendermos e caracterizarmos este grupo heterogêneo de recém-nascidos com peso de nascimento diminuído para que estratégias de vigilância e de intervenções possam ser elaboradas, uma vez que partilham fatores de risco associados. Fetos que sofreram restrição de crescimento intrauterino têm mortalidade que chega a ser 12 vezes maior que a do recém-nascido com peso normal, e maior chance de nascerem prematuros (antes de 37 semanas), e as repercussões desta restrição podem se refletir durante toda a infância e chegar à idade adulta.

Recentemente, foi sugerida a adoção do termo "restrição de crescimento no neonato", definido por um Consenso realizado mediante procedimento de Delphi, para o diagnóstico pós-natal, sendo o aspecto mais importante não considerar somente o peso abaixo de determinado percentil, mas também incorporar outras variáveis fetais e neonatais que possam caracterizar melhor o feto que não atingiu seu potencial de crescimento intrauterino. Sendo necessário para a definição de restrição de crescimento neonatal, ter peso de nascimento menor do que o 3º percentil na curva de referência adotada ou a presença de três das seguintes cinco variáveis:

- Peso de nascimento menor do que o 10º percentil na curva de referência adotada.
- Perímetro cefálico menor do que o 10º percentil na curva de referência adotada.
- Comprimento menor do que o 10º na curva de referência adotada.
- Restrição de crescimento intrauterino diagnosticada ainda durante o pré-natal.
- Informações maternas durante a gestação que sabidamente afetam o crescimento intrauterino.

Determinantes do crescimento intrauterino

a. **Fatores genéticos**

O genótipo materno é mais importante do que o genótipo fetal, na regulação do crescimento fetal. O genótipo paterno tem importância por ser essencial ao desenvolvimento trofoblástico, que, por meio da provisão de nutrientes, indiretamente regula também o crescimento fetal. No intrincado balanço entre os genes expressos que afetam o crescimento e o desenvolvimento fetais normais, o *imprinting* vem demonstrando importância cada vez maior ao permitir a expressão de um gene em detrimento de outro; por exemplo, a síndrome de Silver-Russell, em que há restrição de crescimento pré e pós-natal por perda de *imprinting* (supressão) de determinado gene.

O feto do sexo masculino tem peso de nascimento cerca de 150 g maior do que o feto de sexo feminino.

Isso pode ser decorrente de estímulos androgênicos ou de possíveis diferenças antigênicas materno-fetais que resultam em maior invasão trofoblástica placentária da decídua, aumentando o crescimento placentário e fetal consequentemente.

b. Nutrição

O feto é totalmente dependente do fornecimento materno de nutrientes através da placenta. Glicose, aminoácidos e ácidos graxos são os principais nutrientes da vida fetal, tanto para deposição tecidual como para fins oxidativos. A nutrição fetal é o fator ambiental mais importante a afetar o crescimento fetal.

O peso pré-gestacional e ganho ponderal durante a gestação são duas variáveis independentes que afetam muito o crescimento fetal.

c. Hormônios

A regulação hormonal na vida intrauterina fetal ainda foi completamente elucidada, mas está claro que os principais hormônios envolvidos são produzidos na própria placenta e são eles: insulina; *insulin-like growth factor hormone* (IGF), hormônio de crescimento placentário e leptina. O hormônio de crescimento (GH) fetal, apesar de ser o principal regulador da síntese de IGF pós-natal, provavelmente não afeta muito o crescimento fetal por apresentar poucos receptores para GH nos tecidos fetais.

Já as IGF são os hormônios mais importantes envolvidos no crescimento fetal e no ganho ponderal, induzindo proliferação e diferenciação celular, aumentando aporte de glicose e de aminoácidos e diminuindo a degradação proteica. As IGF são produzidas precocemente por quase todos os órgãos fetais e concentrações plasmáticas de IGF-1 são positivamente relacionadas ao peso de nascimento, havendo evidente diminuição da taxa de crescimento quando há menos IGF-1. Há estudos que também demonstram a diminuição do crescimento quando o IGF-2 é inibido, mostrando, assim, que tanto a IGF-1 como a IGF-2 influenciam crescimento fetal

Leptina é uma proteína, produto do gene da obesidade. Produzida primariamente no tecido adiposo branco, é produzida também na placenta e no epitélio gástrico. Regula o peso corporal mediante *feedback* negativo entre o centro de saciedade hipotalâmico e o tecido adiposo. Há correlação direta entre os níveis de cordão de leptina e o peso de nascimento, mostrando seu papel regulador, aumentando principalmente a proporção da massa adiposa. Nos recém-nascidos com restrição de crescimento, os níveis de leptina estão diminuídos.

Outros hormônios como o tireoidiano e os corticosteroides não têm um papel tão relevante quanto ao crescimento fetal. Têm com certeza papel de importância como sinalizadores e reguladores de maturação e diferenciação de tecidos fetais.

Classificação dos recém-nascidos com restrição de crescimento

a. Simétricos

De instalação geralmente em fases precoces da gestação, estes bebês costumam manter padrão reduzido na vida pós-natal. São proporcionalmente pequenos, ou seja, perímetro cefálico, perímetro abdominal, comprimento e peso de nascimento costumam ser afetados de maneira semelhante (mesmo percentil), pois o prejuízo sofrido é na multiplicação celular, resultando em redução proporcionada de medidas corpóreas. Estes tipos de alterações não costumam ser relacionados com alteração de fluxo arterial materno ou fetal e as principais causas, além de fatores genéticos inerentes são: outros fatores genéticos anormais (cromossomopatias, *imprinting* genético); infecções congênitas do grupo TORSCH.

b. Assimétricos

Geralmente associados a déficits nutricionais ou à função uteroplacentária alterada que se manifestam no 3º trimestre da gestação, quando as necessidades de provisões aumentam pela maior taxa de crescimento fetal. O crescimento cefálico, entenda-se o cérebro, é poupado em detrimento do corpo e dos órgãos destes bebês, resultando em um crescimento em que há desproporção entre o perímetro cefálico e o peso de nascimento, comprimento e perímetro abdominal. Há uma redistribuição do débito cardíaco de modo a favorecer a perfusão cerebral com sangue bem oxigenado em momentos de estresse. São causas de crescimento assimétrico a desnutrição materna e o baixo ganho ponderal gestacional, doenças hipertensivas que afetem a função placentária como a hipertensão arterial crônica e a doença hipertensiva específica da gravidez (DHEG) e diabetes. É o tipo mais frequente, presente em cerca de 75% dos casos de restrição de crescimento.

Etiologia

Os fatores que podem dar origem a crescimento fetal inadequado podem ser exclusivamente de causa fetal, materna ou placentária, podendo haver associações de vários fatores em muitos casos e, em grande parte das vezes (até 40% das vezes segundo alguns autores), a etiologia pode continuar desconhecida. A seguir, citamos os mais frequentes (Quadro 50.1).

a. Fetais
  1. Alterações genéticas
     - defeitos do tubo neural;
     - acondroplasia;
     - osteogênese imperfecta.
  2. Malformações congênitas: Khoury *et al.* encontraram 225 crianças com CIUR em 13 mil

Quadro 50.1 Etiologia de restrição de crescimento.

Fetais	Maternas		Placentários

Alterações genéticas
• Defeitos do tubo neural
• Acondroplasia
• Osteogênese imperfecta
Malformações congênitas
• Sistema nervoso central
• Trato gastrointestinal
• Sistema geniturinário
• Cardiopatia congênita
Alterações cromossômicas
• Trissomias 8, 13, 18, 21
• Síndrome de Turner
• Síndromes do 13 q, 18 p e 18 q
	Tamanho materno
	Infecções
	• Virais
	  • Citomegalovírus
	  • Rubéola
	  • Herpes
	  • Varicela
	  • HIV
	  • Hepatites A e B
	• Bacterianas
	  • Tuberculose
	  • Sífilis
	  • Listeriose
	• Protozoárias
	  Toxoplasmose
	  • Malária
	  • Doença de Chagas
		Patologias crônicas
		• Síndromes hipertensivas
		• Desnutrição
		• Anemia falciforme
		• Diabetes
		• Cardiopatias
		• Síndrome do Ac antifosfolípide
		Substâncias tóxicas
		• Drogas
		  • Cocaína
		  • Heroína
		  • *Crack*
		• Álcool
		• Fumo
		• Drogas teratogênicas
			Doenças placentárias
			• Placenta prévia
			• Descolamento crônico
			• Corioangiomas
			• Placenta circunvalada
			• Inserção marginal
			• Inserção vilamentosa
			Gemelaridade

Fonte: Desenvolvido pela autoria.

crianças com malformações congênitas estruturais maiores, sendo que quanto mais importante a malformação, maior a chance de comprometer o crescimento fetal.

– malformações cardiovasculares;
– malformações de sistema nervoso;
– sistema geniturinário e ou digestivo (agenesia de pâncreas);
– Vacteryl e Vater.

3. Alterações cromossômicas:
   – trissomias 8, 13, 18 e 21;
   – síndrome de Turner (X0);
   – síndromes do 13q, 18p e 18q.

b. Maternas
1) Tamanho materno: mulheres constitucionalmente pequenas têm bebês pequenos. Sabe-se que genótipo materno é muito importante para determinar o crescimento fetal, mas estudos com doações de óvulos demonstraram que o ambiente provido por uma mãe receptora é mais importante do que a contribuição genética no peso de nascimento final, ou seja, recém-nascidos gerados por óvulos de mulheres pequenas que se desenvolveram no útero de mulheres grandes nasceram com peso de nascimento maior do que o esperado para sua genética.

2) Infecções: podem provocar diversos graus de vilites e placentites, além de efeito direto sobre o crescimento fetal, após ganhar acesso direto ao feto.

– virais: citomegalovírus (causa citólise e perda funcional de células), rubéola (causa insuficiência vascular por dano ao endotélio de pequenos vasos e diminuição de divisão celular), herpes, varicela-zóster, HIV, hepatites A e B;
– bacterianas: tuberculose, sífilis e listeriose;
– protozoárias: toxoplasmose, malária, *Trypanossoma cruzi*.

3) Patologias crônicas, que alteram fluxo placentário, ou resultam em hipóxia e isquemia uterina.

– síndromes hipertensivas: hipertensão arterial essencial, doença hipertensiva específica da gravidez, pré-eclâmpsia;
– desnutrição: tanto o estado nutricional prévio, indicado pelo peso pré-gestacional, como o ganho ponderal durante a gestação podem ser determinantes no crescimento fetal, pois é sabido que privação proteico-calórica grave causa restrição de crescimento fetal e até perda fetal;
– anemia falciforme: causando infartos placentários e uterinos nas crises de falcização;
– diabetes: estágios mais avançados, com insuficiência vascular;
– cardiopatias cianogênicas (tetralogia de Fallot, complexo de Eisenmenger);
– síndrome do anticorpo antifosfolípide: anticardiolipina e anticoagulante lúpico são as

duas classes de anticorpos envolvidos que podem causar perda fetal precoce e instalação precoce de pré-eclampsia, resultantes de provável alteração na agregação plaquetária materna e trombose placentária.

4) Substâncias tóxicas: além do efeito direto de cada droga especificamente, podem diminuir crescimento fetal por induzirem a diminuição de apetite materno e por, muitas vezes, estar relacionado a grupos de baixo poder socioeconômico.
   - drogas de abuso: cocaína, heroína, *crack*; pelas teratogenicidade e insuficiência vascular secundária, com efeito celular tóxico direto, diminuindo replicação celular e seu crescimento;
   - álcool: pelo efeito teratogênico e pelo comprometimento da circulação uteroplacentária;
   - fumo: diminuição do crescimento diretamente relacionada com o número de cigarros (menos 170 g a cada 10 cigarros/dia);
   - drogas teratogênicas (ácido valproico, difenil-hidantoína).

c. Placentárias
  1) Doenças placentárias: placenta prévia, descolamento placentário crônico, corioangiomas, infartos placentários, placenta circunvalada, inserção marginal ou vilamentosa do cordão, vilites.
  2) Gemelaridade: por diminuição de sítio de implantação ou por anastomose vascular.

Problemas associados a CIUR/PIG

a. Mortalidade

A mortalidade associada a esta população é cerca de 10 a 20 vezes maior se comparada à do recém-nascido sem nenhuma restrição ou sem redução de peso, de mesma idade gestacional. Incluem-se as mortes fetais por hipóxia fetal crônica, por asfixia perinatal e anomalias congênitas fatais associadas.

b. Asfixia

O recém-nascido com CIUR é mais suscetível à asfixia perinatal e às suas sequelas, por tolerar mal o estresse adicional das contrações uterinas no momento do parto e sua consequente diminuição de fluxo sanguíneo uterino, uma vez que já se encontra cronicamente em situação de hipóxia. As disfunções de múltiplos órgãos e sistemas decorrentes da asfixia perinatal incluem encefalopatia hipoxicoisquêmica, falência cardíaca isquêmica, síndrome de aspiração de mecônio, hipertensão pulmonar persistente, perfuração gastrointestinal e insuficiência renal.

c. Distúrbios metabólicos

Hipoglicemia é muito comum e afeta principalmente os que são PIG nos primeiros 3 dias de vida. Ocorre por diminuição dos estoques hepáticos de glicogênio, mas pode ser agravada por diminuição da neoglicogênese hepática e menor reserva e utilização de gordura corporal. Os níveis glicêmicos devem ser constantemente monitorados e o início de alimentação enteral deve ser feito o mais precocemente possível com o intuito de se evitar a hipoglicemia. Quando isso não for possível e nos muito prematuros, o fornecimento intravenoso de glicose deve ser considerado logo após o nascimento.

d. Controle térmico

No momento do nascimento, o PIG tem uma temperatura um pouco mais alta do que o habitual em virtude de menor eliminação de calor por função placentária deficiente. Estes recém-nascidos devem ser mantidos em um ambiente termoneutro, diminuindo ao máximo as perdas, apesar de a gordura marrom estar presente para a termogênese, pois estes estoques são rapidamente depletados. Eles apresentam maior superfície corporal e menor camada isolante de tecido adiposo subcutâneo, aumentando seus gastos de calor. O PIG especificamente, por não serem necessariamente imaturos, tem um limiar termoneutro maior e são capazes de aumentar sua taxa metabólica para aumentar sua produção de calor. O controle do ambiente térmico deve ser baseado na idade gestacional, e não no peso da criança, e pode ajudar a promover o ganho ponderal apropriado no período pós-natal. Situações de estresse e de outras condições como hipoglicemia e hipóxia podem aumentar a produção endógena de calor, com maior gasto calórico.

e. Policitemia/Hiperviscosidade

Hipóxia crônica intraútero, induzindo o aumento da eritropoiese, resulta em excesso de produção de células vermelhas, resultando em hematócrito maior do que o normal. Transfusão fetoplacentária durante trabalho de parto ou períodos de asfixia fetal, propiciando a passagem de sangue placentário ao feto também resulta em maior hematócrito. A viscosidade sanguínea é diretamente relacionada ao hematócrito, aumentando de modo exponencial, conforme há elevação do hematócrito. Esta hiperviscosidade compromete a perfusão tecidual normal e a adaptação pós-natal, cardiovascular e metabólica, produzindo e potencializando a ocorrência de situações patológicas como hipoglicemia, hipóxia e enterocolite necrosante.

f. Outros problemas

Vários outros problemas podem ser relacionados aos PIG/CIUR, como trombocitopenia, neutropenia, alteração de coagulograma, menor conteúdo mineral ósseo possivelmente pela diminuição de substrato ou metabolismo anormal de vitamina D, algum grau de imunodeficiência por possível efeito da má nutrição, entre outros.

Consequências a longo prazo

Crianças com peso de nascimento reduzido, que englobam tanto os PIG como os que têm CIUR, fazem parte de um grupo bastante heterogêneo que pode vir a apresentar uma ampla gama de desenvolvimento físico e neurológico a longo prazo.

Cada vez mais é evidente a relação entre ocorrências no período intraútero e origem de doenças na fase adulta como doenças cardiovasculares, diabetes, resistência à insulina e obesidade.

a. Crescimento

Aqueles que são pequenos por causas genéticas ou familiares costumam atingir todo seu potencial de crescimento e ter um desenvolvimento neurológico normal. Já os que apresentam lesões decorrentes de infecções ou erros cromossômicos podem ter falhas irreversíveis no desenvolvimento neurológico e no crescimento. A causa da redução do crescimento tem valor prognóstico muito importante.

b. Metabólicas

É bem conhecida a relação entre peso de nascimento e desenvolvimento de doença cardiovascular e diabetes na vida adulta. Esta relação deu origem a uma série de novos estudos relacionando outros achados metabólicos como dislipidemias, obesidade, hiperinsulinemia, hipertensão arterial com baixo peso de nascimento.

A teoria da programação metabólica (*metabolic programming*) teve origem nestes achados e considera que estímulos/estresse nutricional que se fizeram presentes em fases muito precoces da vida, coincidindo com janelas críticas (*critical window*) na organogênese de certos tecidos, alteram permanentemente a fisiologia e o metabolismo destes órgãos, trazendo consequências que podem durar o resto da vida. Imagina-se que o feto diminua sua velocidade de crescimento de acordo com a limitação do aporte nutricional que está sofrendo, passando por uma adaptação hormonal com diminuição de seus fatores de crescimento, como a IGF-1. Esta reprogramação visa a sobrevida no momento do estresse, mas se converte em desvantagem na vida adulta.

Outra consequência importante são os achados em relação à retomada do ganho de peso pós-natal (*catch-up growth*) com maior incidência de obesidade do tipo central e resistência à insulina verificada em alguns bebês que foram PIG e baixo peso. O *catch-up*, que até então era considerado uma resposta normal após a cessação dos fatores constritivos ao crescimento intraútero e um bom indício do desenvolvimento pós-natal, pode não ser tão benéfico assim, e precisa ser mais bem analisado com que velocidade deve-se recuperar tanto o peso como a altura destes pacientes.

c. Neurológicas

A morbidade neurológica destes pacientes pode ser seriamente acentuada por ocorrências perinatais como asfixia perinatal, encefalopatia hipoxicoisquêmica e hipoglicemia. Mesmo sem estes corroborativos, o PIG ainda poderá demonstrar problemas quando comparado ao desenvolvimento adequado para a idade gestacional (AIG) em testes de avaliação neurológica a partir dos 2 anos de idade. O seguimento destas crianças mostra que a diferença não é tanto em relação ao quociente de inteligência ou a sequelas neurológicas, mas sim ao baixo rendimento escolar provavelmente decorrente de distúrbio de aprendizagem, distúrbio de atenção, hiperatividade, coordenação motora fina ruim e hiper-reflexia, demonstrando, assim, sinais de leve disfunção cerebral. Não parece haver correlação entre a gravidade da restrição de crescimento e o grau de dificuldade de aprendizagem, sendo que se observa grande influência direta entre *status* socioeconômico e desenvolvimento neurológico destas crianças.

Conclusão

O alcance das repercussões sofridas pelo feto ainda no período intraútero são cada vez mais evidentes e inegáveis. Nossa preocupação com a origem do desenvolvimento das doenças do adulto deve nos fazer prestar mais atenção no bem-estar do feto e do recém-nascido, não nos preocupando apenas com a morbidade perinatal, mas também com a morbidade durante toda a infância para minimizar ao máximo as consequências nestes futuros adultos. Vigilância deve ser feita a estes pacientes de risco em relação ao seu *catch-up*, ao desenvolvimento neurológico e cognitivo e na busca do diagnóstico precoce e da terapêutica precoce das patologias associadas: doenças cardiovasculares; hipertensão arterial; diabetes; e obesidade.

■ BIBLIOGRAFIA CONSULTADA

Anderson MS, Hay Jr WH. Fetal growth disorders. In: Cunningham FG, et al. Williams Obstetrics (ed.). 22. ed. New York: McGraw Hill, 2005, p. 893-910.

Anderson MS, Hay Jr WW. Intrauterine growth restriction and the small for gestational age infant. In: MacDonald M, Seishia MMK, Mullet MD (ed.). Avery's neonatology-- pathophysiology and management of the newborn. 6. ed. Philadelphia: Lippincott Williams and Wilkins, 2005; p. 491-522.

Barker DJP, Eriksson JG, Osmond C. Fetal origins of adult disease: strength of effects and biological basis. International Journal of Epidemiology. 2002;31:1235-1239.

Beune IM, Bloomfield FH, Ganzevoort W, Embleton ND, Rozance PJ, van Wassenaer-Leemhuis AG, et al. Consensus based definition of growth restriction in the newborn. J Pediatr. 2018 may; 196:71-76e1

Bittar RE, Ramos JLA, Leone CR. Crescimento fetal. In: Marcondes E (ed). Pediatria básica. 9. ed. São Paulo: Sarvier, 2002.

Christou H, Connors JM, Ziotopoulou M, Hatzidakis V, Papathanassoglou E, Ringer SA, et al. Cord Blood Leptin and insulin – like growth factor levels are independent predictors of fetal growth. The Journal of Clinical Endocrinology and Metabolism. 2001;86:2,935-938.

Entringer S, Buss C, Wadhwa PD. Prenatal stress and developmental programming of human health and disease risk: concepts and integration of empirical findings. Current Opinion in Endocrinology, Diabetes & Obesity. 2010;17:507-516.

Garite TJ, Clark R, Thorp JA. Intrauterine growth restriction increases morbidity and mortality among premature neonates. American Journal of Obstetrics and Gynecology. 2004;191,481-7.

Goldenberg RL, Cliver SP. Small for gestational age and intrauterine growth restriction: definitions and s. clinical obstetrics and gynecology. 1997;40(4),704-714.

Ibánez l, Ong k, Dunger DB, Zegher F. Early development of adiposity and insulin resistance after catch-up weight gain in small-for gestacional age children. Journal of Endocrinology & Metabolism. 2006;91(60):2153-2158.

Lee PA, Chernausek SD, Hokken-Koelega ACS, Czernichow P. International small for gestational age advisory board consensus development conference statement: management of short children born small for gestacional age. Pediatrics. 2003;111:1253-1261.

Lubchenco LO, Hansman C, Dressler M, Boyd E. Intrauterine growth as estimated from liveborn birth-weight data at 24 to 42 weeks of gestation. Pediatrics. 1963;11:793-800.

Monk D, Moore GE. Intrauterine growth restriction – genetic causes and consequences. Seminars in fetal and neonatal medicine. 2004;9:371-378.

Moreira MEL, Méio MDBB, Morsch DS. Crescimento e neurodesenvolvimento a médio e longo prazo do recém-nascido com crescimento intrauterino restrito. In: Programa de Atualização em Neonatologia (PRORN), ciclo 8, módulo1, Semcad. 2010.

Ramos JLA, Vaz FAC, Calil VMLT. O recém-nascido pequeno para a idade gestacional. In: Marcondes E (ed.). Pediatria básica. 9.. ed. São Paulo: Sarvier, 2002.

Regnault TRH, Limesand SW, Hay Jr WW. Aspects of fetoplacental nutrition in intrauterine growth restriction and macrossomia. In: Thureen PJ, Hay Jr WW (ed.). Neonatal nutrition and metabolism. 2. ed. Cambridge: Cambridge University Press, 2006; p. 32-46.

Sociedade Brasileira de Pediatria. Departamento Científico de Neonatologia. Monitoramento do crescimento de RN pré-termos. Documento Científico no 1. 2017.

Sparks JW, Cetin I. Determinants of intrauterine growth. In: Thureen PJ, Hay Jr WW (ed.). Neonatal nutrition and metabolism. 2. ed. Cambridge: Cambridge University Press, 2006; p. 23-31.

Tuzun F, Yucesoy E, Baysal B, Kumral A, Duman N, Ozkan H. Comparison os Intergrowth-21 and fenton growth standards to assess size at birth and extrauterine growth in very preterm infants. The Journal of Maternal-Fetal & Neonatal Medicine. 2018 Sep;31(17):2252-2257.

Villar J, Giuliani F, Bhutta ZA, et al. Postnatal growth standards for preterm infants: the preterm postnatal follow-up study of the Intergrowth--21(st) Project. Lancet Glob Health. 2015;3:e681-e691.

Villar J, Giuliani F, Fenton TR, et al. Intergrowth-21st very preterm size at birth reference charts. Lancet. 2016;387:844-845.

Waterland RA, Garza C. Potencial mechanisms of metabolic imprinting that lead to chronic disease. Am J Clin Nutr. 1999;69:179-97.

Yu VYH, Upadhyay A. Neonatal management of the growth – restricted infant. Seminars in Fetal & Neonatal Medicine. 2004;9,403-409.

50.2 Asfixia Perinatal e Síndrome Hipoxicoisquêmica

■ Ana Maria Andréllo Gonçalves Pereira de Melo

Introdução

Importantes resultados na redução das taxas globais de mortalidade infantil têm sido obtidos nos últimos anos, desde a assinatura, no ano 2000, da Declaração do Milênio, proposta pela Organização Mundial de Saúde (OMS). A Declaração do Milênio tem por objetivos principais a redução da mortalidade infantil e a promoção da saúde materna.

Apesar do declínio inferior a 5% na mortalidade infantil no mundo (49% para 46%), o declínio na mortalidade neonatal foi muito menor. A mortalidade neonatal contribui em 45% na mortalidade infantil no mundo.

Para o ano de 2030, a OMS planeja que a mortalidade neonatal seja reduzida a 12 óbitos para cada mil nascidos vivos e a mortalidade infantil abaixo de 5 anos para 25 óbitos por mil nascidos vivos, no mundo.

As principais causas dos óbitos neonatais são: parto prematuro; baixo peso ao nascer; infecções; e asfixia perinatal. Causas estas passíveis de prevenção.

Estima-se que a asfixia perinatal acometa 4 milhões de recém-nascidos, causando 1 milhão de mortes, e que cerca de 42 milhões de crianças evoluam com dano neurológico significativo, sendo os mais comuns a paralisia cerebral, epilepsia e déficit sensorial.

A incidência de asfixia perinatal é cerca de 1 caso para cada mil nascidos vivos.

O aperfeiçoamento do conhecimento em reanimação neonatal, assim como a aplicação de procedimentos atualizados em reanimação neonatal, constitui estratégias relativamente simples e de baixo custo, causando impacto clínico, melhorando a pontuação dos marcadores de vitalidade (Apgar) do paciente ao nascer podendo interferir na mortalidade por asfixia, especialmente em países onde este índice ainda é muito elevado.

O nascimento é, provavelmente, o desafio mais perigoso com que o ser humano se defrontará durante toda a vida. Há necessidade de ajustes fisiológicos essenciais para nossa sobrevivência. Sabemos que em mais de 90% dos recém-nascidos esta adaptação ocorre tranquilamente, porém uma pequena parte necessitará de ajuda de um profissional treinado, sendo, deste modo, importante aprender a reanimar adequadamente o RN.

Outro aspecto a ser considerado, além do adequado atendimento ao nascer, consiste na abordagem adequada das repercussões da síndrome hipoxicoisquêmica sobre os diversos órgãos e sistemas, principalmente atenuando o dano ao sistema nervoso central (SNC), como também promover o reparo tecidual após insulto hipóxico.

Definição

Asfixia neonatal é o estado no qual as trocas gasosas placentárias ou pulmonares estão comprometidas, produzindo uma combinação de hipoxemia (níveis de oxigênio reduzidos no sangue), hipóxia (níveis de oxigênio nos tecidos) e hipercapnia (aumento de gás carbônico no sangue) progressivas. Se a hipoxemia é grave e prolongada nos músculos, coração e, por último no cérebro, predominará a glicólise anaeróbica com produção baixa de ATP (trifosfato de adenosina) e ocorrência de acidose lática. O ácido lático produzido se difunde para a corrente sanguínea causando acidose metabólica, que pode ser confirmada por meio de gasometria sanguínea. Uma das complicações mais temíveis da asfixia perinatal é a encefalopatia hipoxicoisquêmica (EHI), que faz parte da síndrome hipoxicoisquêmica (SHI).

As causas mais frequentes da SHI no período neonatal são:

1. Troca insuficiente dos gases através da placenta (descolamento de placenta).
2. Perfusão placentária inadequada do lado materno (hipotensão materna).
3. Interrupção do fluxo sanguíneo umbilical (compressão de cordão umbilical).
4. Comprometimento fetal (retardo do crescimento intrauterino) que gera baixa tolerância ao estresse do parto.
5. Falha ao insuflar os pulmões logo após o nascimento.

Todas as situações patológicas que ocasionam a hipóxia e a hipoperfusão tecidual, sejam elas pré-natais, perinatais ou pós-natais, são fatores desencadeantes da SHI (Quadro 50.2).

Quadro 50.2 Fatores de risco associados à reanimação neonatal e à ocorrência de asfixia perinatal.

Fatores antenatais	Fatores relacionados ao parto
Diabetes materna	Parto cesáreo de emergência
Hipertensão arterial	Uso de fórceps ou extração a vácuo
Óbito fetal ou neonatal anterior	Apresentação não cefálica
Sangramento no 2º ou 3º trimestre	Trabalho de parto prematuro

(Continua)

Quadro 50.2 Fatores de risco associados à reanimação neonatal e à ocorrência de asfixia perinatal. (*Continuação*)

Fatores antenatais	Fatores relacionados ao parto
Infecção materna	Parto taquitócico
Doença materna cardíaca, renal ou neurológica	Corioamnionite
Polidrâmnio	Rotura de membranas > 18 horas
Oligoâmnio	Trabalho de parto prolongado (> 24 horas)
Rotura prematura de membranas	Segundo estágio do trabalho de parto > 2 horas
Pós-maturidade	Macrossomia fetal
Gestação múltipla	Bradicardia fetal
Discrepância entre idade gestacional e peso ao nascer	Padrão anormal de frequência cardíaca fetal
Uso de medicamentos: magnésio, bloqueadores adrenérgicos	Uso de anestesia geral
Uso nocivo de drogas	Tetania uterina
Malformação ou anomalia fetal	Uso materno de opioides nas 4 horas que antecederam o parto
Diminuição da atividade fetal	Líquido amniótico meconial
Ausência de cuidado pré-natal	Prolapso de cordão
Idade < 16 anos ou > 35 anos	Descolamento prematuro de placenta, placenta prévia
Hidropsia fetal	Sangramento intraparto significante

Fonte: Desenvolvido pela autoria.

Um sinal sugestivo de que o fluxo sanguíneo uterino placentário pode estar comprometido é a desaceleração da frequência cardíaca fetal. A monitorização adequada da frequência cardíaca fetal guarda correlação com a diminuição na incidência de convulsões neonatais, sem repercussões sobre o desenvolvimento neurológico e cognitivo dos recém-nascidos.

São sinais sugestivos para um evento hipóxico, isquêmico (redução ou interrupção do fluxo sanguíneo em um órgão):

1. Apgar (< 5) após 5 e 10 minutos do nascimento, necessidade de ressuscitação em sala de parto.
2. pH arterial de cordão < 7; BE > = 12 mmol/L.
3. Lesão cerebral observada em ressonância nuclear magnética ou na ressonância nuclear magnética por espectroscopia.
4. Presença de falência de vários órgãos e sistemas associada à EHI.

A realização do perfil biofísico fetal que envolve a realização de ultrassonografia (USG) e a cardiotocografia (CTG) pode ajudar como preditor de asfixia perinatal, a depender dos resultados, e permitir apropriada intervenção e prevenção de sequelas.

Pela USG, podemos avaliar movimentos, tônus e movimentos respiratórios fetais e também a quantidade de líquido amniótico. A CTG avaliará a frequência cardíaca fetal e suas variações na presença ou não de contração uterina. Em um feto comprometido por asfixia, pode apresentar diminuição da frequência cardíaca, hipotonia, diminuição da respiração e diminuição da quantidade de líquido amniótico.

Fisiopatologia

O oxigênio é fundamental à sobrevivência. Durante a gestação, a oxigenação fetal e a manutenção do equilíbrio ácido básico são realizadas pela placenta. A maior parte do sangue que chega ao lado direito do coração flui pelo caminho de menor resistência, ou seja, pelo canal arterial em direção à aorta e, posteriormente, à placenta. Os pulmões fetais não funcionam como fonte de oxigênio ou eliminação de gás carbônico (CO_2). Os alvéolos estão preenchidos por um fluido e os capilares pulmonares estão vasoconstrictos em virtude de elevada pressão parcial de CO_2.

Ao nascimento, três grandes mudanças devem acontecer:

1. Absorção do fluido alveolar e o preenchimento dos alvéolos por ar.
2. Aumento da pressão arterial secundário ao clampeamento do cordão umbilical com remoção do circuito placentário.
3. Vasodilatação dos capilares pulmonares decorrente da distensão gasosa e do aumento do oxigênio nos alvéolos.

Ao término dessas mudanças, o RN estará respirando ar e utilizando seus pulmões para realização das trocas gasosas. O choro inicial e as respirações profundas são essenciais para a remoção do fluido alveolar, promover a entrada de ar e favorecer a difusão do oxigênio que se constitui no principal estímulo para vasodilatação pulmonar (Figura 50.1).

No entanto, o RN pode apresentar dificuldades na transição normal da circulação fetal para neonatal que pode ocorrer antes ou durante o parto e até mesmo após o nascimento. As alterações encontradas após o nascimento decorrem de problemas envolvendo a via aérea dos recém-nascidos, assim como:

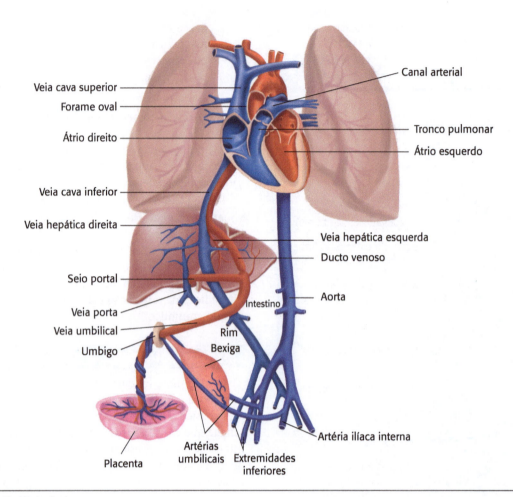

Figura 50.1 Circulação fetal.
Fonte: Desenvolvida pela autoria.

Ritmo respiratório (amplitude e frequência do movimento respiratório) inadequado do recém-nascido ou a presença de substâncias (mecônio) preenchendo os alvéolos. Tais fatores impedem a entrada de ar nos alvéolos.

Hipotensão sistêmica decorrente de perda sanguínea prévia.

Manutenção da constricção das arteríolas pulmonares diminuindo o fluxo de sangue para os pulmões e o suprimento de oxigênio para os tecidos decorrente da falha na distensão gasosa pulmonar ou da falta de oxigênio.

A ausência de movimentos respiratórios é o primeiro sinal de falta de oxigênio ao RN, a retomada de um ritmo respiratório adequado pode ocorrer imediatamente após a estimulação com a secagem do recém-nascido. Quando isso acontece, dizemos que o RN encontrava-se em apneia primária. Caso esta retomada não ocorra logo após a estimulação provavelmente, o RN estará em apneia secundária e necessita de ventilação assistida para se recuperar (Figura 50.2).

O pediatra e/ou neonatologista deverá sempre estar preparado para reanimar o RN. Todo nascimento deve ser atendido por um profissional treinado e apto para realizar todos os procedimentos recomendados em reanimação neonatal e o atendimento ao RN será a sua única responsabilidade naquele momento.

Em situações em que o suprimento de oxigênio está diminuído, as arteríolas do intestino, rins, músculos e pele se contraem, porém o fluxo sanguíneo do coração e do cérebro permanece estável ou aumenta com o objetivo de manter a oferta de oxigênio para estes tecidos, procurando preservar suas funções vitais.

Se a deficiência de oxigenação persistir, a função miocárdica e o débito cardíaco se deterioram e a pressão sanguínea cai, diminuindo, assim, o fluxo sanguíneo para todos os órgãos e, como consequência, poderá haver lesão cerebral irreversível, danos a outros órgãos e até mesmo a morte (Figura 50.3).

A SHI se desenvolve quando há hipoperfusão tecidual significativa e diminuição da oferta de oxigênio para o cérebro, provocando alterações cerebrais decorrentes de hipoxemia e de isquemia.

A oferta adequada de oxigênio aos tecidos é fundamental para que as células mantenham o metabolismo aeróbico e as funções vitais. Quando a pressão de perfusão é insuficiente para suportar as necessidades mínimas de oxigênio, ou seja, a pressão arterial média é baixa ou a pressão venosa é excessiva, há a mudança do metabolismo aeróbico para anaeróbico, com consequentes disfunções orgânicas.

O RECÉM-NASCIDO COM NECESSIDADES ESPECIAIS **767**

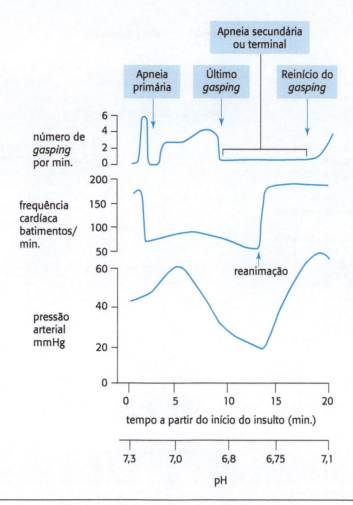

Figura 50.2 Alterações dos parâmetros fisiológicos após asfixia completa em modelo experimental.

Fonte: Desenvolvida pela autoria.

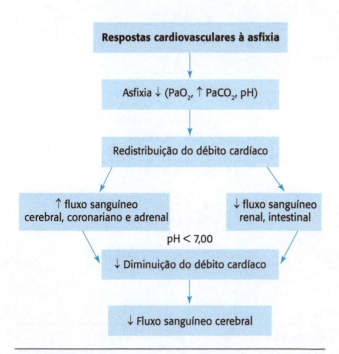

Figura 50.3 Respostas circulatórias à asfixia.

Fonte: Desenvolvida pela autoria.

Uma interrupção aguda no fluxo placentário, suficiente para provocar dano ao sistema nervoso central (SNC) está diretamente relacionada ao tempo, à gravidade e à duração da agressão hipoxicoisquêmica no SNC. Quando sinais de encefalopatia estão presentes, invariavelmente, encontraremos acometimento de múltiplos órgãos e sistemas, como: rins; coração; e intestino, decorrentes da hipoperfusão tecidual (Figura 50.4).

Após a recuperação da circulação nos órgãos e tecidos, ocorre outra forma de agressão tecidual, influenciada pela gravidade e duração da agressão hipoxicoisquêmica, pela resistência específica de cada órgão ao insulto e também por intervenções terapêuticas realizadas.

Quando a interrupção do fluxo placentário é grave e prolongada, os mecanismos compensatórios podem falhar, resultando na diminuição do débito cardíaco e da pressão artetrial (PA). Existe uma estreita relação entre PA e fluxo sanguíneo cerebral. Em uma situação de hipoxemia fetal que provoca redução em até 50% dos valores de PA, o fluxo cerebral é mantido e ocorrerá discreta diminuição da oferta de oxigênio. O impacto na variação do fluxo sistêmico também é determinado pela duração e gravidade do insulto.

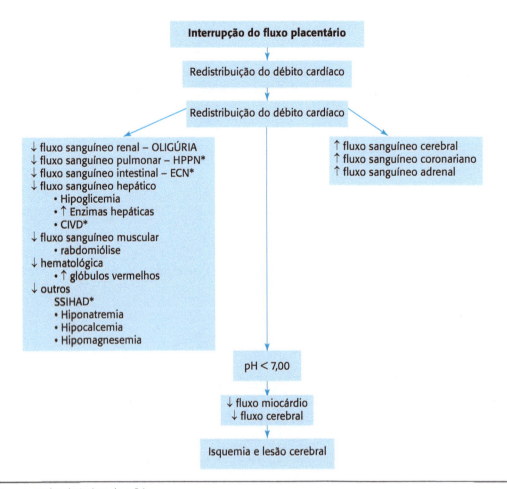

Figura 50.4 Consequências sistêmicas da asfixia.
Fonte: Desenvolvida pela autoria.

No RN, o dano celular mais estudado é o relacionado ao SNC em que a hipoxemia produz metabolismo anaeróbio, glicólise e diminuição progressiva de compostos de alto valor energético, intra e extracelular (ATP e fosfocreatina), assim como acidose e aumento de sódio e cálcio intracelulares. Consequências secundárias incluem a formação de radicais livres e o aumento de glutamato no espaço extracelular, cálcio no espaço intracelular e também óxido nítrico com consequente morte celular (Figura 50.5).

A falta de aporte de oxigênio diminui a síntese do ATP celular. A energia disponível não é capaz de manter o funcionamento das bombas iônicas das membranas celulares, que é essencial para a manutenção do gradiente normal de íons. Posteriormente, com o restabelecimento da oxigenação tecidual, na mitocôndria, haverá a formação excessiva de substâncias oxidantes que agravarão a lesão tecidual.

O aumento das substâncias oxidantes causará peroxidação dos ácidos graxos polinsaturados da membrana celular e alteração de todos os aminoácidos intracelulares. A morte neuronal poderá ocorrer de duas formas distintas: por necrose; ou por apoptose.

Na necrose, há edema, fratura das membranas celulares e reação inflamatória intensa, determinada por insul-

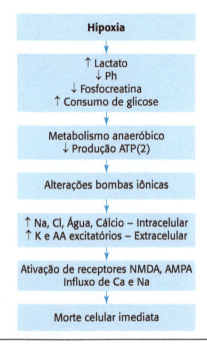

Figura 50.5 Mecanismo de morte celular imediata.
NMDA: N-metil-D-aspartato; AMPA: amino-3-hidroxi-5-metil-4-isoxazole ácido propiônico.
Fonte: Desenvolvida pela autoria.

to intenso e de curta duração. Já na opoptose, a morte é lenta e progressiva, caracterizada pela redução do núcleo e do citoplasma, condensação da cromatina e fragmentação DNA, todo esse mecanismo ativado por enzimas endonucleares. Insultos menores, mas de longa duração, também podem causar apoptose (Figura 50.6).

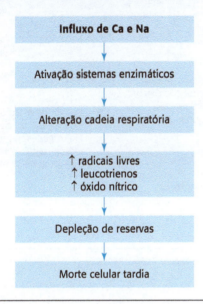

Figura 50.6 Mecanismo de morte celular tardia, apoptose.
Fonte: Desenvolvida pela autoria.

Durante a hipoxicoisquêmica, inicialmente, ocorre uma inativação sináptica como resposta adaptativa. É reversível e precede uma significativa redução do aporte cerebral de fosfatos de alta energia. Quando a lesão se torna irreversível, por falta de energia para manter as bombas iônicas, há a liberação de neurotransmissores, incluindo glutamato, que é o aminoácido excitatório mais importante para o cérebro.

Os neurônios que liberam glutamato são ativados durante evento hipóxico pela entrada de cálcio na célula e pela própria despolarização dessas células. Paralelamente, a atividade da glutamato-ATPase-dependente se reduz, na membrana pré-sináptica, contribuindo para a manutenção de concentrações elevadas do glutamato extracelular, o que prolonga a estimulação deste receptor.

A ação dos aminoácidos excitatórios como glutamato e aspartato é mediada por vários subtipos de receptores, principalmente N-metil-D-aspartato (NMDA) e amino-3-hidroxi-5-metil-4-isoxazole ácido propiônico (AMPA). É necessária a ativação simultânea de NMDA e receptores da glicina, um coagonista, além da liberação do bloqueio de canais iônicos magnésio-dependente para o cálcio passar através do canal.

O acúmulo do cálcio citosólico é o principal fator entre as múltiplas lesões e cascata de eventos irreversíveis que causam a morte celular induzida pela hipóxia-isquemia e reperfusão.

O cálcio no espaço intracelular ativará enzimas degradativas como endonucleases, proteases e fosfolipases, dando início a vários eventos bioquímicos com geração de radicais livres, a exemplo de: ativação de fosfolipase A2, aumentando a geração de radicais livres pelas vias da cicloxigenase e lipoxigenase; ativação da enzima óxido nítrico sintetase (NOS), que promoverá formação de peroxinitrito e geração de radicais livres; ativação de proteases, que convertem xantina desidrogenase em xantinaoxidase, gerando radicais livres; ativação de fosfolipase C, que resulta no aumento dos estoques de cálcio intracelular.

Após o evento hipoxicoisquêmico no SNC, o dano inicial é o déficit primário de energia. A seguir, ocorrem a reperfusão tecidual e um período de latência de 6 a 15 horas. Este momento, pós-ressuscitação, é o ideal para se iniciarem as intervenções neuroprotetoras a fim de diminuir o impacto do insulto.

Pode ocorrer a progressão da lesão celular para as fases secundária (déficit secundário de energia) e fase terciária de lesão cerebral, esta pode perdurar por meses a anos. A fase terciária se caracteriza por redução da plasticidade cerebral e no número de neurônios, tendo como consequências danos clínicos permanentes (Figura 50.7).

Manifestações clínicas

Sendo a SHI uma situação que causa diminuição significativa do aporte de oxigênio a todos os tecidos do organismo, aumento do metabolismo anaeróbico, isquemia, acidose e hipercapnia com consequente lesão celular difusa, é esperado que ocorram manifestações clínicas envolvendo os diversos órgãos e sistemas do organismo.

Cardiovasculares

Após evento hipoxicoisquêmico grave, a instabilidade cardiovascular é frequente, ocorrendo hipotensão arterial sistêmica, choque e hipertensão pulmonar persistente e manutenção da acidose metabólica.

A resposta circulatória inicial após o evento hipoxicoisquêmico envolve redistribuição do débito cardíaco aos órgãos e sistemas do organismo (SNC, coração e glândulas suprarrenais), com maior trabalho da fibra miocárdica, que está sob efeito de isquemia, podendo ocorrer infarto agudo do miocárdio, insuficiência miocárdica de gravidade variável e necrose do músculo papilar da válvula tricúspide.

O ventrículo direito do recém-nascido é o mais sujeito à lesão isquêmica porque a pressão arterial pulmonar se eleva em decorrência da hipóxia e da acidose. Esse fato hemodinâmico ocasiona um sofrimento da circulação do ventrículo direito com consequente isquemia ou necrose.

Clinicamente, manifesta-se por taquipneia, taquicardia e hepatomegalia associada a insuficiência cardíaca. Podem ser observados hipotensão arterial e aumento do tempo de enchimento capilar; no entanto, a pressão arterial pode estar normal em bebês com diminuição do débito cardíaco à custa do aumento da resistência vascular periférica.

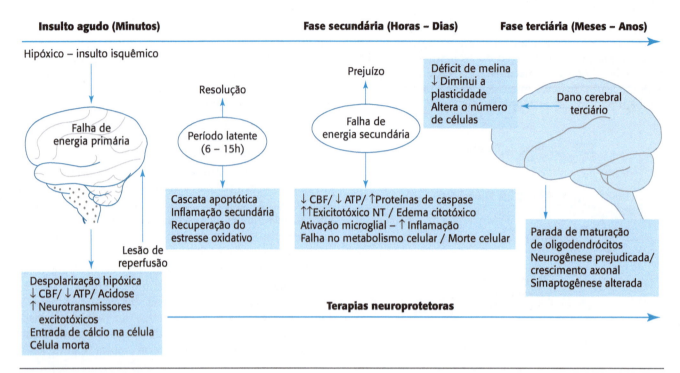

Figura 50.7 Fisiopatologia da EHI relacionada ao momento do insulto e as fases de ocorrência de lesão cerebral.
Fonte: Desenvolvida pela autoria.

A radiografia simples de tórax pode mostrar aumento de área cardíaca, o aspecto do parênquima pulmonar dependerá de o comprometimento ocorrer no ventrículo esquerdo ou no esquerdo. Se no esquerdo, o aspecto será de congestão em parênquima pulmonar. Se no direito, o fluxo sanguíneo pode ser desviado para a esquerda por meio do forame oval e canal arterial, e o parênquima pulmonar ter aspecto de hipofluxo.

O eletrocardiograma pode mostrar sinais de isquemia, envolvendo segmento ST e onda T. Se as alterações eletrocardiográficas persistem por até 72 horas, pode estar associada ao aumento da mortalidade.

O diagnóstico de disfunção miocárdica pode ser confirmado por ecocardiograma, que mostra alteração na fração de ejeção do ventrículo esquerdo, diminuição da fração de encurtamento, descarta anomalias estruturais congênitas e também mostrará *shunts* direita-esquerda que podem caracterizar a hipertensão pulmonar persistente. Na maioria dos casos, esses achados tendem a desaparecer, e ocorre recuperação da função cardiovascular.

Nenhum teste laboratorial é confiável para mensurar a lesão miocárdica na asfixia perinatal. O aumento das enzimas creatinofostoquinase fração MB (CK-MB) em sangue de cordão ou em sangue periférico do recém-nascido não distingue crianças com asfixia perinatal. No entanto, a elevação dos níveis de troponina T e I, que são específicas de lesão miocárdica, que ocorre nas primeiras 12 horas, parece estar relacionada com disfunção miocárdica e com alterações do neurodesenvolvimento aos 18 meses. Valores de troponina > ou = a 0,15 mcg/L estão relacionados com maior mortalidade.

Respiratórias

É frequente a associação entre asfixia e hipertensão pulmonar persistente do recém-nascido (HPPN). Além disso, a redistribuição do fluxo sanguíneo no organismo, após um eventohipoxicoisquêmico, e a associação com acidose metabólica promovem aumento da resistência vascular pulmonar e elevação da pressão na artéria pulmonar. O *shunt* direito-esquerdo de sangue não oxigenado pelo forame oval e pelo canal arterial patente é responsável pela hipoxemia sistêmica grave.

A síndrome de aspiração de mecônio também é um achado frequente concomitante com a SHI e com a HPPN.

O edema pulmonar também pode ocorrer após disfunção miocárdica.

Os recém-nascidos podem apresentar insuficiência respiratória grave, semelhante à síndrome da angústia respiratória aguda que crianças e adultos desenvolvem, em virtude de aumento da permeabilidade capilar a proteínas plasmáticas, provocando inativação do surfactante.

As manifestações clínicas incluem cianose, taquipneia, batimento de asas de nariz, gemência, assincronismo respiratório. A necessidade de suporte ventilatório é frequente com o uso de pressões expiratórias elevadas e terapia de reposição de surfactante.

Metabólicas e hidroeletrolíticas

Os distúrbios metabólicos mais frequentes são inicialmente hiperglicemia por aumento na liberação de catecolaminas e cortisol, seguida de hipoglicemia causada pelo consumo excessivo dos depósitos de glicogênio hepático e também por hiperinsulinismo tardio.

A hipocalcemia precoce é secundária à insuficiência renal e à redução transitória da secreção de paratormônio.

Distúrbios hidreletrolíticos acontecem secundariamente à insuficiência renal aguda ou à secreção inapropriada do hormônio antidiurético (SIHAD). Hiponatremia e natriúria ocorrem na fase de recuperação da necrose tubular aguda, e hipercalemia na insuficiência renal mais prolongada.

Gastrointestinais

A insuficiente perfusão sanguínea visceral pode causar isquemia das alças intestinais, gerar intolerância alimentar, retardo no esvaziamento gástrico e distensão abdominal. Isso decorre, provavelmente, de distúrbios transitórios na motricidade intestinal por alteração na regulação neuronal.

As alterações na perfusão intestinal pós-asfixia podem persistir por 3 dias ou mais, predispondo o recém-nascido, principalmente se prematuro, ao surgimento de enterocolite necrosante.

Após asfixia perinatal, o inicio da alimentação pode ser postergado por 5 a 7 dias, ou até que a motilidade intestinal esteja normal e as fezes não apresentarem sangue. Essa conduta não mostra relação com a prevenção de enterocolite necrosante.

Em consequência ao evento hipoxicoisquêmico, o recém-nascido poderá apresentar insuficiência hepática com a presença de diminuição da síntese de fatores de coagulação, hipoglicemia e elevação dos níveis séricos de amônia.

Renais

A insuficiência renal aguda (IRA) é um achado frequente em recém-nascidos portadores de asfixia perinatal, ocorrendo em cerca de 56% destes neonatos. A IRA em neonatos asfíxicos é geralmente não oligúrica, muitos neonatos podem manter débito urinário acima de 1 mL/kg/h apesar de apresentarem importante disfunção renal. Devemos levar em conta também que dosagem isolada de creatinina sanguínea em recém-nascidos pode não refletir adequadamente a magnitude do dano renal, sendo útil a análise seriada desta substância.

O grande desafio no diagnóstico da insuficiência renal aguda está em determinar se é decorrente de falência renal pré-renal ou dano intrínseco do órgão.

A oligúria (diurese inferior a 1 mL/kg/hora) ou anúria pode ocorrer no recém-nascido que sofreu de SHI, tendo como causas a secreção inapropriada de hormônio antidiurético (SIHAD), a necrose tubular aguda (NTA) e hipovolemia, merecendo diagnóstico diferencial, uma vez que ocorrem com alguma frequência em recém-nascidos asfixiados.

A SIHAD ocorre por disfunção hipofisária secundária à agressão isquêmica. Os pacientes com SIHAD reabsorvem grande quantidade de água livre ao nível de túbulo distal e desenvolvem oligúria, edema e hiponatremia.

A NTA consequente da lesão isquêmica renal cursa com redução do débito urinário e insuficiência renal aguda, que persiste por vários dias ou semanas.

O diagnóstico diferencial dessas situações patológicas que causam oligúria encontra-se no Quadro 50.3.

Alguns recém-nascidos com SHI também podem desenvolver bexiga neurogênica, secundária ao dano neurológico (Quadro 50.3).

Hematológicas

Os fatores de coagulação não atravessam a placenta, são produzidos exclusivamente pelo feto. Ao nascimento a quantidade de fatores de coagulação é 50% menor em relação ao adulto, conferindo uma hipocoagulabilidade fisiológica.

Recém-nascidos normais também são deficientes em vitamina K, apresentam hipofunção plaquetária e tendência à trombocitose. Apesar disso, o perfil hemostático é semelhante ao adulto.

A asfixia pode ocasionar trombocitopenia moderada por trombólise em 22% dos casos, assim como a ativação plaquetária aumentada decorrente de níveis elevados de tromboxano. Em compensação, níveis elevados de trombopoetina são encontrados em recém-nascidos com antecedentes de evento hipoxicoisquêmico.

A coagulação intravascular disseminada (CIVD) no recém-nascido está associada a situações de hipóxia-isquemia tecidual; é frequente após parada cardíaca, asfixia perinatal, hipotensão sistêmica. A CIVD manifesta-se, clinicamente, com sangramento em locais de venopunção, equimoses, hematomas, petéquias, hematúria, hemorragia digestiva, melena. O diagnóstico laboratorial revela prolongamento dos tempos de tromboplastina parcial ativada (TTPA), protrombina (TP) e trombina (TT). A contagem de plaquetas pode ser normal ou reduzida.

Quadro 50.3 Diagnóstico diferencial das oligúrias.

	Densidade urinária	Ureia e creatinina	Sódio sérico	FENA	Peso	Exame de urina
SIHAD	–	N	–	< 2,5	–	N
NTA	–	–	N/–	> 2,5	–	A
Desidratação	–	N/–	N/–	< 2,5	–	N

A: alterado; FENA (excreção fracionada de sódio): [(Na urinário/Na sérico)/(ureia urinária/ureia sérica)] × 100; N: normal.

Fonte: Desenvolvida pela autoria.

Recém-nascidos asfixiados apresentam distúrbios no balanço hemostático que predispõe tanto à hemorragia como à trombose, observamos também aumento do número de glóbulos vermelhos.

Sistema nervoso central

A apresentação clínica dos RN com EHI pode ser muito variada desde um estado hiperalerta sutil até o estado de coma profundo, hipotonia acentuada e ausência de reflexos. Sinais e sintomas sutis de encefalopatia neonatal, assim como dificuldades em reconhecer a convulsão neonatal, podem retardar o diagnóstico e a intervenção neuroprotetora adequada.

Convulsões neonatais afetam 1,5 a 3,5/1.000 nascidos vivos, sendo mais comuns no período neonatal do que em qualquer outro período da vida, principalmente relacionadas a eventos hipoxicoisquêmicos. As convulsões neonatais podem ser sutis, clônicas, tônicas e mioclônicas e, por sua vez, podem ser focais, multifocais ou generalizadas. Somente 20% a 30% das convulsões eletrográficas apresentam manifestação clínica. As convulsões eletrográficas em RN têm sido correlacionadas com subsequente comprometimento do desenvolvimento (paralisia cerebral) e microcefalia. Diagnóstico adequado e monitorização, assim como tratamento das convulsões neonatais, são cruciais.

A EHI é a manifestação clínica da asfixia perinatal mais estudada e descrita na literatura. Os achados clínicos são inespecíficos; portanto, para distingui-la de outras causas de lesão cerebral, é importante o conhecimento da história perinatal.

Sarnat e Sarnat estabeleceram critérios laboratoriais na confecção de um escore para a classificação da EHI. Esse escore é descrito na Quadro 50.4.

Outro escore disponível que pode ser utilizado para a avalição e o seguimento da gravidade do quadro de encefalopatia hipóxico isquêmica é o de Thompson, composto por nove parâmetros clínicos, descritos no Quadro 50.5.

A extensão e a distribuição da lesão isquêmica cerebral são determinadas pela maturidade cerebral e pela gravidade e duração do insulto. No recém-nascido prematuro (RNPT), a identificação clínica da asfixia é mais difícil do que no RN a termo em virtude da imaturidade cerebral, ou seja, alguns achados normais e comuns ao prematuro indicam depressão do SNC no recém-nascido a termo. O quadro clínico agrava-se durante os primeiros 3 dias de vida, o óbito é comum entre 24 e 72 horas de vida.

Quadro 50.4 Estágios da encefalopatia hipoxicoisquêmica.

Estágio	Estágio 1 (branda)	Estágio 2 (moderada)	Estágio 3 (grave)
Nível de consciência	Hiperalerta	Letargia	Torpor, coma
Controle neuromuscular	Super-reativo	Movimentos espontâneos diminuídos	Movimentos espontâneos diminuídos ou ausentes
Tônus muscular	Normal	Hipotonia branda	Flácido
Postura	Flexão distal suave	Forte flexão distal	Descerebração intermitente
Reflexos tendinosos	Aumentados	Aumentados	Diminuídos ou ausentes
Mioclonia	Presente	Presente	Ausente
Convulsões	Ausentes	Frequentes	Frequentes
Reflexos complexos			
Sucção	Normais	Suprimidos	Ausentes
Moro	Ativa ou pouco fraca	Fraca ou ausente	Ausente
Oculovestibular	Exacerbado	Incompleto	Ausente
Tônico do pescoço	Normal	Exagerado	Fraco ou ausente
Funções autonômicas	Leve	Forte	Ausente
Pupilas	Simpáticas generalizadas	Parassimpáticas generalizadas	Ambos os sintomas deprimidos
Respirações	Dilatadas, reativas	Miose, reativas	Médias, pouco reativas, anisocoria
Ritmo cardíaco			
Secreções de vias aéreas	Espontâneas, regulares	Periódicas	Periódicas, apneias
Motilidade gastrointestinal	Normal ou taquicardia	Bradicardia	Variável, bradicardia
EEG	Escassa	Profusa	Variável
	Normal ou diminuída	Aumentada	Variável
	Normal	Baixa voltagem, padrão periódico (desperto)	Periódico ou isoelétrico
Duração dos sintomas	< 24 horas	2 a 14 dias	Horas a semanas
Seguimento	100% normal	80% normal, anormal se sintomas por mais de 5 a 7 dias	50% óbito, os demais, sequelas graves

Fonte: Sarnat HB, Sarnat MS. Neonatal encephalopaty following fetal distress: a clinical and eletroencephalographic study. Arch Neurol. 1976; 33:696-705.

Quadro 50.5 Escala de Thompson de avaliação de EHI.

Pontuação/Parâmetro	0	1	2	3
Tônus	Normal	Aumentado	Diminuído	Flácido
Consciência	Normal	Hiperalerta	Letárgico	Coma
Convulsões	Ausentes	< 3/d	≥ 3/dia	
Postura	Normal	Boxear/pedalar	Decorticação	Descerebração
Moro	Normal	Parcial	Ausente	
Preensão palmar	Normal	Fraco	Ausente	
Sucção	Normal	Fraco	Ausente/Mordedura	
Respiração	Normal	Hiperventilação	Episódio de apneia	Apneia/ventilado
Fontanela	Normal	Abaulada	Tensa	

Fonte: Desenvolvido pela autoria.

Tratamento

O recém-nascido com SHI apresenta acometimento de vários órgãos e sistemas com diferentes graus de gravidade necessitando de atenção para diferentes manifestações clínicas.

A abordagem em sala de parto deve respeitar o protocolo de reanimação neonatal preconizado pelo Programa de Reanimação Neonatal da Sociedade Brasileira de Pediatria 2016. A prevenção da hipertermia é essencial. Em sala de parto, poderá ser adotado o procedimento de hipotermia em que a temperatura retal do recém-nascido deverá permanecer entre 33 °C e 34 °C. As fontes de calor podem ser desligadas.

Cuidados gerais

A SHI causa alterações em diversos órgãos e sistemas, portanto o paciente deverá ser admitido em unidade de tratamento intensivo neonatal (UTIN) e mantido sob monitorização contínua dos sinais vitais como: frequência respiratória; frequência cardíaca; saturação arterial de oxigênio; e pressão arterial.

A irregularidade do ritmo respiratório, principalmente a ocorrência de apneia, é uma manifestação clínica frequente nos recém-nascidos, decorrente da lesão no SNC, podendo ser necessária a utilização de ventilação pulmonar mecânica.

O comprometimento do sistema cardiovascular também pode ocorrer de formas diferentes. A manutenção adequada da pressão arterial é essencial a fim de se garantir a perfusão de órgãos e tecidos. Deve-se ter cautela com a infusão rápida e excessiva de fluidos, pois a insuficiência cardíaca é geralmente secundária à disfunção miocárdica, e não à hipovolemia, e estes pacientes podem piorar após infusão rápida de fluidos. A utilização de dopamina e de adrenalina pode ser um recurso na manutenção da pressão arterial (pressão arterial média ao redor de 60 mmHg).

A monitorização da diurese de 24 horas e o controle da densidade urinária são fundamentais para o estabelecimento do diagnóstico da lesão renal e o planejamento do suporte hídrico do paciente.

A dosagem sérica de eletrólitos (sódio, potássio e cálcio iônico), monitorização da glicemia nas primeiras 24 horas de vida é fundamental para o planejamento terapêutico. Um exame radiológico de tórax no momento da internação serve para afastar problemas respiratórios que necessitem de tratamento imediato (pneumotórax) e ajuda no estabelecimento do diagnóstico de doenças pulmonares que possam ter sido fatores de desencadeamento do processo de hipóxia-isquemia (pneumonia congênita, ou possam ser consequência desse mesmo processo (síndrome de aspiração de mecônio).

Uma gasometria arterial é fundamental para analisar a pressão parcial dos gases sanguíneos e detectar alterações do equilíbrio acidobásico.

Hidratação venosa e balanço hídrico

Os recém-nascidos que sofreram SHI não devem ser alimentados por via oral (VO) nas primeiras 48 a 72 horas de vida, até que haja uma estabilização do quadro hemodinâmico. A isquemia visceral predispõe o recém-nascido às mais diversas manifestações gastrointestinais, desde uma intolerância à alimentação por via digestiva até enterocolite necrosante e perfuração intestinal.

A retenção hídrica é uma constante nos RN com SHI, pela SIHAD, pelo aumento transitório da aldosterona sérica ou pela NTA. Inicialmente, é feita uma hidratação venosa com 60 mL/kg/dia de solução glicosada sem acréscimo de eletrólitos. Conforme a evolução do peso, diurese, densidade urinária e dosagens dos eletrólitos séricos, serão feitas as modificações necessárias quanto ao volume a ser infundido e ao acréscimo de eletrólitos.

Tratamento dos distúrbios metabólicos

A hipoglicemia é tratada com uma infusão endovenosa de 200 mg/kg de glicose (2 mL/kg de solução glicosada

10%) em 1 minuto, seguida de uma infusão contínua de glicose (VIG) de 6 a 8 mg/kg/min.

A hipocalcemia assintomática é tratada com uma infusão endovenosa de 6 mL/kg/dia de gluconato de cálcio 10% (9 mg de cálcio elementar/mL). Diminui-se pela metade a cada 24 horas, até a suspensão completa da infusão. No caso de hipocalcemia sintomática (convulsão), usa-se 1 a 2 mL/kg de gluconato de cálcio 10% endovenoso em 5 minutos, monitorizando a frequência cardíaca, seguido de uma infusão endovenosa de gluconato de cálcio a 10%, 6 mL/kg/dia. O uso de cálcio profilático não é recomendado.

A hipercalemia, que pode decorrer da insuficiência renal, é tratada com o uso de resinas trocadoras de íons, salbutamol em infusão endovenosa, solução polarizante, furosemida ou diálise peritoneal.

Tratamento da hipotensão

A hipotensão arterial no paciente com SHI pode ser secundária à perda de volume circulante (diminuição da pré-carga), no caso de hemorragias agudas, ou à lesão miocárdica com comprometimento da contratilidade cardíaca. O uso de expansores de volume (solução salina ou hemocomponentes) só está indicado quando houver diminuição da pré-carga. Nestes casos, infundem-se 10 mL/kg em 30 minutos de solução salina, podendo-se repetir essa infusão até três vezes enquanto a pressão arterial não se normaliza.

Para melhorar a contratilidade cardíaca, há indicação do uso de drogas inotrópicas e vasoativas. A droga vasoativa mais utilizada é a dopamina na dose inicial de 5 mcg/kg/min. Doses acima desse valor aumenta a frequência, a contratilidade e o débito cardíaco. A dobutamina também tem sido usada em dose de 5 a 15 mcg/kg/min, aumentando a contratilidade e o débito cardíaco.

Outros medicamentos (adrenalina, milrinone, norepinefrina) poderão ser utilizados, principalmente após avaliação clínica e, se possível, por meio de ecocardiografia funcional.

Tratamento da insuficiência respiratória

A monitorização da saturação arterial de oxigênio e a gasometria arterial auxiliam na indicação do uso das mais diversas formas de assistência respiratória: oxigenoterapia inalatória; CPAP; ou ventilação mecânica.

A presença de acidose metabólica acompanhada de uma boa ventilação autoriza o uso criterioso de bicarbonato de sódio endovenoso diluído em infusão endovenosa (EV) lenta para a sua correção.

Tratamento das crises convulsivas

O diagnóstico etiológico das crises convulsivas deve ser considerado. Apesar de a crise convulsiva no recém-nascido com SHI costumar ser por acometimento do SNC, consequente à hipóxia-isquemia, distúrbios metabólicos devem ser considerados. O tratamento de escolha para a crise convulsiva secundária à SHI é o fenobarbital EV. Utiliza-se a dose de ataque de 20 mg/kg. Não havendo resposta inicial, administram-se mais duas doses de 10 mg/kg, com intervalos de 20 a 30 minutos, até a crise convulsiva cessar. Não se devem administrar mais doses de ataque de fenobarbital sem a comprovação prévia do seu nível sérico. A dose de manutenção é 3 a 5 mg/kg/dia em duas doses diárias.

A fenitoína deve ser associada ao tratamento anticonvulsivante, quando não há boa resposta ao uso do fenobarbital. A dose de ataque é 20 mg/kg, e a dose de manutenção é 5 a 7 mg/kg/dia, sendo as doses administradas a cada 12 horas EV.

Quando o quadro convulsivo se mostra refratário ao uso de fenobarbital e hidantal, pode ser utilizada a infusão contínua de midazolam, iniciando-a com 0,05 mg/kg/min. Outros medicamentos com levetiracetam e topiramato também podem ser empregados nos controles das crises.

Hipotermia terapêutica

A hipotermia terapêutica é, até o momento, o procedimento terapêutico padrão que deve ser adotado para recém-nascidos a termo e pré-termos tardios portadores de encefalopatia hipóxico isquêmica. O objetivo principal é a redução do metabolismo cerebral como estratégia neuroprotetora.

Os serviços devem elaborar um protocolo institucional para que sejam realizados a hipotermia terapêutica e o acompanhamento do recém-nascido durante o procedimento.

O resfriamento do recém-nascido poderá ser realizado por meio de colchão térmico, onde ocorre o resfriamento do corpo inteiro, ou por meio de capacetes de resfriamento cefálico.

Critérios de inclusão para hipotermia terapêutica

RN com critérios de asfixia perinatal:
- Índice de Apgar ≤ 5 com 10 minutos de vida.
- Necessidade de reanimação ou ventilação mecânica além do 10º minuto de vida.
- Gasometria arterial de sangue de cordão ou na 1ª hora de vida com pH < 7 ou BE < -16
- Idade gestacional ≥ 35 semanas
- Evidência de encefalopatia moderada a grave antes das 6 horas de vida: presença de convulsões (EEG ou clínica), escala de Thompson > 7.

Critérios de exclusão para hipotermia terapêutica

- Idade gestacional < 35 semanas.
- RN com mais de 6 horas de vida.
- Malformações congênitas maiores.

- Necessidade de cirurgia nos primeiros 3 dias de vida.
- Peso de nascimento < 1.800 g.
- Disfunção múltipla de órgãos e refratário a tratamento.
- Parada cardiorrespiratória pós-natal.

Mecanismos de ação da hipotermia

- Diminuição do metabolismo cerebral, da utilização de energia e do edema cerebral.
- Diminuição do acúmulo de aminoácidos excitatórios e óxido nítrico.
- Inibição do fator de agregação plaquetário.
- Inibição da cascata inflamatória, e da ação de radicais livres.
- Atenuação da falência energética secundária (2ª fase).
- Inibição da apoptose.
- Diminuição da extensão da lesão cerebral.

Procedimentos recomendados durante o tratamento com hipotermia induzida

- Uso de colchão térmico para resfriamento de corpo inteiro.
- Monitorização contínua de temperatura retal com alvo entre 33 °C e 34 °C.
- Monitorização de sinais vitais: frequência cardíaca, frequência respiratória, pressão arterial invasiva, saturação periférica de O_2, ritmo cardíaco.
- Acessos vasculares em vasos umbilicais, arterial e venoso.
- Suporte ventilatório conforme necessidade do paciente, a fim de manter:
  - pCO_2 não inferior a 35 mmHg
  - pO_2 entre 60 e 80 mmHg
  - Sat O_2 92 a 98%
- Manter a pressão arterial média ao redor de 40 mmHg.
- Monitorizar débito urinário por meio de sondagem vesical, ideal > 1 mL/kg/h. Atenção para diagnóstico diferencial de oligúria.
- Jejum enteral por 48 horas a 72 horas.
- Iniciar nutrição parenteral precoce.
- Controle rigoroso da oferta hídrica, balanço hídrico, débito urinário, densidade urinária e osmolaridade urinária.
- Monitorização laboratorial para distúrbios hidreletrolíticos e ácidobásicos.
- Controle rigoroso de glicemia, a fim de a manter entre 50 e 120 mg/% sem glicosúria.
- Uso de analgesia e sedação conforme necessidade. Os medicamentos mais utilizados são fentanil (1 a 2 mcg/kg/h), midazolam (0,1 a 0,2 mg/kg/h).
- Triagem para infecção se RN for de risco, bem como para a realização do tratamento.
- Monitorização da atividade elétrica cerebral por meio de EEG de amplitude integrada, que consiste no registro eletroencefalográfico utilizando-se 1 a 3 canais, em que ocorre a compressão das amplitudes mínima e máxima, permitindo a avaliação da tendência do eletroencefalograma ao longo das horas, pós-insulto hipoxicoisquêmico. Essa metodologia possibilita monitorização cerebral à beira do leito, fornecendo informações sobre função cerebral em tempo real, além de ter papel fundamental na detecção de crises epilépticas. Alterações visualizadas de forma dinâmica na atividade de base e atividade epiléptica estão relacionadas à função e à injúria cerebral e, quando interpretadas em tempo real, permitem ações mais rápidas e assertivas em relação ao quadro clínico, com impacto no prognóstico.
- Monitorização da perfusão e da oxigenação cerebral por meio de NIRS (*near infrared spectroscopy*). Consiste na espectroscopia de infravermelho próximo, metodologia de monitorização não invasiva da saturação regional cerebral de oxigênio ($rScO_2$) de forma contínua à beira do leito. A $rScO_2$ reflete o equilíbrio entre a entrega e o consumo de oxigênio no tecido cerebral subjacente, sendo expressa em porcentagem. O uso do NIRS se mostra útil no manejo do paciente portador de encefalopatia hipoxicoisquêmica, pois o aumento de $rSCO_2$ nas primeiras 12 a 24 horas pós-insulto hipoxicoisquêmico está associado à grave alteração de neurodesenvolvimento.
- Controle dos distúrbios de coagulação e manutenção de plaquetas acima de 50.000/mm³. Uso de hemocomponentes conforme protocolo institucional.
- Exame clínico diário.
- Exame neurológico diário e aplicação periódica de escores (Sarnat e Sarnat ou Thompson) de avaliação de gravidade de encefalopatia hipoxicoisquêmica.
- Programar realização de USG transfontanela.
- Programar realização de avaliação auditiva ao final do tratamento.
- Programar realização ressonância nuclear magnética 7 dias após o nascimento.
- Após 72 horas de hipotermia, iniciar reaquecimento lento, ou seja, aumento de 0,5 °C por hora até que seja alcançada a temperatura de 36,5 °C. O paciente deverá manter a monitorização rigorosa por pelo menos 24 horas após o aquecimento.

Coleta de exames de pacientes em hipotermia

Deve ser programada a coleta seriada de exames no paciente durante o procedimento de hipotermia terapêutica. No Quadro 50.6, consta a sugestão de coleta.

Quadro 50.6 Tabela de sugestão de coleta de exames e horários para pacientes em hipotermia terapêutica.

Tempo (h) Exame/Tratamento	0	3	6	12	24	48	72
Gasometria	X		X	X	X	X	X
lactato	X		X	X	X	X	X
CKMB	X				X	X	X
Troponina	X				X	X	X
Ureia/Creatinina	X				X	X	X
TGO/TGP	X				X		X
CPK	X				X		X
DHL	X				X		X
Mg	X		X	X	X	X	X
Na, K, Ca i	X		X	X	X	X	X
Hemograma	X				X	X	X
Coagulograma	X				X	X	X
USG crânio	X				X	X	X
EEG	X				X	X	X
EEGa	X	X	X	X	X	X	X
Glicemia capilar	X	X	X	X	X	X	X
Ecocardiograma	X				X	X	X

Fonte: Desenvolvido pela autoria.

Suspensão do procedimento de hipotermia terapêutica

A suspensão do procedimento de hipotermia terapêutica deverá ser realizada nas seguintes condições:
- Ocorrência de arritmia cardíaca de difícil controle, exceto bradicardia sinusal.
- Bradicardia persistente abaixo de 60 bpm.
- Instabilidade hemodinâmica refratária e sinais de baixo débito.
- Hipertensão pulmonar persistente refratária ao tratamento, com hipoxemia persistente.
- Coagulopatia de difícil controle.
- Por solicitação dos pais

Novos recursos e perspectivas futuras na avaliação da encefalopatia hipoxicoisquêmica

Biomarcadores

Biomarcadores específicos de lesão cerebral

Existem biomarcadores de lesão cerebral que podem ser dosados no sangue, líquido cefalorraquidiano (LCR) ou urina atualmente estudados. São eles:

a. S110B: proteína ligada ao cálcio que se eleva em resposta à lesão de células gliais. É descrito aumento dessa substância em cordão umbilical, urina e LCR em recém-nascidos portadores de encefalopatia, podendo ser correlacionado com gravidade.

b. NSE (*neuron specific enolase*): enzima glicolítica que se eleva após a morte neuronal. Estudos sugerem que pode ajudar a diferenciar entre encefalopatias leves, moderadas e graves.

c. GFAP (*glial fibrillary acidic protein*): eleva-se após lesões das células gliais no sangue e no LCR podendo estar relacionada com a gravidade da encefalopatia, alterações em ressonância magnética e com alterações do desenvolvimento.

Outros marcadores, como UCH-L1 (*ubiquitin carboxyl-terminal hydrolase L1*) e proteína tau total, se mostram promissores como biomarcadores que se alteram precocemente após lesão hipoxicoisquêmica.

Estes biomarcadores ainda estão indisponíveis na prática clínica.

Marcadores inflamatórios

Várias citocinas aumentam após insulto hipoxicoisquêmico, principalmente a interleucina-6 (IL-6). Valores elevados de IL-6 em cordão umbilical têm associação com alterações que ocorrem no eletroencefalograma e com a gravidade da encefalopatia hipoxicoisquêmica em bebês a termo.

A dificuldade na utilização de citocinas como marcadores de gravidade e prognóstico está relacionada à falta de especificidade, pois a elevação pode ocorrer em decorrência de outras situações como infecções e hemólise.

Análise metabolômica e metabólitos

A análise metabolômica tem sido utilizada, principalmente para identificar o momento adequado para o início da terapia, em caráter experimental.

São atualmente estudados oito metabólitos (ácido araquidônico, ácido butanoico, ácido cítrico, ácido fumárico, lactato, malato, ácido propanoico e ácido succínico) e correlacionados com desfechos adversos em neurodesenvolvimento.

Ressonância nuclear magnética

O uso da ressonância nuclear magnética por espectroscopia tem importante papel na avaliação do metabolismo e da lesão cerebral pós-insulto hipóxico isquêmico, podendo quantificar a gravidade se for realizada nas primeiras 6 horas. Níveis elevados de fosfocreatina cerebrais se relacionam com melhor prognóstico, o mesmo não pode ser afirmado para os níveis de lactato e fosfato inorgânico.

Terapias emergentes em encefalopatia hipóxico isquêmica

Novas terapias para encefalopatia hipoxicoisquêmica são atualmente desenvolvidas em caráter experimental, com o objetivo de se atenuar a lesão neuronal causada pelo déficit secundário de energia.

Essas estratégias são desenvolvidas procurando-se desacelerar o processo fisiopatológico da lesão cerebral em distintas vias; diminuindo o estresse oxidativo, antagonizando a neurotransmissão excitatória, por meio de efeitos anti-inflamatórios, imunomoduladores e também promovendo a diminuição da apoptose celular.

Clampeamento tardio de cordão

A reanimação do RN sem que o cordão umbilical seja clampeado imediatamente após o nascimento sugere que a transfusão placentária apresenta benefícios nos estoques de ferro, que é importante na mielinização. Pode contribuir para estoques de ferritina mais elevados durante os primeiros 4 meses após o nascimento. Por meio do cordão umbilical, são transferidas células-tronco que estão sendo estudadas para tratamento da encefalopatia hipóxico isquêmica.

Vasopressina

A vasopressina tem sido estudada como alternativa ao uso de adrenalina, pois sugere ter atividade neuroprotetora, em estudos em animais, por meio de ativação interneuronal das células do hipocampo, silenciando atividade neuronal sincronizada e promovendo menor consumo de energia.

Eritropoetina

A eritropoietina (EPO) é uma proteína endógena sintetizada pelo fígado fetal, que, além de estimular a eritropese, influencia a resposta imune e está envolvida em neuroproteção.

Os receptores para EPO estão distribuídos amplamente pelo SNC, em vários tipos de células, incluindo células progenitores, astrócitos, oligodendrócitos e células da micróglia.

Em evento hipoxicoisquêmico, há diminuição importante de EPO e de seus receptores no sistema nervoso. A EPO tem atividade antioxidante e anti-inflamatória, promovendo a diminuição da apoptose e da injúria celular excitotóxica.

A EPO tem sido usada em combinação com hipotermia terapêutica, com resultados promissores.

Células-tronco

Estudos em animais têm demonstrado que células-tronco procedentes de cordão umbilical ou medula óssea desempenham importante papel na encefalopatia hipoxicoisquêmica, com efeito protetor na inflamação, apoptose e no estresse oxidativo e podem promover a regeneração celular.

Endocanabinoides

O sistema que envolve os endocanabinoides tem sido reconhecido como um importante mecanismo de neuroproteção, pois diminui a atividade excitatória exercida pelo glutamato, favorece a regeneração e diferenciação celular no sistema nervoso, conforme observado em estudos experimentais.

Melatonina

Melatonina é uma substância secretada pela glândula pineal, derivada da serotonina, e está envolvida na modulação do ritmo circadiano. A melatonina também está envolvida na recuperação e no reparo do dano cerebral pós-asfíxico.

São descritos, em estudos experimentais, vários mecanismos que envolvem o desenvolvimento normal da célula glial associados à melatonina. Esta tem atividades antiapoptótica, anti-inflamatória e antioxidante. Estudos experimentais em modelos de síndrome hipoxicoisquêmica demonstraram que a associação de hipotermia induzida com a melatonina reduziu a lesão cerebral, observada em imagens de ressonância nuclear magnética por espectroscopia. Em estudo randomizado controlado em RNT portador de EHI, mostrou-se que a associação de hipotermia e o uso de melatonina diminuíram a incidência de convulsões, de lesões de substância branca e também a redução de mortalidade em pacientes sem anormalidades neurológicas ou do neurodesenvolvimento.

O uso de melatonina sugere ser seguro e tende a ser muito promissor em EHI.

Gangliosídios

Os gangliosídeos são compostos lipídicos com importante função na manutenção da integridade de membrana celular. Em estudos animais, a suplementação dessa substância mostrou efeito antiapoptótico e atenuação da lesão cerebral. Em humanos, esse benefício também já foi descrito, porém mais estudos são necessários para serem definidos o regime de dosagem, sua segurança quanto ao uso, assim como para estabelecer os desfechos que podem ser observados nos pacientes, a longo prazo.

Xenônio e argônio

Xenônio e argônio são gases nobres e têm como papel na SHI a inibição do receptor NMDA, modulando a despolarização neuronal. Estudos animais sugerem benefícios do uso desses gases em associação à hipotermia terapêutica. Foram observadas redução na morte celular cerebral e melhora do aspecto da ressonância nuclear magnética e do eletroencefalograma de amplitude integrada.

Esses gases apresentam boa penetração na barreira hematoencefálica, porém sua administração exige sistemas especializados e de alto custo, assim como mais estudos para sua aplicação clínica.

Alopurinol

Alopurinol, há muito tempo, tem sido estudado como alternativa terapêutica para encefalopatia hipoxicoisquêmica. É uma substância inibidora da enzima xantinaoxidade. Esta enzima participa da via metabólica em que radicais livres de oxigênio e superóxidos participam da lesão neuronal. Em estudos recentes, realizados em modelos animais, sua utilização em associação com hipotermia terapêutica demonstrou melhores efeitos neuroprotetores.

A utilização de alopurinol antenatal tem sido avaliada em gestantes com evidência de hipóxia fetal. Observou-se redução dos níveis de S-100B, marcador de lesão neuronal, em cordão umbilical, porém seus benefícios a longo prazo ainda não puderam ser comprovados.

Sulfato de magnésio

O sulfato de magnésio também é um inibidor do receptor NMDA e sua utilização está implicada na redução da excitotoxicidade após o insulto hipóxico isquêmico. Atualmente é indiscutível a sua utilização para neuroproteção em trabalho de parto prematuro. Ainda mais estudos são necessários para determinar benefícios a longo prazo do magnésio e a segurança para sua utilização, mas sugere ser, em breve, uma terapia promissora na SHI.

Topiramato

Topiramato é uma substância que bloqueia canais de sódio e cálcio e inibe a via excitatória do glutamato em neurônios, assim como aumenta os efeitos inibitórios do ácido gamaminobutírico. Essas ações são extremamente benéficas na EHI. O uso de topiramato tem sido estudado em combinação com a hipotermia terapêutica, mas ainda não temos evidência de benefícios sobre a mortalidade e na prevenção de crises convulsivas.

Azitromicina

Estudos em modelo animal têm mostrado efeitos neuroprotetores da azitromicina. Sua utilização isolada e em associação com hipotermia terapêutica tem sido considerada segura. Os estudos ainda são preliminares para indicar sua utilização como estratégia terapêutica.

Entre as terapias emergentes descritas, o que podemos observar até o momento é a possibilidade do uso em associação com hipotermia terapêutica atuando nas várias etapas fisiopatológicas da lesão hipóxico isquêmica.

As estratégias terapêuticas conhecidas e o momento da lesão fisiopatotógica na qual podem ser utilizadas estão sintetizadas na Figura 50.8.

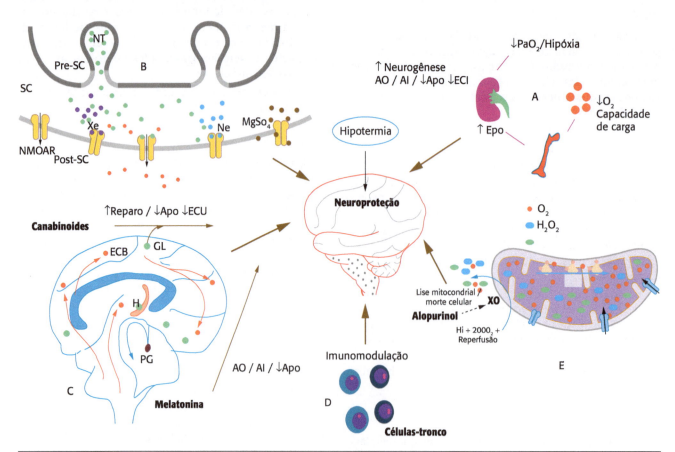

Figura 50.8 Mecanismo de resposta das estratégias terapêuticas em EHI.
Fonte: Desenvolvida pela autoria.

BIBLIOGRAFIA CONSULTADA

Azzopardi DV, Strohm B, Edwards AD, et al. Moderate hypotherm to treat perinatal asphyxia encephalopathy. N Engl J Med. 2009;361:1349.

Christensen RD, Baer VL, Yaish HM. Thrombocytopenia in late preterm and term neonates after perinatal asphyxia. Transfusion. 2015;55:187.

Executive summary: neonatal encephalopathy and neurologic outcome. 2. ed. Report of the American College of Obstetricians and Gynecologists'Task Force on neonatal encephalopathy. Obst Gynecol. 2014;123:896.

Fischer HS, Reibel NJ, Bührer C, Dame C. Prophylactic early erythropoietin for neuroprotection in preterm infants: A Meta-analysis. Pediatrics. 2017;139:1-11.

Gaffey MF, Das JK, Buttha ZA. Millennium development goals 4 and 5: past and future progress. Semin Fetal Neonatal Med. 2015;20:285-292.

Jeon GV. Clinical application of Near–infrared spectroscopy in neonates. Neonatal Med. 2019;26(3):121-7.

Jones Jr MD, Sheldon RE, Peeters LL, Makowski EL, Meschia G. Regulation of cerebral blood flow in the ovine fetus. Am J Physiol. 1978;235:H162-6.

Juul SE, Comstock BA, Heagerty Pj, Mayock DE, Goodman AM, et al. High-dose erythropoietin for asphyxia and encephalopathy (HEAL): a randomized controlled trial-background, aims, and study protocol. Neonatology 2018;113:331-338.

Kluckow M. Functional echocardiography in assessment of the cardiovascular system in asphyxiated neonates. J Pediatr. 2011; 158:e13.

Martini S, Corvaglia L. Splanchnic NIRS monitoring in neonatal care: rationale, current applications and future perspectives. J Perinatol. 2018;38(5):431-43.

Massaro AN, Wu YW, Bammler TK, Comstock B, et al. Plasma biomarkersof brain injury in neonatal hypoxic-ischemic encephalopathy. J Pediatr. 2018;194:67-75.

Montaldo P, Rosso R, Chello G, Giliberti P. Cardiac troponin I concentrations as a marker of neuro developmentl outcome at 18 months in newborn with perinatal asphyxia. J Perinatol. 2014;34:292.

Nair J, Kumar VHS. Current and emerging therapies in the management of hypoxic ischemic encephalopathy in neonates. Children. 2018;5:99,1-17.

Novak CM, Ozem M, Burd I. Perinatal brain injury: mechanism, prevention and outcomes. Clin Perinatol. 2018;45:357-375.

Papile LA, Baley LA, Benitz W, Cummings J, Carlo WA, et al. Committee on Fetus and Newborn. Hypothermia and neonatal encephalopathy. Pediatrics. 2014;133:1146-1150.

Perlman JM. Cellular biology of end organ injury and strategies for prevention of injury. Clin Perinatol. 2012;39:785-802.

Rinaldi MA, Perlman JM. Pathophysiology of Birth Asphyxia. Clin Perinatol. 2016;43:409.

Sarnat HB, Sarnat MS. Neonatal encephalopathy following fetal distress. A clinical and electroencephalographic study. Arch Neurol. 1976;33:696.

Saugstad OD. Reducing global neonatal mortality is possible. Neonatology. 2011;99:250-257.

Skanesm JH, Lohaugen G, Schumacher EM, Osredkar D, Server A, Cowan FM, et al. Amplitude-intregarated eletroencephalografy improves the identification of infants with encephalopathy for therapeutic hypothermia and predicts neurodevelopmental outcomes at 2 years of Age. J Pediar. 2017;187:34-32.

Thompson CM, Puterman AS, Linley LL, et al. The value of a scoring system for HIE in predicting neurodevelopmental outcome. Acta Paediatr. 1997;86:757-61.

Thompson CM, Puterman AS, Linley LL, Hann FM, et al. The value of a scoring system for hypoxic ischaemic encephalopathy in predicting neurodevelopmental outcome. Acta Pediatr. 1997;86:757-61.

Thoresen M, Tooley J, Liu X, Jary S, Fleming P, Luyy K, et al. Time is brain: starting therapeutic hypothermia within three hours after birth improves motor outcome in asphyxiated newborns. Neonatology. 2013;104:228-233.

Volpe JJ. Hypoxic-ischemic encephalopathy: clinical aspects. In: Neurology of the newborn, 5. ed. Philadelphia: Saunders Elsevier, 2008; p. 400.

Wyckoff MH, Aziz K, Escobedo MB, Kapadia VS, et al. Part 13: neonatal resuscitation: 2015 American Heart Association guidelines update for cardiopulmonary resuscitation and emergency cardiovascular care. Circulation. 2015;132(Suppl 2):S543-S560.

Zaigham M, Lundberg F, Olofsson P. Protein s100b in umbilical cord blood as a potencial biomarker of hypoxic-ischemic encephalopathy in asphyxiated newborn. Early Hum. Dev 2017;112: 48-53.

50.3 Icterícia Neonatal

■ Virginia Spinola Quintal   ■ Patricia Prado Durante

Introdução

A hiperbilirrubinemia é a condição mais comum que requer avaliação e tratamento no recém-nascido (RN). A coloração amarelada da pele e das conjuntivas é resultado da impregnação da bilirrubina circulante no plasma, decorrente do excesso de sua formação, da dificuldade de sua captação, da conjugação ou da sua excreção, quadro denominado "icterícia", que se torna visível quando a bilirrubina total (BT) > 5 mg/dL.

A icterícia neonatal é caracterizada pelo aumento da fração indireta da bilirrubina, sendo o seu aparecimento craniocaudal e a sua progressão ocorre de acordo com a elevação plasmática de bilirrubina. Em uma pequena proporção de recém-nascidos, o aumento da bilirrubina pode acarretar encefalopatia bilirrubínica, podendo causar morte ou sequelas graves. Devemos conhecer os fatores de risco relacionados à elevação patológica da bilirrubina para uma adequada abordagem clínica e prevenção das complicações.

Incidência

Sessenta a setenta por cento dos RN a termo (RNT) e 80% dos RN prematuros (RNPT) desenvolvem icterícia na 1ª semana de vida.

Etiopatogenia

O RN saudável produz diariamente 9 mg/kg de bilirrubina, sendo 75% originada do catabolismo das hemácias. O metabolismo de 1 g de hemoglobina (Hb) produz 34 mg de bilirrubina.

A hemólise das hemácias libera o grupo heme que sofre ação, no sistema retículo endotelial, da hemeoxigenase, produzindo biliverdina e monóxido de carbono (CO). A biliverdinarredutase converte biliverdina em bilirrubina. A bilirrubina livre se liga à albumina para ser transportada no plasma para o fígado, onde é captada e convertida em bilirrubina direta pela ação da uridina difosfatoglicuroniltransferase (UDPG-T), e é excretada pela bile. No intestino, a ação bacteriana converte, por oxidação, a bilirrubina direta em urobilinogênio e estercobilina, excretados pelo rim e intestino, respectivamente.

No intestino, a ação da β-glicuronidase desconjuga a bilirrubina direta (BD) em bilirrubina indireta (BI), que é reabsorvida pela circulação êntero-hepática e retorna à circulação sistêmica. Sua ação é maior em situações de jejum prolongado, alimentação exclusiva com leite materno e flora bacteriana insuficiente.

Icterícia fisiológica

A icterícia fisiológica é a manifestação da hiperbilirrubinemia indireta, condição clínica benigna e comum (Quadro 50.7), decorrente dos seguintes mecanismos:

- Maior massa eritrocitária em relação ao adulto.
- Renovação mais rápida das hemácias circulantes, cuja vida média é de 70 a 90 dias no RNT.
- Maior eritropoiese inefetiva e maior turnover das proteínas hemeteciduais.
- Menor captação de bilirrubinas pelas ligandinas no fígado (Y e Z).
- Menor conjugação da BI pela menor atividade da UDPG-T.
- Aumento da circulação êntero-hepática causada pela pobre flora intestinal e pelos altos níveis da enzima β-glicuronidase intestinal.

Quadro 50.7 Características da icterícia fisiológica.

Início a partir de 24 horas de vida
Aumento em distribuição corpórea e intensidade
Pico: RNT 3 a 5 dias, RNPT 5 a 7 dias
Desaparece, em geral, a partir do 7º dia no RNT e 14º dia no RNPT
Em geral, os níveis de bilirrubina total (BT) não ultrapassam 12/13 mg/dL

Fonte: Desenvolvido pela autoria.

Icterícia patológica

A icterícia patológica deve ser diagnosticada e tratada precocemente e suas características estão listadas no Quadro 50.8.

Quadro 50.8 Características da icterícia patológica.

Início da icterícia com menos de 24 horas de vida
Nível de BT > P 95 para a idade em horas com base no nomograma do Bhutani
Aumento > 0,2 mg/dL/h ou > 5 mg/dL/dia
Bilirrubina direta > 1,5–2 mg/dL ou > 20% da BT
Icterícia com persistência por mais de 2 semanas em RNT e 3 semanas em RNPT
BT > 4 mg/dL no cordão umbilical
Presença de sinais clínicos gerais como instabilidade térmica ou letargia

Fonte: Desenvolvido pela autoria.

A etiopatogenia da hiperbilirrubinemia é multifatorial e os principais fatores de risco associados à hiperbilirrubinemia significaiva em RN ≥ 35 sem IG são listados no Quadro 50.9.

Quadro 50.9 Fatores de risco para hiperbilirrubinemia.

BT P > 95 nomograma Bhutani antes da alta hospitalar
Icterícia com início < 24 horas de vida
Doença hemolítica por incompatibilidade ABO OU Rh
Deficiência de G6PD
IG entre 35 e 36 sem
Dificuldade no aleitamento materno
Perda de peso durante a internação > 10%
Elevação da concentração de monóxido de carbono expirado (ETCOc)
Irmão com icterícia neonatal tratado com fototerapia
Cefalo-hematoma, equimose
Descendência asiática

Fonte: Desenvolvido pela autoria.

A icterícia que surge nas primeiras 24 horas de vida, definida como precoce, é considerada um achado clínico anormal e merece investigação.

A doença hemolítica decorrente de incompatibilidade ABO é o maior fator de risco para a hiperbilirrubinemia grave. Ocorre predominantemente em RN do tipo sanguíneo A ou B, filho de mãe do grupo O, situação em que há maior produção de anticorpo (ac) IgG que atravessa a barreira hematoplacentária. Esta associação ocorre em 15% de todas as gestações e, destas, um terço apresenta teste positivo para a pesquisa do anticorpo no sangue de cordão (teste da antiglobulina direto e/ou teste do eluato). Apenas 15% destes RN desenvolverão doença hemolítica. O diagnóstico se baseia na presença de incompatibilidade, teste positivo para o anticorpos anti-A ou anti-B (teste da antiglobulina direto e/ou teste do eluato), elevação da contagem e da porcentagem de reticulócitos, microesferocitose no esfregaço sanguíneo e presença de hemácias com formas sugestivas de destruição periférica como "fragmentadas" ou "crenadas". O Coombs Direto (CD) pode ser falso-negativo em cerca de 40% dos casos em virtude do pequeno número de sítios antigênicos A e B nas hemácias fetais. A apresentação clínica da doença é de icterícia que pode ser de início precoce e/ou com rápida elevação das bilirrubinas, chegando a um platô no 2º dia de vida.

A doença hemolítica por incompatibilidade Rh vem diminuindo sua incidência em razão do acompanhamento cuidadoso da gestante Rh negativo e uso da imunoglobulina anti-D (Rhogan®). A sensibilização materna pode ocorrer após gestação prévia Rh+, aborto anterior Rh+, transfusão sanguínea e qualquer situação em que haja contaminação materna por sangue Rh+, com consequente produção de anticorpos anti-D, com passagem pela barreira hematoplacentária, podendo provocar a hemólise dos eritrócitos Rh+ do feto. O CD costuma ser positivo. Quando a anemia é significativa, o feto pode evoluir com hidropsia e a transfusão intraútero está indicada (Hb < 10). O RN pode evoluir com doença precoce e exames de cordão sugerem hemólise significativa quando BT > 4 mg/dL e Hb < 13 ou nas primeiras 24 horas aumento de BT > 0,5 mg/dL/hora.

A deficiência da glicose-6-fosfato-desidrogenase (G6PD) é uma eritroenzimopatia ligada ao cromossomo X que afeta principalmente meninos, podendo ocorrer em meninas homozigotas e em um subgrupo de meninas heterozigotas (pela inativação de um dos cromossomos X) e é importante causa de hiperbilirrubinemia e encefalopatia bilirrubínica, pois estímulos oxidativos por medicamentos ou estresse podem desencadear a destruição das hemácias. É uma doença universal, embora mais prevalente na África, no leste asiático e no Mediterrâneo. Nos Estados Unidos, os estudos mostram uma prevalência em meninos e meninas afrodescendentes de 12,2% e 4,1%, respectivamente.

O RNPT apresenta menor capacidade de conjugação hepática das bilirrubinas por lentidão na atividade enzimática (UDPG-T) na 1ª semana de vida e, portanto, apresenta icterícia mais prevalente, de maior intensidade e duração em relação aos RN de termo. Além disso, o RNPT tardio apresenta sucção ao seio menos efetiva e maior dificuldade em obter uma boa ingesta alimentar, acarretando uma necessidade maior de monitorização e maior tempo de hospitalização. Após a alta, é recomendado que se faça seguimento com suporte à lactação com avaliação de peso e orientação nas dificuldades.

A ingestão insuficiente de leite materno, quando a amamentação ainda não se estabeleceu ou nas situações em que o RN não recebe o aleitamento sob livre demanda, pode acarretar perda excessiva de peso nos primeiros dias de vida, o que contribui para desidratação e aumento das bilirrubinas séricas, por aumento da reabsorção da BI através da circulação êntero-hepática. É necessário um monitoramento efetivo das mamadas, correção das dificuldades e um seguimento adequado após a alta hospitalar.

A icterícia observada na 2ª semana de vida, conhecida como "icterícia do leite materno" ocorre em recém-nascidos saudáveis em aleitamento materno exclusivo, podendo-se observar níveis elevados de bilirrubina até o final do 1º mês, que podem perdurar até o 2º ou 3º mês de vida. As causas que podem estar relacionadas a este fato são: a presença de hormônios esteroides e ácidos graxos insaturados no leite humano que agiriam como inibidores da conjugação por inibirem a ação da enzima UDPG-T, fatores genéticos e uma maior concentração da enzima β-glicuronidase presente no leite humano.

A história de filho anterior tratado com fototerapia é fator de risco, pois se acredita que o mesmo fator predisponente possa estar recorrendo em outro filho (doença hemolítica ABO, Rh, aleitamento materno, prematuridade ou outros).

O cefalo-hematoma, a hemorragia subdural, a hemorragia adrenal ou outros sangramentos são causas de acentuação da icterícia em RN com idade entre 48 e 72 horas.

Os RN de raça asiática apresentam maior incidência de hiperbilirrubinemia do que os de outras etnias. Esse fenômeno é atribuído a uma variação inata desses indivíduos no *clearance* de bilirrubina pelo fígado, como foi revelado pela análise genética das enzimas que modulam o metabolismo das bilirrubinas, com diminuição da sua atividade.

Quadro 50.10 Diagnóstico diferencial – classificação etiopatogênica.

Maior produção de bilirrubina:
Doença hemolítica do RN por incompatibilidade materno-fetal (Rh/ABO)
Defeitos metabólicos genéticos dos eritrócitos
- Esferocitose hereditária, eliptocitose, estomatocitose
- Defeitos metabólicos de enzimas da glicose e glutationa (deficiência de G6PD, deficiência piruvatoquinase, deficiência de hexoquinase, deficiência de triosefosfatoisomerase, galactosemia, hipermetioninemia, tirosinemia etc.)

Hemoglobinopatias (α-talassemia e β-talassemia)
Hemólise tóxica (hiperdosagem vitamina K sintética)
Hemólise dependente de alterações eritrocitárias desconhecidas (picnocitose eritrocitária neonatal)
Coleções sanguíneas confinadas (hemorragias intracranianas e gastrintestinais, cefalo-hematoma, equimoses, sangue materno deglutido etc.)
Policitemia
- Clampeamento tardio do cordão/ordenha do cordão umbilical
- Transfusão materno-fetal ou feto-fetal
- PIG

Deficiência de captação da bilirrubina pelo fígado:
Síndrome de Gilbert (geralmente não há icterícia no período neonatal)

Deficiência na conjugação da bilirrubina:
Icterícia familiar não hemolítica (Crigler Najjar tipo I e II)
Hipotireoidismo Congênito
Síndrome de Down e trissomia 13
Hipopituitarismo congênito
Hiperbilirrubinemia neonatal familiar transitória (síndrome de Lucey-Driscoll)

Aumento da circulação êntero-hepática:
Retardo no início da alimentação enteral ou jejum prolongado
Estenose hipertrófica do piloro
Obstrução intestinal

Mecanismos mistos:
Aleitamento materno
Icterícia própria do RN
Filho de mãe diabética
Sepse
Infecção congênita ou adquirida

Fonte: Desenvolvido pela autoria.

Avaliação diagnóstica

A avaliação clínica da icterícia, baseando-se na sua progressão crânio caudal, tem sido considerada eficaz como indicativa de icterícia, porém com um erro significativo na sua quantificação. Os recentes estudos também mostram que, se houver presença de fator de risco para icterícia, deve-se realizar a medida da bilirrubina sérica ou transcutânea (BTc), pois são bons preditores do risco de hiperbilirrubinemia.

A determinação da bilirrubina total sérica em laboratório é o melhor método para avaliação dos RN ictéricos. A BTc mostra correlação com os valores séricos dentro de uma pequena variação de 10% a 15%. Os locais para a realização da BTc são a fronte e a região superior do esterno, sendo este último mais fidedigno, acreditando-se estar protegido da exposição à luz ambiente. Se a BTc for ≥ 15 mg/dL ou em franca ascensão, recomenda-se a determinação sérica das bilirrubinas. O mesmo se recomenda para os RNPT, RN sob fototerapia, procedimento que interfere nos resultados de BTc como também na avaliação visual.

A mensuração das bilirrubinas deve ser feita por micrométodo para minimizar as perdas sanguíneas. O momento ideal para a primeira coleta das bilirrubinas não está bem estabelecido, recomenda-se que seja feita sempre que as manifestações clínicas sugerirem uma apresentação não fisiológica, como em todas aquelas que se iniciam antes de 24 horas de vida e nas que apresentem progressão rápida ou atinjam níveis acima dos observados na icterícia fisiológica. Neste caso, deve ser feita coleta seriada a intervalos (6 a 24 horas), na dependência de cada caso, até a estabilização da bilirrubina. Os exames diagnósticos são citados na Quadro 50.11:

Quadro 50.11 Exames diagnósticos.

Bilirrubina total e frações
Tipagens sanguíneas da mãe e do RN
Pesquisa de anticorpos irregulares (PAI) ou Coombs Indireto no sangue materno: anticorpos (ac) contra o antígeno D, outros antígenos eritrocitários do sistema Rh (anti-c, C, e, E) e ac anti-Kell
Testes da antiglobulina direta (TAD) ou Coombs Direto no sangue do RN
Teste de eluato para detecção dos ac anti-A ou anti-B no sangue do cordão do RN
Hemograma e esfregaço sanguíneo
Contagem e porcentagem de reticulócitos
Dosagem da atividade da G6PD
Concentração de monóxido de carbono expirado (ETCOc)
Dosagem de albumina em pacientes graves (sepse, asfixiado e instável hemodinamicamente) e/ou quando BT < 2 do nível de EXT
Relação bilirrubina/albumina (ajuda a determinar necessidade de intervenção)

Fonte: Desenvolvido pela autoria.

A seguir, apresentamos o esquema de investigação diagnóstica para a icterícia neonatal proposto por Oski FA (Figura 50.9).

O Comitê de Hiperbilirrubinemia da Academia Americana de Pediatria recomenda, para RN > 35 semanas de idade gestacional, os seguintes cuidados para a prevenção de hiperbilirrubinemia severa:

- Promover e dar suporte ao aleitamento materno em RNT saudáveis e RNPT tardios;
- Estabelecer protocolos de identificação e avaliação da hiperbilirrubinemia;
- Dosar BT ou bilirrubina transcutânea (BTc) em RN com icterícia nas primeiras 24 horas de vida;
- Reconhecer que a estimativa visual da icterícia pode induzir a erros, particularmente em RN negros;
- Interpretar os níveis de bilirrubina em horas de vida;
- Reconhecer RN < 38 semanas de idade gestacional, particularmente aqueles que estão em aleitamento materno, como de alto risco para desenvolver hiperbilirrubinemia e fazer monitorização cuidadosa;
- Avaliar todos os RN antes da alta para risco de hiperbilirrubinemia;
- Oferecer informações escritas e orais aos pais sobre icterícia;
- Retorno precoce para pacientes com risco de desenvolver hiperbilirrubinemia;

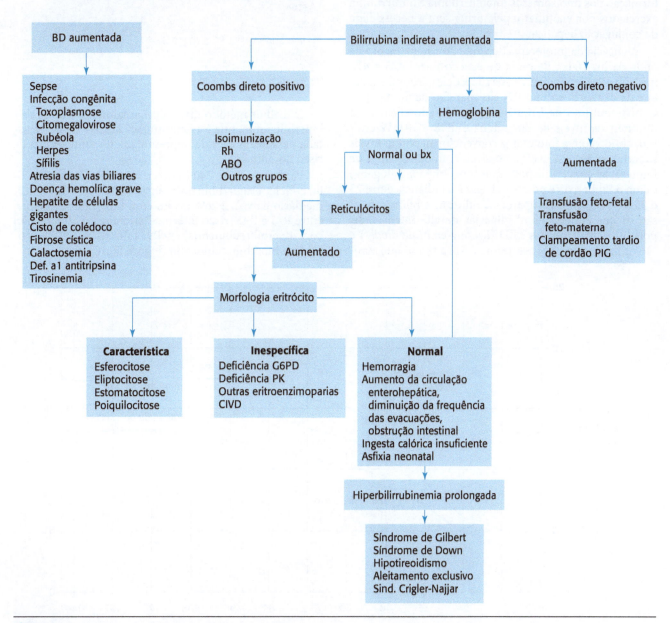

Figura 50.9 Estratégia para avaliação diagnóstica da icterícia neonatal.

BD: bilirrubina direta; CIVD: coagulação intravascular disseminada; G6PD: glicose-6-fosfato-desidrogenase; PIG: pequeno para a idade gestacional; PK: piruvato quinase).

Fonte: Desenvolvida pela autoria.

- Quando indicado, tratar o RN com fototerapia de alta intensidade ou outra terapêutica reconhecida, incluindo exsanguinotransfusão. A dosagem da albumina e o cálculo da relação BT/alb auxiliam na indicação de exsanguinotransfusão.

Tratamento

Fototerapia

A fototerapia é a modalidade terapêutica mais utilizada para o tratamento da hiperbilirrubinemia. O seu mecanismo de ação compreende a fotoisomerização configuracional e a estrutural da molécula de bilirrubina com formação dos fotoisômeros fotobilirrubina e lumirrubina excretados por via biliar e pela urina sem a necessidade da conjugação hepática.

A eficácia da fototerapia depende do comprimento de onda da luz (faixa de onda do espectro azul 425 a 475 nm), da dose de irradiância, da superfície corporal exposta e da distância entre o RN e o aparelho de fototerapia. O nível mínimo de irradiância considerado eficaz para diminuir os níveis de bilirrubina é de 8 a 10 $\mu W/cm^2/nm$, obtido com a fototerapia convencional, porém níveis superiores são desejáveis e possíveis com outros tipos de fototerapia; com o Bilispot® (*spot* com lâmpada halógena) e com o Biliberço®, é possível chegar à irradiância entre 23 e 25 $\mu W/cm^2/nm$. Os aparelhos Bilitron® e Bilitron Bed® são os que emitem as irradiâncias de alta intensidade, pois utilizam lâmpadas LED (*lighting-emitting diodes*) e são utilizados, em RN pré-termo e RN a termo que apresentam elevados níveis de bilirrubinas, com resultados melhores comparados com os aparelhos anteriores.

A fototerapia de alta intensidade > 30 $\mu W/cm^2/nm$ é efetiva em diminuir altos níveis de bilirrubina e necessidade de exsanguinotransfusão.

Quando indicamos a fototerapia, devemos considerar a presença ou não de fatores de risco para a neurotoxicidade bilirrubínica, listados a seguir e, nestas situações, devem-se considerar valores inferiores aos indicados para RN sem fatores de risco (Quadro 50.12).

Quadro 50.12 Fatores de risco para neurotoxicidade bilirrubínica.

Doença hemolítica
Deficiência de G6PD
Asfixia
Sepse
Hipoalbuminemia (< 3 mg/dL)
Acidose

Fonte: Desenvolvido pela autoria.

O melhor método disponível atualmente para prever hiperbilirrubinemia é a determinação da BT ou BTc ajustada para horas de vida, representada no nomograma de risco do Bhutani.

Valores de BT < P40 (baixo risco), nenhum caso evolui com hiperbilirrubinemia, entre P40 e P75 (risco intermediário baixo), 2,26% evolui com hiperbilirrubinemia, entre P75 e P95 (risco intermediário alto), 12,9% (evolui com hiperbilirrubinemia) e > P95 (alto risco), 39,5% evolui com hiperbilirrubinemia (Figura 50.10).

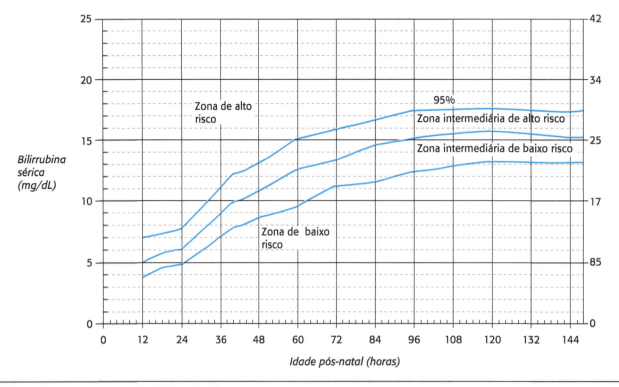

Figura 50.10 Nomograma preditor de hiperbilirrubinemia.
Fonte: Adaptado de Bhutani VK, *et al.*

Tabela 50.1 Risco de hiperbilirrubinemia nas primeiras 24 horas.

Idade (horas)	P 40 (mg/dL)	P 75 (mg/dL)	P 95 (mg/dL)
18	4,5	5,6	6,9
19	4,6	5,7	7,2
20	4,7	5,8	7,4
21	4,8	6	7,5
22	4,9	6,1	7,6
23	4,9	6,3	7,7
24	5	6,4	7,8

Fonte: Desenvolvida pela autoria.

Tabela 50.2 Risco de hiperbilirrubinemia após 24 horas.

Idade/ Percentil e Risco	< P 40 Baixo Risco	P 40-75 Risco Intermediário Baixo	P 76-95 Risco Intermediário Alto	> P 95 Alto Risco
48 h	< 8,6	8,6-10,8	10,9-13,2	> 13,2
60 h	< 9,6	9,6-12,6	12,7-15,2	> 15,2
72 h	< 11,2	11,2-13,4	13,5-15,9	> 15,9
96 h	< 12,4	12,4-15,2	15,3-17,4	> 17,4
120 h	< 13,2	13,2-15,8	15,8-17,6	> 17,6

Fonte: Desenvolvida pela autoria.

Frente aos resultados da triagem para bilirrubina com base no nomograma, seguimos a recomendação descrita na Tabela 50.3).

Tabela 50.3 Conduta baseada no nomograma.

Zona	> 38 s sem fator de risco	35–37 6/7 s com fator de risco	35–37 6/7 s sem fator de risco ou > 38 s com fator de risco
Alta	Fototerapia	Fototerapia	Fototerapia
Intermediária Alta	Recoleta de BT em 24 horas ou fototerapia. Se alta < 72 horas retorno em 2 dias	Fototerapia	Fototerapia

(Continua)

Tabela 50.3 Conduta baseada no nomograma. (Continuação)

Zona	> 38 s sem fator de risco	35–37 6/7 s com fator de risco	35–37 6/7 s sem fator de risco ou > 38s com fator de risco
Intermediária Baixa	Rotina. Se alta < 72 horas retorno em 2/3 dias	Rotina. Se alta < 72 horas retorno em 2 dias	Recoleta de BT em 24 horas ou fototerapia. Se alta < 72 oras retorno em 2 dias
Baixo	Rotina	Rotina. Se alta < 72 horas retorno em 2 dias	Rotina. Se alta < 72 horas retorno em 2/3 dias

Fonte: Desenvolvida pela autoria.

Nas primeiras 24 horas de vida, a fototerapia será indicada na presença de icterícia, independentemente do valor da BT, ou em vigência de história materna de isoimunização.

Não há consenso na literatura sobre a indicação da fototerapia em prematuros; de maneira geral, ela se baseia na avaliação da bilirrubina sérica, do peso ao nascer, da idade gestacional e dos fatores de risco para a neurotoxicidade bilirrubínica.

Em RN pré-termo menor que 35 semanas e/ou com peso de nascimento menor que 2.500 g, consideramos indicativo de fototerapia os valores de BT descritos na Tabela 50.4.

Tabela 50.4 Valores de bilirrubina total indicativos de fototerapia para RN < 35 semanas e/ou peso < 2.500 g.

Peso ao nascimento	Bilirrubina sérica total (mg/dL) Idade pós-natal	
	> 24 horas	> 48 horas
> 2.500 g	10-12	14-16
2.000 g-2.499 g	8-10	12-14
1.500 g-1.999 g	8	10
1.000 g-1.499 g	6	8
< 1.000 g	5	6

Fonte: Modificada de Cockington, et al., 1979.

Considerar o valor inferior na presença de fatores de risco para neurotoxicidade bilirrubínica.

Os possíveis efeitos adversos associados à fototerapia são: exantema; aumento das perdas insensíveis; dano retiniano; hipertermia; alteração das fezes decorrente de aumento do fluxo intestinal; síndrome do bebê bronze; lesão no DNA; alteração dos níveis citoquinas; estresse oxidativo; e maior risco de nevo melanoítico. São recomendados controle hídrico rigoroso, controle térmico e proteção ocular com cobertura radiopaca.

Suspende-se a fototerapia quando BT em níveis inferiores ao da entrada e/ou 2 mg/dL abaixo do nível de indicação atual.

Considerar efeito rebote após suspensão da fototerapia, o que não contraindica a suspensão da foto e da alta do RN.

Alta hospitalar se nível de risco intermediário inferior ou baixo (abaixo do percentil 75) e retorno ambulatorial em 48 a 72 horas.

Exsanguinotransfusão

A exsanguinotransfusão (EXT) é um procedimento que tem por objetivo clarear os anticorpos séricos para redução da hemólise e diminuição dos níveis de bilirrubinas, evitando a encefalopatia bilirrubínica por meio da troca de sangue total e da correção da anemia se estiver presente. Com a disponibilidade de aparelhos e lâmpadas mais adequados à fototerapia, esse procedimento tem sido extremamente raro nas unidades de terapia intensiva neonatais (UTIN). Atualmente a grande maioria dos casos que necessitam de EXT são RN com incompatibilidade ABO ou Rh nos quais houve falha no uso de fototerapia intensiva e RN pré-termo com níveis elevados de BT[3].

A imunização RH está indicada em:

- Feto hidrópico;
- Bilirrubina de cordão > 4 mg/dL ou Hb < 13 mg/dL com Coomb Direto positivo;
- Aumento de BT > 0,5 mg/dL/h apesar da fototerapia nas primeiras 24 horas;
- Níveis elevados de BT apesar do uso de imunoglobulina.

Nas outras situações, recomenda-se exsanguinotransfusão de acordo com o nível da bilirrubina total sérica (Tabela 50.5).

Tabela 50.5 Valores de bilirrubina total indicativos de exsanguinotransfusão para RN segundo o peso.

Peso	Bilirrubina sérica total (mg/dL)
> 2.500 g	20-22
2.000 g-2.499 g	18-20
1.500 g-1.999 g	16-18
1.000 g-1.499 g	12-15
< 1.000 g	10

Fonte: Desenvolvida pela autoria.

Considerar o valor inferior na presença de fatores de risco para neurotoxicidade bilirrubínica.

O volume a ser trocado deve ser de duas volemias (volemia em RN de termo, 80 mL/kg, e em pré-termo, 100 mL/kg), o que assegura uma troca efetiva da ordem de 85% a 90% dos eritrócitos, 80% dos anticorpos e 50% das bilirrubinas circulantes. O sangue selecionado deve ser o mais recente possível e preservado com anticoagulante CPD (ácido fosfatodextrose). A veia umbilical, a artéria umbilical ou veias profundas devem ser usadas preferencialmente para o procedimento.

Está associada a muitas complicações metabólicas, hemodinâmicas, infecciosas, vasculares, hematológicas, entre outras. Deve ser indicada com precisão e efetuada por pessoal habilitado, pois está associada a uma alta morbimortalidade.

Imunoglobulina intravenosa

Nos últimos 15 anos, alguns estudos têm sido publicados sobre o uso da imunoglobulina intravenosa (IGIV) como uma nova modalidade terapêutica da doença hemolítica neonatal isoimune.

Até o presente, a terapia com a IGIV está licenciada, em nosso meio, para uso em imunodeficiências primárias e secundárias, púrpura trombocitopênica idiopática, síndrome de Kawasaki, síndrome de Guillain Barré e aids.

A icterícia hemolítica isoimune por decorre da destruição dos eritrócitos por mecanismo citotóxico anticorpo-dependente mediado pela ligação da fração Fc do receptor às células do sistema reticuloendotelial (SRE). O mecanismo de ação da imunoglobulina mais aceito, embora não comprovado, é o de bloquear a fração Fc nos receptores do SRE com inibição da ligação dos anticorpos e menor destruição das hemácias, sendo o seu uso válido por modificar a evolução da hiperbilirrubinemia e reduzir a necessidade da exsanguinotransfusão e morbimortalidade.

Em estudos controlados, foram analisados os benefícios do uso da imunoglobulina e os efeitos colaterais associados a ele. Os autores concluíram que há vantagem no seu uso com redução do número de exsanguinotransfusões, do tempo de internação hospitalar, do nível máximo de bilirrubinas e do tempo de duração da fototerapia.

A dose habitual da IGIV é de 0,5 g/kg a 1 g/kg e pode ser repetida após 12 horas. O período de infusão é de 2 a 4 horas. Seu uso tem se mostrado seguro após os cuidados no preparo dos imunobiológicos. Entretanto, riscos remotos de doenças transmissíveis devem ser considerados na avaliação da relação entre risco e benefício. Estudos recentes têm relacionado seu uso com o aparecimento de enterocolite necrosante. Até que outros estudos possam definir as indicações, preconiza-se seu uso nas situações em que a EXT é altamente provável, o que significa elevação de BI em velocidade acima de 0,5 mg/dL/hora e/ou níveis de BI 2 mg/dL abaixo dos níveis de indicação de EXT como recurso para evitá-la na doença hemolítica por incompatibilidade ABO e Rh.

Outros tratamentos farmacológicos

- Fenobarbital: indutor de enzimas microssomais, aumenta a conjugação e a excreção da bilirrubina com aumento do fluxo biliar e diminui a BT pós-natal quando administrado para a gestante no final da gestação; porém, apresenta efeitos adversos cognitivos de desenvolvimento e reprodutivos. Utilizado no tratamento da icterícia colestática.
- Ácido ursodeoxicólico: aumenta excreção biliar e diminui BT. Utilizado no tratamento da icterícia colestática.
- Clofibrato: diminui a circulação êntero-hepática, porém não é mais eficiente do que a fototerapia em diminuir BT. Não aprovado para uso rotineiro.
- Caseína: interrompe a circulação êntero-hepática e o acúmulo de bilirrubina pela inibição da ação da β-glicuronidase. Não aprovada para uso rotineiro.
- Ácido L-aspártico: diminui a circulação entero-hepática. Não aprovada para uso rotineiro.
- Metaloporfirina e mesoporfirinas: substâncias que inibem a enzima hemeoxigenase, necessária para converter o grupo heme em biliverdina. Não aprovadas para uso rotineiro.

Encefalopatia bilirrubínica

O termo "encefalopatia bilirrubínica aguda" (ABE) é utilizado para descrever as manifestações agudas da toxicidade pela bilirrubina indireta (BI), que pode ser observada nos primeiros dias após o nascimento e caracterizada por letargia, hipotonia e sucção fraca. O termo "kernicterus" deve ser reservado para as formas crônicas com sequelas clínicas permanentes decorrentes da toxicidade celular induzida pela bilirrubina, resultando em disfunção neurológica cujas características principais são: deficiência neurossensorial com alta frequência de perda auditiva central; movimentos extrapiramidais (atetose); hipoplasia do esmalte dentário; e, em casos graves, deficiências do desenvolvimento intelectual.

Em países desenvolvidos, a incidência estimada é de 0,5 a 2 casos/100.000 nascidos vivos. Em países em desenvolvimento, a incidência é mais alta. Estudos nos Estados Unidos e na Europa indicam uma incidência de kernicterus de 0,5 a 1/100.000 nascidos vivos > 35 semanas de idade gestacional.

O transporte da bilirrubina pode ocorrer através da barreira hematoencefálica íntegra ou lesada. A permeabilidade aumentada na membrana íntegra ocorre nos prematuros. A lesão da barreira ocorre em condições clínicas como acidose, hipercapnia, hiperosmolaridade, hipoxemia, meningite, hipoglicemia, hemorragia intracraniana e infecção. Dessa forma, diversos fatores presentes nos RN doentes devem ser considerados na abordagem preventiva e terapêutica da hiperbilirrubinemia indireta.

As pesquisas consideram atualmente o potencial evocado auditivo de tronco cerebral (PEA ou BERA) como um exame sensível para detecção da neurotoxicidade induzida pela bilirrubina. As alterações compreendem a disfunção auditiva reversível e a disfunção irreversível com a perda auditiva neurossensorial. Trata-se de um exame muito importante a ser realizado em todos os RN portadores de hiperbilirrubinemia grave.

Acompanhamento

Como os níveis de bilirrubinas frequentemente apresentam pico entre 3 e 5 dias de vida, no RNT, e entre 5 a 7 dias de vida, no RNPT tardio, recomenda-se que os RN ictéricos sejam examinados em 48 a 72 horas após a alta. Devem ser avaliadas neste retorno a frequência das mamadas e das evacuações, a porcentagem de variação de peso e a extensão clínica da icterícia.

BIBLIOGRAFIA CONSULTADA

Almeida MF, Draque, CM. Neonatal jaundice and breastfeeding. Neoreviews. 2007;7:e282-8.

Almeida MFB, Nader PJH, Draque CM. Icterícia neonatal. In: Lopez FA, Campos Jr D (eds.). Tratado de pediatria. 2. ed. São Paulo: Manole, 2010. p. 1515-26.

Almeida MFB. Icterícias no período neonatal. In: Freire LMS, editor. Diagnóstico diferencial em pediatria. Rio de Janeiro: Guanabara Koogan, 2008; p.735-42.

American Academy of Pediatrics Subcommittee on Hyperbilirubinemia. Management of hyperbilirubinemia in the newborn infant 35 or more weeks of gestation. Pediatrics. 2004;114(1):297-316.

Barrington KJ, Sankaran K. Guidelines for detection, management and prevention of hyperbilirubinemia in term and late preterm newborn infants. Paediatr Child Health. 2007;12(suppl B):1B-12B.

Bhutani VK, Committee on Fetus and Newborn, American Academy of Pediatrics. Phototherapy to prevent severe neonatal hyperbilirubinemia in the newborn infant 35 or more weeks of gestation. Pediatrics. 2011;128:e1046-52.

Bhutani VK, Gourley GR, Adler S, Kreamer B, Dalin C, Johnson LH. Noninvasive measurement of total serum bilirubin in a multiracial predischarge newborn population to assess the risk of severe hyperbilirubinemia. Pediatrics. 2000;106(2):e17.

Bhutani VK, Johnson L, Sivieri EM. Predictive ability of a predischarge hour-specific serum bilirubin for subsequent significant hyperbilirubinemia in healthy-term and near-term newborns. Pediatrics. 1999;103:6-14.

Bhutani VK, Maisels MJ, Stark AR, Buonocore G. Management of jaundice and prevention of severe neonatal hyperbilirubinemia in infants > 35 weeks gestation. Neonatology. 2008;94:63-67.

Burgos AE, Flaherman VJ, Newman TB. Screening and follow-up for neonatal hyperbilirubinemia: a review. Clin Ped. 2011;XX(X):1-10.

Buthani VK, Johnson L. Kernicterus in late preterm infants cared for as term heath infants. Semin Perinatol. 2006;30:89-97.

Cockington RA. A guide to the use of phototherapy in the management of neonatal hyperbilirubinemia. J Pediatr. 1979 Aug;95(2):281-285.

Dani C, Poggi C, Barp J, Romagnoli C, Buonocore G. Current Italian practices regarding the management of hyperbilirubinaemia in preterm infants. Acta Paediatrica. 2011; ISSN 0803-5253: 1-4.

De Carvalho M, Mochdece CC, Sá CAM, Moreira MEL. High-intensity phototherapy for the treatment of severe nonhaemolytic neonatal hyperbilirubinemia. Acta Paediatr. 2011;100:620-623.

Keren R, Tremont K, Luan X, Cnaan A. Visual assessment of jaundice in term and late preterm infants. Arch Dis Child Fetal Neonatal Ed. 2009;94:f317-22.

Maisels JM. Icterícia. In: Avery GB, Fletcher MA, MacDonald MG. Neonatologia. Fisiopatologia e tratamento do recém-nascido. 4. ed. Rio de Janeiro: Medsi, 1999; p. 630-726.

Maisels MJ, Bhutani VK, Bogen D, Newman TB, Stark AR, Watchko JF. Hyperbilirubinemia in the newborn infant > 35 weeks gestation: an update with clarifications. Pediatrics. 2009;124(4):1193-8.

Maisels MJ, Kring E. Transcutaneous bilirubin levels in the first 96 hours in a normal newborn population of > or = 35 weeks' gestation. Pediatrics. 2006;117:1169-1173.

Maisels MJ. Managing the jaundiced newborn: a persistent challenge. CMAJ. 2014; DOI:10.1503.

Maisels MJ. Noninvasive measurements of bilirubin. Pediatrics. 2012;129:779-81.

Martin CR, Cloherty JP. Neonatal hyperbilirubinemia. In: Cloherty JP, Eichenwald EC, Stark AR. Manual of neonatal care. 6. ed. Philadelphia: Lippincott Willins & Wilkins, 2008, p. 181-212.

Oski FA. Differential diagnosis of jaundice. In Taeusch HW, Ballard RA, Avery MA [editors]: Schaffer and avery's diseases of the newborn. 6. ed. Philadelphia: WB Saunders, 1991.

Roberts IAG. The changing face of haemolytic disease of the newborn. Early Human Development. 2008;84:515-523.

Vreman HJ, Wong RJ, Stevenson DK. Phototherapy: current methods and future directions. Sem Perinatol. 2004;28:326-34.

Watchko JF. Identification of neonates at risk for hazardous hyperbilirubinemia: emerging clinial insights. Pediatr Clin North Am. 2009;56:671-87.

Wong RJ, Bhutani VK, Vreman HJ, et al. Tin mesoporphyrin for the prevention of severe neonatal hyperbilirubinemia. Neo Reviews. 2007;8:e77.

50.4 Distúrbios Metabólicos

■ Karen Mayumi Koga Sakano

Distúrbios da glicose

Introdução

O feto é completamente dependente de sua mãe no que diz respeito ao fornecimento de substrato energético. Sua principal fonte de energia é a glicose, que é passada continuamente pela placenta através de difusão facilitada. Seu consumo de energia é alto, sendo necessário, primeiramente, para promover o próprio crescimento, a seguir para formação de reserva de energia e, finalmente, para a própria manutenção metabólica. Além da glicose, há passagem transplacentária de outras fontes de energia, como o lactato, corpos cetônicos, ácidos graxos livres e aminoácidos.

A glicemia fetal é diretamente relacionada à glicemia da mãe, com valores de cerca de dois terços da materna. Apesar de nutricionalmente dependente da mãe, o feto é independente do ponto de vista hormonal. A insulina, por exemplo, normalmente não atravessa a barreira placentária, mas sua presença foi demonstrada em tecido pancreático fetal com 8 semanas de idade gestacional. O aumento da produção de insulina fetal, frente à hiperglicemia materna mantida, como a que ocorre no diabetes materno, acontece no decorrer de toda a gestação, com aumento substancial no nível de insulina fetal próximo ao termo, demonstrando aumento da sensibilidade das células betapancreáticas.

Insulina é um dos principais hormônios que promovem o crescimento fetal juntamente com o *insulin like growth factor* I e II (IGF I e II), havendo correlação positiva entre concentração plasmática fetal de insulina e peso fetal.

No momento do nascimento, com o clampeamento do cordão umbilical, cessa-se abruptamente o fornecimento de nutrientes pela mãe, e o recém-nascido deve sofrer adaptações no seu metabolismo de modo a ter uma existência independente. Um aumento substancial na demanda energética resulta da respiração, manutenção de temperatura, aumento da função digestiva e dos sistemas excretores, atividade muscular e da atividade cerebral. Algumas situações afetam este período de transição, tornando o recém-nascido suscetível a situações patológicas e de maior morbidade.

Metabolismo da glicose

O fígado fetal contém todos os elementos necessários para a síntese e quebra de glicogênio. O conteúdo hepático de glicogênio é baixo no início da gestação, havendo um aumento lento e gradativo durante a evolução da gestação, com aumento bem importante por volta de 36 semanas de gestação.

No nascimento, inicia-se uma queda nos níveis de glicose que normalmente atingem o nadir, valor mais baixo (cerca de 30 mg/dL), entre 30 e 90 minutos de vida, desencadeando a liberação de hormônios hiperglicemiantes como epinefrina, glucagon e norepinefrina, seguida de queda nos níveis de insulina. O resultado é a mobilização do glicogênio hepático para glicogenólise, com restabelecimento e manutenção de glicemia em níveis adequados (maior que 45 a 60 mg/dL entre 6 e 12 horas de vida).

A taxa de produção de glicose pelo fígado do recém-nascido normal é de cerca de 4 a 5 mg/kg/min, e o metabolismo de gordura contribui para o suprimento de energia adicional. O cérebro necessita continuamente de glicose, existindo extração alternativa de energia que é feita, por exemplo, pela oxidação de corpos cetônicos e lactato. Isso torna as células nervosas suscetíveis a danos por depender de glicose disponível.

Hipoglicemia

Definição

Há muitos anos já é de conhecimento geral que os níveis plasmáticos de glicose nos recém-nascidos são menores do que nos adultos e crianças maiores, especialmente entre os prematuros e os pequenos para a idade gestacional (PIG). Na maioria dos bebês de termo, a queda dos níveis glicêmicos nas primeiras horas é parte do processo de adaptação pós-natal à vida extrauterina, ocorrendo em todos os mamíferos, com aumento rápido e espontâneo da glicemia sem consequências significativas na maior parte das vezes, por meio de processos metabólicos e endócrinos. No entanto, a associação entre hipoglicemia severa e prolongada com atividade convulsiva e desenvolvimento neurológico anormal também já é sabida há muito tempo, embora ainda não haja consenso sobre o valor específico de glicemia e o tempo de duração de hipoglicemia necessário para que estes desfechos indesejados ocorram.

Ao longo dos anos, diversos valores foram sugeridos para definir hipoglicemia com base em valores estatísticos (abaixo de 2 desvios-padrão da média da população normal), em valores preestabelecidos que poderiam variar com a idade pós-natal, com a idade gestacional ou com o peso de nascimento. Muitas destas definições se tornaram desatualizadas, pois foram estabelecidas na década de 1960. Desde então, o perfil da população neonatal mudou, com o aumento de recém-nascidos de alto risco (prematuros e asfixiados) e por mudanças no cuidado perinatal.

Controvérsias persistem e não há, na literatura, consenso sobre qual valor de glicemia é "seguro" o bastante para não haver dano cerebral principalmente porque não há dados suficientes para concluirmos se a hipoglicemia assintomática traz ou não sequelas neurológicas no seguimento a longo prazo. Assim, a definição de hipoglicemia não pode considerar somente os recém-nascidos sintomáticos.

A maioria dos autores considera baixa uma concentração plasmática de glicose menor que 40 mg/dL, com necessidade de intervenção. Cornblath et al., no seu Limiar Operacional, sugerem como valores de segurança para intervenções, e não de diagnóstico de hipoglicemia, 36 mg/dL para os recém-nascidos alimentados ao seio.

Neste Limiar Operacional, Cornblath considera os recém-nascidos amamentados ao seio com menor risco de dano cerebral, pois, apesar de terem níveis glicêmicos menores, apresentam maior concentração de corpos cetônicos se comparados aos bebês alimentados com fórmula, demonstrando terem maior disponibilidade de substrato energético alternativo ao cérebro. Devem tolerar melhor níveis menores de glicemia sem manifestações clínicas ou sequelas neurológicas significativas.

Mais recentemente, a Academia Americana de Pediatria (AAP), em 2011, com retificação em 2015, e a Sociedade de Pediatria Endócrina (PES), em 2015, publicaram opiniões de *experts* no manejo de hipoglicemia neonatal, porém com enfoque diverso e divergente no que se refere a valores desejados de glicemia nos recém-nascidos. Ambas as instituições reconhecem que a forma transitória de hipoglicemia neonatal tende a se resolver nas primeiras 48 horas após o nascimento, chamando a atenção para a possibilidade de patologia associada a hipoglicemias que persistem além desse prazo.

A AAP sugere tratamento intravenoso para todos os recém-nascidos sintomáticos com glicemia menor que 40 mg/dL, mas tolera glicemias de até 25 mg/dL se presente nas primeiras 4 horas de vida e se o paciente se mantiver assintomático, aumentando apenas a frequência da alimentação. Entre 4 e 24 horas de vida, este limite passa a ser de 35 mg/dL. E sempre o tratamento intravenoso será instituído se piora dos níveis glicêmicos, se sintomas ou se persistir nestes níveis, mesmo após alimentação.

A PES sugere, com base na fisiologia da homeostase da glicose, concentrações de glicemia plasmática acima de 50 mg/dL até 48 horas de vida e acima de 60 mg/dL após 48 horas de vida, com a ressalva de que, se houver maior risco de síndrome de hipoglicemia persistente, manter as concentrações acima de 70 mg/dL.

Mensuração da glicemia

As medidas à beira do leito por tiras reagentes de sangue capilar ("dextros") são muito usadas pela praticidade e rapidez no resultado, porém como método de triagem, lembrando que costumam ter pequenas variações nos valores da concentração de glicose quando comparadas aos métodos laboratoriais, principalmente em valores de glicemia baixos. Sempre que apresentarem valores limítrofes, duvidosos ou baixos devem ser confirmados com amostras laboratoriais para diagnóstico efetivo.

Os cuidados na coleta da amostra também têm grande importância para determinação correta, pois os valores mensurados no plasma sanguíneo são geralmente 15% maiores do que no sangue total, pela presença de enzimas glicolíticas. Assim, as amostras tão logo coletadas, devem ser conservadas em gelo para diminuir exatamente a ação glicolítica que pode diminuir o real valor da glicemia, dependendo do tempo até ser processada. O método de determinação de glicose mais usado nos laboratórios é o automatizado por meio da glicoseoxidase.

Etiopatogenia

Todas as condições que propiciam a manifestação de hipoglicemia resultam de um ou da combinação de dois mecanismos básicos que geram um desbalanço entre produção e utilização de glicose (Quadro 50.13).

Quadro 50.13 Causas de hipoglicemia.

Produção inadequada de glicose	Utilização aumentada de glicose pelos tecidos	Outras
Estoques Inadequados de glicogênio • Prematuridade • Restrição de crescimento intrauterino • Estresse perinatal • Doenças de depósito de glicogênio	Hiperinsulinismo • Filho de mãe diabética • GIG • Eritroblastose fetal • Hipoglicemia hiperinsulinêmica da infância • Síndrome de Beckwith-Wiedmann • Uso de drogas maternas	• Policitemia/hiperviscosidade • Cateter umbilical mal posicionado • Hipotermia
Gliconeogênese limitada ou diminuída • Restrição de crescimento intrauterino • Erros inatos do metabolismo • Deficiências endócrinas		

Fonte: Desenvolvido pela autoria.

Produção inadequada de glicose

Por estoques inadequados de glicogênio:

- **prematuridade:** como os estoques de glicogênio se formam no final da gestação, os prematuros não têm tempo hábil para incorporação e formação adequada de estoques, o que é tão mais intenso quanto menor o tempo de gestação.

- **restrição de crescimento intrauterino:** limitada disponibilidade de substrato que impede o crescimento, processo que deve estar garantido para que o feto tenha disponibilidade para armazenamento.

- **"estresse" perinatal:** séries de eventos perinatais como hipóxia, acidose e alterações pressóricas e de fluxo sanguíneo fetal mobilizam estoques hepáticos de glicogênio por aumento de secreção de catecolaminas. A taxa de uso de glicose está aumentada por maior taxa de glicólise anaeróbica em decorrência de hipóxia.

- **doenças de estoque de glicogênio:** defeitos na síntese, quebra e acúmulo de glicogênio como as glicogenoses tipos I, Ia e IV, têm a hipoglicemia como uma das muitas complicações clínicas.

Gliconeogênese limitada ou diminuída:

- **restrição de crescimento intrauterino:** além da falta de reserva de glicogênio, cerca de 1% dos recém-nascidos restritos apresentam atraso na indução da capacidade neoglicogênica, não por falta dos substratos, e sim por inabilidade enzimática. As hipoglicemias são, nestes casos, mais persistentes.

- **erros inatos do metabolismo de carboidratos ou aminoácidos:** galactosemia, intolerância à frutose, acidemias orgânicas, tirosinemia e doença do xarope do bordo são algumas das patologias que, entre outras muitas manifestações, apresentam algum grau de dificuldade na gliconeogênese.

- **deficiências endócrinas:** insuficiência adrenal, deficiência hipotalâmica, hipopituitarismo congênito são alguns dos distúrbios neuroendócrinos que cursam com a inadequada produção de hormônios muito importantes na orquestração de toda cadeia glicolítica e neoglicogênica.

Utilização aumentada da glicose pelos tecidos

- Hiperinsulinismo
  - **Filho de mãe diabética:** a hiperglicemia materna a que são submetidos durante boa parte da gestação resulta em hiperglicemia fetal, causando estimulação pancreática intrauterina com maior insulinemia fetal.
  - **Grandes para Idade Gestacional (GIG):** independentemente de serem filhos de mãe diabéticas, podem ser hiperinsulinêmicos, pois insulina é um dos principais hormônios anabolizantes do período intrauterino fetal.
  - **Eritroblastose fetal:** por hiperplasia das ilhotas de Langerhans, estimuladas por enzimas intraeritrocitárias liberadas na hemólise.
  - **Hipoglicemia hiperinsulinêmica da infância:** hiperinsulinismo congênito que compreende várias entidades distintas que cursam com hipoglicemia persistente, na qual fazem parte os diversos espectros da nesidioblastose e do adenoma pancreático, além de mutações congênitas (mutação parcial no receptor de sulfoniluréia (SUR1), ou no gene KIR6.2 com alterações nos canais de potássio).
  - **Síndrome de Beckwith-Wiedemann:** síndrome genética que se apresenta com macroglossia, macrossomia, onfalocele, visceromegalia hiperplásica e hipoglicemia.
  - **Uso materno de drogas tocolíticas betassimpatomiméticas:** cruzam barreira placentária e estimulam quebra do glicogênio e gliconeogênese tanto no feto quanto na mãe, aumentando disponibilidade de glicose.
  - **Uso materno de clorpropamida:** atravessa a barreira placentária e faz estimulação direta da produção de insulina.

Outras causas com hipóteses ainda em questão

- **Policitemia/hiperviscosidade:** o aumento no número de eritrócitos, que têm metabolismo anaeróbio, talvez não seja a única explicação para a hipoglicemia observada nestes casos.

- **Cateter umbilical mal posicionado:** apesar de não ser habitual a infusão por catéter umbilical arterial de soluções glicosadas, se nesta situação o catéter estiver próximo às artérias do tronco celíaco e das mesentéricas, pode haver estímulo pancreático e aumento na liberação de insulina.

- **Hipotermia:** por maior nível de catecolaminas circulantes e maior utilização tecidual da glicose.

Manifestações clínicas

A hipoglicemia, como muitas outras situações clínicas em neonatologia, apresenta-se com uma ampla gama de manifestações inespecíficas. Muitas vezes é assintomática, mas pode apresentar tremores, crises de cianose, apneia, letargia, choro irritado, exacerbação do reflexo de Moro, dificuldade de sucção, podendo resultar em quadro convulsivo.

Triagem neonatal

Todos os recém-nascidos com fatores de risco para hipoglicemia devem ser submetidos à triagem de rotina desde as primeiras horas de vida, independentemente de serem de termo ou pré-termo. Se apresentarem valores de glicemia plasmática menor do que 40 mg/dL, sem sinais clínicos, deve-se repetir a monitorização em 1 hora e, se não houver aumento nos níveis glicêmicos, as medidas terapêuticas devem ser instituídas. Caso sejam sintomáticos, devem ser tratados imediatamente.

Nos bebês com valores limítrofes de glicemia, o hábito de se oferecerem soluções glicosadas pode ter efeito rebote de hipoglicemia por serem de absorção rápida, elevando rapidamente os níveis glicêmicos, e, por serem soluções sem gordura, diferentemente do leite (seja no leite materno ou nas fórmulas artificiais), não têm fontes alternativas de energia para manutenção glicêmica por períodos maiores.

Recentemente, outras apresentações de dextrose, como na forma concentrada em gel, têm sido cada vez mais incorporadas à prática clínica em diversos serviços como adjuvante ao aleitamento materno no tratamento da hipoglicemia transitória assintomática. Estudos preliminares sobre o uso de dextrose parecem mostrar diminuição no número de internação em unidade de tratamento intensivo, diminuição em taxas de desmame e não parece oferecer riscos ao RN, mas estudos de longo prazo ainda se fazem necessários.

Quadro 50.14 Fatores de risco para hipoglicemia

Prematuridade
Asfixia perinatal
Mãe diabética
Restrição de crescimento intrauterino
Hiperinsulinemia
Macrossômicos (peso de nascimento maior do que 4 kg) ou grandes para idade gestacional
Uso materno de drogas (betassimpatomiméticos, clorpropamida)
Eritroblastose fetal
Policitemia

Fonte: Desenvolvido pela autoria.

Tratamento medicamentoso

Infusão de glicose

A infusão intravenosa de glicose é indicada para todos os recém-nascidos que apresentem sintomas e glicemia menor do que 40 mg/dL e para aqueles que apresentam valores de glicemia considerados muito baixos (abaixo de 30 mg/dL), mesmo sem sinais clínicos.

A realização de minibolo com solução glicosada (200 mg/kg de glicose ou 2 mL/kg de soro glicosado a 10%), nos pacientes sintomáticos ou com glicemia menor do que 30 mg/dL, tem o objetivo de aumentar mais prontamente os níveis plasmáticos e, assim, diminuir rapidamente os possíveis danos às células nervosas. Recomenda-se como manutenção a infusão intravenosa de solução glicosada a taxas semelhantes às da produção endógena de glicose, que, no recém-nascido de termo, são de cerca de 4 a 5 mg/kg/min, por acesso venoso seguro, de modo contínuo e sem interrupções.

O objetivo é manter a concentração plasmática de glicose de no mínimo 45 mg/dL, devendo ser realizadas monitorizações para assegurar a melhora dos níveis ou a necessidade de aumento da taxa de infusão que pode ser feito em 1 ou 2 mg/kg/min, em volume e concentrações de solução adequada a cada recém-nascido e ao acesso em uso, lembrando que a concentração para infusão periférica deve ser no máximo 12,5%, idealmente 10%.

Uma vez estabilizados os níveis glicêmicos (entre 50 e 70 mg/dL) após 24 horas e desde que o paciente receba alimentação via oral (VO), considerar a retirada gradual da infusão de glicose com diminuição lenta, 1 mg/kg/min a cada modificação, no máximo 2 mg/kg/min, verificando-se os níveis glicêmicos (cerca de 1 hora após cada modificação), que devem manter-se adequados após cada diminuição. O desmame deve ser feito em vários dias a depender da gravidade e duração do quadro, com controles pós-suspensão completa da glicose por pelo menos 24 horas.

É importante enfatizar que os recém-nascidos de risco têm um período crítico de instabilidade nas primeiras 72 horas de vida, sendo que os PIG e filhos de mãe diabéticas podem ser mais resistentes à estabilização, podendo necessitar de períodos mais longos de até 1 semana. Portanto os primeiros dias para recém-nascidos que desenvolveram hipoglicemia devem ser de muita observação e critério na diminuição da oferta de glicose.

Corticosteroideterapia

Indicada quando a resposta à infusão de glicose não é satisfatória, necessitando de altas taxas de infusão de glicose (10 a 12 mg/kg/min), considerar a adição de hidrocortisona na dose de 5 mg/kg/dose a cada 12 horas.

O corticosteroide reduz a utilização periférica de glicose, aumenta o efeito do glucagon endógeno e favorece a gliconeogênese, contribuindo para a estabilização dos níveis de glicemia. Deve ser suspensa antes da retirada total da glicose intravenosa.

Glucagon

É usado para aumentar a concentração plasmática de glicose rapidamente por meio da glicogenólise e da gliconeogênese. Efeito rápido, mas transitório, devendo ser sempre seguido por infusão intravenosa (IV) de glicose. Pode ser administrado pela via intramuscular (IM) ou IV na dose de 150 a 300 mcg/kg.

Diazóxido

Inicialmente usado como um agente anti-hipertensivo, estruturalmente semelhante ao diurético tiazídico, diminui a secreção de insulina e aumenta a liberação de epinefrina, resultando em maior produção hepática e menor utilização periférica de glicose. Não há efeitos hipotensivos associados ao seu uso. Dose de 5 a 20 mg/kg/dia VO, a cada 8 a 12 horas.

Somatostatina/octreotide

Octreotide é um análogo da somatostatina com ação mais prolongada. A utilização de um ou o outro tem como objetivo a inibição da secreção de hormônios, principalmente a insulina, havendo relatos de sucesso no controle da hipoglicemia que resulta do insulinoma e das nesidioblastoses.

Hiperglicemia

A hiperglicemia é uma situação clínica bem menos frequente no período neonatal, provavelmente pela capacidade do recém-nascido termo e pré-termo de diminuir sua produção endógena de glicose e aumentar sua utilização periférica frente à administração de glicose exógena em maior ou menor grau. Sua ocorrência, entretanto, está associada com maiores taxas de morbimortalidade.

Definição

Hiperglicemia é aceita como uma glicemia plasmática maior ou igual a 145 mg/dL ou dosagem em sangue total maior ou igual a 125 mg/dL.

Incidência

Presente em mais de 50% dos recém-nascidos pré-termo com menos de 800g em infusão parenteral de glicose. A incidência de diabetes neonatal, outra causa de hiperglicemia, é de 1 a cada 400 mil nascidos vivos.

Manifestações clínicas

Não há sintomatologia específica para hiperglicemia, sendo os principais problemas a hiperosmolaridade e a diurese osmótica, com perda hidroeletrolítica importante, desidratação grave, acidose e, muitas vezes, presença de choque hipovolêmico.

A glicosúria ocorre em níveis glicêmicos variáveis a depender principalmente da maturidade da função renal, podendo estar presente em pacientes muito imaturos com níveis glicêmicos praticamente normais.

O estado hiperosmolar, com aumento de osmolaridade de cerca de 25 a 40 mOsm, pode resultar na mobilização de água do compartimento intracelular para o compartimento extracelular, culminando em contração rápida de volume cerebral, podendo causar hemorragias intracranianas, com todas as manifestações clínicas associadas a essa comorbidade.

Etiopatogenia

Prematuros de muito baixo peso (RNPTMBP)

Os recém-nascidos de muito baixo peso, têm menos de 1.500 g, são de alto risco para desenvolverem hiperglicemia, especialmente se estiverem recebendo infusão parenteral de glicose, o que é a regra para estes recém-nascidos nos primeiros dias.

Os mecanismos envolvidos no desenvolvimento da hiperglicemia do RNPTMBP são a menor liberação de insulina frente à glicose, a maior resistência periférica à insulina, a imaturidade do sistema enzimático glicogenolítico e a falha na diminuição da produção endógena de glicose frente ao fornecimento exógeno parenteral. No entanto, achados recentes tendem a creditar a hiperglicemia principalmente à secreção de hormônios contrarreguladores como consequência do estresse por manipulação clínica, suporte ventilatório ou infecção.

Infecção

Pela liberação de citocinas com liberação de hormônios como cortisol e catecolaminas.

Diabetes *mellitus* neonatal

Situação clínica rara, pode ser transitória ou permanente. Mais comum nos recém-nascidos pequenos para a idade gestacional, o que demonstra o papel da insulina no crescimento fetal, não havendo predileção por sexo, mas, em cerca de um terço, há história familiar de diabetes.

Clinicamente, estes RN apresentam hiperglicemia (240 a 2.300 mg/dL), glicosúria importante, desidratação e acidose. A cetose pode ou não estar presente. Têm pouca gordura subcutânea e apresentam baixo ganho ponderal.

A forma transitória pode evoluir como diabetes *mellitus* na puberdade e há relatos de anomalias genéticas no cromossomo 6. Muitos dos casos permanentes apresentam mutações envolvendo regulação dos canais de potássio KIR6.2 e podem necessitar de terapia com insulina por toda a vida.

Drogas

Muitos medicamentos usados no período neonatal são sabidamente hiperglicemiantes, como os esteroides, a fenitoína e a teofilina e seus derivados, exigindo o controle de glicemia nestas circunstâncias.

Dor

Após cirurgias, pela liberação de cortisol endógeno e de catecolaminas, podendo estar presente de forma mais transitória em procedimentos mais simples, mas não menos estressantes, como parada cardíaca, intubação orotraqueal e coletas de exames.

Fórmula hiperosmolar

Em crianças em aleitamento misto ou artificial em que se verifica diluição errada da fórmula láctea em uso. Pode mimetizar o diabetes *mellitus* neonatal.

Lípide

A infusão de lípides na forma de ácidos graxos livres pode aumentar o nível de glicose, mas as ofertas habitualmente recomendadas são seguras.

Terapêutica

O ideal é haver vigilância com monitorização frequente dos níveis glicêmicos e de glicosúria nos recém-nascidos de risco para hiperglicemia, sobretudo naqueles em uso de glicose exógena parenteral, com ajuste fino das taxas de infusão de glicose para que se previna ou se faça um diagnóstico precoce da hiperglicemia.

Diminuir oferta de glicose

Proceder à diminuição do aporte de glicose por meio da diminuição da velocidade de infusão de glicose ou da concentração da solução, com monitorização da queda dos níveis glicêmicos. Deve-se ter cuidado para evitar infusão de soluções muito hipotônicas (< 5%).

Correção hidroeletrolítica

Reposição da volemia com expansões e/ou aumento da oferta de manutenção e correção dos distúrbios eletrolíticos.

Nutrição parenteral

Principalmente nos recém-nascidos de muito baixo peso, a infusão simultânea de glicose com aminoácidos diminui a produção hepática de glicose e alguns aminoácidos promovem secreção de insulina, portanto o início de nutrição parenteral deve ser o mais precoce possível.

Dieta

Iniciar dieta tão logo as condições clínicas o permitam, pois há evidências de que a alimentação enteral promove a secreção de hormônios que favorecem a secreção de insulina.

Insulina

A terapia com insulina exógena, muitas vezes, se faz necessária, principalmente se mesmo após diminuição da oferta de glicose, a glicemia ainda excede 250 mg/dL. A resposta do recém-nascido à insulina é muito errática, podendo ocorrer hipoglicemias iatrogênicas decorrentes de quedas muito rápidas nos níveis glicêmicos.

Costuma-se usar doses muito pequenas de insulina, e a adsorção da insulina às superfícies plásticas das seringas dificulta muito a exata quantificação da insulina aplicada, devendo-se sempre ser realizada a lavagem do tubo com solução de insulina para saturar as paredes de qualquer frasco plástico e equipo a serem utilizados.

Se a insulina for administrada em bólus, recomenda-se a dose de 0,05 a 0,1 U/kg a cada 4 a 6 horas via IV ou, preferencialmente, por infusão contínua através de bomba de infusão na dose de 0,01 a 0,2 U/kg/hora.

Monitorização frequente a cada 30 minutos a 1 hora, até estabilização para titulação da taxa de infusão. Descontinuar imediatamente em casos de hipoglicemia e, em seguida, ministrar "minibolo" de glicose (2 mL/kg de solução glicosada a 10%), com atenção redobrada para a recorrência da hiperglicemia, e proceder à monitorização dos níveis de potássio que podem cair em decorrência da terapia com insulina.

Como a redução de oferta de glicose implica a diminuição de calorias ofertadas, crianças com hiperglicemias podem ter impacto negativo no ganho ponderal; por isso, o uso da insulina deve ser considerado para melhorar o ganho ponderal e o balanço nitrogenado, devendo-se adotar os mesmos cuidados com relação às ocorrências adversas pelo seu uso.

Distúrbios do cálcio

Introdução

Apesar de mais de 98% do cálcio corpóreo total se encontrar no esqueleto ósseo, cerca de 1 a 2% do cálcio disponível no fluído extracelular e partes moles tem papel muito importante em várias funções fisiológicas como o transporte através de membranas celulares, a ativação e inibição enzimáticas, a regulação intracelular de vias metabólicas, secreção e ação de hormônios, coagulação sanguínea, contratilidade muscular e condução nervosa.

Da fração de cálcio circulante, 50% se encontram na forma ionizada ou biologicamente ativa, exercendo funções fisiológicas. Cerca de 10% se encontram complexados com ácidos orgânicos e inorgânicos como fosfatos, citratos e bicarbonatos, e os 40% restantes encontram-se ligados a proteínas, especialmente a albumina.

O controle da calcemia depende de suprimento adequado, absorção intestinal, da integridade dos sistemas esquelético e renal, regulados pela ação de vários hormônios.

Regulação hormonal

Paratormônio

O paratormônio é um peptídeo de 84 aminoácido secretado pelas quatro glândulas paratireoides. Seu controle sobre a calcemia se faz mediante ação com alcance ósseo, renal e intestinal.

A secreção de paratormônio é mediada por concentrações séricas de cálcio, sendo sua secreção estimulada quando a calcemia está baixa e inibida quando alta.

O paratormônio aumenta a concentração sérica de cálcio ao estimular diretamente a remodelação óssea, favorecer a reabsorção renal de cálcio, em especial no túbulo proximal e, de maneira indireta, estimulando a síntese de vitamina D e, consequentemente, aumentando a reabsorção intestinal de cálcio. Tem um importante efeito fosfatúrico, baixando os níveis elevados de fósforo que resultam da reabsorção óssea.

Calcitonina

Calcitonina é secretada por células C da tireoide. Seu principal efeito é diminuir a atividade osteoclástica, diminuindo a liberação de cálcio e fósforo a partir dos ossos para o sangue. Ao aumentar a excreção renal de cálcio, também diminui a calcemia, tendo efeito antagonista ao do paratormônio.

Vitamina D

A vitamina D pode ser obtida por ingestão dietética ou por síntese endógena na pele após passar por duas hidroxilações – primeiro no fígado; e, a seguir, no rim – para formar o metabólito fisiologicamente importante, que é a 1,25-diidroxi vitamina D3 (1,25(OH)2D3).

A 1,25(OH)2D3 ou calcitriol é um hormônio importante na homeostase do cálcio e do fósforo, pois eleva a calcemia. Por aumentar a absorção intestinal de cálcio e fósforo, favorece a mobilização de cálcio e fósforo ósseo, multiplicando o número de osteoclastos e estimulando reabsorção renal de cálcio no néfron distal. Sua produção é estimulada tanto pela hipocalcemia como pela hipofosfatemia e é inibida pela alta concentração de qualquer um desses dois íons.

Fisiologia do cálcio no período neonatal

O fornecimento de suprimento mineral ao feto ocorre no caso do cálcio, mediante transporte placentário ativo, da mãe ao feto, contra gradiente de concentração, principalmente no 3º trimestre de gestação, o que atende às requisições da mineralização óssea, 80% da qual ocorre nesta fase. A taxa de transferência placentária de cálcio, neste momento, chega a 120 a 150 mg/kg/dia.

Ao nascimento, há uma súbita interrupção das altas taxas de transferência de cálcio da mãe para o feto, com valores sanguíneos de cálcio elevados. A secreção do paratormônio encontra-se inibida e a da calcitonina, estimulada, o que acarretará queda dos níveis de cálcio após as primeiras 24 horas, com retorno gradativo no decorrer dos dias. Ao longo da 1ª semana de vida, há aumento gradativo dos níveis de paratormônio e diminuição nos níveis de calcitonina até se atingir a homeostase.

Hipocalcemia

Definição

Hipocalcemia é definida como cálcio total menor do que 8 mg/dL (2 mmol/L) no recém-nascido de termo e menor do que 7 mg/dL (1,75 mmol/L) no recém-nascido pré-termo. O cálcio ionizado, por ser o componente metabolicamente ativo do cálcio, deve ser considerado para se definirem calcemia e suas repercussões. Considerar valor abaixo de 4 mg/dL (1 mmol/L).

Em condições normais, sem distúrbio acidobásico ou de alteração de concentração de albumina, o cálcio total mantém correlação direta com o cálcio ionizado, podendo ser usado como uma medida indireta ou como triagem inicial, mas, em pacientes doentes, é preferível a dosagem direta do cálcio ionizado em amostra de sangue fresco, uma vez que a porcentagem de cálcio ionizado em relação ao total observado costuma elevar-se.

Classificação

A hipocalcemia neonatal pode ser classificada em precoce, que ocorre nos primeiros 4 dias de vida; ou tardia, após 4 dias de vida.

Normalmente, a hipocalcemia precoce está associada a uma exacerbação da queda fisiológica que ocorre nos recém-nascidos logo após o nascimento, sendo mais frequente entre os prematuros. A hipocalcemia tardia geralmente se apresenta com 1 semana de vida e costuma acometer mais os recém-nascidos de termo, sendo mais sintomáticos.

As formas precoces relacionam-se habitualmente à prematuridade, à asfixia perinatal e ao uso materno de anticonvulsivantes e são observadas nos filhos de mães diabéticas; enquanto as formas tardias decorrem de hipomagnesemia, da sobrecarga de fosfato, do hipotireoidismo, do hipoparatireoidismo e como consequência da síndrome de DiGeorge.

Etiopatogenia

Prematuridade

Entre os diversos fatores de risco do recém-nascido prematuro para o desenvolvimento de hipocalcemia, o principal é a privação do alto influxo de cálcio que ocorre nas últimas semanas de gestação. Quanto mais prematuro o bebê, menor a quantidade de cálcio incorporada e maior o risco de hipocalcemia, chegando a ocorrer em praticamente 100% dos recém-nascidos de extremo baixo peso.

O baixo aporte de cálcio por via enteral e ou parenteral nos primeiros dias de vida, a diminuída resposta dos órgãos-alvo à ação do paratormônio, cuja produção é insuficiente, e a alta natriurese, com consequente perda urinária de cálcio, são outros fatores importantes para a ocorrência de hipocalcemia no prematuro.

Filho de mãe diabética

Cerca de 25% a 50% dos recém-nascidos filhos de mãe com diabetes *mellitus* apresentam hipocalcemia nos primeiros dias de vida. Já foi demonstrado o papel da hipomagnesemia materna resultante de perda urinária por comprometimento renal pelo diabetes, ocasionando a hipomagnesemia neonatal e a hipocalcemia. Quanto melhor o controle glicêmico da mãe durante o pré-natal, menor a chance de ocorrência de hipocalcemia no filho, sendo associada a ocorrência também nos filhos de mãe com diabetes gestacional, cuja causa associada ainda não foi elucidada.

Asfixia perinatal

O menor aporte de cálcio nos primeiros dias em virtude do atraso no início de alimentação enteral, do aumento do conteúdo plasmático de fósforo, por menor taxa de filtração glomerular que induz resistência relativa ao paratormônio, e da isquemia tecidual da paratireoide, afetando a liberação de paratormônio e diminuindo a reposta dos órgãos alvo, são os principais fatores a causarem hipocalcemia nos asfixiados.

Uso materno de anticonvulsivantes

Anticonvulsivantes como fenobarbital e difenil-hidantoína aumentam o catabolismo hepático da vitamina D, predispondo à sua deficiência, resultando em um aumento de risco para o desenvolvimento de hipocalcemia nos filhos de mães epilépticas.

Hipomagnesemia

Como o magnésio é fundamental na síntese e na ação do paratormônio, a hipocalcemia, muitas vezes, acompanha a hipomagnesemia.

Independentemente da etiologia da hipomagnesemia, seja por um defeito primário no transporte intestinal do magnésio, seja por hipomagnesemia materna ou por ocorrência transitória por perda renal, por exemplo, a hipocalcemia associada à hipomagnesemia só apresentará melhora após a resolução da hipomagnesemia.

Causas congênitas

A sequência de DiGeorge é a mais conhecida síndrome relacionada a alterações no cromossomo 22q11, que resultam em variados graus de hipoplasia tímica e paratireóidea, resultando na secreção inadequada de paratormônio, associada a defeitos cardíacos, malformações faciais e distúrbio de aprendizado. A presença de hipocalcemia e malformações congênitas devem alertar para a necessidade de investigação genética.

Hipoparatireoidismo

Por hiperparatireoidismo materno, ocasionando um hipoparatireoidismo transitório neonatal, ou por problemas na síntese, metabolização ou secreção de paratormônio decorrente de mutações nos genes da paratireóide ou de seus receptores.

Excesso de oferta de fósforo

Leite de vaca tem um alto teor de fósforo, o que resulta em hipocalcemia. As formulações lácteas atuais têm menor conteúdo de fósforo, mas ainda maior do que o do leite materno, requerendo atenção. Excesso de oferta de fosfatos orais e de enema contendo fosfatos é causa rara, mas descrita, de excesso de fósforo.

Outras causas

Várias outras causas de hipocalcemia transitória podem ser citadas. A maioria tem normalização dos níveis de cálcio tão logo as causas sejam interrompidas, por exemplo: infusão de sangue citratado, usado nas exsanguinotransfusões, em que se quela o cálcio; terapia com bicarbonato ou outro alcalinizante que diminui o cálcio ionizado e a reabsorção óssea de cálcio; uso de furosemida e de xantinas que provocam calciurese; e infusão de soluções lipídicas que aumentam ácidos graxos livres e a formação de complexos insolúveis com o cálcio.

Manifestações clínicas

As manifestações clínicas da hipocalcemia neonatal são variadas e inespecíficas, principalmente nos prematuros e estão presentes em muitas outras situações em neonatologia. Costumam estar relacionadas a aumento de excitabilidade de membrana celular por aumento de permeabilidade aos íons sódio. Os sinais mais frequentes são tremores; cianose; apneia; irritabilidade; distensão abdominal; e convulsões focais ou generalizadas, podendo a hipocalcemia ser totalmente assintomática. Os sinais clássicos de tetania como Chvostek (espasmo facial), Trousseau (espasmo carpopedal) e laringoespasmo não são comumente vistos nesta faixa etária. Pode haver aumento do intervalo Qt corrigido ao eletrocardiograma.

Manejo clínico

Manifestações clínicas graves, como quadros convulsivos, devem ser tratadas emergencialmente, com reposição parenteral de cálcio. As formas assintomáticas ou com sintomáticas leves também devem ser tratadas em virtude de importante função do cálcio nos diversos processos biológicos, mas sem administração do cálcio em bólus, apenas manutenção.

Na presença de convulsão, administra-se dose de 1 mL/kg de gluconato de cálcio a 10%, com infusão IV em 5 a 10 minutos, sob monitorização cardíaca contínua pelo risco de bradicardia e arritmia. Depois, segue-se tratamento de manutenção com o qual se inicia a correção das hipocalcemias não acompanhadas de convulsão.

O tratamento de manutenção consiste na administração de sais de cálcio, geralmente gluconato de cálcio a 10% na dose de 4 a 6 mL/kg/dia por via parenteral contínua ou VO, divididos em três a seis doses, habitualmente durante 2 a 3 dias. O citrato de cálcio também pode ser usado, tendo metabolização mais rápida, entretanto pode induzir à acidose metabólica.

A tolerância e absorção de cálcio por via enteral são boas, devendo ser sempre considerada se o recém-nascido estiver com boa aceitação alimentar para diminuir os riscos da infusão parenteral de cálcio, como bradiarritmias em infusões rápidas de cálcio e necrose de tecido celular subcutâneo por extravasamento de solução. Não se recomenda infusão de cálcio através de cateter umbilical arterial pelo risco de vasoespasmo e comprometimento de perfusão do trato intestinal. A hipomagnesemia associada deve ser tratada concomitantemente.

Hipercalcemia

Definição

Dosagens séricas de cálcio total maiores do que 11 mg/dL ou de cálcio ionizável maiores do que 1,4 mmol/L fazem diagnóstico de hipercalcemia. Ocorre com menos frequência e, por ser muitas vezes assintomática, o diagnóstico, com frequência, é feito incidentalmente em exames de rotina.

Etiopatogenia

- Excesso de oferta enteral ou parenteral de cálcio (geralmente em crianças recebendo cálcio na nutrição parenteral).
- Hipervitaminose D, por excesso de ingesta materna durante a gestação ou pela maior absorção

intestinal de cálcio por parte do recém-nascido. Hipervitaminose A, por indução de atividade osteoclástica e maior reabsorção óssea, além de acúmulo metabólico por insuficiência renal.
- Hipofosfatemia: deficiência de fósforo em prematuros recebendo nutrição enteral ou parenteral; desbalanceada de cálcio e fósforo.
- Hiperparatireoidismo: hiperparatireoidismo primário hereditário ou hipoparatireoidismo materno resultando em hiperparatireoidismo transitório neonatal.
- Hipertireoidismo: aumento de reabsorção óssea por maior *turn over* ósseo.
- Hipercalcemia hipocalciúrica familiar: doença autossômica dominante benigna que pode se apresentar no período neonatal.
- Síndrome de Williams: fácies de elfo, hipercalcemia, estenose aórtica supravalvar ou outras anomalias cardíacas e retardo psicomotor.
- Diminuição de *clearance* renal: causando menor *clearence* de cálcio.
- Necrose gordurosa subcutânea: por sequela de trauma ou asfixia, relacionados à síntese anormal de vitamina D.

Manifestações clínicas

A hipercalcemia, na maior parte das vezes, é assintomática ou com sintomas inespecíficos, tais como letargia, hipotonia, má aceitação alimentar, vômitos e constipação. Convulsão e hipertensão arterial são achados excepcionais, e cronicamente pode haver calcificações metastáticas como nefrocalcinose, além de baixo ganho ponderal. Se função renal alterada, ocorrem hipercalciúria e poliúria.

Manejo clínico

Terapia aguda é iniciada com medidas inespecíficas como expansão de compartimento extracelular com solução salina fisiológica, seguida de furosemida para promover calciúria, tomando-se cuidado com desequilíbrio eletrolítico.

Iniciar reposição de fósforo nas deficiências de fósforo, com fósforo inorgânico na nutrição parenteral e, se por via enteral, com formulações de relação adequada de cálcio e fósforo, e suspensão de vitaminas nas hipervitaminoses.

O uso de corticosteroide deve ser considerado quando a hipercalciúria não é por hiperparatireoidismo, levando em consideração outros efeitos significativos como hiperglicemia, hipertensão arterial e hemorragia gastrointestinal. Terapias com hormônios ainda não têm resultados bem estabelecidos.

Distúrbios do magnésio

Introdução

O magnésio é um cátion intracelular com função primordial nos processos de produção de energia, na síntese proteica, condução nervosa, excitabilidade neuromuscular e contratilidade muscular.

Cerca de um terço do conteúdo sérico de magnésio encontra-se ligado a proteínas, especialmente albumina. Os outros dois terços são ultrafiltráveis, dos quais apenas 8% complexados com citratos, fosfatos e outros compostos.

Tem papel fundamental na homeostase do cálcio, regulando não somente a síntese e a secreção do paratormônio, mas também mantendo adequada sensibilidade dos órgãos-alvo ao paratormônio. Sofre ação da calcitonina ao diminuir sua liberação durante remodelação óssea, como na reabsorção no nível renal.

Hipomagnesemia

Definição

Magnésio sérico menor do que 1,5 mg/dL, embora os sinais clínicos se tornem evidentes com valores menores do que 1,2 mg/dL.

Etiopatogenia

Diabetes materno, prematuridade e restrição de crescimento intrauterino, por menor aporte de magnésio ao feto. Menor reabsorção renal de magnésio por causas primárias ou por uso de drogas, exsanguinotransfusão com sangue citratado que quela o magnésio.

Manifestações clínicas

Sinais e sintomas semelhantes aos da hipocalcemia, hiperexcitabilidade e ocasionalmente quadro convulsivo importante.

Manejo clínico

Tratamento de escolha é sulfato de magnésio, na concentração de 50%, na dose de 0,05 a 0,1 mL/kg via IM profunda, a cada 8 a 12 horas, muito doloroso. Pode ser diluído a 5% ou 10% em soro e ser ministrado via IV, desde que se tenha controle rigoroso para que não ocorra hipotensão arterial ou bloqueio da condução atrioventricular.

A absorção via enteral dos sais de magnésio não é adequada, sendo necessárias doses bem maiores, que podem causar diarreia. A alimentação deve ser introduzida tão logo o paciente tenha condições, pois o leite apresenta conteúdo de magnésio que é rapidamente incorporado.

Hipermagnesemia

Definição

Magnésio sérico maior do que 2,5 mg/dL.

Etiopatogenia

Resulta de um excesso de oferta de magnésio com diminuída capacidade de excreção renal de magnésio.

O exemplo mais conhecido é a hipermagnesemia fetal e neonatal decorrente do sulfato de magnésio materno usado como terapia na pré-eclâmpsia.

O uso de sulfato de magnésio no tratamento de hipertensão pulmonar persistente do recém-nascido é raro, mas a administração excessiva de magnésio em pacientes com nutrição parenteral é relativamente comum.

Manifestações clínicas

Hipermagnesemia se manifesta com hipotonia, coma, apneia, atraso na eliminação de rolha de mecônio e retenção urinária. Os filhos de mães sulfatadas antes do parto podem nascer deprimidos e necessitar de manobras de reanimação neonatal.

Manejo clínico

Inicialmente manobras de suporte podem ser suficientes até o nível sérico de magnésio cair de forma gradual por meio de excreção renal, assegurando hidratação adequada para garantir fluxo urinário. Por ser um antagonista direto do magnésio, o gluconato de cálcio a 10% na dose de 1 mL/kg pode ser dado via IV, em 5 minutos, com monitorização.

Quadros muito graves podem necessitar de exsanguinotransfusão para diminuir a concentração sérica de magnésio uma vez que o sangue citratado quela o magnésio, mas devem-se considerar riscos e benefícios de terapias agressivas como esta.

■ BIBLIOGRAFIA CONSULTADA

Abrams SA. Abnormalities of serum calcium and magnesium. In: Cloherty JP, Eichenwald EC, Stark AR (ed.). Manual of neonatal care. 6. ed. Philadelphia: Lippincott Williams and Wilkins, 2008; p. 550-555.

Boluyt N, Kempen AV, Offringa M. Neurodevelopment after neonatal hypoglicemia: a sistematic review and design of an optimal future study. Pediatrics. 2006 June;117,6.

Cornblath M, Hawdon JM, Williams AF, Aynsley-Green A, Ward-Platt MP, Schwartz R, et al. Controversies regarding definition of neonatal hypoglicemia: suggested operational threshold. Pediatrics. 2000 May;105:5,1141-1145.

Cornblath M, Ichord R. Hypoglicemia in the neonate. Seminars in Perinatology, April 2000;24(2):136-149.

Cornblath M, Odell GB, Levin E. Symptomatic neonatal hypoglycemia associated toxemia of pregnancy. J Pediatr. 1959; 55: 545-62.

Harris DL, Weston PJ, Signal M, Chase JG, Harding JE. Dextrose gel for neonatal hypoglycaemia (the sugar babies study): a randomized, double-blinded, placebo- controlled trial. Lancet. 2013;382(9910):2077-2083.

Itani O, Tsang RC. Disorders of mineral, vitamin D and bone homeostasis In: Thureen P, Hay WW (ed.). Neonatal nutrition and metabolism. 2. ed. Cambridge University Press, 2006; p. 229-272.

Kalhan SC, Parimi OP. Disorders of carbohydrate metabolism. In: Martin RJ, Fanaroff AA, Walsh M (ed.). Fanaroff and Martin's Neonatal-Perinatal Medicine: diseases of the fetus and infant. 8. ed. Philadelphia: Mosby, 2006.

Koo WWK, Tsang RC. Calciuem and magnesium homeostasis. In: MacDonald MG, Seshia MMK, Mullett MD (ed.). Avery's Neonatology-pathophysiology and management of the newborn. 6. ed. Philadelphia: Lippincott Williams and Wilkins, 2005; p. 843-875.

McGowan JE. Hypo and hyperglycemia and other carbohydrate metabolism disorders. In: Thureen P, Hay WW (ed.). Neonatal nutrition and metabolism, Second edition. Cambridge University Press. 2006; pp454-465.

Newnam KM, Bunch M. Glucose gel as a treatment strategy for transient neonatal hypoglycemia. Advances in Neonatal Care. 2017;17(6):470-477.

Ogata ES. Carbohydrate metabolism. In: MacDonald MG, Seshia MMK, Mullett MD (ed.). Avery's neonatology - pathophysiology and management of the newborn. 6. ed. Philadelphia: Lippincott Williams and Wilkins, 2005; p. 876-891.

Rigo J, De Curtis M. Disorders of calcium, phosphorus, and magnesium metabolism In: Martin RJ, Fanaroff AA, Walsh M (ed.). Fanaroff and Martin's Neonatal-perinatal medicine: diseases of the fetus and infant. 8. ed. Philadelphia: Mosby, 2006.

Rozance PJ, Hay WW. Hypoglycemia in newborn infants: features associated with adverse outcomes. Biol Neonate. 2006;90:74-86.

Sperling MA, Ram MK. Differential diagnosis and management of neonatal hypoglycemia. Pediatrics Clinics of North America. 2004;51, pp703-723.

Wilker RE. Hypoglycemia and hyperglycemia. In: Cloherty JP, Eichenwald EC, Stark AR (ed.). Manual of neonatal care. 6. ed. Philadelphia: Lippincott Williams and Wilkins, 2008; p. 540-550.

Williams AF, et al. Hypoglycaemia of the newborn: a review of the literature. World Health Organization, WHO/CHD. 1997;1.

50.5 Distúrbios do Equilíbrio Hidroeletrolítico e Acidobásico

■ Gabriel Alberto Brasil Ventura   ■ Michele da Silva Jordan Faleiros

Introdução

Os distúrbios do equilíbrio hidroeletrolítico e acidobásico do recém-nascido (RN) constituem importante problema na prática pediátrica diária. São situações que podem necessitar de medidas urgentes, considerando-se que alguns distúrbios podem ser rapidamente fatais.

Neste capítulo, trataremos dos desequilíbrios referentes aos principais eletrólitos, e os distúrbios do cálcio, magnésio, fósforo e glicose serão tratados em capítulos específicos.

Antes de descrevermos os distúrbios propriamente ditos, é importante considerar que o aparelho urinário do RN apresenta algumas peculiaridades que devem ser consideradas tanto na interpretação do fenômeno como nas medidas terapêuticas a serem adotadas. Faremos um breve resumo das particularidades do aparelho urinário do RN e da distribuição dos líquidos corpóreos.

Composição e distribuição dos líquidos e eletrólitos corporais

Durante a vida intrauterina, o balanço hídrico e eletrolítico depende da homeostase materna e das trocas placentárias. A filtração glomerular fetal não é capaz de assegurar um correto equilíbrio hidroeletrolítico e acidobásico, considerando que ela depende da nefrogênese, de alterações da resistência vascular renal e de modificações na ultrafiltração, o que ocorre progressivamente. A formação dos néfrons se efetiva nas primeiras 34 semanas, havendo, em seguida, crescimento e alongamento das alças, além de aumento das circunvoluções do túbulo proximal.

O volume de líquido amniótico é regulado basicamente pelo rim fetal, mas também pelo tubo digestivo. Assim, as malformações renais graves com anúria, ou importante oligúria, ocasionam um oligoâmnio, enquanto os graves distúrbios neurológicos (pela ausência de deglutição) e as obstruções digestivas altas resultam em polidrâmnio.

Após o nascimento, a taxa de filtração glomerular aumenta gradativamente em virtude das modificações hemodinâmicas de aumento do débito cardíaco, da pressão arterial sistêmica e da resistência vascular renal. Com o aumento da filtração glomerular, aumenta a reabsorção tubular, o que, no RN prematuro (RNPT), é um processo ainda incipiente, resultando em importantes perdas fisiológicas de sódio.

O fluxo plasmático renal na vida fetal é bastante reduzido, resultado da alta resistência vascular renal que melhora na medida em que há um desenvolvimento dos néfrons de maneira centrífuga e um aumento da irrigação sanguínea na região do córtex renal após 34 semanas de gestação. Além disso, o rim prematuro não é capaz de concentrar adequadamente a urina, havendo, assim, uma perda urinária excessiva de água que deve ser monitorada constantemente mediante cálculo do balanço hídrico (soma das ofertas enteral e parenteral, menos as perdas urinárias e insensíveis e, em menor grau, as perdas fecais). A perda de peso fisiológica do recém-nascido (que geralmente não ultrapassa 10% no RN a termo (RNT) e 15% no RNPT) está, em parte, explicada pelo seu ajuste na capacidade renal em concentrar a urina, além das perdas fecais, das perdas insensíveis e de redução da reserva de carboidratos. Paradoxalmente, a capacidade de diluição da urina também se encontra deficiente, particularmente nos prematuros, o que pode resultar em uma retenção hídrica.

A oferta de líquidos, no período neonatal, deve considerar o ajuste fisiológico, variável em função da idade gestacional, e as patologias que eventualmente possam estar associadas (ventilatórias, infecciosas, neurológicas, metabólicas etc.), e assegurar um equilíbrio estável, de maneira a evitar tanto a desidratação como a hipervolemia, sendo que as duas podem expor o RN a sérias complicações.

A água corpórea total é representada pela soma dos compartimentos intracelular e extracelular. Por sua vez, a água extracelular é a soma da água intersticial e do volume plasmático, também denominado "componente intravascular do volume de água extracelular" (Figura 50.11).

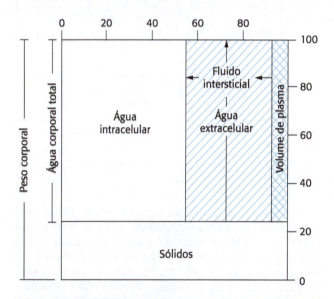

Figura 50.11 Distribuição da água corporal no RN de termo.

Fonte: Friis-Hansen B. Changes in body water compartments during growth. Acta Paediatr. 1957;46 (Suppl 110):1-68.

Durante a vida intrauterina, a porcentagem de água total no peso corporal evolui de 94%, aos 3 meses, para 84% com 24 semanas, chegando a 78% do peso no RN de termo. Ocorrem também importantes mudanças na relação entre os compartimentos extra e intracelular. Assim, a água extracelular, que representa 59% do peso corpóreo com 24 semanas de gestação, terá uma brusca redução para 44% no RN de termo. Ao passo que, no compartimento intracelular, ocorre um aumento de 27% para 34% do peso nesse mesmo período (Figura 50.12). Resulta que o RNPT terá, assim, maior porcentagem de água total, à custa sobretudo do líquido extracelular, por quilograma de peso, do que o RN de termo (RNT), e o RN pequeno para a idade gestacional (PIG) terá maior porcentagem de água total por quilograma do que o RN adequado para a idade gestacional (AIG).

Em resumo, após o nascimento e durante o 1º ano de vida, a porcentagem de água total diminui essencialmente por redução do volume extracelular. Esse fenômeno ocorre ao mesmo tempo em que a função renal do RN se estabelece como resultado do aumento da taxa de filtração glomerular e, também, como resultado do aumento das proteínas de transporte epitelial, envolvidas na função tubular renal. O peptídeo atrial natriurético também estaria envolvido na redução do volume extracelular.

O volume de água plasmática pode se encontrar alterado em algumas situações patológicas como desidratação, anemia, policitemia, insuficiência cardíaca, osmolaridade plasmática anormal e hipoalbuminemia.

A perda de líquido do espaço intravascular pode comprometer o volume intravascular, comprometendo o débito sanguíneo para órgãos vitais. Esta situação é encontrada em patologias nas quais há extravasamento capilar por perda de albumina do setor intravascular para o compartimento intersticial, o que compromete as forças oncóticas que participam na manutenção do volume intravascular.

O fluído intersticial, que normalmente corresponde a 15% ou 20% do peso corpóreo, pode aumentar significativamente em situações associadas a edema como insuficiência cardíaca, enteropatias exsudativas, insuficiência hepática, síndrome nefrótica e sepse.

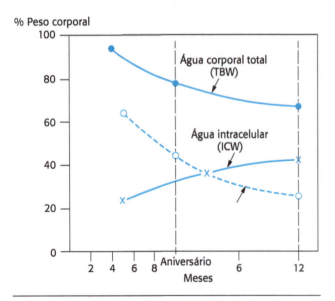

Figura 50.12 Evolução da água corpórea durante a gestação e a pequena infância.

Fonte: Friis-Hansen B. Changes in body water compartments during growth. Acta Paediatr. 1957;46(Suppl 110):1-68.

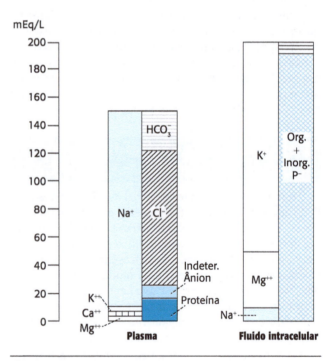

Figura 50.13 Distribuição de íons no plasma (fluido extracelular) e no compartimento intracelular.

Fonte: Friis-Hansen B. Changes in body water compartments during growth. Acta Paediatr. 1957;46(Suppl 110):1-68.

O volume intracelular aumenta em proporção ao peso corporal nas primeiras semanas de vida pós-natal até rapidamente superar o volume extracelular com aproximadamente 3 meses de idade (Figura 50.12). É importante salientar que essas modificações, que ocorrem na água corpórea do RN e entre os componentes extra e intracelular, são influenciadas pelo aporte de água e eletrólitos. Assim, a não redução fisiológica do volume extracelular nos prematuros pode resultar em aumento do risco de persistência do canal arterial, enterocolite e broncodisplasia.

No compartimento plasmático, o sódio representa o principal cátion, sendo que cálcio, magnésio e potássio complementam a fração de cátions do plasma, enquanto os ânions plasmáticos são representados essencialmente pelo cloro e bicarbonato que, juntamente com as proteínas e outros ânions, complementam estes íons.

O potássio e o magnésio são os principais cátions do líquido intersticial, ao passo que o sódio tem pequena participação. Entre os ânions do líquido intersticial, o fosfato (orgânico e inorgânico) corresponde ao essencial, já o bicarbonato contribui com uma pequena fração (Figura 50.13).

A concentração plasmática de um dado eletrólito, medida clinicamente, não reflete necessariamente o seu conteúdo corpóreo. Isso resulta do grande volume de líquido intracelular comparado ao volume de líquido extracelular e da variação em eletrólitos entre esses dois compartimentos. A concentração de potássio intracelular, por exemplo, é muito superior à sua concentração plasmática. As dosagens plasmáticas dos eletrólitos normalmente presentes em grande quantidade no setor intracelular, como o potássio e o fósforo, não refletem necessariamente o seu conteúdo corpóreo. Fato similar ocorre com a dosagem de cálcio e fósforo, que não traduzem o seu real conteúdo corpóreo presente essencialmente nos ossos.

A distribuição dos eletrólitos entre os diferentes compartimentos líquidos no RN é influenciada predominantemente pela idade gestacional. Os prematuros têm mais sódio e cloro por quilograma de peso do que os recém-nascidos de termo, por terem maior porcentagem de água extracelular (Tabela 50.6). O conteúdo corporal de potássio reflete a porcentagem de água intracelular e é similar ou pouco menor no prematuro do que no RNT.

Tabela 50.6 Evolução da composição de água corporal e dos principais eletrólitos durante a vida intrauterina e no período neonatal.

Componente	\multicolumn{6}{c}{Idade Gestacional (semanas)}
	24	28	32	36	40	1 a 4 semanas pós-termo
Água corporal total (%)	86	84	82	80	78	74
Água extracelular (%)	59	56	52	48	44	41
Água intracelular (%)	27	28	30	32	34	33
Sódio (mEq/kg)	99	91	85	80	77	73
Potássio (mEq/kg)	40	41	40	41	41	42
Cloro (mEq/kg)	70	67	62	56	51	48

Fonte: Adaptada de Bell EF e W Oh. In: Avery's Neonatology, 6th Ed. 2005.

Homeostase hidroeletrolítica no período neonatal

As perdas urinárias são, como vimos, variáveis em função da idade gestacional. Para cada 100 kcal ofertadas, a carga de solutos gerada é de 10 a 20 mOsm, devendo o RN excretar de 50 a 80 mL de urina/100 kcal, numa osmolaridade que varia de 130 a 400 mOsm/L.

As perdas fecais no RNT são em média de 10 mL/kg/dia e, no RNPT, de 7 mL/kg/dia, podendo ser fortemente influenciadas pela presença de diarreia e pela fototerapia.

As perdas insensíveis de água (transcutâneas e pela via aérea), no período neonatal, de maneira fisiológica, variam de 0,5 a 2,5 mL/kg/hora, se fazem de forma passiva e dependem de alguns fatores:

- Idade gestacional. A perda pela via transcutânea é tanto maior quanto menor a idade gestacional, mas também por estarem os pacientes prematuros frequentemente em ventilação mecânica.
- Fonte de calor. As fontes de calor radiante aumentam as perdas em 20 mL/kg/dia, ao passo que as incubadoras umidificadas reduzem significativamente tais perdas.
- Fototerapia. Pode aumentar em 20 a 30 mL/kg/dia as perdas insensíveis.
- Ventilação mecânica com umidificação e aquecimento do circuito evita as perdas em 30%.
- A alta frequência respiratória e a hipertermia contribuem para o aumento das perdas em 30% a 40%.

Também devem ser consideradas as perdas por sondagem e/ou drenagem, além daquelas que resultam de enterostomias que devem ser repostas em volume e em conteúdo iônico.

Distúrbios do sódio e do potássio

Os níveis normais de sódio e potássio dependem, como vimos anteriormente, de vários fatores. De maneira geral, a natremia no período neonatal se situa normalmente entre 130 e 140 mEq/L. A hiponatremia é considerada grave quando se situar abaixo de 120 mEq/L e a hipernatremia é grave acima de 150 mEq/L. O balanço de sódio no RNT é geralmente positivo, relacionado a uma capacidade de excreção limitada o que, associado à reduzida filtração glomerular e à redução da reabsorção tubular (70%), contribui para tal balanço, além de uma reduzida supressão da renina e da aldosterona. As necessidades basais de sódio no RN são em média de 2 a 4 mEq/kg/dia, devendo ser ajustadas em função das circunstâncias.

Os níveis plasmáticos de potássio são considerados normais entre 3,5 e 5 mEq/L. Aproximadamente 65% do potássio filtrado nos glomérulos é reabsorvido no túbulo proximal, outros 25% a 35% no ramo ascendente da alça de Henle, e uma quantidade mínima nos ductos coletores. Assim, a urina final contém uma reduzida concentração de potássio. Nos RNPT, além da perda urinária excessiva de sódio, existem níveis séricos elevados de aldosterona e níveis urinários elevados de potássio, sugerindo uma relativa insensibilidade do túbulo distal à aldosterona. Nos prematuros extremos, os níveis séricos de potássio podem estar muito elevados, acima de 7 mEq/L, o que pode ser explicado pelas particularidades da fisiologia renal, mas também pelas diversas patologias presentes nestes pacientes, particularmente a sepse e a má tolerância à glicose, o que provoca um desequilíbrio elétrico da membrana celular, facilitando a saída do potássio do setor intracelular. As necessidades basais de potássio no RN são em média de 2 a 3 mEq/kg/dia, devendo ser ajustadas em função da idade gestacional e das circunstâncias.

Por se tratar de alterações potencialmente mortais, os distúrbios do metabolismo do potássio são considerados urgências que requerem medidas terapêuticas imediatas.

Hiponatremias

A hiponatremia (< 130 mEq/L) deve ser interpretada no RN em função da curva de peso e da existência simultânea de hemoconcentração e hipovolemia, ou de hemodiluição e hipervolemia. Ela é caracterizada pelo excesso de água em relação ao sódio no compartimento extracelular. Os sinais clínicos são inespecíficos e inconstantes como convulsões, hiperexcitabilidades ou alterações dos níveis de consciência. Uma hipocloremia (cloro < 95 mEq/L) está frequentemente associada à hiponatremia.

Hiponatremias com hemoconcentração e hipovolemia

As origens dessas hiponatremias podem ser subdivididas em aporte de sódio insuficiente ou perdas renais excessivas de sódio.

As carências de aporte podem ser evidenciadas por uma baixa natriurese, com níveis inferiores a 20 mEq/L. A principal causa é representada por um aporte enteral insuficiente de sódio no prematuro ou no RN com retardo de crescimento intrauterino (RCIU). Um importante sinal de alerta pode ser representado por um ganho ponderal insuficiente. Nestes casos, uma simples suplementação de sódio por via oral (VO) ou enteral (de 2 a 5 mEq/kg/dia) é suficiente para normalizar os níveis de sódio.

As perdas renais excessivas de sódio se caracterizam por uma natriurese elevada, acima dos aportes, de maneira geral com níveis superiores a 30 mEq/L. As causas são de origens variadas, mas representadas principalmente por:

- Hiperplasia adrenal congênita (sobretudo por bloqueio da 21 hidroxilase) com síndrome de perda de sal. Outras causas de origem adrenal: hipoaldosteronismo familiar ou transitório; hemorragias adrenais; filho de mãe submetida à corticosteroideterapia.
- De origem renal ou nefropatias com perda de sal: doenças tubulointersticiais, rins policísticos, uropatias malformativas, infecções urinárias e pseudo-hipoaldosteronismo.
- Perdas cutâneas excessivas, por exemplo: síndrome do RN escaldado; ictioses; e queimaduras extensas.

Nestas situações, o tratamento da hiponatremia depende essencialmente da causa. De maneira geral, a correção de sódio (Q) por aporte insuficiente ou perdas excessivas pode ser calculada pela seguinte fórmula:

$$Q(mEq) = \Omega\, Na \times peso\,(kg) \times 0{,}6$$

(onde, Ω Na representa o aumento desejado em mEq/L da natremia atual)

A correção deve ser feita lentamente, sendo que a metade pode ser infundida em 1 hora e o restante, em 4 horas. No caso específico das insuficiências adrenais, a reposição hormonal em mineralocorticoides e em glucocorticosteroides deve ser instituída simultaneamente.

Hiponatremias com hemodiluição e hipervolemia

Elas resultam muito raramente a um aporte excessivo de água, em geral iatrogênico ou, ainda, após o uso de indometacina para fechamento do canal arterial. Na enorme maioria dos casos, esta situação decorre de uma secreção inapropriada de vasopressina, ou seja, secreção de vasopressina não mediada por hiperosmolaridade, hipotensão ou hipovolemia.

O diagnóstico de secreção inapropriada de vasopressina se baseia num excesso de ganho de peso com edemas e, mais raramente, convulsões. Biologicamente, há coexistência de hiponatremia com hemodiluição e baixa osmolaridade plasmática, além de oligúria, aumento da osmolaridade urinária e natriurese elevada (decorrente da redução do volume urinário, e não de uma perda renal de Na).

As principais causas de secreção inapropriada de vasopressina no RN são:

- Patologias neurológicas como meningites purulentas, encefalopatias hipoxicoisquêmicas, hemorragias cerebrais e/ou meníngeas.
- Algumas pneumopatias, infecções, pneumotórax, pneumomediastinos extensos e atelectasias.
- Sepses graves.

A prevenção destas situações se dá pela restrição hídrica nas circunstâncias já citadas. O tratamento propriamente dito da secreção inapropriada de vasopressina deve comportar restrição hídrica (≤ 60 mL/kg), eventualmente associada ao uso de diuréticos (p. ex., furosemida).

Hipernatremias

Definidas como natremia acima de 150 mEq/L, geralmente associadas à hipercloremia > 110 mEq/L. Estão sempre associadas à hiperosmolaridade plasmática, o que causa contração do compartimento intracelular na maioria dos casos.

Podem se manifestar por meio de convulsões, hiperexcitabilidades ou distúrbios da consciência. Devem ser interpretadas em função da existência de hiper ou hipovolemias. As hipernatremias com hipovolemia correspondem geralmente a situações de desidratação. Já as hipernatremias com hipervolemia são secundárias a aportes excessivos de sódio geralmente iatrogênicos na forma de cloreto de sódio ou de bicarbonato de sódio.

O prognóstico das hipernatremias, no período neonatal, é geralmente preocupante, podendo evoluir para graves sequelas neurológicas ou óbito. O tratamento depende da causa e a correção dos níveis de natremia deve ser feita de maneira monitorada sequencial e lentamente, visto que as correções rápidas com aportes brutais de líquidos hipo-osmolares podem resultar em edema cerebral irreversível pelo aumento brutal da água no compartimento intracelular. Às vezes, é necessário o recurso a métodos dialíticos quando a natremia se situa em níveis > a 170 mEq/L.

Distúrbios do potássio

São geralmente associados a outros distúrbios hidreletrolíticos e não têm manifestações clínicas típicas no período neonatal. Sendo o potássio um cátion essencialmente intracelular, a sua dosagem sérica, portanto, não reflete o seu estoque corporal, mais bem apreciado pelo ECG. A interpretação da calemia deve ser prudente, considerando as dificuldades de coleta das amostras de sangue, que podem simular, em geral uma hiperpotassemia. As alterações séricas do potássio devem obrigatoriamente ser interpretadas em função do pH. A redução de 0,10 do pH provoca um aumento da potassemia em 0,6 mEq/L. As alterações do potássio podem ser responsáveis por provocar graves distúrbios da condução elétrica do miocárdio, podendo ser rapidamente fatais.

Hipercalemias

Níveis acima de 6 mEq/L demandam medidas de controle e eventual terapêutica. Para níveis acima de 7 mEq/L, devem ser tomadas medidas urgentes. O melhor critério é a análise do ECG, com a presença de ondas T amplas e simétricas. As principais causas no período neonatal são representadas pelas insuficiências renais e pelas insuficiências suprarrenais.

O tratamento pode ser assim esquematizado:
- Na insuficiência renal aguda, o tratamento consiste essencialmente em diálise peritoneal urgente. Existindo alterações do ritmo cardíaco, deve ser utilizado via endovenosa (EV) 0,5 mL/kg gluconato de cálcio a 10%, seguido de bicarbonato de sódio semimolar 1 a 3 mEq/kg, no aguardo da diálise. Nas situações em que os níveis de potássio não provocam distúrbios na condução elétrica do miocárdio, é possível se recorrer ao uso de resinas trocadoras de íons na dose de 1 a 2 g/kg via retal, além do uso de bicarbonato e/ou gluconato de cálcio. O uso de solução polarizante (10 mL de glicose a 10% + 0,1U de insulina kg/h), apesar de ser de difícil manuseio no RN (particularmente no prematuro extremo), também é um recurso possível à condição de monitorar rigorosamente a glicemia, que pode ter uma queda brutal, culminando em consequências dramáticas.
- Na insuficiência adrenal, o tratamento hormonal substitutivo (essencialmente a reposição em mineralocorticosteroides) é a solução correta.

Hipocalemias

As hipocalemias são definidas por níveis de potássio sérico < 3,5 mEqL, consideradas graves quando < a 2,5 mEq/L. Podem provocar disritmias cardíacas, instabilidades hemodinâmicas até parada cardíaca. São responsáveis por anomalias no ECG representadas pelo achatamento ou desaparecimento da onda T, aparecimento de onda U e depressão do segmento ST.

As causas podem estar relacionadas a aumento das perdas digestivas por vômitos e consequente alcalose hipoclorêmica e, mais raramente, por diarreia. As principais causas são representadas pelas perdas renais de potássio encontradas na síndrome de Bartter, nas acidoses tubulares (distais e proximais), e nos tratamentos com diuréticos.

O tratamento deve comportar a administração de potássio por via enteral ou parenteral em função da sua intensidade e, sobretudo, do contexto clínico. A correção por via enteral pode ser feita com xarope de KCl a 6% (que contém 0,8 mEq/mL) na dose de 2 a 4 mEq/kg/dia. Caso a correção seja feita via EV, nas hipocalemias graves e sob monitorização cardíaca, o débito máximo sugerido não deve ultrapassar 0,3 a 0,4 mEq/kg/hora, na concentração máxima de 40 mEq de potássio por litro no acesso periférico e de 80 a 100 mEq de potássio por litro no acesso central.

Distúrbios do equilíbrio acidobásico

O equilíbrio acidobásico no RN, assim como nas crianças e nos adultos, é assegurado pelos pulmões e pelos rins. As trocas alveolares de O_2 e de CO_2 podem estar comprometidas no RN prematuro pelas limitações da maturação pulmonar.

O rim do neonato e, particularmente naqueles mais prematuros, apresenta limitações na eliminação de radicais ácidos e na reabsorção do bicarbonato. A excreção de íons H+ livres é normal, o pH urinário pode se reduzir a níveis inferiores a 5,5. Existe ainda uma perda fisiológica de bicarbonato em decorrência da imaturidade funcional renal. O conjunto de tais fatores submete o RN a uma situação frequente de acidose metabólica.

Acidoses

As acidoses são, na maioria das vezes, a expressão de uma situação grave em que há hipóxia e acidose lática. A manifestação clínica clássica da acidose metabólica, na forma de taquipneia, é rara no RN, salvo nas desidratações graves ou nos erros inatos do metabolismo. O diagnóstico e a interpretação das acidoses se fazem pela análise da gasometria. As consequências da acidose no RN podem ser extremamente graves. Na ausência de correção de uma acidose metabólica, ela pode provocar colapso, sofrimento do miocárdio, comprometimento cerebral, distúrbios da coagulação (CIVD), aumento da resistência arterial pulmonar e hipercalemia. Já as acidoses ventilatórias podem provocar hipertensão arterial, depressão respiratória, distúrbios da consciência e aumento da resistência arterial.

É importante diferenciar a acidose metabólica da acidose mista, frequente no período neonatal. No caso de acidose metabólica, a $paCO_2$ deve ser baixa, já uma $paCO_2$ normal ou a aumentada indica que existe uma eliminação pulmonar deficiente de CO_2, sugerindo uma acidose mista. A acidose é dita compensada quando o pH encontra-se em níveis normais.

As principais causas de acidose metabólica no período neonatal são:

- **Produção excessiva de íons H+:** quadros que resultam em anoxia tecidual de qualquer origem (sofrimento fetal, colapso cardiovascular, cardiopatias congênitas com cianose ou baixo débito, paradas cardiorrespiratórias, choque séptico, desconforto respiratório com grave hipoxemia, enterocolite necrosante etc.) e os erros inatos do metabolismo.
- **Distúrbios da excreção de H+:** insuficiências renais (nefropatias vasculares, agenesias, displasias graves), uropatias malformativas, acidoses tubulares primárias.
- **Perda excessiva de bicarbonatos:** pela via digestiva (diarreia, oclusão, peritonite), ou pela via renal (acidoses tubulares proximais).

A simples análise do pH urinário pode orientar na busca da origem da acidose, na medida em que a coexistência de uma acidose plasmática e um pH urinário elevado sugerem perda anormal de bicarbonato, orientando para uma patologia renal.

Na presença de acidose metabólica isolada, deve ser pesquisado erro inato do metabolismo (EIM). Os principais sinais sugestivos de EIM são: aparecimento após alguns dias de vida; pesquisa etiológica inicial negativa; antecedentes de óbito neonatal ou natimorto na família; distúrbios progressivos e preocupantes do comportamento neurológico; hepatomegalia; e, eventualmente, odor particular da pele ou da urina. Nestas situações, devem ser dosados: glicemia; ácido lático; cálculo do ânion *gap*; amoniemia; e cromatografia de aminoácidos e ácidos orgânicos no sangue e urina.

Quanto às acidoses ventilatórias com redução do pH por dificuldades na eliminação do de CO_2, estas resultam de doenças respiratórias, que, no RN, decorrem de infecções respiratórias isoladas ou mais comumente associadas a sepse, síndromes de aspiração meconial, imaturidade pulmonar com síndrome de angústia respiratória, pneumotórax hipertensivo etc. Nestas situações, a melhora das condições ventilatórias é geralmente suficiente para melhorar a acidose.

O tratamento das acidoses está relacionado ao tratamento da sua causa. Antes da tentativa intempestiva de correção da acidose metabólica, devem ser analisadas rapidamente as condições do paciente e orientar a coleta sumária inicial de exames, particularmente a gasometria. Em função dos primeiros resultados e, a depender do estado do paciente, pode-se administrar bicarbonato de sódio via EV na tentativa de se corrigir o déficit de base (BE) e elevar o bicarbonato sérico para níveis próximos de 15 mEq/L, de maneira a manter o pH, se possível, acima de 7,20.

Uma fórmula prática para cálculo da dose de bicarbonato poderia ser a seguinte:

$$Q(mEq) = \Omega\, HCO_3^- \times peso\,(kg)/3$$

[onde, Q representa a dose de bicarbonato de sódio (em mEq) a ser injetada e $\Omega\, HCO_3^-$ representa o aumento desejado em mEq/L do bicarbonato atual].

A correção deve ser feita lentamente, a não ser que haja perigo iminente de parada cardíaca. Deve ser utilizado, de preferência, bicarbonato semimolar (1 mL = 0,5 mEq), de maneira a evitar um aumento brutal da osmolaridade plasmática, responsável por hemorragias intracranianas no RN prematuro.

Alcaloses

As alcaloses são situações bastante raras no período neonatal, geralmente de pouca gravidade, podendo se manifestar por apneias, sem outros sinais específicos.

As principais causas de alcalose no RN são representadas pelas perdas digestivas de cloro provocadas por vômitos abundantes presentes, por exemplo, na estenose hipertrófica do piloro, nas estenoses e atresias digestivas ou, ainda, na hipertensão intracraniana. Nestas situações, a alcalose se acompanha de hipocalemia, além da queda do cloro.

Outras causas mais raras de alcalose são representadas pelo aporte excessivo de bicarbonato ou, ainda, após exsanguinotransfusão com sangue citratado. Pode também ser resultado de ventilação artificial mal conduzida, com redução excessiva do pCO_2 que, no RN, pode provocar vasoconstrição cerebral. Outras causas bastante raras são a síndrome de Bartter e o hiperaldosteronismo.

O tratamento das alcaloses metabólicas consiste geralmente na correção do estado de hidratação do paciente e dos distúrbios hidreletrolíticos que as acompanham.

■ BIBLIOGRAFIA CONSULTADA

Bell EF, OH W. Fluid and electrolyte management. In: Avery's neonatology. 6. ed. Philadelphia: Lippincott Williams & Wilkins, 2005;(21);362-379.

Brans YM, Sumners JE, Dweck HS, Cassadyb G. A non-invasive approach to body composition in the newborn: dynamic skinfold measurements. Pediatr Res. 1974;(8);215-222.

Hirschheimer MR, Akashi D. Distúrbios hidroeletrolíticos do sódio e do potássio. In: Terapia intensiva pediátrica. Carvalho WB, Hirscheimer MR, Matsumoto T (eds.). 3. ed. 2006;1(41):709-741.

Lorenz JM. Fluid and electrolyte therapy in the very low-birthweight neonate. Neo Reviews. 2008;9;e102-e108.

Wilkins BH. Renal function in sick very low birthweight infants, part 1: glomerular filtration rate; part 2: urea and creatinine excretion; part 3: sodium, potassium and water excretion. Arch Dis Child. 1974;(67);1140-1161.

50.6 Distúrbios Hematológicos

■ Silvia Maria Ibidi

Introdução

Este capítulo tratará de temas da hematologia neonatal, excluindo-se a doença hemorrágica ou o sangramento decorrente da deficiência de vitamina K e a doença hemolítica, enfatizando-se os diagnósticos mais prevalentes e, ao final, abordará o uso de sangue e de derivados no período neonatal.

Anemias

As primeiras células eritropoéticas aparecem no saco vitelínico. O fígado fetal aparece como o sitio da eritropoese desde a 8ª semana até o 6º mês de gestação, quando a medula fetal assume o principal papel como órgão eritropoético. Diferentes hemoglobinas (Hb) são formadas durante as fases da gestação (Figura 50.14) e apenas ao final da gestação ocorre a mudança na cadeia de hemoglobina, quando a cadeia ß (beta) passa a substituir a cadeia ∂ (gama), portanto a hemoglobina A1 (HbA1) começa a substituir a fetal (HbF).

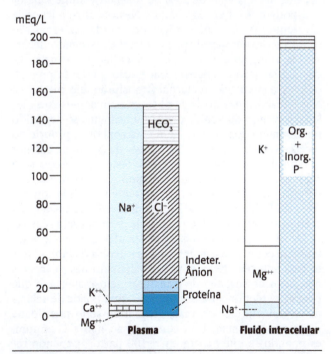

Figura 50.14 Formação das cadeias que constituem as hemoglobinas desde a vida fetal até a pós-natal.

Fonte: Desenvolvida pela autoria.

Ainda assim, a HbF constitui a grande porcentagem de Hb encontrada ao nascimento.

A síntese de cadeia gama praticamente desaparece nos primeiros meses de vida e, aos 6 meses de idade, a porcentagem de HbF aproxima-se da do adulto, ou seja, constitui menos de 2% do total. A HbF difere da Hb A em vários aspectos. A HbF é resistente à desnaturação pelos álcalis e pelos ácidos, o que dá base a dois testes utilizados em diagnósticos (os testes de Kleihauer-Betke e de Apt). A HbF tem maior afinidade pelo 2,3-difosfoglicerato, um fosfato orgânico do eritrócito importante na modulação da captação e liberação do oxigênio. A afinidade da HbF ao oxigênio é elevada, o que permite ao feto extrair o oxigênio da HbA presente na circulação materna. Os eritrócitos fetais diferem dos do adulto, sendo maiores, contendo maiores níveis de enzimas glicolíticas, apresentando uma deficiência relativa dos sistemas de defesa antioxidantes (p. ex., glutationaperoxidase, catalasee meta-hemoglobinarredutase), uma menor deformabilidade e uma menor vida-média na circulação. No termo, a vida média é de cerca de 70 a 90 dias, sendo ainda menor (50 a 70 dias) no prematuro, em comparação com a dos adultos, de 120 dias.

Os níveis normais de Hb ao nascimento variam com a idade gestacional. A hipoxia relativa que ocorre na vida intrauterina eleva os níveis de eritropoetina e, consequentemente, de Hb ao nascimento. A concentração média de Hb em sangue de cordão é de 16,9 ± 1,6 g/dL (média ± 1 desvio-padrão) no termo, sendo menores os valores observados nos prematuros, aproximadamente 15,9 ± 2,4 g/dL (média ± 1 desvio-padrão).

Devemos considerar que a coleta capilar eleva em 1 g/dL a 2 g/dL os valores da Hb em relação ao sangue obtido do cordão umbilical ou de veia periférica.

A Tabela 50.7 apresenta as variações normais segundo Forestier *et al.*

O volume sanguíneo (volemia) do recém-nascido (RN) é de 80 mL/kg a 90 mL/kg ao nascimento no termo e de 90 mL/kg a 100 mL/kg no prematuro. Nas primeiras horas de vida, ocorre uma redução no volume plasmático, tendo como consequência uma elevação na concentração da Hb (hemoconcentração). Um declínio progressivo e lento da concentração da Hb se fará e resultará na anemia fisiológica da infância.

O número de reticulócitos é elevado nos primeiros 2 dias de vida, variando de 2% a 8%, começando a declinar a partir do 3º ou 4º dia até o 3º mês de vida. Os eritrócitos tipicamente apresentam elevado volume corpuscular, variando de 90 fL a 120 fL, quando comparados aos de adultos e de crianças maiores, que são de 70 fL a 85 fL.

Tabela 50.7 Valores eritrocitários normais em faixas de idades gestacionais.

Idade gestacional (semanas)	Eritrócitos (×10^{12}/L)	Hb (g/dL)	Ht (%)	VCM (fL)
18-21	2,85 ± 0,36	11,7 ± 1,3	37,3 ± 4,3	131,11 ± 10,97
22-25	3,09 ± 0,34	12,2 ± 1,6	38,6 ± 3,9	125,1 ± 7,84
26-29	3,46 ± 0,41	12,9 ± 1,4	40,9 ± 4,4	118,5 ± 7,96
> 36	4,7 ± 0,4	16,5 ± 1,5	51 ± 4,5	108 ± 5

Fonte: Desenvolvida pela autoria.

Anemia da prematuridade e anemia fisiológica da infância

Logo após o nascimento, a eritropoiese diminui, uma vez que se eleva a oferta de oxigênio, o que resulta em uma queda progressiva dos valores da hemoglobina. Nos RN de termo, os menores níveis de Hb são atingidos entre 10 e 12 semanas de vida, sendo assim a chamada anemia fisiológica da infância, com níveis de Hb mínimos de 9,5 g/dL no 3º mês de vida, aproximadamente. Os prematuros apresentam o fenômeno com 4 a 8 semanas de vida e experimentam valores inferiores de 6 g/dL com 6 a 8 semanas de vida, o que para eles denomina-se "anemia da prematuridade". O peso de nascimento, complicações perinatais, história de transfusão de sangue e a deficiência de vitamina E podem influenciar no declínio da Hb. A recuperação dos níveis de Hb é acompanhada de discreta elevação de reticulócitos e da Hb até níveis normais. Neste momento, são fundamentais reservas adequadas de ferro. O RN de termo sem agravos tem estoque suficiente para esta eritropoiese. O prematuro, entretanto, poderá necessitar de ofertas extras, uma vez que nasceu com menores reservas (o que ocorre fundamentalmente no último trimestre de gestação) e pode ter suas reservas ainda mais comprometidas por coletas de sangue e outros procedimentos. Deve-se, entretanto, considerar o número de transfusões de sangue a que cada um deles é submetido e particularizar a reposição. Em média, o prematuro necessita, neste momento, de 2 mg/kg/dia de ferro, o dobro das necessidades do termo, de 1 mg/kg/dia. Enquanto a anemia fisiológica da infância não requer nenhum tratamento, não respondendo, inclusive, à administração de ácido fólico ou de ferro, a anemia do prematuro pode exigir reposição de ferro e, em determinadas circunstâncias (manifestações clínicas como apneia, taquicardia, dependência de suporte ventilatório), a reposição com transfusão criteriosa de concentrado de hemácias, o que deve ser totalmente contraindicado no prematuro assintomático e com crescimento adequado.

Diagnóstico diferencial da anemia no RN

A fisiopatologia da anemia é semelhante à que ocorre em outras faixas de idade, resultado de baixa produção, aumento de destruição ou perda. A diminuição na produção é rara no RN como causa primária de anemia. Nestes casos, observam-se diminuição na contagem de reticulócitos e ausência de eritrócitos nucleados no esfregaço de sangue periférico. Perdas agudas, entretanto, são comuns, podendo ser ocultas. A hemólise, comum no período neonatal precoce, pode ser identificada especialmente pela presença de icterícia resultante da imaturidade hepática em metabolizar o pigmento formado.

A Figura 50.15 apresenta um algoritmo para a investigação do RN com anemia.

Anemia por perda sanguínea

A anemia por perda sanguínea é maior no período neonatal do que em qualquer outro período da infância. Os sinais variam com a quantidade e a duração da perda, e as hemorragias de 20% ou mais do volume sanguíneo podem resultar em choque. Nestes casos, a icterícia é ausente. As principais origens de perdas externas são o trato gastrointestinal (p. ex., úlceras), podendo decorrer da transfusão feto-fetal (nas gestações gemelares), das alterações placentárias (laceração, placenta prévia), ou para a circulação materna (transfusão feto-materna). Nas situações nas quais se observa hematêmese ou melena, havendo dúvida da origem do sangue, se deglutido no momento do parto (origem materna) ou se próprio do recém-nascido, a realização do teste de Apt pode auxiliar na abordagem diagnóstica. Neste teste, após isolar-se o sobrenadante que contém hemoglobina, a partir do centrifugado extraído do sangue presente no vômito ou nas fezes do RN, adiciona-se hidróxido de sódio. Caso o sobrenadante seja de origem fetal, ele permanecerá róseo e, se for de origem materna, o sobrenadante torna-se acastanhado como consequência da resistência da HbF. O teste de Kleihauer-Betke deve ser solicitado nas puérperas nos casos de suspeita de transfusão feto-materna, o que permitirá identificar a presença e a quantidade de células fetais transfundidas à mãe, estimando-se a intensidade dessa transferência. Esta complicação não é incomum, estimando-se que ocorra em 1:100 partos, podendo resultar em anemia significante no recém-nascido.

As perdas externas de sangue podem resultar em elevação dos níveis de icterícia fisiológica em razão do catabolismo da hemoglobina a partir da reabsorção dos hematomas. Entretanto, como essa reabsorção é lenta, não justifica a presença de níveis muito elevados de hiperbilirrubinemia.

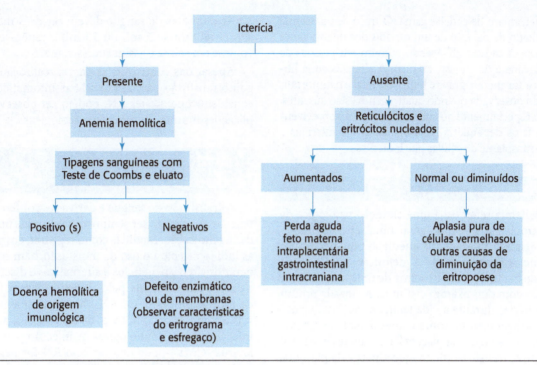

Figura 50.14 Algoritmo para a investigação de anemia no recém-nascido.
Fonte: Desenvolvida pela autoria.

Nos prematuros doentes, a principal causa de sangramento é a retirada iatrogênica de sangue para múltiplas análises de sangue. A quantidade chega a altas porcentagens do volume sanguíneo nos prematuros muito pequenos, sendo a principal causa de indicação para transfusão sanguínea nestes pacientes.

As indicações para transfusão serão abordadas no capítulo de transfusão de sangue e derivados.

Anemia hemolítica no período neonatal

Para cada grama de hemoglobina formada a partir da destruição dos eritrócitos no espaço intravascular ou pelo sistema fagocitário (principalmente hepático ou esplênico), são produzidos 32 mg de bilirrubina, que o fígado, fisiologicamente imaturo do RN, é incapaz de metabolizar (conjugar). Desta forma, a hiperbilirrubinemia é a marca da hemólise nos primeiros dias de vida. A hemólise também pode resultar no aparecimento de formas eritrocitárias jovens, com ou sem a presença de alterações características no esfregaço de sangue periférico, como hemácias fragmentadas, crenadas, em alvo ou com a presença de corpúsculos.

É fundamental o conceito de que a ausência de anemia não exclui hemólise no período neonatal, o que decorre de elevada atividade eritropoética presente no período pós-natal, quando a medula eritropoética não se restringe aos ossos chatos do esterno e ilíaco, podendo, inclusive, ocorrer resgate do fígado como órgão eritropoético que foi durante os primeiros meses de vida fetal.

A doença hemolítica é abordada nos capítulos das ictericías neonatais.

Anemia decorrente de baixa produção

Esta é uma forma rara de anemia no período neonatal. A marca registrada é uma diminuição ou ausência de reticulócitos. A origem pode ser a infiltração da medula por células malignas, a ausência de precursores medulares, distúrbios nutricionais ou uma baixa estimulação pela eritropoietina. Raramente observa-se leucemia e aplasia nesta fase da vida, bem como deficiência de ferro resultante de transfusão feto-materna crônica. A deficiência de ferro é acompanhada das mesmas alterações observadas em outras faixas etárias, como redução da ferritina e da microcitose, lembrando que volume corpuscular médio (VCM) menor do que 95 fL é microcítico para o RN.

A supressão relativa da medula eritropoética ocorre frequentemente nas infecções neonatais, especialmente nas virais.

A aplasia pura congênita de células vermelhas (anemia de Blackfan-Diamond) é uma forma rara de anemia, mas que pode aparecer precocemente, caracterizando-se por macrocitose e ausência de reticulócitos, com valores normais de plaquetas e de leucócitos. Estes RN podem apresentar baixo peso ao nascer e anomalias dos polegares.

Nas talassemias, a eritropoiese ineficaz é o principal mecanismo da anemia, com diminuída produção, porém o componente hemolítico também existe. A redução na síntese das globinas, marca das talassemias, resulta em microcitose e anemia de variados graus. As alterações de cadeia beta não se expressam no período neonatal. Os RN heterozigotos para a alfatalassemia apresentam microcitose e a triagem neonatal revela a presença de 2% a 6% de hemoglobina de

Bart, um tetrâmero de cadeias gama. O traço de talassemia alfa é resultado da deleção de um ou dois dos quatro genes que formam as cadeias alfa, sendo comum em pessoas de origem africana e do sudeste asiático. A alfatalassemia homozigota causa anemia grave e hidropsia fetal e natimortalidade, sendo observada quando quatro genes estão ausentes, ocorrendo especialmente no sudeste asiático. A sobrevivência destes fetos dependeria de transfusões intrauterinas e posterior transplante de células pluripotentes.

Policitemia

A policitemia refere-se a uma elevação patológica da massa eritrocitária, podendo gerar uma série de problemas que exigirão intervenção imediata, pois podem ter consequências permanentes. A definição baseia-se na presença de hematócrito (Ht) acima de 65%, que deve ser confirmada com dois exames distintos. A elevada produção de hemácias durante a vida fetal, em resposta ao aumento de eritropoietina, como consequência de hipoxia intrauterina (insuficiência placentária, diabetes materno) ou a excessiva transfusão de sangue a partir da placenta, no momento do parto, são as principais causas da policitemia. Frequentemente, entretanto, a etiologia não fica definida (idiopática).

As manifestações clínicas resultam da hiperviscosidade que altera o fluxo nos grandes vasos e na microcirculação, agravada pela baixa deformabilidade dos eritrócitos, e incluem pletora, taquipneia, cianose, irritabilidade, tremores, convulsões e sangramentos. Além da elevação do Ht e da Hb, observam-se hipoglicemia, trombocitopenia e hiperbilirrubinemia. O fluxo sanguíneo cerebral e nas veias de fluxo mais lento (p. ex., renal) fica reduzido e aumenta a pressão na artéria pulmonar.

Alguns RN são assintomáticos, mesmo com o Ht elevado, e, nestes casos, existe alguma controvérsia acerca do benefício do tratamento, que consiste na realização de exsanguinotransfusão parcial. Neste procedimento, um volume de sangue calculado (ver fórmula adiante para o cálculo) é retirado do RN, ao mesmo tempo em que se repõe o volume sob a forma de solução salina ou Ringer-lactato (para cada mL retirado, sugere-se a reposição de 1 mL a 1,5 mL da salina ou Ringer). O uso de plasma deve ser evitado em virtude dos riscos de transmissão de doenças e jamais se retira sangue sem a concomitante reposição, procedimento que resultaria em hipovolemia, sem a redução do Ht, com consequente piora clínica e elevado risco de ocorrência de fenômenos tromboembólicos.

$$\text{Volume a ser retirado (mL)} = \frac{\text{Volemia do RN (mL)}^1 \times (\text{Ht observado} - \text{Ht desejado}^2)}{\text{Ht observado}}$$

1. Volemia de 80 mL/kg no RN de termo e de 100 mL/kg no RN prematuro.
2. Utilizar o valor de 55% para o Ht desejado.

As alíquotas de sangue devem ser de 5 mL a 10 mL, isto é, retiram-se 5 mL ou 10 mL e repõe-se o mesmo volume em salina e assim sucessivamente.

Apesar das controvérsias para a realização de exsanguinotransfusão parcial nos RN assintomáticos, deve-se considerar que, nestes RN, podem ser observadas complicações futuras, motoras ou psicológicas.

Transfusão de sangue e derivados

A transfusão de sangue e derivados confere riscos potenciais que devem ser sempre considerados no momento de sua indicação. Medidas como registrar, em prontuário, as indicações para o uso da transfusão, bem como considerar os riscos, benefícios e alternativas e discuti-los com os responsáveis legais pelo paciente devem fazer parte de todo o processo. Os RN são especialmente vulneráveis a algumas complicações de transfusões, incluindo as infecciosas e as imunológicas. A infecção pelo citomegalovírus (CMV) pode ocorrer se o RN for negativo para anticorpos anti-CMV e receber sangue ou derivados de doador positivo. O risco de aquisição, nestes casos, é cerca de 14% e a infecção é potencialmente fatal, especialmente nos RN abaixo de 1.200 g. Nos prematuros abaixo de 1.500 g, observam-se baixos níveis de anticorpos, uma vez que a transferência transplacentária dos anticorpos maternos ocorre no último trimestre de gestação, daí a recomendação de administração de derivados originários de doadores com sorologia negativa para o CMV ou derivados filtrados, processo que, realizado antes da estocagem, reduz a quantidade de leucócitos e é igualmente válido na prevenção de transmissão de CMV. Os prematuros também são vulneráveis à reação enxerto versus hospedeiro, o que justifica a irradiação dos derivados a serem utilizados nos menores de 1.200 g. Para reduzir a exposição a diferentes doadores, especialmente nos RN graves que podem necessitar de várias transfusões, pode-se reservar uma unidade de um único doador e, a partir dela, fracionam-se pequenas alíquotas que poderão ser utilizadas dentro de um determinado período, de até 42 dias, desde que armazenadas adequadamente. Este procedimento reduz muito a exposição, conseguindo-se que mais de 80% dos prematuros recebam concentrado de hemácias de apenas um doador.

O uso de eritropoietina em prematuros foi avaliado em diferentes estudos e não se observaram diminuição no número de transfusões ou melhoria nos índices de morbidade, tendo sido implicado no aumento da incidência de retinopatia da prematuridade (ROP), não sendo, portanto, recomendado.

Observam-se associações entre transfusão de eritrócitos e displasia broncopulmonar (DBP), enterocolite necrosante (ECN) e ROP. Apesar de hipóteses existirem, os verdadeiros mecanismos para estas relações ainda são objeto de estudos.

Transfusão de hemácias

A transfusão de hemácias é comum no período neonatal, especialmente em prematuros. O conceito de anemia depende dos valores de Hb ou Ht, mas pode variar de um paciente para outro, de acordo com condições clínicas e do tipo de Hb (após transfusão há maior porcentagem de Hb adulto que tem menor afinidade ao oxigênio do que a Hb fetal), o que dá origem a muitas controvérsias sobre quais os valores de Hb seriam indicativos de transfusão e em quais situações o procedimento poderia ser prejudicial, além de se buscarem outros métodos para avaliar a disponibilidade do oxigênio, reconhecido parâmetro para avaliar a capacidade da Hb de transportá-lo. Entretanto, ainda não se dispõe de método confiável para esta avaliação.

A Tabela 50.8 e o Quadro 50.15 trazem guias para a indicação de transfusão de eritrócitos, devendo sempre ser levados em consideração os riscos e os benefícios. Considerar que se observam liberação de citocinas pró-inflamatórias e aumento de viscosidade após a transfusão de concentrado de hemácias, o que pode estar associado à ocorrência de enterocolite necrosante após cerca de 48 horas do procedimento. Para prematuros abaixo de 1.000 g de peso, estudos têm demonstrado que a opção por critérios mais restritivos deve ser feita para indicar transfusão. Os valores de referência de Hb para prematuros, segundo o Italian National Guidelines, são os que se seguem:

Tabela 50.8 Os valores de referência de Hb para prematuros.

Idade em semanas	Hb de acordo com o peso de nascimento	
	1.000-1.500 g	1501-2000 g
2	16,3 (11,7-18,4)	16,8 (11,8-19,6)
4	10,9 (8,7-15,2)	11,5 (8,2-15)
8	8,8 (7,1-11,5)	9,4 (8-11,4)
12	9,8 (8.9-11,2)	10,2 (9,3-11,8)
16	11,3 (9,1-13,1)	1,,3 (9,1-13,1)

Fonte: Italian National Guidelines.

Tabela 50.9 Níveis de Hb (g/dL) e Ht (%) para transfusão em prematuros com anemia da prematuridade

Idade pós-natal	Suporte respiratório[a]	Sem suporte respiratório
Semana 1	11,5 (35)	10 (30)
Semana 2	10 (30)	8,5 (25)
Semana 3 ou mais	8,5 (25)	7,5 (23)

[a]Definido como necessidade de fração inspirada de oxigênio > 25% ou necessidade de elevação nas pressões quando em ventilação mecânica.

Quadro 50.15 Critérios indicativos de transfusão de concentrado de hemácias.

Hematócrito (Ht)	Associado a
< 20%	baixa contagem de reticulócitos e sinais de anemia[1]
< 30%	FiO_2 até 35% Cateter nasal ou CPAP ou VMI com PMVA < 6 cm H_2O Apneia ou bradicardia[2] Taquicardia ou taquipneia[3] Baixo ganho de peso[4]
< 35%	FiO_2 > 35% CPAP ou IMV com PMVA > 6-8 cm H_2O
< 45%	Cardiopatia congênita cianótica

1. Taquicardia, taquipneia e baixa aceitação alimentar.
2. Mais de seis em 12 horas ou dois em 24 horas com necessidade de ventilação.
3. Frequência cardíaca > 180 bpm ou respiratória > 80 irpm em 24 horas.
4. < 10 g/kg ao dia, por mais de 4 dias, com oferta calórica adequada.

Fonte: Desenvolvido pela autoria.

Restringir o número de flebotomias, utilizar micrométodos para as análises laboratoriais e monitorizar os gases sanguíneos, utilizando-se métodos transcutâneos, são medidas indispensáveis para reduzirem-se as perdas iatrogênicas.

O volume de concentrado de hemácias a ser administrado é de 10 mL/kg, preferencialmente, até 15 mL/kg, tendo sido recomendado que se administre em momento distante do horário de oferta alimentar. Utilizamos infundir em 3 horas e interrompemos a dieta 1 hora antes do início, durante e 1 hora após o término da infusão. Fundamental que o hemocentro já tenha um protocolo para selecionar um doador sempre que nascer um RN abaixo de 1.500 g, do qual serão realizadas todas as alíquotas, o que pode fornecer concentrado por até 45 dias. Notar que 3 mL/kg de concentrado eleva em cerca de 1 g/dL a Hb do recém-nascido.

Neutropenia e neutrofilia

As causas de neutropenia no período neonatal incluem menor produção de neutrófilos, aumento na sua destruição ou ambos. A maioria dos episódios ocorre ainda na 1ª semana de vida e relacionam-se às menores idades gestacionais, menores pesos de nascimento, infecções, doença hipertensiva específica da gravidez (DHEG), uso de drogas, entre outras, sendo as mais comuns as associadas à infecção, à DHEG, à prematuridade e à auto e aloimunidade.

A Figura 50.16 apresenta a variação normal de neutrófilos nas primeiras 60 horas de vida em RN com idades gestacionais de 29 a 44 semanas, segundo Manroe et al.

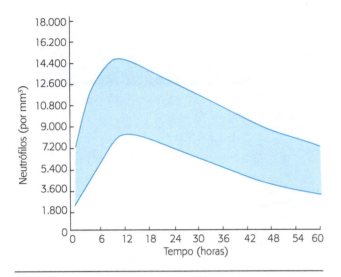

Figura 50.16 Valores normais de neutrófilos após o nascimento.

Fonte: Adaptado de Manroe et al.

Consideram-se neutropenia grave valores de neutrófilos abaixo de 1.000/mm³, apesar de o número mínimo normal de neutrófilos ser de 1.800/mm³, uma vez que, quando os valores estão acima de 1.000/mm³, não se observa um risco elevado de aquisição de infecção nos RN.

A neutropenia frequentemente acompanha a sepse neonatal, podendo ser a causa da doença, mas, mais comumente, é consequência da infecção. Deve-se ressaltar que a função do neutrófilo, em especial a quimiotaxia e a fagocitose, é reduzida nos RN e contribui para a maior suscetibilidade e pior evolução das infecções neste período da vida. Mudanças no número e na aparência dos neutrófilos, observadas no hemograma, devem ser valorizadas no diagnóstico de infecção no RN. Estudos demonstram que a neutropenia ocorre em cerca de 60% dos RN com sepse e, apesar de a neutropenia poder ter outras origens, a sepse deve ser sempre a primeira hipótese a ser considerada no RN neutropênico. O *pool* de reserva medular de neutrófilo é inferior no RN quando comparado ao adulto, o que explica a elevada frequência de neutropenia observada no período neonatal. Os RN neutropênicos com sepse têm maior risco de mortalidade do que os RN não neutropênicos também com sepse.

A porcentagem de formas jovens sobre o total de neutrófilos, o chamado "índice neutrofílico", é de 0,18, ou seja, dos neutrófilos presentes no sangue periférico do RN, 18% são representados por formas jovens. Elevações neste índice são observadas na presença de infecções e índices elevados, acima de 0,6, já foram relacionados a pior prognóstico.

Acrescenta-se a estas observações a morfologia do neutrófilo, que, durante as infecções, pode apresentar vacuolizações citoplasmáticas e granulações tóxicas.

A neutropenia do RN filho de mãe com DHEG pode ser expressiva a ponto de colocá-lo em risco de aquisição de infecção, sendo consequência de interferências na granulocitopoese normal. Resolve-se espontaneamente em 3 a 5 dias.

A neutrofilia também é mais comum na 1ª semana de vida, sendo que entre 1,3% e 15% dos RN em UTI neonatal podem apresentar reações leucemoides com neutrófilos acima de 50.000/mm³. As causas mais comuns incluem uso antenatal de betametasona, infecção, RN com síndrome de Down e doença imuno-hemolítica grave.

Nos RN neutropênicos graves em sepse, a transfusão de granulócitos pode reduzir a mortalidade e a morbidade, mas as evidências acerca da segurança e da eficácia são insuficientes para justificar o seu uso rotineiro. Os granulócitos podem ser obtidos mediante leucaferese ou pela centrifugação do sangue total (*buffy coats*). Os *buffy coats* são mais fáceis de preparar, mas contêm menores quantidades de neutrófilos. As complicações decorrentes da transfusão de neutrófilos aos RN são sobrecarga hídrica, transmissão de infecções, doença enxerto *versus* hospedeiro, pela presença de linfócitos na transfusão, além de problemas pulmonares resultantes da agregação leucocitária e de sensibilização a antígenos do doador. Apesar de estudos iniciais acerca da transfusão de granulócitos a RN com sepse sugerirem possível benefício com redução da mortalidade, revisões sistemáticas identificam um número pequeno de estudos e com poucos RN e concluem pela necessidade de novos estudos para que seu uso possa ser avaliado.

Apesar de a transfusão de granulócitos não estar recomendada, medidas para se elevar o número de neutrófilos e sua função nos RN com sepse são de grande interesse científico. A descoberta e a síntese dos fatores estimuladores de colônias de granulócitos (G-CSF) e de granulócitos e macrófagos (GM-CSF) despertaram interesse na profilaxia e no tratamento da sepse neonatal. Estas citocinas, G-CSF e GM-CSF, ocorrem naturalmente e estimulam a produção e a ação bactericida de neutrófilos e de monócitos. São rotineiramente usadas em adultos ou crianças recebendo quimioterapia com poucos efeitos colaterais, além de febre baixa. Em RN, os CSF podem potencialmente ser utilizados nos RN com sepse com ou sem neutropenia ou como profilático da sepse.

Os estudos sobre tratamento de sepse em prematuros não demonstraram diferença entre o uso de G-CSF ou GM-CSF em associação à antibioticoterapia ou da antibioticoterapia isolada na mortalidade até o 14º dia. Entretanto, o número de crianças era pequeno e, quando analisado um subgrupo de RN com neutropenia, observou-se redução na mortalidade no 14º dia pós-início de tratamento. O uso profilático destas citocinas não demonstrou benefícios, exceto em estudos com prematuros menores do que 32 semanas de idade gestacional com neutropenia, nos quais se observou tendência não estatisticamente significativa de redução de infecção sistêmica. Não há, portanto, evidências do uso profilático de CSF no RN e o seu uso terapêutico especialmente nos RN neutropênicos não está formalmente recomendado, mas reconhecemos que seu uso pode ser um recurso nos RN neutropênicos com sinais clínicos e laboratoriais de sepse grave e que mantêm a neutropenia por mais de 24 horas. Nestes casos, recomendamos o uso de G-CSF (Filgrastin®) na dose de 10 mcg/kg em solução de glicose a 5%, em diluição de 15 mcg/mL, via intravenosa (IV), em 20 a 40 minutos, podendo ser repetida em 24 horas e até 3 dias, observando-se o número de leucócitos que, se chegar a 20.000/mm³, devemos interromper doses subsequentes.

Trombocitopenia

Para o RN de termo e para os prematuros, considera-se anormal um número de plaquetas abaixo de 150.000/mm³ e requer investigação. A trombocitopenia é o resultado de uma menor produção, aumento de destruição, sequestro, ou de uma combinação desses mecanismos. A plaquetopenia é um desafio e afeta de 22% a 35% dos RN admitidos em unidade de tratamento intensivo neonatal (UTIN), podendo ser resultado de múltiplos processos que, em sua maior parte, são leves a moderados e não precisam de intervenção. Entretanto, em 25% dos casos, o número de plaquetas cai abaixo de 50.000/mm³ e o risco de sangramento, especialmente intraventricular, deve ser levado em consideração.

A trombocitopenia é definida pela contagem de plaquetas inferior a 150×10^9/L (150×10^3μ/L) e pode ser classificada de acordo com a Tabela 50.10.

Tabela 50.10 Contagem de plaquetas.

Classificação da trombocitopenia	
Grau	Contagem de plaquetas
Leve	$100\text{-}149 \times 10^9$/L ($\times 10^3$μ/L)
Moderada	$50\text{-}99 \times 10^9$/L ($\times 10^3$μ/L)
Grave	$< 50 \times 10^9$/L ($\times 10^3$μ/L)

Fonte: Desenvolvida pela autoria.

Entre as causas de plaquetopenia podemos ressaltar a trombocitopenia isoimune neonatal, a causada pelas infecções, a coagulação intravascular disseminada (CIVD), muito comum no RN em UTI com doença grave, o uso de drogas, como anticonvulsivantes e alguns antibióticos, a enterocolite necrosante e as doenças genéticas. Entretanto, em muitos casos, vários fatores estão envolvidos, como um prematuro filho de mãe com DHEG e que desenvolve uma enterocolite necrosante.

No diagnóstico etiológico da plaquetopenia, os achados clínicos são fundamentais. Nos RN em bom estado, as plaquetopenias induzidas por drogas, as imunológicas e as cromossômicas são os diagnósticos mais prováveis; enquanto no RN doente, impõem-se os diagnósticos de sepse, de ECN, de CIVD e de doenças infecciosas.

A investigação laboratorial deve incluir:

- **Hemograma completo:** a presença de anemia e de neutropenia sugere a fisiopatologia de supressão medular. A presença de policitemia sugere a presença de insuficiência placentária.
- **Avaliação da lâmina do hemograma:** avaliar o tamanho e a morfologia das plaquetas. A presença de macroplaquetas sugere aumento do consumo plaquetário e a presença de plaquetas de tamanho normal ou microplaquetas sugere diminuição da produção plaquetária.
- **Avaliação da coagulação:** coagulograma (tempo de protombina (TP), tempo total de protombina parcialmente ativada (TTPa), fibrinogênio) e dímero D. Avaliar se há coagulação intravascular disseminada.
- **Investigação de sepse:** hemograma, dosagem de proteína C-reativa, hemocultura, urina tipo 1, urocultura e pesquisa de fungos na urina.
- **Hemograma materno:** avaliar se há plaquetopenia materna. No caso de contagem materna de plaquetas baixa, considerar doença sistêmica (PTI e LES;; se normal, deve ser investigada causa aloimune.
- **Anticorpos:** na hipótese de plaquetopenia aloimune, pesquisar os antígenos plaquetários da mãe, do pai e do recém-nascido e testar para presença de anticorpos antiplaquetários no soro materno.
- **Urina tipo I:** avaliar a presença de hematúria, que pode sugerir o diagnóstico de trombose de veia renal.
- **Cariótipo e teste genético:** em pacientes com dismorfismos.
- **Ultrassonografia transfontanela:** para afastar hemorragia intracraniana.

As evidências para se estabelecerem valores para indicação de transfusão de plaquetas não são claras no período neonatal, particularmente no prematuro. O Quadro 50.16 apresenta uma proposta para transfusão de plaquetas no RN.

É importante reforçar que existem diferentes recomendações de transfusão de plaquetas e que ainda não são baseadas em evidências. Alguns trabalhos sugerem que a transfusão de plaquetas possa ter um efeito pró-inflamatório e não encontraram vantagem na transfusão preventiva de plaquetas em RN abaixo de 33 semanas de idade gestacional, na 1ª semana de vida, na prevenção da hemorragia intracraniana, comparando a manutenção da contagem acima de 150.00 com a acima de 50.000/mm³.

O objetivo na transfusão de plaquetas é de se elevar a contagem plaquetária acima de 100.000/mm³. Para isso, indicam-se 10 mL/kg de concentrado de plaquetas ou 0,3 unidades/kg, a serem infundidos em 2 horas.

A trombocitopenia isoimune neonatal, que afeta cerca de 1:3000 RN, deve ser tratada de maneira especial. Causada por mecanismo semelhante ao que se observa na doença hemolítica por incompatibilidade sanguínea materno-fetal, pode provocar sangramentos graves, com risco de sequelas permanentes para o desenvolvimento. As plaquetas a serem transfundidas devem ser de doadores negativos para os antígenos envolvidos na doença, quais sejam o HPA-1a (envolvido em 79% dos casos) e HPA-5b. Quando não prontamente disponíveis, o que é o mais comum, uma vez que a maioria dos doadores (cerca de 96%) tem o antígeno plaquetário, devem-se administrar plaquetas não tipadas, de doadores ao acaso. O tratamento inicial deve incluir a administração de imunoglobulina humana intravenosa, na dose de 1 g/kg, que deve ser diariamente, até a estabilização da contagem de plaquetas, que pode necessitar de período de até 3 ou 5 dias. Caso se opte pela transfusão de plaquetas maternas, estas devem ser lavadas e irradiadas.

Quadro 50.16 Indicação de transfusão de plaquetas no RN.

Condição clínica	RN sem sangramento	RN com sangramento ativo ou			RN com sangramento ativo ou necessidade de procedimento invasivo (cirurgia de grande porte ou neurocirurgia) ou em ECMO ou exsanguinotransfusão ou uso de drogas1 ou com anormalidades de coagulação
	Estável		Instável (hemorragia grau III ou IV, coleta de LCR, passagem de cateter, púrpura isoimune)		
Idade gestacional	Termo	Prematuro < 30 sem ou < 1.000 g nascimento	Termo	Prematuro	Termo ou prematuro
Plaquetas nº/mm³	< 30	< 50 ou < 100 na 1ª semana	< 50	< 50	< 100

LCR: líquido cefalorraquidiano; RN: recém-nascido: ECMO: oxigenação por membrana extracorpórea. 1. Anticoagulantes e indometacina.

Fonte: Desenvolvido pela autoria.

Distúrbios hemorrágicos

O sangramento no RN que apresente número de plaquetas normais e esteja em bom estado geral pode indicar uma coagulopatia congênita. As mais comuns são as hemofilias A e B, herdadas de forma recessiva ligada ao cromossomo X e caracterizadas pela deficiência de fatores VIII e IX, respectivamente, sendo a deficiência intensa do fator VIII, quando há menos de 1% de atividade, o distúrbio de coagulação congênito mais comum nos RN. O sangramento do coto umbilical, o sangramento após punções venosas, além de sangramentos não esperados pela história clínica, são formas de apresentação destas doenças, sendo a hemorragia intracraniana, presente em cerca de 27% dos casos, o evento mais temido. A elevação do TTPa sugere o diagnóstico que pode ser realizado pela medida de atividade dos fatores de coagulação. O tratamento do sangramento, nestes casos, envolve a administração dos fatores deficientes (VIII ou IX), sendo que o produto de escolha deve ser concentrado de fator VIII ou IX recombinante. Caso não disponíveis, pode-se utilizar plasma fresco congelado (fonte dos fatores VIII e IX) ou crioprecipitado (fonte de fator VIII).

Coagulação intravascular disseminada

A coagulação intravascular disseminada (CIVD) no RN está associada a diferentes causas, podendo manifestar-se com alterações laboratoriais que podem preceder as clínicas, que incluem sangramentos após punções e até intracranianos. Prolongamento do TP, TT, TTPa, elevação dos produtos de degradação da fibrina e do D-dímero, diminuição dos níveis de fator V e hipofibrinogenemia são observados e as plaquetas estão normais ou pouco diminuídas. O tratamento mais importante é o controle do fenômeno desencadeante ou causa básica, seja infecção, asfixia ou choque. O uso de concentrado de plaquetas (10 mL/kg), de plasma fresco congelado (15 mL/kg) e de crioprecipitado (0,5 U/kg) pode contribuir para equilibrar o sangramento. A presença de plaquetopenia e de hipofibrinogenemia intensas é sinal de gravidade. A doença, em virtude dos fenômenos isquêmicos que ela provoca, está associada à elevada morbidade e à mortalidade.

■ BIBLIOGRAFIA CONSULTADA

Antoncecchi S, Casadei AM, Del Vecchio A, Girelli G, Isernia P, Motta M, et al. Recomendation for transfusion therapy in neonatology. On behalf of the Italian Society of Neonatology and the Italian Society of Transfusional Medicine and Immunohematology. 2014. Disponível em: http://www.simti.it/linee/Volume_ Neonatologia_filigrana.pdf.

Antoncecchi S, Casadei AM, Del Vecchio A, Girelli G, Isernia P, Motta M, et al. Recomendation for transfusion therapy in neonatology. On behalf of the Italian Society of Neonatology and the Italian Society of Transfusional Medicine and Immunohematology. 2014. Disponível em: http://www.simti.it/linee/Volume_Neonatologia_filigrana.pdf.

Baer VL, Lambert DK, Schmutz N, et al. Adherence to NICU transfusion guidelines data from a multihospital healthcare system. J Perinatol. 2008;28(7):492-7.

Bernard GR, Margolis BD, Shanies HM, et al. Extended evaluation of recombinant human activated protein C United States Trial (ENHANCE US): a single-arm, phase 3B, multicenter study of drotrecogin alfa (activated) in severe sepsis. Chest. 2004;125:2206-16.

Bose CL. Hematology. In: Avery's neonatology: pathophysiology & management of the newborn/edited by Mhairi G. MacDonald, Mary M.K. Seshia, Martha D. Mullett. 6. ed. Philadelphia: Lippincott Williams & Wilkins, 2005.

Bussel JB, Zacharoulis S, Kramer K, et al. Clinical and diagnostic comparison of neonatal alloimmune thrombocytopenia to non-immune cases of thrombocytopenia. Pediatr Blood Cancer. 2005;45:176-83.

Carr R, Brocklehurst P, Dore CJ, et al. Granulocyte-macrophage colony stimulating factor administered as prophylaxis for reduction of sepsis in extremely preterm, small for gestational age neonates (the PROGRAMS trial): a single-blind, multicentre, randomised controlled trial. Lancet. 2009;373:226-33.

Ceccon MEJR, Ibidi SM, Vaz FAC. Púrpura trombocitopênica de outras causas. In: Marcondes E, Vaz FAC, Ramos JLA, Okay Y. Pediatria Básica. 9a Ed. Sarvier; 2002.p.512-3.

Curley A, Stanworth SJ, Phil D, Willoughby K, et al. Randomized trial of platelet-transfusion thresholds in neonates. N Eng J Med. 2019;380:242-51.

Figueras-Aloy J. Rodriguez-Miguelez JM. Iriondo-Sanz M. Salvia-Roiges MD. Botet-Mussons F. Carbonell-Estrany. Intravenous immunoglobulin and necrotizing enterocolitis in newborns with hemolytic disease. Pediatrics. 2010;125(1):139-44.

Franz AR, Pohlandt F. Red blood cell transfusion in very and extremely low birthweight infants under restrictive transfusion guidelines: is exogenous erythropoietin necessary? Arch Dis Child Fetal & Neon Ed. 2001;84:F96-F100.

Gibson BE, Todd A, Boulton F, Roberts I, Pamphilon D, Rodeck C, et al. Transfusion guidelines for neonates and older children. Br. J Haematol. 2004;124:433-53.

Gibson BE, Todd A, Roberts I, Pamphilon D, Rodeck C, Bolton-Maggs P. British Commitee for Standards in Haematology Transfusion Task Force: Writing Group, et al. Transfusion guidelines for neonates and older children. Br J Haematol. 2004;124, pp. 433-453.

Goel R, Josephson CD. Recent advances in transfusions in neonates/infants. F1000 Research. 2018;7:609.

Luban NLC. Management of anemia in the newborn. Early Human Develop. 2008;84:493-98.

Mohan P, Brocklehurst P. Granulocyte transfusions for neonates with confirmed or suspected sepsis and neutropaenia. Cochrane Database Syst Rev. 2003;4:CD003956. DOI:10.1002/14651858.

Pramod M. Is there a role for erythropoietin in neonatal medicine? Early Hum Develop. 2008;84:525-32.

Roseff SD, Luban NL, Manno CS. Guidelines for assessing appropriateness of pediatric transfusion. Transfusion. 2002;42:1398-413.

Società Italiana di Medicina Transfusionale e Immunoematologia and Società Italiana di Neonatologia. Blood Transf. 2008;4(1):158-80.

Sola-Visner M, Saxonhouse MA, Brown RE. Neonatal thrombocytopenia: What we do and don't know. Early human Develop. 2008;84:499-506.

Stanworth SJ, Bennett C. How to tackle bleeding and thrombosis in the newborn. Early Hum Develop. 2008;84:507-13.

Strauss RG. Anaemia of prematurity: pathophysiology and treatment. Blood Ver. 2010;24, pp. 221-225.

Whyte RK, Jefferies AL, Canadian paediatric society, Fetus and newborn committee. Red blood cell transfusion in newborn infants. Paediatr Child Health. 2014;19:213e22.

Distúrbios Respiratórios

51.1 Diagnóstico Diferencial da Insuficiência Respiratória no Recém-Nascido

■ Euler João Kernbichler

Ao avaliar um recém-nascido (RN) com desconforto respiratório, é preciso ter em mente que o sistema respiratório pode não ser necessariamente a causa básica. Nem todo RN cianótico, taquipneico ou gemente tem obrigatoriamente um problema respiratório, é comum que um comprometimento sistêmico ou de outros órgãos manifestem-se com sinais respiratórios. Importante ainda é que estas causas podem ser concomitantes, como a síndrome do desconforto respiratório (SDR), que pode estar associada à sepse de início precoce, e a síndrome de aspiração meconial comumente associada à hipertensão pulmonar persistente neonatal (Quadro 51.1).

Quadro 51.1 Diagnóstico diferencial das patologias respiratórias neonatais mais comuns.

Causa	Etiologia	Tempo de gestação	Fatores de risco principais	Quadro clínico	Achados radiológicos	Tratamento	Prevenção
TTRN	Persistência de líquido pulmonar	Termo e prematuros tardios	Parto cesárea macrossomia Sexo masculino Diabetes materno	Taquipneia com leve hipóxia ou cianose	Leve infiltrado parenquimal Borramento da área cardíaca Cisurite	Suporte e O₂ se hipóxia	Evitar cesárea eletiva Uso de corticoides antes do parto controverso
SDR	Deficiência de surfactante + imaturiddade pulmonar	Prematuros	Sexo masculino Diabetes materno Trabalho de parto prematuro	Taquipneia Dispneia Hipóxia Cianose	Infiltrado microreticulo-granular Broncograma aéreo Volume pulmomnar diminuído	O₂ Suporte ventilatório Surfactante	Corticoide de 24 a 48 horas antes do parto (24 a 34 semanas de IG).
SAM	Obstrução pulmonar e inflamação	Termo ou pós-termo	Líquido amniótico meconial, parto pós-termo	Taquipneia Dispneia cianose	Infiltrado grosseiro irregular + áreas de hiperinsuflação	O₂, suporte ventilatório Surfactante	Boa assistência ao parto Aspiração intraparto controversa

(Continua)

Quadro 51.1 Diagnóstico diferencial das patologias respiratórias neonatais mais comuns. (*Continuação*)

Causa	Etiologia	Tempo de gestação	Fatores de risco principais	Quadro clínico	Achados radiológicos	Tratamento	Prevenção
Pneumonia, Sepse	Inflamação + destruição secundária de surfactante	Qualquer idade	Febre materna corioamnionite Bolsa rota >12 horas ITU	Taquipneia Dispneia cianose	Infiltrado grosseiro irregular	O$_2$, suporte ventilatório Surfactante Antibióticos	Pré-natal Profilaxia strepto agalactiae

TTRN: taquipneia transitória do recém-nascido; SDR: síndrome do desconforto respiratório; SAM: síndrome de aspiração meconial; ITU: infecção de trato unirário.

Fonte: Desenvolvido pela autoria.

Dados referentes ao pré-natal e ao parto e às condições clínicas da gestante devem ser sempre investigados. Existem fatores de risco que podem explicar ou auxiliar no diagnóstico diferencial do desconforto respiratório. Conforme pode ser visto nos Quadros 51.2 e 51.3.

Quadro 51.2 Causas de desconforto respiratório neonatal.

Pulmonares
Síndrome do desconforto respiratório (SDR)
Síndrome da aspiração meconial (SAM)
Pneumonias
Taquipneia transitória do recém-nascido (TTRN)
Hipertensão pulmonar persistente neonatal (HPPN)
Pneumotórax/pneumomediastino
Hemorragia pulmonar
Edema pulmonar
Atelectasias pulmonares
Displasia broncopulmonar (DBP)
Hérnia/eventração/paralisia diafragmática
Tumores
Derrame pleural
Linfangectasia pulmonar
Enfisema lobar congênito
Malformação adenomatóide cística
Sequestro pulmonar
Vias aéreas
Laringomalácia
Traqueomalácia
Atresia/estenose de coanas
Sequência de Pierre-Robin
Micrognatia
Tumores e cistos nasofaríngeos

(*Continua*)

Quadro 51.2 Causas de desconforto respiratório neonatal. (*Continuação*)

Vias aéreas
Estenose subglótica
Compressões extrínsecas da traqueia
Musculatura respiratória
Paralisia de nervo frênico
Lesão de corda espinal
Miastenia *gravis*
Sistema nervoso central
Apneia da prematuridade
Drogas: sedativos, analgésicos, magnésio
Crises convulsivas
Asfixia perinatal
Encefalopatia hipoxicoisquêmica (EHI)
Hemorragias cerebrais
Mal de Ondine
Doenças neuromusculares
Miscelânea
Hipotermia
Cardiopatias congênitas
Persistência do canal arterial
Insuficiência cardíaca
Anemia/policitemia
Pós-operatórios
Asfixia neonatal
Tétano neonatal
Prematuridade extrema
Sepse
Choque
Doença do refluxo gastroesofágico
Erros inatos do metabolismo

Fonte: Desenvolvido pela autoria.

Quadro 51.3 Fatores associados à gestação de risco.

Socioeconômicos e culturais
Pobreza, desemprego
Ausência de pré-natal ou serviço de saúde não acessível
Baixo nível educacional
Hábitos não saudáveis
Tabagismo, alcoolismo e uso de drogas ilícitas
Gravidez na adolescência ou idade materna > que 35 anos
Mãe solteira sem apoio familiar
Intervalos curtos entre gestações
Estresse físico, psicológico, no trabalho
Biológico e genético
Gestação prévia de baixo peso ou prematuro
Pequenos para a idade gestacional
Baixa estatura
Desnutrição
Consanguinidade
Doenças hereditárias (erro inato do metabolismo)
Reprodutivo
Infertilidade prévia
Fertilização assistida
Gestação prolongada
Trabalho de parto prolongado
Bebê de gestação anterior com paralisia cerebral, retardo mental, trauma de parto
Parto pélvico
Gestação múltipla
Rotura prematura das membranas amnióticas
Infecções (sistêmica, amniótica, urinaria cervical)
Pré-eclampsia ou eclampsia
Sangramento uterino (descolamento de placenta ou placenta previa)
Multiparidade
Doença fetal
Retardo de crescimento intrauterino
Trabalho de parto prematuro sem causa
Prematuridade iatrogênica

(Continua)

Quadro 51.3 Fatores associados à gestação de risco. (Continuação)

Médicas
Diabetes *mellitus*
Hipertensão
Doença cardíaca congênita
Doença autoimune
Anemia falciforme e outras hemoglobinopatias
Infecções congênitas (STORCH)
Doenças sexualmente transmissíveis
Cirurgias na gestação
Drogas na gestação (anticonvulsivantes, anti-inflamatórios etc.)

STORCH: sífilis, toxoplasmose, outros agentes, rubéola, citomegalovírus e herpes simples.

Fonte: Adaptado de Modificado de Stoll JB e Dams-Chapman I. In: Kliegman: Nelson Textbook of Pediatrics. 18. ed. 2007.

Avaliação clínica do RN com insuficiência respiratória deve ser cuidadosa e contínua de modo poder se observar melhor evolução antes e após da terapêutica estabelecida. O Quadro 51.4 resume os principais sinais clínicos do desconforto respiratório no RN.

Quadro 51.4 Manifestações clínicas da insuficiência respiratória no recém-nascido.

Apneia	Hiperexpansão torácica
Bradicardia	Retrações intercostais estenal, subdiafragmáticas
Bradipneia	Coloração moteada
Diminuição dos sons respiratórios	Batimento de asa de nariz
Cianose central	Estridor
Dispneia	Taquicardia
Gaspings	Taquipneia
Gemência	Choro fraco
Hemoptise	Diminuição do tônus muscular
Padrão respiratório irregular	Sibilos

Fonte: Desenvolvido pela autoria.

A SDR ocorre principalmente em RN pré-termos, em geral de início precoce logo nas primeiras horas de vida e piora gradativa no 1º dia com melhora com suporte respiratório e terapêutica adequados. A radiografia mostra um aspecto de microrretículo granulado, broncograma aéreo, borramento da área cardíaca até opacificação dos campos pulmonares nos casos mais graves.

A TTRN basicamente decorre da diminuição da reabsorção de líquido pulmonar, é mais comum em prematuros tardios e pode coexistir ou se sobrepor a um quadro de SDR. A radiografia mostra opacidades lineares difusas, aumento da área cardíaca, linha branca na fissura transversal do lobo médio e superior à direita. Apesar de comum, deve ser sempre feito um diagnóstico diferencial com sepse, SDR e insuficiência cardíaca. Radiologicamente, a TTRN pode ser de difícil diferenciação dos quadros radiológicos leves de SDR.

A incidência de pneumonia congênita e sepse de início precoce é maior nos casos de trabalho de parto prematuro, principalmente na presença de fatores de risco e, por isso, é um diagnóstico que deve ser afastado somente após avaliação clínica e laboratorial criteriosa com hemograma, proteína C-reativa e hemocultura. Muitas vezes, o tratamento é iniciado até que a hipótese de infecção não se confirme.

A asfixia intraparto pode gerar desconforto respiratório importante em virtude de acidose respiratória e metabólica ou de insuficiência cardíaca secundária à disfunção miocárdica. Frequentemente, há uma história de sofrimento fetal associada. As doenças neuromusculares se apresentam com desconforto respiratório associado à hipotonia. Polidrâmnios, movimentos fetais diminuídos, trabalho de parto arrastado e consanguinidade podem estar presentes. A radiografia pode evidenciar costelas finas e pouco calcificadas.

Pneumotórax espontâneo pode ocorrer logo após as primeiras incursões respiratórias ao nascimento e é mais frequente em RN a termo. Apresenta-se com taquipneia e, à inspeção, evidencia-se um abaulamento torácico assimétrico do lado comprometido. Outros sinais são gemidos e cianose. A radiografia é característica, mostrando um halo escuro na periferia pulmonar, às vezes com deslocamento do mediastino quando for hipertensivo. O pneumotórax pode estar associado a outras patologias pulmonares ou como complicação da ventilação pulmonar.

O pneumomediastino espontâneo também é frequente e clinicamente o quadro se assemelha ao pneumotórax com abaulamento da região esternal e bulhas cardíacas abafadas. Um halo escuro em torno da área cardíaca é visto na radiografia torácica.

As malformações pulmonares como hérnia diafragmática, malformação adenomatoide cística e outras podem se apresentar com um quadro de insuficiência respiratória de início precoce logo após o nascimento. Em geral, a radiografia elucidará facilmente o diagnóstico. Eventualmente, a tomografia de tórax pode ajudar em casos em que a radiografia não foi esclarecedora.

As cardiopatias congênitas podem se manifestar com desconforto respiratório logo após o nascimento, mas é mais frequente o aparecimento dos sinais após o 1º dia de vida. A presença de sopro cardíaco, nem sempre presente, cardiomegalia, pulsos assimétricos, a cianose central e diferença de saturação pré e pós-ductal podem induzir ao diagnóstico. Este quadro também é característico da hipertensão pulmonar persistente neonatal (HPPN). Nestes casos, a ecocardiografia ajudará no diagnóstico.

A síndrome de aspiração meconial deve ser considerada quando presente líquido amniótico tinto de mecônio. Os quadros graves geralmente estão associados a outras patologias como sepse e hipertensão pulmonar.

Quanto aos quadros infecciosos virais, a criança se apresenta com coriza, tosse ou febre com quadro respiratório variável desde alguns estertores e sibilos. Epidemiologicamente, a criança pode se infectar na comunidade após a alta hospitalar ou durante a estadia hospitalar por meio de outros RN e da equipe da saúde.

O Quadro 51.5 resume diversos aspectos radiológicos das principais doenças respiratórias neonatais. O Quadro 51.6 resume os principais exames laboratoriais que ajudam a diagnosticar e avaliar os diversos quadros de respiratórios.

Quadro 51.5 Avaliação radiológica.

Bilateral	Unilateral
Taquipneia transitória	Artefatos, rotação
SDR	Pneumonias
Pneumonias	Síndromes aspirativas
SAM e outras	Atelectasias
Hemorragia pulmonar	Derrame pleural
Linfangectasia pulmonar	Hipoplasia/agenesia pulmonar
Proteinose alveolar	Grandes cardiomegalias
Derrame pleural bilateral	Massas pulmonares (hérnia, sequestro, malformação adenomatoide cística)
Causas de diminuição de opacidade	
Pneumotórax	
Enfisema lobar congênito	
Causas de desconforto com radiografia normal	
Alterações de VAS (atresia de coanas, laringomalacia, Pierre Robin)	
Obstrução traqueal (anel vascular)	
HPPN	
Displasias esqueléticas	
Distensão abdominal importante	
Doenças neuromusculares	
Acidose metabólica	
Drogas	

HPPN: hipertensão pulmonar persistente neonatal; SAM: síndrome da aspiração meconial; SDR: síndrome do desconforto respiratório; VAS: via aérea superior.

Fonte: Desenvolvido pela autoria.

Quadro 51.6 Avaliação laboratorial nos distúrbios respiratórios neonatais.

Exame	Indicação e comentários
Hemocultura	Pode indicar bacteremia, resultado pode levar até 48 horas
Gasometria arterial	Avaliar o grau de hipoxemia e *status* acidobásico
Glicemia	A hipoglicemia pode agravar um quadro de taquipneia ou ser causa de apneia
Radiografia de tórax	Diferenciar os vários tipos de doença respiratória
Hemograma	Avalia anemia e policitemia que contribuem para o desconforto respiratório; série branca ajuda no diagnóstico da infecção
PCR	Frequentemente aumentado nos quadros de infecção
LCR	Indica se há meningite associada a distúrbio respiratório
Ecocardiograma	Avalia função cardíaca e pode fazer diagnóstico diferencial com cardiopatias congênitas

LCR: líquido cefalorraquidiano; PCR: reação da cadeia de polimerase.

Fonte: Desenvolvido pela autoria.

BIBLIOGRAFIA CONSULTADA

Arthur R. The neonatal chest x-ray. Pediatric Respir Rev 2. 2001;311-323.

Carvalho L, Cardoso LEMB. Diagnóstico diferencial das doenças respiratórias no período neonatal. In: Vaz FAC, Diniz EM, Ceccon MEJR, Krebs VLJ. Neonatologia. Barueri: Manole, 2011; p. 115-120. Coleção Pediatria. Instituto da Criança HC-FMUSP. Benita G. Soares Schvartsman, Maluf Jr PT (eds.).

Goldsmith JP, Karotkin EH, Siede BL. Assisted ventilation of the neonate. 5. ed. St Louis, Missouri: Saunders, 2011.

Haly H. Respiratory disorders in the newborn: identification and diagnosis. Pediatrics in Review. 2004;25:201-208.

Miall l, Wallis S. The management of respiratory distress in the moderately preterm newborn infant. Arch Dis Child Educ Pract Ed. 2011. doi:10.1136/2 of 8 adc.2010.189712.

Rozov T. Doenças pulmonares em pediatria: diagnóstico e tratamento. São Paulo: Atheneu, 1999.

51.2 Taquipneia Transitória do Recém-Nascido

■ Euler João Kernbichler

Definição

É um quadro autolimitado de taquipneia (frequência respiratória > 60/min), podendo ser acompanhado de sinais de desconforto respiratório leve como cianose, retração intercostal, em recém-nascido a termo (RNT) ou pré-termo tardio. A cianose geralmente é revertida com O_2 em concentrações < 0,4.

Fisiopatologia

Dentro do útero, o pulmão fetal secreta líquido através da secreção ativa de cloro que, por gradiente eletroquímico, provoca a mobilização de sódio e de água. Esta produção de líquido é fundamental para o desenvolvimento pulmonar. Nas últimas semanas de gestação, quando aparecem os sinais de preparação do parto, esta secreção ativa de líquido começa a diminuir e os canais epiteliais de sódio amadurecem principalmente pela ação do cortisol. Por ocasião do parto, a ação dos β-adrenérgicos causa um grande movimento de líquidos e de solutos da luz alveolar para interstício e vasos sanguíneos através desses canais de sódio. Estima-se que até 90% do líquido pulmonar seja reabsorvido desta forma. Fatores vários podem gerar uma menor resposta dessa reabsorção de líquido, resultando em acúmulo nos vasos linfáticos peribrônquicos e espaços broncovasculares, culminando em edema e redução da complacência.

Quadro clínico

Nas primeiras horas de nascimento, o bebê evolui com desconforto respiratório que melhora gradativamente para um quadro de taquipneia com sinais de desconforto leve, como tiragem intercostal ou retração subdiafragmática. A ausculta pulmonar é limpa, podendo apresentar alguns estertores. A evolução melhora em 12 a 24 horas, mas pode persistir por até 5 dias.

A radiografia mostra uma congestão vascular peri-hilar, sinais de hipersinsuflação, retificação do diafragma e arcos costais, opacidades lineares difusas, um aumento da área cardíaca, linha branca na fissura transversal do lobo médio e superior à direita (Figura 51.1).

Fatores de risco

- Trabalho de parto entre 35 e 38 semanas.
- Cesárea eletiva.
- Filhos de mãe diabética.
- Condições intraúteros adversas como hipóxia, corionamionite.

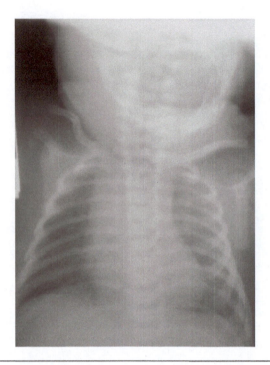

Figura 51.1 Radiografia de taquipneia transitória do recém-nascido.
Fonte: Acervo da autoria.

Diagnóstico diferencial

A taquipneia transitória do recém-nascido (TTRN) é um processo benigno autolimitado em que a fração inspirada de O_2 não costuma ser maior do que 40%. A piora do quadro respiratório com necessidade de maiores intervenções ou ventilação mecânica implica investigar outras causas de desconforto respiratório como pneumonias, sepse, hipertensão pulmonar, síndrome do desconforto respiratório, cardiopatias congênitas, síndrome da aspiração meconial, malformações pulmonares congênitas, erro inato do metabolismo, entre outros.

Tratamento

O tratamento é de suporte com oxigênio administrado por meio de halo ou incubadora de O_2. Eventualmente, pode haver necessidade de CPAP nasal. A necessidade de ventilação mecânica implica investigar outras patologias.

O uso de diuréticos com intuito de reduzir o líquido pulmonar não mostrou benefícios ou alteração do curso clínico.

A hidratação endovenosa iniciando-se com 60 a 70 mL/kg/dia.

Aquecimento em berço aquecido ou incubadora.

Alimentação deve ser realizada por gavagem e recomenda-se suspensão da dieta se a frequência respiratória for maior do que 80 incursões por minuto.

Monitorização com oxímetro de pulso e monitor cardiorrespiratório.

Prevenção

A redução da indicação de cesárea eletiva sem critérios clínicos bem definidos é a principal forma de prevenção desta morbidade que, apesar de autolimitada e com mortalidade próxima a zero, pode gerar prejuízos na amamentação e insegurança dos pais, além de aumento desnecessários dos custos hospitalares.

Alguns estudos mostram que o uso de corticosteroides antenatal reduz a incidência de TTRN, porém ainda são em número insuficiente. Não há estudos das consequências para o bebê, principalmente a médio e longo prazo.

■ BIBLIOGRAFIA CONSULTADA

Mataloun MMGB, Grass MS. Taquipneia transitória do recém-nascido. In: Vaz FAC, Diniz EMA, Ceccon MEJR, Krebs VLJ. Neonatologia, Barueri: Manole, 2011; p. 121-126. Coleção pediatria. Instituto da Criança HC-FMUSP/Schvartsman BGS, Maluf Jr PT (eds.).

Respiratory morbidity in late-preterm infants: prevention is better than cure! Am J Perinatol. 2008;25:75-78.

Why babies don't drown at birth? Acta Pædiatrica. 2008;97:1324-1326.

51.3 Síndrome de Desconforto Respiratório

■ Marco Antônio Cianciarullo   ■ Edna Maria de Albuquerque Diniz

Introdução

Síndrome de desconforto respiratório (SDR), também denominada "doença das membranas hialinas" (DMH), é uma das principais causas de insuficiência respiratória em recém-nascidos pré-termos (RNPT), acometendo especialmente aqueles de muito baixo peso (MBP) ao nascimento.

A deficiência de surfactante causa aumento da tensão superficial na interface ar-líquido na unidade respiratória terminal ocasionando microatelectasias, alteração da relação ventilação-perfusão e potencial lesão pulmonar decorrente de marcada resposta inflamatória pulmonar.

A incidência de SDR é inversamente proporcional à idade gestacional. Nos Estados Unidos, a SDR acomete aproximadamente 20 mil a 30 mil RN a cada ano, e cerca de 50% dos RNPT estão entre 26 e 28 semanas de idade gestacional, enquanto 20% a 30% dos RN-PT, entre 30 e 31 semanas.

Dos óbitos que ocorrem no período neonatal, cerca de 50% estão relacionadas às doenças respiratórias e a SDR contribui em 70% a 80% dos casos durante a 1ª semana de vida.

A SDR é, essencialmente, um distúrbio de deficiência de surfactante que resulta em condição clínica de insuficiência respiratória. Seu curso natural inicia-se logo após o nascimento e aumenta a gravidade nos primeiros 2 dias. Traduz-se, clinicamente, por taquipneia, gemido expiratório, batimento de asa nasal, retração intercostal e xifoide e cianose. Nas horas subsequentes, há progressão da doença com piora do padrão respiratório atingindo pico nas 36 e 48 horas de vida, com melhora em 72 horas. Sem tratamento, há exacerbação dos sinais clínicos com deterioração do estado hemodinâmico, metabólico, crises de apneia e morte por insuficiência respiratória.

Vários fatores podem contribuir para a evolução ou piora da SDR, devendo ser evitados o máximo possível: rotura prematura das membranas associada ou não a corioamnionite, eritroblastose fetal; o descolamento prematuro da placenta, asfixia perinatal; diabetes materno (classes A, B e C segundo a classificação de Priscila White); gemelaridade; partos traumáticos; hipotermia; alterações metabólicas (hipoglicemia); choque e hipoxemia prolongada, cesárea eletiva; hipovolemia.

Embriologia

O desenvolvimento pulmonar no humano ocorre em cinco estágios bem definidos: embrionário; pseudoglandular; canalicular; sacular; e alveolar.

No primeiro estágio, **período embrionário**, com aproximadamente 26 dias de gestação, inicia-se o pulmão fetal, surgindo como protrusão da porção cefálica do intestino primitivo. Desenvolve-se o broto pulmonar, que se divide em dois e separa-se do esôfago mediante o desenvolvimento do septo traqueoesofágico. Com 33 dias de gestação, ocorre a ramificação inicial do pulmão formando os brônquios principais, que começam a se estender para o mesênquima. Outras ramificações formam os brônquios segmentares, período em que o pulmão entra no próximo estágio de desenvolvimento.

No **estágio pseudoglandular** (5ª a 16ª semanas de idade gestacional), a partir dos brônquios segmentares principais, ocorrem de 15 a 20 gerações de ramificações das vias aéreas que terminam como bronquíolos terminais. No final do estágio, as vias aéreas são cercadas por um mesênquima fracamente compactado, que inclui alguns vasos sanguíneos, e são revestidas por células epiteliais indiferenciadas, morfológicas e ricas em glicogênio, com forma colunar a cuboidal. No final desta fase, todos os elementos principais do pulmão já se formaram, exceto os envolvidos nas trocas gasosas. Nesta fase, a respiração não é possível. Os fetos que nascem durante este período são incapazes de sobreviver.

Durante o **estágio canalicular** (16ª a 25ª semanas de gestação), a transição de um pulmão pré-viável para pulmão potencialmente viável ocorre com a formação de bronquíolos respiratórios e alveolares e região de troca gasosa.

O mesênquima circundante se torna mais vascular e condensado em torno das vias aéreas. E essa proximidade vascular resulta na fusão das membranas basais capilares e epiteliais. Após 20 semanas de gestação, as células epiteliais cuboidais começam a se diferenciar em pneumócitos tipo II com formação de corpos lamelares citoplasmáticos. A presença de corpos lamelares indica a produção de surfactante, produzido a partir de glicogênio e armazenado nos corpos lamelares. Nesta fase, a respiração é possível, pois alguns sacos terminais de paredes delgadas – alvéolos primitivos se desenvolveram nas extremidades dos brônquios respiratórios e o tecido é altamente vascularizado.

O **estágio sacular** inicia-se aproximadamente 24 semanas de gestação. Neste estágio, existe um potencial de viabilidade porque as trocas gasosas são possíveis pela presença de formas primitivas dos futuros alvéolos. A alveolarização ocorre pela proliferação de septos que subdividem os sacos terminais em alvéolos anatômicos, onde ocorre a troca de ar. O número de alvéolos em cada pulmão aumenta de zero às 32 semanas de gestação para entre 50 e 150 milhões de alvéolos em bebês a termo e 300 milhões em adultos.

Surfactante pulmonar

É uma mistura complexa que, na maioria das vezes, é composta por lipídios (90%), principalmente por fosfolípides e aproximadamente 10% de proteínas.

Entre os lipídios no surfactante, aproximadamente 70% são espécies fosfatidilcolina e, destes, 60% são dipalmitoilfosfatidilcolina, o principal componente do surfactante responsável por diminuir a tensão superficial alveolar.

Na parte proteica do surfactante, há quatro proteínas exclusivamente associadas ao pulmão. São as proteínas hidrofílicas, denominadas "proteínas do surfactante A e D", e as proteínas hidrofóbicas, denominadas "proteínas do surfactante B e C".

A proteína do surfactante A (SP-A) é a principal e mais abundante proteína do surfactante – cerca de 5%. É hidrossolúvel e tem propriedades imunomoduladoras e de atividade de superfície alveolar. Essa proteína facilita a fagocitose de patógenos e sua remoção do espaço aéreo por macrófagos.

Em recém-nascidos pré-termo, a SP-A no surfactante está diminuída, porém aumenta com a exposição aos corticoides.

A proteína do surfactante B (SP-B) constitui 1% das proteínas do surfactante. Essa proteína facilita a absorção de lipídios na superfície contribuindo para a diminuição a tensão superficial do surfactante. Deficiência homozigótica de SP-B é extremamente rara e letal em recém-nascidos a termo.

A proteína do surfactante C (SP-C) é relativamente abundante. Por ser hidrofóbica, melhora a adsorção da superfície dos fosfolípides.

A proteína do surfactante D (SP-D) é uma proteína hidrofóbica e, como a SP-A, tem propriedades imunomoduladoras.

Síntese, secreção e absorção

O surfactante é sintetizado dentro dos pneumócitos do tipo II, começando com a síntese de fosfolipídios no retículo endoplasmático e, depois, é processado pelo aparelho de Golgi com a formação dos corpos lamelares.

Os fosfolipídios combinam-se com as proteínas surfactantes SP-B e SP-C para formar o complexo lipoproteína surfactante dentro dos corpos lamelares.

Os corpos lamelares localizam-se na superfície apical do pneumócito tipo II e são liberados nos alvéolos por exocitose.

À medida que os corpos lamelares se desenrolam dentro dos alvéolos, o complexo surfactante forma uma matriz de lipoproteínas (inclui proteínas e fosfolipídios SPA, SPB e SPC), denominadas "mielina tubular", que contribuem para o filme de superfície nos alvéolos e vias aéreas, reduzindo a tensão da superfície alveolar.

O surfactante secretado se move do espaço aéreo de volta para os pneumócitos tipo II, onde são reciclados de volta para a célula por um processo endocitótico em corpos multivesiculares e, subsequentemente, corpos lamelares. A reciclagem de surfactantes endógenos e exógenos é um importante contribuinte para o pool de surfactantes.

Surfactante: pré-termo × termo

No recém-nascido pré-termo, há uma diminuição tanto na quantidade como na qualidade do surfactante, o que contribui para menor atividade e resultando em SDR.

Quanto menor a idade gestacional, mais baixa a produção de surfactante e, este, nos pré-termo, tem atividade reduzida em relação ao recém-nascidos a termo devido a diferenças na composição de lipídios e proteínas.

Com relação aos fosfolípides, o surfactante dos pulmões imaturos tem maior quantidade de fosfatidilinositol (10% *versus* 2% da composição de surfactante) e quantidade menores de fosfatidilglicerol (menos de 1% contra 10%) em relação ao surfactante de pulmões maduros. O surfactante maduro tem maior teor de fosfatidilglicerol, que resulta em maior atividade superficial.

Com relação ao teor de proteínas do surfactante dos pulmões imaturos, este é baixo em relação à quantidade de lipídios do surfactante. Geralmente, os pneumócitos tipo II com corpos lamelares aparecem no pulmão humano após 20 semanas de gestação, com muito pouca expressão de mRNA da proteína surfactante.

A expressão das quatro proteínas do surfactante varia com a idade gestacional. A SP-A aumenta na gestação a partir de 32 semanas de gestação; SP-B, 34 semanas de gestação. O mRNA de SP-C é altamente expresso nas vias aéreas ramificadas durante o desenvolvimento pulmonar precoce e a expressão do mRNA de SP-D é baixa até o final da gestação.

Funções do surfactante pulmonar

O surfactante pulmonar tem como principais funções:

- Prevenir o colapso do pulmão durante a deflação (expiração).
- Diminuir o trabalho da respiração (consumo de oxigênio).
- Otimizar a área de superfície para a troca gasosa combinando ventilação e perfusão.
- Otimizar a complacência pulmonar.
- Proteger o epitélio pulmonar e facilitar a limpeza de material estranho.
- Evitar o e vazamento do fluido capilar para os alvéolos.
- Defender contra micro-organismos (infecção).

Fisiopatologia

A anormalidade primária da SDR é a deficiência de surfactante. No pulmão imaturo, a deficiência de surfactante (quantidade) e sua atividade reduzida (qualidade) resultam em tensão superficial elevada, resultando em instabilidade do pulmão na expiração final, baixo volume pulmonar e menor complacência, com evolução para colapso alveolar e atelectasia difusa. Estas alterações na função pulmonar causam hipoxemia por alteração da relação ventilação-perfusão, principalmente em virtude do colapso de grandes segmentos pulmonares (atelectasia) e *shunts* intrapulmonares e extrapulmonares.

A deficiência de surfactante também provoca inflamação pulmonar e lesão epitelial respiratória, o que pode resultar em edema pulmonar e aumentar a resistência das vias aéreas. Esses fatores exacerbam ainda mais a lesão pulmonar e pioram ainda mais a função pulmonar. Ao mesmo tempo, a absorção anormal de líquidos resulta em limpeza ineficiente de líquido no pulmão lesionado, culminando em edema pulmonar, que dificulta as trocas gasosas.

A dificuldade para respirar ao nascimento nestes pré-termo é resultado da elevada tensão superficial (TS) do líquido pulmonar fetal, da musculatura frágil e do esforço respiratório fraco. Além disso, a própria imaturidade estrutural dos pulmões permite a penetração de proteínas plasmáticas nos espaços aéreos.

Resumidamente, a deficiência de surfactante pulmonar quer primária, quer secundária, conduz a uma série de eventos, caracterizados por:

- Aumento da tensão superficial, no nível alveolar, na interface ar-líquido e, segundo a lei de Laplace ($P = 2T/r$), aumento da pressão necessária para manter o alvéolo aberto.
- Atelectasia alveolar progressiva, com *shunt* intrapulmonar.
- *Shunt* extrapulmonar direito-esquerda (D-E), através do forame oval (FO) e do canal arterial (CA).

A hipoxemia e a hipoperfusão pulmonar originam lesão do epitélio alveolar, aumentando a permeabilidade dos capilares, com edema intersticial e transudação de plasma ou sangue para os espaços alveolares, resultando na clássica membrana hialina, referida pelos patologistas em necropsias.

Quadro clínico

As manifestações clínicas de SDR resultam primariamente da função pulmonar anormal e hipoxemia.

Sendo a SDR um distúrbio primário na produção de surfactante, sua deficiência reflete nos primeiros minutos ou nas primeiras horas de vida. Em alguns casos, os recém-nascidos podem não aparecer doentes imediatamente após o parto, mas desenvolvem desconforto respiratório e cianose nas primeiras horas de vida. Se não for tratado, a SDR piora progressivamente nas primeiras 48 horas de vida resultando na falência respiratória e no óbito na maioria dos casos.

Os recém-nascidos acometidos quase sempre são prematuros e apresenta sinais de desconforto respiratório que inclui:

- Taquipneia.
- Batimento de asa nasal, que reflete o uso de músculos respiratórios acessórios. É importante porque reduz a resistência pulmonar.
- Gemido expiratório, que resulta da vibração das cordas vocais parcialmente fechadas, durante a expiração para manter os alvéolos abertos.
- Retrações intercostais, xifoides e subcostal porque a caixa torácica no recém-nascido é cartilaginosa e complacente. A retração ocorre durante a inspiração pelas altas pressões intratorácicas necessárias para expandir os pulmões poucos complacentes.
- Cianose decorrente de *shunts* intrapulmonar e extrapulmonar.

Ao exame físico, os sons respiratórios da ausculta são reduzidos e os recém-nascidos podem ficar pálidos com diminuição do pulso periférico.

O débito urinário geralmente é baixo nas primeiras 24 a 48 horas e o edema periférico é comum.

Diagnóstico

O diagnóstico da SDR é eminentemente clínico. O recém-nascido pré-termo evoluiu com falência respiratória progressiva logo após o nascimento, manifestado por aumento do esforço respiratório e aumento da necessidade de oxigênio.

Com as novas intervenções com foco na prevenção ou decréscimo da gravidade da SDR, como administração de corticosteroide antenatal e provisionamento de pressão aérea positiva por meio de suporte ventilatório não invasivo, mudou-se o âmbito do diagnóstico. Valorizam-se os aspectos de evolução clínica, como necessidade de aumento dos parâmetros do suporte ventilatório a exemplo do aumento da FiO_2 e das pressões inspiratória (PINSP) e/ou expiratória final (PEEP). Portanto, é pela piora clínica e pelo aumento do suporte ventilatório que será indicada a administração de surfactante exógeno. Não mais se aguarda radiografia de tórax e/ou gasometria arterial para essa reposição.

A radiografia de tórax, de certa forma, complementa o diagnóstico. As imagens radiológicas resultam das microatelectasias alveolares contrastando com a via aérea aerada, e o edema pode contribuir para a aparência difusa. Pneumotórax e outras coleções aéreas são achados incomuns nas radiografias iniciais e são mais frequentemente observados quando a complacência pulmonar melhora.

Nos recém-nascidos cujas mães não receberam corticosteroide antenatais e que na sala de parto necessitaram de suporte ventilatório invasivo (intubação), as imagens radiológicas podem ter o padrão clássico com aspecto reticular granular e suas variedades na sua intensidade (Quadro 51.7).

Nos casos em que foi administrado o surfactante exógeno e a radiografia de tórax foi realizada, *a posteriori*, tem-se um parâmetro radiológico diferente, amenizado pela instilação do surfactante exógeno.

Quadro 51.7 Classificação radiológica da SDR.

Aspecto radiológico	Grau I	Grau II	Grau III	Grau IV
Microrreticulado	Pouco visível Mais periférico	Generalizado	Intenso	Mais intenso e generalizado
Broncograma aéreo	Ausente ou presente, mas nunca fora da área cardíaca	Fora do contorno cardíaco	Extenso	Extenso e marcado
Silhueta cardíaca	Nítida	Pouco nítida	Borrado	Não visualizada
Parênquima pulmonar	Translúcido	Discretamente borrada	Escassa transparência	Opacidade completa

Fonte: Desenvolvido pela autoria.

Diagnósticos diferenciais

O diagnóstico diferencial da SDR inclui outras causas de desconforto respiratório que são distinguíveis pelas características clínicas, radiográficas e evolução clínica.

a. **Taquipneia transitória do recém-nascido (TTRN):** é observada em recém-nascidos com maior maturidade pulmonar, ou seja, termo e pré-termo tardios. Pacientes com TTRN apresentam desconforto respiratório mais leve e com rápida melhora em relação à SDR, com resolução entre 3 e 5 dias de vida. Somente alguns casos têm gravidade maior, embora raro, necessitando de suporte ventilatório desde prolongamento do uso de oxigênio até ventilação mecânica.

b. **Pneumonias bacterianas:** muitas vezes, é difícil a diferenciação entre recém-nascidos com SDR e aqueles com pneumonia bacteriana (principalmente pelo estreptococo beta-hemolítico do grupo B decorrente de sobreposição dos achados clínicos e radiológicos). Histórico de contexto infeccioso, evolução clínica e exames laboratoriais alterados e hemocultura positiva elucidam o diagnóstico.

c. **Coleções aéreas torácicas (CAT):** como pneumotórax e/ou pneumomediastino, podem ser complicações da SDR. Por conta de menor número e tamanho de poros de Kohn (poros interalveolares) e canais de Lambert (canais interbronquiolares ou canais bronquioalveolares), a ventilação entre as unidades alveolares são heterogenias. Somada a alvéolos com complacência mais baixa, a ventilação pulmonar prioriza as unidades alveolares menos resistente à passagem de ar. Essa sobrecarga de pressão pode causar hiperdistensão alveolar e evoluir para ruptura, resultando em CAT. De acordo com sua progressão, teremos no interstício, enfisema pulmonar intersticial; nas pleuras, pneumotórax; no mediastino, pneumomediastino; e, no pericárdio, pneumopericárdio.

d. **Síndrome da aspiração meconial (SAM):** é mais prevalente em recém-nascidos a termo e pós-termo. A idade gestacional, a história de líquido amniótico impregnado de mecônio, as manifestações clínicas e os achados radiológicos fecham o diagnóstico.

e. **Cardiopatias congênitas cianóticas (CCC):** recém-nascidos com CCC podem apresentar desconforto respiratório à semelhança da SDR. Porém, a CCC é diferenciada da SDR pela ausência do padrão radiológico característico da SDR – padrão reticulogranular difuso com broncograma aéreos. O ecocardiograma bidimensional define se é uma doença cardíaca estrutural ou hipertensão pulmonar persistente.

f. **Desordens sistêmicas não pulmonares:** hipotermia, hipoglicemia, anemia, policitemia ou acidose metabólica podem apresentar desconforto respiratório. A diferenciação da SDR é baseada na história, achados clínicos e laboratoriais.

Prevenção

A SDR decorre normalmente da imaturidade, e a melhor intervenção seria prevenir o nascimento prematuro. Entretanto, se o nascimento é inevitável, a SDR pode ser prevenida ou diminuída na sua gravidade com o uso de corticosteroide antenatal, suporte ventilatório não invasivo e, em alguns casos, administrando-se surfactante exógeno.

Tratamento

Intervenções específicas

Estão focadas na prevenção ou diminuição da gravidade da SDR e contemplam:

- Administração de corticosteroide antenatal.
- Suporte ventilatório com pressão positiva.
- Administração de surfactante exógeno.

a. **Administração de corticosteroide antenatal**

Deve ser administrado corticosteroide antenatal em todas as gestantes entre 23 e 34 semanas de gestação em risco de trabalho de parto prematuro. Nas gestantes com 34 a 37 semanas de gestação, não se deve administrar corticosteroide, pois há pouco benefício que não supera os potenciais efeitos adversos, tanto nas mães como nos recém-nascidos.

O corticosteroide promove amadurecimento do pneumócito tipo II, pois induz a síntese de fosfolípides e liberação do surfactante. Porém, o uso de corticosteroide antenatal tem também efeito deletério ao pulmão, pois inibe o desenvolvimento pulmonar, promove a simplificação alveolar, o que favorece o aumento da susceptibilidade a lesões por outros estímulos, como a ventilação mecânica.

b. Suporte ventilatório com pressão positiva

O objetivo do suporte ventilatório com pressão positiva é prevenir ou reduzir atelectasias nesses recém-nascidos com risco de SDR.

O **CPAPn** (*nasal continuous positive airway pressure*) é a modalidade preferida por providenciar pressão positiva na expiração final.

Inicia-se CPAPn com pressão de 5 a 7 cmH_2O e FiO_2 < 30% para manter uma saturação-alvo de 90% a 95%. Valores de FiO_2 acima de 30% para manter $SatO_2$ > 90% são indicativos de administração exógena de surfactante.

Outra modalidade de suporte alternativa é **NIPPV** (*nasal intermittent positive pressure ventilation*). Normalmente, utilizamos a NIPPV quando há falha do nCPAP. em geral, nestes casos, o recém-nascido, pela progressão da modalidade ventilatória, deverá receber surfactante exógeno.

Os parâmetros da NIPPV iniciam-se com PEEP de 5 a 7 cmH_2O, podendo chegar até 8 a 10 cmH_2O; PINSP suficiente para manter excursão torácica entre 0,5 e 1 cm (geralmente ao redor de 20 a 22 cmH_2O); FiO_2 suficiente para manter uma saturação-alvo de 90% a 95% e frequência respiratória de 40 incursões respiratórias por minuto.

Essas modalidades menos invasivas (nCPAP e NIPPV) substituíram a intubação e ventilação mecânica. Lembrando que o pulmão imaturo não nasce lesado. É com o suporte ventilatório que aplicamos que lesamos os pulmões destes recém-nascidos.

Contudo, para alguns recém-nascidos que não responderam ao suporte não invasivo (nCPAP e NIPPV), intubação e ventilação mecânica são necessárias.

Nesses pacientes em **ventilação mecânica**, ventilar a volume é melhor. Deve-se manter volume tidal de 4 a 6 mL/kg para um alvo de $SatO_2$ de 90 a 95% e permitir hipercapnia (hipercapnia permissiva com $PaCO_2$ de 50 a 55 mmHg, se pH normal). Manter pulmão aberto com PEEP entre 5 e 7 cmH_2O. Com a melhora clínica, devem-se reduzir progressivamente os parâmetros do ventilador para transicionar para um suporte não invasivo.

Vários estudos têm demonstrado que CPAP tem maior efetividade com menor mortalidade e redução de risco para broncodisplasia em comparação àqueles RN submetidos à ventilação mecânica com ou sem surfactante. No entanto, o uso de CPAP por longo prazo está associado à morbidade, como maior grau de obstrução ao fluxo aéreo aos 8 anos de idade e maior risco de displasia broncopulmonar. É importante seguir critérios para iniciar CPAP e descontinuá-lo assim que possível e o mais breve possível para evitar seu uso excessivo e minimizar sequelas a longo prazo.

Cânulas nasais de alto fluxo, aquecidas e umidificadas estão sendo cada vez mais usadas para fornecer pressão distendida positiva, com ou sem oxigênio, em vez dos dispositivos nCPAP tradicionais. No entanto, em ensaios clínicos, há relatos de maior taxa de falha quando estas cânulas de alto fluxo foram utilizadas como terapia primária para SDR em comparação com CPAP. Além disso, a pressão liberada é altamente variável. Aconselha-se a não utilização de cânulas de alto fluxo como medida inicial para prevenir ou tratar recém-nascidos com SDR.

c. Administração exógena de surfactante

O surfactante exógeno na SDR pode ser utilizado de forma profilática ou na forma de tratamento da doença pulmonar já estabelecida. A administração profilática tem sido indicada mais frequentemente em RN-PT de muito baixo peso (< 28 semanas de idade gestacional) imediatamente ou até 10 a 20 minutos após o nascimento para se evitar ou amenizar a evolução da SDR. Tem a vantagem teórica de repor o *pool* do surfactante endógeno na grande maioria dos RN prematuros, antes da instalação da SDR, podendo diminuir o uso prolongado de ventilação mecânica e o biotrauma secundário.

A distribuição do surfactante parece ser mais uniforme quando administrada imediatamente após o nascimento, ainda com os pulmões cheios de líquidos. Entretanto, a utilização do surfactante exógeno na terapêutica da doença estabelecida apresenta a vantagem de eliminar o risco potencial de tratar RN que não tem deficiência de surfactante, principalmente aqueles em que a mãe recebeu corticosteroide antenatal e os recém-nascidos foram submetidos a suporte ventilatório não invasivo.

Tipos de surfactantes. Os surfactantes derivados de animais são denominados "surfactantes naturais", contêm as proteínas B e C e são extratos lipídicos ou lavados de pulmões de animais porcino ou bovino.

Quando se administra o surfactante via intratraqueal, ocorre uma distribuição rápida através dos espaços aéreos. Nas primeiras 2 horas, o surfactante desaparece rapidamente e mistura-se ao surfactante endógeno, entrando no *pool* de secreção, reciclagem e catabolismo.

A presença das proteínas B e C nos surfactantes naturais os configura como melhores do que os sintéticos, tendo ação mais eficaz, melhorando as trocas gasosas, permitindo a retirada mais rapidamente do suporte respiratório, reduzindo a ocorrência de pneumotórax e de enfisema intersticial quando comparados com os surfactantes sintéticos sem proteínas (Exosurf). Portanto, atualmente são os surfactantes de escolha para o tratamento da SDR.

No momento, existem dois tipos de surfactante exógeno sintético testados em humanos e ainda não utilizados rotineiramente. Esses surfactantes contêm as proteínas B e C recombinantes. O Surfaxin® (Lucinactant) contém um peptídeo denominado KL4 que parece mimetizar a proteína B do surfactante combinado com fosfolípides. O outro surfactante sintético é o Venticute, contendo a proteína C recombinante (rSP-C). Ambos têm demonstrado ser efetivos e potencialmente satisfatórios, embora mais estudos sejam necessários para maiores esclarecimentos sobre sua real eficácia. No Quadro 51.8 estão listados os principais surfactantes exógenos existentes no mercado.

Critérios de indicação e doseamento de surfactante

O *Guideline* do Consenso Europeu (2019) para o manejo da SDR preconiza o uso do surfactante aos recém-nascidos pré-termo com diagnóstico de SDR e que necessitam de suporte ventilatório (invasivo ou não) com necessidade de FiO_2 superiores a 30% para manter a saturometria maior do que 90% e/ou aumento dos outros parâmetros do suporte ventilatório.

A dose inicial recomendada do surfactante exógeno é de 200 mg/kg de surfactante exógeno. Dose inicial de surfactante porcino (Poractant alfa-Curosurf) de 200 mg/kg (2,5 mL/kg) é melhor do que 100 mg/kg do bovino (4 mL/kg) ou do porcino (1,25 mL/kg). Normalmente, com a dose de 200 mg/kg de Curosurf, diminui muito a necessidade de uma segunda ou terceira dose de reposição do surfactante.

Uma segunda ou terceira doses podem ser administradas se houver evidência de insuficiência respiratória progressiva e requerimento de aumento dos parâmetros do suporte ventilatório, aumento de FiO_2 (> 30%), PEEP (> 6 cmH_2O), dos outros parâmetros para se obter saturometria-alvo ($SatO_2$ > 90%) sendo, neste caso, recomendado a dose de 100 mg/kg.

Quanto às técnicas de reposição de surfactante exógeno, ver o Capítulo 51.4 – Técnica de administração do surfactante exógeno em procedimentos no período neonatal.

Quadro 51.8 Tipos de surfactante.

Tipo de surfactante: Genérico (comercial)	Composição		Vantagens	Desvantagens
	DPPC	% proteína		
Surfactantes sintéticos				
Colfosceril (Exosurf)	84,5	Nenhuma	Nenhum risco de doença	Baixa resistência à inativação
Pumactant (ALEC)	70	Nenhuma	Menor rejeição imunológica / Baixo custo / Formulação definida	Ausência de proteínas B e C / Melhora gasométrica lenta
Lucinactant (Surfaxin)	70	Sinapultide (KL-4) equivalente a SP-B		Ainda não disponível
rSP-C (Venticute)	67	rSP-C		
Surfactantes naturais modificados				
Bovino Surfactante TA (Surfacten)	50	BC	Contém proteínas B e C	
Beractant (Survanta)	50	BC	Alta resistência à inativação	Podem conter mediadores pró-inflamatórios / Podem ser munogênicos
SF-RI-1 (Alveofact)*	53	BC		
CLSE	50	BC		
CLSE (Infasurf)*				
Suíno				
Poractant alfa (Curosurf)	85	BC		

BC: proteínas B e C do surfactante; DPPC: dipalmitoil fosfatidilcolina; rSP-C: proteína C recombinante do surfactante; SP: proteína do surfactante.
* Obtido de lavado pulmonar.
Fonte: Adaptado de Zanelli AS & Kaufman D. In: Perinatal and Pediatric Respiratory Care. Saunders. 3. ed. St. Louis. Missouri, 2010.

Cuidados de suporte

Os cuidados gerais de suporte para recém-nascidos pré-termo com SDR concentram-se em otimizar o *status* metabólico e o cardiorrespiratório do paciente. Essas medidas diminuem as taxas de complicações, reduzindo o consumo de oxigênio e as necessidades calóricas, além de fatores de risco concomitantes para desfecho desfavorável, como sobrecarga de líquidos e hipotensão sistêmica. Além disso, uma nutrição adequada é vital no cuidado desses recém-nascidos para fornecer energia para as necessidades metabólicas e o crescimento.

a. **Termoregulação:** manter o RN em ambiente térmico neutro para reduzir o consumo de oxigênio e a produção de CO_2. Para isso, pode ser utilizada a incubadora ou, mais apropriadamente, o berço de calor radiante com monitores acoplados. A temperatura-alvo para o recém-nascido deve estar entre 36,5 ºC e 37 ºC.

b. **Manejo hídrico:** a oferta hídrica deve ser ajustada para manter um balanço hídrico ligeiramente negativo, pois os recém-nascidos nascem em um estado hídrico positivo. Oferta excessiva de líquidos pode aumentar o risco de persistência do canal arterial (PCA) e de enterocolite necrosante (ECN) e deve ser evitada.

Não existe nenhuma evidência para apoiar o uso de rotina de diuréticos, particularmente furosemida, em recém-nascidos com SDR. O uso de diuréticos deve ser evitado, pois, muitas vezes, resulta em anormalidades eletrolíticas séricas e, no caso de diurético de alça, podem advir nefrocalcinose, distúrbios hidreletrolíticos, como hiponatremia e hipocalemia, em virtude da perda urinária de sódio e de potássio.

c. **Manejo cardiovascular:** o objetivo do suporte cardiovascular é garantir adequada perfusão para todos pacientes. A hipotensão e/ou choque ocorrem frequentemente nos estágios iniciais da SDR. Essas manifestações contribuem para aumento da vasoconstricção do leito capilar, acidose metabólica e oligúria. A hipovolemia poderá afetar a perfusão pulmonar e periférica, tornando ineficaz a assistência ventilatória.

A determinação da pressão arterial (PA) nestes recém-nascidos é primordial e pode ser realizada mediante técnicas diretas ou indiretas.

PCA é comum em recém-nascidos pré-termo com SDR. Pode se manifestar por oscilação na saturometria, descompensação cardiológica e contribuir para dificultar o desmame da ventilação mecânica.

d. **Nutrição:** a administração de nutrição precoce é importante nos cuidados gerais de pré-termo. As necessidades de energia devem cobrir tanto o gasto metabólico como o do crescimento. Muitas vezes, não conseguimos tal proeza sendo necessário o uso de nutrição parenteral prolongada.

Complicações

As complicações observadas decorrem, na maior parte, da própria prematuridade, envolvendo órgãos como pulmões, olhos e cérebro, entre outros, mas pode resultar das intervenções terapêuticas, incluindo passagem de cateteres umbilicais, suplementação de oxigênio, lesões pulmonares pela ventilação mecânica e uso de cânulas de intubação traqueal.

Entre as complicações observadas na SDR, podem ser citados como mais importantes:

- Displasia broncopulmonar (DBP);
- Pneumotórax, pneumomediastino e enfisema intersticial;
- Estenose subglótica;
- Retinopatia da prematuridade (ROP);
- Persistência do canal arterial (PCA);
- Hemorragia cerebral intraventricular (HCIV).

Outras complicações: são aquelas relacionadas ao uso de cateter umbilical e possibilidades de sepse, fenômenos trombóticos (artéria renal, aorta, artéria mesentérica) e isquemia de vasos periféricos.

Prognóstico

Na neonatologia, tivemos progressos importantes: surfactante (1980), uso do corticosteroide antenatal; progressos na tecnologia para ventilação mecânica; suporte nutricional precoce; recursos diagnósticos (pré e pós-parto), tudo colabora para a maior sobrevida dos recém-nascidos pré-termo, sobretudo extremos.

No entanto, a morbimortalidade da SDR está fundamentalmente relacionada à gravidade da doença, à idade gestacional e à utilização de técnicas terapêuticas adequadas.

A longo prazo, a morbidade reflete as complicações vividas durante a internação desses recém-nascidos.

■ BIBLIOGRAFIA CONSULTADA

Bancalari E, Claure N, Jain D. Neonatal respiratory therapy. In: Gleason CA, Juul SE. Avery's diseases of the newborn. 10. ed. Philadelphia: Elsevier; 2018 p.632-652.

Dargaville PA, Aiyappan A, de Paoli AG, Kuschel CA, Kamlin CO, Carlin JB, et al. Minimally invasive surfactant therapy in preterm infants on continuous positive airway pressure. Arch Dis Child Fetal Neonatal. 2013;98:F122-F126.

Davis PG, Morley CJ, Owen LS. Non-invasive respiratory support of preterm neonates with respiratory distress: continuous positive airway pressure and nasal intermittent positive pressure ventilation. Sem. Fetal & Neonatal Med. 2009:14:14-20.

Diblasi RM. Nasal continuous positive airway pressure (CPAP) for the respiratory care of the newborn infant. Resp Care. 2009:54(9):1209-1235.

Diniz EMA, Kernbichler EJ. Distúrbios respiratórios no recém-nascido. In: Gilio AE, Escobar AMU, Grisi S. Pediatria geral: neonatologia, pediatria clínica, terapia intensiva. Hospital Universitário da Universidade de São Paulo. São Paulo: Atheneu, 2011; p. 607-640.

Diniz EMA, Vaz FAC, Carvalho WB. Síndrome do desconforto respiratório. In: Carvalho WB, Diniz EMA, Ceccon MEJR, Krebs VLJ, Vaz FAC (eds.). Neonatologia. Barueri: Manole, 2020; p. 152-172. (Coleção Pediatria. Instituto da Criança HC-FMUSP/ eds Schvartsman BGS, Maluf Jr PT).

Doyle LW, Anderson PJ. Pulmonary and neurological follow-up of extremely preterm infants. Neonatology. 2010;97:388-394.

Fujiwara T, Robertson B. Pharmacology of exogenous surfactant. In: Robertson B (ed.). Pulmonary surfactant: from molecular biology to clinical practice. Amsterdam: Elsevier, 1992. p.61-92.

Jobe AH. Surfactant: the basis for clinical treatment strategies. Bancalari E, (ed); Polin RA (consulting ed.): the newborn lung: neonatology questions and controversies. Philadelphia: Saunders, 2008; p. 73-98.

Liggins GC, Howie RN. A controlled trial of antepartum glucocorticoid treatment for prevention of the respiratory distress syndrome in premature infants. Pediatrics. 1972;50:515-25.

Lyra PPR, Diniz EMA. The importance of surfactant on the development of neonatal pulmonary diseases. Clinics. São Paulo. 2007;62:181-90.

Mercier CE, Soll RF. Clinical trials of natural surfactant in respiratory distress syndrome. Clin Perinatol. 1993;20;711-35.

Moya F, Sinha, S, Gadzinowski J, et al. One-year follow-up of very preterm infants who received lucinactant for prevention of respiratory distress syndrome: results from 2 multicenter randomized, controlled trials. Pediatrics. 2007;119: e1361.

Ramanathan R. Early surfactant therapy and noninvasive ventilation. J Perinatol. 2007;27(Suppl1):S33-S37.

Sandri F, Plavka R, Ancora G, Simeoni U, Stranak Z. Prophylactic or early selective surfactant combined with nCPAP in very preterm infants. Pediatrics. 2010;125:e1402-e1409.

Schnapf BM, Kirley SM. Fetal lung development. In: Walsh BK, Czervinske MP, Diblasi RM. (eds) Perinatal and Pediatric Respiratory Care. 3. ed. St.Louis, Missouri. 2010; p. 1-12.

Sinha SK, Lacaze-Masmonteil T, Valls i Soler, A, Wiswell,TE, et al. A Multicenter, randomized, controlled trial of lucinactant versus poractant alfa among very premature infans at high risk for respiratory distress syndrome. Pediatrics. 2005;115:1030-1038.

Speer CP. Role of inflammation in the pathogenesis of acute and chronic neonatal lung disease. In: Bancalari E (ed.), Polin RA (onsulting ed.). the newborn lung: neonatology questions and controversies. Philadelphia: Saunders, 2008, pp 166-186.

Sweet DG, Carnielli V, Greisen G, Hallman H, Ozek E, et al. European consensus guidelines on the management of respiratory distress syndrome – 2016. Update Neonatology. 2017;111:107–125.

51.4 Técnica de Administração do Surfactante Exógeno em Procedimentos no Período Neonatal

■ Marco Antonio Cianciarullo   ■ Edna Maria de Albuquerque Diniz

Introdução

A síndrome do desconforto respiratório (SDR) é, essencialmente, um distúrbio de deficiência de surfactante dos pulmões associada à imaturidade estrutural, que resulta em condição clínica de insuficiência respiratória.

A SDR, no seu curso natural, inicia-se logo após o nascimento e aumenta de gravidade nos primeiros 2 dias de vida. Traduz-se, clinicamente, por taquipneia, gemido expiratório, batimento de asa nasal, retração intercostal e xifoide e cianose. Nas horas subsequentes, há progressão da doença com piora do padrão respiratório atingindo pico nas 36 e 48 horas de vida, com melhora em 72 horas.

No entanto, houve mudanças no padrão clássico em virtude da evolução do tratamento. O aspecto de vidro moído com broncograma aéreo raramente é observado em razão de uso de CPAP e de surfactante exógeno. A análise de gasometria e FiO_2 também perderam a função de indicação de tratamento por causa do resgate precoce (CPAP e surfactante exógeno).

Atualmente, o tratamento é fundamentado na avaliação clínica e na necessidade de incremento ou não de FiO_2.

A SDR sem tratamento evolui com exacerbação dos sinais clínicos e deterioração do estado hemodinâmico e metabólico, crises de apneia e morte por insuficiência respiratória.

Desenvolvimento pulmonar

Estágios pulmonares – vias aéreas

Nos estágios pulmonares, as vias aéreas estão bem formadas a partir da 20ª semana e a alveolarização ocorre a partir de 32 semanas de idade gestacional (Figura 51.2).

Em condições normais, o desenvolvimento pulmonar é orquestrado por uma rede de fatores de crescimento e de matriz extracelular.

Dentro dos fatores de crescimento, temos:
- TGF-β (fator de crescimento transformador β);
- VEGF (fator de crescimento endotelial vascular);
- PDGF (fator de crescimento derivado da plaqueta);
- CTGF (fator de crescimento do tecido conectivo).

Dentro da matriz extracelular, temos:
- Metaloproteinases (MMP);
- Inibidor tecidual das metaloproteinases (TIMP).

Portanto, o pulmão do recém-nascido pré-termo é imaturo estruturalmente e está em crescimento, desenvolvimento e em diferenciação.

Apresenta arquitetura própria e função pulmonar preservada, ainda que não esteja pronto para o seu funcionamento, como órgão de respiração.

O pulmão do prematuro não nasce lesado, mas pode ser facilmente prejudicado e a própria deficiência de surfactante se traduz em maior susceptibilidade à lesão pulmonar.

O nascimento prematuro com idade gestacional entre 23 e 32 semanas implica uma parada do desenvolvimento pulmonar nas fases canaliculares e saculares, com "bloqueio" dos fatores de crescimento.

Para se manter o desenvolvimento pulmonar mais próximo do saudável, a recomendação da literatura concentra-se em estratégias de suporte respiratório não invasivo e de proteção pulmonar.

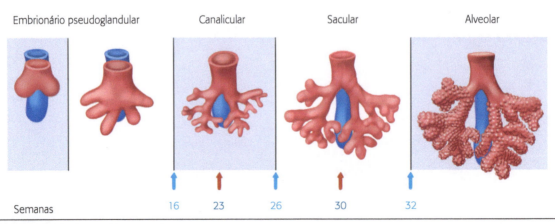

Figura 51.2 Estágios do desenvolvimento pulmonar.

Fonte: Adaptada de Beauchemin KJ, et al., 2006.

Corticosteroide antenatal

O uso do corticosteroide antenatal é importante, não pelo papel de estimular o desenvolvimento pulmonar, isso não ocorre, mas pela ação no pneumócito tipo II, estimulando-o à produção de surfactante endógeno. A administração de corticosteroides em mulheres com expectativa de parto prematuro, aparentemente sem risco materno e neonatal, reduziu não só o risco de morte neonatal, como também a incidência de SDR, enterocolite necrosante (ECN) e hemorragia intracraniana (HIC).

Recém-nascidos, cujas mães receberam corticosteroides em tempo adequado, reagem melhor ao início precoce do suporte ventilatório não invasivo, às vezes não necessitando de surfactante exógeno e, quando necessitam, é de forma seletiva; evitando-se totalmente a intubação endotraqueal e, consequentemente, reduzindo-se a mortalidade neonatal e a displasia broncopulmonar.

Surfactante

A deficiência de surfactante é o fator mais importante para a SDR e ela própria torna o pulmão mais susceptível à lesão pela ventilação mecânica. Duas horas de ventilação mecânica já são suficientes para promover o processo inflamatório no pulmão e desencadear toda a cascata de eventos que pode resultar no comprometimento do parênquima pulmonar.

Para que se possa promover um desenvolvimento pulmonar mais próximo do saudável, são necessárias estratégias de proteção pulmonar que incluem o suporte respiratório não invasivo.

O objetivo do tratamento da SDR é proporcionar intervenções que maximizem a sobrevida do recém-nascido ao mesmo tempo em que se minimizam os efeitos adversos, como a displasia broncopulmonar.

Para isso, recomendam-se estratégias de proteção ao pulmão desde o início da respiração, de preferência suporte respiratório não invasivo e também técnicas de administração do surfactante exógeno menos invasivas.

Suporte respiratório não invasivo

Suporte respiratório não invasivo é por definição qualquer forma de suporte respiratório que não seja proporcionado por meio de uso de um tubo endotraqueal e inclui:

- CPAP (pressão positiva contínua nas vias aéreas) por prongas nasais ou máscaras;
- NIPPV (ventilação por pressão positiva intermitente nasal);
- Cânulas nasais de alto fluxo com oxigênio umidificado.

Atualmente, o suporte respiratório não invasivo está substituindo a ventilação mecânica invasiva em recém-nascidos com SDR, por serem menos prejudiciais ao pulmão do prematuro.

Técnica de administração do surfactante exógeno menos invasiva

LISA (*less invasive surfactant administration*) também conhecida como MIST (*minimally invasive surfactant therapy*), termo em abandono.

- Definição

LISA (Figuras 51.3 e 51.4) é uma técnica descrita pela primeira vez por Kribs, em 2007. Consiste na instilação traqueal de surfactante exógeno através de cateter fino e graduado, em RN com respiração espontânea estabilizado no CPAP ou NIPPV.

Objetivos da técnica

- Administrar surfactante exógeno por cateter fino e graduado em recém-nascidos com deficiência de surfactante, mas com respiração espontânea submetidos a suporte ventilatório não invasivo, evitando assim:
  - Sedação;
  - Intubação;
  - Necessidade de ventilação mecânica.

Análise crítica da técnica LISA

- Requer laringoscopia direta;
- Pontos positivos.
  - Sem sedação;
  - Sem intubação;
  - Sem necessidade de ventilação com pressão positiva;
  - Inspiração ativa do surfactante administrado ao recém-nascido;
  - Na intubação, a cânula endotraqueal deixa as cordas vocais fixas em abdução; enquanto, no cateter Lisacath®, as cordas vocais podem aduzir e a glote pode desempenhar o seu papel ativo habitual distribuindo melhor o surfactante.
- "Pontos negativos"
  - Pode refluir o surfactante;
  - LISAcath®: vem com orifícios na porção terminal e sem orifícios laterais;
  - Sondas uretral ou gástrica: cortando-as antes dos orifícios laterais, a tendência é minimizar o problema;
  - Indisponibilidade de cateteres graduados.
  - LISAcath®: vêm graduados:
- Três marcações para colocação do cateter acima das cordas vocais;
- Marcação correspondente à cânula endotraqueal.
  - Sondas uretrais ou gástricas: fazem-se a mensuração e marcação com base no posicionamento da cânula traqueal;

- Possibilidade de lesão da mucosa do sistema respiratório;
- LISAcath®: a ponta é arredondada e macia;
- Sondas uretrais ou gástricas: cortadas, podem ser lesivas à mucosa do sistema respiratório;
- Indisponibilidade de pinça de Magill (relativo);
- Pode-se fazer todo o procedimento sem a pinça;
- As sondas são feitas de PVC de consistência "mole" que dificulta a cateterização endotraqueal;
- Lisacath® tem consistência semirrígida que facilita a cateterização endotraqueal.

Técnica LISA de reposição de surfactante exógeno

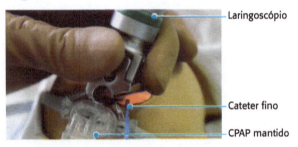

Figura 51.3 Técnica LISA de reposição do surfactante exógeno mostrando a laringoscopia, mantendo CPAP nasal e introduzindo cateter fino endotraqueal.

Fonte: Curosurf® LISA Aumenta o sucesso do CPAP – uma revisão da evidência. Book Lisa 0500004087. Chiesi. Março, 2018.

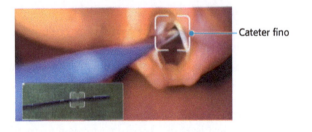

Figura 51.4 Técnica LISA de reposição do surfactante exógeno mostrando o posicionamento do cateter endotraqueal em relação às cordas vocais.

Fonte: Curosurf® LISA Aumenta o sucesso do CPAP – Uma revisão da evidência. Book Lisa 0500004087. Chiesi. Março, 2018.

Por que usar a técnica LISA?

A técnica LISA trouxe um inesperado resultado. Os efeitos fisiológicos e clínicos do surfactante exógeno parecem ser aprimorados quando entregue por essa técnica.

Há uma rápida, profunda e sustentada melhora na oxigenação e geralmente vista após a sua administração (Figura 51.5).

Em ensaios clínicos comparando a administração de surfactante por meio de cateter endotraqueal e por via cânula endotraqueal, em doses equivalentes, os melhores resultados clínicos, incluindo sobrevida livre de displasia broncopulmonar (DBP), foram observados após a administração por cateter fino endotraqueal.

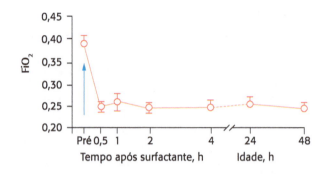

Figura 51.5 Requerimento de oxigenação após administração de surfactante via cateter endotraqueal.

Fonte: Adaptada de Vento M, et al., 2019.

A hipótese desses achados é de que a administração e a distribuição de surfactante nos pulmões são melhoradas por respiração espontânea em oposição à pressão positiva. A evidência para apoiar tal hipótese ainda é escassa e amplamente circunstancial, mas é pertinente.

Em uma revisão sistemática e metanálise feita por Aldana-Aguirre et al., em 2017, utilizando a técnica LISA em comparação com a técnica INSURE, houve redução da mortalidade, da DBP, da necessidade de ventilação mecânica em 72 horas de vida e da necessidade de ventilação mecânica a qualquer momento durante a permanência na unidade de terapia intensiva (UTI).

Conclusões

Os autores concluíram que a técnica LISA de reposição de surfactante exógeno em recém-nascidos prematuros com SDR, estabilizados em CPAP nasal, mostrou menor necessidade de ventilação mecânica durante a permanência na unidade de tratamento intensivo neonatal (UTIN) e uma redução no desfecho composto de morte ou DBP em 36 semanas e somente DBP em 36 semanas entre os sobreviventes. Não foram observados efeitos colaterais clinicamente significativos[8].

> **Importante**
>
> Para uma implementação da técnica LISA, recomenda-se o treinamento de médicos neonatologistas para a padronização do procedimento.

Critérios de inclusão ao protocolo LISA

a. Necessidade de surfactante exógeno
   - Síndrome do desconforto respiratório (principalmente);
   - Síndrome da aspiração meconial;
   - Pneumonia por SGB ou bacteriana em geral;
   - Pneumonias virais (VSR e outros vírus) dentro do período neonatal.

b. Recém-nascidos submetidos a suporte ventilatório não invasivo
- CPAP;
- NIPPV;
- Cateter de alto fluxo.

c. Necessidade de FiO2 > 30% para manter $SatO_2$ entre 90% e 95%.

Critérios de exclusão

a. Recém-nascidos em suporte ventilatório invasivo (intubados);
b. Recém-nascidos instáveis hemodinamicamente.

Complicações da técnica LISA

a. Bradicardia por manobra vagal;
b. Refluxo do surfactante exógeno administrado;
c. Apneia;
d. Administração de surfactante em esôfago/estômago.

Cuidados iniciais

Sala de parto (suporte de vida)

a. Medidas de suporte de vida habitualmente utilizadas;
b. Recém-nascidos submetidos a suporte ventilatório não invasivo (ventilador em T) ou CPAP/NIPPV;
c. Encaminhamento à UTIN
- Incubadora de transporte devidamente aquecida;
- Suporte ventilatório não invasivo;
- Acompanhamento de médico e enfermagem.

UTIN

a. Manter o RN em berço de procedimento ou incubadora aquecida;
b. O RN deverá estar estabilizado;
c. O RN deverá estar em suporte ventilatório não invasivo;
d. Monitorização cardíaca e de oximetria de pulso;
e. Normotérmico: temperatura entre 36,5 °C e 37 °C.

Preparação do surfactante

a. **Curosurf®** – Alfaporactante;
b. Apresentação: frasco ampola com suspensão 80 mg/mL;
c. Doses
- 200 mg/kg (1ª dose);
- 100 mg/kg (doses subsequentes).
d. Aquecimento
- Temperatura ambiente por 20 minutos ou;
- Nas mãos durante 8 minutos;
e. Homogeneização.
- O frasco-ampola deverá ser virado de cabeça para baixo algumas vezes, de maneira delicada;
- Não deve ser agitado de forma brusca.
f. Aspiração do conteúdo
- Utilizar técnica de assepsia adequada;
- Aspirar o conteúdo do frasco-ampola com seringa e agulha de grosso calibre.

Instrumento de reposição do surfactante exógeno (técnica LISA de reposição de surfactante exógeno)

a. LISAcath® – cateter para uso oral endotraqueal (Figura 51.10)
- Cateter traqueal que já vem graduado;
- Já vem com orifício em porção terminal e sem orifícios laterais;
- Ponta arredondada e macia;

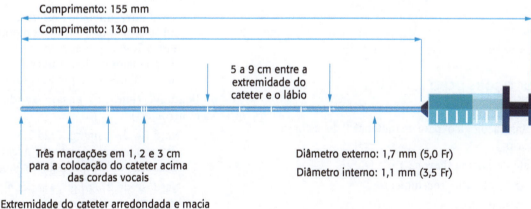

Figura 51.10 LISACath® – cateter para uso oral endotraqueal.
Fonte: Adaptada de Chiesi Apps Kreitner & Partner werbegesellschatt m.b.n., 2017.

- Feito de material semirrígido que favorece o procedimento;
- Pronto para uso (ideal).
b. Sonda uretral
- Tamanho: nº 6;
- Porção terminal em dedo de luva e um orifício lateral;
- Deverá ser cortado antes do local do orifício para evitar a saída lateral do surfactante durante a instilação, minimizando o refluxo;
- A superfície cortada pode apresentar "rebarbas" que podem lesar a mucosa do sistema respiratório;
- Feito de polivinila (PVC) de consistência "mole" dificultando a introdução na traqueia.
c. Sonda gástrica
- Tamanho: nº 6;
- Porção terminal em dedo de luva e laterais com dois ou quatro orifícios;
- Deverá ser cortada antes do local dos orifícios para evitar a saída lateral do surfactante durante a instilação, minimizando o refluxo;
- A superfície cortada pode apresentar "rebarbas" que podem lesar a mucosa do sistema respiratório;
- Feito de polivinila (PVC) de consistência "mole", dificultando a introdução na traqueia.

Instrumento auxiliar

a. Pinça de Magill (opcional);
- Para auxílio na colocação do cateter traqueal.

Paramentação

a. Gorro;
b. Máscara;
c. Luvas estéreis.

Pré-medicações para minimizar efeitos fisiológicos

1. Agente farmacológico para manutenção do esforço respiratório
   a. Citrato de cafeína (Peyona®)
   - Fazer antes do procedimento;
   - Doseamento.
     - Dose de ataque: 20 mg/kg via endovenosa (EV) (preferível) ou via oral (VO)
     - Dose de manutenção: 5 mg/kg EV (preferível) ou VO 24 horas após o ataque
   - Elegíveis
     - RN com IG < 30 sem e/ou peso de nascimento < 1.250g
     - Uso seletivo para os RN com IG e peso de nascimento maiores, mas com dificuldade respiratória
2. Agente farmacológico para minimizar bradicardia, se necessário.
   a. Atropina
   - Pode fazer antes do procedimento;
   - Doseamento.
     - Dose: 0,01 a 0,03 mg/kg EV (preferível)/IM
     - Dose mínima: 0,1 mg
     - Dose máxima: 1 mg
     - Pode ser repetida a cada 10 a 15 minutos
3. Agente **não farmacológico** para minimizar dor e desconforto

   Cobertores aquecidos e ninhos;

   Enfermeira dedicada que segura e observa o recém-nascido durante todo o procedimento;

   Sacarose oral (G 25%).

   Doseamento

   Dose: 0,1 a 0,5 mL;

   Efeito em 2 minutos;

   Dever ser administrado antes da laringoscopia.

   Estimulação tátil durante e após a administração do surfactante exógeno

   Para incentivar a respiração espontânea.
4. Agente farmacológico para minimizar dor e desconforto

Importante
Não deve ser utilizado habitualmente

   a. Propofol (nos ensaios clínicos randomizados e controlados)
   - Não houve diferença estatisticamente significante na bradicardia ou hipotensão, porém os RN que receberam propofol tiveram tempo maior de dessaturação (< 80%) e exigiu ventilação com pressão positiva.
   b. Fentanyl (em um ensaio randomizado e controlado)
   - Na dose de 1 µg/kg: 2/24 RN desenvolveram rigidez torácica grave, necessitando de intubação orotraqueal de urgência;
   - Na dose de 2 µg/kg: 24% dos RN necessitaram de ventilação com máscara e ambu durante o procedimento.
   c. Ketamina (em estudo observacional)
   - 52% dos RN evoluíram com apneia;
   - 17% necessitaram de intubação traqueal imediata.

5. Fração inspirada de oxigênio como meio de evitar a hipoxemia e a dessaturação
   a. A qualquer momento do procedimento se a SatO$_2$ for persistentemente baixa, deve-se aumentar a FiO$_2$;
   b. A resposta da oxigenação após a instilação de surfactante deve ser quase imediata (Figura 51.6), devendo-se reduzir a FiO$_2$ logo após o procedimento com base na saturometria;
   c. O uso de ventilação com pressão positiva somente se justifica se o RN evoluir com apneia ou hipoxemia/bradicardia prolongada.

Resumo da técnica LISA de reposição de surfactante exógeno

Com LISAcath®

- RN em berço de procedimento ou incubadora aquecida.
- Paramentação com uso de máscara, gorro e luvas estéreis.
- Posiciona-se o RN para o procedimento, como para uma intubação endotraqueal.
- RN em decúbito dorsal.
- Colocar coxim em região cervical.
- Mantém suporte respiratório não invasivo (CPAP ou NIPPV).
- Fazer ataque de citrato de cafeína: 20 mg/kg, EV preferencialmente.
- Observar saturometria para avaliar necessidade de aumento da FiO$_2$.
- Fazer agente não farmacológico: G25%: 0,1 a 0,5 mL.
- Cálculo do posicionamento do LISAcath® pela mesma fórmula da cânula traqueal, lembrando que o LISAcath® já é graduado.

   Marca em cm no lábio superior = Peso (kg) + 6

- Avaliar a necessidade de aspiração das vias aéreas.
- Fazer a laringoscopia direta.
- Introduzir o cateter endotraqueal até a posição calculada.
- Instilar o surfactante exógeno sob visualização direta.
- Retirar o laringoscópio e o cateter endotraqueal.
- Reposicionar o RN no berço aquecido ou incubadora aquecida.

Com sonda uretral ou gástrica

- RN em berço de procedimento ou incubadora aquecida.
- Paramentação com uso de máscara, gorro e luvas estéreis.
- Posicionar o RN para o procedimento como para uma intubação endotraqueal.
- RN em decúbito dorsal.
- Colocar coxim em região cervical.
- Manter suporte respiratório não invasivo (CPAP ou NIPPV).
- Fazer ataque de citrato de cafeína: 20 mg/kg, EV preferencialmente.
- Observar saturometria para avaliar necessidade de aumento da FiO$_2$.
- Fazer o agente não farmacológico: G25%: 0,1 a 0,5 mL.
- Pegar a sonda uretral ou gástrica
  - Cortar a sonda uretral ou gástrica antes do(s) orifício(s);
  - Atenção especial às "rebarbas" que podem lesar a mucosa;
  - Fazer a mensuração e a marcação da sonda comparando com a cânula traqueal (posição em lábio superior).

   Marca em cm no lábio superior = Peso (kg) + 6

- Avaliar a necessidade de aspiração das vias aéreas.
- Fazer a laringoscopia direta.
- Introduzir a sonda no local demarcado.
- Instilar o surfactante exógeno sob visualização direta.
- Retirar o laringoscópio e a sonda.
- Reposicionar o RN no berço aquecido ou incubadora aquecida.

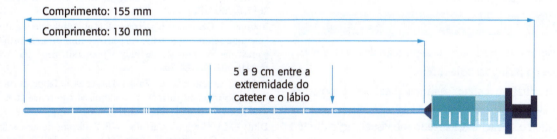

Figura 51.11 LISAcath® e os locais graduados para a fixação no lábio superior durante o procedimento.
Fonte: Adaptada de Chiesi Apps Kreitner & Partner werbegesellschatt m.b.n., 2017.

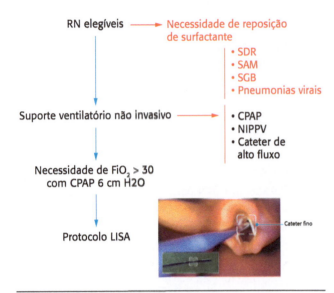

Figura 51.12 Fluxograma – Protocolo LISA.
Fonte: Desenvolvida pela autoria.

Técnica LISA de reposição de surfactante exógeno

Com LISAcath®

- RN em berço de procedimento ou incubadora aquecida.
- Paramentação com uso de máscara, gorro e luvas estéreis.
- Posiciona-se o RN para o procedimento, como para uma intubação endotraqueal.
- RN em decúbito dorsal.
- Colocar coxim em região cervical.
- Manter suporte respiratório não invasivo (CPAP ou NIPPV).
- Fazer ataque de citrato de cafeína: 20 mg/kg. EV preferencialmente.
- Observar saturometria para avaliar necessidade de aumento da FiO_2.
- Fazer agente não farmacológico; G25%: 0,1 a 0,5 mL.
- Cálculo do posicionamento do LISAcath® pela mesma fórmula da traqueal, lembrando que o LISAcath® já é graduado.

> Marca em cm no lábio superior = Peso (kg) + 6

- Avaliar a necessidade de aspiração das vias aéreas.
- Fazer a laringoscopia direta.
- Introduzir o cateter endotraqueal até a posição calculada.
- Instilar o surfactante exógeno sob visualização direta.
- Retirar o laringoscópio e o cateter endotraqueal.
- Reposicionar o RN no berço aquecido ou incubadora aquecida.

- Técnica LISA de reposição de surfactante exógeno

Com sonda uretral ou gástrica

- RN em berço de procedimento ou incubadora aquecida.
- Paramentação com uso de máscara, gorro e luvas estéreis.
- Posiciona-se o RN para o procedimento, como para uma intubação endotraqueal.
- RN em decúbito dorsal.
- Colocar coxim em região cervical.
- Manter suporte respiratório não invasivo (CPAP ou NIPPV).
- Fazer ataque de citrato de cafeína; 20 mg/kg. EV preferencialmente.
- Observar saturometria para avaliar necessidade de aumento da FiO_2.
- Fazer agente não farmacológico: G25%: 0,1 a 0,5 mL.
- Pegar a sonda uretral ou gástrica
    - Cortar a sonda uretral ou gástrica antes do (s) orifício (s);
    - Atenção especial às "rebarbas" que podem lesar a mucosa;
    - Fazer a mensuração e a marcação da sonda comparando cânula traqueal (posição em lábio superior).

> Marca em cm no lábio superior = Peso (kg) + 6

- Avaliar a necessidade de aspiração das vias aéreas.
- Fazer a laringoscopia direta.
- Introduzir a sonda no local demarcado.
- Instilar o surfactante exógeno sob visualização direta.
- Retirar o laringoscópio e a sonda.
- Reposicionar o RN no berço aquecido ou incubadora aquecida.

■ BIBLIOGRAFIA CONSULTADA

Aldana-Aguirre JC, Pinto M, Featherstone RM, Kumar M. Less invasive surfactant administration versus intubation for surfactant delivery in preterm infants with respiratory distress syndrome: a systematic review and meta-analysis. Arch Dis Child Fetal Neonatal. 2017;102:F17-F23.

Bourgoin L, Caeymaex L, Decobert F, et al. Administering atropine and ketamine before less invasive surfactant administration resulted in low pain scores in a prospective study of premature neonates. Acta Paediatr. 2018:107(7):1184-90.

Dekker J, Lopriore E, van Zanten HA, et al. Sedation during minimal invasive surfactant therapy: a randomized controlled trial. Arch Dis Child Fetal Neonatal. 2019:104(4):378-83.

Diniz EMA, Vaz FAC, Carvalho WB. Síndrome do desconforto respiratório. In: Carvalho WB, Diniz EMA, Ceccon MEJR, Krebs VLJ, Vaz FAC (eds.). Neonatologia. Barueri: Manole, 2020; p. 152-172. (Coleção Pediatria. Instituto da Criança HC-FMUSP/ eds Schvartsman BGS, Maluf Jr PT).

Kribs A, et al. Early administration of surfactant in spontaneous breathing with nCPAP: feasibility and outcome in extremely premature infants (postmenstrual age ≤ 27weeks). Pediatric Anesthesia. 2007;v17(4)364-369.

Mahmoud RA, et al. Current methods of non-invasive ventilator support for neonates. Paediatr Resp Ver. 2011;12:196-205.

Roberts D, Dalziel S. Antenatal corticosteroids for accelerating fetal lung maturation for women at risk of preterm birth. Cochrane Database Syst Ver. 2006.

Shu WU. Molecular bases for lung development, injury and repair. In: The newborn lung: neonatology and controversies. Edited by Bamcalary E. Consulting editor Polin RA. 2. ed. Philadelphia: Elsevier Saunders. 2012, p3-27.

Sweet DG, Carnielli V, Greisen G, et al. European Consensus Guidelines on the Management of Respiratory Syndrome – 2019 Update. Neonatology. 2019,115 (4): 432-50).

Sweet DG, et al. European Consensus Guidelines on the Management of Neonatal Respiratory Distress Syndrome on Preterm Infants – 2016. Update. Neonatology. 2017;111(2):107-125.

51.5 Síndrome de Aspiração Meconial

■ Edna Maria de Albuquerque Diniz   ■ Marco Antônio Cianciarullo   ■ Maria Esther Jurfest Rivero Ceccon

Definição

Síndrome de aspiração meconial (SAM) é uma doença respiratória no recém-nascido resultante da aspiração para os pulmões de líquido amniótico impregnado de mecônio (LAIM). A aspiração meconial eventualmente ocorre na vida intrauterina, porém com maior frequência após nascimento, durante as primeiras respirações.

É a principal causa de morbidade e mortalidade em recém-nascidos a termo, com maior prevalência em recém-nascidos deprimidos e expostos a mecônio espesso. Contudo, a SAM pode ocorrer em recém-nascidos vigorosos ao nascimento e na presença de mecônio fluido.

A associação com asfixia e hipertensão pulmonar é bem reconhecida.

Incidência

A presença de líquido amniótico impregnado de mecônio ocorre em 5% a 15% dos nascimentos. A incidência global de SAM é de 1% a 3% dos recém-nascidos vivos, dos quais 55% têm mecônio na traqueia e, destes, 10% a 30% tornam-se sintomáticos. No grupo dos recém-nascidos pós-termo, a incidência pode alcançar 44%.

A presença de mecônio tem relação com a idade gestacional. Em recém-nascidos pré-termos, é incomum, mas nos recém-nascidos com 41 semanas de idade gestacional pode incidir em 38%. Consequentemente, a incidência de SAM aumenta entre 38 e 42 semanas, de 0,24% a 1,42%.

Em locais onde o controle da gestação está abaixo de padrão adequado, sem a devida monitorização de fatores de hipóxia e asfixia e com alta incidência de partos de recém-nascidos pós-termos, a SAM é mais frequente.

Fisiopatogenia

Mecônio: material espesso, preto-esverdeado, inodoro que aparece pela primeira vez no intestino fetal durante o 3º mês de gestação.

Resulta no acúmulo de detritos, incluindo células descamativas do intestino e da pele, secreções gastrointestinais, muco, lanugo, vérnix caseoso, líquido amniótico, sais biliares, bile e suco pancreático. A cor preto-esverdeada resulta de pigmentos biliares.

É estéril. Entretanto, quando aspirado para o pulmão, estimula a liberação de citocinas e outras substâncias vasoativas que geram resposta inflamatória e cardiovascular em fetos e recém-nascidos. Nestes pacientes com SAM, a função pulmonar melhora com a queda de citocinas pró-inflamatórias nas primeiras 96 horas de vida.

Eliminação do mecônio: ocorre no início do 1º trimestre de gestação. No feto, esta eliminação diminui após 16 semanas de idade gestacional e torna-se pouco frequente em 20 semanas de idade gestacional pela inervação do esfíncter anal, permanecendo infrequente até 34 semanas. Quase todos os fetos e recém-nascidos que eliminam mecônio são a termo ou pós-termo. O risco de LAIM e SAM são maiores em recém-nascidos pós-termo e pequenos para idade gestacional.

A etiologia da eliminação meconial pode ocorrer pelo aumento do peristaltismo (comumente após 38 semanas) ou relaxamento do esfíncter decorrente de aumento do reflexo vagal associado à compressão do cordão umbilical ou ao aumento do estímulo simpático durante a hipóxia.

Então, entre as causas de eliminação de mecônio, estão:
- Sinal de maturidade fetal;
- Compressão abdominal durante o trabalho de parto nas apresentações pélvicas;
- Reflexo vagal provocado pela compressão do polo cefálico no canal de parto;
- Sinal de sofrimento e diminuição do fluxo sanguíneo placentário. Com a hipóxia, há aumento do peristaltismo intestinal fetal e relaxamento anal com liberação de mecônio.

Entre das causas de sofrimento fetal por problemas maternos, destacamos: hipertensão arterial materna; tabagismo; doença cardiovascular ou pulmonar crônica; hipotensão aguda; descolamento prematuro de placenta; placenta prévia; partos laboriosos; presença de nós, circulares e prolapsos de cordão; asfixia intrauterina crônica; retardo de crescimento intrauterino; cesárea eletiva; apresentação pélvica.

Aspiração pulmonar de mecônio: o mecônio no líquido amniótico pode ser aspirado para os pulmões durante a respiração do tipo *gasping* fetal ou nas respirações iniciais, após o nascimento. A respiração do tipo *gasping* é definida como respiração agônica, ineficaz, com movimentos de curta duração.

Normalmente a atividade respiratória fetal resulta em movimentos do liquido pulmonar para fora da traqueia. No entanto, a hipóxia prolongada estimula a respiração fetal e o *gasping*, podendo causar aspiração do líquido amniótico intrauterino.

O mecônio que permanece na hipofaringe ou em traqueia após parto pode ser aspirado durante as respirações iniciais. Porém, existe pouca correlação entre a presença de mecônio na hipofaringe e traqueia e sinais clínicos de SAM grave. É mais provável que isso ocorra em recém-nascidos deprimidos. No entanto, há evidências patológicas de que mecônio foi encontrado em pulmões de natimortos ou recém-nascidos que evoluíram a óbito logo após o nascimento, sem histórico de aspiração de mecônio no parto.

A doença pulmonar: por aspiração meconial interfere na respiração normal por vários mecanismos, que inclui obstrução da via aérea, irritação química, inflamação, infecção e inativação do surfactante. Entretanto, é provável que a maioria dos casos de SAM graves seja causada primariamente por processos patológicos intrauterinos, pela asfixia e/ou infecção, em vez da aspiração meconial por si só.

Obstrução da via aérea: pode ser completa ou parcial. A obstrução completa da via aérea provoca atelectasia distal. Na obstrução parcial, partículas ocluem parcialmente a via aérea. Em virtude do diâmetro de a via aérea ser maior na inspiração, o ar pode entrar na obstrução parcial, porém na expiração, em que o calibre da via aérea é mais estreito, há o represamento do ar, distalmente. Este mecanismo, conhecido como mecanismo de válvula, pode provocar hiperdistensão do pulmão e ruptura alveolar, resultando em coleções aéreas torácicas, como pneumotórax, pneumomediastino.

Irritação química: componentes do mecônio causam inflamação pulmonar em 24 a 48 horas após a sua aspiração. A inflamação resulta em pneumonite exsudativa com ruptura epitelial, exsudação proteica resultando em colapso e necrose alveolar.

Inflamação: questiona-se a razão de a presença de líquido amniótico impregnado com mecônio desenvolver SAM em alguns recém-nascidos e, em outros, não. Parece que a inflamação pode ser um dos fatores patogênicos da SAM. Alguns autores correlacionam achados histológicos de funisite e a presença de enzimas inflamatórias (p. ex., metaloproteinases 8) em pacientes que desenvolveram SAM, sugerindo que o mecônio é um sinal de alerta para o sistema imune inato e potente ativador do sistema complemento e receptores *toll-like*.

Infecção: o líquido amniótico impregnado de mecônio é um fator de risco para infecção bacteriana da cavidade amniótica e deve ser um sinal de alerta ao neonatologista. Embora o mecônio seja estéril, mucopolissacarídeos presentes no mecônio fornecem um excelente meio de cultura para crescimento de microrganismos, especialmente *Escherichia coli*. Além disso, o mecônio pode inibir a fagocitose por células polimorfonucleares e estresse oxidativo.

Surfactante: vários estudos têm mostrado os efeitos deletérios do mecônio no metabolismo do surfactante. O mecônio produz efeito tóxico direto no pneumócito tipo II, desloca o filme de surfactante da superfície alveolar e diminui as concentrações das proteínas A e B e sais biliares inativam o surfactante.

Aumento da inativação do surfactante: estudos em modelos animais demonstraram que o mecônio promove a inativação do surfactante com aumento da tensão superficial, decréscimo do volume pulmonar, da complacência e da oxigenação. Em recém-nascidos humanos, a concentração de inibidores do surfactante (p. ex., proteínas totais, albumina, fosfolípides derivados da membrana) foi maior em lavado de pulmão de recém-nascidos com SAM do que no grupo-controle.

Diminuição da síntese de surfactante: existe uma tendência a haver menor síntese de surfactante em recém-nascidos com SAM. Em estudos experimentais foi demonstrada menor concentração de fosfatidilcolina na aspiração traqueal e da incorporação de carbono radiomarcado na fosfatidilcolina destes pacientes com SAM em relação ao grupo-controle.

Muscularização das artérias intra-acinares: em recém-nascidos com SAM e hipertensão pulmonar, observou-se muscularização anormal das artérias intra-acinares decorrente da hipertrofia e da diferenciação de células musculares precursoras, normalmente presentes na parte não muscular da parede arterial pré-capilar. As consequências são a diminuição significativa do diâmetro interno transversal e o aumento do colágeno perivascular. Há vasoconstrição pulmonar resultando em hipertensão pulmonar persistente neonatal (HPPN).

Hipoxemia: resulta de várias causas, incluindo diminuição da ventilação alveolar pela lesão pulmonar, desequilíbrio da perfusão-ventilação de unidades pulmonares mal ventiladas. A HPPN frequentemente acompanha SAM com *shunt* direito-esquerdo, causando aumento da resistência vascular pulmonar, o que resulta na hipoxemia.

Os mecanismos fisiopatogênicos da SAM estão resumidos na Figura 51.13.

Quadro clínico

Características gerais

Em adição às manifestações respiratórias da SAM, as características seguintes são vistas:

- História de líquido amniótico impregnado de mecônio (LAIM) ou evidência de mecônio no exame físico do recém-nascido. O vérnix, o cordão umbilical e as unhas podem ser impregnados de mecônio dependendo do tempo de exposição no útero. As unhas normalmente ficam impregnadas após 6 horas de exposição ao mecônio e o vérnix, 12 a 14 horas.
- A depressão perinatal neurológica ou respiratória ocorre em 20% a 33% dos recém-nascidos com nascimento em líquido amniótico impregnado por mecônio.
- É mais frequente em recém-nascidos pós-termo e pequenos para idade gestacional.

Achados gerais

O RN pode apresentar fácies de sofrimento, olhar alerta, sinais de retardo de crescimento intrauterino e pele seca, enrugada e sem vérnix.

840 PEDIATRIA GERAL

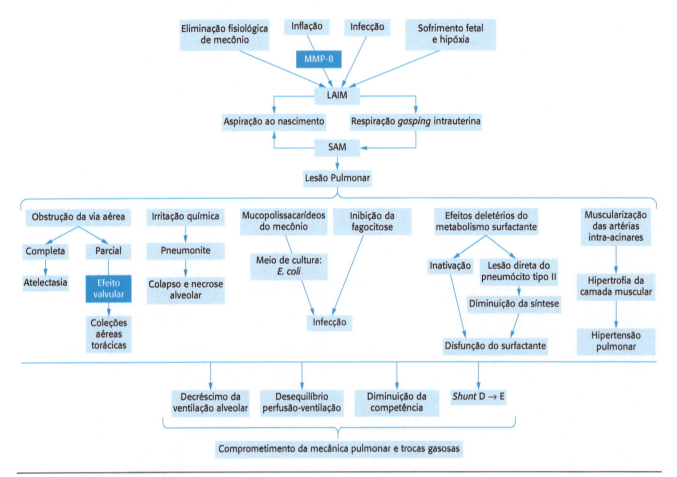

Figura 51.13 Fisiopatogenia da SAM.

Fonte: Desenvolvida pela autoria. (Cianciarullo MA).

Achados pulmonares

Em recém-nascidos com SAM, observamos:

- À inspeção:
  - Abaulamento no diâmetro anteroposterior por hiperinsuflação do tórax, com aspecto em forma de barril;
  - Taquipneia e cianose;
  - Pela redução da complacência pulmonar, observa-se o uso da musculatura acessória com retração intercostal, xifoide e respiração abdominal paradoxal (balancim);
  - Gemido e batimento nasal.
- À ausculta:
  - Roncos e estertores em todo o tórax.

Esses sinais são vistos imediatamente após o nascimento. Entretanto, alguns pacientes são assintomáticos ao nascimento e desenvolvem sinais de descompensação respiratória à medida que o mecônio se desloca das grandes vias aéreas para a árvore traqueobrônquica inferior.

Achados radiológicos

Inicialmente, a radiografia de tórax pode mostrar densidades lineares semelhantes às encontradas na taquipneia transitória do recém-nascido.

Progressivamente, as imagens aparecem como infiltrado difuso, grosseiro e heterogêneo, com aspecto algodonoso. Há áreas de hipertransparência, com densidade de ar; e áreas de hipotransparência, com densidade líquida (Figura 51.14).

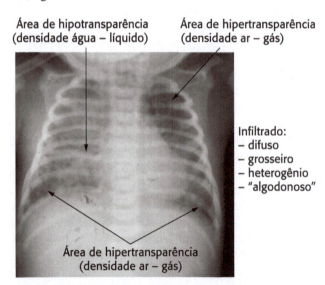

Figura 51.14 Radiografia de tórax mostrando aspecto típico de SAM.

Fonte: Acervo da autoria (Cianciarullo MA).

Diagnóstico diferencial

No diagnóstico diferencial, 4% a 9% dos nascimentos com líquido amniótico impregnado de mecônio apresentam outras causas de desconforto respiratório:

Taquipneia transitória do recém-nascido (60%);
- Má adaptação da transição da circulação fetal (18%);
- Sepse ou pneumonia (11%);
- Hipertensão pulmonar persistente (3%);
- Outras condições: edema pulmonar, pneumotórax, hipovolemia, aspiração de sangue (8%).

Conduta terapêutica

Prevenção

Em razão do potencial de risco de evolução com complicações para o recém-nascido, a melhor abordagem das gestantes com risco para LAIM é a prevenção.

Monitoramento intraparto

Os cuidados no intraparto que reduzem a incidência de SAM incluem:

Prevenção da hipóxia fetal, pela importante contribuição na patogênese da SAM.

Prevenção de partos pós-termo (idade gestacional superior a 41 semanas).

Monitoramento do nascimento

Aspiração pelo obstetra

Não há benefício da aspiração da boca ou hipofaringe pelo obstetra em recém-nascidos com histórico de líquido amniótico impregnado de mecônio. Pelos estudos, não houve diferença na incidência de SAM (4% × 4%), mortalidade, necessidade de ventilação mecânica ou necessidade de oxigênio.

Intubação endotraqueal em recém-nascidos com boa vitalidade ao nascimento

Em recém-nascidos com boa vitalidade ao nascimento, ou seja, que estão respirando ou chorando, com tônus muscular em flexão e boa vitalidade, não há benefício na intubação endotraqueal seguida de aspiração do mecônio. Não há diferença da incidência de SAM e alguns autores relatam potenciais complicações de intubação nestes recém-nascidos.

Intubação endotraqueal em recém-nascidos deprimidos

Os estudos têm mostrado que a intubação endotraqueal sob visualização direta e aspiração do mecônio não mostraram diferenças na incidência de SAM, necessidade de ventilação mecânica, mortalidade ou alguma outra variação clínica. Pela falta de evidência, a recomendação é não fazer a intubação endotraqueal seguida da aspiração como rotina nestes recém-nascidos.

Nos recém-nascidos com líquido amniótico meconial e que se apresentam em apneia, respiração irregular e/ou frequência cardíaca inferior 100 bpm, é fundamental iniciar a ventilação com pressão positiva com máscara facial e ar ambiente nos primeiros 60 segundos.

Porém, se após 30 segundos de ventilação efetiva, o recém-nascido não melhorar e houver forte suspeita de obstrução de vias aéreas, pode-se indicar a retirada do mecônio residual da hipofaringe e da traqueia sob visualização direta. A aspiração traqueal propriamente dita é feita através da cânula traqueal conectada a um dispositivo para aspiração de mecônio e ao aspirador a vácuo, com uma pressão máxima de 100 mmHg. Nessa situação, deve-se aspirar o excesso de mecônio em uma única vez.

Tratamento da SAM

Suplementação com oxigênio

A suplementação de oxigênio é frequentemente requerida em recém-nascidos com diagnóstico de SAM.

Recomenda-se que a PaO_2 deve ser mantida ao redor de 50 a 90 mmHg ($SatO_2$ > 90%) para providenciar adequada oxigenação tecidual. Hiperóxia pode causar lesão pulmonar por liberação de radicais livres, e a hipóxia contribui para a vasoconstricção pulmonar e piora da hipertensão pulmonar.

Assistência ventilatória

Em recém-nascidos com SAM grave que requerem aumentos na concentração de oxigênio, o uso de suporte ventilatório é frequentemente considerado.

CPAP tem indicação limitada, pois, em geral, esses pacientes "brigam" com o suporte ventilatório aumentando o risco de hipoxemia e de coleções aéreas torácicas.

Outras indicações de ventilação mecânica incluem retenção de CO_2, apneia, sinais clínicos de hipertensão pulmonar e coleções aéreas torácicas.

Quando o RN permanece hipoxêmico em concentrações elevadas de oxigênio (≥ 60%) e a $PaCO_2$ se mantém elevada (≥ 65mmHg), é necessária a intubação endotraqueal e iniciar ventilação mecânica assistida com PEEP de 2 a 5 cmH_2O. Em virtude de baixa complacência pulmonar e aumentada resistência vascular pulmonar nas vias aéreas, picos altos de pressão inspiratória (30 a 35 cmH_2O) podem ser indicados.

Entretanto, alguns RN parecem se beneficiar da ventilação de alta freqüência (100 a 150 rpm) com tempo inspiratório curto (0,20 a 0,50 segundo), principalmente na falha da ventilação mecânica convencional.

Se o RN permanecer hipoxêmico, a PaO_2 na artéria radial direita for mais alta que a da aorta (diferença de 15 a 20 mmHg) e se for constatada a presença de *shunt* D-E através do FO a CA, deve-se suspeitar de hipertensão pulmonar persistente neonatal (HPPN) e tratá-la como adequadamente (ver tratamento de HPPN no Capítulo 51.6 – Hipertensão pulmonar persistente neonatal).

Óxido nítrico e ECMO

A hipertensão pulmonar é um componente crítico na SAM. Portanto, nos recém-nascidos que estão intubados, o óxido nítrico é frequentemente utilizado. Nestes casos, estudos têm demonstrado decréscimo na mortalidade e da necessidade de oxigenação por *membrana* extracorpórea (ECMO).

A ECMO tem sido sugerida nos casos de falha da ventilação convencional, óxido nítrico e da ventilação de alta frequência.

Sedação

Recém-nascidos com SAM podem respirar não sincronicamente com o ventilador mecânico, o que pode agravar a agitação. A agitação pode estar associada à liberação de catecolaminas com aumento da resistência pulmonar, *shunt* direito-esquerda e hipoxemia.

A meta da sedação é manter uma sedação segura e efetiva para se alcançarem trocas gasosas ótimas durante a fase aguda da doença e permitir o desmame controlado da ventilação mecânica.

Nestes pacientes, utilizamos opioides analgésicos para sedação e analgesia (Quadro 51.9).

Quadro 51.9 Opioides analgésicos para sedação e analgesia.

Medicamento	Via	Doseamento Intermitente	Contínuo
Fentanyl (analgesia)	EV	0,5 a 3 mcg/kg/dose (2 a 4 horas)	0,5 a 2 mcg/kg/hora
Fentanyl (sedação)	EV	0,5 a 4 mcg/kg/dose (2 a 4 horas)	1 a 5 mcg/kg/hora
Midazolan	EV	0,05 a 0,15 mg/kg/dose (2 a 4 horas)	0,01 a 0,16 mg/kg/hora
Morfina	EV	0,05 a 0,2 mg/kg/dose (a cada 4 horas)	Ataque: 100 mcg/kg Manutenção 10 mcg/kg/hora

Fonte: Adaptado de IBM Micromedex Neofax versão nº1.28.3b125.

Uso de antimicrobianos

A presença de mecônio no líquido amniótico pode ser decorrente de infecção ou aumentar o risco de infecção secundária. No entanto, em metanálise tem sido demonstrado que o uso de antimicrobianos de rotina não trouxe vantagens e não reduziu a mortalidade. Utilizamos antimicrobianos com coberturas a gram-positivos e gram-negativos: penicilinas (penicilina cristalina ou ampicilina); e aminoglicosídeos (amicacina ou gentamicina), nas doses habituais.

No entanto, se os achados radiológicos não conseguem definir quadro de pneumonia, o tratamento com antimicrobianos é razoável. Porém, se descartada quaisquer infecções, o tratamento deve ser descontinuado.

Administração de surfactante exógeno

A administração de surfactante exógeno pode reduzir a gravidade da doença respiratória e reduzir a necessidade de ECMO em recém-nascidos submetidos à ventilação mecânica por SAM. No entanto, em revisão da Cochrane com 326 recém-nascidos, não houve redução da mortalidade, do risco de coleções aéreas torácicas, da duração de ventilação mecânica ou da suplementação de oxigênio. Portanto, não se recomenda o uso rotineiro de surfactante exógeno em todos os pacientes com SAM.

Entretanto, nos recém-nascidos com SAM grave, submetidos à ventilação mecânica e que requerem alta concentração de FiO_2 (> 50%) e pressão média elevada (> 10 a 12 cmH_2O), estes pacientes se beneficiam do surfactante. A dose preconizada é de 100 a 200 mg/kg. Outros pacientes que se beneficiam do uso de surfactante exógeno são aqueles que apresentam evidência de disfunção de surfactante, por exemplo, pacientes com baixos volumes pulmonares, doença parenquimatosa pulmonar homogênea à semelhança radiológica com a SDR.

A técnica de lavagem pulmonar com surfactante diluído *versus* administração de surfactante, no momento, não mostrou diferenças significativas quanto ao suporte ventilatório convencional, à alta frequência ou ao óxido nítrico, à duração de suplementação com oxigênio, ao pneumotórax ou à necessidade de ECMO e à morte.

■ BIBLIOGRAFIA CONSULTADA

Almeida MFB, Guinsburg R. Reanimação do recém-nascido ≥ 34 semanas em sala de parto. Diretrizes 2016 da Sociedade Brasileira de Pediatria. Janeiro de 2016. Disponível em: www.sbp.com.br/reanimacao.

Diniz EMA, Fiore RM. Curosurf therapy in severe meconium aspiration syndrome. Biol. Neonate. 1995;67(SI):86.

Diniz EMA, Kernbichler EJ. Distúrbios respiratórios no recém-nascido. In: Gilio AE, Escobar AMU, Grisi S. Pediatria geral: neonatologia, pediatria clínica, terapia intensiva. Hospital Universitário da Universidade de São Paulo. São Paulo: Atheneu, 2011; 742 p.

Diniz EMA, Vaz FAC, Carvalho WB. Síndrome de aspiração meconial. In: Carvalho WB, Diniz EMA, Ceccon MEJR, Krebs VLJ, Vaz FAC (eds.). Neonatologia. Barueri: Manole, 2020; p. 173-181. (Coleção Pediatria. Instituto da Criança HC-FMUSP/ eds Schvartsman BGS, Maluf Jr. PT).

Findlay RD, Taessh, W. Walther FJ. Surfactant replacement therapy for meconium aspiration syndrome. Pedatrics. 1996;97:48.

Jobe AH. Surfactant: the basis for clinical treatment strategies. Bancalari E, (ed), Polin RA (consulting ed.). The newborn lung: neonatology questions and controversies. Philadelphia: Saunders, 2008; p. 73-98.

Paranka MS, Walsh WF, Stamcombe BB. Surfactant lavage in a piglet model of meconium aspiration syndrome. Pediatr Res. 1992;31:625.

51.6 Hipertensão Pulmonar Persistente Neonatal

■ Edna Maria de Albuquerque Diniz   ■ Euler João Kernbichler   ■ Maria Esther Jurvest Rivero Ceccon

Definição

A hipertensão pulmonar persistente neonatal (HPPN) é uma síndrome clínica, caracterizada por hipoxemia sistêmica grave, secundária à resistência vascular pulmonar elevada e ao *shunt* do fluxo sanguíneo pulmonar para a circulação sistêmica através do canal arterial (CA) ou do forame oval (FO). Ocorre mais frequentemente em recém-nascidos (RN) de termo e pós-termo, sendo, na maioria das vezes, associada com patologias neonatais de base como síndrome da aspiração meconial (SAM), síndrome do desconforto respiratório (SDR) e asfixia perinatal. Porém, pode ser de origem idiopática sem nenhuma causa aparente, denominando-se de "persistência da circulação fetal" (PCF) em vista da presença dos *shunts* através do CA e FO.

Sua incidência é de 1,9 casos para mil nascidos vivos e representa cerca de 1% a 2% das admissões de RN em unidade de tratamento intensivo neonatal (UTIN).

Etiopatogenia

A HPPN pode ser causada por vários fatores classificados como primários ou secundários. Doenças pulmonares e/ou cardíacas, além de drogas, podem causar hipertensão e aumento da resistência vascular pulmonar na vida intrauterina, no período perinatal ou pós-natal. Entre os fatores que podem culminar em HPPN na vida intrauterina, segundo Mille, *et al.*, destacam-se:

- Fatores Fetais: hipóxia crônica, estresse intrauterino, acidose e anormalidades da vasculatura placentária; diabetes gestacional, cesárea; síndrome de Potter; oligoâmnio grave; pós-maturidade.
- Fatores Farmacológicos: prostaglandinas, indometacina, salicilatos, fenitoína. A ingestão materna de anti-inflamatórios não corticosteroides causa fechamento do CA por inibição de prostaglandinas vasodilatadoras, redirecionando o fluxo sanguíneo e aumentando a resistência vascular pulmonar (RVP).
- Fatores Pulmonares: asfixia grave, que produz vasoconstrição pulmonar intensa potencializada pela acidose respiratória ou metabólica; síndromes aspirativas (sangue ou mecônio) por liberação de mediadores inflamatórios vasoconstritores; hérnia diafragmática; pneumonias virais e bacterianas: *Streptococus beta-hemolítico do grupo B* e bactérias gram-negativas; hipoplasia pulmonar, SDR associada à hipoxia prejudica o remodelamento dos vasos pulmonares; taquipneia transitória neonatal(TTN); enfisema lobar.
- Fatores Hematológicos: hematócrito elevado; perda sanguínea materno-fetal; descolamento da placenta, placenta prévia, perda aguda de sangue, policitemia.
- Fatores Cardiovasculares: hipotensão sistêmica; cardiopatias congênitas e choque.
- Outros Fatores: patologias do sistema nervoso central (SNC); doenças neuromusculares; distúrbios metabólicos: hipocalcemia, hipoglicemia e sepse.

Fisiopatologia

A circulação fetal é caracterizada por resistência vascular pulmona, e pressão arterial pulmonar elevadas, acompanhadas por patência de FO e CA. Os pulmões do feto recebem cerca de 13% do volume sistólico do ventrículo direito, o restante passa pelo CA, seguindo para a aorta descendente e, daí, une-se ao sangue proveniente do ventrículo esquerdo (VE), suprindo, em parte, o corpo fetal, e o restante segue para a placenta para ser oxigenado e depurado.

Ao nascimento, deve haver reversão fisiológica desta circulação. Com o clampeamento do cordão umbilical, o fluxo placentário cessa e a resistência sistêmica aumenta, ao mesmo tempo, com a primeira respiração, os alvéolos, que eram cheios de fluidos, tornam-se distendidos com gases, diminuindo a tensão superficial e causando a queda da RVP. Neste momento, as trocas gasosas são transferidas da placenta para o pulmão.

Com o aumento da resistência periférica e diminuição da RVP, o fluxo sanguíneo através do CA torna-se esquerdo – direito (E–D) –, resultando em hipoxemia e fechamento do CA que pode se completar nas primeiras 24 horas de vida. O aumento do retorno sanguíneo dos pulmões para a aurícula esquerda (AE) aumenta sua pressão em relação ao átrio direito (AD) e, consequentemente, ocorre o fechamento funcional do FO.

Outros fatores que contribuem para a diminuição da RVP na transição da circulação fetal são as substâncias vasoativas como adenosina, bradicinina, catecolaminas, acetilcolina, histamina, angiotensina, serotonina, prostaglandinas e óxido nítrico endógeno (NO). No final da gestação, ocorre predomínio da síntese de prostaglandinas vasodilatadoras (PGI$_2$), assim como liberação de fator relaxante derivado de endotélio, que é o óxido nítrico (NO).

Qualquer condição que impeça a transição da circulação fetal para neonatal resulta em HPPN, conforme descrito.

A HPPN pode ocorrer por má adaptação, ou seja, o número de artérias e a muscularização estão normais, mas houve interrupção da queda normal da RVP, por imaturidade ou por lesão aguda, sendo frequentemente associada à asfixia perinatal, sepse, SAM ou acidose.

Outro mecanismo que resulta em HPPN é a excessiva muscularização das artérias intra-acinares, que, no feto e no RN, não são muscularizadas. A hipoxia crônica intraútero pode causar o remodelamento e a hipertrofia da camada média muscular, assim como a exposição intraútero a salicilatos.

No subdesenvolvimento do leito vascular pulmonar, a principal causa de HPPN é a hipoplasia pulmonar e está associado a RN com hérnia diafragmática, oligodrâmnio e síndrome de Potter. Outra patologia descrita em RN com HPPN é a doença arterial pulmonar restritiva com limitação de fluxo encontrada em RN que não apresentam eventos antenatais que justifiquem a hipertensão, mas desenvolvem quadro exuberante de difícil tratamento. Sua análise histopatológica é caracterizada por número diminuído de pequenas artérias e capilares pulmonares, associado a alvéolos com septo e interstício alargados.

A Figura 51.15 mostra a circulação fetal de acordo com Aschner JL, Fike CD; 2008, na qual observa-se que o sangue oxigenado deixa a placenta através da veia umbilical retornando sangue venoso para a placenta via artérias umbilicais. Observam-se ainda os FO, CA e duto venoso que servem de passagem de sangue da veia umbilical para a aorta descendente.

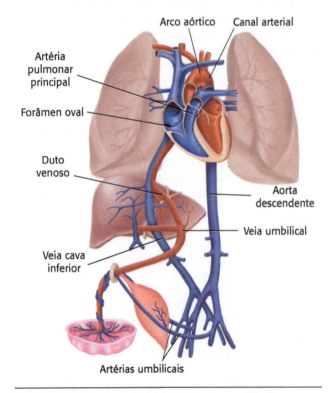

Figura 51.15 Circulação fetal (placenta e vasos umbilicais).
Fonte: Aschner JL, Fike CD. The Newborn Lung. Saunders. Philadelphia, 2008.

Diagnóstico

Quadro clínico

O RN com HPPN é, na maioria das vezes, de termo ou pós-termo com história de aspiração meconial ou asfixia perinatal. Apresenta-se com quadro de cianose acentuada e insuficiência respiratória progressiva, com piora ao choro ou à manipulação, e o grau da hipoxemia é desproporcional ao do desconforto respiratório.

O quadro respiratório pode estar acompanhado de sinais cardiovasculares como ictus visível, 2ª bulha isolada, hiperfonética e sopro sistólico característico de insuficiência tricúspide; nos casos graves, insuficiência cardíaca e choque podem estar presentes.

Quadro radiológico

O parênquima pulmonar pode ser normal, com trama vascular diminuída ou apresentar imagens características da doença associada como síndrome de aspiração meconial ou broncopneumonia. A área cardíaca pode ser normal ou levemente aumentada.

Exames auxiliares

a. PaO_2 pré e pós-ductal: verifica a presença de *shunt* através do canal arterial.

Colher uma amostra de sangue simultaneamente da artéria radial direita ou temporal (pré-ductal) e de alguma artéria dos membros inferiores ou umbilical (pós-ductal). Uma PaO_2 pré-ductal > 20 mmHg comparada com a pós-ductal é considerada significante para a presença de *shunt* através do canal arterial. Quando não se constata diferença entre a PaO_2 pré- e pós-ductal, a HHPN não pode ser afastada, pois pode estar ocorrendo *shunt* via forâmen oval.

b. teste de hiperóxia-hiperventilação: consiste em hiperventilar o RN com FiO_2 de 100% e frequência respiratória de 80 a 100 rpm durante 5 a 10 minutos, com o objetivo de diminuir a $PaCO_2$ para 15 a 20 mmHg, produzindo uma alcalose respiratória, vasodilatação pulmonar e melhora da oxigenação.

c. Ecocardiograma bidimensional com Doppler: avalia o grau de hipertensão pulmonar e a direção do *shunt*, assim como função ventricular e presença de anomalias cardíacas anatômicas.

d. Cateterismo cardíaco: com o surgimento do ecocardiograma com Doppler, o cateterismo ficou reservado para casos de cardiopatia congênita complexa.

$$IO = \frac{MAP \times FiO_2}{PaO_2}$$

Valores ≥ 40 prevê um índice de mortalidade de 80%.

Tratamento

Medidas gerais

- **Ambiente:** manter neutralidade térmica e minimizar a estimulação ambiental, considerando-se a labilidade destes RN.
- **Correção de distúrbios metabólicos:** hipoglicemia, hipocalcemia, hipomagnesemia etc.
- **Estabilização hemodinâmica:** manutenção da volemia e utilização de drogas vasoativas.
- **Normalização do volume sanguíneo:** reduzir o hematócrito nos casos de policitemia.

A anemia também deve ser evitada, pois prejudica o transporte de O_2. Procurar manter hematócrito acima de 35%.

- **Antibióticos:** devem ser utilizados quando se suspeita de quadro infeccioso associado.

Assistência ventilatória

Na HPPN, o objetivo da ventilação mecânica é diminuir a hipoxemia e a hipercapnia, diminuindo a RVP e aumentando o fluxo sanguíneo pulmonar.

A ventilação de alta frequência tem sido uma opção no tratamento da HPPN, pois permite utilizarem-se pequenos volumes correntes e frequências extremamente altas, diminuindo o risco de barotrauma.

- **Indicações:** RN com hipoplasia pulmonar, na SAM e na hérnia diafragmática.

Drogas vasodilatadoras

Algumas drogas vasodilatadoras têm sido utilizadas na tentativa de melhorar as trocas gasosas e diminuir a RVP, entre elas a prostaciclina, nitroprussiato, fentanyl. Nenhum desses agentes é vasodilatador pulmonar seletivo. A tolazolina é a droga mais utilizada, no entanto pode provocar hipotensão sistêmica significante, sangramento gastrointestinal, taquicardia e trombocitopenia. A dose recomendada é de 1 a 2 mg/kg via endovenosa (EV) infundida durante 10 minutos (dose de ataque), seguida de infusão contínua na dose de 1 a 2 mg/kg/hora.

No caso de hipotensão, usar expansores de volume e drogas vasoativas. Atualmente, utiliza-se a ventilação com óxido nítrico (ver a seguir).

Ventilação com Óxido Nítrico (NO)

O NO é um vasodilatador seletivo da circulação pulmonar, com praticamente nenhum efeito sobre a circulação sistêmica em razão de sua rápida ligação à hemoglobina reduzida e consequente desativação.

Parâmetros de indicação

- RN > ou 34 semanas de gestação; peso > ou = 1.500 g
- PO2 pós-ductal < ou = 55 mmHg em duas medidas consecutivas em ventilação mecânica com FiO_2 = 100%
- Índice de oxigenação (I.O.) > ou = 25 e/ou de acordo com o grau de hipertensão pulmonar (> 30 mmHg) avaliando-se caso a caso.

Monitorização

- **Dosagem da meta-hemoglobina:** deve ser feita a cada 24 horas e até 24 horas após suspensão do NO. Se os níveis subirem 5% a 7%, reduzir a concentração de N.O. à metade até que o nível caia abaixo de 5%. Suspender o N.O. caso suba acima de 7%. Valor normal = 1% a 2%.

Ecocardiograma com Doppler

ECMO (*extracorporeal membrane oxigenation*)

Prognóstico

O prognóstico está relacionado às causas da HPPN e ao grau de acometimento neurológico, considerando-se que muitos casos estão associados à asfixia perinatal.

Casos de hipoplasia pulmonar grave apresentam prognóstico reservado e altas taxas de mortalidade.

■ **BIBLIOGRAFIA CONSULTADA**

Aschner JL, Fike CD. New Developments in the pathogenesis and management of neonatal pulmonary hypertension. In: Bancalari E (ed); Polin RA (consulting ed.). The newborn lung: neonatology questions and controversies. Philadelphia: Saunders, 2008; p. 241-299.

Ceccon MEJR, Diniz EMA. Hipertensão pulmonar persistente neonatal. In: Carvalho WB, Diniz EMA, Ceccon MEJR, Krebs VLJ, Vaz FAC (eds.). Neonatologia. Barueri: Manole, 2020; p. 193-204. (Coleção Pediatria. Instituto da Criança HC-FMUSP/ eds Schvartsman BGS, Maluf Jr. PT).

Diniz EMA, Kernbichler EJ. Distúrbios respiratórios no recém-nascido. In: Gilio AE, Escobar AMU, Grisi S. Pediatria geral: neonatologia, pediatria clínica. Terapia intensiva. Hospital Universitário da Universidade de São Paulo. São Paulo: Atheneu, 2011; 742 p.

Diniz EMA, Vaz FAC, Carvalho WB. Síndrome de aspiração meconial. In: Carvalho WB, Diniz EMA, Ceccon MEJR, Krebs VLJ, Vaz FAC (eds.). Neonatologia. Barueri: Manole, 2020; p. 173-181. (Coleção Pediatria. Instituto da Criança HC-FMUSP/ eds Schvartsman BGS, Maluf Jr. PT).

Jobe AH. Surfactant: the basis for clinical treatment strategies. Bancalari E (ed.). Polin RA (consulting ed.). The newborn lung: neonatology questions and controversies. Philadelphia: Saunders, 2008; p. 73-98.

Miller TL, Shaffer TH, Greenspan JS. Neonatal pulmonary disorders. In: Walsh BK, Czervinske MP, Diblasi RM (eds). Perinatal and pediatric respiratory care. 3. ed. St.Louis: Missouri . 2010; p. 461-481.

51.7 Displasia Broncopulmonar

■ Marco Antonio Cianciarullo   ■ Edna Maria de Albuquerque Diniz

Introdução

A displasia broncopulmonar (DBP) é a complicação pulmonar mais frequente no recém-nascido (RN) pré-termo extremo, sendo uma das sequelas mais prevalentes e importantes da prematuridade. É a principal causa de doença pulmonar crônica em lactentes. É responsável pelo aumento do tempo de internação hospitalar com elevada morbidade e mortalidade.

Nos lactentes sobreviventes com DBP, está associada a hospitalizações frequentes e prolongadas, especialmente por doenças pulmonares. Estes pacientes apresentam também alterações no desenvolvimento psicomotor (DNPM), no crescimento ponderoestatural e comprometimento na função pulmonar ao longo da vida.

Socialmente, traz ônus na estrutura familiar e impacto negativo na saúde pública.

Avanços na neonatologia

Em 1990, a melhoria na assistência neonatal promoveu aumento da sobrevida de recém-nascidos com idade gestacional cada vez menor. Houve avanços no tratamento da síndrome do desconforto respiratório (SDR) com a descoberta do surfactante, e o uso de corticosteroides antenatais associado à abordagem mais conservadora na assistência respiratória resultou em que recém-nascidos entre 23 e 26 semanas de idade gestacional, ou seja 8 a 10 semanas mais jovem que os com DBP clássica descritas à época, sobrevivessem.

Porém, surgiu um novo tipo de padrão de lesão pulmonar e que trouxe implicações clínicas, patológicas e de definições, que se tornaram imprecisas e obsoletas.

Evolução das definições clínicas de DBP

Northway et al., 1967

A DBP foi descrita inicialmente por Northway et al., em 1967. Esses autores descreveram uma doença pulmonar crônica em 32 recém-nascidos pré-termo, com idade gestacional de 32 semanas (que embriologicamente corresponde ao período de alveolarização pulmonar), que desenvolveram SDR grave. Estes pacientes foram submetidos à ventilação mecânica prolongada e agressiva, com pressão inspiratória elevada e altas concentrações de oxigênio, acima de 80%.

Bancalari et al., 1979

Em 1979, Bancalari et al. definiram a DBP em RN submetidos à ventilação mecânica por 3 dias na 1ª semana de vida, mas nos quais persistiam os sintomas respiratórios com necessidade de oxigênio complementar para manter PaO_2 > 50 mmHg por pelo menos 28 dias de vida ou alterações clínicas e radiológicas características de RN pré-termo ventilados nas 2 primeiras semanas. Nesta definição, não se considerava a idade gestacional.

Shennan et al., 1988

Em 1988, Shennan et al. redefiniram a DBP. Incluíram a idade gestacional à definição de Bancalari, estabelecendo a DBP como aquela presente nos RN com dependência de oxigênio com idade gestacional pós-concepção (IGPc) de 36 semanas e alterações clínicas e radiológicas em recém-nascidos que necessitaram de ventilação mecânica nos primeiros dias de vida, independentemente do número de dias em ventilação mecânica.

Jobe HA e Bancalari E, 2001

Reunião do Consenso do NICHD (United States National Institute of Child Health and Human Development)

Em 2001, Jobe HA e Bancalari E publicaram o consenso sobre DBP em que modificaram as definições preexistentes de requerimento de oxigênio e propuseram um novo critério para diagnóstico e gravidade da DBP, que incluía idade gestacional e gravidade da doença. É a definição atual (Quadro 51.10). Deste consenso, saíram a estratificação quanto à idade gestacional (IG < 32 semanas ou IG ≥ 32 semanas) e a classificação de gravidade da DBP (leve, moderada ou grave).

Os autores recomendaram também a substituição do termo "doença pulmonar crônica da infância" por "displasia broncopulmonar" em razão do caráter distinto quanto a outras pneumopatias crônicas da infância.

Definição atual de displasia broncopulmonar

É definida como a dependência de oxigênio aos 28 dias de vida, ou seja, a necessidade de tratamento com FiO_2 superior a 21%. Estes recém-nascidos são estratificados em dois grupos, com idade gestacional inferior a 32 semanas ou igual ou superior a 32 semanas. E são avaliados:

- No primeiro grupo (IG < 32 semanas), quando atingirem a idade gestacional corrigida de 36 semanas ou à alta hospitalar (o que vier primeiro).

- No segundo grupo (IG ≥ 32 semanas) no 28º ao 56º de vida pós-natal ou à alta hospitalar (o que vier primeiro), conforme descrito no Quadro 51.10.

Quadro 51.10 Diagnóstico, estratificação quanto à idade gestacional e classificação de DBP.

Diagnóstico	Tratamento com O2 > 21% por pelo menos 28 dias
Estratificação	Idade gestacional (nascimento)
	< 32 semanas / ≥ 32 semanas
Quando avaliar?	36 semanas de IGc ou alta hospitalar (o que vier primeiro) / 28 a 55 dias de vida ou alta hospitalar (o que vier primeiro)
DBP leve	Respiração em ar ambiente
DBP moderada	Necessidade de FiO_2 < 30%
DBP grave	Necessidade de FiO_2 > 30% e/ou VNI/VM

FiO_2: fração inspirada de oxigênio; IG: idade gestacional; VNI: ventilação não invasiva; VM: ventilação mecânica.

Fonte: Adaptado de Jobe H, Bancalari E. Am J Respir Crit Care Med. 2001;163:1723-9.

Charafeddine et al.

Em 1999, Charafeddine et al. descrevem uma displasia broncopulmonar atípica, caracterizada por uma DBP de desenvolvimento. São recém-nascidos pré-termos que apresentam desconforto respiratório agudo, mas que passam por período assintomático; porém, até no mínimo 28 dias de vida, necessitam de oxigênio suplementar. São recém-nascidos que não desenvolvem SDR, mas desenvolvem DBP, por indução de infecção neonatal.

No estudo de Charafeddine et al., envolvendo 232 RN com peso de nascimento inferior a 1.251 g, 177 sobreviveram aos 28 dias de vida. Destes, 27 (15%) apresentaram DBP atípica, sendo que 4% não apresentaram SDR e 11% se recuperaram da SDR. Estes últimos permaneceram 72 horas em ar ambiente e, posteriormente, requereram oxigênio até 28 dias de vida e apresentaram alterações radiológicas.

Makhoul IR

Em 2002, Makhoul propôs os termos "pneumopatia crônica da prematuridade" e "doença pulmonar crônica da prematuridade". A proposta deste autor é a omissão do termo "bronco", enfatizando a cronicidade e a prematuridade. A explicação seria que, enquanto na velha DBP (clássica), a principal lesão pulmonar era a metaplasia escamosa das vias aéreas, com fibrose peribrônquica e septal alveolares e mudanças vasculares hipertensivas, n nova DBP, o que se observa é uma hipoplasia alveolar, fibrose sacular e mínima lesão da via aérea. Portanto, a lesão pulmonar é distal e a lesão brônquica, mínima.

NICHD – Workshop sobre DBP

Em 2018, Higgins et al. publicaram uma revisão da definição da DBP. Removeram o requisito de 28 dias de oxigenoterapia antes de 36 semanas de idade gestacional corrigida, adicionaram um quesito de confirmação radiológica da doença pulmonar parenquimatosa e utilizaram uma classificação de gravidade de I – III que incorporou novos modos de ventilação não invasiva (Quadro 51.11).

Jensen et al.

Em 2019, Jensen et al. propuseram a modificação da definição do workshop NICHD e usar a pressão positiva em vez de oxigênio suplementar para classificar a gravidade da DBP em idade gestacional corrigida de 36 semanas (Quadro 51.12).

Quadro 51.11 Classificação de gravidade de displasia broncopulmonar.

Graus	IPPV invasivo	CPAP, NIPPV ou cânula > 3 L/min	Fluxo de cânula nasal de 1 a < 3 L/min	Hood O_2	Fluxo de cânula nasal de < 1 L/min
I	-	21%	22% – 29%	22% – 29%	22% – 70%
II	21%	22% – 29%	≥ 30%	≥ 30%	> 70%
III	> 21%	≥ 30%			
IIIA	A morte precoce (entre 14 dias pós-natal e 36 semanas) decorrente de doença pulmonar parenquimatosa persistente e insuficiência respiratória que não podem ser atribuídas a outras morbidades (ECN, HIV, sepse etc).				

CPAP: pressão positiva contínua nas vias aéreas; IPPV: ventilação com pressão positiva intermitente; NIPPV: ventilação não invasiva por pressão positiva.

Fonte: Higgins RD, et al. J Pediatr. 2018;197:300-308.

Quadro 51.12 Classificação da DBP de acordo com a utilização de suporte ventilatório com pressão positiva.

Graus	Suplemento de O_2 ou O_2 e suporte respiratório às 36 semanas de IGPc
Sem DBP	Sem suporte ventilatório
I	Cânula nasal < 2 L/min
II	Cânula nasal > 2 L/min ou pressão positiva não invasiva das vias aéreas
III	Ventilação mecânica invasiva

Fonte: Adaptado de Jensen EA, et al. Am J Respir Crit Care Med. 2019;200(6):751-759.

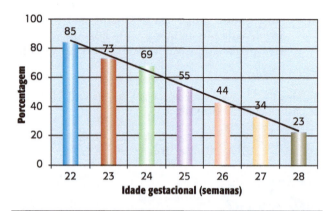

Gráfico 51.1 Incidência de DBP de acordo com a Idade gestacional.
Fonte: Adaptado de Stoll BJ, et al. Pediatrics. 2010;126: 443-56.

Epidemiologia

A incidência da DBP varia muito entre as diversas instituições, a qual pode refletir fatores de risco neonatal, práticas rotineiras nos berçários e diferenças nas definições clínicas de DBP.

Segundo Walsh et al., em 2006, varia de acordo com o peso de nascimento. Recém-nascidos com peso inferior a 1.250 gramas representam 97% dos casos de DBP.

Stoll et al., em 2010, em estudo envolvendo 9.575 recém-nascidos com idade gestacional variando de 22 a 28 semanas e peso de nascimento de 401 a 1.500 gramas, no período de estudo de 01 de janeiro de 2003 a 31 de dezembro de 2007, observaram que, quanto menor a idade gestacional, maior a incidência de DBP, como mostra o Gráfico 51.1.

Stoll et al., em 2015, analisando o período de 1993 a 2012, relataram que aproximadamente 40% dos recém-nascidos de extremo baixo peso (peso de nascimento < 1.000 g) desenvolvem DBP.

Diferentemente de outras morbidades que complicam a prematuridade grave, a incidência de DBP não diminuiu, de acordo com os dados da NICHD, no período de 20 anos.

A DBP continua sendo um problema persistente, em parte porque os avanços na assistência neonatal melhoram os resultados e a sobrevivência de recém-nascidos cada vez menores, que desenvolvem mais frequentemente esta doença, e a medida que a sobrevida aumenta, pode-se prever que a DBP também aumentará.

Desenvolvimento pulmonar

O desenvolvimento pulmonar inclui os estágios embrionário, pseudoglandular, canalicular, sacular e alveolar. O nascimento de pré-termo extremos, que estão nas fases canalicular e sacular do desenvolvimento pulmonar, impõe a interrupção desse desenvolvimento, com comprometimento da morfogênese da ramificação (Figura 51.16).

Essa morfogênese é orquestrada por rede de fatores de crescimento e pela matriz extracelular. Dentro dos fatores de crescimento, há:

- TGF-β (fator de crescimento transformador-β);
- VEGF (fator de crescimento endotelial vascular);
- PDGF (fator de crescimento derivado da plaqueta);
- CTGF (fator de crescimento do tecido conectivo).

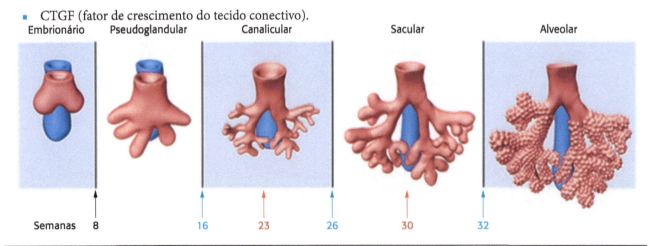

Figura 51.16 Fases do desenvolvimento pulmonar.

Fonte: Adaptada de Beauchemin KL, Wells JM, Kho AT, et al. Temporal dynamics of the developing lung transcriptome in three common inbred strains of laboratory mice reveals multiple stages of postnatal alveolar development. Peer J. 2016;1-33.

Pela matriz extracelular, hás:
- Metaloproteinases (MMP);
- Inibidor tissular das metaloproteinases (TIMP).

Os fatores de crescimento e a matriz extracelular que promovem o desenvolvimento, a lesão e a reparação sofrem influências dos fatores de risco para a DBP, como ventilação pulmonar prolongada, altas concentrações de oxigênio, corioamnionite e sepse neonata,l comprometendo, em última análise, a alveolarização (incluindo a menor septação) e a vascularização (Figura 51.17).

Fase embrionária

Compreende o início da formação dos pulmões entre a 4ª e a 7ª semanas. Nessa etapa, surge o divertículo respiratório, formando os segmentos broncopulmonares com início do preenchimento das cavidades pleurais.

Fase pseudoglandular

Período que compreende a 8ª e a 16ª semanas, quando ocorre o crescimento e do desenvolvimento do sistema de ductos e a formação das porções terminais. As estruturas histológicas formadas lembram a de uma glândula exócrina (Figura 51.18).

Todos os principais elementos do pulmão já se formaram, exceto os envolvidos nas trocas respiratórias.

A respiração não é possível. Os fetos que nascem durante este período são incapazes de sobreviver.

Fase canalicular

Nesta etapa do desenvolvimento pulmonar, que vai da 17ª até a 26ª semana, ocorrem a formação dos bronquíolos respiratórios e a proliferação de vasos sanguíneos. A luz dos brônquios e os bronquíolos terminais tornam-se maiores e o tecido pulmonar fica altamente vascularizado.

Com 24ª semanas, cada bronquíolo terminal dá origem a dois ou mais bronquíolos respiratórios e cada um se divide em três a seis passagens tubulares – os ductos alveolares.

Ao final deste período, a respiração é possível porque alguns sacos terminais de paredes delgadas são alvéolos primitivos que se desenvolveram nas extremidades dos bronquíolos respiratórios e o tecido pulmonar é bastante vascularizado.

Fetos nascidos ao final deste período podem sobreviver se receberem cuidados intensivos, pois este tecido pulmonar já permite realizar trocas gasosas em caso de nascimento prematuro (Figura 51.19).

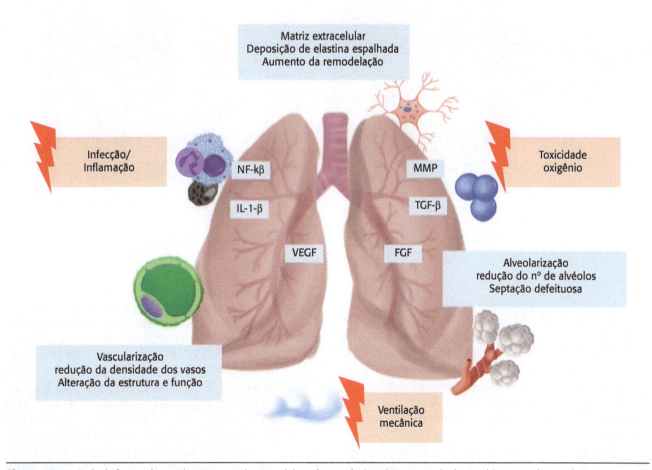

Figura 51.17 Rede de fatores de crescimento e matriz extracelular × fatores de risco interrupção do desenvolvimento pulmonar, lesão e reparação.

Fonte: Adaptada de Hilgendorff A, Niedermaier S. Bronchopulomnary dysplasia – an overview about pathophysiologic concepts. Molecular and Cellular. Pediatrics. 2015;2:2.

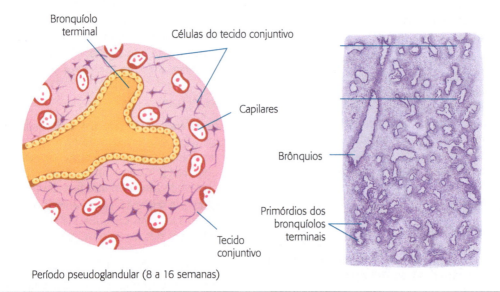

Figura 51.18 Fase pseudoglandular (8ª a 16ª semana).

Fonte: Moore KL, Persaud TVN. Sistema Respiratório. In: Embriologia básica. Moore KL, Persaude TVN. 5. ed. Rio de Janeiro: Guanabara Koogan. 2005; Cap.12; p. 210-221.

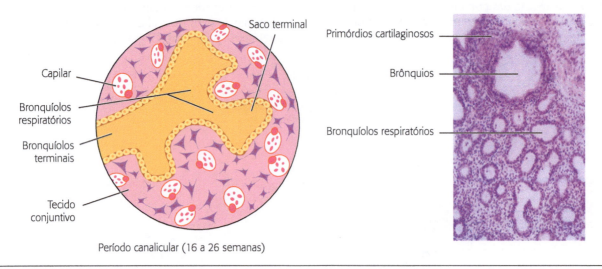

Figura 51.19 Fase canalicular (16ª a 26ª semana).

Fonte: Adaptada de Moore KL, Persaud TVN. Sistema respiratório. In: Embriologia básica. Moore KL, Persaude TVN. 5. ed. Rio de Janeiro: Guanabara Koogan. 2005; Cap.12; p. 210-221.

Fase sacular

A fase sacular do desenvolvimento pulmonar ocorre da 27ª até a 36ª semanas. Há grande proliferação celular formando mais alvéolos primitivos e suas células epiteliais cada vez mais delgada e mais vascularizado.

O contato direto entre as células epiteliais e endoteliais estabelece-se pela barreira hematoaérea, que permite a troca adequada de gases para a sobrevivência do feto, neste período.

O brotamento dos alvéolos ocorre a partir dos bronquíolos respiratórios com a diferenciação do epitélio de revestimento em dois tipos celulares: pneumócitos tipo 1 e tipo 2.

- Os pneumócitos tipo 1 ou células secretoras do tipo 1 com núcleos densamente corados e achatadas, sempre separadas umas das outras são células dotadas de microvilos em alguns pontos da superfície e são responsáveis pela função de realizar as trocas gasosas.
- Os pneumócitos 2 ou células epiteliais secretoras do tipo 2 aparecem ao final da gestação, têm núcleo maior e mais vesiculoso, com presença de microvilos na superfície lisa. Sua função é secretar substância surfactante para facilitar a expansão pulmonar durante o processo respiratório (Figura 51.20).

DISTÚRBIOS RESPIRATÓRIOS 851

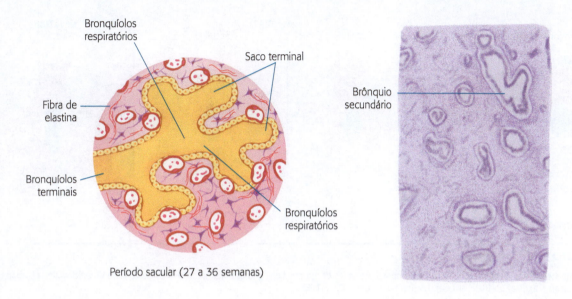

Figura 51.20 Fase sacular (27ª a 36ª semana).

Fonte: Moore KL, Persaud TVN. Sistema respiratório. In: Embriologia básica. Moore KL, Persaude TVN. 5. ed. Rio de Janeiro: Guanabara Koogan. 2005; Cap.12; p. 210-221.

Fase alveolar

A fase alveolar do desenvolvimento pulmonar ocorre a partir da 32ª semana até a infância.

Os alvéolos são estruturas que já estão presentes na 32ª semana.

O revestimento dos sacos terminais se adelgaça, tornando-se uma camada epitelial bem fina, que, junto aos capilares, formará a membrana alveolocapilar, que permite a troca de gases (Figura 51.21).

Velha e nova displasias broncopulmonares

Os termos "velha broncodisplasia pulmonar" (ou "clássica broncodisplasia pulmonar") e "nova broncodisplasia pulmonar" basicamente se submetem a uma relação temporal quanto aos danos nas vias aéreas e parenquimatosas (Figura 51.22). São dois danos morfológicos diferentes decorrentes das combinações variáveis de fatores capazes de lesar pulmões com maturidades diferentes.

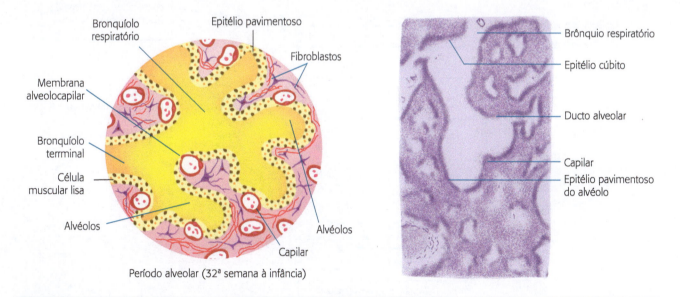

Figura 51.21 Fase alveolar (32ª semana à infância).

Fonte: Moore KL, Persaud TVN. Sistema respiratório. In: Embriologia básica. Moore KL, Persaude TVN. 5. ed. Rio de Janeiro: Guanabara Koogan. 2005; Cap.12; p. 210-221.

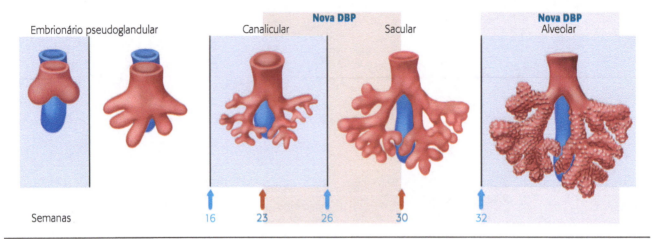

Figura 51.22 Relação temporal – DBP clássica × Nova DBP.

Fonte: Beauchemin KL, Wells JM, Kho AT, et al. Temporal dynamics of the developing lung transcriptome in three common inbred strains of laboratory mice reveals multiple stages of postnatal alveolar development. Peer J. 2016;1-33.

A velha DBP foi descrita, por Northway, em 1967. Ele observou recém-nascidos com idade gestacional superior a 32 semanas (fase de alveolarização no desenvolvimento pulmonar), em uma época pré-surfactante (o surfactante inicia-se em 1980), com síndrome de desconforto respiratório grave, submetidos à ventilação mecânica agressiva, com alta concentração de oxigênio e pressões inspiratórias elevadas e tempo prolongado por insuficiência respiratória grave.

As lesões encontradas na BDP velha foram de alterações na arquitetura pulmonar secundária à ventilação mecânica pulmonar e a altas concentrações de oxigênio. Apresentaram-se de forma heterogênea, com processo inflamatório significativo, com lesão grave do epitélio das grandes vias aéreas, com áreas de atelectasias contrastando com hiperdistensão e a musculatura lisa das vias aéreas com hiperplasia (Figura 51.23).

A nova DBP foi descrita por Jobe, em 1999. Foram recém-nascidos com idade gestacional entre 23 e 30 semanas (na fase canalicular e sacular do desenvolvimento pulmonar), em uma época pós-surfactante e com uso de corticosteroide antenatal. Apresentaram síndrome de desconforto respiratório leve a moderada e foram submetidos a suporte ventilatório não invasivo; porém, quando invasivo, utilizou-se uma ventilação mecânica pulmonar mais gentil, com baixa concentração de oxigênio, pressões inspiratórias menores e tempo menor de ventilação mecânica pulmonar, esta última indicada provavelmente por apneia ou imaturidade pulmonar.

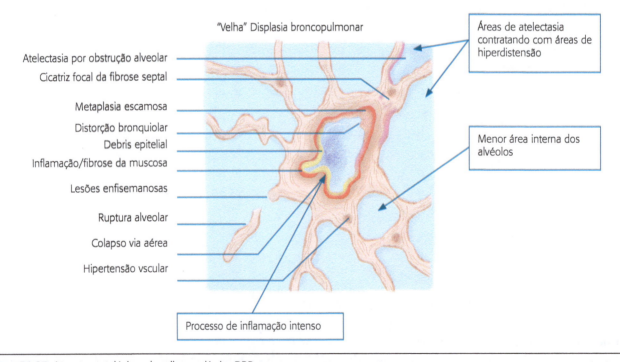

Figura 51.23 Aspectos patológicos da velha ou clássica DBP.

Fonte: Baraldi E, Filippone M. N Engl. J. Med. 2007; 357:1946-55.

As lesões encontradas na nova BDP se apresentaram como alterações na arquitetura pulmonar secundárias à interrupção do desenvolvimento normal do pulmão e, por isso, apresentaram-se de forma homogênea. Há menor septação e hipoplasia pulmonar, há menor número de alvéolos e menor área de troca gasosa. O processo inflamatório e de fibrose é menos proeminente e as lesões do epitélio das vias aéreas são variáveis. A musculatura lisa das vias aéreas apresenta hiperplasia (Figura 51.24).

A redução no risco e da gravidade da DBP tem sido atribuída à terapêutica antenatal com corticosteroide, uso de surfactante exógeno e ventilação pulmonar menos agressiva, resultando em padrões de lesão pulmonar moderados referidos como a "nova" DBP.

Bases moleculares na patogênese da nova DBP

O desenvolvimento pulmonar fetal, na morfogênese de sua ramificação, é orquestrado por rede de fatores de crescimento e pela matriz extracelular.

Entre os fatores de crescimento, há:
- TGF-β (fator de crescimento transformador-β);
- VEGF (fator de crescimento endotelial vascular);
- PDGF (fator de crescimento derivado da plaqueta);
- CTGF (fator de crescimento do tecido conectivo).

Pela matriz extracelular, há:
- Metaloproteinases (MMP);
- Inibidor tissular das metaloproteinases (TIMP).

TGF-β

Modula a morfogênese e a reparação dos tecidos. É produzida por macrófagos e atua sobre os fibroblastos. Tem como ação a inibição da síntese de proteases e o aumento da síntese de antiprotease, promovendo aumento na rede de fibrose.

O aumento da TFG-β sinaliza lesão pulmonar neonatal e DBP, promovendo descontrole da morfogênese e reparo desequilibrado.

O aumento de TFG-β associado à corioamnionite promove síntese desregulada de elastase pulmonar e interrupção do desenvolvimento do alvéolo, resultando em aumento da incidência de DBP e da necessidade de oxigênio.

O aumento de TFG-β associado à elevada concentração de oxigênio também aumenta a expressão de lisil-oxidase aberrante, impedindo a remodelagem da matriz para a alveolarização.

O aumento de TFG-β associado à ventilação mecânica pulmonar prolongada promove síntese desregulada da elastase pulmonar e interrupção do desenvolvimento do alvéolo.

VEGF

Modula a formação e reparação dos vasos pulmonares. Medeia a angiogênese, atuando na diferenciação das células epiteliais tipo II e influenciando a produção de surfactante. Estimula a neovascularização na extremidade das vias aéreas ramificadas.

Baixa concentração de VEGF é encontrada em recém-nascidos que desenvolvem DBP. Há redução do volume capilar pulmonar e alveolarização prejudicada.

Altas concentrações de oxigênio, ventilação mecânica pulmonar e endotoxina são situações que contribuem para a diminuição da concentração de VEGF.

PDGF

É o mais importante regulador da diferenciação do miofibroblasto. É responsável por promover a septação secundária alveolar e deposição de fibras de elastina (Figura 51.25).

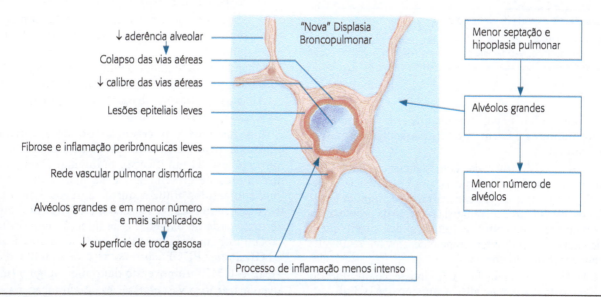

Figura 51.24 Aspectos patológicos da nova DBP.
Fonte: Adaptada de Baraldi E, Filippone M. N Engl. J. Med. 2007; 357:1946-55.

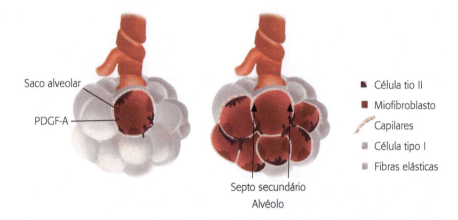

Figura 51.25 Ação de PDGF na promoção da septação secundária do alvéolo e deposição de fibras de elastina.

Fonte: Shu WU. Molecular bases for lund development, injury, and repair. In: The newborn lung neonatology and controverses. Edited by Bancalan E. Consulting editor Polin RA. 2. ed. Philadelphia: Elsevier Saunder. 2012; p. 3-27.

A precoce anulação da PDGF promove a falência da alveolarização (Figura 51.26).

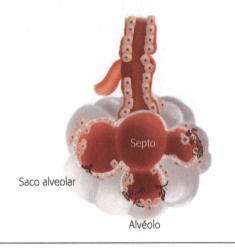

Figura 51.26 Falência da alveolarização.

Fonte: Shu WU. Molecular bases for lund development, injury, and repair. In: The newborn lung neonatology and controverses. Edited by Bancalan E. Consulting editor Polin RA. 2. ed. Philadelphia: Elsevier Saunder. 2012; p. 3-27.

CTGF

Desempenha papel importante no desenvolvimento pulmonar. É uma proteína associada à matriz multimodular.

Ratos CTGF$^{-/-}$, ou seja, com deficiência de CTGF, morrem logo após o nascimento com insuficiência respiratória, malformações em caixa torácica e pulmões hipoplásicos. Esses fatos ocorrem pela redução da proliferação e pelo aumento da apoptose celular, o que sugere que a deficiência de CTGF interrompe o desenvolvimento pulmonar embrionário normal.

CTGF é um mediador a jusante e coativador do TGF-β. Portanto, potencializa o aumento de TGF-β.

Em relação ao VEGF, o CTGF inibe a sua atividade (VEGF).

Oxigênio e ventilação mecânica pulmonar promovem aumento de CTGF.

O aumento do CTGF, com incremento de TGF-β e a diminuição de VEGF, colabora para menor alveolarização e menor vascularização pulmonar, exacerbando o desenvolvimento da DBP.

Matriz extracelular (MEC)

Funciona como base para o desenvolvimento alveolar e vascular. Anormalidades na renovação da MEC pulmonar associadas à organização estrutural prejudicada favorecem o desenvolvimento da DBP. Na MEC, encontramos metaloproteinases (MMP) e inibidores dos tecidos específicos de metaloproteinases.

- Metaloproteinases (MMP)

  São endoproteinases que ajudam na remodelagem e na degradação da matriz extracelular e da membrana basal.

- Inibidores dos tecidos específicos de metaloproteinases (TIMP)

  São as proteínas que inibem as metaloproteinases, promovendo equilíbrio na formação do tecido pulmonar.

Quando há desequilíbrio entre TIMP e MMP, lesões pulmonares neonatais favorecem o aparecimento de DBP.

Altas concentrações de oxigênio causam aumento da expressão pulmonar de MMP.

Em resumo, a interrupção do desenvolvimento pulmonar pelo nascimento prematuro compromete a morfogênese da ramificação pulmonar. Há alterações dos fatores de crescimento e da matriz extracelular, que, submetidos ainda a outros agravos, como aqueles decorrentes de ventilação mecânica prolongada, de toxicidade do oxigênio e de infecção e/ou inflamação, culminam por diminuir VEGF, aumentar TGF-β e CTGF, anular PDGF e promover o desequilíbrio entre MMP e TIMP, promovendo dano morfológico (menor alveolarização e vascularização) e alteração na reparação (aumento da fibrose e remodelação vascular), como se observa na Figura 51.27.

DISTÚRBIOS RESPIRATÓRIOS **855**

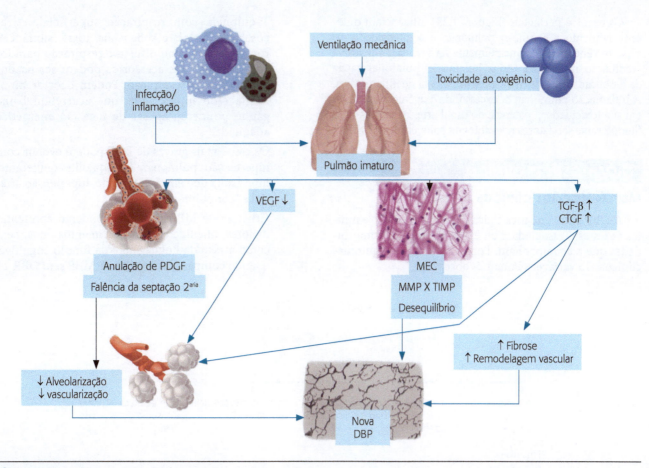

Figura 51.27 Patogênese molecular da nova BDP.
Fonte: Desenvolvido pela autoria.

Eventos perinatais e suas influências no desenvolvimento e na função pulmonar

Uma visão global do desenvolvimento pulmonar e os eventos perinatais estão mostrados na Figura 51.28.

Etiopatogenia da DBP e suas comorbidades

O mecanismo etiopatogênico proposto para o desenvolvimento da DBP é mostrado na Figura 51.29.

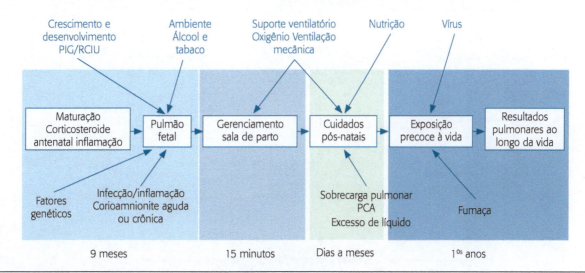

Figura 51.28 Eventos perinatais e suas influencias no desenvolvimento e da função do pulmão.

Fonte: Modificada de Jobe AH, et al. Perinatal events and their influence on lung development and function. In: The newborn lung: neonatology and controversies. Edited by Bancalari E. Polin RA (consulting ed.). 2. ed. Elsevier Saunders.

Os eventos perinatais (Figura 51.28) influenciam o desenvolvimento e a função pulmonar, e a intensidade no suporte ventilatório, principalmente na ventilação invasiva (ventilação mecânica), induz inflamação pulmonar capaz de desencadear todos os eventos da cascata de inflamatória. A inflamação pulmonar, o "excesso" de oxigênio resultando em sua toxicidade, a patência do canal arterial e excesso de fluidoterapia são fatores relevantes na patogênese da DBP.

Diagnóstico clínico

Manifestações clínicas

A DBP é uma doença típica da prematuridade e muitas vezes está associada e/ou exacerbada pelas comorbidades que a acompanham. Por isso, os sinais e sintomas clínicos são variáveis. Podemos observar:

- Taquipneia com respiração superficial, retrações intercostais e subcostais, tosse, sibilância, roncos esparsos ou difusos e respiração paradoxal. Os músculos acessórios podem ser usados no auxílio da respiração. Podem ocorrer hipoxemia e/ou hipercapnia, que acarretam baixo ganho ponderal, apesar de ingestão energética adequada.
- Os casos mais graves de DBP podem evoluir com hipertensão pulmonar, bronquiolite obliterante, hipertrofia do ventrículo direito, hipertensão arterial e "cor pulmonale".
- Crianças de MBP com DBP poderão apresentar maiores dificuldades nos movimentos finos, bem como atraso da linguagem e da função cognitiva, quando comparadas àquelas de MBP sem DBP.

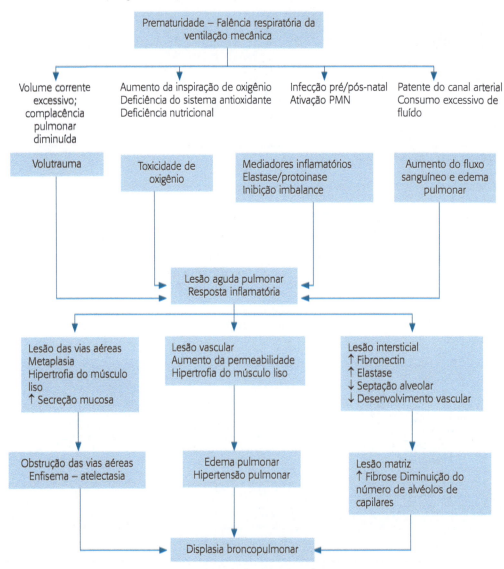

Figura 51.29 Etiopatogenia da displasia broncopulmonar.
Fonte: Adaptada de Sosenko IRS & Bancalari E. In: The newborn lung. Philadelphia: Saunders, 2008.

Radiológico

A velha BDP tem sido um evento raro, principalmente pelos avanços da neonatologia (surfactante exógeno, corticosteroide antenatal, suporte ventilatório não invasivo). Mas, nos recém-nascidos pré-termo moderados (idade gestacional de 32 a 33/6/7), em um contexto, por exemplo, de sepse neonatal precoce grave com necessidade de ventilação mecânica prolongada, com FiO_2 elevada, abertura de canal arterial ou submetidos a hiper-hidratação, podem evoluir com DBP velha. Neste aspecto, as alterações radiológicas seguem as descritas por Northway et al. (1967), classificadas em quatro estágios:

- **Estágio I:** ocorre na 1ª semana, semelhante à doença de membranas hialinas ou SDR, com infiltrado reticulogranular difuso e broncograma aéreos.
- **Estágio II:** edema pulmonar difuso, atelectasias e pequenas áreas enfisematosas.
- **Estágio III:** enfisema multifocal e áreas densas.
- **Estágio IV:** aspecto de "favo de mel", enfisema considerável, hiperinsuflação e cardiomegalia variável.

A nova DBP, que é a mais frequente, pode apresentar:

- **Forma leve:** caracterizadas por linhas de líquido (edema intersticial), com insuflação normal ou leve hiperinsuflação.
- **Formas graves:** há hiperinsuflação acentuada com linhas de opacificação densas que representam fibrose, atelectasias e fissuras pleurais. Pode haver regiões de enfisema alternadas com áreas de atelectasia. Apesar de os pulmões estarem globalmente envolvidos, a aparência radiológica não é uniforme.

Função pulmonar

A função pulmonar das crianças que tiveram DBP permanece alterada ao longo da vida.

A espirometria mostra padrão obstrutivo importante, com via aérea hiperresponsiva. Essas crianças talvez sejam mais susceptíveis à doença pulmonar obstrutiva crônica (DPOC0 na vida adulta. Porém, há necessidade de mais estudos, principalmente com referência à nova DBP.

O Gráfico 51.2 mostra o volume expiratório máximo no 1º minuto (FEV_1) em pacientes sadios e em pacientes sobreviventes com broncodisplasia pulmonar. Esses pacientes broncodisplásicos tiveram como fatores de risco a imaturidade pulmonar, a suplementação prolongada de oxigênio, a ventilação mecânica, infecção e o canal arterial patente.

A função pulmonar, refletida pelo FEV_1, normalmente aumenta para um valor máximo no início da vida adulta, permanece estável por alguns anos e, em seguida, decresce (cerca de 30 mL/ano) até a senescência, mas nunca atinge os valores dos pacientes com DBP.

A função pulmonar, refletida pelo FEV_1 nos sobreviventes com DBP, aumenta também, porém nunca superior a 80% e, em seguida, sofre um declínio que aparentemente segue em paralelo a curva dos pacientes saudáveis.

Em relação aos fumantes, há declínio acentuado nos dois grupos, porém mais precoce nos pacientes com DBP.

Prevenção e intervenções precoces da DBP

A estratégia mais eficaz para prevenir a DBP é evitar o nascimento prematuro extremo. No entanto, se o nascimento prematuro for inevitável, deve-se dar atenção às intervenções maternas e pós-natais precoces que possam diminuir o risco ou a gravidade da DBP em recém-nascidos extremamente prematuros.

Para realmente "prevenir" a DBP, as intervenções devem ocorrer no período pré-natal, ou em um curto

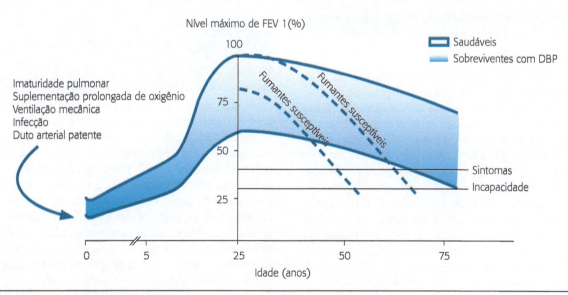

Gráfico 51.2 Modelo teórico das mudanças de FEV1 em pacientes com DBP de acordo com a idade.
Fonte: Baraldi E, Filippone M. Chronic lung disease after premature birth. N Engl J Med. 2007; 357:1946-55.

período após o nascimento (p. ex., 7 dias). A corticosteroideterapia antenatal pode melhorar a maturidade pulmonar e reduzir a mortalidade e as complicações neonatais.

Tem sido relatado que a corticosteroideterapia antenatal diminui as taxas de mortalidade em recém-nascidos de 23 a 25 semanas de idade gestacional; no entanto, os sobreviventes apresentam maiores taxas de DBP.

A restrição de crescimento intrauterino é outro importante fator de risco para DBP. A prevenção da restrição do crescimento intrauterino pode ser um caminho para diminuir a taxa de DBP.

Entre as intervenções para prevenir a DBP em sala de parto e início da vida, incluem-se clampeamento tardio do cordão umbilical, técnicas menos invasivas de administração de surfactante, abordagens de suporte ventilatório gentis, incluindo insuflação sustentada, pressão expiratória final positiva e uso de monitores de função respiratória para orientar os cuidados período pós-natal imediato. Monitores de função respiratória podem incluir medições de pressão, fluxo e volume. A melhor estratégia para o suporte respiratório dependerá do estágio de desenvolvimento pulmonar e o grau de lesão pulmonar (SDR, infecção, hipoplasia e outras doenças pulmonares) e é de caráter individualizado. Os recém-nascidos desenvolvem com menor frequência a DBP quando não são submetidos à intubação e a suporte ventilatório invasivos durante a internação na UTIN.

As infecções pós-natais também aumentam o risco de desenvolver DBP. Por um lado, recém-nascidos com sepse neonatal tardia normalmente cursam com duração maior na ventilação mecânica e, portanto, têm maior probabilidade de desenvolver DBP. Por outro lado, a diminuição de infecções e do número de dias de ventilação mecânica pulmonar pode diminuir as taxas de BPD.

Estratégias preventivas

Corticosteroide antenatal

O corticosteroide antenatal em gestantes de risco de parto prematuro (idade gestacional entre 24 e 34 semanas) utilizando betametasona na dosagem de 12 mg, intramuscular (IM) com duas doses a cada 24 horas ou dexametasona na dosagem de 6 mg, IM, com quatro doses com intervalo de 12 horas, é suficiente para promover o amadurecimento dos pneumócitos tipo 2. Existe consenso literário sobre esse amadurecimento pulmonar.

O corticosteroide antenatal diminui a incidência de SDR em 50%, o que resulta em menor necessidade de ventilação mecânica pulmonar e menor necessidade de oxigênio, dois importantes fatores de risco para DBP. No entanto, não houve queda da incidência de DBP. Porém, houve queda da mortalidade e da hemorragia intracraniana grave.

Os efeitos do corticosteroide antenatal no pulmão fetal estão descritos no Quadro 51.13.

Quadro 51.13 Efeitos do corticosteroide antenatal no pulmão fetal.

Anatômicos e bioquímicos
Afina o mesênquima das estruturas alveolares capilares
Aumenta o volume gasoso nos estágios sacular e alveolar
Diminui a septação alveolar
Aumenta as enzimas antioxidantes
Aumenta a produção de surfactante
Fisiológicos
Aumenta a complacência pulmonar
Diminui a permeabilidade epitelial
Protege o pulmão do prematuro da lesão na reanimação
Interação com surfactante exógeno
Melhora as respostas ao tratamento com surfactante exógeno
Melhora a curva-resposta da dose do surfactante exógeno
Diminui a inativação do surfactante
Epidemiologia
Diminui a incidência de síndrome do desconforto respiratório
Diminui a mortalidade
Diminui a incidência de hemorragia intracraniana grave
Não afeta a incidência de displasia broncopulmonar

Fonte: Jobe, AH, et al. Perinatal events and their influence on lung development and function. In: The newborn lung: neonatology and controversies. Edited by Bancalari E. Polin RA (consulting ed.). 2. ed. Philadelphia: Elsevier Saunders, 2008.

Porém, o uso de corticosteroide antenatal tem também efeito deletério para o pulmão, pois inibe o desenvolvimento pulmonar, promove a simplificação alveolar, o que favorece o aumento da susceptibilidade a lesões por outros estímulos, como a ventilação mecânica.

Corioamnionite como o pulmão fetal é exposto à inflamação/infecção

A ideia de que a corioamnionite pudesse desenvolver a DBP consiste na hipótese segundo a qual o processo inflamatório aumentaria mediadores inflamatórios (interleucinas-6 (IL), 1 e 8) no líquido amniótico e, a partir daí, desenvolver-se-ia a DBP. Hartling *et al.*, 2012, em revisão sistemática e metanálise sobre corioamnionite como fator de risco para DBP, mostraram alguma associação. Porém, o estudo apresentava muitas variáveis, muitos vieses: desenhos de estudo diferentes; idades gestacionais diferentes; com ou sem intervenção terapêutica com corticosteroide antenatal; e as próprias definições de DBP e corioamnionite diferentes em cada estudo.

A corioamnionite tem um papel importante no desenvolvimento da DBP quando está associada ao comprometimento fetal. O feto apresenta síndrome da resposta inflamatória fetal (FIRS) e terá um contexto mais amplo de resposta inflamatória. Esses elementos inflamatórios interagem com o endotélio do feto, ativando o sistema complemento (C3a e C5a) e promovendo o aumento da permeabilidade capilar e o extravasamento de proteínas. Há aumento da expressão molecular de adesão das células endoteliais com migração de leucócitos para os espaços intersticiais e alveolares, e, ainda, liberam radicais livres, espécies reativas de oxigênio e nitrogênio.

Nessa FIRS, a inflamação agride:
- Pulmão imaturo em crescimento e em desenvolvimento;
- Altera os fatores de crescimento
  - Diminui VEGF;
  - Aumenta TGF-β;
  - Aumenta CTGF.
- Promove desequilíbrio na matriz extracelular entre as MMP e seus TIMP.

Tudo isso desencadeando menor alveolarização, menos vascularização e aumento da fibrose e aumento da remodelagem vascular.

Manejo e tratamento da DBP estabelecida

Suporte ventilatório

É consenso da literatura que suporte ventilatório não invasivo é menos deletério do que a ventilação mecânica. Duas horas de suporte ventilatório invasivo induzem inflamação pulmonar.

Ventilação mecânica

A ventilação mecânica, às vezes, é uma terapia salvadora de vida, porém tem implicação na patogênese da DBP.

O mecanismo de lesão pulmonar ocorre pela resposta inflamatória causada pela ventilação mecânica: aumenta a concentração de proteínas, o número de neutrófilos ativados e a expressão de RNA mensageiro de citocinas pró-inflamatórias que interagirão com o endotélio ativando todo o processo inflamatório e liberando radicais livres, espécies reativas de oxigênio e nitrogênio e elastases e colagenases.

Nos pacientes que necessitam da ventilação mecânica, ventilar a volume é melhor. Deve-se manter volume tidal de 4 a 6 mL/kg para um alvo de $SatO_2$ de 90% a 95% e permitir hipercapnia (hipercapnia permissiva com $PaCO_2$ de 50 a 55 mmHg, se pH normal). Manter pulmão aberto com PEEP entre 5 e 7 cmH_2O. Reduzir progressivamente os parâmetros do ventilador para transicionar para suporte não invasivo.

Suporte ventilatório não invasivo

Nos recém-nascidos cujas mães receberam corticosteroide antenatal, deve-se escolher CPAP nasal (pressão positiva contínua de vias aéreas) ou NIPPV (ventilação com pressão positiva não invasiva).

Havendo necessidade do uso de surfactante exógeno, deve-se fazê-lo por métodos minimamente invasivos, como a LISA (administração de surfactante minimamente invasiva), que tem sido superior ao INSURE.

Uso de oxigênio

É uma constante no tratamento da DBP. Altas concentrações de oxigênio podem lesar os pulmões, mas o nível exato e a duração da exposição ao oxigênio segura não são conhecidos e devem variar de acordo com cada recém-nascido. No entanto, sabe-se que oxigênio suplementar nas primeiras semanas de vida aumenta a incidência de DBP.

Portanto, o objetivo do uso de oxigênio nestes pacientes é alcançar a oxigenação tecidual generalizada, sem criar toxicidade ou estresse oxidativo. Lembrando que a administração excessiva de oxigênio é tão deletéria quanto a hipóxia no período neonatal. Devemos tratar a hipoxemia sem induzir hiperóxia.

Uso de cafeína

É considerada estratégica para o desmame da ventilação mecânica em prematuros. Foi reconhecida como droga protetora contra DBP.

No estudo multicentrico, randomizado, duplo cego conduzido por Barbara Schmidt, em 2006, em uma primeira fase, foram observados 2006 recém-nascidos, com peso entre 500 g e 1.250 g, e divididos em dois grupos, sendo 1.006 RN com tratamento com cafeína e 1.000 RN, com placebo. Na primeira fase do estudo, nos primeiros 10 dias, observaram-se:

- Diminuição da ocorrência de apneia;
- Menor duração de oxigenação;
- Menor pressão contínua das vias aéreas;
- Menor tempo de ventilação mecânica;
- Menor incidência de canal arterial patente com necessidade de tratamento farmacológico ou cirúrgico;
- Incidência de enterocolite necrosante, de retinopatia da prematuridade e de mortalidade não foi significativa;
- Porém, o ganho de peso nas primeiras 3 semanas foi mais lento.

Dos mecanismos do efeito benéfico da cafeína, foram encontrados:

- Melhora na ventilação mecânica;
- Melhora nas trocas gasosas do pulmão imaturo lesado;
- Estimulação do centro respiratório evitando apneias frequentes e recorrentes;
- Efeito diurético que reduz o fluido pulmonar, melhorando as trocas gasosas.

Doseamento de citrato de cafeína
- Dose de ataque: 20 mg/kg
- Dose de manutenção: 5 mg/kg

- Via: endovenosa ou oral
- Intervalo: a cada 24 horas

Restrição hídrica como fator de proteção da sobrecarga hídrica

O fluxo sanguíneo pulmonar aumentado através do canal arterial, por excesso de administração de fluidos endovenosos, pode causar edema pulmonar.

A congestão pulmonar reduz a complacência pulmonar, promovendo necessidade de aumento do suporte ventilatório. Há aumento da pressão de filtração microvascular ativando a cascata de inflamação.

A restrição hídrica, principalmente na 1ª semana de vida, está associada a menor incidência de persistência de canal arterial e menor desenvolvimento de DBP.

Estratégia:
- Para os primeiros 5 a 7 dias de vida
  - Volume: de 70 a 80 mL/kg – 1º dia
  - Acréscimos de 10 a 20 mL/kg/dia
- Na 1ª semana de vida
  - Volume: de 120 a 150 mL/kg/dia

É importante lembrar que a restrição hídrica às vezes compromete as calorias, podendo resultar em desnutrição.

Uso do corticosteroide sistêmico

A inflamação pulmonar tem papel importante na DBP e durante muito tempo foi utilizado o corticosteroide de forma sistêmica para prevenir e tratar a DBP estabelecida. No entanto, Doyle *et al.*, em 2010, publicaram uma revisão sistemática e metanalise mostrando que os resultados foram favoráveis ao uso da dexametasona porque diminuía a DBP com 28 dias; com 36 semanas, diminuía a mortalidade, a persistência de canal arterial patente e também a retinopatia da prematuridade. Porém, os efeitos adversos como hiperglicemia, hipertensão, perfuração gastrintestinal, sangramento gastrintestinal e principalmente paralisia cerebral foram descritos. Como conclusão, os autores relataram que os benefícios não superam os efeitos adversos e que seu uso exige a necessidade de acompanhamento neurológico em longo prazo desses recém-nascidos. Seu uso somente é recomendado em situações clínicas excepcionais, quando, por exemplo, em recém-nascido em ventilação mecânica pulmonar por mais de 2 semanas.

Aqui vale a premissa de que menos é mais.

Estratégia:

Critérios de utilização
- Peso de nascimento < 1.250 g;
- Idade cronológica: 7 a 21 dias;
- Canal arterial fechado;
- Hidratação adequada;
- Sem sepse neonatal ou suspeita de sepse (ou RN que recebeu 48 horas de antimicrobianos e a sepse está controlada com proteína C-reativa (PCR) normal e hemocultura parcial negativa);
- RN intubado com FiO_2 > 50% por mais de 24 horas para manter $SatO_2$ preconizadas (90% a 92%).

Doseamento de dexametasona
- Dose de ataque: 0,1 mg/kg/dose;
- 12 horas depois, dose de manutenção: 0,05 mg/kg/dose;
- Total de doses: 4;
- Intervalo de 12 horas;
- Via endovenosa ou oral.

Uso do corticosteroide inalatório

Os estudos, além de não mostrarem redução significativa na incidência de DBP, mostraram que houve aumento na mortalidade no grupo intervenção. Não deve ser utilizado de rotina.

Diuréticos

Outra opção para diminuir o fluido pulmonar são os diuréticos.

A furosemida, além de ter efeito diurético, tem efeito direto na reabsorção de fluido pulmonar, causando melhora na função pulmonar por curto período de tempo.

Em recém-nascidos com menos de 3 semanas de idade e desenvolvendo DBP, os resultados da administração da furosemida foram inconsistentes ou não detectáveis. Além disso, o uso precoce de furosemida está associado ao aumento da incidência de PCA, em prematuros, pois estimula a produção de prostaglandina E2 nos rins.

Em prematuros com mais de 3 semanas de idade com DBP, com uso crônico de furosemida, demonstra melhora na oxigenação e complacência pulmonar.

No entanto, o seu uso de forma prolongada causa distúrbios eletrolíticos decorrentes da excreção de sódio, potássio e cálcio, além de nefrocalcinose, desmineralização óssea e ototoxicidade. Mas nos casos em que o edema pulmonar está presente como consequência da permeabilidade da microvasculatura pulmonar e que se manifesta clinicamente por estertores finos e sibilos, o uso da furosemida está bem difundido.

Outros diuréticos comumente utilizados no tratamento de recém-nascidos com DBP são os tiazídicos. Os exemplos são hidroclorotiazida e espironolactona. Atuam no túbulo distal inibindo a ação da aldosterona.

Há pouca ou nenhuma evidência que sustente a administração destes diuréticos quanto à necessidade de suporte ventilatório, ao tempo de hospitalização e aos resultados a longo prazo. Esses dois diuréticos podem também causar perdas excessivas de cálcio, nefrocalcinose e desmineralização óssea em prematuros.

No Brasil, a furosemida, a hidroclorotiazida e a espironolactona não apresentam especialidade farmacêutica líquida de uso oral. Para o tratamento dos pacientes são manipuladas soluções extemporâneas.

Vitamina A

Recém-nascidos com extremo baixo peso são mais propensos a ter deficiência de vitamina A. Apresentam baixa reserva ao nascimento, baixa absorção e recebem baixa oferta enteral logo após o nascimento.

A deficiência de vitamina A no desenvolvimento da doença pulmonar crônica impede a cicatrização pulmonar, aumenta a perda ciliar e promove metaplasia escamosa, diminuindo o número de alvéolos, favorecendo aumento na suscetibilidade à infecção.

Tyson *et al.*, 1999, em ensaio clinico randomizado e multicêntrico, avaliaram 807 recém-nascidos com peso inferior a 1.000 g que receberam vitamina A. A dose administrada foi de 5.000 UI, IM, três vezes por semanas, por 4 semanas. Segundo os autores, houve redução de desenvolvimento de DBP de 62% para 55%. No entanto, a literatura coloca como resultados conflitantes, sendo a recomendação de suplementação somente aos RN com extremo baixo peso e que requerem suporte ventilatório pulmonar.

Anticorpo monoclonal específico para VSR (palivizumabe)

Como profilaxia da infecção grave das vias aéreas inferiores pelo VSR.

Doseamento:

- Dose: 15 mg/kg/dose;
- Via intramuscular;
- Intervalo: mensal (até cinco doses, na dependência da sazonalidade).

■ BIBLIOGRAFIA CONSULTADA

Antenatal costicosteroids revisited: repeat courses National Consensus Development Conference Statement. Obstet Gynecol. 2001;(1):144-5).

Bancalari E, Abdenour GE, et al. Bronchopulmonary dysplasia: clinical presentation. J Pediatr. 1979 Nov;95(5 Pt 2):819-23.

Baraldi E, Filippone M. Chronic lung disease after premature birth. N Engl J Med. 2007;357:1946-55.

Charafeddine L, et al. Atypical chronic lung disease patterns in neonates. Pediatrics. 1999;03:759.

Consensus development panel on the effect of corticosteroids for fetal maturation on perinatal outcomes. JAMA. 1995; 273:413-8.

Diniz EMA, Kernbichler EJ. Distúrbios respiratórios no recém-nascido. In: Gilio AE, Escobar AMU, Grisi S. Pediatria geral: neonatologia, pediatria clínica, terapia intensiva. Hospital Universitário da Universidade de São Paulo. São Paulo: Atheneu, 2011; p. 607-640.

Doyle LW, Ehrenkranz RA, Halliday HL. Dexamethasone treatment in the first week of life for preventing bronchopulmonary dysplasia in preterm infants: a systematic review. Neonatology. 2010;98:217-24.

Fischer HS, Buhrer C. Avoiding endotracheal ventilation to prevent bronchopulmonary dysplasia: a meta-analysis. Pediatrics. 2013;132: e1351-60.

Frank L, Sosenko IR. Development of lung antioxidant enzyme system in late gestation: possible implications for the prematurely born infant. J Pediatr. 1987;110: 9-14.

Higgins R, Jobe AH, et al. Bronchopulmonary dysplasia: executive summary of a workshop. J Pediatr. 2018;197:300-308.

Higgins RD, Jobe AH, Koso-Thomas M, et al. Bronchopulmonary dysplasia: executive summary of a workshop. J Pediatr. 2018;197:300-308.

Hilgendorff, A. Niedermaier, S. Bronchopulomnary dysplasia – an overview about pathophysiologic concepts. Molecular and Cellular Pediatrics. 2015;2:2.

Ichiba H, Saito M, Yamano T, et al. Amniotic fluid transforming growth factor-β1 and risk for development of neonatal brnchopulmonary dysplasia. Neonatology. 2009;96:156-61.

Jensen EA, et al. The diagnosis of bronchopulmonary dysplasia in very preterm infants. An Evidence-based Approach Am J Respir Crit Care Med. 2019;200(6): 751-759.

Jobe AH. Antenatal factors and the development of bronchopulmonary dysplasia. Semin Neonatal. 2003;8:9-17.

Jobe HA, Bancalari E. Bronchopulmonary dysplasia. Am J Respir Crit Care Med. 2001 Jun;163(7):1723-9.

Kotecha S, Wangoo A, et al. Increase in the concentration of transforming growth factor beta-1 in bronchoalveolar lavage fluid before development of chronic lung disease of prematurity, J Pediatr. 1996;128:464-9.

Massaro GD, Massaro D. Postnatal treatment with retinoic acid increases the number of pulmonary alveoli in rats. Am J Physiol. 1996;270:L305-10.

Niedermaier S, Hilgendorff A. Bronchopulmonary dysplasia – an overview about pathophysiologic concepts. Molecular and Cellular Pediatrics. 2015;2(2)1-7.

Northway WH, Rosan RC, Porter DY. Pulmonary disease following respiratory therapy of hyaline membrane disease. N Engl J Med. 1967;276: 357-68.

Onland W, de Laat MW, Mol BW, Offringa M. Effects of antenatal corticosteroids given prior to 26 weeks gestation: a systematic review of randomized controlled trials. Am J Perinatol. 2011:28: 33-44.

Roberts D, Brown J, Medley N, Dalziel SR. Antenatal corticosteroids for accelerating fetal lung maturation for woman at risk of preterm birth. Cochrane Database Sys Rev. 2017; Mar (3).

Roberts D, Brown J, Medley N, et al. Antenatal corticosteroids for accelerating fetal lung maturation for women at risk of preterm birth. Cochrane Database Syst Rev. 2017; (3).

Schmidt B, Roberts RS, et al. Caffeine therapy for apneia of prematurity. N Engl J Med. 2006;354:2112-21.

Shenai JP, Kennedy KA, et al. Clinical trial of vitamin A supplementation in infants susceptible to bronchopulmonary dysplasia. J Pediatr. 1987;111:269-77.

Shennan AT, Dunn MS, Ohlsson A, et al. Abnormal pulmonary outcomes in premature infants: prediction from oxygen requirement in the neonatal period. Pediatrics. 1988;82:527-532.

Shu WU. Molecular bases for lung development, injury, and repair. In: The newborn lung: neonatology and controversies. Edited by Bancalari E. Polin RA (consult ed.). 2. ed. Philadelphia: Elsevier Saunders. 2012;P3-27.

Sosenko IRS, Bancalari E. New developments in the presentation, pathogenesis, epidemiology and prevention of bronchopulmonary dysplasia. In: Bancalari E (ed.); Polin RA (consulting ed.): The newborn lung: neonatology questions and controversies. Philadelphia: Saunders, 2008; p. 187-207.

Stoll BJ, Hansen NI, Bell EF, et al. Neonatal outcomes of extremely preterm infants from the NICHD Neonatal Research Network. Pediatrics. 2010;126: 443-56.

Stoll BJ, Hansen NI, Bell EF, et al. Trends in care practices, morbidity, and mortality of extremely preterm neonates, 1993-2012. JAMA. 2015;314: 1039-51.

Thompson A, Bhandari V. Pulmonary biomarkers of bronchopulmonary dysplasia. Biomarker Insight. 2008;3:361-72.

Tyson JE, Wright LL, Oh W, Kennedy KA, Mele L, Ehrenkranz RA, et al. Vitamin A supplementation for extremely-low-birth-weight infants. National Institute of Child Health and Human Development Neonatal Research Network. N Engl J Med. 1999;340:1962-8.

Vieira RA, Diniz EMA. Displasia broncopulmonar. In: Carvalho WB, Diniz EMA, Ceccon MEJR, Krebs VLJ, Vaz FAC (eds.). Neonatologia. Barueri: Manole, 2020; p. 182-192. (Coleção Pediatria. Instituto da Criança HC-FMUSP. Schvartsman BGS, Maluf Jr (eds.). PT).

Vieira RA, Diniz EMA. Displasia broncopulmonar. In: Vaz FAC, Diniz EMA, Ceccon MEJR, Krebs VLJ. Neonatologia. Barueri: Manole, 2011; p. 155-165 (Coleção Pediatria. Instituto da Criança HCFMUSP. Schvartsman BGS, Maluf Jr PT (eds.); nº 16).

Walsh MC, Szefler S, Davis J, et al. Summary proceedings from the bronchopulmonary dysplasia group. Pediatrics. 2006;117: (3): S52--S56.

Willet KE, Jobe AH, et. al. Lung morphometry after repetitive antenatal glucocorticoid treatment in preterm sheep. Am J Respir Crit Care Med. 2001;163:1437-43.

51.8 Pneumonias no Recém-Nascido

- Euler João Kernbichler   - Edna Maria de Albuquerque Diniz

Introdução

A pneumonia é um processo inflamatório dos pulmões, difusa ou localizada, resultante de infecção bacteriana, viral ou de origem química que pode ocorrer no feto ou RN. Constitui, na maioria dos casos, um dos primeiros sinais de infecção sistêmica, fazendo parte de quadros clínicos mais graves como sepse e meningite neonatal.

As pneumonias têm sido classicamente descritas de acordo com seu modo de aquisição, a saber:

Pneumonias adquiridas antes do nascimento

Ocorre na vida intrauterina por via transplacentária ou através do líquido amniótico infectado ora como parte de uma infecção congênita (pneumonia congênita), ora como uma doença inflamatória inespecífica dos pulmões encontrada na necrópsia de RN natimortos ou que faleceram dentro das primeiras 48 horas de vida (pneumonia intrauterina).

Pneumonias adquiridas durante o nascimento

Ocorrem pela contaminação do feto ou RN por microrganismos que colonizam o canal de parto.

Pneumonias adquiridas após o nascimento

Em geral, decorre de infecção pulmonar por microrganismos de ambiente hospitalar ou de origem comunitária. As fontes de infecção incluem o contato humano com pessoas doentes, o uso de equipamentos contaminados, água contaminada utilizada em nebulizações, etc.

Incidência

Entre as patologias respiratórias que acometem o RN, as pneumonias são algumas das causas mais comuns de admissões hospitalares.

A incidência de pneumonia parece guardar ainda uma relação importante com condições socioeconômicas, raça e idade. São mais suscetíveis a desenvolver infecções pulmonares aqueles RN procedentes de nível socioeconômico baixo, em más condições de higiene, os filhos de mães sem pré-natal e as portadoras de doenças sexualmente transmissíveis (DST).

Atualmente, a pneumonia ainda constitui uma causa importante de óbito no período neonatal, constatando-se que 10% a 20% dos RN internados em unidades de terapia intensiva (UTI) apresentam alguma forma de pneumonia. Na Ucine (Unidade de Cuidados Intensivos para RN Externo) do Instituto da Criança do Hospital das Clínicas da Faculdade de Medicina da Universidade de São Paulo (HC-FMUSP), no período de 1994 ae 1995, cerca de 65% dos RN admitidos apresentavam pneumonia como causa principal de internação ou fazendo parte de uma doença sistêmica.

Etiopatogenia

Vários fatores de risco contribuem para a elevada incidência de pneumonia neonatal:

Fatores próprios do hospedeiro

a. Imaturidade dos mecanismos de defesa sistêmicos do RN e do sistema respiratório como a deficiência de IgA secretora, ausência de anticorpos protetores contra bactérias patogênicas comuns, baixos níveis de complemento, diminuída função fagocitária entre outros.
b. Prematuridade e baixo peso (BP) ao nascer.

Fatores perinatais

Rotura prematura de membranas (RPM) acima de 24 horas, corioamnionite com ou sem RPM, asfixia perinatal, trabalho de parto prolongado e traumático e reanimação mal conduzida, em sala de parto.

Entre os agentes bacterianos mais comuns que podem contaminar o RN por ocasião do parto, estão as bactérias gram-positivas e gram-negativas.

Entre os gram–positivos, o *Streptococcus agalactiae* (estreptococos β-hemolítico do grupo B) é o mais descrito na literatura. Está bem documentado que a sua presença no trato genital materno por ocasião do parto é um risco significante de infecção no RN, quer assintomática, quer sintomática, na forma de sepse de início precoce, pneumonia ou meningite. Vários estudos indicam taxas de transmissão vertical de 29% a 85% entre os RN de mães com colonização vaginal ou anorretal e, destes, 1% a 2% desenvolvem sepse de início precoce. Esta taxa, pode se elevar na presença de prematuridade (15%), corioamnionite e RPM maior que 18 horas (10%), gemelaridade (35%) ou bacteremia materna.

Entre as bactérias gram–negativas, temos a *E. coli* e a Klebsiella. Há ainda os agentes de transmissão venérea como a *Chlamydia trachomatis*, citomegalovírus, *Ureaplasma urealyticum, M. hominis, T. pallidum*.

A colonização inicial do RN, em geral, ocorre após rotura das membranas maternas com microrganismos do canal de parto durante o nascimento. Se o parto for demorado, as bactérias da flora vaginal podem ascender e produzir inflamação das membranas fetais, cordão umbilical e placenta. A aspiração de líquido amniótico infectar o feto e culminar no óbito intraútero, em parto prematuro ou em sepse neonatal. Os microrganismos mais frequentemente isolados do líquido amniótico infectado são bactérias anaeróbicas, o estreptococos do grupo B, a *E. coli* e os micoplasmas genitais.

Microrganismos adquiridos pelo RN durante o nascimento colonizam a pele e a mucosa, incluindo a nasofaringe, orofaringe, conjuntiva e cordão umbilical. A flora normal da pele do RN inclui *S. epidermidis*, difteroides e *E. coli*. Na maioria dos casos, os microrganismos proliferam no sítio inicial sem resultar em doença. A bacteremia transitória, no entanto, pode acompanhar procedimentos que traumatizam as membranas mucosas. Esta invasão da corrente sanguínea pode, então, se seguir da multiplicação de microrganismos no trato respiratório ou de outros órgãos.

Exposição a microrganismos no ambiente hospitalar e comunitário

A pneumonia adquirida após o nascimento decorre, em geral, de infecções virais ou bacterianas de origem hospitalar ou comunitária. Destacam-se o vírus sincicial respiratório, adenovírus, bactérias gram-positivas (*S. aureus, S. pneumoniae*). Alguns microrganismos gram-negativos adquiridos pós-natalmente como a *P. aeruginosa*, Flavobacteria, *Serratia marcescens, S. pneumoniae, H. influenzae* e *B. catarrhalis* são causadores infrequentes de pneumonia no RN e, quando presentes, acompanham-se sempre de sepse com ou sem meningite.

Importante destacar a pneumonia associada à ventilação. Esta é definida pelo Centro de Controle de Doenças (CDC) como pneumonia que acomete indivíduos em assistência ventilatória através de cânula orotraqueal ou traqueostomia por pelo menos 48 horas antes do início da infecção. O período neonatal é uma fase da vida em que os RN são muito vulneráveis a este tipo de pneumonia em virtude da frequente necessidade de intubação e de ventilação mecânica prolongada. Se a pneumonia associada à ventilação em adultos está bem definida e é a segunda causa de infecção associada a cuidados de saúde, a incidência em lactantes e neonatos não está bem estimada, especialmente naqueles com comprometimento pulmonar prévio. São várias as causas desta imprecisão: a interpretação radiológica é difícil em crianças abaixo de 1 ano, e os procedimentos usados para diagnóstico nos adultos são poucos empregados no período neonatal, entre os quais estão a broncoscopia, a biópsia pulmonar e a lavagem broncoalveolar.

Os patógenos responsáveis pela pneumonia associada à ventilação chegam ao pulmão através de fontes exógenas como das mãos da equipe de cuidados ou por contaminação de equipamentos ou de soluções. A colonização do tubo endotraqueal e da via respiratória acontece durante a higiene traqueal ou por aspiração direta de conteúdo gastrointestinal, esta última facilitada pelo uso de cânulas sem balão. Raramente a invasão pulmonar ocorre por via hematogênica ou por translocação do trato gastrointestinal. Entre os microrganismos, temos o *Staphylococcus aureus* isolado em cerca de um quarto dos casos e os gram-negativos como *Pseudomonas aeruginosa, Escherichia coli, Klebsiella pneumoniae*, Enterobacter sp. e Acinetobacter sp., sendo comum o achado de floras polimicrobianas.

Fatores metabólicos

Hipóxia e acidose fetal podem alterar os mecanismos de defesa do hospedeiro ou permitir localização de organismos em tecidos necróticos; hiperbilirrubinemia também pode diminuir a função imune; a hipotermia é associada com um aumento significante na incidência de pneumonia, sepse e meningite; doenças hereditárias como galactosemia são associadas com sepse e outras infecções particularmente resultantes de *E. coli*.

Fatores socioeconômicos

Particularmente aqueles relacionados à nutrição materna e à ausência de pré-natal adequado.

Patogenia

A pneumonia congênita ou intrauterina é assim denominada para descrever um processo inflamatório dos pulmões encontrado na necrópsia em uma proporção relativamente grande de RN natimortos ou que faleceram nos primeiros dias de vida (em geral até 72 horas de vida), sendo a asfixia intrauterina relatada como um fator patogenético importante. Entre os achados maternos mais comuns associados à pneumonia congênita ou intrauterina, estão as infecções, a fisometria, a rotura prematura de membranas, toxemia e prolapso ou compressão do cordão. Entre os fatores próprios dos fetos, destaca-se o sofrimento fetal (líquido amniótico meconial e/ou frequência cardíaca fetal > 160 ou < 120). Os RN nativivos asfixiados ao nascimento podem não apresentar alterações inflamatórias nos pulmões do ponto de vista histológico, do que se conclui que a pneumonia congênita pode ser uma condição passiva em virtude da aspiração de células maternas inflamatórias (placentite e corioamnionite) pelo processo asfíxico intrauterino.

Vários microrganismos responsáveis pelo grupo de infecções congênitas (TORCHS) podem causar um processo pneumônico quer isoladamente, quer como parte de uma doença sistêmica. Eles produzem um processo inflamatório difuso pulmonar, por vezes extenso e grave.

Os microrganismos de transmissão intrauterina que mais frequentemente acometem os pulmões são: vírus da rubéola; o citomelagovírus (CMV); o vírus herpes simples (VHS); as enteroviroses; e o adenovírus. Entre as bactérias destacam-se: *Chlamydia trachomatis; Listeria monocytogenes*; *M. tuberculosis*; e o *Treponema pallidum*. O *Toxoplasma gondii*, o *Tripanosoma cruzi* e os micoplasmas (*M. hominis* e *Ureaplasma urealiticum*) também podem produzir processo inflamatório pulmonar.

A rubéola congênita é geralmente grave, disseminada, de caráter crônico, e pode produzir lesões intensas no feto e RN, particularmente no sistema nervoso central (SNC). A pneumonite, presente em cerca de 20% a 30% dos RN afetados, é caracterizada por um processo intersticial difuso, semelhante a outras infecções congênitas. A radiografia torácica pode evidenciar as alterações de pneumonite.

Na doença de inclusão citomegálica em adultos, a pneumonite constitui uma manifestação clínica comum, particularmente quando adquirida após transplante de medula óssea e renal. Na infecção congênita a pneumonite não é frequente, sendo um achado mais comum entre os RN que adquiriram a doença perinatalmente. Nestes casos, é clínica e radiologicamente indistinguível de outros tipos de pneumonia afebril causadas por microrganismos como a *C. trachomatis* e o vírus sincicial respiratório. O quadro clínico da pneumonite associada ao CMV caracteriza-se por evolução afebril, taquipneia, apneia, tosse, coriza, congestão nasal, retrações intercostais e evidência radiológica de obstrução aérea do trato inferior.

A doença produzida pelo VHS é sempre grave, com elevada morbimortalidade e, ao contrário das demais infecções congênitas, é sintomática na grande maioria dos RN infectados.

A criança pode adquirir a doença no canal de parto, na vida pós-natal ou, mais raramente, na vida intrauterina. A infecção intrauterina ocorre em torno de 5% a 8% dos casos de herpes neonatal por disseminação hematogênica, resultante de viremia materna ou por infecção ascendente associada à RPM. Considera-se infecção herpética congênita quando as manifestações clínicas aparecem nas primeiras 72 horas de vida.

A maioria dos RN com infecção intrauterina pelo VHS pode apresentar lesões de pele, e/ou microcefalia, porencefalia, hidranencefalia, calcificações intracranianas e microftalmia, mesmo na ausência de história materna de infecção.

Os casos resultantes de infecção perinatal têm sido agrupados em três categorias principais: 1) doença disseminada com envolvimento de múltiplos órgãos como cérebro, pulmão, suprarrenais e rins; 2) doença localizada em olhos, pele e mucosa; 3) doença localizada no SNC e caracterizada por meningoencefalite isolada ou associada à doença disseminada.

Os RN com doença disseminada são sempre graves, com alta mortalidade. Quando sobrevivem, é alta a porcentagem de sequelas caracterizadas por retardo do desenvolvimento neuropsicomotor com ou sem hidrocefalia concomitante. Nesta categoria clínica, em geral, o acometimento é multissistêmico, de forma semelhante à sepse. Observam-se anorexia, vômitos, irritabilidade, crise de cianose e de apneia, insuficiência respiratória, convulsões, icterícia, hepatoesplenomegalia e exantema acompanhado de vesículas. A radiografia do tórax é importante para se constatarem alterações do parênquima pulmonar.

Enteroviroses: coxsackieviroses, echoviroses e polioviroses são agrupadas juntas em razão de similaridades nas suas propriedades físicas e bioquímicas, bem como em relação sua epidemiologia e patogênese e a doenças que produzem, que são várias no ser humano; o aparelho digestivo humano é o *habitat* natural destes agentes. As infecções neonatais por enterovírus são relativamente comuns e a transmissão é similar àquela de outras faixas etárias maiores. A disseminação do vírus é por contato entre humanos e o baixo nível socioeconômico e a ausência de aleitamento materno são os principais fatores de risco.

A pneumonia como manifestação principal de infecção enteroviral neonatal é relativamente rara e coriza, tosse e dispneia têm sido os sintomas predominantes.

As manifestações clínicas da sífilis congênita precoce (< 2 anos) são resultantes de um processo infeccioso e inflamatório do *Treponema pallidum* nos diversos órgãos e tecidos do recém-nascido.

Os sinais podem estar presentes ao nascimento ou durante os primeiros 2 anos de vida e podem ser divididos em três grupos: manifestações cutaneomucosas; ósseas; e viscerais.

Quanto ao aparelho respiratório, a coriza sifilítica é um sintoma atualmente pouco frequente, ocorre mais tarde, em geral na 2ª ou 3ª semanas de vida. Inicialmente, é aquosa com elevada concentração de espiroquetas; posteriormente, torna-se espessa, purulenta e mesmo hemorrágica. Se não tratada, a infecção pode gerar lesão da cartilagem nasal com perfuração do septo e deformidade dos ossos do nariz (nariz em sela, observado na sífilis congênita tardia). O envolvimento do cavum e das vias aéreas superiores pode levar a infecção à laringite, acompanhando-se de choro rouco. Pode haver ainda alterações brônquicas. Porém, a mais característica é a pneumonia intersticial ("pneumonia *alba*"), geralmente achado de necropsia, e que é considerada, por alguns, incompatível com a vida.

Na toxoplasmose congênita, as manifestações cardiopulmonares também constituem achados frequentes. Caracterizam-se por pneumonite intersticial, miocardite, endocardite e pericardite. As crianças que sobrevivem ao período neonatal geralmente não têm manifestações cardíacas, embora possam persistir parasitos encistados no miocárdio e pulmões. A radiografia torácica pode detectar focos de calcificações pulmonares e pneumonite.

Na doença de Chagas, a pneumonite tem sido descrita em material de autópsia ou evidência radiológica de pneumonite na forma congênita.

A pneumonia adquirida durante o nascimento e no 1º mês de vida decorre geralmente de um grande número de microrganismos bacterianos e virais, sendo os achados patológicos similares àqueles de crianças maiores e adultos, conforme já salientados.

Entre as bactérias, particularmente o *S. aureus*, a *Klebsiella pneumoniae* e a *Listeria monocitogenes*. Estes podem produzir dano tecidual extenso com a formação de microabscessos e empiema, além de pneumatoceles. Membranas hialinas têm sido observadas nos pulmões de RN falecidos com pneumonia causada pelo estreptococos do grupo B. Grande quantidade de *loci* tem sido vista dentro das membranas e adjacências. Estas membranas também podem ser vistas nas pneumonias decorrentes de *H. influenzae* e de bacilos gram-negativos.

A patogênese da pneumonia adquirida ao nascimento ou imediatamente após é semelhante àquela que ocorre na sepse. Em geral, resulta de aspiração de líquido amniótico meconial (LAM) ou secreções infectadas durante o parto. Após o nascimento, a criança pode tornar-se infectada mediante contato humano ou equipamentos contaminados, uso de cateteres centrais, intubação orotraqueal e nasotraqueal, aspirações de nasofaringe e orofaringe, traqueal e uso de aerossóis contaminados. RN portadores de malformações como atresia de coanas, fístulas traqueoesofágica e hérnia diafragmática têm um risco elevado de desenvolverem pneumonia.

Abcessos e empiemas pulmonares são mais raros no RN do que em adultos. Empiema agudo é geralmente secundário à infecção pulmonar. Os principais microrganismos responsáveis por empiema na criança são *Staphylococcus aureus*, *Streptococcus pneumoniae*, *Haemophillus influenzae*, *Streptococcus pyogenes*, *Klebisiella pneumoniae*, *Mycoplasmas pneumoniae* e bactérias anaeróbicas. A *Escherichia coli* e *K. pneumoniae* têm sido referidas como causa de abcesso pulmonar no RN.

A listeriose é uma patologia com sinais e sintomas clínicos variáveis e assemelham-se a outras infecções congênitas que afetam o RN. No período neonatal, é uma patologia de alta morbimortalidade. Duas são as formas de apresentação:

a. **Início precoce:** as manifestações clínicas, muitas vezes, ocorrem ao nascimento. Pode haver sinais de sofrimento intrauterino como líquido amniótico meconial e insuficiência respiratória logo ao nascer. Os achados radiológicos são inespecíficos e caracterizados por processos infiltrativos difusos peribronquiais, podendo evoluir para o aspecto moteado miliar.

   A doença pode ocorrer em qualquer idade gestacional, mesmo em RN com idade intrauterina inferior a 32 semanas.

   Nos casos mais graves, uma erupção cutânea de aspecto miliar pode desenvolver-se, caracterizada por micropápulas com base eritematosa.

   Quadro laboratorial: hemograma leucocitose com desvio à esquerda ou neutropenia é vista nos pacientes mais graves. Trombocitopenia e anemia podem estar presentes, esta última sendo provavelmente causada por hemolisina produzida pela listeria.

b. **Início tardio:** nesta forma de manifestação, os principais sinais e sintomas ocorrem a partir do final da 1ª à 8ª semanas de vida. Febre, irritabilidade e diarreia são frequentes, sendo a principal complicação a meningoencefalite, que ocorre em cerca de 96% das crianças. O diagnóstico diferencial com outras infecções bacterianas é muito difícil e, por vezes, impossível.

   Além da apresentação neurológica, outras formas clínicas de listeriose podem ocorrer como colite associada à diarreia e à sepse sem meningite. A mortalidade é geralmente baixa, a não ser naqueles pacientes com evolução mais grave ou que tiveram o diagnóstico retardado em mais de 4 dias. A longo prazo, as sequelas e a morbidade são pouco frequentes.

Quadro clínico

As manifestações clínicas são variáveis, apresentando-se logo após o nascimento nos casos de pneumonia intrauterina ou congênita, inclusive o óbito intrauterino ou nas primeiras 48 horas de vida.

Os RN que adquirem pneumonia durante ou após o nascimento podem apresentar também sinais de infecção sistêmica como gemência, letargia, anorexia e febre. Os sinais de insuficiência respiratória são taquipneia, dispneia, gemido, tosse seca, batimentos de asas de nariz, respirações irregulares, cianose, retração costal e esternal, além de estertores crepitantes e subcreptantes e murmúrio vesicular diminuído. Nos casos mais graves, a insuficiência respiratória é progressiva, acompanhada por sinais clínicos intensos, apneia, choque e falência respiratória. Derrame pleural pode ocorrer, em geral associado à pneumonia por estafilococos do grupo A, estreptococos e *E. coli*.

Diagnóstico

Clínico

Além da avaliação do quadro clínico de insuficiência respiratória e da época de aparecimento, vários fatores de risco pré-natais e natais que podem predispor à infecção sistêmica e pulmonar devem ser considerados para o diagnóstico. Entre eles, destacam-se: prematuridade; rotura prematura de membranas; fisometria; história de febre materna; parto prolongado associado à manipulação obstétrica excessiva.

Radiológico

A radiografia de tórax constitui o melhor exame para o diagnóstico da pneumonia. Em geral, a radiografia de tórax de RN com pneumonia intrauterina ou adquirida por ocasião do nascimento pode mostrar áreas esparsas opalescentes, difusas em ambos os campos pulmonares associadas ou não a espessamento peribronqueal. Alguns microrganismos podem estar associados à presença de derrame pleural, pneumatoceles e abcessos pulmonares, como estreptococos do grupo B e A, *E. coli*, *K. pneumoniae*, conforme já descritos.

A pneumonia pelo estreptococos do grupo B em geral se caracteriza radiologicamente por um infiltrado pulmonar difuso, com broncogramas aéreos bilaterais semelhantes ao quadro radiológico da doença das membranas hialinas, sendo, na maioria das vezes, de difícil diferenciação.

A tomografia computadorizada com contraste pode ser feita particularmente para o diagnóstico de lesões localizadas como abscesso pulmonar, empiema, fístulas, servindo, inclusive, para distingui-los.

A ultrassonografia também tem sido utilizada principalmente para o diagnóstico dos derrames pleurais como empiemas, hidrotórax, quilotórax.

Laboratorial

Os exames laboratoriais que podem auxiliar no diagnóstico das pneumonias são os mesmos realizados para sepse (para detalhes, ver Capítulo 53.1 – Sepse neonatal precoce e tardia).

O hemograma, embora seja um exame inespecífico, pode apresentar anemia, leucocitose, leucopenia, plaquetopenia, índice neutrofílico (IN) maior ou igual a 0,2, sugerindo um processo infeccioso. A hemocultura é importante para rastrear uma infecção sistêmica.

Culturas de secreção do cavum, nasofaringe e traqueal para bactérias são de interpretação duvidosa, uma vez que várias bactérias saprófitas e de colonização hospitalar podem estar presentes, o que não significa necessariamente ser este o agente responsável pela pneumonia. Em geral, o diagnóstico etiológico da pneumonia é difícil no RN, sendo necessária a presença de um foco supurativo para cultura do material. Aspiração de secreção traqueal através de laringoscopia direta é uma boa técnica para o diagnóstico etiológico, porém a passagem do cateter pela boca ou nariz torna-o frequentemente contaminado.

Quando ocorre derrame pleural, a toracocentese com aspiração do líquido pleural é de grande auxílio para o diagnóstico da infecção pulmonar. A pesquisa de microrganismos por meio de cultura e esfregaço corado pelo Gram define, na grande maioria dos casos, o agente etiológico da pneumonia.

A broncoscopia é outro método de auxílio para evidenciar a presença de pneumonia bacteriana pela possibilidade de avaliação visual direta, pesquisas etiológicas e microbiológicas.

Punção pulmonar é indicada para aquelas crianças gravemente doentes, que necessitam de um diagnóstico etiológico específico no sentido de orientar a terapêutica antimicrobiana ou para aquelas crianças que não respondem à terapêutica inicial e o agente etiológico é desconhecido.

Em relação ao diagnóstico imunológico, tem sido constatado que a resposta imunológica aos vários microrganismos responsáveis pela pneumonia pode auxiliar na identificação etiológica. A pesquisa de antígenos procedentes de microrganismos isolados do aspirado bronquial pode ser de auxílio; no entanto, este achado é, por vezes, de difícil interpretação em virtude da resposta imunológica a outros microrganismos que colonizam o trato respiratório.

O diagnóstico das viroses respiratórias também não é fácil por causa da baixa disponibilidade em nosso meio; porém, deve ser tentado uma vez que há drogas para o tratamento de algumas delas como o CMV e o VHS.

Como as viroses respiratórias acometem o epitélio do trato respiratório, as amostras devem ser feitas nestes locais. Os espécimes são coletados do trato respiratório superior por meio de *swab* nasal e da nasofaringe. Espécimes obtidos de lavado bronquial ou broncoalveolar podem também ser utilizados. Os métodos mais utilizados são cultura de células, teste de imunofluorescência de células epiteliais da nasofaringe e o teste ELISA. O isolamento viral é o método mais fidedigno para a detecção do VSR, sendo referência com a qual os demais métodos são comparados. A cultura pode demorar de 4 a 6 dias para o aparecimento do vírus. Assim, outras técnicas mais rápidas e sensíveis podem ser utilizadas como a imunofluorescência em células epiteliais da nasofaringe. A sensibilidade desta técnica é boa, detectando o vírus em cerca de 72% a 97%, e sua especificidade é de 69% a 99%. Os resultados podem ser obtidos em 2 a 5 horas.

Outro teste rápido de grande utilidade é o ELISA que utiliza múltiplas reações antígeno anticorpo para detectar concentrações muito baixas de antígenos microbianos (pode medir quantidades em nanogramas e a sensibilidade é comparável à cultura viral ou imunofluorescência. O teste é disponível agora para o diagnóstico de VSR, VHS, rotavírus, adenovírus Chlamydia e estreptococos β-hemolítico do grupo A.

Diagnóstico diferencial

Várias patologias não infecciosas podem simular um quadro clínico de pneumonia no período neonatal: doença das membranas hialinas; pneumonias aspirativas; atelectasias; pneumotórax ou pneumomediastino; edema pulmonar e hemorragia; derrame pleural (p. ex., quilotórax); doença cística pulmonar; hipoplasia ou agenesia pulmonar; mucovisidose.

Síndrome de aspiração meconial pode causar um quadro grave de insuficiência respiratória com desenvolvimento de pneumonite química ou atelectasia segmentar.

Na síndrome da imobilidade ciliar, a criança pode apresentar um quadro de insuficiência respiratória nas primeiras 24 horas de vida, caracterizada por taquipneia, tiragem e estertores subcreptantes difusos em ambos os pulmões, de difícil diferenciação com a pneumonia neonatal. A dextrocardia ou *situs inversus* podem estar presentes.

O Quadro relaciona as principais características clínicas, laboratoriais e radiológicas em RN com infecções congênitas do grupo TORCHS comparativamente com as enteroviroses e estreptococos do grupo B.

Tratamento

O tratamento do RN com pneumonia deve ser iniciado imediatamente na suspeita diagnóstica. A sepse concomitante é comum e os microrganismos são os mesmos da sepse de início precoce ou tardia. Deste modo, a terapia deve ser realizada visando bactérias gram-positivas e negativas. Para detalhes e dosagem, ver Capítulo 53.1 – Sepse neonatal precoce e tardia.

A escolha dos antimicrobianos é baseada na idade, história materna e neonatal, nos achados clínicos e radiológicos e pela recuperação do microrganismo do sangue ou espaço pleural. Culturas de secreção nasofaringeana não são fiéis em vista da colonização por bactérias na orofaringe. Punção pulmonar, broncoscopia, lavado broncoalveolar ou cultura de secreção gástrica não são de grande auxílio com exceção da punção pulmonar direta que, embora traumática, poderá ser utilizada principalmente em RN com quadro muito grave de pneumonia.

O esquema inicial pode incluir penicilina ou derivados (ampicilina) associada a um aminoglicosídeo ou cefalosporina de 3ª geração.

Na suspeita de sepse concomitante, particularmente naquela de início tardio, o esquema inicial pode ser substituído por uma penicilina resistente à penicilinase (oxacilina) ou vancomicina e uma cefalosporina de 3ª geração.

A duração da terapêutica leva em conta o agente causal e a evolução da criança. Em geral, as pneumonias causadas por bacilos entéricos gram-negativos ou por estreptococos do grupo B devem ser tratadas por pelo menos 10 a 14 dias. Naqueles casos nos quais a etiologia provável é estafilocócica ou por anaeróbios, a terapêutica deve se prolongar por 3 a 4 semanas, dependendo da gravidade e da evolução.

Quando há suspeita de bactérias anaeróbicas, as drogas de escolha são clindamicina, cefoxitina, metronidazole, imipinem ou a combinação de uma penicilina (ticarcilina) e um inibidor da β-lactamase (ácido clavulônico). O clorafenicol também poderá ser utilizado, porém com as devidas precauções em virtude de sua toxicidade para o RN.

Alguns autores iniciam a antibioticoterapia para quadros respiratórios iniciais, particularmente em RN prematuros, de difícil diferenciação entre a doença da membrana hialina (DMH) e as pneumonias congênitas e de início precoce, principalmente aquelas causadas por estreptococos do grupo B ou bactérias gram-negativas até se definir melhor o diagnóstico, ou seja, culturas negativas e evolução própria da DMH. Na síndrome de aspiração meconial, em virtude de maior possibilidade de infecção pulmonar, recomenda-se, também nestes casos, o uso de antibioticoterapia de largo espectro.

Na pneumonia associada à ventilação, a antibioticoterapia também deve ser de amplo espectro até a identificação do agente etiológico (Figura 51.27 e 51.28). A terapia empírica deve se basear na epidemiologia da flora hospitalar.

Além da cobertura com antibióticos, são muito importantes as medidas de suporte respiratório, metabólico e nutricional que incluem:

1. Manutenção do equilíbrio hidroeletrolítico.
2. Assistência respiratória quer na forma de oxigenação direta por meio de "halo", querna ventilação mecânica nos casos mais graves.
3. Drenagem pleural, nos casos em que houver derrame importante. O dreno deve ser retirado o mais rápido possível, de acordo com avaliação radiológica e ultrassonográfica.
4. Suporte nutricional: nos casos mais graves prolongados, deverá ser instituída a nutrição parenteral prolongada além de nutrição enteral mínima, de preferência com leite materno, a fim de se manter função enzimática e nutricional mínima do trato gastrointestinal.

Prognóstico

Em geral, se diagnosticada precocemente e tratada adequadamente, o prognóstico é bom. No entanto, tem sido constatado que a maioria dos casos de diagnóstico de pneumonia neonatal é realizada por estudos de necrópsia nos quais o processo inflamatório pulmonar vem associado com outras patologias de base, sendo aquela uma complicação frequente.

Prevenção

Cuidados maternos adequados, pré-natal completo e prevenção dos fatores de risco materno que podem resultar em infecção neonatal são de grande importância. Uma adequada orientação materna em relação aos cuidados higiênicos e dietéticos do RN é fundamental. Sabe-se que as crianças alimentadas ao seio, exclusivamente com leite materno, são de risco baixo para adquirir infecções durante os primeiros meses de vida.

Quanto a bebes internados em UTI ou unidades neonatais, a equipe de saúde deve sempre ser treinada e lembrada de que a lavagem de mãos e precauções de contato são importantes para prevenir a infecção hospitalar e a pneumonia associada à ventilação.

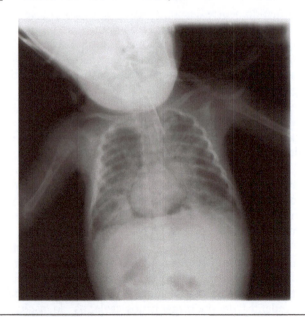

Figura 51.27 Radiografia de tórax evidenciando extensa área de opacificação no hemitórax direito em RN com sepse neonatal por bactéria gram-negativa.

Fonte: Acervo da autoria.

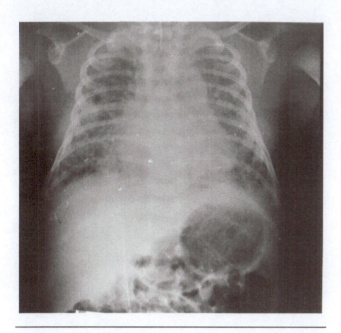

Figura 51.28 Radiografia de tórax em RN com infecção pulmonar por *C. trachomatis* na qual se constata microgranulação difusa extensa bilateral. Áreas de enfisema intersticial.

Fonte: Acervo da autoria.

■ BIBLIOGRAFIA CONSULTADA

Diniz E. Pneumonias. In: Kopelman B, Miyoshi M, Guinsburg R (ed.). Distúrbios respiratórios no período neonatal. São Paulo: Atheneu, 1998; p. 97-118.

Kuhn JP, Lee SB. Pneumatoceles associated with escherichia coli pneumonias in the newborn. Pediatrics. 1973;51:1008-1011.

Losek JD, Kishaba RG, Berens RJ, et al. Indications for chest roentgenogram in the febrile young infant. Ped. Emerg. Care. 1989;5:149-152.

MacLean AB. Viral infection during pregnancy. In: Reed GB, Clareaux AE, Cockburn F (eds.). Diseases of the fetus and newborn. 2. ed. London: Chapman & Hall, 1995; p. 1293-1299.

Mayer T, Matlak ME, Condon V, et al. Computed tomographic findings of neonatal lung abscess. Am. J. Dis. Child. 1982;136:39-41.

Polin RA, Graham PL. Ventilator-associated pneumonia. In: Goldsmith JP, Karotkin EH, Siede BL (ed). Assisted ventilation of the neonate. 5 ed. St Louis: Elsevier Saunders, 2011; p. 424-436.

Siegel JD, McCracken GH. Neonatal lung abscess. A report of six cases. Am. J. Dis. Child. 1979;133:947-949.

Singhi S, Singhi PD. Clinical signs in neonatal pneumonia. Lancet. 1990;336:1072-1073.

Infecções Congênitas e Perinatais

■ Edna Maria de Albuquerque Diniz

Introdução

As infecções congênitas e perinatais influenciam significantemente a mortalidade e a morbidade neonatais e infantis.

Denomina-se "infecção congênita" quando adquirida na vida intrauterina e "infecção perinatal" se adquirida por ocasião do parto ou no período pós-parto imediato. Embora a maioria destas infecções evolua de forma moderada ou subclínica na gestante, a transmissão vertical dos microrganismos responsáveis por estas infecções pode gerar um efeito devastador para o feto e o recém-nascido (RN).

Em vista de as infecções congênitas e perinatais apresentarem quadro clínico muito semelhante entre si, foi criado o acrônimo TORCH, significando infecções causadas pelo: T = *Toxoplasma gondii* (*T. gondii*), O = Outros (*Treponema pallidum*, vírus varicela-zóster, vírus Epstein-Barrvírus, vírus da imunodeficiencia humana (HIV), vírus da coriomeningite linfocítica, vírus do West do Nilo), R = rubéola, C = citomegalovírus (CMV) e H = vírus herpes simples (VHS). Porém este acrônimo pode ainda subestimar algumas infecções causadas por outros microrganismos que também podem acometer o feto e o RN como tripanossomíase americana (doença de Chagas); algumas viroses como as enteroviroses, a por parvovírus B19 (PVB19), por vírus da Dengue, por chikungunia, por zikavírus, por *Listeria monocytogenes*, Plasmodium, *Mycobacterium tuberculosis*, doença de Lyme, coronavírus e vários outros. De acordo com Bale, 2009, este acrônimo serve para lembrar aos clínicos que vários agentes infecciosos podem produzir efeitos similares e potencialmente graves no feto e no RN como surdez, lesões oculares e comprometimento neurológico permanente tanto em crianças nascidas em países desenvolvidos como em desenvolvimento.

Na infecção congênita, os microrganismos podem invadir a corrente sanguínea fetal por via transplacentária, constituindo-se esta a principal via de disseminação da infecção no feto. Na infecção perinatal, a transmissão ocorre geralmente no momento do parto por meio do contato com sangue e secreções maternas, como ocorre mais frequentemente na infecção pelo VHS, HIV e as viroses das hepatites (B e C).

Nos casos de infecção materna muito precoce (1º ou 2º trimestre), o embrião e o feto podem ser gravemente acometidos, podendo a gestação evoluir para: abortamento precoce, natimorto, trabalho de parto prematuro, retardo do crescimento intrauterino, malformações congênitas e lesões graves nos diversos órgãos particularmente no sistema nervoso central (SNC) e olhos. Porém, quando a infecção materna ocorre mais tardiamente na gestação (3º trimestre) ou por ocasião do parto, o RN é, na grande maioria das vezes, assintomático.

Embora a grande maioria dos RN infectados seja assintomática ou apresente a forma subclínica ao nascimento, quando sintomáticos, os sinais e sintomas clínicos são geralmente disseminados, sendo de difícil diagnóstico diferencial com as infecções do grupo TORCH.

O quadro clínico das infecções congênitas pode ser influenciado por vários fatores como presença ou ausência de imunidade materna, período de aquisição da infecção (idade gestacional), modo de aquisição (intrauterina, contato com secreções e lesões infectadas, leite materno), pelo tipo de cepa do microrganismo.

RN com infecção inaparente ou assintomática devem ser observados pelo menos nos primeiros meses ou anos em virtude da possibilidade do aparecimento de sequelas a longo prazo como a surdez sensorioneural e o retardo do desenvolvimento neuropsicomotor (DNPM), bem como outras deficiências do SNC, que podem ocorrer em, por exemplo, RN portadores de CMV, toxoplasmose ou rubéola, os quais podem ainda manter replicação nos tecidos após meses ou anos da infecção intraútero. O PB19 pode ser isolado em vários fluídos corpóreos e tecidos durante um longo período de tempo em crianças sintomáticas ou assintomáticas ao nascimento. Em algumas infecções congênitas como VHS, CMV, rubéola, toxoplasmose, sífilis, tuberculose e malária, tem sido descrita destruição tecidual progressiva. As manifestações clínicas nestas crianças geralmente permanecem estáveis por muitos anos e, então, segue-se uma deterioração das funções motoras e mentais, mais frequentemente observadas na adolescência.

O diagnóstico laboratorial das infecções do grupo TORCH deve ser feito mediante exames sorológicos na mãe e no RN. Além da sorologia, alguns laboratórios dispõem ainda de outros meios diagnósticos mais específicos como a pesquisa de antígenos específicos e a reação em cadeia da polimerase (PCR), que se encontra disponível para a grande maioria dos patógenos.

■ BIBLIOGRAFIA CONSULTADA

Brock RS, Diniz EMA. Infecções congênitas e perinatais. In: Diniz EMA, Okay Y, Tobaldini R, Vaz FAC. Manual do médico residente. 2. ed. Rio de Janeiro: Atheneu, 2004; p. 221-243.

Diniz EMA. Infecções congênitas e perinatais. In: Gilio AE, Escobar AMU, Grisi S. Pediatria geral: neonatologia, pediatria clínica, terapia intensiva. Hospital Universitário da Universidade de São Paulo. São Paulo: Atheneu, 2011; 742 p.

Infecções Congênitas e Perinatais. In: Vaz FAC, Diniz EMA, Ceccon MEJR, Krebs VLJ. Neonatologia. Barueri: Manole, 2011; 474 p. (Coleção Pediatria. Instituto da Criança HC-FMUSP. Schvartsman BGS, Maluf Jr PT (eds.); nº 16).

Wilson CB, Nizet V, Maldonado YA, Remington JS, Klein JO. Remington and Kelin's. Infectious diseases of the fetus and newborn infant. 8. ed. Philadelphia: Elsevier, 2016; 1253 p.

52.1 Toxoplasmose Congênita

■ Edna Maria de Albuquerque Diniz

Introdução

Entre os patógenos fetais e neonatais, o *Toxoplasma gondii* é certamente um dos mais difundido porque afeta um terço da população mundial.

A toxoplasmose é uma patologia causada pelo *Toxoplasma gondii* (*T.gondii*), parasita intracelular obrigatório. O *Toxoplasma gondii* é um protozoário intracelular, parasita que pode infectar seres humanos e quase todos os animais de sangue quente. A prevalência está em constante evolução e relaciona-se a parâmetros socioeconômicos e regionais e a hábitos da população.

A incidência de toxoplasmose varia largamente dentro das comunidades humanas dependendo dos hábitos alimentares, do contato com animais portadores da doença e das condições climáticas (o oocisto sobrevive melhor no calor). É uma infecção de baixo risco em pessoas imunocompetentes, sendo relativamente benigna no adulto, porém pode causar lesões graves irreversíveis no feto e no recém-nascido (RN) quando a gestante adquire a infecção primária durante a gravidez. Em humanos, a prevalência de testes sorológicos positivos aumenta com a idade, indicando exposição passada.

A infecção congênita no feto, em geral, ocorre quando a gestante adquire a infecção primária durante a gestação ou como consequência de recrusdescência (local ou sistêmica) em virtude da parasitemia recorrente. A infecção materna, em geral, é assintomática e diagnosticada por meio de testes sorológicos e pode receber tratamento com espiramicina. Além da virulência e da própria genética do parasita, alguns fatores podem contribuir para a maior ou menor patogenicidade do parasita como a idade gestacional na qual a infecção materna primária foi adquirida e a concentração do parasita no líquido amniótico.

O *T. gondii* é um coccídian, parasita Apicomplexo, que replica em células e tecidos, especialmente no cérebro e olho. Existe sob três formas fora do intestino do gato:

- Trofozoítos (taquizoítos ou endozoítos) ou forma proliferativa.
- Cisto tecidual (a forma intracística é denominada "bradizoíto").
- Oocisto (o qual produz esporozoítos).

O genoma do *T. gondii* está disponível no site <http://toxodb.org.>, o parasita é um membro do apicomplexa (semelhante à malária e ao criptosporídeo).

O hospedeiro definitivo do *T. gondii* é o gato e todos os outros hospedeiros são incidentais. O toxoplasma ocorre naturalmente em animais herbívoros, omnívoros, incluindo todos os mamíferos, alguns pássaros e provavelmente alguns répteis, constituindo uma das infecções mais comuns no mundo. A grande maioria das infecções ocorre por intermédio da ingestão de oocistos excretados pelo gato, os quais contaminam o solo ou a água; a contaminação pode se dar também pela ingestão dos cistos teciduais presentes em carne mal cozida de animais infectados.

Patogenia e patologia

Quando a gestante se infecta pelo *T. gondii* durante as primeiras semanas de gestação, a probabilidade de transmissão vertical para o feto é baixa, sendo muito rara quando a infecção ocorre antes da concepção. No entanto, se o feto se infectar pode ser acometido de lesões graves, por vezes irreversíveis, podendo ainda ocorrer aborto e natimorto. A avaliação da concentração de *T. gondii* no líquido amniótico por meio do ensaio da reação em cadeia da polimerase (PCR, do inglês *polimerase chain reaction*) constitui um bom indicador de risco para o desfecho fetal em humanos.

Sem tratamento, a incidência de infecção fetal é 10% a 15% quando a infecção ocorre no 1º trimestre de gestação, 30% para o 2º trimestre e 60% para o 3º trimestre.

Uma característica da infecção pelo *T. gondii* é sua capacidade de atravessar barreiras biológicas normalmente não permissivas, como o intestino, a barreira hematoencefálica, a barreira hematorretiniana e a placenta, e pode se disseminar e atingir todos os sistemas orgânicos, principalmente o sistema nervoso central (SNC) e as túnicas oculares. A extensão das lesões parece depender do grau de maturidade imunológica fetal, bem como da passagem transplacentária de anticorpos maternos. A gravidade das lesões é, quase sempre, inversamente proporcional à idade gestacional. A invasão primária do SNC é consequência de uma interação entre o *T. gondii* e as células endoteliais que constituem a barreira hematoencefálica. Em humanos, o acúmulo de bradizoítos e manifestações clínicas de infecção são encontrados com mais frequência dentro dos tecidos ocular e neuronal do que em quaisquer outros órgãos, em razão provavelmente ao fato de as células endoteliais da retina serem mais suscetíveis à infecção por *T. gondii* do que aquelas de outros tecidos, o que resulta em maior eficiência de invasão de taquizoítos e maior concentração parasitária no SNC e no olho do que em outras partes do corpo. Portanto, as lesões oculares são a manifestação clínica mais típica tanto de toxoplasmose congênita como da adquirida e representam uma manifestação local de infecção sistêmica. A retinocoroidite toxoplasmática é considerada um evento local, geralmente não evoca resposta do sistema imunológico. A replicação do parasita na retina é seguida por uma quebra da barreira sangue-retina com invasão dos microrganismos no compartimento retiniano, com dano ao tecido. Patologicamente, o SNC e as túnicas oculares são os tecidos mais acometidos sempre acompanhados por processos inflamatórios particularmente no cérebro com áreas de necrose que podem sofrer calcificações precoces. Lesões similares podem também ser observadas no fígado, pulmões, miocárdio, músculos esqueléticos, baço e em outros órgãos, acompanhadas por processos inflamatórios múltiplos.

Manifestações clínicas

Cerca de 15% a 20% das crianças com toxoplasmose congênita têm evidência da doença ao nascer. Para melhor entendimento clínico, a toxoplasmose congênita pode ser classificada em quatro formas clínicas principais:

- Doença neonatal: RN gravemente enfermo com sinais e sintomas clínicos generalizados;
- Doença sintomática observada nos primeiros meses de vida;
- Sequela ou recidiva na infância ou adolescência de infecção não diagnosticada;
- Infecção subclínica: cerca de 90% dos RN assintomáticos ao nascimento apresentam títulos de anticorpos IgG elevados e persistentes.

Os sinais e sintomas clínicos ao nascimento são fortemente dependentes da idade gestacional durante a qual a infecção foi adquirida. Fatores genéticos do próprio hospedeiro e também do parasita podem influenciar a evolução da doença. Eichenwald, em 1960, realizou um estudo em crianças com toxoplasmose congênita na forma de doença generalizada ou neurológica ao nascimento que não foram tratadas ou receberam tratamento apenas durante 30 dias. Aos 4 anos de idade, as crianças apresentaram 85% de chance de terem retardo mental, 81% de convulsões, 70% de dificuldades motoras, 60% de perda visual, 33% de hidrocefalia ou microcefalia, 14% de perda auditiva e somente 11% foram normais. A maioria das crianças diagnosticadas na primeira infância apresenta a forma generalizada com grave acometimento do SNC e do olho ao nascimento.

As manifestações clínicas da toxoplasmose congênita sintomática podem ser generalizadas: predominantemente viscerais ou neurológicas e oftalmológicas. Os sinais clínicos, se presentes, podem ser sinais inespecíficos de doença fetal generalizada progressiva.

Cerca de 15% dos recém-nascidos infectados têm coriorretinite como único sinal clínico, e 80% a 90% apresentam doença generalizada (visceral e neurológica).

A seguir, no Quadro 52.1, estão descritos os principais sinais e sintomas clínicos de acordo com o sistema orgânico acometido:

Quadro 52.1 Principais sinais e sintomas clínicos de toxoplasmose congênita.

Sistema Nervoso Central	Hidrocefalia, microcefalia, retardo neuropsicomotor, calcificações intracranianas, crises convulsivas, opistótono, dificuldades de deglutição, hipotermia ou hipertermia
Olho	Retinocoroidite, uveíte microftalmia iridociclite catarata glaucoma estrabismo nistagmo descolamento de retina persistência da membrana pupilar
Aparelho digestivo	Icterícia (associada à hepatomegalia), diarreia, Vômitos
Sistema hematológico	Anemia por hemólise, redução na produção ou sangramentos. Trombocitopenia, Hipoprotrombinemia Petéquias e equimoses
Cardiopulmonar	Pneumonite intersticial miocardite endocardite pericardite

Fonte: Adaptado de Remington JS, McLeod R, Thulliez P, Desmonts G, 2016.

Outras formas de apresentação clínica da toxoplasmose congênita são: doença sintomática observada nos primeiros meses de vida; sequela ou recidiva na infância ou adolescência de infecção não diagnosticada previamente; e infecção subclínica.

A tríade clássica completa da hidrocefalia, calcificações intracerebrais e retinocoroidite, conforme descrito por Wolf et al., é observada em apenas uma pequena proporção de recém-nascidos infectados.

A toxoplasmose congênita compromete frequentemente o SNC e o olho.

As lesões oculares primárias são localizadas na retina e coroide e podem acompanhar-se por lesões secundárias, como iridociclite, catarata, glaucoma, estrabismo, nistagmo e descolamento da retina.

A retinocoroidite é a lesão ocular clássica mais frequentemente observada na toxoplasmose congênita e, quando presente, é bilateral em cerca de 60% a 80% dos casos. Tem sido constatada ao nascimento em cerca de 75% a 80% dos RN com a forma sintomática da doença, mas pode aparecer mais tardiamente, após semanas ou meses, podendo ainda cicatrizar com ou sem tratamento por volta de 4 semanas a alguns meses.

Diagnóstico

Clínico

É importante o conhecimento dos antecedentes epidemiológicos e obstétricos, identificar os sinais e sintomas no RN que podem sugerir uma infecção congênita.

Diagnóstico laboratorial

Hematológico

Hemograma completo, incluindo contagem de plaquetas.

Anemia, plaquetopenia e reticulocitose são achados comuns nos recém-nascidos portadores de toxoplasmose congênita, geralmente resultantes de sangramento e/ou hemólise. Leucocitose pode estar presente, bem como eosinofilia, que pode exceder 30% da contagem diferencial.

Liquído cefalorraquidiano (LCR)

O exame do LCR é de fundamental importância tanto na infecção sintomática como na assintomática. Achados anormais neste exame são sempre indicativos de doença do SNC.

O LCR apresenta-se, em geral, xantocrômico, com concentração baixa de glicose e valores elevados de proteinorraquia (gramas): tanto no LCR lombar, como no suboccipital e no ventricular.

A taxa de proteína do LCR constitui um indicador de prognóstico do desenvolvimento neurológico no 1º ano de vida.

As citometria e a citomorfologia do LCR caracterizam-se por pleocitose à custa de células linforreticulomonocitárias e porcentagem elevada de eosinófilos, sendo este último um dos sinais que chamam a atenção para a doença.

Bioquímica

Hiperbilirrubinemia à custa da bilirrubina direta é achado comum. A bilirrubina indireta pode também estar elevada. A hiperbilirrubinemia é mais frequente nas formas mistas ou viscerais da doença. As enzimas hepáticas podem também estar alteradas, principalmente nos casos em que há acometimento hepático importante.

Exames específicos

Os exames específicos são aqueles realizados no sentido de definir o diagnóstico da doença neonatal. Gestantes soronegativas para anticorpos IgG e IgM não têm infecção, porém devem repetir mensalmente os exames sorológicos a fim de se detectar a viragem sorológica e, desta forma, iniciar o tratamento específico para a toxoplasmose. A detecção de uma soroconversão é prova inequívoca de primoinfecção. É importante instituir o tratamento precoce com espiramicina e/ou tratamento alternativo com pirimetamina, sulfadiazina e ácido folínico após a 16ª a 18ª semana de idade gestacional, sempre que o feto estiver infectado. A presença de anticorpos IgG na gestante pode significar infecção antiga ou mesmo recente, sendo importante realizar o teste de avidez para verificar a capacidade de ligação desses anticorpos e poder discernir se se trata de uma infecção antiga ou recente. Avidez alta (> 60%) requer pelo menos 3 meses para se desenvolver e, neste caso, ajuda a afastar uma infecção aguda que, em geral, demonstra baixa avidez (< 30%).

Além das sorologias materna, a ultrassonografia fetal pode detectar algumas manifestações clínicas no feto importantes como ventriculomegalia unilateral ou bilateral, ascite, calcificações intracranianas ou hepáticas, hepatomegalia, esplenomegalia. Na ausência de anormalidades, a ultrassonografia deve ser repetida mensalmente durante toda a gestação.

A amniocentese quando necessária, pode ser realizada após a 16ª semana de gestação e 4 ou mais semanas após a data estimada da infecção para a realização do teste de PCR no líquido amniótico. Amplificação do gene B1 do parasita tem sido usada para identificar a infecção. Romand *et al.* realizaram um estudo em três centros na França e obtiveram 64% de sensibilidade do ensaio de PCR com um valor preditivo negativo de 98,8%, falso-positivo não ocorreu e a especificidade e o valor preditivo positivo foram de 100%. A sensibilidade do teste de PCR para o diagnóstico foi mais alta quando a infecção materna ocorreu entre 17 e 21 semanas, alcançando 92,9 (IC = 67,9 a 98,8). Os autores comentam que um teste negativo de PCR não afasta a infecção congênita, sendo indicados tratamento adequado e acompanhamento da gestação até o nascimento da criança.

No recém-nascido, o diagnóstico da toxoplasmose congênita pode ser feito com vários exames como os seguintes:

- Pesquisa direta do *T. gondii* em líquidos e fluídos corporais
- Reações sorológicas

O diagnóstico principal da toxoplasmose congênita baseia-se no encontro de anticorpos IgM-específicos ou na persistência de anticorpos IgG antitoxoplasma no soro da criança quando comparados com o soro materno. Resultados sorológicos falso-negativos ou positivos podem ocorrer.

Os testes sorológicos mais comumente empregados são:

1. Testes para anticorpos antitoxoplasma (IgG)
   - Teste de imunofluorescência;
   - Enzimaimunoensaio (ELISA, do inglês *enzyme-linked immunosorbent assay*).
2. Testes para pesquisa de anticorpos IgM
   - Teste de imunofluorescência – IgM
   - ELISA IgM (teste de imunocaptura) Os testes de "imunocaptura IgM" são mais sensíveis para a identificação de anticorpos IgM antitoxoplasma.
3. Outros testes
   - PCR, que pode ser realizado no sangue, na urina e no LCR, sendo uma reação de sensibilidade elevada.
   - Reação de *Western Blot*, que identifica anticorpos IgG de origem fetal diferenciando-os dos maternos.

O Quadro 52.2 mostra um roteiro para interpretação dos testes sorológicos de IgG e IgM para anticorpos antitoxoplasma na gestante.

Quadro 52.2 Roteiro para interpretação dos testes sorológicos na gestante.

	Interpretação dos resultados dos testes	Condutas	
		Primeiro teste durante as primeiras 12 semanas de gestação	Primeiro teste após 12 semanas de gestação
1	IgM e IgG negativos: ausência de contato prévio com o parasita	Orientação para evitar a infecção. Seguir as rotinas para a triagem pré-natal	
2	IgG duvidosa ("zona cinzenta") e IgM negativa: sugere infecção passada. Nota: se IgM for positiva, consultar a situação 4	Realizar testes adicionais para confirmar que a paciente está imune. Se os resultados indisponíveis forem inconclusivos, considerar paciente não imune. Repetir a sorologia 20 a 30 dias após	
3	IgG positiva e IgM negativa: infecção passada	Repetir a sorologia 4 semanas depois no mesmo laboratório. Se estável, a infecção ocorreu pelo menos 3 meses antes. Não precisa repetir a sorologia	Testes suplementares, incluindo avidez. Na dúvida, realizar avaliação ultrassonográfica fetal, verificar a ausência de IgM e IgA específicas com 72 horas de vida e monitorizar a depuração da IgG durante o 1º ano de vida
4	IgG positiva e IgM positiva: infecção recente ou IgM persistente	Medir a avidez de IgG e/ou testar novamente 2 e 4 semanas após no mesmo laboratório. Se a avidez de IgG for alta e os títulos de IgG forem estáveis, a infecção ocorreu pelo menos 3 meses antes. Pare de testar. Um aumento na IgG pode indicar uma infecção recente: ver situação 6	Idem
5	IgG negativa e IgM positiva: soroconversão precoce ou IgM falso-positiva	Confirmar com outro teste. Teste novamente para IgG e IgM em intervalos de 15 dias no mesmo laboratório por 2 meses para monitorar a evolução da IgG, o que confirmaria a soroconversão; caso contrário, conclua que a IgM não é específica. Nota: a avidez de IgG não é útil neste contexto	
6	Viragem de IgG negativa para positiva ou aumento de IgG com alta IgM: soroconversão	Encaminhar a paciente para atendimento para estimar o estágio da gestação no momento da infecção materna e decidir sobre o tratamento e a avaliação	

Fonte: Modificado de Peyron F, Wallon M, Kieffer F, Garweg J. Toxoplasmosis. In: Wilson CB, Nizet V, Maldonado YA, Remington JS, Klein JO (eds.). Remington and Klein's infectious diseases of the fetus and newborn infant. 8. ed. Philadelphia: Elsevier Saunders, 2016; p. 947-1042.

Diagnóstico radiológico e outros

Calcificações intracranianas constituem um dos achados radiológicos mais frequentes na toxoplasmose, estando presentes em mais de 60% dos RN. As lesões cerebrais resultantes de meningoencefalite necrosante calcificam-se com rapidez e os depósitos de cálcio são descritos radiologicamente como nodulares, múltiplos e em listas curvilíneas disseminados no parênquima cerebral, não tendo distribuição característica. Radiografia simples de crânio, tomografia computadorizada encefálica e ultrassonografia de crânio são exames de grande auxílio no acompanhamento das crianças com toxoplasmose congênita, possibilitando detectar mesmo as calcificações não evidenciadas na radiografia simples de crânio, além de dilatação ventricular e atrofia cortical.

Diagnóstico diferencial

Deve ser feito com outras patologias que evoluem com sinais e sintomas clínicos semelhantes como doença de inclusão citomegálica, rubéola, doença de Chagas, sífilis, infecção pelo VHS, sepse e meningoencefalite bacteriana e viral.

Tratamento

Deve ser realizado em todo RN portador da infecção congênita sintomática ou na forma subclínica, durante todo o 1º ano de vida.

A transmissão vertical da infecção materna precoce (antes ou após a 18ª semana) pelo *T. gondii* pode ser prevenida pela administração de espiramicina oral (1 grama, a cada 8 horas). Este antibiótico não cruza a placenta, não sendo apropriado para tratar o feto. Na ausência de infecção fetal, este macrolídeo pode ser mantido até o final da gestação. Quando a soroconversão ocorre após a 18ª semana ou a infecção fetal é confirmada pelo teste de PCR ou ainda com achados ultrassonográficos sugestivos de infecção, recomenda-se o tratamento com pirimetamina, sulfadiazina e ácido folínico para prevenir a infecção congênita e também tratar o feto.

A seguir, o Quadro 52.3 apresenta um resumo do tratamento atual da toxoplasmose congênita, incluindo a gestante e o tratamento da retinocoroidite em crianças maiores. Atualmente, a espiramicina não tem sido mais utilizada no esquema terapêutico do recém-nascido.

INFECÇÕES CONGÊNITAS E PERINATAIS **877**

Quadro 52.3 Esquemas terapêuticos utilizados para o tratamento da gestante, do recém-nascido e de crianças maiores*.

Quadro clínico	Medicamento	Doses utilizadas	Duração do tratamento
Gestante Toxoplasmose aguda: 1- Primeiras 18 semanas de gestação ou até o nascimento em fetos não infectados diagnosticados por meio da amniocentese.	Espiramicina	1 g a cada 8 horas sem alimentação	Até a infecção fetal ser diagnosticada ou excluída
2- Se a infecção fetal for confirmada após a 18ª semana de gestação e nas gestantes infectadas após 24 semanas.	Pirimetamina,	DA: 50 mg 2 vezes ao dia, por 2 dias, seguida por 50 mg/dia;	Até o termo
	+ Sulfadiazina mais	DA: 75 mg/kg/dia em 2 doses, por 2 dias, seguida por 50 mg/kg 2 vezes ao dia;	Até o termo
	Leucovorin (ácido folínico) alternando Espiramicina.	10 a 20 mg/dia.	Durante e 1 semana após o término da pirimetamina

Fonte: Desenvolvido pela autoria.

Tratamento da toxoplasmose congênita*

1. Formas graves de toxoplasmose congênita (hidrocefalia, calcificações cerebrais, coriorretinite uni ou bilateral)*
   - Pirimetamina: 1 mg kg/dia, durante 6 meses; depois, 0,5 mg/kg/dia durante 6 meses.
   - Sulfadiazina: 100 mg/kg/dia, em duas doses diárias divididas, durante 12 meses.
   - Ácido folínico: 10 mg 3 × semana ou 25 mg 2 × semana, durante 12 meses.

1. Formas subclínicas e moderadas de toxoplasmose congênita

   Duas possibilidades:

   A1** – Regime primário:
   - Pirimetamina: 1 mg/kg/dia durante 2 meses e, após, 0,5 mg/kg/dia, durante 10 meses.
   - Sulfadiazina: 100 mg/kg/dia em duas doses diárias divididas, por 12 meses.
   - Ácido folínico 10 mg 3 × semana ou 25 mg 2 × semana, por 12 meses.

   A2 – Regime alternativo: formas subclínicas/leves e/ou para dificuldades na adesão e/ou efeitos adversos hematológicos frequentes
   - Pirimetamina e sulfadoxina (Fansidar)
   - Dose: 1,25 mg/kg a cada 10 dias e 25 mg/kg a cada 10 dias respectivamente, durante 12 meses;
   - Ácido folínico 10 mg 3 × semana ou 25 mg 2 × semanal, por 1 ano.

     Observação: é recomendado iniciar com o regime primário de pirimetamina + sulfadiazina durante os primeiros 2 meses e, depois, continuar o tratamento com pirimetamina mais sulfadoxina, que tem uma meia-vida mais longa e é mais conveniente, pois é administrada a cada 10 dias.

   B** – Tratamento pós-natal do lactente e da criança
   - Pirimetamina: dose de ataque de 1 mg/kg a cada 12 horas, por 2 dias; e, após, 1 mg/kg por dia, durante 2 ou 6 meses; então, esta dose toda segunda, quarta e sexta-feiras, durante 12 meses.
   - Sulfadiazina: 50 mg/kg a cada 12 horas, durante 1 ano.
   - Ácido folínico (Leucovorin): 10 mg 3 × semana, durante 1 ano.
   - Corticosteroides (prednisona): 0,5 mg/kg a cada 12 horas.

   Quando a proteína do LCR é ≥ 1 g/dL, ou quando coriorretinite ativa ameaça a visão, durante 1 semana após.

*Esquemas e recomendações terapêuticas de acordo com: Fonte: Peyron F, Wallon M, Kieffer F, Garweg J. Toxoplasmosis. In: Wilson CB, Nizet V, Maldonado YA, Remington JS, Klein JO (eds.). Remington and Klein's infectious diseases of the fetus and newborn infant. 8. ed. Philadelphia: Elsevier Saunders, 2016; p. 947-1042.
**Com qualquer esquema terapêutico, deve ser realizada a contagem de leucócitos no dia 0 e no 15º dia; e, depois, mensalmente. A terapia deve ser descontinuada (mas o ácido folínico continuado) sempre que os neutrófilos diminuam abaixo de 750/mm³. Os corticosteroides podem ser usados somente em conjunto com o tratamento com pirimetamina, sulfadiazina e ácido folínico e devem ser continuados até os sinais de inflamação (proteína elevada no LCR, ≥ 1 g/dL) ou coriorretinite ativa que ameaça a visão diminuírem e a dosagem poder, então, ser reduzida e o corticosteroide, interrompido.

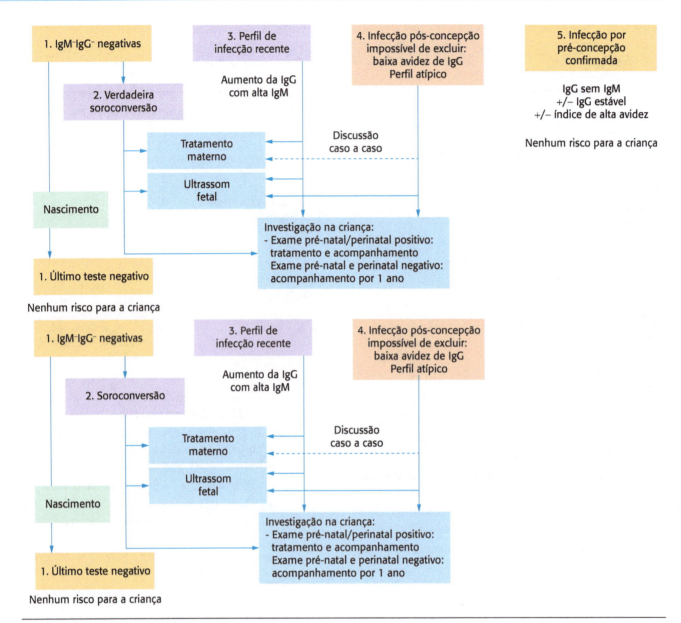

Figura 52.1 Condutas a serem realizadas de acordo com os resultados sorológicos na gestante*.

Prevenção*

Medidas gerais para prevenir a infecção por toxoplasma durante a gravidez, para minimizar a exposição a cistos nos tecidos:

- não comer carne crua ou mal cozida de nenhum animal, especialmente cordeiro, porco e carne de veado/caça. A carne deve ser cozida a pelo menos 67 °C (153 °F) ou congelada por pelo menos 3 dias a -12 °C;
- não provar carne enquanto estiver cozinhando;
- não manusear carne crua (especialmente cordeiro, porco e carne de veado), ou usar técnicas de lavagem das mãos depois;
- lavar as tábuas, pratos, bancadas e utensílios em contato com carne.

A, Possíveis condutas quando o primeiro teste no pré-natal for antes da 12.ª semana de gravidez B, primeiro teste no pré-natal após 12 semanas de gravidez respectivamente*.

* De acordo com Peyron, F; Wallon, M; Kieffer F and Garweg J; Toxoplasmosis, In: Wilson CB, Nizet V, Maldonado YA, Remington JS, Klein JO (eds.). Remington and Klein's infectious diseases of the fetus and newborn infant. 8. ed. Philadelphia: Elsevier Saunders, 2016; p. 947-1042.

Prevenção

As medidas gerais descritas a seguir são importantes para prevenir a infecção pelo *T. gondii* durante a gravidez.

1 - Para minimizar a exposição a cistos nos tecidos:
- não comer carne crua ou mal cozida de nenhum animal, especialmente cordeiro, porco e carne de veado/caça. A carne deve ser cozida a pelo menos 67 °C (153 °F) ou congelada por pelo menos 3 dias a -12 °C;
- não provar carne enquanto estiver cozinhando;
- não manusear carne crua (especialmente cordeiro, porco e carne de veado);
- lavar as tábuas, pratos, bancadas e utensílios em contato com carne crua com água quente com sabão;
- usar tábuas de corte separadas para carne e legumes.

2 - Para minimizar a exposição a cistos:
- evitar o contato com solo potencialmente contaminado, areia ou utensílios de gato;
- usar luvas e lavar as mãos depois, cuidadosamente;
- descascar ou lavar completamente as frutas e os vegetais antes de comê-los crus;
- lavar tábuas, pratos, bancadas, utensílios e mãos após o contato com frutas e legumes não lavados;
- não beber água de fontes que não seja filtrada ou tratada o suficiente para remover os parasitas.

Fonte: Modificada de Peyron F, Wallon M, Kieffer F, Garweg J. Toxoplasmosis. In: Wilson CB, Nizet V, Maldonado YA, Remington JS, Klein JO (eds.). Remington and Llein's infectious diseases of the fetus and newborn infant. 8. ed. Philadelphia: Elsevier Saunders, 2016; p. 947-1042.

Prognóstico

Os RN com lesões neurológicas sintomáticas ou mesmo subclínicas, em geral, apresentam sequelas graves com retardo neuropsicomotor, necessitando, por vezes, de internação em instituições especiais. Para aquelas crianças com toxoplasmose congênita subclínica ao nascimento, (especialmente quando tratada antes do parto), o prognóstico neurológico é melhor. Em virtude do risco imprevisível de ocorrência ou recidiva das lesões oculares, mesmo muitos anos após o nascimento, a toxoplasmose congênita pode ser vista como uma doença oftalmológica crônica. Por não haver ainda consenso sobre a necessidade de acompanhamento oftalmológico, os médicos devem decidir como a doença deve ser acompanhada. Tem sido proposta a fundoscopia regular até a idade de 4 anos, após os quais as crianças são capazes de se comunicar verbalmente em relação a distúrbios visuais.

BIBLIOGRAFIA CONSULTADA

Andrade GM, Vasconcelos-Santos DV, Carellos EV, Romanelli RM, Vitor RW, Carneiro AC, et al. Congenital toxoplasmosis from a chronically infected woman with reactivation of retinochoroiditis during pregnancy. J Pediatr. 2010;86(1):85-8.

Azevedo KM, Setúbal S, Lopes VG, Camacho LA, Oliveira SA. Congenital toxoplasmosis transmitted by human immunodeficiency-virus infected women. Braz J Infect Dis. 2010;14(2):186-9.

Barragan A, Hitziger N. Transepithelial migration by toxoplasma. Subcell Biochem. 2008;47:198-207.

Barragan A, Sibley LD. Migration of Toxoplasma gondii across biological barriers. Trends Microbiol. 2003;11:426-430.

Buffolano W. Congenital toxoplasmosis: the state of the art. Parassitologia. 2008;50(1-2):37-43.

Commodaro AG, Belfort RN, Rizzo LV, Muccioli C, Silveira C, Burnier Jr MN, et al. Ocular toxoplasmosis: an update and review of the literature. Mem Inst Oswaldo Cruz. 2009;104(2):345-50.

Delair E, Latkany P, Noble AG, Rabiah P, McLeod R, Brézin A. Clinical manifestations of ocular toxoplasmosis. Ocul Immunol Inflamm. 2011;19(2):91-102.

Diniz EMA, Camargo ME, Vaz FAC. Toxoplasmose congênita. In: Diniz EMA, Camargo ME, Vaz FAC (eds.). Infecções congênitas e perinatais. São Paulo: Atheneu, 1991; p. 31-72.

Diniz EMA, Vargas NOS, Vaz FAC. Toxoplasmose congênita. In: Carvalho WB, Diniz, EMA, Ceccon, MEJR, Krebs, VLJ, Vaz FAC (ed.). Neonatologia. Barueri: Manole, 2020; p. 490-503 (Coleção Pediatria. Instituto da Criança HC-FMUSP. Schvartsman BGS, Maluf Jr. PT, Carneiro-Sampaio M (eds.)).

Diniz EMA. Infecções congênitas e perinatais. In: Gilio AE, Escobar AMU, Grisi S. Pediatria geral: neonatologia, pediatria clínica, terapia intensiva Hospital Universitário da Universidade de São Paulo. São Paulo: Atheneu, 2011; 742 p.

Dupont CD, Christian DA, Hunter CA. Immune response and immunopathology during toxoplasmosis. Semin Immunopathol. 2012;34:793-813.

Durlach R, Kaufer F, Carral L, Freuler C, Ceriotto M, et al. Argentine, Consensus of congenital toxoplasmosis. B Aires: Medicina. 2008;68(1):75-87.

Dutton GN. The causes of tissue damage in toxoplasmic retinochoroiditis. Trans Ophthalmol Soc U K. 1986;105(Pt 4):404-412.

Feldman DM, Timms D, Borgida AF. Toxoplasmosis, parvovirus, and cytomegalovirus in pregnancy. Clin Lab Med. 2010;30(3):709-20.

Fernandes RC, Vasconcellos VP, Araújo LC, Medina-Acosta E. Vertical transmission of HIV and toxoplasma by reactivation in a chronically infected woman. Braz J Infect Dis. 2009;13(1):70-1.

Freeman K, Oakley L, Pollak A, et al. Association between congenital toxoplasmosis and preterm birth, low birthweight and small for gestational age birth. BJOG. 2005;112:31-37.

Freeman K, Tan HK, Prusa A, Petersen E, Buffolano W, et al. European Multicentre Study on congenital toxoplasmosis. Predictors of retinochoroiditis in children with congenital toxoplasmosis: European, prospective cohort study. Pediatrics. 2008;121(5):e1215-22.

Furtado JM, Bharadwaj AS, Chipps TJ, et al. Toxoplasma gondii tachyzoites cross retinal endothelium assisted by intercellular adhesion molecule-1 in vitro. Immunol Cell Biol. 2012;90:912-915.

Garcia-Méric P, Franck J, Dumon H, Piarroux R. Management of congenital toxoplasmosis in France: current data. Presse Med. 2010;39(5):530-8.

Garweg JG. Determinants of immunodiagnostic success in human ocular toxoplasmosis. Parasite Immunol. 2005;27:61-68.

McLeod R, Kieffer F, Sautter M, Hosten T, Pelloux H. Why prevent, diagnose and treat congenital toxoplasmosis? Mem Inst Oswaldo Cruz. 2009;104(2):320-44.

Montoya JG, Remington JS. Management of toxoplasma gondii infection during pregnancy. Clin Infect Dis. 2008;47(4):554-66.

Neri P, Mercanti L, Mariotti C, Salvolini S, Giovannini A. Long-term control of choroidal neovascularization in quiescent congenital toxoplasma retinochoroiditis with photodynamic therapy: 4-year results. Int Ophthalmol. 2010;30(1):51-6.

Petersen E. Prevention and treatment of congenital toxoplasmosis. Expert Rev Anti Infect Ther. 2007;5(2):285-93.

Peyron F, Wallon M, Kieffer F, Garweg J. Toxoplasmosis. In: Wilson CB, Nizet V, Maldonado YA, Remington JS, Klein JO, editors. Remington and Klein`s infectious diseases of the fetus and newborn infant. 8. ed. Philadelphia: Elsevier Saunders, 2016; p. 947-1042.

Phan L, Kasza K, Jalbrzikowski J, Noble AG, Latkany P, Kuo A, et al. Toxoplasmosis Study Group. Longitudinal study of new eye lesions in treated congenital toxoplasmosis. Ophthalmology. 2008;115(3):553-559.e8.

Romand S, Chosson M, Franck J, et al. Usefulness of quantitative polymerase chain reaction in amniotic fluid as early prognostic marker of fetal infection with Toxoplasma gondii. Am J Obstet Gynecol. 2004;190:797-802.

Sauer A, de la Torre A, Gomez-Marin J, et al. Prevention of retinochoroiditis in congenital toxoplasmosis: Europe versus South America. Pediatr Infect Dis J. 2011;30:601-603.

Wong SY, Remington JS. Toxoplasmosis in pregnancy. Clin Infect Dis. 1994;18:853-61.

52.2 Rubéola Congênita

■ Edna Maria de Albuquerque Diniz

Introdução

Em 1941, Gregg (oftalmologista australiano) referiu a presença de deformidades congênitas (especialmente catarata) em uma criança cuja mãe teve rubéola durante a gravidez, constituindo esta a primeira menção a uma embriopatia de origem infecciosa. A deficiência auditiva, a mais comum das manifestações decorrentes de ação do vírus, foi descrita por Swan et al. em 1943. Somente 23 anos após uma grande epidemia de rubéola nos Estados Unidos, foi possível conhecer melhor a síndrome e introduzir novos meios de diagnóstico e uma vacina que a médio ou longo prazo eliminaria a doença.

Nos países onde o programa de vacinação é corretamente realizado, a incidência da rubéola tem diminuiu rapidamente.

Durante o período de 1998 a 2006, após uma estratégia de vacinação e de acompanhamento realizada pela Organização de Saúde Panamericana, casos confirmados de rubéola diminuíram em 98% nas Américas. Em 2003, foi estabelecida a meta de erradicação da rubéola nas Américas até 2010. Entretanto em 2007, um surto de rubéola com um total de 13.014 casos ocorreu em três países – Argentina, Brasil e Chile –, primariamente em homens não incluídos nas campanhas de vacinações prévias. O fortalecimento da vigilância epidemiológica tornou-se cada vez mais intenso com a finalidade de detectar os casos suspeitos e poder realizar intervenções com campanhas de vacinação que incluíssem homens, mulheres e crianças. Apesar de a grande maioria dos países ter uma imunização para rubéola bem estabelecida, a extensão da vacinação nem sempre é ótima, o que tem favorecido ainda o aparecimento de casos esporádicos e a manutenção do reservatório viral responsável pela transmissão.

Etiopatogenia e fisiopatologia

O vírus da rubéola é um vírus RNA, membro da família das Togaviroses, do gênero Rubivirus e o ser humano é o único reservatório conhecido para infecção por este vírus, sendo o primeiro vírus demonstrado como teratógeno.

O vírus é transmitido por contacto com gotículas da saliva ou de secreções da nasofaringe. Multiplica-se no tecido linfático do trato respiratório superior, disseminando-se hematologicamente. Quanto mais precoce for a viremia materna durante a gestação, maiores são os riscos de acometimento do embrião e do feto. A transmissão materno-fetal ocorre por via hematogênica (transplacentária) e varia com a idade gestacional. Uma vez ocorrida a infecção materna, poderá ou não ocorrer acometimento placentário e/ou fetal, resultando em gestações sem intercorrências, aborto, óbito fetal, natimorto ou doença fetal.

Ao nascimento, ainda se pode isolar o vírus nas secreções do RN que foi infectado durante o 1º trimestre da gestação, o que demonstra haver persistência da infecção até o nascimento. A eliminação viral pode persistir até mesmo após 1 ano de vida. A infecção pelo vírus da rubéola pode ter efeitos graves no feto em desenvolvimento, resultando em aborto espontâneo, infecção fetal, natimorto ou retardo do crescimento intrauterino.

De acordo com a idade gestacional, o risco de infecção fetal ocorre da seguinte forma:

- Primeiras 12 semanas de gestação: 81%
- 13ª a 16ª semana de gestação: 54%
- 17ª a 22ª semana de gestação: 36%
- 23ª a 30ª semana de gestação: 30%
- 31ª a 36ª semana de gestação: 60%
- Acima da 36ª semana de gestação: 100%

A gestante adquire rubéola nas primeiras 12 semanas de gestação em consequência da viremia, pode haver infecção fetal. Esta infecção pode resultar em malformações de vários tipos, dependente da fase da gestação em que a viremia se instalou. O vírus tem sido isolado dos tecidos fetais em cerca de 90% dos abortos terapêuticos e evidência sorológica da infecção tem sido encontrada em 81% das crianças nascidas a termo. Miller et al., em 1982, estudaram prospectivamente cerca de mil gestantes com infecção pelo vírus da rubéola em diferentes estágios da gestação. Dessas gestantes, um total de 40% manteve a gestação e os recém-nascidos foram acompanhados clínica e sorologicamente após o nascimento. A frequência de infecção congênita foi mais de 80% durante as primeiras 12 semanas de gestação, 54% na 13ª ou 14ª semanas e 25% no final do 2º trimestre. Aos 2 anos de idade, todas as crianças que foram infectadas antes da 11ª semana de gestação eram portadoras de defeitos cardíacos e surdez e em 35% daquelas infectadas entre a 13ª e a 16ª semanas tinham surdez. Nenhum defeito atribuível à rubéola tem sido detectada após a 16ª semana de gestação.

A frequência de infecção fetal após a rubéola nos estágios mais tardios da gestação (23 a 26 semanas) diminui para 25%, aumentando nos últimos 2 meses. Infecção fetal após a 16ª semana é raramente associada com defeitos congênitos.

Cradock-Watson et al., em 1989, analisaram 120 órgãos fetais, 12 amostras de produtos mistos e 15 placentas, procedentes de 35 abortos terapêuticos realizados porque a rubéola materna ocorreu entre 2 e 19 semanas de gestação, os quais foram testados para o vírus da rubéola.

O vírus foi isolado de 10 dentre 11 fetos (91%) de mulheres infectadas entre 2 e 8 semanas, de 5 em 8 (63%) infectadas entre 9 e 10 semanas e de 2 de 16 (13%) infectadas entre 11 e 19 semanas. Testes de hibridização para o RNA viral em 39 órgãos de oito casos revelaram infecção em mais quatro fetos. O vírus foi isolado de apenas três das 15 placentas, porém os testes de hibridização em seis placentas revelaram infecção em três adicionais espécimes.

A hibridização foi superior ao isolamento viral para detectar infecção pela rubéola em produtos de concepção e, de acordo com os autores, constitui um dos melhores métodos para examinar biópsias procedentes das vilosidades coriônicas.

Em relação aos RN, o vírus da rubéola foi isolado do cavum de quatro das 29 crianças (44%) infectadas durante as primeiras 12 semanas de gestação, porém de nenhum dos 13 infectados após 17 semanas, sugerindo que não há perigo de transmissão para contatos suscetíveis.

O vírus da rubéola permanece geralmente nos tecidos fetais até o nascimento e continua sendo encontrado na urina, na orofaringe e em diversos órgãos, por vários meses, pelo menos, após o nascimento. Assim sendo, o feto portador da doença, ao nascer, pode apresentar, ao lado de malformações completamente constituídas, manifestações de doença ativa, como plaquetopenia, hepatite e pleocitose do líquido cefalorraquidiano (LCR).

A infecção fetal é crônica e a presença de vírus no cavum por várias semanas após o nascimento pode causar rubéola nos contatantes suscetíveis. A duração da persistência viral na placenta não é conhecida.

Fisiopatologia

O vírus da rubéola parece determinar inibição da mitose e aumentar o número de fragmentações cromossômicas em culturas de tecido embrionário. Provavelmente em consequência disso é que os órgãos dos recém-nascidos com esta síndrome são hipoplásticos, com um número de células menor do que o normal. As malformações parecem depender de inibição da multiplicação celular, da infecção viral crônica ou da associação de ambos os fatores.

Manifestações clínicas

As principais manifestações clínicas da rubéola congênita são as seguintes:

1. Retardo de crescimento intrauterino.
2. **Malformações oculares:** catarata, glaucoma, retinopatia e microftalmia – a catarata pode ser muito pequena e passar despercebida ao nascimento, requerendo exame oftalmológico acurado. O glaucoma pode ser neonatal ou mais tardio; a retinopatia é a manifestação ocular mais comum, afetando a acuidade visual se compromete a área macular.
3. **Malformações cardíacas:** as mais comuns são persistência de canal arterial com ou sem estenose pulmonar e os defeitos de septo. Pode haver também comprometimento miocárdico, consistindo de necrose extensa, segundo achados eletrocardiográficos e de necropsia.
4. **Surdez:** causada provavelmente por alterações degenerativas da cóclea e no órgão de Corti. Costuma ser a alteração encontrada em consequência das rubéolas mais tardias (ainda dentro do 3º ou 4º meses); eventualmente pode ser manifestação isolada. Pode ser de graus os mais variados e é, em geral, bilateral.
5. **Defeitos cerebrais:** pode haver retardo do desenvolvimento psicomotor, microcefalia, encefalite, tetraparesia espástica e pleocitose do LCR.
6. **Outras manifestações (viscerais):** têm sido encontradas hepatite, com hepatomegalia e icterícia, esplenomegalia, púrpura trombocitopênica, pneumonite intersticial e lesões ósseas.

A Tabela 52.1 apresenta um resumo das principais manifestações clínicas e sua frequência na síndrome da rubéola congênita (SRC).

Tabela 52.1 Manifestações clínicas da rubéola congênita e sua frequência.

Manifestações clínicas	Frequência (%)
Retardo de crescimento	
Intrauterino	50-75
Extrauterino	20-50
Prematuridade	20
Sistema reticuloendotelial	
Hepatite	Rara
Hepatoesplenomegalia	50-75
Icterícia	20
Trombocitopenia com ou sem púrpura	20
Leucopenia	20-50
Anemia	20
Adenopatia	20
Sistema nervoso central	
Meningoencefalite aguda	20-50
Microcefalia	Rara
Calcificação intracraniana	Rara
Aubalamento de fontanela	20
Convulsões	20-50
Retardo mental	20-50
Sistema cardiovascular	
Hipoplasia da artéria pulmonar	50-75
Persistência do duto arterial	20-50
Coarctação do istmo da aorta	20
Outras (defeitos septais, tetralogia de Fallot)	Raras

(Continua)

Tabela 52.1 Manifestações clínicas da rubéola congênita e sua frequência. (*Continuação*)

Olhos	
Retinopatia	20-50
Catarata	20-50
Microftalmia	20
Glaucoma	Rara
Opacificação da córnea	Rara
Sistema auditivo	
Surdez sensorial	20-50
Sistema geniturinário	
Malformações do sistema pielocalicial	Raras
Rim policístico	Raro
Estenose de artéria renal	Rara
Criptorquídea	
Sistema ósseo	
Micrognatia	20
Radioluscência óssea	20-50

Fonte: Modificada de Alford e Griffiths, 1983.

Diagnóstico

Deve ser suspeitado se houver rubéola materna durante os primeiros 3 meses de gestação ou contato íntimo ou prolongado com o vírus. Por um lado, a maior parte das gestantes já tem imunidade à rubéola (por doença ou infecção clinicamente inaparente no passado), sendo protetora contra infecção intrauterina. Por outro lado, a possibilidade de a gestante desenvolver rubéola clinicamente inaparente (mas capaz de lesar gravemente o embrião) torna complexo o problema de diagnóstico.

Diagnóstico laboratorial da infecção materna

A pesquisa de anticorpos antirrubéola no soro materno é largamente disponível entre os vários laboratórios. Os testes de enzimaimunoensaio (ELISA, do inglês *Enzyme linked immunoassays* são sensíveis, fáceis de realizar e medem os anticorpos específicos IgG e IgM para rubéola. Outros testes sorológicos incluem reação de inibição da hemaglutinação, aglutinação, fixação do complemento e teste de hemaglutinação passiva.

A síndrome da rubéola aguda na gestante é mais bem diagnosticada quando ocorre um aumento de quatro vezes no título de IgG sérico entre a fase aguda e a convalescência, na presença de IgM específico para rubéola cultura positiva. O soro deve ser obtido em 7 a 10 dias após o início do exantema e repetido 2 a 3 semanas mais tarde (Quadro 52.4). O vírus da rubéola pode ser isolado de secreções nasal, sangue, cavum, urina ou LCR. Geralmente, o vírus é isolado da orofaringe 1 semana antes ou 2 semanas após o exantema.

A infecção primária da rubéola é sempre acompanhada por uma resposta inicial de anticorpos IgM seguida por um aumento de IgG, enquanto na reinfecção a resposta é caracterizada por aumento dos anticorpos IgG com a característica resposta do tipo *booster*. Neste caso, testa-se a presença de IgM com 2-mercaptoetanol.

O tempo de persistência dos anticorpos IgM tem importantes consequências diagnósticas em distinguir uma infecção primária de uma reinfecção. Na primária, há grande risco para o feto, enquanto na reinfecção parece não haver problemas para o feto desde que aparentemente não haja viremia. Em caso de dúvida, pode ser realizado o teste de inibição de hemaglutinação.

Tratamento

O recém-nascido portador da SRC não tem se beneficiado com nenhum tratamento específico. Entretanto, pode requerer assistência médica e cirúrgica,

Quadro 52.4 Diagnóstico laboratorial na suspeita de SRC.[a]

Período da coleta	Pesquisa	Resultado	Conduta
Logo após o nascimento ou quando da suspeita de SRC	IgM	Positivo	Confirmar o caso
		Negativo	Realizar pesquisa de IgG com o mesmo soro
	IgG	Positivo	Coletar 2ª amostra após 6 meses de vida
		Negativo	Descartar o caso
Após 3 meses da 1ª coleta (realizar testes pareados)	IgG	Se o IgG mantiver o título anterior ou for maior	Confirmar o caso
		Se houver queda acentuada do título de IgG, comparado com o anterior	Descartar o caso

[a]Recém-nascido cuja mãe teve diagnóstico confirmado de rubéola durante a gestação, ou lactente com suspeita de SRC.
Observação: Quando a mãe não foi investigada anteriormente, realizar na mesma a pesquisa de IgM e IgG.

Fonte: Ministério da Saúde (BR). Guia de Vigilância Epidemiológica. 7ª. Ed. Brasília: Ministério da Saúde, 2009. (Série A. Normas e Manuais Técnicos). p.39-44: Síndrome da Rubéola Congênita. (Caderno 2).

acompanhamento fisioterápico e assistência educacional. Muitas lesões da rubéola não aparecem precocemente, e sim de forma mais tardia, daí a necessidade de acompanhamento a longo prazo.

A Figura 52.2 apresenta a conduta em caso suspeito de SRC de acordo com o Ministério da Saúde, Vigilância Epidemiológica, Caderno 2-2009.

Prevenção e prognóstico

Com relação ao prognóstico a longo prazo, vários estudos têm sido feitos. Os defeitos mais comuns observados ao longo dos anos referem-se à visão, à audição e às alterações psicomotoras. Algumas lesões ou situações têm mau prognóstico em termos de sobrevivência, como prematuridade extrema, malformação cardíaca, hepatite progressiva, meningoencefalite, pneumonite intersticial e outros defeitos anatômicos de difícil correção. Em uma pesquisa realizada por Peckham *et al.*, entre 568 crianças menores de 4 anos, entre 1972 e 1975, os anticorpos para rubéola foram encontrados em 24% das 349 crianças com surdez sensório-neural comparadas com 9% das 219 crianças com outros problemas.

Cerca de 50 pacientes sobreviventes da epidemia de rubéola de 1939 a 1943, na Austrália (pacientes de Norman Gregg), foram vistos aos 25 anos de idade e revisados em 1991 por McIntosh e Menser. Os autores constataram que sete pacientes tinham falecido: três com doenças malignas; três com doença cardiovascular; e um por aids. Entre os restantes sobreviventes, cinco eram diabéticos, 40 eram surdos, 23 tinham doença ocular e 16 tinham defeitos cardiovasculares. Seis pacientes entre os 40 eram de baixa estatura (percentil < 3). Os autores chamam a atenção para a morbidade da doença e a importância do acompanhamento a longo prazo.

Têm sido três as estratégias para eliminar a rubéola congênita:

1. Imunização ativa;
2. Notificação dos casos de rubéola e da SRC;
3. Medidas de controle imediatos em casos de surtos da doença.

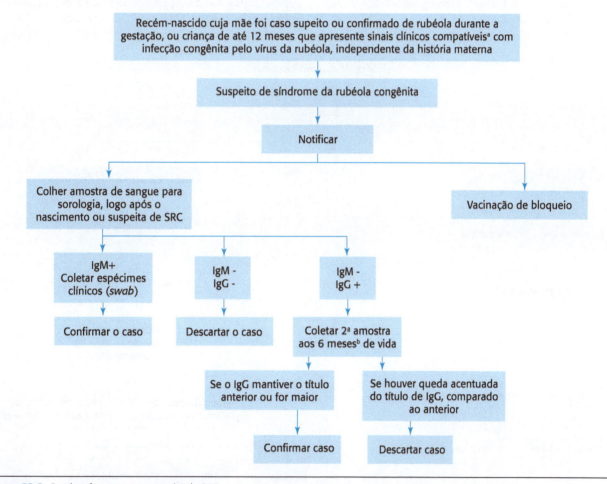

Figura 52.2 Conduta frente a caso suspeito de SRC.

[a]Sinais clínicos compatíveis com SRC: catarata/glaucoma, cardiopatia congênita, surdez, retinopatia pigmentar, púrpura, hepatoesplenomegalia, icterícia, microcefalia, retardo mental, meningoencefalite, radioluscência óssea.

Coletar uma segunda amostra de espécimes clínicos para identificação viral aos 6 meses e aos 9 meses de vida, com o objetivo de avaliar a excreção viral dessas crianças e de casos de rubéola ou de SRC associada a esses casos.

Fonte: Adaptada de Ministério da Saúde (BR). Guia de Vigilância Epidemiológica. 7. ed. Brasília: Ministério da Saúde, 2009. (Série A. Normas e Manuais Técnicos). p. 39-44: Síndrome da Rubéola Congênita. (Caderno 2).

Cooper *et al.* relacionaram a frequência de defeitos constatados em crianças com SRC. Observaram que a surdez e a doença cardíaca congênita ao lado de retardo do desenvolvimento neuropsicomotor (RDNPM) foram os defeitos que ocorreram mais frequentemente.

A seguir, são descritos os critérios para a classificação dos casos de síndrome de rubéola congênita:

I. SRC Confirmada – defeitos presentes ao nascimento e um ou mais dos seguintes:
   A. Isolamento positivo do vírus da rubéola;
   B. Presença de IgM específico para a rubéola
   C. Títulos de IH persistentes (além do esperado pela transferência passiva)

II. SRC Compatível – dados laboratoriais insuficientes, mais duas complicações presentes em A, ou uma em A e uma em B:
   A. Catarata/glaucoma congênito, cardiopatia congênita, perda de audição, retinopatia pigmentar
   B. Púrpura, esplenomegalia, icterícia, microcefalia, retardo mental, meningoencefalite, radioluscências ósseas.

III. SRC Possível – alguns achados clínicos compatíveis, mas não preenchem os critérios em II.

IV. Somente Infecção Congênita – evidências laboratoriais de infecção, mas sem defeitos.

V. Natimortos – secundários à infecção materna pelo vírus da rubéola.

VI. Não é SRC – um ou mais dos achados laboratoriais inconsistentes em uma criança sem deficiência imunológica
   A. Títulos de IH ausentes em uma criança com menos de 24 meses;
   B. Títulos de IH ausentes na mãe;
   C. Diminuição dos títulos de IH de acordo com a transferência passiva de anticorpos (duas diluições/mês).

Desde que os portadores de rubéola congênita podem eliminar o vírus por meses ou anos após o nascimento, devem-se afastar as gestantes suscetíveis.

A Figura 52.3 apresenta um roteiro de investigação epidemiológica na suspeita de SRC, de acordo com o Ministério da Saúde, Vigilância Epidemiológica, 2009.

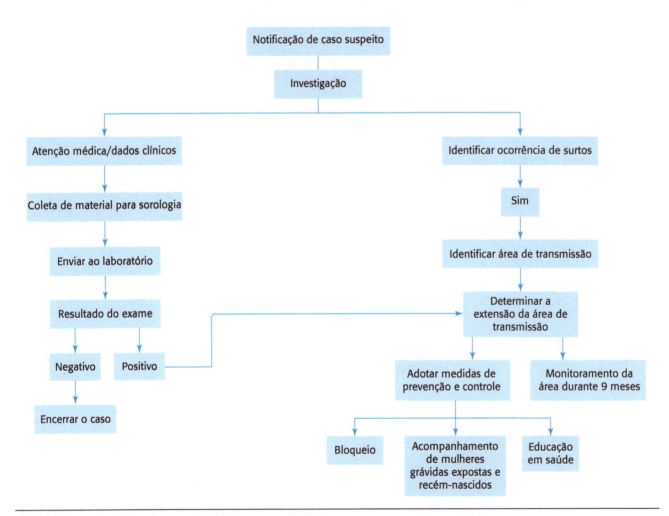

Figura 52.3 Roteiro de investigação epidemiológica em caso de SRC.

Fonte: Ministério da Saúde (BR). Guia de Vigilância Epidemiológica. 7. ed. Brasília: Ministério da Saúde, 2009. (Série A. Normas e Manuais Técnicos). p. 39-44: Síndrome da Rubéola Congênita. (Caderno 2).

A grande maioria dos países particularmente desenvolvidos tem um adequado programa de vacinação; neles, a rubéola materna é rara. Porém, em países em desenvolvimento ou quando as campanhas de vacinação são inadequadas, há ainda casos de SRC registrados apesar das possibilidades de prevenção.

A profilaxia da rubéola com a vacina de vírus vivo atenuado tem contribuído para eliminação da SRC. A vacina é administrada por via subcutânea em uma única injeção. Os resultados nos países em que a vacina já foi empregada sugerem que a vacinação de escolares e adolescentes é a orientação mais correta. A Academia Americana de Pediatria recomenda vacinar meninos e meninas entre 1 ano de idade e a puberdade. A vacinação de mulheres adultas só deverá ser feita se a prova de inibição de hemaglutinação para rubéola for negativa e, ainda assim, ser aplicada somente se a possibilidade de gravidez for afastada com segurança, no momento da vacinação e nos 6 meses seguintes. A vacinação de gestantes está formalmente contraindicada.

Possíveis efeitos colaterais da vacina da rubéola, como artralgia, artrite transitória e linfadenopatia, iniciam-se 2 a 4 semanas após a vacinação.

Duração da imunidade – as primeiras crianças que receberam a vacina completamente atenuada foram acompanhadas durante 3 anos mostraram apenas um pequeno declínio na taxa de anticorpos sugerindo que a imunidade é de duração relativamente longa, embora seja necessário um seguimento maior a longo prazo.

■ BIBLIOGRAFIA CONSULTADA

Alford CA Jr, Griffiths PD. Rubella. In: Remington JS, Klein JO (eds.). Infectious diseases of the fetus and newborn infant. Philadelphia: W.B. Saunders, 1983; p. 69-103.

De Santis M, Cavaliere AF, Straface G, Caruso A. Rubella infection in pregnancy. Reproductive Toxicology, 2006; 21: 390-398.

Diniz EMA, Ramos JLA, Vaz FAC. Rubéola congênita. In: Diniz EMA, Vaz FAC (eds.). Infecções congênitas e perinatais. São Paulo: Atheneu, 1991; p. 100-115.

Diniz EMA. Infecções congênitas e perinatais. In: Gilio AE, Escobar AMU, Grisi S. Pediatria geral: neonatologia, pediatria clínica, terapia intensiva. Hospital Universitário da Universidade de São Paulo. São Paulo: Atheneu, 2011; 742 p.

Gershon AA. Rubella (German Measles). In: Gershon AA, Hotez PJ, Katz SL (eds.). Krugman's infectious diseases of children. 11. ed. 2004; p: 531-543.

McIntosh ED, Menser MA. A fifty-year follow-up of congenital rubella. Lancet. 340:414, 1992.

Ministério da Saúde (BR). Guia de Vigilância Epidemiológica. 7. ed. Brasília: Ministério da Saúde, 2009. (Série A. Normas e Manuais Técnicos). p. 39-44. Síndrome da Rubéola Congênita. (Caderno 2).

MMWR (Morbidity and Mortality Weekly Report). Progress toward elimination of rubella and congenital rubella syndrome - the Americas, 2003-2008. 57(43):1176-1180, 2008.

Reef SE, Plotkin AS. Rubella. In: Wilson CB, Nizet V, Maldonado YA, Remington JS, Klein JO (eds.). Remington and Klein's infectious diseases of the fetus and newborn infant. 8. ed. Philadelphia: Elsevier Saunders, 2016; p. 894-932.

Vieira RA, Diniz EMA. Rubeola congênita. In: Alves JGB, Ferreira OS, Maggi RS (eds.). Fernando Figueira Pediatria Instituto Materno-Infantil de Pernambuco (IMIP). 3. ed. Rio de Janeiro: Guanabara Koogan, 2004; p. 327-42.

52.3 Infecção Congênita pelo Citomegalovírus

■ Edna Maria de Albuquerque Diniz

Introdução

Uma das causas principais de infecção congênita viral em países em desenvolvimento é a infecção pelo citomegalovírus (CMV), afetando 0,2% a 0,4% de todos os recém-nascidos (RN) vivos. Em hospedeiros imunocompetentes, as infecções por CMV são geralmente subclínicas; no entanto, quando a infecção ocorre durante a gravidez, geralmente com pouca ou nenhuma consequência para a mãe, pode haver graves repercussões para o feto, podendo causar anomalias do desenvolvimento, surdez sensório-neural que constitui a causa principal de surdez não hereditária, perda de visão, paralisia cerebral e/ou deficiência cognitiva.

A infecção pelo CVM começou a ser mais bem definida no período neonatal a partir de 1966 e poderia representar uma infecção subclínica ou latente. Os primeiros estudos com a utilização da biologia molecular foram iniciados nas décadas de 1970 e 1980. Durante esse período, o CMV aparece como causa principal de morbidade e mortalidade em indivíduos imunodeprimidos e aqueles submetidos a transplante de medula óssea e de órgãos.

Características do vírus

O CMV (herpes vírus humano-5) é o maior e estruturalmente o mais complexo membro da família das Herpesviroses humanas, sendo morfologicamente indistinguível dos vírus varicela-zóster, herpes simples e vírus Epstein-Barr. Pertence à família Herpesviridae dos vírus que contém DNA, e da subfamília Beta-herpesvirinae, com base em vários critérios bioquímicos como tamanho do genoma, conteúdo de guanosina e de citosina e ciclo reprodutivo lento e restrito. O genoma é constituído por DNA, tem simetria icosaédrica, contendo 162 capsômeros envolvido por um envelope lipídico.

O CMV é encontrado em uma larga variedade de tipos de células *in vivo*: células epiteliais; células do músculo liso; células neuronais; entre outras. Todos os membros da família Herpesvirus são grandes, envelopados e contêm uma dupla hélice de DNA.

O CMV humano tem propriedades físico-químicas de um herpesvírus, é espécie-específico, bastante termolábil, sendo o homem seu único reservatório até agora conhecido. Sua característica morfológica mais importante é a presença de uma grande inclusão intranuclear dentro da célula hospedeira.

A replicação do CMV é lenta, ocorrendo em 18 a 24 horas, e causa uma infecção permanente pelo resto da vida de seu hospedeiro. Após a infecção primária, as herpesviroses persistem em várias células do organismo, podendo a infecção ser reativada a qualquer tempo dependendo do estado imunológico do indivíduo.

Epidemiologia

O citomegalovírus humano é altamente específico da espécie e pode se replicar apenas em células de origem humana e em células de macacos, sendo os humanos considerados o único reservatório.

A infecção pelo CMV é endêmica e sem variação sazonal. Vários estudos soroepidemiológicos encontraram infecção por CMV em todas as populações humana que foram testadas. A incidência de anticorpos para CMV aumenta com a idade, mas os padrões de aquisição da infecção variam amplamente entre as populações de acordo com a origem geográfica, características étnicas e aspectos socioeconômicas. A soroprevalência é variável entre as diversas regiões do mundo e também entre as faixas etárias, acometendo cerca de 36% de crianças de 6 a 11 anos de idade e 88,8% de pessoas de 70 a 79 anos de idade, demonstrando o risco de adquirir a infecção pelo CMV. Nos Estados Unidos, a soroprevalência de CMV é em torno de 58,9%. Diferenças raciais também têm sido observadas, com maior soroprevalência verificada em populações afroamericanas e hispânicas do que em populações brancas.

Transmissão

O vírus é encontrado em líquidos e secreções do organismo (sangue, urina, leite, saliva, esperma, secreção de cérvix uterina etc.) e suas principais vias de transmissão são:

- Contato direto de pessoa a pessoa (sexual ou não sexual);
- Infecção materna e transmissão vertical (congênita ou perinatal);
- Transfusão de sangue ou derivados;
- Transplante de órgãos ou medula óssea.

A transmissão do CMV pode ocorrer por contato íntimo com secreções ou excreções de pessoas infectadas ou acidentalmente por meio de transfusões de sangue.

O CMV é comumente excretado no leite materno de mães sorologicamente positivas. A taxa de excreção varia de 13% a 32% obtida por isolamento do vírus em culturas de tecido. O pico de excreção ocorre entre 2 semanas e 2 meses após o parto. O risco de transmissão da infecção pelo CMV para a criança é alto, de 39% a 59%, e por mães em lactação.

O CMV pode ser detectado em diferentes componentes do leite materno, sendo mais facilmente detectado no soro do leite, daí o colostro não representar bom material para o seu isolamento. Quando testado pelo teste de reação em cadeia da polimerase (PCR, do inglês *polymerase chain reaction*), o risco de transmissão da infecção é superior a 70%.

A transmissão materno-fetal pode ocorrer em qualquer período da gestação. O risco de transmissão é maior quando a infecção materna é primária ou quando ocorre no final da gestação.

Patogênese

O CMV pode ser transmitido ao feto por via intrauterina, em geral, por ocasião de infecção materna primária ou por reativação de infecção latente. Também pode ser transmitido ao recém-nascido pela passagem no canal de parto ou através do leite materno, transfusões de sangue e outras fontes.

Diferentemente da infecção pelo vírus da rubéola e da toxoplasmose, cuja transmissão intrauterina ocorre, em geral, como resultado de uma infecção primária adquirida durante a gravidez, na citomegalia a transmissão pode ocorrer como consequência de ambas infecções primárias e não primárias, incluindo reinfecção e reativação. A infecção congênita resultante de infecção materna não primária por CMV é relativamente comum em populações imunes, e elevando-se com o aumento da soroprevalência final. Alguns autores (Panjvani e Hanshaw) referem que em RN que adquire a infecção perinatal, a excreção viral pode ser detectada durante os 3 primeiros meses de vida. As crianças infectadas durante a vida intrauetrina ou por ocasião do nascimento, excretam o vírus na urina, saliva e nasofaringe por vários meses, contribuindo para disseminação horizontal da infecção.

De acordo com Adler (1988), o fator de risco mais importante para infecção materna pelo CMV é a criança pré-escolar ou menor de 2 anos de idade, quando infectadas, que excretam o vírus em ambas as saliva e urina por um período médio de 24 meses. A gestante infectada pode transmitir o CMV para o concepto em qualquer época da gestação e infecção letal tem sido constatada em RN cujas mães tiveram infecção primária no 1º, 2º ou 3º trimestre da gestação. A imunidade celular e humoral para o CMV são fatores importantes na transmissão viral durante a gestação. Gestantes com comprometimento da resposta imune celular podem transmitir mais facilmente o vírus para o feto.

A citomegalia congênita é uma causa conhecida de morbidade e mortalidade perinatal. Os RN prematuros, particularmente aqueles de muito baixo peso (< 1.500 g), cujo sistema imunológico é bastante imaturo, nascem antes da transferência dos anticorpos maternos, que ocorre principalmente após 28 semanas de gestação, o que deixa essas crianças suscetíveis à infecção pós-natal pelo CMV, por vezes com evolução grave. De acordo com Mussi-Pinhata *et al.*, 2004, e De Cates *et al.*, 1994, a prevalência de infecção adquirida pelo CMV no RN prematuro é variável, entre 12% a 22%, dependendo da idade gestacional, do número de transfusões que as gestantes tenham recebido, da proporção de RN alimentados com leite materno e da porcentagem de mães soropositivas na população. Pérez *et al.*, em um estudo retrospectivo publicado na Espanha, constataram uma incidência de 6% de infecção adquirida pelo CMV em RN prematuros menores de 1.500 g durante 3 anos. Dessas crianças, 14% evoluíram com quadro infeccioso grave. Aproximadamente 10% dos RN com CMV apresentam infecção sintomática, incluindo doença disseminada e/ou envolvimento do SNC. No entanto, a grande maioria evolui com infecção subclínica, sendo assintomática. Cerca de 40% a 60% dos RN sintomáticos poderão evoluir com sequelas permanentes, surdez neurossensorial, deficiência cognitiva, retinite e paralisia cerebral. RN assintomáticos ou com infecção subclínica podem também apresentar deficiências relacionadas ao CMV. Cerca de 10% a 15% dessas crianças desenvolverão perda auditiva neurossensorial após a infecção comprometimento cognitivo e retinite.

Quadro clínico

Aproximadamente 5% a 10% dos RN com CMV apresentam infecção sintomática, incluindo doença disseminada e/ou envolvimento do sistema nervoso central (SNC). No entanto, a grande maioria dos RN ao nascer não tem sintomatologia, não sendo, deste modo, identificada ao nascimento, sendo, portanto, portadora da forma subclínica. Cerca de 40% a 60% dos RN sintomáticos poderão evoluir com sequelas permanentes, como surdez neurossensorial, deficiência cognitiva, retinite e paralisia cerebral. RN infectados, porém assintomáticos, podem apresentar mais tardiamente deficiências ou sequelas relacionadas ao CMV, embora em uma porcentagem menor. Cerca de 10% a 15% das crianças assintomáticas desenvolverão perda auditiva neurossensorial, comprometimento cognitivo e retinite.

Em RN sintomáticos, os principais sinais e sintomas clínicos são semelhantes aos das outras infecções do grupo TORCHS e podem envolver múltiplos órgãos, particularmente o sistema reticuloendotelial e SNC. Entre as manifestações clínicas principais, destacam-se: hepatoesplenomegalia; icterícia (à custa da bilirrubina direta); anemia; petéquias; microcefalia com ou sem calcificações intracranianas; retinocoroidite; estrabismo; restrição do crescimento intrauterino; e prematuridade.

Diagnóstico laboratorial

Do ponto de vista laboratorial, podemos classifica-lo em dois itens: exames gerais e exames específicos.

Exames laboratoriais gerais

- Hemograma: anemia, reticulocitose, leucocitose ou leucopenia e plaquetopenia algumas vezes grave (< 10.000 plaq/mm³) são achados frequentes no RN sintomático.

- **Mielograma:** normal ou pode haver hiperplasia da série hematopoiética e ausência de megacariócitos;
- **Testes de função hepática:** níveis baixos de fatores de coagulação principalmente aqueles dependentes da vitamina K, aumento das transaminases e da bilirrubina com predomínio da fração direta.
- **LCR:** celularidade aumentada com predomínio de células linforreticulomonocitárias, hiperproteinorraquia e glicorraquia normal ou levemente diminuída.

Exames laboratoriais específicos

O diagnóstico da infecção congênita pelo CMV no RN pode ser feito por meio da positividade do ensaio de PCR para CMV no sangue, saliva, urina, LCR, presença de antigenemia, positividade de anticorpos IgM no soro ou pelo isolamento viral em urina ou saliva do RN durante as 3 primeiras semanas de vida.

Diante do diagnóstico da infecção congênita, deve-se realizar uma análise laboratorial completa do RN, incluindo hemograma, bioquímica com função hepática e renal, coagulograma, carga viral do CMV em sangue e LCR, além do exame oftalmológico (fundo de olho), auditivo (potencias evocados-BERA), exames radiológicos e ultrassonográficos.

O diagnóstico da infecção congênita pelo CMV após as 3 primeiras semanas de vida pode representar uma infecção adquirida ao nascimento (canal de parto, leite materno e/ou transfusão sanguínea).

A seguir, os principais exames laboratoriais:

- **Isolamento viral (padrão-ouro):** pode ser realizado em diversas secreções, principalmente na urina. Esta deve ser colhida com assepsia e encaminhada ao laboratório especializado, em isopor com gelo, onde é realizada a sua inoculação em cultura de fibroblastos humanos.
- **Sorologia:** testes ELISA para anticorpos IgM e IgG. Os títulos, na maioria das vezes, são baixos e inconclusivos.
- **Antigenemia:** detecção do CMV por hibridização do DNA em sangue periférico. Geralmente é positivo na presença de viremia.
- **PCR:** pode ser realizado no sangue e urina, o método é rápido, sensível e específico.

Exames complementares

- Oftalmológico (fundo de olho);
- Auditivo: emissões otoacústicas de tronco cerebral (BERA);
- Neurológico.

O quadro radiológico é semelhante ao de outras infecções do grupo TORCH, particularmente ao da toxoplasmose congênita, que se caracteriza pela presença de calcificações intracranianas na região periventricular.

- Na ultrassonografia e na tomografia de crânio, observam-se presença de hidrocefalia e calcificações intracranianas.

O Quadro 52.5 apresenta os critérios de indicação para exame de urina no RN com suspeita de infecção congênita pelo CMV (isolamento viral ou PCR) de acordo com Baquero-Artigao do Grupo de Estudio de la infección congénita por citomegalovírus de la Sociedad Española de Infectologia Pediátrica (2009).

Quadro 52.5 Critérios de indicação para exame de urina no RN com suspeita de infecção congênita pelo CMV (isolamento viral ou PCR).

1.	Infecção materna durante a gestação (viragem sorológica ou presença de IgM positiva com IgG de baixa avidez)
2.	Sorologia materna indicativa de infecção na gravidez: IgM positiva sem controle de avidez de anticorpos IgG
3.	Achados ultrassonográficos no pré-natal indicativos: oligo-hidrâmnio ou poli-hidrâmnio, hidropsia fetal, derrame pleural ou pericárdico, retardo de crescimento intrauterino, hepatoesplenomegalia, calcificações intra-hepáticas, microcefalia, dilatação ventricular, atrofia cortical e calcificações intracranianas
4.	Infecção fetal constatada durante a gestação: PCR ou isolamento viral positivo no líquido amniótico

5.	Suspeita de infecção congênita sintomática, qualquer das seguintes:
	• Trombocitopenia, exantema petequial ou eritropoise extramedular
	• Hepatoesplenomegalia ou aumento das aminotransferases
	• Icterícia com hiperbilirrubinemia conjugada
	• Comprometimento do sistema nervoso central, qualquer dos seguintes:
	  • Microcefalia
	  • Sinais e sintomas neurológicos
	  • Ultrassonografia de crânio alterada
	  • Hiperproteinorraquia sem causa aparente
	  • Coriorretinite
	  • Surdez sensório-neural

6.	Recomendável: • Filhos de mães HIV-positivas • RN prematuros ≤ 32 semanas de idade gestacional ou com peso inferior a 1.500 g • RN com RCIU simétrico

PCR: reação da polimerase em cadeia; CMV: citomegalovírus; RCIU: retardo de crescimento intrauterino.

Fonte: Adaptado de Baquero-Artigao F. Y Grupo de Estudio de la infección congénita por citomegalovirus de la Sociedad Española de Infectologia Pediátrica. Documento de consenso de la Sociedad Española de Infectologia Pediátrica sobre o diagnóstico y el tratamento de la infección congénita por citomegalovírus. An Pediatric (Barc), 2009.

No Quadro 52.6, consta um resumo dos critérios diagnósticos da infecção pelo CMV adquirida no recém-nascido, de acordo com Allen AA, Baquero-Artigao F, do Grupo de Estudio de la infección por citomegalovírus de la Sociedad Española de Infectologia Pediátrica (2011).

INFECÇÕES CONGÊNITAS E PERINATAIS **889**

Quadro 52.6 Diagnóstico da infecção adquirida pelo CMV no recém-nascido.

1. RN com suspeita de infecção adquirida pelo CMV:
   - Exame físico completo
   - Laboratório: hemograma, proteína C-reativa e enzimas hepáticos
   - Virologia:
     - Sorologia para CMV (IgG, IgM)
     - PCR quantitativa para CMV (sangue e urina)
     - Antigenemia CMV (PCR quantitativa não disponível)
     - Isolamento viral ou PCR para CMV no leite materno ou secreção vaginal
     - Possibilidade de isolamento ou PCR para CMV: LCR, fezes, lavado broncoalveolar ou material de biópsia (de acordo com a clínica)
   - Radiografia de tórax na suspeita de pneumonite
   - Ultrassonografia de abdômen (se hepatoesplenomegalia, hepatite ou colestase) e de crânio

2. Critérios diagnósticos de infecção adquirida por CMV no RN:
   - Pelo menos um dos seguintes critérios deve estar presente:
   - Soroconversão, IgM CMV positiva, Isolamento ou PCR positiva na urina após a 2ª semana de vida
   - Isolamento ou PCR CMV negativos na urina ou sangue nas 2 primeiras semanas de vida e positivos posteriormente
   - Isolamento ou PCR CMV positivos a partir de 2 semanas de vida e PCR negativo no sangue do teste do pezinho

CMV: citomegalovírus; LCR: líquido cefalorraquidiano; PCR: reação da polimerase em cadeia.

Fonte: Allen AA, Baquero-Artigao F, Grupo de Estudio de la infección por citomegalovírus de la Sociedad Española de Infectologia Pediátrica: Revisión y recomendaciones sobre la prevención, diagnóstico y tratamiento de la infección posnatal por citomegalovírus. An Pediatric (Barc), 2011.

Tratamento

O tratamento antiviral não tem sido recomendado para prevenir a infecção fetal durante a gravidez em virtude dos efeitos teratogênicos em animais com uso dos antivirais com atividade para o CMV.

Entre os fármacos disponíveis com atividade contra o CMV, há ganciclovir, valganciclovir, foscarnet, cidofovir e, mais recentemente, o maribavir, o qual tem mostrado menor toxicidade renal e hematológica, além de ser ativo contra cepas resistentes do CMV. Apenas as duas primeiras drogas têm sido utilizadas para o tratamento da infecção congênita pelo CMV.

O ganciclovir intravenoso (IV) é o medicamento antiviral mais usado para o tratamento de CMV congênita em RN sintomáticos, principalmente naqueles com comprometimento grave do SNC.

A dose recomendada é de 6 mg/kg/dose, a cada 12 horas, durante 6 semanas. Com esta dose do ganciclovir, Kimberli et al. mostraram, em RN com CMV congênito sintomático, uma melhora significativa da audição aos 6 e 12 meses de idade, normalização mais rápida das transaminases e recuperação do peso e do perímetro cefálico. No entanto, não houve diferenças quanto à mortalidade quando comparados com o grupo de crianças que não receberam ganciclovir.

A evolução neurológica do RN com infecção congênita sintomática pelo CMV é variável e imprevisível. Baquero-Artigao recomenda que todos os RN com infecção congênita e acometimento do SNC sejam tratados com ganciclovir para prevenir o aparecimento de hipoacusia, alterações da linguagem e do aprendizado. Refere ainda que as únicas exceções são as crianças com surdez bilateral profunda, insuficiência renal (creatinina sérica > 1,5 mg/dL) ou lesões graves nas imagens radiológicas, especialmente hidroanencefalia. O tratamento estaria indicado também em RN sem acometimento do SNC, porém com doença específica de algum órgão, particularmente na vigência de piora multissistêmica ou risco vital.

O tratamento de crianças com infecção congênita sem acometimento do SNC, monossintomáticas ou com sintomatologia leve é controverso em vista da ausência de estudos clínicos controlados.

Em relação aos RN com infecção congênita assintomática ou subclínica, não tem sido recomendado o tratamento na atualidade, pois não há estudos controlados que demonstrem sua eficácia. A disponibilidade do valganciclovir oral pode ser uma possibilidade de tratamento antiviral nestes pacientes, especialmente durante o seguimento quando aparece algum grau de hipoacusia ou, ainda, ser utilizado nos RN assintomáticos com cargas virais muito elevadas. Boppana et al. Observaram, em um estudo recente, que nenhum RN com infecção congênita e carga viral plasmática < de 10.000/mL desenvolveu surdez sensório-neural, fato observado em cerca de 40% dos RN com carga viral superior a 25 mil cópias/mL.

Durante o uso do ganciclovir, devem-se realizar hemogramas semanais pelo fato de a droga produzir neutropenia que aparece em cerca de dois terços dos RN tratados durante 6 semanas. Outros efeitos adversos são trombocitopenia, anemia, nefrotoxidade, hepatotoxidade, febre e erupções cutâneas.

De acordo com vários autores, o principal inconveniente do ganciclovir intravenoso é a necessidade de hospitalização prolongada com manutenção de uma via intravenosa e riscos de infecções nosocomiais. Allen e Baquero-Artigao referem que o ganciclovir oral poderia ser uma alternativa, porém tem a grande desvantagem da baixa absorção por via oral, necessitando de utilização de doses muito elevadas para se conseguirem níveis aceitáveis. Comentam ainda que o valganciclovir, que é um pró-fármaco do hanciclovir cuja biodisponibilidade é de aproximadamente 60%, poderia ser uma alternativa no tratamento destes pacientes, facilitando seu tratamento ambulatorial. Kimberlin et al, analisaram a farmacocinética e a farmacodinâmica do valganciclovir oral no tratamento da infecção congênita sintomática pelo CMV. Demonstraram que a dose de 16 mg/kg/dose por via oral era equivalente a 6 mg/kg/dose de ganciclovir intravenoso. O valganciclovir existe em comprimidos de 450 mg e suspensão oral (50 mg/mL). Os efeitos colaterais são os mesmos do ganciclovir, sendo os mais frequentes neutropenia, anemia e diarreia, recomendando-se hemograma semanal durante o 1º mês e quinzenal até o final do tratamento. De acordo com aqueles autores, a administração do valganciclovir para o RN é bem tolerada, conseguindo-se inibir a replicação viral de forma prolongada, inclusive em prematuros de muito baixo peso.

Amir et al. (2010) e Allen e Baquero-Artigao (2011) recomendam que, ao se optar pelo uso do valganciclovir, pode-se iniciar o tratamento com o ganciclovir intravenoso, seguido pelo valganciclovir oral (32 mg/kg/dia em duas doses), após autorização dos órgãos de saúde locais. Na presença de viremia ou viruria persistentemente positivas após 3 ou 4 semanas de tratamento, recomendam a determinação dos níveis plasmáticos no "vale" que devem situar-se em 1 µg/mL. A duração do tratamento é controversa, sendo o mínimo recomendável de 6 semanas

O tratamento antiviral das crianças diagnosticadas com infecção congênita pelo CMV fora do período neonatal deve ser individualizado tendo em vista a falta de estudos para uma melhor avaliação. Com a disponibilidade do valganciclovir, abre-se uma grande possibilidade de tratamento para estes pacientes, sendo os benefícios maiores para os lactantes menores de 6 meses sem hipoacusia ou com hipoacusia leve ou moderada, no sentido de preservar a função auditiva. A duração do tratamento não está definida, porém têm sido recomendados o mínimo de 6 semanas e o máximo 6 meses.

Prognóstico

A mortalidade dos RN com a forma sintomática da doença é alta, em torno de 30%, podendo ocorrer no período neonatal ou meses mais tarde. Naquelas crianças sobreviventes, a incidência de sequelas neurológicas é maior do que 90%.

No grupo de crianças com a doença subclínica ou assintomática, o prognóstico parece melhor, porém têm sido relatadas sequelas neurológicas, oftalmológicas e auditivas, além de defeitos na dentição, em cerca de 10 a 15% dos pacientes durante os primeiros anos de vida. A excreção viral nestas crianças é prolongada, caracterizando a cronicidade da doença. Outro aspecto importante se refere aos pacientes hospitalizados que recebem hemoderivados e transplantes de órgãos, que são de risco de infecção hospitalar por CMV.

A transfusão de hemoderivados pode ser uma fonte importante de infecções perinatais por CMV.

Prevenção

O CMV não é muito contagioso, em geral sua transmissão requer contato próximo com pessoas infectadas, material, ou secreções que contém o vírus.

A educação de indivíduos suscetíveis tem mostrado uma ótima técnica de prevenção e de reduzir significativamente a incidência de infecção.

Desde que o CMV é provavelmente transmitido por contato sexual, a aquisição do vírus por esta via estabelece a importância de se tomar precaução particularmente com saliva e urina.

As adolescentes devem ser informadas de que o CMV é ubíquo e que a transmissão da infecção pela criança e adultos infectados é mais bem prevenida por cuidados de higiene adequados. Além disso, deve ser informada de que esse vírus, ao contrário do da rubéola e do vírus do sarampo, se transmite apenas após contato íntimo. A vacina para prevenção do CMV não está ainda disponível para uso geral. Mulheres gestantes sorologicamente negativas, que trabalham em locais de alto risco (hospitais), devem evitar o contato com pacientes comprovadamente excretores do vírus e ter cuidados de higiene adequados, em especial na lavagem das mãos.

■ BIBLIOGRAFIA CONSULTADA

Adler SP, Nigro G, Pereira L. Recent advances in the prevention and treatment of congenital cytomegalovirus infections. Semin Perinatol. 2007;31(1):10-8.

Alarcón Allen A, Baquero-Artigao F. Grupo de estudio de la infección por citomegalovirus de la Sociedad Española de Infectología Pediátrica. [Review and guidelines on the prevention, diagnosis and treatment of post-natal cytomegalovirus infection]. An Pediatr (Barc). 2011;74(1): 52. e1-52.e13.

Amir J, Wolf DG, Levy I. Treatment of symptomatic congenital cytomegalovirus infection with intravenous ganciclovir followed by long-term oral valganciclovir. Eur J Pediatr. 2010;169(9):1061-7.

Bale Jr JF. Fetal infections and brain development. Clin. Perinatol. 2009;36:639-653.

Baquero-Artigao F, Grupo de estudio de la infección congénita por citomegalovirus de la Sociedad Española de Infectología Pediátrica. [Consensusdocument from the Spanish Society of Paediatric Infectious Diseases (SEIP) on thediagnosis and treatment of congenital cytomegalovirus infection]. An Pediatr (Barc). 2009;71(6):535-47.

Boppana SB, PassRF, Britt WJ, et al. Symptomatic congenital cytomegalovirus infection: neonatal morbidity and mortality. Ped Inf Dis J. 1992;11:93-99.

Britt W. Cytomegalovirus. In: Wilson CB, Nizet V, Maldonado YA, Remington JS, Klein JO (eds.). Remington and Kelin's. Infectious diseases of the fetus and newborn infant. 8 ed. Philadelphia: Elsevier, 2016; p. 728-781.

Cannon MJ, Davis KF. Washing our hands of the congenital cytomegalovirus disease epidemic. BMC Public Health. 2005;5:70.

De Cates CR, Gray J, Robert NR, Walker J. Acquisition of cytomegalovirus infection by premature neonates. J Infect. 1994;28:25-30.

Colugnati FA, Staras SA, Dollard SC, et al. Incidence of cytomegalovirus infection among the general population and pregnant women in the United States, BMC Infect Dis. 2007;7:71.

Coll O, Benoist G, Ville Y, Weisman LE, Botet F. The WAPM Perinatal Infections Working Group. Anceschi MM, Greenough, A, Gibbs, RS, Carbonell-Estrany X Guidelines on CMV congenital infection. J Perinat. Med. 2009;37:433-445.

Diniz EMA, Nagaiassu M. Infecção pelo citomegalovírus. In: Carvalho WB, Diniz EMA, Ceccon MEJR, Krebs VLJ, Vaz FAC (eds.). Neonatologia. Barueri: Manole, 2020; p. 504-517 (Coleção

Pediatria. Instituto da Criança HC-FMUSP/ eds Schvartsman BGS, Maluf Jr PT, Carneiro-Sampaio M).

Diniz EMA. Infecções Congênitas e Perinatais. In: Gilio AE, Escobar AMU, Grisi S. Pediatria geral: neonatologia, pediatria clínica, terapia intensiva Hospital Universitário da Universidade de São Paulo. São Paulo: Atheneu, 2011; 742 p.

Fabbri E, Revello MG, Furione M, Zavattoni M, Lilleri D, Tassis B, et al. Prognostic markers of symptomatic congenital human cytomegalovirus infection in fetal blood. BJOG. 2011;118(4):448-56.

Gandhi RS, Fernandez-Alvarez JR, Rabe, H Management of congenital cytomegalvirus infection: an evidence-based approach. Acta Paediatrica. 2010;99:509-515.

Istas AS, Demmler JG, Dobbins JC, Stewart JA. National Congenital Cytomegalovirus Disease Registry Collaborating Group. Surveillance for congenital cytomegalovirus disease: a report from the national congenital cytomegalovirus disease registry. Clin Infect Dis. 1995;v.20, p.665-70.

Luck S, Griffiths PD, Sharland M. Response to Gandhi, et al., Management of congenital cytomegalovirus infection. Acta Paediatr. 2010;99(10):1445.

Lombardi G, Garofoli F, Villani P, Tizzoni M, Angelini M, Cusato M, et al. Oral valganciclovir treatment in newborns with symptomatic congenital cytomegalovirus infection. Eur J Clin Microbiol Infect Dis. 2009;28(12):1465-70.

Luck S, Griffiths PD, Sharland M. Response to Gandhi, et al. Management of congenital cytomegalovirus infection. Acta Paediatr. 2010;99(10): 1445.

Mussi-Pinhata MM, Yamamoto AY, do Carmo Rego MA, Pinto PC, da Motta MS, Calixto C. Perinatal or early-posnatal cytomegalovirus infection in preterm infants under 34 weeks gestation Born to CMV-seropositive mothers within a high-seroprevalence population. J Pediatr. 2004;145:685-8.

Nagaiassu M, Diniz EMA. Infecção pelo Citomegalovírus. In: Vaz FAC, Diniz EMA, Ceccon MEJ, Krebs VLJ (eds.). Neonatologia. Barueri: Manole, 2011; p. 316-328. (Coleção Pediatria. Instituto da Criança HC-FMUSP. Schvartsman BGS, Maluf Jr. PT (eds.)).

Nigro G. Maternal-fetal cytomegalovirus infection: from diagnosis to therapy. J Matern Fetal Neonatal Med. 2009;22(2):169-74.

Nigro G, Adler SP. Cytomegalovirus infections during pregnancy. Curr Opin Obstet Gynecol. 2011; 23(2):123-8.

Oliver SE, Cloud GA, Sánchez PJ, Demmler GJ, Dankner W, et al. National Institute ofn Allergy, Infectious Diseases Collaborative Antiviral Study Group Neurodevelopmental outcomes following ganciclovir therapy in symptomaticcongenital cytomegalovirus infections involving the central nervous system. J Clin Virol. 2009;46(Suppl 4):S22-6.

Pass RF, Zhang C, Evans A, Simpson T, Andrews W, et al. Vaccine prevention of maternal cytomegalovirus infection. N Engl J Med. 2009;19; 360(12):1191-9.

Pérez A, Apolinar E, Acosta B, Ribes C, Diaz C, Muñoz A. Infección perinatal por citomegalovirus en recién nascidos pre-término. An Esp Pediatr. 2002;57:244-8.

Romanelli RM, Magny JF, Jacquemard F. Prognostic markers of symptomatic congenital cytomegalovirus infection. Braz J Infect Dis. 2008;12(1):38-43.

Revello MG, Fabbri E, Furione M, Zavattoni M, Lilleri D, et al. Role of prenatal diagnosis and counseling in the management of 735 pregnancies complicated by primary human cytomegalovirus infection: a 20-year experience. J Clin Virol. 2011;50 (4):303-7.

Staras SA, Dollard SC, Radford KW, et al. Seroprevalence of cytomegalovirus infection in the United States, 1988-1994. Clin Infect Dis. 2006;43:1143-1151.

Yinon Y, Farine D, Yudin MH. Screening, diagnosis, and management of cytomegalovirus infection in pregnancy. Obstet Gynecol Surv. 2010;65(11):736-43.

Yinon Y, Farine D, Yudin MH, Gagnon R, Hudon L, et al. Fetal Medicine Committee, Society of Obstetricians and Gynaecologists of Canada. Cytomegalovirus infection in pregnancy. J Obstet Gynaecol Can. 2010;32(4): 348-54.

52.4 Infecção pelo Vírus Herpes Simples

■ Edna Maria de Albuquerque Diniz

A infecção pelo vírus herpes simples (VHS) encontra-se disseminada mundialmente sendo assintomática a grande maioria das pessoas acometidas. No entanto, a forma grave e fulminante da doença pode ocorrer no recém-nascido (RN), especialmente no RN pré-termo, na criança desnutrida e em pacientes imunocomprometidos.

A infecção congênita pelo VHS é definida quando ocorre logo após o nascimento e dentro das primeiras 72 horas de vida, particularmente após rotura prematura das membranas. No entanto, a grande maioria dos casos de infecção neonatal é adquirida perinatalmente por ocasião do nascimento.

Características do vírus

Os vírus herpes simples 1 e 2 (VHS-1 e VHS-2) apresentam características morfológicas idênticas aos outros vírus do grupo herpes que infectam o homem (varicela-zóster, citomegalovírus, Epstein-Barr e herpesvírus tipo 6), apresentando estruturas icosaédricas e medindo cerca de 150 a 200 mm em diâmetro. Os VHS são constituídos por uma molécula de DNA que codifica 60 a 70 produtos gênicos, empacotada no interior de um capsídeo proteico isosaédrico e recoberta por um envelope lipoproteico. As glicoproteínas do envelope são as mediadoras da adesão e da penetração do vírus nas células do hospedeiro, ao mesmo tempo em que contêm a maioria dos determinantes antigênicos reconhecidos pelos anticorpos neutralizantes.

Patogênese

A transmissão do VHS pode se realizar mediante contato direto ou de secreções corporais.

O VHS-1 dissemina-se com maior facilidade por contato íntimo, infectando primariamente a orofaringe, sendo, com maior frequência, adquirido na infância após o 2º ano de vida sob a forma de gengivoestomatite herpética.

Em média, 75% das pessoas de nível socioeconômico mais baixo são infectadas na infância, ao contrário dos indivíduos de nível socioeconômico mais alto que a adquirem mais tardiamente na vida. Naqueles pacientes com infecção oral pelo VHS-1, 20%2 a 45% podem apresentar recorrência e, por ocasião da puberdade, aproximadamente 50% a 70% terão anticorpos circulantes para este vírus.

O VHS-2 infecta primariamente a região genital, sendo considerada doença sexualmente transmissível (DST). Sua prevalência é maior após o início da vida sexual e de forma semelhante ao vírus tipo 1, ocorre mais frequentemente em populações de baixo poder aquisitivo (20% a 60% dos casos) em oposição à taxa de 10% no nível socioeconômico mais alto. Em vista de sua alta incidência e dificuldade de controlar ou erradicar a infecção genital, esta doença tem sido considerada igual ou mais importante do que doenças como gonorreia e sífilis.

A maioria das infecções do trato genital é assintomática e, na mulher, está presente no cérvix uterino, o qual, por ter pouca inervação sensorial, produz pouca ou nenhuma sintomatologia. Tem sido constatado que a gestante, quando infectada pelo VHS-2, apresenta recidivas mais frequentes e sintomatologia mais prolongada do que a mulher não gestante. Infecção materna disseminada e fetal, embora raras, têm também sido referidas.

Apesar da alta incidência da infecção herpética na população, os indivíduos com sistema imunológico intacto conseguem limitar a doença a áreas localizadas do corpo, tendo uma evolução limitada. Porém, o mesmo não ocorre em pacientes imunodeprimidos e em recém-nascidos nos quais a doença pode facilmente se disseminar e ter uma evolução fatal.

No RN, a infecção pelo VHS pode ser adquirida intraútero, intraparto ou pós-natal, sendo a mãe a principal fonte de infecção para as primeiras duas vias. A infecção intrauterina pode ocorrer por via transplacentária ou ascendente, acompanhada por lesões histológicas na placenta. Nos RN de mães com infecção primária pelo VHS, a taxa de transmissão viral intrauterina, em geral, é mais elevada, podendo ocorrer maior morbidade neonatal do que naquelas pacientes infectadas antes da gestação.

A via intraparto é a segunda e mais frequente via de infecção quando, por ocasião do nascimento, o RN tem contato com secreção genital materna.

Alguns fatores de risco são associados com infecção natal, isto é, por ocasião do parto: infecção genital ativa na gestante; infecção primária (em contraste com a infecção genital recorrente); prematuridade; rotura precoce das membranas; e título elevado de anticorpos anti-VHS materno.

A frequência relativa de doença herpética neonatal é 1:3.000 a 7.500 nascimentos.

Quando o RN é exposto a lesões herpéticas maternas durante o nascimento, o risco de doença é em torno de 30% a 40%, enquanto na infecção recorrente este risco é menor do que 8%.

Na primoinfecção herpética, as mães parecem mais suscetíveis a infecção cervical, excretam grandes quantidades do vírus por tempo prolongado, além de apresentarem maior possibilidade de complicações neurológicas e/ou sistêmicas do que aquelas pacientes com infecção recorrente. Há algumas razões para a menor incidência de infecção herpética neonatal após o parto de mães com infecções recorrentes: 1 - a cérvix não é frequentemente envolvida; 2 - a viremia é menos frequente; 3 - o período de doença é mais curto durante a infecção recorrente, além da transferência passiva de anticorpos maternos para o RN protegendo-o contra a infecção.

Brown *et al.* estudaram 29 mães com herpes genital durante a gestação, das quais 15 tinham infecção herpética primária, com o objetivo de verificar os efeitos da infecção no RN quando este adquire o VHS no período perinatal. VHS-2 foi isolado das lesões genitais durante os episódios agudos e subagudos em 23 (79%) das 29 mulheres. O primeiro episódio de VHS genital ocorreu em oito mulheres no 1º trimestre; em 15, no 2º; e em seis durante o 3º. Os autores constataram maior morbidade neonatal naquelas crianças cujas mães adquiriram infecção primária durante a gestação: aborto; prematuridade; retardo de crescimento intrauterino; e herpes neonatal, fato não observado nos RN das 14 mães com infecção recorrente. Observaram ainda um alto risco de infecção herpética neonatal naquelas mulheres que adquiriram herpes genital durante o 3º trimestre de gestação.

Prober *et al.* verificaram também uma baixa incidência de infecção neonatal nos RN de mães com infecção herpética recorrente e que nasceram inadvertidamente de parto vaginal. Nenhum dos 34 RN expostos à infecção materna recorrente pelo VHS-2, quer a mãe fosse sintomática, quer fosse assintomática, teve infecção clinicamente aparente. Os autores comentam ainda que o risco de infecção neonatal é menor do que 8% quando as mulheres são assintomáticas por ocasião do parto.

Dunkle *et al.* relataram um RN com infecção disseminada pelo VHS-1, possivelmente através do leite materno e cuja mãe não tinha história de infecção herpética antes do parto. As culturas da cérvix, vagina e cavum, 2 semanas após o parto, foram negativas para o VHS. No entanto, a cultura do VHS no leite materno foi positiva para o tipo 1. As culturas do pai e de todos os membros da família foram negativas. Apesar de os autores não poderem afastar a possibilidade de o RN ter adquirido VHS-1 do trato genital materno, os autores sugeriram que a presença do VHS-1 no leite materno pode ser uma fonte de infecção para esta infecção em RN susceptíveis.

Infecção materna pelo VHS é sempre acompanhada por riscos elevados de infecção fetal e neonatal durante todas as fases da gestação, particularmente na infecção primária e no último trimestre de gravidez.

De acordo com o Committee on Fetus and Newborn, a infecção pelo VHS no RN é sempre grave, com uma mortalidade alta em torno de 60%, e cerca de 50% das crianças sobreviventes têm sequelas neurológicas e/ou oculares graves. Aproximadamente 75% das culturas para VHS no RN infectado são do VHS-2 e 25% são do tipo 1, sendo a mãe a principal fonte de infecção em cerca de 90% dos casos. De acordo com aquele Comitê, o risco de infecção do RN parece ser mais alto quando a gestante tem a infecção primária. É recomendado que as mulheres com história de infecção herpética recidivante, com doença ativa durante a gestação, e aquelas cujos parceiros tenham infecção genital pelo VHS realizem estudos virológicos e/ou citológicos pelo menos durante as últimas 6 semanas de gestação e evitem o contato sexual durante os últimos meses de gravidez.

A mulher será considerada livre de infecção se os testes virológicos e/ou citológicos forem negativos em dois exames sucessivos, sendo o último obtido 1 semana antes do parto, além de não serem constatadas lesões clinicamente visíveis por ocasião do parto.

Quadro clínico

RN sintomático ao nascimento é raro, significando transmissão viral transplacentária. Neste caso, a criança pode apresentar manifestações clínicas viscerais e neurológicas caracterizadas por hepatoesplenomegalia, icterícia, vesículas na pele localizadas em tronco e face ou disseminadas, microcefalias, retinocoroidite e meningencefalite.

No RN afetado, o período de incubação é em torno de 2 a 20 dias, com um tempo médio de 16 dias.

Clinicamente, a infecção pelo VHS comporta-se de forma distinta da maioria das infecções congênitas pela ocorrência de doença sintomática em 95% dos casos. O quadro clínico pode se manifestar sob a forma disseminada em 50% a 70% dos casos, geralmente no final da 1ª semana de vida ou sob a forma localizada em cerca de 30% a 50% dos casos (Quadro 52.7).

Quadro 52.7 Sinais e sintomas clínicos da infecção produzida pelo vírus herpes simples.

Sinais e Sintomas	Frequência aproximada (%)
Sistema nervoso central	
Meningoencefalite	51-75
Convulsões	21-50
Coma	21-50
Abaulamento de fontanela	0-20
Pele e cavidade oral	
Exantema vesicular	21-50
Enantema vesicular	0-20
Olhos	
Conjuntivite	0-20
Ceratite	0-20
Coriorretinite	0-20
Sistema reticuloendotelial	
Hepatomegalia	21-50
Hiperbilirrubinemia	21-50
Sangramento	21-50
Anemia hemolítica e outras	0-20
Outras	
Febre	21-50
Pneumonia	0-20
Evolução fatal rápida	70-100

Fonte: Adaptado de Nahmias *et al.*, 1983.

Os sintomas iniciais na forma disseminada são inespecíficos, consistindo de vômitos, anorexia, irritabilidade, desconforto respiratório, convulsões, icterícia, hepatoesplenomegalia, petéquias ou, ainda, concomitantemente, apresentar exantema ou vesículas na pele que se localizam, com frequência, próximas ao olho. No entanto, a presença de lesões de pele, que constitui um dos mais importantes sinais para o diagnóstico da infecção, é pouco frequente. Arvin *et al.* descreveram seis crianças com infecção disseminada pelo VHS que não apresentavam lesões de pele em nenhum momento da evolução da doença. O diagnóstico foi feito por cultura do vírus em orofaringe e sangue das crianças e na cérvix materno.

Na ausência das lesões de pele, o diagnóstico é difícil pela similaridade do quadro clínico com outras doenças. Envolvimento do SNC na forma disseminada tem sido descrito em cerca de 50% dos casos. O acometimento neurológico se traduz clinicamente por um quadro de meningoencefalite grave com alterações no líquido cefalorraquidiano (LCR) evidenciadas por pleocitose à custa de células predominantemente linfomonocitárias e hiperproteinorraquia. Fato importante a ser notado é que, nestes casos, de forma semelhante à toxoplasmose grave, observa-se um aumento progressivo da proteína do LCR à medida que evolui o processo inflamatório, atingindo, nos casos mais graves, valores muito elevados (> 1.000 mg/%) em virtude de progressiva destruição do parênquima cerebral.

Na forma localizada que acomete cerca de 30% a 50% dos RN, os locais preferenciais são: sistema nervoso central (SNC); olho; pele; ou mucosas sem evidência de envolvimento visceral.

As manifestações clínicas da forma localizada neurológica são semelhantes àquelas observadas na forma disseminada e geralmente ocorrem na 2ª semana de vida. Os primeiros sinais e sintomas clínicos são letargia, irritabilidade, anorexia, convulsões, crises de apneia e febre alta. As convulsões podem ocorrer precocemente, são persistentes e de difícil controle. Metade dos pacientes tem também lesões de pele presentes. Outros pacientes não mostram lesões de pele, sendo o diagnóstico clínico muito difícil. O exame do LCR mostra pleocitose com predominância de células linforreticulomonocitárias, valores de glicose próximos do normal e hiperproteinorraquia. Culturas de líquido das vesículas, se presentes na pele, são positivas para o VHS; porém, de outros locais como sangue, cavum, urina e LCR, são raramente positivas. A biopsia de cérebro é algumas vezes necessária para demonstrar a presença do vírus. Eletroencefalograma geralmente é anormal, e exames ultrassonográficos de crânio seriados podem evidenciar dilatação dos ventrículos cerebrais. A tomografia computadorizada encefálica pode inicialmente ser normal; porém, com o decorrer do tempo, evidenciará lesões do parênquima cerebral. A evolução é sempre ruim, com piora progressiva do quadro neurológico dentro de semanas ou meses. Observa-se aumento progressivo da proteinorraquia e da celularidade sempre à custa de células linfomonorreticulares. As crises convulsivas tornam-se mais frequentes e são de difícil controle, crises de apneia, choro de timbre alto e perda dos reflexos de sucção e deglutição constituem os principais achados nestes pacientes.

A doença localizada em olho pode ser isolada ou em conjunto com alguma das outras formas da doença neonatal. As lesões mais frequentemente descritas são conjuntivite, ceratoconjuntivite, retinocoroidite, úlcera de córnea, catarata e atrofia óptica.

As lesões vesiculares de pele constituem as manifestações cutâneas mais comuns da doença herpética com ou sem envolvimento de outros órgãos. Estas lesões podem recidivar no mesmo ou em diferentes locais por vários anos. Cerca de 30% a 50% dos pacientes com a forma localizada de olho e/ou de pele podem disseminar com comprometimento do SNC.

Diagnóstico

A infecção neonatal pelo VHS é geralmente muito difícil de ser diagnosticada com base apenas no quadro clínico. A maioria dos sinais e sintomas clínicos é semelhante aos de outras infecções congênitas, particularmente a infecção pelo CMV e doenças neurológicas de origem bacteriana ou não bacteriana.

A história clínica dos pais, particularmente a materna, é muito útil no diagnóstico da criança.

Exames laboratoriais

Cultura e exame citológico das lesões

O VHS pode ser cultivado facilmente. O isolamento viral, em geral, requer de 1 a 3 dias após inoculação em cultura de células teciduais e constitui o método definitivo para o diagnóstico. Na presença de lesões de pele sugestivas de herpes, deve ser feito *swab* dessas lesões vigorosamente para obter células da base das lesões e transportadas de forma adequada em meio de cultura viral para o laboratório.

As culturas positivas obtidas dos olhos, da nasofaringe ou da boca do RN 24 a 48 horas após o nascimento são indicativas de replicação ou infecção viral.

Para o diagnóstico de herpes neonatal, as culturas devem ser realizadas de vesículas da pele, secreção oral e/ou nasofaringe, olhos, urina, sangue e LCR.

Sorologia

A pesquisa de anticorpos específicos anti-VHS pode ser feita por meio dos testes de imunofluorescência para anticorpos IgG e IgM e por enzimaimunoensaio (ELISA). Os títulos sorológicos, em geral, são baixos e até negativos no início da doença, com resultado falso-negativo frequente. A presença de IF-IgM (imunofluorescência para anticorpos IgM) negativa não afasta a doença, pois, como, na maioria das vezes, a evolução é grave e rápida, pode não ter havido tempo suficiente para produção de anticorpos.

Entretanto, é difícil a separação de anticorpos para o VHS-1 e 2, o que só é feito mediante testes de neutralização e hemaglutinação indireta em laboratórios especializados. Recomenda-se a repetição dos exames em duas amostras com intervalos de 2 semanas. A elevação dos títulos de duas diluições caracteriza infecção aguda.

Paschoini et al. avaliaram 1.500 amostras de sangue de parturientes brasileiras com o objetivo de determinar a prevalência da infecção pelos vírus herpes simples (VHS-1 e VHS-2). Para isso, padronizaram a técnica de ELISA, porém esta não apresentou especificidade suficiente para discriminar os dois tipos virais (75%), sendo utilizada a técnica padronizada denominada "Western blot", por meio da qual é possível detectar a proteína viral específica do HSV-2. Os autores constataram que a soroprevalência para infecção herpética, pelos dois tipos virais (HSV-1 e HSV-2), foi de 94,5%, utilizando a técnica de ELISA e, com a técnica de Western blot, de 31,9% para o HSV-2 na população avaliada, quer sintomática, quer assintomática. Em suas conclusões, verificaram que o teste ELISA não mostrou especificidade suficiente para discriminar os anticorpos anti-HSV-2 e anti-HSV-1.

Exame do líquido cefalorraquidiano

Deve ser realizado em todas as formas da infecção. É importante observar que as alterações citomorfológicas e bioquímicas mostram aumento no número de leucócitos e predominância absoluta de células linforreticulomonocitárias, além de hiperproteinorraquia.

Reação da polimerase em cadeia (PCR)

A detecção do DNA viral no líquido cefalorraquidiano por meio da PCR permite o diagnóstico rápido da encefalite neonatal, e sua utilização para o diagnóstico de infecção do SNC pelo VHS indica que o teste é sensível em aproximadamente 75% a 100% dos casos e sua especificidade alcança 71% a 100% dos pacientes.

A PCR-VHS pode também ser usada para detectar DNA-VHS em células mononucleares do sangue periférico e no plasma de RN com infecção pelo VHS.

Outros exames importantes

- Exames radiológicos: tomografia computadorizada (TC) encefálica e ultrassonografia de crânio particularmente quando o SNC é acometido. Neste caso, a ultrassonografia de crânio deve ser repetida pelo menos semanalmente durante o 1º mês de vida.
- Eletroencefalograma (EEG);
- Eletrocardiograma (ECG);
- Radiografia de tórax;
- Fundo de olho e avaliação audiológica.

Diagnóstico diferencial

Na forma disseminada, o diagnóstico diferencial deve ser feito com citomegalia, toxoplasmose, rubéola, sífilis, doença de Chagas e varicela-zóster. Na forma localizada com varicela-zóster, lesões por *Pseudomonas aeruginosa* e lesões traumáticas.

Tratamento

Em virtude do risco de transmissão nosocomial, os RN com infecção perinatal pelo VHS provada ou suspeita devem ser isolados com precauções totais.

Tratamento medicamentoso

A droga mais utilizada para o tratamento da infecção neonatal pelo VHS é o aciclovir ou acycloguanosine, medicamento antiviral de 2ª geração. É um nucleosídeo artificial anti-herpético que atua inibindo especificamente a replicação do DNA viral. Administrado por via endovenosa (EV), o aciclovir difunde-se largamente nos tecidos, particularmente nas secreções vaginais, fígado, rins, músculos, pulmão, líquido das vesículas herpéticas e no LCR, sendo eliminado essencialmente por via renal. Em pacientes com função renal anormal, o aciclovir acumula-se no plasma e é excretado na urina na forma de um derivado denominado 9-carboxymethylguamina. Têm sido documentadas ainda passagens transplacentária e através do leite materno. O aciclovir se concentra no líquido amniótico, sendo as concentrações no sangue do cordão um pouco mais baixas do que no sangue materno. A vida média da droga no RN é de 3 a 4 horas.

O aciclovir constitui a droga de escolha em todas as formas clínicas de herpes, particularmente na encefalite herpética. Embora o aciclovir seja bem tolerado, reações adversas têm sido referidas: nefrotoxicidade causada por cristalização da droga dentro dos túbulos renais; elevação transitória da creatinina sérica e manifestações neurológicas como letargia e tremores, alucinações, convulsões ou coma.

A dose de aciclovir recomendada atualmente no tratamento da infecção pelo VHS é de 60 mg/kg/dia ou 20 mg/kg/dose, EV em três doses (a cada 8 horas). Infecção disseminada e do SNC são tratadas pelo menos durante 21 dias. Recorrências das lesões de pele ou doença neurológica podem ocorrer, embora raramente, após o primeiro esquema de terapêutica com aciclovir. Resistência do vírus a esses medicamentos é rara, parecendo relacionar-se à deficiência imunitária ou do próprio paciente. É recomendado retratar a criança se há evidências de disseminação visceral e/ou neurológica. Lembramos que o uso indiscriminado do aciclovir poderá potencializar o aumento do número de cepas mutantes do VHS e, portanto, resistência à droga. Infecção de pele, olho e membranas mucosa devem ser tratadas no mínimo por 14 dias.

O uso do aciclovir oral está contraindicado no tratamento da infecção neonatal pelo VHS em razão de suas baixas concentrações no plasma e SNC. O risco elevado de progressão da doença a partir das infecções mucocutâneas localizadas requer a administração endovenosa da droga independentemente de, da perspectiva do estado clínico, se apresentar em bom estado geral.

Uso profilático parenteral

Situações de alto risco e após resultado de cultura:

- RN de mães com infecção primária ativa ou primeiro episódio de herpes genital e talvez alto risco de doença recorrente.
- RN expostos não tratados com drogas antivirais sistêmicas profilaticamente, serão acompanhados com cautela para evidência de doença pelo VHS. Quando ocorrem sinais ou sintomas de infecção herpética, deve-se imediatamente obter culturas e iniciar-se a terapêutica específica.

Prognóstico

O prognóstico das formas disseminadas é muito grave, particularmente na ausência de tratamento específico, quando a mortalidade alcança 80%, ocorrendo sequelas em mais de 50% dos casos.

As sequelas mais importantes são: hidrocefalia ou microcefalia, coriorretinite e quadriplegia espástica.

Em 235 casos de infecção herpética descritos por Nahmias *et al.*, a mortalidade foi de 49%, tendo 25% dos sobreviventes apresentado sequelas graves.

Prevenção

Mães com história de herpes genital ou que têm parceiros infectados são consideradas de grupo de risco para transmissão da doença para o feto e/ou RN, sendo importante o reconhecimento prévio da história clínica e antecedentes maternos.

É importante lembrar que a infecção herpética genital sintomática na gestante ocorre em menos de 10% das mães.

Finalmente, salientamos a prevenção da infecção neonatal na presença de lesões orais na mãe ou outros contactantes íntimos. Em caso de contato (pessoal, familiar ou outro) com infecção herpética, culturas virais devem ser colhidas na criança.

Conduta no recém-nascido de mãe com infecção genital pelo VHS

Infecção materna primária de 1º episódio

a. Parto cesárea dentro de 24 horas (de preferência dentro de 4 horas de rotura das membranas):
- Cultura de olhos, nariz, boca, urina e fezes (primeiras 48 horas de vida).
- Tratar com aciclovir se cultura positiva ou sinais de herpes neonatal (neste último caso, realizar análise do LCR, cultura e PCR para VHS DNA).

b. Parto vaginal inevitável:
- Cultura de olhos, nariz, boca, urina, fezes, LCR.
- Tratar com aciclovir.

Infecção recorrente em atividade por ocasião do parto

a. Parto cesárea dentro de 24 horas (preferivelmente antes de 4 horas) de rotura das membranas:
- Cultura de olhos, nariz, boca, urina e fezes (primeiras 48 horas de vida).
- Tratar com aciclovir se cultura positiva ou sinais de herpes neonatal (neste último caso, realizar análise do LCR, cultura e PCR para VHS-DNA).

b. Parto vaginal inevitável:
- Cultura de olhos, nariz, boca, urina, fezes, LCR.
- Tratar com aciclovir.

■ BIBLIOGRAFIA CONSULTADA

Altshuler G. Pathogenesis of congenital herpes virus infection. Case report including a description of the placenta. Am. J. Dis. Child. 1974;127:427-431.

Arvin AM, Whitley RJ, Gutierrez MK. Herpes simplex vírus infections. In: Remington JS, Klein JO, Wilson CB, Baker CJ, editors. Infectious diseases of the fetus and newborn infant. Philadelphia: Elsevier-Saunders, 2006; p. 845-865.

Baker DA, Amstey MS. Herpes simplex virus: biology, epidemiology and clinical infection. In: Amstey MS (ed.). Virus infection in pregnancy. Orlando & Stratton Inc, 1984, p. 55-67.

Brown ZA, Vontver l, Benedetti J et al. Effects on infants of a first episode of genital herpes during pregnancy. N Engl J Med. 1987;317:1246-1251.

Brunell PA. Prevention and treatment of neonatal herpes. Pediatrics. 1980; 66:806-809.

Bujko M, Solovié V, Dotlié R. Herpesvirus hominis (HVH) Infection in: Women with preterm lLabor. J Perinat Med. 1986;14:319-321.

Christie J, Rakusan T, Martinez M et al. Hydranencephaly caused by congenital infection with Herpes simples virus. Ped Infect Dis. 1986;5:473-478.

Chuang TY. Neonatal herpes: incidence, prevention, and consequences. Am J Prev Med. 1988;4:47.

Committees onfFetus and newborn, and infectious diseases – perinatal herpes simplex infection. Pediatrics. 1980;66:147-151.

Corey L, Adams HG, Brown ZA, et al. Genital herpes simplex virus infections: clinical manifestations, course and complications. Ann Inter Med. 1983;98:958-972.

Corey L, Spear P. Infections with herpes simplex virus. N Engl Med. 1986;314:149-153.

Danker WM, Spector SA. Recurrent Herpes simplex in a neonate. Ped. Infec. Dis.1986;5:582-586.

Diniz EMA, Ventura GAB, Miura IK, Marques HHS. Outras Infecções virais. In: Vaz FAC, Diniz EMA, Ceccon MEJR, Krebs VLJ (eds.). Neonatologia. Barueri: Manole, 2011; p. 347-386. (Coleção Pediatria. Instituto da Criança HC-FMUSP. Schvartsman BGS, Maluf Jr. PT (eds.)).

Diniz EMA, Weinberg A. Infecção pelo vírus herpes simples. In: Diniz EMA, Vaz FAC (eds.). Infecções congênitas e perinatais. São Paulo: Atheneu, 1991; p. 136-145.

Diniz EMA. Infecções congênitas e perinatais. In: Gilio AE, Escobar AMU, Grisi S. Pediatria geral: neonatologia, pediatria clínica, terapia intensiva Hospital Universitário da Universidade de São Paulo. São Paulo: Atheneu, 2011; 742 p.

Dunkle LM, Schmidt RR, O'Connor DM. Neonatal herpes simplex infection possibly acquired via maternal breast milk. Pediatrics.1979;63:250-251.

Kimberlin DW, Gutierrez KM. Herpes simplex virus infections. In: Wilson CB, Nizet V, Maldonado YA, Remington JS, Klein JO (eds.). Remington and Klein's: Infectious diseases of the fetus and newborn infant. 8. ed. Philadelphia: Elsevier Saunders, 2016; p. 843-865.

Kimberlin DW, Lin CY, Jacobs RF et al. Natural history of neonatal herpes simplex infections in the acyclovir era. Pediatrics. 2001;108:223-229.

Kimberlin DW. Neonatal herpes simplex infection. Clin Microbial Rev. 2004,17:1-13.

Nahmias AJ, Keuserling HL, Kerrick GM. Herpes simplex. In: Remington JS, Klein JO (eds.). Infectious diseases of the fetus and newborn infant. Philadelphia: Saunders Co, 1983; p. 636-678.22.

Paschoini MC, Duarte G, Cunha SP, Fonseca BAL. Avaliação da soroprevalência dos vírus herpes simples tipos 1 e 2 em parturientes. Rev. Bras. Ginecol. Obstet. 2001;23:15-20.

Prober CG, Sullender WM, Yasukawa II, et al. Low risk of herpes simplex infections in neonates exposed to the virus at the time of vaginal delivery to mothers with recurrent genital herpes simplex virus infections. N Engl J Med. 1987;316:240-244.

Rudnick CM, Hoekzema GS. Neonatal herpes simplex virus infections. AM Fam Physician. 2002;65:1138-1142.

52.5 Sífilis Congênita

- Giselle Garcia Origo Okada
- Edna Maria de Albuquerque Diniz

Introdução

A sífilis congênita (SC) é uma doença infecciosa crônica resultante da disseminação hematogênica do *Treponema pallidum* da gestante infectada não tratada ou inadequadamente tratada para o feto por via transplacentária.

Em 2014, para alcançar os Objetivos de Desenvolvimento do Milênio (ODM), o Brasil aderiu às estratégias adotadas pela Organização Mundial de Saúde (OMS); entre elas, a eliminação da SC. Na Figura 52.4, observam-se a taxa de detecção de sífilis em gestantes e a taxa de incidência de sífilis congênita por mil nascidos vivos, segundo as capitais brasileiras. Brasil, 2018.

Apesar de agravo totalmente prevenível, tem sido crescente problema de saúde pública mundial, com graves consequências como abortos, natimortalidade, óbitos infantis; além de sequelas decorrentes do diagnóstico tardio ou tratamento inadequado, resultando em prejuízo no desenvolvimento das crianças afetadas e, assim, alta morbidade.

A SC é doença de notificação compulsória em nosso país desde 1986, a notificação de sífilis em gestante se tornou obrigatória em 2005 e, em 2010, foi incorporada a notificação de sífilis adquirida em adultos.

No Estado de São Paulo, houve aumento progressivo da vigilância em gestantes nos últimos 10 anos, assim a taxa de detecção de sífilis em gestantes teve um aumento de cinco vezes de 2007 a 2017; porém em paralelo, houve o aumento do indicador de SC de 2 para 6,6 para cada mil nascidos/vivos. A meta estabelecida pela OMS e Organização Pan-Americana da Saúde (OPAS) para eliminação da transmissão vertical da sífilis é de 0,5 caso/1.000 nascidos vivos.

Entre as razões para o aumento dos casos de sífilis adquirida, estão a maior exposição às doenças sexualmente transmitidas, sensação de segurança e facilidade de métodos de tratamento.

Também parece participar deste contexto determinados padrões comportamentais, falta de conhecimento sobre as repercussões do agravo no RN, e também a vulnerabilidade de grupos mais jovens. Em escala menor estão o uso de substâncias e a presença de outras infecções (principalmente o HIV).

Nos Estados Unidos, a taxa de sífilis em adultos jovens, em 2015, nas formas primária e secundária, aumentou em 67%, com predomínio em homens; refletindo-se na taxa de mulheres, gestantes e, consequentemente,

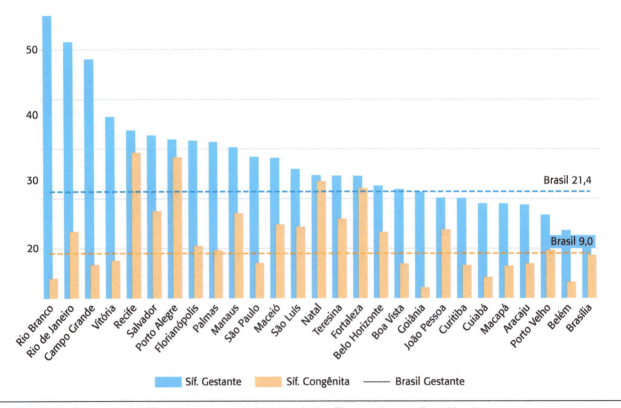

Figura 52.4 Taxa de detecção de sífilis em gestantes e taxa de incidência de sífilis congênita por mil nascidos vivos.
Fonte: Sistema de Informação de Agravos de Notificação (Sinan), atualizado em 30 jun. 2019.

congênita; isso gerou grandes esforços implementados pelo Centro de Controle de Doenças (CDC), naquele país, visando o aumento e identificação das populações de maior risco, e pesquisas para desenvolver novos testes diagnósticos e vacina para o combate a sífilis.

Tendo em vista o aumento do número de casos de sífilis, ações voltadas para a qualidade de assistência ao pré-natal (PN) estão sendo intensificadas, como captação precoce da gestante, ampla cobertura de testagem, disponibilidade de medicamento para a gestante e parceiro, melhora do registro de tratamento na caderneta da gestante, cumprimento do protocolo clínico e diretrizes terapêuticas e planejamento reprodutivo. De 2016 a 2017, a sífilis congênita reduziu seu crescimento no Estado de São Paulo e, no Município de São Paulo, houve redução em 2% do coeficiente de sífilis congênita.

Patogenia e quadro clínico

A sífilis congênita é consequente à infecção do feto pelo *T. pallidum*, por via placentária, em qualquer fase da gestação. Após sua passagem transplacentária, o treponema ganha os vasos umbilicais e multiplica-se rapidamente em todo o organismo fetal. O treponema provoca uma placentite caracterizada macroscopicamente por uma placenta grande, pálida e grosseira; e microscopicamente por vilosite, vasculite e imaturidade do vilo. Os órgãos e os tecidos em que as lesões são mais frequentes são: o fígado; os ossos; a pele; as mucosas; o sistema nervoso; o pâncreas; e os pulmões. Os pulmões, especialmente em doença precoce dentro do período fetal, podem mostrar a chamada "pneumonia alba", lesão incompatível com a vida. Em virtude da disseminação hematogênica, o concepto inicia a doença em fase secundária. O microrganismo pode migrar da placenta para o líquido amniótico e atingir o feto, sendo rara esta forma de transmissão da doença. A transmissão pelo canal de parto pelo *T. pallidum* é excepcional, apenas quando a mãe apresenta lesões genitais. O leite materno não transmite sífilis para a criança, salvo raros casos quando há lesões de pele nas mamas.

A probabilidade de ocorrer infecção fetal depende do estágio em que se encontra a doença materna e do tratamento prévio. Se não houver tratamento, quanto mais recente for a infecção materna, maior a probabilidade de infecção fetal, variando de 70% a 100% nas fases primária e secundária, e de 30% nas fases latente e terciária.

Quando a mãe tem lesões de secundarismo na gestação, o feto se infecta em cerca de 90% dos casos. Ocorrem aborto espontâneo, natimorto ou morte perinatal em 40% dos conceptos de mães com sífilis recente não tratada. A maioria dos recém-nascidos (RN) é assintomática ao nascimento, cerca de 50% a 70%, e os sintomas, quando presentes, manifestam-se nos primeiros 3 meses de vida. A sífilis é, também, causa de prematuridade e de baixo peso ao nascimento do RN.

Do ponto de vista clínico, a sífilis congênita tem sido classificada em sífilis congênita precoce e sífilis congênita tardia.

A sífilis congênita precoce é aquela cujas manifestações clínicas se apresentam logo após o nascimento ou pelo menos durante os primeiros 2 anos de vida. Na maioria dos casos, estão presentes já nos primeiros 2 ou 3 meses de vida. Pode assumir diversos graus de gravidade, em que as manifestações clássicas estão presentes desde as primeiras horas ou dias de vida (anemia intensa, hemorragia, edema, icterícia). Sua forma mais grave é a septicêmica maciça, com predominância de manifestações viscerais. Nestes casos, a mortalidade é alta, mesmo com tratamento precoce adequado. Atualmente, são mais frequentes os casos atípicos sem sintomatologia exuberante.

Os sinais clínicos principais podem ser divididos em três grupos: 1) lesões cutaneomucosas; 2) lesões ósseas; e 3) lesões viscerais.

Lesões cutaneomucosas

O pênfigo palmoplantar é uma lesão muito precoce e, talvez, a mais facilmente identificável da sífilis congênita, embora pouco frequente. É composta de bolhas cercadas de halo eritematoso, contendo líquido seroso ou hemorrágico (Figura 52.5).

Seu diagnóstico diferencial principal se faz com o impetigo estafilocócico bolhoso do RN, que se distingue pela presença de outras manifestações de sífilis como as lesões palmoplantares e evolução em um único surto, enquanto a estafilocócica evolui por surtos sucessivos.

As sifílides maculosas consistem em máculas róseas arredondadas, tomando todo o corpo, principalmente tronco, palma das mãos e planta dos pés.

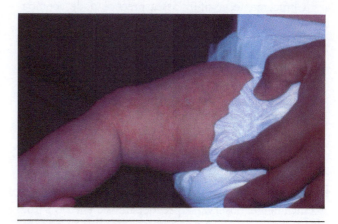

Figura 52.5 RN portador de sífilis congênita. Roséola sifilítica.
Fonte: Acervo da autoria.

As sifílides papulosas, papuloescamosas, papuloerosivas ou papulocrostosas são lesões encontradas ao nível das pregas anogenitais e diferenciam-se do eritema amoniacal de forma papuloerosiva por predominarem no fundo das pregas, enquanto o eritema amoniacal predomina nas convexidades.

Na face, as lesões erosivas em torno da boca (rágades ou fissuras peribucais), na região nasogeniana e mentoniana, são características da sífilis e curam-se com cicatrizes que persistem pelo resto da vida. Fissuras perianais, condilomas perianais ou perivulvares também podem ser encontrados.

A coriza sifilítica é um sintoma frequente, geralmente mais tardio do que os cutâneos, aparecendo nas 2ª ou 3ª semanas de vida. Frequentemente, é intensa, com fluxo contínuo de secreção espessa serossanguinolenta ou purulenta e com obstrução nasal que prejudica a respiração e a amamentação. A pele do lábio superior é, em geral, irritada de forma crônica por essa secreção e pode infectar-se secundariamente.

Lesões ungueais (perioniquia) e alopecia também podem estar presentes. As lesões de pele podem ser encontradas em cerca de 50% dos casos sintomáticos.

Lesões ósseas

Algumas vezes, constituem o primeiro sinal de alerta para o diagnóstico. As lesões ósseas da sífilis são difusas e, em geral, simétricas. Três tipos de lesões principais são encontradas: osteocondrite meta-epifisária; periostite; e alterações tróficas.

A osteocondrite metaepifisária é a lesão mais precoce e descrita em cerca de 80% dos casos de sífilis congênita do esqueleto. Acompanha-se de irregularidade, serrilhamento e, às vezes, formação "em taça" da extremidade metafisária.

A periostite é mais ou menos concomitante à osteocondrite e diagnosticável radiologicamente por volta do 3º mês, com um espessamento cortical da diáfise com aspecto estratificado. Acomete principalmente a tíbia, o fêmur e o úmero.

Clinicamente, a sífilis óssea precoce pode acompanhar-se de impotência funcional dos membros acometidos, mais frequentemente os superiores, em razão das lesões do úmero (Figura 52.6). Essa impotência funcional recebe o nome de "pseudoparalisia de Parrot" e é observada especialmente no período neonatal ou nos lactentes de até 3 meses, podendo eventualmente ser confundida com lesão obstétrica do plexo braquial. Muitas vezes, o diagnóstico é detectado pelo choro intenso que acompanha qualquer manipulação do paciente. Corresponde à presença de osteocondrite metaepifisária com deslocamento de osteoide localizado nessa região e pode acompanhar-se de sinais inflamatórios das partes moles suprajacentes. Clinicamente, observa-se pseudoparalisia em 5% a 10% dos casos.

O diagnóstico diferencial das periostites deve ser realizado com raquitismo em fase de cura, hiperostose cortical infantil, síndrome da criança espancada e osteomielite.

Lesões viscerais

As mais importantes são:

- **Hepatite:** pode ser parte de um complexo sintomático grave, como na forma septicêmica maciça, ou ser aparentemente isolada ou com esplenomegalia. Traduz-se por icterícia, hepatomegalia, esplenomegalia e de diátese hemorrágica.

- **Anemia:** um dado constante e, nas formas mais precoces, costuma ser muito grave. Em geral, é acompanhada de manifestações hemorrágicas (pele, umbigo, nariz) e por plaquetopenia e leucocitose e é predominantemente do tipo hemolítico.

- **Lesões do SNC:** constam praticamente apenas de meningite, que, em geral, não participa muito da sintomatologia. O exame do LCR mostra pleocitose linfocitária, hiperproteinorraquia e reações sorológicas positivas. Excepcionalmente pode haver convulsões e abaulamento de fontanela.

- **Lesões do aparelho respiratório:** além da coriza, as alterações respiratórias podem constar de lesões laríngeas (choro rouco) e brônquicas, mas a mais característica é a pneumonite intersticial (pneumonia alba).

- A sífilis congênita ainda é causa de síndrome nefrótica, desnutrição fetal e de falta de ganho de peso do RN. Pode apresentar febre, aumento dos gânglios linfáticos, irite e coriorretinite.

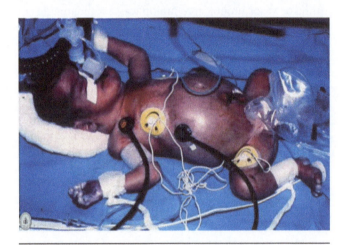

Figuras 52.6 RN com sífilis congênita, apresentando hepatoesplenomegalia acentuada, lesões cutaneomucosas, pênfigo palmoplantar e lesões ungueais.

Fonte: Acervo da autoria.

Sífilis congênita tardia

Essa denominação é, em geral, reservada para a sífilis após o 2º ano de vida. Corresponde, em linhas gerais, à sífilis terciária do adulto por se caracterizar por lesões gomosas ou de esclerose, delimitada a um órgão ou a pequeno número de órgãos.

As manifestações mais importantes são:

1. **Goma do véu do paladar:** seguida de ulcerações e perfurações.
2. **Lesões osteoarticulares:** em particular osteoperiostite da tíbia (responsável pela clássica "tíbia em sabre"), destruição do esqueleto do nariz (nariz em sela), dactilite sifilítica e a sífilis dos ossos do crânio.

3. **Lesões viscerais e dos órgãos dos sentidos:** as mais importantes e características são comprometimento hepático com cirrose difusa ou lesões gomosas (o que é raro); queratite intersticial, alterações pupilares geralmente bilaterais e, que na ausência de tratamento, podem culminar na perda de visão; e lesões do oitavo par craniano acompanhadas de surdez.

4. **Lesões do sistema nervoso:** consistem principalmente em sequelas da meningite sifilítica: hidrocefalia; lesões de nervos cranianos; alterações vasculares; mielite e forma encefalítica ou encefalomeningítica difusa da sífilis.

5. **Deformidade dentária:** ocorre na segunda dentição e resulta de alterações instaladas nos últimos meses de vida intrauterina e primeiros da vida extrauterina. Os dentes da primeira dentição não apresentam alterações de forma, embora sua queda precoce seja comum.

Diagnóstico

O diagnóstico de SC no RN, pela dificuldade de isolamento do *Treponema pallidum*, depende da história materna, com exames laboratoriais e tratamento, além de dados clínicos, laboratoriais e de imagem do RN.

Diagnóstico de sífilis durante a gestação

A gestante no acompanhamento de PN deve ser testada com sorologia para sífilis no 1º, 2º e 3º trimestres segundo o protocolo do Estado de São Paulo. O teste rápido pode ser utilizado após o 3º trimestre nas gestantes negativas. Usualmente estes testes constituem o principal meio de diagnóstico laboratorial e baseiam-se na demonstração de anticorpos. São considerados em dois grandes grupos e, no fluxo de laboratório do Município de São Paulo, são realizados nesta ordem:

- Testes treponêmicos: específicos (Elisa, TPHA, FTA-ABS e teste rápido);
- Testes não treponêmicos.

As reações sorológicas treponêmicas são os primeiros a positivar e específicos, apesar de tecnicamente mais difíceis e custosos. Utilizam como antígeno o próprio treponema. Os mais utilizados são:

- ELISA-quimioluminescência
- TPHA e MHA-TP;
- FTA-ABS (*Fluorescent treponemal antibody absorption*);
- FTA-ABS-IgM.

O FTA-ABS tem valor qualitativo, sendo o exame padrão-ouro treponêmico e o primeiro a positivar, observada a presença de IgG. Os testes treponêmicos, portanto, podem ser positivos no RN e não indicar doença, podendo significar transferência passiva de anticorpos IgG de uma mãe tratada ou não. Normalmente, nestes casos, a reação tende a negativar-se no 1º ano de vida.

O teste FTA-ABS-IgM tem como base o princípio de que IgM materna anti-*T. pallidum* não passa a placenta intacta; portanto, se esse anticorpo para sífilis é encontrado no sangue do RN, deve ter sido produzido por ele indicando infecção ativa, mas não se preconiza a realização de pesquisa de IGM por apresentar baixa sensibilidade, acarretando falso-negativos.

O FTA-ABS 19S-IgM é um teste promissor, embora não seja realizado rotineiramente.

O ELISA, TPHA e MHA-TP detectam anticorpos hemaglutinantes contra o *T. pallidum.*; são de realização mais fácil que o FTA-ABS, tendo resultados semelhantes.

Os testes não treponêmicos são qualitativos, ou seja, indicam a atividade da doença, utilizam antígenos lipídicos não específicos, isolados sob forma quimicamente pura de cardiolipina.

Embora não sejam específicos, são práticos, eficientes e têm boa reprodutividade. Tornam-se positivos em torno de 20 dias e podem ser negativos em 25% das fases inicial e terciária da doença.

As reações mais utilizadas são:

- VDRL (*veneral disease research laboratories test*), um teste de floculação.
- RPR (*rapid plasma reagin*).

A reatividade de testes é observada com ambas as imunoglobulinas, IgG e IgM; por isso, mede a atividade da doença. Um teste não treponêmico positivo no RN não necessariamente indica infecção congênita, uma vez que a IgG ultrapassa a placenta.

Os títulos no sangue do RN devem ser comparados aos maternos; sempre que são iguais ou menores do que os maternos, podem ser anticorpos de transferência passiva, tendendo a diminuir nos primeiros meses de vida. Quando os títulos sorológicos no RN são maiores do que os maternos, podem indicar doença. Esses testes são usados também para seguir a resposta terapêutica à doença.

É importante lembrar, para a correta interpretação destas reações sorológicas, o tempo de aquisição da doença na gestante, pois, se esta aquisição aconteceu no final da gravidez, é possível obterem-se resultados negativos, necessitando, assim, de repetição quinzenal.

Reações falso-positivas ocorrem em outras infecções como na mononucleose, nas hepatites virais; doença de Chagas e hanseníase; em doenças autoimunes como febre reumática, periarterite nodosa, lúpus eritematoso e também em usuários de drogas, gestantes e idosos.

De acordo com os protocolos clínicos do Ministério da Saúde e do Estado de São Paulo, é considerado tratamento adequado da gestante com sífilis:

1. Tratamento de acordo com o estágio clínico da doença.

2. Realizado com penicilina benzatina na dose e intervalos adequados.

3. Queda sorológica adequada – 2 diluições em até 3 meses (1/64–1/16), ou quatro (1/64–1/4) em 6 meses e documentação em carteira de PN. Ressalta-se que gestantes com títulos baixos podem não apresentar esta queda esperada.
4. Iniciado até 30 dias após o parto.
5. Avaliação quanto ao risco de reinfecção da gestante.

O Programa Estadual de DST/aids de São Paulo recomenda o esquema com duas doses para mulheres grávidas com sífilis primária, secundária e latente recente, visto que algumas evidências sugerem que uma terapia adicional pode ser benéfica (Quadro 52.8).

Quadro 52.8 Esquema de tratamento da gestante com sífilis.

Estadiamento-sífilis na gestação	Penicilina G Benzatina	Intervalo entre as doses
Sífilis primária	Dose total: 4.800.000 UI	Uma vez por semana, por 2 semanas
Sífilis secundária e latente ou com até um ano de duração	Dose total: 4.800.000 UI	Uma vez por semana, por 2 semanas
Sífilis terciária ou com mais de 2 anos de evolução ou de evolução ignorada	Dose total: 7.200.000 UI	Uma vez por semana, por 3 semanas

Fonte: Adaptado de Guia de Bolso. SES, 2016.

Sempre testar o parceiro de gestante com sífilis e mesmo com VDRL não reagente, deve receber pelo menos 2.400.000 UI de penicilina benzatina; no caso de parceiros positivos, tratar de acordo com as recomendações de sífilis adquirida no adulto. A opção terapêutica para o parceiro da gestante por via oral com doxiciclina, no caso de sífilis recente por 15 dias ou 30 dias na sífilis tardia, é considerada adequada para prevenção da transmissão vertical.

São critérios de retratamento da gestante com sífilis:
- Não redução de duas diluições em 6 meses (sífilis recente) ou 12 meses na tardia, após tratamento adequado, ou:
- Aumento de titulação em duas diluições no seguimento, ou:
- Persistência ou recorrência de sinais e sintomas no seguimento.
- Recomenda-se antes do retratamento a investigação de neurossífilis e utilizar o esquema com três doses.

Diagnóstico de sífilis congênita

Definição de caso

Toda criança com menos de 13 anos com as situações:
- Filho de mãe não tratada para sífilis na gestação ou tratada inadequadamente.
- Sinais de sífilis e VDRL positivo.
- Títulos de testes não treponêmicos maiores em dois títulos do que o materno.
- Criança exposta a sífilis com aumento de títulos em duas diluições.
- Títulos persistentes em crianças expostas (mães tratadas adequadamente).
- Testes positivos treponêmicos após 18 meses em criança sem diagnóstico prévio.

O diagnóstico definitivo só é realizado pelo encontro do *Treponema pallidum* em campo escuro ou em exame histológico.

Além da sorologia não treponêmica, nos RN sintomáticos ou assintomáticos, filhos de mães não tratadas ou inadequadamente tratadas, os exames de análise de LCR, hemograma e radiografia de ossos longos deverão ser realizados. Esta triagem completa deve ser realizada também para os RN de mães adequadamente tratadas, porém com triagem para o neonato de VDRL positivo.

Tratamento

O medicamento de eleição para o tratamento da sífilis congênita precoce é a penicilina, antibiótico bactericida quando usado em doses e intervalos adequados. O *Treponema pallidum* é muito sensível à penicilina, pouco ou nada havendo acerca de uma possível resistência, sua toxicidade e suas reações de hipersensibilidade são praticamente nulas no RN e a reação febril é atribuída à ação de produtos tóxicos liberados de treponemas destruídos, especialmente depois da primeira dose da penicilina, denominada "reação de Jarichi-Herxheimer", e raramente ocorre.

A opção de manter o tratamento por 10 dias tem se mostrado satisfatória, pois existem dados que indicam a erradicação da espiroqueta no LCR de RN após este período em teste de floculação em coelhos. Assim, não parece haver necessidade de aumentar a dose ou a duração do tratamento de RN com neurolues. Com o esquema terapêutico adequado, espera-se a negativação do VDRL após 12 a 15 meses do tratamento.

De acordo com a orientação do Programa Estadual de 2016 DST-AIDS e do Ministério de Saúde de 2018; a seguir, as condutas preconizadas frente à gestante com sífilis:

a. RN de mães com sífilis não tratada ou inadequadamente tratada, independentemente do resultado de VDRL no RN, realizar: hemograma; radiografia de ossos longos; punção lombar (na impossibilidade de realizar este exame, tratar o caso como neurolues); e outros exames quando clinicamente indicados. De acordo com a avaliação clínica e de exames complementares:

1. Se houver alterações clínicas e/ou sorológicas, e/ou radiológicas, e/ou hematológicas, o

tratamento deverá ser feito com penicilina G cristalina na dose de 50.000 UI/kg/dose por via endovenosa (EV), a cada 12 horas (nos primeiros 7 dias de vida) e a cada 8 horas (após os 7 dias de vida) durante 10 dias, ou penicilina G procaína 50.000 UI/kg, dose única diária, via intramuscular (IM) durante 10 dias;

2. Se houver alteração do LCR (VDRL positivo, ou células maior a 25 /mm^3, ou proteína superior a 150 mg/dL), o tratamento deverá ser feito com penicilina G cristalina na dose de 50.000 UI/kg/dose, EV, a cada 12 horas nos primeiros 7 dias de vida e a cada 8 horas (após os 7 dias de vida), durante 10 dias;

3. Se não houver alterações clínicas, radiológicas, hematológicas e/ou de LCR e a sorologia for negativa, deve-se proceder ao tratamento com penicilina G benzatina IM, na dose única de 50.000 UI/kg. O acompanhamento é obrigatório, incluindo o seguimento com VDRL sérico após a conclusão do tratamento. Sendo impossível garantir o acompanhamento, o RN deverá ser tratado com o esquema A1 (Figura 52.7).

b. RN de mães adequadamente tratadas: realizar o VDRL em amostra de sangue periférico do RN e, se este for reagente e/ou na presença de alterações clínicas, realizar hemograma, radiografia de ossos longos e análise do LCR:

1. Se houver alterações clínicas e/ou radiológicas, e/ou hematológica sem alterações de LCR, o tratamento deverá ser feito como em A1;

2. Se houver alteração liquórica, o tratamento deverá ser feito como em A2;

c. Em RN de mães adequadamente tratadas, realizar o VDRL em amostra de sangue periférico do RN:

1. Se for assintomático e o VDRL não for reagente, proceder apenas ao seguimento clinicolaboratorial. Na impossibilidade de garantir o seguimento, deve-se proceder ao tratamento com penicilina G benzatina, IM, na dose única de 50.000 UI/kg;

2. Se for assintomático e tiver o VDRL reagente, com título igual, menor ou até 1 título maior que o materno, e exames normais, acompanhar clinicamente após esquema A3. Na impossibilidade do seguimento clínico, investigar e tratar como A1 ou A2 (Figura 52.8).

Diagnóstico diferencial

As formas plurissintomáticas precoces são de fácil diagnóstico. A forma maciça precoce, quando é grande o predomínio das manifestações viscerais e gerais, pode ser confundida com toxoplasmose congênita (forma

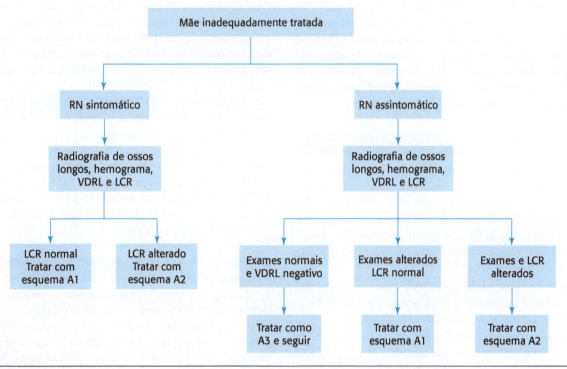

Figura 52.7 Algoritmo de condutas para gestantes com sífilis que não foram tratadas ou foram inadequadamente tratadas.
LCR: líquido cefalorraquidiano; VDRL: *venereal diseases research laboratory*.

Fonte: Adaptada de SES.

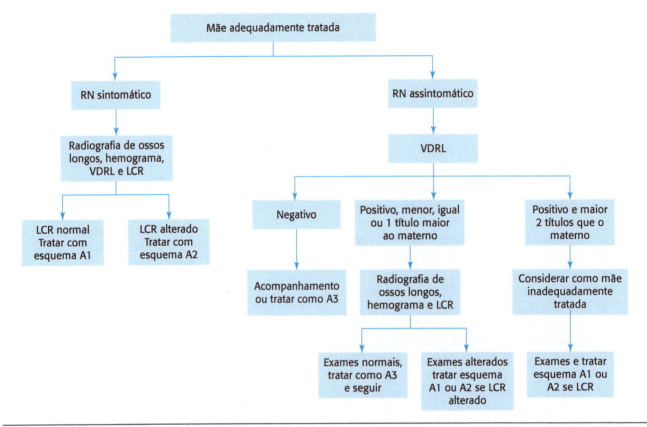

Figura 52.8 Algoritmo de condutas para gestantes com sífilis que foram adequadamente tratadas.
LCR: líquido cefalorraquidiano; VDRL: *venereal diseases research laboratory*.

Fonte: Adaptado SES.

visceral), doença de inclusões citomegálicas ou septicemia bacteriana, das quais se distingue principalmente pelo achado das lesões cutaneomucosas e alterações esqueléticas. Herpes simples disseminado, epidermólise bolhosa, septicemia por pseudomonas e por listeria apresentam quadros cutâneos semelhantes ao da lues.

Acompanhamento

Para o acompanhamento ambulatorial destes RN, recomendam-se consultas ambulatoriais mensais até o 6º mês de vida e bimensais do 6º ao 12º meses. Os exames de VDRL devem ser realizados no 1º mês de idade; depois, aos 3, 6, 12 e 18 meses de idade, interrompendo-se o seguimento com dois exames consecutivos de VDRL negativos.

Diante da elevação do título sorológico ou da persistência de positividade até os 18 meses de idade, investigar o paciente e proceder ao tratamento novamente.

O acompanhamento oftalmológico, neurológico e audiológico deve ser semestral por 2 anos.

Nos casos em que ocorreu neurolues, a reavaliação do LCR deve ser a cada 6 meses até a normalização do LCR, as alterações persistentes devem ser retratadas.

Nos casos de crianças que foram tratadas de forma inadequada na dose e ou no tempo de tratamento, deve-se convocá-las e reavaliar suas condições clínicas e laboratoriais e reiniciar otratamento como preconizado.

Medidas de isolamento

São indicadas na sífilis congênita precoce na presença de lesões cutaneomucosas, antes de se dar início ao tratamento, pois as lesões são ricas em treponemas.

Deve-se apenas evitar o contato com essas lesões, que podem ser fonte de contaminação para os circunstantes. Em geral, os RN não são mais infectantes, 24 horas depois de iniciada a terapêutica com penicilina.

Prognóstico

As crianças que têm sintomas ao nascimento respondem menos ao tratamento do que as crianças assintomáticas. Se o tratamento foi protelado para além de 3 meses, poderá haver sequelas permanentes como queratite intersticial, alterações dentárias e surdez central. As lesões ósseas se curam independentemente de tratamento específico. Punção de LCR para critério de cura de neurolues deve ser feita 6 meses após o tratamento.

Falhas da terapêutica materna

Algumas gestantes tratadas ao final do 2º ou 3º trimestre podem apresentar partos prematuros e óbito fetal logo após a terapêutica, além de RN com sífilis congênita. A penicilina benzatina pode impedir a sífilis congênita no período de incubação da infecção fetal e nos casos leves e moderados da terapêutica, mas pode não ser capaz de erradicar ou tratar a doença fetal grave.

Em fetos gravemente afetados intraútero, que apresentam, ao exame ultrassonográfico, alterações placentárias, hidropisia, ascite, a incidência de falha terapêutica é maior e o tratamento materno e suas possíveis consequências, particularmente a reação de Jarisch-Herxheimer, podem resultar em estresse fetal e consequente parto prematuro ou, até mesmo, morte fetal.

■ BIBLIOGRAFIA CONSULTADA

Ministério da Saúde (BR). Secretaria de Vigilância em Saúde. Departamento de DST, Aids e Hepatite virais. Protocolo clínico e diretrizes terapêuticas para prevenção da transmissão vertical de HIV, sífilis e hepatites virais. Brasília: Ministério da Saúde; 2018.

Secretaria de Estado da Saúde (SP). Coordenadoria de Controle de Doenças Programa Estadual de DST e Aids. Centro de Referência e Treinamento em DST e Aids. Guia de bolso para o manejo da sífilis em gestantes e sífilis congênita. 2. ed. São Paulo: SES-SP, 2016.

Ministério da Saúde (BR). Secretaria de Vigilância em Saúde. Boletim Epidemiológico-Sífilis. Brasília: Ministério da Saúde; 2019.

Centers for Disease Control and Prevention Sexually Transmitted Diseases. Treatment Guidelines 2015. MMWR Recomm Rep. 2015; 64:45-9.

Secretaria de Estado da Saúde (SP). Coordenadoria de Controle de Doenças Programa Estadual de DST e Aids. Centro de Referência e Treinamento em DST e Aids. Boletim Epidemiológico – AIDST. São Paulo: SES-SP. 2016;87-106.

Kolmann TR, Dobson SR. Syphilis. In: Wilson CB, Nizet V, Maldonado Y. Remington JS, Klein JO (eds.). Infectious diseases of the fetus and newborn Infant. Remington and Klein's infectious diseases of the fetus and newborn infant. 8. ed. Philadelphia: WB Saunders, 2016;512-43.

World Health Organization. Global guidance on criteria and process for validation elimination of mother-to-child transmission (EMTCT) of HIV and syphilis. Geneve: WHO; 2014.

World Health Organization. Report on global sexually transmitted infection surveillance 2015. Geneve: WHO; 2015.

Sociedade de Pediatria de São Paulo. Sífilis congênita em pediatra – atualize-se: ano 2. 2017 setembro;5:5-10. Disponível em: www.spsp.org.br.

Heston S, Arnold S. Syphilis in children. Infect Dis Clin N Am. 2018;32:129-144.

Ramos JL, Diniz EA, Vaz FAC. Sífilis congênita. In: Diniz EA, Vaz FAC. Infecções congênitas e perinatais. São Paulo: Atheneu, 1991; 15-30.

Ramos JLA, Diniz EMA, Vaz FAC. Sífilis congênita. In: Marcondes E. Pediatria básica. Tomo I. 9. ed. São Paulo: Sarvier, 2002; p. 523-30.

Yoshimoto CE, Okada, GGO, Diniz, EMA. Sífilis congênita. In: Vaz FAC, Diniz EMA, Ceccon MEJR, Krebs VLJ (eds.). Neonatologia. 2. ed. Barueri: Manole, 2019; p. 478-489. Coleção Pediatria. Instituto da Criança HC-FMUSP. Schvartsman BGS, Maluf Jr PT, Carneiro-Sampaio M (eds.)).

Lithgow KV, Cameron CE. Vaccine development for syphilis. Expert Ver Vaccines. 2017 January;16(1):37-44.

52.6 Doença de Chagas Congênita

■ Edna Maria de Albuquerque Diniz   ■ Nadia Sandra Orozco Vargas

A doença de Chagas (DC) ou tripanossomíase americana é uma patologia grave e de evolução crônica, constituindo ainda um problema de saúde pública importante na América Latina. É uma antropozoonose cujo agente etiológico é o *Trypanossoma cruzi* (*T. cruzi*).

A doença de Chagas foi descrita, em 1909, por Carlos Chagas. O grande pesquisador brasileiro descreveu a doença em todas as suas formas: no intestino de hemípteros onde encontrou numerosos flagelados com características morfológicas de um tripanossomatídeo encontrado no sangue de uma criança portadora de anemia; febre, hepatoesplenomegalia; e linfadenopatia. Demonstrou, deste modo, que o *T. cruzi* **era uma causa importante de uma doença endêmica muito frequente no interior do Brasil.**

Vias de transmissão e grupos de risco

Os humanos geralmente são infectados quando o vetor triatomíneo defeca e o material fecal contendo o parasita é inoculado através da picada. Vetores infectados por *T. cruzi* foram encontrados em algumas áreas em todos os países das Américas continentais, do sul dos Estados Unidos até a Argentina, mas o risco de transmissão vetorial é muito baixo fora das áreas rurais (em que os vetores infestam ou invadem regularmente casas rústicas). A transmissão também pode ocorrer de maneira congênita da mãe para o filho, por meio de transfusão de sangue e componentes, pelo transplante de um órgão de doador infectado e pelo consumo de alimentos ou bebidas contaminados. A infecção pelo *T. Cruzi* é caracterizada por uma fase aguda, que dura de 8 a 12 semanas, seguida pela fase crônica, que, na ausência de tratamento antitripanossomal bem-sucedido, dura o resto da vida do paciente. A infecção por *T. cruzi* raramente é detectada durante o breve período agudo, exceto no contexto de programas de rastreamento específicos (p. ex., doença de Chagas congênita em que é realizada triagem em maternidades) ou surtos (p. ex., grupos de infecções transmitidas por via oral).

Prevalência

A prevalência do *T. cruzi* é mais alta na Bolívia, Argentina, Paraguai, Equador, El Salvador e Guatemala. Por causa da prevalência de infecção e padrões de imigração, a infecção por *T. Cruzi*, nos Estados Unidos, é mais comumente encontrada nos imigrantes de El Salvador e do México. Assim, a infecção de Chagas deve ser suspeitada em indivíduos que já viveram ou passaram períodos de tempo em áreas da América Latina com transmissão vetorial, especialmente aqueles que viviam em casas com paredes de adobe e/ou telhados de palha, e aqueles nascidas de mulheres com estes fatores de risco.

Com o controle da transmissão vetorial e transfusional, a transmissão vertical passa a ser um dos principais mecanismos de transmissão do *T. cruzi* **no Brasil.**

Etiopatogenia

Agente etiológico

O *Trypanosoma cruzi* é um protozoário flagelado pertencente à ordem Kinetoplastida, família Trypanosomatidea e ao gênero Trypanosoma. São protozoários cujos membros apresentam um flagelo e uma organela autorreplicável que contém DNA (cinetoplasto) e apresentam ciclo biológico de duas fases, uma no hospedeiro definitivo vertebrado (geralmente o homem), outra num vetor invertebrado, o barbeiro (também conhecido como chupão ou chupança).

Estes hospedeiros intermediários são insetos hemípteros, grandes, hematófagos estritos, da família Reduviidae e da subfamília Triatominae, com mais de cem espécies diferentes, alguns só vivem em matas e outros alcançaram a área urbana, sendo estes que vivem em ambiente doméstico os mais perigosos para a contaminação humana.

O barbeiro se contamina ao se alimentar do sangue de um hospedeiro previamente infectado. No seu tubo digestivo, os parasitas se multiplicam e são eliminados nas fezes durante sua alimentação (hematofagia) e entrando na corrente sanguínea através da mucosa ou de soluções de continuidade na pele, como o orifício da picada, infectando células do sistema fagocítico mononuclear do homem.

Ao penetrar na célula, os parasitas multiplicam-se, por divisão binária, até romperem a célula, liberando diversas formas do parasita no interstício, induzindo resposta inflamatória e disseminando-se através da corrente sanguínea e linfática até atingir qualquer órgão ou tecido, sendo o coração, trato digestivo e células nervosas as mais frequentemente acometidas.

No sangue circulante do hospedeiro vertebrado, estes protozoários apresentam-se sob a forma de tripomatigotas, com cinetoplasto terminal ou subterminal, um núcleo central e um flagelo, que emerge da porção posterior. Seu tamanho é de 15 a 20 μ. Morfologicamente, há dois tipos de parasitas no sangue periférico dos hospedeiros vertebrados: as formas largas que apresentam núcleo ovalado, flagelo longo na sua porção livre e cinetoplasto subterminal; e as formas delgadas com núcleo alongado, cinetoplasto subterminal e flagelo livre longo.

As formas de tripomastigotas circulam no sangue dos vertebrados e podem infectar diversos tipos celulares: macrófagos; fibras musculares esqueléticas; células da musculatura cardíaca; e células da glia. Os tripomastigotas, ao penetrarem na célula; transformam-se em amastigotas ovalados, que se multiplicam a cada 12 horas, por divisão binária, tornando-se tripomastigotas novamente e, após rotura da célula, penetram na circulação sanguínea. O tempo decorrido desde a penetração na célula até a sua ruptura é de cerca de 3 a 6 dias, variando de acordo com o tamanho da célula e a cepa do parasita.

Os tripomastigotas circulantes são infectantes para os triatomíneos vetores da doença e, quando estes insetos sugam o sangue do vertebrado, aspiram os parasitas para o interior do seu tubo digestivo. No estômago do artrópode, o *Trypanossoma cruzi* evoluiu, inicialmente, para uma forma arredondada com flagelo circundando o corpo, denominada "esferomastigota", a qual se transforma em epimastigota, forma flagelada que mede cerca de 20 μ de comprimento, dotados de grande mobilidade e migram para o intestino posterior, onde se desenvolvem em tripomastigotas metacíclicos, que são as formas infectantes para o hospedeiro vertebrado.

O homem pode ser infectado através da contaminação da pele ou mucosa, pelas fezes e urina dos insetos, que são eliminadas durante ou logo após a picada do inseto. Os tripomastigotas metacíclicos, contidos nas excreções dos vetores, penetram por pequenas soluções de continuidade da pele ou das mucosas íntegras, infectando posteriormente os macrófagos tecidual locais.

Patogênese

A doença de Chagas pode ser transmitida por transfusão de sangue, por via intrauterina (congênita) e pelo próprio vetor. Apresenta um período de incubação entre 7 e 10 dias após a contaminação pelo vetor, podendo ser mais longo na transmissão transfusional. Segue-se uma fase aguda (aparente ou inaparente), com duração média de 3 a 8 semanas, fase na qual, se diagnosticada, pode ocorrer a cura. Após este período, inicia-se a fase indeterminada e/ou crônica de longa duração, caracterizada por parasitemia baixa e aumento dos anticorpos da classe IgG, praticamente não se detectando anticorpos tipo IgM. Geralmente, a fase crônica se instala após a forma indeterminada, sempre assintomática, cuja duração é indefinida, podendo ser muito longa (ou mesmo permanente), evoluindo para uma forma clínica definida após 10 ou 20 anos de curso da infecção. Cura espontânea tem sido registrada em casos raros da forma indeterminada, podendo também ocorrer cura parasitológica após terapêutica específica em uma proporção variável de casos. As formas crônicas (cardiopatia, digestiva, neurológica ou mista) evoluem, na maioria dos casos, de forma insidiosa. Cerca de 5% a 10% dos pacientes podem evoluir para as formas graves e progressivas da cardiopatia crônica chagásica, podendo o doente falecer precocemente.

A transmissão congênita do *T. cruzi* para o feto pode ocorrer em qualquer fase da doença materna. Porém, na fase aguda, em que a parasitemia é mais intensa e persistente, o risco de contaminação fetal é maior.

Na fase crônica da doença materna e mesmo em mães assintomáticas (indeterminada), o feto pode também se infectar, uma vez que surtos de parasitemia podem ocorrer e, assim, haver contaminação placentária e fetal. Porém, a transmissão durante a parasitemia materna não é de 100%, não se sabendo até o momento que fatores facilitariam a maior ou menor passagem transplacentária do *T. cruzi*.

A doença é causa importante de abortamento e prematuridade, e contaminação fetal pode ocorrer em gestações subsequentes.

Uma vez que o *T. cruzi* ganha acesso à circulação fetal, dissemina-se em todos os órgãos, e, de forma semelhante à da fase aguda no adulto, acomete vários órgãos e tecidos podendo causar lesões em vísceras e no sistema nervoso central (SNC).

Nisida *et al.*, 1999, estudaram a transmissão congênita em 57 gestantes com DC e seus 58 RN. As formas clínicas maternas presentes foram: forma indeterminada (47,4%); cardíaca (43,8%); e digestiva (8,8%). A transmissão da DC para o feto foi confirmada em 3 (5,17%) entre os 58 casos estudados, sendo um caso provavelmente de DC congênita.

Fisiopatologia

A infecção pelo *T. cruzi* provoca uma resposta inflamatória, com lesões celulares que evoluem para fibrose. Esses processos, que são sequenciais, podendo ser simultâneos e inter-relacionados, podem se localizar em qualquer tecido e órgão, sendo o coração, o trato digestivo e o SNC os locais mais frequentemente atingidos.

O *T. cruzi* parasita macrófagos, fibroblastos, células de Schwann e miócitos estriados e lisos. Enquanto as células parasitadas permanecem íntegras, não ocorre inflamação em torno delas. Durante o ciclo evolutivo do parasito, o ninho de parasitas rompe a célula, liberando no interstício as formas epimastigotas, tripomastigotas e amastigotas do parasita (íntegras ou degeneradas) e restos da célula hospedeira, induzindo a resposta inflamatória, a qual parece derivar de vários fatores relacionados ao próprio parasita e a resposta imunitária celular do hospedeiro, sendo esta a responsável principal pelas lesões observadas na doença de Chagas.

A forma aguda da DC começa com a penetração do *T. cruzi* no homem. Após um período de incubação de 5 a 7 dias, os parasitas invadem a corrente sanguínea e linfática, indo localizar-se em praticamente todos os órgãos e tecidos do corpo.

Quando o *T. cruzi*, penetra pela conjuntiva através da picada do bicho-barbeiro, origina-se o sinal de Romaña e, quando a penetração se dá na pele, formam-se os chagomas de inoculação. Geralmente, são comprometidos, também, os linfonodos satélites que, juntamente com as lesões conjuntivas ou cutâneas, formam os denominados complexos oftalmolinfonodal ou cutaneolinfonodal.

O sinal de Romaña ou complexo oftalmolinfonodal é de instalação súbita e caracteriza-se por edema bipalpebral unilateral, elástico e indolor, coloração róseo-violácea das pálpebras, congestão e edema conjuntival e das regiões vizinhas; linfadenite satélite (pré-auriculares, submandibulares e outros), os linfonodos se tornam aumentados de volume e palpáveis, mas não aderentes aos planos superficiais ou profundos; celulite periorbitária e palpebral, formando os chagomas metastáticos, por vezes com necrose do tecido gorduroso, grande número de parasitas, especialmente nos macrófagos e nos linfonodos.

O complexo cutaneolinfonodal é caracterizado pelo aparecimento, em qualquer parte da pele, especialmente no rosto e membros, dos chagomas de inoculação. Estes consistem em lesões endurecidas, rósea-violáceas, de aparência furunculoide e com edema central discreto. Microscopicamente, há inflamação aguda focal, rica em parasitas, na derme e hipoderme. Em consequência da propagação do parasita por via linfática, resulta a reação linfonodal-satélite com infartamento ganglionar. Nesta forma da doença, o comprometimento cardíaco é frequente, podendo ocorrer epicardite, miocardite e endocardite parietal, associadas a lesões do sistema nervoso autônomo intracardíaco. No sistema digestivo, os processos patológicos principais são encontrados predominantemente nas camadas musculares e nos plexos nervosos intramurais das vísceras ocas. Há miosite focal com lesões das células musculares e dos componentes do interstício. Nos plexos intramurais, há lesões inflamatórias que são de distribuição irregular, encontrando-se gânglios aparentemente normais ao lado de outros alterados. Além das lesões no sistema nervoso autônomo, nos pacientes com manifestações neurológicas graves há meningoencefalite multifocal, caracterizada por um exsudato inflamatório, constituído por células mononucleadas. Amastigotas do *T. cruzi*, com frequência, são encontrados nos focos inflamatórios ou em células gliais, do tecido adjacente. A meningoencefalite chagásica está sempre associada com a miocardite chagásica aguda, geralmente intensa, sendo esta associação a responsável pela gravidade do quadro e pela mortalidade nesses pacientes. Lesões morfológicas podem ocorrer também nos músculos esqueléticos, fígado, baço etc., porém são discretas.

Na forma indeterminada, as lesões cardíacas são menos acentuadas do que na forma cardíaca da DC. Há cardite focal, discreta em 80% dos casos, e de grau moderado ou intenso em 20%. O comportamento morfológico do sistema de condução revela discretas lesões inflamatórias e/ou fibróticas ou ausência de alterações.

A cardiopatia chagásica crônica é caracterizada por uma miocardite crônica progressiva e fibrosante. Pode ser assintomática ou clinicamente sintomática, manifestando-se como uma síndrome congestiva e/ou com alterações do ritmo cardíaco e da condução do estímulo elétrico. A morte súbita pode ocorrer como sua primeira manifestação.

Manifestações clínicas

De forma semelhante às outras infecções congênitas na sua forma sintomática, a grande maioria dos RN com DC congênita é de baixo peso ou prematura, podendo a doença se manifestar ao nascimento ou após alguns meses. A hepatoesplenomegalia e a icterícia constituem os sintomas principais desta enfermidade. Têm sido observados sintomas neurológicos em cerca de 50% dos casos caracterizados por meningoencefalite, convulsões e hidrocefalia. O acometimento cardíaco caracterizado por miocardiopatia chagásica não é frequente e as complicações cardíacas comuns nos casos de doença de Chagas adquirida são raras na forma congênita. Do ponto de vista hematológico, observam-se anemia, petéquias, púrpura. Lesões necróticas em pele e mucosas são observadas, correspondendo à disseminação hematogênica de chagomas. Para o sistema gastrointestinal, o RN pode apresentar já ao nascimento disfagia, distúrbios do peristaltismo e megaesôfago. Entre os sinais oculares, destaca-se a queratite parenquimatosa.

Diagnóstico laboratorial

Na doença de Chagas congênita em vista da parasitemia elevada, o melhor método para o diagnóstico laboratorial é a demonstração direta do parasita que poderá ser feita no sangue e no líquido cefalorraquidiano (LCR) a fresco; em esfregaço corado; em gota espessa; em creme leucocitário. Pelo fato de nos primeiros dias de vida a parasiremia não ser tão elevada, pode-se enriquecer o material com centrifugação prévia. Na experiência de alguns autores, o micro-hematócrito é muito útil para o diagnóstico, detectando infecção congênita em 97,4% das crianças com menos de 6 meses de idade.

A pesquisa de anticorpos anti-*Tripanosoma cruzi* deverá ser feita não só no RN, mas também em sua mãe. Os testes sorológicos mais utilizados no momento são: imunofluorescência para anticorpos IgG (IFIgG); imunofluorescência para anticorpos IgM (IFIgM); e a reação de hemaglutinação. A presença de anticorpos maternos de transferência passiva no sangue do RN pode alterar a resposta imunológica à presença do parasita. Reações com títulos baixos ou negativas não afastam o diagnóstico, necessitando de acompanhamento sorológico em longo prazo.

Outras técnicas

O teste de reação da cadeia de polimerase (PCR, do inglês *polymerase chain reaction*) pode ser usada para o diagnóstico parasitológico da fase crônica, que, a partir de amostra de sangue, permite ampliar parte do parasita milhares de vezes, como também para diagnóstico no RN com infecção congênita, demonstrando vantagens sobre as técnicas convencionais não só para detecção precoce do *T. cruzi*, como também para seguimento e monitorização de crianças tratadas. A técnica denominada "TESA blot" (*immunoblotting with trypomastigote excreted-se-*

creted antigens) tem sido recentemente utilizada no diagnóstico sorológico da DC congênita, na infecção aguda e crônica por vários autores. Umezawa et al. estudaram 512 pacientes, sendo 401 chagásicos (dos quais 361 eram casos crônicos, 36 casos agudos e 4 casos congênitos em RN e crianças). Os autores demonstraram que, em todos os casos agudos e congênitos, os testes para anticorpos IgM e IgG TESA blots foram positivos, enquanto nos casos crônicos 100% dos pacientes eram positivos para anticorpos IgG. Os autores sugeriram que o teste TESA blot parece ser útil como teste diagnóstico sensível e específico nos casos de infecção aguda ou congênita pelo T. cruzi, servindo também como teste confirmatório em relação à sorologia convencional para DC.

O emprego de antígenos recombinantes, produzidos por engenharia genética utilizando a técnica de ELISA, tem tido sucesso, sobretudo quando dois ou mais antígenos são empregados concomitantemente.

A Figura 52.9 mostra o fluxograma do diagnóstico em casos suspeitos de transmissão vertical da doença de Chagas de acordo com o Consenso Brasileiro em Doença de Chagas (2005).

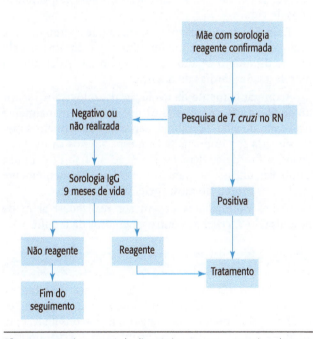

Figura 52.9 Fluxograma do diagnóstico em casos suspeitos de transmissão vertical da doença de Chagas.

Fonte: Consenso Brasileiro em Doença de Chagas. Rev. Soc Bras Trop. 2005; 38 Suppl. III.

Um kit Trypanosoma cruzi Loopamp foi recentemente desenvolvido como um método de diagnóstico pronto para uso que requer instalações laboratoriais mínimas. Avaliamos sua acurácia diagnóstica para detecção da doença de Chagas aguda (DC) em diferentes cenários epidemiológicos e clínicos. Realizado um estudo retrospectivo, uma série de amostras (sangue venoso tratado com EDTA ou diferentes agentes estabilizadores, sangue de picada no calcanhar em papel de filtro ou amostras de LCR) de 30 bebês nascidos de mães soropositivas (13 com DC congênita e 17 não infectados), quatro receptores de órgãos de doadores de CD, seis casos de infecção oral após consumo de suco de goiaba contaminado e seis pacientes com CD coinfectados com HIV em risco de reativação de CD (N = 46 pacientes, 46 amostras de sangue e 1 amostra de LCR) foram testados pelo kit T. cruzi Loopamp (Tc LAMP) e PCR quantitativo padronizado em tempo real (qPCR). A precisão do T. cruzi Loopamp foi estimada usando-se a definição de caso nos diferentes grupos como referência. O coeficiente kappa de Cohen (κ) foi aplicado para medir a concordância entre Tc LAMP (teste de índice) e qPCR (teste de referência). A sensibilidade e especificidade do kit T. cruzi Loopamp em amostras de sangue dos grupos clínicos combinados foi de 93% (IC 95%: 77-99) e 100% (IC 95%: 8–100), respectivamente. A concordância entre Tc LAMP e qPCR foi quase perfeita (κ = 0,92, IC de 95%: 0,62-1,00). O kit T. cruzi Loopamp foi sensível e específico para detecção de infecção por T. cruzi.

Além do diagnóstico específico para doença de Chagas, outros exames devem também ser realizados, particularmente no RN e crianças maiores, como:

- Hemograma para verificar anemia, eosinofilia e plaquetopenia.
- Bilirrubinas totais e enzimas hepático; nos casos de acometimento visceral grave, pode ocorrer icterícia à custa do aumento de bilirrubina direta, além de aumento das transaminases (TGO e TGP) as quais podem também estar elevadas.
- Radiografia de tórax.
- Tomografia e ultrassonografia do crânio: possibilidade de hidrocefalia; calcificações intracranianas.
- Estudo do LCR (meningoencefalite pode ser assintomática): eosinofilia pode estar presente bem como o T. cruzi.
- Eletrocardiograma: é importante para afastar doença de Chagas congênita ou complicações cardíacas.
- Fundo de olho e emissões otoacústicas (BERA).

Diagnóstico diferencial

O diagnóstico diferencial deverá ser feito com as outras infecções congênitas mais frequentes no período neonatal como rubéola, citomegalovírus, toxoplasmose e sífilis e com a doença hemolítica perinatal, nos casos de anemia e icterícia importantes.

Tratamento

Atualmente dois medicamentos têm sido utilizados na terapêutica da doença de Chagas: o nifurtimox, derivado nitrofurânico (Lampit®); e o benzonidazol, um derivado nitroimidazólico (Rochagan®). Essas drogas são eficazes na fase aguda da doença, enquanto na fase crônica os resultados são ainda controversos. Atualmente o benzonidazol é a única droga disponível no Brasil. O tratamento deve ser instituído, assim que possível, a todos os casos congênitos[10].

O benzonidazol (Rochagan®), em comprimidos de 100mg, pode ser utilizado na dose de 7,5 a 10 mg/kg/dia em duas a três tomadas ao dia, por 60 dias, com boa resposta clínica e laboratorial, além de ótima tolerabilidade. O acompanhamento laboratorial com essa droga tem mostrado negativação da pesquisa direta do *T. cruzi* em torno de 8 a 10 dias do início do tratamento.

Em termos de efeitos colaterais, pode haver: dermatopatia urticariforme em até 30% dos casos, geralmente na 2ª semana de tratamento; depressão medular com leucopenia; alterações digestivas; polineuropatia periférica; não prevenível com uso de complexo B. As manifestações costumam desaparecer com a suspensão da medicação, devendo ser avaliado o risco e o benefício, caso a caso. Dezesseis novas drogas têm sido testadas, algumas delas com ação maior do que o benzonidazol, com menores efeitos colaterais. São antifúngicos de última geração, que atuam impedindo a síntese de esterois, substâncias importantes para o parasita.

O nifurtimox, um pouco mais antigo, é um nitrofurânico que se apresenta sob a forma de comprimidos de 120 mg, devendo ser administrado na dose de 10 a 15 mg/kg/dia para crianças em três tomadas diárias (a cada 8 horas), por 60 a 90 dias. Seus efeitos colaterais principais são anorexia, perda de peso, náuseas, vômitos, dores abdominais, insônia e alguns distúrbios do comportamento.

A DCC, se diagnosticada e tratada de forma precoce, pode ser curada completamente com negativação das sorologias, em geral, ao final do 1º ano de vida. Qualquer exame parasitológico positivo nesta fase deve ser considerado falha terapêutica. No Quadro 52.9, constam os medicamentos comumente utilizados na DCC.

Um estudo realizado para avaliar a transmissão congênita da doença de Chagas em áreas não endêmicas seria possível um diagnóstico precoce? A doença de Chagas (DC) é uma doença emergente na Europa em virtude da imigração. Os objetivos deste estudo foram descrever as características epidemiológicas de uma coorte de gestantes chagásicas na Espanha, avaliar a taxa de transmissão vertical (TV) e avaliar a utilidade do teste de PCR no diagnóstico da infecção congênita nos primeiros meses de vida. Métodos de estudo descritivo, retrospectivo, incluindo gestantes chagásicas soropositivas atendidas em três hospitais terciários de Madri, de janeiro de 2012 a setembro de 2016. Os lactentes foram examinados por PCR ao nascimento e 1 mês depois e sorologicamente estudados aos 9 meses ou mais. As crianças foram consideradas infectadas quando o parasita foi detectado por PCR em qualquer idade ou quando a sorologia permaneceu positiva sem declínio ao longo dos 9 meses. Foram incluídas 122 gestantes com infecção soropositiva, 81% eram bolivianas e apenas 8,2% haviam feito tratamento anteriormente. Foram estudados 125 recém-nascidos e, por fim, 109 foram incluídos (12,8% perderam o seguimento antes de se realizar a última sorologia). A taxa de TV foi de 2,75% (IC 95%: 0,57-8,8%). Os bebês infectados apresentaram resultado positivo no teste de PCR ao nascimento e 1 mês depois. Todos eles foram tratados com sucesso com benzonidazol (PCR e sorologia tornaram-se negativos posteriormente) (Quadro 52.9). Todas as crianças não infectadas apresentaram PCR negativo. A idade média em que os pacientes não infectados tiveram sorologia negativa foi de 10,5 meses.

Prognóstico

Na ausência de acometimento grave no SNC, a evolução é boa e a recuperação ocorre já nos primeiros meses de vida no caso de infecção congênita.

O acompanhamento a longo prazo de alguma destas crianças tem sido muito bom e não se têm constatado alterações neurológicas e cardíacas durante os primeiros anos de vida.

Todo RN de mãe chagásica, ainda que aparentemente sadio, deverá ter seguimento clínico e laboratorial pelo menos durante o 1º ano de vida a fim de se detectarem manifestações tardias da doença.

Acompanhamento da evolução neurológica no sentido de diagnosticar sequelas é importante principalmente no 1º ano de vida. Sorologias seriadas nos primeiros meses de vida são importantes em especial nos casos duvidosos, a fim de se detectar elevação ou não dos títulos. Controles ultrassonográficos devem ser frequentemente realizados sobretudo na suspeita de hidrocefalia.

Visitas domiciliares devem ser realizadas, além de pesquisa do *T. cruzi* nos outros membros da família.

Prevenção

Melhoria das condições higiênicas nas habitações, desinsetização e educação sanitária. A amamentação por mulheres com doença de Chagas não é aconselhável em virtude da possibilidade do encontro do *T. cruzi* no leite materno, particularmente na fase aguda; porém, pode-se tentar relactação ao término do tratamento. A mãe chagásica crônica não deve ser doadora de leite e a amamentação do seu filho deve ser considerada individualmente, sobretudo levando-se em conta as condições socioeconômicas. Pays (1998) referiu que o controle do vetor tem

Quadro 52.9 Medicamentos utilizados na doença de Chagas congênita.

Nome genérico	Nome comercial	Apresentação	Dosagem	Tempo de tratamento
Benzonidazol	Rochagan®	Comprimidos 100 mg	7,5 a 10 mg/kg/dia	60 dias
Nifurtimox	Lampit®	Comprimidos 120 mg	10 a 15 mg/kg/dia	60 a 90 dias

Fonte: Desenvolvido pela autoria.

sido cada vez mais difícil tendo em vista as espécies domésticas serem exterminadas e substituídas por outras espécies não domésticas ou selvagens, além da migração cada vez maior da população da área rural para a urbana.

O Consenso Brasileiro em Doença de Chagas da Secretaria de Vigilância em Saúde do Ministério da Saúde considera, como melhor estratégia para identificação de transmissão vertical, a sua inserção no Programa Nacional de Triagem Neonatal.

Caso clínico

Um recente exame de placenta revelou um diagnóstico inesperado de *Trypanosoma cruzi*. A mãe é argentina e tinha residido lá intermitentemente. Em uma gravidez gemelar dicoriônico-diamniótica, com ruptura prematura de membranas, nascido em 24 4/7 semanas, o gêmeo A tinha ascite, derrame pleural e restrição de crescimento intrauterino e o gêmeo B tinha ventriculomegalia leve. Ambos expiraram poucas horas após o nascimento. A placenta A mostrou corioamnionite aguda, funisite e eritroblastose. A placenta B mostrou corioamnionite aguda, vilosite necrosante e numerosas formas amastigotas vilosas dentro de pseudocistos em focos necróticos. Os ensaios de imuno-histoquímica e de reação em cadeia da polimerase para *T. cruzi* foram positivos. Na autópsia, ambos os gêmeos mostraram extensa hematopoiese extramedular, eritroblastose e raros organismos *T. cruzi*. A doença de Chagas congênita é endêmica na Argentina, transmitida de forma hematogênica pela placenta. A inflamação da placenta pode ser aguda, crônica ou granulomatosa e frequentemente necrosante. Os organismos podem estar presentes no trofoblasto viloso e nas células de Hofbauer. Podem estar dentro do sistema reticuloendotelial, músculo liso e coração, com miocardite associada. Chagas congênito também pode se apresentar com megaesôfago ou megacólon. A maioria das mulheres grávidas com infecção por *T. cruzi* é cronicamente infectada e assintomática. A maioria dos indivíduos é de regiões endêmicas da América Latina; entretanto, a doença de Chagas é cada vez mais reconhecida em áreas não endêmicas, como os Estados Unidos. A infecção congênita está associada a baixo peso ao nascer, hidropisia fetal e morte neonatal, mas pode ser assintomática. O tratamento da doença de Chagas não é recomendado durante a gravidez. A identificação e o tratamento de mulheres infectadas em idade fértil antes de engravidar são essenciais. Na anmanese, é importante perguntar sobre os países de origem das pacientes e considerar os históricos de viagens ao desenvolver um diagnóstico diferencial, para que as condições incomuns na própria região não sejam esquecidas.

■ BIBLIOGRAFIA CONSULTADA

Consenso Brasileiro em Doença de Chagas Revista da Sociedade Brasileira de Medicina Tropical. 2005; vol 38 (Supl III).

Diniz EMA. Doença de Chagas congênita. In: Marcondes E (ed.). Pediatria básica. 9. ed. São Paulo: Sarvier, 2002; p. 547.

Diniz EMA, Sakano KMK. Doença de Chagas congênita. In: Carvalho WB, Diniz EMA, Ceccon MEJR, Krebs VLJ, Vaz FAC (eds.). Neonatologia. Barueri: Manole, 2020; p. 519-527. (Coleção Pediatria. Instituto da Criança HC-FMUSP. Schvartsman BGS, Maluf Jr. PT, Carneiro-Sampaio M (eds.)).

Diniz EMA. Infecções congênitas e perinatais. In: Gilio AE, Escobar AMU, Grisi S. Pediatria geral: neonatologia, pediatria clínica, terapia intensiva Hospital Universitário da Universidade de São Paulo. São Paulo: Atheneu, 2011; 742 p.

Diniz EMA, Camargo ME, Vaz FAC. Doença de Chagas congênita. In: Diniz EMA, Camargo ME, Vaz FAC (eds.). Infecções congênitas e perinatais, São Paulo: Atheneu, 1991; p. 31-72.

Mora MC, Negrette OS, Marco A, Barrio A, Ciaccio M, Segura MA, et al. Early diagnosis of Trypanosoma cruzi infection using PCR, hemoculture, and capillary concentration, as compared with delayed serology. J Parasitol. 2005; 91(6)-p.1468-1473.

Freilij H, Altcheh J. Congenital Chagas' disease: diagnostic and clinical aspects. Clin Infect Dis. 1995 Sep; 21(3):551-5.

Atias A. A case of congenital chagasic megaesophagus: evolution until death caused by esophageal neoplasm, at 27 years of age. Rev Med Child. 1994; 122(3): 319-22.

Bittencourt AL, Vieira GO, Tavares HC, Mota E, Maguire J. Esophageal involvement in congenital Chagas' disease. Report a case with megaesophagus. Am J Trop Med Hyg. 1984 Jan; 33(1): 30-3.

Bittencourt AL. Congenital Chagas disease as a public health problem. Ann Soc Belg Med Trop. 1985; 65, Suppl 1:103-6.

Howard J, Rubio M. Congenital chagas disease. I Clinical and epidemiological study of thirty cases. Bol Chil Parasit. 1968; 23:107.

Moya P, Moretti E, Paolasso R, Basso B, Blanco S, Sanmartino C, et al. Neonatal Chagas disease: laboratory diagnosis during first year of life. Medicina (B Aires). 1989; 49(6); 595-9.

Moya PR, Paolasso RD, Blanco S, Lapasset M, Sanmartino C, Basso B, et al. Treatment of Chagas' disease with nifurtimox during the first months of life. Medicine (B Aires). 1985; 45(5):553-8.

Muñoz C, Del VP, Thiermann E, et al. Enfermedad de Chagas congênita sintomática en recién nacidos y lactantes. Rev. Chil. Pediatr. 1992; 63:196-202.

Nisida IV, Amatoneto V, Braz LM, Duarte MI, Umezawa ES. A survey of congenital Chagas disease, carried out at three Health Institutions in São Paulo city, Brazil. Rev. Inst. Med. Trop. São Paulo. 1999; 41(5):305-11.

Russomando G, Tomasone MM, De Guillen I, Acosta N, Vera N, Almiron M, et al. Treatment of congenital Chagas disease diagnosed and follow up by the polymerase chain reaction. Am J Trop Med Hyg. 1998; 59(3):487-91.

Umezawa ES, Nascimento MS, Kesper NJ, Coura JR, Borges-Pereira J, Junqueira AC, et al. Immunoblot assay using excreted-secreted antigens of Trypanosoma cruzi in serodiagnosis of congenital, acute, and chronic Chagas'disease. J Clin Microbiol. 1996; 34(9): 2143-7.

Diniz EMA, Sakano KMK. Doença de Chagas congênita. In: Vaz FAC, Diniz EMA, Ceccon MEJR, Krebs VLJ (eds.). Neonatologia. Barueri: Manole, 2011; p. 329-336. (Coleção Pediatria. Instituto da Criança HC-FMUSP. Schvartsman BGS, Maluf JR PT (eds.)).

Bern C. Chagas' Disease. N Engl J Med. 2015; 373:456.

Bern C, Messenger LA, Whitman JD, Maguire JH. Chagas Disease in the United States: aPublic Health Approach. Clin Microbiol Ver. 2019; 33.

Pérez-Molina JA, Molina I. Chagas disease. Lancet. 2018; 391:82.

Bern C, Kjos S, Yabsley MJ, Montgomery SP. Trypanosoma cruzi and Chagas' Disease in the United States. Clin Microbiol Rev. 2011; 24:655.

Meymandi SK, Forsyth CJ, Soverow J, et al. Prevalence of Chagas disease. In: the Latin American-born Population of Los Angeles. Clin Infect Dis. 2017; 64:1182.

Bittencourt AL. Congenital Chagas disease. Am J D Child. 1976; 130:97-103.

Carlier Y, Truyens C. Congenital Chagas disease as an ecological model of interactions between Trypanosoma cruzi parasites, pregnant women, placentas and fetuses. Acta Tropic. 2015; 151:103-115.

Coura JR, Vinas PA. Chagas disease: a new worldwide challenge. Nature. 2010; 465(7301):S6-S7.

Congenital transmission of Chagas disease – Virginia, 2010. MMWR Morbid Mortal Week Rep. 2012; 61:477-479.

Carlier Y, Torrico F, Sosa-Estani S, et al. Congenital Chagas disease: recommendations for diagnosis, treatment and control of newborns, siblings and pregnant women. PLoS Negl Trop Dis. 2011; 5(10):e1250.

Besuschio SA, Picado A, Muñoz-Calderón A, Wehrendt DP, Fernández M, Benatar A, et al. Trypanosoma cruzi loop-mediated isothermal amplification (Trypanosoma cruzi Loopamp) kit for detection of congenital, acute and Chagas disease reactivation. PLoS Negl Trop Dis. 2020; 14(8): e0008402.

Francisco-González L, Rubio-San-Simón A, González-Tomé MI, Manzanares A, Epalza C, Santos MDM, et al. Congenital transmission of Chagas disease in a non-endemic area, is an early diagnosis possible? PLoS ONE. 2019; 14(7):e0218491.

52.7 Infecção pelo Vírus da Varicela-Zóster

■ Edna Maria de Albuquerque Diniz

Introdução

O vírus varicela-zóster (V-Z) é o agente etiológico da varicela e do herpes-zóster. O VZV é um membro da família Herpesvirus, que é constituída pelo vírus herpes simples (tipos 1 e 2), citomegalovirus (CMV), vírus Epstein-Barr (EBV) e o herpes vírus humano. O herpes-zóster resulta da reativação endógena do vírus VZ latente dentro do gânglio sensorial. A forma clínica da doença é caracterizada por dor e erupção vesicular unilateral que ocorre em uma distribuição dermatomérica restrita.

A varicela é uma doença, em geral, benigna em crianças saudáveis. Raramente afeta a gestante ou a mulher no período pós-parto, entretanto aquisição nosocomial pode afetar os recém-nascidos (RN). A maioria dos casos da síndrome da varicela congênita (SVC) ocorre em RN cujas mães foram infectadas entre 8 e 20 semanas de gestação. O risco de adquirir a varicela pelo RN é de aproximadamente 2% se a infecção ocorreu antes de 20 semanas de gestação, e menos de 1% se ela ocorre antes de 13 semanas.

Higa *et al.* (1987) descreveram 52 crianças cujas mães tiveram varicela nas primeiras semanas de gestação, das quais 27 apresentaram anomalias congênitas sugestivas da SVC, enquanto outras 25 desenvolveram herpes-zóster no período pós-natal imediato. A maioria das mães cujos filhos tinham anomalias congênitas havia contraído varicela dentro das primeiras 20 semanas de gestação, enquanto as outras cujos filhos desenvolveram herpes zoster tiveram varicela após a 21ª semana. Todas essas crianças apresentaram lesões cutâneas unilaterais com distribuição metamérica, desnudamento cutâneo, escaras ou ulcerações, cicatrizes deprimidas e pigmentadas em zigue-zague, lesões geralmente presentes em membros hipoplásicos. Acredita-se que as lesões de pele constituam os sinais mais patognomônicos das anomalias congênitas causadas pelo vírus varicela-zóster. No Quadro 52.10 constam os principais achados clínicos das crianças com alterações cutâneas.

Há critérios específicos para documentar a associação entre varicela materna adquirida nas primeiras semanas de gestação e a presença de anomalias fetais (Quadro 52.11), quando a gestante adquire varicela na fase final da gestação, 24% dos RN apresentam quadro de infecção neonatal constituindo doença congênita tardia.

Quando o exantema vesiculoso surge até o 4º dia de vida (varicela materna ocorrendo de 5 a 21 dias antes do parto, com tempo suficiente para elaborar e passar anticorpos para o feto), o quadro clínico é discreto, com raras vesículas e a evolução é favorável. Se, pelo contrário, a varicela neonatal surge entre o 5º e o 10º dias (varicela materna ocorrendo nos últimos 4 dias pré-parto até 48 horas após o parto), o quadro clínico é importante, com febre, surtos de vesículas cutâneas por vezes hemorrágicas, por período prolongado, havendo disseminação viral e comprometimento de fígado, pulmões, cérebro além de infecção bacteriana secundária. A taxa de óbito é alta, geralmente por pneumonia. Manifestações após o 10º dia de vida não correspondem à infecção congênita.

Quadro 52.10 Achados clínicos em recém-nascidos portadores da síndrome da varicela congênita.

Achados clínicos	Número de casos
Hipoplasia dos membros superiores e inferiores	16
Pequeno para idade gestacional	14
Paralisia motora/sensorial	11
Retinocoroidite	10
Lesão cerebral	09
Dedos rudimentares	09
Pé torto	09
Microftalmia	08
Infecções de repetição	07
Microcefalia	07
Nistagmo	06
Disfunção do esfíncter anovesical	06
Convulsão	05
Síndrome de Horner	05
Catarata	05
Hipoplasia da escápula, clavícula ou costelas	05
Atrofia óptica	05
Escoliose	03
Disfagia	03
Atresia ou estenose intestinal	03
Disfunção esofágica	02
Alterações na termorregulação	02
Paralisia facial ou diafragmática	02
Hipoplasia de asas nasais	01
Disfunção laríngea	01
Hipoplasia de cólon esquerdo	01
Fusão vesicoureteral	01

Fonte: Adaptado de Higa *et al.* 1987.

Quadro 52.11 Características clínicas da síndrome da varicela congênita em 22 crianças.

Prematuridade (< 38 semanais de gestação)	38%
Retardo de crescimento intrauterino	39%
Mortalidade	39%
Lesões cutâneas tipo cicatricial com distribuição dermatomérica	100%
Anomalias Neurológicas	
Paresia de um membro	77%
Hidrocefalia/atrofia cortical	65%
Convulsões	35%
Síndrome de Horner	24%
Disfagia bulbar	24%
Retardo mental	24%
Atrofia do nervo óptico	18%
Disfunção do esfíncter anal	18%
Microcefalia, paralisia periférica, hipoplasia cerebelar, paralisia de VIII e do VII par craneano	18%
Anomalias Oculares	
Retinocoroidite	60%
Anisocoria	40%
Nistagmo	33%
Microftalmia	33%
Catarata	27%
Opacidade corneana, heterocromia	68%
Anomalias Esqueléticas	
Hipoplasia de extremidades superiores e inferiores	80%
Hipoplasia de dedos e artelhos	33%
Pé torto (equinovaro e calcâneo valgo)	33%
Hipoplasia de omoplata, de clavícula, de costelas, de maxilar inferior, escoliose, lacunas cranianas	33%
Anomalias Gastrointestinais	
Refluxo gastroesofágico, estenose duodenal, dilatação jejunal, colo esquerdo atrofiado, atresia do cólon sigmoide	23%
Anomalias Genitourinárias	
Agenesia renal, hidronefrose, hidroureter, ectopia testicular, falta de fusão vesicoureteral	23%

Fonte: Modificado de Alkalay, et al. 1987.

A ocorrência da varicela durante as primeiras semanas da gestação associada ao quadro clínico de hipoplasia de membros, cicatrizes cutâneas, microcefalia, retinocoroidite, catarata e outras anomalias sugere a síndrome da varicela congênita.

A radiografia de ossos longos deve ser solicitada para os RN que apresentam defeitos dos membros. A radiografia e a tomografia de crânio são úteis naquelas crianças que apresentam microcefalia ou outras alterações neurológicas.

Durante o acompanhamento evolutivo dos RN expostos à varicela materna é importante observar o comportamento dos títulos de anticorpos específicos antivírus da VZ pelo menos durante o 1º ano de vida. A manutenção dos títulos elevados além dos 6 meses de idade sugere o diagnóstico de infecção intrauterina.

Tratamento

O tratamento de RN que são expostos ao VVZ em virtude de infecção materna ou contato com pessoas infectadas inclui:

- **Aciclovir**

    RN com infecção grave deve ser tratado com aciclovir, o qual reduz o risco de mortalidade na varicela grave.

    Dose: 30 mg/kg/dia em três doses (a cada 8 horas), por via intravenosa (IV), durante 10 dias. Iniciar o mais precocemente possível.

- **Profilaxia pós-exposição**

    Atualmente não tem sido mais utilizada a VZIG, esta foi substituída pela VariZIG (imunoglobulina purificada feita de plasma contendo níveis elevados de anticorpos antivaricela), a qual previne a varicela em RN expostos ao vírus, melhora a evolução ou retarda a doença em pacientes nos quais a infecção não foi totalmente prevenida.

- **Indicações da VariZIG**

    RN cujas mães têm manifestações clínicas de varicela por ocasião do parto (5 dias antes ou 2 dias após);

    RN pré-termo > 28 semanas expostos durante o período neonatal cujas mães não têm imunidade para a varicela;

    RN pré-termo < 28 semanas ou com peso de nascimento < 1.000 g e que foram expostos durante o período neonatal, independentemente de história materna de varicela ou de vacinação prévia.

A VariZIG deve ser administrada dentro de 96 horas em virtude de sua eficácia não ser conhecida após este período. Se a VariZIG não for disponível, recomenda-se o uso de gamaglobulina humana IV e, caso não seja possível, pode-se ainda utilizar a profilaxia com aciclovir.

Isolamento

O isolamento da mãe e do RN depende de a doença estar em atividade e do tempo de exposição. As principais medidas de isolamento podem ser vistas nas referências em Gershon (2001, 2006) e Speer (2011).

Lembramos que:

- Mãe com lesões de varicela deve ser isolada e o RN deve ser afastado até ela não ser mais infecciosa.

- Se o início da doença materna for 5 dias antes do parto ou 2 dias após, a criança deve receber VariZIG.

- Qualquer RN que desenvolva varicela no berçário ou na unidade de tratamento intensivo neonatal deve ser isolado.
- Mãe com varicela 21 dias antes do parto e não tendo mais novas lesões de varicela não necessita ser isolada, entretanto o RN permanecerá com a mãe afastado das outras crianças.

BIBLIOGRAFIA CONSULTADA

Alkalay AL, Pomerance JJ, Rimoin DL. Fetal varicella syndrome. J. Pediatr. 1987; 111:320-323.

Centers for Disease Control and Prevention (CDC). A new product (VARIZIG) for postexposure prophylaxis of varicella available under an investigational new drug application expanded access protocol. MMWR Morb Mortal Wkly Rep. 2006; 55:209.

Diniz EMA, Corradini HB. Varicela-Zoster. In: Diniz EMA, Vaz FAC (ed.). Infecções congênitas e perinatais. São Paulo: Atheneu, 1991; p. 153-164.

Diniz EMA. Infecções congênitas e perinatais. In: Gilio AE, Escobar AMU, Grisi S. Pediatria geral: neonatologia, pediatria clínica, terapia intensiva Hospital Universitário da Universidade de São Paulo. São Paulo: Atheneu, 2011; 742 p.

Gershon AA. Chickenpox, measles, and mumps. In: Remington JS, Klein JO, Wilson CB, Baker CJ (eds.). Infectious diseases of the fetus and newborn infant. 6. ed. Philadelphia: WB Saunders, 2001; p. 683-732.

Gershon AA. Chickenpox, measles, and mumps. In: Remington JS, Klein JO, Wilson CB, Baker CJ (eds.). Infectious diseases of the fetus and newborn infant. 6. ed. Philadelphia: WB Saunders, 2006; p. 693-737.

Higa K, Dan K, Manabe H. Varicella-zoster virus infections during pregnancy. Hipothesis concerning the mechanism of congenital malformations. Obstet. Gynecol. 1987; 69:214-222.

Prober CG, Gershon AA, Grose C, McCracken Jr GH, Nelson JD. Consensus: Varicella-zoster infections in pregnancy and the perinatal period. Pediatr Infect Dis J. 1990; 9:865-9.

Vieira RA. Herpes viroses: varicela-zóster In: Carvalho WB, Diniz EMA, Ceccon MEJR, Krebs VLJ, Vaz FAC (eds.). Neonatologia. Barueri: Manole, 2020; p. 550-558 (Coleção Pediatria. Instituto da Criança HC-FMUSP. Schvartsman BGS, Maluf Jr. PT, Carneiro-Sampaio M (eds.)).

52.8 Viroses Emergentes

■ Edna Maria de Albuquerque Diniz

Infecção por Covid-19 em Gestantes, Fetos e Recém-Nascidos

■ Priscila Cristina Joao   ■ Edna Maria de Albuquerque Diniz

No fim de dezembro de 2019, a Organização Mundial da Saúde (OMS) foi alertada sobre vários casos de pneumonia na cidade de Wuhan, Província de Hubei, China, provocados por um novo tipo de coronavírus, o SARS-CoV-2 altamente contagioso e que pode causar a síndrome respiratória aguda grave. Desde então, a infecção pelo novo coronavírus tem desafiado os sistemas de saúde e a sociedade em todo mundo e, em março 2020, e foi caracterizada pela OMS como uma pandemia. De acordo com o boletim epidemiológico, até 4 de janeiro de 2021 foram confirmados **85.172.095** casos de covid-19 no mundo e **1.844.153** mortes, sendo quase a totalidade na população adulta. A taxa de infecção em gestantes reflete a prevalência do vírus na população geral, mas a mortalidade varia entre 0,6% e 2%.

O menor número de casos na população pediátrica até o presente momento torna limitados os dados relacionados ao impacto da doença nessa faixa etária, especialmente em recém-nascidos e fetos, mas estima-se que 116 milhões de bebês nascerão sob a sombra da pandemia de covid-19, segundo dados da UNICEF.

Etiologia

O agente causador da pandemia da doença, o coronavírus 2019 (covid-19), responsável pela síndrome respiratória aguda grave coronavírus-2 (SARS-CoV-2), é um membro da família Coronaviridae. Os coronavírus são vírus zoonóticos, descobertos na década de 1960 e responsáveis por causarem infecções respiratórias em humanos. Até o momento, foram descobertos sete tipos de coronavírus, sendo três responsáveis por síndrome respiratória grave, com alta mortalidade. Os morcegos são hospedeiros naturais desses vírus, e a transmissão zoonótica ocorre após o vírus sofrer mutações.

Epidemiologia

As mulheres grávidas apresentaram risco significativamente maior de desfechos graves em comparação com mulheres não grávidas, o que pode estar relacionado a mudanças fisiológicas na gravidez, incluindo aumento da frequência cardíaca e do consumo de oxigênio (principalmente nos 2º e 3º trimestres), diminuição da capacidade pulmonar, mudança da imunidade mediada e aumento do risco de doença tromboembólica. Dessa forma, a insuficiência respiratória materna causada SARS-CoV-2 pode resultar em suprimento inadequado de sangue e oxigênio para a placenta, culminando em sofrimento fetal, aborto, parto prematuro e natimorto. Além das alterações fisiológicas, vários estudos têm associado a sobrecarga do sistema de saúde (crônica e agravada com as demandas da pandemia), dificultando o seguimento pré-natal de gestantes de risco como um fator desencadeador de piores desfechos maternos e neonatais. Mulheres grávidas hispânicas ou negras são afetadas mais frequentemente pela infecção por SARS-CoV-2.

Em 14 países da América, até o início de setembro cerca de 60.400 casos de covid-19 foram confirmados em gestantes com taxa de mortalidade de 1% (458), segundo a Organização Pan-Americana da Saúde (OPAS). A maior prevalência de casos foi registrada nos Estados Unidos (34%, equivalentes a 20.798 casos), seguidos pelo Peru (32%, equivalentes a 19.909). No Brasil, 3,7% dos casos de covid-19 foram em gestantes no mesmo período. A taxa de mortalidade materna variou de 10,1% a 0,4%. Os fatores de risco incluíram idade materna média de 30 anos (variação de 19 a 42 anos), obesidade, diabetes, hipertensão e asma. O óbito materno foi mais frequente no 3º trimestre da gestação e período pós-parto.

A chance de sofrimento fetal em mulheres grávidas com teste positivo para SARS-CoV-2 é de 6,63%, podendo resultar em restrição de crescimento intrauterino (RCIU), parto prematuro e descolamento prematuro da placenta. Aumento da taxa de natimortos também tem sido observado nessa população e pode estar relacionado à hipercoagulabilidade causada pelo vírus e/ou piora na qualidade do atendimento às gestantes durante a pandemia de covid-19. Um estudo comparando o período pandêmico covid-19 (de 1º de fevereiro de 2020 a 14 de junho de 2020) ao período pré-pandêmico (de 1º de outubro de 2019 a 31 de janeiro de 2020) refere à taxa de 9,31/1000 nascimentos (16/1718 nascimentos) contra 2,38/1000 nascimentos (4/1681 nascimentos), uma diferença de 6,93/1000 nascimentos. Não há relatos de teratogenicidade ou de anomalias congênitas associadas à infecção por SARS-CoV-2 até o momento.

O número de parto cesárea (60%) também foi maior em gestantes covid-19-positivas quando comparado ao de gestantes sem a infecção. No início da pandemia, o parto vaginal foi contraindicado em virtude da possibilidade da presença do vírus no fluido vaginal, porém estudos recentes não sustentam essa afirmação.

Estudos sugerem que recém-nascidos (RN) de mães com covid-19 têm risco aumentado em três vezes de serem prematuros. Uma coorte realizada nos Estados Unidos, com 3.912 RN vivos de gestantes com SARS-COV-2, demonstrou que 12,9% dos bebês eram prematuros, valor superior à estimativa nacional de 10,2%, e o nascimento foi mais frequente entre a 34°e a 37° semana gestacional (9,1%). Ainda é incerto se a maior taxa de prematuridade resulta de complicações maternas relacionadas à covid-19 ou do impacto da doença na gravidez. No período de março a abril de 2020, a taxa de infecção em neonatos (até 28 dias de vida) foi de 5,6/10.000 nascidos vivos. Os RN de gestantes covid-19-positivas apresentam três vezes mais chance de necessitar de unidade de terapia intensiva (UTI) após o nascimento, embora a taxa de mortalidade seja relativamente baixa (5,46%).

Fisiopatologia

O SARS-CoV-2 é um vírus RNA de fita simples, composto por diversas proteínas, entre elas, a glicoproteína Spike (proteína S). A proteína S é responsável pela penetração do vírus nas células hospedeiras e tem alta afinidade pela enzima conversora de angiotensina 2 (ECA2) nas células hospedeiras. O vírus utiliza a serinoprotease transmembrana 2 (TMPRSS2) do hospedeiro para a iniciação da proteína S e a fusão do vírus com as membranas celulares do hospedeiro. Uma vez que o RNA entre na célula hospedeira, ocorre a replicação viral e as cópias são liberadas para fora da célula por meio de vesículas, provocando a ativação da cascata inflamatória (interleucina e citocinas) (Figura 52.10). Como resultado da endocitose do SARS-COV-2, a ECA2 é reduzida em vários órgãos e sistemas, afetando todo o sistema renina-angiotensina, responsável pelo controle da pressão arterial e homeostase de vários órgãos.

A ECA2 é o receptor funcional do SARS-CoV-2 e faz parte do sistema renina-angiotensina. Produzida nas células epiteliais das vias aéreas, a ECA2 transforma a angiotensina II em angiotensina (1-7). Fisiologicamente, está associada à vasodilatação e à diminuição da pressão arterial, além de a ações antioxidante, anti-inflamatória e antifibrótica. A ECA2 é encontrada em maior concentração no coração, íleo, rim, bexiga, trato respiratório e principalmente nos pneumócitos tipos I e II. Estudos recentes detectaram o SARS-CoV-2 no líquido cefalorraquidiano (LCR), confirmando a presença e a atividade virais no sistema nervoso central (SNC).

Durante a gestação, a expressão de ECA2 aumenta consideravelmente nos órgãos reprodutores e na placenta. Os níveis de ECA2 também são elevados nos tecidos fetais e ela está envolvida no crescimento do miocárdio e dos pulmões e no desenvolvimento do cérebro, reduzindo-se sua expressão após o nascimento.

A infecção do SARS-COV-2 em gestantes pode causar hipoxemia, independentemente da gravidade do quadro e, por consequência, provocar má perfusão placentária, redução dos receptores da ECA2 e exacerbação da resposta imunológica (Figura 52.11).

A placenta é um órgão misto único, agindo como coração, pulmões, fígado e rins para o feto, que pode contribuir para a prevenção, mas também para a transmissão de infecção materno-fetal. Esta última mediada pela expressão da ECA e da TMPRSS2. A transmissão mediada pela ECA2 pode ocorrer em dois momentos: no início da gestação, participando do desenvolvimento folicular e da ovulação, modulando a angiogênese, a degeneração lútea, as alterações no tecido endometrial e o desenvolvimento do embrião; e no final da gestação, pois a expressão de

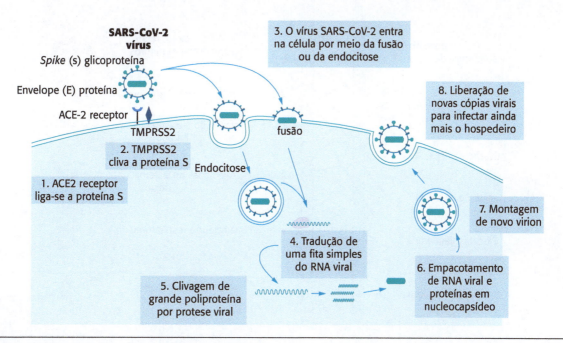

Figura 52.10 Entrada e replicação viral do SARS-COV-2 no hospedeiro.
Fonte: Adaptada de Barrero-Castillero, et al., 2020.

ECA aumenta com a idade gestacional, atingindo o pico com 24 semanas gestacionais.

A infecção placentária por SARS-CoV-2 resulta em depósitos de fibrina e funisite (inflamação do tecido conjuntivo do cordão umbilical que sugere resposta inflamatória fetal), o que dificulta a troca gasosa materno-fetal, culminando em sofrimento fetal e na necessidade de parto prematuro.

A resposta imunológica em gestantes infectadas causa a liberação excessiva de interferon tipo I (IFN) e de citocinas, o que pode afetar o desenvolvimento fetal e aumentar o risco de doenças neurológicas em recém-nascidos. Os IFN são produzidos na fase inicial da infecção e tentam inibir a replicação viral. Estudos *in vitro* demonstram que o aumento de IF pode contribuir para aborto espontâneo, RCIU e desenvolvimento cerebral anormal. O aumento de citocinas está associado a parto prematuro. A prematuridade e a exposição à citocinas no período fetal podem contribuir para comorbidades, como a displasia broncopulmonar e a leucomalácia.

As células *natural killer* (NK), linfócitos responsáveis pela morte das células infectadas, durante a gestação auxiliam também na remodelação vascular da placenta e, consequentemente, melhoram o suprimento sanguíneo para o feto. No entanto, na infecção da covid-19, é observada má perfusão placentária, o que pode culminar em morte fetal, RCIU, malformação congênita e pré-eclâmpsia.

A covid-19 também parece causar alterações na hemoglobina (Hb) adulta. A Hb é composta por quatro cadeias polipeptídicas, duas cadeias α e duas cadeias β mantidas unidas por meio de ligações não covalentes. Cada cadeia polipeptídica contém um grupo prostético heme, que tem por função ligar, de forma reversível, o oxigênio (O_2). O vírus age na cadeia β, reduzindo o transporte de oxigênio pela Hb, resultando em hipóxia.

O impacto da covid-19 parece ser maior no período fetal do que no período neonatal. No recém-nascido, os mediadores (a ECA2 e a TRMPSS2) necessários para a entrada do vírus no epitélio respiratório têm menor expressão e são imaturos, podendo não funcionar adequadamente como um receptor para SARS-CoV-2; é a alta concentração de hemoglobina fetal (80%), que possui cadeia γ em vez das e β e, consequentemente, menor hemoglobina reduzida pelo ataque do vírus; e a menor resposta imunológica e menor produção de citocinas pró-inflamatórias quando comparada à de outra população.

Sinais e sintomas

Os sintomas da covid-19 (Figura 52.12) em gestantes são semelhantes aos encontrados na população geral, variam de assintomático a desconforto respiratório agudo grave. O período médio de incubação da covid-19 é de 5,2 dias (4,1 a 7 dias), com mais de 90% dos indivíduos infectados desenvolvendo sintomas nos primeiros 10 dias.

Um estudo com 10.966 gestantes, realizado em 15 países (incluindo o Brasil) até julho de 2020, demonstrou que a maioria das gestantes é sintomática (94,6%) e com quadro leve (74%). Os sintomas mais comuns encontrados

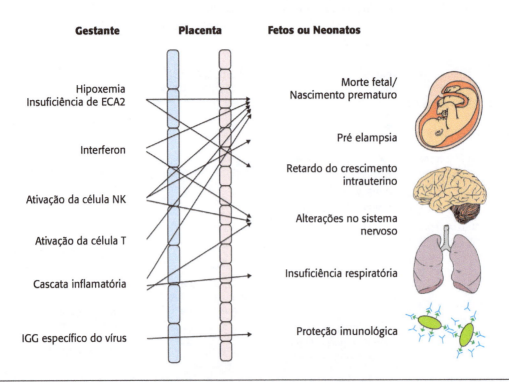

Figura 52.11 Alterações fisiológicas causadas na gestante após a infecção por SARS-COV-2 e os efeitos adversos no feto/recém-nascido.
Fonte: Adaptada de DANG, *et al.*, 2020.

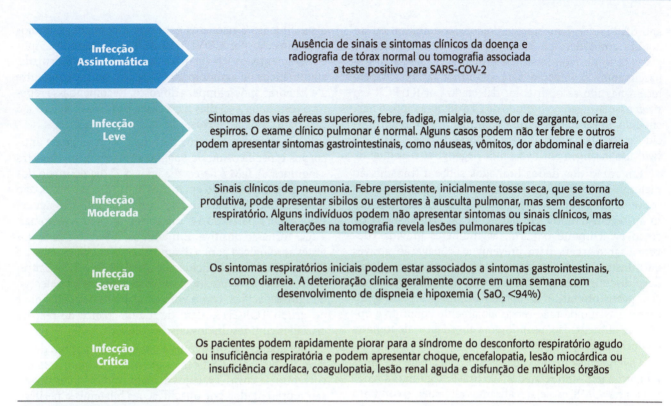

Figura 52.12 Apresentação clínica da covid-19.
Fonte: Adaptada de CARLOTTI, et al., 2020.

foram tosse, febre e mialgia; além de alteração radiológica (opacidade em vidro fosco) e laboratorial (leucopenia, nível elevado de proteína C (PCR) e alto nível de dímero D). A recuperação das gestantes foi de 84%; a internação hospitalar foi necessária em 35%, sendo que 3,7% necessitaram de internação em UTI. A morte materna ocorreu em 1,13%.

Um estudo recente, realizado nos Estados Unidos, comparou mulheres gestantes com covid-19 confirmada e não gestantes, refere que as gestantes covid-19-positivas apresentam três vezes mais chances de serem admitidas na UTI; 2,9 vezes mais chances de necessitar de ventilação mecânica invasiva durante a internação; 2,4 vezes mais chances de precisar de oxigenação por membrana extracorpórea (ECMO) para sobrevivência; e 1,7, mais chance de morte.

O primeiro caso de infecção neonatal por SARS-CoV-2 foi identificado em 2 de fevereiro de 2020, na China. Embora em neonatos a evolução seja geralmente benigna, os estudos são limitados. O quadro clínico é inespecífico e diferente do apresentado em adultos e na população pediátrica. O desconforto respiratório parece ser o sintoma mais frequente encontrado nessa população, porém é necessário considerar que o desconforto respiratório grave também pode ocorrer em outras patologias específicas do período neonatal. Apesar das lesões pulmonares observadas na imagem radiológica (opacidade de vidro moído) e tomográficas, em RN SARS-COV-2-positivos ou presumidos, não foram encontradas associação entre os sintomas respiratórios e gravidade.

Sintomas gastrointestinais e neurológicos também têm sido relatados, como vômito, intolerância alimentar, sangramento gástrico, letargia e irritabilidade. Um estudo encontrou associação entre a gravidade materna e o maior risco de icterícia neonatal com necessidade de fototerapia (30% versus 7%). Relatos de casos de sepse, trombocitopenia, lesão da substância branca cerebral e Apgar baixo (0 a 3) em filhos de mãe com covid-19 foram referidos, porém ainda não há comprovação se esses sintomas estão relacionados com a infecção viral ou com as complicações pertinentes ao período neonatal. Achados laboratoriais incluíram contagem leucocitose, aumento da creatinafosfoquinase, alteração das enzimas hepáticas, aumento de PCR e alteração no LCR. Embora os estudos sejam limitados, os neonatos podem estar sob maior risco de desenvolver doenças graves em comparação com crianças mais velhas, o que os torna uma população vulnerável.

Transmissão

A transmissão vertical da covid-19 varia de 5% a 30%, sendo mais frequente em RN de mulheres com infecção identificada em um período ≤ 14 dias antes do parto.

Os RN (até 28 dias de vida) também podem contrair infecção pelo SARS-CoV-2 por meio de contato pessoal próximo, da mesma forma que outros grupos (por aerossóis ou gotículas expelidas por um indivíduo contaminado).

Será considerada infecção no período fetal se o vírus for detectado mediante reação em cadeia da polimerase-transcriptase reversa (RT-PCR) e/ou presença de IgM anti-SARS-CoV-2 no sangue do cordão umbilical ou no líquido amniótico, ou ainda no *swab* de nasofaringe e placentário do lado fetal, nas primeiras 12 horas após o nascimento. A infecção será adquirida intraparto pelo recém-nascido se o vírus for detectado por RT-PCR em *swab* nasofaríngeo no período de 24 a 48 horas após o nascimento. Infecção pós-parto é confirmada se o recém-nascido apresentar sintomas após 48 horas de vida e se tiver o *swab* nasofaríngeo positivo, sendo negativo ao nascimento.

Em razão dos dados limitados sobre a transmissão materno-infantil de covid-19, existem várias diretrizes sobre como gerenciar o parto e o atendimento imediato ao recém-nascido de mães com ou sem suspeita de covid-19. Durante o parto, as mulheres grávidas devem usar máscara para prevenir a propagação através da transmissão de gotículas. A equipe de neonatologia deve discutir com os pais, antes do parto, a respeito do clampeamento tardio do cordão umbilical, separação do recém-nascido da mãe *versus* alojamento conjunto e opções de alimentação, usando uma abordagem de tomada de decisão compartilhada.

Divergências quanto ao contato pele a pele e à amamentação têm sido relatadas. No Brasil, seguimos a recomendação OMS, ou seja, realizamos alojamento conjunto se o RN for assintomático ou negativo, e adotamos amamentação exclusiva, uma vez que os benefícios fisiológicos do leite humano superam o provável risco limitado de transmissão materno-neonatal, especialmente diante do fato da baixa virulência na população neonatal. Entretanto, medidas de higiene e o uso de máscaras devem ser preconizados durante a manipulação do RN e a amamentação. É possível também a transmissão do vírus pelo leite materno e pelas fezes.

Diagnóstico

O padrão-ouro atual para detecção do SARS-CoV-2 é o teste molecular (análise do material genético do vírus) RT-PCR. O vírus pode ser detectado nas vias aéreas superiores ou nas secreções inferiores (esfregaço de nasofaringe ou aspirado traqueal (pacientes intubados), expectoração e lavado broncoalveolar), sangue, urina e fezes. A recomendação é que se utilize o esfregaço nasofaríngeo e orofaríngeo para triagem ou diagnóstico de infecção precoce, devendo ser realizado entre o 3º e o 4º dias dos sintomas.

A sensibilidade do teste RT-PCR depende do tipo de amostra obtida, da qualidade da amostra e da duração da doença no momento do teste. O RT-PCR pode ser falso-negativo em estados de baixa carga viral (pacientes assintomáticos ou levemente sintomáticos), como na fase muito precoce ou tardia da doença. Todas as mulheres grávidas com características clínicas atribuíveis à covid-19 devem realizar o teste. Se os sintomas persistirem e os resultados do teste forem negativos, recomendam-se o isolamento por 14 dias e a repetição do teste após 2 a 5 dias. Os recém-nascidos de mães com infecção por covid-19 dentro de 14 dias após o parto ou até 28 dias após o nascimento e neonatos expostos a contatos próximos com infecção por COVID-19 devem ser testados. Após o nascimento, os RN de mães com covid-19 confirmada, sintomáticos ou assintomáticos, devem ser testados entre 2 e 12 horas após a limpeza do rosto. Recomenda-se repetir o teste após a –3 dias para casos positivos e após 3 a 5 dias para casos negativos.

Os exames sorológicos detectam a presença de anticorpos específicos ou de *pool* de anticorpos em amostra sanguínea. A IgM é detectada após o 7º dia do início dos sintomas, negativando em torno do 21º dia; portanto, não sendo muito útil para o diagnóstico de infecção aguda. Em média, a partir do 14º dia após o início dos sintomas, a IgG torna-se positiva. Em adultos, a sensibilidade dos testes sorológicos para o diagnóstico da covid-19 varia de 77% a 87%, e a especificidade varia de 85% a 87%. Entretanto, nos recém-nascidos, há baixa acurácia na detecção de IgM-específica, como em outras infecções congênitas do grupo TORCHS, além de maior chance de reações cruzadas com resultados falso-positivo.

Em adultos, a tomografia é considerada padrão de referência para diagnosticar as alterações pulmonares decorrentes da covid-19, cujos achados radiológicos típicos são representados por opacificações bilaterais e periféricas com a característica predominante de vidro fosco. No neonato, os exames de imagem podem variar de normal a evidências de pneumonia, com opacidade em vidro fosco unilateral ou bilateral. Na radiografia de abdome, é possível encontrar sinais sugestivos de íleo paralítico. Embora a tomografia de tórax seja o exame com maior sensibilidade para detectar pneumonia por SARS-CoV-2 em adultos, a solicitação de tomografia em recém-nascido deve ser ponderada em virtude da exposição à radiação no período neonatal e das preocupações a ela relacionadas.

Cuidados com o recém-nascido de mãe com infecção suspeita ou confirmada

Sabe-se que a transmissão por aerossol do SARS-CoV-2 pode ocorrer em situações específicas, como intubação traqueal, aspiração de vias aéreas com sistema aberto, nebulizações, ventilação manual, ventilação não invasiva e desconexão do ventilador, entre outras. Para minimizar o risco de transmissão, tem sido recomendado o uso de equipamento de proteção individual (EPI), aspiração de vias aéreas com sistema fechado e filtros virais/bacterianos (filtros eletrostáticos – HMEF) nos equipamentos para suporte respiratório. Vale ressaltar que a Sociedade Brasileira Pediátrica não recomenda o uso de filtros nos RN abaixo de 1.000 g por causa da escassa opção de filtros neonatais no mercado. No geral, os HMEF têm volume de espaço morto mínimo entre 8 e 10 mL. Caso o RN necessite de reanimação neonatal, o procedimento deverá ser realizado em uma sala separada ou pelo menos a 2 metros de distância da área de parto em virtude da formação de aerossóis.

Tratamento

Até o momento não há tratamento medicamentoso aprovado para covid-19. A utilização de medicamentos para alívio de sintomas e controle da febre (paracetamol ou dipirona) é indicada frequentemente, em qualquer faixa etária. Os antivirais também têm sido utilizados empiricamente, na população adulta e pediátrica, para reduzir a carga viral e prevenir complicações respiratórias potenciais, porém nenhum agente antiviral está aprovado para uso em neonatos.

Em gestantes sintomáticas, o Ministério da Saúde recomenda o uso de antibioticoterapia empírica (azitromicina + ceftriaxona), em pacientes que apresentem quadro clínico e radiológico de pneumonia; o antiviral (oseltamivir) se febre + tosse + mialgia, artralgia ou cefaleia; anticoagulação profilática (heparina), em razão do impacto dos fenômenos tromboembólicos na morbimortalidade materna em gestantes com covid-19 moderado e grave; a administração de corticosteroide deve ser considerada após 7 dias do início dos sintomas se a paciente mantiver quadro de comprometimento pulmonar importante. O uso de oxigenoterapia e de ventilação mecânica deverá ser indicado dependendo da condição clínica do paciente.

Não existe diretriz para o tratamento do RN com SARS-CoV-2, recomenda-se que o tratamento seja realizado de acordo com a prática clínica. A pressão positiva contínua nas vias aéreas (CPAP) permanece como terapia-padrão no tratamento para neonatos com insuficiência respiratória na UTI neonatal (UTIN), incluindo aqueles com covid-19 pela menor propagação de aerossóis observada nessa população. A cânula nasal de alto fluxo umidificada e aquecida (HHHFNC) deve ser evitada, pois pode gerar maior dispersão do vírus em decorrência de maior vazamento ao redor do nariz. Caso seja necessária a intubação traqueal, o modo de ventilação e a estratégia para o desmame devem ter como base o processo da doença e a prática atual.

Prognóstico

Gestantes têm maior chance de ter covid-19 e maior chance de morte quando comparadas a gestantes sem a infecção, independentemente de comorbidades. Para os recém-nascidos filhos de mães covid-19-positivas, o prognóstico parece favorável – o risco de transmissão é baixo e a maioria dos RN é assintomática possivelmente pela ação dos mecanismos de proteção que incluem menor expressão de ACE2 (receptor SARS-CoV-2), presença de hemoglobina fetal e resposta de citocinas pró-inflamatórias.

BIBLIOGRAFIA CONSULTADA

1. Barrero-Castillero A, Beam KS, Bernardini LB, Ramos EGC, Davenport PE, Duncan AR, et al. Harvard Neonatal-Perinatal Fellowship COVID-19 Working Group. COVID-19: neonatal-perinatal perspectives. J Perinatol. 2020 Dec;8:1-12. doi: 10.1038/s41372-020-00874-x.
2. Carlotti APC, Carvalho WB de, Johnston C, Rodriguez IS, Delgado AF. Protocolo COVID-19 de diagnóstico e manejo para pacientes pediátricos. Clinics. 2020 Abril;75: e1894. Epub 17 de abril de 2020. Disponível em: https://doi.org/10.6061/clinics/2020/e1894.
3. Dang D, Wang L, Zhang C, Li Z, Wu H. Potential effects of SARS-CoV-2 infection during pregnancy on fetuses and newborns are worthy of attention. J Obstet Gynaecol Res. 2020 Oct;46(10):1951-1957. doi: 10.1111/jog.14406. Epub 2020 Aug 10.
4. Di Toro F, Gjoka M, Di Lorenzo G, De Santo D, De Seta F, Maso G, et al. Impact of COVID-19 on maternal and neonatal outcomes: a systematic review and meta-analysis. Clin Microbiol Infect. 2021 Jan;27(1):36-46. doi: 10.1016/j.cmi.2020.10.007.
5. Dube R, Kar SS. COVID-19 in pregnancy: the foetal perspective – a systematic review. BMJ Paediatrics Open. 2020;4:e000859. doi: 10.1136/bmjpo-2020-000859.
6. Dumitriu D, Emeruwa UN, Hanft E, Liao GV, Ludwig E, Walzer L, et al. Outcomes of neonates born to mothers with severe acute respiratory syndrome coronavirus 2 infection at a large medical center in New York City. JAMA Pediatr. 2020 Oct;12:e204298. doi: 10.1001/jamapediatrics.2020.4298.
7. Figueiro-Filho EA, Yudin M, Farine D. COVID-19 during pregnancy: an overview of maternal characteristics, clinical symptoms, maternal and neonatal outcomes of 10,996 cases described in 15 countries. J Perinat Med. 2020 Nov 26;48(9):900-911. doi: 10.1515/jpm-2020-0364.
8. Lingappan K, Karmouty-Quintana H, Davies J, Akkanti B, Harting MT. Understanding the age divide in COVID-19: why are children overwhelmingly spared? Am J Physiol Lung Cell Mol Physiol. 2020 Jul 1;319(1):L39-L44. doi: 10.1152/ajplung.00183.2020. Epub 2020 Jun 3.
9. Sentilhes L, De Marcillac F, Jouffrieau C, Kuhn P, Thuet V, Hansmann Y, et al. Coronavirus disease 2019 in pregnancy was associated with maternal morbidity and preterm birth. Am J Obstet Gynecol. 2020 Dec;223(6):914.e1-914.e15. doi: 10.1016/j.ajog.2020.06.022. Epub 2020 Jun 15.
10. Song R, Preston G, Yosypiv IV. Ontogeny of angiotensin-converting enzyme 2. Pediatr Res. 2012 Jan;71(1):13-9. doi: 10.1038/pr.2011.7.
11. Woodworth KR, Olsen EO, Neelam V, Lewis EL, Galang RR, CDC COVID-19, et al. Response pregnancy and infant linked outcomes team; COVID-19. Pregnancy and infant linked outcomes team (PILOT). Birth and infant outcomes following laboratory-confirmed SARS-CoV-2 Infection in Pregnancy – SET-NET, 16 Jurisdictions, March 29-October 14, 2020. MMWR Morb Mortal Wkly Rep. 2020 Nov 6;69(44):1635-1640. doi: 10.15585/mmwr.mm 6944e2.

Infecção Congênita pelo Zika Vírus

■ Priscila Cristina Joao   ■ Edna Maria de Albuquerque Diniz

Desde fevereiro de 2016, a Organização Mundial de Saúde (OMS) declarou a infecção pelo zikavírus "Emergência de Saúde Pública de Interesse Internacional" em virtude da pandemia no continente americano, após sua aparição inicial, no Brasil, em maio de 2015. Ainda hoje, o zikavírus é considerado uma ameaça emergente global em decorrência de suas importantes consequências no recém-nascido.

Etiologia

O zikavírus é um importante arbovírus, do gênero Flavivirus, assim como o vírus da dengue, da febre amarela, do oeste do Nilo Ocidental. Geralmente os vírus desse gênero são transmitidos por mosquitos, caracterizado por migrar geograficamente e ter perfil endêmico.

É composto por uma molécula de RNA com dez proteínas, sendo três estruturais (responsáveis pela estrutura física) e sete não estruturais (associadas à replicação do RNA viral).

Epidemiologia

Descrito pela primeira vez em 1947, em um macaco rhesus na floresta Zika, em Uganda, e com o primeiro caso de zikavírus em humanos relatado em 1950, na Nigéria, o vírus permaneceu confinado na África e na Ásia por seis décadas desde sua descoberta. Entretanto, em 2007, o primeiro grande surto de zikavírus foi relatado na Ilha Yap (Ilha nos Estados Federados da Micronésia), contaminando 75% da população e, desde então, o vírus expandiu sua abrangência geográfica por vários países da África, Ásia, Oceania e Américas.

A incidência de infecção nas Américas atingiu o pico em 2016, diminuindo ao longo de 2017 e 2018. A transmissão do vírus foi encontrada em todos os países do continente americano, exceto Chile, Uruguai e Canadá.

Nas Américas, quase 80% dos casos de microcefalia associada ao zika ocorreram no Brasil. No País, no início do ano de 2015, o primeiro caso de transmissão autóctone foi relatado na Bahia e, até dezembro de 2015, 18 estados brasileiros haviam relatado transmissão autóctone do zikavírus. Desde 2015 nasceram 3.563 bebês com síndrome congênita pelo zikavírus (SCZ) no Brasil, a maioria dos casos confirmados foi relatada na região Nordeste (61,9%), seguida pela região Sudeste (20,6%). A taxa de natimorto/aborto espontâneo nessa população foi de 6,6%; entre os nascidos vivos, 13,8% foram a óbito no 1º ano de vida em razão de complicações.

Segundo a OMS, até julho de 2019, um total de 87 países e territórios tiveram evidência de transmissão autóctone (caso transmitido e adquirido dentro do território onde foi realizado o diagnóstico) de zika, distribuída pelos continentes africano e americano, no sudeste asiático e na região do Pacífico ocidental (Figura 52.13).

Segundo boletim epidemiológico do Ministério da Saúde, em 2020 foram notificados 7.119 de casos prováveis no País (taxa de incidência 3,8 casos/100 mil habitantes). A maior taxa foi encontrada na região Nordeste (9,1 casos/100 mil habitantes), sendo que o Estado da Bahia concentra 49,5% de todos os casos do Brasil. Do total de casos divulgados, 8,4% (596) foram em gestantes. Embora em gestantes os sintomas do zikavírus sejam geralmente leves, pode haver efeito teratógeno. A infecção pelo vírus em gestantes está associada à malformação congênita, desfechos neurológicos desfavoráveis no recém-nascido, surdez, distúrbio visual, restrição do crescimento intrauterino (RCIU), natimorto e aborto espontâneo.

Fisiopatologia

Assim como os outros Flavivírus, a patogênese de infecção pelo zikavírus se inicia pela picada do mosquito-vetor. Assim, a pele é o sítio anatômico primário de infecção, gerando processo inflamatório por causa da picada, o que gera recrutamento de fagócitos, carreando o vírus e, consequentemente, a disseminação pelo organismo. Após a invasão celular, o vírus inicia a replicação do RNA viral, formando uma nova partícula imatura que será transportada ao complexo de Golgi, onde é maturada e liberada por exocitose. O zikavírus apresenta tropismo acentuado para o sistema nervoso central (SNC).

Após a infecção em mulheres grávida, o zikavírus pode ser transmitido verticalmente para o feto. Os mecanismos precisos da transmissão vertical permanecem amplamente desconhecidos, hipóteses sugerem que a infecção possa ocorrer diretamente através da placenta, pela contaminação do líquido amniótico ou que possa ser transmitida diretamente pelo sangue materno contaminado para o feto, causando a síndrome congênita pelo zikavírus (Figura 52.14).

No feto, o zikavírus altera principalmente o desenvolvimento cerebral, reduzindo a proliferação de

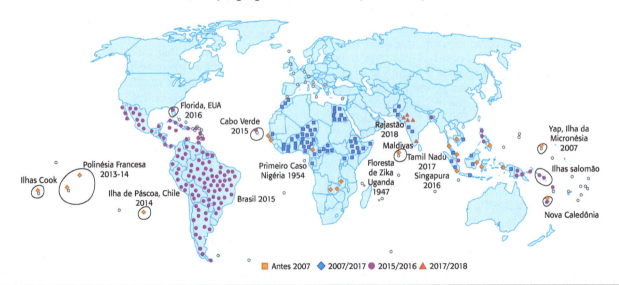

Figura 52.13 Distribuição geográfica do zikavírus (1947-2018).
Fonte: Adaptada de Sharma, et. al., 2020.

neurônios e das células da glia e, consequentemente, acarretando menor volume cerebral e alteração no crescimento ósseo do crânio, tornando, assim, a microcefalia a complicação mais frequente em recém-nascidos. Sabe-se que em torno da 8ª a 16ª semanas gestacionais ocorrem a proliferação neural e a produção das células gliais, e esse processo se prolonga até o fim do 1º ano de vida. As células da glia são formadas na matriz germativa e dão origem a células intermediárias antes de se tornarem neurônios, astrócitos e oligodendrócitos. O vírus também pode afetar as vias neurais auditivas e resultar no comprometimento da audição.

Embora a microcefalia seja o achado mais frequentes nesses recém-nascidos, outras alterações têm sido descritas, como atrofia cortical, hipoplasia do cerebelo e do vermis cerebelar, malformação crânio facial, artrogripose, cranioestenose, polidrâmnio, retardo do crescimento intrauterino, déficit visual e auditivo. Estudos recentes demonstram que RN de mães assintomáticas ou RN que não apresentem microcefalia podem apresentar atraso do desenvolvimento neuropsicomotor (Figura 52.15). A gravidade das complicações está associada ao período em que a gestante foi contaminada pelo zikavírus, sendo o 1º trimestre a sofrer maior impacto.

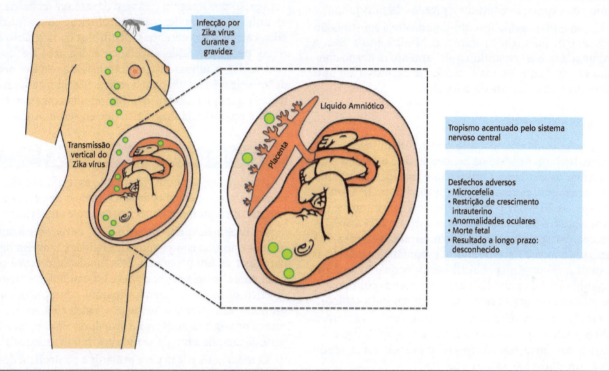

Figura 52.14 Síndrome congênita pelo zikavírus – transmissão fetal.
Fonte: Adaptada de Coyne & Lazear, 2016.

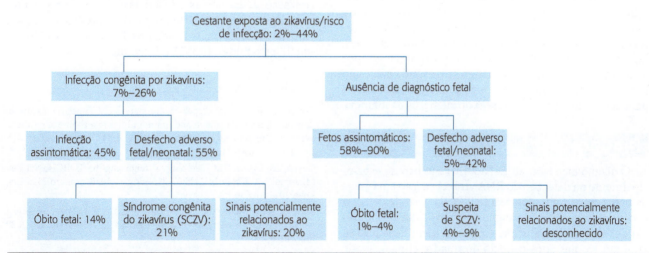

Figura 52.15 Riscos associado à infecção materna e fetal pelo zikavírus.
Fonte: Adaptada de POMAR, et. al, 2019.

Transmissão

O principal meio de transmissão é vetorial, pela picada do mosquito do gênero Aedes spp., principalmente da espécie *Aedes aegypti*, que é altamente prevalente em países tropicais e subtropicais. Embora os meses quentes do verão sejam a época mais propícia para a transmissão do zikavírus, essas doenças são uma ameaça também no inverno.

O zikavírus pode permanecer em incubação no mosquito cerca de 10 dias. Embora seja menos comum, o ele pode também ser transmitido pela relação sexual, doação de sangue ou verticalmente. Não é possível avaliar a proporção de cada via de infecção, em áreas endêmicas, em virtude da exposição contínua a picadas do mosquito.

Como não há evidência que demonstre a transmissão do zikavírus pelo leite materno, o Ministério da Saúde recomenda que seja mantido o aleitamento materno contínuo até os 2 anos ou mais, sendo ele exclusivo até os 6 primeiros meses de vida da criança.

Sinais e sintomas

Após a picada do mosquito Aedes contaminado, o indivíduo tem um período de incubação de 3 a 12 dias para apresentar os sintomas. O zikavírus é considerado um patógeno benigno, causando infecções assintomáticas ou leves. Apenas 20% das pessoas desenvolvem sintomas; em gestantes, a frequência de sintomas varia de 17% a 56%. A infecção materna durante o 1º trimestre da gravidez está associada a maior risco de aborto espontâneo, perda fetal ou síndrome congênita pelo zikavírus; enquanto uma infecção no final da gravidez parece ter menos consequências fetais e neonatais precoces, com sinais inespecíficos.

Os sintomas maternos são de início súbito, caracterizado por febre, artralgia, erupção maculopapular ou conjuntivite não purulenta. As formas graves são raras, sendo incomum a hospitalização e óbito.

O recém-nascido, exposto à infecção materna no período fetal, pode apresentar a síndrome congênita do zikavírus, caracterizada pela microcefalia grave, calcificações subcorticais, dano na parte posterior do olho (incluindo cicatriz macular e manchas retinianas pigmentares focais), contraturas congênitas (pé torto ou artrogripose), hipertonia ou restrição de movimento corporal logo após o nascimento. As sequelas de longo prazo ainda não estão bem descritas, e coortes de longo prazo são necessárias para definir com precisão a carga do zikavírus na infância.

Diagnóstico

O diagnóstico laboratorial do zikavírus baseia-se principalmente na detecção do RNA viral. A reação em cadeia da polimerase em tempo real (RT-PCR) permite detectar o vírus em amostras de sangue do 4º ao 7º dia após o início dos sintomas. Na urina, é possível identificar o RNA viral até 15 dias após o início do quadro clínico, sendo uma alternativa para o diagnóstico tardio. Os testes sorológicos também podem ser realizados, embora haja possibilidade de reação cruzada com outros Flavivírus. A imunoglobulina da classe M (IgM) pode ser pesquisada entre a 2ª e a 12ª semanas após o início do quadro clínico; e a imunoglobilina G (IgG), após o 15º dia.

O Ministério da Saúde recomenda que gestantes com história de viagem para áreas endêmicas e/ou sintomáticas ou com evidência ultrassonográfica de microcefalia também devem ser testadas para infecção por zikavírus.

Recém-nascidos de gestantes infectadas pelo zikavírus devem realizar teste RT-PCR no sangue do cordão, no líquido cefalorraquidiano (LCR) e na placenta, em associação com dosagens de anticorpos no LCR e no sangue para confirmação do diagnóstico de infecção congênita. A investigação por imagem também deverá ser realizada para identificar as complicações neurológicas como microcefalia, calcificações cerebrais, distúrbios da migração neuronal, perda de tecido encefálico e dilatação do sistema ventricular. A ultrassonografia transfontanela é o método de investigação inicial para o recém-nascido; caso seja detectada qualquer alteração, a tomografia computadorizada ou a ressonância magnética devem ser indicadas.

Tratamento e prevenção

Atualmente, nenhum tratamento específico foi descrito para a infecção pelo zikavírus. O manejo dos casos inclui ingestão de líquido, repouso, análgesico e antitérmico.

Os recém-nascidos com a SCZV devem ser acompanhados por uma equipe multidisciplinar e também devem participar de um programa de estimulação precoce como fisioterapia, terapia ocupacional e fonoaudiologia. Tem por objetivo otimizar o desenvolvimento neuropsicomotor e prevenir ou minimizar sequelas e deformidades. Os exames neurológicos, auditivos e visuais devem ser realizados periodicamente a fim de se monitorizarem as sequelas.

O meio mais eficaz para previnir e controlar a doença é o manejo de vetores. A população de mosquitos deve ser controlada por práticas de gestão ambiental, com destruição de criadouros (remoção de agua parada) e pulverização de larvicidas e inseticias. O uso de repelentes aplicados na pele faz parte dos cuidados preventivos para arbovírus, sendo mais usados os DEET (N, N-dietil-3--metilbenzamida), IR3535 e Icaridina.

■ BIBLIOGRAFIA CONSULTADA

Cortes MS, Rivera AM, Yepez M, Guimaraes CV, Yunes ID, Zarutskie A, et al. Clinical assessment and brain findings in a cohort of mothers, fetuses and infants infected with zika virus. Am J Obstet Gynecol. 2018 Apr;218(4):440.e1-440.e36.

Coyne CB, Lazear HM. Zika virus – reigniting the TORCH. Nat Rev Microbiol. 2016 Nov;14(11):707-715. doi: 10.1038/nrmicro.2016.125. Epub 2016 Aug 30.

Martins MM, Medronho RA, Cunha AJLAD. Zika virus in Brazil and worldwide: a narrative review. Paediatr Int Child Health. 2020 Jun;24:1-8.

Ministério da Saúde (BR). Boletim Epidemiológico. Situação epidemiológica da síndrome congênita associada à infecção pelo vírus Zika em 2020, até a SE 45. Disponível em: https://www.gov.br/saude/pt-br/media/pdf/2020/dezembro/11/boletim_epidemiologico_svs_47.pdf.

Nunes ML, Carlini CR, Marinowic D, Kalil NF, Fiori HH, Scotta MC, et al. Microcefalia e vírus zika: um olhar clínico e epidemiológico do surto em vigência no Brasil. J. Pediatr. 2016 June [cited 2021 Jan 18]; 92(3):230-240.

Pomar L, Musso D, Malinger G, Vouga M, Panchaud A, Baud D. Zika virus during pregnancy: From maternal exposure to congenital Zika virus syndrome. Prenat Diagn. 2019 May;39(6):420-430. doi: 10.1002/pd.5446. Epub 2019 Apr 1.

Sharma V, Sharma M, Dhull D, Sharma Y, Kaushik S, Kaushik S. Zika virus: an emerging challenge to public health worldwide. Can J Microbiol. 2020 Feb;66(2):87-98. doi: 10.1139/cjm-2019-0331. Epub 2019 Nov 4.

Teixeira FME, Pietrobon AJ, Oliveira LM, Oliveira LMDS, Sato MN. Maternal-fetal interplay in zika virus infection and adverse perinatal outcomes. Front Immunol. 2020 Feb 14;11:175. doi: 10.3389/fimmu.2020.00175.

Teixeira GA, Dantas DNA, Carvalho GAFL, Silva AN, Lira ALBC, Enders BC. Análise do conceito síndrome congênita pelo zika vírus. Ciênc. Saúde Coletiva. 2020 Feb [cited 2021 Jan 18];25(2): 567-574.

Vhp L, Aragão MM, Pinho RS, Hazin AN, Paciorkowski AR, de Oliveira ACP, et al. Congenital Zika virus infection: a review with emphasis on the spectrum of brain abnormalities. Curr Neurol Neurosci Rep. 2020 Sep 3;20(11):49.

Wordl Health Organization. Zika epidemiology Update. Disponível em: https://www.who.int/docs/default-source/documents/emergencies/zika/zika-epidemiology-update-july-2019.pdf?sfvrsn=14a1b3a7_2.

Zanluca C, Melo VC, Mosimann AL, Santos GI, Santos CN, Luz K. First report of autochthonous transmission of Zika virus in Brazil. Mem Inst Oswaldo Cruz 2015; 110: 569-572.

Dengue

- Gabriela Ibrahim Martins de Castro

Introdução

A dengue é uma doença exantemática viral, endêmica no Brasil e um dos principais problemas de saúde pública no mundo. Anualmente, ocorrem cerca de 390 milhões de infecções no mundo, que acabam matando uma pessoa a cada 12 minutos.

As epidemias de dengue tendem a apresentar padrões sazonais relacionados às estações chuvosas. Vários são os fatores contribuintes para esse aumento, como a quantidade de mosquitos, a susceptibilidade aos sorotipos circulantes e o clima favorável. A infecção pode ocorrer pelos quatro diferentes sorotipos e manifestar-se com um amplo espectro de sintomas, desde a forma assintomática e leve até a forma hemorrágica ou choque.

Apesar de a grande maioria dos indivíduos desenvolver a forma assintomática ou leve, a infecção durante a gestação pode ser mais severa e ter associação com prematuridade, morte intraútero, aborto e sofrimento fetal agudo.

Etiopatogenia

A fêmea do mosquito *Aedes aegypti* é o vetor responsável pela transmissão desta arbovirose. Uma vez infectada, ela portará o vírus até o fim do seu ciclo de vida, contaminando inclusive os seus ovos. O paciente pode se contagiar através da picada do inseto com quatro sorotipos diferentes, identificados até o momento: Denv-1; Denv-2; Denv-3; e Denv-4.

A infecção por determinado sorotipo garante imunidade específica por tempo prolongado e imunidade a curto prazo aos demais sorotipos. A reinfecção pode resultar na forma hemorrágica da doença.

Quadro clínico

Após a picada, o vírus infecta o humano e ocorre o período de incubação de 3 a 10 dias. O paciente pode evoluir assintomático ou cursar com a fase febril, fase crítica e fase de recuperação. A fase febril pode durar de 1 a 4 dias para, então, surgirem os sintomas clássicos de dengue: cefaleia; mialgia; dor retrocular; prostração; e exantema maculopapular, que durarão cerca de 5 dias.

A fase crítica ocorre ao término da febre consequentemente a uma resposta inflamatória sistêmica que aumenta a permeabilidade vascular e marca o início do deterioramento clínico do paciente que pode levar ao choque.

Os seguintes sinais de alarme devem ser pesquisados e informados ao paciente durante a sua assistência por poderem levar ao choque:

- Dor abdominal intensa (referida ou à palpação) e contínua.
- Vômitos persistentes.
- Acúmulo de líquidos (ascite, derrame pleural, derrame pericárdico).
- Hipotensão postural e/ou lipotimia.
- Hepatomegalia maior do que 2 cm abaixo do rebordo costal.
- Sangramento de mucosa.
- Letargia e/ou irritabilidade.
- Aumento progressivo do hematócrito.

O Fluxograma apresentado na Figura 52.16 sintetiza a classificação do risco de dengue.

Dengue na gestação

A apresentação clínica, diagnóstico e cuidados terapêuticos não diferem na gestante. O mais importante é o acompanhamento constante e a vigilância das pacientes. Os riscos são relacionados ao aumento de sangramentos de origem obstétrica e as alterações fisiológicas da gravidez, que podem interferir nas manifestações clínicas da doença, como taquicardia, hipotensão postural e hemoconcentração, que, na verdade, podem também ser sinais do extravasamento plasmático da dengue.

Sepse, pré-eclâmpsia, síndrome HELLP e dengue grave podem cursar com quadro clínico semelhante, ou até mesmo estar presentes concomitantemente. A grande maioria das acometidas responde ao tratamento de suporte com antitérmicos, repouso e hidratação. No entanto, podem apresentar elevada morbimortalidade quando em fase grave.

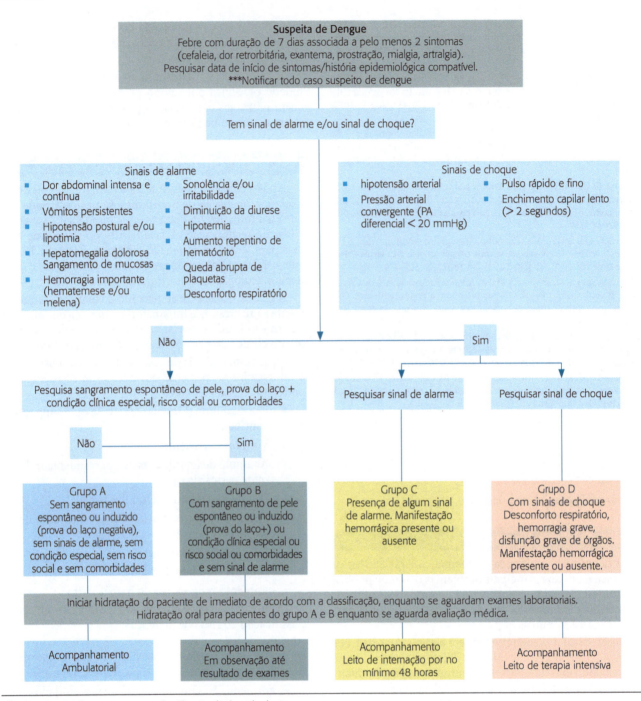

Figura 52.16 Fluxograma com a classificação de risco de dengue.
Fonte: Adaptada de Dengue: diagnóstico e manejo clínico: adulto e criança – Brasília: Ministério da Saúde, 2013, 4 ed.

A transmissão vertical na dengue não é considerada comum; contudo, existem relatos de terem sido encontrados tanto o vírus como os anticorpos em placenta, sangue de cordão e em pulmões, cérebro e rins de fetos abortados. Quando o vírus é adquirido no 1º trimestre, pode-se aumentar a chance de aborto e, quando no último trimestre, a de trabalho de parto prematuro. Quanto mais próximo ao parto a paciente é infectada, maior é a chance de o recém-nascido apresentar, ao nascer, quadro de infecção por dengue.

A passagem transplacentária de anticorpos IgG pode trazer proteção temporária, em torno de 6 meses, ao recém-nascido quando houver tempo entre a infecção materna e o parto. Posteriormente esses níveis de anticorpos caem e podem predispor os lactentes à dengue hemorrágica.

Dengue no recém-nascido

A febre no recém-nascido geralmente está relacionada à sepse. No entanto, em países endêmicos, o diagnóstico deve ser suspeitado. História materna positiva, febre, plaquetopenia, leucopenia, aumento de hematócrito, exantema, alteração de enzimas hepáticas, hepatomegalia, sangramentos, derrames cavitários podem ocasionar a suspeição.

A transmissão fetal pode ocorrer via transplacentária, com a passagem de IgG, assim como a alteração na circulação placentária, que pode gerar danos endoteliais e aumentar a permeabilidade. As consequências para o feto relatadas foram prematuridade, baixo peso ao nascer, asfixia, oligoâmnio e encefalite.

A transmissão vertical pode ocorrer também através do leite materno; foi observado em estudo que, de 100% das mulheres infectadas, 75% tiveram suas amostras positivas para DENV. Poderão ser crianças com hospitalização prolongada, com necessidades individualizadas e que requererão acompanhamento pós-natal. No entanto, em estudo com 5 anos de seguimento, nenhum paciente teve sequelas a longo prazo.

Diagnóstico

A fim de se estabelecer o diagnóstico, indica-se a realização dos seguintes procedimentos:

- **Prova do laço:** não demonstra um diagnóstico específico de dengue, mas efetua a pesquisa do risco de sangramento por meio de uma evidência indireta da fragilidade capilar, devendo ser utilizado na prática médica como sinal de alarme.
- **Detecção do antígeno viral NS1:** teste rápido qualitativo que detecta a antigenemia NS1 da dengue pela técnica de enzimaimunoensaio (ELISA) e pode ser realizado até o 5º dia de doença, preferencialmente até o 3º dia.
- **Sorologia:** a detecção pelo método ELISA de IgM ocorre após o 6º dia da doença e demonstra que a doença está ativa. A detecção de anticorpo IgG positiva a partir do 9º dia de doença na primeira infecção.
- **Outros exames:** hemograma; albumina; função hepática; tipagem sanguínea; radiografia de tórax; e ultrassonografia de abdome.

A Figura 52.17 resume a relação entre as fases da dengue, quadro clínico e exames laboratoriais.

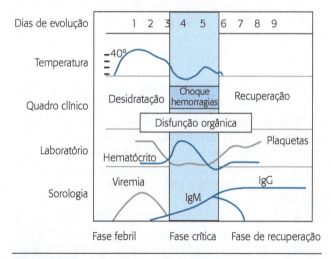

Figura 52.17 Curso clínico e resposta antígeno-anticorpo na infecção por dengue.

Fonte: Adaptada de Dengue – Guías de atención para enfermos en la región de las Américas. La Paz, Organización Panamericana de la Salud, 2015, 2. ed.

Tratamento

Os pacientes com quadro clínico leve devem otimizar a hidratação oral e realizar reavaliações periódicas, com orientação dos sinais de alarme e gravidade. Pacientes de alto risco devem ser internados para observação, com sinais vitais continuamente avaliados para indicação de reposição volêmica e condução de choque. Nos casos mais graves, individualizar a necessidade de terapêuticas como hemocomponentes e drenagem de derrames cavitários.

Prevenção

O controle ambiental deve ser focado como medida de saúde pública: acúmulo de água parada; uso de redes de proteção; inseticidas; e repelentes adequados.

A vacina dengvaxia está liberada pela Agência de Vigilância Sanitária (Anvisa) para pacientes dos 9 aos 45 anos, previamente infectados e que morem em áreas endêmicas. A vacina é capaz de reduzir em 90% os casos de dengue grave. A vacina está liberada desde 2015 e, durante suas análises preliminares, ficou demonstrado que se vacinando uma pessoa que nunca teve dengue, caso ocorra a picada do mosquito infectado, ainda existe a chance de ela desenvolver a forma grave da doença. Já no caso dos indivíduos com infecção prévia, a imunização oferece redução nas hospitalizações e proteção por cerca de 6 anos.

Conclusão

Realizar a suspeita clínica com diagnóstico imediato e seguimento adequado da paciente, estar atento aos sinais de alarme e oferecer um suporte eficaz são os pilares para uma adequada assistência e redução da morbimortalidade materna e fetal.

■ BIBLIOGRAFIA CONSULTADA

Adam I, Jumaa AM, Elbashir HM, Karsany MS, Maternal and perinatal outcomes of Dengue in PortSudan, Eastern Sudan, Virol J. 2010; 7:153.

Argolo AFLT, Féres VCR, Silveira LA, et al. Prevalence and incidence of Dengue virus and antibody placental transfer during late pregnancy in central Brazil. BMC Infect Dis. 2013;13:254.

Basurko C, Carles G, Youssef M, Guindi WE. Maternal and fetal consequences of Dengue fever during pregnancy. Eur. J. Obstet. Gynecol. Reprod. Biol.2009; 147: 29-32.

Bula Denguevaxia para profissionais de saúde. Sanofi Pasteur, 2016. Disponível em: https://www.sbmt.org.br/portal/material-informativo-dengvaxia/. Acesso em: 7 jan. 2021.

Carod-Artal FJ, Wichmann O, Farrar J, Gascón J. Neurological complications of Dengue virus infection. Lancet Neurol. 2013; 12:906-19.

Castanha PMS, Braga C, Cordeiro MT, Souza AI, Silva CD Jr, Martelli CM, et al. Placental transfer of Dengue virus (DENV) – specific antibodies and kinetics of DENV infection-enhancing activity in Brazilian infants. J Infect Dis. 2016;214:265-72.

CC Wang, IK Lee, MC Su, HI Lin, YC Huang, et al. Differences in clinical and laboratory characteristics and disease severity between children and adults with Dengue virus infection in Taiwan, 2002, Trans. R. Soc. Trop. Med. Hyg. 2009; 103: 871-77.

Chaturvedi UC, Dhawan R, Khanna M, Mathur A. Breakdown of the blood-brain barrier during Dengue virus infection of mice. J Gen Virol. 1991;72:859-66.

Chye JK, Lim CT, Ng KB, Lim JM, George R, Lam SK. Vertical transmission of Dengue. Clin Infect Dis. 1997;25:1374-77.

Dengue and severe dengue. World Health Organization, 2020. Disponível em: <https://www.who.int/health-topics/dengue-and-severe-dengue#tab=tab_1>. Acesso em: 7 jan. 2021.

Guzman MG, Halstead SB, Artsob H, Buchy P, Farrar J, et al. Dengue: a continuing global threat. Nat Rev Microbiol. 2010;8:S7-16.

Ismail NA, Kampan N, Mahdy ZA, Jamil MA, Razi ZR. Dengue in pregnancy. Southeast Asian J. Trop. Med. Public Health. 2006;37:681-683.

Leite RC, Souza AI, Castanha PM, et al. Dengue infection in pregnancy and transplacental transfer of anti-Dengue antibodies in Northeast, Brazil. J Clin Virol. 2014; 60:16-21.

Ministério da Saúde (BR). Dengue diagnóstico e manejo clínico: adulto e criança. 4. ed. Brasília: Ministério da Saúde, 2013; p.10-15.

Ministério da Saúde (BR). Dengue diagnóstico e manejo clínico: adulto e criança. 4. ed. Brasília : Ministério da Saúde, 2013; p. 44-45.

Paixão ES, et al. Symptomatic dengue infection during pregnancy and the risk of stillbirth in Brazil, 2006-12: a matched case-control study. Lancet Infectious Diseases. 2017;17: 957-64.

Perret C, Chanthavanich P, Pengsaa K, et al. Dengue infection during pregnancy and transplacental antibody transfer in Thai mothers. J Infect. 2005;51:287-93.

Perret C, Chanthavanich P, Pengsaa K, et al. Dengue infection during pregnancy and transplacental antibody transfer in Thai mothers. J Infect. 2005; 51:287-93.

Pouliot SH, Xiong X, Harville E, et al. Maternal Dengue and pregnancy outcomes: a systematic review. Obstet Gynecol Surv. 2010;65:107-18.

Ribeiro CF, Lopes VG, Brasil P, et al. Dengue during pregnancy: association with low birth weight and prematurity. Rev. Inst. Med. Trop. São Paulo. 2016, 58(8): 64-72.

Ribeiro CF, Lopes VG, Brasil P, Pires AR, Rohloff R, Nogueira RM. Dengue infection in pregnancy and its impact on the placenta. Int J Infect Dis. 2017; 55:109-12.

Ribeiro CF, Lopes VGS, Brasil P, Coelho J, Muniz AG, Nogueira RMR. Perinatal transmission of Dengue: a report of 7 cases. J Pediatr. 2013;163:1514-16.

Singla N, Arora S, Goel P, Chander J, Huria A. Dengue in pregnancy: an under-reported illness, with special reference to other existing co-infections. Asian Pac J Trop Med. 2015;8:206-08.

Ventura AK, Ehrenkranz NJ, Rosenthal D. Placental passage of antibodies to Dengue virus in persons living in a region of hyperendemic Dengue virus infection. J Infect Dis. 1975;131(suppl):S62-68.

Waduge R, Malavige GN, Pradeepan M , Wijeyaratne CN, Fernando S, et al. Dengue infections during pregnancy: a case series from Sri Lanka and review of the literature, J. Clin.Virol. 2006; 37:27-33.

Doença da Chikungunya

■ Cecília Nan Tsing Lin Yu

Introdução e epidemiologia

O vírus chikungunya é um arbovírus cujo antígeno é conhecido por CHIKV. Seu RNA pertence ao gênero Alfavírus, da família Togaviridae; transmitido pelo mosquito vetor Aedes spp, sendo os principais *Aedes aegyptii* e *Aedes albopictus*. Podem causar doença inflamatória musculoesquelética, febre, cefaleia, artralgias, exantema e outros sintomas sistêmicos.

Foi identificado primeiramente na Tanzânia, em 1952-1953. O nome "chikungunya" tem origem na língua africana, cujo significado é "aquele que se dobra", referindo-se à posição antálgica assumida em consequência dor articular severa.

É encontrado principalmente em regiões tropicais e subtropicais da África, nas Ilhas do Oceano Índico, no sul e sudeste da Ásia.

Em 2013, um surto de CHIKV causado por um genótipo asiático foi notificado no Caribe, que, depois, se propagou para as Américas.

São conhecidas três linhagens do CHIKV, com genótipos e características antigênicas distintas: a do leste, central e sul da África (ECSA), que foi isolado durante a pandemia de 2004-2006; a da Ásia, que afetou as Américas; e a do oeste africano.

A alta frequência de adaptações do CHIKV, fatores demográficos, socioeconômicos e sazonais e o elevado fluxo do trânsito de populações ajudaram a aumentar a propagação do antígeno.

Em 2014, foi identificado o primeiro caso confirmado de CHIKV no Brasil, no Oiapoque (Amapá) e, nesse mesmo ano, houve surtos em outras regiões do país também. Esses surtos foram associados às mutações na proteína viral, que contribuíram para replicação, captação e transmissão aumentada do vírus.)

O Ministério da Saúde (MS) divulga todo ano o Boletim Epidemiológico com a finalidade de se desenvolverem ações em Saúde Pública e monitoramento. É importante entender a dinâmica do CHIKV e a análise da situação epidemiológica para desenvolver estratégias para o tratamento e a prevenção da doença. No nosso país, contamos com dados de atendimento dos ambulatórios de referência de dengue, zika e chikungunya (CRDI), o banco de dados de informação e agravos de notificação (SINAN) e as planilhas do serviço hospitalar, que juntos, auxiliam no monitoramento das epidemias no país.

Transmissão

A transmissão ocorre pela picada do mosquito fêmea infectado, que, ao contaminar o indivíduo, atinge diretamente seus capilares subcutâneos; em seguida, o vírus é levado por via hematogênica para os órgãos-alvo: fígado; músculo; articulações; e linfonodos, onde ocorrerá a replicação viral.

A doença se manifesta na forma subclínica na grande maioria dos casos, mas quando acomete músculos e articulações, está relacionada às principais queixas que fazem o paciente a procurar o médico. Geralmente de evolução benigna; quando sintomática, a forma clínica pode ser dividida em três fases: aguda ou febril, que pode durar até 10 dias; subaguda, até 3 meses; e a crônica, de até alguns anos. Os casos de maior gravidade são os que afetam os extremos das idades, maiores de 65 anos e os menores de 2 anos, que podem apresentar complicações e até óbitos.

Transmissão materno-fetal

Gestantes infectadas com o CHIKV não apresentam risco aumentado para doença grave. A transmissão tem sido descrita como infecção materna e associação com abortos.

O risco de transmissão vertical do vírus é alto quando a gestante se apresenta com sintomas durante o período intraparto. Nesse período, a transmissão ocorre em aproximadamente metade dos casos; em um levantamento feito durante um surto em 2005-2006, na Ilha Reunion, Madagascar, entre 39 mulheres com viremia durante o parto, a taxa de transmissão vertical foi de 49%.

O vírus tem sido detectado em leite materno, e a transmissão através dessa via não tem sido relatada.

Fisiopatologia

Através da picada do mosquito, ocorre a inoculação intradérmica do CHIKV, com infecção das células da pele do subcutâneo, ocorrendo uma resposta imune inata, com aumento de quimiocinas e citocinas pró-inflamatórias como interferon-alfa, interleucinas IL-6, IL-12 e IL-15, que são essenciais para ativação imunológica contra o patógeno, mas também podem causar lesões teciduais.

Em seguida, ocorre a replicação viral, até o 4º dia de doença, disseminando o vírus para órgãos linfoides próximos ao local da picada e, a partir daí, ocorre migração viral via hematogênica para órgãos-alvo, como fígado, músculo, articulações e órgãos linfoides remotos.

A proteção inicial e a limitação da replicação viral são feitas através dos anticorpos anti-CHIKV, por meio da neutralização direta e ativação do sistema de complemento.

Um dos sintomas mais evidentes da doença é a artralgia persistente, que pode durar meses ou até anos em virtude de danos diretos ao tecido sinovial causados pelos antígenos virais e RNA em sítios específicos, ocasionando uma resposta imunológica pró-inflamatória.

Também são frequentes as alterações neurológicas, sendo a mais comum a neuropatia periférica sensitiva, relacionada com a neuropatia compressiva de origem inflamatória.

A arbovirose tem um período de incubação de 2 a 12 dias e um período de viremia de até 10 dias. Do 5º ao 14º dia de doença, tem-se o período de convalescença, caracterizado por viremia indetectável. Mas alguns pacientes permanecem com sintomas e podem evoluir para a forma crônica dessa doença, representando 40% dos casos.

Manifestações clínicas

Após o período de incubação, a doença pode evoluir em três fases: aguda ou febril, de 3 a 5 dias; subaguda, de 11 a 90 dias; crônica, de > 90 dias até 3 anos do início da infecção.

Alguns estudos mostram que 3% a 28% dos pacientes são assintomáticos, têm início súbito da doença com febre e artralgia intensa. A poliartralgia está presente em mais de 95% dos pacientes com febre, edema periférico relacionado à tenossinovite.

O exantema macular ou maculopapular acomete 60% dos doentes, que surge 3 a 5 dias do pico febril. O prurido associado ao exantema pode ser generalizado ou localizado, presente em 25%. Linfoadenopatia periférica (principalmente cervical) pode estar presente em quase metade dos casos e conjuntivite também pode ser observada.

Outras manifestações podem ser vistas, como cefaleia, conjuntivite, manifestações gastrointestinais, mialgia; sendo autolimitadas e que se resolvem em 3 semanas.

Nos recém-nascidos e idosos, a chikungunya pode cursar com maior gravidade. Na fase aguda, com acometimento de síndrome álgica, febre, exantemas, hemorragias, hepatite tóxica, síndrome do desconforto respiratório agudo (SDR), pneumonia, dilatação de artéria coronária, enterocolite necrosante, miocardiopatia hipertrófica, pericardite, edema de extremidades, diarreia. Acometimento de sistema nervoso central (SNC) e sepse, como manifestação de gravidade no RN.

Mais da metade dos casos pode evoluir para fase crônica. Os fatores que podem resultar na cronificação são: idade > 45 anos; sexo feminino; doença articular preexistente; e sintomas articulares exuberantes na fase aguda.

Em um estudo de 2014-2015, retrospectivo, de três maternidades latino-americanas, com 169 neonatos acometidos com infecção chikungunya, os achados clínicos foram: 100% febre; 98,8% má aceitação da dieta; 98,2% irritabilidade; 68% exantema; 57,4% hiperalgesia; 52,7% edema difuso de membros inferiores; 17,2% instabilidade hemodinâmica; 10,1% dermatite bolhosa; e menos frequentes (2% a 8%), desconforto respiratório, meningoencefalite, hiperpigmentação da pele e miocardite.

Em 2017, em Granada (Espanha), houve relato de dois casos graves de CHIKV adquirido por transmissão vertical, os recém-nascidos apresentaram, no 3º dia de vida, distensão abdominal, diminuição da perfusão tecidual, hipotensão, acrocianose que evoluiu para isquemia digital e falência respiratória. Ambos foram a óbito com 24 a 48 horas de vida. A gravidade da evolução resultou provavelmente da combinação de acometimento do sangue fetal pela viremia materna elevada durante o parto e a baixa resposta antiviral inata do RN, do interferon tipo 1. Esse achado sugere estudos para tratamento no futuro ou de fabricação de vacinas.

Outro estudo de transmissão materno-fetal durante uma epidemia em 2005-2006, nas Ilhas Reunion, Madagascar, relatou que as mães tiveram infecção pelo CHIKV nas seguintes porcentagens: 15% no 1º trimestre; 59% no 2º trimestre; e 26% no 3º trimestre. Não foram observados efeitos dos vírus nos resultados das gestantes. Quando a infecção ocorreu no final da gestação, cerca de 12% dos RN tiveram manifestação clínica, como meningoencefalite e coagulação intravascular disseminada (CIVD).

Em 2015, foi relatado um caso de RN com 12 dias de vida que apresentava uma pigmentação escura na região central da face, tronco e extremidades, cuja mãe apresentou febre com início 1 semana antes e até 3 dias depois do parto. Houve suspeita de CHIKV, confirmada por sorologia positiva da mãe e do RN. Esse caso demonstrou que a ocorrência de pigmentação cutânea foi a única pista do diagnóstico retrospectivo da CHIKV congênita.

Em 2016, uma gestante de Pernambuco, cujo ultrassom morfológico foi normal; começou a apresentar exantema maculopapular generalizado, poliartralgia e cefaleia, com o enzimaimunoensaio (ELISA) positivo para CHIKV e dengue (DENV). Após 2 dias do início dos sintomas, seu bebê nasceu prematuro de 35 semanas com peso de 2.580 g, Apgar 8/10 e perímetro cefálico de 33 cm. No 4º dia de vida, apresentou prostração e irritabilidade e, em poucas horas, evoluiu com insuficiência respiratória, necessitando de ventilação mecânica em razão do quadro clínico grave. Foram introduzidos antibióticos para tratamento de sepse. As hemoculturas e de líquido cefalorraquidiano (LCR) foram negativas. As sorologias para herpesvírus, toxoplasmose, citomegalovírus, rubéola, sífilis e HIV foram negativas para mãe e RN. Os ensaios de reação da cadeia da polimerase (PCR) e do Elisa no LCR foram positivos para CHIKV. No 7º dia de vida, desenvolveu eritema generalizado e edema de mãos e pés. No 9º dia, ficou letárgico e a ultrassonografia transfontanela evidenciou hemorragia subaracnóidea difusa e edema cerebral. A ressonância magnética do cérebro evidenciou atrofia cerebral e microcalcificações em córtex. No 45º dia de vida, apresentou convulsões. Com 1 ano de idade, apresentava microcefalia, paralisia cerebral e atrofia do nervo óptico e retinopatia. Este caso alerta para a infecção vertical adquirida, que se assemelha à sepse do RN e à microcefalia com zikavírus em regiões de predominância desses arbovírus, o que deve ser lembrado como diagnóstico diferencial.

Complicações

São pouco frequentes, ocorrem em menos de 5% dos infectados e podem decorrer de efeito direto do vírus, da resposta imune frente ao vírus, de toxicidade das drogas.

Estudos mostraram que indivíduos acima de 65 anos de idade tem uma taxa de letalidade 50 vezes maior do que indivíduos com menos de 45 anos. Outros fatores como uso de anti-inflamatórios não esteroidais, hipertensão arterial sistêmica e doenças cardiovasculares podem ser fator de risco de doença grave pelo CHIKV.

A manifestação clínica em RN, na Ilha de Reunion, foi observada entre o 3º e 7º dia pós-parto, com febre, dificuldade para mamar, exantema e edema periférico; 89% tiveram trombocitopenia. Alguns RN desenvolveram doença neurológica (meningoencefalite, edema cerebral e hemorragia intracraniana).

Diagnóstico

As alterações laboratoriais são inespecíficas durante a fase aguda da chikungunya. Sendo mais frequente nesta fase: leucopenia com linfopenia < 1000; velocidade de hemossedimentação (VHS) e proteína c-reativa (PCR) geralmente elevados. Alterações na função hepática e renal e elevação de creatinofosfoquinase (CPK) também podem ser encontradas.

Diagnóstico laboratorial específico

Pode ser feito por três tipos de testes laboratoriais: isolamento do vírus; técnicas moleculares de detecção do RNA genômico viral (reação em cadeia da polimerase em tempo real); testes sorológicos

Na prática, a sorologia é a forma mais utilizada para confirmação diagnóstica do CHIKV.

Para a pesquisa de anticorpos específicos, as principais técnicas são O ensaio de imunoabsorção enzimática (ELISA) e o teste imunocromatográfico do tipo POC (point-of-care), anticorpos por imunofluorescência indireta. Ambos permitem a detecção de anticorpos específicos do tipo imunoglobulina M (IgM), detectados a partir do 2º dia do aparecimento dos sintomas, e do tipo IgG a partir do 6º dia.

É importante lembrar que o diagnóstico pode ser confirmado com base em critérios clinicosepidemiológicos. De acordo com as recomendações do Ministério da Saúde (MS), a investigação específica deve ser reservada para os casos graves e com manifestações atípicas ou de difícil diagnóstico diferencial. Em regiões onde a arbovirose é endêmica, a correta identificação do tipo específico de infecção tem grande importância para o manejo do paciente que evoluiu para a fase crônica e também para planejar medidas sanitárias apropriadas e orientação dos gestores de saúde.

Caso suspeito de CHIKV definido por febre de início súbito; > 38,5 °C; intensa artralgia ou artrites não explicadas por outras condiçõe;, pessoas residentes ou que tenham visitado áreas endêmicas ou epidêmicas 2 semanas antes dos sintomas; relação epidemiológica com algum caso confirmado.

Diagnóstico diferencial

Pode ser feito com outras arboviroses, particularmente a dengue e a zika, em virtude da coexistência dessas infecções durante uma epidemia e terem os mesmos vetores além de elevada semelhança.

O diagnóstico diferencial também pode ser feito com outras doenças febris associadas à artralgia, como as reumatológicas, além das causas infecciosas.

Tratamento

Não existe um tratamento antiviral específico e nem vacina preventiva. São indicadas medidas de suporte: sintomático; hidratação; repouso.

Os objetivos do tratamento visam controlar a febre, diminuir o impacto do processo imunológico, tratar a dor, eliminar o edema, minimizar o efeito das erupções, evitar o aparecimento de lesões articulares crônicas e tratar as complicações.

É importante conhecer a disseminação e manter monitoramento em países com epidemias de CHIKV. As autoridades de saúde pública devem prestar atenção às gestantes e aos RN nessas regiões, melhorar o cuidado e fortalecer estratégias para combater essa doença debilitante e de evolução pouco conhecida.

■ BIBLIOGRAFIA CONSULTADA

Castro A, Lima R, Nascimento J. Chikungunya: a visão do clínico de dor. Rev Dor. 2016 Out-Dez;17(4):299-302.

Castro R. Dados do Ministério mostram evolução do chikungunya no Brasil. In: Agencia Fiocruz; 2016. Disponível em: https://agencia.fiocruz.br/dados-do-ministerio-mostram-evolucao-do-chikungunya-no-brasil. Acesso em: 7 ago. 2019.

Centers for Disease Control and Prevention. Chikungunya Virus: Transmission. Disponível em: https://www.cdc.gov/chikungunya/transmission/index.html. Acesso em: 20 out. 2016.

Centers for Disease Control and Prevention.Where has Chikungunya virus been found. Atlanta: CDC; 2018. Disponível em: em: http://www.cdc.gov/chikungunya/geo/index.html. Acesso em: 7 jun. 2019.

Evans-Gilbert T. Chikungunya and neonatal immunity: Fatal vertically transmitted Chikungunya infection. Am J Trop Med Hyg. 2017 Apr;96(4):913-915. doi:10.4269/ajtmh.16-0491. Epub 2017 Feb 6. PMID: 28167590.

Fritel X, Rollot O, Gerardin P, Gauzere BA, Bideault J, et al. Chikungunya virus infection during pregnancy, Réunion, France, 2006. Emerg Infect Dis. 2010;16:418-25.

Fritel X, Rollot O, Gérardin P, Gauzere BA, Bideault J, Lagarde L, et al. Chikungunya virus infection during pregnancy, Réunion France, 2006. Emerg Infect Dis. 2010 Mar;16(3):418-25. doi: 10.3201/eid1603.091403. PMID: 20202416.

Gérardin P, Barau G, Michault A, et al. Multidisciplinary prospective study of mother-to-child chikungunya virus infection on the island of La Réunion. PLoS Med 2008;5(3):413-23. doi: ARTN 06010.1371/journal.pmed.0050060.

Gérardin P, Sampériz S, Ramful D, et al. Neurocognitive outcome of children exposed to perinatal mother-to-child chikungunya virus infection: the CHIMERE cohort study on Réunion Island. PLoS Negl Trop Dis. 2014;8:1-14.

Kholer L, Azevedo J, Lima M, Marinho R, Souza L. Perfil epidemiológico dos pacientes com evolução subaguda e crônica de infecção por Chikungunya. Rev Soc Bras Clin Med. 2018 Jan-Mar;16(1):13-7.

Koga R. Aspectos clínicos e sorológicos de indivíduos com sinais e sintomas de febre chikungunya [mestrado]. Goiânia: Pontifícia Universidade Católica de Goiás; 2017.

Lenglet Y, Barau G, Robillard PY, et al. Chikungunya infection in pregnancy: Evidence for intrauterine infection pregnant women and vertical transmission in the parturient. Survey of the Réunion Island outbreak. J Gynecol Obstet Biol Reprod (Paris). 2006;35:578.

Macedo B. Avaliação das respostas de células T reguladoras (Treg) em fases aguda e crônica da chikungunya em humanos [monografia]. João Pessoa: Universidade Federal da Paraíba; 2018.

Madariaga M, Ticona E, Resurrecion C. Chikungunya: bending over the Americas and the rest of the world. Braz J Infect Dis. 2016;20:91-98.

Marques CDL, Duarte ALBP, Ranzolin A, Dantas AT, Cavalcanti NG, Gonçalves RSG, et al. Recommendations of the brazilian society of rheumatology for the diagnosis and treatment of Chikungunya fever. Part 1 – diagnóstico e situações especiais. Ver Bras Reumatol. 2017;57(2):S421-37.

Marques CDL, Duarte ALBP, Ranzolin A, Dantas AT, Cavalcanti NG, Luna M, et al. Recommendations of the brazilian society of rheumatology for the diagnosis and treatment of Chikungunya fever. Part 2-treatment. Rev Bras Reumatol. 2017;57(Supl 2):438-51.

Mascarenhas M, Garasia S, Berthiaume P, Corrin T, Greig J, Ng V, et al. A scoping review of published literature on chikungunya virus. PLoS ONE. 2018; 13(11): e0207554. https://doi.org/10.1371/journal.pone.0207554.

Ministério da Saúde (BR). Chikungunya: manejo clínico. Brasília: Ministério da Saúde, 2014.

Nigam A, Sharma S, Jain A, Gupta A, Prakash A. Vertical transmission of chikungunya manifesting as foetal pericardial effusion. J Assoc Physicians India. 2016 Dec;64(12):76-79. PMID: 28405994.

Nunes MRT, Faria NR, de Vasconcelos JM, et al. Emergence and potencial for spread of Chikungunya virus in Brazil. BMC Med. 2015;13:1.

Paixao ES, Teixeira MG, Rodrigues LC. Zika, chikungunya and dengue: the causes and threats of new and re-emerging arboviral diseases. BMJ Glob Health, 2017;3:e000530. doi:10.1136/bmjgh-2017-000530.

Ramos R, Viana R, Brainer-Lima A, Florêncio T, Carvalho MD, der Linden V, et al. Perinatal chikungunya virus-associated encephalitis leading to posnatal-onset microcephaly and optic atrophy. Pediatr Infect Dis J. 2018;37:94-95.

Rodrigues FN, Lourenço J, Cerqueira EM, Lima MM, Pybus O, Alcantara LC. Epidemiology of chikungunya virus em Bahia, Brazil, 2014-2015. PLoS Curr. 2016;1(8) pii: currents.outbreaks.c97507e3e48efb946401755d468c28b2.

Santos CND. Vírus Chikungunya. In: Fiocruz Minas; 2018. Disponível em: http://www.cpqrr.fiocruz.br/pg/virus-chikungunya/. Acesso em: 7 nov. 2018.

Souza Lj, Young ALS, Souza CO, Monteiro GP, Póvoa LM, Vásárhelyi MP, et al. Chikungunya. In: Sociedade Brasileira de Clínica Médica; Lopes AC, Cipullo JP, Kubiak CAP (org.). PROCLIM Programa de Atualização em Clínica Médica: Ciclo 16. Porto Alegre: Artmed Panamericana. 2019; p. 9-52. (Sistema de Educação Continuada a Distância; v.4).

Thiberville SD, Moyen N, Dupuis-Maguiraga L, Nougairede A, Gould EA, Roques P, et al. Chikungunya fever: epidemiology, clinical syndrome, pathogenesis and therapy. Antiviral Res. 2013 Sep;99(3):346-70.

Torres JR, Falleiros-Arlant LH, Dueñas L, Pleitez-Navarrete J, Salgado DM, Castillo JB-D. Congenital and perinatal complications of chikungunya fever: a Latin American experience. Int J Infect Dis. 2016 Oct;51:85-88. doi:10.1016/j.ijid.2016.09.009. Epub 2016 Sep 13. PMID: 27619845.

van Enter BJD, Huibers MHW, van Rooij L, Steingrover R, van Hensbroek MB, Voigt RR, et al. Perinatal outcomes in vertically infected neonates during a Chikungunya outbreak on the island of Curaçao. Am J Trop Med Hyg. 2018 Dec;99(6):1415-1418. doi: 10.4269/ajtmh.17-0957. PMID: 30328407.

Vasani R, Kanhere S, Chaudhari K, Phadke V, Mukherjee P, Gupta S, et al. Congenital chikungunya-a cause of neonatal hyperpigmentation. Pediatr Dermatol. 2016 Mar-Apr;33(2):209-12. doi: 10.1111/pde.12650. Epub 2015 Jul 23. PMID: 26205895.

Infecções Bacterianas

53.1 Sepse Neonatal Precoce e Tardia

■ Marco Antonio Cianciarullo

Introdução

A sepse no período neonatal ainda é causa de elevada morbidade e mortalidade. Segundo a Organização Mundial de Saúde (OMS) em estimativa de 2013, dos 6,3 milhões de crianças que vão a óbito antes dos 5 anos de idade, 51,8% (3,257 milhões) morrem de causas infecciosas e 44% (2,761 milhões) morrem no período neonatal.

As taxas de incidência de sepse neonatal variam consideravelmente e dependem sobretudo da forma de apresentação (precoce ou tardia), do conceito adotado (clínico ou laboratorial), do local do estudo (berçários de RN normais ou unidades de terapia intensiva neonatal), da idade gestacional e o peso de nascimento do recém-nascido (RN com peso de nascimento inferior a 1.500 g tem maior incidência).

Conceitos

A definição de sepse depende dos valores de normalidade dos sinais vitais e laboratoriais de cada faixa etária. Por isso, foram propostos seis grupos de faixa etária (Tabela 53.1) e, com esta, a classificação dos novos conceitos (Quadro 53.1) e critérios de disfunção orgânica (Quadro 53.2).

Tabela 53.1 Grupo de idade pediátrica para definição de sepse grave.

Recém-nascido	0 dia a 1 semana de vida
Neonato	1 semana a 1 mês de vida
Lactente	1 mês a 1 ano de idade

(Continua)

Tabela 53.1 Grupo de idade pediátrica para definição de sepse grave. (Continuação)

Pré-escolar	2 a 5 anos de idade
Escolar	6 a 12 anos de idade
Adolescentes e adulto jovem	13 a <18 anos de idade

Fonte: Goldstein et al., 2005.

Quadro 53.1 Conceitos.

Bacteremia/Infecção

Processo patológico causado por organismos patogênicos de tecido, fluido ou cavidade normalmente estéril.

Síndrome da Resposta Inflamatória Sistêmica

É definida pela manifestação de pelo menos duas das seguintes condições:

- **Hipotermia:** (T °C < 36 °C) ou hipertermia (T °C > 37,9 °C)
- **Taquicardia:** FC média > dois desvios-padrão para a faixa etária (RN e neonato – FC > 180 bpm), na ausência de estímulo externo, drogas de uso crônico, estímulo doloroso ou elevação persistente inexplicável por período de 30 minutos a 4 horas.
- **Bradicardia:** FC média < percentil 10 para a faixa etária (RN e neonato – FC < 100 bpm), na ausência de estímulo vagal externo, drogas β-bloqueadoras, cardiopatia congênita ou depressão persistente inexplicável por período de 30 minutos.
- **Taquipneia:** FR média superior em duas vezes o desvio-padrão para a idade (FR > 40 irpm) ou em ventilação mecânica e processos agudos não relacionados à doença neuromuscular ou submetidos à anestesia geral.

(Continua)

Quadro 53.1 Conceitos. (Continuação)

Bacteremia/Infecção

- Anormalidades leucócitos no hemograma: contagem de leucócitos elevada ou diminuída para a idade (não secundária à quimioterapia) ou superior a 10% de neutrófilos imaturos.
    1. Leucocitose:
        Recém-nascido (0 dia – 1 semana de vida):
        Leucócitos > 34.000/mm³

        Neonato (1 semana – 1 mês de vida):
        Leucócitos > 19.500/mm³
    2. Leucopenia:
        Recém-nascido (0 dia – 1 semana de vida):
        Leucócitos < 5.000/mm³

        Neonato (1 semana – 1 mês de vida):
        Leucócitos < 4.000/mm³
    3. Índice Neutrofílico:
        IN > 0,2.
    4. Plaquetopenia:
        Plaquetas < 100.000/mm³

Sepse

Definida como SIRS na presença de infecção ou como resultado de infecção provável ou suspeita

Sepse Grave

É a sepse associada à disfunção cardiovascular ou disfunção respiratória ou duas ou mais disfunções de outros órgãos.

Choque Séptico

Sepse e disfunção cardiovascular caracterizada por:
- Taquicardia: FC > 180 bpm em associação a sinais de má perfusão periférica:
    a. Tempo de enchimento capilar > 3 segundos
    b. Hipotensão < dois desvios-padrão abaixo para a idade
    c. Requerendo reposição volêmica e suporte vasopressor.

Síndrome da Disfunção de Múltiplos Órgãos

Presença de falência múltipla de órgãos a despeito do tratamento de suporte.
- Disfunção cardiovascular
- Respiratória
- Neurológica
- Hematológica
- Renal
- Hepática

T: temperatura; FC: frequência cardíaca; FR: frequência respiratória; SIRS: síndrome da resposta inflamatória sistêmica.

Fonte: Goldstein et al., 2005.

Quadro 53.2 Critérios de disfunção orgânica.

Disfunção cardiovascular

- Hipotensão: PA < p% 5 para idade e sistólica < 2DP abaixo para idade ou
- Necessidade de drogas vasoativas para manter PA (dopamina > 5 μg/kg/min ou dobutamina ou adrenalina ou noradrenalina em alguma dose ou
- Duas das seguintes condições:
- Acidose metabólica inexplicável: BE > 5 mEq/L
- Lactato arterial: 2 vezes o limite superior
- Oligúria: diurese < 0,5 mL/kg/hora
- TEC > > 5 segundos
- Diferença de T° C central* e periférica > 3 °C

Respiratória

- PaO_2/FiO_2 < 300 na ausência de cardiopatia congênita ou doença pulmonar preexistente ou
- $Pa CO_2$ > 65 Torr ou 20 mmHg acima da linha de base ou
- Necessidade de FiO_2 > 50% para manter $SatO_2$ > 92% ou
- Necessidade de ventilação mecânica invasiva não eletiva ou não invasiva

Neurológica

- Escore de Glasgow ≤ 11 ou
- Mudança aguda do *status* mental com decréscimo do escore de Glasgow ≥ 3 pontos da base normal

Hematológica

- Plaquetopenia < 80.000/mm³ ou declínio de 50% da contagem do valor mais alto dos últimos 3 dias (pacientes crônicos e oncológicos) ou
- Taxa internacional normalidade > 2

Renal

Creatinina sérica ≥ 2 vezes o limite normal para idade

Hepática

Bilirrubina total ≥ 4 mg/dL (não aplicável em RN)
Alanina transaminase (ALT) 2 vezes o limite da normalidade

DP: desvio-padrão; PA: pressão arterial.

Fonte: Goldstein et al., 2005.

Categorias de infecção

A cultura de sangue é considerada exame padrão-ouro. Entretanto, a positividade da hemocultura em coletas simples não tem boa apreciação, principalmente em RN. Fisher et al. (2003) estimaram que 1 mL de sangue enviado para cultura tem sensibilidade ao redor de 30% a 40%, que se eleva para 70% a 80% quando a amostra é de 3 mL. Culturas seriadas não melhoram a sensibilidade do teste.

As categorias de infecção com base nos sinais e sintomas clínicos de infecção e exames laboratoriais são apresentadas no Quadro 53.3.

Quadro 53.3 Categorias de infecção na corrente sanguínea em recém-nascidos.

Infecção comprovada: Hemocultura positiva ou reação em cadeia de polimerase positiva na presença de sinais e sintomas clínicos de infecção
Infecção provável: presença de sinais e sintomas clínicos de infecção e pelo menos dois exames laboratoriais alterados (hemograma e proteína C-reativa), quando a hemocultura é negativa
Infecção possível: presença de sinais e sintomas clínicos, aumento da proteína C-reativa ou aumento dos níveis de interleucinas – IL-6 e IL-8, quando a hemocultura é negativa.
Ausência de infecção: ausência de sinais e de sintomas clínicos e exames laboratoriais alterados

Fonte: Fisher et al., 2003.

Classificação da sepse neonatal

A sepse neonatal pode ser classificada de acordo com o tempo de início da sintomatologia e os microrganismos envolvidos.

Sepse neonatal muito precoce

Quando o acometimento é prévio ao nascimento, o feto apresenta síndrome da resposta inflamatória fetal (SIRS), com comprometimento multissistêmico decorrente da corioamnionite e/ou extensão hematogênica da infecção materna. Acomete principalmente recém-nascido pré-termo com acometimento sistêmico (por vezes até com leucomalácia). Quadro clínico fulminante e com evolução rápida nas primeiras 12 a 24 horas com insuficiência respiratória grave, déficit de perfusão periférica, taquicardia e choque. Invariavelmente esses RN vão a óbito em 30 horas.

Sepse neonatal precoce

Quando os sintomas se manifestam nas primeiras 72 horas de vida e a infecção multissistêmica é adquirida por transmissão vertical da mãe correspondendo à infecção ascendente do canal de parto (corioamnionite) ou extensão hematogênica da infecção materna e os microrganismos responsáveis são aqueles do canal de parto.

Sepse neonatal tardia

Quando os sintomas se manifestam a partir do 4º dia de vida até 3 meses de vida, podendo ainda estar associados a complicações obstétricas, porém com intensidade bem menor em relação ao início precoce e os microrganismos, ainda que possam ser adquiridos no canal de parto, na maioria são procedentes de contaminação pós-natal no berçário por meio da equipe de saúde, de equipamentos ou de procedimentos invasivos.

Sepse neonatal muito tardia

Quando os sintomas ocorrem após 3 meses de vida em recém-nascidos de muito baixo peso que se encontram internados em unidades de terapia intensiva neonatal (UTIN). Os microrganismos mais frequentes Candida sp, organismos comensais, como o estafilococos-coagulase negativa. Essas infecções são usualmente associadas a equipamentos, como cateteres intravasculares, drenos e cânulas endotraqueais.

Fatores de risco

De toda a faixa etária, os recém-nascidos são os mais vulneráveis à infecção. Existe a premissa de que a maior parte das doenças neonatais não é doença estrutural, mas doenças por insuficiente maturação.

Os principais fatores de risco para infecção estão descritos a seguir.

- Rotura prematura das membranas: definida como a rotura antes do início do trabalho de parto. Incide em 4% a 18% das gestações; em 30% a 40% dos trabalhos de parto prematuro e em 3% a 20% dos a termo. A frequência de sepse em rotura superior a 24 horas é de 1%.

- Corioamnionite: o risco para sepse aumenta para 3% a 5% na presença de sinais e sintomas de corioamnionite, definidos pelos critérios de Gibbs (1990), como febre materna (T ºC > 38 ºC); taquicardia fetal (FC > 160 bpm); útero sensível à mobilização, fisometria, líquido amniótico purulento e leucocitose materna.

- Prematuridade: em recém-nascidos com idade gestacional inferior a 34 semanas, cuja imaturidade do sistema imunológico (deficiência de complemento por menor atividade da via clássica, da via alternativa e opsonização, células fagocitárias com aderência ao endotélio e quimiotaxia diminuída) está favorecida a rápida proliferação de bactérias e de infecção.

Quando a prematuridade associa-se com rotura prematura de membranas, o risco de sepse aumenta para 4% a 11%, sendo 8 a 11 vezes maior do que em recém-nascidos a termo. Quando o RN é de muito baixo peso, o risco de infecção é 3,7 vezes maior do que em recém-nascidos maiores.

- Asfixia neonatal: com influência direta no sistema imunológico, contribui para o risco de sepse. A associação entre prematuridade, rotura prematura das membranas e asfixia perinatal aumenta os riscos de sepse para 27%.

- Colonização materna pelo *Streptococcus agalactiae*: cerca de 30% das mães são colonizadas pelo SGB. Mas três fatores aumentam a incidência de sepse pelo SGB quando a mãe está colonizada: rotura de membranas superior a 18 horas, aumentando o risco de infecção em quatro vezes; febre materna, aumentando o risco de infecção em quatro vezes e a prematuridade, aumento do risco em sete vezes.

- Colonização materna por *E. coli*: cerca de 50% das mães apresentam culturas de fezes positivas para *E. coli*, e os recém-nascidos de 38% destas serão colonizados por esta bactéria. A *E. coli* do tipo K1, por ter receptores compatíveis com o plexo coroide, facilitaria o desenvolvimento da meningite.

- Infecção urinária materna: as mães com infecção urinária sem tratamento prévio ou com tratamento inferior a 72 horas têm risco aumentado de sepse neonatal. Quando há piúria e bacteremia por até 15 dias, 24% das gestantes apresentam infecção amniótica.

- Recém-nascido do gênero masculino: tem maior incidência de infecção adquirida em cerca de duas a seis vezes superior ao gênero feminino, em decorrência da função tímica com menor produção de imunoglobulinas gerenciadas pelo cromossomo X.

- Quebra da barreira: o vérnix caseoso, além de ser uma barreira para a perda de água e melhorar o controle da temperatura, contém antioxidantes e peptídeos e proteínas antibacterianas que propiciam a colonização de organismos comensais no lugar de patogênicos. Está ausente no recém-nascido pré-termo com idade gestacional inferior a 28 semanas.

A camada córnea tem como função prevenir a invasão bacteriana, mantendo a temperatura e reduzindo o risco de desidratação por meio da prevenção da perda de água transcutânea. Os recém-nascidos prematuros levam pelo menos 1 a 2 semanas após nascimento para ter a função cutânea completa. Os RNPT extremos podem levar até 8 semanas após nascimento para a função completa. O sistema de umidificação das incubadoras retarda a cornificação da pele, portanto predispõe a crescimento bacteriano e a maior risco de disfunção da barreira.

A densidade de folículos pilosos em recém-nascidos promove maior reservatório para organismos comensais, como o *Staphylococcus epidermidis*. O risco pela quebra de barreira por cateteres favorece a infecção mesmo por esses microrganismos comensais.

- Nutrição parenteral: com emulsões lipídicas em administração em cateteres colonizados por patógenos, fornece nutrientes para o crescimento destes patógenos com probabilidade de ganhar a corrente sanguínea.

- Antimicrobianos de largo espectro: favorecem a infecção fúngica.

- Outros medicamentos: indometacina está associada a maior incidência de sepse e de enterocolite necrosante.

- Condições do parto: favorecem a infecção o trabalho de parto prolongado, muitos toques vaginais; os partos em condições sépticas, domiciliar ou em veículos; o uso de material não estéril, inclusive para o clampeamento do cordão umbilical e contaminação com fezes maternas.

Etiologia – microbiologia da sepse neonatal

Organismos associados à sepse neonatal precoce

O estreptococos do grupo B (SGB, *Streptococcus agalactiae*) é uma bactéria gram-positiva encapsulada e permanece como principal causa de sepse neonatal e meningite nos Estados Unidos. No entanto, a *Escherichia coli* tem sido o maior patógeno de sepse neonatal em recém-nascidos pré-termo e a segunda maior causa de sepse neonatal em recém-nascidos a termo. A *E. coli* é frequentemente associada à infecção grave e meningite, sendo a maior causa de mortalidade entre recém-nascidos pré-termo (24,5%).

SGB e *E. coli*, juntos, acometem cerca de 70% dos casos de sepse neonatal precoce no período neonatal. Outros agentes menos comuns são *Listeria monocytogenes*, *Staphylococcus aureus* e *Staphylococcus epidermidis*.

Organismos associados à sepse neonatal tardia

Com a sobrevivência cada vez maior de recém-nascidos prematuros, a sepse neonatal tardia torna-se importante causa de morbidade e mortalidade entre recém-nascidos com muito baixo peso de nascimento (peso inferior a 1.500 g).

A sepse neonatal tardia é associada principalmente a microrganismos adquiridos do ambiente após o nascimento. Cerca de 70% dos primeiros episódios de sepse neonatal tardia são causados por bactérias gram-positivas, com estafilococos-coagulase negativo com 48% das infecções. Outros microrganismos envolvidos nesta sepse são: *Staphylococcus aureus*; *Staphylococcus epidermidis*; enterococos, enterobactérias (Klebsiella sp; Enterobacter sp; Pseudomonas sp; Serratia marcencens) e fungos (*Candida albicans*; *Candida tropicalis*; *Candida parapsilosis*; *Candida lusitanea* e *Candida glabrata*).

Fisiopatologia

O desenvolvimento da sepse resulta em complexa interação entre inflamação, coagulação e diminuição da fibrinólise que ocorrem em resposta a um "gatilho" imune, por exemplo, a infecção bacteriana (Figura 53.1). O início

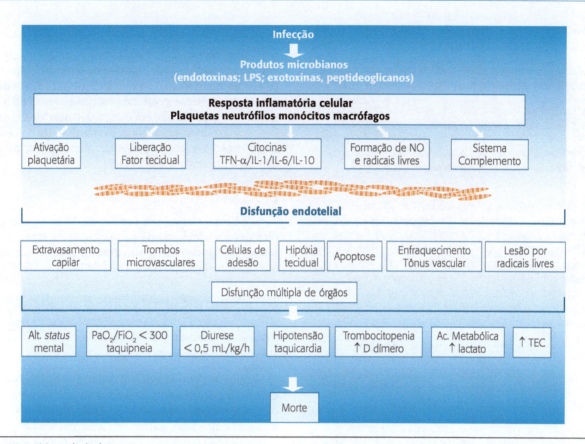

Figura 53.1 Fisiopatologia da sepse.
Fonte: Desenvolvida pela autoria.

simultâneo desses três processos tem papel central na fisiopatologia da sepse e seu prosseguimento pode desencadear disfunção endotelial e falência múltipla de órgãos, culminando, se não houver tratamento, com o óbito do paciente.

A resposta inflamatória é celular e atinge plaquetas, neutrófilos, monócitos e macrófagos. Consequentemente, há ativação plaquetária, liberação do fator tecidual, liberação de citocinas pró-inflamatórias e anti-inflamatórias, formação de radicais livres e ativação do sistema complemento, tudo visando a homeostase do organismo. Esta reação inflamatória promove disfunção endotelial, ocasionando:

a. O extravasamento capilar propiciando acessibilidade ao local inflamado;
b. Produção de trombos microvasculares em uma tentativa de bloquear o fluxo sanguíneo e, consequentemente, a propagação do agente etiológico;
c. Ativação das células de adesão que causará aderência celular e, depois, a diapedese.

No entanto, essa mesma reação inflamatória pode promover efeitos deletérios como a inibição da produção de eritropoetina resultando em anemia da inflação.

A quebra da homeostase de todo este sistema culmina em disfunção múltipla de órgãos, com alterações no *status* mental, alteração da relação PaO_2/FiO_2, oligúria ou anúria, hipotensão e choque com aumento do tempo de enchimento capilar, trombocitopenia, distúrbio de acidose metabólica com elevação de lactato. O não restabelecimento da homeostase, invariavelmente, culmina na morte.

Quadro clínico

Gerdes, em 2004, exemplificou a sintomatologia da sepse neonatal, sobretudo precoce: "qualquer coisa pode ser sinal de alguma coisa", dada a sutileza do quadro clínico. Porém, mais de 90% dos RN com sepse neonatal têm um sintoma e a maioria apresenta três ou mais sintomas, que estão presentes nas primeiras 24 horas a 48 horas de vida. Portanto, uma observação cautelosa dos sintomas nas primeiras 48 horas de vida é o fator-chave para a estratégia diagnóstica de sepse neonatal precoce.

Os critérios clínicos para o diagnóstico de sepse neonatal estão no Quadro 53.4.

Os sinais clínicos mais frequentemente encontrados são:

- Dificuldade respiratória, como taquipneia acompanhada de cianose.
- Instabilidade térmica, como hipotermia e hipertermia.
- Apneias.
- Distensão abdominal, com resíduos gástricos e vômitos.
- Taquicardia.
- Déficit de perfusão, hipotensão e choque.
- Hipotonia e letargia.

Quadro 53.4 Critérios clínicos para o diagnóstico de sepse neonatal.

a. Instabilidade térmica: hipotermia, com temperatura axilar ≤ 36 °C ou hipertermia, com temperatura axilar ≥ 38 °C

b. Alterações respiratórias: cianose, gemência, respirações irregulares, crises de apneia ou taquipneia (frequência respiratória > 60 bpm), retrações de xifoide ou intercostal, necessidade de aumento progressivo dos parâmetros ventilatórios, necessidade de maiores frações inspiratórias de oxigênio

c. Alterações cardiovasculares: palidez, cianose, pele fria e viscosa, taquipneia, arritmia, edema, bradicardia (frequência cardíaca ≤ 100 bpm), taquicardia (frequência cardíaca ≥ 160 bpm), perfusão periférica lentificada com tempo de enchimento capilar > 3 segundos, hipotensão arterial com necessidade de expansão para manter euvolemia ou necessidade de aumento de dose das drogas inotrópicas para manter a pressão adequada e sustentada

d. Alterações no sistema nervoso central: letargia ou irritabilidade, contrações ou hiporreflexia, tremores ou convulsões, coma, fontanelas abauladas, movimentos oculares anormais, hipotonia, hipertonia, sucção débil, secreção inapropriada de hormônio antidiurético

e. Alterações gastrointestinais: recusa da dieta, vômitos, diarreia ou constipação, distensão abdominal, edema ou eritema da parede abdominal, hepatomegalia, resíduo gástrico aumentado, sangramentos nas fezes

f. Alterações na pele e subcutâneo: palidez ou eritema, cútis marmorata, petéquias, equimoses, pústulas, onfalite, ectimas, esclerema, baixa perfusão periférica, pele seca e desidratada

g. Alterações no sistema hematopoiético: icterícia com aumento de bilirrubina direta (> 2 mg/dL), hemorragia, púrpura, equimoses, esplenomegalia

Fonte: Desenvolvido pela autoria.

Quadro laboratorial

Testes laboratoriais de diagnóstico específico e definitivo

Hemocultura

É considerado exame padrão-ouro, entretanto sua positividade em 1 mL de coleta de sangue mostra sensibilidade de 30% a 40% que se eleva para 70% a 80% quando a amostra é de 3 mL. Culturas seriadas não melhoram a sensibilidade.

Reação em cadeia de polimerase

Também é considerado exame padrão-ouro, entretanto tem baixa sensibilidade (50%), baixo valor preditivo positivo (38%), mas com boa especificidade (93%) e adequado valor preditivo negativo (96%), mostrando-se útil no diagnóstico de sepse neonatal.

Cultura de líquido cefalorraquidiano

Colher ou não colher líquido cefalorraquidiano (LCR) em recém-nascido com hipótese de sepse neonatal precoce é uma questão não muito fácil de ser respondida. A meningite na sepse neonatal precoce é evento raro, ocorrendo não mais do que em 0,25/1.000 nascidos vivos, por isso o questionamento. Na sepse tardia, um terço destes recém-nascidos pode apresentar meningite e, pela incidência, é imperativa a sua coleta.

Urocultura

A coleta da urina por sondagem ou punção suprapúbica deve ser incluída na investigação de sepse neonatal tardia, pois pode refletir alto grau de bacteremia, mais do que uma infecção do trato urinário isolado.

Testes de *screening* e diagnóstico inespecífico

Hemograma completo

Exame em que se avaliam o número de leucócitos circulante, a porcentagem de formas jovens na periferia, índice neutrofílico (relação de neutrófilos imaturos/número total de neutrófilos), número de neutrófilos e plaquetas.

Os valores sugestivos de infecção que adotamos são os critérios de Manroe et al. (1979), apresentados no Quadro 53.5.

Optamos pelos critérios de Manroe em detrimento dos critérios de Goldstei, (2005) por não concordar com este último sobre a leucocitose (leucócitos acima de 34.000/mm^3) persistente até o 7º dia de vida. Este exame como auxiliar no diagnóstico de sepse tem validade se colhido de forma seriada e em associação com a proteína C-reativa. Somente uma única situação confirma o diagnóstico, com sensibilidade de 100% e valor preditivo de 100% quando o recém-nascido apresenta leucopenia (leucócitos inferior a 5.000/mm^3) e índice neutrofílico superior ou igual a 0,2 e proteína C-reativa superior a 10 g/dL.

Quadro 53.5 Valores alterados do hemograma completo segundo os critérios de Manroe.

Leucocitose	Leucócitos > 20.000/mm^3
Leucopenia	Leucócitos < 5.000/mm^3
Neutropenia	Neutrófilos < 1.750/mm^3
Índice neutrofílico	Índice neutrofílico > 0,2
Plaquetopenia	Plaquetas < 150.000/mm^3

Fonte: Manroe et al., 1979.

Proteína C-reativa

É uma proteína da fase aguda sintetizada pelo fígado em resposta à inflamação. Tem sido utilizada como marcador de infecção no período neonatal quando mensurado de forma seriada por pelo menos duas medidas com intervalos de 24 horas (proteína C-reativa tem meia-vida de 19 horas).

Na sepse precoce, em que a coleta ocorre dentro das primeiras 24 horas, apresenta sensibilidade de 62%; e, após 24 a 48 horas, esta sensibilidade eleva-se para 82% e 84%, respectivamente.

A persistência de proteína C-reativa (PCR) em níveis negativos em pacientes com choque séptico deve ser interpretada como de mau prognóstico e consequência de insuficiência hepática ou supressão pelo uso de esteroides ou comprometimento do sistema imune. Porém, na melhora clínica destes pacientes, sobrevém a elevação da PCR.

Outros marcadores de sepse

Procalcitonina

A elevação do nível sérico de procalcitonina tem sido associada à infecção e à síndrome da resposta inflamatória. O aumento ocorre após 4 horas de exposição à endotoxemia bacteriana, tem pico entre 6 e 8 horas e permanece elevado por pelo menos 24 horas.

Em RN não infectados, há uma elevação fisiológica, inicialmente baixa (< 0,08 mg/mL) e eleva-se com pico de 21 e 24 horas (0,6 mg/mL) e retorna a linha basal em 48 horas. A causa desta reação fisiológica é desconhecida, mas postula-se que resulte da rápida colonização de bactérias no trato gastrointestinal e translocação de endotoxina através da parede intestinal. Por isso, na sepse neonatal precoce, sua interpretação deve ser cautelosa.

Em revisão sistemática com 18 estudos, em 2015, a sensibilidade da procalcitonina para detecção da sepse neonatal foi de 72% a 79% e especificidade de 72% a 90%. No entanto, embora a procalcitonina seja um marcador promissor, não parece ser confiável para o diagnóstico de sepse neonatal.

Citocinas

As citocinas são mediadores químicos endógenos sintetizados a partir de células primárias, não são estocadas permanentemente e apresentam meia-vida curta. A melhora do processo infeccioso resulta em uma rápida redução nas concentrações circulantes para valores indetectáveis em 24 horas.

As citocinas coordenam a cascata inflamatória, induzindo a inflamação (citocinas pró-inflamatórias) e, depois, suprimindo a inflamação (citocinas anti-inflamatórias). A homeostase destas citocinas culmina na cura do processo infeccioso.

Duas citocinas têm sido consideradas importantes marcadores da resposta inflamatória: IL-6; e IL-1Ra.

A IL-6, como citocina de alarme de infecção, permanece significativamente elevada como reflexo a intensidade da resposta inflamatória. Por essa característica, pode ser utilizada para seguimento da resposta evolutiva ao tratamento quando mensurada de forma seriada.

A IL-1Ra, como citocina anti-inflamatória, apresenta função biológica inativa, agindo como moduladora da resposta biológica. Como o exemplo da IL-6, os níveis séricos da IL-1Ra mostram-se consistentemente elevados. Em recém-nascidos sépticos, pode ser utilizada para seguimento da resposta evolutiva ao tratamento quando mensurada de forma seriada.

A relação entre IL-6 e IL-1Ra, como método para quantificar a homeostase das citocinas em recém-nascidos sépticos, pode predizer o predomínio da ação inflamatória (relação > 1) ou predomínio da ação anti-inflamatória (relação < 1). Uma relação IL-6/IL-1Ra tendendo a 1, indica equilíbrio homeostático com cura do processo séptico, enquanto valores superiores ou inferiores a 1 caracteriza, de forma precoce, desequilíbrio do processo séptico.

Outros marcadores

Novos marcadores têm sido motivo de estudo, porém ainda não fazem parte da prática diária: marcadores de superfície celular de neutrófilos CD64 e CD11b; amiloide sérico A, componentes da cascata do sistema complemento.

Tratamento

Medidas gerais

- Manutenção do estado de termoneutralidade; manter balanço hídrico adequado; adequar oxigenação para manter paO_2 entre 50 mmHg e 70 mmHg.
- Suporte nutricional com aleitamento precoce. Há dados na literatura com redução de até 22% de sepse neonatal tardia em recém-nascidos com aleitamento precoce.
- Controle da curva glicêmica.
- Correção dos distúrbios eletrolíticos e acidobásicos.

Uso de antimicrobianos

Na sepse neonatal precoce, o tratamento deve incluir cobertura para gram-positivo e gram-negativo (70% dos agentes etiológicos estão entre SGB e *E. coli*). Portanto, os antimicrobianos de escolha são penicilina (penicilina cristalina ou ampicilina) e aminoglicosídeo (amicacina ou gentamicina). Nos recém-nascidos pré-termo com peso inferior a 1.000 g, lembrar-se da imaturidade renal própria da idade e do risco de hiperpotassemia devido ao uso de penicilina potássica.

Na sepse neonatal tardia, o tratamento deve ser realizado levando-se em consideração os agentes microbianos mais frequentes do hospital, bem como a sua sensibilidade. Na suspeita de infecção por Staphylococcus sp, deve-se iniciar oxacilina e, no caso de Staphylococcus sp intra-hospitalar, a vancomicina. Nas infecções por gram-negativo, deve-se iniciar com aminoglicosídeo ou cefalosporina de 3ª geração (cefotaxima).

Os bacilos gram-negativos (BGN) importantes na sepse neonatal tardia são: *E. coli*; Enterobacter sp; Klebsiella sp; Serratia sp; Pseudomonas sp; Acinetobacter sp. São bacilos que podem desenvolver resistência antimicrobiana por meio de mutação cromossômica ou por transposons com capacidade de transmitir a sua resistência por plasmídeos, disseminando a resistência aos antimicrobianos. Estes BGN desenvolvem resistência bacteriana por inativação enzimática do antimicrobiano por meio das β-lactamases, mesmo quando são inicialmente sensíveis, podendo tornar-se resistente aos antimicrobianos β-lactâmicos durante o tratamento.

Mais recentemente, alguns BGN têm apresentado betalactamases de espectro expandido (ESBL), o que atribui a esses bacilos resistência a todos os betalactâmicos, aminoglicosídeos e quinolonas. A opção, nesses casos, é o uso de antimicrobianos inibidores de betalactamases, como a piperacilina-tazobactan ou cefalosporina com menor poder indutor de β-lactamase, como a cefepima, que apresenta maior estabilidade diante da hidrolise mediada pelas betalactamases transmitidas por plasmídeos ou cromossomo. Os principais antimicrobianos utilizados na sepse bacteriana estão mostrados nas Tabelas 53.2 e 53.3.

Tabela 53.2 Antimicrobianos de uso em sepse neonatal bacteriana.

Droga	Idade gestacional	Idade pós-natal	Dose (mg/kg/dose)	Intervalo (horas)
Amicacina	≤ 29 sem	0 a 7 dias	18	48
		8 a 28 dias	15	36
		≥ 29 dias	15	24
	30 a 34 sem	0 a 7 dias	18	36
		≥ 8 dias	15	24
	≥ 35 sem	Todos	15	24
Ampicilina	≤ 29 sem	0 a 28 dias	25 a 50	12
		> 28 dias		8
	30 a 36 sem	0 a 14 dias		12
		> 14 dias		8
	37 a 44 sem	0 a 7 dias		12
		> 7 dias		8
	≥ 45 sem	Todos		6
Cefazolina	≤ 29 sem	0 a 28 dias	25	12
		> 28 dias		8
	30 a 36 sem	0 a 14 dias		12
		> 14 dias		8
	37 a 44 sem	0 a 7 dias		12
		> 7 dias		8
	≥ 45 sem	Todos		6
Cefepime	Todos	≤ 28 dias	30	12
		> 28 dias	50	12
Cefotaxima	Todos	< 7 dias	50	8
	< 32 sem	> 7 dias		8
	≥ 32 sem	≥ 7 dias		6

Fonte: Adaptada de Neofax, 2018.

Tabela 53.3 Antimicrobianos de uso em sepse neonatal bacteriana.

Droga	Idade gestacional	Idade pós-natal	Dose (mg/kg/dose)	Intervalo (horas)
Ceftazidime	≤ 29 sem	0 a 28 dias > 28 dias	30	12 8
	30 a 36 sem	0 a 14 dias > 14 dias		12 8
	37 a 44 sem	0 a 7 dias > 7 dias		12 8
	≥ 45 sem	Todos		8
Gentamicina	≤ 29 sem	0 a 7 dias 8 a 28 dias > 28 dias	5 4 4	48 36 24
	30 a 34 sem	0 a 7 dias ≥ 8 dias	4,5 4	36 24
	≥ 35 sem	Todos	4	24
Meropenem	< 32 sem	≤ 14 dias > 14 dias	20	12 8
	> 32 sem	≤ 14 dias > 14 dias	20 30	8 8
Metronidazol	Dose de Ataque: 15 mg/kg			
	24 - 25 sem	Todos	7,5	24
	26 a 27 sem	Todos	10	24
	28 a 33 sem	Todos	7,5	12
	34 a 40 sem	Todos	7,5	8
	≥ 40 sem	Todos	7,5	6
Oxacilina	≤ 29 sem	0 a 28 dias > 28 dias	25	12 8
	30 a 36 sem	0 a 14 dias > 14 dias		12 8
	37 a 44 sem	0 a 7 dias > 7 dias		12 8
	≥ 45 sem	Todos		6
Penicilina Cristalina G	≤ 29 sem	0 a 28 dias > 28 dias	25.000 UI a 50.000 UI UI/Kg/dia	12 8
	30 a 36 sem	0 a 14 dias > 14 dias		12 8
	37 a 44 sem	0 a 7 dias > 7 dias		12 8
	≥ 45 sem	Todos		6

(*Continua*)

Tabela 53.3 Antimicrobianos de uso em sepse neonatal bacteriana. (*Continuação*)

Droga	Idade gestacional	Idade pós-natal	Dose (mg/kg/dose)	Intervalo (horas)
Piperacilina-Tazobactan	≤ 29 sem	0 a 28 dias > 28 dias	100 mg/kg/dose como piperacilina	12 8
	30 a 36 sem	0 a 14 dias > 14 dias		12 8
	37 a 44 sem	0 a 7 dias > 7 dias		12 8
	≥ 45 sem	Todos		8
Vancomicina	≤ 29 sem	0 a 14 dias > 14 dias	10 a 15 mg/kg/dose	18 12
	30 a 36 sem	0 a 14 dias > 14 dias		12 8
	37 a 44 sem	0 a 7 dias > 7 dias		12 8
	≥ 45 sem	Todos		6

Fonte: Adaptada de Neofax, 2018.

■ BIBLIOGRAFIA CONSULTADA

Gerdes JS. Diagnosis and management of bacterial infections in the neonate. Pediatr Clin North Am. 2004; 51:939-59.

Goldstein B, Giroir B, Randolph A. The Members of the International Consensus Conference on Pediatric Sepsis. Definition for sepsis and organ dysfuntion in pediatrics. Pediatr Crit Care Med. 2005; 6:2-8.

Hossain B, Webwe MW, Hamer DH, et al. Classification of blood culture isolates into contaminants and pathogens on the basis of clinical and laboratory data. Pediatr Infect Dis J. 2016; 35:S52-S54.

Koda-Kimble MA, Young LY, Kradjan WA, Guglielmo BJ, Alldredge BK, Corelli RL. Applied therapeutics: the clinical use of drugs. Lippincott Williams &Wilkins. 18th ed. Chapter 94. Neonatal Therapy. pp. 94.1-94.53.

Liu L, Oza S, Hogan D, et al. Global, regional, and national causes of child mortality in 2000-13, with projections to inform post 2015 priorities: an updated systematic analysis. Lancet. 2015; 385:430-40.

Manroe BL, Weinwberg AG, Resenfeld CR, Browne R. The neonatal blood count in health and disease. Reference values for neutrophilic cells. J Pediatr. 1979; 75:89-98.

Ng PC. Disgnostic markers of infection in neonates. Arch Dis Child Fetal neonatal. 2004; 89: F229-F235.

Shah BA, Padbury J. Neonatal sepsis an old problem with new insights. Virulence. 2014; 5:1,170-178.

Shane AL, Stoll BJ. Recent developments and current issues in the epidemiology, diagnosis, and management of bacterial and fungal neonatal sepsis. Am J Perinatol. 2013; 30:131-142.

Taketomo CK, Hodding JH, Kraus DM. Pediatric dosage handbook. Lexi-Comp. 20 ed. Ohio. 2013.

Wiswell JE, Hachey J. Multiple site blood cultures in the initial evaluation for neonatal sepsis during the first week of life. Pediatr Infect Dis. 1991; 10:365-9.

Hedegaard SS, Wisborg K, Hvas AM. Diagnostic utility of biomarkers for neonatal sepsis - a systematic review. Infect Dis (Lond). 2015; 47(3):117-124.

53.2 Enterocolite Necrosante

■ Ana Maria Andréllo Gonçalves Pereira de Melo

Introdução

A enterocolite necrosante (ECN) é considerada a urgência gastrointestinal mais frequente que acomete o recém-nascido. Decorre geralmente de um processo isquêmico e de necrose da mucosa intestinal, associados a intenso processo inflamatório, invasão da parede intestinal por bactérias formadoras de gás. O gás produzido pelas bactérias pode invadir e dissecar a parede intestinal, ganhar a circulação e ir em direção ao sistema venoso porta. O quadro clínico pode evoluir para perfuração intestinal e óbito.

É fundamental dispormos de critérios uniformes para o diagnóstico precoce e principalmente, de estratégias de prevenção em unidades de terapia intensiva neonatais (UTIN) a fim de reduzirmos a morbidade e a mortalidade por ECN.

Epidemiologia

A verdadeira incidência de ECN é desconhecida em virtude de heterogeneidade e inconsistências no diagnóstico e da existência de dados confiáveis nas publicações.

Nos Estados Unidos, a incidência das formas graves está ao redor de um a três casos para cada mil nascidos vivos. Mais que 90% dos casos ocorrem em recém-nascidos prematuros de muito baixo peso (RNPMBP) (peso ao nascer < 1.500 g).

A incidência de ECN em RNPMBP varia de 5% a 12%, porém é maior quanto menores forem a idade gestacional e o peso de nascimento.

Segundo a Rede Brasileira de Pesquisas Neonatais, a incidência está ao redor de 7%, segundo os dados coletados entre os anos de 2012 e 2013.

A mortalidade relacionada à ECN é alta, variando de 15% a 30% dos casos.

É fundamental definir com clareza se, realmente, estamos diante de um quadro de ECN, isso permite adotar medidas preventivas e terapêuticas precoces, proporcionando redução na morbimortalidade neonatal pela doença, assim como na vida futura da criança acometida no período neonatal, que pode sobreviver com sequelas graves, sendo uma delas a síndrome do intestino curto.

Histórico

A primeira descrição de ECN feita por Billard, em 1825, com a descrição de um caso clínico em que o recém-nascido prematuro (RNPT) apresentou distensão abdominal, sangramento nas fezes e evolução para óbito. Os achados de necropsia incluíram necrose intestinal.

Somente em 1944, com Heinrich e, em 1952, com Schmidt, surgiram novas publicações; desta vez, com uma série de casos.

A primeira descrição de pneumatose intestinal (presença de gás na parede intestinal) foi feita, em 1951, pelo radiologista Steinen.

Uma publicação inicial propondo uma definição e uma classificação de gravidade em estágios I, II, III foi feita por Bell em 1978. Essa classificação definiu a ECN em três categorias, ou estágios: I – suspeita; II – definida; e III – avançada.

Uma atualização da classificação de Bell foi publicada, em 1986, por Walsh e Kliegman, subdividindo os estágios I, II e III em A e B.

A classificação de Bell apresenta limitações, mas em nosso meio é a mais utilizada. As principais limitações são:

1. Não definir critérios claros, e sim a gravidade da doença.
2. Não levar em conta a idade gestacional, a idade gestacional pós-conceptual e o peso ao nascer, que podem ser considerados importantes fatores de risco.
3. Alta incidência de casos duvidosos, cuja principal manifestação seria a intolerância alimentar, muito comum em RNPT.
4. Dificuldade de interpretação de pneumatose ao exame radiológico.
5. Não permite a possibilidade de diferenciar ECN no RNPT da perfuração intestinal espontânea e da ECN do recém-nascido a termo.

Uma definição mais adequada tem sido proposta na última década, com o objetivo de se alcançarem maiores precisão e acurácia, com melhor valor preditivo positivo, diagnóstico e tratamento mais precoces e maior uniformização entre as unidades de tratamento intensivo neonatais (UTIN).

É possível identificar seis propostas de definição e classificação para ECN na literatura mundial:

1. Definição de caso específica por idade gestacional (Reino Unido).
2. Rede Vermont Oxford.
3. Definição do Centro de Controle de Doenças (CDC, Estados Unidos).
4. Regra 2 de 3.
5. Scores de ECN – Stanford.
6. Nova proposta de definição do Consórcio Internacional Neonatal.

Nos últimos 3 anos, tem aumentado o interesse de pesquisadores para encontrar critérios mais precisos e uniformes de definição de caso.

Patogênese

A fisiopatologia da ECN não é completamente compreendida. No entanto, observações epidemiológicas sugerem uma causa multifatorial para sua ocorrência.

A combinação de uma predisposição genética, imaturidade da barreira intestinal, alterações na microbiota intestinal e intenso processo inflamatório são os principais fatores que podem explicar sua ocorrência e estão ilustrados na Figura 53.2.

Os estudos genéticos destacam o envolvimento dos receptores *toll-ike receptor 4* (TLR4) relacionados à imunidade inata, podendo aumentar os riscos do desenvolvimento da ECN. As interleucinas-6 (IL) e 8 relacionadas ao TLR estão aumentadas em casos de enterocolite, podendo estar elevadas nos estágios iniciais da doença. Estas aumentam 2 a 4 horas pós o início da infecção e diminuem 24 horas após.

Os RNPT são mais suscetíveis à ECN em razão principalmente da imaturidade do desenvolvimento intestinal que apresentam. Estes recém-nascidos apresentam deficiência de vários mecanismos de defesas intestinais, como acidez gástrica, enzimas digestivas, produção de muco, peristalse diminuída e diminuição de imunoglobulina A (IgA).

Em adultos saudáveis, a acidez gástrica e a quantidade adequada de enzimas digestivas eliminam a maioria de antígenos e patógenos ingeridos. A presença de muco diminui a aderência de microrganismos à mucosa.

Peristalse ativa, organizada e constante é essencial para prevenir a imobilidade de bactérias e eliminar complexos antígeno-anticorpo.

A presença de IgA é importante para a ligação com antígenos e reduzir os riscos de penetração na mucosa.

Essas deficiências tornam os RNPT mais suscetíveis à ocorrência de ECN.

Outro aspecto importante a ser descrito é o envolvimento do óxido nítrico (NO) na patogênese da ECN. Níveis baixos de NO regulam o fluxo sanguíneo e o tônus vascular intestinal. Níveis elevados de NO podem enfraquecer e romper a barreira intestinal e promover translocação bacteriana, bloquear função mitocondrial, diminuindo o recrutamento de leucócitos no endotélio.

Ao nascimento, os RN são expostos a microrganismos, inicialmente àqueles da flora do canal de parto e aos recebidos por alimentação enteral.

Os bebês prematuros são frequentemente expostos a um atraso e a uma inadequada colonização intestinal. Isso promove aumento da resposta inflamatória e padrões inadequados de glicosilação bacteriana.

O atraso no início da alimentação enteral, exposição a antibióticos de amplo espectro e alimentação com fórmulas infantis são fatores que favorecem o atraso na colonização intestinal e aumentam o risco do desenvolvimento de uma flora composta por germes patogênicos.

O uso de fórmula infantil sugere que seus componentes podem ser prejudiciais à barreira intestinal, e outro aspecto é o RNPT perder a oportunidade de entrar em contato com os fatores protetores do leite humano como células de defesa, imunoglobulinas, probióticos, oligossacarídeos, lactoferrina, alfalactoglobulina, fator de crescimento epidérmico, fração 3 do complemento, ácidos graxos, mucinas antivirais e outros.

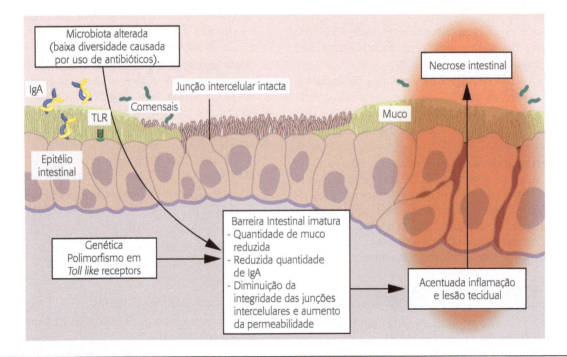

Figura 53.2 Fisiopatologia da enterocolite necrosante.
Fonte: Adaptada de Neu J, Walker WA. Necrotizing Enterocolitis. NEJ Med. 2011;364:255-264.

INFECÇÕES BACTERIANAS

Há estudos comparando a microbiota intestinal de RNPT que desenvolvem enterocolite com grupos-controles. Os pacientes que desenvolvem ECN têm espécies de microrganismos intestinais não usuais e uma redução importante na diversidade dessa microbiota, favorecendo a ocorrência de infecções.

A relação entre transfusão de hemácias e o risco de ECN é muito discutida. Há estudos que mostraram uma relação temporal entre os eventos, sugerindo que a hipóxia tecidual, a inflamação e a desregulação do tônus vascular mesentérico, associadas às transfusões, poderiam resultar em ECN. Existem muitos conflitos entre os estudos que avaliam a relação da transfusão e a ocorrência de ECN. Em metanálise publicada em 2012, havia uma relação de maior incidência de ECN em até 48 horas após administração de transfusão. Nova publicação em 2017 não evidenciou essa associação. Uma terceira publicação, em 2018, mostrou que a transfusão pode ser um fator protetor para ECN. Ainda permanecem muitas dúvidas a cerca deste tema.

Os mecanismos de agressão intestinal podem decorrer de transfusão, como com relação à presença de anemia, ou em associação.

Considerava-se que a presença de isquemia intestinal seria um fator muito importante na patogênese da ECN, de modo geral. Atualmente, a isquemia intestinal não é considerada o principal fator na gênese da ECN em prematuros. Mas é provável que a diminuição de fluxo sanguíneo intestinal seja um componente na cascata inflamatória que causaria a lesão intestinal.

O papel da vasoconstricção na gênese da ECN merece destaque nos casos de bebês cujas mães fazem uso de cocaína e derivados em virtude do potente efeito alfa-adrenérgico dessa substância. São pacientes de maior risco para necrose intestinal extensa e morte.

O envolvimento da circulação na patogênese da ECN continua um tema a ser pesquisado.

Os principais fatores de risco para a ocorrência da ECN são descritos no Quadro 53.6.

Quadro 53.6 Fatores de risco para o desenvolvimento de ECN.

Fatores maternos	Principais fatores	Outros fatores
Corioamnionite	Baixo peso ao nascer	Medicamentos antiácidos
Uso cocaína	Prematuridade	Hipóxia aguda
Crescimento restrito intrauterino	Uso de fórmulas infantis	Uso antibióticos
Obesidade	Disbiose intestinal	Transfusões sanguíneas
Colestase intrahepática gestacional		Malformações congênitas

(*Continua*)

Quadro 53.6 Fatores de risco para o desenvolvimento de ECN. (*Continuação*)

Fatores maternos	Principais fatores	Outros fatores
Ausência do uso de corticoides		Anemia
Descolamento prematuro de placenta		Diminuição perfusão intestinal
Tabagismo		Uso prolongado de indometacina para fechamento do canal arterial
Pré-eclâmpsia		

Fonte: Desenvolvido pela autoria.

Diagnóstico clínico

O quadro clínico clássico de ECN acomete recém-nascidos prematuros, entre o 8º e o 10º dias pós-nascimento; são, geralmente, recém-nascidos de muito baixo peso que apresentam intolerância alimentar, distensão abdominal e sangramento nas fezes. Porém, a manifestação clínica pode ser variável, de caráter insidioso ou fulminante. O RN pode iniciar com um quadro de instabilidade térmica, apneias, distúrbios de controle glicêmico, letargia, instabilidade hemodinâmica e choque. Quanto às manifestações abdominais, podemos encontrar contorno de alças intestinais visíveis e palpáveis, distensão abdominal, dor à palpação com piora progressiva, resíduo gástrico que pode evoluir para aspecto bilioso, vômitos e eliminação de sangue nas fezes. Edema e eritema em parede abdominal podem sugerir quadro de peritonite, assim como a coloração escurecida podem indicar perfuração intestinal.

Diagnóstico laboratorial

Exames de imagem

Diante da suspeita clínica, deverão ser realizados exames radiológicos simples de abdome. Este exame poderá ser repetido a cada 6, 8 ou 12 horas (seriados) a fim de observarmos a evolução e classificarmos a gravidade segundo os critérios de Bell e instituir a terapêutica mais adequada.

Diante da suspeita de pneumoperitônio, pode ser realizada a radiografia simples de abdome com o paciente em decúbito lateral esquerdo, e emissão de raios horizontais. Trata-se de um excelente exame para verificar a presença de gás abdominal extraintestinal, que se localizará entre o fígado e a parede lateral abdominal, na região superior da imagem.

No Quadro 53.7 constam os critérios clínicos e radiológicos de Bell modificados, assim como a proposta terapêutica conforme o estádio de gravidade identificado.

Quadro 53.7 Critérios de Bell modificados, para classificação de gravidade de ECN.

Estágio	Sinais clínicos sistêmicos	Sinais intestinais	Achados radiográficos	Tratamento
IA	Distermia, apneia, letargia, bradicardia	Resíduo gástrico, distensão abdominal, vômito, sangue oculto nas fezes	Normal ou distensão de alças	Jejum e antibiótico por 3 dias
IB	Igual acima	Sangue nas fezes	Igual anterior	Igual anterior
IIA	Igual acima	RHA diminuídos ou abolidos, pode ter dor à palpação abdominal	Pneumatose	Jejum e antibiótico 7-10 dias.
IIB	Acidose metabólica, plaquetopenia	RHA abolidos, dor à palpação, pode ter celulite de parede e massa em QID	Pode ter ar no sistema porta ou ascite	Jejum e antibiótico por 14 dias
IIIA	Acidose mista, instabilidade hemodinâmica e respiratória	Piora da dor a palpação e distensão, eritema parede abdominal	Ascite	Suporte clínico, paracentese, cirurgia se não houver melhora em 24-48 horas
IIIB	Igual ao anterior	Igual ao anterior	Pneumoperitôneo	Cirurgia

Fonte: Desenvolvido pela autoria.

Os achados radiológicos do exame da região abdominal são:

- Distensão de alças intestinais;
- Espessamento da parede intestinal;
- Pneumatose intestinal, imagem linear ou arredondada;
- Ar no sistema porta;
- Ar extraintestinal na cavidade abdominal, correspondendo ao pneumoperitônio;
- Líquido peritoneal;
- Alça fixa e dilatada que se repete em exames seriados.

As Figuras 53.3 a 53.10 ilustram as alterações radiológicas valorizadas para preencher os critérios de Bell.

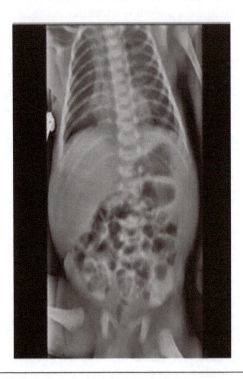

Figura 53.3 Radiografia de abdome normal.
Fonte: Acervo da autoria.

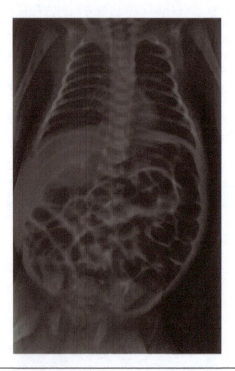

Figura 53.4 Radiografia de abdome apresentando distensão de alças intestinais difusas e espessamento da parede intestinal.
Fonte: Acervo da autoria.

INFECÇÕES BACTERIANAS 947

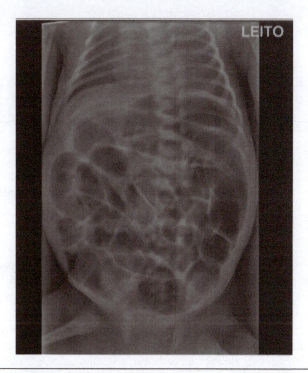

Figura 53.5 Radiografia de abdome apresentando distensão acentuada de alças intestinais difusas e espessamento da parede intestinal.

Fonte: Acervo da autoria.

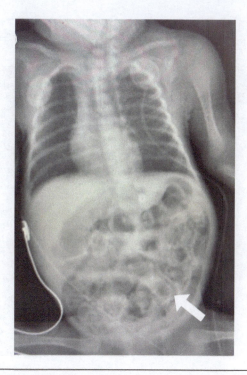

Figura 53.7 Radiografia de abdome apresentando pneumatose (gás intramural) intestinal.

Fonte: Acervo da autoria.

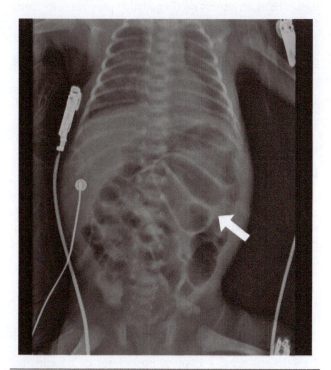

Figura 53.6 Radiografia de abdome apresentando distensão de alças intestinais difusas e espessamento da parede intestinal e presença de alça fixa.

Fonte: Acervo da autoria.

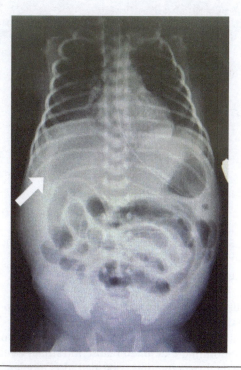

Figura 53.8 Radiografia de abdome pneumoperitônio.

Fonte: Acervo da autoria.

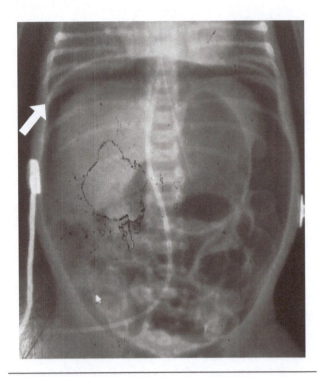

Figura 53.9 Radiografia de abdome pneumoperitônio.
Fonte: Acervo da autoria.

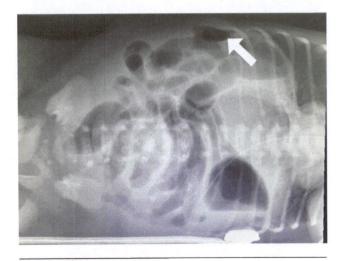

Figura 53.10 Radiografia de abdome, decúbito lateral esquerdo com raios horizontais pneumoperitônio.
Fonte: Acervo da autoria.

O uso de ultrassonografia (USG) tem ganhado espaço para o diagnóstico de ECN. É possível, com o uso da USG abdominal, detectar a presença de líquido livre na cavidade abdominal e de pneumatose intestinal; e realizar a análise de fluxo sanguíneo por meio do Doppler. A USG abdominal tem se mostrado superior à radiogafia para a localização de gás no sistema porta.

Análises sanguíneas sugeridas

Em virtude do comprometimento sistêmico que a doença pode provocar, é fundamental a coleta dos seguintes exames:

- Hemograma completo
- Gasometria arterial
- Lactato
- Glicemia
- Proteína C-reativa quantitativa
- Eletrólitos séricos: sódio, potássio, cálcio, magnésio, fósforo, cloro.
- Ureia e creatinina
- Análise da coagulação: tempo de protrombina (TP), tempo de tromboplastina parcial ativada (TTPA), fibrinogênio
- Hemoculturas
- Pesquisa de sangue oculto nas fezes

O hemograma pode apresentar leucocitose e plaquetopenia. A gasometria pode evidenciar acidose metabólica. Também observarmos elevação dos níveis de lactato e da proteína C-reativa.

Existem muitos estudos que buscam identificar biomarcadores que possam ser identificados em fases bem precoces da doença e colaborar no diagnóstico e na determinação de gravidade da doença. Os principais são a interleucina-6 (IL-6), IL-8, fator de necrose tumoral beta, proteína de ligação a ácido graxo intestinal, calprotectina fecal. Ainda existem muitas limitações para a utilização desses biomarcadores no diagnóstico precoce e no acompanhamento dos casos de ECN.

Diagnóstico diferencial

O diagnóstico diferencial de ECN pode ser feito com a perfuração intestinal espontânea e com a síndrome da enterocolite induzida por proteína alimentar.

Síndrome da enterocolite induzida por proteína alimentar

Esta é uma reação de hipersensibilidade a antígenos alimentares, não mediada por IgE. O paciente apresenta vômitos, diarreia, letargia, distensão abdominal, sangramento nas fezes e pneumatose intestinal. Pode surgir 1 a 4 semanas após a exposição ao antígeno alimentar e a melhora ocorre após a sua exclusão da alimentação.

Perfuração intestinal espontânea

A perfuração intestinal espontânea acomete recém-nascidos prematuros cujo peso ao nascer geralmente é menor ou igual a 1.000 g, portadores de crescimento intrauterino restrito, com antecedente de persistência do canal arterial e uso de indometacina e corticosteroides sistêmicos.

As manifestações clínicas são distensão abdominal aguda, em recém-nascidos prematuros entre a 1ª e a 2ª semanas de vida sem sinais de comprometimento sistêmico. Aparecimento súbito em bebê que apresentava bom estado geral.

Caracterizada por uma perfuração intestinal isolada, o RN apresenta pneumoperitôneo sem evidência de pneumatose intestinal em decorrência de hipoxemia, hipoperfusão regional e isquemia intestinal transitória. A perfuração geralmente está associada a afilamento ou ausência da camada muscular própria na parede intestinal.

Tratamento

Medidas gerais

A abordagem terapêutica do paciente portador de ECN envolve medidas de suporte para manutenção do estado geral, controle da infecção e medidas específicas de acordo com o estádio da doença.

A abordagem inicial do paciente inclui:

- Prescriçao de jejum.
- Descompressão gástrica com a utilização de sonda orogástrica, geralmente calibre 6FR, aberta, a fim de se monitorarem aspecto e volume do líquido drenado.
- Antibioticoterapia de amplo espectro, cuja cobertura deve abranger bactérias gram-negativas, gram-positivas e bactérias anaeróbias e respeitar o perfil de sensibilidade aos antimicrobianos das bactérias prevalentes na instituição.
- Suporte hidroeletrolítico rigoroso.
- Monitorização hemodinâmica e uso de drogas vasoativas a depender da necessidade.
- Suporte ventilatório adequado.
- Uso de nutrição parenteral.

Medidas específicas

As medidas específicas levam em conta os estádios da doença de acordo com os critérios de Bell modificados e descritos no Quadro 53.7.

Nos casos suspeitos de ECN, os autores sugerem cursos curtos (3 dias) de antibioticoterapia. Se for ECN confirmada, este curso pode ser estendido para 7 a 10 dias. A evolução do quadro de ECN pode se agravar e o tratamento cirúrgico pode ser necessário.

O momento ideal para o tratamento cirúrgico seria aquele em que existe a necrose intestinal, antes de surgir a perfuração. E este é ainda o grande desafio na condução dos casos de ECN. O principal objetivo é remover o segmento de alça intestinal necrótico, preservando a maior parte do intestino.

A melhor intervenção cirúrgica em pacientes com ECN ainda é muito controversa. É possível realizar laparotomia exploradora com ressecção de alça necrótica e anastomoses ou ostomias. Há também a colocação de dreno abdominal percutâneo e a postergação da laparotomia exploradora até que ocorra estabilidade clínica que permita a intervenção com menor risco ao paciente. A Figura 53.11 evidencia a presença de pneumatose intestinal no tempo intraoperaratório, pós-perfuração intestinal.

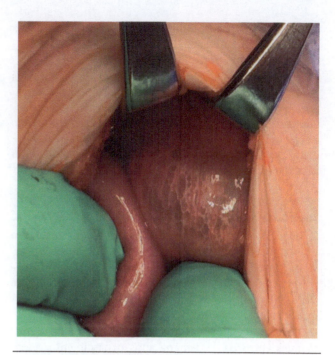

Figura 53.11 Pneumatose intestinal.
Fonte: Acervo da autoria.

Prognóstico

A mortalidade relacionada à ECN é alta, variando entre 15% e 30% dos casos.

As complicações mais frequentes são as estenoses intestinais e a temida síndrome do intestino curto, que demanda o uso prolongado de nutrição parenteral e o paciente pode evoluir com complicações como colestase, insuficiência hepática relacionada a essa prática.

Há também descrição de atraso de neurodesenvolvimento, no acompanhamento de recém-nascidos prematuros de extremo baixo peso que apresentaram ECN.

Prevenção

Muitas são as intervenções que têm impacto na prevenção da ECN e passíveis de realização.

O uso do leite materno na alimentação e na nutrição do PTMBP é muito importante. O leite materno confere muitos fatores de proteção ao recém-nascido, como IgA que inibe o crescimento bacteriano e fornece imunidade ativa e passiva ao prematuro.

A utilização de leite materno exclusivo em recém-nascidos de muito baixo peso pode promover a redução de casos de ECN em 50% de 90% nos casos cirúrgicos quando comparado ao uso de fórmulas infantis.

O início precoce da administração de dieta trófica e a progressão do aumento de volume de forma adequada permitem que a motilidade intestinal elimine possíveis agentes tóxicos e promova maturação das defesas imunológicas no intestino.

O uso de corticosteroide antenatal e de progesterona prescrito à gestante com risco de trabalho de parto prematuro apresenta impacto na redução de ECN.

Existem muitos estudos com o uso de substâncias para impacto na prevenção de enterocolite necrosante, porém os resultados ainda são controversos. Essas substâncias são os probióticos, a lactoferrina, a eritropoietina, a arginina, o fator de crescimento epidérmico, os antagonistas de fator de agregação plaquetária. Mais estudos são necessários para confirmar a aplicabilidade.

Enterocolite do RN a termo

A ECN pode também acometer o recém-nascido a termo, porém apresenta características diferentes.

A ECN do RN a termo é uma doença rara que acomete 1 a cada 20 mil nascidos vivos. Corresponde de 5% a 25% do total de casos de ECN e a mortalidade é inferior a 5%.

Surge nos primeiros dias após o nascimento, geralmente dentro da 1ª semana após o nascimento e tem como explicação fisiopatológica a lesão hipoxicoisquêmica decorrente da má perfusão intestinal.

Pode ocorrer principalmente em recém-nascidos portadores de cardiopatia congênita (coarctação de aorta, síndrome do coração esquerdo hipoplásico), asfixia perinatal, sepse, policitemia, malformações intestinais (gastrosquise), filhos de mães usuárias de cocaína e portadores de crescimento restrito intrauterino.

Considerações finais

A ECN é uma doença enigmática, misteriosa. Pais e médicos a temem porque pode surgir de forma devassadora e sem aviso prévio.

É principalmente, porém não exclusivamente, uma doença de RNPT extremos, e à medida que aumenta a sobrevida desses recém-nascidos com idades gestacionais cada vez menores, aumenta sua incidência.

É considerada uma das principais causas de morbimortalidade neonatal em prematuros extremos em países desenvolvidos. A prevenção da prematuridade é fundamental, e uma vez que ela ocorre, devemos estar atentos às medidas de prevenção de ECN como uma boa prática no cuidado neonatal.

BIBLIOGRAFIA CONSULTADA

Battersby C, Modi N. Challenges in advancing necrotizing enterocolitis research. Clin Perinatol. 2019; (46):19-27. doi:10.1016/j.clp.2018.10.002.

Bell MJ, et al. Neonatal necrotizing enterocolitis. Therapeutic decisions based upon clinical staging. Ann. Surg. 1978;187,1-7.

F1000 Reserarch 2019,8(F 1000 Faculty Rev): 107 Last updtodated: 2019 Jul 17.

Gephart SM, Gordon PV, Penn AH, Gregory KE, Swanson JR, Maheshwari A, et al. Changing the paradigm of defining, detecting, and diagnosing NEC: perspectives on Bell's stages and biomarkers for NEC. Seminars in Pediatric Surgery. 2018;(27);3-10. Doi:10.1053/j.sempedsurg.2017.11.00.

Guinsburg R, de Almeida MF, de Castro JS, Silveira RC, Caldas JP, Fiori HH, et al. Death or survival with major morbidity in VLBW infants born at brazilian neonatal research network centers. J Matern Fetal Neonatal Med. 2016 Mar;29(6):1005-9. doi: 10.3109/14767058.2015.1031740. Epub 2015 Apr 2. PMID: 25812674.

Horbar JD, Edwards EM, Greenberg LT, Morrow KA, Soll RF, Buus-Frank ME, et al. Variation in performance of neonatal intensive care units in the United States. JAMA Pediatr. 2017 Mar 6;171(3):e164396. doi: 10.1001/jamapediatrics.2016.4396.

Kim CS, Claud EC. Necrotizing enterocolitis pathophysiology. How microbioma data alter our understanding. Clin Perinatol. 2019;(46);29-38.

Kim JH. Role of abdominal US. In: Diagnosis of NEC. Clin Perinatol. 2019;(46);119-127.

Li QY, An Y, Liu L, Wang XQ, Chen S, Wang ZL, et al. Differences in the clinical characteristics of early- and late-onset necrotizing enterocolitis in full-term infants: a retrospective case-control study. Sci Rep. 2017 Feb 17;7:43042. doi: 10.1038/srep43042. PMID: 28211488; PMCID: PMC5314368.

Meister AL, Doheny KK, Travagli RA. Necrotizing enterocolits: it's not all in the gut. Experimental Biology and Medicine. 2020;(245);85-95.

Mihi B, Good M. Impacto of toll-like receptor 4 signaling in necrotizing enterocolitis: the state of the science. Clin Perinatol. 2019;(46);145-157.

Neu J, Walker WA. Necrotizing enterocolitis. N Engl J Med. 2011 Jan 20; 255-264.

Ng S. Necrotizing enterocolitis in the full-term neonate. J Paediatr Child Health. 2001 Feb; 37(1):1-4. doi: 10.1046/j.1440-1754.2001.00584.x. PMID: 11168859.

Patel RM, Ferguson J, McElroy SJ, Khashu M, Caplan MS. Defining necrotizing enterocolitis: current difficulties and future opportunities. Pediatr Res. 2020 Aug; 88(Suppl 1):10-15. doi: 10.1038/s41390-020-1074-4. PMID: 32855506.

Saroha V, Josephson CD, Patel RM. Epidemiology of necrotizing enterocolitis. New considerations regarding the influence of red blood cell transfusions and anemia. Clin Perinatol. 2019;(46);101-117.

Tiwari C, Sandlas G, Jayaswal S, Shah H. Spontaneous intestinal perforation in neonates. J Neonatal Surg. 2015 Apr 1; 4(2):14. PMID: 26034708; PMCID: PMC4447467.

Walsh MC, Kliegman RM. Necrotizing enterocolitis: treatment based on staging criteria. Pediatr Clin. N. Am. 1986;33,179-201.

Infecções Fúngicas Neonatais

■ Marco Antonio Cianciarullo   ■ Juliana Bottino Navarro

Introdução

A sobrevida de recém-nascidos pré-termo, particularmente com idade gestacional inferior a 28 semanas, tem propiciado um aumento da infecção fúngica.

A candidemia é atualmente a terceira causa mais frequente de sepse neonatal tardia, em unidade de tratamento intensivo neonatal (UTIN), depois de estafilococos e *E. coli*, com incidência de 1,6% a 9% em recém-nascidos (RN) de muito baixo peso e 14% a 20%, em extremo baixo peso. Embora a maioria dos estudos relate a incidência pelo peso de nascimento, a correlação com a idade gestacional é mais criteriosa. Assim sendo, a candidemia incide em aproximadamente 20% dos RN com idade gestacional inferior a 25 semanas; 10% a 20% para menores de 25 a 26 semanas; 5% a 10%, para menores de 27 a 28 semanas e menos de 5% para maiores de 28 semanas de idade gestacional.

A letalidade está entre 25% e 60%, a morbidade é elevada e a sequela neurológica, muito comum.

Fatores de risco

Os fatores de risco associados à infecção fúngica sistêmica estão elucidados no Quadro 54.1 e devem ser considerados tanto na prevenção como na suspeita da doença.

Etiologia

A *Candida albicans* é o fungo mais frequentemente isolado, estimando-se em 75% das infecções fúngica neonatais, mas outras espécies podem estar envolvidas, porém com menor frequência: *Candida tropicalis* (10%);

Quadro 54.1 Fatores de risco para infecção fúngica neonatal.

Neonatais
- Prematuridade extrema
- Peso de nascimento < 1.500 g
- Peso de nascimento < 1.000 g
- Ausência de flora endógena protetora ao nascimento
- Aquisição de microrganismos a que estão expostos
- Fragilidade cutânea em decorrência do desenvolvimento menor da camada córnea
- Ausência de vérnix caseoso com peptídeos e proteínas antimicrobianas
- Maior pilificação e facilidade de crescimento de bactérias, a princípio comensais (*Staphylococcus epidermidis*)
- Imaturidade da defesa imunológica humoral e celular
- Menor ativação do sistema complemento
- Ausência de anticorpos maternos recebidos por via transplacentária
- Imaturidade pulmonar e dependência da ventilação mecânica favorecendo colonização
- Menor motilidade intestinal que, com o jejum prolongado, favorece a hiperproliferação de fungos e translocação através da parede intestinal
- Malformações do trato gastrointestinal
- Doenças abdominais e cirurgias gastrointestinais
- Colonização prévia por fungos

Dietéticos
- Jejum prolongado
- Retardo na introdução do leite materno
- Nutrição parenteral com soluções hipertônicas de glicose e lipídios

(Continua)

Quadro 54.1 Fatores de risco para infecção fúngica neonatal. (*Continuação*)

Drogas e sangue
• Uso de antimicrobianos de largo espectro (especialmente cefalosporina de 3ª e 4ª gerações) com perda da flora gastrointestinal normal
• Bloqueadores H_2, com a alcalinização do estômago (pH > 3), favorecem a colonização de fungos em até 70%, enquanto com a acidez (pH < 3), a colonização é inferior a 47%.
• Xantinas
• Heparina
• Corticosteroides
• Hemoderivados

Equipamentos
• Cateteres vasculares centrais
• Cateteres percutâneos
• Sondas gástricas
• Ventilação mecânica
• Cateteres vasculares centrais de longa permanência (> 12 dias)

Fonte: Desenvolvido pela autoria.

Cândida parapsilosis (6%); *Candida lusitaniae*; e *Cândida glabrata*. A *Malassezia furfur* está associada à infusão de nutrição parenteral prolongada fornecendo lipídios através de cateter central e tende a ser epidêmica.

Fisiopatologia

Para a ocorrência de infecção fúngica invasiva, é necessária e obrigatória a colonização prévia do recém-nascido. A incidência da colonização em recém-nascidos de muito baixo peso é de 48% aos 7 dias de vida e 64% aos 14 dias de vida, incluindo transmissões verticais e horizontais.

A colonização pode ocorrer por transmissão vertical por meio da exposição inicial à flora materna quando de sua passagem pelo canal de parto. Nos recém-nascidos de cesáreas, esta colonização inicial é mais lenta. O recém-nascido pode ser colonizado ou infectado intraútero através da placenta ou via ascendente. Neste caso, o principal agente etiológico é a *Candida albicans* com comprometimento da cavidade oral, trato gastrointestinal, períneo e regiões intertriginosas, mas pode também haver acometimento cutâneo com *rash* eritematoso maculopapular, vesicular, pustular, descamativo ou com abscessos cutâneos que aparecem nos primeiros dias de vida, podendo desenvolver doença sistêmica.

Após o nascimento, o processo da colonização pode ocorrer por transmissão horizontal no contato direto com a mãe, familiares e profissionais envolvidos na assistência a este recém-nascido ou por meio de dispositivos invasivos. Esses recém-nascidos de alto risco, que estão hospitalizados em UTIN, praticamente não têm chance de colonização com a flora normal materna, pois a introdução de alimentação artificial e o uso de antimicrobianos os expõem à flora nosocomial da UTIN.

A interação entre colonização e fatores de risco (Quadro 54.1) propiciará a infecção fúngica invasiva.

A ocorrência da infecção a partir da colonização do recém-nascido é dependente do grau de imaturidade do seu sistema imune e Da virulência dos microrganismos a que é exposto. A internação prolongada, o uso de antimicrobianos de largo espectro (que compromete a flora normal do trato gastrointestinal), o retardo da introdução da dieta enteral (favorecendo a colonização por fungos) e o uso de equipamentos como cateteres, sondas (que quebram a barreira cutânea e/ou mucosa) favorecem a colonização e, posteriormente, a infecção.

Os agentes envolvidos na transmissão horizontal, além da *Candida albicans*, incluem outras cândidas e a *Malassezia sp*.

A patogênese da infecção sistêmica invasiva segue a exposição do fungo, aderência, colonização e invasão de tecidos profundos com a formação de microabscessos e disseminação hematogênica.

A disseminação hematogênica pode seguir a infecção inicial com o envolvimento de outros tecidos, órgãos ou sistemas, podendo acometer pele, olhos, sistema nervoso central (SNC), rins, peritônio, osteoarticular, pulmão, endovascular (Quadro 54.2).

Quadro 54.2 Sítios de envolvimento e respectivas manifestações clínicas.

Sítio de envolvimento	Manifestações clínicas
Pele	Dermatite fúngica invasiva
	Abscesso
Ocular	Endoftalmite
SNC	Meningite
	Abscesso cerebral
Rins	Infecção urinária
	Abscesso renal
	Fungomas
Peritônio	Perfuração intestinal espontânea
	Peritonite
Osteoarticular	Osteomielite
	Artrite
Pulmão	Pneumonia
	Pleurite
Endovascular	Endocardite
	Tromboflebite séptica

Fonte: Adaptado de Rowen J, 2001.

Quadro clínico

A infecção fúngica, em geral, é diagnosticada na 3ª semana de vida. As manifestações clínicas sistêmicas são inespecíficas à semelhança às da sepse neonatal bacteriana: instabilidade térmica; hipoatividade; apneia; piora respiratória; resíduo gástrico; hiperglicemia; hipotensão; bradicardia; taquicardia; queda de saturação da hemoglobina; distensão abdominal; piora da doença respiratória preexistente; e piora radiológica.

Pode haver comprometimento sistêmico com envolvimento de órgãos e sistemas:

- Sistema respiratório: pneumonia inespecífica.
- Sistema cardiovascular: presença de endocardite, principalmente associado a cateteres venosos centrais. Deve ser pesquisado mediante ecocardiograma com o objetivo de se observarem lesões vegetativas e trombos.
- Sistema urinário: pode haver infecção nas vias urinárias, bexiga e parênquima renal. É importante pesquisar por meio de ultrassonografia a presença de fungomas vesicais ou nas junções pielocaliciais.
- Sistema gastrointestinal: como reservatório inicial da *Candida albicans*, pode haver intolerância alimentar, distensão abdominal e sangue nas fezes. Pode haver peritonite, enterocolite necrosante com perfuração intestinal.
- Sistema nervoso central: a meningite é complicação frequente na candidíase sistêmica, ocorrendo em cerca de 50% das candidíases sistêmicas. De diagnóstico difícil pela dificuldade de isolamento da Candida sp no líquido cefalorraquidiano (LCR), pode evoluir para abscesso cerebral e, posteriormente, hidrocefalia e atraso do desenvolvimento neuropsicomotor.
- Sistema ocular: a endoftalmite tem frequência relativamente alta mesmo sem positividade nas culturas. O seu diagnóstico orienta para o diagnóstico de candidíase invasiva. A lesão é coriorretiniana com progressão até vítreo, podendo culminar em cegueira.
- Sistema esquelético: artrite e osteomielite por fungo são pouco frequentes.
- Cutaneomucosa: na boca e orofaringe, surgem com 7 a 10 dias de vida, em que se observam placas esbranquiçadas, ulceradas com base inflamada sem sangramento.

A piora clínica insidiosa na vigência do uso de antimicrobianos de amplo espectro, sem causa aparente detectável associado à presença de fatores de risco, deve levantar a suspeita de infecção fúngica.

O diagnóstico de infecção fúngica sistêmica não é fácil, o que dificulta a decisão de início de tratamento.

Quadro laboratorial

Testes laboratoriais de diagnóstico específico e definitivo

O diagnóstico laboratorial baseia-se no isolamento do fungo no sangue, LCR, urina ou outros materiais normalmente estéreis (líquido articular, líquido peritoneal).

As hemoculturas podem ser obtidas mediante coleta de sangue por veia periférica após assepsia adequada. Deve-se evitar a coleta de sangue por cateteres, pois, após 2 horas da sua passagem, há depósito de matriz proteica contendo fibrina, fibrinogênio e trombina que facilita a adesão de bactérias (em especial, estafilococos) e fungos.

A hemocultura para fungo tem sensibilidade de 65% e especificidade de 100%, portanto hemoculturas negativas não excluem o diagnóstico.

A punção de LCR deve ser feita em toda suspeita de sepse neonatal tardia e ser realizada por punção lombar, à exceção de quando houver comprometimento desta região com infecção cutânea disseminada. É difícil o isolamento de fungo no LCR, principalmente pelo volume necessário para cultura ótima de fungo.

A cultura de urina em saco coletor é inconclusiva e frequentemente contaminada. Portanto, deve ser obtida por meio da sondagem vesical ou por punção suprapúbica.

A positividade destas culturas é relativamente baixa e os resultados morosos, portanto frente a recém-nascidos, principalmente pré-termo com muito baixo peso ou extremo baixo peso e os fatores de risco, é importante sempre a suspeita da doença.

Reação em cadeia de polimerase (PCR) para Candida sp é outro exame considerado padrão-ouro. Segundo Onomoto *et al.* (2009), a importância deste exame está na rápida detecção do agente etiológico ao redor de 3,5 horas.

Testes de diagnóstico inespecífico

O hemograma completo, mesmo em coleta seriada, contribui muito pouco para o diagnóstico; no entanto, um achado relativamente comum é a plaquetopenia.

A pesquisa direta de fungo realizada na urina (micológico direto) por sondagem vesical ou punção suprapúbica e que mostra presença de leveduras é fortemente indicativa de doença invasiva.

No LCR, as alterações citoquímicas são variáveis quanto ao número de células e à porcentagem de neutrófilos, mas seguimos os valores de Overall (1970) (ver Capítulo 8 – Meningites bacterianas). A proteinorraquia pode estar normal ou elevada e o achado mais consistente é a hipoglicorraquia. A presença de leveduras na coloração de Gram é fortemente indicativa de doença invasiva. Desta forma, diante de quaisquer anormalidades no LCR de paciente com hipótese de sepse fúngica, deve-se fazer o diagnóstico de meningite, mesmo com culturas negativas.

Outros exames

O comprometimento de múltiplos órgãos é comum em recém-nascidos. A frequência de envolvimento de outros órgãos é variável e, por isso, devem ser sistematicamente investigados:

- USG de vias urinárias;
- USG abdominal;
- USG de crânio transfontanela;
- Ecocardiograma;
- Tomografia computadorizada: para busca de massas fúngicas em tecidos profundos;
- Fundo de olho.

Profilaxia antifúngica

Tem sido preconizado o uso de fluconazol para a prevenção de colonização e infecção por Candida sp em recém-nascidos de extremo baixo peso. Em estudos multicêntricos envolvendo mais de 4 mil recém-nascidos, com pesos variando de menores de 1.500 g e menores de 1.000 g, a redução da infecção fúngica sistêmica foi de 83%. Em subanálise, foi demonstrado que a eficácia é maior (aproximadamente 90%) em recém-nascidos com extremo baixo peso (peso inferior a 1.000 g e inferior a 750 g).

Em relação à segurança da profilaxia com fluconazol e ao risco de surgimento de resistência fúngica aos antifúngicos utilizados atualmente, as revisões recentes têm demonstrado que nenhum efeito adverso significativo foi documentado e nenhuma resistência significante foi relatada. No entanto, a recomendação da Infectious Disease Society of America (IDSA) é a profilaxia aos EBP em serviços com alta incidência (5% a 10%) de candidíase invasiva em que todas as outras medidas não farmacológicas já tenham sido implantadas.

A dose de profilaxia de fluconazol recomendada é de 3 mg/kg/dose, via endovenosa, a cada 3 dias por um período mínimo de 2 semanas e máximo de 6 semanas ou até a retirada de cateter venoso central, efeitos adversos ao fluconazol (elevação de enzimas hepáticas e colestase) e desenvolvimento de infecção por Candida sp.

Os recém-nascidos elegíveis para a profilaxia com fluconazol são os com peso de nascimento inferior a 1.000 g, idade cronológica de 5 dias de vida ou menos, sem sinais de insuficiência hepática.

Tratamento da infecção sistêmica

O tratamento empírico das suspeitas de infecção fúngica é difícil de ser indicado. Se a anfotericina traz toxicidade, o retardo do início do tratamento, por sua vez, proporciona maior risco de mortalidade, mas também hemorragias intraventriculares, doença pulmonar crônica, retinopatia da prematuridade e atraso no desenvolvimento neuropsicomotor.

O início precoce do tratamento e a retirada de cateteres centrais continuam sendo os grandes preditores de sucesso da terapêutica.

O uso da informação da colonização associado a fatores de risco (Quadro 54.1) tem auxiliado na decisão da terapêutica empírica. A terapêutica empírica por 48 a 72 horas, enquanto espera-se a confirmação diagnóstica pela positividade das culturas ou reação em cadeia de polimerase, tem sido frequentemente utilizada, pois a mortalidade induzida pela Candida cresce de 38% a 50% quando se inicia o tratamento antifúngico 2 dias após a positividade das culturas.

Atualmente, existem quatro classes de drogas antifúngicas para o tratamento da infecção fúngica invasiva (Quadro 54.3).

Todas essas drogas são efetivas e bem toleradas. A anfotericina B deoxicolato, anfotericina B, formulações lipídicas, fluconazol, 5-fluocitosina e, agora, a caspofungin são utilizados em neonatologia. O micafungin ainda não foi liberado para uso pediátrico nos Estados Unidos; entretanto, no Japão e na Europa, foi aprovado seu uso pediátrico, inclusive para recém-nascidos no tratamento de candidíase invasiva.

Quadro 54.3 Classes de antifúngicos para o tratamento de infecção fúngica invasiva.

a) Polienos
Anfotericina B deoxicolato (tradicional)
Anfotericina B – formulações lipídicas
1. Complexo lipídico da anfotericina B (anphotericin B lipid complex – ABLC)
2. Suspensão coloidal de anfotericina B (amphotericin B colloidal dispersion – ABCD)
3. Anfotericina lipossomal (lipossomal anfotericina B – L – anphotericin B)

b) Triazoles
• Fluconazol
• Itraconazol
• Voriconazol
• Posoconazol
• Ravuconazol

c) Piridin fluorinadas
4. fluocitosina

d) Equinocandinas
• Caspofungin
• Micafungin
• Anidulafungin

Fonte: Desenvolvido pela autoria.

Anfotericina B deoxicolato (convencional)

É um macrolídeo polieno, que age ligando-se ao ergosterol da membrana celular, resultando no aumento da permeabilidade da membrana e lise e morte celular.

Como não é absorvida por via oral, é utilizada por via endovenosa combinada com deoxicolato, que melhora a sua solubilidade. Na corrente sanguínea, a anfotericina B se dissocia do deoxicolato para se ligar às proteínas plasmáticas distribuindo-se posteriormente aos tecidos. Apresenta pequena penetração no LCR e no SNC, mesmo na presença de inflamação meníngea.

Os principais efeitos colaterais da anfotericina B incluem nefrotoxicidade, hepatotoxicidade, mielotoxicidade e, menos frequentemente, cardiotoxicidade. Reações adversas relacionadas à infusão não têm sido relatadas, no entanto a administração rápida ou com concentração superior a 0,1 mg/mL pode promover convulsões e calafrios. A nefrotoxicidade é cumulativa e induz alterações hidroeletrolíticas sistêmicas e caracteriza-se por acidose tubular renal com perda urinária de potássio e, consequentemente, hipopotassemia que, por sua vez, resulta em hipocalcemia. Pode haver hipomagnesemia, flebite no sítio de infusão. A posologia, a via, o tempo de infusão e o tempo de tratamento estão descritos na Tabela 54.1.

Formulações lipídicas da anfotericina B

São menos nefrotóxicas que a convencional, porém ainda causam elevação dos níveis séricos de creatinina e distúrbios hidreletrolíticos. Pelo menor efeito tóxico, as doses são mais elevadas e o tempo de tratamento é mais curto (Tabela 54.1). No entanto, o alto custo dessas medicações restringe a indicação de tratamento aos pacientes refratários ao tratamento convencional ou que apresentam intolerância à formulação convencional.

Fluconazol

É um antifúngico de ação fungostática pelo seu efeito na inibição da enzima responsável pela síntese do ergosterol da membrana celular. Está disponível para uso oral e endovenoso (Tabela 54.2). É bem absorvido pelo trato gastrointestinal, liga-se pouco às proteínas plasmáticas e distribui-se rapidamente ao tecido, inclusive sistema nervoso central (SNC).

Os efeito adverso mais relatado é a hepatotoxicidade com elevação reversível das transaminases, podendo haver aumento de bilirrubina direta, mesmo na ausência do aumento das transaminases em recém-nascidos com profilaxia por 6 semanas e resolvendo-se com a interrupção do tratamento.

Outros triazólicos

Itraconazol, voriconazol, posoconazole e ravuconazol não estão recomendados para uso em neonatologia.

Em relação ao voricanazol, há relato de dois casos na literatura de recém-nascidos de extremo baixo peso (peso de nascimento de 600 g e 540 g) que evoluíram com aspergilose cutânea refratária a tratamento com anfotericina B. Esses recém-nascidos receberam voriconazol por 18 dias e 55 dias, respectivamente, com sucesso da resposta terapêutica. No entanto, a posologia desse medicamento

Tabela 54.1 Drogas antifúngicas de uso sistêmico em recém-nascidos.

Anfotericinas B								
Característica química (nome comercial)	Via	Posologia	mg/kg/dia	Tempo de infusão	Intervalo (horas)	Concentração máxima	Soluções Compatíveis	Tempo de tratamento
Convencional (Amphocin*; Fungizon*)	EV	Dose	1 a 1,5	2-6 horas	24/24	0,1 mg/mL	SG 5% ou SG 10% (acesso central)	25 a 30 mg/kg (dose acumulada)
Complexo Lipídico (Abelcet*)	EV	Dose	2,5 a 5	2 horas (2,5 mg/kg/horas)	24/24	< 2 mg/mL	SG 5%	14 dias após HMC negativa
Liposomal (AmBisome*)	EV	Dose	5 a 7	2 horas	24/24	4 mg/mL	SG5 % SG10 %	14 dias após HMC negativa
Suspensão coloidal (Amphocil*; Amphotec*)	EV	Dose preconizada	3 a 5	2 horas	24/24	< 2 mg/mL	SG 5%	14 dias após HMC negativa
		Iniciar	1					
		Aumentos diários	1					

Fonte: Desenvolvida pela autoria.

Tabela 54.2 Drogas antifúngicas de uso sistêmico em recém-nascidos.

Fluconazol						
Característica química (nome comercial)	Via	Situações clínicas	Posologia	Tempo de infusão	Soluções compatíveis	Concentração máxima
Fluconazol	EV/VO	1) Infecções sistêmicas	Ataque 12 a 25 mg/kg		1 a 2 horas (Não exceder 200 mg/hora)	2 mg/mL
			Manutenção 6 a 12 mg/kg/dose			
		2) Profilaxia	3 mg/kg/dose			
Idade pós-concepcional		≤ 29 semanas			30 semanas	
Idade pós-natal (dias)		0 a 14 dias	> 14 dias		0 a 7 dias	> 7 dias
Intervalo (horas)		48/48	24/24		48/48	24/24
Flucitosina Característica química (nome comercial)	Via		Posologia		Intervalo	
5-fluocitosina (Ancobon)	VO		12,5 a 37,5 mg/kg/dose		A cada 6 horas	

Observação: Monitorizar funções renais, hepáticas, K, hemograma (eosinofilia).
Fonte: Desenvolvida pela autoria.

para recém-nascidos não está estabelecida e há risco de toxicidade retiniana.

Fluocitosina

Este medicamento no organismo é convertido a fluorouracil, que, inibindo a timidilato-sintetase, altera a síntese do DNA e a síntese proteica do fungo. É bem absorvida pelo trato gastrointestinal e liga-se pouco às proteínas plasmáticas. Tem sido utilizada em associação à anfotericina B ou formulações lipídicas pelo seu sinergismo e boa penetração no SNC. A 5-fluocitosina está disponível somente para administração via oral (VO), o que limita seu uso em prematuros extremos, que, frequentemente, não toleram medicações orais.

Equinocandinas

São drogas que interferem na biossíntese da parede celular do fungo pela inibição da enzima 1,3 D glucano-ssintetase. O 1,3 D glucano é componente da parede celular de muitos fungos filamentosos e de leveduras.

Agem diferentemente de outros fungos, na parede celular, e não na membrana celular. Consequentemente, não ocorrem efeitos na membrana celular do hospedeiro e a tolerância ao medicamento é melhor.

As equinocandinas são fungicidas contra todas as espécies de *Candida*, inclusive as resistentes ao fluconazol. No entanto, são fungostáticas contra *Aspergillus* sp. Com alta taxa de ligação às proteínas plasmáticas (superior a 95%), têm distribuição para todos os tecidos, inclusive sistema nervoso central (SNC).

Caspofungin

Seu uso tem sido limitado a casos refratários de infecção sistêmica pelas cândidas ou como terapêutica de "salvamento" ou ainda em associação a outros antifúngicos. Outras indicações são abscessos intra-abominais, peritonite, infecção pleural e alguns pacientes intolerantes à anfotericina B.

Tem ação discutida na *Candida parapsilosis* e *Criptococcus neoformans* por esses fungos apresentarem resistência intrínseca ao caspofungin.

É metabolizado no fígado e excretado lentamente na urina e fezes e, na insuficiência renal, não é necessário ajustar a dose.

Sua eficácia é equivalente à da anfotericina B, com efeitos tóxicos substancialmente menores.

A dose de 25 mg/m², equivalente a 2 mg/kg, tem sido comparada na farmacocinética com a dose de 50 mg/dia em adultos com candidíase orofaríngea.

Recomenda-se dose diária, com *intervalo* a cada 24 horas e *tempo de infusão* de 1 hora. A diluição deverá ser feita com soro fisiológico e não se deve utilizar soro glicosado.

O *tempo de tratamento* ainda não está estabelecido.

Odio et al., em 2004, com série de casos com dez pacientes (um recém-nascido a termo e nove recém-nascidos pré-termo), iniciaram a dosagem de 1 mg/kg/dia por 2 dias e, a seguir, 2 mg/kg/dia e relataram que todas as hemoculturas foram negativas entre 3 e 7 dias.

Natarajan et al., em 2005, avaliaram 13 recém-nascidos pré-termo com idade gestacional variando de 24 a 28 semanas e que falharam no tratamento com antifúngicos tradicionais. Dos 13, houve esterilização da cultura em

11 e a duração do tratamento foi de 2 a 43 dias, com média de 18 dias, porém a duração do tratamento, na sua maioria, foi de 14 dias após as culturas negativas (número clássico na literatura).

Quanto aos efeitos colaterais, foram observados febre, náuseas, vômitos, flebites, tromboflebites, mas observaram-se também hipercalcemia, hipocalemia, hipermagnesemia, hiperfosfatemia e aumento das transaminases e de bilirrubina direta isoladamente.

Micafungin

É uma equinocandina com atividade fungicida concentração-dependente contra a maioria das espécies de cândida (*C. albicans*; *C. parapsilosis*, *C. glabrata*; *C. tropicalis*, *C. krusei*), incluindo as resistentes ao fluconazol.

É um medicamento que ainda está sendo licenciado para o uso em adultos e seu uso no paciente neonatal é considerado *off-label* pela Food and Drug Administration (FDA), dos nos Estados Unidos. Na Europa e no Japão, foi aprovado para uso pediátrico, e inclusive neonatal, para tratamento de candidíase invasiva ou para uso profilático contra infecções por cândida em pacientes neutropênicos e transplantados de medula óssea.

Há poucos estudos sobre a farmacocinética e a segurança deste medicamento em recém-nascidos. Os estudos apresentaram dosagens que variam de 0,75 mg/kg; 1,5 mg/kg; 3 mg/kg; 7 mg/kg; 10 mg/kg a até 15 mg/kg.

A maioria dos estudos aborda recém-nascidos com peso inferior a 1.000 g ou a 1.500 g e todas as dosagens foram bem toleradas.

Apesar das limitações existentes na literatura sobre o micafungin em recém-nascidos, a *posologia* de 7 mg/kg/dia a 10 mg/kg/dia parece ser a opção viável de tratamento para os recém-nascidos com candidíase invasiva. A dose de 10 mg/kg/dia resulta em nível de exposição sistêmico com efeito fungicida em SNC, sugerindo a dosagem para meningites fúngicas.

Recomenda-se dose diária com *intervalo* a cada 24 horas e *tempo de infusão* de pelo menos 1 hora. A *diluição* pode ser feita com soro fisiológico ou soro glicosado a 5%.

O *tempo de tratamento* máximo nos estudos foi de 5 dias e a segurança para estender este período não foi estabelecida.

Quanto aos efeitos colaterais, foram relatados hipocalemia, aumento da fosfatase alcalina, febre, flebite, trombocitopenia e sintomas mediados por histamina (*rash*, edema facial, vasodilatação).

Anidulafungin

Outra equinocandina cuja formulação requer constituição com etanol. A segurança entre pacientes pediátricos em relação à capacidade de metabolismo e decréscimo do etanol (em especial os prematuros) não está estabelecida.

Tabela 54.3 Drogas antifúngicas de uso sistêmico em recém-nascidos.

Micafugin Caracterísitca química (nome comercial)	Via	Posologia	mg/kg/dia	Tempo de infusão	Intervalo (horas)	Concentração máxima	Soluções compatíveis	Tempo de tratamento
Mycamine®	EV	Inicial	7 a 10	1 hora	24/24	< 1,5 mg/mL (4 mg/mL)	SG 5% ou SF	4 a 5 dias*
Caspafungin	Via	Posologia	mg/kg/dia	Tempo de	Via	Posologia	mg/kg/dia	Tempo de
Cancidas®	EV	Dose	25 mg/m² ou 2 mg/kg	1 hora	24/24	< 0,5 mg/mL	SF (não usar SG)	14 dias após* HMC negativa

* Ver texto; EV: (via) endovenosa; SF: soro fisiológico.

Fonte: Desenvolvida pela autoria.

■ BIBLIOGRAFIA CONSULTADA

Benjamin DK, Garges H, Steinback WJ. Candida blood-stream infection. In: neonates. Sem Perinatol. 2003;27(5)375-83.

Benjamin DK, Pode C, Steinback WS, et al. Neonatal candidemia and end-organ damage: a critical appraisal of the literature using meta-analytic techniques. Pediatr. 2003;112(3),634-40.

Carter JE, Laurin JÁ, Evans TN, Estrada B. Neonatal Candida parapsilosis meningitis and empyema related to epidural migration of a central venous catheter. Cli Neurol Neuross. 2008;110;614-618.

Garland JS, Uhig MR. Strategies to prevent bacterial and fungal infection in the neonatal intensive care unit. Clin Perinatol. 2009;36;1-13.

Kaufman DA, Manzoni P. Strategies to prevent invasive candidal infection in extremely pre-term infants. Clin Perinatol. 2010;37:611-628.

Manzar S, Kamat M, Pyati S. Caspofungin for refratary candidemia in neonates. Pedaitr Infect Dis J. 2006;25,282-283.

Manzoni P, Stolfi I, Pugni l, et al. A multicenter randomized trial of prophylactic fluconazole in preterm neonates. N Engl J. Med. 2007;356(24):2483-2495.

Moylett EH. Neonatal candida meningitis. Sem Pediatr Inf Dis. 2003;14(2)115-122.

Rowen JL. Fungal Infections in the neonatal intensive care unit. Sem Pediatr Inf Dis. 2001;v12,n 2,107-114.

Sims CR, Ostosky-Zeicher L. Neonatal fungal infectious. In: Ohls RK, Yoder MC. Hematology, Immunology and Infectious disease. Neonatology Question and Controversies. 2008;262-278.

Steinback WJ, Benjamin DK. New agents under development in children and neonates. Curr Opin Infect Dis. 2005;18,484-489.

Erros Inatos do Metabolismo

55

■ Giselle Garcia Origo Okada   ■ Edna Maria de Albuquerque Diniz

Introdução

As doenças metabólicas hereditárias, individualmente, são consideradas raras; porém, quando verificamos a incidência cumulativa, ou seja, todos os erros inatos conjuntamente, elas alcançam números próximos a 1:800-2.500 nascidos vivos. Não há dúvidas de que existe um número considerável de crianças, e até mesmo adultos, com estas patologias sem o diagnóstico; muitas vezes, a suspeita está presente quando já há histórico de óbitos em crianças ou recém-nascidos (RN) em uma família sem aparente causa.

O objetivo do diagnóstico precoce é evitar danos neurológicos, morte e, quando não há uma terapia efetiva, garantir um aconselhamento genético ao casal. Os erros inatos do metabolismo (EIM) são de herança genética; na maioria, autossômica recessiva, ou seja, com risco de recorrência de 25% a cada gestação de pais heterozigotos. Algumas doenças são de herança ligada ao X; portanto, se a mãe é portadora da mutação, haverá o risco de recorrência de 50% no sexo masculino e 50% de filhas portadoras, sendo que nestas últimas existe a possibilidade de gerar filhos doentes.

Este capítulo tem o objetivo de apresentar uma variedade de sinais que devem alertar o pediatra, principalmente no período neonatal, para a suspeita de um EIM e, diante da respectiva suspeita, como iniciar a investigação laboratorial e o tratamento precoce de complicações agudas focalizando a estabilização destes pacientes e a prevenção de danos neurológicos.

Definição

As doenças metabólicas hereditárias resultam da falta de atividade de uma ou mais enzimas ou defeitos no transporte de proteínas; como consequência, haverá acúmulo de substâncias que estão normalmente em pequena quantidade, ou deficiência de produtos intermediários, ou de produtos finais ou, ainda, excesso de vias metabólicas acessórias, resultando nos mais variados sinais e repercussões clínicas. Os principais grupos de EIM com alguns exemplos são:

Defeitos dos aminoácidos

- Cistinúria;
- Fenilcetonúria;
- Tirosinemia;
- Homocistinúria;
- Hiperglicinemia não cetótica;
- Doença da urina do xarope de bordo; leucinose;
- Deficiência de piridoxina.

Acidemias orgânicas

- Acidemia isovalérica;
- Acidemia propiônica;
- Acidemia metilmalônica;
- Deficiência múltipla da carboxilase;
- Acidemia glutárica tipo I;
- Deficiência da biotinidase.

Doenças dos carboidratos (intolerância e depósito)

- Galactosemia;
- Intolerância hereditária à frutose;

- Deficiência hereditária da frutose 1,6 difosfatase;
- Doença de Von Gierke;
- Doença de Pompe.

Defeitos do ciclo da ureia
- Deficiência da carbamil fosfatossintetase;
- Deficiência da ornitina transcarbamilase;
- Citrulinemia;
- Acidúria arginosuccinica;
- Hiperamonemia transitória neonatal.

Defeitos de betaoxidação dos ácidos graxos
- Deficiência da Acil-CoA-desidrogenase de cadeia média;
- Deficiência da Acil-CoA-desidrogenase de cadeia curta;
- Deficiência da Acil-CoA-desidrogenase de cadeia longa;
- Deficiência de transporte plasmático da carnitina;
- Deficiência da carnitina-palmitoiltransferase.

Doenças mitocondriais e hiperlacticemias congênitas
- Deficiência da citocromo C-oxidase;
- Deficiência do complexo piruvatodesidrogenase;
- Deficiência de piruvatocarboxilase.

Doenças lisossomiais
- Gangliosidose GM tipo I;
- Doença de Tay Sachs;
- Doença de Fabry;
- Doença de Gaucher;
- Doença de Farber;
- Doença de Nieman-Pick;
- Mucopolissacaridose tipo VI;
- Mucolipidose tipo II.

Doenças dos peroxissomos
- Síndrome de Zellweger;
- Adrenoleucodistrofia neonatal.

Doenças do metabolismo de metais
- Hemocromatose;
- Deficiência do cofator molibdênio;
- Deficiência de sulfito-oxidase.

Porfirias
Outros:
- Síndrome de Crigler Najar;
- Deficiência de alfa-1 antitripsina.

Manifestações clínicas

Geralmente as manifestações dos EIM são inespecíficas em pacientes com descompensação aguda como recusa alimentar, vômitos, desidratação, letargia, acidose metabólica, hipotonia e convulsão. Sintomas neurológicos e gastrointestinais são os mais frequentes, sendo muito semelhantes a um quadro de sepse, que também pode estar presente nestes pacientes mais suscetíveis a infecções; impondo, muitas vezes, também o diagnóstico diferencial com infecções congênitas, intoxicações medicamentosas ou por drogas ilícitas, doença cardíaca dependente de canal arterial e hiperplasia congênita de supra-adrenal.

Alguns dados da história clínica devem ser pesquisados como história de consanguinidade, atividade fetal (nas hiperlacticemias congênitas, é comum hipotonia intrauterina), condições de nascimento (a asfixia neonatal pode estar presente em doenças mitocondriais). Problemas gestacionais como hemólise, elevação das enzimas hepáticas, plaquetopenia, esteatose hepática aguda e hiperemese persistente têm sido relacionados a fetos com defeito da betaoxidação dos ácidos graxos. EIM são a terceira causa de hidropsia fetal, assim como outras intercorrências na unidade de cuidados intermediários neonatais: distúrbios metabólicos de difícil controle; síndrome convulsiva; baixo ganho ponderal; retardo no desenvolvimento neuropsicomotor; ou involução de aquisições. História de consanguinidade, abortos de repetição, óbitos neonatais ou infantis de causa não esclarecida devem desencadear a suspeita e a investigação de EIM.

Na Tabela 55.1, estão os principais sinais e sua correlação com os principais grupos de doenças metabólicas congênitas.

Sintomas agudos graves

Alguns erros inatos do metabolismo são caracterizados por sintomas agudos graves associados à intolerância à proteína, logo são RN normais que descompensam quando a ingestão da proteína está instituída; os sintomas se iniciam com horas a dias de vida, evoluem com encefalopatia metabólica, apresentando letargia, vômitos, convulsões, espasmos e culminando com apneia e o coma metabólico; são exemplos as acidemias orgânicas, os defeitos do ciclo da ureia e os distúrbios dos aminoácidos. Alguns RN podem evoluir com taquipneia em razão da acidose metabólica nos casos de acidemias orgânicas ou, no caso de defeitos do ciclo da ureia, há uma hiperventilação com alcalose respiratória no coma hiperamonêmico.

Vômitos persistentes podem suscitar a suspeita de EIM, sendo frequente em idades após o período neonatal.

Diante da suspeita de uma descompensação aguda por EIM, a investigação laboratorial inicial que deverá ser realizada está no Quadro 55.1; apesar de alguns exames não estarem disponíveis em todos os hospitais, eles podem ser encaminhados para laboratórios de referência ou para unidades de referência de grandes centros médicos.

Tabela 55.1 Achados clínicos nos EIM de acordo com o grupo de erro considerado.

Manifestações clínicas e laboratório	A	B	C	D	E	F	G	H	I
Episódico	++	++	++	++	+	+	–	–	–
Dificuldade alimentar	++	+	++	+	+	+	+	–	–
Odor anormal	+	+	–	–	–	–	–	–	–
Letargia, coma	+	+	+	+	+	+	–	–	–
Convulsões	+	+	+	–	+	+	+	–	+
Regressão de DNPM	+	+	+	–	+	–	+	++	+
Hepatomegalia	+	+	+	+	+	+	–	+	+
Hepatoesplenomegalia	–	–	–	–	–	–	–	+	+
Esplenomegalia	–	–	–	–	–	–	–	–	+
Hipotonia	+	+	+	–	+	+	+	–	+
Cardiomaiopatia	–	+	–	+	+	+	–	+	–
Fácies grosseira	–	–	–	–	–	–	–	++	–
Anomalias congênitas	–	+	–	–	+	–	+	–	–
Hipoglicemia	+	+	–	+	+	+	–	–	–
Acidose	+	++	–	+	+	–	–	–	–
Hiperamonemia	+	+	++	+	+	–	–	–	–
Cetose	+	+	+	–	–	+	–	–	–
Hipocetose	–	–	–	+	–	–	–	–	–

A: aminoacidopatias; B: acidúrias orgânicas; C: doença do ciclo da ureia; D: defeitos dos ácidos graxos; mitocondriopatias; F: doenças dos açúcares; G: doenças dos peroxissomos; H: mucopolissacaridoses; I: esfingolipidoses; ++: usualmente presente; +: pode estar presente; –: geralmente ausente.

Fonte: Adaptada de Wappner, RS. Biochemical diagnosis of genetic diseases. Ped. Ann. 1993;22(5):282-297.

Quadro 55.1 Exames para iniciar a investigação de EIM.

Exames séricos	Gasometria arterial, eletrólitos (para cálculo do ânion *gap*) glicemia, amônia, lactato, hemograma Enzimas hepáticas e musculares, coagulograma e ácido úrico
Exames urinários	Urina tipo1 (pH, glicose, cetonas) Triagem urinária para aminoácidos, açúcares e ácidos orgânicos

Fonte: Adaptado de Cloherty JP, Eichenwald EC, Stark AR. Manual of neonatal care. 7 ed. Philadelphia: Lippincott Williams e Wilkins, 2012; p. 826-848.

Hiperamonemia

Trata-se de quadro grave, frequentemente fulminante, que necessita de medidas urgentes com o objetivo de evitar o óbito e sequelas neurológicas importantes; o grau de comprometimento neurológico dependerá da duração e da intensidade do coma hiperamonêmico. As principais doenças metabólicas hereditárias que se apresentam com a hiperamonemia são os defeitos do ciclo da ureia e acidemias orgânicas, também se faz necessário diagnóstico diferencial com a hiperamonemia transitória neonatal (HATN), em que os níveis de amônia geralmente são mais baixos. Os sintomas nas primeiras 24 horas de vida são mais frequentes na HATN, acometendo prematuros tardios, com doença pulmonar aguda; não são recorrentes e, quando tratados, estão associados a menor dano neurológico.

Os sintomas após 24 horas de vida estão relacionados aos defeitos do ciclo da ureia ou acidemias orgânicas. Nos defeitos do ciclo da ureia, a hiperamonemia é grave, resultando em coma e danos encefálicos irreversíveis se não tratada precocemente. Os mais frequentes defeitos neste grupo são as deficiências de carbamil-fosfatossintetase ou de ornitina transcarbamilase; não há acidose metabólica, e o nível plasmático de citrulina está baixo ou indetectável, fazendo o diagnóstico diferencial com a HANT, em que esses níveis estão normais. A deficiência da carbamil-fosfatossintetase é de herança recessiva, com igual frequência em ambos os sexos, apresenta a dosagem baixa de ácido orótico na urinao, ao contrário da deficiência de ornitina transcarbamilase, na qual esse metabólito está aumentado na urina, sendo que este último EIM de herança ligada ao X raramente produz sintomas agudos de hiperamonemia em RN do sexo feminino.

Nas hiperamonemias, em consequência das acidemias orgânicas, geralmente os RN apresentam acidose metabólica e cetonúria; independentemente da presença de acidose, os ácidos orgânicos devem ser pesquisados na urina.

Algumas condições clínicas podem gerar hiperamonemia não significativa como nas disfunções hepáticas em virtude de sepse, infecção herpética e asfixia perinatal, sendo necessário o estudo da função hepática, geralmente os níveis de amônia são baixos e transitórios.

A seguir, a Figura 55.1 descreve a abordagem para hiperamonemia neonatal.

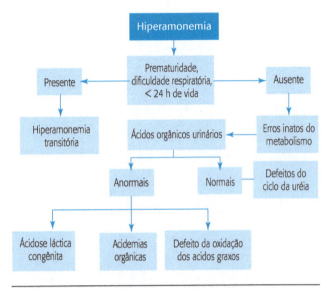

Figura 55.1 Abordagem para hiperamonemia neonatal.

Fonte: Cloherty JP, Eichenwald EC, Stark AR. Manual of Neonatal Care. 6 ed. Philadelphia: Lippincott Williams e Wilkins; 2008. p. 558-573.

Acidose metabólica

A acidose metabólica com o ânion *gap* aumentado, ou seja, acima de 16, sugere EIM com acúmulo de ácidos no organismo; se o ânion *gap* estiver normal, provavelmente há perda de ácidos pelo trato urinário (acidose tubular renal) ou pelo trato gastrointestinal.

As acidemias orgânicas são o principal grupo dos EIM que se manifestam com acidose metabólica fulminante, incluindo a acidemia metilmalônica, propiônica, isovalérica e uma lista ampla neste grupo. Geralmente apresentam aumento do lactato sérico em decorrência de alteração do metabolismo da coenzima A. Neutropenia e trombocitopenia também são frequentes, por isso em alguns casos o diagnóstico de sepse inicial retarda o tratamento adequado; a hiperamonemia também está presente.

Em pacientes com acidose e ácidos orgânicos na urina normais, devemos pensar em deficiências no metabolismo do piruvato ou na cadeia respiratória, a clínica não está relacionada com a ingestão de proteína e a manifestação é mais tardia, na primeira infância com acidose metabólica grave. Para fazer o diagnóstico diferencial neste grupo, calcula-se a relação lactato plasmático-piruvato plasmático; uma razão normal (< 25) sugere defeito na piruvatodesidrogenase ou na gliconeogênese, e uma razão elevada sugere deficiência da piruvatocarboxilase na cadeia respiratória ou uma mitocondriopatia.

A seguir, a Figura 55.2 descreve uma abordagem para investigação de acidose metabólica neonatal.

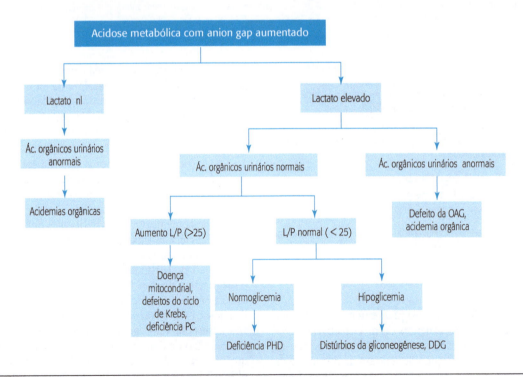

Figura 55.2 Abordagem para investigação de acidose metabólica neonatal.

DDG: doença de depósito de glicogênio; L/P: relação lactato/piruvato; OAG: oxidação dos ácidos graxos; PC: piruvatocarboxilase; PDH: piruvatodesidrogenase.

Fonte: Adaptada de Cloherty JP, Eichenwald EC, Stark AR. Manual of neonatal care. 7. ed. Philadelphia: Lippincott Williams e Wilkins, 2012; p. 826-848.

Encefalopatia aguda metabólica

Os principais EIM que se apresentam com quadro de encefalopatia aguda são as acidemias orgânicas, os defeitos do ciclo da ureia, alguns defeitos na cadeia de aminoácidos como a doença da urina do xarope de bordo, hiperglicinemia não cetótica e deficiência do cofator molibdênio. Os primeiros três grupos estão associados à intolerância à ingestão de proteína, iniciando-se horas ou dias após a alimentação, com alterações laboratoriais presentes. Nas acidemias orgânicas e nas doenças de aminoácidos, há acidose metabólica, aumento de cetonas no sangue e urina. No grupo dos defeitos do ciclo da ureia, os níveis de amônia séricos são muito elevados, porém nos dois últimos grupos citados, não há grandes alterações laboratoriais.

Na hiperglicinemia não cetótica, não há acidose, não há hiperamonemia, o diagnóstico é confirmado pela mensuração da glicina no líquido cefalorraquidiano (LCR) e sua relação com a glicina plasmática, sendo muito elevada em relação à dosagem plasmática. Mesmo com o tratamento precoce, a maioria das crianças com esta desordem vai a óbito ou evolui com sequelas neurológicas graves. O RN apresenta quadro clínico neurológico rapidamente progressivo, convulsões de difícil controle e coma; soluços podem também ser observados. Na avaliação eletroencefalográfica, há frequentemente um padrão eclosivo de supressão.

Outra desordem que se manifesta com quadro neurológico grave e sem achados laboratoriais é a deficiência do cofator molibidênio, os achados neurológicos são indistinguíveis de um quadro de encefalopatia hipoxicoisquêmica, os pacientes, quando sobrevivem, desenvolvem paralisia cerebral, retardo mental e convulsões; apresentam hipourecemia e alterações oftalmológicas. Para confirmação do diagnóstico, é realizada pesquisa de sulfito na urina em razão de deficiência da enzima sulfito-oxidase que acompanha esta patologia.

Convulsões refratárias sem alterações laboratoriais podem ser em razão da deficiência de piridoxina, piridoxal fosfato ou de ácido folínico mais raramente. Nestes casos, pode-se fazer uma dose de ataque de piridoxina endovenosa (com monitoramento pelo eletroencefalograma), podendo haver resposta imediata e, após, introduzi, piridoxina na dose de manutenção. Quando não houver resposta, pode-se introduzir o piridoxal-fosfato e ácido folínico por via oral (VO) sequencialmente. Todos os grupos citados podem evoluir com intolerância alimentar, vômitos, letargia, convulsões, tônus muscular anormal e coma. Exames de imagem mostram edema cerebral, raramente hemorragia intracraniana.

Hipoglicemia

A hipoglicemia é mais frequente em distúrbios do metabolismo de carboidratos, como a galactosemia, no depósito de açúcares; ou na oxidação dos ácidos graxos. As doenças de depósito de glicogênio tipo I (doença de Von Gierk) ou tipo III ocorrem com maior probabilidade no período neonatal, a hipoglicemia decorre da incapacidade do fígado liberar glicose a partir do glicogênio, sendo mais grave em períodos de jejum; acidose metabólica e hepatomegalia acompanham o quadro. Na doença de deposito tipo II (Pompe), não há hipoglicemia, e sim acúmulo exagerado de glicogênio, resultando em macroglossia, hipotonia e cardiomegalia, podendo evoluir para insuficiência cardíaca no período neonatal.

Os defeitos da oxidação dos ácidos graxos apresentam sintomas mais tardios, geralmente após o 2º mês de vida. Caracteriza-se pela incapacidade de utilizar gordura armazenada na presença de jejum prolongado. Há consumo das reservas de glicogênio, com produção de cetona reduzida, hiperamonemia, acidose metabólica e aminotransferases elevadas, além de associação com a síndrome de Reye. O distúrbio mais frequente é a deficiência da acil CoA-desidrogenase de cadeia média, com incidência de 1:15000 nascidos vivos. Além dos achados citados, essas crianças apresentam risco elevado para a síndrome da morte súbita, sendo frequente o antecedente de óbito de um irmão em razão desta patologia. Além disso, há deficiência secundária de carnitina em decorrência do aumento da excreção urinária de acilcarnitinas. Nestes distúrbios, os ácidos orgânicos são normais e a carnitina sérica está reduzida. O tratamento consiste em administrar quantidade adequada de glicose e evitar jejum prolongado, além da reposição de l-carnitina 50 a 100 mg/kg/dia e restrição de ingestão de gorduras.

Segue Figura 55.3, com a abordagem para investigação de hipoglicemia persistente no RN com suspeita de EIM.

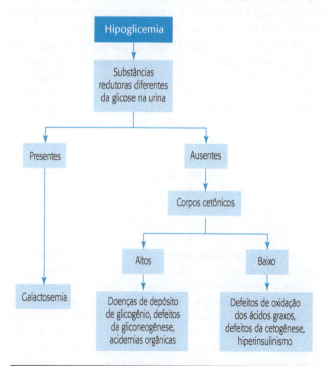

Figura 55.3 Abordagem de hipoglicemia refratária no período neonatal.

Fonte: Adaptada de Cloherty JP, Eichenwald EC, Stark AR. Manual of neonatal care. 7. ed. Philadelphia: Lippincott Williams e Wilkins, 2012; p. 826-848.

Icterícia, disfunção hepática e hepatomegalia

Com exceção das deficiências enzimáticas eritrocitárias de G6PD, piruvatoquinase e das fases iniciais da galactosemia, quando ocorre hemólise em razão dos altos níveis de galactose-1 fosfato nos eritrócitos, a icterícia nos EIM resulta do aumento predominante de bilirrubina de reação direta.

O principal exemplo é a galactosemia, a deficiência da enzima galactose 1-fosfato uridiltransferase resulta em metabolitos tóxicos ao fígado e a outros órgãos. Os sintomas se iniciam no final da 1ª semana de vida em RN recebendo leite materno ou fórmulas contendo a galactose. O quadro clínico caracteriza-se por icterícia, vômitos, baixo ganho ponderal, hipoglicemia, diarreia e catarata, podendo evoluir com graves sintomas neurológicos, doença hepática persistente e sepse por E. coli. Teste negativo de glicose na urina e reação de Benedict positiva na urina indica presença de substância redutora na urina diferente da glicose. Quando existe a suspeita desta patologia, deve-se excluir a ingestão de galactose substituindo o leite utilizado pela fórmula de soja ou outra formulação isenta da galactose até que o diagnóstico seja confirmado. Mesmo com o tratamento adequado, há possibilidade de sequelas tardias como a falência ovariana prematura em mulheres e a síndrome neurológica tardia com ataxia e tremores em ambos os sexos.

RN que recebem dieta contendo frutose podem manifestar precocemente episódios de acentuada hipoglicemia, vômitos e acidose metabólica na presença de intolerância hereditária à frutose, em que, na cromotografia urinária de carboidratos, haverá frutose.

A deficiência de alfa-1 antitripsina pode evoluir com hepatite neonatal ou hepatite granulomatosa, a triagem para estas doenças faz parte da rotina no município de São Paulo, pois estão entre as mais frequentes doenças metabólicas herdadas. A abordagem desta patologia será descrita em capítulo específico neste livro.

A tirosinemia hereditária é outro distúrbio que se apresenta como doença hepática.

Elevações persistentes de bilirrubina indireta sem evidência de hemólise sugere deficiência parcial ou total da enzima glicuraniltransferase, denominada "síndrome de Crigler Najjar", que pode responder ao uso de fenobarbital se a deficiência for parcial.

A hemocromatose é uma importante causa de cirrose congênita, a ferritina sérica e o ferro estão aumentados, porém a transferrina não está elevada; o diagnóstico é confirmado pela biopsia hepática. Crianças com a doença de Niemann-Pick tipo C apresentam icterícia colestática prolongada nos primeiros meses de vida, após um período de normalidade de meses a anos de vida, evoluindo com degeneração neurológica progressiva. A síndrome de Zellweger, ou síndrome cérebro-hepatorrenal é outra causa de icterícia e disfunção hepática, porém há associação com hipotonia e características dismórficas facilitando a suspeita desta patologia dos peroxissomos.

O grupo de EIM que apresenta com mais frequência hepatomegalia e esplenomegalia é o do distúrbio dos lisossomos de acúmulo, porém normalmente não ocorre no período neonatal. São exemplos: GM1-gangliosidose tipo I; doença de Gaucher; doença de Niemann-Pick; e a doença de Wolman. As doenças de acúmulo de glicogênio também podem evoluir com hepatomegalia.

Características fenotípicas grosseiras

Crianças com doenças de depósitos (mucopolissacarídeos ou oligossacarídeos) exibem fácies com características grosseiras, ocasionalmente observadas no período neonatal, principalmente, em pacientes com gangliosidose. A macroglossia é frequente na doença de Pompe.

Diarreia

Pouco frequente nos EIM, com exceção da galactosemia, fibrose cística ou tirosinemia hereditária.

Odores anormais

São frequentes e característicos de determinados EIM, sendo, por muitas vezes, a primeira suspeita diagnóstica.

Na fenilcetonúria, a urina do RN tem odor semelhante a "mofo". Na leucinose, a urina tem odor adocicado, lembrando açúcar queimado ou xarope de bordo, daí o seu nome de "doença da urina de xarope de bordo". Na acidemia isovalérica e glutárica do tipo II, o odor é semelhante ao de "pés suados"; na deficiência múltipla de carboxilases, há odor semelhante à urina de gato.

Características disfórmicas

Os distúrbios dos peroxissomos estão associados a anomalias estruturais; na síndrome de Zellweger e na adrenoleucodistrofia, há hipotonia congênita, dobras epicânticas, fontanelas amplas e cistos renais. Na acidemia glutárica do tipo II, o fenótipo é característico, incluindo fronte ampla, hipertelorismo, baixa implantação das orelhas, defeitos na parede abdominal, rins aumentados, hipospadia e pés em "cadeira de balanço", estas alterações são explicadas pela deficiência energética culminando na teratogenicidade.

Na deficiência da piruvatodesidrogenase, as alterações são semelhantes às da síndrome fetal alcoólica, na qual o aldeído acético na circulação materna inibe a piruvatodesidrogenase. Os achados mais frequentes são: fronte estreita e abaulada; septo largo; nariz curto com narinas curvadas para cima; filtro labial alargado; lábio superior fino; e boca em forma de "peixe".

Pacientes com hiperglicinemia não cetótica apresentam frequentemente agenesia de corpo caloso e alterações na migração neuronal, provocando malformações nas circunvoluções cerebrais.

Alterações oculares

As alterações oculares estão presentes em vários grupos de EIM. Desse modo, é necessária a avaliação oftalmológica. A catarata está associada com a galactosemia, síndrome de Zellweger, homocistinúria e outros distúrbios. O deslocamento do cristalino é observado na homocistinúria, na deficiência do cofator molibdênio, na deficiência do sulfito-oxidase, podendo aparecer precocemente. Nos distúrbios dos peroxissomos, são observadas alterações degenerativas da retina e a turvação da córnea pode estar presente nas mucopolissacridoses e mucolipidoses.

Tratamento

Quando houver suspeita de descompensação aguda em RN por causa de EIM como nas acidemias orgânicas ou defeitos do ciclo da ureia, a terapêutica deve ser precoce, mesmo que ainda sem o diagnóstico definitivo, para evitar o óbito ou sequelas neurológicas graves. Este tratamento imediato visa hidratação, correção de anormalidades bioquímicas (acidose metabólica, hipoglicemia), a remoção rápida dos metabolitos acumulados, prevenção do catabolismo e, se possível, anabolismo, tratamento do fator precipitante (como infecção) e suplementação de cofatores.

Para cada grupo de EIM, há um tratamento específico, o importante é fazer a suspeita precocemente, colher os exames laboratoriais iniciais e começar tratamento da descompensação aguda com apoio e avaliação de um especialista ou em um centro especializado.

Para a remoção dos metabólitos em pacientes criticamente doentes, pode-se utilizar a hemodiálise ou diálise peritonial; a primeira com efetividade superior; porém, há dificuldades técnicas de realizá-la no período neonatal.

Para a prevenção do catabolismo, na suspeita de intolerância à proteína, deve-se descontinuar a dieta com proteína, suspendendo o aleitamento materno ou fórmulas e iniciar-se nutrição parenteral prolongada com aporte calórico adequado na forma de carboidratos e lipídios e restrição inicial de aminoácidos até que haja o diagnóstico definitivo.

Nas acidemias orgânicas, a l-carnitina deve ser suplementada na dose de 100 mg/kg/dia; ajudando na excreção urinária do metabólito acil-CoA e evitando a deficiência secundária de carnitina. A vitamina B12 pode ser administrada, se houver suspeita de acidemia orgânica, na dose de 1 mg, via intramuscular (IM). A biotina na dose de 10 mg, via oral (VO), é administrada nas deficiências de carboxilases. A acidose metabólica deve ser corrigida com bicarbonato de sódio, garantindo sempre a ventilação adequada do paciente.

Nos pacientes com defeitos do ciclo da ureia, são necessárias a suplementação de arginina e a administração de drogas que auxiliem na excreção dos metabólitos como o benzoato de sódio, fenilacetato de sódio e, mais recentemente, fenilbutirato de sódio. Naqueles com deficiência da ornitinacarboxilase, são frequentes novas crises de hiperamonemia, sendo, em alguns casos, fatais. Em pacientes com bom prognóstico neurológico que sobrevivem ao período neonatal, o transplante de fígado deve ser avaliado.

Em casos de convulsões refratárias sem alterações laboratoriais, podem-se utilizar a piridoxina em dose de ataque de 100 mg/kg e avaliação eletroencefalográfica, podendo haver resposta imediata e, após, utilizar a piridoxina na dose de manutenção de 30 mg/kg/dia. Nos casos refratários, pensar em deficiência de piridoxalfosfato, dose indicada de 30 mg/kg/dia e raramente deficiência de ácido folínico na dose de 3 mg/kg/dia.

Na terapêutica crônica para defeitos do ciclo da ureia e para as acidemias orgânicas, deve-se fazer restrição proteica; dependendo do diagnóstico, apenas a restrição materna, podendo-se utilizar o leite materno até fórmulas especiais elaboradas para cada defeito congênito, resultando na estabilidade do paciente.

Distúrbios metabólicos maternos

Com o avanço no diagnóstico e no tratamento dos EIM, é comum que estes pacientes cheguem à idade adulta e queiram ter suas famílias. Além de um aconselhamento genético adequado, há preocupações quanto aos efeitos metabólicos na formação e desenvolvimento fetal, resultando em um controle rigoroso durante toda a gestação.

Temos como exemplo, mulheres com fenilcetonúria que não fizeram uma dieta adequada mesmo antes de engravidar, cujos RN nasceram com a síndrome da fenilcetonúria materna, culminando em retardo do desenvolvimento, microcefalia, restrição do crescimento intrauterino e, em alguns casos, doenças cardíacas congênitas.

Há relatos de gestações em mulheres com doenças de acúmulo de glicogênio, acidemia isovalérica, homocistinúria, acidúria hereditária, sem efeitos adversos no feto e RN.

O que colher no RN criticamente doente com suspeita de EIM

Na vigência eminente de óbito, é importante a obtenção de amostras adequadas para um futuro diagnóstico e aconselhamento genético. Colher e guardar as seguintes amostras: urina congelada, plasma; separado do sangue total e congelado, ou sangue total em heparina lítica, amostras de sangue em papel filtro, se possível fragmento de pele com técnica estéril em solução cristaloide estéril ou meio de cultura de tecidos em temperatura ambiente ou a 37 °C.

Quando autorizada a necropsia, obter amostra de tecido hepático não fixado e congelada a -20 °C, outra amostra de tecido hepático para microscopia eletrônica. Se a necropsia não for autorizada, tentar consentimento para biopsia hepática por punção *post mortem*.

■ BIBLIOGRAFIA CONSULTADA

Applegarth DA, ToonejR, Lowry RB. Incidence of inborn errors of metabolism in British Columbia, 1969-1996. Pediatrics. 2000;105: e10.

Cederbaun S. Metabolic and endocrine disorders of the newborn. In: Avery GB, Fletcher MA, Mac Donald MG (eds.). Neonatology: pathophysiology and management of the newborn. 9. ed. Philadelphia: Lippincott Williams e Wilkins, 2012; p. 209-257.

Champion MP. An approach to the diagnosis of inherited metabolic disease. Arch Dis Child Educ Pract. 2010;95:40-46.

El Hattabe AW, Sutton VR. Inborns errors of metabolism. In: Cloherty JP, Eichenwald EC, Stark AR, editors. Manual of neonatal care. 7. ed. Philadelphia: Lippincott Williams e Wilkins, 2012; p. 826-848.

Leonard JV, Morris AAM. Diagnosis and early management of inborn errors of metabolism presenting around the time of birth. Acta Pediatrica. 2006;95:6-14.

Rezvani I, Rezvani GA. An Approach to inborn errors of metabolism. In: Kliegman RM, Behrman RE, Jenson HB, Stanton BF (eds.). Nelson Textbook of Pediatrics. 20. dd. Saunders. 2015;634-753.

Rice GM, Steiner RD. Inborn errors of metabolism. Pediatr Rev. 2016 Jan; 37(1) :3-15.

Sanderson S, Green A, Preece MA, Burton H. The incidence of inherited metabolic disorders in the West Midlands, UK. Arch Dis Child. 2006;91:896.

Sandlers Y. The future perspective: metabolomics in laboratory medicine for inborn errors of metabolism. Transl Res. 2017;189;65-75.

Saudubray JM, Chappentier C. Clinical phenotypes. Diagnosis/algorithms. In: Metabolic and molecular bases of inherited disease, Scriver CR, Baeudet AL, Sly WS, Valle D (eds.). New York: Mc Graw-Hill, 2001; p. 1327.

Saudubray JM, Garcia-Cazorla A. Inborn errors of metabolism overview: pthophysiology, manifestations, evaluation, and mangement. Pediatr Clin North Am. 2018;65:179-208.

Saudubray JM, Nassogne MC, Lonlay P, Touati G. Clinical approach to inherited metabolic disorders in neonates: an overview. Semin Neonatol. 2002;7:3-15.

Velazquez A, Amieva MV, Aullano IC, et al. Diagnosis of inborns errors of metabolism. Arch Med Res. 2000;31:145-150.

Vernon H. Inborn errors of metabolism advances in diagnosis and therapy. JAMA Pediatr. 2015; 169:778-82.

Wang HS, Kuo MF, Chou ML, et al. Pyridoxal phoshate is better than pyridoxina for controlling idiopathic intractable epilepsy. Arch Dis Child. 2005;90:512.

Wappner RS, Hainline BE. Introduction to inborns errors of metabolism. In: Oski's pediatrics. Principles and practice. 4. ed. Mc Millan JA, Frigin RD, DeAngelis C, Jones MD (eds.). Philadelphia: Lippincott, Willimas and Wilkins, 2006; p. 2145.

Wappner RS. Biochemical diagnosis of genetic diseases. Ped. Ann. 1993;.22(5):282-297.

Afecções Cirúrgicas mais Frequentes

■ Uenis Tannuri

Para fins de melhor apresentação didática, o presente capítulo será dividido em emergências respiratórias (torácicas e cervicais) e abdominais.

A maioria das afecções respiratórias do recém-nascido é de caráter emergencial e está relatada a seguir.

Obstrução das vias aéreas superiores

O primeiro movimento respiratório do recém-nascido é efetuado pela abertura da boca, o que gera pressão negativa de quase 70 cm de água. Entretanto, os movimentos respiratórios subsequentes são efetuados basicamente através das narinas, principalmente durante o sono, quando esta via é exclusiva. A respiração oral surge apenas algumas semanas mais tarde e, desta forma, qualquer processo de obstrução nasal no recém-nascido causa asfixia, taquipneia, retração intercostal ou subcostal, dificuldade à inspiração, com choro normal e sem dificuldade expiratória. As causas de obstrução das vias aéreas superiores no recém-nascido estão relacionadas a seguir.

Atresia de coana

Consiste na persistência de um septo membranoso (10% dos casos) ou ósseo (90%) que oclui a coana. Quando unilateral, o quadro clínico é pouco evidente, representado apenas por secreção nasal crônica. Nos casos de defeito bilateral, surge dificuldade respiratória grave, principalmente quando a criança adormece e tende a ocluir a boca. A sucção e deglutição de leite são extremamente dificultosas e acompanhadas de aspiração para as vias aéreas. O lado direito é o mais frequentemente acometido e a incidência em meninas é duas vezes maior do que em meninos.

Cardiopatias, atresia de esôfago, outras malformações digestivas, colobomas ou síndrome de Treacher Collins (disostose mandibulofacial: hipoplasia de maxilar, zigomático e mandíbula, com diminuição do conduto nasal, faríngeo e conduto auditivo) podem estar associadas à atresia de coanas.

O diagnóstico é feito por meio da impossibilidade de passagem de sonda através da narina em direção à faringe. A confirmação diagnóstica pode ser feita pela radiografia do crânio em perfil com administração de contraste na cavidade nasal ou pela tomografia computadorizada.

O tratamento consiste em assistência respiratória, aspiração de secreções e colocação de "chupeta" oral com orifício largo para permitir a respiração bucal. A alimentação pode ser feita através de sonda orogástrica. O tratamento cirúrgico consta de perfuração sob visão direta.

Macroglossia

Pode ser decorrente de hipertrofia ou hiperplasia muscular, ou mesmo acometimento difuso da língua por linfangioma, neurofibroma ou hemangioma (Figura 56.1). A hipertrofia muscular habitualmente ocorre em associação com a síndrome de Beckwith-Wiedeman (onfalocele ou grande hérnia umbilical, visceromegalia – rins, pâncreas, adrenal e fígado –, gigantismo somático ou hemi-hipertrofia e hipoglicemia no período neonatal). Pode haver dificuldade respiratória dependendo do tamanho da língua.

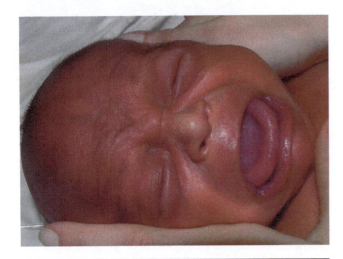

Figura 56.1 Recém-nascido com síndrome de Beckwith-Wiedeman e macroglossia.

Fonte: Acervo da autoria.

Síndrome de Pierre-Robin

A principal característica desta afecção é a micrognatia, com o posicionamento inadequado da língua, que, embora normal em volume, cai sobre a glote ocluindo-a quando a criança permanece em decúbito dorsal (Figura 56.2). Em 70% dos casos, existe algum grau de fissura palatina e, em 20% dos casos, ocorre a associação com cardiopatia. A anomalia pode também se associar a defeitos oculares, síndrome de Moebius, condrodistrofias e disostoses. A morte pode ocorrer precocemente por asfixia, pneumonia aspirativa ou pela cardiopatia. A hipoxemia pode causar retardo mental ou mesmo, em conjunto com hipercapnia, vasoconstrição pulmonar e *cor pulmonale*.

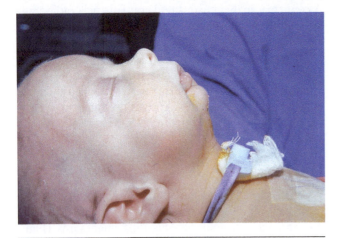

Figura 56.2 Síndrome de Pierre-Robin. Observar a micrognatia.

Fonte: Acervo da autoria.

A colocação da criança em posição de decúbito lateral ou ventral promove pronto alívio da dificuldade respiratória, pois a língua deixa de obstruir a glote. A alimentação pode ser feita através de sonda nasogástrica ou gastrostomia. Recursos cirúrgicos que tentem promover a fixação da língua com pontos são inadequados e ineficazes. Em casos mais graves, recomenda-se traqueostomia para alívio da insuficiência respiratória.

Com o passar do tempo, a criança naturalmente aprende a manipular a língua de modo adequado, ocorre crescimento mandibular satisfatório, com melhora da dificuldade respiratória.

Obstrução da faringe por cistos e tumores

A obstrução à passagem do ar pela faringe pode ser decorrente de tumores ou cistos presentes nesta região, na base da língua ou na boca. Ocorre habitualmente dificuldade para a inspiração, com discreta ou nenhuma dificuldade à expiração. Na parede da faringe, pode se originar cisto dermoide ou branquial. Na base da língua, ao nível da linha média, as anomalias do desenvolvimento da glândula tireoide podem dar origem à tireoide ectópica lingual ou mesmo cisto tireoglosso que causam obstrução à passagem do ar.

Outros tumores encontrados nesta região são: linfangiomas; hemangiomas; teratomas; cisto enterógeno; hemangiopericitomas; tecido cerebral ectópico.

O diagnóstico da presença do tumor na faringe é feito geralmente no momento da intubação endotraqueal. Esse procedimento deve ser realizado para alívio da obstrução respiratória antes da excisão do tumor. Em casos especiais, mais graves, em que não se consegue intubação, torna-se necessária traqueostomia.

Afecções cervicais

Os tumores cervicais congênitos que podem causar obstrução laríngea ou traqueal são: linfangiomas; hemangiomas; teratomas; cisto enterógeno; cistos de origem tímica; bócio congênito (Figura 56.3). Importante lembrar que hemangiomas podem ser pouco visíveis externamente e acometer a glote e a subglote de modo seletivo. Também, em relação aos linfangiomas é comum, além da massa cervical, o acometimento difuso da mucosa da faringe e laringe, o que complica significativamente o tratamento. Finalmente, o bócio congênito de grandes proporções pode causar obstrução traqueal e laríngea.

Em todas estas situações, a medida terapêutica de urgência é a intubação orotraqueal, procedimento que pode ser dificultado pela posição anômala da laringe. Após o alívio da dificuldade respiratória, o diagnóstico pode ser confirmado por meio de radiografias, ultrassonografia e exame endoscópico de laringe e traqueia. Tumores e cistos requerem remoção cirúrgica. Os hemangiomas podem sofrer regressão espontânea ou graças à terapia com corticosteroides. Os hemangiomas de laringe e traqueia são passíveis de remoção endoscópica com laser.

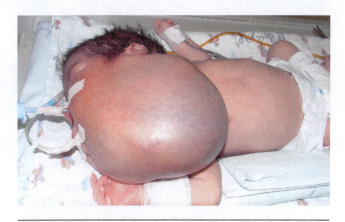

Figura 56.3 Linfangioma cervical de grandes proporções com compressão respiratória.

Fonte: Acervo da autoria.

Laringe

A atresia de laringe é caracterizada pela presença de membrana ao nível das cordas vocais, ou ligeiramente acima, que causa obstrução à entrada do ar. Logo ao nascer, a criança apresenta intensa dificuldade respiratória, com retração da parede torácica e ausência de choro. Outras anomalias congênitas da laringe responsáveis por dificuldade respiratória são: laringomalácia; cistos submucosos; estenose subglótica; paralisia de cordas vocais; e tumores (neurofibroma, linfangioma e hemangioma). Em todas essas situações, ocorrem dificuldade respiratória em diferentes graus de intensidade, choro rouco, estridor ou afonia. Frente a esses sintomas, impõe-se o exame endoscópico para diagnóstico e colocação de sonda endotraqueal para alívio respiratório.

Fissura laringotraqueoesofágica

Resulta do desenvolvimento incompleto do septo traqueoesofagiano. O defeito pode se limitar a uma pequena fissura entre a parede posterior da laringe e o esôfago superior, até uma fissura total em que existe um tubo único, com comunicação completa entre a laringe, cartilagem cricoide e traqueia na frente e, posteriormente, o esôfago. O defeito pode ser mais complexo, com atresia esofágica associada. Logo após o nascimento, o recém-nascido começa a apresentar salivação abundante, aspiração maciça para os pulmões, estridor respiratório, choro normal ou mesmo ausência de qualquer ruído durante o choro. O diagnóstico é inicialmente suspeitado quando o tubo endotraqueal, utilizado para assistência respiratória, desloca-se para o esôfago. Da mesma forma, o posicionamento anterior da sonda nasogástrica, visível na radiografia de perfil, sugere o diagnóstico.

O exame endoscópico sela o diagnóstico. No entanto, às vezes a fissura não é facilmente visível, pois a ela tende a permanecer fechada durante os movimentos respiratórios. A colocação de um tubo endotraqueal discretamente calibroso promove a separação das bordas da fissura, tornando a visualização mais fácil.

O tratamento cirúrgico é complexo. Consiste em secção longitudinal do tubo comum seguido de sutura, construindo-se anteriormente a traqueia e, posteriormente, o esôfago. A tireoide, a laringe e a cricoide são rebatidas lateralmente para a exposição adequada da parede posterior da laringe e da traqueia. A correção é feita por cervicotomia, porém, se houver evidência, por meio de endoscopia prévia, de que o defeito se estende para a traqueia torácica, deve-se realizar também a toracotomia.

Afecções da traqueia e brônquios

Traqueomalácia e bronquiomalácia

São anomalias congênitas frequentes. Decorrem de imaturidade do esqueleto cartilaginoso que, por não ser adequadamente rígido, permite o colabamento da luz da via aérea durante o movimento inspiratório. Quando ocorre comprometimento da porção intratorácica da traqueia, o colapso ocorre também durante a expiração, com estridor expiratório.

O diagnóstico é feito pelo quadro clínico e pela radiografia em posição lateral que demonstra o colapso anteroposterior da traqueia. A endoscopia sela o diagnóstico. Nas crianças com acometimento da porção torácica, ocorre aumento do diâmetro anteroposterior do tórax em virtude da dificuldade expiratória.

A traqueomalácia, embora possa ocorrer como entidade isolada, frequentemente é secundária à fístula traqueoesofágica, à atresia de esôfago, aos tumores mediastinais com compressão traqueal e aos anéis vasculares.

O tratamento tem como base os cuidados respiratórios, principalmente nas crises de infecção respiratória, já que, com o crescimento, existe natural tendência à regressão espontânea.

Estenoses e membranas traqueais

São anomalias congênitas que produzem dificuldade respiratória precocemente. O diagnóstico é feito por exame endoscópico, radiografia contrastada da traqueia ou tomografia computadorizada (Figura 56.4).

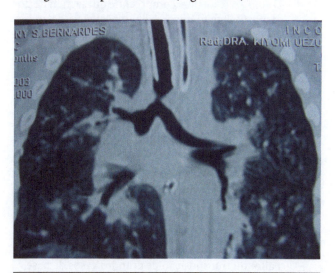

Figura 56.4 Tomografia computadorizada demonstrando estenose segmentar de traqueia.

Fonte: Acervo da autoria.

Membranas e estenoses de pequena extensão respondem satisfatoriamente ao tratamento dilatador por via endoscópica. Estenoses mais rígidas exigem tratamento cirúrgico, que consta de ressecção do segmento acometido seguido de anastomose término-terminal. Quando o acometimento é extenso, realiza-se plástica para ampliação da luz com enxerto de cartilagem.

Cistos e tumores do mediastino

Qualquer tumor mediastinal pode causar compressão traqueal ou brônquica, com hiperinsuflação ou atelectasia do pulmão aerado pelo brônquio comprimido. O quadro clínico é de insuficiência respiratória, dificuldade às mamadas e ausência de ganho ponderal. Às vezes, esses tumores se estendem além do tórax, tornando-se palpáveis no pescoço. Os mais encontrados no recém-nascido são: aumento do volume do timo por hemorragia ou cisto, teratomas mediastinais; cisto broncogênico; duplicação esofágica; hemangiomas; e linfangiomas. Em todas essas situações, a massa é diagnosticada pela radiografia simples do tórax ou tomografia computadorizada. O tratamento é eminentemente cirúrgico.

No mediastino posterior, os neuroblastomas, gangliomeuroblastomas, duplicações esofágicas e meningoceles anteriores podem produzir compressão das vias aéreas.

Compressões vasculares da árvore respiratória

As anomalias do desenvolvimento do arco aórtico podem provocar compressão extrínseca da traqueia e problemas respiratórios ou de forma associada, compressão esofágica e disfagia. O termo "anel vascular" foi inicialmente utilizado e, depois, foi introduzida a designação de "disfagia lusória" para os casos com predominância do sintoma digestivo (lusório = referente ao jogo). Os tipos de compressão vascular são:

1. **Duplo arco aórtico:** compreende quase metade dos casos. O defeito decorre da persistência de ambos os arcos aórticos, direito e esquerdo, em que não ocorreu o natural desaparecimento do arco direito. Como consequência, esôfago e traqueia ficam comprimidos dentro deste anel assim formado. Em geral, um arco é de maior calibre, dominante (o direito que se torna posterior ao esôfago) em relação ao outro, e, em alguns casos, o arco esquerdo, não dominante, pode ser representado por um simples resquício fibroso. Os arcos se unem em plano posterior ao esôfago, continuando com o arco descendente e formando anel vascular em torno da traqueia e do esôfago. As artérias carótidas e subclávia de cada lado originam-se de seu arco homolateral. O duplo arco aórtico pode estar associado a outras cardiopatias, como tetralogia de Fallot ou transposição de grandes vasos de base.

2. **Arco aórtico à direita com persistência do ligamento arterioso:** forma-se um anel completo que comprime esôfago e traqueia, constituído pela aorta ascendente e artéria pulmonar anteriormente, arco aórtico do lado direito e ligamento arterioso e artéria subclávia atrás e à esquerda.

3. **Compressão anterior da traqueia pela artéria inominada anômala:** produz sintomas fundamentalmente respiratórios. O arco aórtico é normal, do lado esquerdo, e a artéria inominada origina-se à esquerda e posteriormente, cruza pela frente da traqueia causando compressão anterior.

4. **Anel formado pela artéria pulmonar:** o tronco da artéria pulmonar não é formado e a artéria pulmonar esquerda se origina posteriormente da pulmonar direita, formando um anel que circunda o brônquio principal direito, passando entre a traqueia e esôfago em direção ao pulmão esquerdo.

5. **Artéria subclávia direita anômala:** essa anomalia ocorre em decorrência do desaparecimento precoce do quarto arco aórtico, responsável pela formação da porção inicial da artéria subclávia direita. Assim, esta artéria passa a ter origem na aorta descendente e atravessa obliquamente o mediastino posterior da esquerda para a direita, atrás do esôfago. Embora possa haver manifestação respiratória e disfagia, na maioria dos casos os sintomas não são relevantes.

Diagnóstico

O sintoma mais comum é a disfagia. Quando há compressão traqueal, os sintomas respiratórios como tosse, respiração ruidosa e secreção pulmonar estão presentes. Em alguns casos, a compressão traqueal causa hiperinsuflação em ambos os pulmões, sendo este o primeiro sinal visualizado na radiografia simples do tórax. As infecções respiratórias e pneumonias podem ocorrer tanto pela compressão traqueal como pela aspiração de leite para a árvore traqueobrônquica, em consequência da compressão esofágica.

A radiografia contrastada do esôfago é o exame mais importante, pois fornece dados que fecham o diagnóstico final na maioria dos casos. O duplo arco aórtico produz típica imagem de dupla compressão (Figura 56.5). O arco aórtico à direita com persistência do ligamento arterioso também produz dupla compressão. A artéria subclávia direita anômala provoca compressão posterior no esôfago. O anel da artéria pulmonar produz compressão na parede anterior do esôfago e na parede posterior da traqueia. Nos casos de compressão traqueal pela artéria inominada, não há disfagia, e, portanto, a radiografia é normal. Os exames endoscópicos da traqueia ou do esôfago podem fornecer subsídios para o diagnóstico nos casos em que a radiografia contrastada do esôfago não for conclusiva. Angiografias e tomografia computadorizada são dispensáveis, pois não fornecem dados para a conclusão diagnóstica.

Tratamento: nos casos sintomáticos, o tratamento cirúrgico se impõe. A via de acesso é a toracotomia posterolateral esquerda. Nos casos de duplo arco aórtico, realizam-se ligadura e secção do não arco não dominante; em geral, o esquerdo, entre a saída das artérias carótidas comuns. Nos casos de artéria subclávia direita anômala, procede-se também à ligadura e às secções desta artéria mediante toracotomia esquerda, sem nenhum comprometimento vascular para o membro superior, em decorrência da circulação colateral previamente existente. Em alguns casos, não se obtém o alívio imediato dos sintomas em virtude de traqueomalácia no local da compressão ou mesmo deformidades traqueais associadas.

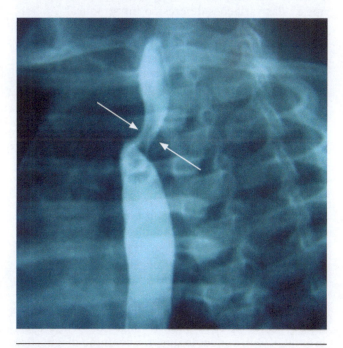

Figura 56.5 Radiografia contrastada de esôfago demonstrando aspecto típico de duplo arco aórtico. Observar a imagem de dupla compressão (setas).

Fonte: Acervo da autoria.

Pulmão

As afecções congênitas do pulmão – cistos, sequestro pulmonar e enfisema lobar – podem causar precocemente desconforto respiratório, pois comprimem o parênquima normal em virtude do fenômeno da hiperinsuflação ou em virtude de infecção secundária. A despeito de terem manifestações clínica e radiológica diversas, apresentam origem comum e correspondência quanto aos aspectos anatomopatológicos. As agenesias e as hipoplasias pulmonares, embora não sejam patologias de resolução cirúrgica, também constituem causa de insuficiência respiratória precoce e serão aqui abordadas.

Embriologia: no embrião de 4 mm, após a separação de esôfago e traqueia, esta última emite duas ramificações que vão até o tórax para formar os brônquios principais durante a 6ª semana. Até a 16ª semana, o pulmão ainda se encontra na fase ganglionar. A partir da 24ª semana até o nascimento, formam-se as ramificações brônquicas e os alvéolos. O processo de "alveolização" do pulmão persiste após o nascimento até o 4º ano de vida e o número de alvéolos aumenta até o 8º ano. A agenesia e a hipoplasia pulmonar ocorrem em virtude de uma falha no desenvolvimento logo após a 4ª semana. O sequestro se origina entre a 6ª e a 8ª semanas, enquanto os cistos se formam em torno da 24ª semana. Essas lesões representam uma anormalidade no processo de formação das ramificações brônquicas.

Cistos congênitos do pulmão e malformação adenomatoide cística

Os cistos congênitos são lesões que se localizam no interior do parênquima pulmonar e que apresentam aspectos histológicos característicos: revestimento interno por epitélio ciliado colunar pseudoestratificado, parede bem definida com fibra muscular lisa, tecido elástico e até cartilagem. Embora apareçam como únicos à radiografia, habitualmente existem septos dentro do cisto, formando várias lojas. A afecção que mais comumente se confunde com o cisto congênito de pulmão é a pneumatocele após infecção estafilocócica. Nesta afecção, embora possa haver revestimento interno com epitélio respiratório, ou parede fibrosa, não há fibras musculares lisas ou cartilagem na parede. Outra patologia que merece destaque como diferenciação diagnóstica é o cisto broncogênico cuja localização é caracteristicamente mediastinal ou paratraqueal, e não no interior do parênquima.

A malformação adenomatoide cística é definida como um tecido pulmonar multicístico no qual ocorre proliferação de estruturas brônquicas. Pode também ser definida como uma displasia pulmonar focal, já que, em muitos casos, identifica-se tecido muscular esquelético na parede do cisto. Diferencia-se dos cistos congênitos pelas seguintes características:

- ausência de cartilagem brônquica;
- ausência de glândulas tubulares brônquicas;
- presença de lojas revestidas de epitélio colunar mucinoso;
- presença de estruturas bronquiolares em grande quantidade sem diferenciação alveolar;
- aumento do lobo afetado com compressão do parênquima vizinho.

São descritos três tipos de malformação adenomatoide cística, segundo as características anatomopatológicas:

1. grandes cistos com parede espessa, muito similar ao cisto congênito;
2. múltiplos cistos pequenos, com menos de 1 cm de diâmetro, separados por tecido pulmonar normal;
3. o terceiro tipo é representado pelo acometimento de todo o lobo do pulmão, correspondendo a uma lesão sólida, com múltiplas estruturas semelhantes a bronquíolos, entremeadas com estruturas alveolares revestidas por epitélio cuboidal. Por vezes, existe vascularização anômala através de artéria oriunda da circulação sistêmica, motivo pelo qual alguns autores classificam essas lesões como sequestro pulmonar.

Finalmente, lembrar que pode haver certo grau de hipoplasia nos outros lobos pulmonares não acometidos, em virtude da compressão exercida durante o desenvolvimento embriológico. Este fato explica a manutenção da insuficiência respiratória em algumas crianças, após a ressecção do parênquima pulmonar doente.

Diagnóstico

O exame ultrassonográfico materno antenatal, em geral, demonstra lesões císticas no interior do parênquima pulmonar do feto (Figura 56.6). No período pós-natal, os sintomas decorrem fundamentalmente da compressão do cisto sobre o parênquima pulmonar remanescente e dos surtos de infecção do próprio cisto ou do parênquima comprimido. Radiograficamente, observam-se região de hipertransparência e ausência de trama correspondente ao cisto. Pode-se visualizar nível hidroaéreo quando há infecção e formação de pus. A malformação adenomatoide cística caracteriza-se pela presença de múltiplos cistos pequenos ou massa sólida.

A radiografia simples do tórax é o exame único e fundamental para o diagnóstico. Exames contrastados ou endoscópicos são desnecessários.

Tratamento: baseia-se na ressecção do lobo pulmonar acometido pelo cisto. Na vigência de quadro infeccioso agudo, a cirurgia deve ser adiada e o tratamento clínico da infecção se impõe.

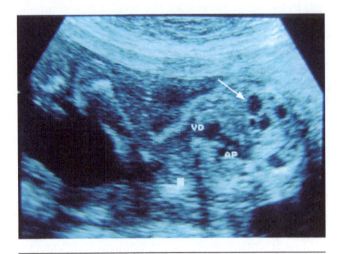

Figura 56.6 Ultrassonografia materna demonstrando malformação adenomatoide cística no pulmão do feto. Observem-se os cistos no interior do parênquima pulmonar (seta), atrás da imagem cardíaca.

Fonte: Acervo da autoria.

Enfisema lobar congênito

É importante causa de insuficiência respiratória em recém-nascidos e lactentes, consiste na hiperinsuflação ou grande distensão de um determinado lobo pulmonar, com compressão e atelectasia dos outros lobos, desvio do mediastino e hérnia de pulmão para o lado contralateral. O lobo superior esquerdo é o mais frequentemente acometido (quase 50% dos casos), seguido dos lobos superiores ou médio direito em 40% dos casos. Os 10% restantes correspondem aos lobos inferiores.

Patologia

Em geral, a insuflação do lobo é tal que chega a ocupar toda a cavidade pleural. No ato operatório, nota-se que, logo ao abrir a cavidade torácica, o lobo acometido hernia através da incisão e, diferentemente do pulmão normal, permanece constantemente insuflado apesar das variações de pressão intratraqueal. As bordas são arredondadas e a consistência é de esponja. O brônquio correspondente ao lobo, em geral é normal, não se observando nenhuma anormalidade macroscópica à secção transversal. Outro detalhe interessante é que o lobo permanece insuflado mesmo após a secção do brônquio.

Estudos mais detalhados tentam encontrar alguma explicação lógica para a etiologia do enfisema lobar congênito. Assim, a dissecção cuidadosa da segmentação brônquica, após injeção de formalina no pulmão, demonstrou distribuição desordenada das cartilagens brônquicas e aumento de tecido fibroso em torno dos alvéolos distendidos, que seriam responsáveis pela permanente insuflação alveolar, mesmo durante a expiração.

Algumas situações podem trazer confusão diagnóstica com enfisema lobar congênito. Assim, um lobo pulmonar pode se tornar enfisematoso secundariamente à obstrução mecânica parcial de seu brônquio correspondente, em consequência de vaso anômalo, cisto brônquico, estenose brônquica congênita ou atresia do brônquio. Outra situação que traz confusão diagnóstica com enfisema lobar é o enfisema do lobo inferior direito que pode ocorrer como resultado de assistência ventilatória mecânica prolongada. Intubação prolongada, aspirações endotraqueais repetidas e barotrauma resultam na suboclusão do brônquio do lobo inferior e hiperinsuflação do parênquima correspondente. Finalmente, lembrar como diagnóstico diferencial a síndrome do pulmão hipertransparente de Swyer-James, em que todo o pulmão é acometido com hiperinsuflação e baixo fluxo sanguíneo.

Algumas cardiopatias congênitas como defeitos do septo ventricular, coartação da aorta e duto arterioso prévio podem estar associadas ao enfisema lobar.

Diagnóstico

Metade das crianças apresenta dificuldade respiratória, em algum grau, logo após o nascimento. Em outros casos, nos primeiros dias, a dispneia pode ser quase imperceptível e, após os primeiros meses, surge dificuldade respiratória mais significativa, em geral decorrente de infecção de vias aéreas. No exame físico, percebem-se deslocamento do *ictus* cardíaco, hipertimpanismo à percussão e diminuição do murmúrio vesicular no lado acometido. A radiografia simples do tórax demonstra insuflação do lobo afetado, com delicada trama vasobrônquica (Figura 56.7). É importante examinar a radiografia com cuidado, pois pode haver confusão diagnóstica com pneumotórax. O lobo hiperinsuflado comprime o parênquima normal do mesmo lado, desloca o mediastino para o lado oposto e hérnia para o lado oposto. Nos primeiros dias de vida, a radiografia revela opacificação do lobo acometido, pois a reabsorção de líquidos pulmonares é retardada. Parece que o lobo pulmonar com enfisema retém líquido da mesma forma que retém o ar que deveria ser expirado.

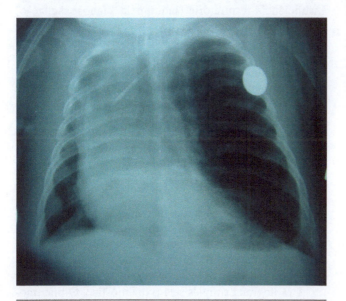

Figura 56.7 Radiografia simples de recém-nascido com enfisema lobar congênito de lobo superior esquerdo. Observe-se hiperinsuflação do lobo com hérnia do pulmão esquerdo para o lado direito.

Fonte: Acervo da autoria.

O diagnóstico é habitualmente feito com base no quadro clínico e radiografia simples. No entanto, em crianças maiores, a broncoscopia deve ser feita para afastar o diagnóstico de obstrução brônquica por alguma causa específica, como corpo estranho ou tumor.

Tratamento

No recém-nascido, a melhor conduta é a ressecção do lobo afetado. Em crianças maiores com sintomas mínimos, pode-se tomar conduta expectante.

Sequestro pulmonar

É definido como um tecido pulmonar que não tem conexão com a árvore brônquica normal e irrigado por artéria proveniente da circulação sistêmica. Pode ser do tipo extralobar, quando completamente separado do pulmão ou intralobar quando no interior do parênquima.

Patologia

O sequestro extrapulmonar é caracterizado por um segmento de tecido pulmonar separado do pulmão normal, com envolvimento pleural próprio. Localiza-se habitualmente no recesso diafragmático posterior esquerdo, junto ao esôfago e à aorta. Não há brônquios, porém microscopicamente identificam-se estruturas brônquicas terciárias, alvéolos e até cistos. Existe descrição de sequestro pulmonar dentro da cavidade abdominal, constituído por um tecido mole, de cor avermelhada e de aspecto visual semelhante ao do fígado. Desde que não tenha conexão com a árvore brônquica principal, o sequestro pulmonar não sofre infecção e habitualmente é descoberto por ocasião de correção de hérnia diafragmática de Bochdalek, ou em toracotomias para correção de outras malformações. A sequestração intralobar caracteriza-se por se localizar dentro do parênquima pulmonar, mais frequentemente no segmento basal do lobo inferior. Não há conexão com a árvore brônquica, mas a insuflação ocorre através dos alvéolos adjacentes. A irrigação arterial é feita através de artéria derivada da aorta abdominal ou torácica, ou mesmo de artéria intercostal. A drenagem venosa é feita por veias que vão diretamente para átrio esquerdo, veia ázigos ou cava.

Existem casos em que todo o pulmão de um dos lados é hipoplásico e funcionalmente corresponde a sequestro, pois não há comunicação com o brônquio fonte correspondente. A irrigação arterial e a drenagem venosa obedecem às mesmas características já citadas. Nesses casos, o brônquio pode se originar do esôfago torácico.

Diagnóstico

Habitualmente o sequestro pulmonar não provoca sintomas e, portanto, o diagnóstico é feito acidentalmente em toracotomias ou laparotomias, ou mesmo na mesa de necrópsia. No entanto, o sequestro extralobar de grandes proporções provoca sintomas compressivos e dificuldade respiratória. O sequestro intralobar pode ser sede de infecções e causar pneumonia no lobo afetado ou abscesso. Nas crianças maiores, pode provocar hemoptise. Nos casos em que todo o pulmão é afetado, a manifestação clínica pode ser decorrente do *shunt* de sangue que circula através do tecido pulmonar e não é oxigenado.

A radiografia simples do tórax revela massa tumoral no mediastino posterior nos casos de sequestro extralobar. O do tipo intralobar deve ser suspeitado quando há imagem cística no lobo inferior ou sinal persistente de pneumonia. A tomografia computadorizada fornece todos os dados para o diagnóstico final e demonstra, inclusive, a vascularização anômala (Figura 56.8). O exame angiográfico comprova a vascularização a partir da aorta, embora seja habitualmente dispensável para o diagnóstico.

Tratamento

Consiste na remoção cirúrgica do sequestro extralobar ou de todo o lobo no tipo intralobar.

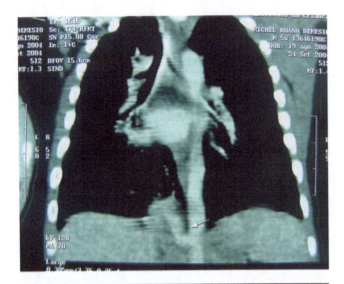

Figura 56.8 Arteriografia demonstrando ramo anômalo da aorta descendente irrigando sequestro pulmonar à esquerda (setas).

Fonte: Acervo da autoria.

Agenesia ou hipoplasia pulmonar

Agenesia de um pulmão significa ausência de brônquio, parênquima e vasos. Hipoplasia consiste em desenvolvimento anômalo, incompleto, do pulmão, em diferentes graus de intensidade. A causa mais comum da hipoplasia pulmonar é a hérnia diafragmática de Bochdalek. Frequentemente existe associação com outras malformações – cardiopatias, atresia do esôfago, anomalia anorretal.

Um terço das crianças com agenesia do pulmão falece antes do 1º ano de vida e metade até o 5º ano. Os pacientes que sobrevivem apresentam infecção respiratória crônica, chiado e dispneia. O pulmão remanescente é do tipo enfisematoso e preenche o espaço de ambos os hemitórax.

Para investigação diagnóstica, recomendam-se radiografia simples do tórax, exame endoscópico ou contrastado dos brônquios e angiografia. Este último exame é particularmente indicado nos casos de associação com cardiopatia, pois o estudo do coração e de grandes vasos é feito concomitantemente.

O tratamento deve ser direcionado para a correção das anomalias associadas. Tentativas de tratamento cirúrgico não obtiveram êxito. A evolução de crianças com hipoplasia de um pulmão é habitualmente boa. Da mesma forma, a agenesia de um lobo pulmonar produz poucos sintomas.

Pneumotórax – Pneumomediastino – Pneumopericárdio

Pneumotórax é definido pela presença de ar no espaço pleural entre a pleura visceral e a parietal. Assim, o espaço pleural, virtual, preenchido por finíssima camada de líquido, passa a ser real. O pneumotórax pode ocorrer em todas as faixas etárias e, na criança, incide mais frequentemente no período neonatal, secundariamente a afecções pulmonares ou em decorrência de respiração mecânica.

Quadro clínico – diagnóstico

O quadro clínico depende da intensidade do pneumotórax e pode variar desde pequenas alterações à ausculta pulmonar, sem repercussão clínica, até o quadro dramático do pneumotórax hipertensivo que pode causar parada cardíaca em poucos minutos. O pneumotórax hipertensivo requer pronto atendimento médico. Surge insuficiência respiratória (taquipneia, cianose, agitação) e instabilidade hemodinâmica que evolui para o choque. Ao exame físico, notam-se dificuldade respiratória e alteração do estado de consciência em algum grau. A expansibilidade torácica está diminuída no lado acometido, há abaulamento no hemitórax, timpanismo à percussão e diminuição do murmúrio vesicular. Notam-se também taquicardia, abafamento de bulhas, aumento de pressão venosa central, hepatomegalia e estase jugular. Especial atenção deve ser dada aos pacientes submetidos à colocação de cateter por punção percutânea, por se constituírem em população de risco.

No pneumotórax não hipertensivo, a manifestação clínica é menos expressiva. As alterações respiratórias ocorrem em graus variáveis, desde quadros assintomáticos até certo comprometimento respiratório e hemodinâmico. O exame físico revela timpanismo, diminuição da expansibilidade e do murmúrio vesicular em intensidade variáveis.

A radiografia simples sela o diagnóstico. O pneumotórax caracteriza-se pela presença de área hipertransparente onde não se visualiza trama vasobrônquica na periferia dos campos pulmonares. O pulmão tende a ficar colabado, retraído junto ao hilo. Se o pneumotórax for hipertensivo, ocorre colabamento total do pulmão que se torna invisível à radiografia, desvio do mediastino para o outro lado, retificação da cúpula diafragmática e alargamento dos espaços intercostais (Figura 56.9).

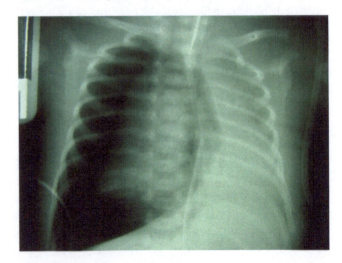

Figura 56.9 Radiografia simples de tórax de recém-nascido com pneumotórax hipertensivo à direita.

Fonte: Acervo da autoria.

Ao examinar a radiografia para o diagnóstico do pneumotórax, lembrar as situações que podem trazer confusão diagnóstica: radiografia muito penetrada; hiperinsuflação pulmonar por obstrução brônquica ou aspiração de corpo estranho; enfisema lobar congênito; cistos pulmonares; e pneumatocele.

A medida dos gases sanguíneos comprova a baixa da pO_2, diminuição inicial da pCO_2 com posterior aumento e diminuição do pH.

O pneumomediastino habitualmente não causa problemas fisiológicos apreciáveis. O diagnóstico é basicamente feito pela radiografia simples de tórax. Observa-se um halo paracardíaco e a presença do ar em volta do timo produz uma imagem típica em "nau invertida" ou "vela de navio" (Figura 56.10). O pneumopericárdio frequentemente ocorre em conjunto com o pneumomediastino. O diagnóstico é feito pela radiografia simples do tórax, que mostra imagem típica de gás em torno da sombra cardíaca (Figura 56.11).

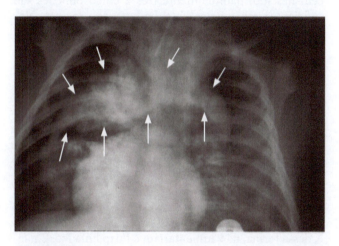

Figura 56.10 Pneumomediastino. Observar a delimitação do timo (setas).
Fonte: Acervo da autoria.

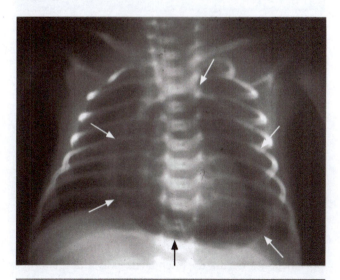

Figura 56.11 Pneumopericárdio. Imagem aérea em torno do coração.
Fonte: Acervo da autoria.

Tratamento

O tratamento do pneumotórax é basicamente em dois tipos: o conservador; e o cirúrgico. A decisão entre um e outro tipo de tratamento depende da repercussão clínica, da avaliação radiográfica e dos fatores de risco envolvidos.

Na criança em ventilação mecânica, recomenda-se sempre drenagem cirúrgica, pois o risco de um pequeno pneumotórax apresentar aumento súbito e tornar-se hipertensivo é muito grande.

O tratamento conservador é restrito aos pequenos pneumotórax e em pacientes assintomáticos, ou seja, naqueles em que não há repercussão clínica e não existe risco imediato. A criança é mantida sob observação, principalmente quanto a parâmetros respiratórios e hemodinâmicos. Se houver qualquer dado que sugira aumento do pneumotórax, solicitar imediatamente novo exame radiográfico para avaliação e eventual mudança terapêutica.

Em recém-nascidos, tem sido preconizada a utilização de hiperoxia para acelerar a reabsorção do ar coletado no espaço pleural. Esse procedimento tem como base o aumento da reabsorção de nitrogênio por aumento do gradiente de oxigênio. No entanto, a criança sofre os riscos inerentes à própria oxigenoterapia, classicamente conhecidos: fibroplasia retrolental; e displasia broncopulmonar. Assim sendo, a hiperoxia deve ser utilizada criteriosamente, pois a reabsorção mais rápida não traz vantagens adicionais sobre o simples tratamento expectante.

Existem situações em que as condições clínicas são críticas e há forte suspeita de pneumotórax hipertensivo. A realização do exame radiográfico para confirmação diagnóstica pode representar demora inaceitável. Nestes casos, está indicada a punção diagnóstica que se torna, muitas vezes terapêutica, para alívio temporário. Trata-se de um procedimento simples e rápido. A punção é realizada com a utilização de uma agulha (calibre 8) acoplada a uma seringa parcialmente preenchida com água destilada. O local da punção é o segundo espaço intercostal, na linha hemiclavicular do lado suspeito. Após assepsia local, introduz-se a agulha em ângulo reto com a pele, procurando sempre passar junto da borda superior da costela inferior (evitando lesar o plexo vasculovenoso). Quando a agulha atingir o espaço pleural, faz-se movimento de aspiração com o êmbolo da seringa. Se houver presença de bolhas de ar, a prova é positiva indicando a necessidade de esvaziamento deste pneumotórax. Um método rápido consiste em acoplar essa agulha a um equipo de soro, com a extremidade distal imersa em selo d'água. Com os movimentos respiratórios e a expansão pulmonar, a agulha pode lesar o pulmão. Assim sendo, é preferível trocar esta agulha por um cateter do tipo endovenoso, menos traumático. Após atingir o espaço pleural, introduzem-se 2 a 3 cm de cateter e conecta-se o dispositivo ao sistema de drenagem.

Com alívio do pneumotórax, as condições da criança tendem a melhorar, permitindo, agora mais tranquilamente, a realização do exame radiográfico. Em alguns casos, este tipo de drenagem é suficiente para o tratamento, podendo permanecer no local por alguns dias. No entanto, habitualmente torna-se necessária a drenagem cirúrgica.

O pneumomediastino é afecção em que raramente se torna necessário qualquer tratamento cirúrgico específico por ser autolimitada e desaparecer espontaneamente, com a cura do processo pulmonar.

Quilotórax

É a causa mais comum de derrame pleural no recém-nascido. Pode ser unilateral ou bilateral. Em aproximadamente metade dos casos, o quadro se inicia nas primeiras 24 horas e em, um quarto dos casos, até o fim da 1ª semana de vida. Instalam-se dificuldade respiratória progressiva, macicez à percussão e diminuição do murmúrio vesicular. A radiografia de tórax demonstra sinais de derrame pleural no lado acometido, em intensidade variável (Figura 56.12). O diagnóstico é feito por meio de punção pleural que revela líquido de aspecto leitoso, se a criança já tiver sido alimentada. Caso contrário, o material obtido será de aspecto claro, amarelo transparente. A análise do líquido comprova, no primeiro caso, presença de gordura, proteína e linfócitos.

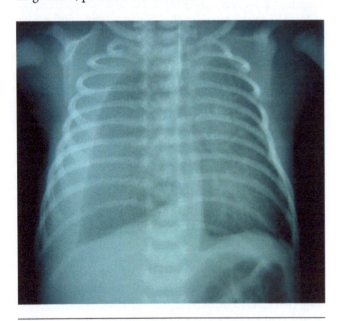

Figura 56.12 Radiografia simples de tórax de recém-nascido em posição deitada com derrame pleural à esquerda (quilotórax).
Fonte: Acervo da autoria.

Etiopatogenia

Conforme referido, em grande parte dos recém-nascidos, a causa não é detectada. Em outros casos, acredita-se que a causa seja a ruptura do ducto torácico em virtude do aumento brusco da pressão da veia cava superior, em decorrência de manobras rigorosas de ressuscitação ou parto traumático. O quilotórax pode ser consequente a cirurgias torácicas, principalmente correção da coartação de aorta, em que ocorre lesão acidental do duto torácico. Essa complicação já foi descrita também após cirurgia corretiva de hérnia diafragmática e atresia de esôfago com aorta à direita. Após a introdução da nutrição parenteral prolongada na terapêutica pediátrica, uma nova causa de quilotórax passou a ser descrita: é aquela representada pela trombose da veia cava superior decorrente da permanência prolongada do cateter venoso central. Como consequência da trombose, ocorre hipertensão nos canais linfáticos, tributários do duto torácico, cuja drenagem se faz para o sistema da veia cava superior. Esse tipo de quilotórax, em geral, é grave, recidivante, de difícil tratamento, pois se tornam necessárias múltiplas punções pleurais para alívio respiratório, o que acarreta expoliação de linfócitos e proteínas.

Tratamento

Baseia-se fundamentalmente em punções pleurais para esvaziamento. No quilotórax espontâneo do recém-nascido, habitualmente três a cinco punções são suficientes para que se obtenha cura do processo. Nos casos em que as punções esvaziadoras são ineficazes, recomenda-se a drenagem pleural em selo d'água. Esse fato acontece habitualmente no quilotórax associado à trombose de veia cava superior ou mesmo no iatrogênico, após toracotomia. Neste último caso, em geral, há aderências pleurais que dificultam o esvaziamento com uma simples punção.

Quanto ao suporte nutricional, deve-se fornecer dieta hiperproteica, rica em hidratos de carbono e isenta de gorduras. A prática corrente de se administrarem triglicerídeos de cadeia média para fornecimento de calorias tem vantagem apenas teórica. Estes são absorvidos diretamente no sistema porta, não passam pelo duto torácico e, dessa forma, não aumentariam o fluxo linfático. Em alguns casos, torna-se necessária a administração de dietas elementares ou de nutrição parenteral prolongada.

Hemotórax

O sangramento na cavidade pleural pode ocorrer em consequência de traumatismo, tumores, ou mesmo de forma espontânea, na vigência de coagulopatias ou no período neonatal após parto traumático. O tratamento consiste em punção pleural esvaziadora, transfusão sanguínea e correção da doença de base. Se a punção não for suficiente, recomenda-se drenagem pleural com dreno tubular.

Anomalias do diafragma

As anomalias diafragmáticas que podem causar comprometimento respiratório são hérnia posterolateral de Bochdalek, do forame anterior ou Morgani e paralisia ou eventração diafragmática. Dessas, a que tem maior importância é a hérnia de Bochdalek, pois a despeito dos progressos no diagnóstico e tratamento intensivo pós-operatório, os índices de mortalidade persistem altos (em média 30%).

Hérnia diafragmática posterolateral

O forame posterolateral de Bochdalek persistente apresenta diâmetro em geral em torno de 2 a 3 cm. Mesmo nos casos de orifícios maiores, há uma pequena borda de diafragma persistente, habitualmente na parede posterior, recoberta pelo peritônio. Em 80% dos casos, o defeito ocorre do lado esquerdo e as alças intestinais migram para o tórax. À direita, ocorre migração de parte do fígado com alças intestinais. Em 20% dos casos existe um saco que recobre as alças herniadas representado pela membrana pleuroperitoneal.

Malformações associadas

Os mais importantes efeitos da herniação do conteúdo abdominal para o tórax na vida intrauterina são a compressão e a perturbação do desenvolvimento do pulmão. O resultado é a hipoplasia pulmonar, em diferentes graus, variando desde acometimento mínimo homolateral à hérnia, até hipolplasia bilateral grave.

A hipoplasia decorre de falha na ramificação brônquica, sem haver, no entanto, número anormal de alvéolos para cada brônquio. Outra alteração anatomopatológica importante é a diminuição do volume do leito vascular pulmonar com o espessamento da parede de arteríolas de tamanho médio, à custa de musculatura lisa.

A hipoplasia pulmonar e as alterações da vascularização pulmonar acarretam aumento da resistência vascular pulmonar e causam hipoxemia, responsável pelo óbito. Outras malformações associadas incluem cardiopatias, sequestro pulmonar, malformações do sistema nervoso central (SNC) e genitourinárias.

Diagnóstico

Atualmente o diagnóstico deve ser feito no período antenatal por meio da ultrassonografia materna, quer feita de forma rotineira, quer por indicação decorrente de patologia obstétrica.

Nos casos não diagnosticados no período antenatal, o diagnóstico é feito logo após o nascimento, quando surge insuficiência respiratória. Em alguns casos, a dificuldade surge ao nascimento associada a uma contagem baixa de Apgar. Em casos excepcionais, a manifestação clínica e o diagnóstico podem ocorrer horas ou dias mais tarde ou até na vida adulta. Outras vezes, as primeiras radiografias não mostram nenhuma anormalidade e, algum tempo depois, uma nova radiografia demonstra a presença de alças intestinais no tórax.

O recém-nascido com hérnia diafragmática exibe insuficiência respiratória, palidez e cianose com piora progressiva e, na medida em que a criança deglute ar, as alças intestinais se distendem e comprimem o pulmão. O murmúrio vesicular está diminuído no lado da hérnia, o ictus cardíaco está desviado para o lado contralateral, em virtude da compressão das alças e desvio do mediastino.

O abdome está escavado em virtude da ausência de alças intestinais.

A radiografia simples do tórax e do abdome demonstra o aspecto típico de alças intestinais no tórax e a pobreza de gases no abdome (Figura 56.13). Nas hérnias do lado direito, ocorre a migração do fígado para o tórax, o que pode se confundir com tumor intratorácico. Lembrar também que as imagens de alças intestinais no tórax podem fazer confusão diagnóstica com malformação adenomatoide cística e, em crianças maiores, com pneumonia estafilocócica. Em ambos os casos, a distribuição de gases no abdome é normal.

Outros exames raramente solicitados para a confirmação diagnóstica de hérnia diafragmática são: radiografia constrastada de estômago e duodeno; enema opaco; ultrassonografia; tomografia computadorizada; ou cintilografia hepática.

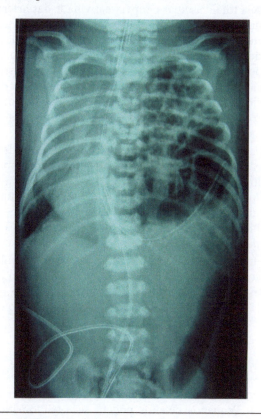

Figura 56.13 Hérnia diafragmática esquerda. Observem-se imagens de alças intestinais no tórax e pobreza de alças no abdome.

Fonte: Acervo da autoria.

Tratamento

Após análise das condições respiratórias, deve-se colocar sonda nasogástrica de alívio para evitar que o ar deglutido provoque distensão do estômago e das alças intestinais. Toda atenção deve ser voltada para a adequada monitorização da função respiratória e evitar hipoxia, hipercapnia, hipotermia e acidose. Se necessário, a criança deve ser colocada em respiração mecânica com o objetivo de corrigir os distúrbios ventilatórios para que seja conduzida à cirurgia nas melhores condições possíveis.

Nesta fase, se houver melhora dos parâmetros gasométricos com a respiração assistida, torna-se possível prever que o prognóstico é mais favorável. Nos casos em que essa melhora não ocorre, provavelmente existe hipoplasia pulmonar grave, e a cirurgia de nada adiantará.

A cirurgia consta de laparotomia oblíqua subcostal no mesmo lado da hérnia, redução de todas as vísceras para a cavidade abdominal e fechamento do orifício diafragmático. É importante lembrar que se houver saco herniário, este deve ser ressecado. Ao se visualizar a cavidade torácica, percebe-se o pulmão habitualmente muito pequeno. É prudente proceder a drenagem pleural em selo d'água para facilitar a expansão pulmonar.

O tratamento pós-operatório inclui basicamente assistência ventilatória e manutenção das condições hemodinâmicas.

A hipoplasia pulmonar acarreta diminuição na capacitância total vascular e hiper-reatividade das arteríolas pulmonares. Como consequência, ocorre hipertensão arteriolar pulmonar, *shunt* da direita para esquerda através do forame oval e do ducto arterioso. A hipoxemia e a acidose, por sua vez, causam mais vasoconstrição arteriolar pulmonar e retardo no fechamento do ducto arterioso. Conclui-se que todo esforço deve ser concentrado no sentido de manter as condições respiratória e hemodinâmicas.

Nas crianças com hipertensão pulmonar, podem-se usar drogas que agem na circulação pulmonar como a tolazolina (priscolina) que tem efeito alfabloqueador e ação cardiotônica direta. O efeito é imediato, com abertura da vasculatura pulmonar e, consequentemente, a melhora significativa da hipoxia. Outras drogas citadas são a clorpromazina, o nitroprussiato de sódio e a dopamina.

Finalmente, como último recurso existe a circulação extracorpórea com oxigenador de membrana. Em casos graves, em que perspectivas de sobrevida seriam mínimas, é citada sobrevida de até 80% com utilização desse recurso terapêutico.

Eventração diafragmática

Ocorre em razão de áreas de aplasia muscular localizada. Pequenos defeitos podem ser assintomáticos e diagnosticados acidentalmente por radiografia de tórax. As grandes eventrações, decorrentes de acometimento difuso de todo o hemidiafragma, confundem-se com a paralisia secundária à lesão do nervo frênico. Essa lesão pode resultar de estiramento do plexo cervical em trauma de parto ou em cirurgias que envolvem o mediastino em que ocorre lesão acidental do nervo. A paralisia do hemidiafragma resulta em sério comprometimento respiratório, pois o recém-nascido depende basicamente da respiração diafragmática.

Quadro clínico e diagnóstico

A eventração diafragmática pequena, conforme dito, pode ser assintomática. Nos casos de maior proporção ou quando há paralisia total de todo diafragma, ocorre basicamente taquipneia, dificuldade às mamadas, infecções pulmonares de repetição e ausência de ganho ponderal. Nos casos mais graves, a insuficiência respiratória surge logo após o nascimento. O exame clínico revela pobreza de murmúrio vesicular no lado afetado.

As radiografias simples de tórax, de frente e perfil selam o diagnóstico e permitem diferenciá-la das hérnias diafragmáticas. Nos casos de eventração parcial, pode haver confusão diagnóstica com as hérnias que têm saco. Lembrar que os defeitos do lado direito podem trazer dificuldade de interpretação em virtude da presença do fígado.

Tratamento

Consta basicamente de plicatura cirúrgica do diafragma com o objetivo de se obterem o rebaixamento, encurtamento e enrijecimento do músculo.

Afecções cirúrgicas congênitas do esôfago

Atresia do esôfago

É a interrupção total da luz esofágica, na altura do terço médio da víscera. Existem cinco tipos anatômicos de atresia de esôfago. O primeiro tipo, mais comum, compreende mais ou menos 90% dos casos: o coto proximal termina em fundo cego e o coto distal é fistulado na traqueia. A porção proximal é dilatada e hipertrofiada em decorrência dos movimentos de deglutição do líquido amniótico na vida intrauterina. A porção distal é bastante fina em virtude do desuso e comunica-se com a traqueia na altura da porção flácida posterior, em geral 1 a 1,5 cm acima da carina. A distância entre os cotos é variável, desde zero, quando os dois segmentos esofagianos se superpõem, até 4 a 5 cm. O segundo tipo representa aproximadamente 8% dos casos e consiste na atresia sem fístula: o esôfago proximal termina em fundo cego e o distal é fechado, sem comunicação com a traqueia. A distância entre os cotos é muito grande, o que habitualmente contraindica qualquer tentativa de correção e anastomose primária entre os cotos. O terceiro tipo (1% dos casos) é constituído pela fístula traqueoesofágica sem atresia do esôfago, conhecido classicamente como "fístula em H". A fístula ocorre entre o esôfago e a traqueia cervical é ascendente e oblíqua. Em menos de 1% dos casos, podem ocorrer as formas clássicas de atresia de esôfago com fístula entre o coto proximal e a traqueia.

Anomalias associadas

Em aproximadamente metade dos casos há alguma anomalia associada grave em outro órgão, sendo esta a principal causa de complicação e óbito no período pós-operatório. As anomalias cardiovasculares são as mais importantes em termos de gravidade e frequência e perfazem 15% a 20% dos casos: persistência do ducto arterioso; defeitos do septo atrial e ventricular; e arco aórtico à direita. Outras malformações podem se associar à atresia do esôfago, sendo as anomalias anorretais as mais comuns, seguindo-se as atresias intestinais, rotações intestinais incompletas e estenose hipertrófica do piloro. Entre as anomalias musculoesqueléticas associadas à atresia do esôfago, destacam-se as hemivértebras, costelas extranumerárias e defeitos das extremidades, principalmente membro superior.

As malformações do aparelho respiratório, estenose traqueal, hipoplasia de pulmão e estenose brônquica, embora raramente ocorram, podem ser responsáveis por graves complicações pulmonares. É de particular importância a laringotraqueomalácia que se associa à atresia do esôfago, em decorrência da compressão exercida pelo coto superior sobre a laringe e a traqueia durante a vida intrauterina.

Finalmente, dentro do complexo de malformações associadas à atresia de esôfago, deve ser lembrada a clássica associação VATER (ou VATERL), que designa crianças com anomalia vertebral (V), atresia anal (A), atresia de esôfago com fístula traqueoesofágica (TE) e anomalias renais (R), displasia do rádio (R) ou malformação de membro inferior (*limb* - L)

Quadro clínico e diagnóstico

O primeiro sinal para a suspeita da atresia de esôfago ou qualquer outra obstrução do aparelho digestivo do feto é o polidrâmnio materno, que ocorre em 80% dos casos de atresia sem fístula e 32% em atresia com fístula. Em decorrência do polidrâmnio, a prematuridade pode ocorrer em 34% das crianças com atresia de esôfago.

A ultrassonografia materna realizada no último trimestre da gravidez pode demonstrar imagens sugestivas do diagnóstico: dilatação do coto superior do esôfago; e a ausência de conteúdo gástrico. Logo após o nascimento, já na sala de reanimação do recém-nascido, a passagem de sonda nasogástrica calibre 8 constitui procedimento rotineiro para a lavagem e a remoção de resíduos do conteúdo gástrico. Neste momento, o diagnóstico pode ser feito diante da impossibilidade da passagem desta sonda – ela se enrola no coto superior dilatado. Se o diagnóstico não for feito, o recém-nascido passará a exibir o sinal clínico característico, clássico para o diagnóstico: salivação abundante; aerada, através da boca e nariz. Com o passar das horas, surgem roncos pulmonares e retração costal em virtude da aspiração de saliva para as vias respiratórias. Infelizmente, em muitos berçários, o diagnóstico não é feito apesar desses sinais clínicos evidentes. O recém-nascido é alimentado observando-se, então, obviamente, tosse, sufocação e cianose. Nos casos de atresia com fístula, há distensão abdominal em razão da passagem contínua do ar inspirado para o estômago através da fístula distal. Ao contrário; quando não há fístula, o abdome é escavado. A confirmação diagnóstica da atresia do esôfago é feita pela passagem da sonda nasogástrica. A sonda deve ser de calibre 8 a 10 e de plástico ligeiramente duro. Ao tocar no fundo do coto superior atrésico, ela se enrola. Sondas de material mais flexível devem ser evitadas, pois se dobram e dão a falsa sensação de ter havido passagem para o estômago. Para confirmação radiológica, após colocação da sonda, injetam-se de 10 a 20 mL de ar e realiza-se radiografia de tórax e de abdome, a qual terá cinco objetivos básicos para serem analisados:

1. presença do coto superior do esôfago atrésico cheio de ar (Figura 56.14);
2. campos pulmonares: atelectasias, pneumonias;
3. tamanho da silhueta cardíaca;
4. presença de ar no abdome indicativo de atresia com fístula. Na atresia sem fístula, o abdome é vazio. Adicionalmente, o diagnóstico de qualquer obstrução ou atresia intestinal poderá ser feito;
5. análise da imagem dos ossos, principalmente as vértebras.

Deve-se evitar a qualquer custo a administração de contrastes para a visualização do coto proximal pelo perigo de aspiração para a árvore traqueobrônquica.

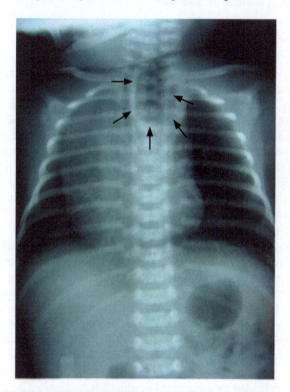

Figura 56.14 Radiografia simples de tórax de recém-nascido com atresia do esôfago com fístula distal. Notar a imagem do coto superior cheio de ar e imagem de ar no abdome.

Fonte: Acervo da autoria.

Fisiopatologia

Se o diagnóstico de atresia de esôfago não for feito nos primeiros momentos após o nascimento, ocorre acúmulo de saliva no coto superior do esôfago, com inevitável aspiração para a árvore traqueobrônquica. Também, o coto superior distendido, cheio de saliva, exerce compressão sobre a parede posterior da traqueia, flácida. No entanto, o refluxo de suco gástrico ácido, através da fístula distal para a árvore traqueobrônquica, constitui o mais importante mecanismo de agressão pulmonar na atresia do esôfago. Esse fenômeno ocorre com relativa intensidade, pois o recém-nascido normalmente oclui a glote durante o choro, forçando a entrada de ar no estômago através da fístula. O natural alívio da distensão gástrica sobre o esôfago força a entrada do conteúdo para a árvore traqueobrônquica. Por um lado, as consequências imediatas são pneumonia química e posterior contaminação bacteriana. Por outro lado, a distensão gástrica e de alças intestinais causa compressão diafragmática e dificuldade respiratória. Portanto, o recém-nascido portador de atresia de esôfago com fístula distal deve ser imediatamente colocado em posição elevada de 45°, com o objetivo de se conseguirem menor refluxo de suco gástrico e aspiração de saliva e melhor expansão pulmonar.

Nas crianças com fístula traqueoesofágica sem atresia de esôfago, existe tendência da passagem de ar para o esôfago, estômago e os episódios de aspiração são esporádicos, durante as mamadas.

Tratamento

Pré-operatório: o objetivo do tratamento pré-operatório é a melhora das condições gerais e pulmonares, com vistas a menores número e gravidade de complicações pós-operatórias e maiores chances de sobrevida. Nesta fase, é de fundamental importância a avaliação global da criança, atentando-se para todas as malformações associadas à atresia de esôfago e a todos os problemas decorrentes. A conduta depende basicamente das condições clínicas do recém-nascido. Condutas intempestivas, indicações cirúrgicas feitas em momentos não adequados, poderão redundar em resultados desastrosos.

Logo após o diagnóstico, o recém-nascido deve ser colocado em incubadora para manutenção da temperatura corpórea. Coloca-se sonda no coto esofágico proximal, a qual deve ser periodicamente aspirada para evitar acúmulo de saliva e aspiração para a árvore traqueobrônquica. Se não houver condições para adequado atendimento, o recém-nascido deverá ser transportado para unidades especializadas. Durante o transporte, deve-se ter cuidado para se evitarem hipotermia e aspiração de secreções.

No entanto, com o advento da nutrição parenteral e os métodos de assistência ventilatória, passou-se a considerar níveis mais baixos de peso. Também, a presença de pneumonia aspirativa deixou de ter importância como fator de prognóstico. Assim, a classificação prognóstica atualmente aceita é a proposta por Spitz:

- grupo I – peso > ou = 1.500 g sem cardiopatia;
- grupo II – peso < 1.500 g ou cardiopatia;
- grupo III – peso < 1.500 g e cardiopatia.

Em crianças do grupo A de Waterston ou grupo I de Spitz, deve-se indicar correção imediata do defeito, que consiste em toracotomia direita por via superior. A sobrevida esperada é de 95% a 100%. Em relação ao grupo B ou grupo II, se houver boas condições pulmonares, a cirurgia poderá ser indicada. Nos outros grupos de maior risco, ou quando as condições pulmonares não são adequadas, deve-se fazer preparo pré-operatório que inclui basicamente:

- nutrição parenteral prolongada através de caráter central ou veia periférica;
- antiobioticoterapia de largo espectro;
- aspirações frequentes da orofaringe ou da árvore traqueobrônquica e da sonda nasoesofágica;
- assistência respiratória mecânica se necessário;

Pós-operatório: os cuidados são semelhantes aos de pré-operatório, com especial atenção ao dreno torácico, pois a saída de saliva através deste é sinal indicativo de deiscência da anastomose esofágica, complicação bastante temida.

Fístula esofagotraqueal congênita sem atresia de esôfago (fístula em H)

Representa em torno de 1% de todas as anomalias congênitas do esôfago. Em virtude de não haver interrupção da luz esofágica, os sintomas do recém-nascido podem ser insidiosos. A manifestação clínica é basicamente respiratória e consta de tosse, asfixia e cianose às mamadas. Por vezes, o diagnóstico é feito mais tardiamente, com base na ocorrência de pneumonias de repetição. Outro sinal bastante sugestivo é a distensão abdominal em consequência da passagem contínua de ar da traqueia para as vias digestivas, através da fístula.

A confirmação diagnóstica pode ser feita mediante radiografia contratada do esôfago, tendo-se o cuidado de utilizar contraste bastante fluido. No entanto, a visualização direta do orifício da fístula na altura da traqueia é o modo mais objetivo para se confirmar o diagnóstico. Por meio de exame endoscópico, injeta-se pequena quantidade de azul-de-metileno no esôfago e observa-se sua passagem pela fístula para a traqueia.

Um recurso terapêutico que auxilia no diagnóstico é a administração de nutrientes por sonda nasogástrica. Dessa forma, consegue-se alimentar a criança ao mesmo tempo em que se propicia o alívio dos sintomas, fato este que corrobora o diagnóstico.

O acesso à fístula é feito, na maioria dos casos, através de cervicotomia à direita. Raramente a fístula deve ser abordada por toracotomia direita. Cuidado extremo deve ser observado para evitar a lesão dos nervos laríngeos recorrentes inferiores. No período pós-operatório, a criança deve ser alimentada por sonda nasogástrica durante 4 ou 5 dias.

Emergências abdominais

No recém-nascido com abdome agudo, quadro clínico e radiografia simples são suficientes para se definir conduta terapêutica na maioria dos casos. Inicialmente, é importante lembrar os sinais clínicos de alarme indicativos de abdome agudo:

1. **Vômitos repetidos:** o vômito é o sintoma mais comum na prática pediátrica, especialmente nos primeiros meses de vida. No entanto, se o vômito for repetitivo, corado de bile, do tipo fecaloide ou mesmo em jato, deve ser considerado como sintoma de obstrução intestinal. Pode-se afirmar que não há obstrução intestinal sem vômitos.
2. **Distensão abdominal:** pode decorrer de distensão de alças abdominais em consequência de obstruções das porções baixas do tubo digestivo ou em casos de íleo infeccioso adinâmico. Nas peritonites resultantes de perfuração de víscera oca pode ocorrer também distensão abdominal em decorrência de acúmulo de líquido na cavidade peritoneal e do íleo paralítico consequente.
3. **Massa abdominal palpável:** a presença de massa palpável, em crianças com abdome agudo pode selar um diagnóstico definitivo. Por exemplo, em recém-nascidos com distensão abdominal, vômitos e sangramento digestivo baixo, a presença de tumor abdominal palpável pode sugerir o diagnóstico de volvo intestinal ou enterite necrosante.
4. **Sangramento intestinal:** a eliminação de sangue pelo ânus ocorre toda vez que há sofrimento da mucosa das proporções mais baixas do tubo digestivo. O volvo ou invaginação de alças intestinais e a enterite necrosante são as moléstias que mais frequentemente causam enterorragia.
5. **Peristaltismo visível:** em recém-nascidos pré-termo, ou crianças muito desnutridas, sem afecção digestiva pode haver peristaltismo intestinal, em decorrência de a parede abdominal ser muito delgada. No entanto, em qualquer outra situação, o peristaltismo visível quase sempre constitui o selo da presença de obstrução de alguma porção do tubo digestivo.

A radiografia simples, na grande maioria dos casos, fornece dados que permitem o diagnóstico sindrômico do abdome agudo. O pneumoperitônio, que acompanha as síndromes perfurativas, é visualizado habitualmente sobre a cúpula hepática. No entanto, a presença de gás entre as alças intestinais, produz contrastação nítida da parede da alça intestinal constituindo sinal característico. O diagnóstico radiológico da obstrução intestinal é feito mediante duas características básicas: irregular distribuição das alças intestinais pelos quadrantes abdominais; e diferença de calibre entre as mesmas. Os sinais radiológicos dos processos peritoníticos são semelhantes aos do adulto e baseiam-se no edema de alças intestinais e na presença de líquido na cavidade peritoneal.

Classificação

O abdome agudo do recém-nascido didaticamente é subdividido em:

a. Obstrutivo
   Atresias intestinais
   Aganglionose (moléstia de Hirschsprung)
   Volvo de intestino médio
   Íleo meconial
   Peritonite meconial
   Obstrução por rolha de mecônio
   Anomalias anorretais
b. Inflamatório
   Enterocolite necrosante
   Outros
c. Perfurativo
   Perfuração gástrica
   Perfuração intestinal
d. Hemorrágico (traumas obstétricos)
   Ruptura hepática e esplênica
   Hemorragia de suprarrenal

Atresia intestinal

É a ausência de luz em algum segmento do intestino. Em consequência da zona obstruída, o intestino proximal dilata-se enormemente. Sua parede se torna espessada, edemaciada e, ao mesmo tempo, bastante hipotônica em virtude de grande dilatação. As atresias intestinais geralmente são únicas e não se associam com outras malformações graves. Em 6% a 10% dos casos, pode haver múltiplas atresias, em geral três a quatro e, em casos extremos, há numerosas zonas de atresia, o que confere ao intestino delgado aspecto semelhante a um "colar de pérolas".

A sede mais frequente de atresia é o íleo, seguindo-se o jejuno, duodeno e, mais raramente, o colo.

Existem vários tipos anatômicos de atresia intestinal. O mais grave e de pior prognóstico é representado por uma atresia jejunal (Figura 56.15) associada à atresia do mesentério dorsal, de forma que todo intestino delgado distal é vascularizado por um ramo fino da artéria mesentérica inferior, ao passo que esse intestino se distribui de forma helicoidal em torno desse fino ramo arterial, conferindo um aspecto classicamente conhecido como intestino delgado em "árvore de natal" ou "casca de maçã".

Diagnóstico

O primeiro dado de história para o diagnóstico de qualquer afecção obstrutiva do tubo digestivo no período neonatal refere-se à presença do polidrâmnio. Em aproximadamente um terço dos casos de polidrâmnio materno, há malformações fetais associadas, sendo que 25% destas correspondem às atresias do tubo digestivo. Assim, o diagnóstico de suposição de atresias altas pode ser feito por meio do ultrassom materno, no último trimestre da gravidez, particularmente nos casos em que há polidrâmnio, fato que chama a atenção do ultrassonografista para a procura de malformações fetais.

O sintoma fundamental do recém-nascido com atresia intestinal é o vômito corado de bile. Há distensão abdominal em graus variáveis, na dependência da altura da atresia. Nas atresias mais baixas, observa-se considerável distensão de alças intestinais com peristaltismo visível.

Nos recém-nascidos em que o diagnóstico é feito precocemente, não há comprometimento do estado geral. Outro dado clínico de importância refere-se à eliminação de mecônio. Em condições normais, o recém-nascido deve eliminar mecônio pelo ânus até um período máximo de 24 horas após o nascimento. Nas atresias intestinais, esse fato não ocorre. Pode haver a eliminação de pequena rolha de muco não corada. Em casos excepcionais, em que o fenômeno vascular responsável pela atresia ocorreu em fase mais tardia, em que já houve passagem de material corado de bile pela luz intestinal, a criança pode eliminar pequena quantidade de muco de coloração esverdeada. Essa situação, no entanto, constitui exceção.

Nas atresias duodenais, o diagnóstico diferencial deve ser feito com pâncreas anular, obstrução duodenal por membrana mucosa e volvo do intestino médio. Essa diferenciação diagnóstica, no entanto, não tem interesse prático, pois em todas essas afecções o tratamento cirúrgico está indicado. Nas atresias baixas, o diagnóstico diferencial deve ser feito com doença de Hirschsprung. Neste caso, há quadro de suboclusão intestinal baixa e, ao toque retal, habitualmente, nota-se intensa eliminação de mecônio, muitas vezes, "explosiva", sendo este sinal clínico característico da moléstia.

A radiografia simples do abdome revela aspecto compatível com obstrução intestinal em diferentes níveis (Figura 56.15). Na atresia duodenal, há apenas duas imagens gasosas, o estômago e a porção dilatada do duodeno, aspecto este classicamente conhecido como "dupla rolha". É importante observar que apenas a radiografia simples sela o diagnóstico, sendo absolutamente dispensáveis, e até contraindicados, exames contrastados pelo potencial perigo do vômito e aspiração do contraste baritado.

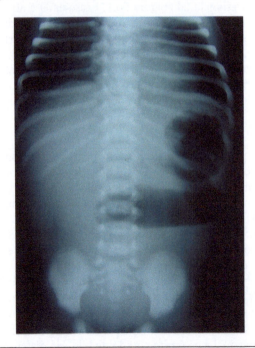

Figura 56.15 Radiografia simples de abdome demonstrando imagens de intestino delgado sugestivas de atresia jejunal.

Fonte: Acervo da autoria.

Tratamento

É obrigatório que a primeira medida terapêutica seja constituída pela correção dos distúrbios hidreletrolíticos originados da perda excessiva de sucos digestivos através dos vômitos.

Administra-se inicialmente solução expansora do extracelular constituída de uma mistura de solução glicosada e solução fisiológica em partes iguais. Se o recém-nascido se apresenta em boas condições, poderá ser levado à cirurgia. Esta consta de ressecção do segmento intestinal dilatado e reconstrução do trânsito intestinal com anastomose término-terminal. No período pós-operatório, a criança deve ser mantida em regime de nutrição parenteral até que o trânsito intestinal seja satisfatório, permitindo se iniciarem as primeiras mamadas.

Nos recém-nascidos em más condições, é aconselhável preparo pré-operatório com nutrição parenteral.

Moléstia de Hirschsprung (megacolo congênito ou megacolo aganglionar)

Constitui um dos problemas clássicos e típicos da patologia cirúrgica pediátrica. Essa moléstia produz quadro de abdome agudo no período neonatal, fazendo parte, conforme foi visto, por um lado, do diagnóstico diferencial das obstruções intestinais do período neonatal. Por outro lado, constitui-se no principal diagnóstico diferencial das obstipações intestinais de lactentes e pré-escolares.

A evolução dos conhecimentos sobre a fisiopatologia do megacolo congênito, descrito pela primeira vez, em 1886, por Harold Hirschsprung, caminhou paralelamente à evolução de muitos aspectos da moderna cirurgia pediátrica.

A doença, embora muito bem descrita em sua forma anatomopatológica, ficou mal compreendida até 1945, quando Swenson, com base em casos clínicos operados, estudou a histologia das porções de colo distais à zona dilatada e pôde verificar ausência de células ganglionares e peristalse insuficiente. A partir desta época até os dias de hoje, graças à melhor compreensão da doença, puderam-se estabelecer tratamentos cirúrgicos padronizados com boas expectativas quanto a resultados e baixo índice de complicações.

Fisiopatologia

A inervação intrínseca autônoma do intestino consiste de três plexos distintos de células ganglionares: o plexo de Auerbach na camada muscular, entre as camadas circular e longitudinal; o plexo de Henle no plano submucoso profundo e o plexo de Meissner na intimidade da submucosa, logo abaixo da muscularis mucosae. Há também uma rede de fibras de origem vagal que terminará e estabelecerá sinapse nos plexos intrínsecos. Em retos de crianças, um pequeno segmento terminal, compreendido entre a linha pectínea e um ponto situado 1,5 a 2 cm acima desta, a quantidade de células ganglionares é bastante rarefeita ou pode haver ausência total de células.

Essa característica histológica, bem definida e estudada, é particularmente importante para a interpretação de biópsias de parede total de reto para o diagnóstico da moléstia de Hirschsprung.

Na doença de Hirschsprung, ocorre ausência dos três plexos nervosos nas porções terminais do intestino. A ausência de gânglios pode ocorrer em extensões variáveis desde um segmento muito curto junto ao esfíncter interno do ânus até o comprometimento extenso e muito grave de todo o cólon. No entanto, a forma mais importante é a chamada forma clássica da doença, em que a zona de aganglionose se situa no reto até a transição com o sigmoide.

O segmento aganglionar não tem peristaltismo ordenado, é espástico e constitui um verdadeiro obstáculo ao livre trânsito intestinal. Em decorrência desse obstáculo funcional, surgem, secundariamente, o megacólon e os sintomas clínicos de suboclusão intestinal.

Diagnóstico

O diagnóstico do megacólon congênito deve ser pensado em todo recém-nascido com quadro de suboclusão intestinal baixa e que, ao toque retal, elimine fezes de maneira explosiva após a retirada do dedo. Há distensão abdominal e, eventualmente, alças intestinais e peristaltismo visíveis, eliminação casual de mecônio em pequenas quantidades. No entanto, a primeira eliminação de mecônio frequentemente ocorre após as primeiras 24 horas de vida, fato este que constitui um sinal clínico bastante sugestivo da moléstia.

Entretanto, a estase fecal pode resultar, já nos primeiros dias, em proliferação bacteriana anômala no cólon e surgir, em consequência, quadros graves de enterocolite. Nestas eventualidades, há acentuado comprometimento do estado geral, toxemia, desidratação, distensão abdominal e eliminação de fezes diarreicas, com odor pútrido. O reconhecimento desta complicação é de grande importância, dada a alta taxa de mortalidade (80%), se a criança não for devidamente tratada. Conforme será referido, a medida cirúrgica de eleição nesta eventualidade é a colostomia descompressiva.

A radiografia simples do abdome revela os sinais clássicos de obstrução intestinal baixa (Figura 56.16). No entanto, o diagnóstico de certeza é feito pelo enema baritado. Por meio desse exame, pode-se visualizar a zona estreitada, espástica, de menor calibre; e a zona a montante, dilatada em consequência do obstáculo; e, entre ambas, a "zona de transição", em forma de funil (Figura 56.17). No entanto, para se obterem imagens de boas características, que possibilitem o diagnóstico radiológico de certeza, é necessário que o exame seja feito obedecendo-se a algumas regras:

1. deve ser realizado sem preparo intestinal, pois as lavagens aliviam o intestino dilatado e determinam diminuição da diferença de calibre entre as zonas ganglionares e aganglionares;
2. incidência da radiografia em perfil;

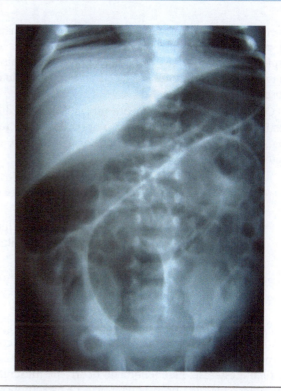

Figura 56.16 Radiografia simples de abdome sugestiva de moléstia de Hirschsprung. Note-se as imagens de alças intestinais dilatadas sugestivas de cólon.

Fonte: Acervo da autoria.

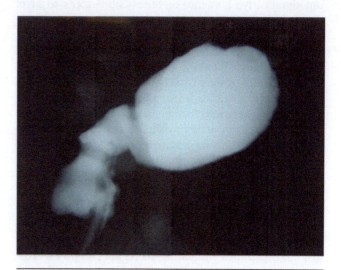

Figura 56.17 Enema opaco de recém-nascido com doença de Hirschsprung. O reto é fino e espástico e o cólon é dilatado.

Fonte: Acervo da autoria.

3. introdução de pouco bário, sob baixa pressão;
4. obtenção de radiografias de retardo após 24 horas.

Entretanto, no período neonatal, por vezes o exame radiográfico não revela diferença nítida de calibre entre as zonas ganglionar e aganglionar, fato este causado pelo pequeno tempo de existência da moléstia.

Além do calibre do cólon e do reto, deve-se atentar, no exame da radiografia, para a visualização dos sinais de enterocolite: no relevo mucoso do cólon, em virtude do processo inflamatório, observando-se imagens em "espícula". Também, nos casos mais graves, há sinais de pneumatose, semelhantes aos da clássica enterocolite necrosante neonatal.

Outro método classicamente utilizado para o diagnóstico da moléstia baseia-se na biópsia de parede total do reto, corada pela hemotoxilinaeosina. No entanto, esse método apresenta desvantagens:

1. os fragmentos necessários devem conter todos os elementos da parede retal, incluindo mucosa e camadas musculares;
2. a biópsia deve ser feita 1,5 a 2 cm acima da linha pectínea, pois nesta extensão, conforme foi citado, normalmente não há células ganglionares;
3. a interpretação da lâmina é difícil, pois o patologista deve se basear em um dado negativo, isto é, ausência de células ganglionares.

Foi demonstrado que, ao nível do segmento aganglionar, há, caracteristicamente, aumento do número e comprimento de fibras colinérgicas e da atividade de enzima acetilcolinesterase. Esse fenômeno ocorre na muscularis mucosae, na lâmina própria da mucosa e na submucosa. Pelo método histoquímico, podem-se corar nitidamente as fibras colinérgicas.

No exame microscópico do fragmento de mucosa retal de crianças com doença de Hirchsprung, observa-se um significativo aumento de fibras colinérgicas ao nível da muscularis mucosae, que se infiltram na intimidade da lâmina própria da mucosa. No entanto, em recém-nascidos, foi verificado que a infiltração das fibrilas na mucosa é pouco intensa, ocorrendo caracteristicamente a presença de grossos troncos nervosos na submucosa. Dessa forma, a técnica histoquímica para o diagnóstico da moléstia de Hirschsprung tem a vantagem de apresentar um excelente grau de confiabilidade e permitir o diagnóstico com pequenos fragmentos, obtidos na própria enfermaria, sem nenhum tipo de anestesia.

Manometria anorretal: este exame baseia-se na pesquisa do chamado "reflexo de abertura do esfíncter interno", o qual consiste em uma queda na pressão ao nível do esfíncter interno do ânus como resposta a uma distensão do reto. A presença deste reflexo é sinal de que a integridade anatômica e funcional da região está preservada. Caracteristicamente, na moléstia de Hirschsprung, ocorre ausência do reflexo de abertura do esfíncter interno em virtude da ausência das células ganglionares.

Embora seja exame útil para o diagnóstico do megacólon congênito, é importante frisar que a manometria anorretal pode revelar resultados falsos em recém-nascidos com peso abaixo de 2.700 g e em casos em que a idade gestacional somada ao período de vida pós-natal for inferior a 39 semanas. Nestas duas condições, o reflexo de abertura normalmente não ocorre em virtude da imaturidade funcional da região.

Diagnóstico diferencial: deve ser feito com outras afecções intestinais que produzem oclusão ou suboclusão baixa. Particularmente importante de se frisar é o diagnóstico diferencial com a síndrome do cólon esquerdo. Essa afecção, presente em geral em recém-nascidos filhos de mães diabéticas, produz um quadro muito semelhante ao megacólon congênito, e o enema opaco mostra intenso espasmo de todo o cólon descendente, sigmoide e reto. Esse aspecto radiográfico é absolutamente superponível a uma forma de doença de Hirschsprung em que há aganglionose desses segmentos. O diagnóstico diferencial é feito com a biópsia da mucosa retal e pesquisa da atividade da acetilcolinesterase, a qual se revela ausente na síndrome do cólon esquerdo.

Tratamento: classicamente, o tratamento de eleição consiste na realização da colostomia na zona de transição entre a porção dilatada, ganglionar, e a zona espástica, aganglionar. A criança deve ser mantida com colostomia até o fim do 1º ano de vida, quando atinge a média de 10 kg. Nesta época pode ser submetida ao tratamento cirúrgico definitivo, que consiste no abaixamento de cólon. Mais recentemente foi descrita a realização no período neonatal da cirurgia de abaixamento por via endoanal exclusiva, sem abertura da parede abdominal. Evita-se, desta forma, a colostomia prévia. No entanto, os resultados tardios sugerem que a continência fecal e a qualidade de vida das crianças submetidas às técnicas clássicas de abaixamento abdominoperineal são melhores do que as submetidas a abaixamentos endoanais exclusivos.

Volvo do intestino médio

É uma afecção potencialmente muito grave no recém-nascido e está basicamente associada a um defeito de rotação intestinal.

Embriologia

No embrião de 5 mm (4ª semana), ocorre o início da diferenciação do intestino em suas porções anterior média e posterior. Nesta fase, em consequência do alongamento do intestino médio, este se exterioriza parcialmente em uma hérnia fisiológica ao nível do cordão umbilical. No intestino médio, distinguem-se duas importantes porções para o estudo dos fenômenos de rotação: a alça duodeno-jejunal; e a alça cecocólica. O duodeno situa-se inicialmente à direita, na artéria mesentérica inferior, e, em consequência de rotação de 270º, no sentido anti-horário, sua posição final será acolada à parede abdominal posterior, com a 1ª e 2ª porções situadas à direita da artéria; a 3ª porção abaixo; e a 4ª, em conjunto com as primeiras alças jejunais, situada à esquerda da referida artéria. Ocorre também a fixação de todo o mesentério à parede abdominal posterior.

O processo de alongamento do intestino médio continua em atividade, estando este ainda fora da cavidade. Em torno da 10ª semana de vida intrauterina, a cavidade celômica já tem capacidade suficiente para conter todo o intestino. A partir dessa época, passa a ocorrer o retorno da segunda alça, representada pela alça cecocólica, a qual sofre um processo de alongamento e de rotação em sentido anti-horário, em torno de um eixo representado também pela artéria mesentérica superior. Finalmente, após rotação anti-horária de 270°, o ceco e o cólon ascendente se acolam à parede posterior.

Na rotação intestinal incompleta do tipo mais comum, responsável pela maioria dos volvos de intestino médio, não ocorrem os fenômenos de rotação e fixação do mesentério à parede abdominal posterior, de forma que todo o intestino médio é sustentado por um estreito pedículo representado fundamentalmente pela artéria mesentérica superior. A falta de fixação posterior e o pedículo estreito criam condições para que ocorra facilmente volvo de todo o intestino de 360°, ou mais, no sentido horário. Em consequência das torções, pode haver comprometimento da irrigação, estabelecendo-se, por fim, a gangrena intestinal maciça.

Diagnóstico

O recém-nascido com volvo do intestino médio apresenta uma tríade de sinais clínicos característicos, representados por vômitos biliosos, eliminação de sangue pelo ânus e massa abdominal palpável. O vômito bilioso decorre da obstrução que se estabelece no nível duodenal, logo abaixo da papila em consequência da torção. O sangramento intestinal é produto da estase venosa ao nível da mucosa e a massa palpável é representada por todo o intestino, que se edemacia e sofre alteração da consistência. A radiografia simples do abdome revela quadro de obstrução intestinal alta e habitualmente ausência de ar em toda a região ocupada pelas alças intestinais em regime de torção.

Tratamento

O diagnóstico de volvo de intestino médio no recém-nascido implica indicação de laparotomia de emergência, logo após a melhora das condições gerais da criança. Recomenda-se a administração rápida de solução expansora ou sangue total, de acordo com as perdas sanguíneas prévias. À laparotomia, constata-se se há ou não sofrimento vascular. Nos casos em que houver apenas estase venosa sem gangrena, desfaz-se o volvo no sentido anti-horário e percebe-se, logo após, que a cor e a perfusão do intestino voltam às condições normais. Todas as aderências são desfeitas e o intestino é recolocado na cavidade abdominal, observando-se o detalhe de se posicionar todo o intestino delgado á direita e o cólon à esquerda. Dois aspectos merecem menção: primeiro, é prudente pesquisar se há algum tipo de oclusão na luz duodenal associada, fato este que ocorre com relativa frequência; e o segundo diz respeito à discussão sobre os benefícios de se proceder à fixação das alças intestinais após a redução do volvo para evitar recidiva do processo. Segundo a maioria dos autores, esse procedimento é, de fato, dispensável.

Os casos de maior angústia para o cirurgião pediatra são aqueles em que as alças intestinais apresentam-se enegrecidas em toda sua extensão, com aspecto sugestivo de necrose. Nestes casos, a conduta clássica é realizar amplas ressecções intestinais e, em alguns casos ressecção de todo o intestino delgado, com anastomose do duodeno ao cólon ascendente, condenando a criança ao óbito em curto espaço de tempo. Em razão desse fato e com base na ideia de que a coloração enegrecida na alça intestinal pode ser decorrente de infarto hemorrágico, e não de necrose isquêmica, atualmente preconiza-se não se realizar a ressecção intestinal e somente a redução das torções. A parede abdominal é fechada e, pelas 36 a 48 horas seguintes, são administradas soluções expansoras e dextran. Ao fim desse tempo, a criança é reoperada e verifica-se que habitualmente ocorre recuperação de alguns segmentos intestinais, os quais podem ser preservados, melhorando significativamente o prognóstico da criança.

Íleo meconial

É uma complicação abdominal que acomete 10% a 15% dos recém-nascidos com mucoviscidose. Nesta moléstia, há alteração difusa de todas as glândulas exócrinas secretoras de muco e, como consequência, o mecônio torna-se espesso com conteúdo aumentado de mucoproteínas. A doença é também conhecida pelo nome de "fibrose cística do pâncreas" em consequência da alteração anatomopatológica que ocorre nesta glândula, a qual apresenta significativa redução na capacidade de produção de enzimas proteolíticas, fato este que colabora para o aumento de consistência do mecônio.

Em virtude das características do mecônio, este se acumula em todo o íleo, que, por sua vez, se torna bastante dilatado, com paredes espessadas. A porção terminal do íleo, em uma extensão de 15 a 20 cm, é estreitada em virtude da obstrução a montante, determinada pela impactação do mecônio. Em aproximadamente metade do número de casos, pode haver complicações representadas por gangrenas, volvo ou perfuração.

Quadro clínico

O recém-nascido com íleo meconial apresenta quadro clínico sugestivo de obstrução de íleo terminal. Nas primeiras horas de vida, ocorre distensão abdominal, vômitos biliosos e ausência de eliminação de mecônio. Também, as alças intestinais com mecônio em seu interior são palpáveis através da parede abdominal, apresentando consistência bastante aumentada, sendo este um sinal clínico muito sugestivo para o diagnóstico da moléstia.

A radiografia simples do abdome revela sinais característicos para o diagnóstico. O mecônio acumulado confere à radiografia um aspecto peculiar de "miolo de pão". Além disso, em virtude da impregnação do mecônio na parede das alças distendidas, nas incidências em posição supina, não há "níveis líquidos", tipicamente observados em outras obstruções, como nas atresias.

Tratamento

A conduta inicial consiste em tratamento clínico com enemas de gastrografina ou acetilcisteína, nos casos de obstrução intestinal pura sem complicação. Se o tratamento clínico não for eficaz, indica-se laparotomia para a remoção do conteúdo meconial com lavagens por meio de enterotomia. Nos casos complicados, o tratamento cirúrgico é indicado de imediato, os segmentos intestinais acometidos são ressecados, retira-se todo o conteúdo meconial do intestino delgado e, se possível, o trânsito é restabelecido por meio de anastomose terminoterminal.

Peritonite meconial

É um termo utilizado para designar toda perfuração intestinal que ocorre na vida intrauterina em consequência de atresia intestinal, íleo meconial, volvo, invaginação intestinal, catástrofes vasculares ou complicações decorrentes de divertículo de Meckel. Em alguns casos, não há fator detectável.

Em consequência da perfuração, há extravasamento de mecônio para a cavidade peritoneal e o deste com o peritônio determina uma peritonite química, irritativa, asséptica; e, com o evoluir do processo, ocorre depósito de cálcio.

O recém-nascido com peritonite meconial apresenta caracteristicamente quadro de abdome agudo obstrutivo, alto ou baixo, na dependência da região da alça intestinal afetada. Em alguns casos, pode haver passagem de mecônio para a região escrotal, em função do fato de que o conduto peritoneovaginal normalmente se mantém aberto até o 7º ou 8º mês de vida intrauterina. Nestes casos, há aumento de volume escrotal.

O exame radiográfico simples do abdome revela dados característicos para o diagnóstico final: distribuição de gases sugestiva de obstrução intestinal e presença de calcificações intraperitoneais. Diante da presença desses dois sinais radiológicos, a criança deve ser levada à cirurgia em condições de urgência. Em raríssimas situações, pode haver resolução espontânea e a radiografia do abdome revela, nestes casos, apenas calcificações intraperitoneais, sem obstrução intestinal. Também, a perfuração pode se fazer tardiamente, na vida intrauterina, observando-se, nestes casos, grandes distensões abdominais e, até, desconforto respiratório.

O tratamento cirúrgico da peritonite meconial consiste em laparotomia exploradora transversa. O acesso à cavidade peritoneal é, muitas vezes, difícil em virtude do grande número de aderências e do processo inflamatório, que formam uma verdadeira "carapaça". Cuidadosamente, todas as aderências são desfeitas, após retirada do mecônio, e explora-se todo o intestino com vistas à localização da zona de perfuração. O trânsito intestinal pode ser reconstituído primariamente ou em etapa posterior com realização temporária de derivações intestinais.

Obstrução intestinal por rolha meconial

Constitui uma forma benigna de obstrução intestinal no período neonatal. O recém-nascido se apresenta com distensão abdominal, vômitos muitas vezes corados de bile e, na radiografia simples, notam-se apenas alças intestinais difusamente dilatadas, sem caracterizar propriamente quadro de obstrução intestinal. Não há eliminação de mecônio nas primeiras 24 horas e, quando se realiza a lavagem intestinal, verifica-se a eliminação de uma rolha de muco, relativamente dura e suficiente para ocluir a luz do cólon. Após a saída da rolha, o recém-nascido elimina grande quantidade de mecônio.

Conforme já referido, a obstrução intestinal por rolha de mecônio é uma forma benigna de obstrução intestinal do recém-nascido. Todavia, a prática demostra que esta pode ser a primeira manifestação de um megacólon aganglionar ou mucoviscidose. Portanto, recomenda-se vigilância clínica rigororsa posterior em todo recém-nascido com este tipo de obstrução intestinal.

Anomalias anorretais

Representam um grupo complexo de malformações do reto e canal anal e que apresentam um aspecto clínico evidente em comum: a ausência do ânus ou a presença deste com aspecto morfológico e posição anatômica anormais. A anatomia da região perineal é complexa: existe um conjunto muscular único que envolve o reto e o canal anal e estende-se da pélvis até o períneo, sendo que a porção superior é conhecida como "músculo elevador do ânus", a inferior como "esfíncter externo do ânus", além das fibras longitudinais intermediárias que se dispõem em sentido craniocaudal. O conhecimento detalhado dessa anatomia é fundamental para o tratamento cirúrgico dessas anomalias, com vistas à obtenção de adequada continência fecal.

Diagnóstico e tratamento

O diagnóstico de anomalia anorretal deve ser feito pelo pediatra na sala de parto. Além da observação de que não existe orifício anal (Figura 56.18) ou que este se encontra em posição anômala, é importante verificar a impressão anal, fístulas na região perineal e palpar o sacro. Quando houver marca anal bem definida, contração do esfíncter externo e da musculatura perineal, a anomalia provavelmente será baixa, ou seja, a distância entre o fundo de saco retal e a pele é menor do que 1 cm. Se o períneo for liso e o sulco interglúteo pouco definido, provavelmente a anomalia será alta.

A localização da fístula é decisiva para o diagnóstico do tipo de anomalia e para a decisão quanto à conduta cirúrgica. As fístulas visíveis no períneo são sinal indiscutível de que a correção poderá ser feita primariamente no período neonatal. Para melhor definição do trajeto fistuloso, é obrigatório que se aguardem 18 a 24 horas após o nascimento, tempo suficiente para que o mecônio e o ar cheguem até o reto e evidenciem a fístula com a coloração esverdeada. Portanto, nos recém-nascidos com anomalia anorretal, não se deve tomar nenhuma conduta diagnóstica ou terapêutica antes desse período inicial de espera.

No sexo masculino, a saída de mecônio pela uretra indica fístula retouretral, portanto anomalia alta. No sexo feminino, a saída de mecônio pela vagina significa anomalia intermediária ou alta. Nas meninas em que, além da ausência de ânus, não se conseguirem identificar o meato uretral e a vagina, ou seja, quando existir apenas um orifício em todo o períneo, por onde ocorre a saída de fezes e de urina, é provável tratar-se de persistência de cloaca, anomalia bastante complexa.

A palpação do sacro é de grande valor, pois as agenesias sacrais se acompanham, em geral, das anomalias altas, com inervação perineal deficiente e graves alterações funcionais da bexiga urinária.

Em cerca de 80% dos casos, o exame clínico e a identificação da fístula selam o diagnóstico. Apenas quando não há fístula visível após o tempo inicial de espera, deve-se realizar a clássica radiografia com a criança em posição invertida e lateral. Avalia-se a distância entre o fundo de saco retal contrastado pelo ar e a impressão anal. Se essa distância for inferior a 1 cm, a correção da anomalia poderá ser feita primariamente no período neonatal através da via perineal. Caso contrário, diagnostica-se anomalia intermediária ou alta e a criança deverá ser submetida a uma colostomia temporária.

É importante lembrar que outras anomalias podem estar associadas às anomalias anorretais, principalmente as de coluna, do aparelho urinário, cardíacas ou mesmo outras atresias do aparelho digestivo como do esôfago ou duodeno.

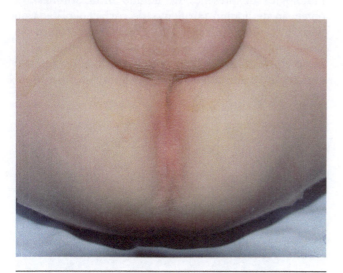

Figura 56.18 Anomalia anorretal. Note-se a ausência de impressão anal.

Fonte: Acervo da autoria.

Enterite necrosante

É uma doença intestinal muito grave, na qual inicialmente ocorre necrose da mucosa do intestino delgado ou do cólon. O processo pode se estender por toda a espessura da parede intestinal determinando perfurações e, nos casos mais graves, comprometer extensos segmentos do intestino.

Epidemiologia

Classicamente, a enterocolite necrosante é uma doença que incide no período neonatal. Ela é, em sua essência, doença de recém-nascidos de baixo peso, e as estatísticas demonstram que aproximadamente 90% das crianças acometidas se apresentam com menos de 2.500 g ao nascimento e o período de gestação foi inferior a 38 semanas. No entanto, verifica-se que o Brasil e em outros países da América Latina, nos quais a desnutrição infantil incide em alta escala, a enterite necrosante acomete também lactentes, os quais se tornam vulneráveis para adquirir a moléstia por apresentarem algum grau de comprometimento do estado nutricional. A explicação para a incidência da moléstia em lactentes desnutridos baseia-se provavelmente no fato de que estes apresentam respostas imunológicas semelhantes ao recém-nascido pré-termo, particularmente ao nível da mucosa intestinal.

Patogenia

No recém-nascido, a lesão anatomopatológica inicial, constituída por necrose da mucosa intestinal, é uma consequência direta da isquemia intestinal, a qual decorre de uma redução no fluxo sanguíneo mesentérico.

A hipóxia perinatal constitui um dos fatores mais importantes na patogenia da enterocolite necrosante. Problemas do parto, principalmente no período expulsivo prolongado, e afecções pulmonares no período pós-natal imediato (membrana hialina, pneumonia aspirativa, crises de apneia) são as principais causas de hipoxia. Além desses fatores, hipovolemia, cardiopatias, cateterização de vasos umbilicais e exsanguinotransfusão podem também causar distúrbios circulatórios que resultarão em isquemia e lesão da mucosa intestinal. No recém-nascido, durante os episódios de hipoxia ou qualquer anormalidade circulatória, ocorre um fenômeno reflexo em que o débito cardíaco é dirigido principalmente para órgãos vitais (coração e cérebro), privando, assim, o intestino e outros órgãos somáticos esplâncnicos de uma suficiente suplência sanguínea. Esse fenômeno, presente nos mamíferos, é conhecido com "reflexo do mergulho", pois protege o animal contra a asfixia durante a submersão prolongada.

Outro fator muito importante é o representado pelo leite de vaca ou mesmo pelas dietas hiperosmolares utilizadas para nutrição. Já são classicamente conhecidos os efeitos benéficos do leite materno sobre a mucosa intestinal, em razão de sua baixa osmolaridade e, em especial, da presença de elementos imunológicos protetores, imunoglobulinas IgA e macrófagos. No entanto, sabe-se que a doença é rara em recém-nascidos que não tenham sido previamente alimentados.

A exsanguinotransfusão é realizada em recém-nascidos habitualmente através da veia umbilical. A cateterização desta veia é suficiente para produzir vasoespasmo ao nível do território mesentérico, com consequências danosas para a perfusão intestinal. Também, durante a exsanguinotransfusão, é frequente haver episódios leves de hipotensão, os quais podem, igualmente, acarretar queda da perfusão intestinal. Outros fatores representados pela coagulação intravascular disseminada, duto arterioso patente e hipotermia também participam como agravantes da hipoperfusão intestinal.

Na fase inicial da moléstia, verifica-se distensão de alças, edema, hemorragia e aumento do volume de líquido peritoneal. A serosa se mostra, em geral, edemaciada e recoberta por placas de fibrina. O processo inicia-se com a necrose da mucosa e, com a evolução, instala-se a necrose de toda a parede intestinal. No início, apenas alguns segmentos são acometidos e, se o processo evoluir, ocorre necrose de porções mais extensas, podendo acometer, em casos extremos, todo o trato digestivo.

Frequentemente, observam-se bolhas de gás na submucosa e na intimidade do mesentério e, mais raramente, dentro dos vasos do sistema portal, aspectos estes que constituem o selo da enterite necrosante na criança. Verificou-se que esse gás é constituído fundamentalmente de hidrogênio, resultante do metabolismo bacteriano.

O segmento intestinal mais frequentemente acometido é o íleo terminal, seguido pelo cólon e o jejuno.

O exame histológico confirma os achados macroscópicos cirúrgicos: observam-se intenso processo inflamatório, zonas de necrose e perfuração. As bolhas são visualizadas no plano submucoso deslocando as camadas musculares e mucosa.

Diagnóstico

Baseia-se nos dados de história e são particularmente importantes os antecedentes da criança e as condições de parto.

A maioria dos recém-nascidos acometidos está entre o 4º e o 8º dias de vida. Em países em desenvolvimento, conforme frisamos, a doença acomete lactentes desnutridos, com as características clínicas e anatomopatológicas semelhantes às observadas no período neonatal.

Os dados clínicos iniciais incluem distensão abdominal e vômitos de material claro, com conteúdo biliar ou sanguinolento. Em recém-nascidos, geralmente houve eliminação prévia de mecônio enquanto, nos lactentes, o quadro geralmente é precedido de processo infeccioso gastroentérico e diarreia.

Habitualmente, o estado geral está bastante comprometido, com exceção dos casos em que a doença é diagnosticada em fases muito precoces. Além da distensão do abdome, em alguns casos, observam-se, na parede abdominal sinais de processo inflamatório, eritema, calor e endurecimento dos tecidos, particularmente na região periumbilical. Isso se constitui em sinal bastante importante e muito significativo para o diagnóstico da moléstia no período neonatal. Em lactentes desnutridos, a ocorrência desse sinal clínico é menos frequente. Nas fases mais adiantadas da moléstia, observam-se aumento da distensão abdominal, maior comprometimento do estado geral, sinais de peritonite, desidratação e estado de choque. A necrose de toda a parede intestinal acompanha-se, muitas vezes, de bloqueios de epíplon e outras alças intestinais, que ocorrem evidentemente como mecanismo de defesa. Neste caso, a palpação revela a presença de massas abdominais de proporções variadas.

O exame radiográfico simples do abdome apresenta características bastante variadas, desde um aspecto pouco característico até a presença de sinais indicativos de anormalidade: desproporção entre conteúdo de gases e o volume abdominal, sugestiva de líquido na cavidade peritoneal; desigualdade de calibre de alças intestinais ou mesmo irregularidade na distribuição dos gases, indicando obstrução intestinal ou coleções líquidas localizadas. O pneumoperitônio pode ocorrer em casos de perfuração intestinal (Figura 56.19), porém a sua ausência não afasta o diagnóstico de síndrome perfurativa. As bolhas de gás na intimidade da parede intestinal (pneumatose intestinal) são visíveis à radiografia como imagens aéreas dissecando a parede intestinal. O gás no sistema porta é visualizado sobre a sombra hepática (Figura 56.20). A avaliação radiológica seriada a cada 12 horas, no sentido de se observar o aparecimento de algum sinal indicativo de perfuração intestinal, é particularmente importante. Também de grande valia é a presença de "alças intestinais fixas", com aspecto constante nas radiografias seriadas. Essa característica deve ser bastante valorizada como indicativo de gangrena intestinal.

Outro meio propedêutico importante é a punção abdominal, nos casos em que houver evidência clínica ou radiológica de presença de líquido intraperitoneal. A obtenção de líquido purulento, de cor achocolatada ou mesmo presença de bactérias ao exame microscópico são sinais indiretos de que há gangrena intestinal ou perfuração em peritônio livre. A presença de líquido amarelo cítrico claro é indicativo de que não houve necrose de parede intestinal.

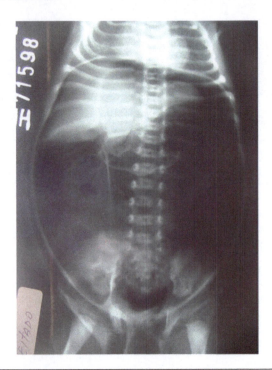

Figura 56.19 Radiografia de abdome revelando grande pneumoperitônio.

Fonte: Acervo da autoria.

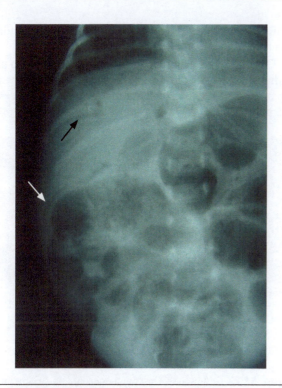

Figura 56.20 Radiografia simples de abdome em recém-nascido com esterite necrosante. Note-se a imagem de gás na parede da alça intestinal (seta inferior) e gás no sistema porta (seta superior).

Fonte: Acervo da autoria.

Tratamento

Clínico: consiste em manutenção das condições gerais da criança e proporcionar repouso ao tubo digestivo. Portanto, a alimentação oral é imediatamente interrompida e a descompressão gástrica é realizada através de sonda nasogástrica.

Nas crianças desidratadas, em estado de choque ou em acidose metabólica grave, a hipovolemia e o distúrbio acidobásico devem ser agudamente compensados. Após essa fase, recomenda-se instalar nutrição parenteral para a manutenção das condições nutricionais da criança.

Antibioticoterapia, visando combater bactérias gram-positivas, gram-negativas e particularmente anaeróbias, deve ser iniciada imediatamente. Há discussões na literatura sobre a real eficiência da administração complementar de antibióticos por sonda nasogástrica, no sentido de propiciar um efeito local dos antimicrobianos.

Cirúrgico: deve ser indicado sempre que houver alguma evidência de perfuração em peritônio livre ou necrose de toda a parede intestinal. Esses fatos são evidenciados mediante piora clínica, estado geral e exame local do abdome. Da mesma forma, os exames radiográficos constituem subsídios importantes para a indicação cirúrgica.

A cirurgia deve visar a ressecção dos segmentos de alças intestinais comprometidas. Recentemente tem-se dado preferência à não realização da anastomose primária. São realizadas derivações intestinais externas (enterostomias ou colostomias) com a finalidade de melhor descomprimir o tubo digestivo. A criança deve ser mantida em nutrição parenteral prolongada até que ocorra estabilização de suas condições gerais e reversão da moléstia, quando, então, a anastomose intestinal poderá ser realizada com maior segurança.

Perfurações do tubo digestivo no recém-nascido

As perfurações do tubo digestivo no período neonatal podem acometer desde o estômago até o reto. Podem ser decorrentes de enterite necrosante, isquemia, obstrução mecânica, volvos ou mesmo de iatrogenia. As perfurações gástricas resultam de zonas de necrose, geralmente extensas, localizadas na grande curvatura e que vão desde o fundo gástrico até a região próxima ao piloro. A etiologia deste tipo de perfuração ainda não foi elucidada. Do ponto de vista clínico, os recém-nascidos se apresentam com distensão abdominal e a radiografia revela pneumoperitônio. Em alguns casos, a primeira manifestação clínica pode ser sangramento digestivo alto de grandes proporções e, algumas horas após, ocorrer distensão abdominal e pneumoperitônio. Raramente, a perfuração gástrica é iatrogênica, consequente à utilização de sondas rígidas.

A perfuração duodenal, geralmente isolada, decorre de úlceras agudas localizadas na face anterior da víscera. Às vezes, incide em recém-nascidos com afecções respiratórias graves.

As perfurações do intestino delgado podem ser resultantes de obstruções mecânicas como atresias, íleo meconial ou volvo, ou mesmo associadas à enterocolite necrosante.

No intestino grosso, os locais de maior incidência de perfuração são o ceco e o sigmoide, sendo a moléstia de Hirschsprung e a enterite necrosante as causas consideradas. No sigmoide e no reto, essas perfurações podem ser consequência da passagem de sondas rígidas para realização de enemas.

Afecções cirúrgicas da parede abdominal

Onfalocele: constitui um defeito em que há falha no desenvolvimento da parede abdominal associada à persistência, em graus variáveis, da chamada "hérnia fisiológica". Existe, assim, um saco constituído pelo peritônio parietal e membrana amniótica que recobre as vísceras abdominais parcialmente exteriorizadas: estômago; intestino; e fígado. Existem variações quanto ao tamanho do defeito: desde pequenos sacos com 2 a 3 cm de diâmetro, contendo poucas alças intestinais, até grandes defeitos em que o saco abriga todo o intestino, o estômago e o fígado. Independentemente do tamanho, o cordão umbilical se insere caracteristicamente no ápice do saco amniótico (Figura 56.21), o que constitui um dos critérios na diferenciação diagnóstica com a gastrosquise.

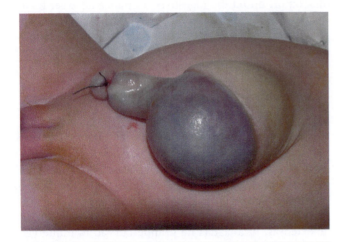

Figura 56.21 Onfalocele. Note-se que o cordão umbilical se insere no saco amniótico.

Fonte: Acervo da autoria.

A incidência das onfaloceles varia de 1:3000 a 1:10000 nascimentos. Há fatores genéticos envolvidos no desenvolvimento do defeito, pois em aproximadamente metade dos casos existem outras malformações associadas, algumas de pequena importância como hérnia inguinal, persistência do duto onfaloentérico, lábio leporino; ou outras de maior significado capazes de piorar substancialmente o prognóstico como cardiopatia, hérnia diafragmática, atresia intestinal e microcefalia. Praticamente em todos os casos de onfalocele de grandes e médias proporções existe rotação intestinal incompleta em decorrência da interrupção do fenômeno de rotação intestinal. Finalmente, é importante lembrar a ocorrência da onfalocele na síndrome de Patau (trissomia do cromossomo 13 e na síndrome de Beckwith-Wiedmann, na qual se observam também macroglossia, gigantismo e hipoglicemia).

A membrana que recobre as vísceras, por ser delgada e translúcida, pode se romper durante o parto ou após ele. Este fato aumenta a gravidade da moléstia, pois se criam condições para que se instale infecção das vísceras expostas, além de ocorrer grande perda de líquido extracelular ou plasma com consequente queda de perfusão tecidual periférica e acidose metabólica.

Gastrosquise ou laparosquise é afecção congênita em que ocorre exteriorização das vísceras através de um defeito na parede abdominal, à direita do cordão umbilical (Figura 56.22). Este fato caracteriza e define a malformação, pois na onfalocele o cordão umbilical se insere no próprio defeito em continuidade com a membrana amniótica. Não há saco herniário recobrindo as vísceras, fato este que também diferencia este defeito das onfaloceles. A serosa peritoneal das alças intestinais se torna espessada em consequência do permanente contato com o líquido amniótico e urina fetal e, de forma semelhante às onfaloceles, existem rotação e acolamento incompletos das alças intestinais. Um fato bastante característico deste defeito refere-se ao fígado, que não se exterioriza e permanece em sua posição normal, diferentemente das onfaloceles.

É importante lembrar a alta incidência de prematuridade nos recém-nascidos com gastrosquise.

O diagnóstico da onfalocele e gastrosquise é feito pelo pediatra, à primeira inspeção da criança, ao nascimento. No entanto, a ultrassonografia materna durante a gestação permite o diagnóstico antenatal desta afecção.

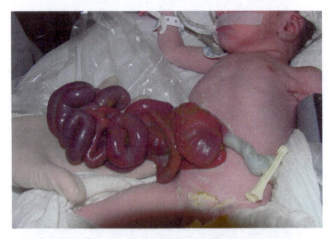

Figura 56.22 Gastrosquise. Observar a exteriorização de alças intestinais através do defeito à direita do cordão umbilical.

Fonte: Acervo da autoria.

Tratamento

Nos casos em que o diagnóstico for feito por ultrassonografia materna, não se recomenda a antecipação do parto. Sabe-se também que o parto por via abdominal nestes casos não traz nenhuma vantagem em relação à via vaginal.

O manuseio de um recém-nascido com onfalocele ou gastrosquise deve ser o mais delicado possível. Os cuidados imediatos consistem em colocação de sonda nasogástrica de alívio e a proteção da membrana amniótica ou das alças intestinais deve ser feita com compressas estéreis embebidas em solução fisiológica morna. O tratamento cirúrgico, uma vez indicado, deve ser precocemente instituído, pois, além de eliminar o risco de ruptura da membrana, torna-se tecnicamente mais fácil, já que, com o decorrer do tempo, o estômago e as alças intestinais se distendem em consequência do ar deglutido.

O tratamento cirúrgico de eleição consiste no fechamento total da parede abdominal por planos, após a redução de todas as vísceras para dentro da cavidade. Nas onfaloceles de grandes proporções ou nas gastrosquises em que há intenso edema das alças intestinais, além da sondagem nasogástrica de alívio, realiza-se enteroclisma com o objetivo de se esvaziar o conteúdo do cólon e de facilitar a redução das alças intestinais para dentro da cavidade peritonial. No período pós-operatório, faz-se necessária assistência ventilatória particularmente nos defeitos de grandes proporções, em virtude da compressão das cúpulas diafragmáticas. Se houver temor com este tipo de problema, pode-se realizar a cobertura temporária das vísceras com um cilindro feito de tela de silicone ou plástico adequado. Diariamente é realizada verdadeira ordenha no sentido de forçar a entrada de vísceras para dentro da cavidade e, ao fim de 5 dias, o cilindro é retirado, seguindo-se o fechamento da parede abdominal. Durante esse período, a criança deve receber antibioticoterapia de largo espectro e nutrição parenteral.

Outra opção para o tratamento das grandes onfaloceles e gastrosquises é a ampliação da cavidade abdominal graças a secções transversais da aponeurose anterior do abdome e dos músculos retos do abdome. A cobertura das alças é feita com retalhos de pele descolados de ambos os flancos, suturadas borda a borda, sobre as vísceras. Resulta, assim, uma grande "hérnia" ao nível da região umbilical, que deverá ser corrigida em época oportuna, quando houver receptividade da cavidade abdominal para as vísceras exteriorizadas, fato este que, em geral, ocorre entre o 2º e o 3º ano de vida.

Finalmente, nas onfaloceles de grandes proporções em que a membrana amniótica estiver íntegra e houver risco cirúrgico em virtude de outra malformação associada, pode-se realizar tratamento clínico, conservador. A criança é mantida em ambiente hospitalar sob rigorosos cuidados e são feitos três ou quatro curativos por dia com gaze embebida em álcool absoluto ou iodopovidine. Formam-se crostas que, ao fim de algumas semanas, estarão epitelizadas, ao mesmo tempo em que deverá ocorrer redução parcial das vísceras para dentro da cavidade abdominal. O simples tratamento conservador apresenta, no entanto, o grave inconveniente de possibilitar o aparecimento de infecções sistêmicas, dada a facilidade de penetração bacteriana através da grande superfície exposta da membrana amniótica.

A escolha entre um ou outro método de tratamento deve-se basear no bom senso e na experiência do especialista. Muitas vezes, mesmo que sejam possíveis a redução de todas as vísceras e a reconstrução total da parede a um só tempo, se não houver condição para a adequada assistência ventilatória no período pós-operatório, esse procedimento deve ser evitado, pois colocará em risco a vida da criança.

Hérnia inguinal: patologia cirúrgica bastante frequente na criança, a hérnia inguinal é quase sempre do tipo indireta, decorrente do fechamento incompleto do conduto peritoniovaginal. É mais frequente no sexo masculino e em recém-nascidos pré-termo.

Quadro clínico: abaulamento na região iguinal durante o choro ou outro esforço. Quando a hérnia não for visível no momento do exame, o diagnóstico pode ser feito mediante palpação do cordão espermático, o qual se mostra espessado. Na menina, a hérnia inguinal pode ser diagnosticada também pela presença de pequeno nódulo na virilha, móvel, que corresponde ao ovário encarcerado no saco herniário e, muitas vezes, confundido com adenomegalia.

Tratamento: a conduta é sempre cirúrgica em virtude do risco de encarceramento ou de estrangulamento, complicação esta mais frequente e mais grave nos recém-nascidos pré-termo. Nestes, portanto, a indicação cirúrgica não deve ser adiada. A cirurgia consta do deslocamento do saco herniário das estruturas do cordão espermático (ou do ligamento redondo na menina), ligadura e sua ressecção. Nos recém-nascidos e lactentes é prudente proceder-se à exploração inguinal contralateral, mesmo que não haja manifestação clínica de hérnia. Nas meninas, o conteúdo do saco é geralmente a trompa uterina ou ovário.

■ BIBLIOGRAFIA CONSULTADA

Ashcraft KW, Holder TH. Pediatric Surgery. 2.ed. Philadelphia: WB Saunders Company, 1994.

Dasgupta R, Langer JC. Transanal pull-through for Hirschsprung disease. Semin Pediatr Surg. 2005;14:64-71.

De la Torre-Mondragon L, Ortega-Salgado JA. Transanal endorectal pull-through for Hirschsprung's disease. J Pediatr Surg. 1998;33:1283-6.

Durand M, Ramanathan R, Martinelli B, Tolentino M. Prospective evaluation of percutaneous venous silastic catheters in newborns infants with birth weights of 510 to 3,920 grams. Pediatrics. 1986;78:245-250.

Goetzman BW: Arterial access in the newborn (Editorial). Am J Dis Child. 1987;141:841.

Matsumoto T, Tannuri U. Pneumotórax. In: Schvartsmann S. Pronto-socorro de Pediatria. São Paulo: Sarvier, 1989.

Spitz L, Kiely EM, Morecroft JA, et al. Oesophageal atresia: at risk groups for the 1990s. J Pediatr Surg. 1994;29:723-725.

Tannuri U, Adde FC, Carvalho Pinto VA. Aspectos técnicos da correção da atresia do esôfago com fístula distal. Rev Hosp Clin Fac Med SP. 1979; 34(5):239.

Tannuri U, Rocha RFC, Maksoud JG. Atresia do esôfago: evolução do tratamento. Pediatria. São Paulo. 1996;18(4):181-184.

Waterston DJ, Bonhan-Carrter RE, Aberdeen E. Esophageal atresia. Tracheoesophageal fistula. A study of survival in 218 infants. Lancet. 1962; 1:819.

Welch KJ, Randolph JG, Ravitch MM, O'Neill JA Jr, Rowe MI. Pediatric Surgery. Chicago-London: Year Book Medical Publishers, 1986.

Procedimentos no Período Neonatal

57.1 Intubação Endotraqueal

- Amanda Rubino Lotto ■ Kethellen Ernandes Biancolin

Introdução

A intubação endotraqueal é um procedimento indicado quando o paciente requer uma via respiratória artificial, após ter sido descartada a adoção de outras medidas menos invasivas. Através da introdução de um tubo na traqueia, esse método pode ser realizado por meio oral ou nasal.

A escolha da melhor conduta depende da análise das circunstâncias do caso, tais como a condição do paciente, a rotina do serviço e, principalmente, a experiência do médico que irá realizá-la.

Nas duas técnicas (boca ou nariz) podem ocorrer complicações. Em geral, a intubação orotraqueal (IOT) é mais fácil, mais rápida e exige menos técnica, sendo, por vezes, utilizada em situações de emergência, salvo se forem constatadas alterações anatômicas faciais que impeçam esse tipo de intubação.

Indicações

O uso desse método é recomendado quando da ocorrência das seguintes hipóteses:
- Necessidade de ventilação prolongada com pressão positiva
- Ventilação com máscara facial não efetiva (após correção da técnica)
- Aplicação de massagem cardíaca
- Obstrução crítica das vias aéreas superiores
- Necessidade de ventilação brônquica seletiva
- Em casos de hérnia diafragmática

Contraindicações

Não há contraindicação absoluta para o uso da intubação em neonatos que se enquadrem em alguma das condições anteriormente elencadas.

Materiais

Os instrumentos essenciais à realização do procedimento devem ser organizados sobre um carrinho de emergência (reanimação) ou em uma bandeja de intubação, sendo necessário avaliar, rotineiramente, se todos os itens, abaixo relacionados, estão presentes e funcionando de forma adequada:
- Luvas estéreis e máscara
- Fonte de oxigênio/fonte de ar umidificado
- Balão autoinflável com válvula de segurança a 40 mmHg e reservatório de oxigênio
- Blender para mistura de oxigênio/ar
- Vácuo e sistema de aspiração
- Sondas de aspiração traqueal sem válvula de cada tamanho (nº 6, 8 e 10)
- Dispositivo transparente para aspiração de mecônio
- Cânula de Guedel
- Monitor cardíaco e oximetria de pulso
- Bandagem elástica
- Detector de CO_2
- Estetoscópio
- Tesoura estéril
- Fita para fixação

- Pinça Magil
- Máscara redonda com coxim de cada tamanho (n° 00, 0 e 1)
- Laringoscópio pediátrico com um conjunto extra de baterias e lâmpadas
- Lâmina reta (Miller) de cada tamanho (n° 00, 0 e 1)
- Tubos endotraqueais com diâmetros internos de n° 2,5, 3,0, 3,5 e 4,0 mm sem *cuff*; radiopacos, com marcas em centímetro no sentido do comprimento do tubo e marca guia para corda vocal na parte distal do tubo
- Fio-guia para intubação
- Cânulas traqueais sem *cuff* – duas de cada tamanho (n° 2,5/3,0/3,5/4,0 mm)
- Fitas adesivas para fixação da cânula

Quadro 57.1 Cânulas endotraqueais.

Tamanho do tubo (mm)	Peso (g)	Idade gestacional (sem)
2,5	< 1.000 g	< 28
3,0	1.000-2.000	28-34
3,5	2.000-3.000	34-38
3,5-4,0	> 3.000	> 38

Fonte: Adaptado de Academia Americana de Pediatria.

Técnicas de intubação

Após o preparo dos materiais e equipamentos, é possível iniciar o procedimento. Durante todo o processo, a frequência cardíaca e a saturação de oxigênio do paciente devem ser monitoradas, e cada tentativa de intubação deve ser limitada a 20 segundos (NRP Neonatal Resuscitation Textbook), para diminuir a ocorrência de hipóxia.

Nos casos de intubação eletiva, é importante administrar medicações pré-procedimento a fim de minimizar a dor, reduzir a bradicardia e prevenir a elevação da pressão intracraniana. A atropina, por exemplo, age para reduzir secreções e impedir a bradicardia secundária à resposta vagal; a sedação e analgesia reduzem o desconforto; e, os bloqueadores neuromusculares facilitam a execução do procedimento.

A primeira etapa é a ventilação do paciente com *AMBU*, lembrando que a sua repetição ocorrerá sempre que houver nova tentativa de intubação, para assegurar os sinais vitais.

O paciente deve ser colocado em decúbito dorsal, com uma leve extensão da região cervical, sendo recomendado o uso de um coxim sob as escápulas para melhor alinhamento da via aérea. O próximo passo é oxigenação e aspiração das secreções das vias aéreas.

Para uma laringoscopia exitosa, é essencial a posição do paciente e a correta manipulação junto à língua e à epiglote, observando-se as seguintes etapas: (i) a lâmina deve ser inserida na boca parcialmente aberta, e o dedo mínimo da mão esquerda desloca o lábio inferior para impedir sua lesão e completar a abertura total da boca; (ii) a introdução da lâmina do laringoscópio deve seguir pelo canto direito da boca, com o manejo da língua para o lado esquerdo, e avançar até a base da língua; (iii) elevando-se cuidadosamente o laringoscópio, a extremidade da lâmina é colocada na valécula e utilizada para mover a epiglote, permitindo a visão da glote e das cordas vocais; (iv) as secreções devem ser novamente aspiradas, se necessário, sob visualização direta; (v) no caso de as cordas vocais estarem fechadas, deve-se aguardar a sua abertura; (vi) a cânula é inserida pelo lado direito da boca em direção as cordas vocais; e, por fim, (vii) deve-se segurar bem firme o tubo contra o palato duro, enquanto o laringoscópio é removido com cuidado.

A profundidade de inserção da cânula pode ser estimada por algumas regras, sendo a fórmula mais recorrente: *peso do paciente + 6*. O resultado dessa soma será o número da graduação da cânula na altura do lábio superior, em centímetros.

A posição do tubo deve ser determinada primeiro clinicamente, e, depois, radiologicamente. Se estiver clinicamente adequada será observada uma recuperação ou manutenção da frequência cardíaca, melhoria da cor, perfusão, cianose e pulsos. Deve ser vista expansibilidade, murmúrios simétricos bilateralmente, a presença de vapor no tubo, detecção de CO_2 durante a expiração, e não deverá ocorrer distensão gástrica.

A radiografia deve ser realizada com o paciente alinhado em posição neutra e a parte final da cânula deve estar acima da carina.

A fixação do tubo é importante não apenas para evitar extubação acidental, mas também para minimizar as lesões causadas pela sua movimentação. A técnica de fixação, comumente, envolve a colocação de uma barreira adesiva acima dos lábios, seguida de um esparadrapo cortado em formato de "H", acima do lábio superior, e, por fim, as partes inferiores do "H" são enroladas individualmente ao redor do tubo.

Intubação nasotraqueal

Essa técnica de intubação consiste na inserção do tubo através de uma das narinas em direção às vias aéreas inferiores. O laringoscópio é introduzido para visualização das cordas vocais e, nesse momento, coloca-se a pinça magil pelo canto direito da boca, com cuidado. Posteriormente, deve-se pinçar a parte distal do tubo, próximo ao final, e levar a ponta do tubo até o nível da epiglote, introduzindo até a traqueia através das cordas vocais.

A intubação nasotraqueal, quando realizada por profissional menos experiente, pode se mostrar tecnicamente mais trabalhosa do que a orotraqueal, demandando maior tempo de execução.

Cuidados pós-intubação

É importante identificar e prevenir os principais fatores que contribuem para a falha da intubação. Dentre as possíveis ocorrências, deve-se observar, principalmente, o aumento de secreções, que pode levar tanto a extubação acidental devido a manipulação excessiva para aspiração, quanto a necessidade de troca frequente de cânulas por obstrução, o que, por consequência, acarreta maior lesão de mucosa.

Nesse sentido, é necessário o acompanhamento da fixação, que deve estar sempre limpa e seca, evitando-se infecções de pele e descolamentos. Também é preciso manter o paciente contido, se necessário, para impedir a movimentação da cânula e a extubação acidental, conferido sempre o número em que a cânula está fixada no lábio superior.

Complicações

As complicações podem ocorrer pela cânula ou pelo tempo de ventilação mecânica. Os problemas mais comuns incluem: atelectasias pós extubação, pneumonia/sepse, extubação acidental, intubação seletiva, obstrução da cânula por secreções, erosão traqueal, estenose subglótica e perfuração de esôfago ou de vias aéreas superiores.

Na técnica via nasal, pode ocorrer erosão de septo e estenose do vestíbulo nasal. A intubação orotraqueal pode levar a deformidades no palato e na arcada dentária.

A estenose subglótica é mais comum em pacientes com baixo peso, intubados via orotraqueal, em razão da lesão da mucosa causada pelo atrito do tubo ou por repetidas intubações. Mesmo com a fixação adequada, pequenos movimentos da cânula na traqueia podem ocorrer, levando à lesão da mucosa. As alterações de palato e dentição, por exemplo, podem ser prevenidas com a troca frequente do local de fixação.

Na literatura, não foi encontrada diferença estatística entre as técnicas orais ou nasais a respeito de lesão traqueal, perda de fixação ou necessidade de troca de tubo.

■ BIBLIOGRAFIA CONSULTADA

MacDonald MG, Ramasethu J. Atlas of procedures in neonatology, 4th Edition. 2007.

Goldsmith J, Karotkin E, [illustrations by] Barbara L. Siede. Assisted ventilation of the neonate - 5th Ed.

57.2 Drenagem Torácica

■ Ana Maria Andréllo Gonçalves Pereira de Melo

Introdução

A cavidade pleural é um espaço muito pequeno, chamado e considerado um espaço virtual. Durante o movimento respiratório, a pleura visceral desliza sobre a pleura parietal e o único conteúdo entre as duas pleuras é uma fina camada de líquido. A função dessa tênue camada é facilitar o deslizamento entre elas.

No espaço pleural, em condições anormais, podem se acumular líquidos (derrames pleurais) ou ar (pneumotórax), estas situações patológicas podem culminar em insuficiência respiratória em graus variáveis, desde formas leves até graves. De acordo com o grau da insuficiência respiratória secundária, pode ser adotada a conduta conservadora acompanhando a evolução do paciente, ou a realização de punção do espaço pleural e até mesmo a instalação de dispositivos para a drenagem da cavidade torácica no espaço pleural.

A drenagem torácica tem descrição no século V antes de Cristo, de acordo com os relatos de Hipócrates, enquanto a drenagem sob selo d'água é descrita desde 1875.

Na prática médica, a colocação de um dreno torácico pode ser necessária em diversas condições clínicas, pois qualquer coleção líquida ou gasosa na cavidade pleural é sempre anômala. Diante desses achados, há duas intervenções a se escolher:

a. Tratamento conservador: indicado em coleções líquidas ou gasosas pequenas, não traumáticas que não dificultem a respiração.
b. Tratamento cirúrgico: retirada do conteúdo anômalo, por punção e drenagem, denominadas também de "toracostomias", e por meio do procedimento cirúrgico denominado "toracotomia".

Indicações

As afecções que acometem o espaço pleural podem causar três tipos de alterações:

1. Acúmulo de ar
   Pneumotórax:
   a. Espontâneo
   b. Por barotrauma
   c. Hipertensivo
2. Acúmulo de líquido
   a. Hemotórax
   b. Derrame pleural
      1. Transudato
      2. Exsudato
   3. Empiema
   4. Quilotórax
   5. Hidrotórax
   6. Neoplásico
3. Acúmulo de ar e líquido.

Para essas situações, o procedimento de escolha dependerá do grau da insuficiência respiratória. Poderá ser feita a punção torácica e/ou a drenagem da cavidade pleural diagnóstica ou terapêutica. Outras indicações da drenagem torácica são o pós-operatório de cirurgia torácica ou a cirurgia cardíaca.

Se o paciente estiver em dificuldade respiratória ou apresentar pneumotórax hipertensivo, está indicada a punção torácica.

Seja o procedimento de punção, seja de drenagem torácica, estes devem compor o arsenal de recursos médicos do pediatra. Em algumas situações de urgência, a aplicação desses simples métodos pode significar, além do correto diagnóstico e/ou tratamento, a diferença entre a vida e a morte do doente.

Contraindicações

Não existem contraindicações absolutas para toracostomia. As contraindicações relativas são:
- distúrbios hematológicos (diátese hemorrágica, coagulopatia, anticoagulação prévia);
- falta de colaboração do paciente;
- presença de hérnia diafragmática ou cicatrização de aderências do espaço pleural por infecção anterior, pleurodese ou transplante de pulmão.

Nessas condições, recomenda-se realizar o procedimento sob anestesia geral, em centro cirúrgico, com estudos radiológicos prévios detalhados. Ultrassonografia e tomografia de tórax sem contraste podem auxiliar na realização do procedimento.

Toracocentese

Para a definição da necessidade da drenagem da cavidade pleural, muitas vezes, é realizada previamente a toracocentese para o diagnóstico definitivo ou mesmo como medida de urgência nos casos de pneumotórax hipertensivo.

Pneumotórax hipertensivo

O diagnóstico de pneumotórax hipertensivo deve ser clínico, os principais sinais são:

- Ausência de murmúrio vesicular em um dos hemitórax;
- Hipertimpanismo no hemitórax com ausência de murmúrio vesicular;
- Desvio da traqueia da linha média no pescoço contralateral ao hemitórax, com diminuição do murmúrio vesicular e hipertimpânico;
- Estase das veias jugulares externas.

A punção do pneumotórax hipertensivo deve ser realizada na linha hemiclavicular, 2º espaço intercostal, sobre a borda superior da 3ª costela com cateter curto sobre agulha (Jelco®, Teflon®) calibroso. Retirar a agulha após esta penetrar na cavidade pleural, permanecendo o cateter aberto para o meio externo. Os calibres disponíveis são 14, 16, 18, 20, 22, 24 Gauge (G).

Há também o cateter sobre agulha denominado Íntima®, de calibres 18, 20, 22, 24 G, que, semelhante ao anterior, tem um tubo extensor que pode ser mergulhado em selo d'água, cerca 1 cm, observando-se o borbulhar que mostra a saída do ar existente no espaço pleural.

Previamente são realizados procedimentos de lavagem de mãos, uso de álcool gel nas mãos, assepsia e antissepsia no local da punção.

A Figura 57.1 sintetiza os sinais clínicos do pneumotórax hipertensivo.

Derrame pleural

A punção pleural no caso de derrame pleural é considerada um procedimento complementar importante, pois permite a comprovação do derrame e a coleta de material para execução de exames necessários para definir a etiologia do processo. A punção pleural está indicada em todos os casos de derrame pleural evidenciado pelo exame clínico, radiológico e ultrassonográfico.

A punção pleural em casos de derrame poderá ser exclusivamente diagnóstica ou esvaziadora.

Procedimentos de analgesia, anestesia, antissepsia e técnica asséptica devem ser respeitados.

A delimitação do local a ser puncionado deve ser feita com auxílio de ultrassonografia torácica. Esta traz informações valiosas sobre a septação dos derrames pleurais, podendo guiar a conduta pós-punção.

A agulha deverá ter calibre suficiente para não ficar obstruída por derrames espessos. A agulha é conectada à seringa e introduzida lentamente até ultrapassar a resistência da pleura parietal; a saída de líquido indica que a agulha alcançou a cavidade pleural, não necessitando ser introduzida além desse ponto (Figura 57.2).

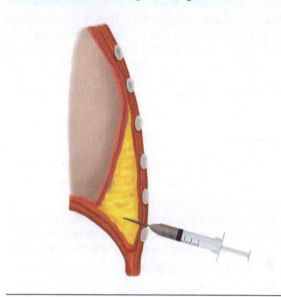

Figura 57.2 Técnica da punção pleural.
Fonte Desenvolvida pela autoria:

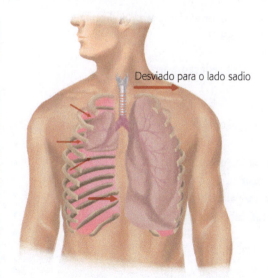

Figura 57.1 Sinais clínicos do pneumotórax hipertensivo.
Fonte Desenvolvida pela autoria:

É possível ocorrer a punção de um vaso, devendo-se voltar com a agulha até que não ocorra mais refluxo de sangue.

Se acidentalmente ocorrer a punção do parênquima pulmonar, poderá ocorrer pneumotórax necessitando de drenagem.

Um derrame volumoso esvaziado rapidamente pode determinar balanço de mediastino, com manifestações circulatórias.

O material obtido da punção deve ser encaminhado para análise quimiocitológica e microbiológica, assim como para culturas e análises moleculares.

Drenagem pleural

É um procedimento cirúrgico com a finalidade de promover a saída contínua de um conteúdo anômalo do espaço pleural, por um dreno colocado através da parede torácica. O trânsito através do dreno se faz de dentro para fora graças a um sistema de válvula, que se obtém interpondo uma coluna de água entre a cavidade pleural e a atmosfera. É o chamado "selo d'água".

Indicações

As principais indicações para drenagem torácica são:
- Pneumotórax ou hemotórax traumático;
- Ferimento toracoabdominal penetrante;
- Profilaticamente em paciente com fratura de costela ou ferida penetrante, sem evidência de pneumotórax, que será submetido à ventilação mecânica;
- Pneumotórax espontâneo;
- Empiema pleural;
- Derrame pleural neoplásico;
- Quilotórax.

Materias utilizados

O material utilizado no procedimento de drenagem torácica está descrito a seguir:
- Luvas estéreis;
- Medicamentos para sedação e analgesia;
- Antissépticos;
- Campos estéreis;
- Agulhas para injeção;
- Seringas;
- Anestésico local sem vasoconstrictor;
- Lâmina de bisturi;
- Caixa com material de pequena cirurgia;
- Dreno de tórax tubular, rabo de porco, de calibres 6 a 28 Fr;
- Válvula de Hemlich;
- Sistema coletor;
- Água destilada estéril para selo d'água;
- Material para fixar o dreno, fios de sutura;
- Material para curativo,

Técnica do procedimento

Uma vez que a decisão pela drenagem torácica foi tomada, o operador deve selecionar o tipo de tubo, o tamanho, o local de inserção e a técnica a ser empregada.

Para a realização do procedimento, é preciso o conhecimento de pontos de reparo na anatomia de superfície do tórax, conforme a Figura 57.3, é também importante lembrarmos que a projeção superficial dos órgãos intratorácicos varia com os movimentos respiratórios (Figura 57.4).

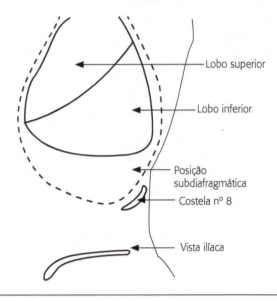

Figura 57.3 Pontos de reparo de superfície.
Fonte Desenvolvida pela autoria:

Os pontos de reparo anatômicos fundamentais para o posicionamento correto do dreno, que definem a área segura para a inserção de drenos no espaço pleural, são:
- Apêndice xifoide: o ponto mais cranial de inserção do diafragma;
- Linhas axilares: definem grupos musculares que não devem ser transpassados na inserção do dreno de tórax. Linha axilar anterior (borda lateral do músculo peitoral maior) Linha axilar posterior (borda lateral do músculo grande dorsal);
- Borda superior dos arcos costais.

A técnica a ser utilizada consiste em:
- Sedação, analgesia e anestesia do local (se o paciente não estiver sob anestesia geral);
- Assepsia e antissepsia;
- Levar em conta a projeção horizontal do apêndice xifoide na linha axilar média;
- Incisão na pele e tecido celular subcutâneo;
- Divulsão do músculo serrátil anterior;
- Localização da borda superior do arco costal inferior;
- Divulsão das fibras do músculo intercostal;
- Penetração na cavidade pleural;
- Introdução do dreno na cavidade pleural com pinça hemostática em direção cranial;

PROCEDIMENTOS NO PERÍODO NEONATAL **999**

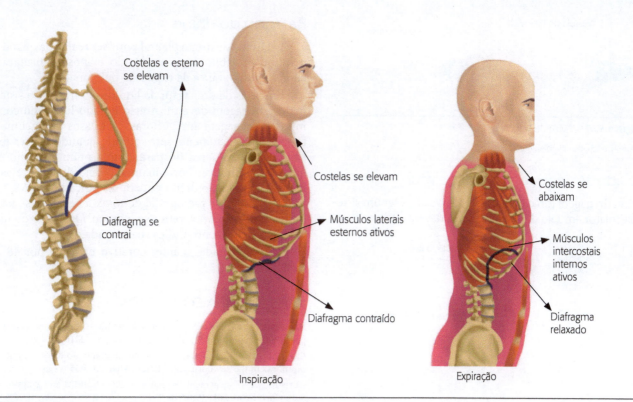

Figura 57.4 Variações da anatomia de superfície durante os movimentos respiratórios.
Fonte Desenvolvida pela autoria:

- Conectar o dreno ao sistema de selo d'água ou à válvula de Hemlich;
- Fixação do dreno à pele com fio não absorvível;
- Material para curativo;
- Radiografia de tórax.

Os drenos torácicos podem ser colocados por meio de trocarte, que é uma barra com ponta metálica afiada para guiar o tubo pela parede torácica.

Além de drenos tubulares siliconados, com ou sem trocarte, é possível utilizar também drenos mais finos conhecidos como "rabo de porco", empregando-se a técnica de Seldinger, pela qual são usados um dilatador e um fio-guia, e podem ser acoplados à válvula unidirecional de Hemlich (Figuras 57.5 a 57.7).

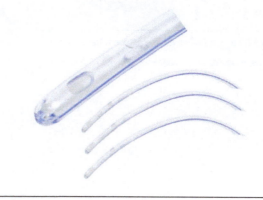

Figura 57.5 Drenos torácicos tubulares.
Fonte: Acervo da autoria.

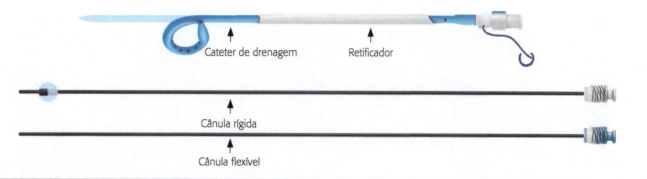

Figura 57.6 Conjunto de drenagem de tórax rabo de porco.
Fonte: Desenvolvida pela autoria.

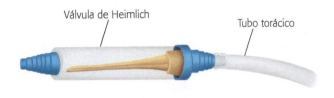

Figura 57.7 Válvula de Heimlich.
Fonte: Desenvolvida pela autoria.

Cuidados com o sistema coletor

A drenagem torácica, para ser efetiva, deve ter um sistema coletor em selo d'água que nunca deverá estar fechado.

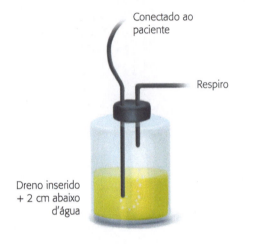

Figura 57.8 Sistema em selo d'água em frasco único.
Fonte Desenvolvida pela autoria:

Retirada do dreno

A retirada do dreno pleural pode ser realizada quando não houver débito de ar ou líquido, e após confirmação clínica e radiográfica da expansão pulmonar.

Em casos de drenagem de líquidos, o frasco do sistema de drenagem deve mostrar o líquido limpo ou com mínima drenagem em 24 horas. Nos casos de pneumotórax, o dreno somente será retirado quando estiver fechada a fístula aérea do parênquima pulmonar, isto é, quando não houver borbulhamento pelo dreno. Previamente à retirada, o dreno poderá ser pinçado por 6 a 12 horas, fazendo-se radiografia de tórax a seguir e, se não houver pneumotórax, retira-se o dreno. Oscilação do nível líquido não contraindica sua retirada.

Após a retirada, manter curativo oclusivo por 48 a 72 horas.

■ BIBLIOGRAFIA CONSULTADA

Raimondi F, Fanjul JR, Aversa S, et al. Lung ultrasound for diagnosing pneumothorax in the critically neonate. J Pediatr. 2016;175:74.

Liu j, Chi JH, Ren XL, et al. Lung ultrasonography to diagnose pneumothorax of the newborn. Am J Emerg Med. 2017;35: 1298.

Christie NA. Manegement of pleural space: effusions and empyema. Surg Clin N Am. 2010;(90):919-934.

Perfeito JAJ, Giudici R. Punção e drenagem pleural e pericádica. In: Hirschheimer M, Carvalho WB, Matsumoto T. 4. ed. Rio de Janeiro: Atheneu, 2018; 1911-17.

57.3 Cateterismo Umbilical

■ Michele da Silva Jordan Faleiros

Introdução

Os vasos sanguíneos periféricos dos recém-nascidos são frequentemente friáveis e de difícil acesso, particularmente nos prematuros. Assim, os cateteres umbilicais são muito úteis no manejo dos recém-nascidos doentes.

Indicações

- Cateter venoso umbilical: administração intravenosa de fluidos e nutrição parenteral, exsanguinotransfusão e administração de hemoderivados. A veia umbilical é a via de acesso de escolha na emergência durante a reanimação neonatal.
- Cateter arterial umbilical: monitorização contínua invasiva de pressão arterial, coleta de sangue e exsanguinotransfusão.
- Contraindicações: similares para cateteres venoso e arteriais umbilicais. Incluem onfalocele, gastrosquise, onfalite e peritonite. Especialmente para os cateteres arteriais, são contraindicações relativas a evidência de comprometimento vascular dos membros inferiores e da região glútea e a enterocolite necrosante.

Material (Figura 57.9)

- Berço de procedimento com fonte de calor radiante;
- Foco de luz;
- Máscara e gorro;
- Avental e luvas estéreis;
- Cateter umbilical lúmen simples ou duplo, diâmetros 3,5 (para RN < 1.200 g) ou 5 F (para RN > 1.200 g);
- Caixa de pequena cirurgia contendo tesoura íris, pinças hemostáticas (mosquito) reta e curva, pinça de Addison, porta agulha;
- Bisturi;
- Cadarço de algodão estéril;
- Fio de náilon para fixação;
- Soro fisiológico;
- Seringas de 3 e 5 mL.

Passo a passo

1. Transferir o recém-nascido para um berço de procedimento, com fonte de calor radiante.
2. Posicionar a criança em decúbito dorsal horizontal. Se necessário, colocar um coxim sob as espáduas para garantir que as vias aéreas fiquem pérvias.
3. Imobilização gentil dos membros superiores e inferiores.
4. Proceder à antissepsia da região abdominal e do coto umbilical, além do *cord clamp* com gazes embebidas em clorexidine alcoólico.

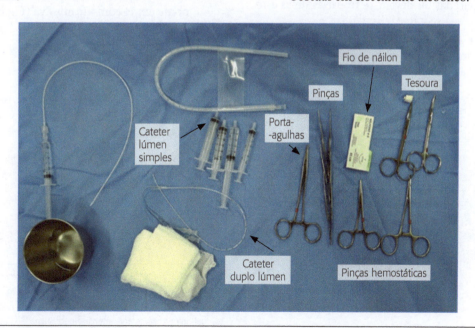

Figura 57.9 Mesa para cateterização umbilical.
Fonte: Acervo da autoria.

5. Colocar os campos estéreis, mantendo exposto apenas o coto umbilical.
6. Preencher os cateteres com solução salina, verificando sua integridade.
7. Amarrar a base do coto umbilical com um cadarço de algodão estéril ou uma gaze aberta (Figura 57.10).

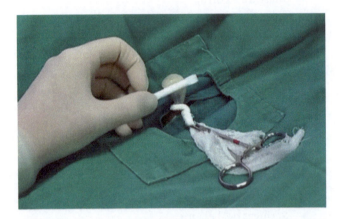

Figura 57.10 Após a antissepsia, colocação dos campos estéreis e de gaze na base do coto para evitar sangramento ao seccionar o cordão umbilical.
Fonte: Acervo da autoria.

- Colocar uma pinça hemostática abaixo do *cord clamp* e proceder à secção do cordão umbilical com lâmina de bisturi rente à pinça hemostática, aproximadamente a 0,5 a 1 cm da pele. É importante ressaltar que o *clamp* pode ser uma fonte de contaminação, já que é muito difícil fazer sua antissepsia de modo eficiente. Dessa forma, ele deve ser manipulado com uma pinça (que depois deverá ser separada) ou devem-se trocar as luvas estéreis após a sua secção e retirada.
- Identificar os vasos umbilicais (Figura 57.11). As duas artérias têm diâmetro menor e paredes mais espessas que a veia umbilical, de paredes mais delgadas.

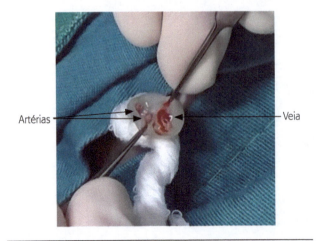

Figura 57.11 Identificação dos vasos umbilicais.
Fonte: Acervo da autoria.

- Identificar o vaso, proceder à dilatação do seu orifício com uma pinça e introduzir o cateter lentamente. Não forçar caso haja resistência, pelo risco de falso trajeto (Figura 57.12).

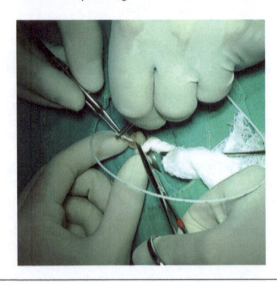

Figura 57.12 Apresentação das estruturas para cateterização.
Fonte: Acervo da autoria.

- Ao atingir a distância pré-determinada, verificar se há bom fluxo e refluxo de sangue.
- Confirmar a posição do cateter por meio da radiografia de tórax e de abdômen.
- Proceder à fixação de cada cateter isoladamente com mononylon por meio de sutura em bolsa na geleia de Wharton, envolvendo os três vasos sem perfurá-los.
- Pode-se reforçar a fixação do cateter com uma ponte em H com fita adesiva (Figura 57.13).

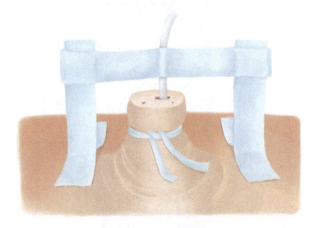

Figura 57.13 Fixação do cateter venoso umbilical em ponte, com fita adesiva.
Fonte: Carignani JA. Cateterização de vasos umbilicais. In: Stape A, *et al.* Manual de normas: terapia intensiva pediátrica. São Paulo: Sarvier, 1998.

Distância a ser introduzida

Há várias maneiras de se determinar o quanto se deve introduzir do cateter para ficar na posição desejada.

- **Nomograma de Dunn (1966):** deve-se medir a distância ombro-umbigo no sentido longitudinal do corpo do recém-nascido (RN) e procurar no gráfico a distância do cateter umbilical venoso e arterial correspondente, de acordo com o local em que se deseja que fique a extremidade do cateter. Naturalmente, deve-se acrescentar a esse valor a medida do coto umbilical remanescente (Figura 57.14).

- **Fórmula de Shukla modificada:** pode-se calcular a profundidade de inserção do cateter arterial umbilical multiplicando-se o peso do RN em kg por 3 e somando-se 9 cm, então adicionar a medida do coto umbilical remanescente e dividir por 2. Para o cateter venoso, multiplicar o peso por 3, adicionar 9 cm e dividir por 2.

- Outra fórmula seria medir a distância ombro-umbigo, utilizar 66% dessa medida para o cateter venoso e 110% dela para o arterial.

> **Observação**
> Na passagem de cateter venoso umbilical na urgência da reanimação em sala de parto, inserir o cateter venoso umbilical cerca de 3 a 5 cm, no máximo, além da pele, para evitar que ele fique locado nos vasos hepáticos se ser introduzido com maior profundidade.

Posicionamento ideal

- **Cateter venoso:** a ponta do cateter deve estar entre a 9ª e a 10ª vértebras torácicas, na junção da veia cava inferior com o átrio direito.

- **Cateter arterial:** na posição alta, a ponta do cateter deve estar entre T6 e T9. Também se poderia mantê-lo em posição baixa, entre L3 e L4, evitando-se a emergência das artérias renais, entretanto a posição alta está menos associada a complicações (Figura 57.15).

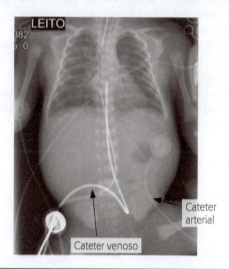

Figura 57.15 Radiografia de tórax mostrando o posicionamento dos cateteres umbilicais. Note-se que o cateter arterial inicialmente desce em direção às artérias ilíacas para, depois, subir pela aorta abdominal.

Fonte: Acervo da autoria.

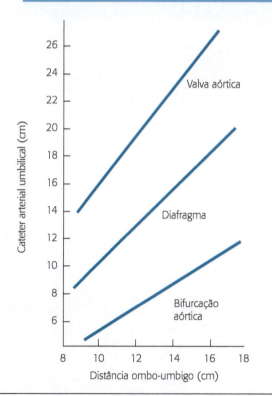

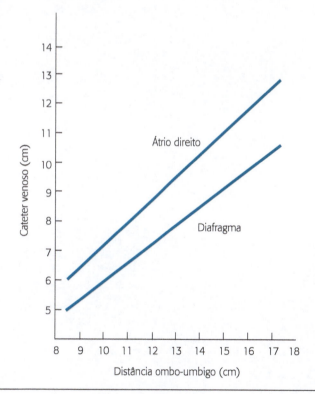

Figura 57.14 Nomograma de Dunn.

Fonte: Adaptada de Carignani JA. Cateterização de vasos umbilicais. In: Stape A, et al. Manual de normas: terapia intensiva pediátrica. São Paulo: Sarvier, 1998.

Complicações

Os cateteres arteriais umbilicais podem estar associados com trombose, embolismo, infarto, vasoespasmo e lesão renal, vesical, intestinal ou de medula espinhal. Cateteres abaixo de L5 estão associados com necrose cutânea do glúteo e dano ao nervo ciático, devendo ser retirados imediatamente.

As complicações descritas para os cateteres venosos umbilicais incluem arritmias ou perfuração cardíaca, com derrame pleural e tamponamento cardíaco, nos casos em que o cateter houver sido introduzido com demasiada profundidade. Quando mantido no sistema porta, pode resultar em trombose de veias hepáticas, enterocolite necrosante e perfuração de cólon.

Tanto os cateteres venosos como arteriais podem estar associados a complicações infecciosas, assim como outros cateteres centrais.

■ BIBLIOGRAFIA CONSULTADA

Anderson JD, Leonard D, Braner DAV, Lai S, Tegtmeyer K. Umbilical vascular catheterization. N Engl J Med. 2008 October 9;359;15.

Mutlu M, Pariltan K, Aslan Y, et al. Comparison of methods and formulas used in umbilical venous catheter placement. DOI: 10.5152/TurkPediatriArs.2017.4912.

Lean WL, Dawson JA, Davis PD, et al. Accuracy of 11 formulae to guide umbilical arterial catheter tip placement in newborn infants. Disponível em: http://fn.bmj.com/. Arch Dis Child Fetal Neonatal Ed. Acesso em: 26/02/2018.

Carignani JA. Cateterização de vasos umbilicais. In: Stape A, et al. Manual de normas: terapia intensiva pediátrica. São Paulo: Sarvier, 1998.

Verheij GH, te Pas AB, Smits-Wintjens VEHJ, et al. Revised formula to determine the insertion length of umbilical vein catheters. Eur J Pediatr. 2013;172:1011-1015.

Finn D, Kinoshita H, Livingstone V, Dempsey EM. Optimal line and tube placement invery preterm neonates: an audit of practice. Children, 2017;4,99; doi:10.3390/children4110099.

Hermansen MC, Hermansen MG. Intravascular catheter complications in the neonatal intensive care unit. Clin Perinatol. 2005;32,141-156.

57.4 Cateter Central de Inserção Periférica – PICC

■ Amanda Rubino Lotto ■ Kethellen Ernandes Biancolin

Introdução

O cateter central de inserção periférica (PICC, do inglês *peripherally inserted central venous catheter*) foi introduzido na década de 1970, em unidade de terapia intensiva neonatal (UTIN), como uma ferramenta para administração de nutrição parenteral.

Na literatura, o tema é originalmente abordado, em 1929, pelo médico alemão Werner Theodor Otto Forssmann, que experimentou implantar uma cânula em sua própria veia antecubital, em que inseriu um cateter até o átrio direito, confirmando sua localização por imagem radiográfica. O procedimento rendeu-lhe o prêmio Nobel de Medicina no ano de 1956, surgindo, então, uma alternativa de acesso venoso central por via periférica.

O método começou a ser adotado no Brasil na década de 1990, a princípio, para uso em neonatologia em virtude do pequeno diâmetro do cateter e da flexibilidade do material, sendo posteriormente empregado em grande escala em terapia intensiva, oncologia e cuidados domiciliares.

A longo prazo, a necessidade de acesso intravenoso (IV) aumentou em razão da ascensão da sobrevida dos prematuros em idades gestacionais cada vez mais jovens. O acesso venoso periférico pode ser limitado em bebês com veias minúsculas e má perfusão, o que tornaria difícil ou impossível oferecer nutrição e medicação via intravenosa (IV).

Os pacientes neonatais comumente requerem o uso do acesso vascular por um longo período de tempo, tanto para o fornecimento de medicamentos que sustentem a vida como para o aprimoramento do estado nutricional. O PICC oferece diversas vantagens sobre outros dispositivos de acesso vascular central em neonatos.

Entre os benefícios, destaca-se a produção do PICC em diferentes diâmetros, o que possibilita, inclusive, o acesso ao neonato extremamente pequeno. Ao atingir vasos centrais, ele permite que concentrações mais altas de glicose sejam infundidas, otimizando-se a nutrição. Além disso, o procedimento pode ser realizado à beira do leito por um membro da equipe de enfermagem ou médica, previamente treinado e capacitado, utilizando-se do recurso de analgesia. O cateter pode permanecer por semanas ou meses e, principalmente, evita a perda do vaso, uma vez que será apenas puncionado.

Indicações

A identificação antecipada de pacientes que necessitem de acesso vascular por período prolongado e a indicação precoce do cateter central diminuem o número de punções cutâneas e aumentam a taxa de sucesso na inserção do PICC.

Entre os candidatos ao PICC, incluem-se: (i) os recém-nascidos com muito baixo peso, carecedores de nutrição parenteral contínua, isto é, os bebês que necessitam de infusão de fluidos e de medicamentos com propriedades hiperosmolares ou irritantes; (ii) aqueles que precisam de um cateter exclusivo para fornecer, de forma contínua, medicações de suporte à vida; e, (iii) pacientes nos quais o acesso periférico não pode ser obtido ou mantido.

Contraindicações

Não há contraindicações absolutas quanto ao uso do PICC. No entanto, existem certas circunstâncias em que a implantação de um cateter central deve ser evitada, se possível.

As principais situações de risco estão relacionadas aos casos de: (i) infecção cutânea no local de inserção, bacteremia em curso (hemocultura positiva nas últimas 48 horas) ou infecção fúngica (pode causar colonização e infecção por cateter); (ii) trombo na veia alvo; (iii) não consentimento dos pais; e, (iv) cenários cujo o objetivo do PICC possa ser alcançado por meio de um acesso periférico. Vale lembrar que distúrbios de coagulação não contraindicam cateteres percutâneos inseridos em locais venosos periféricos distais.

Escolha do dispositivo

A conduta inicial requer o exame do paciente para determinar quais são as opções de acesso vascular, o tamanho e o número de lúmens do cateter. Selecionado um cateter, deve-se priorizar aquele de menor diâmetro possível para diminuir o risco de formação de trombo e com o menor número de lúmens para atendimento do paciente.

Neste ponto, cabe ressaltar que o uso de tamanhos de lúmen 2 French, ou menores, está associado ao risco de lise de células sanguíneas e de oclusão do cateter. Portanto, essas dimensões não devem ser utilizadas para administração rotineira de produtos sanguíneos.

Consentimento dos pais

A colocação de um PICC é um procedimento doloroso e os pais esperam o manejo da dor. Por isso, é importante que as estratégias de prevenção ou alívio sejam discutidas com a família.

Concluída essa fase, é indispensável a obtenção do consentimento oral ou por escrito dos pais ou responsável, de acordo com as práticas e políticas de rotina de cada instituição. No prontuário do paciente, sempre deve ser documentado.

Local de inserção

Os locais de inserção mais usados são braços, pernas e couro cabeludo.

A veia basílica é maior e menos tortuosa do que a veia cefálica. A basílica direita é preferida à veia basílica esquerda porque apresenta uma rota mais curta e direta para a veia central.

As veias jugulares externas e axilares devem ser as últimas escolhas por estarem próximas das artérias e dos nervos. A veia axilar é grande e fornece um caminho direto para a subclávia; todavia, é preciso cuidado para se evitar a canulação da artéria axilar.

No couro cabeludo, as veias são facilmente visualizadas, mas podem se tornar tortuosas no nível da orelha e na entrada das veias subclávias. Mover a cabeça do paciente para a posição em linha média, durante a inserção, pode facilitar o avanço do cateter para a circulação central.

As veias das pernas oferecem múltiplos locais para a colocação do PICC, porém o avanço do cateter ao nível da prega femoral pode ser difícil. Veias femorais e jugulares são melhores para a canulação com orientação por ultrassom, recurso que, se disponível, deverá ser sempre utilizado.

Equipamentos

Atualmente, muitos modelos de PICC estão disponíveis no mercado. Deve-se analisar o tipo mais apropriado de cateter para cada paciente, sendo que a maioria dos conjuntos contém os itens listados a seguir:

- Introdutor;
- Fita métrica;
- Solução antisséptica;
- Pinça;
- Seringas;
- Gaze;
- Campos estéreis;
- Garrote;
- Tesouras;
- Aparador;
- Tiras adesivas para fechamento da pele;
- Curativo oclusivo transparente;
- Solução salina para *flush*;
- Etiquetas de identificação.

Preparação do paciente

É de suma importância o planejamento sobre o uso de métodos farmacológicos e não farmacológicos para controle da dor. Envolver o paciente em lençol ("rolinho") e administrar solução oral de glicose reduzem a dor, mas não a eliminam. Esses procedimentos devem ser usados em combinação com agentes analgésicos para o manejo mais eficaz da dor. Pacientes que recebem infusões contínuas de opioides podem, ainda assim, sentir dores e, com isso, necessitar de bólus adicionais para otimizar a analgesia.

Após a escolha do local de inserção, é preciso medir o comprimento previsto do cateter e observar o tamanho em centímetros. Essa medida será utilizada como guia para determinar a posição da extremidade do cateter.

Para implantação no braço ou no couro cabeludo, deve ser calculada a distância do local de inserção ao longo do trajeto da veia até a borda esternal direita, ao nível da linha do mamilo ou do 3º espaço intercostal. Para colocação na perna, a medida será do local de inserção ao longo do trajeto da veia até o nível do diafragma. Se a introdução for no braço, deve-se girar a cabeça do paciente em direção a esse braço para ajudar a reduzir a probabilidade de o cateter ficar mal posicionado na veia jugular interna.

Técnica de inserção do cateter

Estabelecido o local da punção, o processo será iniciado com a confirmação da identidade do paciente.

A implantação do PICC é um procedimento estéril e, portanto, precauções estritas devem ser adotadas para que o sistema de barreira seja preservado. Para tanto, importante observar: colocação da máscara e do gorro; escovação das mãos; uso do avental e das luvas estéreis; montagem da mesa e preparação do material, com rigor de antissepsia; limpeza do local de inserção com solução antisséptica; e, após a secagem da solução, colocação dos campos estéreis.

Todos os lúmens do cateter devem ser testados com uma solução salina para garantir que não haja imperfeições ou quebras no cateter. Outras recomendações são essenciais para o sucesso do procedimento: (i) ao se utilizar um cateter com um estilete, nunca cortar o estilete; (ii) antes de se aparar o cateter, o estilete deve ser puxado para trás de modo que sua ponta seja retraída em, aproximadamente, 0,5 cm da ponta do cateter; e, (iii) observar as orientações da instituição e as diretrizes do fabricante para medir e aparar o cateter no comprimento adequado. Alguns fabricantes fornecem dispositivos de cortes especiais ou guilhotinas, enquanto outros recomendam apenas o uso de tesouras estéreis afiadas.

Peel-away sheaths e *break-away needles* são tipos comuns de introdutores, mas é sempre necessária a inspeção do dispositivo quanto a eventuais imperfeições.

O passo seguinte será a perfuração da veia com a agulha introdutora. No momento em que for verificado o retorno de sangue, deve-se, imediatamente, interromper o avanço da agulha, evitando-se a punção da parede posterior da veia. Utilizando-se uma bainha removível, a agulha deve ser retirada e o cateter inserido, através do introdutor, até a posição aferida. O cateter deve avançar com facilidade e, estando adequadamente localizado na veia cava inferior ou na veia cava superior, o sangue também retornará com facilidade. Por fim, é removido o introdutor do cateter.

Posição do cateter

Pode-se dizer que os locais ideais para posicionamento da ponta do cateter são na veia cava superior ou inferior, no logo proximal à junção atrial direita e em paralelo à parede do vaso. Quando a ponta é colocada em alguma dessas localidades, há uma diminuição do risco de irritação da parede do vaso, permitindo que o material seja infundido na região de maior fluxo sanguíneo e maximizando-se a difusão dos infiltrados.

Esse local é descrito como 1 cm fora do coração em um bebê prematuro e 2 cm fora do coração em um bebê a termo. Para confirmar se a posição está correta, deve-se fixar o cateter, provisoriamente, com tiras adesivas de fechamento da pele e obter-se uma radiografia. É importante que o local seja coberto com um campo estéril, evitando contaminação durante a colocação da placa de raio X (que deve ser envolta em saco plástico) e o posicionamento do colimador sobre o paciente. Uma solução de contraste radiopaco e solúvel em água pode ser necessária para aumentar a visibilidade do PICC, podendo-se infundir 0,5 mL.

Quando a ponta do cateter estiver dentro da área da veia cava inferior, mas não avançar para a região de T8 a T10, ou quando o cateter tomar um curso inesperado, dobrar, torcer ou enrolar, na área de L2 a S1, é porque está mal posicionado.

O cateter pode, por exemplo, ser desviado erroneamente para as veias lombares ascendentes antes de atingir a veia cava inferior. As veias lombares ascendentes surgem das veias ilíacas ao nível de L5 a S1 e as veias renais saem ao nível de L2.

Mantendo-se um campo estéril, é possível reposicionar o cateter (se for necessário). Nessa hipótese, a radiografia deve ser repetida para verificar se a ponta do PICC está no local correto. Caso não esteja posicionada em circulação central, deve ser considerado o uso do cateter como periférico. Nessa posição, não se deve infundir fluidos em concentração acima da recomendada para um cateter periférico.

Fixação e cuidados

Após verificar radiograficamente a posição do cateter, deve ser realizada a fixação com tiras adesivas de fechamento da pele, protegendo a área com um curativo estéril, oclusivo e transparente, mantendo-se boa visibilidade. A extensão excedente do cateter deverá ser enrolada e fixada distante do local da punção. Atenção para que não circunde o membro com o curativo, pois pode acarretar garroteamento.

Recomenda-se a troca dos curativos a cada 7 dias, ou sempre que ficar úmido, apresentar sujidade ou estiver solto. O acompanhamento cuidadoso do aspecto da pele, da presença de secreções ou de umidade, deve ser permanentemente. A troca de curativo e as manipulações das conexões precisam ser realizadas sob técnica estéril. Nunca se deve reposicionar um cateter que se mobilizou.

Complicações

As complicações mais comuns relacionadas à implantação do PICC são: o posicionamento inadequado da ponta do cateter e o sangramento no local. Os cateteres colocados nos braços e no couro cabeludo podem entrar na veia jugular interna, voltar aos sistemas venosos do braço ou do couro cabeludo, ou atingir a veia subclávia contralateral. Os cateteres colocados nos pés ou nas pernas podem entrar no sistema vascular femoral contralateral, nas veias lombares ou nas veias renais.

Dentre os indícios de posicionamento inadequado, destaca-se a incapacidade de progressão do cateter na profundidade desejada (em centímetros), a dificuldade de infundir no cateter e a ausência ou deficiência de retorno de sangue.

O sangramento no local de inserção, pós procedimento ou durante a manipulação, pode não diminuir com a compressão. Nessas circunstâncias, deve ser aplicado um agente hemostático estéril ou gaze no local, antes de se colocar o curativo estéril. Será necessário o monitoramento do local durante as 24 horas seguintes, para certificar-se de que o sangramento cessou e que o curativo permanece limpo.

As complicações dos PICCs de longa duração também incluem: infecção da corrente sanguínea associada a cateter central, oclusões, migração do cateter, ruptura do cateter, trombose, flebite, edema distal, tamponamento, arritmias, derrame pleural ou cardíaco.

A presença de trombo pode ser a causa de uma dificuldade de infusão da solução ("obstrução"). A manutenção da posição adequada do cateter e a aderência à técnica asséptica ou estéril durante o seu cuidado, ajudará na redução das complicações relacionadas ao cateter.

Remoção do cateter

Os cateteres centrais devem ser removidos assim que não forem mais necessários. Por essa razão, é essencial a avaliação diária acerca da necessidade de permanência do dispositivo, ponderando-se os riscos e benefícios.

Antes de iniciar a remoção do cateter, tem-se a higienização das mãos, o calce das luvas e a retirada do curativo. Os PICCs devem ser facilmente removidos. Feita a limpeza do local com o antisséptico apropriado, deve-se promover cuidadosamente a retirada do cateter.

É importante que o comprimento do dispositivo removido seja documentado e confrontado com os registros do paciente, para que se confirme a remoção em sua totalidade. Caso haja dificuldade durante a retirada de um PICC, pode-se aplicar uma compressa morna no pertuito da veia, por 20 a 30 minutos, além de infundir solução salina no cateter e massagear a área próxima ao local de inserção. Não se deve forçar a remoção, pois o excesso de tensão poderá quebrá-lo.

■ BIBLIOGRAFIA CONSULTADA

McCay AS, Elliott EC, Walden M. PICC Placement in the neonate. New England Journal of Medicine. 2014;370(11). e17.doi:10.1056/nejmvcm1101914.

Paulson PR, Miller KM. Neonatal peripherally inserted central catheters: recommendations for prevention of insertion and postinsertion complications. Neonatal Network: The Journal of Neonatal Nursing. 2008;7(4), 245–257.

Cournand AF, Forssmann W, Richards DW. Werner Forssmann: biographical. Stockholm: The Nobel Foundation. 2014.

Freitas LCM, Raposo LCM, Finoquio RA. Instalação, manutenção e manuseio de cateteres venosos centrais de inserção periférica em pacientes submetidos a tratamento quimioterápico. Rev Bras Cancerol. 1999;45:19–29.

57.5 Administração de Surfactante Exógeno

- Marco Antonio Cianciarullo
- Karen Mayumi Koga Sakano

Introdução

Quando falamos em reposição de surfactante exógeno, imediatamente pensamos na síndrome do desconforto respiratório (SDR) ou nas doenças de membranas hialinas. Mas há outras doenças respiratórias em ele é usado, apesar de poucos estudos randomizados de evidência de seu benefício, a saber: síndrome da aspiração meconial (SAM); pneumonia por estreptococos do grupo B; hipoplasia pulmonar; hemorragia pulmonar; e insuficiência respiratória grave, em uso de oxigenação por membrana extracorpórea (ECMO, do inglês *extracorporeal membrane oxygenation*).

Pelo principal uso, em SDR, deter-me-ei aos aspectos desta doença.

A SDR é, essencialmente, um distúrbio de deficiência de surfactante que resulta em condição clínica de insuficiência respiratória.

A SDR, no seu curso natural, inicia-se logo após o nascimento e aumenta de gravidade nos primeiros 2 dias. Traduz-se, clinicamente, por taquipneia, gemido expiratório, batimento de asa nasal, retração intercostal e xifoide e cianose. Nas horas subsequentes, há progressão da doença com piora do padrão respiratório atingindo, pico nas 36 e 48 horas de vida, com melhora em 72 horas.

Sem tratamento, há exacerbação dos sinais clínicos com deterioração do estado hemodinâmico, metabólico, crises de apneia e morte por insuficiência respiratória.

Desenvolvimento pulmonar – vias aéreas

No desenvolvimento pulmonar, dentro dos estágios pulmonares, as vias aéreas estão bem formadas, a partir da 20ª semana e a alveolarização ocorre a partir de 32ª semana de idade gestacional, como mostra a Figura 57.16.

Em condições normais, o desenvolvimento pulmonar é orquestrado por rede de fatores de crescimento e matriz extracelular.

Entre os fatores de crescimento, há:

- TGF-β (fator de crescimento transformador β);
- VEGF (fator de crescimento endotelial vascular);
- PDGF (fator de crescimento derivado da plaqueta);
- CTGF (fator de crescimento do tecido conectivo).

Na matriz extracelular, há:

- Metaloproteinases (MMP);
- Inibidor tecidual das metaloproteinases (TIMP).

Esses fatores de crescimento fazem parte da morfogênese da ramificação.

a. **TGF-β:** modula a morfogênese e medeia a reparação dos tecidos;
b. **VEGF:** modula a formação e reparação dos vasos pulmonares;
c. **PDGF:** mais importante regulador da diferenciação do miofibroblasto, promovendo a septação secundária e a deposição da fibrina de elastina que promoverá a alveolarização;
d. **CTGF:** apresenta papel importante no desenvolvimento pulmonar. A deficiência desse fator interrompe o desenvolvimento pulmonar normal;
e. **MMP:** funciona como base para o desenvolvimento alveolar e vascular. Ajuda na remodelagem e degradação da matriz extracelular;
f. **TIMP:** são os controladores das MMP.

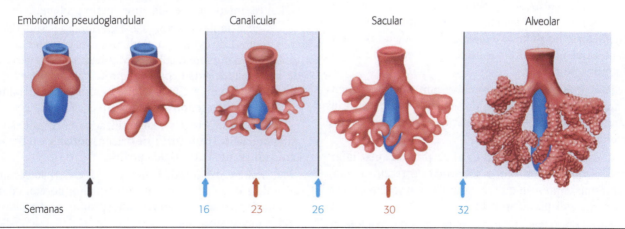

Figura 57.16 Estágios do desenvolvimento pulmonar.
Fonte: Desenvolvida pela autoria.

Portanto, o pulmão do prematuro está em crescimento, em desenvolvimento e em diferenciação. Apresenta arquitetura própria e função pulmonar preservada. Ou seja, o pulmão do prematuro não nasce lesado. No entanto, pode ser facilmente prejudicado.

Além disso, o nascimento prematuro com idade gestacional de 23 a 32 semanas implica parada do desenvolvimento pulmonar nas fases canaliculares e saculares (Figura 57.16), com "bloqueio" dos fatores de crescimento; e situações como corioamnionite, ventilação mecânica, altas concentrações de oxigênio são fatores de risco para o comprometimento do desenvolvimento pulmonar normal, da recuperação e da modelação do tecido pulmonar agredido.

Corticosteroide antenatal

O uso do corticosteroide antenatal é importante, não pelo papel de estimular o desenvolvimento pulmonar, isso não ocorre, mas pela ação no pneumócito tipo II, estimulando-o à produção de surfactante endógeno. A administração de corticosteroides em mulheres com expectativa de parto prematuro, aparentemente sem risco materno e neonatal, reduziu não só o risco de morte neonatal, como a incidência de SDR, enterocolite necrosante (ECN) e hemorragia intracraniana (HIC).

Recém-nascidos, cujas mães receberam corticosteroides em tempo adequado, reagem melhor ao início precoce do suporte ventilatório não invasivo; às vezes, não necessitando de surfactante exógeno e, quando necessitam, este é feito de forma seletiva; evitando totalmente a intubação endotraqueal e, consequentemente, reduzindo a mortalidade neonatal e displasia broncopulmonar.

Deficiência de surfactante

A deficiência de surfactante é o fator mais importante para a SDR e ela própria torna o pulmão mais susceptível à lesão pela ventilação mecânica. Duas horas de ventilação mecânica já são suficientes para promover processo inflamatório no pulmão e desencadear toda a cascata de eventos que pode culminar no comprometimento do parênquima pulmonar.

Para que possamos promover um desenvolvimento pulmonar mais próximo do saudável, são necessárias estratégias de proteção pulmonar que incluem o suporte respiratório não invasivo.

Objetivo do tratamento da SDR: proporcionar intervenções que maximizem a sobrevida do recém-nascido ao mesmo tempo em que se minimizam os efeitos adversos, como a displasia broncopulmonar.

Para isso, recomendam-se estratégias de proteção ao pulmão desde o início da respiração e, de preferência, suporte respiratório não invasivo.

Suporte respiratório não invasivo

Por definição, é qualquer forma de suporte respiratório que não seja proporcionado por meio de uso de tubo endotraqueal e inclui:

- CPAP (pressão positiva contínua nas vias aéreas) por prongas nasais ou máscaras;
- NIPPV (ventilação por pressão positiva intermitente nasal);
- Cânulas nasais de alto fluxo com oxigênio umidificado.

Atualmente, o suporte respiratório não invasivo está substituindo a ventilação mecânica invasiva em recém-nascidos com SDR por ser menos prejudicial ao pulmão do prematuro.

Algumas questões de ordem prática

- Qual o melhor surfactante?
- Qual o melhor tempo de administração?
- Qual a dose ideal?
- Quantas doses podem ser administradas?
- Qual a via de aplicação do surfactante externo?
- Depois de quanto tempo posso aspirar secreções do recém-nascido (RN)?
- Qual o intervalo ideal entre as doses?
- Até quando posso administrar o surfactante na SDR?
- Devo fazer instilação em bólus ou infusão lenta?
- Quais os métodos de administração e suas vantagens e desvantagens?
- Entre as técnicas INSURE versus LISA, qual a melhor?

Qual o melhor surfactante?

Existem várias preparações diferentes licenciadas para o uso em recém-nascidos com SDR.

Temos produtos naturais, que são derivados de pulmões de animais – origem porcina ou bovina – e os surfactantes sintéticos que não apresentam proteínas.

Os surfactantes naturais são superiores aos sintéticos, com grau A1 de evidência. Reduziram as coleções aéreas torácicas e o número de óbitos. Mas há uma nova geração de surfactantes sintéticos com proteínas que aparentemente funcionam melhor do que os antigos surfactantes sintéticos e estão sendo avaliados em ensaios clínicos.

Os dois surfactantes mais utilizados no Brasil são o Alfaporactante (Curosurf®), de origem porcina, e o Beractanto (Survanta®), de origem bovina.

A maioria dos estudos envolvendo os dois surfactantes é de ensaios clínicos com n pequeno; porém, como terapia de resgate, o Alfaporactante proporciona melhora rápida na oxigenação.

Malloy et al. (2005), em estudo randomizado, compararam RN com SDR submetidos a tratamento tanto com Beractanto como Alfaporactante. Os grupos eram equivalentes quanto à média de idade gestacional, quanto à classificação segundo a idade gestacional e ao peso de nascimento, quanto ao gênero, ao resultado de Apgar e ao uso de corticosteroide antenatal.

Com relação a FiO_2, houve diferença estatisticamente significante entre os dois surfactantes (p = 0,018) (Figura 57.17). O grupo Alfaporactante necessitou de FiO_2 mais baixa em comparação ao grupo Beractante.

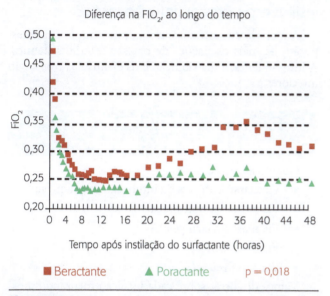

Figura 57.17 Diferença na FiO_2 ao longo do tempo entre Alfaporactante e Beractanto.

Fonte: Malloy CA, et al. Acta Paediatrica. 2005;94:779-784.

Quanto aos efeitos adversos, não houve diferença estatisticamente significante para pneumotórax, hemorragia pulmonar, hemorragia intracraniana de grau 3 ou 4 e retinopatia da prematuridade grave (necessidade de fotocoagulação). No entanto, o grupo Beractante (13 RN – 45%) apresentou maior incidência de persistência do canal arterial com necessidade de tratamento com indometacina em comparação ao grupo Alfaporactante (5 RN – 17%), com p = 0,02.

Quanto ao tempo de surfactante

A administração do surfactante exógeno pode ser profilática quando é feita ainda na sala de parto, dentro de 15 minutos. Teoricamente, deveria ser antes da primeira respiração para a proteção ideal, no entanto, raramente é viável na prática médica. Falaremos, mais adiante de uma técnica de administração de surfactante exógeno via nasofaringe após desprendimento do polo cefálico e antes de se retirar o concepto do útero.

As diretrizes do Consenso Europeu, de 2016, recomendam que RN prematuros extremos, cujas mães não receberam corticosteroide antenatal ou que necessitam de intubação para a estabilização, recebam surfactante de forma profilática, com grau de evidência B1.

Outra forma de administração do surfactante exógeno é a seletiva ou de resgate. Ela é feita de forma precoce, dentro da 1ª hora de vida, na unidade de terapia intensiva neonatal (UTIN) após a estabilização do RN no CPAP. E, aqui, reafirmo a importância do corticosteroide antenatal. O RN reage melhor ao CPAP, evitando a intubação traqueal e, às vezes, evitando a necessidade de surfactante.

Ademais, a tendência das novas recomendações do Consenso Europeu aponta que o RN com SDR deverá receber surfactante de resgate logo no início da doença (B2), sugerindo fazer o surfactante naqueles RN com necessidade de FiO_2 superior a 30%.

Qual a dose ideal?

Qual a dose ideal para o tratamento da SDR?
- Dose de 200 mg/kg de Alfaporactante ou
- Dose de 100 mg/kg de Alfaporactante ou
- Dose de 100 mg/kg de Beractante.

Ramanatham et al. (2004), em um estudo randomizado, multicêntrico, envolvendo RN com SDR, dividiram os 293 RN em três grupos submetidos a tratamento com 100 mg/kg de Alfaporactante (96 RN); 200 mgkKg de Alfaporactante (99 RN) e 100 mgkKg de Beractante (98 RN). Neste estudo, 73% dos RN que receberam 200 mgkKg de Alfaporactante precisaram de uma única dose de surfactante, comparados aos 59% dos RN que receberam 100 mg/kg de Alfaporactante e 51% dos RN que receberam 100 mg/kg de Beractante, com valor de p significativo de < 0,002 (Figura 57.18).

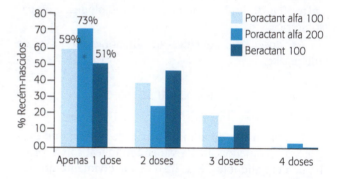

Percentual de RN que receberam uma ou mais doses nos 3 grupos
* = p < 0,002   Poractant alfa 200 mg/kg versus beractant 100 mg/kg

Figura 57.18 Diferença na FiO_2 ao longo do tempo entre Alfaporactante e Beractanto.

Fonte: Ramanatham, et al. Am J Perinatol. 2004;21(3)109-119.

Cogo et al. (2009), em estudo sobre os efeitos da cinética e oxigenação do surfactante, comparando 200 mg/kg e 100 mg/kg de Alfaporactante, observaram que doses mais elevadas de surfactante resultaram em meia-vida maior de dipalmitoilfosfatidilcolina (DPC), o que refletiu em menor índice de oxigenação nas primeira e segunda doses (Tabela 57.1).

Tabela 57.1 Efeito das diferentes doses de surfactante × meia-vida e oxigenação.

Efeitos dose surfactante vs. meia-vida e oxigenação	200 mg/kg (n = 21)	100 mg/kg (n = 40)	p
Meia-vida de DPC	32±19 (n = 15)	15±15 (n = 31)	< 0,01
Índice de oxigenação (1ª dose)	4,0±1,9	6,9±5,4	< 0,01
Índice de oxigenação (2ª dose)	3,2±1,5	6,0±2,6	0,02
Intervalo entre 1ª e 2ª dose (horas)	33±8	25±11	0,09

Fonte: Adaptada de Cogos, et al. 2009.

Os autores concluíram que, após a administração de 200 mg/,g de Alfaporactante, a meia-vida foi maior e a oxigenação, melhor.

Quantas doses podem ser administradas?

A necessidade de uma segunda ou terceira dose quem dita é o próprio RN quando apresenta evidência de insuficiência respiratória progressiva ou necessidade de aumento dos parâmetros do suporte ventilatório (p. ex., necessidade de FiO_2 superior a 40% para manter PaO_2 entre 50 e 70 mmHg), piora clínica, radiológica e/ou gasométrica.

As doses subsequentes de alfaporactante são de 100 mg/kg.

Qual a via de administração do surfactante exógeno?

Quanto à via de administração do surfactante exógeno, a recomendação é a via endotraqueal sob a forma líquida em alíquotas. Mas há o desenvolvimento do surfactante sob a forma de aerossol ou nebulização.

Quanto tempo depois da administração de surfactante pode-se fazer a aspiração do RN?

Deve-se evitar a aspiração da cânula traqueal na 1ª hora do tratamento; porém, desde que não haja intercorrências como a obstrução da cânula traqueal. É necessário agir com bom senso.

Qual o intervalo ideal entre as doses

Recomenda-se o intervalo mínimo de 8 horas entre as doses. No máximo, três doses até 48 horas após a primeira dose, mas o paciente deve estar hemodinamicamente estável para o retratamento.

Até quando pode-se adminstrar surfactante exógeno na SDR?

O curso natural da doença apresenta melhora a partir de 72 horas, portanto recomenda-se que o surfactante seja feito até 72 horas.

Instilar em bólus ou infusão lenta?

A maioria dos estudos cita a administração em bólus, porém há mais oscilações de pressão arterial sistêmica. A infusão lenta, a distribuição e os efeitos nas trocas são inferiores.

Técnicas de administração de surfactante exógeno

Quanto às técnicas, há:
- Via clássica através da intubação orotraqueal;
- Via cateter endotraqueal;
- Via máscara laríngea;
- Via nasofaringe;
- Via nebulização.

Vamos discorrer sobre cada técnica procurando mostrar a técnica, as vantagens e as desvantagens de cada uma.

Via clássica

- É aquela em que se promove a intubação endotraqueal e administra-se o surfactante exógeno pela própria cânula.

Por essa via, podemos utilizar (Figura 57.19):
- Cânula traqueal de duplo lúmen;
- Seringa e agulha na cânula traqueal;
- *Scalp* e agulha na cânula traqueal;
- Torneira de três vias e cânula traqueal;
- Traquequer e sonda.

Cânula de duplo lúmen

Na cânula de duplo lúmen, há um coletor lateral por onde se faz a administração do surfactante. Para o paciente intubado, essa técnica é a ideal.

Vantagens:
- Administra o surfactante exógeno na parte distal da cânula, evitando possíveis refluxos;
- Consegue-se manter a cânula pérvia com o paciente conectado ao ventilador mecânico.

Desvantagens:
- Administração do surfactante é feita com pressão positiva do ventilador mecânico e não inspirado naturalmente pelo paciente.

PROCEDIMENTOS NO PERÍODO NEONATAL 1013

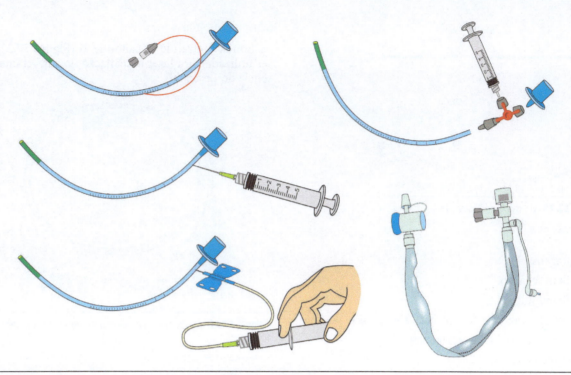

Figura 57.19 Via clássica: diferentes técnicas de administração de surfactante exógeno.
Fonte: Acervo da autoria.

Seringa e agulha ou *scalp* na cânula traqueal

Nesta técnica, o surfactante é instilado na cânula traqueal através de agulha e seringa ou *scalp* transfixando a cânula traqueal.

Vantagens:
- Consegue-se manter a cânula pérvia com o paciente conectado ao ventilador mecânico.

Desvantagens:
- Administração do surfactante ocorre na parte proximal da cânula, favorecendo o refluxo;
- Após a instilação do surfactante, deve-se cortar a cânula traquea;
- Administração do surfactante é feita com pressão positiva do ventilador mecânico.

Torneira de três vias e cânula traqueal

Nesta técnica, coloca-se uma torneira de três vias entre a cânula endotraqueal e o intermediário, com o paciente em ventilação mecânica. Com uma seringa, instila-se o surfactante. O surfactante é instilado na cânula traqueal através da seringa sem a transfixação da cânula traqueal.

Vantagens:
- Não se interrompe a ventilação mecânica;
- Não precisa cortar a cânula traqueal.

Desvantagens:
- Para conectar a torneira de três vias é preciso de intermediário da cânula 3;
- Administração do surfactante na parte proximal da cânula favorece o refluxo;
- Administração do surfactante com pressão positiva do ventilador mecânico.

Traquequer e sonda

Traquequer é um dispositivo utilizado para a aspiração do paciente sem que este seja retirado da ventilação mecânica. Existe um tubo intermediário em Y, do qual uma parte fica conectada ao ventilador mecânico e a outra, ao dispositivo traquequer. A administração do surfactante exógeno ocorre pela mesma sonda com que se aspira as secreções do paciente.

Vantagens:
- Não se interrompe a ventilação mecânica;
- Não precisa cortar a cânula traqueal.

Desvantagens:
- Dificuldade técnica;
- Dependendo do tipo de traquequer, não se consegue inserir a seringa;
- Administração do surfactante com pressão positiva do ventilador mecânico.

Via cateter endotraqueal durante a respiração espontânea

Nesta técnica, o recém-nascido está em ventilação não invasiva (CPAP ou NIPPV). Utiliza-se um cateter endotraqueal (Lisacath®) ou sonda (uretral ou gástrica) para fazer a administração do surfactante exógeno (Figura 57.20).

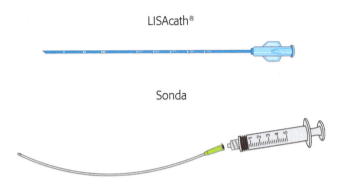

Figura 57.20 Via cateter endotraqueal.
Fonte: Acervo da autoria.

Vantagens:
- Sem sedação;
- Sem intubação;
- Sem necessidade de ventilação com pressão positiva;
- Inspiração ativa do surfactante.

Desvantagens:
- Pode refluir o surfactante administrado
- Lisacath®: cessa o problema;
- Sondas uretrais ou gástricas: cortando-as antes dos orifícios laterais, tende-se a minimizar o problema.
- Ausência de cateteres graduados
- Lisacath®: já vem com a graduação semelhante à da cânula endotraqueal.
- Sondas uretrais e gástricas: fazem-se a mensuração e a marcação com base no posicionamento da cânula traqueal.
- Ausência da pinça de Magill (relativo)
- Pode-se fazer todo o procedimento sem a pinça.

Lisacath®

Cateter próprio para uso oral endotraqueal (Figura 57.21).

Figura 57.21 Lisacath mostrando orifício em porção terminal e graduação.
Fonte: Acervo da autoria.

Vantagens:
- Cateter traqueal que já vem graduado à semelhança da graduação da cânula traqueal.
- Apresenta orifício em porção terminal e sem orifícios laterais, o que evita o refluxo do surfactante.
- Pronto para o uso.

Sonda uretral

Sonda uretral de tamanho nº 6 (Figura 57.22). Pode ser utilizada para fazer a instilação do surfactante na ausência do Lisacath®.

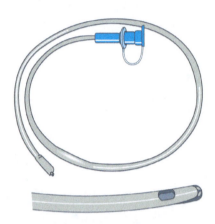

Figura 57.22 Sonda uretral mostrando fundo em dedo de luva e orifício lateral.
Fonte: Acervo da autoria.

Desvantagens:
- Porção terminal em dedo de luva e um orifício lateral, podendo refluir o surfactante.
- Deverá ser cortado antes do local do orifício para evitar a saída lateral do surfactante durante a instilação, minimizando-se o refluxo.
- Material mais "mole" dificultando a introdução na traqueia.
- Necessário fazer a mensuração comparando-se com a cânula traqueal para verificar posicionamento em lábio superior.

Sonda gástrica

Sonda gástrica de tamanho nº 6 (Figura 57.23). Pode ser utilizada para fazer a instilação do surfactante na ausência do Lisacath®.

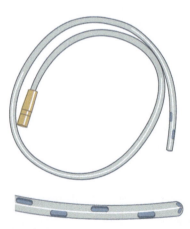

Figura 57.23 Sonda gástrica mostrando fundo em dedo de luva e orifícios laterais.
Fonte: Acervo da autoria.

Desvantagens:

- Porção terminal com orifício e orifícios laterais (dois ou quatro).
- Deverá ser cortado antes do local do orifício para evitar a saída lateral do surfactante durante a instilação, minimizando-se o refluxo.
- Material mais "mole" dificultando a introdução na traqueia.
- Necessário fazer a mensuração comparando-se com a cânula traqueal para verificar posicionamento em lábio superior.

Via máscara laríngea

Nesta técnica, o paciente está em suporte respiratório não invasivo, por CPAP nasal ou VNI. Retira-se o suporte não invasivo e introdu-se a máscara laríngea (Figura 57.24).

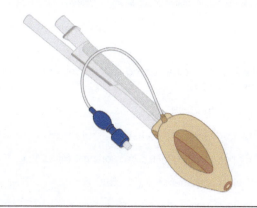

Figura 57.24 Máscara laríngea.
Fonte: Desenvolvida pela autoria.

Trevisanuto *et al.* (2005) descreveram a técnica com a máscara laríngea. A casuística é pequena, com relato de oito recém-nascidos (Tabela 57.2). Os resultados estão mostrados na Tabela 57.3.

Tabela 57.2 Características dos oito recém-nascidos.

Gênero masculino	5
Parto cesárea	6
Idade gestacional (semanas)	31 (28-35)
Peso de nascimento (gramas)	1700 (880-2520)
SDR (grau)	
I	-
II	3
III	5
IV	-

(*Continua*)

Tabela 57.2 Características dos oito recém-nascidos. (*Continuação*)

FiO$_2$	0,50 (0,40-0,80)
CPAP (cmH$_2$O)	5

Fonte: Adaptada de Trevisanuto D, *et al.* Larungeal mask airway used as a Ddelivery conduit for the administration of surfactant to preterm infants with respiratory distress syndrome. Biology of the Neonate. 2005;87:217–220.

Tabela 57.3 Resultados.

- 2 pacientes (31 e 32 sem): 2ª dose de surfactante
- 1 paciente: PTX com necessidade de drenagem
- 1 paciente com FiO$_2$ de 25% precisou de IOT
- Parâmetros: FR; FC ; PAM e pH sem ≠ significativa
- Sem bradicardia (FC < 90 bpm)
- Sem dessaturação grave (SatO$_2$ < 80 %)
- Sem complicações graves (HIC; NEC; BDP, ROP)

Fonte: Adaptada de Trevisanuto D, *et al.* Larungeal mask airway used as a delivery conduit for the administration of surfactant to preterm infants with respiratory distress syndrome. Biology of the Neonate. 2005;87:217-220.

A conclusão do estudo, os autores afirmam que, apesar da limitação do tamanho da máscara laríngea, seu uso é uma opção para se evitar a intubação.

Vantagens:
- Sem necessidade de intubação;
- Alguns casos não necessitaram de VPP;
- Em aguns casos, a instilação do surfactante foi ativa;
- Sem necessidade de sedação e/ou analgesia.

Desvantagens:
- Técnica limitada para RN com peso de nascimento inferior 1.000 g.

Via nasofaringe

O procedimento é feito durante o parto vaginal ou cesárea (Figura 57.25).

Com o desprendimento do polo cefálico, a parturiente é instruída a parar de fazer força. O obstetra aspira a faringe e o estômago do RN. Posteriormente, o neonatologista instila o surfactante na faringe posterior através de cateter endotraqueal. A dose do surfactante tem como base o peso fetal estimado.

Instala-se o CPAP nasal com 10 cmH$_2$O.

A seguir, desprendem-se os ombros. Estimula-se a respiração espontânea pelo recém-nascido. O RN é encaminhado para o berço de procedimento e encaminhado para a UTIN, onde é colocado em CPAP nasal com 6 cmH$_2$O e FiO$_2$ suficiente para manter saturometria entre 88% e 92%. Se o RN não apresentar respirações espontâneas ou se as manobras de reanimação são indicadas, aplicam-se as diretrizes de reanimação habituais.

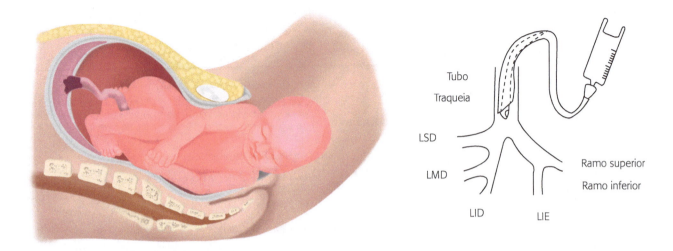

Figura 57.25 Via nasofaringe.

Fonte: Adaptada de Trevisanuto D, *et al.* Larungeal mask airway used as a delivery conduit for the administration of surfactant to preterm infants with respiratory distress syndrome. Biology of the Neonate. 2005;87:217-220.

Esta técnica foi publicada por Kattwinkel *et al.* (2004). Foram selecionados 23 RN para o estudo com peso de nascimento que variou de 590 a 1.804 g e idade gestacional de 27 a 30 semanas.

Os resultados e complicações estão mostrados nas Tabelas 57.4 a 57.6.

Tabela 57.4 Resultados do estudo de Kattwinkel et al, 2004.

Tipo de parto: n • Vaginal: 15 • Cesárea: 8
Corticoide antenatal: n • Sim: 19 • Parcial: 4
Tempo de FiO$_2$ ≤ 30%: n • T < 1 h: 17 • T > 1 h: 6 (2; 6; 9;11; 14;72 horas)
2ª dose de surfactante: n • Não: 19 • Sim: 4

Fonte: Adaptada de Kattwinkel *et al.*, 2004.

Tabela 57.5 Complicações na administração de surfactante do estudo de Kattwinkel *et al.*

Respirou antes de receber surfactante: 4 • Parto: cesárea: 3 • Parto: vaginal: 1
Dose incompleta de surfactante: 1 • Parto: cesárea

Fonte: Adaptado de Kattwinkel, *et al.*, 2004.

Tabela 57.6 Complicações no suporte ventilatório do estudo de Kattwinkel *et al.*

• IPPV por apneia: 2
• IPPV por apneia e HIC: 1
• IPPV por apneia e Mãe com morfina e MgSO4: 1
• IOT após nascimento: 1 (PN: 590 g)

Fonte: Adaptada de Kattwinkel, *et al.*, 2004.

Como conclusão, os autores relatam que a técnica parece segura e simples de se fazer. Não foi demonstrado o fato de que o surfactante chegou aos pulmões, pois foi baseado na evolução clínica.

Vantagens:
- Sem necessidade de intubação traqueal;
- Sem necessidade de ventilação com pressão positiva;
- O surfactante é aspirado ativamente durante a respiração;
- Sem necessidade de sedação e/ou analgesia.

Desvantagens:
- Houve falha do método em cesáreas;
- Dose do surfactante é estimada;
- Surfactante profilático? Realmente precisariam de surfactante?

Por nebulização

A administração do surfactante é por nebulização e os dispositivos relatados na literatura são a jato, membrana vibratória ou por capilar (Figura 57.26).

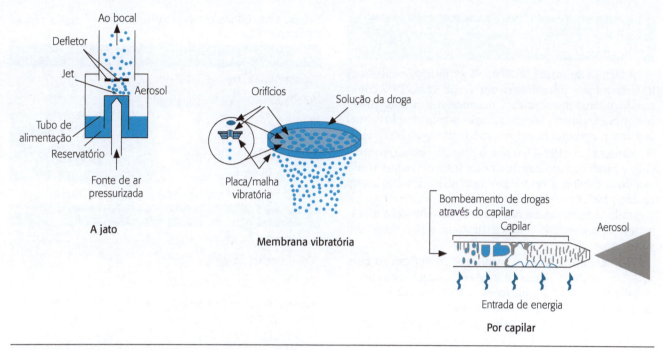

Figura 57.26 Técnicas de administração de surfactante por nebulização.

Fonte: Desenvolvida pela autoria.

Acredita-se que esta técnica seja promissora, pois se trata de uma técnica não invasiva, com pouca manipulação da via aérea e que pode ser realizada de forma precoce. No entanto, para a efetivação do processo aerossol ou nebulização, são necessários quatro processos importantes:

- O surfactante precisa ser "aerossolizado";
- O tamanho das partículas precisa ser adequado, estas devem passar pelas vias aéreas para que cheguem profundamente no pulmão e não fiquem retidas nas vias aéreas.
- Após a nebulização esse surfactante precisa ser reagregado, ou seja, precisa voltar à forma para ter efetividade.
- O reagregado precisa manter a atividade biológica.

A literatura traz a referência bibliográfica de quatro estudos em seres humanos.

O que chama a atenção nestes estudos é o número pequeno da casuística (n < 35). Com exceção do estudo de Berggren *et al.*, nenhum dos demais foi randomizado. O tempo de administração foi diferente e o diâmetro da massa aerodinâmica (DMMA) foi inferior a 5 micrômetro.

Vantagens:
- Sem necessidade de intubação traqueal;
- Sem manipulação das vias aéreas;
- Inspiração do surfactante de forma ativ;.
- Sem necessidade de sedação e/ou analgesia.

Desvantagens:
- Quanto ao tipo de surfactante: precisa ser aerossol ou por nebulização.
- Há dificuldade quanto à uniformidade e quantidade de surfactante;
- A energia do processo de aerossol desnatura a proteína do surfactante prejudicando a eficácia do produto;
- Tamanho da partícula do surfactante – quanto chega efetivamente ao alvéolo;
- Reagregação do surfactante ao chegar ao alvéolo;
- Manutenção da sua atividade biológica no alvéolo.

Desvantagens – desafios aos recém-nascidos prematuros:
- Quanto ao peso de nascimento: parece ser o limitador por conta do calibre das vias aéreas superiores e inferiores;
- Propensão à obstrução das vias aérea;.
- Menor volume corrente;
- Menor tempo de inspiração;
- Posicionamento do paciente para otimizar a deposição intrapulmonar.

Se se considerar que a entrega do aerossol pode ser aumentada com a redução da frequência respiratória e aumento do tempo inspiratório, definitivamente a nebulização não seria a melhor opção, pois a aerossolização não é invasiva na respiração espontânea e o recém-nascido não coopera.

Técnicas: Insure versus LISA – qual a melhor?

A técnica do Insure (*intubation, surfactant, extubation*) foi descrita pela primeira vez por Verder *et al.*, 1992 como estudo piloto. Introduziram o conceito e a abordagem Insure que inclui três fases: intubação; administração de surfactante; e, em seguida, extubação o mais rápido possível.

Verder *et al.* (1994) fizeram o primeiro estudo controlado e randomizado com a técnica Insure. O objetivo do estudo era evitar a ventilação mecânica e intubação em recém-nascidos submetidos inicialmente a CPAP nasal. E o estudo mostrou que a necessidade de ventilação mecânica diminuiu em 85% sem surfactante e para 43% com surfactante.

No entanto, a técnica Insure requer intubação com pressão positiva e alguns centros com sedação, e os efeitos negativos são dor, complicações na via aérea e dificuldade de extubação do RN após surfactante.

A técnica LISA (*less invasive surfactant administration*) foi descrita pela primeira vez por Angela Kribs, em 2007.

Esta técnica consiste na instilação traqueal de surfactante através de cateter fino em RN com respiração espontânea estabilizado no CPAP ou VNI. Os objetivos do estudo eram evitar a sedação, intubação e necessidade de ventilação mecânica. No entanto, esta técnica requer laringoscopia direta e tem alguns pontos negativos, como refluxo do surfactante, ausência de tubos ou cateteres graduados e ausência de pinça de Magill.

Kanmaz *et al.* (2013) fizeram um estudo comparativo entre as duas técnicas LISA (denominado "Take-Care") × Insure. Foram selecionados 100 recém-nascidos para cada grupo (Tabela 57.7) que receberam surfactante ou pela técnica Take-Care ou Insure (Tabelas 57.7 a 57.8).

Os efeitos adversos da técnica estão demonstrados na Tabela 57.9.

Tabela 57.7 Estudo comparativo Take-Care × Insure – características dos pacientes.

Características dos pacientes	Take-Care (n = 100)	Insure (n = 100)	p
IG (semanas), Média ± DP	28±2	28,3±2	0,25
PN (gramas), Média ± DP	1093±270	1121±270	0,46
Corticoide antenatal, n (%)	73 (73%)	81 (81%)	0,18
Gênero masculino, n (%)	60 (60%)	52 (52%)	0,25
Parto cesárea, n (%)	75 (75%)	83 (83%)	0,16
Apgar – 5 min, (min – max)	7 (5-9)	7 (6-9)	0,15

Fonte: Adaptada de Kanmaz, *et al.*, 2013.

Tabela 57.8 Estudo comparativo Take-Care × Insure – técnica e procedimento.

Take-Care
Laringoscopia com lâmina 00
Sonda nasogástrica flexível e estéril – 5F
Introdução em traqueia: • 25 / 26 sem: 1,0 cm • 27 / 28 sem: 1,5 cm • 29 / 32 sem: 2,0 cm — Retirada imediatamente após o surfactante
Surfactante: Curosurf (100 mg/kg)   Em bolo: 30 a 60 s
Insure
Laringoscopia com lâmina 00
Cânula de duplo lúmen
PIP: 20 cmH$_2$O   PEEP: 5 cmH$_2$O
Não se utilizou pré-medicação: sedação ou atropina em ambos grupos
Surfactante: Curosurf (100 mg/kg)   Em bolo: 30 s

Fonte: Adaptada de Kanmaz, *et al.*, 2013.

Tabela 57.9 Estudo comparativo Take-Care × Insure – efeitos adversos.

	Take-Care	Insure	
Tosse e engasgo	11%:		
Bradicardia e ↓ SatO$_2$	17% (Take-Care):	18% (Insure)	(NS)
Falha no procedimento	18% (Take-Care)	10% (Insure)	(NS)
Refluxo do surfactante	21% (Take-Care)	10% (Insure)	(p. = 0,02)

Fonte: Adaptada de Kanmaz, *et al.*, 2013.

Os resultados do estudo comparativo estão nas Tabelas 57.10 e 57.11.

Tabela 57.10 Estudo comparativo Take-Care × Insure. Resultado geral.

Objetivo primário	Take-Care (n = 100)	Insure (n = 100)	p
Todos os RN			
VM precoce (%) (por falha de CPAP)	30	45	0,02
Alguma ventilação (%)	40	49	0,12
BDP n (%)	9 (10,3)	17 (20,2)	0,009

Fonte: Adaptada de Kanmaz, *et al.*, 2013.

Tabela 57.11 Estudo comparativo Take-Care × Insure – Resultados ≤ 28 semanas.

Objetivo primário	Take-Care (n = 100)	Insure (n = 100)	p
≤ 28 semanas	(n = 58)	(n = 55)	
VM precoce (%) (por falha de CPAP)	32	52	0,02
Alguma ventilação(%)	45	59	0,09
BDP n (%)	6 (13,6)	16 (26,2)	0,008

Fonte: Adaptada de Kanmaz et al., 2013.

Os autores concluíram que a técnica Take-Care é viável em RN de muito baixo peso (MBP). Houve uma redução com sucesso do requerimento de ventilação mecânica, nas primeiras 72 horas, de 52% para 32%; e, diminuindo-se a ventilação mecânica, reduziu-se a incidência de DBP quando comparada à incidência pela técnica do Insure.

Aldana-Aguirre et al. (2017), em revisão sistemática e metanálise, comparando a metodologia Lisa à intubação traqueal, demonstraram que houve redução da morte e displasia broncopulmonar (DBP), redução da DBP em RN sobreviventes com idade gestacional de 36 semanas, redução da ventilação mecânica em 72 horas de vida.

Os autores concluíram que, para a implantação da técnica Lisa, recomendam-se a formação de médicos neonatologistas e a padronização do procedimento.

■ BIBLIOGRAFIA CONSULTADA

Sweet DG, et al. European Consensus Guidelines on the Management of neonatal respiratory distress syndrome on preterm infants – 2016 Update. Neonatology. 2017;111(2):107-125.

Shu WU. Molecular bases for lung development, injury and repair. In: The newborn lung: neonatology and controversies. Edited by Bamcalary E. Consulting editor Polin, RA. 2. ed. Philadelphia: Elsevier Saunders. 2012; p. 3-27.

Thompson A, Bhandari V. Biomarker Insight. 2008;3:361-72.

Roberts D, Dalziel S. Antenatal corticosteroids for accelerating fetal lung maturation for women at risk of preterm birth. Cochrane Database Syst Ver. 2006.

Mahmoud RA, et al. Current methods of non-invasive ventilator support for neonates. Paediatr Resp Ver. 2011;12:196-205.

Soll RF, Blanco F. Natural surfactant extract versus synthetic surfactant for neonatal respiratory distress syndrome. Cochrane Database Syst Ver. 2001; CD000144.

Malloy CA, Nicoski P, Muraskas JK. A randomized trial comparing beractante and poractant treatment in neonatal respiratory distress syndrome. Acta Paediatrica. 2005;94:779-784.

Ramanatham R, Rasmussen MR, Gerstmann DR, et al. A randomized, multicenter masked comparison trial of poractante alfa (curosurf) versus Bberactant (survanta) in the treatment of respiratory distress syndrome in preterm infants. AM J Perinatal. 2004;v21(3),109-119.

Cogo PE, et al. Dosing of porcine surfactant: effect on kinetics and gas exchange in respiratory distress syndrome. Pediatrics. 2009;124;e950.

Trevisanuto D, et al. Larungeal mask airway used as a delivery conduit for the administration of surfactant to preterm infants with respiratory distress syndrome. Biology of the Neonate. 2005;87:217-220.

Gupta S, Donn SM. Novel approaches to surfactant administration. Critical Care Research and Practice. 2012;1 a 5.

Jorch G, et al. Surfactant aerosol treatment of respiratory distress syndrome in spontaneously breathing premature infants. Pediatr Pulmonol. 1997;24:222-224.

Arroe M, et al. Inhalation of aerosolized surfactant (exosurf) to neonates treated with nasal continuous positive airway pressure. Prenat Neonat Med. 1998;346-352.

Berggren E, et al. Pilot study of nebulized surfactant therapy for neonatal respiratory distress syndrome. Acta Paediatr. 2000;89:460-464.

Finer NN, et al. Na open label, pilot study of Aerosurf® combined with nCPAP to prevent RDS in preterm neonates. J Aerosol Med Pulm Drug Deliv. 2010;23:303-309.

Verder H, Agertoft L, Albertsen P, et al. Surfactant treatment of newborn infants with respiratory distress syndrome primarily treated with nasal continuous positive air pressure. A pilot study Ugeskr Laeger. 1992 jul 27;154(31):2136-9.

Verder H, Robertson B, Greisen G, et al. Surfactant therapy and nasal continuous positive airway pressure for newborn with respiratory distress syndrome. N Engl J Med. 1994;331:1051-5.

Kribs A, et al. Early administration of surfactant in spontaneous breathing with nCPAP: feasibility and outcome in extremely premature infants (postmenstrual age ≤ 27weeks). Pediatric Anesthesia. 2007;v17(4)364-369.

Kanmaz HG, Erdeve O, Canpolat FE, et al. Surfactante administration via thin cateter during spontaneous breathing: randomized controlled trial. Pediatrics. 2013:131,e502.

Aldana-Aguirre JC, Pinto M, Featherstone RM, Kumar M. Less invasive surfactant administration versus intubation for surfactant delivery in preterm infants with respiratory distress syndrome: systematic review and meta-analysis. Arch Dis Child Fetal Neonatal ed. 2017:102:F17-F23.

hikungunya fever: epidemiology, clinical syndrome, pathogenesis and therapy. Antiviral Res. 2013 Sep;99(3):346-70.

Rezza G, Nicoletti L, Angelini R, Romi, Finarelli AC, Panning M, et al. Infection with chikungunya virus in Italy: anou break in a temperate region. Lancet. 2007 Mar;370(9602):1840-6.

Santos CND. Vírus Chikungunya. In: Fiocruz Minas; 2018. Disponível em: http://www.cpqrr.fiocruz.br/pg/virus-chikungunya/. Acesso em: 7 nov. 2018.

Centers for Disease Control and Prevention.Where has Chikungunya virus been found. Atlanta: CDC; 2018. Disponível em: em: http://www.cdc.gov/chikungunya/geo/index.html. Acesso em: 7 jun. 2019.

Castro R. Dados do Ministério mostram evolução do chikungunya no Brasil. In: Agencia Fiocruz; 2016. Disponível em: https://agencia.fiocruz.br/dados-do-ministerio-mostram-evolucao-do-chikungunya-no-brasil. Acesso em: 7 ago. 2019.

Ministério da Saúde (BR). Boletim epidemiológico: monitoramento dos casos de dengue, febre de chikungunya e doença aguda pelo vírus zika área Semana Epidemiológica 41 de 2018. Brasília: Ministério da Saúde, 2018.

Nunes MRT, Faria NR, de Vasconcelos JM, et al. Emergence and potencial for spread of Chikungunya virus in Brazil. BMC Med. 2015;13:1.

Rodrigues FN, Lourenço J, Cerqueira EM, Lima MM, Pybus O, Alcantara LC. Epidemiology of chikungunya virus em Bahia, Brazil, 2014-2015. PLoS Curr. 2016;1(8) pii: currents.outbreaks.c97507e3e48e-fb946401755d468c28b2.

Kholer L, Azevedo J, Lima M, Marinho R, Souza L. Perfil epidemiológico dos pacientes com evolução subaguda e crônica de infecção por Chikungunya. Rev Soc Bras Clin Med. 2018 Jan-Mar;16(1):13-7.

Marques CDL, Duarte ALBP, Ranzolin A, Dantas AT, Cavalcanti NG, Luna M, et al. Recommendations of the brazilian society of rheumatology for the diagnosis and treatment of Chikungunya fever. Part 2-treatment. Rev Bras Reumatol. 2017;57(Supl 2):438-51.

Gérardin P, Barau G, Michault A, et al. Multidisciplinary prospective study of mother-to-child chikungunya virus infection on the island of La Réunion. PLoS Med 2008;5(3):413-23. doi: ARTN 06010.1371/journal.pmed.0050060.

Lenglet Y, Barau G, Robillard PY, et al. Chikungunya infection in pregnancy: Evidence for intrauterine infection pregnant women and vertical transmission in the parturient. Survey of the Réunion Island outbreak. J Gynecol Obstet Biol Reprod (Paris). 2006;35:578.

Centers for Disease Control and Prevention. Chikungunya Virus: Transmission. Disponível em: https://www.cdc.gov/chikungunya/transmission/index.html. Acesso em: 20 out. 2016.

Evans-Gilbert T. Chikungunya and neonatal immunity: Fatal vertically transmitted Chikungunya infection. Am J Trop Med Hyg. 2017 Apr;96(4):913-915. doi:10.4269/ajtmh.16-0491. Epub 2017 Feb 6. PMID: 28167590.

Fritel X, Rollot O, Gérardin P, Gauzere BA, Bideault J, Lagarde L, et al. Chikungunya virus infection during pregnancy, Réunion France, 2006. Emerg Infect Dis. 2010 Mar;16(3):418-25. doi: 10.3201/eid1603.091403. PMID: 20202416.

van Enter BJD, Huibers MHW, van Rooij L, Steingrover R, van Hensbroek MB, Voigt RR, et al. Perinatal outcomes in vertically infected neonates during a Chikungunya outbreak on the island of Curaçao. Am J Trop Med Hyg. 2018 Dec;99(6):1415-1418. doi: 10.4269/ajtmh.17-0957. PMID: 30328407.

Nigam A, Sharma S, Jain A, Gupta A, Prakash A. Vertical transmission of chikungunya manifesting as foetal pericardial effusion. J Assoc Physicians India. 2016 Dec;64(12):76-79. PMID: 28405994.

Vasani R, Kanhere S, Chaudhari K, Phadke V, Mukherjee P, Gupta S, et al. Congenital chikungunya-a cause of neonatal hyperpigmentation. Pediatr Dermatol. 2016 Mar-Apr;33(2):209-12. doi: 10.1111/pde.12650. Epub 2015 Jul 23. PMID: 26205895.

Macedo B. Avaliação das respostas de células T reguladoras (Treg) em fases aguda e crônica da chikungunya em humanos [monografia]. João Pessoa: Universidade Federal da Paraíba; 2018.

Castro A, Lima R, Nascimento J. Chikungunya: a visão do clínico de dor. Rev Dor. 2016 Out-Dez;17(4):299-302.

Ministério da Saúde (BR). Chikungunya: manejo clínico. Brasília: Ministério da Saúde, 2014.

Koga R. Aspectos clínicos e sorológicos de indivíduos com sinais e sintomas de febre chikungunya [mestrado]. Goiânia: Pontifícia Universidade Católica de Goiás; 2017.

Mascarenhas M, Garasia S, Berthiaume P, Corrin T, Greig J, Ng V, et al. A scoping review of published literature on chikungunya virus. PLoS ONE. 2018; 13(11): e0207554. https://doi.org/10.1371/journal.pone.0207554.

Fritel X, Rollot O, Gerardin P, Gauzere BA, Bideault J, et al. Chikungunya virus infection during pregnancy, Réunion, France, 2006. Emerg Infect Dis. 2010;16:418-25.

Souza Lj, Young ALS, Souza CO, Monteiro GP, Póvoa LM, Vásárhelyi MP, et al. Chikungunya. In: Sociedade Brasileira de Clínica Médica; Lopes AC, Cipullo JP, Kubiak CAP (org.). PROCLIM Programa de Atualização em Clínica Médica: Ciclo 16. Porto Alegre: Artmed Panamericana. 2019; p. 9-52. (Sistema de Educação Continuada a Distância; v.4).

Torres JR, Falleiros-Arlant LH, Dueñas L, Pleitez-Navarrete J, Salgado DM, Castillo JB-D. Congenital and perinatal complications of chikungunya fever: a Latin American experience. Int J Infect Dis. 2016 Oct;51:85-88. doi:10.1016/j.ijid.2016.09.009. Epub 2016 Sep 13. PMID: 27619845.

Ramos R, Viana R, Brainer-Lima A, Florêncio T, Carvalho MD, der Linden V, et al. Perinatal chikungunya virus-associated encephalitis leading to posnatal-onset microcephaly and optic atrophy. Pediatr Infect Dis J. 2018;37:94-95.

Paixao ES, Teixeira MG, Rodrigues LC. Zika, chikungunya and dengue: the causes and threats of new and re-emerging arboviral diseases. BMJ Glob Health, 2017;3:e000530. doi:10.1136/bmjgh-2017-000530.

Gérardin P, Sampériz S, Ramful D, et al. Neurocognitive outcome of children exposed to perinatal mother-to-child chikungunya virus infection: the CHIMERE cohort study on Réunion Island. PLoS Negl Trop Dis. 2014;8:1-14.

Madariaga M, Ticona E, Resurrecion C. Chikungunya: bending over the Americas and the rest of the world. Braz J Infect Dis. 2016;20:91-98.

Marques CDL, Duarte ALBP, Ranzolin A, Dantas AT, Cavalcanti NG, Gonçalves RSG, et al. Recommendations of the brazilian society of rheumatology for the diagnosis and treatment of Chikungunya fever. Part 1 – diagnóstico e situações especiais. Ver Bras Reumatol. 2017;57(2):S421-37.

Índice Remissivo

A

Abdômen, 726
  agudo, 227
    classificação geral, 229
    hemorrágico, 237
Abordagem
  da criança em choque, 565
  diante da suspeita de maus-tratos, 263
  inicial da criança intoxicada, 246
Abscesso
  cutâneo, 101
  intra-abdominal, 16
  pulmonar, 63
Acesso(s)
  anterior, 691
  por via
    medial, 691
    posterior, 691
  vascular, 579
  venoso
    central, 689
    periférico, 659
Acetaminofen, 247
Acidemias orgânicas, 959
Acidez titulável, 743
Ácido(s)
  azelaico, 531
  L-aspártico, 787
  ursodeoxicólico, 787
  valproico, 608
Acidose(s), 803
  metabólica, 962

Acne
  comedoniana ou não inflamatória, 529
  conglobata, 529
  fulminante, 529
  juvenil, 528
  nódulo cística, 529
  papulopustulosa, 529
Ações de incentivo à amamentação, 740
Acompanhamento do crescimento e do desenvolvimento, 325
Adenoidectomia, 457
Adesivo de nicotina, 312
Administração
  de fluido, 579
  de surfactante
    exógeno, 826, 842, 1009
    por nebulização, 1016
Adolescência
  inicial, 524
  média, 524
  tardia, 524
Adrenalina, 717
Afecções
  cervicais, 968
  cirúrgicas, 967
    congênitas do esôfago, 978
    da parede abdominal, 989
  congênitas do pulmão, 971
  da traqueia e brônquios, 969
Agenesia
  de um pulmão, 974
  sacral, 417, 418
Agentes

antiplaquetários e antitrombóticos, 276
vasodilatadores e inotrópicos, 273
Alarme urinário noturno, 421
Alcaloses, 804
Aleitamento materno, 345, 735
complementado, 737
exclusivo, 736
misto ou parcial, 737
na primeira hora de vida, 721
predominante, 737
Alergia à proteína do leite de vaca, 429
Alojamento conjunto, 740
Alopurinol, 778
Alteração(ões)
cardiovasculares, 207
da caixa e cavidade torácicas, 588
da motilidade, 81
da pele, 573
de extremidades, 206
de mucosa oral, 206
dermatológicas, 367
do estado mental, 573
do sistema nervoso central, 17
do trato gastrointestinal, 366
estruturais e funcionais da mucosa intestinal, 470
menstruais na adolescência, 534
ortopédicas, 367
respiratórias, 367
Amamentação, estágio do processo de, 736
Amenorreia, 535
Aminas vasoativas, 580
Analgesia, 637, 638
Análise
da urina, 70
do líquido pleural, 59
metabolômica e metabólitos, 776
microbiológica com método de Raur e cultura, 59
Anemia, 805, 900
carenciais, 358, 360
da prematuridade, 806
decorrente de baixa produção, 807
ferropriva, 359
fisiológica da infância, 806
hemolíticas, 359
no período neonatal, 359, 807
macrocítica, 358
microcítica, 355
na infância, 352
no recém-nascido, 806
normocítica, 358
por perda sanguínea, 806
Anfotericina B deoxicolato, 954
Ângulo
de flexão do punho, 728
poplíteo, 728
Angústia respiratória, 545

Anidulafungin, 957
Anomalias
anorretais, 986
do diafragma, 976
estruturais dos brônquios, 466
Antagonistas
da aldosterona, 275
do receptor H2 da histamina, 443
Anti-histamínicos, 458
Antiácidos, 443
Antibióticos, 579
sistêmicos, 531
tópicos, 531
Anticoncepção hormonal combinada, 538
Anticonvulsivantes, 607, 795
Anticorpo(s), 735
monoclonal específico para VRS, 513, 861
Antidepressivo(s)
efeitos para o feto e para o recém-nascido, 702
na lactação, 703
tricíclico, 423
Antídotos, 247
Antimicrobianos, 84, 842, 939
Antitérmicos, 6
Antraz, 97
Ânus de localização anterior, 404
Apendicite aguda, 240
Aplasia cutânea, 726
Apneia obstrutiva do sono, 414, 418
Arboviroses, 121, 137
Arco aórtico à direita com persistência do ligamento arterioso, 970
Áreas de estreitamento, 651
Argônio, 777
Arritmias cardíacas, 279, 280
ventriculares, 291
Artéria(s)
axilar, 681
braquial, 681
dorsal do pé, 681
femoral, 681
radial, 681
tibial posterior, 681
Artrite idiopática juvenil, 16
Asfixia, 761
neonatal, 935
perinatal, 764, 795
Asma, 381, 427, 467
Aspiração
das vias aéreas, 590
de corpo estranho, 465
pulmonar de mecônio, 838
Assistência
circulatória mecânica, 275
ventilatória, 841
Assistolia, 220

Atelectasia, 65
Atendimento
   ao recém-nascido com líquido meconial, 714
   no pré-parto, 697
Atividade(s)
   deflagrada, 280
   e exercícios físicos, 277
   elétrica sem pulso, 220
   física, 371
Atopia respiratória, 448
Atresia
   de laringe, 969
   do esôfago, 978
   intestinal, 229, 981
Audição normal, 456
Aumento da inativação do surfactante, 839
Automatismo anormal, 280
Avaliação
   clínica da icterícia, 782
   da coagulação, 811
   da criança
      com febre sem sinais localizatórios, 7
      gravemente enferma, 543
   da idade gestacional, 725, 727
   da lâmina do hemograma, 811
   da pele, 544
   da respiração, 544
   da vitalidade do recém-nascido, 713
   do crescimento, 331
   do desenvolvimento, 337
   neurológica, 591
      do método New Ballard, 729
   sistemática dos sinais e sintomas de alerta em crianças gravemente enfermas, 543
Azitromicina, 778

B

Bacteremia oculta, 7
Bacterioscópio de urina, 70
Bacteriúria
   assintomática, 69
   significativa, 69
Banco de leite humano, 742
Benzodiazepínicos, 607
Betabloqueador, 276
Bexiga
   hiperativa, 413
   neurogênica, 414
      não neurogênica, 414
Bicarbonato, 304
Biomarcadores, 599, 776
   específicos de lesão cerebral, 776
Bioquímica, 875
Bloqueadores
   de cálcio, 250

   neuromusculares, 649
Bloqueios atrioventriculares, 281
   de 1º grau, 282
   de 2º grau, 282
   de 3º grau, 282
Bolhas, 739
Bradicardia sinusal, 281
Broncodisplasia pulmonar, 468
Broncolitíase, 465
Broncomalácia, 429
Bronquiectasias, 65
Bronquiolite
   obliterante, 431
   viral aguda, 43
      definições e etiologia, 43
      morbimortalidade na infância, 44
Bronquiomalácia, 969
Brucelose, 15
Bullying, 262
Bupropiona, 312, 702

C

Cabeça, 651, 726
Cafeína, 859
Calcanhar-orelha, 729
Calcitonina, 794
Cânula de duplo lúmen, 1012
Carboidrato, 736
Carbúnculo, 96, 97
Cardiopatias, 429, 467
   congênitas, 818
      cianóticas, 825
Carvão ativado, 246
Caseína, 787
Caspofungin, 956
Catecolaminas, 273, 274
Cateter(es)
   agulhado, 660
   arterial, 1003
      umbilical, 1001
   central de inserção periférica, 1005
   curto sobre agulha, 660
   inserido através de agulha, 690
   umbilical mal posicionado, 791
   venoso, 1003
      central, 690
      umbilical, 1001
Cateterismo
   cardíaco, 844
   umbilical, 1001
Cateterização arterial, 678
Cáusticos, 248
Cavidade pleural, 996
Cefaleia(s)
   e hipertensão intracraniana, 500
   e vícios de refração, 501

em salvas, 499
pós-punção, 676
primárias, 498
recorrente, 498
  e hipertensão arterial, 500
  e sinusite, 500
secundárias, 499
tipo tensional, 499
trigeminoautonômicas, 499

Céfalo-hematoma, 214
Células-tronco, 777
Celulite, 98
  orbitária, 98, 101
  pré-septal, 98
Cetamina, 641, 644
Cetoacidose diabética, 297
Cetorolaco, 640
Chikungunya, 124
Choque(s)
  cardiogênico, 568, 583
  distributivo, 568
  hipovolêmico, 568, 583
  obstrutivo extracardíacas, 568
  refratário, 583
  séptico, 569
Cianeto, 249
Cintilografia
  esofagogástrica, 440
  renal
    dinâmica com ácido dietileno triamino penta-acético marcado com tecnécio-99m, 74
    estática com ácido dimercaptossuccínico marcado com tecnécio-99m, 74
Circuito de reentrada, 280
Circulação, 253, 591
Cistite/infecção do trato urinário inferior, 69
Cistos
  congênitos do pulmão, 971
  do mediastino, 970
Citocinas, 939
Citomegalovírus, 886
Clampeamento tardio de cordão, 777
Classificação dos recém-nascidos, 725, 729
  com restrição de crescimento, 759
Clofibrato, 787
Clonidina, 644
Clorpropamida, 791
Coagulação intravascular disseminada, 771, 812
Coleções aéreas torácicas, 825
Colesteatoma adquirido, 459
Coleta de leite humano, 743
Colocação da cânula, 649
Colonização
  extraluminal, 693
  materna pelo *Streptococcus agalactiae*, 935

materna por *E. coli*, 936
Complicações das drenagens do tórax, 667
Composição e distribuição dos líquidos e eletrólitos corporais, 799
Compressões vasculares da árvore respiratória, 970
Comprimento, 323
Comprometimento cognitivo, 518
Comunicação com crianças e famílias, 319
Concussão, 214
Conduta na criança
  com desidratação
    de algum grau, 87
    grave, 88
  sem desidratação, 86
Conjuntivite, 206
Consequências
  da depressão materna
    ao feto, 700
    na infância e adolescência, 701
    para o recém-nascido, 701
  da subnutrição para o paciente hospitalizado, 623
  do hipertireoidismo ao recém-nascido, 707
Constipação
  funcional, 403
  intestinal, 396, 404, 414, 418, 424
    crônica, 401
    funcional, 485
  intratável, 402
Consulta do adolescente, 523
Contaminação
  de fluidos parenterais, 693
  intraluminal, 693
Contato pele a pele, 721
Contracepção
  de emergência, 539
  para adolescentes, 534
Contraceptivos reversíveis de longa ação, 539
Controle
  da dor, 254
  de qualidade microbiológico, 743
  esfincteriano, 395
  térmico, 761
Contusão
  cardíaca, 216
  pulmonar, 216
Convulsão, 193
Coqueluche, 169, 172
Corioamnionite, 858, 935
Corpo estranho, 430
Correção
  da acidose metabólica, 304
  da desidratação, 302
  dos distúrbios eletrolíticos, 303
Corticosteroide
  antenatal, 831, 858, 1010
  inalatório, 860

   de uso diário, 433
   intermitente, 434
  intranasal, 458
  sistêmico, 458, 860
Corticosteroideterapia, 792
Covid-19, 21
  confirmação diagnóstica, 22
  exames
   de imagem, 21, 23
   laboratoriais, 21
  manifestações clínicas, 21
  síndrome inflamatória multissistêmica, 22
  transmissão, 21
Creatinina, 599
Crematócrito, 743
Crescimento, 323, 762
  intrauterino restrito, 757
  nos primeiros anos de vida, 323
Criança
  com atopia respiratória, 448
  com doença
   crônica, 448
   refluxo gastroesofágico, 449
  com imunodeficiência primária ou secundária, 446
  saudável com fatores de risco para aumento da frequência de infecções, 446
Cricotireoidostomia, 657
Crise(s)
  convulsivas, 774
  epiléptica, 193
   classificação, 194
   conduta, 197
   definição, 193
   diagnóstico, 196
   específicos da infância, 196
   etiologia, 193
   prognóstico, 198
   quadro clínico, 194
Cristais de fosfato-amoníaco-magnesiano (estruvita), 70
CTGF (fator de crescimento do tecido conectivo), 853, 854, 1009
Cuidados pós-intubação, 995
Cultura
  de líquido cefalorraquidiano, 938
  de urina, 70

D

Decúbito lateral, 674
Defeito(s)
  cerebrais, 881
  de betaoxidação dos ácidos graxos, 960
  do ciclo da ureia, 960
  dos aminoácidos, 959
Deficiência(s)
  da biotinidase, 752
  de surfactante, 1010

  de vitamina K, 745
  endócrinas, 791
Deformidade dentária, 901
Delirium, 645
Dengue, 127, 925
  na gestação, 925
  no recém-nascido, 926
Dependência à nicotina, 310
Depressão na gestação, 700
Dermatite atópica, 373
Derrames pleurais, 57, 666, 997
Desconforto respiratório, 585
  neonatal, 816
Descongestionantes, 250, 458
Desenvolvimento, 323
  cerebral na adolescência, 525
  nos primeiros anos de vida, 324
  psicossocial do adolescente, 523
  pulmonar, 830, 848, 1009
   fase alveolar, 851
   fase canalicular, 849
   fase embrionária, 849
   fase pseudoglandular, 849
   fase sacular, 850
Desequilíbrio
  da microflora intestinal, 470
  hidroeletrolítico, 611
Desfralde, 395
  em crianças com doenças crônicas, déficit cognitivo, dificuldades de comunicação ou interação social, 400
  noturno, 398
Desidratação, 82, 86, 302
Desimpactação fecal, 407
Desmopressina, 422
Desobstrução das vias aéreas, 590
Desordens
  do espectro autista, 703
  sistêmicas não pulmonares, 825
Detecção do antígeno viral NS1, 927
Determinantes do crescimento intrauterino, 758
Dexmedetomidina, 641, 644
Diabetes
  insipidus, 17
  mellitus neonatal, 793
Diagnóstico diferencial da insuficiência respiratória no recém-nascido, 815
Diarreia, 964
  aguda, 79
   fisiologia e tratamento, 79
   infecciosa, 81
  inflamatória, 81
  osmótica, 80
  persistente, 469
  secretora, 80
Diazepam, 607, 643
Diazóxido, 792
Diclofenaco, 640

Dieta
  complementar, 349
  influência na composição do leite materno, 736
Dificuldade(s)
  escolar, 515
  sensoriais (visual ou auditiva), 518
Digoxina, 273
Diminuição
  da síntese de surfactante, 839
  de *clearance* renal, 797
Dipirona, 640
Direitos trabalhistas da gestante, da nutriz e do pai, 347
Disautonomia familiar, 17
Discalculia, 520
Discinesia ciliar primária, 431
Disfunção(ões)
  do nó sinusal, 281
  do sistema imunitário, 471
  hepática, 964
  miocárdica, 770
  orgânica múltipla, 569
Disgrafia, 520
Dislexia, 520
Dislipidemia, 366
Displasia broncopulmonar, 429, 846
Disrafismo espinhal oculto, 418
Distensão abdominal, 981
Distribuição de leite materno, 743
Distúrbio(s)
  da glicose, 789
  de coagulação, 672
  de tireoide, 519
  do cálcio, 794
  do equilíbrio hidroeletrolítico e acidobásico, 799, 803
  do magnésio, 797
  do potássio, 801, 803
  do sódio, 90, 801
  do sono, 519
  hematológicos, 805
  hemorrágicos, 812
  hidreletrolíticos, 86
    e acidobásicos, 603
      na diarreia aguda, 90
  metabólicos, 761, 789
    maternos, 965
  miccionais, 423
  mucociliares, 467
  respiratórios, 815
Diuréticos, 601, 860
Doadora de leite humano, 742
Dobutamina, 274
Doença(s)
  crônica(s), 448
    que resultam em faltas excessivas na escola, 519
  da arranhadura do gato, 14
  da chikungunya, 928
  da tireoide
    e lactação, 707
    na gestação, 703
  de Chagas congênita, 906
  de estoque de glicogênio, 791
  de Graves, 706, 707
  de Hirschsprung, 404
  de Kawasaki, 17, 205
    atípica, 208
    epidemiologia, 205
    etiopatogenia, 205
    incompleta, 207
    manifestações clínicas, 206
  do metabolismo de metais, 960
  do parênquima pulmonar, 588
  do refluxo gastroesofágico, 436
  dos carboidratos, 959
  dos peroxissomos, 960
  exantemáticas, 107
  falciforme, 751
  hemorrágica, 745
  infecciosas
    generalizadas, 14
    localizadas, 15
    maternas e amamentação, 739
  inflamatória intestinal, 17
  lisossomiais, 960
  maternas mais frequentes, 700
  mitocondriais e hiperlacticemias congênitas, 960
  neuromusculares e do SNC, 589
  obstrutivas das vias aéreas inferiores, 588
  pulmonar, 839
  que cursam com dor em membros, 496
  refluxo gastroesofágico, 449
  reumatológicas, 16
  ulcerosa péptica, 485
Dopamina, 274
Dor(es), 162
  abdominal recorrente, 483
  aguda, 638
  de crescimento, 493
  local, 676
  pós-operatória, 613
  prolongada, 638
  recorrentes
    da infância, 483
    em membros, 491, 493
Dorso e coluna vertebral, 726
Drenagem
  de tórax, 666
  pleural, 663l, 998
  torácica, 662, 996
Drenos torácicos, 664
Drogas
  de abuso, 249
  tocolíticas betassimpatomiméticas, 791
  vasoativas, 601
  vasodilatadoras, 845

Duplicação intestinal, 234
Duplo arco aórtico, 970
Duração do desfralde, 398

E

Ecocardiograma, 208
   com Doppler, 844, 845
Ectima, 96
Edema, 739
Efusão articular estéril, 162
Eixo
   longitudinal, 680
   transversal, 680
Eletrocardiograma, 279
Eletroencefalograma, 197
Embolia gasosa, 692
Embolismo gasoso, 692
Emergências abdominais, 980
Encefalites autoimunes e paraneoplásicas, 154
Encefalomielite disseminada aguda, 155
Encefalopatia
   aguda metabólica, 963
   bilirrubínica, 787
   hipóxico isquêmica, 777
Encoprese, 401
Endocanabinoides, 777
Endocardite bacteriana, 15
Endoscopia e biópsia, 440
Enfisema
   de subcutâneo e mediastinal, 669
   lobar congênito, 972
Enterite necrosante, 987
Enterocolite
   do RN a termo, 950
   necrosante, 235, 943
Enteropatógenos, 470
Enurese
   monossintomática, 412, 417
   não monossintomática, 413, 418, 423
   noturna, 411
      primária monossintomática, 411
   secundária, 418
Enxaqueca, 498
   com aura, 499
   complicada, 499
   sem aura, 498
Epidemia do tabagismo, 309
Epiglote, 652
Epilepsia, 519
Equimoses, 739
Equinocandinas, 956
Erisipela, 97
Eritroblastose fetal, 791
Eritropoetina, 777
Erosão dentária, 440
Erros inatos do metabolismo, 959
   de carboidratos ou aminoácidos, 791

Escala Comfort-B para avaliação da sedação, 642
Escarlatina, 110
Escherichia coli, 67
Escores
   de deterioração clínica precoce, 549
   de disfunção orgânica, 561
   preditivos, 553
   prognósticos de mortalidade, 553
Esofagoestômago-duodenografia, 440
Espasmo(s)
   epilépticos, 196
   protetor dos músculos, 162
Espironolactona, 275
Estado
   de mal epiléptico, 605
      refratário, 608
   nutricional de crianças hospitalizadas, 621
Estágios pulmonares, 830
Estenose(s)
   anorretal, 404
   e membranas traqueais, 969
   hipertrófica do piloro, 237
Esterase leucocitária, 70
Estocagem de leite materno, 743
Estresse perinatal, 791
Etanol, 248
Etomidato, 644
Eventração diafragmática, 978
Exame(s)
   bacteriológico, 178
   da cavidade oral, 726
   das orelhas, 726
   de imagem cerebral, 197
   de urina, 8
   do líquido cefalorraquidiano, 197, 895
   do nariz, 726
   físico, 725
      especial, 725
      geral, 725
   neurológico, 727
Exantema, 206
   súbito, 114
Excesso de oferta de fósforo, 796
Expansor de volume, 717
Exsanguinotransfusão, 786
Extrassístoles ventriculares, 291
Extravasamento capilar, 128

F

Falência respiratória, 652
Falsa pneumonia
   de repetição, 461
   recorrente, 461
Faringotonsilite
   estreptocócica, 451
   recorrentes, 451

Fasciíte necrosante, 102
Fatores
   de risco
      associados à necessidade de reanimação neonatal, 712
      para os maus-tratos, 259
   perinatais, 863
Febre, 3, 206
   abordagem diagnóstica, 18
   amarela, 121
   avaliação laboratorial, 19
   de origem indeterminada, 13
   definição, 3
   e hipertermia, 5
   exame físico, 18
   fictícia, 18
   fisiopatologia e tratamento, 3, 4
   maculosa brasileira, 14
   periódicas, 18
   por droga, 17
   quando tratar, 5
   sem sinais localizatórios, 7
   vantagens e desvantagens, 5
Fenilcetonúria, 751
Fenitoína, 608
Fenobarbital, 608, 787
Fentanil, 641
Ferro, 248
Fibrilação
   atrial, 291
   ventricular, 220, 293
Fibromialgia, 495
Fibrose cística, 405, 431, 751
Fígado, 129
Fisiologia
   do cálcio no período neonatal, 795
   intestinal, 80
Fisiopatologia da febre, 4
Fissura(s), 739
   anal, 404, 409
   laringotraqueoesofágica, 969
Fístula(s), 430
   esofagotraqueal congênita sem atresia de esôfago, 980
Flora normal da pele, 94
Fluconazol, 955
Fluidos, 601
Flumazenil, 643
Fluocitosina, 956
Flutter atrial, 288
Foliculite, 96
   superficial, 96
Formação das sinapses, 324
Fórmula
   de Parkland, 254
   de Shukla modificada, 1003
Formulações lipídicas da anfotericina B, 955
Fosfato, 304
Fosseta sacral, 417

Fototerapia, 784
Fraturas de crânio, 214
Função pulmonar, 857
Furúnculo, 96, 97

G

Gabapentina, 641
Gangliosídios, 777
Gastrosquise, 990
Gêmeos, 738
Genitália
   externa, 727
   masculina e feminina, 729
Glomerulonefrite rapidamente progressiva, 598
Glucagon, 792
Goma
   de nicotina, 312
   do véu do paladar, 900
Gorduras, 735
Grandes para idade gestacional (GIG), 791
Gravidez e estratégias contraceptivas para adolescentes, 536
Grupo antitabágico, 313
Guide for Monitoring Child Development (GMCD), 339

H

Hábito
   intestinal, 416
   urinário diurno, 416
Hematoma(s), 739
   extradural, 214
   subdurais, 215
   subgaleal, 214
Hematomielia, 677
Hemocultura, 59, 938
Hemoglobinopatias, 163
Hemograma, 887
   completo, 811, 938
   materno, 811
Hemorragia(s)
   intramedular, 677
   intraparenquimatosas, 215
   subaracnóidea, 671
Hemotórax, 976
Hepatite, 900
   viral, 16
Hepatomegalia, 964
Hérnia
   diafragmática posterolateral, 977
   inguinal, 991
Herniação cerebral, 676
Hidratação, 83, 725
Hidrato de cloral, 644
Hiperamonemia, 961
Hipercalcemia, 796, 803
   hipocalciúrica familiar, 797

Hipercarbia, 586
Hiperemese gravídica, 706
Hiperglicemia, 793
Hiperinsulinismo, 791
Hipermagnesemia, 797
Hipernatremia, 90, 802
Hiperparatireoidismo, 797
Hiperplasia adrenal congênita, 751
Hipertensão
   arterial, 366
   intracraniana, 671
   pulmonar persistente, 703
     neonatal, 843
Hipertermia, 5
Hipertireoidismo, 706, 708, 797
Hipocalcemia, 795
Hipocalemias, 803
Hipofosfatemia, 797
Hipoglicemia, 789, 963
   hiperinsulinêmica da infância, 791
Hipogonadismo hipergonadotrófico, 526
   funcional, 527
   permanente, 527
Hipomagnesemia, 796, 797
Hiponatremias, 90, 802
   com hemoconcentração e hipovolemia, 802
   com hemodiluição e hipervolemia, 802
Hipoparatireoidismo, 796
Hipoplasia pulmonar, 974
Hipotensão, 774
   arterial, 573
Hipotensão-induzida pela sepse, 569
Hipotermia, 791
   terapêutica, 774
Hipotireoidismo, 405, 705
   congênito, 751
   para o recém-nascido, 706
Hipoxemia, 585, 839
Hipóxia tecidual, 585
Hipoxicoisquêmica, 769
Histoplasmose, 15
HIV, 15
Homeostase hidroeletrolítica no período neonatal, 801
Hordéolo, 96

I

Ibuprofeno, 640
Icterícia, 964
   fisiológica, 780
   neonatal, 780
   patológica, 780
Idade de início do treinamento para o desfralde, 395
Identificação de via aérea difícil, 655
Íleo
   infeccioso, 239
   meconial, 233, 985
   pós-operatório, 612
Impactação fecal, 402
Impedanciometria esofágica, 440
Imperfuração anal, 404
Impetigo, 94
   bolhoso, 95
   não bolhoso, 94
Imunização, 749
   na infância e na adolescência, 507
Imunodeficiências, 431, 467
Imunoglobulina intravenosa, 786
Incontinência fecal, 402
Indicadores de risco para o desenvolvimento infantil (IRDI), 339
Índice de massa corporal, 324
Infecção(ões), 676, 692, 839
   bacterianas, 933
     de repetição, 190
     graves, 7
   congênita(s), 871
     pelo citomegalovírus, 886
     pelo zika vírus, 921
   de pele e partes moles, 93
   de vias aéreas superiores, 25, 459
     de característica recorrente e localização monótona, 449
     recorrentes, 445
   do sistema nervoso central, 671
   do trato urinário, 67, 69
     atípica, 69
     recorrente, 69
   fúngicas neonatais, 951
   materna, 882
   necrosantes de pele e tecidos moles, 102
   no local da punção, 672
   osteoarticulares, 157
   pelo HIV, 185
     calendário de vacinação, 190
     classificação clínica e imunológica, 189
     diagnóstico, 188
     intervenções profiláticas, 190
     manejo de crianças nascidas de mães infectadas pelo HIV, 186
     modo de transmissão, 186
     patogênese, 185
     tratamento, 189
   pelo vírus
     da varicela-zóster, 913
     herpes simples, 892
   perinatais, 871
   por cepas de *S. aureus* meticilinorresistente, 103
   por citomegalovírus, 14
   por Covid-19 em gestantes, fetos e recém-nascidos, 916
   pós-fratura fechada, 163
   primária *versus* infecção secundária, 129
   recorrentes ou crônicas, 445
   respiratórias agudas, 25
   urinária, 15

materna, 936
recorrente, 414
Inflamação, 839
Infusão de glicose, 792
Ingurgitamento mamário, 739
Inibidor(es)
  da bomba de prótons, 442
  da enzima conversora da angiotensina, 275
  da fosfodiesterase III, 275
  de leucotrienos, 434
  tecidual das metaloproteinases (TIMP), 1009
Iniciativa hospital amigo da criança (IHAC), 741
Inodilatadores, 275
Instabilidade cardiopulmonar, 672
Insuficiência
  cardíaca, 265, 769
    classificação, 267
    definição, 265
    etiologia, 265
    fisiopatologia, 266
    quadro clínico, 268
    tratamento, 271
  renal aguda, 593, 771
    pós-renal, 595
    pré-renal, 595
    renal ou intrínseca, 595
  respiratória, 545, 774
    aguda, 585
    grave, 770
Insulinoterapia, 303
Intercorrências mamárias, 738
Intoxicações
  agudas, 243
  mais frequentes, 247
Intubação
  endotraqueal, 993
    em recém-nascidos
      com boa vitalidade ao nascimento, 841
      deprimidos, 841
  nasotraqueal, 994
  traqueal, 651, 656
Invaginação intestinal, 239
Irrigação intestinal, 246
Irritação química, 839
Isotretinoína oral, 532

L

Laceração pulmonar, 216
Lactente sibilante, 425
Lanugem, 729
Laparosquise, 990
Laringe, 652, 969
Laringotraqueíte aguda, 38
Lavagem gástrica, 246
Leite materno humano, 735
LEMON, regra mnemônica, 655

Leptospirose, 14
Lesão(ões)
  cutaneomucosas, 899
  decorrentes do trauma cranioencefálico, 214
  do aparelho respiratório, 900
  do sistema nervoso, 901
  do SNC, 900
  hipoxicoisquêmica, 595
  inalatória, 255
  medulares, 405
  nefrotóxica, 596
  nervosa, 692
  ósseas, 900
  osteoarticulares, 900
  traumáticas, 726
  vasculares, 596
  viscerais, 900
    e dos órgãos dos sentidos, 901
Leucemia linfocítica aguda, 17
Leucocitúria, 70
Leucograma, 8
Levetiracetam, 608
Levosimendana, 275
Linfadenomegalia, 207
Linfo-histiocitose hemofagocítica, 18
Linfoma, 17
Língua, 651
Líquido cefalorraquidiano, 875
Lisacath®, 1014
Lorazepam, 607, 643
Lúpus eritematoso sistêmico juvenil, 16

M

M. tuberculosis, 190
Magnésio, 797
Malária, 14
Malformações
  adenomatoide cística, 971
  associadas, 977
  cardíacas, 881
  linfáticas do intestino, 234
  oculares, 881
  pulmonares, 818
Mama, 729
Mamilos planos ou invertidos, 738
Manchas, 725
Manometria
  anorretal, 231
  esofagiana, 440
Manutenção do cateter e prevenção de complicações, 694
Marcadores inflamatórios, 8, 776
Marcha atópica, 373
Massa abdominal palpável, 981
Massagem cardíaca, 717
Mastite, 739
Mastoidite, 15

Matriz extracelular, 854
Maturação da bexiga, 412
Mau posicionamento do cateter, 692
Maus-tratos, 259
Mecanismos de defecação e continência, 402
Mecônio, 838
Medicamentos em reanimação neonatal, 717
Medida da temperatura corporal, 3
Medula óssea, 128
Megacolo
　aganglionar, 230, 982
　congênito, 230, 982
Melatonina, 777
Membros, 726
Meningite(s)
　bacterianas, 141
　iatrogênica, 676
Meningoencefalite(s), 151
　por herpes simples, 153
　por *Mycoplasma pneumoniae*, 154
　viral aguda, 151
Mensuração da glicemia, 790
Meringotomia
　associada à inserção de tubos de ventilação, 457
　isolada, 457
Metabolismo da glicose, 789
Metadona, 641
Metaloporfirina e mesoporfirinas, 787
Metaloproteinases (MMP), 1009
Método(s)
　Canguru, 741
　de avaliação da IG, 728
　de descontaminação, 246
　de eliminação, 246
　"New Ballard", 728
Micafungin, 957
Micção, 411
　disfuncional, 413
Midazolam, 607, 608, 643
Mielinização, 324
Mielograma, 888
Milrinona, 275
Mirtazapina, 702
Moléstia de Hirschsprung, 230, 982
Monitorização, 575
　cardiorrespiratória, 673
　do pH esofágico, 440
　hemodinâmica
　　após a primeira hora do choque, 576
　　na primeira hora do choque, 576
Mononucleose infecciosa, 14
Monóxido de carbono, 249
Montelucaste, 434
Mordeduras humanas e animais, 102
Morfina, 640, 641
Muscularização das artérias intra-acinares, 839

N

Naloxone, 641
Náuseas e vômitos pós-operatórios, 614
Necrose
　gordurosa subcutânea, 797
　tubular aguda, 595
Nefrite intersticial aguda, 597
Nefropatia induzida por contraste, 601
Negligência, 262
Neoplasias, 17
Nervos cranianos, 727
Neuroblastoma, 17
Neutrofilia, 809
Neutropenia, 809
Nível(is)
　de consciência, 544
　elevados de insulina plasmática em jejum, 366
Nomograma de Dunn, 1003
Nova broncodisplasia pulmonar, 851
Nutrição, 84, 345
　em terapia intensiva, 619

O

Obesidade, 363
　abordagem diagnóstica, 368
　atividade física, 371
　comorbidades, 366
　definição, 363
　diagnóstico, 363
　etiopatogenia, 363
　exame(s)
　　físico, 368
　　laboratoriais, 369
　fatores genéticos, 364
　motivação, 370
　orientação dietética, 370
　prevenção, 371
　tratamento, 369
　　cirúrgico, 371
　　medicamentoso, 371
Obstrução
　da faringe por cistos e tumores, 968
　das vias urinárias, 67
　de via(s) aérea(s), 839
　　superiores, 588
　extrínseca, 465
　　de via aérea, 430
　intestinal por rolha meconial, 234, 986
　intraluminal, 465
Octreotide, 793
Odores anormais, 964
Olhos e orelhas, 729
Oligúria, 573
Onfalocele, 989
Ordenha manual do leite materno, 346

Organismos associados à sepse neonatal tardia, 936
Organização do atendimento ao recém-nascido em sala de parto, 712
Osteofoliculite, 96
Osteomelite aguda, 161
Osteomielite, 16
Otite média, 28
    aguda recorrente, 452
    crônica, 454
        colesteatomatosa, 454
        com perfuração, 458
        supurativa, 458
    secretora, 454
Otite médica crônica simples, 458
Otoscopia pneumática, 455
Óxido nítrico, 842
Oxigenação por membrana extracorpórea (ECMO), 842, 845
Oxigênio, 578, 859
Oxigenoterapia, 589

P

Palivizumabe, 861
Panencefalite esclerosante subaguda, 154
Paracetamol, 640
Parada
    cardiorrespiratória, 219
    sinusal, 281
Parasitoses intestinais, 475, 486
Paratormônio, 794
Pasteurização do leite materno, 743
Pastilha de nicotina, 312
PDGF (fator de crescimento derivado da plaqueta), 853, 1009
    Pediatric Index of Mortality 2 PIM2, 557
    Pediatric Index of Mortality 3 PIM3, 558
    Pediatric Risk of Mortality PRISM1, 553
    Pediatric Risk of Mortality III PRISM III, 554
Pega, 738
Pele, 725, 729
Penico, 396
Perda auditiva
    leve, 457
    no mínimo moderada, 457
Perfuração
    do tubo digestivo no recém-nascido, 237, 989
    intestinal espontânea, 948
    vascular, 692
Perímetro cefálico, 323, 726
Peristaltismo visível, 981
Peritonite meconial, 234, 986
Permeabilidade da mucosa, 470
Peróxido de benzoíla, 531
Pescoço, 726
Peso, 323, 725
Pesquisa de vírus, 9
Pesticidas, 249

Pielonefrite aguda/infecção do trato urinário superior, 69
Pioartrite, 16, 157
Piodermites, 94
Pneumatocele, 64
Pneumomediastino, 974
    espontâneo, 818
Pneumonia(s)
    adquiridas
        antes do nascimento, 863
        após o nascimento, 863
        durante o nascimento, 863
    afebril do lactente, 50
    aguda, 461
        comunitária, 49
    bacterianas, 825
    complicada, 57
    crônica ou persistente, 461
    de repetição, 461
    necrosante, 61
    no recém-nascido, 863
    por *Pneumocystis jiroveci*, 190
    recorrentes, 461
        de localização fixa, 465
        de localização variável, 466
Pneumopericárdio, 974
Pneumotórax, 64, 974
    hipertensivo, 666, 996
Poda neuronal, 324
Poliarterite nodosa, 16
Policitemia, 808
Policitemia/hiperviscosidade, 761, 791
Poliúria noturna, 412
Pontuação do método New Ballard, 730
Porfirias, 960
Pós-operatório de cirurgia abdominal, 611, 617
Posicionamento mãe/recém-nascido no aleitamento, 737
Postergação da micção, 413
Postura, 728
    e tônus, 727
Potássio, 303
Pré-medicação, 648
Pré-oxigenação, 647, 653
Prematuridade, 791, 935
    e baixo peso ao nascer, 702
Prematuros de muito baixo peso (RNPTMBP), 793
Pressão intra-abdominal, 615
Prevenção
    da doença hemorrágica, 745
    da subnutrição hospitalar, 624
Probióticos, 84
Problemas frequentes no cuidado do lactente, 425
Procalcitonina, 939
Procedimentos, 651
    no período neonatal, 993
Processamento de leite materno, 743
Procinéticos, 442
Produção inadequada de glicose, 791

Profilaxia antifúngica, 954
Propofol, 608, 644
Proteína, 735
    C-reativa, 938
Prova
    do laço, 927
    tuberculínica, 177
Pseudo-obstrução intestinal crônica, 405
Pseudoparalisia, 162
Pseudotumor inflamatório, 465
Pulmão, 971
Punção
    arterial inadvertida, 691
    lombar, 671
    pleural, 691
    traumática, 675
    venosa periférica, 659

Q

Quebra da barreira, 936
Queimaduras, 251
    atendimento de urgência, 253
    avaliação da, 254
    avaliação laboratorial, 254
    classificação das, 251
    cuidados locais com, 255
    infecção, 256
    resposta hipermetabólica, 256
    suporte nutricional, 256
    tratamento inicial, 254
Queixas abdominais, 227
Questões éticas, 718
Quilotórax, 976

R

Radiografia de tórax, 8, 58, 178
Reação da polimerase em cadeia, 895, 938
Reanimação do recém-nascido, 711, 713
Recém-nascido
    com necessidades especiais, 757
    com vitalidade
        comprometida, 714
        preservada, 714
Reconhecimento do choque, 547
Reflexo(s)
    integrados, 727
    vermelho, 752
Refluxo(s)
    gastroesofágico, 436
        fisiológico, 436, 437
    vesicoureteral, 77
Região anal, 727
Regulação
    hormonal na vida intrauterina fetal, 759
    normal da temperatura, 4
Regurgitação e vômito, 436
Remoção do cateter, 1007
Reposição de glicose e cálcio, 580
Resfriado comum, 25
Resistência à ação da insulina, 366
Respiração, 253
Resposta
    hipermetabólica, 256
    metabólica ao estresse, 621
Ressonância nuclear magnética, 776
Ressuscitação fluídica, 254
Restabelecimento
    da respiração, 591
    do trânsito gastrointestinal, 612
Restrição de crescimento intrauterino, 791
Retardo puberal, 526
Retinoides, 530
Retração do braço, 728
Reversão da causa de obstrução, 590
Rinite
    aguda recorrente e crônica, 449
    alérgica, 389, 449
Rinossinusite
    aguda, 32, 450
    complicada, 450
    crônica, 450, 451
    de repetição, 450
    recorrente, 450
    subaguda, 450
Riquetsioses, 14
Ritmo(s)
    cardíaco normal, 279
    de parada cardiorrespiratória, 219
Rotina
    de atendimento ao recém-nascido nas unidades neonatais, 725
    de atendimento do recém-nascido em sala de parto, 711
Rotura
    prematura das membranas, 935
    traqueobrônquica, 216
    traumática da aorta, 216
Rubéola, 111
    congênita, 880
Ruminação, 436

S

Salmoneloses, 14
Sangramento intestinal, 981
Sarampo, 108, 190
Sedação, 637, 642
    e bloqueio neuromuscular, 648
Sedativos, 643, 648
Seguimento ambulatorial da criança, 319
Seleção da veia, 659
Sepse, 569
    grave, 569

neonatal, 936
  muito precoce, 935
  muito tardia, 935
  precoce, 935
  precoce e tardia, 933
  tardia, 935
Sequência rápida de intubação, 647
Sequestro pulmonar, 973
Sibilância recorrente, 427
Sífilis
  congênita, 898, 902
    tardia, 900
Sinal(is)
  clínicos de subnutrição, 622
  de boa pega e de boa posição, 346
  de desidratação, 544
  do xale, 729
  flogísticos, 162
  vitais, 725
Síndrome(s)
  aspirativas, 428, 467
  bradicárdicas, 281
  compartimental abdominal, 614
  congênita do zikavírus, 135
  da aspiração meconial, 825
  da disfunção de eliminação, 67
  da dor abdominal recorrente, 484
  da enterocolite induzida por proteína alimentar, 948
  da hipermobilidade articular benigna, 495
  da má adaptação neonatal, 703
  da resposta inflamatória sistêmica, 569
  de abstinência, 644
  de aspiração de mecônio, 770, 838
  de Beckwith-Wiedemann, 791
  de desconforto respiratório, 822
  de lise tumoral, 597
  de Löffler, 429, 467
  de Münchausen por procuração, 262
  de Pierre-Robin, 968
  de Sandifer, 439
  de Williams, 797
  do bebê sacudido, 261
  do desconforto respiratório, 830
  do superuso, 495
  genéticas, 518
  gripal, 26, 28
  hemoliticourêmica, 596
  hipoxicoisquêmica, 764
  inflamatória multissistêmica, 22
  mão-pé-boca, 116
  metabólica, 366
  respiratória aguda grave, 26, 28
  taquicárdicas, 283
Sinusite, 15
Sistema(s)
  coletor, 667
  de dreno e equipamentos, 666
  de vigilância epidemiológica, 182
  nervoso central, 772
  urinário, 683
Sódio, 304
Somatostatina, 793
Sonda
  gástrica, 1014
  uretral, 1014
Sondagem
  gástrica, 687
  vesical, 683
    de alívio, 684
    de demora, 684
Sono, 727
Soro
  de expansão, 88
  de manutenção, 89
  de reposição, 89
  isonatrêmico, 89
Streptococcus pneumoniae, 57
STRONG Kids, 624
Subglote, 652
Subnutrição no ambiente hospitalar, 621
Substâncias tóxicas, 761
Sulfato de magnésio, 778
Superfície plantar, 729
Suplementação com oxigênio, 841
Suporte
  avançado de vida, 222
  básico de vida, 220
  não invasivo, 591
  nutricional, 625
  respiratório não invasivo, 831, 1010
  ventilatório, 591, 859
    com pressão positiva, 826
    não invasivo, 859
Surdez, 881
Surfactante, 831, 839
  pulmonar, 823

T

Tabagismo, 309
Tamponamento cardíaco, 216
Taquicardia
  atrial ectópica, 291
  atrioventricular, 288
  juncional não paroxística, 290
  por reentrada
    atrioventricular, 286
    intra-atrial, 288
    nodal, 284, 288
  sinusal, 284
  supraventriculares, 284
  ventricular, 291
    sem pulso, 220
Taquipneia transitória do recém-nascido, 820, 825

Técnica(s)
    de administração de surfactante exógeno, 1012
        em procedimentos no período neonatal, 830
        menos invasiva, 831
    de inserção do cateter, 1006
    de intubação, 994
    de punção venosa, 661
    de Seldinger modificada, 690
    do Insure, 1018
    em aleitamento, 737
    lisa, 832, 1018
Teoria de origens desenvolvimentistas da saúde e da doença, 325
Terapia de substituição renal, 603
Teratogenicidade, 702
Terçol, 96
Teste(s)
    da linguinha, 754
    de diagnóstico inespecífico, 953
    de função hepática, 888
    de hiperóxia-hiperventilação, 844
    de posicionamento da sonda, 688
    de screening, 938
    do coraçãozinho, 754
    do nitrito positivo, 70
    do pezinho, 749
    do reflexo vermelho, 752
TGF-β (fator de crescimento transformador-β), 853, 1009
Therapeutic Intervention Scoring System TISS (TISS-28), 560
Timpanometria, 455
Timpanostomia, 457
Tiopental sódico, 608
Tipos de violência, 260
Tireotoxicose gestacional, 706
Tomografia computadorizada, 59
    de crânio, 673
Tonsilectomia, 452, 458
Tonsilite aguda, 34
Topiramato, 778
Toracocentese, 663, 996
Tórax, 726
Torsade de pointes, 293
Toxemia, 7
Toxíndrome, 245
    anticolinérgica, 245
    anticolinesterásica, 245
    colinérgica, 245
    extrapiramidal, 245
    simpatomimética, 245
Toxoplasmose, 14
    congênita, 873
Tramadol, 640
Transfusão
    de hemácias, 809
    de sangue e derivados, 808
Transmissão materno-fetal, 929
Transplante cardíaco, 275
Transtorno(s)
    de aprendizagem, 520
    de déficit de atenção e hiperatividade, 519
    do espectro do autismo, 519
    orgânicos, 518
Traqueia, 652
Traqueomalácia, 429, 969
Tratamento
    com medicamentos sem nicotina, 312
    com reposição de nicotina, 312
    da depressão na gestação, 701
    da síndrome, 24
Trauma(s)
    abdominal fechado, 215
    cranioencefálico, 211
        leve, 213
        moderado e grave, 213
    fechados, 211
    mamilar, 739
    torácico fechado, 216
Treinamento para desfralde, etapas do, 397
Triagem
    auditiva, 753
    do desenvolvimento, 339
    fundamentais, 749
    neonatal, 791
        de cardiopatia congênita crítica, 754
    para doenças metabólicas endócrinas, hematológicas e infecciosas, 749
Triazólicos, 955
Trombocitopenia, 811
    isoimune neonatal, 811
Trombose, 692
Tuberculose, 175
    abordagem
        diagnóstica, 177
        terapêutica, 179
    etiopatogenia, 175
    extrapulmonar, 14, 176
    formas clínicas, 176
    pulmonar, 14, 176
    vacinação, 182
Tularemia, 15
Tumor(es)
    do mediastino, 970
    epidermoide medular, 677
    pulmonares, 465

U

Ultrassonografia, 59
    renal e de vias urinárias, 73
    transfontanela, 811
Ureia, 599
Uretrocistografia miccional, 73
Urina tipo I, 417
Urocultura, 417, 938
Urografia excretora, 73
Uso de CPAP em sala de parto, 717

V

Vacina(s)
   BCG, 510, 513
   contra a tuberculose, 749
   dengue, 512
   DT/DTPA, 510
   DTP/DTPA, 510
   febre amarela, 512
   Haemophilus influenzae tipo B, 513
   hepatite
      A, 512
      B, 510, 513, 749
   HIB, 511
   HPV, 512
   inativada para pólio, 513
   influenza, 512, 513
   meningocócicas, 513
      B recombinante, 511
      conjugada, 511
   pneumocócica conjugada, 511, 513
   rotavírus, 511, 513
   sarampo, caxumba, rubéola e varicela, 512
   tríplice bacteriana, 513
   VIP/VOP, 511
Vacinação
   contra a tuberculose, 182
   do prematuro, 513
Vareniclina, 313
Varicela, 115, 190
Vaso sanitário, 396, 397
Vasopressina, 777
VEGF (fator de crescimento endotelial vascular), 853, 1009
Veia(s)
   femoral, 691
   jugular
      externa, 690
      interna, 690
   profundas, 690
   subclávia, 691
   superficiais, 690
Velha broncodisplasia pulmonar, 851

Venlafaxina, 702
Ventilação
   com óxido nítrico, 845
   com pressão positiva, 714
      com balão e máscara, 714
      com cânula traqueal, 716
   invasiva, 592
   mecânica, 859
Via(s)
   aérea(s), 253, 651, 830, 1009
      artificial, 591
      difícil, 654
         pediátrica, 654
   cateter endotraqueal durante a respiração espontânea, 1013
   de acesso, 690
   máscara laríngea, 1015
   nasofaringe, 1015
Vigilância do desenvolvimento, 337
Violência
   física, 260
   infantil, 259
   psicológica ou emocional, 261
   sexual, 262
Viroses emergentes, 916
Vírus
   chikungunya, 928
   varicela-zóster, 913
Vitamina
   D, 795
   K, 745
Volvo do intestino médio, 232, 984
Vômitos repetidos, 981

X

Xenônio, 777

Z

Zikavírus, 135, 921
Zinco, 84